Arthur F. **DALLEY** | Anne M. R. **AGUR**

MOORE
ANATOMIA
ORIENTADA PARA A CLÍNICA
NONA EDIÇÃO

Inclui MATERIAL SUPLEMENTAR
em sua versão digital
Questões de múltipla escolha,
estudos de caso e vídeos

Estudante, escaneie o QR
code e saiba como acessar

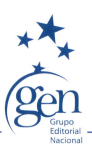

O GEN | Grupo Editorial Nacional – maior plataforma editorial brasileira no segmento científico, técnico e profissional – publica conteúdos nas áreas de ciências da saúde, exatas, humanas, jurídicas e sociais aplicadas, além de prover serviços direcionados à educação continuada e à preparação para concursos.

As editoras que integram o GEN, das mais respeitadas no mercado editorial, construíram catálogos inigualáveis, com obras decisivas para a formação acadêmica e o aperfeiçoamento de várias gerações de profissionais e estudantes, tendo se tornado sinônimo de qualidade e seriedade.

A missão do GEN e dos núcleos de conteúdo que o compõem é prover a melhor informação científica e distribuí-la de maneira flexível e conveniente, a preços justos, gerando benefícios e servindo a autores, docentes, livreiros, funcionários, colaboradores e acionistas.

Nosso comportamento ético incondicional e nossa responsabilidade social e ambiental são reforçados pela natureza educacional de nossa atividade e dão sustentabilidade ao crescimento contínuo e à rentabilidade do grupo.

MOORE
ANATOMIA
ORIENTADA PARA A CLÍNICA

Arthur F. Dalley II, PhD, FAAA

Professor Emeritus, Department of Cell and Developmental Biology, Former Director, Medical Gross Anatomy
Co-Director, Brain, Behavior, and Movement, Former Adjunct Professor, Department of Orthopaedic Surgery and
Rehabilitation, Vanderbilt University School of Medicine, Former Adjunct Professor of Anatomy
Belmont University School of Physical Therapy, Nashville, Tennessee

Anne M. R. Agur, BSc (OT), MSc, PhD

Professor, Division of Anatomy, Department of Surgery, Faculty of Medicine,
Division of Physical Medicine and Rehabilitation, Department of Medicine, Department of Physical Therapy,
Department of Occupational Science & Occupational Therapy, Division of Biomedical Communications,
Institute of Medical Science, Rehabilitation Sciences Institute, Graduate Department of Dentistry,
University of Toronto, Toronto, Ontario, Canada.

Revisão Técnica
Maria de Fátima Azevedo

Graduada em Medicina pela Faculdade de Ciências Médicas da Universidade do Estado do Rio de Janeiro (UERJ).
Pós-graduada pela Sociedade Brasileira de Medicina Interna (Hospital da Santa Casa de Misericórdia do Rio de
Janeiro). Pós-graduada em Medicina do Trabalho pela FPGMCC-Unirio. Médica concursada do Ministério da Saúde.
Médica concursada do município do Rio de Janeiro. Membro da Comissão de Ética Médica do Centro
Municipal de Saúde (CMS) João Barros Barreto, no Rio de Janeiro.

Nona edição

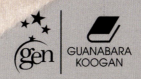

- Os autores deste livro e a editora empenharam seus melhores esforços para assegurar que as informações e os procedimentos apresentados no texto estejam em acordo com os padrões aceitos à época da publicação. Entretanto, tendo em conta a evolução das ciências, as atualizações legislativas, as mudanças regulamentares governamentais e o constante fluxo de novas informações sobre os temas que constam do livro, recomendamos enfaticamente que os leitores consultem sempre outras fontes fidedignas, de modo a se certificarem de que as informações contidas no texto estão corretas e de que não houve alterações nas recomendações ou na legislação regulamentadora.

- Data do fechamento do livro: 14/11/2023

- Os autores e a editora envidaram todos os esforços no sentido de se certificarem de que a escolha e a posologia dos medicamentos apresentados neste compêndio estivessem em conformidade com as recomendações atuais e com a prática em vigor na época da publicação. Entretanto, em vista da pesquisa constante, das modificações nas normas governamentais e do fluxo contínuo de informações em relação à terapia e às reações medicamentosas, o leitor é aconselhado a checar a bula de cada fármaco para qualquer alteração nas indicações e posologias, assim como para maiores cuidados e precauções. Isso é particularmente importante quando o agente recomendado é novo ou utilizado com pouca frequência.

- Os autores e a editora se empenharam para citar adequadamente e dar o devido crédito a todos os detentores de direitos autorais de qualquer material utilizado neste livro, dispondo-se a possíveis acertos posteriores caso, inadvertida e involuntariamente, a identificação de algum deles tenha sido omitida.

- **Atendimento ao cliente:** (11) 5080-0751 | faleconosco@grupogen.com.br

- Traduzido de:
MOORE'S CLINICALLY ORIENTED ANATOMY, NINTH EDITION
Copyright © 2023 Wolters Kluwer.
Copyright © 2018 Wolters Kluwer. Copyright © 2014, 2010, 2006, 1999 Lippincott Williams & Wilkins, a Wolters Kluwer business. © 1992, 1985, 1980 Williams & Wilkins.
All rights reserved.
2001 Market Street
Philadelphia, PA 19103 USA
LWW.com
Published by arrangement with Wolters Kluwer, U.S.A.
Wolters Kluwer did not participate in the translation of this title.
ISBN: 9781975154066

- Direitos exclusivos para a língua portuguesa
Copyright © 2024
EDITORA GUANABARA KOOGAN LTDA.
Uma editora integrante do GEN | Grupo Editorial Nacional
Travessa do Ouvidor, 11
Rio de Janeiro – RJ – CEP 20040-040
www.grupogen.com.br

- Reservados todos os direitos. É proibida a duplicação ou reprodução deste volume, no todo ou em parte, em quaisquer formas ou por quaisquer meios (eletrônico, mecânico, gravação, fotocópia, distribuição pela Internet ou outros), sem permissão, por escrito, da EDITORA GUANABARA KOOGAN LTDA.

- Capa: Bruno Sales

- Editoração eletrônica: Anthares

- Ficha catalográfica

D151m
9. ed.

Dalley, Arthur F.
Moore anatomia orientada para a clínica / Arthur F. Dalley, Anne M. R. Agur ; revisão técnica: Maria de Fátima Azevedo ; tradução Mariana Villanova. - 9. ed. - Rio de Janeiro : Guanabara Koogan, 2024.

Tradução de: Moore's clinically oriented anatomy
Inclui índice
ISBN 978-85-277-4011-1

1. Anatomia humana. I. Moore, Keith L., 1925-2019. II. Agur, Anne M. R. III. Azevedo, Maria de Fátima. IV. Villanova, Mariana. V. Título.

23-86027   CDD: 611
       CDU: 611

Gabriela Faray Ferreira Lopes - Bibliotecária - CRB-7/6643

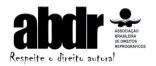

Em memória de minha amada, minha noiva por 50 anos, Muriel
Mãe e avó dedicada

E à nossa família
Tristan, Lana, Elijah, Finley, Sawyer e Dashiell;
Denver, Samantha e Olin;
Skyler, Sara, Dawson, Willa e Foster
com apreço por seu apoio, seu humor e sua paciência. (AFD)

Ao Enno e à nossa família
Ao meu marido, Enno, e à minha família, Erik, Amy, Kristina e Christian,
por seu apoio e encorajamento. (AMRA)

Aos nossos alunos
Esperamos que vocês apreciem a leitura desta obra, aumentem a compreensão da anatomia orientada para a prática clínica, passem em suas provas e fiquem estimulados e bem preparados para a assistência aos pacientes, a pesquisa e a atividade docente. Vocês lembrarão parte do que ouvem, muito do que leem, mais do que virem e quase tudo o que experimentarem e compreenderem.

Aos professores
Que este livro seja um recurso útil para sua prática docente. Nós agradecemos muito os inúmeros comentários construtivos que recebemos de vocês ao longo dos anos. Eles foram cruciais para o aprimoramento desta edição.

Aos doadores de corpos
Expressamos sincera gratidão a todos os que doam seus corpos para estudo e pesquisa anatômicos, pois, sem eles, não existiriam livros nem atlas de anatomia, e o estudo dessa área não seria possível.

Dr. Keith Leon Moore (1925–2019)

por Dr. Arthur F. Dalley II e Dr. Anne M. R. Agur

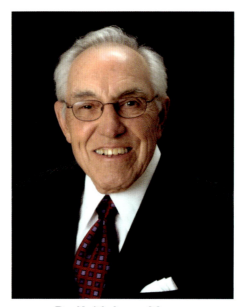

Dr. Keith Leon Moore
BA, MSc, PhD, Hon. DSc (OSU), Hon. DSc (WU)
FIAC, FRSM, FAAA

Um dos anatomistas mais renomados do nosso tempo, o Dr. Keith Leon Moore, faleceu aos 94 anos em 25 de novembro de 2019. Keith foi o autor fundador de *Anatomia Orientada para a Clínica* (AOC) em 1980 e coautor fundador, com Anne Agur, de *Fundamentos de Anatomia Clínica* (FAC) em 1996, ambos na vanguarda dos livros didáticos de *Anatomia Orientada para a Clínica*. Keith foi o único autor das três primeiras edições do AOC, trazendo Arthur Dalley como coautor a partir da quarta edição e Anne, a partir da sexta edição. Keith e Anne me trouxeram como coautor do FAC a partir da quarta edição. Anne foi bem orientada por Keith, e eu também, com o AOC agora em sua nona edição e o FAC em sua sexta edição. A inclusão de "Moore" nos títulos presta homenagem ao trabalho fundamental de Keith sobre os seus livros e o seu legado. Ele também foi o autor/coautor de quatro obras de embriologia orientada para a clínica.

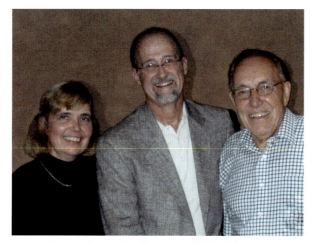

Anne Agur, Art Dalley e Keith Moore

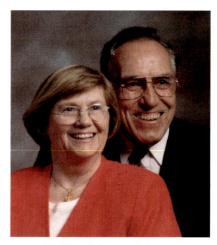

Keith e Marion Moore

Dr. Moore nasceu em Brantford, Canadá, em 5 de outubro de 1925. Ele fez parte da Marinha canadense durante a Segunda Guerra Mundial. Era assistente de parto na Ilha de Vancouver e foi treinado como técnico em radiologia. Quando a guerra acabou, ele foi para a Western University, onde recebeu seus graus de BA, MSc e PhD. Keith casou-se com Marion McDermid em 1949, e juntos tiveram cinco filhos e nove netos. Marion foi a datilógrafa, oferecendo a "crítica inicial" para as três primeiras edições do AOC.

Em 1956, Keith aceitou o cargo de professor assistente na University of Manitoba, em Winnipeg. Em 1965, foi promovido a Chefe de Anatomia. Em 1976, tornou-se presidente de anatomia e, em seguida, reitor associado de Ciências Médicas Básicas da University of Toronto. Após a aposentadoria em 1991, Keith continuou a trabalhar em seus livros didáticos, dar palestras como convidado e participar de reuniões de anatomia por mais de duas décadas.

Vencedor de muitos prêmios importantes e de reconhecimento, o Dr. Moore já recebeu as comendas mais honrosas pela excelência no ensino de anatomia humana para estudantes de medicina, odontologia e de outras áreas da saúde; além disso, obteve premiações por seu recorde memorável de publicações sobre embriologia e anatomia orientadas para a clínica: pela American Association of Anatomists (AAA), em 2007, foi condecorado com o Distinguished Educator Award Henry Gray, e, pela American Association of Clinical Anatomists (AACA), em 1994, ganhou o Honored Member Award. Em 2012, o Dr. Moore foi reconhecido pelos canadenses com o grau honorário de Doctor of Science de The Ohio State University e da University of Western Ontario – a Queen Elizabeth II Diamond Jubilee Medal –, graças às suas significativas contribuições e conquistas. Recebeu ainda a R. Benton Adkins, Jr., Distinguished Service Award, por seus notáveis serviços prestados à AACA.

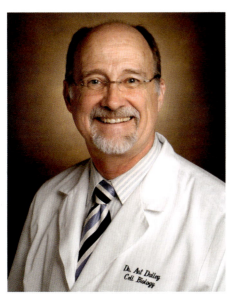

Arthur F. Dalley II
PhD, FAAA

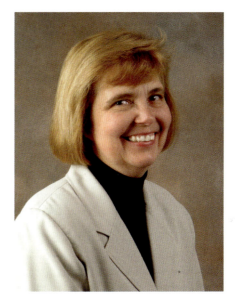

Anne M. R. Agur
BSc (OT), MSc, PhD, FAAA

Anne e eu estamos tristes com a perda de nosso mentor, coautor e amigo. Keith continuará tendo um impacto na educação dos atuais profissionais da saúde, praticantes e futuros profissionais da saúde em todo o mundo. O Dr. Keith Leon Moore foi verdadeiramente uma lenda da anatomia/embriologia que fará muita falta para nós e para todos aqueles na comunidade anatômica.

Prefácio

Mais de 30 anos se passaram desde a primeira edição de *Anatomia Orientada para a Clínica*. Embora as bases factuais da anatomia sejam notáveis nas ciências básicas por sua longevidade e sua consistência, este livro evoluiu consideravelmente desde sua publicação original. Trata-se, obviamente, de um reflexo tanto das modificações na aplicação clínica da anatomia como das novas tecnologias de imagem, que revelam a anatomia clínica (anatomia do vivo) de modos inusitados, e dos aprimoramentos na tecnologia gráfica, que possibilitam melhor demonstração dessas informações. Aprimoramentos foram realizados para tornar esta obra ainda mais didática e confiável. Esta nona edição foi meticulosamente revisada por alunos, anatomistas e profissionais da saúde quanto à sua acurácia e relevância, e apresenta significativas alterações e atualizações.

PRINCIPAIS CARACTERÍSTICAS

Anatomia Orientada para a Clínica sempre foi uma obra notável pela relevância de suas correlações clínicas. Como nas edições anteriores, nesta se mantém a ênfase clínica aos importantes aspectos anatômicos para o diagnóstico físico no atendimento primário, à interpretação de exames de imagem e à compreensão tanto da base anatômica da medicina de emergência quanto da cirurgia geral. Atenção especial foi direcionada para ajudar os estudantes a aprender anatomia de modo a atuar neste novo século; para isso, foram acrescentados novos recursos e atualizados os já existentes.

REFORMULAÇÃO DAS ILUSTRAÇÕES

A revisão das ilustrações que foi iniciada na sétima edição continuou nesta nona. A maioria das ilustrações, que provinham do clássico *Grant's Atlas of Anatomy*, foram revisadas para a sétima edição, com aprimoramento da acurácia e da coerência, e receberam um visual novo e mais atraente. Esta edição acrescentou atualizações nas imagens e legendas, para maximizar sua clareza e eficiência. As figuras dos músculos que acompanham as tabelas foram extensivamente revisadas para a nona edição, e foram adicionadas visões gerais das artérias, com pontos de pulso, e da inervação dos membros. Os esforços iniciados na quarta edição continuaram para garantir que fossem ilustrados todos os aspectos anatômicos abordados no texto, que, tal como as imagens, foram elaborados para facilitar o aprendizado e reduzir substancialmente o tempo gasto na busca das estruturas anatômicas. A maioria das condições clínicas é acompanhada por fotografias e/ou ilustrações coloridas. Frequentemente, as ilustrações combinam dissecções, desenhos e imagens de exames complementares, e muitos quadros são acompanhados por ilustrações para auxiliar na compreensão das estruturas descritas.

BOXES ANATOMIA CLÍNICA

Popularmente conhecidas como "Boxes azuis", as seções que tratam de informações clínicas agora são chamadas de "Anatomia clínica". Elas evoluíram com as modificações na prática clínica e muitas apresentam fotografias e/ou ilustrações coloridas dinâmicas para auxiliar a compreensão do valor prático da anatomia. Nesta edição, esses boxes foram objeto de substancial revisão e reformulação, refletindo diversos avanços clínicos recentes. Os tópicos dos boxes Anatomia clínica contêm ícones que classificam as informações de acordo com seu conteúdo:

 Variações anatômicas ressalta as variações possivelmente encontradas nas aulas práticas de dissecção, enfatizando-se a importância clínica de se conhecerem essas diferenças.

 Ciclo de vida destaca os fatores do desenvolvimento neonatal que influenciam a anatomia pós-natal e os fenômenos anatômicos especificamente associados aos estágios de vida: infância, adolescência, vida adulta e velhice.

 Traumatismo mostra o efeito dos eventos traumáticos – como fraturas de ossos ou luxações articulares – na anatomia normal, bem como suas manifestações clínicas e as disfunções resultantes desses agravos.

 Procedimentos diagnósticos enfatiza as características anatômicas e observações importantes para o diagnóstico.

 Procedimentos cirúrgicos dá destaque aos tópicos abordados como a base anatômica dos procedimentos anatômicos, tais como planejamento de incisões, e a base anatômica da anestesia regional.

 Patologia ressalta os efeitos dos processos mórbidos na anatomia normal – como câncer de mama –, e estruturas ou princípios anatômicos envolvidos no cerceamento ou na disseminação da doença no organismo.

BOXES PONTOS-CHAVE

Os boxes Pontos-chave sintetizam as informações apresentadas no capítulo, garantindo assim que conceitos básicos não sejam perdidos na miríade de detalhes necessários à compreensão global. Esses resumos são um meio conveniente de se revisar e apreender o assunto como um todo.

DESCRIÇÃO DA ANATOMIA EM UM CONTEXTO PRÁTICO E FUNCIONAL

Uma abordagem mais realista do sistema musculoesquelético enfatiza a ação e o uso dos músculos e dos grupos musculares em atividades diárias, principalmente a marcha e a preensão. A contração excêntrica dos músculos, que representa grande parte de sua atividade, é apresentada com a contração concêntrica – em geral, o único foco dos livros de anatomia. Tal perspectiva é importante para a maioria dos profissionais da saúde, inclusive para o crescente número de estudantes de fisioterapia e terapia ocupacional, os quais têm utilizado este livro cada vez mais.

ANATOMIA DE SUPERFÍCIE E EXAMES DE IMAGEM

Antes apresentados separadamente, a anatomia de superfície e os exames de imagem estão, agora, integrados no capítulo, demonstrando claramente a correlação entre a anatomia e os achados no exame físico, o que facilita muito o diagnóstico. Os capítulos sobre regiões do corpo contêm vistas naturais da anatomia de superfície "profundas" e ilustrações das estruturas anatômicas superpostas. Os exames de imagem, que enfatizam a anatomia normal, incluem radiografias simples e contrastadas, ressonâncias magnéticas, tomografias computadorizadas e ultrassonografias, sendo frequentemente acompanhados por desenhos e texto explicativo a fim de auxiliar na preparação de futuros profissionais, que precisam estar familiarizados com esses exames complementares.

TERMINOLOGIA

Adotou-se como padrão a *Terminologia Anatômica Internacional* de 1998, criada pelo Federative International Programme on Anatomical Terminology (FIPAT), aprovada pela International Federation of Associations of Anatomists (IFAA) e traduzida, na língua portuguesa, pela Sociedade Brasileira de Anatomia. Epônimos, embora não sejam preconizados pela IFAA, aparecem entre parênteses nesta edição – por exemplo, ângulo do esterno (ângulo de Louis) –, para familiarizar os estudantes, que escutarão esses termos durante seus estudos clínicos.

CARACTERÍSTICAS MANTIDAS E APERFEIÇOADAS

Com base nas informações dadas por estudantes e docentes acerca do que desejavam e esperavam da nova edição de *Anatomia Orientada para a Clínica*, nós lhes atendemos, oferecendo-lhes uma obra que apresenta as seguintes características:

- Texto abrangente, o qual possibilita aos estudantes o preenchimento de lacunas criadas tanto pela redução cada vez maior das aulas descritivas e pela característica exclusivamente instrucional dos guias laboratoriais e dos currículos quanto pelas discrepâncias de compreensão, fatos e formato nas anotações de várias aulas e palestras dadas por diversos instrutores
- Um recurso capaz de dar suporte a áreas de interesse especial e ênfase em cursos de anatomia específicos para atender às demandas de conhecimento dos alunos, durante o ciclo básico e o ciclo profissional
- Nova organização dos capítulos, fazendo correspondência com o *Grant's Atlas of Anatomy* e o *Grant's Dissector*
- Contém, em seu capítulo introdutório – Capítulo 1, *Visão Geral e Conceitos Básicos* –, as informações sistêmicas importantes e os conceitos básicos para a compreensão das estruturas anatômicas descritas nos capítulos subsequentes, sobre as regiões do corpo. É fato que os discentes das áreas da saúde têm cada vez mais diversificadas suas formações e experiências; além disso, em muitas ocasiões, limitações curriculares resultam em pressuposições injustificadas sobre os dados de que eles precisam para compreender os assuntos apresentados. Diante dessa situação, estudantes de muitos países e diversas formações nos escreveram para opinar sobre o nosso livro – na maioria dos casos, felicitando-nos com lisonjeiras congratulações – e enfatizar especificamente a necessidade de uma descrição sistêmica das partes central e autônoma periférica do sistema nervoso. Portanto, o Capítulo 1 desta obra inclui, ainda, resumos eficientes da anatomia sistêmica funcional. *Anatomia Orientada para a Clínica* foi o primeiro livro de anatomia a reconhecer e descrever a estrutura e a função do sistema nervoso entérico e sua participação singular na inervação do sistema digestório
- Nesta nona edição, adicionamos a seção *Sexo e gênero* ao Capítulo 1, bem como um boxe *Anatomia clínica* sobre transição de gênero no Capítulo 6
- Informações rotineiras (como inserção, inervação e ações dos músculos) em quadros que citam as características em comum e ilustram as informações fornecidas. Um diferencial desta obra é o fato de ela conter mais quadros do que os demais livros de anatomia
- Correlações clínicas ilustradas, que não apenas descrevem, mas também mostram sua aplicação clínica
- Ilustrações que refletem a diversidade tanto dos usuários do livro quanto dos pacientes que eles tratarão
- Ilustrações que facilitam a orientação; muitas delas foram acrescidas a esta edição, juntamente com setas para indicar as localizações das estruturas ampliadas e as sequências de visualização. Os dísticos das figuras foram otimizados para o melhor aprendizado
- Foco equilibrado nas anatomias feminina e masculina. Tradicionalmente, os livros são minuciosos quanto à apresentação do pênis, mas insuficientes na abordagem dos órgãos genitais femininos externos, proporcionando a ideia de que o clitóris é apenas uma versão muito reduzida do pênis. Esta edição fornece uma apresentação completa da

anatomia do clitóris, mostrando que ela é distinta e clara, e não uma versão reduzida do pênis
- **Destaques em negrito**, tanto no texto quanto nos boxes de correlação clínica, que indicam a principal entrada e definição de termos anatômicos
- *Destaques em itálico*, que se referem aos termos anatômicos importantes para o assunto e a região estudada, ou trata-se de termos em uma ilustração referendada
- Sumário, no início de todos os capítulos, com os temas que serão abordados.

COMPROMISSO COM OS ESTUDANTES

Este livro é escrito para os estudantes da área da saúde, tendo sempre em mente os que nunca tiveram contato com anatomia. Tentamos, aqui, apresentar a matéria de modo interessante para ser facilmente integrada ao que será ensinado com mais detalhes em outras disciplinas (p. ex., diagnóstico clínico, reabilitação física, cirurgia). Esta obra foi produzida com dois propósitos muito claros: educar os estudantes e entusiasmá-los. Caso eles se interessem pela anatomia clínica, teremos sido bem-sucedidos!

Arthur F. Dalley II
Anne M. R. Agur

ABREVIATURAS

A., Aa.	artéria, artérias
i. e.	isto é
M., Mm.	músculo, músculos
N., Nn.	nervo, nervos
p. ex.	por exemplo
T.A.	Terminologia Anatômica
V., Vv.	veia, veias

Agradecimentos

Gostaríamos de agradecer aos seguintes especialistas, que revisaram e sugeriram atualizações no conteúdo clínico dos boxes Anatomia clínica ("boxes azuis"):

- *Hassan Amarilli, MBBS, MS (Surgery)*, FUICC, Professor and Chair, Department of Anatomy, American University of Antigua College of Medicine, Coolidge, Antigua
- *Esteban Cheng-Ching, MD*, Neuro-interventional Specialist, Miami Valley Hospital, Premier Health Specialists; Assistant Professor, Department of Neurology, Boonshoft School of Medicine, Wright State University, Dayton, OH
- *Warwick Gorman*, Anatomist, Physiotherapist, Tutor, and Lecturer, RMIT University, La Trobe University, Melbourne, Victoria, Australia, realizou extensas revisão e avaliação crítica de toda a oitava edição do AOC e foi muito prestativo na preparação da nona edição
- *Cheryl Iglesia, MD*, Director, Female Pelvic Medicine and Reconstructive Surgery (FPMRS), MedStar Washington Hospital Center; Professor, Obstetrics and Gynecology and Urology, Georgetown University School of Medicine, Washington, DC
- *Elaine Lonnemann PT, DPT, OCS, FAAOMPT*, Associate Professor, Bellarmine University, Louisville, KY
- *Lisa M. Murray, MS*; ACSM Certified Exercise Physiologist, Program Coordinator Kinesiology, Nutrition, Health/Wellness and Physical Education, Pierce College, Fort Steilacoom, WA
- *Carol Scott-Conner, EH, MD, PhD, MBA, FACS*, Professor Emeritus, Department of Surgery, University of Iowa Roy J. and Lucille A. Carver College of Medicine, Iowa City, IA, pela revisão de muitos dos boxes azuis de Anatomia clínica da nona edição.

Agradecimentos especiais a Kristina Agur pela sua ajua na revisão das legendas de figuras.

Somos gratos aos seguintes colegas, que, por meio de sua análise crítica, foram convidados pelo editor a ajudar na elaboração desta nona edição:

- *John P. Bastin, DMSc, PA-C, EM-CAC*, Florida State University College of Medicine, School of Physician Assistant Practice, Tallahassee, FL
- *N. Beth Collier, DPT*, Mercer University, Atlanta, GA
- *Kate Drabinski, PhD*, Lecturer, Gender and Women's Studies, University of Maryland, Baltimore County, MD
- *Maria X. Leighton, MD*, F. Edward Hébert School of Medicine, Uniformed Services, University of the Health Sciences, Bethesda, MD
- *Elsayed Emad Ahmed Nosair*, College of Medicine, University of Sharjah, Sharjah, United Arab of Emirates
- *Geoffroy Noel, PhD*, School of Medicine, University of California, San Diego, CA
- *David Resuehr, PhD, MSc*, University of Alabama at Birmingham, Birmingham, AL
- *Sheryl L. Sanders, PhD*, Pacific University, Hillsboro, OR.

Estudantes também foram convidados pela editora para a revisão desta obra. São eles:

- *Jayant Bhandari*, Poznan University of Medical Sciences, Poland
- *Emily Franzen*, Des Moines University College of Osteopathic Medicine, IA

Além dos revisores, muitas pessoas – algumas inconscientemente – contribuíram com releituras, discussões e/ou críticas construtivas referentes ao texto e às ilustrações desta e de outras edições. Aqueles indicados como falecidos continuam sendo homenageados aqui, não apenas por sua contribuição na obra, mas também pela contribuição maior ao conhecimento da anatomia. Todos os anatomistas reconhecem seu valor – nossas descobertas baseiam-se no trabalho deles:

- *Dr. Peter Abrahams*, Professor of Clinical Anatomy, Medical Teaching Centre, Institute of Clinical Education, Warwick Medical School, University of Warwick, Coventry, United Kingdom
- *Dr. Robert D. Acland (falecido)*, Professor of Surgery/Microsurgery, Division of Plastic and Reconstructive Surgery, University of Louisville, Louisville, KY
- *Dr. Jeffrey E. Alfonsi*, Assistant Professor, Department of Medicine, Schulich School of Medicine & Dentistry, Western University, London, Ontario, Canada
- *Dra. Edna Becker*, Associate Professor of Medical Imaging (aposentada), University of Toronto Faculty of Medicine, Toronto, Ontario, Canada
- *Dr. Robert T. Binhammer*, Emeritus Professor of Genetics, Cell Biology and Anatomy, University of Nebraska Medical Center, que voluntariamente leu cada página do AOC e ofereceu extensas revisão e avaliação críticas, as quais foram muito úteis
- *Dr. Donald R. Cahill (falecido)*, Professor and former Chair, Department of Anatomy, Mayo Medical School; former Editor-in-Chief of Clinical Anatomy, Rochester, MN

- *Dra. Joan Campbell*, Assistant Professor of Medical Imaging, University of Toronto Faculty of Medicine, Toronto, Ontario, Canada
- *Dr. Stephen W. Carmichael*, Professor Emeritus and former Chair. Department of Anatomy, Mayo Medical School, former Editor-in-Chief of Clinical Anatomy, Rochester, MN
- *Dra. Yasmine Carter*, Associate Professor, Department of Radiology, University of Massachusetts Medical School, Worcester, MA
- *Dr. Chandrasat (Sagar) Dugani*, Internal Medicine, Mayo Clinic, Rochester, MN
- *Dr. Ralph Ger (falecido)*, Professor of Anatomy and Structural Biology, Albert Einstein College of Medicine, Bronx, NY
- *Dr. Paul Gobee*, Assistant Professor, Developer Anatomical E-Learning, Department of Anatomy & Embryology, Leiden University Medical Center, Leiden, Netherlands
- *Warwick Gorman*, Anatomist, Physiotherapist, Tutor, and Lecturer, RMIT University, La Trobe University, Melbourne, Victoria, Australia
- *Dr. Douglas J. Gould*, Professor of Neuroscience and Chair, Department of Biomedical Sciences, Oakland University William Beaumont School of Medicine, Editor in Chief of Medical Science Educator, Rochester, MI
- *Dr. Daniel O. Graney*, Professor Emeritus of Biological Structure, University of Washington School of Medicine, Seattle, WA
- *Dr. David G. Greathouse*, Director of Clinical Electrophysiological Services, Texas Physical Therapy Specialists, New Braunfels, TX; former Professor, Chair, and Associate Dean, Belmont University School of Physical Therapy, Nashville, TN
- *Dr. Scott L. Hagan*, Internal Medicine, University of Washington Medical Center Specialties, Seattle, WA; former Medical Student, Vanderbilt University School of Medicine, Nashville, TN
- *Dr. Masoom Haider*, Professor of Medical Imaging, University of Toronto Faculty of Medicine, Toronto, Ontario, Canada
- *Dr. John S. Halle*, Professor and former Chair, Belmont University School of Physical Therapy (aposentado), Nashville, TN
- *Dra. Jennifer L. Halpern*, Assistant Professor, Orthopedic Surgery and Rehabilitation – Oncology, Vanderbilt University School of Medicine, Nashville, TN
- *Dra. June Harris*, Professor of Anatomy, Faculty of Medicine, Memorial University of Newfoundland and Labrador Health Sciences Centre, St. John's, Newfoundland, Canada
- *Mitchell T. Hayes*, Resident Physician of Urology, Oregon Health & Sciences University, Portland, OR; former Medical Student, Vanderbilt University School of Medicine, Nashville, TN
- *Dra. Nicole Herring*, Assistant Professor, Anatomical Sciences and Neurobiology, Director, Fresh Tissue Facility, University of Louisville School of Medicine, Louisville, KY
- *Dr. Walter Kuchareczyk*, Professor and Neuroradiologist Senior Scientist, Department of Medical Resonance Imaging, University Health Network, Toronto, Ontario, Canada
- *Dr. Randy Kulesza*, Professor of Anatomy and Neuroscience, Lake Erie College of Osteopathic Medicine, Erie, PA
- *Dra. Nirusha Lachman*, Professor and Chair, Department of Anatomy, Mayo Medical School, Rochester, MN
- *Dr. Michael von Lüdinghausen*, University Professor (aposentado), Anatomy Institute, University of Würzburg, Würzburg, Germany
- *Dra. Shirley McCarthy*, Director of MRI, Department of Diagnostic Radiology, Yale University School of Medicine, New Haven, CT
- *Dra. Lillian Nanney*, Professor of Plastic Surgery and Cell and Developmental Biology (aposentada), Vanderbilt University School of Medicine, Nashville, TN
- *Dr. Todd R. Olson*, Professor Emeritus of Anatomy and Structural Biology, Albert Einstein College of Medicine, Bronx, NY
- *Dr. Wojciech Pawlina*, Professor of Obstetrics and Gynecology, and former Chair, Department of Anatomy, Mayo Medical School, former Editor in Chief of Anatomical Sciences Education, Rochester, MN
- *Dr. T. V. N. Persaud*, Professor Emeritus of Human Anatomy and Cell Science, Faculties of Medicine and Dentistry, University of Manitoba, Winnipeg, Manitoba, Canada; Professor of Anatomy and Embryology, St. George's University, Granada, West Indies
- *Dra. Cathleen C. Pettepher*, Professor of Biochemistry and Assistant Dean for Assessment, Vanderbilt University School of Medicine, Nashville, TN
- *Dra. Nina Piililä*, Head of Orthodontics, University of Helsinki, Tampere, Finland
- *Jessica Pin, BS*, Activist for women and female perineal anatomy, San Francisco, CA
- *Dr. Thomas H. Quinn*, Professor Emeritus and Program Director, Master's Degree in Clinical Anatomy, Creighton University School of Medicine, Omaha, NE
- *Dr. Christopher Ramnanan*, Associate Professor, Department of Innovation in Medical Education, Division of Clinical and Functional Anatomy, University of Ottawa Faculty of Medicine, Ottawa, Ontario, Canada
- *Dr. David Resuehr*, Associate Professor, Department of Cellular, Developmental and Integrative Biology, University of Alabama at Birmingham School of Medicine, Birmingham, AL
- *Dr. Tatsuo Sato*, Professor and Head (aposentado), Second Department of Anatomy, Tokyo Medical and Dental University Faculty of Medicine, Tokyo, Japan
- *Carol Scott-Conner*, Professor Emeritus, Department of Surgery, University of Iowa Roy J. and Lucille A. Carver College of Medicine, Iowa City, IA
- *Dr. Ryan Splittgerber*, Associate Professor, Department of Surgery Education, Vanderbilt University Medical Center and School of Medicine, Nashville, TN.

As imagens são muito importantes para o aprendizado. Por isso, somos muito gratos aos nossos ilustradores, que, com habilidade e talento, fizeram um trabalho crucial para esta edição. Wynne Auyeung e Natalie Intven, da Imagineering, foram fantásticas e geriram uma equipe de artistas talentosos, que revisaram a maior parte das ilustrações da sétima edição e criaram um programa gráfico mais consistente e vibrante. Jennifer Clements, Director for Art and Digital Content da Wolters Kluwer, foi crucial na atualização dos detalhes artísticos e na marcação eficiente e acurada desta edição e das duas edições anteriores. Rob Duckwall, da Dragonfly Media Group, revisou muitas das ilustrações desta nona edição. As fotografias de anatomia de superfície, tiradas durante um importante projeto para a quinta edição, continuam sendo um recurso fundamental. Somos muito gratos a Joel A. Vilensky, Ph.D., e Edward C. Weber, M.D., por fornecerem muitas imagens clínicas para esta nova edição. As fotografias de modelos de anatomia de superfície tiradas por E. Anne Rayner, Senior Photographer do Vanderbilt Medical Art Group, em colaboração com os autores Arthur Dalley e Anne Agur, são de excelente qualidade. Também expressamos nosso apreço pela contribuição dos modelos para a qualidade da atual e da edição anterior. Embora a quantidade de ilustrações provenientes do *Grant's Atlas of Anatomy* esteja reduzindo e estejamos substituindo-as por novas imagens, reconhecemos a qualidade magnífica das dissecções do Professor J. C. B. Grant e a arte de Dorothy Foster Chubb, Elizabeth Blackstock, Nancy Joy, Nina Kilpatrick, David Mazierski, Stephen Mader, Bart Vallecoccia, Sari O'Sullivan, Kam Yu, Caitlin Duckwall e Valerie Oxorn.

Não podemos deixar de agradecer à equipe da Wolters Kluwer, que participou na elaboração desta edição: Crystal Taylor, Senior Acquisitions Editor; Jennifer Clements, Director for Art and Digital Content; e Greg Nicholl, Freelance, Development Editor. Por fim, agradecemos ao setor de vendas e *marketing*, essencial ao sucesso continuado desta obra.

Arthur F. Dalley II
Anne M. R. Agur

Créditos das Figuras

Todas as fontes são da Wolters Kluwer, salvo indicação em contrário.

 Visão Geral e Conceitos Básicos

Figura 1.20 Com base em Hamill JH, Knutzen KM, Derrick TR. *Biomechanical Basis of Human Movement*, 4th ed. Philadelphia, PA: Lippincott Williams & Wilkins, 2015.

Figura 1.22C Com base em Silverthorn DU. *Human Physiology*, 4th ed. Tappan, NJ: Pearson Education, 2007:459.

Figura 1.23B&C Cormack DH. *Essential Histology*, 2nd ed. Philadelphia, PA: Lippincott Williams & Wilkins, 2001.

Figura 1.35C Cortesia de Dr. Bradley R. Smith, Center for In Vivo Microscopy, Duke University Medical Center, Durham, NC. From Moore KL, Persaud TVN, Shiota K. *Color Atlas of Clinical Embryology*, 2nd ed. Philadelphia, PA: Saunders, 2000.

Figura 1.49 Cortesia de Dr. E. L. Lansdown, Professor of Medical Imaging, University of Toronto, Ontario, Canada.

Figura 1.50 Daffner RH, Hartman MS. *Clinical Radiology: The Essentials*, 4th ed. Philadelphia, PA: Lippincott Williams & Wilkins, 2014.

Figura 1.52 Cortesia de Dr. J. Heslin, University of Toronto, Ontario, Canada.

Figura 1.53C Cortesia de D. Armstrong, University of Toronto, Ontario, Canada.

Figura 1.54C Cortesia de J. Lai, University of Toronto, Ontario, Canada.

Figura 1.55 Castillo M. *Neuroradiology Companion: Methods, Guidelines, and Imaging Fundamentals*, 4th ed. Philadelphia, PA: Lippincott Williams & Wilkins, 2012.

Figura B1.1 (ilustração) Com base em *Stedman's Medical Dictionary*, 28th ed. Baltimore, MD: Lippincott Williams & Wilkins, 2006 (artist: Neil O. Hardy, Westport, CT). **(fotografia)** Shutterstock (ElRoi).

Figura B1.3 Com base em *Stedman's Medical Dictionary*, 28th ed. Baltimore, MD: Lippincott Williams & Wilkins, 2006 (artist: Neil O. Hardy, Westport, CT).

Figura B1.4 Com base em *Stedman's Medical Dictionary*, 28th ed. Baltimore, MD: Lippincott Williams & Wilkins, 2006 (artist: Neil O. Hardy, Westport, CT).

Figura B1.5 Cortesia de D. Armstrong, University of Toronto, Ontario, Canada.

Figura B1.8 Com base em Willis MC. *Medical Terminology: The Language of Health Care*, 2nd ed. Philadelphia, PA: Lippincott Williams & Wilkins, 2006.

Figura B1.9 Reproduzida com premissão de Hoffmann-La Roche. *Roche Lexikon Medizin*, 4th ed. Munich, Germany: Urban & Schwarzenberg, 1998.

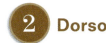 **Dorso**

Figura 2.2C Com base em Olson TR, Pawlina W. *A.D.A.M. Student Atlas of Anatomy*. New York, NY: Cambridge University Press, 1996.

Figura 2.6C Cortesia de Dr. J. Heslin, University of Toronto, Ontario, Canada.

Figura 2.7E Cortesia de D. Salonen, University of Toronto, Ontario, Canada.

Figura 2.8C Cortesia de Dr. J. Heslin, University of Toronto, Ontario, Canada.

Figura 2.8D Becker RF, Wilson JW, Gehweiler JA. *The Anatomical Basis of Medical Practice*. Baltimore, MD: Williams & Wilkins, 1971.

Figura 2.10C Cortesia de D. Armstrong, University of Toronto, Ontario, Canada.

Figura 2.10E Cortesia de Dr. J. Heslin, University of Toronto, Ontario, Canada.

Figura 2.11D Cortesia de Dr. E. Becker, Associate Professor of Medical Imaging, University of Toronto, Ontario, Canada.

Figura 2.33 Com base em Olson TR, Pawlina W. *A.D.A.M. Student Atlas of Anatomy*. New York, NY: Cambridge University Press, 1996.

Figura 2.34 Com base em Olson TR, Pawlina W. *A.D.A.M. Student Atlas of Anatomy*. New York, NY: Cambridge University Press, 1996.

Figura B2.1 Yochum TR, Rowe LJ. *Yochum and Rowe's Essentials of Skeletal Radiology* (Vol. 2), 3rd ed. Baltimore, MD: Lippincott Williams & Wilkins, 2004.

Figura B2.4D&E Cervical Spine Research Society, Clark CR (ed). *The Cervical Spine*, 3rd ed. Philadelphia, PA: Lippincott-Raven, 1998.

Figura B2.5D Yochum TR, Rowe LJ. *Yochum and Rowe's Essentials of Skeletal Radiology* (Vol. 2), 3rd ed. Baltimore, MD: Lippincott Williams & Wilkins, 2004.

Figura B2.6E Cervical Spine Research Society, Clark CR (ed). *The Cervical Spine*, 3rd ed. Philadelphia, PA: Lippincott-Raven, 1998.

Figura B2.6F&G Lee JKT, Sagel SS, Stanley RJ, Heiken JP. *Computed Body Tomography with MRI Correlation*, 4th ed. Philadelphia, PA: Lippincott Williams & Wilkins, 2006.

Figura B2.11 Moore KL, Persaud TVN, Torchia MG. *The Developing Human: Clinically Oriented Embryology*, 10th ed. Philadelphia, PA: Elsevier, 2016.

Figura B2.13 Bickley LS. *Bates' Guide to Physical Examination and History Taking*, 13th ed. Philadelphia, PA: Wolters Kluwer, 2021.

Figura B2.16C Cervical Spine Research Society, Clark CR (ed). *The Cervical Spine*, 3rd ed. Philadelphia, PA: Lippincott-Raven, 1998.

Figura B2.17A Com base em Drake RL, Vogl AW, Michell AWM. *Gray's Anatomy for Students*, 2nd ed. Philadelphia, PA: Churchill Livingstone, 2004.

Figura B2.17B Cortesia de Dr. E. Becker, Associate Professor of Medical Imaging, University of Toronto, Ontario, Canada.

Figura B2.17C Reproduced Reproduzida com premissão de Zubin Irani, MD, published by Medscape Drugs & Diseases (https://emedicine.medscape.com/), Spondylolisthesis Imaging, 2018, available at: https://emedicine.medscape.com/article/396016-overview.

Figura B2.18 Cervical Spine Research Society, Clark CR (ed). *The Cervical Spine*, 3rd ed. Philadelphia, PA: Lippincott-Raven, 1998.

Figura B2.19B GE Healthcare, www.medcyclo.com.

Figura B2.19C Dean D, Herbener TE. *Cross-Sectional Human Anatomy*. Baltimore, MD: Lippincott Williams & Wilkins, 2007.

Figura B2.19D&E Published Reproduzida com premissão de LearningRadiology.com™. Copyright © All Rights Reserved 2017.

Figura B2.20C Yochum TR, Rowe LJ. *Yochum and Rowe's Essentials of Skeletal Radiology* (Vol. 1), 3rd ed. Baltimore, MD: Lippincott Williams & Wilkins, 2004.

Figura B2.21F (radiografias) Salter RB. *Textbook of Disorders and Injuries of the Musculoskeletal System*, 3rd ed. Baltimore, MD: Williams & Wilkins, 1998.

Figura B2.22 Modificada de White AA, Panjabi MM. *Clinical Biomechanics of the Spine*. Philadelphia, PA: Lippincott, 1978.

Figura B2.23 Modificada de Finneson BE. *Low Back Pain*, 2nd ed. Philadelphia, PA: Lippincott, 1980.

3 Membro Superior

Figura 3.9C–E Cortesia de Dr. D. Armstrong, University of Toronto, Ontario, Canada.

Figura 3.15D&E Bickley LS. *Bates' Guide to Physical Examination and History Taking*, 13th ed. Philadelphia, PA: Wolters Kluwer, 2021.

Figura 3.18 Gest TR. *Lippincott Atlas of Anatomy*, 2nd ed. Philadelphia, PA: Wolters Kluwer, 2020.

Figura 3.41C Cortesia de Dr. D. Armstrong, University of Toronto, Ontario, Canada.

Figura 3.49C Cortesia de Dr. W. Kucharczyk, Professor of Neuroradiologist Senior Scientist, Department of Medical Resonance Imaging, University Health Network, Toronto, Ontario, Canada.

Figura 3.58A Cortesia de Dr. J. Heslin, University of Toronto, Ontario, Canada.

Figura 3.85 Cortesia de Dr. D. Armstrong, University of Toronto, Ontario, Canada.

Figura 3.94C Modificada de Hamill J, Knutzen KM, Derrick TR. *Biomechanical Basis of Human Movement*, 4th ed. Philadelphia, PA: Lippincott Williams & Wilkins, 2015.

Figura 3.95B Cortesia de Dr. E. L. Lansdown, Professor of Medical Imaging, University of Toronto, Toronto, Ontario, Canada.

Figura 3.97C Cortesia de Dr. W. Kucharczyk, Professor of Medical Imaging, University of Toronto, and Clinical Director of Tri-Hospital Resonance Centre, Toronto, Ontario, Canada.

Figura 3.99B&D Cortesia de Dr. E. Becker, Associate Professor of Medical Imaging, University of Toronto, Ontario, Canada.

Figura 3.104 Com base em Gest TR. *Lippincott Atlas of Anatomy*, 2nd ed. Philadelphia, PA: Wolters Kluwer, 2020.

Figura 3.105B&C Com base em Hall-Craggs ECB. *Anatomy as a Basis for Clinical Medicine*, 3rd ed. Baltimore, MD: Williams & Wilkins, 1995.

Figura 3.108A&B Cortesia de Dr. J. Heslin, University of Toronto, Ontario, Canada.

Figura 3.109A Cortesia de Dr. E. L. Lansdown, Professor of Medical Imaging, University of Toronto, Toronto, Ontario, Canada.

Figura 3.109C Cortesia de Dr. W. Kucharczyk, Professor of Medical Imaging, University of Toronto, and Clinical Director of Tri-Hospital Resonance Centre, Toronto, Ontario, Canada.

Figura 3.111B Grant JC, Basmajian JV, Slonecker CE. *Grant's Method of Anatomy: A Clinical Problem-Solving Approach*, 11th ed. Baltimore, MD: Williams & Wilkins, 1989.

Figura B3.4B Thorne CH, Chung KC, Gosain AK, Gurtner GC, Mehrara BJ, Rubin JP, Spear SL. *Grabb and Smith's Plastic Surgery*, 7th ed. Philadelphia, PA: Lippincott Williams & Wilkins, 2014.

Figura B3.5 From Al-Qattan MM, Kozin SH. Update on embryology of the upper limb. *J Hand Surg Am* 38(9):1835-1844, 2013, in Moore KL, Persaud TVN, Torchia MG. *The Developing Human: Clinically Oriented Embryology*, 10th ed. Philadelphia, PA: Elsevier, 2016.

Figura B3.6 Louis ED, Mayer SA, Rowland LP. *Merritt's Neurology*, 13th ed. Philadelphia, PA: Wolters Kluwer, 2016.

Figura B3.10A Meschan I. *An Atlas of Anatomy Basic to Radiology*. Philadelphia, PA: Saunders, 1975.

Figura B3.10B Salter RB. *Textbook of Disorders and Injuries of the Musculoskeletal System*, 3rd ed. Baltimore, MD: Williams & Wilkins, 1998.

Figura B3.14 Bickley LS. *Bates' Guide to Physical Examination and History Taking*, 12th ed. Philadelphia, PA: Wolters Kluwer, 2017.

Figura B3.15 Com base em Anderson MK, Hall SJ, Martin M. *Foundations of Athletic Training*, 3rd ed. Philadelphia, PA: Lippincott Williams & Wilkins, 2004.

Figura B3.21B Greenspan A, Beltran J. *Orthopedic Imaging: A Practical Approach*, 7th ed. Philadelphia, PA: Wolters Kluwer, 2020.

Figura B3.32D Cortesia de D. Salonen, University of Toronto, Ontario, Canada.

Figura B3.37 Modificada de Salter RB. *Textbook of Disorders and Injuries of the Musculoskeletal System*, 3rd ed. Baltimore, MD: Williams & Wilkins, 1998.

Figura B3.39A Shutterstock (Michael Mitchell).

Figura B3.40 Modificada de Salter RB. *Textbook of Disorders and Injuries of the Musculoskeletal System*, 3rd ed. Baltimore, MD: Williams & Wilkins, 1998.

Figura B3.42C Yochum TR, Rowe LJ. *Yochum and Rowe's Essentials of Skeletal Radiology* (Vol. 2), 3rd ed. Baltimore, MD: Lippincott Williams & Wilkins, 2004.

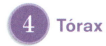

4 Tórax

Figura 4.24C Com base em *Stedman's Medical Dictionary*, 28th ed. Baltimore, MD: Lippincott Williams & Wilkins, 2006 (artist: Michael Schenk, Jackson, MS).

Figura 4.30A Dean D, Herbener TE. *Cross-Sectional Anatomy*. Baltimore, MD: Lippincott Williams & Wilkins, 2000.

Figura 4.56C Cortesia de I. Vershuur, Joint Department of Medical Imaging, UHN/Mount Sinai Hospital, Toronto, Ontario, Canada.

Figura 4.58D Cortesia de I. Vershuur, Joint Department of Medical Imaging, UHN/Mount Sinai Hospital, Toronto, Ontario, Canada.

Figura B4.6B Evans RJ, Evans MK, Brown YMR., *Canadian Maternity, Newborn & Women's Health Nursing*, 2nd ed. Philadelphia, PA: Wolters Kluwer, 2015.

Figura B4.7 Com base em Hall-Craggs ECB. *Anatomy as a Basis of Clinical Medicine*, 3rd ed. Baltimore, MD: Williams & Wilkins, 1995.

Figura B4.8 Reproduzida com premissão de Moore KL, Persaud TVN, Torchia MG. *The Developing Human: Clinically Oriented Embryology*, 10th ed. Philadelphia, PA: Elsevier, 2016.

Figura B4.10 Com base em *Stedman's Medical Dictionary*, 28th ed. Baltimore, MD: Lippincott Williams & Wilkins, 2006 (artist: Neil O. Hardy, Westport, CT).

Figura B4.12A Com base em *Stedman's Medical Dictionary*, 28th ed. Baltimore, MD: Lippincott Williams & Wilkins, 2006 (artist: Mikki Senkarik, San Antonio, TX).

Figura B4.12B Olympus America, Inc., Melville, NY.

Figura B4.13C Com base em *Stedman's Medical Dictionary*, 28th ed. Baltimore, MD: Lippincott Williams & Wilkins, 2006 (artist: Neil O. Hardy, Westport, CT).

Figura B4.13D Bickley LS. *Bates' Guide to Physical Examination and History Taking*, 11th ed. Philadelphia, PA: Wolters Kluwer Health/Lippincott Williams & Wilkins, 2013.

Figura B4.13E&F Bickley LS. *Bates' Guide to Physical Examination and History Taking*, 13th ed. Philadelphia, PA: Wolters Kluwer, 2021.

Figura B4.14 Farrell TA. *Radiology 101: The Basics and Fundamentals of Imaging*, 5th ed. Philadelphia, PA: Wolters Kluwer, 2020.

Figura B4.15 (ilustração) *Stedman's Medical Dictionary*, 28th ed. Baltimore, MD: Lippincott Williams & Wilkins, 2000 (artist: Neil O. Hardy, Westport, CT).

Figura B4.15 (fotografias) Feinsilver SH, Fein A. *Textbook of Bronchoscopy*. Baltimore, MD: Williams & Wilkins, 1995.

Figura B4.19 Reproduzida com premissão de Moore KL, Persaud TVN, Torchia MG. *The Developing Human: Clinically Oriented Embryology*, 10th ed. Philadelphia, PA: Elsevier, 2016.

Figura B4.22 Com base em *Stedman's Medical Dictionary*, 28th ed. Baltimore, MD: Lippincott Williams & Wilkins, 2006 (artist: Neil O. Hardy, Westport, CT).

Figura B4.25B Modificada de Bickley LS. *Bates' Guide to Physical Examination and History Taking*, 13th ed. Philadelphia, PA: Wolters Kluwer, 2021.

Figura B4.26A–E Reproduzida com premissão de Moore KL, Persaud TVN, Torchia MG. *The Developing Human: Clinically Oriented Embryology*, 10th ed. Philadelphia, PA: Elsevier, 2016.

Figura B4.27A&B Com base em *Stedman's Medical Dictionary*, 28th ed. Baltimore, MD: Lippincott Williams & Wilkins, 2006.

Figura B4.30A Siemens Medical Solutions USA, Inc.

Figura B4.30B Shutterstock (Vadim Zakharishchev).

Figura B4.31A&B Cortesia de I. Morrow, University of Manitoba, Canada.

Figura B4.33 Com base em Anatomical Chart Company. *Cardiovascular Disease*. Philadelphia, PA: Wolters Kluwer, 2017.

Figura B4.35 Com base em *Stedman's Medical Dictionary*, 28th ed. Baltimore, MD: Lippincott Williams & Wilkins, 2006.

Figura B4.36B Lippincott's Nursing Procedures and Skills, 2007.

Figura B4.39A Cortesia de Dr. E. L. Lansdown, University of Toronto, Ontario, Canada.

Figura B4.41 Dean D, Herbener TE. *Cross-Sectional Human Anatomy*. Baltimore, MD: Lippincott Williams & Wilkins, 2000.

Figura B4.43A Cortesia de Dr. M. A. Haider, University of Toronto, Ontario, Canada.

Figura B4.44B–F Madden ME. *Introduction to Sectional Anatomy*, 3rd ed. Baltimore, MD: Lippincott Williams & Wilkins, 2000.

Figura B4.45A–C Cortesia de Dr. M. A. Haider, University of Toronto, Ontario, Canada.

Figura B4.46 Dean D, Herbener TE. *Cross-Sectional Human Anatomy*. Baltimore, MD: Lippincott Williams & Wilkins, 2000.

Figura B4.47 Dean D, Herbener TE. *Cross-Sectional Human Anatomy*. Baltimore, MD: Lippincott Williams & Wilkins, 2000.

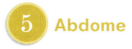

5 Abdome

Figura 5.10B Scott-Conner CEH. *Scott-Conner & Dawson: Essential Operative Techniques and Anatomy*, 4th ed. Philadelphia, PA: Lippincott Williams & Wilkins, 2014.

Figura 5.12B Scott-Conner CEH. *Scott-Conner & Dawson: Essential Operative Techniques and Anatomy*, 4th ed. Philadelphia, PA: Lippincott Williams & Wilkins, 2014.

Figura 5.18 Com base em Sauerland EK. *Grant's Dissector*, 12th ed. Philadelphia, PA: Lippincott Williams & Wilkins, 1999.

Figura 5.33B Cormack DH. *Clinically Integrated Histology*. Philadelphia, PA: Lippincott Williams & Wilkins, 1998.

Figura 5.34 Cortesia de Dr. E. L. Lansdown, Professor of Medical Imaging, University of Toronto, Ontario, Canada.

Figura 5.36B Com base em Grant JCB. *Grant's Method of Anatomy: By Regions, Descriptive and Deductive*, 9th ed. Baltimore, MD: Williams & Wilkins, 1975.

Figura 5.37C&E Cortesia de Dr. E. L. Lansdown, Professor of Medical Imaging, University of Toronto, Ontario, Canada.

Figura 5.43C Com base em *Stedman's Medical Dictionary*, 28th ed. Baltimore, MD: Lippincott Williams & Wilkins, 2006 (artist: Neil O. Hardy, Westport, CT).

Figura 5.47 Com base em McConnell TH, Hull KL. *Human Form, Human Function: Essentials of Anatomy and Physiology*. Baltimore, MD: Lippincott Williams & Wilkins, 2011.

Figura 5.48B Com base em Sauerland EK. *Grant's Dissector*, 12th ed. Philadelphia, PA: Lippincott Williams & Wilkins, 1999.

Figura 5.49C Cortesia de Dr. J. Heslin, University of Toronto, Ontario, Canada.

Figura 5.52B Cortesia de Dr. C. S. Ho, Professor of Medical Imaging, University of Toronto, Ontario, Canada.

Figura 5.52C Cortesia de Dr. E. L. Lansdown, Professor of Medical Imaging, University of Toronto, Ontario, Canada.

Figura 5.55A Cortesia de Dr. E. L. Lansdown, Professor of Medical Imaging, University of Toronto, Ontario, Canada.

Figura 5.55B Cortesia de Dr. D. K. Sniderman, University of Toronto, Ontario, Canada.

Figura 5.57A&B Com base em Grant JCB. *Grant's Method of Anatomy: By Regions, Descriptive and Deductive*, 9th ed. Baltimore, MD: Williams & Wilkins, 1975.

Figura 5.58E Com base em *Stedman's Medical Dictionary*, 28th ed. Baltimore, MD: Lippincott Williams & Wilkins, 2006 (artist: Neil O. Hardy, Westport, CT).

Figura 5.60A Cortesia de Dr. J. Heslin, University of Toronto, Ontario, Canada.

Figura 5.62 Com base em Bickley LS. *Bates' Guide to Physical Examination and History Taking*, 13th ed. Philadelphia, PA: Wolters Kluwer, 2021.

Figura 5.63B Cortesia de Dr. W. Kucharczyk, Professor of Medical Imaging, University of Toronto, and Clinical Director of Tri-Hospital Resonance Centre, Toronto, Ontario, Canada.

Figura 5.64E Com base em Sauerland EK. *Grant's Dissector*, 12th ed. Philadelphia, PA: Lippincott Williams & Wilkins, 1999.

Figura 5.66B Cortesia de Dr. W. Kucharczyk, Professor of Medical Imaging, University of Toronto, Ontario, Canada.

Figura 5.67B–E Reproduzida com premissão de Karaliotas C, Broelsch CE, Habib NA. *Liver and Biliary Tract Surgery: Embryological Anatomy to 3D-Imaging and Transplant Innovations*. Vienna, Austria: Springer-Verlag/Wien, 2006.

Figura 5.75B Cortesia de Dr. M. A. Haider, University of Toronto, Ontario, Canada.

Figura 5.81 Cortesia de Dr. John Campbell, Department of Medical Imaging, Sunnybrook Medical Centre, University of Toronto, Ontario, Canada.

Figura 5.82A Cortesia de Dr. J. Heslin, University of Toronto, Ontario, Canada.

Figura 5.85B Cortesia de Dr. E. L. Lansdown, Professor of Medical Imaging, University of Toronto, Ontario, Canada.

Figura 5.91 Com base em Rosse C, Gaddum-Rosse P. *Hollinshead's Textbook of Anatomy*, 5th ed. Philadelphia. PA: Lippincott-Raven, 1997.

Figura 5.102 (radiografias) Cortesia de Dr. A. M. Arenson, Assistant Professor of Medical Imaging, University of Toronto, Ontario, Canada.

Figura 5.103 Cortesia de Dr. M. A. Haider, University of Toronto, Ontario, Canada.

Figura 5.104 (radiografias) Cortesia de Dr. W. Kucharczyk, Professor of Medical Imaging, University of Toronto, and Clinical Director of Tri-Hospital Resonance Centre, Toronto, Ontario, Canada.

Figura 5.105A&B Cortesia de Dr. W. Kucharczyk, Professor of Medical Imaging, University of Toronto, and Clinical Director of Tri-Hospital Resonance Centre, Toronto, Ontario, Canada.

Figura B5.2 European Society of Radiation (www.myESR.org).

Figura B5.3A–C Com base em Gest T. *Lippincott Atlas of Anatomy*, 2nd ed. Philadelphia, PA: Wolters Kluwer, 2020.

Figura B5.3E Scott-Conner CEH. *Scott-Conner & Dawson: Essential Operative Techniques and Anatomy*, 4th ed. Philadelphia, PA: Lippincott Williams & Wilkins, 2014.

Figura B5.7 (fotografia) Cortesia de Mission Hospital, Mission Viejo, CA.

Figura B5.7 (radiografia) Cortesia de G. B. Haber, University of Toronto, Ontario, Canada.

Figura B5.8 (inserto) Brant WE, Helms CA. *Fundamentals of Diagnostic Radiology*, 2nd ed. Philadelphia, PA: Williams & Wilkins, 1999.

Figura B5.9 Com base em *Stedman's Medical Dictionary*, 28th ed. Baltimore, MD: Lippincott Williams & Wilkins, 2006 (artist: Neil O. Hardy, Westport, CT).

Figura B5.11 Com base em *Stedman's Medical Dictionary*, 28th ed. Baltimore, MD: Lippincott Williams & Wilkins, 2006 (artist: Neil O. Hardy, Westport, CT).

Figura B5.12 Com base em Bickley LS. *Bates' Guide to Physical Examination and History Taking*, 13th ed. Philadelphia, PA: Wolters Kluwer, 2021.

Figura B5.15B Com base em *Stedman's Medical Dictionary*, 28th ed. Baltimore, MD: Lippincott Williams & Wilkins, 2006 (artist: Neil O. Hardy).

Figura B5.15C Scott-Conner CEH. *Scott-Conner & Dawson: Essential Operative Techniques and Anatomy*, 4th ed. Philadelphia, PA: Lippincott Williams & Wilkins, 2014.

Figura B5.16 Com base em *Stedman's Medical Dictionary*, 28th ed. Baltimore, MD: Lippincott Williams & Wilkins, 2006 (artist: Neil O. Hardy, Westport, CT).

Figura B5.17A Lippincott Advisor.

Figura B5.17B Cortesia de Schiller KFR, et al. *Colour Atlas of Endoscopy*. London, United Kingdom: Chapman and Hall/Springer Science and Business Media, 1986.

Figura B5.17C Cortesia de Olympus America, Inc.

Figura B5.17D Com base em *Stedman's Medical Dictionary*, 28th ed. Baltimore, MD: Lippincott Williams & Wilkins, 2006 (artist: Neil O. Hardy, Westport, CT).

Figura B5.18 Com base em Cohen BJ, DePetris A. *Medical Terminology: An Illustrated Guide*, 8th ed. Philadelphia, PA: Wolters Kluwer, 2017.

Figura B5.19A Com base em Bickley LS. *Bates' Guide to Physical Examination and History Taking*, 13th ed. Philadelphia, PA: Wolters Kluwer, 2021.

Figura B5.19B Hoffman-La Roche. *Roche Lexikon Medizin*, 3rd ed. Munich, Germany: Urban & Schwarzenberg, 1990.

Figura B5.21 Cortesia de G. B. Haber, University of Toronto, Ontario, Canada.

Figura B5.22 Com base em Bickley LS. *Bates' Guide to Physical Examination and History Taking*, 13th ed. Philadelphia, PA: Wolters Kluwer, 2021.

Figura B5.23B Cortesia de Dr. A. M. Arenson, Assistant Professor of Medical Imaging, University of Toronto, Ontario, Canada.

Figura B5.27B Strayer DS, Saffitz JE. *Rubin's Pathology: Mechanisms of Human Disease*, 8th ed. Philadelphia, PA: Wolters Kluwer, 2020.

Figura B5.30 Com base em *Stedman's Medical Dictionary*, 28th ed. Baltimore, MD: Lippincott Williams & Wilkins, 2006 (artist: Neil O. Hardy, Westport, CT).

Figura B5.31B (inserto) *Stedman's Medical Dictionary*, 28th ed. Baltimore, MD: Lippincott Williams & Wilkins, 2006.

Figura B5.32 Bickley LS. *Bates' Guide to Physical Examination and History Taking*, 12th ed. Philadelphia, PA: Wolters Kluwer, 2017.

Figura B5.35B (radiografia) Cortesia de M. Asch, University of Toronto, Ontario, Canada.

Figura B5.36 *Stedman's Medical Dictionary for Health Professionals and Nursing*, 5th ed. Baltimore, MD: Lippincott Williams & Wilkins, 2005.

Figura B5.37A Reproduzida com premissão de Moore KL, Persaud TVN. *Before We Are Born*, 7th ed. Philadelphia, PA: Elsevier/Saunders, 2008, and Cortesia de Dr. Nathan E. Wiseman, Professor of Surgery, Children's Hospital, University of Manitoba, Winnipeg, Manitoba, Canada.

Figura B5.37B Reproduzida com premissão de Moore KL, Persaud TVN, Torchia MG. *The Developing Human: Clinically Oriented Embryology*, 10th ed. Philadelphia, PA: Elsevier, 2016, and Cortesia de Dr. Prem S. Sahni, formerly of Department of Radiology, Children's Hospital, Winnipeg, Manitoba, Canada.

Figura B5.38 Reproduzida com premissão de Medscape *Gastroenterology* 6(1), 2004. http://www.medscape.com/viewarticle/474658 2004, Medscape.

Figura B5.39 Com base em Hardin DM Jr: Acute appendicitis: Review and update. *Am Fam Physician* 1999; 60(7):2027–2034; Figura 1B © Floyd E. Hosmer.

Figura B5.40B Eckert P, Häring S, Satter P, Zwank L. *Fibrinklebung, Indikation und Anwendung*. Munich, Germany: Urban & Schwarzenberg, 1986.

Figura B5.40D Bickley LS. *Bates' Guide to Physical Examination and History Taking*, 13th ed. Philadelphia, PA: Wolters Kluwer, 2021.

Tabela B5.1 (figura) Com base em Gest TR. *Lippincott Atlas of Anatomy*, 2nd ed. Philadelphia, PA: Wolters Kluwer, 2020; Plates 5.12B and 5.13B, C.

6 Pelve e Períneo

Figura 6.2B Cortesia de Dr. E. L. Lansdown, Professor of Medical Imaging, University of Toronto, Ontario, Canada.

Figura 6.5B&C Cortesia de Dr. E. Becker, Department of Medical Imaging, University of Toronto, Ontario, Canada.

Figura 6.7B Cortesia de Dr. E. L. Lansdown, Professor of Medical Imaging, University of Toronto, Ontario, Canada.

Figura 6.38A (esquerda) Com base em Dauber W, Kramer S (trans.), Spitzer G (illus.). *Pocket Atlas of Human Anatomy*, 5th rev. ed. Stuttgart, Germany: Georg Thieme Verlag, 2007.

Figura 6.38B (ultrassonografia) Cortesia de Dr. A. M. Arenson, Assistant Professor of Medical Imaging, University of Toronto, Ontario, Canada.

Figura 6.40 (ultrassonografia) Cortesia de Dr. A. M. Arenson, Assistant Professor of Medical Imaging, University of Toronto, Ontario, Canada.

Figura 6.44A Cortesia de Dr. Donald R. Cahill, Department of Anatomy, Mayo Medical School, Rochester, MN.

Figura 6.44B Cortesia de Dr. A. M. Arenson, Assistant Professor of Medical Imaging, University of Toronto, Ontario, Canada.

Figura 6.51B Com base em Clemente CD. *Anatomy: A Regional Atlas of the Human Body*, 6th ed. Baltimore, MD: Lippincott Williams & Wilkins, 2011.

Figura 6.61E Com base em *Das Lexikon der Gesundheit*. Munich, Germany: Urban & Schwarzenberg Verlag, 1996 (artist: Jonathan Dimes).

Figura 6.62C Cortesia de Dr. Donald R. Cahill, Department of Anatomy, Mayo Medical School, Rochester, MN.

Figura 6.72B–E Cortesia de Dr. M. A. Haider, University of Toronto, Ontario, Canada.

Figura 6.73B&D Cortesia de Dr. Shirley McCarthy, Department of Diagnostic Radiology, Yale University and Yale-New Haven Hospital, New Haven, CT.

Figura 6.74B&D Cortesia de Dr. M. A. Haider, University of Toronto, Ontario, Canada.

Figura B6.2B Com base em Hall-Craggs ECB. *Anatomy as the Basis of Clinical Medicine*, 3rd ed. Baltimore, MD: Williams & Wilkins, 1995.

Figura B6.4C Cortesia de Dr. E. Becker, Department of Medical Imaging, University of Toronto, Ontario, Canada.

Figura B6.6 Cortesia de Dr. D. Sniderman, Associate Professor of Medical Imaging, University of Toronto, Ontario, Canada.

Figura B6.8 Com base em *Stedman's Medical Dictionary*, 28th ed. Baltimore, MD: Lippincott Williams & Wilkins, 2006 (artist: Neil O. Hardy, Westport, CT).

Figura B6.9 Com base em Hartwig W. *Fundamental Anatomy*. Baltimore, MD: Lippincott Williams & Wilkins, 2008.

Figura B6.10 Com base em *Stedman's Medical Dictionary*, 28th ed. Baltimore, MD: Lippincott Williams & Wilkins, 2006 (artist: Neil O. Hardy, Westport, CT).

Figura B6.15A Klein JS, Brant WE, Helms CA, Vinson EN. *Brant and Helms' Fundamentals of Diagnostic Radiology*, 5th ed. Philadelphia, PA: Wolters Kluwer, 2019.

Figura B6.15B Baggish MS, Valle RF, Guedj H. *Hysteroscopy: Visual Perspectives of Uterine Anatomy, Physiology and Pathology*, 3rd ed. Philadelphia, PA: Lippincott Williams & Wilkins, 2007.

Figura B6.16A–G Com base em *Stedman's Medical Dictionary*, 28th ed. Baltimore, MD: Lippincott Williams & Wilkins, 2006.

Figura B6.17A&B Com base em Fuller J, Schaller-Ayers J. *Health Assessment: A Nursing Approach*, 3rd ed. Philadelphia, PA: Lippincott Williams & Wilkins, 2000.

Figura B6.19A&C Com base em *Stedman's Medical Dictionary*, 28th ed. Baltimore, MD: Lippincott Williams & Wilkins, 2006.

Figura B6.21 Com base em Beckmann CRB, Ling FW, Laube DW, et al. *Obstetrics and Gynecology*, 4th ed. Baltimore, MD: Lippincott Williams & Wilkins, 2002.

Figura B6.22 Com base em Fuller J, Schaller-Ayers J. *Health Assessment: A Nursing Approach*, 3rd ed. Philadelphia, PA: Lippincott Williams & Wilkins, 2000.

Figura B6.23 Com base em *Stedman's Medical Dictionary*, 28th ed. Baltimore, MD: Lippincott Williams & Wilkins, 2006.

Figura B6.27 Com base em Beckmann CRB, Ling FW, Laube DW, et al. *Obstetrics and Gynecology*, 4th ed. Baltimore, MD: Lippincott Williams & Wilkins, 2002.

Figura B6.28A Com base em *Stedman's Medical Dictionary*, 28th ed. Baltimore, MD: Lippincott Williams & Wilkins, 2006.

Figura B6.31 Com base em *Stedman's Medical Dictionary*, 28th ed. Baltimore, MD: Lippincott Williams & Wilkins, 2006.

Figura B6.32A Com base em *Stedman's Medical Dictionary*, 27th ed. Baltimore, MD: Lippincott Williams & Wilkins, 2000 (artist: Neil O. Hardy, Westport, CT).

Figura B6.32B Edwards L, Lynch PJ (eds). *Genital Dermatology Atlas and Manual*, 3rd ed. Philadelphia, PA: Wolters Kluwer, 2018.

7 Membro Inferior

Figura 7.5A Flynn JM, Skaggs DL, Waters PM. *Rockwood and Wilkins' Fractures in Children*, 8th ed. Philadelphia, PA: Wolters Kluwer Health, 2015.

Figura 7.23 Com base em Rose J, Gamble JG. *Human Walking*, 3rd ed. Philadelphia, PA: Lippincott Williams & Wilkins, 2006.

Figura 7.25C Com base em Melloni JL. *Melloni's Illustrated Review of Human Anatomy: By Structures—Arteries, Bones, Muscles, Nerves, Veins*. Philadelphia, PA: Lippincott Williams & Wilkins, 1988.

Figura 7.44C Cortesia de Dr. W. Kucharczyk, Chair of Medical Imaging, Faculty of Medicine, University of Toronto, and Clinical Director of the Tri-Hospital Resonance Centre, Toronto, Ontario, Canada.

Figura 7.56C The Visible Human Project. National Library of Medicine; Visible Man 2551.

Figura 7.62 Cortesia de Dr. K. Sniderman, Associate Professor of Medical Imaging, University of Toronto, Toronto, Ontario, Canada.

Figura 7.83A&B Com base em Kapandji IA. *The Physiology of the Joints (Vol. 2): Lower Limb*, 5th ed. Edinburgh, United Kingdom: Churchill Livingstone, 1987.

Figura 7.84B U.S. National Library of Medicine Visible Human Project®: http://www.nlm.nih.gov/research/visible/visible_human.html.

Figura 7.87B Weir J, Abrahams PH. *Imaging Atlas of Human Anatomy*, 3rd ed. Edinburgh, United Kingdom: Mosby, 2003.

Figura 7.92B Cortesia de P. Bobechko, University of Toronto, Canada.

Figura 7.94C Cortesia de Dr. W. Kucharczyk, Professor and Neuroradiologist Senior Scientist, Department of Medical Resonance Imaging, University Health Network, Toronto, Ontario, Canada.

Figura 7.96 Com base em Olson TR, Pawlina W. *A.D.A.M. Student Atlas of Anatomy*. New York, NY: Cambridge University Press, 1996.

Figura 7.99A Cortesia de Dr. P. Bobechko and Dr. E. Becker, Department of Medical Imaging, University of Toronto, Ontario, Canada.

Figura 7.100A Cortesia de Dr. W. Kucharczyk, Professor and Neuroradiologist Senior Scientist, Department of Medical Resonance Imaging, University Health Network, Toronto, Ontario, Canada.

Figura 7.103A Farrell TA. *Radiology 101: The Basics and Fundamentals of Imaging*, 5th ed. Philadelphia, PA: Wolters Kluwer, 2020.

Figura B7.1A Yochum TR, Rowe LJ. *Yochum and Rowe's Essentials of Skeletal Radiology* (Vol. 1), 3rd ed. Baltimore, MD: Lippincott Williams & Wilkins, 2004.

Figura B7.3B Pope TL, Harris JH. *Harris & Harris' The Radiology of Emergency Medicine*, 5th ed. Philadelphia, PA: Lippincott Williams & Wilkins, 2013.

Figura B7.3D Sherman S, Cico SJ, Nordquist E, Ross C, Wang E. *Atlas of Clinical Emergency Medicine*. Philadelphia, PA: Wolters Kluwer, 2016.

Figura B7.3F Yochum TR, Rowe LJ. *Yochum and Rowe's Essentials of Skeletal Radiology*, 3rd ed. Baltimore, MD: Lippincott Williams & Wilkins, 2004.

Figura B7.4B Yochum TR, Rowe LJ. *Yochum and Rowe's Essentials of Skeletal Radiology*, 3rd ed. Baltimore, MD: Lippincott Williams & Wilkins, 2004.

Figura B7.4E *Stedman's Medical Dictionary*, 28th ed. Baltimore, MD: Lippincott Williams & Wilkins, 2006.

Figura B7.5 ©eMedicine.com, 2008.

Figura B7.9D Hatch RL, Alsobrook JA, Clugston JR. Diagnosis and management of metatarsal fractures. *Am Fam Physician* 2007;76(6):817-826.

Figura B7.9E Yochum TR, Rowe LJ. *Yochum and Rowe's Essentials of Skeletal Radiology* (Vol. 1), 3rd ed. Baltimore, MD: Lippincott Williams & Wilkins, 2004.

Figura B7.11 Doda N, Peh WCG. Woman with possible right toe fracture. *Asia Pacific J Fam Med* 2006;5(3):50.

Figura B7.12A–D *Stedman's Medical Dictionary*, 28th ed. Baltimore, MD: Lippincott Williams & Wilkins, 2006 (artist: Neil O. Hardy, Westport, CT).

Figura B7.13 Published Reproduzida com premissão de LearningRadiology.com™. Copyright © All Rights Reserved 2007.

Figura B7.15 Bickley LS. *Bates' Guide to Physical Examination and History Taking*, 13th ed. Philadelphia, PA: Wolters Kluwer, 2021.

Figura B7.22 Cortesia de Dr. P. Bobechko, University of Toronto, Ontario, Canada.

Figura B7.23 Com base em Bickley LS. *Bates' Guide to Physical Examination and History Taking*, 13th ed. Philadelphia, PA: Wolters Kluwer, 2021.

Figura B7.26 Com base em Bickley LS. *Bates' Guide to Physical Examination and History Taking*, 13th ed. Philadelphia, PA: Wolters Kluwer, 2021.

Figura B7.28 Modificada de Egol KA, Bazylewicz SC. *The Orthopaedic Manual: From the Office to the OR*. Philadelphia, PA: Wolters Kluwer, 2018.

Figura B7.29 Yochum TR, Rowe LJ. *Yochum and Rowe's Essentials of Skeletal Radiology*, 3rd ed. Baltimore, MD: Lippincott Williams & Wilkins, 2004.

Figura B7.31A Drawings Com base em Willis MC. *Medical Terminology: A Programmed Learning Approach to the Language of Health Care*. Philadelphia, PA: Lippincott Williams & Wilkins, 2002.

Figura B7.31B Daffner RH, Hartman MS. *Clinical Radiology: The Essentials*, 4th ed. Baltimore, MD: Lippincott Williams & Wilkins, 2014.

Figura B7.33A–C Modificada de Palastanga N, Field D, Soames R. *Anatomy and Human Movement: Structure and Function*, 4th ed. Oxford, England: Butterworth-Heinemann, 2002.

Figura B7.33D *Stedman's Medical Dictionary*, 28th ed. Baltimore, MD: Lippincott Williams & Wilkins, 2006.

Figura B7.35 Com base em Hoffmann-La Roche. *Roche Lexikon Medizin*, 4th ed. Munich, Germany: Urban & Schwarzenberg, 1998.

Figura B7.36A&B *Stedman's Medical Dictionary*, 28th ed. Baltimore, MD: Lippincott Williams & Wilkins, 2006.

8 Cabeça

Figura 8.5 Cortesia de Dr. E. Becker, Associate Professor of Medical Imaging, University of Toronto, Ontario, Canada.

Figura 8.16 Com base em Tank PW, Gest TR. *Atlas of Anatomy*. Baltimore, MD: Lippincott Williams & Wilkins, 2008.

Figura 8.25 Com base em Gest TR. *Lippincott Atlas of Anatomy*, 2nd ed. Philadelphia, PA: Wolters Kluwer, 2020.

Figura 8.26A&B Com base em Gest TR. *Lippincott Atlas of Anatomy*, 2nd ed. Philadelphia, PA: Wolters Kluwer, 2020.

Figura 8.28A Com base em Gest TR. *Lippincott Atlas of Anatomy*, 2nd ed. Philadelphia, PA: Wolters Kluwer, 2020.

Figura 8.31C Com base em Gest TR. *Lippincott Atlas of Anatomy*, 2nd ed. Philadelphia, PA: Wolters Kluwer, 2020.

Figura 8.41A&B Cortesia de Dr. D. Armstrong, Medical Imaging, University of Toronto, Ontario, Canada.

Figura 8.44A Com base em Hall-Craggs ECB. *Anatomy as a Basis for Clinical Medicine*, 3rd ed. Baltimore, MD: Williams & Wilkins, 1995.

Figura 8.45B Cortesia de Dr. W. Kucharczyk, Professor and Neuroradiologist Senior Scientist, Department of Medical Imaging, University Health Network, Toronto, Ontario, Canada.

Figura 8.46A Com base em Gest TR. *Lippincott Atlas of Anatomy*, 2nd ed. Philadelphia, PA: Wolters Kluwer, 2020.

Figura 8.52A Welch Allyn, Inc., Skaneateles Falls, NY.

Figura 8.52B&C Cortesia de J. Spilkin, OD, University Optometric Clinic, Toronto, Ontario, Canada.

Figura 8.53 Com base em van de Graaff K. *Human Anatomy*, 4th ed. Dubuque, IA: Wm. C. Brown, 1995.

Figura 8.56 Com base em Hall-Craggs ECB. *Anatomy as a Basis for Clinical Medicine*, 3rd ed. Baltimore, MD: Williams & Wilkins, 1995.

Figura 8.57A&B Com base em Melloni JL. *Melloni's Illustrated Review of Human Anatomy: By Structures—Arteries, Bones, Muscles, Nerves, Veins*. Philadelphia, PA: Lippincott Williams & Wilkins, 1988.

Figura 8.59A–D Com base em Girard LJ. *Anatomy of the Human Eye. Part II: The Extra-ocular Muscles*. Houston, TX: Baylor College of Medicine, 1970.

Figura 8.62 Com base em Melloni JL, Dox I, Melloni PH, Melloni JB. *Melloni's Illustrated Review of Human Anatomy: By Structures—Arteries, Bones, Muscles, Nerves, Veins*. Philadelphia, PA: Lippincott Williams & Wilkins, 1988.

Figura 8.71C&D Berquist TH. *MRI of the Musculoskeletal System*, 6th ed. Philadelphia, PA: Lippincott Williams & Wilkins, 2013.

Figura 8.73 Com base em Paff GH. *Anatomy of the Head and Neck*. Philadelphia, PA: Saunders, 1973.

Figura 8.80 Cortesia de Dr. B. Liebgott, Professor, Division of Anatomy, Department of Surgery, University of Toronto, Ontario, Canada.

Figura 8.82C Cortesia de M. J. Pharaoh, Associate Professor of Dental Radiology, Faculty of Dentistry, University of Toronto, Ontario, Canada.

Figura 8.84B Cortesia de M. J. Pharaoh, Associate Professor of Dental Radiology, Faculty of Dentistry, University of Toronto, Ontario, Canada.

Figura 8.87A Cortesia de Dr. B. Liebgott, Professor, Division of Anatomy, Department of Surgery, University of Toronto, Ontario, Canada.

Figura 8.90B Com base em Gest TR. *Atlas of Anatomy*, 2nd ed. Philadelphia, PA: Wolters Kluwer, 2020.

Figura 8.91 Cortesia de Dr. B. Liebgott, Professor, Division of Anatomy, Department of Surgery, University of Toronto, Ontario, Canada.

Figura 8.92A&C Com base em Gest TR. *Atlas of Anatomy*, 2nd ed. Philadelphia, PA: Wolters Kluwer, 2020.

Figura 8.93 Com base em Gest TR. *Atlas of Anatomy*, 2nd ed. Philadelphia, PA: Wolters Kluwer, 2020.

Figura 8.100 Com base em Paff GH. *Anatomy of the Head and Neck*. Philadelphia, PA: Saunders, 1973.

Figura 8.102B&C Com base em Hall-Craggs ECB. *Anatomy as the Basis of Clinical Medicine*, 3rd ed. Baltimore, MD: Williams & Wilkins, 1995.

Figura 8.106B Cortesia de Dr. E. Becker, Department of Medical Imaging, University of Toronto, Ontario, Canada.

Figura 8.110B Cortesia de Dr. D. Armstrong, Medical Imaging, University of Toronto, Ontario, Canada.

Figura 8.114A&B Com base em Gest TR. *Atlas of Anatomy*, 2nd ed. Philadelphia, PA: Wolters Kluwer, 2020.

Figura 8.122 Seeley RR, Stephens TD, Tate P. *Anatomy & Physiology*, 6th ed. Boston, MA: McGraw-Hill, 2003.

Figura B8.4B Cortesia de Trauma.org.

Figura B8.9 Cortesia de Dr. D. Armstrong, University of Toronto, Ontario, Canada.

Figura B8.12 Shutterstock (Zay Nyi Nyi).

Figura B8.15 Skin Cancer Foundation.

Figura B8.19B Louis ED, Mayer SA, Rowland LP. *Merritt's Neurology*, 13th ed. Philadelphia, PA: Wolters Kluwer, 2016.

Figura B8.20B Cortesia de Dr. Gerald S. Smyser, Altru Health System, Grand Forks, ND.

Figura B8.23 Com base em *Stedman's Medical Dictionary*, 28th ed. Baltimore, MD: Lippincott Williams & Wilkins, 2006 (artist: Neil O. Hardy, Westport, CT).

Figura B8.24 Mann IC. *The Development of the Human Eye*. New York, NY: Grune & Stratton, 1964.

Figura B8.25 Welch Allyn, Inc., Skaneateles Falls, NY.

Figura B8.26 Com base em Willis MC. *Medical Terminology: The Language of Health Care*. Baltimore, MD: Williams & Wilkins, 1996.

Figura B8.27 Com base em *Stedman's Medical Dictionary*, 28th ed. Baltimore, MD: Lippincott Williams & Wilkins, 2006 (artist: Neil O. Hardy, Westport, CT).

Figura B8.28 Mehrle G. *Augenheilkunde für Krankenpflegeberufe*, 5th ed. Munich, Germany: Urban & Schwarzenberg, 1991.

Figura B8.29 Tasman W, Jaeger EA. *The Wills Eye Hospital Atlas of Clinical Ophthalmology*, 2nd ed. Philadelphia, PA: Lippincott Williams & Wilkins, 2001.

Figura B8.31 Moore KL, Persaud TVN, Torchia MG. *The Developing Human: Clinically Oriented Embryology*, 10th ed. Philadelphia, PA: Elsevier, 2016.

Figura B8.32A–D Com base em *Stedman's Medical Dictionary*, 28th ed. Baltimore, MD: Lippincott Williams & Wilkins, 2006 (artist: Neil O. Hardy, Westport, CT).

Figura B8.32E Cortesia de Dr. Paul Kin, Family and Cosmetic Dentistry, Barrie, Ontario, Canada.

Figura B8.33B Cortesia de Dr. Paul Kin, Family and Cosmetic Dentistry, Barrie, Ontario, Canada.

Figura B8.36 Cortesia de Dr. John Mulliken, Children's Hospital, Boston, Harvard Medical School, Boston, MA.

Figura B8.38A&B Cortesia de Dr. Joseph B. Jacobs, NYU Medical Center, New York.

Figura B8.39 Com base em Turner JS. An overview of the head and neck. In: Walker HK, Hall WD, Hurst JW (eds). *Clinical Methods: The History, Physical and Laboratory Examinations*, 3rd ed. Boston, MA: Butterworths, 1990.

Figura B8.40 Hall-Craggs ECB. *Anatomy as the Basis of Clinical Medicine*, 3rd ed. Baltimore, MD: Williams & Wilkins, 1995.

Figura B8.41 Bechara Y. Ghorayeb, MD, Houston, TX.

Figura B8.42 Welch Allyn, Inc., Skaneateles Falls, NY.

Figura B8.43 Com base em *Stedman's Medical Dictionary*, 28th ed. Baltimore, MD: Lippincott Williams & Wilkins, 2006 (artist: Neil O. Hardy, Westport, CT).

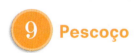

9 Pescoço

Figura 9.1 Com base em Gest TR. *Lippincott Atlas of Anatomy*, 2nd ed. Philadelphia, PA: Wolters Kluwer, 2020.

Figura 9.2C Cortesia de Dr. J. Heslin, University of Toronto, Ontario, Canada.

Figura 9.4A&B Com base em Gest TR. *Lippincott Atlas of Anatomy*, 2nd ed. Philadelphia, PA: Wolters Kluwer, 2020.

Figura 9.13 Com base em Detton AJ. *Grant's Dissector*, 17th ed. Philadelphia, PA: Wolters Kluwer, 2021.

Figura 9.21 Com base em Gest TR. *Lippincott Atlas of Anatomy*, 2nd ed. Philadelphia, PA: Wolters Kluwer, 2020.

Figura 9.25A Com base em Detton AJ. *Grant's Dissector*, 17th ed. Philadelphia, PA: Wolters Kluwer, 2021.

Figura 9.27D Cortesia de Dr. M. Keller, Medical Imaging, University of Toronto, Ontario, Canada.

Figura 9.27E Cortesia de Dr. W. Kucharczyk, Professor and Neuroradiologist Senior Scientist, Department of Medical Resonance Imaging, University Health Network, Toronto, Ontario, Canada.

Figura 9.32 Cortesia de Dr. W. Kucharczyk, Professor and Neuroradiologist Senior Scientist, Department of Medical Resonance Imaging, University Health Network, Toronto, Ontario, Canada.

Figura 9.33C Com base em Dauber W, Kramer S (trans.), Spitzer G (illus.). *Pocket Atlas of Human Anatomy*, 5th rev. ed. Stuttgart: Thieme, 2007.

Figura 9.36B,D&E Cortesia de Dr. W. Kucharczyk, Professor and Neuroradiologist Senior Scientist, Department of Medical Resonance Imaging, University Health Network, Toronto, Ontario, Canada.

Figura 9.42B Cortesia de Dr. W. Kucharczyk, Professor and Neuroradiologist Senior Scientist, Department of Medical Resonance Imaging, University Health Network, Toronto, Ontario, Canada.

Figura 9.44A Com base em Gest TR. *Lippincott Atlas of Anatomy*, 2nd ed. Philadelphia, PA: Wolters Kluwer, 2020.

Figura 9.45A Liebgott B. *The Anatomical Basis of Dentistry*. Philadelphia, PA: Mosby, 1982.

Figura 9.47B Com base em Gest TR. *Lippincott Atlas of Anatomy*, 2nd ed. Philadelphia, PA: Wolters Kluwer, 2020.

Figura B9.1 Akron Children's Hospital.

Figura B9.3 Com base em Siemens Medical Solutions USA, Inc.

Figura B9.6 Sadler TW. *Langman's Medical Embryology*, 14th ed. Philadelphia, PA: Wolters Kluwer, 2019.

Figura B9.8 Klima G. *Schilddrüsen-Sonographie*. Munich, Germany: Urban & Schwarzenberg, 1989.

Figura B9.10B Rohen JW, Yokochi C, Lütjen-Drecoll E. *Photographic Atlas of Anatomy*, 9th ed. Philadelphia, PA: Wolters Kluwer, 2022.

Figura B9.11 Com base em *Stedman's Medical Dictionary*, 28th ed., Baltimore, MD: Lippincott Williams & Wilkins, 2006.

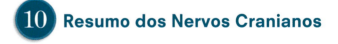

10 Resumo dos Nervos Cranianos

Figura B10.3A Bickley LS. *Bates' Guide to Physical Examination and History Taking*, 13th ed. Philadelphia, PA: Wolters Kluwer, 2021.

Figura B10.3B Weber J, Kelley JH. *Health Assessment in Nursing*, 4th ed. Philadelphia, PA: Wolters Kluwer Health, 2010.

Figura B10.4 Modificada de Campbell WW, Barohn RJ. *DeJong's The Neurologic Examination*, 8th ed. Philadelphia, PA: Wolters Kluwer, 2020.

Referências Bibliográficas e Leitura Sugerida

Capítulo 1 Visão Geral e Conceitos Básicos

Bergman RA. *Illustrated Encyclopedia of Human Anatomic Variation*. https://www.anatomyatlases.org/AnatomicVariants/AnatomyHP.shtml. Published 1996; Updated 2015.

Ellis H, Mahadevan V. *Clinical Anatomy: Applied Anatomy for Students and Junior Doctors*, 14th ed. Hoboken, NJ: John Wiley & Sons, 2019.

Federative Committee on Anatomical Terminology (FCAT). *Terminologia Anatomica: International Anatomical Terminology*. Stuttgart, Germany: Thieme, 1998.

Foerster O. The dermatomes in man. *Brain* 1933;56(1):1-39.

Keegan JJ, Garrett FD. The segmental distribution of the cutaneous nerves in the limbs of man. *Anat Rec* 1948;102(4):409-437.

Kumar V, Abbas AK, Aster JC. *Robbins and Cotran Pathologic Basis of Disease*, 10th ed. Philadelphia, PA: Elsevier, 2020.

Maklad A, Quinn T, Fritsch B. Intracranial distribution of the sympathetic system in mice: DiI tracing and immunocytochemical labeling. *Anat Rec* 2001;263(1):99-111.

Marieb EN, Hoehn K. *Human Anatomy and Physiology*, 11th ed. Hoboken, NY: Pearson, 2019.

Mihailoff GA, Haines DE. The cell biology of neurons and glia. In: Haines DE, Mihailoff GA (eds). *Fundamental Neuroscience for Basic and Clinical Applications*, 5th ed. Philadelphia, PA: Elsevier, 2018.

Moore KL, Persaud TVN, Torchia MG. *The Developing Human: Clinically Oriented Embryology*, 11th ed. Philadelphia, PA: Elsevier/Saunders, 2020.

Pawlina W. *Histology. A Text and Atlas*, 8th ed. Philadelphia, PA: Wolters Kluwer, 2020.

Salter RB. *Textbook of Disorders and Injuries of the Musculoskeletal System*, 3rd ed. Baltimore, MD: Lippincott Williams & Wilkins, 1998.

Swartz MH. *Textbook of Physical Diagnosis: History and Examination*, 8th ed. Philadelphia, PA: Elsevier, 2021.

Tubbs RS, Shoja MM, Loukas M. *Bergman's Comprehensive Encyclopedia of Human Anatomic Variation*. Hoboken, NJ: John Wiley & Sons, 2016.

Capítulo 2 Dorso

Bogduk N. *Clinical and Radiological Anatomy of the Lumbar Spine*, 5th ed. London, England: Churchill Livingstone/Elsevier, 2012.

Bogduk N, Macintosh JE. The applied anatomy of the thoracolumbar fascia. *Spine* 1984;9(2):164-170.

Buxton DF, Peck D. Neuromuscular spindles relative to joint movement complexities. *Clin Anat* 1989;2(4):211-224.

Crockard HA, Heilman AE, Stevens JM. Progressive myelopathy secondary to odontoid fractures: Clinical, radiological, and surgical features. *J Neurosurg* 1993;78(4):579-586.

Duray SM, Morter HB, Smith FJ. Morphological variation in cervical spinous processes: Potential applications in the forensic identification of race from the skeleton. *J Forensic Sci* 1999;44(5):937-944.

Dvorak J, Schneider E, Saldinger P, Rahn B. Biomechanics of the craniocervical region: The alar and transverse ligaments. *J Orthop Res* 1988;6(3):452-461.

Greer M. Cerebral and spinal malformations. In Rowland LP, Pedley TA, eds. *Merritt's Textbook of Neurology*, 12th ed. Philadelphia, PA: Lippincott Williams & Wilkins, 2010.

Haines DE, Mihailoff GA. *Fundamental Neuroscience for Basic and Clinical Applications*, 5th ed. Philadelphia, PA: Elsevier, 2018.

Mercer S, Bogduk N. The ligaments and annulus fibrosus of human adult cervical intervertebral discs. *Spine* 1999;24(7):619-628.

Moore KL, Persaud TVN, Torchia MG. *The Developing Human: Clinically Oriented Embryology*, 11th ed. Philadelphia, PA: Elsevier/Saunders, 2020.

O'Rahilly R. *Gardner-Gray-O'Rahilly Anatomy: A Regional Study of Human Structure*, 5th ed. Philadelphia, PA: Saunders, 1986.

Standring S (ed). *Gray's Anatomy: The Anatomical Basis of Clinical Practice*, 42nd ed. Philadelphia, PA: Elsevier, 2021.

Steel HH. Anatomical and mechanical considerations of the atlanto-axial articulation. In Proceedings of the American Orthopaedic Association. *J Bone Joint Surg Am*. 1968;50:1481-2.

Swartz MH. *Textbook of Physical Diagnosis: History and Examination*, 8th ed. Philadelphia, PA: Elsevier, 2021.

Vilensky JA, Baltes M, Weikel L, Fortin JD, Fourie LJ. Serratus posterior muscles: Anatomy, clinical relevance, and function. *Clin Anat* 2001;14(4):237-241.

Yochum TR, Rowe LJ. *Essentials of Skeletal Radiology*, 3rd ed. Baltimore, MD: Lippincott Williams & Wilkins, 2004.

Capítulo 3 Membro Superior

Bergman RA. *Illustrated Encyclopedia of Human Anatomic Variation*. https://www.anatomyatlases.org/AnatomicVariants/AnatomyHP.shtml. Published 1996; Updated 2015.

Foerster O. The dermatomes in man. *Brain* 1933;56(1):1-39.

Hamill J, Knutzen KM, Derrick TR. *Biomechanical Basis of Human Movement*, 5th ed. Philadelphia, PA: Wolters Kluwer, 2022.

Higgins DMO, Liao L, Winfree CJ. Traumatic cranial and peripheral nerve injury. In Louis ED, Mayer SA, Nobel JM (eds). *Merritt's Neurology*, 14th ed. Philadelphia, PA: Wolters Kluwer, 2022.

Keegan JJ, Garrett FD. The segmental distribution of the cutaneous nerves in the limbs of man. *Anat Rec* 1948;102(4):409-437.

Olson TR, Ger R, Abrahams PH. *Ger's Essentials of Clinical Anatomy*, 3rd ed. New York, NY: Cambridge University Press, 2009.

Capítulo 4 Tórax

Bergman RA. *Illustrated Encyclopedia of Human Anatomic Variation*. https://www.anatomyatlases.org/AnatomicVariants/AnatomyHP.shtml. Published 1996; Updated 2015.

Bickley LS. *Bates' Guide to Physical Examination and History Taking*, 13th ed. Philadelphia, PA, Wolters Kluwer, 2021.

Brannagan TH, Tanji K. Acquired peripheral neuropathies. In Louis ED, Mayer SA, Noble JM (eds). *Merritt's Neurology*, 14th ed. Philadelphia, PA: Wolters Kluwer, 2022.

Goroll AH, Mulley AG. *Primary Care Medicine: Office Evaluation and Management of the Adult Patient*, 8th ed. Philadelphia, PA: Wolters Kluwer, 2021.

Kaufman JA, Jones TB. Viscerosensory pathways. In DE Haines and GA Mihailoff (eds.). *Fundamental Neuroscience for Basic and Clinical Applications*, 5th ed. Philadelphia, PA: Elsevier, 2018.

Kumar V, Abbas AK, Aster JC. *Robbins & Cotran Pathological Basis of Disease*, 10th ed. Philadelphia, PA: Elsevier, 2020.

LoCicero J, Feins RH, Colson YL, Rocco G. *Shields' General Thoracic Surgery [Vol. 1]*, 8th ed. Philadelphia, PA: Wolters Kluwer, 2019.

Moore KL, Persaud TVN, Torchia MG. *The Developing Human: Clinically Oriented Embryology*, 11th ed. Philadelphia, PA: Elsevier/Saunders, 2020.

Resnik R, Lockwood CJ, Moore TR, Greene MF, Copel JA, Silver RM. *Creasy and Resnik's Maternal-Fetal Medicine: Principles and Practice*, 8th ed. Philadelphia, PA: Elsevier, 2019.

Slaby FJ, McCune SK, Summers RW. *Gross Anatomy in the Practice of Medicine*. Philadelphia, PA: Lea & Febiger, 1994.

Standring S (ed). *Gray's Anatomy: The Anatomical Basis of Clinical Practice*, 42nd ed. Philadelphia, PA: Elsevier, 2021.

Swartz MH. *Textbook of Physical Diagnosis: History and Examination*, 8th ed. Philadelphia, PA: Elsevier, 2021.

Torrent-Guasp F, Buckberg GD, Clemente C, Cox JL, Coghlan HC, Gharib M. The structure and function of the helical heart and its buttress wrapping. I. The normal macroscopic structure of the heart. *Semin Thorac Cardiovasc Surg* 2001;13(4):301-319.

Vilensky JA, Baltes M, Weikel L, Fortin JD, Fourie LJ. Serratus posterior muscles: Anatomy, clinical relevance, and function. *Clin Anat* 2001;14(4):237-241.

Walls RM, Hockberger RS, Gausche-Hill M. *Rosen's Emergency Medicine: Concepts and Clinical Practice*, 9th ed. Philadelphia, PA Elsevier, 2018.

Wilson-Pauwels L, Stewart PA, Akesson EJ. *Autonomic Nerves: Basic Science, Clinical Aspects, Case Studies*. Hamilton, Ontario, Canada: B. C. Decker, 1997.

Capítulo 5 Abdome

Agur AMR, Dalley AF. *Grant's Atlas of Anatomy*, 15th ed. Philadelphia, PA: Wolters Kluwer, 2021.

Bickley LS. *Bates' Guide to Physical Examination and History Taking*, 13th ed. Philadelphia, PA: Wolters Kluwer Health, 2021.

Cantlie J. On a new arrangement of the right and left lobes of the liver. *J Anat Physiol (Land)* 1898;32:iv.

Cheng YF, Huang TL, Chen CL, Chen TY, Huang CC, Ko SF, Yang BY, Lee TY. Variations of the middle and inferior right hepatic vein: Application in hepatectomy. *J Clin Ultrasound* 1997;25(4):175-182.

Daseler EH, Anson BJ, Hambley WC, Reimann AF. The cystic artery and constituents of the hepatic pedicle; A study of 500 specimens. *Surg Gynecol Obstet* 1947;85(1):47–63.

Ellis H, Mahadevan V. *Clinical Anatomy: Applied Anatomy for Students and Junior Doctors*, 14th ed. Hoboken, NJ: Wiley-Blackwell, 2019.

Fruchaud H. *Anatomie chirurgicales des hernies de l'aine*. Paris, France: Doin, 1956 [Cited in Skandalakis LJ, Gadacz TR, Mansberger AR Jr, Mitchell WE Jr, Colborn CL, Skandalakis JE. *Modern Hernia Repair: The Embryological and Anatomical Basis of Surgery*. London, United Kingdom: Parthenon, 1996].

Kliegman RM, St. Geme JW III, Blum NJ, Shah SS, Tasker RC, Wilson KM (eds). *Nelson Textbook of Pediatrics*, 21st ed. Philadelphia, PA: Elsevier, 2020.

Kumar V, Abbas AK, Aster JC. *Robbins and Cotran Pathologic Basis of Disease*, 10th ed. Philadelphia, PA: Elsevier, 2020.

Magee DF, Dalley AF. *Digestion and the Structure and Function of the Gut*. (Karger Continuing Education Series, Vol. 8.) Basel, Switzerland: Karger, 1986.

Moore KL, Persaud TVN, Torchia MG. *The Developing Human: Clinically Oriented Embryology*, 11th ed. Philadelphia, PA: Elsevier, 2020.

Skandalakis LJ (ed.). *Surgical Anatomy and Technique: A Pocket Manual*, 5th ed. New York, NY: Springer, 2021.

Skandalakis LJ, Gadacz TR, Mansberger AR Jr, Mitchell WE Jr, Colborn GL, Skandalakis JE. *Modern Hernia Repair: The Embryological and Anatomical Basis of Surgery*. London, United Kingdom: Parthenon, 1996.

Standring S (ed). *Gray's Anatomy: The Anatomical Basis of Clinical Practice*, 42nd ed. Philadelphia, PA: Elsevier, 2021.

Swartz MH. *Textbook of Physical Diagnosis: History and Examination*, 8th ed. Philadelphia, PA: Elsevier, 2021.

Townsend CM, Beauchamp RD, Evers BM, Mattox KL. *Sabiston Textbook of Surgery: The Biological Basis of Modern Surgical Practice*, 21st ed. Philadelphia, PA: Elsevier, 2022.

Capítulo 6 Pelve e Períneo

Ashton-Miller JA, DeLancey JOL. Functional anatomy of the female pelvic floor. *Ann N Y Acad Sci* 2007;11001:266-296.

DeLancey JOL. Anatomic aspects of vaginal eversion after hysterectomy. *Am J Obstet Gynecol* 1992;166(6 Pt 1):1717-1728.

Di Marino V, Lepidi H. Chapter 5: Structure of the bulbo-clitoral organ. In: *Anatomic Study of the Clitoris and the Bulbo-Clitoral Organ*. Zurich, Switzerland: Springer International Publishing, 2014.

Hoffman BL, Schorge JO, Halvorson LM, Hamid CA, Corton MM, Schaffer JI. Chapter 30: Cervical cancer. In: *Williams Gynecology*, 4th ed. New York, NY: McGraw-Hill Education, 2020.

Huseynov A, Zollikofer CPE, Coudyzer W, Gascho D, Kellenberger C, Hinzpeter R, Ponce de León MS. Developmental evidence for obstetric adaptation of the human female pelvis. *PNAS* 2016;113(19):5227-5232.

Kelling JA, Erickson CR, Pin J, Pin PG. Anatomical dissection of the dorsal nerve of the clitoris. *Aesthet Surg J* 2020;40(5):541-547.

Krebs H. Premalignant lesions of the cervix. In: Copeland LJ (ed.). *Textbook of Gynecology*, 2nd ed. Philadelphia, PA: Saunders, 2000.

Landon MB, Galan HL, Jauniaux ERM, Driscoll DA, Berghella V, Grobman WA, Kilpatrick SJ, Cahill AG. *Gabbe's Obstetrics: Normal and Problem Pregnancies*, 8th ed. Elsevier, 2021.

Moore KL, Persaud TVN, Torchia MG. *The Developing Human: Clinically Oriented Embryology*, 11th ed. Philadelphia, PA: Elsevier, 2020.

Myers RP, Cahill DR, Devine RM, King BF. Anatomy of radical prostatectomy as defined by magnetic resonance imaging. *J Urol* 1998;159(6):2148-2158.

Oelrich TM. The striated urogenital sphincter muscle in the female. *Anat Rec* 1983;205(2):223-232.

Oelrich TM. The urethral sphincter muscle in the male. *Am J Anat* 1980;158(2):229-246.

Wendell-Smith CP. Muscles and fasciae of the pelvis. In: Williams PL, Bannister LH, Berry MM, Collins P, Dussek JE, Fergusson MWJ (eds). *Gray's Anatomy: The Anatomical Basis of Medicine and Surgery*, 38th ed. New York, NY: Churchill-Livingstone, 1995.

Capítulo 7 Membro Inferior

Anderson MK, Parr GP. *Fundamentals of Sports Injury Management*, 3rd ed. Baltimore, MD: Lippincott Williams & Wilkins, 2011.

Benninger B. Novel femoral artery terminology: Integrating anatomy and clinical procedures leading to standardized intuitive nomenclature. *Clin Anat* 2014;27(7):1085-1088.

Foerster O. The dermatomes in man. *Brain* 1993;56(1):1-39.

Hamill J, Knutzen KM, Derrick TR. *Biomechanical Basis of Human Movement*, 5th ed. Philadelphia, PA: Wolters Kluwer, 2022.

Keegan JJ, Garrett FD. The segmental distribution of the cutaneous nerves in the limbs of man. *Anat Rec* 1948;102(4):409-437.

Markhede G, Stener G. Function after removal of various hip and thigh muscles for extirpation of tumors. *Acta Orthop Scand* 1981;52(4):373-395.

Moore KL, Persaud TVN, Torchia MG: *The Developing Human: Clinically Oriented Embryology*, 10th ed. Philadelphia, PA: Elsevier/Saunders, 2016.

Salter RB. *Textbook of Disorders and Injuries of the Musculoskeletal System*, 3rd ed. Baltimore, MD: Lippincott Williams & Wilkins, 1998.

Soames R, Palastanga N. *Anatomy and Human Movement: Structure and Function*, 7th ed. Edinburgh, United Kingdom: Elsevier, 2019.

Soderberg GL. *Kinesiology: Application to Pathological Motion*, 2nd ed. Baltimore, MD: Williams & Wilkins, 1997.

Capítulo 8 Cabeça

Bickley LS. *Bates' Guide to Physical Examination and History Taking*, 13th ed. Philadelphia, PA: Wolters Kluwer, 2021.

Corbett JJ, Haines DE. The ventricles, choroid plexus, and cerebrospinal fluid. In: Haines DE, Mihailoff GA (eds.). *Fundamental Neuroscience for Basic and Clinical Applications*, 5th ed. Philadelphia, PA: Elsevier, 2018.

Elkind MSV. Global burden of neurologic disease. In: Louis ED, Mayer SA, Noble JM (eds). *Merritt's Neurology*, 14th ed. Philadelphia, PA: Wolters Kluwer, 2022.

Esenwa CC, Mayer SA. Acute ischemic stroke. In: Louis ED, Mayer SA, Noble JM (eds). *Merritt's Neurology*, 14th ed. Philadelphia, PA: Wolters Kluwer, 2022.

Fernandez-Valencia R, Gomez Pellico L. Functional anatomy of the human saccus lacrimalis. *Acta Anat (Basel)* 1990;139(1):54-59.

Frontera JA, Organek N. Cerebral venous and sinus thrombosis. In: Louis ED, Mayer SA, Noble JM (eds). *Merritt's Neurology*, 14th ed. Philadelphia, PA: Wolters Kluwer, 2022.

Haines DE, Harkey HL, Al-Mefty O. The "subdural" space: a new look at an outdated concept. *Neurosurgery* 1993;32(1):111-120.

Haines DE, Mihailoff GA. *Fundamental Neuroscience for Basic and Clinical Applications*, 5th ed. Philadelphia, PA: Elsevier, 2018.

Higgins DMO, Liao L, Winfree CJ. Traumatic cranial and peripheral nerve injury. In: Louis ED, Mayer SA, Nobel JM (eds). *Merritt's Neurology*, 14th ed. Philadelphia, PA: Wolters Kluwer, 2022.

Kiernan JA, Rajakumar N. *Barr's The Human Nervous System: An Anatomical Viewpoint*, 10th ed. Baltimore, MD: Lippincott Williams & Wilkins, 2014.

Kliegman RM, Stanton BMD, St. Geme JW III, Blum NJ, Shah SS, Tasker RC, Wilson KM (eds). *Nelson Textbook of Pediatrics*, 21st ed. Philadelphia, PA: Elsevier, 2020.

Lipton RB. Headache and pain syndromes. In: Louis ED, Mayer SA, Nobel JM (eds). *Merritt's Neurology*, 14th ed. Philadelphia, PA: Wolters Kluwer, 2022.

Louis ED, Mayer SA, Noble JM. *Merritt's Neurology*, 14th ed. Philadelphia, PA: Wolters Kluwer, 2022.

Mayer SA. Brain edema and increased intracranial pressure. In: Louis ED, Mayer SA, Nobel JM (eds). *Merritt's Neurology*, 14th ed. Philadelphia, PA: Wolters Kluwer, 2022.

Moore KL, Persaud TVN, Torchia MG. *The Developing Human: Clinically Oriented Embryology*, 11th ed. Philadelphia, PA: Elsevier, 2020.

Murkerji SS, Martinez-Lage M, Thakur KT. Viral infections. In: Louis ED, Mayer SA, Noble JM (eds). *Merritt's Neurology*, 14th ed. Philadelphia, PA: Wolters Kluwer, 2022.

Omran SS, Gutierrez J. Transient ischemic attack. In: Louis ED, Mayer SA, Nobel JM (eds). *Merritt's Neurology*, 14th ed. Philadelphia, PA: Wolters Kluwer, 2022.

Roos KL. Acute bacterial meningitis. In: Louis ED, Mayer SA, Noble JM (eds). *Merritt's Neurology*, 14th ed. Philadelphia, PA: Wolters Kluwer, 2022.

Standring S (ed). *Gray's Anatomy: The Anatomical Basis of Medicine and Surgery*, 42nd ed. Philadelphia, PA: Elsevier, 2021.

Storper IS. Ménière syndrome, benign paroxysmal positional vertigo, and vestibular neuritis. In: Louis ED, Mayer SA, Noble JM (eds). *Merritt's Neurology*, 14th ed. Philadelphia, PA: Wolters Kluwer, 2022.

Capítulo 9 Pescoço

Agur AMR, Dalley AF. *Grant's Atlas of Anatomy*, 15th ed. Philadelphia, PA: Wolters Kluwer, 2021.

Bickley LS. *Bates' Guide to Physical Examination and History Taking*, 13th ed. Philadelphia, PA: Wolters Kluwer Health, 2021.

Bobanga I, McHenry CR. The parathyroid glands. In: Townsend CM, Beauchamp RD, Evers BM, Mattox KL. *Sabiston Textbook of Surgery: The Biological Basis of Modern Surgical Practice*, 21st ed. Philadelphia, PA: Elsevier, 2022.

Ezenkwele UA, Long CM. Esophageal rupture and tears in emergency medicine. Medscape. October 13, 2016. https://emedicine.medscape.com/article/775165-overview

Jinnah HA. The dystonias. In: Louis ED, Mayer SA, Noble JM (eds). *Merritt's Neurology*, 14th ed. Philadelphia, PA: Wolters Kluwer, 2022.

Kliegman RM, St. Geme JW III, Blum NJ, Shah SS, Tasker RC, Wilson KM (eds). *Nelson Textbook of Pediatrics*, 21st ed. Philadelphia, PA: Elsevier, 2020.

Lachman N, Acland RD, Rosse C. Anatomical evidence for the absence of a morphologically distinct cranial root of the accessory nerve in man. *Clin Anat* 2002;15(1):4-10.

Leung AK, Wong AL, Robson WL. Ectopic thyroid gland simulating a thyroglossal duct cyst: a case report. *Can J Surg* 1995;38(1):87-89.

Moore KL, Persaud TVN, Torchia MG. *The Developing Human: Clinically Oriented Embryology*, 11th ed. Philadelphia, PA: Elsevier, 2020.

Shih T. Syncope. In: Louis ED, Mayer SA, Noble JM (eds). *Merritt's Neurology*, 14th ed. Philadelphia, PA: Wolters Kluwer, 2022.

Singh B, Ramsaroop L. Upper limb sympathectomy: a historical reappraisal of the surgical anatomy. *Clin Anat* 2007;20(8):863-867.

Skandalakis LJ (ed.). *Surgical Anatomy and Technique: A Pocket Manual*, 5th ed. New York, NY: Springer, 2021.

Weiglein AH, Morrigl B, Schalk C, Künzel KH, Müller U. Arteries in the posterior cervical triangle in man. *Clin Anat* 2005;18(8):533-557.

Capítulo 10 Resumo dos Nervos Cranianos

Cioroiu CM, Brannagan TH. Bell's palsy and cranial neuropathies. In: Louis ED, Mayer SA, Nobel JM (eds). *Merritt's Neurology*, 14th ed. Philadelphia, PA: Wolters Kluwer, 2022.

D'Amico RS, Sisti MB. Acoustic neuroma and other skull base tumors. In: Louis ED, Mayer SA, Nobel JM (eds). *Merritt's Neurology*, 14th ed. Philadelphia, PA: Wolters Kluwer, 2022.

Davies AE, Kidd D, Stone SP, MacMahon J. Pharyngeal sensation and gag reflex in healthy subjects. *Lancet* 1995;345(8948):487-488.

Haines DE, Mihailoff GA. *Fundamental Neuroscience for Basic and Clinical Applications*, 5th ed. Philadelphia, PA: Elsevier, 2018.

Higgins DMO, Liao L, Winfree CJ. Traumatic cranial and peripheral nerve injury. In: Louis ED, Mayer SA, Nobel JM (eds). *Merritt's Neurology*, 14th ed. Philadelphia, PA: Wolters Kluwer, 2022.

Lachman N, Acland RD, Rosse C. Anatomical evidence for the absence of a morphologically distinct cranial root of the accessory nerve in man. *Clin Anat* 2002;15(1):4-10.

Mathew PG, Bajwa ZH. Facial pain disorders and painful cranial neuralgias. In: Louis ED, Mayer SA, Nobel JM (eds). *Merritt's Neurology*, 14th ed. Philadelphia, PA: Wolters Kluwer, 2022.

Moore KL, Persaud TVN, Torchia MG. *The Developing Human: Clinically Oriented Embryology*, 11th ed. Philadelphia, PA: Elsevier, 2020.

Moss HE. Visual disturbances. In: Louis ED, Mayer SA, Nobel JM (eds). *Merritt's Neurology*, 14th ed. Philadelphia, PA: Wolters Kluwer, 2022.

Roberts JK. Dizziness, vertigo, and hearing loss. In: Louis ED, Mayer SA, Nobel JM (eds). *Merritt's Neurology*, 14th ed. Philadelphia, PA: Wolters Kluwer, 2022.

Simpson KL. Olfaction and taste. In: Haines DE, Mihailoff GA (eds). *Fundamental Neuroscience for Basic and Clinical Applications*, 5th ed. Philadelphia, PA: Elsevier, 2018.

Swartz MH. *Textbook of Physical Diagnosis: History and Examination*, 8th ed. Philadelphia, PA: Elsevier, 2021.

Sumário

1. Visão Geral e Conceitos Básicos, 1

Abordagens para o estudo da anatomia, 2
  Anatomia regional, 2
  Anatomia sistêmica, 3
  Anatomia clínica, 4
Sexo e gênero, 4
Terminologia anatômica, 4
  Posição anatômica, 5
  Planos anatômicos, 5
  Termos de relação e comparação, 6
  Termos de lateralidade, 8
  Termos de movimento, 8
Variações anatômicas, 11
Tegumento comum, 12
Fáscias, compartimentos fasciais, bolsas e espaços potenciais, 16
Sistema esquelético, 18
  Cartilagem e ossos, 19
  Classificação dos ossos, 20
  Acidentes e formações ósseas, 20
  Desenvolvimento ósseo, 21
  Vascularização e inervação dos ossos, 22
  Articulações, 24
Tecido muscular e sistema muscular, 28
  Tipos de músculo (tecido muscular), 28
  Músculos esqueléticos, 30
  Músculo estriado cardíaco, 36
  Músculo liso, 36
Sistema circulatório, 37
  Circuitos vasculares, 37
  Vasos sanguíneos, 38
Sistema linfático, 42
Sistema nervoso, 45
  Parte central do sistema nervoso, 46
  Parte periférica do sistema nervoso, 48
  Divisão somática do sistema nervoso, 57
  Divisão autônoma do sistema nervoso, 57
Técnicas de imagem, 66
  Radiografia simples, 66
  Tomografia computadorizada, 67
  Ultrassonografia, 68
  Ressonância magnética, 68
  Medicina nuclear, 70

2. Dorso, 71

Considerações gerais sobre o dorso e a coluna vertebral, 72
Vértebras, 74
  Estrutura e função das vértebras, 75
  Características regionais das vértebras, 77
  Ossificação das vértebras, 85
  Variações nas vértebras, 88
Coluna vertebral, 97
  Articulações da coluna vertebral, 97
  Movimentos da coluna vertebral, 103
  Curvaturas da coluna vertebral, 104
  Vascularização da coluna vertebral, 105
  Nervos da coluna vertebral, 106
Músculos do dorso, 116
  Músculos extrínsecos do dorso, 117
  Músculos próprios do dorso, 118
  Anatomia de superfície dos músculos do dorso, 125
  Músculos suboccipitais e profundos do pescoço, 125
Conteúdo do canal vertebral, 129
  Medula espinal, 129
  Nervos espinais e raízes nervosas, 131
  Meninges espinais e líquido cerebrospinal, 131
  Vascularização da medula espinal e das raízes dos nervos espinais, 136

3. Membro Superior, 141

Considerações gerais sobre o membro superior, 142
Comparação entre os membros superiores e inferiores, 143
Ossos do membro superior, 144
  Clavícula, 144
  Escápula, 144
  Úmero, 147
  Ossos do antebraço, 148
  Ossos da mão, 149
  Anatomia de superfície dos ossos do membro superior, 151
Fáscia do membro superior, 159
Vasos e nervos do membro superior, 161
  Visão geral do suprimento arterial do membro superior, 161
  Drenagem venosa do membro superior, 163
  Drenagem linfática do membro superior, 164

Inervação cutânea e motora do membro superior, 165
Resumo de nervos periféricos do membro superior, 169

Regiões peitoral e escapular, 172
Músculos toracoapendiculares anteriores, 172
Músculos toracoapendiculares posteriores e escapuloumerais, 174
Anatomia de superfície das regiões peitoral, escapular e deltóidea, 181

Axila, 188
Artéria axilar, 190
Veia axilar, 193
Linfonodos axilares, 193
Plexo braquial, 194

Braço, 206
Músculos do braço, 206
Artéria braquial, 211
Veias do braço, 211
Nervos do braço, 212
Fossa cubital, 214
Anatomia de superfície do braço e da fossa cubital, 214

Antebraço, 220
Compartimentos do antebraço, 220
Músculos do antebraço, 220
Artérias do antebraço, 233
Veias do antebraço, 235
Nervos do antebraço, 236
Anatomia de superfície do antebraço, 239

Mão, 246
Fáscia e compartimentos da palma, 246
Músculos da mão, 248
Tendões dos músculos flexores longos e bainhas tendíneas na mão, 254
Artérias da mão, 254
Veias da mão, 257
Nervos da mão, 257
Anatomia de superfície da mão, 261

Articulações do membro superior, 268
Articulação esternoclavicular, 269
Articulação acromioclavicular, 271
Articulação do ombro (glenoumeral), 271
Articulação do cotovelo, 276
Articulação radiulnar proximal, 279
Articulação radiulnar distal, 281
Articulação radiocarpal (do punho), 283
Articulações do carpo, 283
Articulações carpometacarpais e intermetacarpais, 286
Articulações metacarpofalângicas e interfalângicas, 287

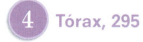

4 Tórax, 295

Considerações gerais sobre o tórax, 296

Parede torácica, 296
Esqueleto da parede torácica, 298
Aberturas do tórax, 302
Articulações da parede torácica, 303
Movimentos da parede torácica, 305
Músculos da parede torácica, 310
Fáscia da parede torácica, 312
Nervos da parede torácica, 315
Vascularização da parede torácica, 317
Mamas, 321
Anatomia de superfície da parede torácica, 323

Vísceras da cavidade torácica, 331
Pleuras, pulmões e árvore traqueobronquial, 332
Considerações gerais sobre o mediastino, 354
Pericárdio, 354
Coração, 362
Mediastino superior e grandes vasos, 389
Mediastino posterior, 395
Mediastino anterior, 400

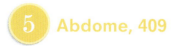

5 Abdome, 409

Considerações gerais: paredes, cavidades, regiões e planos, 411

Parede anterolateral do abdome, 413
Fáscia da parede anterolateral do abdome, 413
Músculos da parede anterolateral do abdome, 414
Vascularização e inervação da parede anterolateral do abdome, 420
Face interna da parede anterolateral do abdome, 428
Região inguinal, 429
Funículo espermático, escroto e testículo, 433
Anatomia de superfície da parede anterolateral do abdome, 437

Peritônio e cavidade peritoneal, 444
Embriologia da cavidade peritoneal, 445
Formações peritoneais, 446
Subdivisões da cavidade peritoneal, 448

Vísceras abdominais, 453
Considerações gerais sobre as vísceras abdominais e o sistema digestório, 453
Esôfago, 456
Estômago, 457
Intestino delgado, 466
Intestino grosso, 473
Baço, 492
Pâncreas, 493
Fígado, 496
Ductos biliares e vesícula biliar, 506
Rins, ureteres e glândulas suprarrenais, 520
Inervação das vísceras abdominais, 532

Diafragma, 538
Vasos e nervos do diafragma, 539
Aberturas do diafragma, 539
Ações do diafragma, 541

Parede posterior do abdome, 542
Fáscia da parede posterior do abdome, 542
Músculos da parede posterior do abdome, 544
Nervos da parede posterior do abdome, 545
Vasos da parede posterior do abdome, 546

Imagens médicas seccionais do abdome, 554

6 Pelve e Períneo, 558

Introdução à pelve e ao períneo, 559
Cíngulo do membro inferior, 559
  Ossos e características do cíngulo do membro inferior, 559
  Orientação do cíngulo do membro inferior, 563
  Diferenças sexuais do cíngulo do membro inferior, 563
  Articulações e ligamentos do cíngulo do membro inferior, 563
Cavidade pélvica, 570
  Paredes e assoalho da cavidade pélvica, 570
  Peritônio e cavidade peritoneal da pelve, 575
  Fáscia da pelve, 577
Vasos e nervos da pelve, 581
  Artérias pélvicas, 581
  Veias pélvicas, 587
  Linfonodos da pelve, 587
  Nervos pélvicos, 588
Vísceras pélvicas, 594
  Órgãos urinários, 595
  Reto, 600
  Órgãos genitais masculinos internos, 608
  Órgãos genitais femininos internos, 614
  Drenagem linfática das vísceras pélvicas, 632
Períneo, 635
  Fáscias e espaços da região urogenital, 638
  Características da região anal, 641
  Região urogenital masculina, 651
  Região urogenital feminina, 661
Imagens seccionais da pelve e do períneo, 667
  Ressonância magnética, 667

7 Membro Inferior, 671

Considerações gerais sobre o membro inferior, 672
Desenvolvimento do membro inferior, 673
Ossos do membro inferior, 673
  Disposição dos ossos do membro inferior, 675
  Osso do quadril, 676
  Fêmur, 679
  Patela, 683
  Tíbia e fíbula, 683
  Ossos do pé, 686
Fáscia do membro inferior, 695
  Tela subcutânea, 695
  Fáscia profunda, 695
Visão geral dos vasos e nervos do membro inferior, 697
  Suprimento arterial do membro inferior, 697
  Drenagem venosa do membro inferior, 697
  Drenagem linfática do membro inferior, 701
  Inervação cutânea do membro inferior, 702
  Inervação motora do membro inferior, 702
  Nervos periféricos do membro inferior, 702
Postura e marcha, 710
  Posição ortostática relaxada, 710
  Caminhada: o ciclo da marcha, 710
Compartimentos anterior e medial da coxa, 712
  Organização da parte proximal do membro inferior, 712
  Músculos anteriores da coxa, 713
  Músculos mediais da coxa, 716
  Estruturas neurovasculares e relações no compartimento anteromedial da coxa, 719
  Anatomia de superfície das regiões anterior e medial da coxa, 724
Regiões glútea e femoral posterior, 730
  Região glútea: nádegas e região do quadril, 730
  Músculos da região glútea, 731
  Região femoral posterior, 737
  Estruturas neurovasculares das regiões glútea e femoral posterior, 740
  Anatomia de superfície das regiões glútea e femoral posterior, 745
Fossa poplítea e perna, 751
  Região genicular posterior, 751
  Compartimento anterior da perna, 755
  Compartimento lateral da perna, 760
  Compartimento posterior da perna, 764
  Anatomia de superfície da perna, 771
Pé, 777
  Pele e fáscia do pé, 778
  Músculos do pé, 778
  Estruturas neurovasculares e relações no pé, 782
  Anatomia de superfície das regiões talocrural e do pé, 790
Articulações do membro inferior, 794
  Articulação do quadril, 794
  Articulação do joelho, 802
  Articulações tibiofibulares, 811
  Articulação talocrural, 815
  Articulações do pé, 817
  Anatomia de superfície das articulações do joelho, talocrural e do pé, 825

8 Cabeça, 838

Considerações gerais sobre a cabeça, 839
Crânio, 839
  Vista frontal do crânio, 844
  Vista lateral do crânio, 846
  Vista occipital do crânio, 846
  Vista superior (vertical) do crânio, 847
  Vista inferior da base do crânio, 847
  Vista superior da base do crânio, 850
  Paredes da cavidade do crânio, 853
  Regiões da cabeça, 854
Face e couro cabeludo, 860
  Face, 860
  Couro cabeludo, 860
  Músculos da face e do couro cabeludo, 861
  Nervos da face e do couro cabeludo, 866
  Vascularização superficial da face e do couro cabeludo, 872
  Anatomia de superfície da face, 875
Meninges cranianas, 882
  Dura-máter, 882
  Aracnoide-máter e pia-máter, 889
  Espaços meníngeos, 889

Encéfalo, 896
  Partes do encéfalo, 895
  Sistema ventricular do encéfalo, 895
  Irrigação arterial do encéfalo, 899
  Drenagem venosa do encéfalo, 900

Órbitas, bulbo do olho e estruturas visuais acessórias, 906
  Órbitas, 906
  Estruturas visuais acessórias anteriores, 908
  Bulbo do olho, 911
  Músculos extrínsecos do bulbo do olho, 915
  Nervos da órbita, 921
  Vascularização da órbita, 922
  Anatomia de superfície do olho e do aparelho lacrimal, 924

Regiões parotideomassetérica e temporal, fossa infratemporal e articulação temporomandibular, 931
  Região parotideomassetérica, 931
  Região temporal, 933
  Fossa infratemporal, 933

Região oral, 945
  Cavidade oral, 945
  Lábios, bochechas e gengivas, 945
  Dentes, 947
  Palato, 951
  Língua, 955
  Glândulas salivares, 960

Fossa pterigopalatina, 968
  Parte pterigopalatina da artéria maxilar, 968
  Nervo maxilar, 968

Nariz, 972
  Parte externa do nariz, 972
  Cavidades nasais, 973
  Vascularização e inervação do nariz, 976
  Seios paranasais, 977

Orelha, 983
  Orelha externa, 983
  Orelha média, 984
  Orelha interna, 990

9 Pescoço, 999

Considerações gerais, 1000

Ossos do pescoço, 1000
  Vértebras cervicais, 1000
  Hioide, 1002

Fáscia do pescoço, 1003
  Tela subcutânea cervical e platisma, 1003
  Fáscia cervical, 1005

Estruturas superficiais do pescoço: regiões cervicais, 1007
  Região esternocleidomastóidea, 1007
  Região cervical posterior, 1010
  Região cervical lateral, 1010
  Região cervical anterior, 1017
  Anatomia de superfície de regiões e trígonos cervicais, 1023

Estruturas profundas do pescoço, 1030
  Músculos pré-vertebrais, 1030
  Raiz do pescoço, 1030

Vísceras do pescoço, 1036
  Camada endócrina de vísceras cervicais, 1036
  Camada respiratória de vísceras cervicais, 1039
  Camada alimentar de vísceras cervicais, 1050
  Anatomia de superfície das camadas endócrina e respiratória de vísceras cervicais, 1057

Vasos linfáticos do pescoço, 1058

10 Resumo dos Nervos Cranianos, 1070

Considerações gerais, 1071

Nervo olfatório (NC I), 1078

Nervo óptico (NC II), 1079

Nervo oculomotor (NC III), 1081

Nervo troclear (NC IV), 1081

Nervo trigêmeo (NC V), 1082
  Nervo oftálmico (NC V$_1$), 1083
  Nervo maxilar (NC V$_2$), 1083
  Nervo mandibular (NC V$_3$), 1083

Nervo abducente (NC VI), 1083

Nervo facial (NC VII), 1086
  Motor somático (branquial), 1086
  Motor visceral (parassimpático), 1086
  Sensitivo somático (geral), 1086
  Sensitivo especial (paladar), 1086

Nervo vestibulococlear (NC VIII), 1088

Nervo glossofaríngeo (NC IX), 1088
  Motor somático (branquial), 1088
  Motor visceral (parassimpático), 1088
  Sensitivo somático (geral), 1089
  Sensitivo especial (paladar), 1090
  Sensitivo visceral, 1090

Nervo vago (NC X), 1091

Nervo acessório (NC XI), 1092

Nervo hipoglosso (NC XII), 1094

Índice Alfabético, 1103

Visão Geral e Conceitos Básicos 1

Dorso 2

Membro Superior 3

Tórax 4

Abdome 5

Pelve e Períneo 6

Membro Inferior 7

Cabeça 8

Pescoço 9

Resumo dos Nervos Cranianos 10

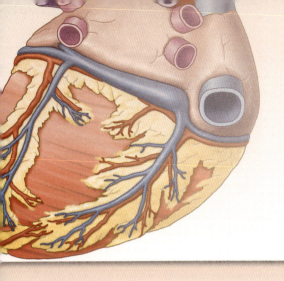

Visão Geral e Conceitos Básicos

1

ABORDAGENS PARA O ESTUDO DA ANATOMIA, 2
Anatomia regional, 2
Anatomia sistêmica, 3
Anatomia clínica, 4
SEXO E GÊNERO, 4
TERMINOLOGIA ANATÔMICA, 4
Posição anatômica, 5
Planos anatômicos, 5
Termos de relação e comparação, 6
Termos de lateralidade, 8
Termos de movimento, 8
VARIAÇÕES ANATÔMICAS, 11
 ANATOMIA CLÍNICA: Variações anatômicas, 12
TEGUMENTO COMUM, 12
 ANATOMIA CLÍNICA: Tegumento comum, 14
FÁSCIAS, COMPARTIMENTOS FASCIAIS, BOLSAS E ESPAÇOS POTENCIAIS, 16
 ANATOMIA CLÍNICA: Fáscias, 18
SISTEMA ESQUELÉTICO, 18
Cartilagem e ossos, 19
Classificação dos ossos, 20
Acidentes e formações ósseas, 20
Desenvolvimento ósseo, 21
Vascularização e inervação dos ossos, 22
 ANATOMIA CLÍNICA: Ossos, 22
Articulações, 24
 ANATOMIA CLÍNICA: Articulações, 27
TECIDO MUSCULAR E SISTEMA MUSCULAR, 28
Tipos de músculo (tecido muscular), 28

QUADRO 1.1 Tipos de músculo (tecido muscular), 29
Músculos esqueléticos, 30
 ANATOMIA CLÍNICA: Músculos esqueléticos, 34
Músculo estriado cardíaco, 36
Músculo liso, 36
 ANATOMIA CLÍNICA: Músculos cardíaco e liso, 36
SISTEMA CIRCULATÓRIO, 37
Circuitos vasculares, 37
Vasos sanguíneos, 38
 ANATOMIA CLÍNICA: Sistema circulatório, 42
SISTEMA LINFÁTICO, 42
 ANATOMIA CLÍNICA: Sistema linfático, 44
SISTEMA NERVOSO, 45
Parte central do sistema nervoso, 46
Parte periférica do sistema nervoso, 48
 ANATOMIA CLÍNICA: Sistema nervoso central e periférico, 56
Divisão somática do sistema nervoso, 57
Divisão autônoma do sistema nervoso, 57
 QUADRO 1.2 Funções da divisão autônoma do sistema nervoso (DASN), 64
TÉCNICAS DE IMAGEM, 66
Radiografia simples, 66
Tomografia computadorizada, 67
Ultrassonografia, 68
Ressonância magnética, 68
Medicina nuclear, 70

SIGNIFICADO DOS ÍCONES

Variações anatômicas

Procedimentos diagnósticos

Ciclo de vida

Procedimentos cirúrgicos

Traumatismo

Patologia

ABORDAGENS PARA O ESTUDO DA ANATOMIA

A anatomia é o cenário (estrutura) no qual ocorrem os eventos (funções) da vida. Este livro trata principalmente da anatomia macroscópica humana funcional – o exame das estruturas do ser humano que podem ser vistas sem a ajuda do microscópio. As três principais abordagens para o estudo da anatomia são regional, sistêmica e clínica (ou aplicada), que refletem a organização do corpo e as prioridades e os propósitos do estudo.

Anatomia regional

A **anatomia regional** (anatomia topográfica) contempla a organização do corpo humano em partes principais ou segmentos (Figura 1.1): um corpo principal, formado por cabeça, pescoço e tronco (subdividido em tórax, abdome, dorso e pelve/períneo), um par de membros superiores e um par de membros inferiores. Todas as partes principais podem ser subdivididas em áreas e regiões. A anatomia regional é o método de estudo da estrutura do corpo por concentração da atenção em uma parte (p. ex., a cabeça), área (a face) ou região (a região da órbita ou do olho) específica; exame da organização e das relações das várias estruturas sistêmicas (músculos, nervos, artérias etc.) em seu interior; e, depois, geralmente prossegue para o estudo de regiões adjacentes em sequência ordenada.

Este livro segue uma abordagem regional, e cada capítulo aborda a anatomia de uma parte importante do corpo. Essa é a abordagem geralmente seguida em cursos de anatomia que tenham um componente prático que inclua a dissecção. Ao estudar anatomia segundo esse método, é importante colocar rotineiramente a anatomia regional no contexto das regiões e partes adjacentes e do corpo como um todo.

A anatomia regional também reconhece a organização do corpo em camadas: pele, tela subcutânea e fáscia muscular que cobre as estruturas mais profundas: os músculos, o esqueleto e as cavidades, que contêm vísceras (órgãos internos). Muitas dessas estruturas profundas são parcialmente evidentes sob o revestimento externo do corpo e podem ser estudadas e examinadas em indivíduos vivos por meio da anatomia de superfície.

A **anatomia de superfície** é uma parte essencial do estudo da anatomia regional. É integrada em cada capítulo deste livro nas "seções sobre anatomia de superfície", que fornecem informações sobre quais estruturas estão situadas sob a pele e quais são perceptíveis à palpação do corpo vivo em repouso e em atividade. Podemos aprender muito observando a forma externa e a superfície do corpo e observando ou palpando os relevos superficiais de estruturas situadas abaixo de sua superfície. O objetivo desse método é *visualizar* (compor imagens mentais de) estruturas que conferem contorno à superfície ou são palpáveis abaixo dela e, na prática clínica, distinguir achados incomuns ou anormais. Em resumo, a anatomia de superfície exige conhecimento completo da anatomia das estruturas situadas abaixo da superfície. Em pessoas com feridas perfurocortantes, por exemplo, o médico tem de ser capaz de visualizar as estruturas profundas que possam ter sido lesadas. O conhecimento da anatomia de superfície também reduz a necessidade de memorização, porque o corpo está sempre disponível para ser observado e palpado.

O exame físico é a aplicação clínica da anatomia de superfície. A *palpação* é uma técnica clínica associada à *observação* e à *ausculta* para examinar o corpo. A palpação dos pulsos arteriais, por exemplo, faz parte do exame físico.

As *imagens radiológicas e seccionais* (*anatomia radiológica*) oferecem informações úteis sobre estruturas normais em indivíduos vivos, mostrando o efeito do tônus muscular, líquidos corporais e pressões, bem como da gravidade, que o exame cadavérico não proporciona. As *técnicas de imagem* mostram os efeitos do traumatismo, das doenças e do envelhecimento nas estruturas normais. Neste livro, muitas imagens radiológicas e seccionais são integradas aos capítulos, quando conveniente. As seções de imagem ao fim de cada capítulo apresentam uma introdução às técnicas de imagem radiológica e seccional, além de incluírem várias imagens

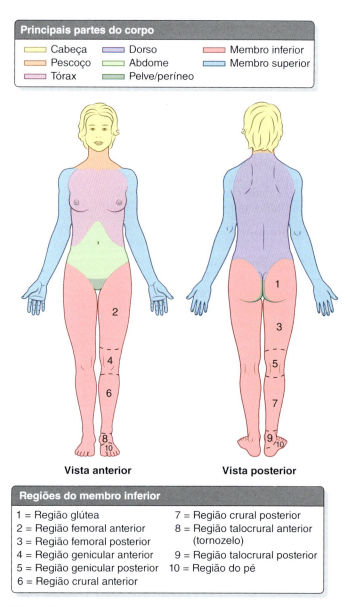

Figura 1.1 Principais partes do corpo e regiões do membro inferior.
A anatomia é descrita em relação à posição anatômica ilustrada.

seccionais pertinentes ao capítulo. As *técnicas endoscópicas* (que usam um dispositivo de fibra óptica flexível, introduzido em um dos orifícios do corpo ou através de uma pequena incisão cirúrgica ["acesso"] para examinar estruturas internas, como o interior do estômago) também mostram a anatomia do indivíduo vivo. A melhor técnica inicial para alcançar o aprendizado detalhado e completo da anatomia tridimensional das estruturas profundas e suas relações é a dissecção. Na prática clínica, a anatomia de superfície, as imagens radiológicas e seccionais, a endoscopia e a experiência obtida com o estudo da anatomia são associadas para propiciar o conhecimento da anatomia do paciente.

O computador é um recurso útil no ensino da anatomia regional, pois facilita o aprendizado por meio da interatividade e da manipulação de modelos gráficos bi e tridimensionais. Dissecções de **peças anatômicas** cuidadosamente preparadas para demonstração de estruturas anatômicas também são úteis. Entretanto, o aprendizado é mais eficiente e a fixação na memória é maior quando o estudo didático é associado à experiência da **dissecção** real – isto é, aprender fazendo. Durante a dissecção há observação, palpação, movimentação e revelação sequencial das partes do corpo. Em 1770, o Dr. William Hunter, eminente anatomista e obstetra escocês, afirmou: "Apenas a dissecção nos ensina onde podemos cortar ou examinar o corpo vivo com liberdade e presteza."

Anatomia sistêmica

Anatomia sistêmica é o estudo dos sistemas que atuam em conjunto para realizar funções complexas. Os sistemas básicos e a especialidade responsável pelo estudo ou tratamento de cada um (*itálico* entre parênteses) são:

- O **tegumento comum** (*dermatologia*) consiste em pele (L. *integumentum*, revestimento) e seus anexos – pelos, unhas e glândulas sudoríferas,* por exemplo – e na tela subcutânea situada logo abaixo dela. A pele, um órgão sensitivo extenso, forma o revestimento protetor externo do corpo e seu receptáculo
- O **sistema esquelético** (*osteologia*) é formado por ossos e cartilagem; é responsável pela forma básica e pela sustentação do corpo e é sobre ele que o sistema muscular atua para produzir movimento. Também protege os órgãos vitais como coração, pulmões e órgãos pélvicos
- O **sistema articular** (*artrologia*) é formado por articulações e seus ligamentos associados que unem as partes ósseas do sistema esquelético e são os locais em que ocorrem os movimentos
- O **sistema muscular** (*miologia*) é formado por músculos esqueléticos cuja ação (contração) move ou posiciona as partes do corpo (p. ex., os ossos que se encaixam nas articulações), ou por músculo liso e cardíaco que impulsiona, expele ou controla o fluxo de líquidos e substâncias contidas

- O **sistema nervoso** (*neurologia*) é formado pela parte central do sistema nervoso (encéfalo e medula espinal) – sistema nervoso central – e pela parte periférica do sistema nervoso (nervos e gânglios, juntamente com suas terminações motoras e sensitivas) – sistema nervoso periférico. O sistema nervoso controla e coordena as funções dos sistemas orgânicos, possibilitando as respostas do corpo ao ambiente e suas atividades. Os órgãos dos sentidos, que incluem o órgão olfatório (olfato), o sistema ocular ou visual (*oftalmologia*), a orelha (audição e equilíbrio – *otologia*) e o órgão gustatório (paladar), costumam ser avaliados junto com o sistema nervoso na anatomia sistêmica
- O **sistema circulatório** (*angiologia*) é formado pelos sistemas cardiovascular e linfático, que têm ação paralela no transporte dos líquidos corporais
  - A **parte cardiovascular do sistema circulatório** (*cardiologia*) é formada pelo coração e pelos vasos sanguíneos que impulsionam e conduzem o sangue pelo corpo, levando oxigênio, nutrientes e hormônios até as células e removendo seus resíduos
  - O **sistema linfático** é uma rede de vasos linfáticos que retira o excesso de líquido tecidual (linfa) do compartimento de líquido intersticial (intercelular) do corpo, filtra-o nos linfonodos e o reconduz até a corrente sanguínea
- O **sistema digestório** (*gastrenterologia*) é formado pelo tubo digestório, desde a boca até o ânus, com todos os órgãos e glândulas associados a ingestão, mastigação, deglutição, digestão e absorção de alimentos e eliminação de resíduos sólidos (fezes) após a absorção de nutrientes
- O **sistema respiratório** (*pneumologia*) é formado pelas vias respiratórias e pulmões que fornecem ao sangue oxigênio para a respiração celular e retiram dele o dióxido de carbono. O diafragma e a laringe controlam o fluxo de ar pelo sistema, que também pode produzir o som na laringe, que depois é transformado em fala por língua, dentes e lábios
- O **sistema urinário** (*urologia*) é formado pelos rins, ureteres, bexiga urinária e uretra, que filtram o sangue e, em seguida, produzem, transportam, armazenam e excretam urina de forma intermitente (resíduos líquidos)
- O **sistema genital** (*ginecologia* para mulheres; *andrologia* para os homens) é formado pelas gônadas (ovários e testículos), que produzem oócitos e espermatozoides, pelos ductos que os transportam e pelos órgãos genitais, que permitem sua união. Após a concepção, o sistema genital feminino nutre e dá à luz o feto
- O **sistema endócrino** (*endocrinologia*) é formado por estruturas especializadas que secretam hormônios, inclusive glândulas endócrinas individuais sem ductos (como a glândula tireoide), células isoladas e aglomeradas nas paredes do intestino e dos vasos sanguíneos, bem como terminações nervosas especializadas. Os hormônios são moléculas orgânicas transportadas pelo sistema circulatório até células efetoras distribuídas por todas as partes do corpo. Assim, a influência do sistema endócrino é tão ampla quanto a do sistema nervoso. Os hormônios influenciam o metabolismo e outros processos, como o ciclo menstrual, a gravidez e o parto.

---

*N.R.T.: Apesar de a Terminologia Anatômica usar o termo "sudorífera", este é inadequado. Em português, o que produz suor, como a glândula, é sudoríparo, e o que provoca a sudorese, como o exercício físico, é sudorífero.

Nenhum dos sistemas funciona sozinho. Os sistemas esquelético e articular, passivos, e o sistema muscular, ativo, formam juntos um supersistema, o **sistema** ou **aparelho locomotor** (*ortopedia*), porque precisam trabalhar em conjunto para que o corpo se locomova. Embora as estruturas diretamente responsáveis pela locomoção sejam os músculos, ossos, articulações e ligamentos dos membros, também há participação indireta de outros sistemas. O encéfalo e os nervos do sistema nervoso estimulam sua ação; as artérias e veias do sistema circulatório levam oxigênio e nutrientes e retiram os resíduos dessas estruturas; e os órgãos dos sentidos (sobretudo a visão e o equilíbrio) são importantes na orientação de suas atividades em um ambiente com gravidade.

Neste capítulo, é apresentado um panorama geral de vários sistemas importantes para todas as partes e regiões do corpo antes que os Capítulos 2 a 9 exponham a anatomia regional em detalhes. O Capítulo 10 também apresenta a anatomia sistêmica ao fazer a revisão dos nervos cranianos.

Anatomia clínica

A **anatomia clínica** (aplicada) enfatiza aspectos da estrutura e da função do corpo importantes na prática da medicina, da odontologia e das outras áreas da saúde. Inclui os métodos regional e sistêmico de estudo da anatomia e enfatiza a aplicação clínica.

Na anatomia clínica é, com frequência, necessário inverter ou reverter o processo de raciocínio geralmente seguido ao estudar a anatomia regional ou sistêmica. Por exemplo, em vez de pensar "A ação desse músculo é...", a anatomia clínica pergunta "Qual seria a consequência da ausência de atividade desse músculo?" Em vez de dizer "O nervo... é responsável pela inervação dessa área da pele", a anatomia clínica pergunta "A dormência nessa área indica lesão de que nervo?".

O aprendizado da anatomia clínica é empolgante por causa de seu papel na solução de problemas clínicos. Os boxes Anatomia clínica (popularmente chamados de "boxes azuis", já que aparecem sobre um fundo azul) descrevem aplicações práticas de anatomia ao longo de todo este livro. "Estudos de caso", que compõem o material suplementar desta obra, são parte integrante da abordagem clínica para estudar anatomia.

SEXO E GÊNERO

O sexo, masculino ou feminino, é atribuído geneticamente. Os indivíduos do sexo feminino têm 46 cromossomos, que incluem dois cromossomos X, e os indivíduos do sexo masculino têm 46 cromossomos, que incluem um cromossomo X e um Y. Há também condições genéticas incomuns nas quais o número de cromossomos varia, como a síndrome de Klinefelter, que inclui 47 cromossomos (XXY), e a síndrome de Jacob, que inclui 47 cromossomos (XYY).

A *identidade de gênero* é o sentimento intrínseco de um indivíduo sobre o seu próprio gênero, que pode ou não ser compatível com o sexo atribuído cromossomicamente (ou sexo genético). O gênero não é binário, mas sim um espectro que pode ser expresso por meio da aparência, da personalidade, de comportamentos e de relacionamentos, ou não ser externamente expresso.

A diferença entre sexo e gênero é importante para a prática clínica, pois possibilita a compreensão e a formação de uma relação de confiança com os pacientes. Clinicamente, a disforia de gênero é a angústia significativa que um indivíduo pode sofrer em razão de uma incompatibilidade entre sua identidade de gênero e o seu sexo genético. Embora algumas crianças possam ver a sua anatomia como tendo um significado diferente da maneira como a sociedade a vê, muitos indivíduos podem não expressar sentimentos e comportamentos relacionados até a puberdade ou muito mais tarde.

TERMINOLOGIA ANATÔMICA

A terminologia anatômica introduz e constitui uma grande parte da terminologia usada pelos profissionais de saúde. Para se fazer compreender, é preciso se expressar claramente, empregando os termos apropriados da maneira correta. Embora você conheça bem os termos comuns e coloquiais que designam as partes e regiões do corpo, é crucial aprender a terminologia anatômica internacional, que possibilita a comunicação precisa entre profissionais de saúde e cientistas do mundo todo. Os profissionais de saúde também precisam conhecer os termos comuns e coloquiais que as pessoas usam ao relatar suas queixas. Além disso, é preciso ser capaz de usar termos que as pessoas compreendam ao explicar a elas seus problemas clínicos.

A terminologia usada neste livro está de acordo com a tradução feita da *Terminologia Anatômica Internacional* feita pela Sociedade Brasileira de Anatomia. A *Terminologia Anatômica* (TA) e a *Terminologia Embriológica* (TE) listam os termos em latim e seus equivalentes em português (p. ex., o músculo do ombro é designado *musculus deltoideus* em latim e músculo deltoide em português). Termos oficiais estão disponíveis no *website* da International Federation of Associations of Anatomists (https://www4.unifr.ch/ifaa). Infelizmente, a terminologia usada habitualmente na clínica pode ser diferente da TA. Como essa discrepância pode causar confusão, o texto esclarece termos que costumam ser confundidos, colocando as designações não oficiais entre parênteses quando os termos são usados pela primeira vez – por exemplo, *tuba auditiva* (trompa de Eustáquio) ou *artéria torácica interna* (artéria mamária interna). Os *epônimos*, termos que incorporam nomes de pessoas, não se adaptam a um padrão internacional, não fornecem informações sobre o tipo ou a localização das estruturas envolvidas e, frequentemente, não são acurados, do ponto de vista histórico, na identificação da primeira pessoa a descrever uma estrutura ou sua função. Ainda assim, os epônimos usados com frequência aparecem entre parênteses em todo o livro quando esses termos são usados pela primeira vez – como ângulo do esterno (ângulo de Louis) – porque certamente você os encontrará nos seus anos de prática clínica.

Estrutura dos termos. A anatomia é uma ciência descritiva e fornece termos para as muitas estruturas e processos do corpo. Como a maioria dos termos provém do latim e do grego, a linguagem pode parecer difícil inicialmente; entretanto, à medida que se aprende a origem dos termos, as palavras passam a fazer sentido.

Muitos termos fornecem informações sobre o formato, o tamanho, a localização ou a função de uma estrutura ou sobre a semelhança entre duas estruturas. Por exemplo, alguns músculos têm nomes descritivos que indicam suas principais características. O *músculo deltoide*, que cobre a extremidade do ombro, é triangular, como o símbolo de delta, a quarta letra do alfabeto grego. O sufixo -*oide* significa "semelhante"; portanto, deltoide significa semelhante a delta. *Bíceps* significa que tem duas cabeças e *tríceps*, que tem três cabeças. Alguns músculos são denominados de acordo com seu formato – o *músculo piriforme*, por exemplo, tem o formato de pera. Outros músculos são designados de acordo com sua localização. O *músculo temporal* está na região temporal do crânio. Em alguns casos, os músculos são descritos segundo as ações – por exemplo, o *levantador da escápula* eleva a escápula. Se você aprender as origens dos termos anatômicos, considerando-as quando ler e dissecar, será mais fácil se lembrar desses termos.

Abreviações. As abreviações dos termos são usadas para sintetizar a escrita nos prontuários e neste e em outros livros, como nos quadros de músculos, artérias e nervos. As abreviações clínicas são usadas nas análises e descrições de sinais e sintomas. O aprendizado dessas abreviações também acelera as anotações. As abreviações anatômicas e clínicas comuns são incluídas no texto quando é introduzido o termo correspondente – por exemplo, articulação temporomandibular (ATM). Listas de abreviações médicas comuns podem ser encontradas *online*.

Posição anatômica

Todas as descrições anatômicas são expressas em relação a uma posição anatômica constante, garantindo que as descrições não sejam ambíguas (Figuras 1.1 e 1.2). Ao descrever pacientes (ou cadáveres), é preciso visualizar mentalmente essa posição, estejam eles em decúbito lateral, **dorsal** (deitados de costas) ou **ventral** (de barriga para baixo). A **posição anatômica** refere-se à posição do corpo como se a pessoa estivesse de pé, com:

- A cabeça, os olhos e os dedos dos pés voltados anteriormente (para frente)
- Os braços ao lado do corpo, com as palmas voltadas anteriormente
- Os membros inferiores próximos, com os pés paralelos.

Esta posição é adotada mundialmente para descrições anatômicas. O emprego dessa posição e da terminologia apropriada possibilita a correlação precisa das partes do corpo humano. No entanto, é preciso lembrar também que a gravidade causa deslocamento inferior dos órgãos internos (vísceras) quando a pessoa está em posição ortostática. Como as pessoas costumam ser examinadas em decúbito dorsal, muitas vezes é necessário descrever a posição dos órgãos afetados nessa posição, fazendo uma observação específica sobre essa exceção à posição anatômica.

Planos anatômicos

As descrições anatômicas baseiam-se em quatro planos imaginários (mediano, sagital, frontal e transverso) que cruzam o corpo na posição anatômica (Figura 1.2):

- O **plano mediano** (*plano sagital mediano*), é o *plano anteroposterior vertical* que passa longitudinalmente *através das linhas medianas da cabeça, do pescoço e do tronco*, onde intercepta a superfície do corpo, dividindo-o em metades direita e esquerda (Figura 1.2A). Muitas vezes o termo linha mediana é erroneamente usado como sinônimo de plano mediano
- Os **planos sagitais** são *planos verticais* que atravessam o corpo *paralelamente ao plano mediano*. Embora seja muito usado, o termo parassagital é desnecessário, porque todo plano paralelo ao plano mediano, situado a cada lado dele, é, por definição, sagital. Entretanto, um plano paralelo ao plano mediano e próximo a ele pode ser denominado *plano paramediano*
- Os **planos frontais (coronais)** são *planos verticais* que atravessam o corpo formando *ângulos retos com o plano mediano*, dividindo o corpo em partes anterior e posterior (Figura 1.2B e C)
- Os **planos transversos** são *planos horizontais* que atravessam o corpo formando *ângulos retos com os planos mediano e frontal*, dividindo o corpo em partes superior e inferior (Figura 1.2C). Os radiologistas referem-se aos planos transversos como *transaxiais*, que costumam ser abreviados como *planos axiais*.

Como o número de planos sagitais, frontais e transversos é ilimitado, é necessário empregar um ponto de referência (geralmente um ponto visível ou palpável ou um nível vertebral) para identificar a localização ou o nível do plano, como "plano transverso através do umbigo". Os cortes da cabeça, do pescoço e do tronco nos planos frontal e transverso precisos são simétricos, atravessando as partes direita e esquerda de estruturas pares e permitindo alguma comparação.

O principal uso dos planos anatômicos é descrever *cortes* (Figura 1.3):

- Os **cortes longitudinais** são feitos no sentido do comprimento ou paralelos ao eixo longitudinal do corpo ou de uma de suas partes, e o termo é aplicado sem levar em conta a posição do corpo (Figura 1.3A). Embora os planos mediano, sagital e frontal sejam os cortes longitudinais padronizados (mais usados), é possível fazer cortes longitudinais em uma gama de 180°
- Os **cortes transversos** são "fatias" do corpo ou de suas partes perpendiculares ao eixo longitudinal do corpo ou de uma de suas partes (Figura 1.3B). Como o eixo longitudinal do pé é horizontal, o corte transverso do pé está no plano frontal (Figura 1.2C)
- Os **cortes oblíquos** são "fatias" do corpo ou de qualquer uma de suas partes que não são feitas ao longo de um dos planos anatômicos já mencionados (Figura 1.3C). Na prática, muitas imagens radiológicas e cortes anatômicos não são feitos exatamente nos planos sagital, frontal ou transverso; muitas vezes, são um pouco oblíquos.

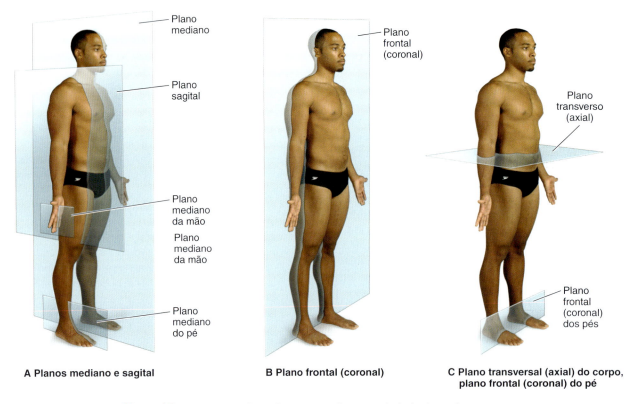

Figura 1.2 Posição anatômica e planos anatômicos. Os principais planos do corpo.

Os anatomistas fazem cortes do corpo e de suas partes anatomicamente e os clínicos empregam tecnologias de imagem planar, como a tomografia computadorizada (TC), para descrever e exibir estruturas internas.

Termos de relação e comparação

Vários adjetivos apresentados como pares de opostos descrevem a relação entre as partes do corpo ou comparam a posição relativa de duas estruturas (Figura 1.4). Alguns desses termos são específicos para comparações feitas na posição anatômica ou em relação aos planos anatômicos.

Superior refere-se a uma estrutura situada mais perto do **vértice**, o ponto mais alto do crânio. **Cranial** está relacionado com o crânio e é um termo útil para indicar direção, que significa em direção à cabeça ou ao crânio. **Inferior** refere-se a uma estrutura situada mais perto da planta do pé. **Caudal**

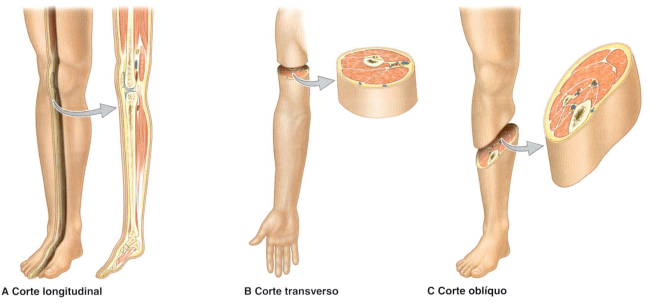

Figura 1.3 Cortes dos membros. Os cortes podem ser obtidos por seccionamento anatômico ou técnicas de imagem.

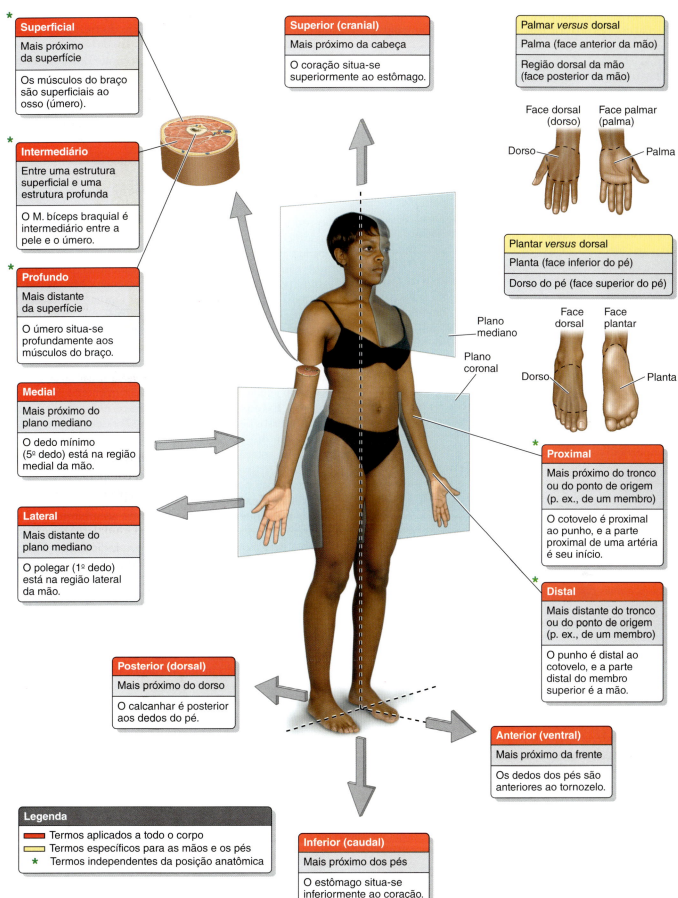

Figura 1.4 Posição anatômica e termos de relação e comparação. Esses termos descrevem a posição de uma estrutura em relação à outra.

é um termo direcional conveniente, que significa em direção à região dos pés ou da cauda, representada em humanos pelo cóccix, o pequeno osso na extremidade inferior (caudal) da coluna vertebral.

Posterior (dorsal) designa a parte posterior do corpo ou mais perto do dorso. **Anterior** (ventral) designa a parte frontal do corpo. **Rostral** é usado com frequência em lugar de anterior ao descrever partes do encéfalo; significa em direção ao rostro; entretanto, em seres humanos indica proximidade da parte anterior da cabeça (p. ex., o lobo frontal do encéfalo é rostral ao cerebelo).

Medial é usado para indicar que uma estrutura está mais perto do plano mediano do corpo. Por exemplo, o dedo mínimo (5º dedo da mão) é medial aos outros dedos. Ao contrário, **lateral** indica que uma estrutura está mais distante do plano mediano. O polegar (1º dedo da mão) situa-se lateralmente aos outros dedos.

Dorso geralmente refere-se à face superior de qualquer parte do corpo que se saliente anteriormente, como o dorso da língua, do nariz, do pênis ou do pé. Também é usado para descrever a face posterior da mão, em oposição à *palma*. Como o termo *dorso* pode referir-se tanto às faces superiores quanto às faces posteriores em seres humanos, é mais fácil compreender o termo pensando em um animal quadrúpede plantígrado, que caminhe sobre as palmas das mãos e as plantas dos pés, como um urso. A *planta* é a face inferior ou base do pé, oposta ao dorso, grande parte da qual fica em contato com o solo quando se está descalço. A superfície das mãos, dos pés e dos dedos de ambos que corresponde ao dorso é a **face dorsal**, a superfície das mãos e dedos que corresponde à palma é a **face palmar**, e a superfície do pé e dos dedos que corresponde à planta é a **face plantar**.

Termos associados descrevem posições intermediárias: **inferomedial** significa mais perto dos pés e do plano mediano – por exemplo, as partes anteriores das costelas seguem em sentido inferomedial; **superolateral** significa mais perto da cabeça e mais distante do plano mediano.

Outros termos de relação e comparação independem da posição anatômica ou dos planos anatômicos e estão relacionados principalmente com a superfície ou o centro do corpo:

- Os termos **superficial**, **intermédio** e **profundo** descrevem a posição de estruturas em relação à superfície do corpo ou a relação entre uma estrutura e outra subjacente ou sobrejacente
- **Externo** significa fora ou distante do centro de um órgão ou cavidade, enquanto **interno** significa dentro ou próximo do centro, independentemente da direção
- **Proximal** e **distal** são usados, respectivamente, ao comparar posições mais próximas ou mais distantes da inserção de um membro ou da parte central de uma estrutura linear.

Termos de lateralidade

Estruturas pares que têm elementos direito e esquerdo (p. ex., os rins) são **bilaterais**, enquanto aquelas presentes apenas de um lado (p. ex., o baço) são **unilaterais**. A designação específica do elemento direito ou esquerdo das estruturas bilaterais pode ser fundamental, e é um bom hábito que deve ser adquirido desde o início do treinamento para se tornar um profissional de saúde. **Ipsilateral** refere-se a algo situado do mesmo lado do corpo que outra estrutura; por exemplo, o polegar direito e o hálux direito são ipsilaterais. **Contralateral** significa que está no lado do corpo oposto a outra estrutura; a mão direita é contralateral à mão esquerda.

Termos de movimento

Vários termos descrevem os movimentos dos membros e de outras partes do corpo (Figura 1.5). A maioria dos movimentos é definida em relação à posição anatômica, e os movimentos ocorrem em planos anatômicos específicos e ao redor de eixos alinhados com esses planos. Embora a maioria dos movimentos ocorra nas articulações em que há encaixe de dois ou mais ossos ou cartilagens, várias estruturas não articuladas também se movimentam (p. ex., língua, lábios, pálpebras e osso hioide do pescoço). Muitas vezes é vantajoso considerar os movimentos em pares antagônicos (opostos).

Os movimentos de flexão e extensão geralmente ocorrem em planos sagitais em torno de um eixo transverso (Figura 1.5A, B). **Flexão** indica curvatura ou diminuição do ângulo entre os ossos ou partes do corpo. Nas articulações acima do joelho, a flexão refere-se ao movimento em direção anterior. **Extensão** indica retificação ou aumento do ângulo entre os ossos ou as partes do corpo. A extensão geralmente ocorre em direção posterior. A articulação do joelho, que apresenta rotação de 180° em relação às articulações mais superiores, é excepcional, porque a flexão do joelho envolve o movimento posterior, e a extensão envolve movimento anterior. A **flexão dorsal** (dorsiflexão) descreve flexão na articulação do tornozelo, como ocorre ao subir uma ladeira ou levantar os dedos do chão (Figura 1.5I). A **flexão plantar** curva o pé e os dedos em direção ao solo, como ao ficar na ponta dos pés. A extensão de um membro ou parte dele além do limite normal – **hiperextensão** – pode causar danos, como a lesão em "chicotada" (*i. e.*, hiperextensão do pescoço durante uma colisão na traseira do automóvel).

Os movimentos de abdução e adução geralmente ocorrem em um plano frontal em torno de um eixo anteroposterior (Figura 1.5E, G). Com exceção dos dedos, a **abdução** significa afastamento do plano mediano (p. ex., o afastamento lateral do membro superior em relação ao corpo) e a **adução** significa a aproximação desse mesmo plano. Na *abdução dos dedos* (das mãos ou dos pés), o termo significa afastá-los – movimento de afastamento dos dedos da mão em relação ao 3º dedo (médio), em posição neutra, ou movimento de afastamento dos dedos dos pés em relação ao 2º dedo, em posição neutra. O 3º dedo da mão e o 2º dedo do pé fazem o movimento de abdução medial ou lateral em relação à posição neutra. A *adução dos dedos* é o oposto – a aproximação dos dedos, das mãos ou dos pés, em direção ao 3º dedo da mão ou ao 2º dedo do pé, em posição neutra. As **flexões laterais** direita e esquerda (curvatura lateral) são formas especiais de abdução apenas para o pescoço e o tronco (Figura 1.5J). A face e a parte superior do tronco são direcionadas anteriormente enquanto a cabeça e/ou os ombros são inclinados para o lado direito ou esquerdo,

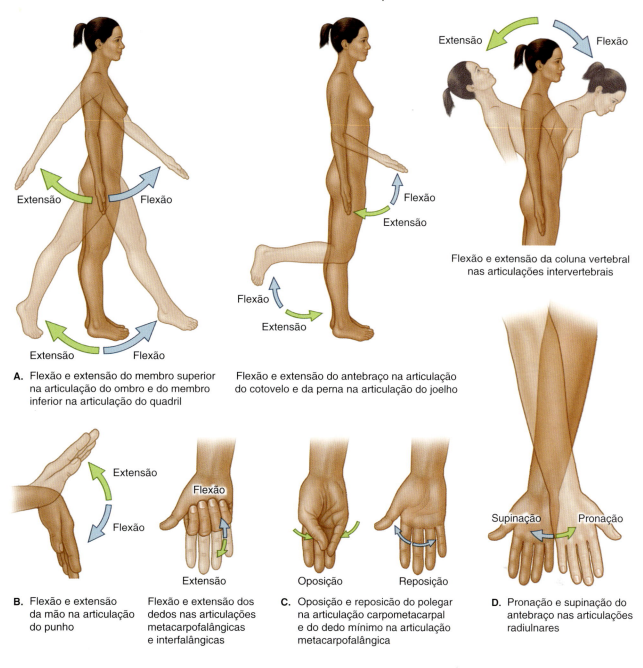
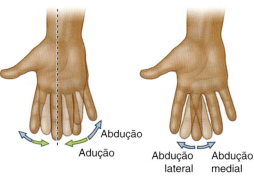
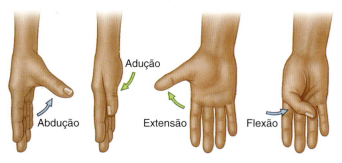

Figura 1.5 Termos de movimento. A a **M.** Esses termos descrevem os movimentos dos membros e de outras partes do corpo. A maioria dos movimentos ocorre nas articulações, onde dois ou mais ossos ou cartilagens articulam-se entre si. (*continua*)

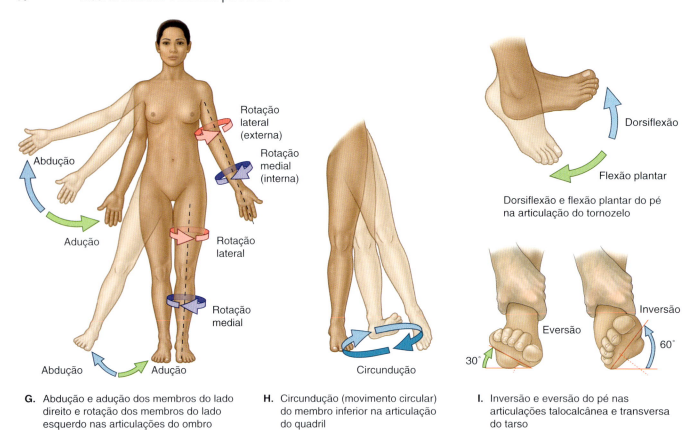

G. Abdução e adução dos membros do lado direito e rotação dos membros do lado esquerdo nas articulações do ombro (glenoumeral) e do quadril, respectivamente

H. Circundução (movimento circular) do membro inferior na articulação do quadril

I. Inversão e eversão do pé nas articulações talocalcânea e transversa do tarso

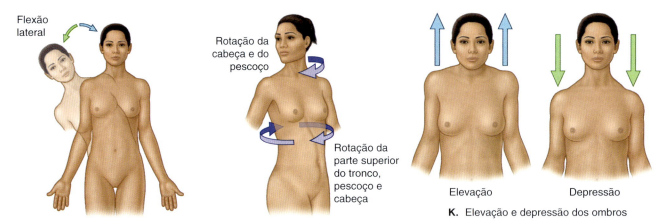

J. Flexão lateral do tronco e rotação da parte superior do tronco, do pescoço e da cabeça

K. Elevação e depressão dos ombros

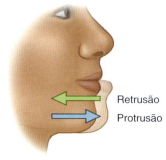

L. Protrusão e retrusão da mandíbula nas articulações temporomandibulares

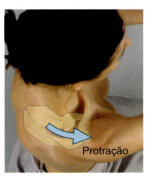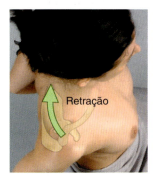

M. Protração e retração da escápula na parede torácica

Figura 1.5 (*Continuação*)

causando desvio lateral da linha mediana do corpo. Este é um movimento de associação que ocorre entre muitas vértebras adjacentes.

Como se pode ver observando a posição da unha do polegar (lateralmente em vez de posteriormente na posição anatômica), o polegar apresenta rotação de 90° em relação aos outros dedos (Figura 1.5F). Portanto, *o polegar é fletido e estendido no plano frontal e abduzido e aduzido no plano sagital.*

Circundução é um movimento circular que consiste em uma sequência de flexão, abdução, extensão e adução (ou na ordem inversa), de tal forma que a extremidade distal da parte se move em círculo (Figura 1.5H). A circundução pode ocorrer em qualquer articulação na qual seja possível realizar todos os movimentos mencionados (p. ex., as articulações do ombro e do quadril).

A **rotação** é o giro ou a revolução de uma parte do corpo ao redor de seu eixo longitudinal, como ao virar a cabeça para o lado (Figura 1.5J). A **rotação medial** (interna) aproxima a face anterior de um membro do plano mediano, ao passo que a **rotação lateral** (externa) afasta a face anterior do plano mediano (Figura 1.5G).

A pronação e a supinação são os movimentos de rotação do antebraço e da mão que giram a extremidade distal do rádio (o osso longo lateral do antebraço) medial e lateralmente ao redor e através da face anterior da ulna (o outro osso longo do antebraço), enquanto a extremidade proximal do rádio gira sem sair do lugar (Figura 1.5D). A **pronação** causa a rotação medial do rádio, de modo que a palma da mão fique voltada posteriormente e o dorso, anteriormente. Quando a articulação do cotovelo é fletida, a pronação move a mão de forma que a palma fica voltada inferiormente (p. ex., ao apoiar as palmas das mãos sobre uma mesa). A **supinação** é o movimento inverso de rotação que gira o rádio lateralmente e o descruza em relação à ulna, recolocando o antebraço em pronação na posição anatômica. Quando a articulação do cotovelo é fletida, a supinação move a mão de forma que a palma fique voltada superiormente. (Dica para memorizar: Você consegue segurar um pouco de *sopa* na palma da mão se o antebraço estiver fletido em *sup*inação, mas está *pronto* a derramá-la com a *pro*nação do antebraço!)

A **eversão** afasta a planta do pé do plano mediano, girando-a lateralmente (Figura 1.5I). O pé em eversão completa também está em flexão dorsal. A **inversão** move a planta do pé em direção ao plano mediano (girando a planta medialmente). O pé em inversão completa também está em flexão plantar. A *pronação do pé* refere-se, na verdade, a uma associação de eversão e abdução, que resulta no deslocamento inferior da margem medial do pé (um indivíduo com pés planos apresenta pronação dos pés), e a *supinação do pé* geralmente designa movimentos que resultam na elevação da margem medial do pé, uma associação de inversão e adução.

Oposição é o movimento no qual a polpa do polegar (1º dedo) é aproximada da polpa de outro dedo (Figura 1.5C). Esse movimento é usado para pinçar, abotoar uma camisa e levantar uma xícara pela alça. **Reposição** descreve o movimento de retorno do polegar da posição de oposição para sua posição anatômica.

Protrusão é um movimento anterior (para a frente) como na protrusão da mandíbula, dos lábios ou da língua (Figura 1.5L). **Retrusão** é um movimento posterior (para trás) como na retrusão da mandíbula, lábios ou língua. Os termos semelhantes **protração** e **retração** são mais usados para descrever os movimentos anterolateral e posteromedial da escápula na parede torácica, causando o movimento anterior e posterior do ombro (Figura 1.5M).

A **elevação** desloca uma parte para cima, como na elevação dos ombros ao "dar de ombros", da pálpebra superior ao abrir o olho, ou da língua ao ser comprimida contra o palato (Figura 1.5K). A **depressão** desloca uma parte para baixo, como na depressão dos ombros em posição relaxada, da pálpebra superior ao fechar o olho, ou do afastamento da língua do palato.

VARIAÇÕES ANATÔMICAS

A variação estrutural ocorre em diferentes graus de gravidade, indo de normal a incompatível com a vida. A **variação anatômica** geralmente não tem efeito sobre a função normal. Variações anatômicas são frequentemente descobertas durante procedimentos cirúrgicos ou exames de imagem, em necropsias ou durante dissecção anatômica em indivíduos que não tinham consciência ou efeitos adversos da variação. Uma **anomalia congênita** é, muitas vezes, evidente ao nascimento ou logo após, devido a forma ou função aberrantes. Anomalias congênitas também podem variar de leves a graves. Apesar de muitas anomalias congênitas poderem ser tratadas, outras são fatais. É importante conhecer a influência dessas variações e anomalias no exame físico, no diagnóstico e no tratamento.

Os livros de anatomia descrevem (ao menos no início) a estrutura habitual do corpo – isto é, o padrão mais comum. Às vezes, porém, determinada estrutura exibe tamanha variação dentro da normalidade que o padrão mais comum é encontrado em menos da metade das pessoas! Com frequência, os estudantes novatos ficam frustrados porque os corpos examinados ou dissecados não são iguais ao atlas ou texto que consultam (https://www.anatomyatlases.org; Tubbs et al., 2016). Os estudantes frequentemente desconhecem as variações ou causam danos acidentais ao tentarem obter uma aparência semelhante à mostrada nos livros. Entretanto, *devem-se esperar variações anatômicas* ao dissecar ou examinar peças anatômicas.

Em um grupo aleatório de pessoas, obviamente a aparência física de cada uma é diferente superficialmente. Os ossos do esqueleto variam não apenas em seu tamanho, mas também sutilmente em seu formato básico e em detalhes menores da estrutura superficial. Há grande variação no tamanho, no formato e no modo de inserção dos músculos. Da mesma maneira, há considerável variação nos padrões de ramificação de estruturas neurovasculares (veias, artérias e nervos). *Veias demonstram o maior grau de variação e nervos o menor.* A variação individual precisa ser levada em conta no exame físico, no diagnóstico e no tratamento.

ANATOMIA CLÍNICA

VARIAÇÕES ANATÔMICAS

Variações e malformações congênitas clinicamente significativas

A maioria das descrições neste texto pressupõe uma gama de variação normal. No entanto, muitas vezes a frequência de variação é diferente nos diversos grupos humanos, e as variações percebidas em uma população podem não ser aplicadas aos membros de outra. Algumas variações, como as que ocorrem na origem e no trajeto da artéria cística até a vesícula biliar, são clinicamente importantes (ver Capítulo 5, *Abdome*). Estar ciente dessas variações é essencial na prática médica, especialmente em cirurgia. As variações importantes na clínica são descritas nos boxes (azuis) de correlação clínica, identificadas com o ícone de Variações anatômicas (à esquerda, acima).

Os seres humanos apresentam uma considerável variação genética além de diferenças sexuais e raciais, como polidactilia (dedos extranumerários) ou dextrocardia (coração no lado direito). Aproximadamente 3% dos recém-nascidos apresentam uma ou mais anomalias congênitas significativas (Moore et al., 2020). Outros defeitos (p. ex., atresia ou obstrução do intestino) só são detectados quando surgem sinais e/ou sintomas. Na verdade, a descoberta de variações anatômicas em cadáveres é um dos muitos benefícios da atividade de dissecção, porque permite que os estudantes se conscientizem da ocorrência de variações e tenham noção de sua frequência.

TEGUMENTO COMUM

A **pele** é facilmente acessível e é um dos melhores indicadores da saúde geral; por isso, é importante observá-la com atenção durante o exame físico. É incluída no diagnóstico diferencial de quase todas as doenças. A pele propicia:

- *Proteção* do corpo contra os efeitos ambientais, como escoriações, perda de líquido, substâncias prejudiciais, radiação ultravioleta e microrganismos invasores
- *Contenção* das estruturas do corpo (p. ex., tecidos e órgãos) e de substâncias vitais (principalmente líquidos extracelulares), evitando a desidratação, que pode ser grave em caso de lesões cutâneas extensas (p. ex., queimaduras)
- *Regulação do calor* mediante a evaporação do suor e/ou a dilatação ou constrição dos vasos sanguíneos superficiais
- *Sensibilidade* (p. ex., dor) por meio de nervos superficiais e suas terminações sensitivas
- *Síntese e armazenamento* de vitamina D.

A pele, o maior órgão do corpo, é formada pela epiderme, uma camada celular superficial, e pela derme, uma camada profunda de tecido conjuntivo (Figura 1.6).

A **epiderme** é um *epitélio queratinizado* – isto é, tem uma *camada superficial* córnea e resistente, que forma uma superfície externa protetora sobre a *camada basal* ou profunda, regenerativa e pigmentada. A epiderme não tem vasos sanguíneos nem linfáticos. A *epiderme avascular* é nutrida pela *derme* subjacente, *vascularizada*. A derme é irrigada por artérias que entram em sua superfície profunda para formar um plexo cutâneo de artérias que se anastomosam. A pele também tem terminações nervosas aferentes sensíveis ao tato, à irritação (dor) e à temperatura. A maioria das terminações nervosas está situada na derme, mas algumas penetram a epiderme.

A **derme** é uma camada densa de *fibras colágenas e elásticas* entrelaçadas. Essas fibras proporcionam o tônus cutâneo e são responsáveis pela resistência e firmeza da pele. A derme dos animais é retirada e curtida para produzir o couro. Embora os feixes de fibras colágenas na derme sigam em todas as direções para formar um tecido firme, semelhante ao feltro, em um local específico a maioria das fibras segue na mesma direção. O padrão predominante de fibras colágenas determina a tensão característica e as rugas na pele.

As **linhas de clivagem** (também chamadas de linhas de tensão ou linhas de Langer) tendem a ser longitudinalmente espirais nos membros e transversais no pescoço e no tronco (Figura 1.7). As linhas de clivagem nos cotovelos, joelhos, tornozelos e punhos são paralelas às pregas transversais que surgem quando os membros são fletidos. As fibras elásticas da derme sofrem deterioração com a idade e não são substituídas; consequentemente, a pele das pessoas idosas apresenta rugas e flacidez à medida que perde a elasticidade.

A pele também contém muitas estruturas especializadas (Figura 1.6). A camada profunda da derme contém *folículos pilosos*, associados a músculos lisos eretores e glândulas sebáceas. A contração dos **músculos eretores dos pelos** causa ereção dos pelos, deixando a pele arrepiada. Em geral, os folículos pilosos são inclinados para um lado, e há várias *glândulas sebáceas* no lado para o qual o pelo "aponta" ao emergir da pele. Assim, a contração dos músculos eretores deixa os pelos mais retos, comprimindo as glândulas sebáceas e facilitando a liberação de sua secreção oleosa na superfície cutânea. A evaporação da secreção aquosa (*suor*) das *glândulas sudoríferas* da pele é um mecanismo termorregulador para perda de calor (resfriamento). As pequenas artérias (arteríolas) da derme também participam da perda ou retenção do calor corporal. Elas se dilatam para encher os *leitos capilares superficiais* e irradiar calor (a pele fica vermelha) ou contraem-se para minimizar a perda de calor na superfície (a pele fica azulada, principalmente nos lábios e nas pontas dos dedos das mãos). Outras estruturas ou derivados da pele incluem os pelos, as unhas (dos pés e das mãos), as glândulas mamárias e o esmalte dos dentes.

Situada entre a pele sobrejacente (derme) e a fáscia muscular subjacente, a **tela subcutânea** é formada principalmente por *tecido conjuntivo frouxo e depósito de gordura*, contém glândulas sudoríferas, vasos sanguíneos superficiais, vasos linfáticos e nervos cutâneos (Figura 1.6). As estruturas neurovasculares da pele (*nervos cutâneos, vasos superficiais*) seguem na tela subcutânea, distribuindo apenas seus ramos terminais para a pele.

A tela subcutânea é responsável pela maior parte do reservatório de gordura do corpo, assim sua espessura varia muito, dependendo do estado nutricional da pessoa. Além disso, a

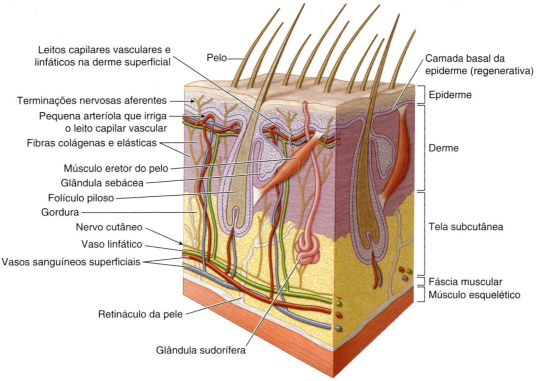

Figura 1.6 Pele. Camadas da pele e algumas de suas estruturas especializadas.

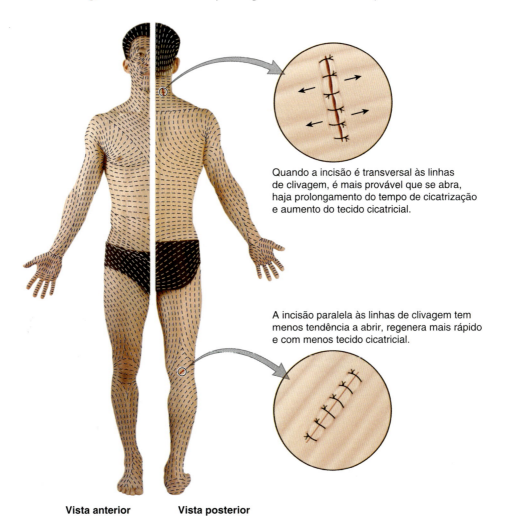

Figura 1.7 Linhas de tensão da pele. As *linhas tracejadas* indicam a direção predominante das fibras colágenas na derme.

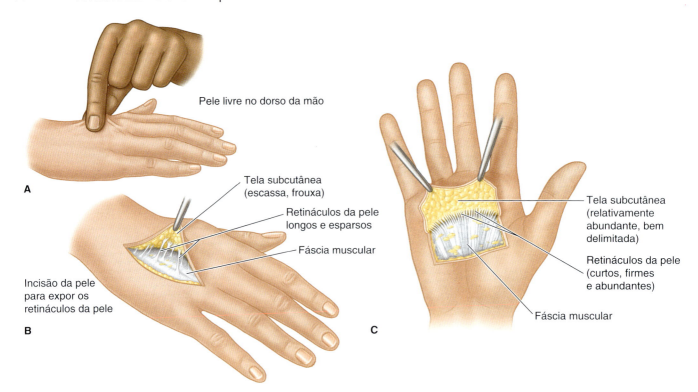

Figura 1.8 Retináculos da pele e tela subcutânea. A. A espessura da tela subcutânea pode ser estimada como sendo aproximadamente metade da espessura de uma prega cutânea pinçada (*i. e.*, a prega cutânea tem o dobro da espessura da tela subcutânea). O dorso da mão tem relativamente pouco tecido subcutâneo. **B.** Retináculos da pele longos e relativamente esparsos possibilitam a mobilidade da pele demonstrada na parte **A**. **C.** A pele da palma (como a da planta do pé) está firmemente ligada à fáscia muscular subjacente.

distribuição da tela subcutânea é muito variável em diferentes locais no mesmo indivíduo. Compare, por exemplo, a relativa abundância da tela subcutânea evidente pela espessura da prega cutânea que pode ser pinçada na cintura ou nas coxas com a parte anteromedial da perna (a margem anterior da tíbia) ou o dorso da mão; essas duas regiões quase não têm tela subcutânea. Considere também a distribuição de tecido subcutâneo e gordura nos sexos masculino e feminino: em mulheres adultas, tende a se acumular nas mamas e coxas, enquanto nos homens, a gordura subcutânea se acumula principalmente na parede abdominal inferior.

A tela subcutânea participa da termorregulação, funcionando como isolamento e retendo calor no centro do corpo. Também oferece acolchoamento que protege a pele da compressão pelas proeminências ósseas, como nas nádegas.

Os **retináculos da pele**, faixas fibrosas numerosas e pequenas, estendem-se através da tela subcutânea e fixam a superfície profunda da derme à fáscia muscular subjacente (Figura 1.6). O comprimento e a densidade desses ligamentos determinam a mobilidade da pele sobre estruturas profundas. A pele é mais móvel nas áreas onde os ligamentos são mais longos e esparsos, como o dorso da mão (Figura 1.8A e B). Nos locais onde os ligamentos são curtos e abundantes, a pele está firmemente fixada à fáscia muscular subjacente, como nas palmas das mãos e plantas dos pés (Figura 1.8C). Na dissecção, a retirada da pele nas áreas em que os retináculos da pele são curtos e abundantes requer o uso de um bisturi afiado. Os retináculos da pele são longos, mas particularmente bem desenvolvidos nas mamas, onde formam *ligamentos suspensores* para sustentação do peso (ver Capítulo 4, *Tórax*).

ANATOMIA CLÍNICA

TEGUMENTO COMUM

Alterações da cor da pele no diagnóstico clínico

O fluxo sanguíneo nos leitos capilares superficiais da derme influencia a cor da pele e oferece informações importantes para o diagnóstico de alguns distúrbios clínicos. Quando o sangue não traz oxigênio suficiente dos pulmões, como no caso de parada respiratória ou de problema circulatório com envio de volume inadequado de sangue aos pulmões, a pele pode tornar-se azulada (cianótica). Isso ocorre porque a hemoglobina, que transporta oxigênio no sangue, tem cor vermelho viva ao transportar oxigênio (como nas artérias e geralmente nos capilares) e arroxeada quando não tem oxigênio, como nas veias. A cianose é mais evidente nos locais onde a pele é fina, como os lábios, as pálpebras e sob as unhas transparentes. Lesão cutânea, exposição a calor excessivo, infecção, inflamação ou reações alérgicas podem causar ingurgitação dos leitos capilares superficiais, o que deixa a pele com coloração vermelha anormal, um sinal chamado de eritema. Em alguns distúrbios do fígado, um pigmento amarelo, chamado de bilirrubina, acumula-se no sangue, deixando amareladas as escleras e a pele, o que é chamado de icterícia. As alterações da cor da pele são observadas com mais facilidade em pessoas de pele clara e a identificação pode ser difícil em pessoas de pele escura. Neste caso, o exame da parte inferior delicada da língua pode ser útil.

Incisões e cicatrizes cutâneas

A pele está sempre sob tensão. Lacerações ou incisões paralelas às linhas de clivagem geralmente regeneram bem, deixando cicatrizes menores, porque a ruptura das fibras de colágeno é mínima (Figura 1.7, detalhe inferior). As fibras contínuas tendem a manter as margens da ferida no lugar. No entanto, uma laceração ou incisão transversal às linhas de clivagem rompe mais fibras colágenas. A ruptura das linhas de clivagem causa a abertura da ferida (Figura 1.7, detalhe superior), e pode haver formação excessiva de cicatriz (queloide). Quando outros aspectos, como exposição e acesso adequados ou afastamento de nervos, não forem muito importantes, os cirurgiões podem usar incisões paralelas às linhas de clivagem para tentar minimizar a formação de cicatriz por razões estéticas.

Estrias cutâneas

As fibras colágenas e elásticas na derme formam a rede de tecido firme e flexível. Como a pele tem considerável capacidade de distensão, a incisão em uma cirurgia é relativamente pequena em comparação com a incisão muito maior necessária para realizar o mesmo procedimento em um cadáver fixado, cuja pele perdeu a elasticidade. A pele pode se distender e crescer para ajustar-se a aumentos graduais de superfície. Entretanto, aumentos de superfície acentuados e relativamente rápidos, como o aumento abdominal e o ganho de peso associados à gravidez, podem causar distensão excessiva e lesar as fibras colágenas na derme. Durante a gravidez, podem surgir as estrias gravídicas, que são linhas cutâneas finas e enrugadas, inicialmente vermelhas, mas que depois tornam-se roxas ou brancas. Elas podem surgir no abdome, nas nádegas, coxas e mamas. As estrias também surgem fora da gravidez em indivíduos obesos e em algumas doenças (p. ex., hipercortisolismo ou síndrome de Cushing); estão associadas à distensão e ao afrouxamento da tela subcutânea consequentes à degradação das proteínas que resulta em diminuição da coesão entre as fibras colágenas. As estrias geralmente diminuem após a gravidez e o emagrecimento, mas nunca desaparecem por completo.

Lesões e feridas cutâneas

Lacerações. Os cortes e lacerações cutâneas acidentais podem ser superficiais ou profundos. As lacerações superficiais penetram a epiderme e, às vezes, a camada superficial da derme; há sangramento, mas não há perda da continuidade da derme. As lacerações profundas penetram a camada profunda da derme, estendendo-se até a tela subcutânea ou ainda mais profundamente; a ferida se abre e requer aproximação das margens da derme (por sutura) para minimizar a formação de cicatriz.

Queimaduras. As queimaduras são causadas por traumatismo térmico, radiação ultravioleta ou ionizante, ou agentes químicos. As queimaduras são classificadas, em ordem crescente de gravidade, de acordo com a profundidade da lesão cutânea e a necessidade de intervenção cirúrgica. As queimaduras são classificadas em primeiro, segundo, terceiro e quarto graus (Figura B1.2):

- Queimadura superficial (p. ex., queimadura solar): lesão limitada à epiderme; as manifestações são eritema (pele vermelha e quente), dor e edema; geralmente a camada superficial sofre descamação alguns dias depois, mas é rapidamente substituída pela camada basal da epiderme sem formação de cicatriz
- Queimadura de espessura parcial: há danos à epiderme e à derme superficial, com formação de bolhas (espessura parcial superficial), ou perda dessas camadas

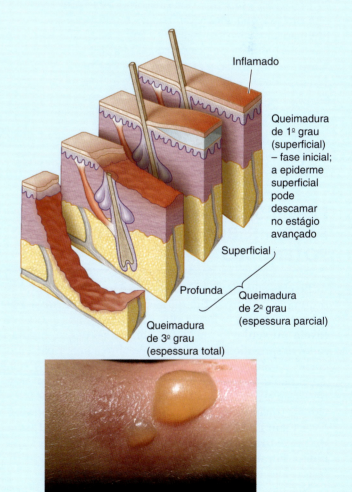

Figura B1.1 **Queimaduras de pele.**

(espessura parcial profunda); há lesão das terminações nervosas, o que torna esse tipo de queimadura mais doloroso; com exceção das partes mais superficiais, as glândulas sudoríferas e os folículos pilosos não são lesados e podem fornecer células de reposição para a camada basal da epiderme, juntamente com as células das margens da ferida; a regeneração é lenta (de 3 semanas a vários meses), deixando cicatriz e algum grau de contratura, mas geralmente é completa
- Queimadura de espessura total: há lesão de toda a espessura da pele e, às vezes, da tela subcutânea subjacente; há edema acentuado e a área queimada fica anestesiada, pois as terminações nervosas sensitivas são destruídas; pode haver discreta regeneração nas margens, mas as partes ulceradas abertas exigem enxerto cutâneo: o tecido necrosado (escara) é removido e substituído (enxertado) na área queimada por pele retirada de um local não queimado (autoenxerto), pele de cadáveres humanos ou de porcos ou pele cultivada ou artificial
- Queimadura de 4º grau: há lesão de toda a espessura da pele da tela subcutânea, do músculo e/ou do osso subjacentes; estas lesões podem ser fatais.

As queimaduras são classificadas como graves se cobrirem 20% ou mais da superfície total do corpo (exceto queimaduras superficiais como queimadura solar), forem complicadas por traumatismo ou lesão inalatória, ou forem causadas por produtos químicos ou por descargas elétricas de alta tensão. A área de superfície afetada por uma queimadura em um adulto pode ser estimada aplicando-se a "Regra dos Nove", na qual o corpo é dividido em áreas de aproximadamente 9% ou múltiplos de 9% da superfície corporal total (Figura B1.2).

Três fatores que aumentam o risco de morte por lesão grave são (1) idade superior a 60 anos, (2) queimaduras de espessura parcial e de espessura total de mais de 40% da superfície corporal, e (3) a ocorrência de lesão inalatória.

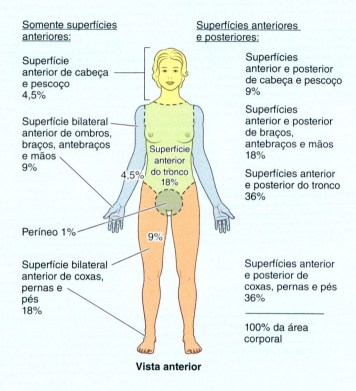

Figura B1.2 Estimativa da área da superfície corporal.

FÁSCIAS, COMPARTIMENTOS FASCIAIS, BOLSAS E ESPAÇOS POTENCIAIS

As **fáscias** envolvem, acondicionam e isolam as estruturas profundas do corpo. Em quase todos os locais, sob a tela subcutânea está a fáscia dos músculos (Figura 1.9). A **fáscia muscular** é um tecido conjuntivo denso, organizado, desprovido de gordura, que cobre a maior parte do corpo paralelamente (profundamente) à pele e à tela subcutânea. Extensões a partir de sua superfície interna revestem estruturas mais profundas, como músculos individuais (quando ele pode também ser chamado *epimísio* – ver Figura 1.21) e feixes neurovasculares, como a **fáscia de revestimento**. A espessura da fáscia muscular varia muito. Por exemplo, na face não há camadas distintas de fáscia muscular.

Nos membros, grupos de músculos com funções semelhantes, geralmente compartilhando a mesma inervação, estão localizados em **compartimentos fasciais**. Esses compartimentos são separados por espessas lâminas de fáscia muscular, chamadas de **septos intermusculares**, que se estendem centralmente a partir da bainha fascial adjacente e se fixam aos ossos. Esses compartimentos podem refrear ou direcionar a disseminação de uma infecção ou tumor.

Em alguns locais, a fáscia serve como local de fixação (origem) dos músculos subjacentes (embora geralmente não seja mencionada em listas ou quadros de origens e inserções); mas na maioria das áreas, os músculos são livres, contraindo-se e deslizando sob a fáscia. No entanto, a fáscia propriamente dita nunca passa livremente sobre o osso; no lugar onde toca o osso, ela se funde firmemente ao periósteo (revestimento ósseo). A fáscia relativamente firme que reveste os músculos, e sobretudo aquela que circunda os compartimentos fasciais nos membros, limita a expansão externa dos ventres dos músculos esqueléticos que se contraem. Assim, o sangue é expulso quando as veias dos músculos e os compartimentos são comprimidos. As válvulas existentes nas veias permitem o fluxo sanguíneo unidirecional (em direção ao coração) e impedem o refluxo que poderia ocorrer com o relaxamento muscular. Assim, a fáscia muscular, os músculos que se contraem e as válvulas venosas atuam em conjunto como uma bomba musculovenosa para reconduzir o sangue ao coração, sobretudo nos membros inferiores, onde o sangue precisa fluir contra a força da gravidade (ver Figura 1.26).

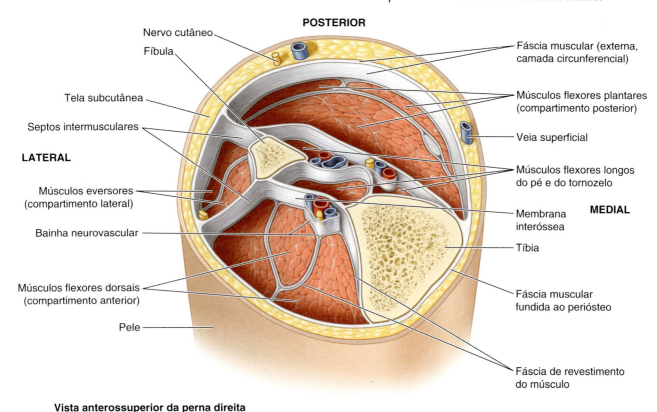

Vista anterossuperior da perna direita

Figura 1.9 Corte escavado da perna mostrando a fáscia muscular e as formações fasciais.

Perto de algumas articulações (p. ex., punho e tornozelo), a fáscia muscular sofre espessamento acentuado e forma um **retináculo** para manter no lugar os tendões na região em que cruzam a articulação durante a flexão e a extensão, impedindo que formem um "atalho", ou um *arco*, através do ângulo criado (ver Figura 1.19).

A **fáscia subserosa**, com quantidades variáveis de tecido adiposo, situa-se entre as faces internas das paredes musculoesqueléticas e as túnicas serosas que revestem as cavidades do corpo. São as *fáscias endotorácica, endoabdominal* (fáscia parietal do abdome) e *endopélvica* (fáscia parietal da pelve); as duas últimas podem ser coletivamente denominadas *fáscias extraperitoneais*.

As **bolsas** são sacos ou envoltórios fechados de **túnica serosa** (uma delicada membrana de tecido conjuntivo que secreta líquido para lubrificar uma face interna lisa). As bolsas normalmente encontram-se colapsadas. Ao contrário dos espaços tridimensionais ou reais, esses espaços potenciais não têm profundidade; suas paredes são apostas, tendo entre elas apenas uma fina película de líquido lubrificante, que é secretada pelas membranas em seu interior. Quando a parede é interrompida em qualquer ponto, ou quando um líquido é secretado ou formado em excesso no seu interior, tornam-se espaços reais; entretanto, essa situação é anormal ou patológica.

Geralmente encontradas em locais sujeitos a atrito, as bolsas permitem o movimento mais livre de uma estrutura sobre outra. As **bolsas subcutâneas** são encontradas na tela subcutânea entre a pele e as proeminências ósseas, como o cotovelo ou o joelho; as **bolsas subfasciais** situam-se sob a fáscia muscular; e as **bolsas subtendíneas** facilitam o movimento dos tendões sobre o osso. As **bainhas sinoviais dos tendões** são um tipo especializado de bolsas alongadas que envolvem os tendões, geralmente quando atravessam túneis osteofibrosos que fixam os tendões no lugar (Figura 1.10A).

Às vezes há comunicação entre as bolsas e as cavidades sinoviais das articulações. Como são formadas apenas por delicadas túnicas serosas transparentes e encontram-se colapsadas, as bolsas não são facilmente notadas ou dissecadas em laboratório. Podem ser exibidas por meio da injeção de líquido colorido, que causa sua distensão.

Essas bolsas colapsadas circundam muitos órgãos (p. ex., coração, pulmões e vísceras abdominais) e estruturas (p. ex., partes dos tendões) importantes. Essa configuração pode ser comparada à mão fechada envolta por um balão grande, mas vazio (Figura 1.10B). O objeto é circundado pelas duas camadas do balão vazio, mas não está dentro do balão, que permanece vazio. Para que a comparação seja ainda mais exata, primeiro deve-se encher o balão com água e depois esvaziá-lo, deixando molhado o interior do balão vazio. Exatamente dessa forma, o coração é circundado pelo *saco pericárdico*, mas não está dentro dele. Cada pulmão é circundado por um saco pleural, mas não está dentro dele; e as vísceras abdominais são circundadas pelo *peritônio*, mas não estão dentro dele. Nesses casos, a camada interna do balão ou saco seroso (aquela adjacente à mão, ao órgão ou à víscera) é denominada **lâmina visceral**; a camada externa do balão (ou aquela que fica em contato com a parede do corpo) é denominada **lâmina parietal**. Essa dupla camada

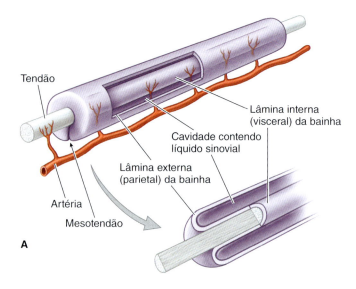

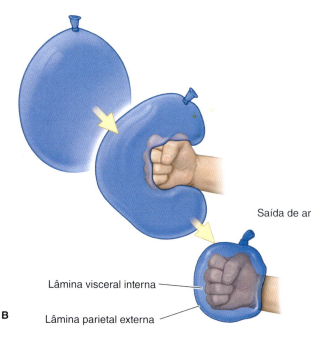

Figura 1.10 Bainhas sinoviais do tendão e bolsas. **A.** As bainhas sinoviais do tendão são bolsas longitudinais que circundam os tendões em sua passagem profundamente aos retináculos ou através das bainhas fibrosas dos dedos. **B.** As bolsas encerram várias estruturas, como o coração, os pulmões, as vísceras abdominais e os tendões, o que pode ser comparado ao modo como esse balão esvaziado envolve o punho. Uma fina película de líquido lubrificante entre as lâminas parietal e visceral confere mobilidade à estrutura circundada pela bolsa em um compartimento fechado. As pregas de reflexão da membrana sinovial entre as lâminas parietal e visceral contínuas que circundam um pedículo (o punho neste exemplo) e/ou estruturas neurovasculares que servem à massa circundada são denominadas mesentérios. No caso da bainha sinovial do tendão, o mesentério é denominado mesotendão.

de membranas de revestimento, com suas superfícies apostas umedecidas, proporciona liberdade de movimento à estrutura circundada quando está contida em um espaço fechado, como o coração em seu saco fibroso (*pericárdio*) ou os tendões dos músculos flexores nos túneis fibrosos que mantêm os tendões perto dos ossos dos dedos.

ANATOMIA CLÍNICA

FÁSCIAS

Planos fasciais e cirurgia

Nas pessoas vivas, os *planos fasciais* (*interfasciais* e *intrafasciais*) são espaços potenciais existentes entre fáscias adjacentes ou estruturas revestidas por fáscia, ou no interior de fáscias areolares frouxas, como as *fáscias subserosas*. Os cirurgiões tiram vantagem desses planos interfasciais, separando estruturas para criar espaços que possibilitam o movimento e o acesso a estruturas profundas. Em alguns procedimentos, os cirurgiões usam planos fasciais extrapleurais ou extraperitoneais, que permitem o procedimento fora das cavidades das membranas que revestem as cavidades do corpo, minimizando o risco de contaminação, a disseminação de infecções e a consequente formação de aderências nas cavidades. Infelizmente, muitas vezes esses planos estão fundidos e a distinção ou observação em cadáveres fixados é difícil.

Pontos-chave: Tegumento, fáscia e espaços anatômicos

Tegumento comum: O tegumento comum (a pele) é formado por epiderme, derme e estruturas especializadas (folículos pilosos, glândulas sebáceas e glândulas sudoríferas). A pele: ■ tem papel importante em proteção, contenção, termorregulação e sensibilidade; ■ sintetiza e armazena vitamina D; ■ exibe linhas de clivagem, relacionadas com a direção predominante das fibras colágenas na pele, que têm consequências para a cirurgia e a cicatrização de feridas. ■ A tela subcutânea, situada sob a derme, contém a maior parte das reservas de gordura corporal.
Fáscias e bolsas: A fáscia muscular é uma camada de tecido conjuntivo organizado que reveste completamente o corpo sob a tela subcutânea abaixo da pele. As extensões e modificações da fáscia muscular: ■ dividem os músculos em grupos (septos intermusculares), ■ revestem músculos individualmente e feixes neurovasculares (fáscia de revestimento), ■ situam-se entre as paredes musculoesqueléticas e as túnicas serosas que revestem as cavidades do corpo (fáscia subserosa) e ■ mantêm os tendões no lugar durante os movimentos articulares (retináculos). ■ As bolsas são sacos fechados de túnica serosa, situados em locais sujeitos a atrito; elas permitem o livre movimento de uma estrutura sobre a outra.

SISTEMA ESQUELÉTICO

O sistema esquelético pode ser dividido em duas partes funcionais (Figura 1.11):

- O **esqueleto axial** é formado pelos ossos da cabeça (*crânio*), pescoço (*hioide* e *vértebras cervicais*) e tronco (*costelas*, *esterno*, *vértebras* e *sacro*)

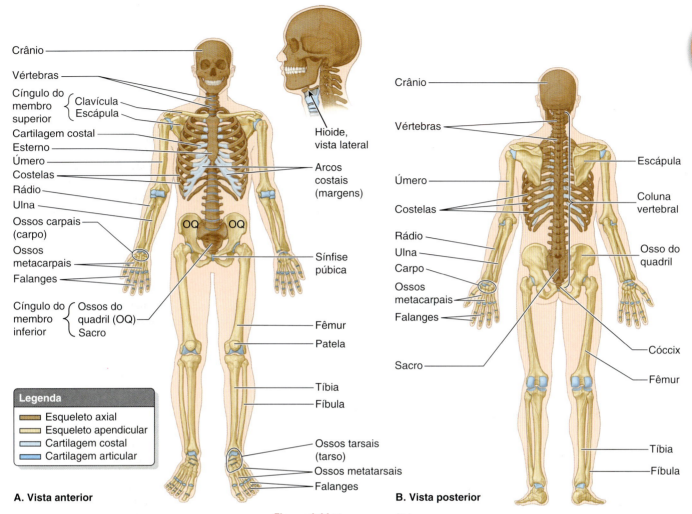

Figura 1.11 Sistema esquelético.

- O **esqueleto apendicular** é formado pelos ossos dos membros, inclusive aqueles que formam os cíngulos dos membros superiores e dos membros inferiores.

Cartilagem e ossos

O esqueleto é constituído por cartilagens e ossos. A **cartilagem** é uma forma resiliente, semirrígida de tecido conjuntivo que compõe partes do esqueleto, onde é necessário mais flexibilidade – por exemplo, no local onde as *cartilagens costais* unem as costelas ao esterno. Além disso, as **faces articulares** dos ossos que participam de uma articulação sinovial são revestidas por **cartilagens articulares** que têm superfícies de deslizamento lisas e com baixo atrito para permitir o livre movimento (ver Figura 1.16A). Os vasos sanguíneos não penetram na cartilagem (*i. e.*, ela é *avascular*); consequentemente, suas células obtêm oxigênio e nutrientes por difusão. A proporção de osso e cartilagem no esqueleto muda à medida que o corpo cresce; quanto mais jovem é uma pessoa, mais cartilagem ela tem. Os ossos de um recém-nascido são macios e flexíveis porque são compostos principalmente de cartilagem.

O **osso**, um tecido vivo, é uma forma rígida e altamente especializada de tecido conjuntivo que compõe a maior parte do esqueleto. Os ossos do esqueleto adulto proporcionam:

- Sustentação para o corpo e suas cavidades vitais; é o principal tecido de sustentação do corpo
- Proteção para estruturas vitais (p. ex., o coração)
- Base mecânica do movimento (alavanca)
- Armazenamento de sais (p. ex., cálcio)
- Suprimento contínuo de novas células sanguíneas (produzidas pela medula óssea presente na cavidade medular de muitos ossos).

Um revestimento de tecido conjuntivo fibroso circunda cada elemento do esqueleto como uma bainha, exceto nos locais de cartilagem articular; aquele que circunda os ossos é o **periósteo** (ver Figura 1.15) e o que circunda a cartilagem é o **pericôndrio**. O periósteo e o pericôndrio nutrem as faces externas do tecido esquelético. São capazes de depositar mais cartilagem ou osso (sobretudo durante a consolidação de fraturas) e formam a interface para fixação de *tendões* e *ligamentos*.

Os dois tipos de osso são o **osso compacto** e o **osso esponjoso** (trabecular). São distinguidos pela quantidade relativa de material sólido e pelo número e tamanho dos espaços que contêm (Figura 1.12). Todos os ossos têm uma camada fina superficial de osso compacto ao redor da massa central de osso esponjoso, exceto nas partes em que o osso esponjoso é substituído por uma *cavidade medular*. Na

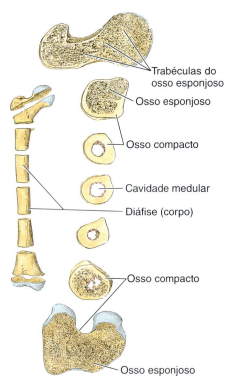

Figura 1.12 Cortes transversais do úmero. A diáfise de um osso vivo é uma estrutura de osso compacto que circunda uma cavidade medular.

cavidade medular dos ossos de adultos e entre as **espículas** (trabéculas) do osso esponjoso há *medula óssea amarela* (gordurosa) ou *vermelha* (que produz células do sangue e plaquetas) ou ainda uma associação de ambas.

A arquitetura e a proporção de osso compacto e esponjoso variam de acordo com a função. O osso compacto proporciona resistência para sustentação de peso. Nos *ossos longos*, que são rígidos e locais de fixação dos músculos e ligamentos, a quantidade de osso compacto é maior próximo da parte média da *diáfise*, onde os ossos tendem a se curvar. Além disso, os ossos longos têm elevações (p. ex., *túberes*, *cristas* e *tubérculos*) que servem como *contrafortes* (suportes) onde se fixam os grandes músculos. Os ossos vivos têm alguma *elasticidade* (flexibilidade) e grande *rigidez*.

Classificação dos ossos

Os ossos são classificados de acordo com o formato:

- Os **ossos longos** são tubulares (p. ex., o úmero no braço)
- Os **ossos curtos** são cuboides e encontrados apenas no tarso (tornozelo) e no carpo (punho)
- Os **ossos planos** geralmente têm funções protetoras (p. ex., ossos planos do crânio protegem o encéfalo)
- Os **ossos irregulares** têm vários formatos além de longos, curtos ou planos (p. ex., ossos da face)
- Os **ossos sesamoides** (p. ex., patela) se desenvolvem em alguns tendões e são encontrados nos lugares onde os tendões cruzam as extremidades dos ossos longos nos membros; eles protegem os tendões contra o desgaste excessivo e muitas vezes modificam o ângulo dos tendões em sua passagem até as inserções.

Acidentes e formações ósseas

Os **acidentes ósseos** surgem em qualquer lugar onde haja inserção de tendões, ligamentos e fáscias ou onde haja artérias que penetrem nos ossos ou situem-se adjacentes a eles. Outras formações ósseas ocorrem relacionadas com a passagem de um tendão (muitas vezes para direcionar o tendão ou melhorar sua ação de alavanca) ou para controlar o tipo de movimento em uma articulação. Alguns dos vários acidentes e estruturas dos ossos são (Figura 1.13):

- *Corpo*: a massa principal de um osso; nos ossos longos, a diáfise do osso; nas vértebras, as partes anteriores de sustentação de peso, entre os discos intervertebrais
- *Capítulo*: cabeça articular pequena e redonda (p. ex., capítulo do úmero)
- *Côndilo*: área articular arredondada, que geralmente ocorre em pares (p. ex., côndilos lateral e medial do fêmur)

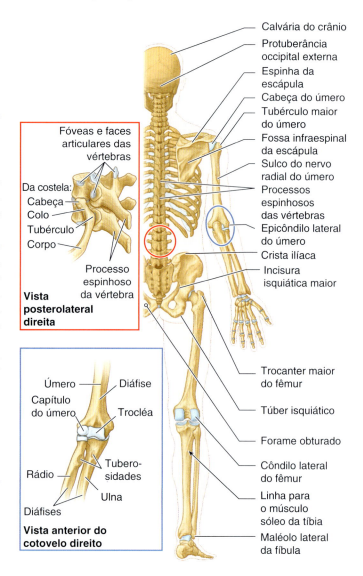

Figura 1.13 Acidentes e formações ósseas. Os acidentes ósseos aparecem nos locais de fixação dos tendões, dos ligamentos e das fáscias. Outras formações estão relacionadas com as articulações, a passagem de tendões e ao provimento de maior alavanca.

- *Crista*: crista do osso (p. ex., crista ilíaca)
- *Epicôndilo*: proeminência superior ou adjacente a um côndilo (p. ex., epicôndilo lateral do úmero)
- *Fóvea*: área plana lisa, geralmente coberta por cartilagem, onde um osso articula-se com outro (p. ex., fóvea costal superior no corpo de uma vértebra para articulação com uma costela)
- *Forame*: passagem através de um osso (p. ex., forame obturado)
- *Fossa*: área oca ou deprimida (p. ex., fossa infraespinal da escápula)
- *Sulco*: depressão ou escavação alongada (p. ex., sulco do nervo radial do úmero)
- *Cabeça*: extremidade articular grande e redonda (p. ex., cabeça do úmero)
- *Linha*: elevação linear (p. ex., linha para o músculo sóleo da tíbia)
- *Maléolo*: processo arredondado (p. ex., maléolo lateral da fíbula)
- *Colo*: parte relativamente estreita, adjacente à cabeça
- *Incisura*: entalhe na margem de um osso (p. ex., incisura isquiática maior)
- *Processo*: uma extensão ou projeção que serve um propósito específico, tendo um formato característico, ou estendendo-se em determinada direção (p. ex., processo articular, processo espinhoso e processo transverso de uma vértebra)
- *Protuberância*: um abaulamento ou projeção do osso (p. ex., protuberância occipital externa)
- *Eixo*: a diáfise, ou corpo, de um osso longo
- *Espinha*: processo semelhante a um espinho (p. ex., espinha da escápula)
- *Trocanter*: elevação arredondada grande (p. ex., trocanter maior do fêmur)
- *Tróclea*: processo articular semelhante a uma roda ou processo que atua como roldana (p. ex., tróclea do úmero)
- *Tubérculo*: proeminência pequena e elevada (p. ex., tubérculo maior do úmero)
- *Tuberosidade ou túber*: grande elevação arredondada (p. ex., túber isquiático, tuberosidade ilíaca).

Desenvolvimento ósseo

A maioria dos ossos leva muitos anos para crescer e amadurecer. O úmero, por exemplo, começa a ossificar no fim do período embrionário (8 semanas); entretanto, a ossificação só se completa aos 20 anos. Todos os ossos derivam do *mesênquima* (tecido conjuntivo embrionário) por dois processos diferentes: ossificação intramembranosa (diretamente do mesênquima) e ossificação endocondral (a partir da cartilagem derivada do mesênquima). A histologia (estrutura microscópica) de um osso é igual nos dois processos (Pawlina, 2020). Os dois processos de desenvolvimento ósseo acontecem da seguinte maneira:

- Na **ossificação intramembranosa** (formação de osso membranoso), há formação de modelos mesenquimais dos ossos durante o período embrionário, e a ossificação direta do mesênquima começa no período fetal

- Na **ossificação endocondral** (formação de osso cartilaginoso), há formação de modelos cartilaginosos dos ossos a partir do mesênquima durante o período fetal, e depois a maior parte da cartilagem é substituída por osso.

Uma breve descrição da ossificação endocondral ajuda a explicar como crescem os ossos longos (Figura 1.14). As células mesenquimais se condensam e diferenciam em *condroblastos*, células que se multiplicam no tecido cartilaginoso em crescimento e formam um *modelo cartilaginoso do osso*. Na região intermediária do modelo, a cartilagem *calcifica* (é impregnada com sais de cálcio) e há crescimento de *capilares periosteais* (capilares da bainha fibrosa que circunda o modelo) para o interior da cartilagem calcificada do modelo ósseo, que irrigam seu interior. Esses vasos sanguíneos, junto com *células osteogênicas* (formadoras de osso) associadas, formam um *broto periosteal* (Figura 1.14A). Os capilares iniciam o **centro de ossificação primário**, assim denominado porque o tecido ósseo formado substitui a maior parte da cartilagem no corpo principal do modelo ósseo. O corpo de um osso ossificado a partir do centro de

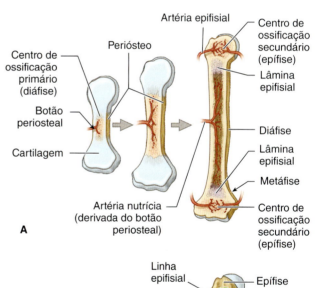

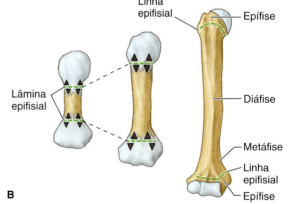

Figura 1.14 Desenvolvimento e crescimento de um osso longo. **A.** Centros de ossificação. A formação de centros de ossificação primários e secundários. **B.** Crescimento de ossos longos. O crescimento em comprimento ocorre nos dois lados das lâminas epifisiais (*pontas de seta*). O osso formado a partir do centro primário na diáfise só se funde ao osso formado a partir dos centros secundários nas epífises quando o osso alcança o tamanho adulto. Quando o crescimento cessa, a lâmina epifisial é substituída por uma sinostose (fusão óssea), observada como uma linha epifisial nas radiografias e no osso seccionado.

ossificação primário é a **diáfise**, que cresce enquanto o osso se desenvolve.

A maioria dos **centros de ossificação secundários** surge em outras partes do osso em desenvolvimento após o nascimento; as partes de um osso ossificadas a partir desses centros são as **epífises**. Os condrócitos situados no meio da epífise sofrem hipertrofia, e a *matriz óssea* (substância extracelular) entre eles se calcifica. As *artérias epifisiais* crescem para o interior das cavidades em desenvolvimento com células osteogênicas associadas. A parte alargada da diáfise mais próxima da epífise é a **metáfise**. Para que o crescimento continue, o osso formado a partir do centro primário na diáfise não se funde àquele formado a partir dos centros secundários nas epífises até o osso atingir seu tamanho adulto. Assim, durante o crescimento de um osso longo, **lâminas epifisiais** interpõem-se entre a diáfise e as epífises (Figura 1.14B). Essas lâminas de crescimento acabam sendo substituídas por osso nos dois lados, diafisário e epifisário. Quando isso acontece, o crescimento ósseo cessa e a diáfise funde-se com as epífises. A bainha formada durante esse processo de fusão (sinostose) é bastante densa e pode ser reconhecida no osso seccionado ou em radiografias como uma **linha epifisial** (Figura 1.15). A fusão epifisial dos ossos ocorre progressivamente entre a puberdade e a maturidade. A *ossificação dos ossos curtos* é semelhante àquela do centro de ossificação primário dos ossos longos, e apenas um osso curto, o calcâneo, desenvolve um centro de ossificação secundário.

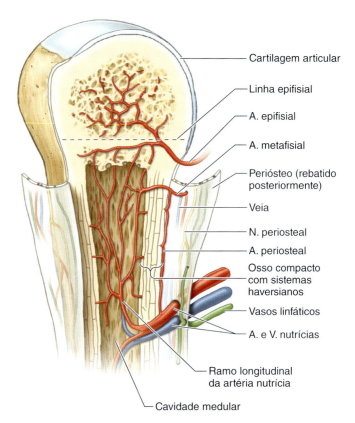

Figura 1.15 Vascularização e inervação de um osso longo.

Vascularização e inervação dos ossos

Os ossos têm um suprimento abundante de vasos sanguíneos. As mais visíveis são as **artérias nutrícias** (uma ou mais por osso) que surgem como ramos independentes de artérias adjacentes fora do periósteo e seguem obliquamente através do osso compacto da diáfise de um osso longo através dos **forames nutrícios**. A artéria nutrícia divide-se na cavidade medular em ramos longitudinais que prosseguem em direção às extremidades, irrigando a medula óssea, o osso esponjoso e as partes mais profundas do osso compacto (Figura 1.15). No entanto, muitos pequenos ramos das artérias periosteais são responsáveis pela nutrição da maior parte do osso compacto. Consequentemente, um osso cujo periósteo é removido morre.

O sangue chega aos osteócitos (células ósseas) no osso compacto por meio de **sistemas haversianos** ou ósteons (sistemas de canais microscópicos) que abrigam pequenos vasos sanguíneos. As extremidades dos ossos são irrigadas por artérias metafisiais e epifisiais que se originam principalmente das artérias que suprem as articulações. Nos membros, essas artérias costumam fazer parte de um *plexo arterial periarticular* que circunda a articulação e assegura o fluxo sanguíneo distal a ela, seja qual for a posição assumida.

As veias acompanham as artérias através dos forames nutrícios. Muitas grandes veias também saem através de forames situados próximo das extremidades articulares dos ossos. Os ossos que contêm medula óssea vermelha têm muitas veias calibrosas. Os *vasos linfáticos* também são abundantes no periósteo.

Os nervos acompanham os vasos sanguíneos que irrigam os ossos. O periósteo tem rica inervação sensitiva – **nervos periosteais** – que conduz fibras de dor. O periósteo é muito sensível a ruptura ou tensão, o que explica a dor aguda nas fraturas ósseas. O osso propriamente dito tem relativamente poucas terminações sensitivas. Dentro dos ossos, os **nervos vasomotores** causam constrição ou dilatação dos vasos sanguíneos, controlando o fluxo através da medula óssea.

ANATOMIA CLÍNICA

OSSOS

Ossos acessórios (supranumerários)

Os *ossos acessórios* (*supranumerários*) se formam quando existem centros de ossificação suplementares. Muitos ossos se desenvolvem a partir de vários centros de ossificação e as partes separadas normalmente se fundem. Às vezes um desses centros não se funde ao osso principal, levando ao surgimento de um osso extra. A avaliação cuidadosa mostra que o aparente osso extra é uma parte que falta ao osso principal. Áreas circunscritas de osso são observadas com frequência ao longo das suturas do crânio onde os ossos planos se tocam, sobretudo relacionadas com o osso parietal (ver Capítulo 8, *Cabeça*). Esses ossos pequenos, irregulares e vermiformes são *ossos intrassuturais*. É importante saber que os ossos acessórios são comuns no pé, para evitar confundi-los com fragmentos ósseos em radiografias e outras técnicas de imagem.

Ossos heterotópicos

Às vezes surgem ossos nos tecidos moles, onde normalmente não existem (p. ex., em cicatrizes). É comum nos jóqueis o surgimento de *ossos heterotópicos* nas coxas (ossos de jóquei), provavelmente porque a sobrecarga muscular crônica cause pequenas áreas de hemorragia que se calcificam e, por fim, sofrem ossificação.

Traumatismo e alterações ósseas

Os ossos são órgãos vivos que causam dor quando lesionados, sangram quando fraturados, remodelam-se em resposta aos estresses sofridos e modificam-se com a idade. Como outros órgãos, os ossos têm vasos sanguíneos, vasos linfáticos e nervos, e podem adoecer. Os ossos não usados, como ocorre na paralisia de um membro, sofrem *atrofia* (diminuição do tamanho). O osso pode ser absorvido, o que ocorre na mandíbula quando são extraídos dentes. Os ossos *hipertrofiam* (aumentam) quando sustentam maior peso durante um longo período.

O traumatismo pode fraturar o osso. A consolidação adequada da fratura exige a aproximação das extremidades fraturadas de sua posição normal. Isso é denominado *redução da fratura*. Durante a consolidação óssea, os fibroblastos (células de tecido conjuntivo) adjacentes proliferam e secretam colágeno, com formação de um *calo ósseo* para manter os ossos unidos (Figura B1.3). Há remodelagem óssea na área de fratura e o calo se calcifica. Finalmente, o calo é reabsorvido e substituído por osso. Depois de alguns meses, restam poucos sinais da fratura, principalmente em jovens. As fraturas são mais comuns em crianças do que em adultos em virtude da associação de sua agitação descuidada ao fato de terem ossos mais finos, em fase de crescimento. Felizmente, muitas vezes são *fraturas em galho verde* (rupturas incompletas causadas por curvatura dos ossos). Nos ossos em crescimento, a consolidação das fraturas é mais rápida do que nos ossos de adultos.

Osteoporose

Durante o processo de envelhecimento, há diminuição dos componentes orgânicos e inorgânicos do osso, frequentemente resultando em *osteoporose*, uma redução da densidade óssea, ou atrofia do tecido ósseo (Figura B1.4). Assim, os ossos tornam-se frágeis, perdem a elasticidade e sofrem fraturas com facilidade. Os *métodos de imagem* são usados para avaliar a massa óssea normal e diminuída (ver "Técnicas de imagem", no fim deste capítulo).

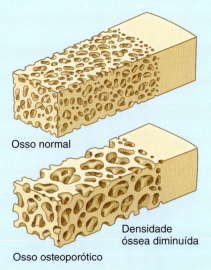

Figura B1.4 Osteoporose.

Punção do esterno

O exame da medula óssea fornece informações úteis para avaliação de doenças hematológicas. Como está localizado logo abaixo da pele (i. e., é subcutâneo) e é facilmente acessível, o esterno é um local usado com frequência para coleta de medula óssea. Durante a *punção do esterno*, uma agulha de grande calibre é inserida através do fino osso cortical até chegar ao osso esponjoso. Uma amostra de medula óssea vermelha é aspirada com uma seringa para exame laboratorial. O transplante de medula óssea é usado às vezes no tratamento da leucemia. Em caso de colapso vascular em um paciente em choque, pode-se realizar a rápida infusão de fluidos por agulha na medula óssea da tíbia (preferencial) ou no esterno.

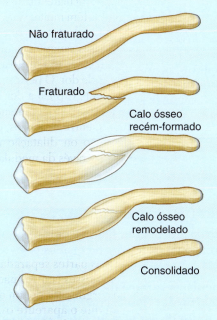

Figura B1.3 Consolidação óssea após fratura.

Crescimento ósseo e avaliação da idade óssea

O conhecimento da localização, dos períodos de surgimento, da velocidade de crescimento e dos períodos de fusão (períodos de sinostose) dos centros de ossificação é importante nos campos da medicina clínica, medicina legal e antropologia. Um indicador geral de crescimento durante a lactância, a infância e a adolescência é indicado pela *idade óssea*, determinada em radiografias, geralmente das mãos (Figura B1.5). É possível determinar a idade de uma pessoa jovem mediante estudo dos centros de ossificação nos ossos. Os principais critérios são: (1) surgimento de material calcificado nos centros de ossificação, tais como na diáfise e/ou nas epífises de ossos longos e (2) estreitamento e desaparecimento da linha radiotransparente (escura) que representa a *lâmina epifisial* (a ausência dessa linha indica que houve fusão das epífises; a fusão de cada epífise ocorre em épocas específicas). Nas meninas, a fusão das epífises com a diáfise ocorre 1 a 2 anos antes do que nos meninos. A determinação da idade óssea pode ser útil para prever a altura na vida adulta em adolescentes com amadurecimento precoce ou tardio. A avaliação da idade óssea também ajuda a determinar a idade aproximada de ossadas humanas pela medicina forense.

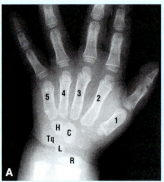 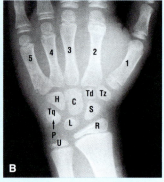

Legenda

C Capitato	R Epífise do rádio	Tz Trapézio
H Hamato	S Escafoide	U Epífise da ulna
L Semilunar	Td Trapezoide	
P Pisiforme	Tq Piramidal	

Figura B1.5 Radiografias, vistas anteriores. Mão direita de uma criança de 2 anos e meio (**A**) e de uma criança de 11 anos (**B**).

Efeitos da doença, da alimentação e do traumatismo sobre o crescimento ósseo

Algumas doenças causam *fusão precoce das epífises* (período de ossificação) em comparação com o que é normal para a idade cronológica da pessoa; outras doenças resultam em fusão tardia. O esqueleto em crescimento é sensível a doenças relativamente brandas e transitórias e a períodos de desnutrição. A proliferação de cartilagem nas metáfises diminui em períodos de inanição e doença, mas a degeneração das células cartilaginosas nas colunas continua, produzindo uma linha densa de calcificação provisória. Mais tarde, essas linhas transformam-se em osso com trabéculas espessas, ou *linhas de interrupção do crescimento*. Fraturas que acometem as epífises podem causar atraso do crescimento ósseo.

Deslocamento e separação das epífises

Sem o conhecimento do crescimento ósseo e da aparência dos ossos em radiografias e outras imagens diagnósticas em várias idades, uma *lâmina epifisial deslocada* poderia ser confundida com uma fratura, e a *separação de uma epífise* poderia ser interpretada como um fragmento deslocado de um osso fraturado. O conhecimento da idade do paciente e da localização das epífises evita esses erros anatômicos. As margens da diáfise e da epífise são suavemente curvas na região da lâmina epifisial. As fraturas ósseas sempre deixam uma margem afiada, frequentemente irregular, de osso. Uma lesão que causa fratura em um adulto geralmente causa o deslocamento da epífise na criança.

Necrose avascular

A perda do suprimento arterial de uma epífise ou de outras partes de um osso resulta na morte do tecido ósseo – *necrose avascular*. Após toda fratura há necrose de pequenas áreas do osso adjacente. Em algumas fraturas, ocorre necrose avascular de um grande fragmento de osso. Vários distúrbios clínicos das epífises em crianças são causados por necrose avascular de etiologia desconhecida. Esses distúrbios são chamados de *osteocondroses*.

Articulações

As **articulações** são uniões ou junções entre dois ou mais ossos ou partes rígidas do esqueleto. As articulações exibem várias formas e funções. Algumas articulações não têm movimento, como as lâminas epifisiais entre a epífise e a diáfise de um osso longo em crescimento; outras permitem apenas pequeno movimento, como os dentes em seus alvéolos; e outras têm mobilidade livre, como a articulação do ombro.

CLASSIFICAÇÃO DAS ARTICULAÇÕES

Três classes de articulações são descritas de acordo com a forma ou o tipo de material pelo qual os ossos são unidos (Figura 1.16).

1. Nas **articulações sinoviais**, os ossos são unidos por uma **cápsula articular** (formada por uma membrana fibrosa externa revestida por uma **membrana sinovial** serosa) que transpõe e reveste uma articulação ou uma cavidade articular. A **cavidade articular** de uma articulação

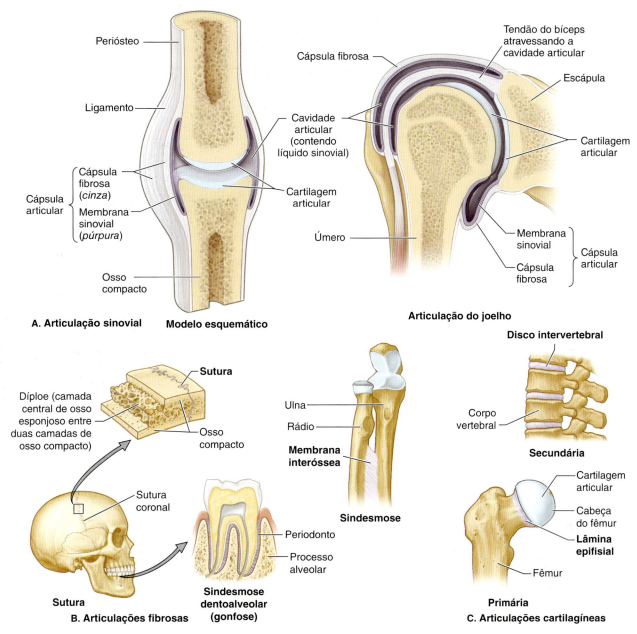

Figura 1.16 Classes de articulações com exemplos. A. Articulações sinoviais (de movimento livre). Um modelo esquemático e a articulação do ombro mais complexa são mostrados. **B.** Três tipos de articulações fibrosas. **C.** Articulações cartilaginosas primárias e secundárias.

sinovial, como o joelho, é um espaço potencial que contém um pequeno volume de **líquido sinovial** (**sinóvia**, segundo a TA) lubrificante, secretado pela membrana sinovial. No interior da cápsula, a cartilagem articular cobre as faces articulares dos ossos; todas as outras faces internas são revestidas por membrana sinovial. Na Figura 1.16A os ossos que normalmente se apresentam apostos foram afastados para demonstração, e a cápsula articular foi insuflada. Por conseguinte, a cavidade articular, que normalmente é potencial, está exagerada. O periósteo que reveste os ossos na parte externa à articulação funde-se com a membrana fibrosa da cápsula articular

2. Nas **articulações fibrosas**, os ossos são unidos por tecido fibroso. Na maioria dos casos, o grau de movimento em uma articulação fibrosa depende do comprimento das fibras que unem os ossos. As *suturas do crânio* são exemplos de articulações fibrosas (Figura 1.16B). Esses ossos estão bem próximos, encaixando-se ao longo de uma linha ondulada ou superpostos. A **sindesmose**, um tipo de articulação fibrosa, une os ossos com uma lâmina de tecido fibroso, que pode ser um ligamento ou uma membrana fibrosa. Consequentemente, esse tipo de articulação tem mobilidade parcial. A membrana interóssea no antebraço é uma lâmina de tecido fibroso que une o rádio e a ulna em uma sindesmose. A **sindesmose dentoalveolar** (*gonfose*) é uma articulação fibrosa na qual um processo semelhante a um pino encaixa-se em uma cavidade entre a raiz do dente e o processo alveolar da maxila. A mobilidade dessa articulação (um dente mole) indica distúrbio dos tecidos de sustentação do dente. No entanto, movimentos locais microscópicos nos informam (graças à propriocepção) sobre a força da mordida ou do cerrar de dentes, e sobre a existência de uma partícula presa entre os dentes

3. Nas **articulações cartilagíneas**, as estruturas são unidas por cartilagem hialina ou fibrocartilagem. Nas **articulações cartilagíneas primárias**, ou *sincondroses*, os ossos são unidos por cartilagem hialina, o que permite leve curvatura no início da vida. As articulações cartilagíneas primárias são geralmente uniões temporárias, como as existentes durante o desenvolvimento de um osso longo (Figuras 1.14 e 1.16C), nas quais a epífise e a diáfise são unidas por uma lâmina epifisial. As sincondroses permitem o crescimento do osso no comprimento. Quando é atingido crescimento completo, a lâmina epifisial converte-se em osso e as epífises fundem-se com a diáfise. As **articulações cartilagíneas secundárias**, ou *sínfises*, são articulações fortes, ligeiramente móveis, unidas por fibrocartilagem. Os *discos intervertebrais* fibrocartilagíneos (Figura 1.16C) existentes entre as vértebras são formados por tecido conjuntivo que une as vértebras. Essas articulações proporcionam à coluna vertebral resistência e absorção de choque, além de considerável flexibilidade.

As *articulações sinoviais*, o tipo mais comum de articulação, permitem livre movimento entre os ossos que unem; são articulações de locomoção, típicas de quase todas as articulações dos membros. As articulações sinoviais geralmente são reforçadas por **ligamentos acessórios** separados (*extrínsecos*) ou são um espessamento de parte da cápsula articular (*intrínsecos*). Algumas articulações sinoviais têm características diferentes, como discos articulares fibrocartilagíneos ou meniscos, encontrados quando as faces articulares dos ossos são desiguais (Figura 1.16A).

Os seis principais tipos de articulações sinoviais são classificados de acordo com o formato das faces articulares e/ou o tipo de movimento que permitem (Figura 1.17):

1. As **articulações planas** permitem movimentos de deslizamento no plano das faces articulares. As superfícies opostas dos ossos são planas ou quase planas, com movimento limitado por suas cápsulas articulares firmes. As

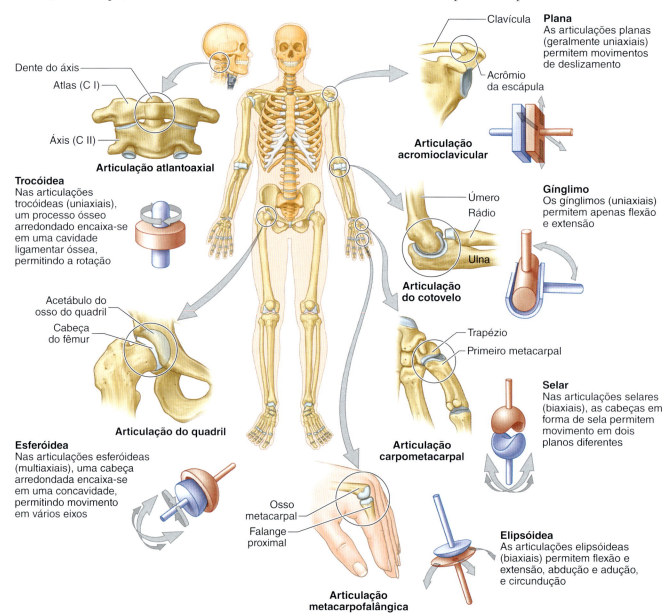

Figura 1.17 Os seis tipos de articulações sinoviais. As articulações sinoviais são classificadas de acordo com o formato das faces articulares e/ou o tipo de movimento que possibilitam.

articulações planas são muitas e quase sempre pequenas. Um exemplo é a articulação acromioclavicular situada entre o acrômio da escápula e a clavícula
2. Os **gínglimos** permitem apenas flexão e extensão, movimentos que ocorrem em um plano (sagital) ao redor de um único eixo transversal; assim, os gínglimos são *articulações uniaxiais*. A cápsula dessas articulações é fina e frouxa nas partes anterior e posterior onde há movimento; entretanto, os ossos são unidos lateralmente por ligamentos colaterais fortes. A articulação do cotovelo é um exemplo de gínglimo
3. As **articulações selares** permitem abdução e adução, além de flexão e extensão, movimentos que ocorrem ao redor de dois eixos perpendiculares; sendo assim, são *articulações biaxiais* que permitem movimento em dois planos, sagital e frontal. Também é possível fazer esses movimentos em uma sequência circular (*circundução*). As faces articulares opostas têm o formato semelhante a uma sela (*i. e.*, são reciprocamente côncavas e convexas). A articulação carpometacarpal na base do polegar (1º dedo) é uma articulação selar
4. As **articulações elipsóideas** permitem flexão e extensão, além de abdução e adução; sendo assim, também são biaxiais. No entanto, o movimento em um plano (sagital) geralmente é maior (mais livre) do que no outro. Também é possível realizar circundução, mais restrita do que nas articulações selares. As articulações metacarpofalângicas são elipsóideas
5. As **articulações esferóideas** permitem movimento em vários eixos e planos: flexão e extensão, abdução e adução, rotação medial e lateral, e circundução; sendo assim, são *articulações multiaxiais*. Nessas articulações altamente móveis, a superfície esferóidea de um osso move-se na cavidade de outro. A articulação do quadril é uma articulação esferóidea na qual a cabeça do fêmur, que é esférica, gira na cavidade formada pelo acetábulo do quadril
6. As **articulações trocóideas** permitem rotação em torno de um eixo central; são, portanto, uniaxiais. Nessas articulações, um processo arredondado de osso gira dentro de uma bainha ou anel. Um exemplo é a articulação atlantoaxial mediana, na qual o atlas (vértebra C I) gira ao redor de um processo digitiforme, o dente do áxis (vértebra C II), durante a rotação da cabeça.

VASCULARIZAÇÃO E INERVAÇÃO DAS ARTICULAÇÕES

As articulações são irrigadas por **artérias articulares** originadas nos vasos ao redor da articulação. Com frequência, há anastomose (comunicação) das artérias para formar redes (*anastomoses arteriais periarticulares*) e assegurar a irrigação sanguínea da articulação e através dela nas várias posições assumidas. As **veias articulares** são veias comunicantes que acompanham as artérias e, como as artérias, estão localizadas na cápsula articular, principalmente na membrana sinovial.

As articulações têm rica inervação propiciada por nervos articulares com terminações nervosas sensitivas na cápsula articular. Nas partes distais dos membros (mãos e pés), os nervos articulares são ramos dos nervos cutâneos que suprem a pele sobrejacente. No entanto, a maioria dos nervos articulares consiste em ramos de nervos que suprem os músculos que cruzam e, portanto, movem a articulação. A **lei de Hilton**[1] (mais uma "regra do polegar") indica que os nervos que suprem uma articulação também suprem os músculos que movem a articulação e, adicionada posteriormente, a pele que cobre suas inserções distais (Ellis & Mahadevan, 2019).

Os nervos articulares transmitem impulsos sensitivos da articulação que contribuem para a **propriocepção**, responsável pela percepção do movimento e da posição das partes do corpo. A membrana sinovial é relativamente insensível. Há muitas fibras de dor na membrana fibrosa da cápsula articular e nos ligamentos acessórios, o que causa dor intensa em caso de lesão articular. As terminações nervosas sensitivas respondem à rotação e ao estiramento que ocorre durante a prática de atividades esportivas.

---

[1] John Hilton (1805–1878), cirurgião do Guy's Hospital, Londres.

ANATOMIA CLÍNICA

ARTICULAÇÕES

Articulações do crânio do recém-nascido

Não há contato completo entre os ossos da calvária de um recém-nascido (Figura B1.6). Nesses locais, as suturas formam largas áreas de tecido fibroso denominadas *fontículos*. O *fontículo anterior* é o mais proeminente, chamado de "moleira" pelos leigos. Muitas vezes os fontículos em um recém-nascido são palpados como cristas devido à superposição dos ossos cranianos pela moldagem da calvária em sua passagem pelo canal de parto. Normalmente, o fontículo anterior é plano. A protrusão do fontículo pode indicar aumento da pressão intracraniana; entretanto, a saliência durante o choro é normal. As pulsações do fontículo refletem o pulso das artérias cerebrais. Pode-se observar depressão do fontículo quando o recém-nascido está desidratado (Swartz, 2021).

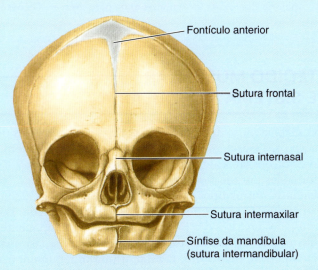

Figura B1.6 Crânio do recém-nascido.

Doença articular degenerativa

As articulações sinoviais são suficientemente bem projetadas para resistir ao desgaste, mas o uso excessivo ao longo de vários anos pode causar alterações degenerativas. Certo grau de destruição é inevitável durante atividades como a corrida, que desgasta as cartilagens articulares e às vezes causa erosão das faces articulares dos ossos subjacentes. O envelhecimento normal da cartilagem articular começa no início da vida adulta e avança devagar, acometendo as extremidades articulares dos ossos, sobretudo do quadril, joelho, coluna vertebral e mãos (Salter, 1998). Essas alterações degenerativas irreversíveis nas articulações diminuem a efetividade da cartilagem na absorção de choques e a lubrificação da superfície. Consequentemente, a articulação torna-se cada vez mais vulnerável ao atrito repetido que ocorre durante os movimentos. Essas alterações não causam sintomas significativos em algumas pessoas, mas causam dor intensa em outras.

A doença articular degenerativa ou *osteoartrite* costuma ser acompanhada por rigidez, desconforto e dor. A osteoartrite é comum em pessoas idosas e geralmente afeta articulações que sustentam o peso do corpo (p. ex., os quadris e os joelhos). A maioria das substâncias existentes na corrente sanguínea, sejam normais ou patológicas, entra com facilidade na cavidade articular. Da mesma forma, a infecção traumática de uma articulação pode ser seguida por *artrite* (inflamação articular) e *septicemia*.

Artroscopia

A cavidade de uma articulação sinovial pode ser examinada por meio da introdução de uma cânula e um *artroscópio* (um pequeno telescópio) em seu interior. Esse procedimento cirúrgico – *artroscopia* – permite que os cirurgiões ortopédicos examinem anormalidades articulares, como a ruptura de meniscos (discos articulares parciais do joelho). Durante a artroscopia também podem ser realizadas algumas intervenções cirúrgicas (p. ex., mediante introdução de instrumentos através de incisões perfurantes). Como a abertura na cápsula articular necessária para a introdução do artroscópio é pequena, a cicatrização após esse procedimento é mais rápida do que após a cirurgia articular tradicional.

Pontos-chave: Sistema esquelético

Cartilagem e ossos: O sistema esquelético é dividido em esqueletos axial (ossos da cabeça, pescoço e tronco) e apendicular (ossos dos membros). O esqueleto propriamente dito é formado por vários tipos de tecido: ■ cartilagem, um tecido conjuntivo semirrígido; ■ osso, uma forma rígida de tecido conjuntivo que oferece suporte, proteção, movimento, armazenamento (de alguns eletrólitos) e síntese de células do sangue; ■ periósteo, que circunda os ossos, e pericôndrio, que circunda a cartilagem, propiciam nutrição a esses tecidos e são os locais de formação de nova cartilagem e osso. ■ Dois tipos de osso, esponjoso e compacto, são distinguidos pela quantidade de material sólido e pelo tamanho e número de espaços que contêm. ■ Os ossos são classificados em longos, curtos, planos, irregulares e sesamoides. ■ Ao descrever a estrutura de ossos individuais, são usados termos padronizados que descrevem estruturas e acidentes ósseos específicos. ■ A maioria dos ossos leva muitos anos para crescer. Os ossos crescem por meio de processos de ossificação intramembranosa, na qual são formados modelos de osso mesenquimal durante os períodos embrionário e pré-natal, e ossificação endocondral, na qual são formados modelos de cartilagem durante o período fetal, com a subsequente substituição da maior parte da cartilagem por osso após o nascimento.

Articulações: Uma articulação é a união entre dois ou mais ossos ou partes rígidas do esqueleto. Existem três tipos gerais de articulações: fibrosa, cartilagínea e sinovial. Articulações sinoviais livremente móveis ■ são o tipo mais comum; ■ podem ser classificadas em plana, gínglimo, selar, elipsóidea, esferóidea e trocóidea; ■ recebem irrigação sanguínea de artérias articulares que costumam formar redes; ■ são drenadas por veias articulares originadas na membrana sinovial; ■ são ricamente supridas por nervos articulares responsáveis pela propriocepção, a percepção do movimento e da posição de partes do corpo.

TECIDO MUSCULAR E SISTEMA MUSCULAR

O sistema muscular é formado por todos os músculos do corpo. Os músculos esqueléticos voluntários constituem a maioria dos músculos. Todos os músculos esqueléticos são formados por um tipo específico de tecido muscular. No entanto, outros tipos de tecido muscular formam alguns músculos (p. ex., os músculos ciliar e detrusor, além dos músculos eretores dos pelos) e importantes componentes dos órgãos de outros sistemas, aí incluídos os sistemas circulatório, digestório, genital, urinário, tegumentar e visual.

Tipos de músculo (tecido muscular)

As células musculares, que frequentemente são denominadas *fibras musculares* porque são longas e estreitas quando relaxadas, são células contráteis especializadas. São organizadas em tecidos que movimentam as partes do corpo ou causam a modificação temporária do formato dos órgãos internos (reduzem a circunferência de todo o órgão ou de parte dele). O tecido conjuntivo associado conduz fibras nervosas e capilares para as células musculares e une-as em feixes ou fascículos. Três tipos de músculo são descritos tomando como base diferenças relacionadas a(o):

- Controle normalmente pela vontade (*voluntário versus involuntário*)

- Aparência estriada ou não estriada ao exame microscópio (*estriado versus liso* ou *não estriado*)
- Localização na parede do corpo (soma) e nos membros ou formação de órgãos ocos (vísceras, por exemplo, o coração) das cavidades do corpo ou de vasos sanguíneos (*somático versus visceral*).

Existem três tipos de músculo (Quadro 1.1):

1. O **músculo estriado esquelético** é o músculo somático voluntário que forma os músculos esqueléticos que compõem o sistema muscular, movendo ou estabilizando ossos e outras estruturas (p. ex., os bulbos dos olhos)

Quadro 1.1 Tipos de músculo (tecido muscular).

Tipo de músculo	Localização	Aparência das células	Tipo de atividade	Estimulação
Músculo estriado esquelético	Forma músculos grandes (p. ex., M. bíceps braquial) fixados ao esqueleto e à fáscia dos membros, parede do corpo e cabeça/pescoço	Fibras cilíndricas grandes, muito longas, não ramificadas com estriações transversais dispostas em feixes paralelos; múltiplos núcleos periféricos	Contração intermitente (fásica) acima do tônus basal; sua principal ação é produzir movimento (contração isotônica) por meio do encurtamento (contração concêntrica) ou do alongamento controlado (contração excêntrica), ou manter a posição contra a gravidade ou outra força de resistência sem movimento (contração isométrica)	Voluntária (ou reflexa) pela divisão somática do sistema nervoso
Músculo estriado cardíaco	Músculo do coração (miocárdio) e partes adjacentes dos grandes vasos (aorta, veia cava)	Fibras mais curtas que se ramificam e anastomosam, com estriações transversas paralelas e conexão terminoterminal por junções complexas (discos intercalados); núcleo único e central	Contração rítmica contínua, rápida, forte; bombeia o sangue do coração	Involuntária; estimulação e propagação intrínsecas (miogênicas); a velocidade e a força de contração são modificadas pela divisão autônoma do sistema nervoso
Músculo liso (não estriado)	Paredes das vísceras ocas e vasos sanguíneos, íris e corpo ciliar do olho; fixado aos folículos pilosos da pele (músculo eretor do pelo)	Fibras fusiformes pequenas, isoladas ou aglomeradas, sem estriações; núcleo único, central	Contração fraca, lenta, rítmica ou tônica mantida; sua principal ação é impulsionar substâncias (peristalse) e restringir o fluxo (vasoconstrição e atividade esfincteriana)	Involuntária pela divisão autônoma do sistema nervoso

2. O **músculo estriado cardíaco** é um músculo visceral involuntário que forma a maior parte das paredes do coração e partes adjacentes dos grandes vasos, como a aorta, e bombeia o sangue
3. O **músculo liso** (músculo não estriado) é o músculo visceral involuntário que forma parte das paredes da maioria dos vasos sanguíneos e órgãos ocos (vísceras), deslocando substâncias através deles por meio de contrações sequenciais coordenadas (pulsações ou contrações peristálticas).

Músculos esqueléticos

FORMA, CARACTERÍSTICAS E DENOMINAÇÃO DOS MÚSCULOS

Todos os músculos esqueléticos, em geral chamados apenas de "músculos", têm porções carnosas, avermelhadas e contráteis (uma ou mais cabeças ou ventres) formadas por músculo esquelético estriado. Alguns músculos são carnosos em toda a sua extensão, mas a maioria também tem porções brancas não contráteis (tendões), compostas principalmente de feixes colágenos organizados, que garantem um meio de inserção (Figura 1.18).

Ao se referir ao comprimento de um músculo, são incluídos o ventre e os tendões. Em outras palavras, o comprimento de um músculo é a distância entre suas inserções. A maioria dos músculos esqueléticos está fixada direta ou indiretamente aos ossos, cartilagens, ligamentos ou fáscias ou a alguma associação dessas estruturas. Alguns músculos estão fixados a órgãos (p. ex., o bulbo do olho), pele (como os músculos da face) e túnicas mucosas (músculos intrínsecos da língua). Os músculos são órgãos de locomoção (movimento), mas também proporcionam sustentação estática, dão forma ao corpo e fornecem calor. A Figura 1.19 mostra os músculos esqueléticos mais superficiais. Os músculos profundos são apresentados durante o estudo de cada região.

A arquitetura e o formato dos músculos variam (Figura 1.18). Os tendões de alguns músculos formam lâminas planas, ou **aponeuroses**, que fixam o músculo ao esqueleto (geralmente uma crista ou uma série de processos espinhosos) e/ou à fáscia muscular (como o músculo latíssimo do dorso) ou à aponeurose de outro músculo (como os músculos oblíquos da parede anterolateral do abdome). A maioria dos músculos é denominada de acordo com sua função ou com os ossos aos quais estão fixados. O músculo abdutor do dedo mínimo, por exemplo, abduz o dedo mínimo. O músculo esternocleidomastóideo se insere inferiormente no esterno e na clavícula e superiormente no processo mastoide do osso temporal do crânio. Outros músculos são designados de acordo com sua posição (medial, lateral, anterior, posterior) ou comprimento (curto; longo). Os músculos podem ser descritos ou classificados de acordo com seu formato, que também pode dar nome ao músculo:

- Os **músculos planos** têm fibras paralelas, frequentemente com uma aponeurose – por exemplo, M. oblíquo externo do abdome (músculo plano largo). O M. sartório é um músculo plano estreito com fibras paralelas

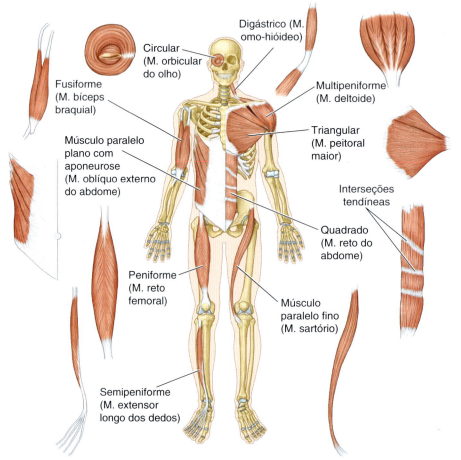

Figura 1.18 Arquitetura e formato dos músculos esqueléticos. A arquitetura e o formato de um músculo esquelético dependem da disposição de suas fibras.

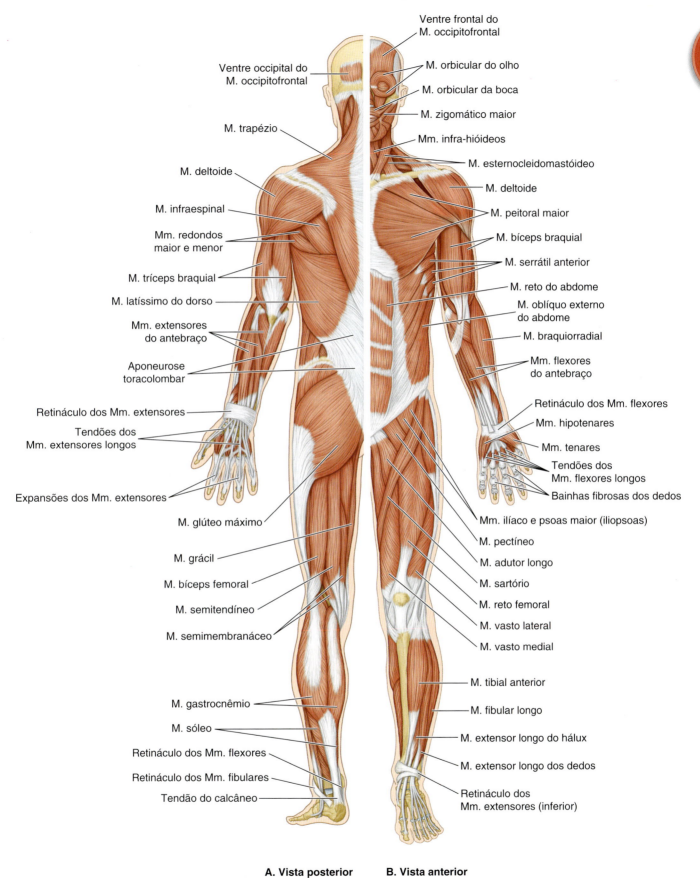

A. Vista posterior **B. Vista anterior**

Figura 1.19 Músculos esqueléticos superficiais. A maioria desses músculos movimenta o esqueleto para locomoção, mas alguns músculos – sobretudo na cabeça – movimentam outras partes (p. ex., bulbos dos olhos, couro cabeludo, pálpebras, pele da face e língua). A bainha do músculo reto do abdome esquerdo, formada pelas aponeuroses dos músculos abdominais planos, foi retirada para mostrar o músculo. Os retináculos são espessamentos fasciais profundos que fixam os tendões aos ossos subjacentes quando cruzam as articulações.

- Os **músculos peniformes** são semelhantes a penas na organização de seus fascículos, e podem ser *semipeniformes*, *peniformes* ou *multipeniformes* – por exemplo, M. extensor longo dos dedos (semipeniforme), M. reto femoral (peniforme) e M. deltoide (multipeniforme)
- Os **músculos fusiformes** têm formato de fuso com um ou mais ventres redondos e espessos, de extremidades afiladas – por exemplo, M. bíceps braquial
- Os **músculos triangulares** (convergentes) originam-se em uma área larga e convergem para formar um único tendão – por exemplo, M. peitoral maior
- Os **músculos quadrados** têm quatro lados iguais – por exemplo, M. reto do abdome entre suas interseções tendíneas
- Os **músculos circulares** ou **esfincterianos** circundam uma abertura ou orifício do corpo, fechando-os quando se contraem – por exemplo, M. orbicular dos olhos (fecha as pálpebras)
- Os **músculos que têm múltiplas cabeças** ou **múltiplos ventres** têm mais de uma cabeça de inserção ou mais de um ventre contrátil, respectivamente. Os *músculos bíceps* têm duas cabeças de inserção (p. ex., M. bíceps braquial), os *músculos tríceps* têm três cabeças de inserção (p. ex., M. tríceps braquial) e os Mm. digástrico e gastrocnêmio têm dois ventres (no primeiro, a organização é em série; no segundo, em paralelo).

CONTRAÇÃO DOS MÚSCULOS

Os músculos esqueléticos atuam por meio da contração; eles puxam e nunca empurram. No entanto, alguns fenômenos – como o "estalido nas orelhas" para igualar a pressão e a *bomba musculovenosa* (ver Figura 1.26) – tiram vantagem da expansão dos ventres musculares durante a contração. Quando um músculo contrai e encurta, uma de suas inserções geralmente permanece fixa, enquanto a outra inserção (mais móvel) é puxada em direção a ele, muitas vezes resultando em movimento. As fixações dos músculos costumam ser descritas como origem e inserção; a **origem** geralmente é a extremidade proximal do músculo, que permanece fixa durante a contração muscular, e a **inserção** geralmente é a extremidade distal do músculo, que é móvel. No entanto, isso nem sempre ocorre. Alguns músculos conseguem agir nas duas direções em circunstâncias diferentes. Por exemplo, no exercício de flexão de braços no solo, a extremidade distal do membro superior (a mão) está fixa (no solo) e a extremidade proximal do membro e o tronco (do corpo) estão se movimentando. Portanto, este livro geralmente usa os termos *proximal e distal* ou *medial e lateral* ao descrever a maioria das fixações musculares. Observe que se forem conhecidas as fixações de um músculo, geralmente é possível deduzir (em vez de memorizar) sua ação. Ao estudar as fixações musculares, execute a ação; é mais fácil aprender o que você experimentou.

Contração reflexa. Embora os músculos esqueléticos também sejam denominados músculos voluntários, alguns aspectos da sua atividade são automáticos (**reflexos**) e, portanto, não são controlados pela vontade. Os exemplos são os movimentos respiratórios do diafragma, controlados na maioria das vezes por reflexos estimulados pelos níveis sanguíneos de oxigênio e dióxido de carbono (embora possa haver controle voluntário dentro de limites), e o *reflexo miotático*, que resulta em movimento após alongamento muscular produzido pela percussão de um tendão com um martelo de reflexo.

Contração tônica. Mesmo quando estão "relaxados" os músculos de um indivíduo consciente estão quase sempre levemente contraídos. Essa leve contração, denominada **contração tônica** ou **tônus muscular**, não produz movimento nem resistência ativa (como o faz a contração fásica), mas confere ao músculo certa firmeza, ajudando na estabilidade das articulações e na manutenção da postura, enquanto mantém o músculo pronto para responder a estímulos apropriados. Geralmente o tônus muscular só está ausente quando a pessoa está inconsciente (como durante o sono profundo ou sob anestesia geral) ou após uma lesão nervosa que acarrete paralisia.

Contração fásica. Existem dois tipos principais de **contrações musculares fásicas** (ativas): (1) **contrações isotônicas**, nas quais o músculo muda de comprimento em relação à produção de movimento, e (2) **contrações isométricas**, nas quais o comprimento do músculo permanece igual – não há movimento, mas a força (tensão muscular) aumenta acima dos níveis tônicos para resistir à gravidade ou a outra força antagônica (Figura 1.20). O segundo tipo de contração é importante para manter a postura vertical e quando os músculos atuam como fixadores ou sustentadores, conforme descrição adiante.

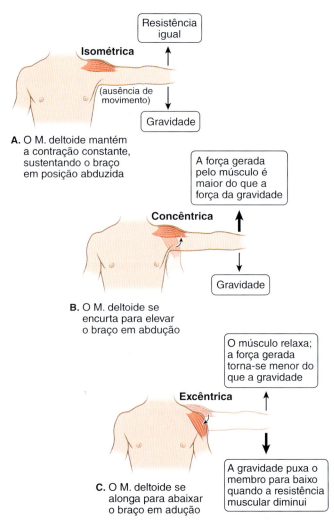

Figura 1.20 Tipos de contração dos músculos esqueléticos. A. Contração isométrica. A posição da articulação é mantida sem produzir movimento. **B** e **C.** Contrações isotônicas. Os músculos mudam de comprimento, resultando em movimento. A contração concêntrica (**B**) encurta o comprimento do músculo, ao passo que a contração excêntrica (**C**) aumenta ativamente o comprimento do músculo.

Existem dois tipos de contrações isotônicas. O tipo no qual pensamos com maior frequência é a **contração concêntrica**, na qual o movimento decorre do encurtamento muscular – por exemplo, ao levantar uma xícara, empurrar uma porta ou dar um soco. Normalmente, é a capacidade de aplicar força excepcional por meio da contração concêntrica que distingue um atleta de um amador. O outro tipo de contração isotônica é a **contração excêntrica**, na qual um músculo se alonga ao contrair – isto é, sofre alongamento controlado e gradual enquanto exerce força (reduzida) contínua, como ao desenrolar uma corda. Embora não sejam tão conhecidas, as contrações excêntricas são tão importantes quanto as contrações concêntricas para os movimentos coordenados e funcionais como caminhar, correr e depositar objetos no chão ou sentar-se.

Muitas vezes, quando o principal músculo associado a determinado movimento (o *agonista*) está sofrendo uma contração concêntrica, seu antagonista está sofrendo uma contração excêntrica coordenada. Ao caminhar, há contração concêntrica para levar o centro de gravidade para a frente e depois, quando este passa na frente do membro, há contração excêntrica para evitar que a pessoa cambaleie durante a transferência de peso para a outra perna. As contrações excêntricas exigem menos energia metabólica com a mesma carga, mas, com uma contração máxima, são capazes de gerar níveis de tensão muito maiores do que as contrações concêntricas – até 50% maiores (Marieb & Hoehn, 2019).

Enquanto a *unidade estrutural* de um músculo é a fibra de músculo estriado esquelético, a *unidade funcional* de um músculo é a **unidade motora**, formada por um neurônio motor e pelas fibras musculares que ele controla (Figura 1.21). Quando um *neurônio motor* na medula espinal é estimulado, inicia um impulso que causa a contração simultânea de todas as fibras musculares supridas por aquela unidade motora. O número de fibras musculares em uma unidade motora varia de uma a várias centenas. O número de fibras varia de acordo com o tamanho e a função do músculo. As grandes unidades motoras, nas quais um neurônio supre várias centenas de fibras musculares, estão nos grandes músculos do tronco e da coxa. Nos pequenos músculos dos olhos e das mãos, onde são necessários movimentos de precisão, as unidades motoras incluem apenas algumas fibras musculares. O movimento (contração fásica) resulta da ativação de um número crescente de unidades motoras, acima do nível necessário para manter o tônus.

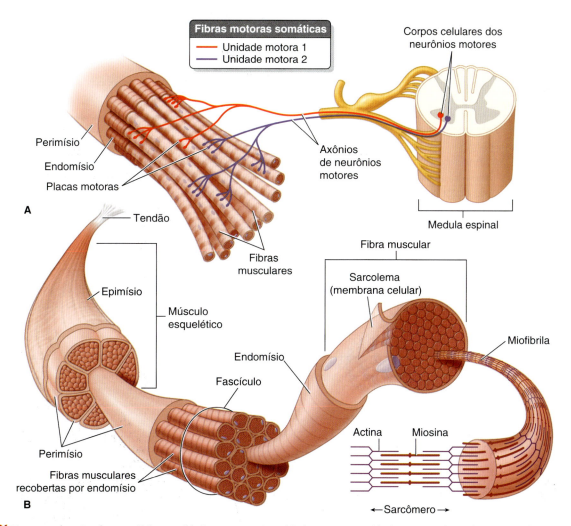

Figura 1.21 Estrutura do músculo esquelético e unidades motoras. **A.** Unidade motora. A unidade motora é formada por um único neurônio motor e pelas fibras musculares inervadas por ele. **B.** Estrutura do músculo esquelético. Epimísio é a fáscia de revestimento. Os filamentos de actina (fina) e miosina (espessa) são os elementos contráteis das fibras musculares.

FUNÇÕES DOS MÚSCULOS

Os músculos têm funções específicas de movimento e posicionamento do corpo:

- Um **músculo agonista** é o principal músculo responsável pela produção de um movimento específico do corpo. Ele se contrai concentricamente para produzir o movimento desejado, fazendo a maior parte do trabalho (gastando a maior parte da energia) necessário. Na maioria dos movimentos, há apenas um músculo agonista, mas alguns movimentos empregam dois agonistas em igual medida
- Um **músculo fixador** estabiliza as partes proximais de um membro mediante contração isométrica, enquanto há movimento nas partes distais
- Um **músculo sinergista** complementa a ação de um agonista. Pode ser um auxiliar direto de um músculo agonista, atuando como componente mais fraco ou mecanicamente menos favorável do mesmo movimento, ou pode ser um auxiliar indireto, servindo como fixador de uma articulação interposta quando um agonista passa sobre mais de uma articulação, por exemplo. Não é incomum que haja vários sinergistas auxiliando um agonista em determinado movimento
- Um **músculo antagonista** é aquele que se opõe à ação de outro. Um músculo antagonista primário se opõe diretamente ao agonista, mas os sinergistas também podem ser opostos por antagonistas secundários. Quando há contração concêntrica dos agonistas ativos para produzir um movimento, há contração excêntrica dos antagonistas, que relaxam progressivamente, de forma coordenada, para produzir um movimento suave.

O mesmo músculo pode agir como agonista, antagonista, sinergista ou fixador em situações diferentes. Observe também que o verdadeiro agonista em determinada posição pode ser a gravidade. Nesses casos, existe uma situação paradoxal na qual o agonista, geralmente descrito como responsável pelo movimento, é inativo (passivo), enquanto o relaxamento controlado (contração excêntrica) do(s) antagonista(s) antigravitacional(is) é o componente ativo (que requer energia) do movimento. Um exemplo é o abaixamento (adução) dos membros superiores da posição abduzida (estendida lateralmente a 90° com o tronco) na posição de pé (Figura 1.20C). O agonista (adutor) é a gravidade; os músculos descritos como agonistas para esse movimento (peitoral maior e latíssimo do dorso) são inativos ou passivos; e o músculo ativamente inervado (cuja contração é excêntrica) é o deltoide (um abdutor, habitualmente descrito como antagonista nesse movimento).

Um músculo cuja tração seja exercida ao longo de uma linha paralela ao eixo dos ossos em que está fixado está em desvantagem para produzir movimento. Em vez disso, mantém contato entre as superfícies articulares da articulação que cruza (i. e., resiste às forças de deslocamento); esse tipo de músculo é um **fixador**. Por exemplo, quando os braços estão ao lado do corpo, o deltoide atua como músculo fixador. Quanto mais oblíqua está orientada a linha de tração de um músculo em relação ao osso que movimenta (i. e., quanto menos paralela é a linha de tração em relação ao eixo longitudinal do osso, por exemplo, o M. bíceps braquial durante a flexão do cotovelo), maior é a sua capacidade de movimento rápido e efetivo; esse tipo de músculo é um **músculo de impulsão**. O M. deltoide torna-se cada vez mais efetivo como músculo de impulsão depois que outros músculos iniciam a abdução do braço.

VASCULARIZAÇÃO E INERVAÇÃO DOS MÚSCULOS

A variação na inervação dos músculos é rara; há uma relação quase constante. No membro, os músculos com ações semelhantes geralmente estão contidos em um *compartimento fascial comum* e são supridos pelos mesmos nervos (Figura 1.9); portanto, você deve aprender a inervação dos músculos dos membros em termos dos grupos funcionais, memorizando somente as exceções. Os nervos que suprem os músculos esqueléticos (**nervos motores**) geralmente entram na porção carnosa do músculo (ao contrário do tendão), quase sempre a partir da face profunda (assim, são protegidos pelos músculos que suprem). As poucas exceções serão apontadas adiante no texto. Quando um nervo perfura um músculo, atravessando sua porção carnosa ou entre duas cabeças de fixação, geralmente supre aquele músculo. As exceções são os ramos sensitivos que inervam a pele do dorso depois de penetrarem os músculos superficiais do dorso.

A irrigação sanguínea dos músculos não é tão constante quanto a inervação, e geralmente é múltipla. As artérias geralmente irrigam as estruturas com as quais entram em contato. Assim, você deve aprender o trajeto das artérias e deduzir que um músculo é irrigado por todas as artérias adjacentes.

ANATOMIA CLÍNICA

MÚSCULOS ESQUELÉTICOS

Exame do músculo

O exame do músculo ajuda o examinador a diagnosticar lesões nervosas. Existem dois métodos de exame comuns:

- A pessoa faz movimentos de resistência aos movimentos do examinador. Por exemplo, a pessoa mantém o antebraço fletido enquanto o examinador tenta estendê-lo. Essa técnica permite avaliar a força dos movimentos
- O examinador faz movimentos de resistência aos movimentos da pessoa. Ao avaliar a flexão do antebraço, o examinador pede que a pessoa flexione o antebraço enquanto ele oferece resistência. Em geral, os músculos são testados em pares bilaterais para comparação.

A eletromiografia (EMG), o registro elétrico dos músculos, é outro método para avaliação da ação muscular. O examinador coloca eletrodos de superfície em um músculo, pede à pessoa para realizar alguns movimentos, e depois amplifica e registra as diferenças nos potenciais de ação elétricos dos músculos. Um músculo normal em repouso exibe apenas atividade basal (tônus muscular), que só desaparece durante o sono profundo, a paralisia e sob anestesia. Os músculos que se contraem mostram picos variáveis de atividade fásica. A EMG torna possível analisar a atividade de um músculo individual durante diferentes movimentos. A EMG também pode ser parte do programa de tratamento para restaurar a ação dos músculos.

Disfunção e paralisia musculares

O desgaste (*atrofia*) do músculo pode resultar de uma patologia primária do músculo ou de uma lesão do nervo que o supre. A atrofia muscular pode também ser causada por imobilização de um membro, como um membro engessado.

Do ponto de vista clínico, é importante não pensar apenas em termos da ação habitual de determinado músculo, mas também considerar que perda de função ocorreria se o músculo parasse de funcionar (*paralisia*). Quais seriam as consequências (*i. e.*, os sinais visíveis) da disfunção de determinado músculo ou grupo muscular?

Ausência de tônus muscular

Embora seja uma força suave, o tônus muscular em repouso tem efeitos importantes: o tônus dos músculos labiais ajuda a manter os dentes alinhados, por exemplo. Quando essa pressão suave, porém constante, não existe (devido a paralisia ou a um lábio curto que deixe os dentes expostos), os dentes migram e são evertidos ("dentes de coelho").

A ausência de tônus muscular em um paciente inconsciente (p. ex., sob anestesia geral), combinada com a ausência de reflexos protetores normais, pode permitir a luxação das articulações quando o paciente é levantado ou quando sua posição é modificada. Quando um músculo é denervado (perde sua inervação) fica paralisado (flácido, com perda do tônus e capacidade de se contrair fisicamente à demanda ou de forma reflexa). Na ausência de tônus muscular normal, o tônus do(s) músculo(s) oponente(s) [antagonista(s)] pode fazer com que um membro assuma uma posição de repouso anormal. Além disso, o músculo denervado sofre fibrose e perde a elasticidade, contribuindo, também, para a anormalidade da posição em repouso.

Dor muscular e "distensão" muscular

As contrações excêntricas excessivas ou associadas a uma nova atividade são as causas frequentes de dor muscular de início tardio. Assim, descer muitos lances de escada acabaria provocando mais dor, devido às contrações excêntricas, do que subir os mesmos lances de escada. O estiramento muscular que ocorre durante a contração excêntrica do tipo alongamento parece ser mais propenso a causar microlacerações nos músculos e/ou irritação periosteal do que a contração concêntrica (encurtamento do ventre muscular).

A capacidade de alongamento dos músculos esqueléticos é limitada. Em geral, os músculos não conseguem alongar além de um terço de seu comprimento em repouso sem sofrer lesão. Isso é refletido por suas fixações ao esqueleto, que geralmente não permitem alongamento excessivo. Os músculos isquiotibiais são exceção. Quando o joelho é estendido, os músculos isquiotibiais costumam alcançar seu comprimento máximo antes da flexão completa do quadril (*i. e.*, a flexão no quadril é limitada pela capacidade de alongamento dos músculos isquiotibiais). Sem dúvida, isso, além das forças relacionadas com sua contração excêntrica, explica por que os músculos isquiotibiais são "distendidos" (sofrem lacerações) com maior frequência do que outros músculos (Figura B1.7).

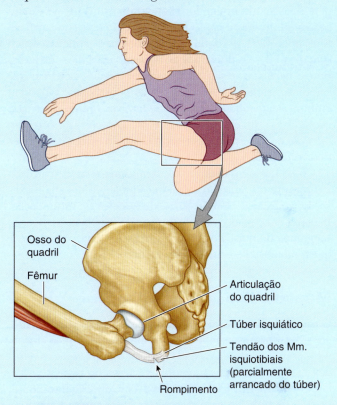

Figura B1.7 Ruptura do tendão dos Mm. isquiotibiais.

Crescimento e regeneração do músculo esquelético

As fibras do músculo estriado esquelético não se dividem, mas são substituídas individualmente por novas fibras musculares derivadas de células-satélite de músculo esquelético (ver figura do músculo esquelético no Quadro 1.1). As células-satélite são uma fonte potencial de mioblastos, precursores das células musculares, que se fundem para formar novas fibras de músculo esquelético, quando necessário (Pawlina, 2020). O número de novas fibras que podem ser produzidas é insuficiente para compensar uma grande degeneração ou traumatismo muscular. O novo músculo esquelético não é efetivamente regenerado, mas sim formado por uma mistura desorganizada de fibras musculares e tecido cicatricial fibroso. Os músculos esqueléticos podem aumentar em resposta ao exercício vigoroso frequente, como a musculação. Esse crescimento resulta da hipertrofia das fibras existentes, não da adição de novas fibras musculares. A hipertrofia alonga e aumenta as miofibrilas nas fibras musculares (ver Figura 1.21), incrementando, assim, o trabalho que o músculo consegue realizar.

Músculo estriado cardíaco

O **músculo estriado cardíaco** forma a parede muscular do coração, o *miocárdio*. Também há um pouco de músculo cardíaco nas paredes da aorta, veias pulmonares e veia cava superior. As contrações do músculo estriado cardíaco não são controladas voluntariamente. A frequência cardíaca é controlada intrinsecamente por um *marca-passo*, um sistema condutor de impulso formado por fibras musculares cardíacas especializadas que, por sua vez, são influenciadas pela divisão autônoma do sistema nervoso (DASN) (analisada adiante, neste capítulo). O músculo estriado cardíaco tem aparência estriada nítida ao exame microscópico (Quadro 1.1). Os dois tipos de músculo estriado – esquelético e cardíaco – são ainda caracterizados pelo caráter imediato, rapidez e força de suas contrações. Observe: embora a característica se aplique tanto ao músculo estriado esquelético quanto ao cardíaco, no uso comum o termo *estriado* é usado para designar o músculo estriado esquelético voluntário.

Como mostra o Quadro 1.1, o músculo estriado cardíaco é diferente do músculo estriado esquelético em sua localização, aparência, tipo de atividade e meios de estimulação. Para manter o nível contínuo de elevada atividade, a irrigação sanguínea do músculo estriado cardíaco é duas vezes maior que a do músculo estriado esquelético.

Músculo liso

O **músculo liso**, assim denominado pela ausência de estriações das fibras musculares ao exame microscópico, forma uma grande parte da camada intermediária (*túnica média*) das paredes dos vasos sanguíneos (acima do nível de capilares) (ver Figura 1.23 e Quadro 1.1). Consequentemente, ocorre em todo o tecido vascularizado. Também constitui a parte muscular das paredes do sistema digestório e dos ductos. O músculo liso é encontrado na pele, formando o *músculo eretor do pelo* associado aos folículos pilosos (Figura 1.6), e no bulbo do olho, onde controla a espessura da lente e o tamanho da pupila.

Como o músculo estriado cardíaco, o músculo liso é um *músculo involuntário*; entretanto, é diretamente inervado pela DASN. Sua contração também pode ser iniciada por estimulação hormonal ou por estímulos locais, como o estiramento. O músculo liso responde mais devagar do que o músculo estriado e com uma contração tardia e mais suave. Pode sofrer contração parcial durante longos períodos e tem capacidade muito maior do que o músculo estriado de alongar sem sofrer lesão paralisante. Esses dois fatores são importantes no controle do tamanho dos esfíncteres e do calibre do *lúmen* (espaço interior) das estruturas tubulares (p. ex., vasos sanguíneos ou intestinos). Nas paredes do sistema digestório, das tubas uterinas e dos ureteres, as células musculares lisas são responsáveis pela peristalse, conjunto de contrações rítmicas que impulsionam o conteúdo ao longo dessas estruturas tubulares.

ANATOMIA CLÍNICA

MÚSCULOS CARDÍACO E LISO

Hipertrofia do miocárdio e infarto do miocárdio

Na hipertrofia compensatória, o miocárdio responde ao aumento das demandas por meio de aumento do tamanho de suas fibras. Quando as fibras do músculo estriado cardíaco são lesadas por perda da irrigação sanguínea durante um infarto, há necrose (morte) do tecido e o tecido cicatricial fibroso que se desenvolve forma um infarto do miocárdio, uma área de necrose do miocárdio (morte patológica do tecido cardíaco). As células musculares que degeneram não são substituídas, porque as células musculares cardíacas não se dividem. Células progenitoras cardíacas (tronco) foram identificadas no coração, mas o seu potencial de gerar significativamente fibras musculares cardíacas, em relação às células satélites do músculo esquelético, não foi estabelecido.

Hipertrofia e hiperplasia do músculo liso

As células musculares lisas sofrem hipertrofia compensatória em resposta ao aumento da demanda. As células musculares lisas da parede uterina durante a gravidez aumentam não apenas de tamanho, mas também em número (hiperplasia), porque essas células preservam a capacidade de divisão. Além disso, novas células musculares lisas podem se desenvolver a partir de células incompletamente diferenciadas (pericitos) situadas ao longo de pequenos vasos sanguíneos (Pawlina, 2020).

Pontos-chave: Tecido muscular e sistema muscular

Músculos esqueléticos: Os músculos são classificados em estriados esqueléticos, estriados cardíacos ou lisos. ■ Os músculos esqueléticos são ainda classificados, de acordo com seu formato, em planos, peniformes, fusiformes, quadrados, circulares ou esfincterianos, e com múltiplas cabeças ou múltiplos ventres. ■ O músculo esquelético atua contraindo, permitindo movimentos automáticos (reflexos), mantendo o tônus muscular (contração tônica) e proporcionando a contração fásica (ativa) com ou sem modificação do comprimento muscular (isotônica e isométrica, respectivamente). ■ Os movimentos isotônicos são concêntricos (ocasionam movimento por encurtamento) ou excêntricos (permitem movimento por relaxamento controlado). ■ Os músculos agonistas são os principais responsáveis por movimentos específicos. ■ Os fixadores "estabilizam" uma parte de um membro enquanto outra parte se movimenta. ■ Os sinergistas potencializam a ação dos agonistas. ■ Os antagonistas se opõem às ações de outro músculo.

Pontos-chave: (*continuação*)

Músculos cardíaco e liso: O músculo cardíaco é um tipo de músculo estriado encontrado nas paredes do coração, ou miocárdio, e também em alguns grandes vasos sanguíneos. ■ A contração do músculo cardíaco não está sob controle voluntário, mas é ativada por fibras musculares cardíacas especializadas que formam o marca-passo, cuja atividade é controlada pela divisão autônoma do sistema nervoso (DASN). ■ O músculo liso não tem estriações. É encontrado na maioria dos tecidos vasculares e nas paredes do sistema digestório e de outros órgãos. ■ O músculo liso é diretamente inervado pela DASN e, assim, não está sob controle voluntário.

SISTEMA CIRCULATÓRIO

O **sistema circulatório** transporta líquido por todo o corpo; é formado pelo coração, pelos vasos sanguíneos e vasos linfáticos. O coração e os vasos sanguíneos formam a rede de transporte de sangue. Por intermédio desse sistema, o coração bombeia sangue ao longo da vasta rede de vasos sanguíneos do corpo. O sangue conduz nutrientes, oxigênio e resíduos que entram e saem das células.

Circuitos vasculares

O *coração* consiste em duas bombas musculares que, embora adjacentes, atuam em série, dividindo a circulação em dois componentes: os *circuitos* ou *circulações pulmonar* e *sistêmica* (Figura 1.22A e B). O *ventrículo direito* impulsiona o sangue

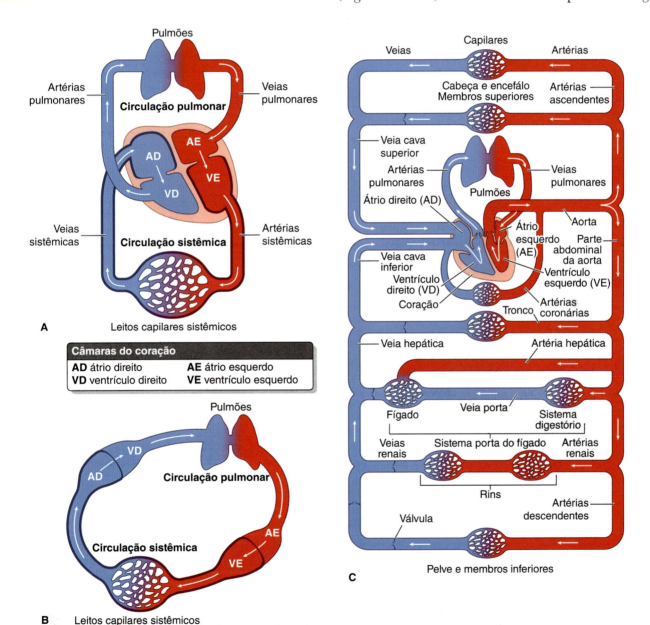

Figura 1.22 Circulação. A. Esquema da organização anatômica das duas bombas musculares (câmaras direitas e esquerdas do coração) que servem às circulações pulmonar e sistêmica. **B.** Esquema da circulação corporal, representando as câmaras direitas e esquerdas como duas bombas em série. As circulações pulmonar e sistêmica são, na verdade, componentes em série de uma alça contínua. **C.** Um esquema mais detalhado mostra que a circulação sistêmica consiste, na verdade, em muitos circuitos paralelos que servem a vários órgãos e regiões do corpo.

pobre em oxigênio que retorna da circulação sistêmica para os pulmões por meio das *artérias pulmonares*. O dióxido de carbono é trocado por oxigênio nos capilares pulmonares e, então, o sangue rico em oxigênio é reconduzido pelas *veias pulmonares* dos pulmões ao *átrio esquerdo* do coração. Esse circuito, que tem início no ventrículo direito, passa pelos pulmões e chega ao átrio esquerdo, é a **circulação pulmonar**. O ventrículo esquerdo impulsiona o sangue rico em oxigênio que chega ao coração, proveniente da circulação pulmonar, por meio das **artérias sistêmicas** (aorta e seus ramos), e há troca de oxigênio e nutrientes por dióxido de carbono no restante dos capilares do corpo. O sangue pobre em oxigênio retorna ao átrio direito através das **veias sistêmicas** (tributárias das veias cavas superior e inferior). Esse circuito, do ventrículo esquerdo ao átrio direito, é a **circulação sistêmica**.

A circulação sistêmica, na verdade, consiste em muitos circuitos paralelos que servem às várias regiões e sistemas do corpo (Figura 1.22C).

Vasos sanguíneos

Existem três tipos de vasos sanguíneos: *artérias*, *veias* e *capilares* (Figura 1.23). O sangue sai do coração sob alta pressão e é distribuído para o corpo por um sistema ramificado de artérias com paredes espessas. Os vasos de distribuição final, *arteríolas*, levam sangue oxigenado para os capilares. Os capilares formam um *leito capilar*, onde ocorre troca de oxigênio, nutrientes, resíduos e outras substâncias com o líquido extracelular. O sangue do leito capilar entra em *vênulas* de paredes finas, semelhantes a capilares largos. As vênulas drenam para pequenas veias que se abrem em veias maiores. As veias maiores, que são as veias cavas superior e inferior, reconduzem o sangue pouco oxigenado para o coração.

A maioria dos vasos sanguíneos do sistema circulatório tem três camadas ou túnicas:

- **Túnica íntima**, um revestimento interno formado por uma única camada de células epiteliais muito achatadas, o **endotélio**, sustentado por delicado tecido conjuntivo. Os capilares são formados apenas por essa túnica, e os capilares sanguíneos também têm uma membrana basal de sustentação
- **Túnica média**, uma camada intermediária que consiste basicamente em músculo liso
- **Túnica adventícia**, uma bainha ou camada externa de tecido conjuntivo.

A túnica média é a mais variável. Artérias, veias e vasos linfáticos são distinguidos pela espessura dessa camada em relação ao tamanho do lúmen, sua organização, e, no caso das artérias, de quantidades variáveis de fibras elásticas.

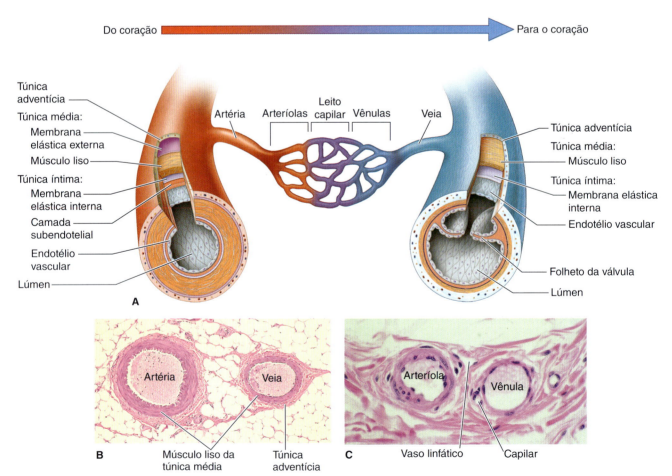

Figura 1.23 Estrutura dos vasos sanguíneos. **A.** As paredes da maioria dos vasos sanguíneos têm três camadas concêntricas de tecido, denominadas túnicas. Com menos músculo, as veias têm paredes mais finas do que suas artérias acompanhantes e têm lumens maiores, geralmente se apresentando achatadas em cortes dos tecidos. **B.** Artéria e veia musculares (pequeno aumento). **C.** Arteríola e vênula (grande aumento).

ARTÉRIAS

As **artérias** são vasos sanguíneos que conduzem sangue sob pressão relativamente alta (em comparação com as veias correspondentes) do coração e distribuem-no para o corpo (Figura 1.24A). O sangue atravessa artérias de calibre decrescente. A distinção dos diferentes tipos de artérias é feita com base no tamanho geral, quantidade relativa de tecido elástico ou muscular na túnica média (Figura 1.23), espessura da parede em relação ao lúmen e função. O tamanho e o tipo das artérias formam um *continuum* – isto é, há uma mudança gradual das características morfológicas de um tipo para outro. Existem três tipos de artérias:

- As **grandes artérias elásticas** (artérias condutoras) têm muitas camadas elásticas (lâminas de fibras elásticas) em suas paredes. Inicialmente, essas grandes artérias recebem o débito cardíaco. A elasticidade permite sua expansão

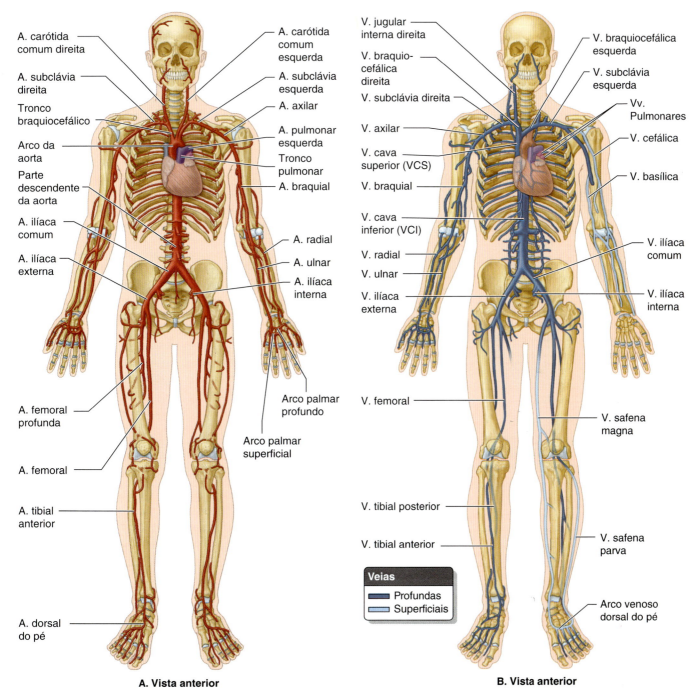

Figura 1.24 Parte sistêmica do sistema circulatório. **A.** Artérias sistêmicas. As artérias sistêmicas transportam sangue rico em oxigênio do coração para os leitos capilares sistêmicos. **B.** Veias sistêmicas. As veias sistêmicas devolvem sangue pobre em oxigênio dos leitos capilares sistêmicos para o coração. Embora comumente sejam representadas e consideradas como um único vaso, conforme é mostrado aqui, as veias profundas dos membros geralmente se apresentam como pares de veias acompanhantes. Juntas, as artérias, as veias e leitos capilares sistêmicos constituem a circulação sistêmica.

quando recebem o débito cardíaco dos ventrículos, minimizando a variação de pressão, e o retorno ao tamanho normal entre as contrações ventriculares, quando continuam a empurrar o sangue para as artérias médias a jusante. Isso mantém a pressão no sistema arterial entre as contrações cardíacas (no momento em que a pressão ventricular cai a zero). Em geral, isso minimiza o declínio da pressão arterial quando o coração contrai e relaxa. Exemplos de grandes artérias elásticas são a aorta, as artérias que se originam no arco da aorta (tronco braquiocefálico, artéria subclávia e artéria carótida), além do tronco e das artérias pulmonares (Figura 1.24A)

- As **artérias musculares médias** (artérias distribuidoras) têm paredes formadas principalmente por fibras musculares lisas dispostas de forma circular. Sua capacidade de reduzir seu diâmetro (vasoconstrição) controla o fluxo sanguíneo para diferentes partes do corpo, conforme exigido pela circunstância (p. ex., atividade, termorregulação). As contrações pulsáteis de suas paredes musculares (seja qual for o diâmetro do lúmen) causam a constrição temporária e rítmica dos lumens em sequência progressiva, propelindo e distribuindo o sangue para várias partes do corpo. As artérias nominadas, inclusive aquelas observadas na parede do corpo e nos membros durante a dissecção, como as artérias braquial ou femoral, são, em sua maioria, artérias musculares médias

- As **pequenas artérias** e **arteríolas** têm lumens relativamente estreitos e paredes musculares espessas. O grau de enchimento dos leitos capilares e o nível da pressão arterial no sistema vascular são controlados principalmente pelo *grau de tônus* (firmeza) no músculo liso das paredes arteriolares. Se o tônus for maior que o normal, ocorre *hipertensão* (aumento da pressão arterial). As pequenas artérias geralmente não têm nomes nem identificação específica durante a dissecção, e as arteríolas só podem ser vistas quando ampliadas.

As **anastomoses** (comunicações) entre os múltiplos ramos de uma artéria oferecem vários possíveis desvios para o fluxo sanguíneo em caso de obstrução do trajeto habitual por compressão pela posição de uma articulação, doença ou ligadura cirúrgica. Quando um canal principal é ocluído, os canais opcionais menores costumam aumentar de tamanho em um período relativamente curto, proporcionando uma **circulação colateral** ou um trajeto alternativo que garanta o suprimento sanguíneo para estruturas distais à obstrução. Entretanto, é preciso tempo para que haja abertura adequada das vias colaterais; elas geralmente são insuficientes para compensar a oclusão ou ligadura súbita.

Há áreas, porém, em que a circulação colateral inexiste ou é inadequada para substituir o canal principal. As artérias que não se anastomosam com as artérias adjacentes são **artérias terminais verdadeiras** (anatômicas). A oclusão de uma artéria terminal interrompe o suprimento sanguíneo para a estrutura ou segmento do órgão que irriga. As artérias terminais verdadeiras suprem a área, por exemplo, onde a oclusão resulta em cegueira. Embora não sejam artérias terminais verdadeiras, *artérias terminais funcionais* (artérias com anastomoses insuficientes) irrigam segmentos do encéfalo, fígado, rins, baço e intestinos; também podem ser encontradas no coração.

VEIAS

As veias geralmente reconduzem o sangue pobre em oxigênio dos leitos capilares para o coração, o que confere às veias uma aparência azul-escura (Figura 1.24B). As grandes veias pulmonares são atípicas porque conduzem sangue rico em oxigênio dos pulmões para o coração. Em vista da menor pressão sanguínea no sistema venoso, as paredes (especificamente, a túnica média) das veias são mais finas que as das artérias acompanhantes (Figura 1.23). Normalmente, as veias não pulsam e não ejetam nem jorram sangue quando seccionadas. Existem três tamanhos de veias:

- As **vênulas** são as menores veias. As vênulas drenam os leitos capilares e se unem a vasos semelhantes para formar pequenas veias. A observação das vênulas requer ampliação. As pequenas veias são tributárias de veias maiores que se unem para formar **plexos venosos**, como o arco venoso dorsal do pé (Figura 1.24B). As pequenas veias não recebem nome

- As **veias médias** drenam plexos venosos e acompanham as artérias médias. Nos membros e em alguns outros locais onde a força da gravidade se opõe ao fluxo sanguíneo, as veias médias têm válvulas. **Válvulas venosas** são projeções (retalhos passivos) do endotélio com **seios valvulares** caliciformes que enchem por cima. Quando elas estão cheias, as válvulas ocluem o lúmen da veia, evitando, assim, o refluxo de sangue distalmente, tornando o fluxo unidirecional (para o coração; ver Figura 1.26). O mecanismo valvular também fragmenta as colunas de sangue nas veias em pequenos segmentos, reduzindo a pressão de retorno. Ambos os efeitos tornam mais fácil para a *bomba musculovenosa* superar a força da gravidade para retornar o sangue ao coração. Os exemplos de veias médias incluem as denominadas veias superficiais (veias cefálica e basílica dos membros superiores e veias safenas magna e parva dos membros inferiores) e as *veias acompanhantes* que recebem o mesmo nome da artéria que acompanham (Figura 1.24B)

- As **grandes veias** são caracterizadas por largos feixes de músculo liso longitudinal e uma túnica adventícia bem desenvolvida. Um exemplo é a veia cava superior.

O número de veias é maior que o de artérias. Embora suas paredes sejam mais finas, seu diâmetro costuma ser maior que o diâmetro da artéria correspondente. As paredes finas proporcionam grande capacidade de expansão, e as veias se expandem quando o retorno do sangue para o coração é impedido por compressão ou por pressão interna (p. ex., após inspirar profundamente e prender a respiração; esta é a *manobra de Valsalva*).

Como as artérias e veias formam um circuito, seria esperado que metade do volume sanguíneo estivesse nas artérias e metade nas veias. No entanto, em razão do maior diâmetro e à capacidade de expansão das veias, em geral apenas 20% do sangue estão nas artérias, enquanto 80% encontram-se nas veias.

Embora, para simplificar, frequentemente sejam representadas isoladas nas ilustrações, as veias tendem a ser duplas ou múltiplas. Aquelas que acompanham as artérias profundas – **veias acompanhantes** – circundam-nas em uma rede com ramificações irregulares (Figura 1.25). Essa organização serve

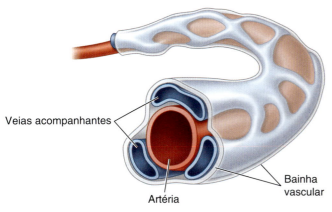

Figura 1.25 Veias acompanhantes. Embora a maioria das veias do tronco ocorra como grandes vasos isolados, as veias nos membros apresentam-se como dois ou mais vasos menores que acompanham uma artéria em uma bainha vascular comum.

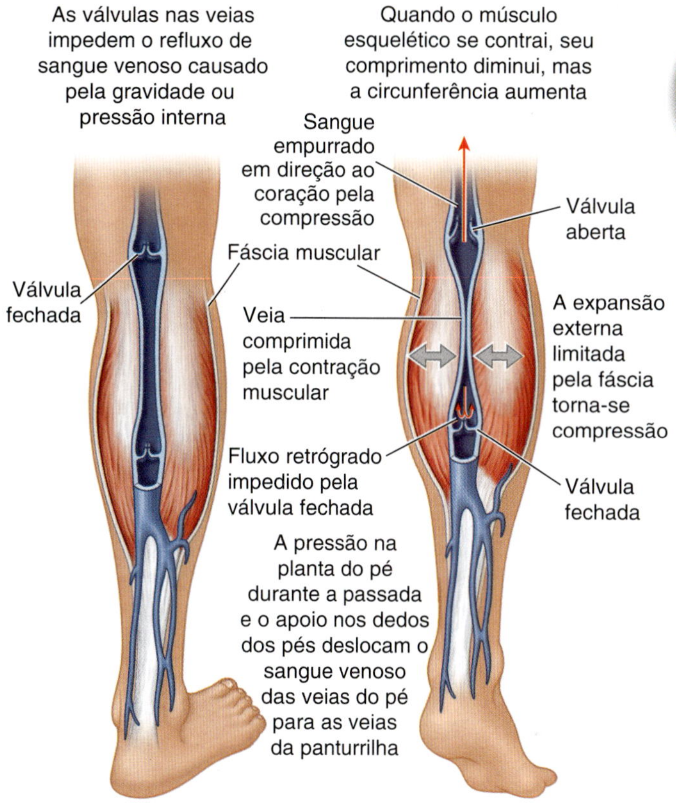

como *trocador de calor em contracorrente*, quando o sangue arterial morno aquece o sangue venoso mais frio em seu retorno de uma extremidade fria para o coração. As veias acompanhantes ocupam uma **bainha vascular** fascial relativamente rígida junto com a artéria que acompanham. Consequentemente, quando a artéria se expande durante a contração do coração, as veias são distendidas e achatadas, o que ajuda a conduzir o sangue venoso para o coração – uma *bomba arteriovenosa*.

As veias sistêmicas são mais variáveis do que as artérias, e as *anastomoses venosas* – comunicações naturais, diretas ou indiretas, entre duas veias – são mais frequentes. A expansão externa dos ventres dos músculos esqueléticos que se contraem nos membros, limitada pela fáscia profunda circundante, comprime as **veias profundas** no músculo esquelético, e ao redor dele, dentro da fáscia profunda, "ordenhando" o sangue para cima em direção ao coração; outro tipo (*musculovenoso*) de *bomba venosa* (Figura 1.26). As válvulas venosas interrompem as colunas de sangue, aliviando, assim, a pressão nas partes mais baixas e só permitindo que o sangue venoso flua em direção ao coração. A congestão venosa que ocorre nos pés quentes e cansados ao fim de um dia de trabalho é aliviada repousando-se os pés sobre um banco mais alto que o tronco (do corpo). Essa posição dos pés também ajuda no retorno venoso do sangue para o coração.

As **veias superficiais** dos membros são externas à fáscia profunda e, portanto, não são afetadas pela contração muscular. Várias **veias perfurantes** ao longo de seu curso penetram na fáscia profunda, continuamente desviando sangue para as veias profundas para ajudar o retorno do sangue ao coração.

CAPILARES SANGUÍNEOS

Para beneficiar as células que formam os tecidos do corpo, o oxigênio e os nutrientes conduzidos pelas artérias precisam sair dos vasos transportadores e passar para o espaço extravascular entre as células, o espaço extracelular (intercelular) no qual vivem as células. Os **capilares** são tubos endoteliais simples que unem os lados arterial e venoso da circulação e permitem a troca de materiais com o **líquido extracelular** (LEC) ou intersticial. Os capilares geralmente são organizados em **leitos capilares**, redes que unem as arteríolas e as vênulas (Figura 1.23). O sangue entra nos leitos capilares

Figura 1.26 Bomba musculovenosa. As contrações musculares nos membros associam-se às válvulas venosas para deslocar o sangue em direção ao coração. A expansão externa dos ventres dos músculos que se contraem é limitada pela fáscia muscular e se torna uma força compressiva que impulsiona o sangue contra a gravidade.

por meio das arteríolas que controlam o fluxo e é drenado pelas vênulas.

À medida que a pressão hidrostática nas arteríolas força a entrada e a passagem do sangue no leito capilar, também força a saída de líquido contendo oxigênio, nutrientes e outros materiais do sangue na extremidade arterial do leito capilar (a montante) para os espaços extracelulares, permitindo a troca com células do tecido adjacente. As paredes capilares, porém, são relativamente impermeáveis às proteínas plasmáticas. A jusante, na extremidade venosa do leito, a maior parte desse LEC – agora contendo resíduos e dióxido de carbono – é reabsorvida pelo sangue graças à pressão osmótica gerada pela maior concentração de proteínas no capilar. (Apesar de já estar bem estabelecido, esse princípio é denominado *hipótese de Starling*.)

Em algumas áreas, como nos dedos das mãos, há conexões diretas entre as pequenas arteríolas e vênulas proximais aos leitos capilares que irrigam e drenam. Os locais dessas comunicações – **anastomoses arteriolovenulares** (arteriovenosas) (AAV) – permitem que o sangue passe diretamente do lado arterial para o lado venoso da circulação sem atravessar os capilares. A pele tem muitos *shunts* arteriovenosos (AV), que são importantes na conservação do calor corporal.

Em algumas situações, o sangue atravessa dois leitos capilares antes de voltar ao coração; um sistema venoso que une dois leitos capilares constitui um **sistema venoso porta**. O sistema venoso no qual o sangue rico em nutrientes passa dos leitos capilares do sistema digestório para os leitos capilares ou sinusoides do fígado – o *sistema porta do fígado* – é o principal exemplo (Figura 1.22C).

ANATOMIA CLÍNICA

SISTEMA CIRCULATÓRIO

Arteriosclerose: isquemia e infarto

A doença arterial adquirida mais comum – e um achado comum na dissecção de cadáveres – em países desenvolvidos é a *arteriosclerose*, um grupo de doenças caracterizadas por espessamento e perda da elasticidade das paredes arteriais. Uma forma comum, a *aterosclerose*, está associada ao acúmulo de gordura (principalmente colesterol) nas paredes arteriais. Há formação de um depósito de cálcio na *placa ateromatosa* (ateroma) – áreas ou elevações amarelas, endurecidas, bem demarcadas na superfície da túnica íntima das artérias (Figura B1.8A). O estreitamento arterial e a irregularidade superficial que se seguem podem resultar em trombose (formação de um coágulo intravascular local ou trombo), que pode ocluir a artéria ou ser levado para a corrente sanguínea e obstruir vasos menores distais na forma de êmbolo (Figura B1.8B). As consequências da aterosclerose incluem *isquemia* (redução do suprimento sanguíneo para um órgão ou região) e *infarto* (necrose de uma área de tecido ou um órgão, decorrente da diminuição do suprimento sanguíneo). Essas consequências são ainda mais importantes em relação ao coração (*cardiopatia isquêmica* e *infarto do miocárdio*), encéfalo (*acidente vascular encefálico*) e *gangrena* das partes distais dos membros.

Varizes

Quando perdem a elasticidade, as paredes das veias se tornam fracas. Uma veia enfraquecida dilata sob a pressão da sustentação de uma coluna de sangue contra a gravidade. Isso resulta no surgimento de *varizes* – veias anormalmente distorcidas e dilatadas – observadas com maior frequência nas pernas (Figura B1.9). As veias varicosas têm um calibre maior que o normal, e as *válvulas venosas são incompetentes* ou foram destruídas por inflamação. Assim, a coluna de sangue que ascende em direção ao coração é contínua, aumentando a pressão sobre as paredes enfraquecidas e agravando o problema de varicosidade. As varizes também ocorrem em caso de degeneração da fáscia muscular. A *fáscia incompetente* não é capaz de conter a expansão dos músculos que se contraem; assim, a bomba musculovenosa (musculofascial) não é efetiva.

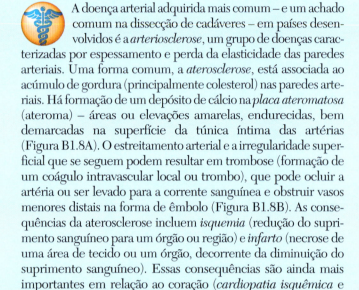

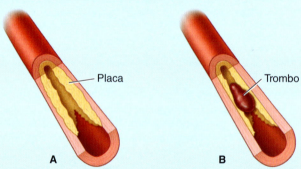

Figura B1.8 Arteriosclerose.

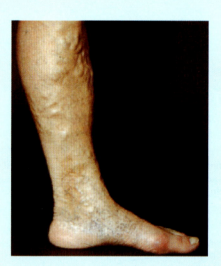

Figura B1.9 Varizes.

SISTEMA LINFÁTICO

Embora o sistema linfático esteja presente em quase todo o corpo, a maior parte não é visível no cadáver. Ainda assim é essencial para a sobrevivência. O conhecimento da anatomia do sistema linfático é importante para os clínicos. A *hipótese de Starling* (ver "Capilares sanguíneos", anteriormente) explica como a maior parte dos líquidos e eletrólitos que entram nos espaços extracelulares provenientes dos capilares sanguíneos também é reabsorvida por eles. No entanto, até 3 litros de líquido deixam de ser reabsorvidos pelos capilares sanguíneos todos os dias. Além disso, parte da proteína plasmática passa para os espaços extracelulares, e o material originado nas próprias células teciduais que não atravessa as paredes dos capilares sanguíneos, como o citoplasma das células que se desintegram, entra continuamente no espaço em que vivem as células. Se houvesse acúmulo desse material nos espaços extracelulares, haveria osmose inversa, atraindo ainda mais líquido e provocando **edema** (excesso de líquido intersticial, que se manifesta na forma de inchaço). Entretanto, em condições normais o volume de líquido intersticial permanece quase constante e geralmente não há acúmulo de proteínas e resíduos celulares nos espaços extracelulares devido ao sistema linfático.

Assim, o **sistema linfático** constitui um tipo de sistema de "hiperfluxo" que permite a drenagem do excesso de líquido tecidual e das proteínas plasmáticas que extravasam para a corrente sanguínea, e também a remoção de resíduos resultantes de decomposição celular e infecção. Os componentes importantes do sistema linfático são (Figura 1.27):

- **Plexos linfáticos**, redes de **capilares linfáticos** de fundo cego que se originam nos espaços extracelulares (intercelulares) da maioria dos tecidos. Como são formados por um endotélio muito fino, que não tem membrana basal, proteínas plasmáticas, bactérias, resíduos celulares, e até mesmo células inteiras (principalmente linfócitos), entram neles com facilidade junto com o excesso de líquido tecidual

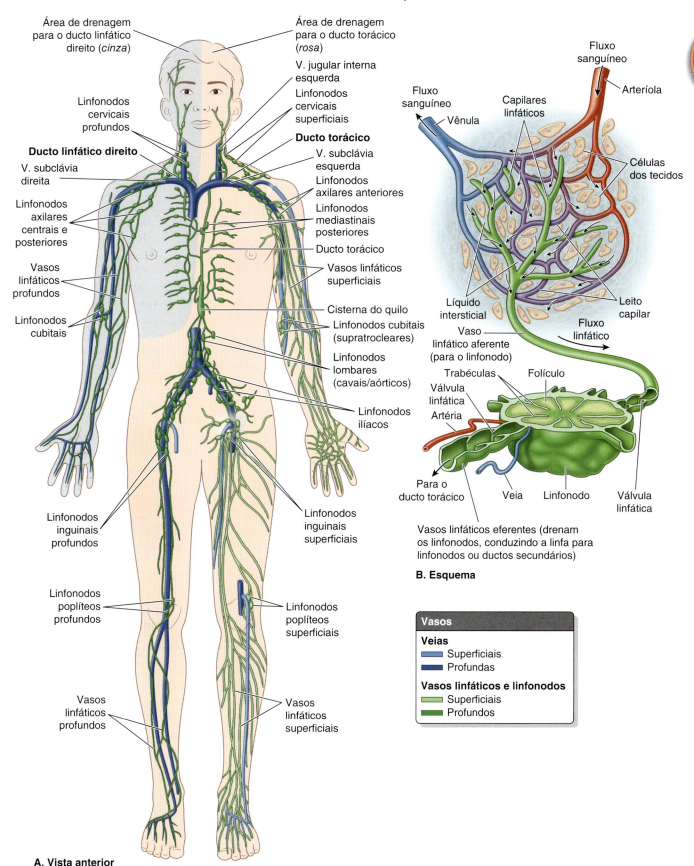

Figura 1.27 Sistema linfático. A. Padrão de drenagem linfática. Com exceção do quadrante superior direito do corpo (*rosa*), a linfa drena para o ângulo venoso esquerdo através do ducto torácico. O quadrante superior direito drena para o ângulo venoso direito, geralmente via um ducto linfático direito. A linfa geralmente atravessa vários grupos de linfonodos, em uma ordem geralmente previsível, antes de entrar no sistema venoso. **B.** Esquema ilustrativo do fluxo linfático dos espaços extracelulares através de um linfonodo. *As setas pretas pequenas* indicam o fluxo (saída) de líquido intersticial dos capilares sanguíneos e (absorção) pelos capilares linfáticos.

- **Vasos linfáticos** (linfáticos), vasos de paredes finas com muitas válvulas linfáticas que compõem uma rede por quase todo o corpo para drenar a linfa dos capilares linfáticos. Em indivíduos vivos, há saliências nos locais de cada uma das válvulas, que estão bem próximas, o que deixa os vasos linfáticos com a aparência de um colar de contas. Os **troncos linfáticos** são grandes vasos coletores que recebem linfa de múltiplos vasos linfáticos. Os capilares e os vasos linfáticos são encontrados em quase todos os lugares onde há capilares sanguíneos, com exceção, por exemplo, dos dentes, dos ossos, da medula óssea e de todo o sistema nervoso central (SNC) (o excesso de líquido tecidual do SNC drena para o líquido cerebrospinal)
- **Linfa**, o líquido tecidual que entra nos capilares linfáticos e é conduzido por vasos linfáticos. Geralmente, a linfa transparente, aquosa e discretamente amarela tem composição semelhante à do plasma sanguíneo
- **Linfonodos**, pequenas massas de tecido linfático, encontradas ao longo do trajeto dos vasos linfáticos, que filtram a linfa em seu trajeto até o sistema venoso (Figura 1.27B)
- **Linfócitos**, células circulantes do sistema imune que reagem contra materiais estranhos
- **Órgãos linfoides**, partes do corpo que produzem linfócitos, como timo, medula óssea vermelha, baço, tonsilas e os nódulos linfáticos solitários e agregados nas paredes do sistema digestório e no apêndice vermiforme.

Os **vasos linfáticos superficiais**, mais numerosos que as veias na tela subcutânea e que se anastomosam livremente, acompanham a drenagem venosa e convergem para ela. Esses vasos finalmente drenam nos **vasos linfáticos profundos** que acompanham as artérias e também recebem a drenagem de órgãos internos. É provável que os vasos linfáticos profundos também sejam comprimidos pelas artérias que acompanham, o que leva à ordenha da linfa ao longo desses vasos que têm válvulas, da mesma forma descrita antes sobre as veias acompanhantes. Os vasos linfáticos superficiais e profundos atravessam os linfonodos (geralmente vários conjuntos) em seu trajeto no sentido proximal, tornando-se maiores à medida que se fundem com vasos que drenam regiões adjacentes. Os grandes vasos linfáticos entram em grandes vasos coletores, denominados troncos linfáticos, que se unem para formar o ducto linfático direito ou o ducto torácico (Figura 1.27A):

- O *ducto linfático direito* drena linfa do quadrante superior direito do corpo (lado direito da cabeça, do pescoço e do tórax, além do membro superior direito). Na raiz do pescoço, entra na junção das veias jugular interna direita e subclávia direita, o **ângulo venoso direito**
- O *ducto torácico* drena linfa do restante do corpo. Os troncos linfáticos que drenam a metade inferior do corpo unem-se no abdome, algumas vezes formando um saco coletor dilatado, a *cisterna do quilo*. A partir desse saco (se presente), ou da união dos troncos, o ducto torácico ascende, entrando no tórax e atravessando-o para chegar ao **ângulo venoso esquerdo** (junção das veias jugular interna esquerda e subclávia esquerda).

Embora esse seja o padrão de drenagem típico da maior parte da linfa, os vasos linfáticos comunicam-se livremente com as veias em muitas partes do corpo. Sendo assim, a ligadura de um tronco linfático ou mesmo do próprio ducto torácico pode ter apenas um efeito transitório enquanto se estabelece um novo padrão de drenagem por intermédio das *anastomoses linfaticovenosas* – e posteriormente *interlinfáticas* – periféricas.

Outras funções do sistema linfático incluem:

- *Absorção e transporte da gordura dos alimentos*. Capilares linfáticos especiais, denominados lácteos, recebem todos os lipídios e vitaminas lipossolúveis absorvidos pelo intestino. Em seguida, o líquido leitoso, *quilo*, é conduzido pelos vasos linfáticos viscerais para o ducto torácico, e daí para o sistema venoso
- *Formação de um mecanismo de defesa do corpo*. Quando há drenagem de proteína estranha de uma área infectada, anticorpos específicos contra a proteína são produzidos por células imunologicamente competentes e/ou linfócitos e enviados para a área infectada.

ANATOMIA CLÍNICA

SISTEMA LINFÁTICO
Disseminação do câncer

O câncer invade o corpo por *contiguidade* (crescimento para o tecido adjacente) ou por *metástase* (disseminação de células tumorais para locais distantes do tumor original ou primário). A metástase pode ocorrer de três formas:

1. *Semeadura direta* das túnicas serosas das cavidades corporais
2. *Disseminação linfogênica* (pelos vasos linfáticos)
3. *Disseminação hematogênica* (pelos vasos sanguíneos).

É surpreendente que muitas vezes até mesmo uma fina lâmina fascial ou túnica serosa impeça a invasão tumoral. No entanto, quando um câncer penetra um espaço potencial, é provável que haja semeadura direta das cavidades – isto é, de suas túnicas serosas.

A *disseminação linfogênica* é a via mais comum de disseminação inicial de *carcinomas* (tumores epiteliais), o tipo mais comum de câncer. As células que se desprendem do tumor primário entram nos vasos linfáticos e seguem através deles. As células presentes na linfa são filtradas e aprisionadas pelos linfonodos, que assim se tornam locais de câncer secundário (metastático).

O padrão de acometimento dos linfonodos pelo câncer segue as vias naturais da drenagem linfática. Assim, ao remover um tumor potencialmente metastático, os cirurgiões *determinam o estágio da metástase* (avaliam o grau de disseminação do câncer) removendo e examinando linfonodos que recebem linfa do órgão ou região na ordem em que a linfa normalmente passa por eles. Portanto, é importante que o médico conheça a drenagem linfática "de trás para a frente" – isto é, (1) que saiba quais linfonodos devem ser afetados quando um tumor é identificado em determinado local ou órgão (e a ordem na qual recebem linfa) e

(2) que seja capaz de determinar os prováveis locais de câncer primário (origens da metástase) quando é detectado um linfonodo aumentado. Os *linfonodos cancerosos* aumentam à medida que crescem as células tumorais em seu interior; entretanto, ao contrário dos linfonodos inflamatórios edemaciados, geralmente não são dolorosos quando comprimidos. Às vezes, um linfonodo aumentado é o primeiro sinal de câncer.

A *disseminação hematogênica* é a via mais comum para a metástase dos *sarcomas* (cânceres do tecido conjuntivo) menos comuns (porém mais agressivos). Como as veias são mais abundantes e têm paredes mais finas, que oferecem menor resistência, a metástase ocorre com maior frequência por via venosa do que arterial. Como as células no sangue seguem o fluxo venoso, o fígado e os pulmões são os locais mais comuns de sarcomas secundários.

Em geral, não é difícil o tratamento ou a retirada de um tumor primário, mas o tratamento ou a retirada de todos os linfonodos afetados ou de outros tumores secundários (metastáticos) pode ser impossível (Kumar et al., 2020).

Linfangite, linfadenite e linfedema

A *linfangite* e a *linfadenite* são inflamações secundárias dos vasos linfáticos e linfonodos, respectivamente. Esses distúrbios podem ocorrer quando o sistema linfático participa do transporte de substâncias químicas ou bactérias após lesão ou infecção grave. Os vasos linfáticos, normalmente ocultos, podem ser vistos como estrias vermelhas na pele, e os linfonodos sofrem aumento doloroso. Esse distúrbio é perigoso porque a infecção não contida pode causar *septicemia*. O *linfedema*, um tipo localizado de edema, ocorre quando não há drenagem da linfa de uma área do corpo. Por exemplo, se os linfonodos cancerosos forem removidos cirurgicamente da axila, pode haver linfedema do membro. Os tumores de células sólidas podem penetrar os vasos linfáticos e formar pequenos *êmbolos celulares*, que podem se desprender e seguir até os linfonodos regionais. Dessa forma, pode haver disseminação linfogênica adicional para outros tecidos e órgãos.

Pontos-chave: Sistemas circulatório e linfático

Sistema circulatório: O sistema circulatório é formado pelo coração e pelos vasos sanguíneos – artérias, veias e capilares. ■ As artérias e veias (e os vasos linfáticos) têm três camadas ou túnicas – túnica íntima, túnica média e túnica adventícia. ■ As artérias têm fibras elásticas e musculares em suas paredes, que permitem a propulsão do sangue em todo o sistema circulatório. ■ As veias têm paredes mais finas do que as artérias e são distinguidas por válvulas que impedem o refluxo de sangue. ■ Os capilares, como simples tubos endoteliais, são os menores vasos sanguíneos e fazem a ligação entre as menores artérias (arteríolas) e veias (vênulas).

Sistema linfático: O sistema linfático drena o excesso de líquido dos espaços extracelulares para a corrente sanguínea. ■ O sistema linfático também é uma parte importante do sistema de defesa do corpo. ■ Os componentes importantes do sistema linfático são as redes de capilares linfáticos, os plexos linfáticos; os vasos linfáticos; a linfa; os linfonodos; os linfócitos; e os órgãos linfoides. ■ O sistema linfático oferece uma via (relativamente) previsível para a disseminação de alguns tipos de células cancerosas em todo o corpo. ■ A inflamação dos vasos linfáticos e/ou o aumento dos linfonodos é um indicador importante de possível lesão, infecção ou doença (p. ex., câncer).

SISTEMA NERVOSO

O sistema nervoso permite que o corpo reaja a modificações contínuas dos ambientes interno e externo. Também controla e integra as várias atividades do corpo, como a circulação e a respiração. Para fins descritivos, o sistema nervoso é dividido:

- Estruturalmente, em *sistema nervoso central** (SNC), formado pelo encéfalo e medula espinal, e *sistema nervoso periférico** (SNP), o restante do sistema nervoso que não pertence ao SNC
- Funcionalmente, em *divisão somática do sistema nervoso* (DSSN) e *divisão autônoma do sistema nervoso* (DASN).

O tecido nervoso é constituído por dois tipos de células principais: os *neurônios* (células nervosas) e a *neuróglia* (células gliais), que sustenta os neurônios:

- Os **neurônios** são as unidades estruturais e funcionais do sistema nervoso especializadas para comunicação rápida (Figuras 1.28 e 1.29). Um neurônio é formado por um **corpo celular** com prolongamentos denominados **dendritos** e um **axônio**, que conduzem os impulsos que entram e saem do corpo celular, respectivamente. A *mielina* é constituída por camadas de lipídios e substâncias proteicas que formam uma bainha ao redor de alguns axônios, propiciando grande aumento da velocidade de condução do impulso. A maioria dos neurônios do sistema nervoso (particularmente do SNP) pertence a dois tipos (Figura 1.28):

  1. **Neurônios motores multipolares** têm dois ou mais dendritos e um axônio, que pode ter um ou mais ramos colaterais. São o tipo mais comum de neurônio no sistema nervoso (SNC e SNP). Todos os neurônios motores que controlam os músculos esqueléticos e aqueles que formam a DASN são multipolares
  2. **Neurônios sensitivos pseudounipolares** têm um prolongamento curto, aparentemente único (mas, na verdade, duplo) que se estende a partir do corpo celular. Esse processo comum divide-se em um prolongamento periférico, que conduz impulsos do órgão

---

*N.R.T.: Segundo a Terminologia Anatômica, parte central do sistema nervoso e parte periférica do sistema nervoso.

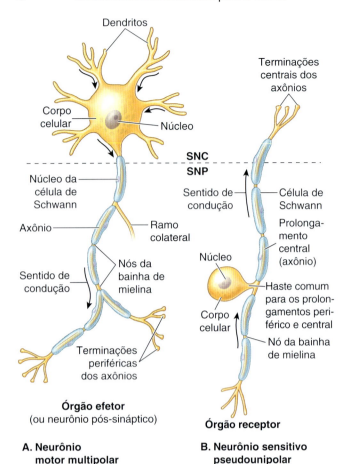

Figura 1.28 Neurônios. A figura mostra os tipos mais comuns de neurônios. **A.** Neurônios motores multipolares. Todos os neurônios motores que controlam os músculos esqueléticos e aqueles que formam a DASN são multipolares. **B.** Neurônios pseudounipolares. Com exceção de alguns sentidos especiais (p. ex., olfato e visão), todos os neurônios sensitivos do SNP são neurônios pseudounipolares com corpos celulares situados em gânglios sensitivos.

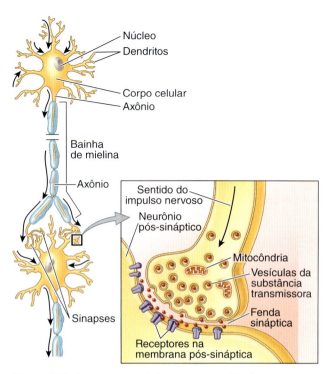

Figura 1.29 Sinapse de neurônios motores multipolares. Um neurônio influencia outros nas sinapses. *Detalhe:* Estrutura detalhada de uma sinapse axodendrítica. Os neurotransmissores difundem-se através da fenda sináptica entre as duas células e ligam-se aos receptores.

receptor (p. ex., tato, dor ou sensores térmicos na pele) em direção ao corpo celular, e um prolongamento central que vai do corpo celular até o SNC. Os corpos celulares dos neurônios pseudounipolares estão situados fora do SNC nos gânglios sensitivos e, portanto, fazem parte do SNP. A comunicação entre os neurônios é feita nos pontos de contato entre eles, as sinapses (Figura 1.29). A comunicação ocorre por meio de neurotransmissores, substâncias químicas liberadas ou secretadas por um neurônio, que podem excitar ou inibir outro neurônio, continuando ou interrompendo a transmissão de impulsos ou a resposta a eles
- A **neuróglia** (células gliais ou glia), aproximadamente cinco vezes mais abundante que os neurônios, é formada por células não neuronais, não excitáveis, que formam um importante componente do tecido nervoso, sustentando, isolando e nutrindo os neurônios. No SNC, a neuróglia inclui *oligodendróglia*, *astrócitos*, *células ependimárias* e *micróglia* (pequenas células gliais). No SNP, a neuróglia inclui *células-satélite* ao redor dos neurônios nos gânglios espinais (raiz posterior) e autônomos e as *células do neurolema (de Schwann)* (Figuras 1.28 e 1.29).

Parte central do sistema nervoso

A **parte central do sistema nervoso** ou **sistema nervoso central** (SNC) é formada pelo encéfalo e pela medula espinal (Figura 1.30). Os principais papéis do SNC são integrar e coordenar os sinais neurais que chegam e saem e realizar funções mentais superiores, como o raciocínio e o aprendizado.

Um **núcleo** é um conjunto de corpos de células nervosas no SNC. Um feixe de fibras nervosas (axônios) no SNC que une núcleos vizinhos ou distantes do córtex cerebral é um **trato**. O encéfalo e a medula espinal são formados por substância cinzenta e substância branca. Os corpos dos neurônios constituem a **substância cinzenta**; os sistemas de tratos de fibras interconectantes formam a **substância branca** (Figura 1.31). Em cortes transversais da medula espinal, a substância cinzenta apresenta-se como uma área com formato aproximado de uma letra H incrustada em matriz de substância branca. Os braços do H são os **cornos**; portanto, existem cornos cinzentos posteriores (dorsais) e anteriores (ventrais) direito e esquerdo.

Três camadas membranosas – pia-máter, aracnoide-máter e dura-máter – formam, juntas, as *meninges*. As *meninges* e o *líquido cerebrospinal* (LCS) circundam e protegem o SNC. O encéfalo e a medula espinal são revestidos em sua face externa pela meninge mais interna, um revestimento delicado e transparente, a *pia-máter*. O LCS está localizado entre a pia-máter e a *aracnoide-máter*. Externamente à pia-máter e à aracnoide-máter está a espessa e rígida *dura-máter*. A *dura-máter do encéfalo* está relacionada com a face interna do osso do neurocrânio adjacente; a *dura-máter da medula espinal* é separada do osso adjacente da coluna vertebral por um *espaço extradural* cheio de gordura.

Capítulo 1 ■ Visão Geral e Conceitos Básicos   47

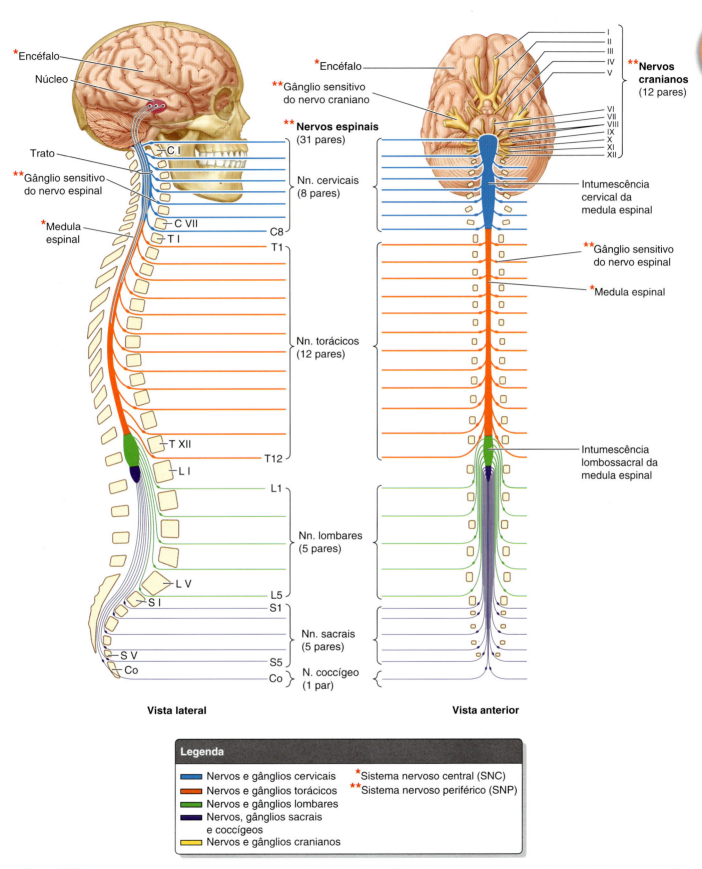

Figura 1.30 Organização básica do sistema nervoso. O SNC é formado pelo encéfalo e pela medula espinal. O SNP é formado pelos nervos e gânglios. Os nervos são cranianos ou espinais (segmentares), ou derivados deles. Exceto na região cervical, cada nervo espinal tem a mesma designação alfanumérica que a vértebra que forma o limite superior de sua saída da coluna vertebral. Na região cervical, cada nervo espinal tem a mesma designação alfanumérica que a vértebra que forma seu limite inferior. O nervo espinal C8 sai entre as vértebras C VII e T I. As intumescências cervical e lombossacral da medula espinal têm relação com a inervação dos membros.

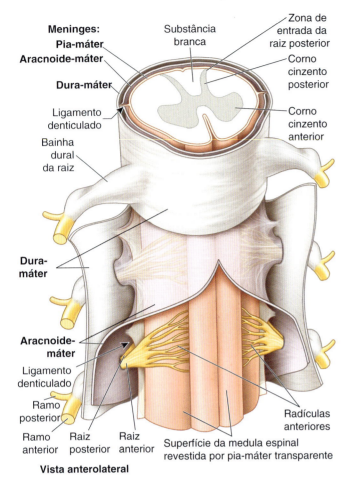

Figura 1.31 Medula espinal e meninges. A dura-máter e a aracnoide-máter foram seccionadas e rebatidas para mostrar as raízes posteriores e anteriores e o ligamento denticulado (espessamento bilateral, longitudinal, entalhado da pia-máter que fixa a medula espinal no centro do canal vertebral). A medula espinal é seccionada para mostrar seus cornos de substância cinzenta. As meninges estendem-se ao longo das raízes nervosas e se fundem ao epineuro no ponto onde as raízes posteriores e anteriores se unem, formando as bainhas radiculares durais que revestem os gânglios sensitivos (raiz posterior).

Parte periférica do sistema nervoso

A **parte periféria do sistema nervoso** ou **sistema nervoso periférico** (SNP) é formada por fibras nervosas e corpos celulares fora do SNC que conduzem impulsos que chegam ou saem do SNC (Figura 1.30). O SNP é organizado em nervos que unem a parte central às estruturas periféricas.

Uma **fibra nervosa** é formada por um axônio, seu neurolema, e circunda o tecido conjuntivo endoneural (Figura 1.32). O **neurolema** é formado pelas membranas celulares das células de Schwann que circundam imediatamente o axônio, separando-o de outros axônios. No SNP o neurolema pode assumir duas formas, criando duas classes de fibras nervosas:

1. O neurolema das fibras nervosas mielínicas é formado pelas células de Schwann específicas de um axônio, organizadas em uma série contínua de células de revestimento que formam a mielina
2. O neurolema das fibras nervosas amielínicas é composto de células de Schwann que não formam uma série

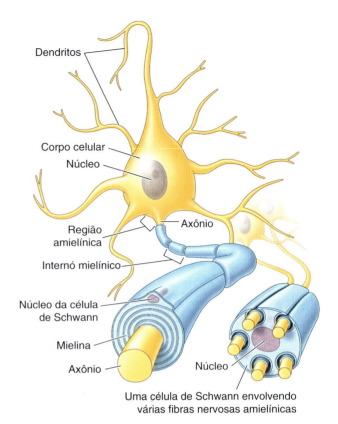

Figura 1.32 Fibras nervosas periféricas mielínicas e amielínicas. As fibras nervosas mielínicas têm uma bainha formada por uma série contínua de células do neurolema (Schwann) que circundam o axônio e formam uma série de segmentos de mielina. Várias fibras nervosas amielínicas são individualmente incrustadas em uma única célula do neurolema que não produz mielina.

aparente; há vários axônios incorporados separadamente ao citoplasma de cada célula. Essas células de Schwann não produzem mielina. A maioria das fibras nos nervos cutâneos (nervos responsáveis pela sensibilidade cutânea) é amielínica.

Um **nervo** é composto dos seguintes componentes:

- Um feixe de fibras nervosas fora do SNC (ou um "feixe de fibras reunidas", ou *fascículos*, no caso de um nervo maior)
- Revestimento de tecido conjuntivo que circunda e une as fibras nervosas e os fascículos
- Vasos sanguíneos (*vasos dos nervos*) que nutrem as fibras nervosas e seus revestimentos (Figura 1.33).

Os nervos são muito fortes e resilientes, porque as fibras nervosas são sustentadas e protegidas por três revestimentos de tecido conjuntivo:

1. **Endoneuro**, tecido conjuntivo delicado que circunda imediatamente as células do neurolema e os axônios
2. **Perineuro**, uma camada de tecido conjuntivo denso que envolve um fascículo de fibras nervosas periféricas, proporcionando uma barreira efetiva contra a penetração das fibras nervosas por substâncias estranhas
3. **Epineuro**, uma bainha de tecido conjuntivo espesso que circunda e encerra um feixe de fascículos, formando o revestimento mais externo do nervo; inclui tecido adiposo, vasos sanguíneos e linfáticos.

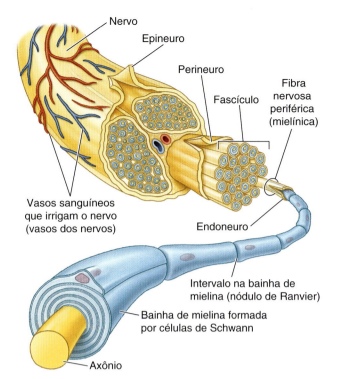

Figura 1.33 Organização e formação da bainha nas fibras nervosas mielínicas. Os nervos são formados por feixes de fibras nervosas, as camadas de tecido conjuntivo que os unem e os vasos sanguíneos (vasos dos nervos) que os irrigam. Todos os nervos, exceto os menores, estão organizados em feixes denominados fascículos.

Os nervos são organizados como um cabo telefônico: os axônios assemelham-se a fios individuais isolados pelo neurolema e endoneuro; os fios isolados são reunidos pelo perineuro e os feixes são circundados pelo epineuro, que forma o revestimento externo do cabo (Figura 1.33). É importante distinguir entre *fibras nervosas* e *nervos*, que às vezes são representados em diagramas como sendo uma única e mesma coisa.

Um conjunto de corpos de células nervosas fora do SNC constitui um **gânglio**. Existem gânglios motores (autônomos) e sensitivos.

TIPOS DE NERVOS

O SNP é contínuo, do ponto de vista anatômico e operacional, com o SNC (Figura 1.30). Suas **fibras aferentes** (**sensitivas**) conduzem impulsos nervosos dos órgãos dos sentidos (p. ex., os olhos) e dos receptores sensitivos em várias partes do corpo (p. ex., na pele) para o SNC. Suas **fibras eferentes** (**motoras**) conduzem impulsos nervosos do SNC para os *órgãos efetores* (músculos e glândulas).

Os nervos são cranianos ou espinais, ou derivados deles (Figura 1.30):

- Os **nervos cranianos** saem da cavidade craniana através de forames no crânio e são identificados por um nome descritivo (p. ex., "nervo troclear") ou por um algarismo romano (p. ex., "NC IV"). Apenas 11 dos 12 pares de nervos cranianos originam-se no encéfalo; o outro par (NC XI) origina-se na parte superior da medula espinal

- Os **nervos espinais** (**segmentares**) saem da coluna vertebral através de forames intervertebrais. Os nervos espinais originam-se em pares bilaterais de um segmento específico da medula espinal. Todos os 31 segmentos da medula espinal e os 31 pares de nervos que se originam deles são identificados por uma letra e um número (p. ex., "T4") que designam a região da medula e sua ordem de superior para inferior (C, cervical; T, torácica; L, lombar; S, sacral; Co, coccígea).

Nervos espinais. Inicialmente, os nervos espinais originam-se na medula espinal como **radículas** (um detalhe que costuma ser omitido nos diagramas para simplificar); as radículas convergem para formar duas raízes nervosas (Figura 1.34):

1. Uma **raiz anterior** (**ventral**), formada por fibras motoras (eferentes) que saem dos corpos das células nervosas nos cornos anterior e lateral da substância cinzenta da medula espinal para órgãos efetores situados na periferia
2. Uma **raiz posterior** (**dorsal**), formada por fibras sensitivas (aferentes) dos corpos celulares do gânglio sensitivo do nervo espinal ou gânglio da raiz posterior (dorsal) (geralmente abreviado como "GRD") que se estendem em direção à periferia até terminações sensitivas e centralmente até o corno posterior de substância cinzenta da medula espinal.

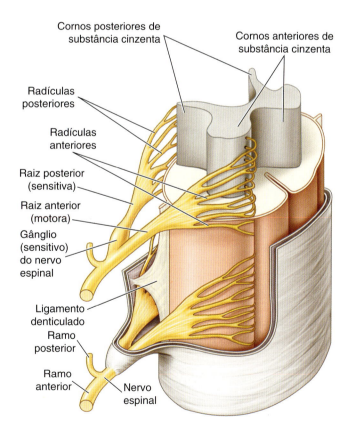

Figura 1.34 Substância cinzenta da medula espinal, raízes espinais e nervos espinais. As meninges são seccionadas e rebatidas para mostrar a substância cinzenta em formato de H na medula espinal e as radículas e raízes posteriores e anteriores de dois nervos espinais. As radículas posteriores e anteriores entram e saem pelos cornos cinzentos posterior e anterior, respectivamente. As raízes nervosas posteriores e anteriores unem-se distalmente ao gânglio sensitivo para formar um nervo espinal misto, que se divide imediatamente nos ramos posterior e anterior.

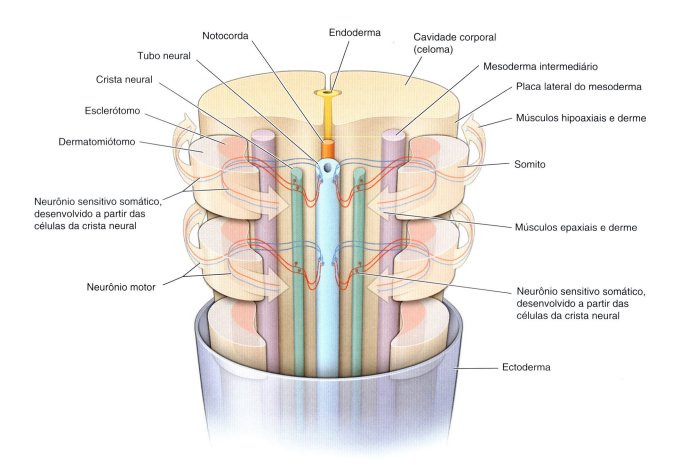

A. Vista posterior

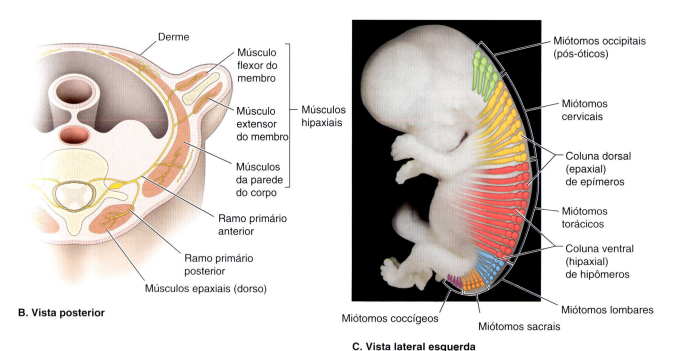

B. Vista posterior

C. Vista lateral esquerda

Figura 1.35 Dermátomos e miótomos. Esquema representativo do desenvolvimento de dermátomos (a área unilateral de pele) e miótomos (a parte unilateral de músculo esquelético) inervados por nervos espinais únicos (segmentais). **A.** Formação de dermatomiótomos e iniciação do crescimento epaxial e hipaxial durante o estágio somático médio (15 a 28 dias). **B.** Distribuição de músculo epaxial e hipaxial e derme no início do estágio de brotamento do membro (aproximadamente 5 semanas). **C.** Distribuição segmentar de miótomos em 6 semanas. A fusão de miótomos que se estendem para os membros produz músculos esqueléticos com inervação multissegmentar.

As raízes nervosas posteriores e anteriores se unem, dentro ou imediatamente proximais ao forame intervertebral, para formar um *nervo espinal* misto (motor e sensitivo), que se divide imediatamente em dois *ramos*: um *ramo posterior* (*dorsal*) e um *ramo anterior* (*ventral*). Como ramos do nervo espinal misto, os ramos posterior e anterior conduzem fibras motoras e sensitivas, bem como seus ramos subsequentes. Os termos *nervo motor* e *nervo sensitivo* são quase sempre relativos, referindo-se à *maioria* dos tipos de fibras conduzidas por aquele nervo. Os nervos que suprem músculos do tronco ou dos membros (nervos motores) também contêm cerca de 40% de fibras sensitivas que conduzem informações álgicas e proprioceptivas. Por outro lado, os nervos cutâneos (sensitivos) contêm fibras motoras que suprem as glândulas sudoríferas e o músculo liso dos vasos sanguíneos e folículos pilosos.

A correlação entre os nervos e a pele e o músculo é estabelecida durante o seu desenvolvimento inicial. Obviamente, a estrutura e a organização segmentares dos seres humanos não são tão evidentes como as dos anelídeos, mas são bastante evidentes durante um período de desenvolvimento conhecido como *período somítico*. Após este período embrionário inicial, nossa estrutura segmentar é mais evidente no esqueleto (vértebras e costelas) e nos nervos e músculos da região torácica.

Durante o período somítico (Figura 1.35), o tecido que dará origem ao músculo, ossos e outros tecidos conjuntivos – incluindo a derme da pele – adota o aspecto de uma linha bilateral de formações semelhantes a bolachas que flanqueiam a medula espinal primitiva (tubo neural). Essas formações são chamadas de **somitos**:

- Os lados mediais dos somitos tornam-se **esclerótomos**, células que saem dos somitos e migram medialmente (Figura 1.35A)
  - Os esclerótomos em migração ventral rodeiam a notocorda, formando os primórdios dos *corpos das vértebras*
  - Esclerótomos em migração dorsal circundam o tubo neural, formando os primórdios do *arco vertebral*
- A face lateral dos somitos (**dermatomiótomos**) dá origem aos músculos esqueléticos e à derme da pele
  - Células dos dermatomiótomos que migram posteriormente dão origem aos músculos próprios do dorso (profundos) ou epaxiais e à derme sobrejacente (Figura 1.35B, C)
  - As células que migram anteriormente dão origem aos músculos hipaxiais da face anterolateral do tronco e dos membros e à derme associada
- Os nervos se desenvolvem em pares bilaterais e servem o tecido formador de derme e músculos dos somitos adjacentes (Figura 1.35A)
  - Os neurônios motores em desenvolvimento no tubo neural anterior enviam prolongamentos perifericamente para as regiões posterior e anterior do dermatomiótomo
  - Os neurônios sensitivos em desenvolvimento nas cristas neurais enviam prolongamentos periféricos para estas regiões do dermatomiótomo e prolongamentos centrais para a região posterior do tubo neural
  - Fibras nervosas motoras e sensitivas somáticas que estão organizadas de modo segmentar ao longo do tubo neural tornam-se partes de todos os nervos espinais e de alguns nervos cranianos
  - Os aglomerados de corpos celulares sensitivos derivados da crista neural, localizados fora do SNC, formam gânglios sensitivos

- A correlação entre os nervos e o tecido derivado do dermatomiótomo persiste por toda a vida:
  - A área de pele unilateral suprida por um único nervo espinal (membro direito ou esquerdo de um par de nervos espinais) é chamada de **dermátomo**
  - A massa unilateral de um músculo suprida por um único nervo espinal é chamada de **miótomo.**

Ao longo da vida, a secção de um nervo espinal resulta em denervação da área da pele e da massa de músculo originalmente inervada.

A partir de estudos clínicos de lesões das raízes posteriores ou nervos espinais, foram elaborados mapas de dermátomos para indicar o padrão comum de inervação cutânea por nervos espinais específicos (Figura 1.36). No entanto, a lesão de apenas uma raiz posterior ou nervo espinal raramente resultaria em dormência na área demarcada da pele para esse nervo nesses mapas porque as fibras conduzidas por nervos espinais adjacentes se superpõem quase completamente enquanto são

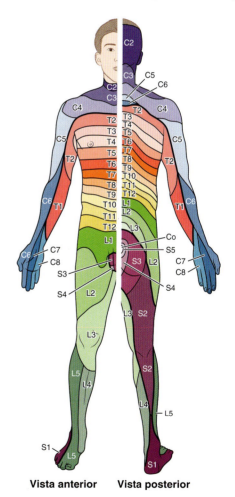

Figura 1.36 Dermátomos (inervação cutânea segmentar). Os mapas de dermátomos do corpo baseiam-se na reunião de achados clínicos após lesões dos nervos espinais. O mapa toma como base os estudos de Foerster (1933) e reflete a distribuição anatômica (real) ou a inervação segmentar e a experiência clínica. Outro mapa popular, porém mais esquemático, é o de Keegan e Garrett (1948), que é atraente por causa de seu padrão regular, extrapolado com mais facilidade. O nervo espinal C1 não tem componente aferente significativo e não supre a pele; portanto, não há representação de dermátomo C1. Observe que, no mapa de Foerster, C5–T1 e L3–S1 estão quase totalmente distribuídos nos membros (*i. e.*, têm pouca ou nenhuma representação no tronco).

distribuídas para a pele, proporcionando um tipo de cobertura dupla. Assim, as linhas que indicam os dermátomos nos mapas seriam mais bem representadas por gradações de cor. Em geral, é preciso que haja interrupção de pelo menos dois nervos espinais ou raízes (como mostrado na Figura 1.44B) para produzir uma área definida de dormência.

Quando emergem dos forames intervertebrais, os nervos espinais são divididos em dois ramos (Figura 1.37; ver Figura 1.44B):

1. Os **ramos posteriores (primários) dos nervos espinais** enviam fibras nervosas para as articulações sinoviais da coluna vertebral, músculos profundos do dorso e a pele sobrejacente em um padrão segmentar. Como regra geral, os ramos posteriores permanecem separados uns dos outros (não se fundem para formar grandes plexos nervosos somáticos)
2. Os **ramos anteriores (primários) dos nervos espinais** enviam fibras nervosas para a área muito maior remanescente, formada pela pele e pelos músculos hipaxiais das regiões anterior e lateral do tronco e dos membros superiores e inferiores. Os ramos anteriores distribuídos exclusivamente para o tronco costumam permanecer separados uns dos outros, também inervando os músculos e a pele em um padrão segmentar (Figuras 1.38 e 1.39; ver Figura 1.44B). Entretanto, principalmente em relação à inervação dos membros, a maioria dos ramos anteriores funde-se com um ou mais ramos anteriores

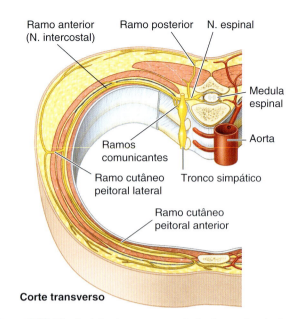

Figura 1.37 Distribuição dos nervos espinais. Pouco depois de serem formados pela fusão das raízes posterior e anterior, os nervos espinais dividem-se em ramos anterior e posterior (primários). Os ramos posteriores são distribuídos para as articulações sinoviais da coluna vertebral, músculos profundos do dorso e a pele sobrejacente. A parede anterolateral do corpo remanescente, inclusive os membros, é suprida por ramos anteriores. Os ramos posteriores e os ramos anteriores dos nervos espinais T2–T12 geralmente não se fundem aos ramos de nervos espinais adjacentes para formar plexos.

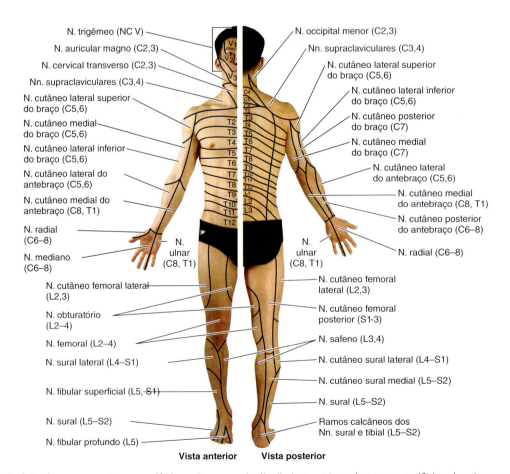

Figura 1.38 Distribuição dos nervos cutâneos periféricos. Os mapas da distribuição cutânea dos nervos periféricos baseiam-se na dissecção e são apoiados pelos achados clínicos.

Capítulo 1 ■ Visão Geral e Conceitos Básicos 53

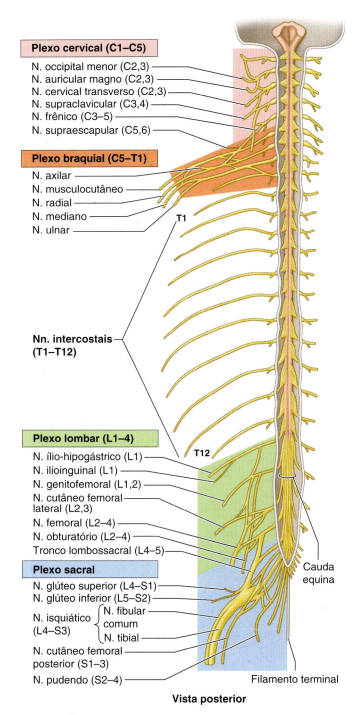

Figura 1.39 Ramos anteriores dos nervos espinais e sua participação na formação do plexo. Embora os ramos posteriores (não mostrados) geralmente permaneçam separados e sigam um padrão de distribuição segmentar distinto, a maioria dos ramos anteriores (20 dos 31 pares) participa da formação de plexos, responsáveis principalmente pela inervação dos membros. No entanto, os ramos anteriores distribuídos apenas para o tronco geralmente permanecem separados e seguem distribuição segmentar semelhante à distribuição dos ramos posteriores.

adjacentes, formando *plexos nervosos* (redes) *somáticos* nos quais suas fibras se misturam e dos quais emerge um novo grupo de *nervos periféricos multissegmentares* (Figuras 1.39 e 1.40A, B). Os ramos anteriores dos nervos espinais que participam da formação do plexo enviam fibras para vários nervos periféricos originados no plexo (Figura 1.40A); por outro lado, a maioria dos nervos periféricos originados no plexo contém fibras de vários nervos espinais (Figura 1.40B).

Embora os nervos espinais percam sua identidade quando se dividem e se fundem no plexo, as fibras originadas de um segmento específico da medula e conduzidas por um único nervo espinal são basicamente distribuídas para um dermátomo segmentar, embora possam alcançá-lo através de um nervo periférico multissegmentar originado no plexo e que também conduza fibras para todos os dermátomos ou para partes de outros dermátomos adjacentes (Figura 1.40C).

Assim, é importante distinguir entre a distribuição das fibras conduzidas por nervos espinais (*distribuição* ou *inervação segmentar* – isto é, dermátomos e miótomos identificados por uma letra e um número, como "T4") e das fibras conduzidas por ramos de um plexo (*inervação* ou *distribuição por nervo periférico*, identificados com os nomes de nervos periféricos, como "o nervo mediano") (Figuras 1.36 e 1.38). O mapeamento da inervação segmentar (dermátomos, determinado pela experiência clínica) e o mapeamento da distribuição dos nervos periféricos (determinado por dissecção dos ramos distais de um nervo nominado) produzem mapas completamente diferentes, exceto pela maior parte do tronco onde, na ausência de formação do plexo, as distribuições segmentar e periférica são iguais. A superposição na distribuição cutânea das fibras nervosas conduzidas por nervos espinais adjacentes também ocorre na distribuição cutânea de fibras nervosas conduzidas por nervos periféricos adjacentes.

Nervos cranianos. Quando se originam do SNC, alguns nervos cranianos conduzem apenas fibras sensitivas, outros têm apenas fibras motoras e ainda outros têm uma mistura dos dois tipos de fibras (Figura 1.41). Há comunicação entre os nervos cranianos e entre os nervos cranianos e os nervos (espinais) cervicais superiores; assim, um nervo que inicialmente conduz apenas fibras motoras pode receber fibras sensitivas distalmente em seu trajeto e vice-versa. Com exceção dos dois primeiros (associados ao olfato e à visão), os nervos cranianos que conduzem fibras sensitivas para o encéfalo têm gânglios sensitivos (semelhantes aos gânglios espinais ou gânglios da raiz posterior), onde estão situados os corpos celulares das fibras pseudounipolares. Embora, por definição, o termo *dermátomo* se aplique apenas aos nervos espinais, é possível identificar e mapear áreas de pele semelhantes supridas por nervos cranianos isolados. Ao contrário do que ocorre nos dermátomos, porém, há pouca superposição na inervação das áreas de pele supridas por nervos cranianos.

FIBRAS SOMÁTICAS E VISCERAIS

Os tipos de fibras conduzidas por nervos cranianos ou espinais são (Figura 1.41):

- Fibras somáticas
  - **Fibras sensitivas gerais** (*fibras aferentes somáticas gerais [ASG]*) transmitem sensações do corpo para o SNC; podem ser sensações *exteroceptivas* da pele (dor, temperatura, tato e pressão) ou dor e **sensações proprioceptivas** dos músculos, tendões e articulações. As sensações proprioceptivas geralmente são subconscientes, informando a posição da articulação e a tensão dos tendões e músculos. Essas informações são associadas a estímulos aferentes do aparelho vestibular da

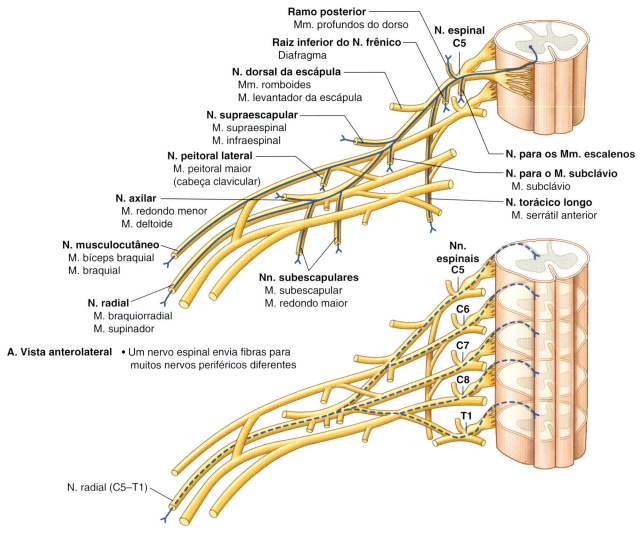

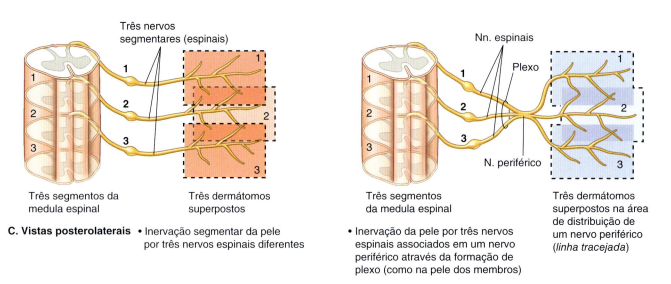

Figura 1.40 Formação do plexo. Ramos anteriores adjacentes fundem-se para formar plexos nos quais suas fibras são trocadas e redistribuídas, formando um novo conjunto de nervos periféricos (nominados) multissegmentares. **A.** As fibras de um único nervo espinal que entra no plexo são distribuídas para vários ramos do plexo. **B.** Os nervos periféricos derivados do plexo contêm fibras de vários nervos espinais. **C.** Embora os nervos segmentares se fundam e percam sua identidade quando a formação do plexo resulta em nervos periféricos multissegmentares, o padrão segmentar (de dermátomos) da distribuição das fibras nervosas persiste.

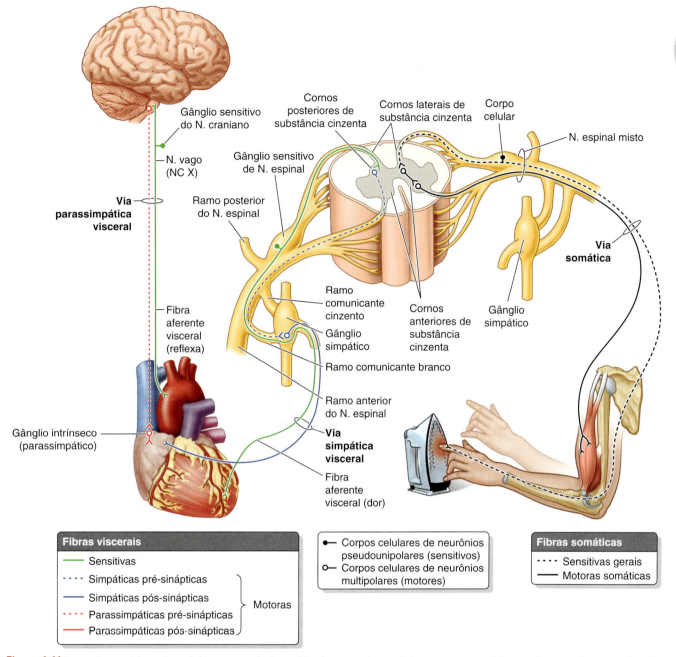

Figura 1.41 Inervação somática e visceral via nervos espinais, esplâncnicos e cranianos. O sistema motor somático permite os movimentos voluntários e reflexos causados por contração dos músculos esqueléticos, como ocorre quando uma pessoa toca um ferro quente.

orelha interna, resultando em consciência da orientação do corpo e dos membros no espaço, independentemente de informações visuais
- **Fibras motoras somáticas** (*fibras eferentes somáticas gerais [ESG]*) transmitem impulsos para os músculos esqueléticos (voluntários)
- Fibras viscerais
  - **Fibras sensitivas viscerais** (*fibras aferentes viscerais gerais [AVG]*) transmitem dor ou **sensações reflexas** viscerais subconscientes (informações sobre distensão, gases sanguíneos e níveis de pressão arterial, por exemplo) de órgãos ocos e vasos sanguíneos para o SNC
  - **Fibras motoras viscerais** (*fibras eferentes viscerais gerais [EVG]*) transmitem impulsos para os músculos lisos (involuntários) músculos cardíacos modificados e tecidos glandulares. Dois tipos de fibras, *pré-sinápticas* e *pós-sinápticas*, atuam em conjunto para conduzir impulsos do SNC para o músculo liso ou as glândulas.

Os dois tipos de fibras sensitivas – sensitivas viscerais e sensitivas gerais – são processos de neurônios pseudounipolares cujos corpos celulares estão localizados fora do SNC em gânglios sensitivos espinais ou cranianos (Figuras 1.41 e 1.42). As fibras motoras dos nervos são axônios de neurônios multipolares. Os corpos celulares dos neurônios motores somáticos e motores viscerais pré-sinápticos estão localizados na substância cinzenta da medula espinal. Os corpos celulares dos neurônios motores pós-sinápticos estão localizados fora do SNC em gânglios autônomos.

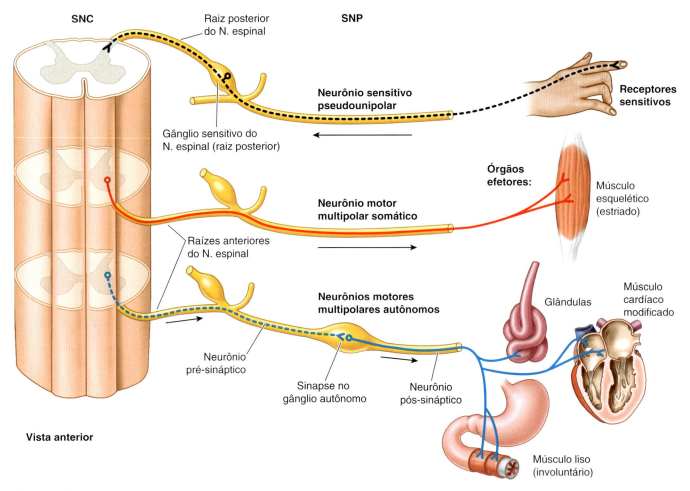

Figura 1.42 Neurônios do SNP. Observe os tipos de neurônios existentes nos sistemas nervosos somático e visceral, a localização geral de seus corpos celulares em relação ao SNC e seus órgãos receptores ou efetores.

Além dos tipos de fibras citados, alguns nervos cranianos também conduzem **fibras sensitivas especiais** para os sentidos especiais (olfato, visão, audição, equilíbrio e paladar). Algumas fibras motoras conduzidas por nervos cranianos para o músculo estriado foram tradicionalmente classificadas como "viscerais especiais", tomando como base a origem embriológica/filogenética de determinados músculos da cabeça e pescoço; entretanto, como essa designação causa confusão e não é aplicada clinicamente, o termo não será usado aqui. Às vezes essas fibras são denominadas *motoras branquiais*, referindo-se ao tecido muscular derivado dos arcos faríngeos no embrião.

ANATOMIA CLÍNICA

SISTEMA NERVOSO CENTRAL E PERIFÉRICO

Lesão do SNC

Na maioria dos casos de lesão do encéfalo ou da medula espinal, não há recuperação dos axônios danificados. Os cotos proximais começam a se regenerar, enviando brotos para a área acometida; entretanto, esse crescimento é bloqueado pela proliferação de astrócitos no local da lesão, e os brotos axonais logo se retraem. Consequentemente, a destruição de um trato no SNC causa incapacidade permanente.

Rizotomia

As raízes posteriores e anteriores são os únicos locais onde há separação entre as fibras motoras e sensitivas de um nervo espinal. Portanto, apenas nesses locais o cirurgião pode fazer a secção seletiva de um elemento funcional para alívio da dor intratável ou da paralisia espástica (*rizotomia*).

Degeneração neural e isquemia dos nervos

Embora tenham surgido novos achados, como regra, não há proliferação de neurônios no sistema nervoso do adulto, exceto em algumas áreas específicas (p. ex., relacionadas ao olfato no epitélio olfatório e ao hipocampo). Portanto, não há substituição de neurônios destruídos por doença ou traumatismo (Mihailoff & Haines, 2018). Quando os nervos periféricos são distendidos, esmagados ou seccionados, os axônios degeneram, principalmente na parte distal à lesão, porque dependem dos corpos celulares para sobreviver. Se houver lesão dos axônios, mas os corpos celulares permanecerem intactos, pode haver regeneração e retorno da função. A chance de regeneração é maior quando um nervo é comprimido. A compressão de um nervo costuma causar *parestesia*, a sensação de formigamento que ocorre, por exemplo, quando uma pessoa permanece sentada com as pernas cruzadas durante muito tempo.

Uma *lesão por esmagamento do nervo* danifica ou destrói os axônios distais ao local da lesão; entretanto, os corpos celulares dos neurônios geralmente sobrevivem, e o revestimento de tecido conjuntivo do nervo permanece intacto. Não é necessário reparo cirúrgico nesse tipo de lesão neural, pois o revestimento de tecido conjuntivo íntegro guia os axônios em crescimento até seus destinos. A regeneração é menos provável quando há secção do nervo. Há brotamento nas extremidades proximais dos axônios, mas os axônios em crescimento podem não chegar a seus alvos distais. Uma *lesão por secção do nervo* requer intervenção cirúrgica porque a regeneração do axônio exige a aposição das extremidades seccionadas por suturas do epineuro. Os feixes nervosos individuais são realinhados da forma mais precisa possível. A *degeneração anterógrada (walleriana)* é a degeneração de axônios que são separados de seus corpos celulares. O processo degenerativo inclui o axônio e sua bainha de mielina, embora essa bainha não faça parte do neurônio lesionado.

O comprometimento do suprimento sanguíneo de um nervo por longo período pela *compressão dos vasos dos nervos (vasa nervorum)* (ver Figura 1.33) também pode causar degeneração do nervo. A lesão causada pela isquemia (suprimento sanguíneo inadequado) prolongada de um nervo pode não ser menos grave do que aquela causada por esmagamento ou até mesmo secção do nervo. A "síndrome do sábado à noite", assim denominada porque ocorre em um indivíduo embriagado que "desmaia" com um membro sobre o braço de uma cadeira ou à beira da cama, é um exemplo de parestesia mais grave, muitas vezes permanente. Esse distúrbio também pode ser causado pelo uso prolongado de um torniquete durante um procedimento cirúrgico. Se a isquemia não for muito prolongada, ocorre dormência ou parestesia temporária. A *parestesia transitória* é conhecida por qualquer pessoa que tenha recebido uma injeção de anestésico para tratamento dentário.

Divisão somática do sistema nervoso

A *divisão somática do sistema nervoso* (DSSN), formada pelas partes somáticas do SNC e do SNP, proporciona inervação sensitiva e motora a todas as partes do corpo, exceto vísceras nas cavidades, músculo liso e glândulas (Figuras 1.41 e 1.42). O sistema sensitivo somático transmite sensações de tato, dor, temperatura e posição a partir dos receptores sensitivos. A maioria dessas sensações alcança níveis conscientes (*i. e.*, tomamos conhecimento delas). O sistema motor somático inerva apenas o músculo esquelético, estimula o movimento voluntário e reflexo, causando contração muscular, como ocorre quando uma pessoa toca um ferro quente.

Divisão autônoma do sistema nervoso

A **divisão autônoma do sistema nervoso** (**DASN**), classicamente descrita como *sistema nervoso visceral* ou *sistema motor visceral* (Figuras 1.41 e 1.42), consiste em fibras motoras que estimulam o músculo liso (involuntário), o músculo cardíaco modificado (o tecido de estimulação e condução intrínseco do coração) e as células glandulares (secretoras). Entretanto, as fibras eferentes viscerais da DASN são acompanhadas por fibras aferentes viscerais. Como componente aferente dos reflexos autônomos e na condução de impulsos viscerais, essas fibras aferentes viscerais também atuam no controle da função visceral.

As fibras nervosas eferentes e os gânglios da DASN são organizados em dois sistemas ou partes: a *parte simpática* (*toracolombar*) e a *parte parassimpática* (*craniossacral*). Ao contrário da inervação motora ou sensitiva somática, em que a passagem de impulsos entre o SNC e a terminação sensitiva ou o órgão efetor depende de um único neurônio, nas duas partes da DASN a condução de impulsos do SNC para o órgão efetor depende de uma série de dois neurônios multipolares (Figura 1.42). O corpo celular do primeiro **neurônio pré-sináptico** (**pré-ganglionar**) está localizado na substância cinzenta do SNC. Sua fibra (axônio) faz sinapse apenas no corpo celular de um **neurônio pós-sináptico** (**pós-ganglionar**), o segundo neurônio na série. Os corpos celulares desses segundos neurônios estão localizados fora do SNC nos gânglios autônomos, com fibras terminando no órgão efetor (músculo liso, músculo cardíaco modificado ou glândulas).

A distinção anatômica entre as partes simpática e parassimpática da DASN tem como base principalmente:

1. A localização dos corpos celulares pré-sinápticos
2. Os nervos que conduzem as fibras pré-sinápticas originadas no SNC.

Uma distinção funcional de importância farmacológica para a prática clínica é que os neurônios pós-sinápticos das duas partes geralmente liberam diferentes substâncias neurotransmissoras: a parte simpática libera *norepinefrina* (exceto no caso das glândulas sudoríferas) e a parte parassimpática, *acetilcolina*.

PARTE SIMPÁTICA (TORACOLOMBAR) DA DASN

Os corpos celulares dos neurônios pré-sinápticos da parte simpática da DASN são encontrados em apenas um local: os núcleos intermediolaterais das **colunas intermédias** (IM) (Figura 1.43). Os pares de núcleos laterais das colunas IM

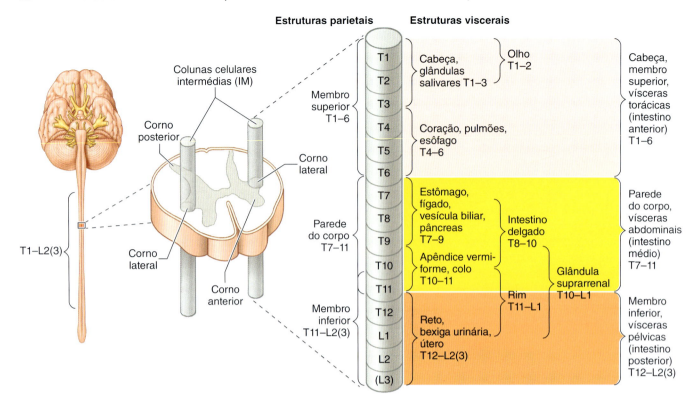

Figura 1.43 Colunas celulares intermédias. Cada coluna intermédia ou núcleo intermediolateral (IM) forma o corno lateral de substância cinzenta dos segmentos T1-L2 ou L3 da medula espinal e é constituída por corpos celulares dos neurônios pré-sinápticos da parte simpática do sistema nervoso, organizados de modo somatotópico.

(direita e esquerda) fazem parte da substância cinzenta das partes torácica (T1–T12) e lombar superior (L1–L2 ou L3) da medula espinal (daí o nome alternativo "toracolombar" dessa parte). Em cortes transversais dessa parte da medula, as colunas IM apresentam-se como pequenos cornos laterais da substância cinzenta em forma de H, assemelhando-se a uma extensão do traço transversal do H entre os cornos posterior e anterior. As colunas IM têm organização *somatotópica* (*i. e.*, dispostas como o corpo, os corpos celulares responsáveis pela inervação da cabeça estão localizados na parte superior, e aqueles responsáveis pela inervação das vísceras pélvicas e membros inferiores, na parte inferior). Assim, é possível deduzir a localização dos corpos celulares simpáticos pré-sinápticos responsáveis pela inervação de uma parte específica do corpo.

Os corpos celulares dos neurônios pós-sinápticos da parte simpática do sistema nervoso estão situados em dois locais, nos gânglios paravertebrais e nos pré-vertebrais (Figura 1.44):

- Os **gânglios paravertebrais** estão associados para formar os *troncos simpáticos* direito e esquerdo de cada lado da coluna vertebral e se estendem praticamente por todo o comprimento da coluna. O gânglio paravertebral superior (o *gânglio cervical superior* de cada tronco simpático) situa-se na base do crânio. O *gânglio ímpar* forma-se na parte inferior onde os dois troncos se unem no nível do cóccix
- Os **gânglios pré-vertebrais** estão situados nos plexos que circundam as origens dos principais ramos da parte abdominal da aorta (cujos nomes eles recebem), como os dois grandes *gânglios celíacos* que cercam a origem do *tronco celíaco* (uma grande artéria originada da aorta).

Como são fibras motoras, os axônios dos neurônios pré-sinápticos deixam a medula espinal através das raízes anteriores e entram nos ramos anteriores dos nervos espinais T1–L2 ou L3 (Figuras 1.45 e 1.46). Quase imediatamente após a entrada, todas as fibras simpáticas pré-sinápticas deixam os ramos anteriores desses nervos espinais e seguem até os troncos simpáticos através dos **ramos comunicantes brancos**. Nos troncos simpáticos, as fibras pré-sinápticas podem seguir quatro trajetos:

1. Ascender no tronco simpático para fazer sinapse com um neurônio pós-sináptico de um gânglio paravertebral mais alto
2. Descer no tronco simpático para fazer sinapse com um neurônio pós-sináptico de um gânglio paravertebral mais baixo
3. Entrar e fazer sinapse imediatamente com um neurônio pós-sináptico do gânglio paravertebral naquele nível
4. Atravessar o tronco simpático sem fazer sinapse, continuando através de um nervo esplâncnico abdominopélvico (um ramo do tronco responsável pela inervação das vísceras abdominais e pélvicas) para chegar aos gânglios pré-vertebrais.

As **fibras simpáticas pré-sinápticas** responsáveis pela inervação autônoma na cabeça, no pescoço, na parede do corpo, nos membros e na cavidade torácica seguem um dos três primeiros trajetos, fazendo sinapse nos gânglios paravertebrais. As fibras simpáticas pré-sinápticas que inervam vísceras na cavidade abdominopélvica seguem o quarto trajeto.

Capítulo 1 ■ Visão Geral e Conceitos Básicos   59

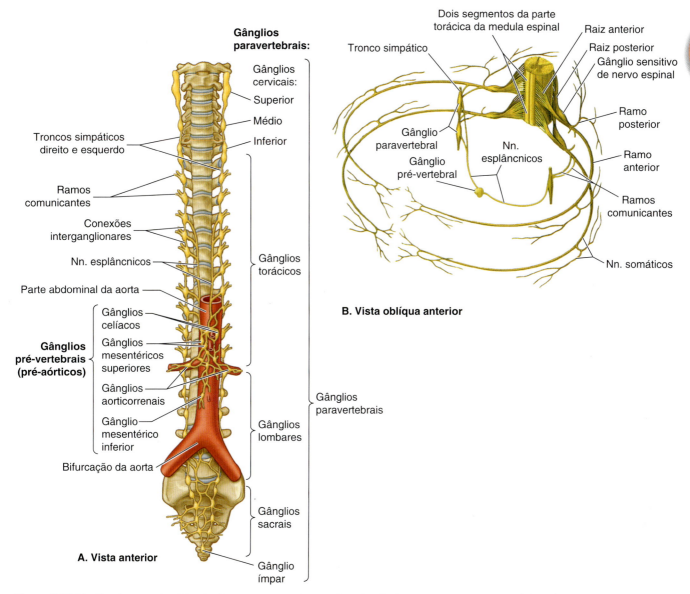

Figura 1.44 Gânglios da parte simpática do sistema nervoso. Na parte simpática do sistema nervoso, os corpos celulares dos neurônios pós-sinápticos são encontrados nos gânglios paravertebrais dos troncos simpáticos ou nos gânglios pré-vertebrais relacionados principalmente com as origens dos principais ramos da parte abdominal da aorta. Os gânglios pré-vertebrais estão associados especificamente à inervação das vísceras abdominopélvicas. Os corpos celulares dos neurônios pós-sinápticos distribuídos para o restante do corpo estão nos gânglios paravertebrais. **A.** Gânglios simpáticos em relação à coluna vertebral. **B.** Gânglios simpáticos de dois níveis adjacentes da parte torácica da medula espinal e de nervos espinais.

As **fibras simpáticas pós-sinápticas** são muito mais numerosas do que as fibras pré-sinápticas; cada fibra simpática pré-sináptica faz sinapse com 30 ou mais fibras pós-sinápticas. As fibras simpáticas pós-sinápticas, destinadas à distribuição no pescoço, parede do corpo e membros, seguem dos gânglios paravertebrais dos troncos simpáticos até ramos anteriores adjacentes dos nervos espinais através de **ramos comunicantes cinzentos** (Figura 1.46). Desse modo, entram em todos os ramos de todos os 31 pares de nervos espinais, inclusive os ramos posteriores.

As fibras simpáticas pós-sinápticas estimulam a contração dos vasos sanguíneos (*vasomotricidade*) e dos músculos eretores dos pelos (*piloereção*, que deixa a "pele arrepiada"), além de causarem *sudorese*. Todas as fibras simpáticas pós-sinápticas que realizam essas funções na cabeça (mais a inervação do músculo dilatador da pupila) têm seus corpos celulares no *gânglio cervical superior*, na extremidade superior do tronco simpático. Elas saem do gânglio por meio de um **ramo arterial cefálico** para formar *plexos periarteriais de nervos*, que seguem os ramos das artérias carótidas ou podem seguir diretamente até nervos cranianos adjacentes, para chegar ao seu destino na cabeça (Maklad et al., 2001).

Os **nervos esplâncnicos** conduzem fibras eferentes (autônomas) e aferentes viscerais que entram e saem das vísceras nas cavidades do corpo. As fibras simpáticas pós-sinápticas destinadas às vísceras da cavidade torácica (p. ex., coração, pulmões e esôfago) atravessam os **nervos esplâncnicos cardiopulmonares** para entrar nos plexos cardíaco, pulmonar

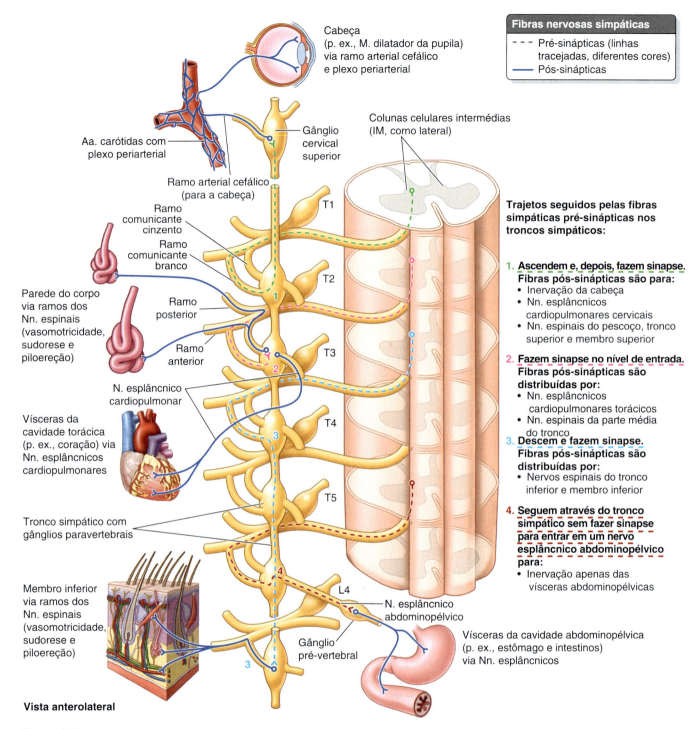

Figura 1.45 Trajetos seguidos pelas fibras motoras simpáticas. Todas as fibras pré-sinápticas seguem o mesmo trajeto até chegarem aos troncos simpáticos. Nos troncos, podem seguir um de quatro trajetos possíveis. As fibras associadas à inervação simpática da parede do corpo e membros ou das vísceras acima do nível do diafragma seguem os trajetos 1 a 3 e fazem sinapse nos gânglios paravertebrais dos troncos simpáticos. As fibras responsáveis pela inervação das vísceras abdominopélvicas seguem o trajeto 4 até o gânglio pré-vertebral via nervos esplâncnicos abdominopélvicos.

e esofágico (Figuras 1.45 e 1.46). As fibras simpáticas pré-sinápticas responsáveis pela inervação de vísceras da cavidade abdominopélvica (p. ex., o estômago e o intestino) seguem até os gânglios pré-vertebrais através dos **nervos esplâncnicos abdominopélvicos** (inclusive os nervos esplâncnicos maior, menor, imo e lombares) (Figuras 1.45 a 1.47). Todas as fibras simpáticas pré-sinápticas dos nervos esplâncnicos abdominopélvicos, exceto aquelas responsáveis pela inervação das glândulas suprarrenais, fazem sinapse nos gânglios pré-vertebrais. As fibras pós-sinápticas dos gânglios pré-vertebrais formam plexos periarteriais, que seguem ramos da parte abdominal da aorta até chegarem ao seu destino.

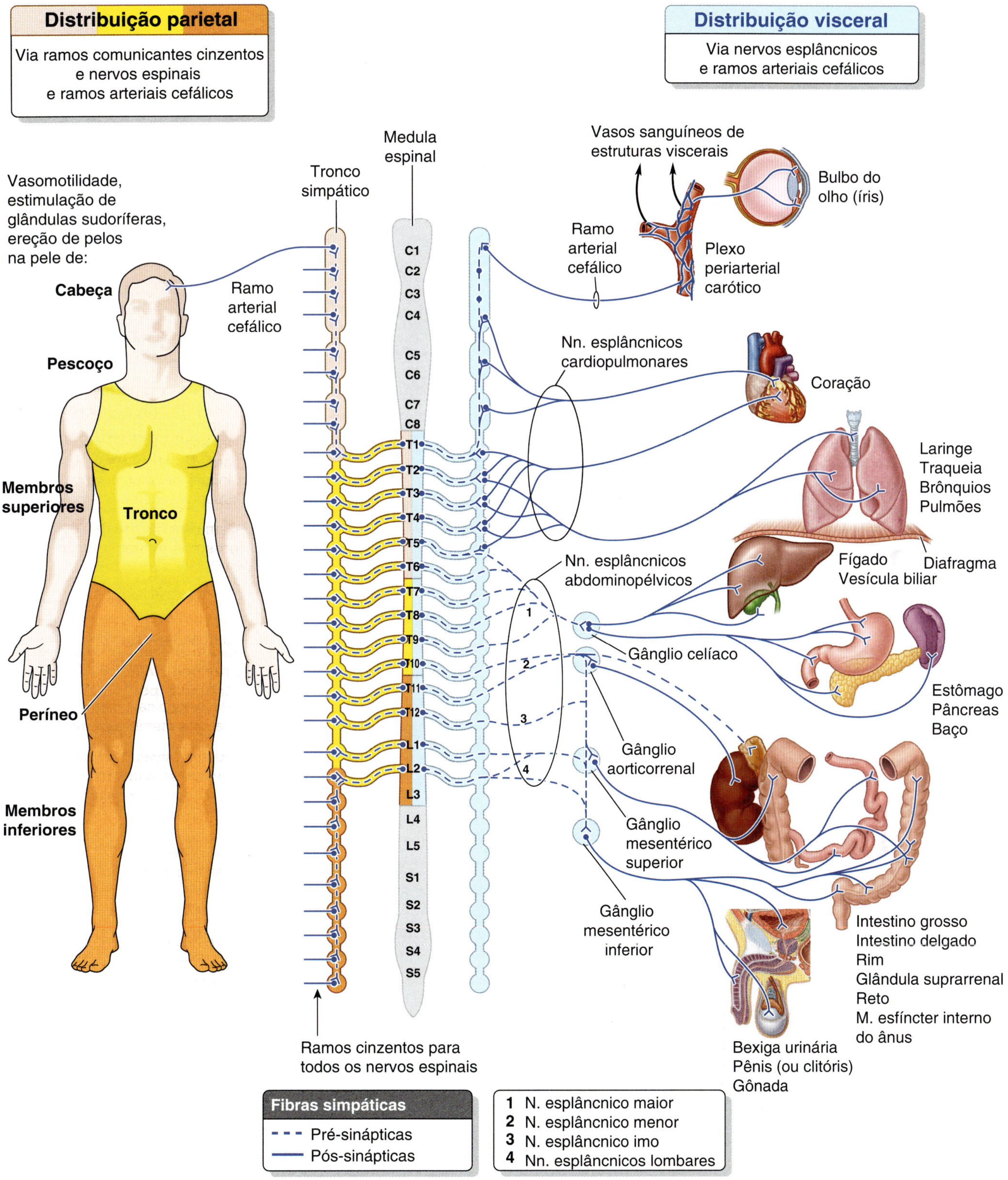

Capítulo 1 ■ Visão Geral e Conceitos Básicos   61

Distribuição parietal
Via ramos comunicantes cinzentos e nervos espinais e ramos arteriais cefálicos

Distribuição visceral
Via nervos esplâncnicos e ramos arteriais cefálicos

Vasomotilidade, estimulação de glândulas sudoríferas, ereção de pelos na pele de:

- Cabeça
- Pescoço
- Membros superiores
- Tronco
- Períneo
- Membros inferiores

Medula espinal
Tronco simpático
Ramo arterial cefálico

Vasos sanguíneos de estruturas viscerais
Ramo arterial cefálico
Bulbo do olho (íris)
Plexo periarterial carótico

Nn. esplâncnicos cardiopulmonares
Coração
Laringe
Traqueia
Brônquios
Pulmões

Nn. esplâncnicos abdominopélvicos
Fígado
Vesícula biliar
Diafragma

Gânglio celíaco
Estômago
Pâncreas
Baço

Gânglio aorticorrenal

Gânglio mesentérico superior

Gânglio mesentérico inferior

Intestino grosso
Intestino delgado
Rim
Glândula suprarrenal
Reto
M. esfíncter interno do ânus

Bexiga urinária
Pênis (ou clitóris)
Gônada

Ramos cinzentos para todos os nervos espinais

Fibras simpáticas
- - - Pré-sinápticas
——— Pós-sinápticas

1 N. esplâncnico maior
2 N. esplâncnico menor
3 N. esplâncnico imo
4 Nn. esplâncnicos lombares

Figura 1.46 Parte simpática (toracolombar) da DASN. A inervação simpática periférica começa na parte central da medula espinal (IML T1-L2-L3) e se espalha via tronco simpático, nervos espinais e ramos arteriais cefálicos para todas as partes vascularizadas do corpo. Fibras simpáticas pós-sinápticas saem do tronco simpático por meios diferentes, dependendo de seu destino: aquelas destinadas à distribuição parietal no pescoço, parede do corpo e membros seguem dos troncos simpáticos até ramos anteriores adjacentes de todos os nervos espinais pelos ramos comunicantes cinzentos e, subsequentemente, para todos os ramos dos nervos espinais; aquelas destinadas à cabeça saem dos gânglios cervicais pelos ramos arteriais cefálicos para formar um plexo periarterial carotídeo; e aquelas destinadas às vísceras da cavidade torácica (p. ex., o coração) seguem pelos nervos esplâncnicos cardiopulmonares. As fibras simpáticas pré-sinápticas responsáveis pela inervação de vísceras da cavidade abdominopélvica (p. ex., o estômago) seguem pelos troncos simpáticos até os gânglios pré-vertebrais por meio dos nervos esplâncnicos abdominopélvicos. As fibras pós-sinápticas dos gânglios pré-vertebrais formam plexos periarteriais, que seguem ramos da parte abdominal da aorta até chegarem ao seu destino.

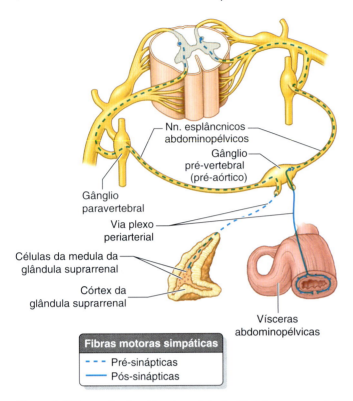

Figura 1.47 Inervação simpática da medula da glândula suprarrenal. A inervação simpática da glândula suprarrenal é excepcional. As células secretoras da medula são neurônios simpáticos pós-sinápticos que não têm axônios nem dendritos. Consequentemente, a medula suprarrenal é inervada diretamente por neurônios simpáticos pré-sinápticos. Os neurotransmissores produzidos pelas células medulares são liberados na corrente sanguínea para produzir resposta simpática em larga escala.

Algumas fibras simpáticas pré-sinápticas atravessam os gânglios pré-vertebrais celíacos sem fazer sinapse, continuando até terminar diretamente nas células da medula da glândula suprarrenal (Figura 1.47). As células da medula da glândula suprarrenal funcionam como um tipo especial de neurônio pós-sináptico; em vez de liberarem seu neurotransmissor para as células de um órgão efetor específico, liberam-no na corrente sanguínea a fim de circular em todo o corpo, produzindo uma resposta simpática difusa. Assim, a inervação simpática dessa glândula é excepcional.

Como descrito antes, as fibras simpáticas pós-sinápticas são componentes de praticamente todos os ramos dos nervos espinais. Desse modo, e por intermédio dos plexos periarteriais, elas se estendem e inervam todos os vasos sanguíneos do corpo (a função primária do sistema simpático), bem como as glândulas sudoríferas, os músculos eretores dos pelos e as estruturas viscerais. Assim, o SNP alcança praticamente todas as partes do corpo, com a rara exceção de tecidos avasculares como cartilagem e unhas. Como os dois grupos de gânglios simpáticos (paravertebrais e pré-vertebrais) ocupam posição central no corpo e estão próximos da linha mediana (portanto, relativamente próximos da medula espinal), nessa divisão as fibras pré-sinápticas são relativamente curtas, enquanto as fibras pós-sinápticas são relativamente longas, devendo estender-se a todas as partes do corpo.

PARTE PARASSIMPÁTICA (CRANIOSSACRAL) DA DASN

Os corpos celulares dos neurônios parassimpáticos pré-sinápticos estão localizados em duas regiões no SNC e suas fibras saem por duas vias. Essa organização é responsável pelo nome alternativo "craniossacral" da parte parassimpática da DASN (Figura 1.48):

- Na substância cinzenta do tronco encefálico, as fibras saem do SNC nos nervos cranianos III, VII, IX e X; essas fibras constituem a **parte parassimpática craniana**
- Na substância cinzenta dos segmentos sacrais da medula espinal (S2–S4), as fibras saem do SNC através das raízes anteriores dos nervos espinais sacrais S2–S4 e dos nervos esplâncnicos pélvicos originados de seus ramos anteriores; essas fibras constituem a **parte parassimpática pélvica**.

Não causa surpresa o fato de a parte craniana ser responsável pela inervação parassimpática da cabeça, e de a parte pélvica ser responsável pela inervação parassimpática das vísceras pélvicas. Entretanto, em relação à inervação das vísceras torácicas e abdominais, a parte craniana, por intermédio do nervo vago (NC X), é dominante. Inerva todas as vísceras torácicas e a maior parte do sistema digestório, do esôfago até a maior parte do intestino grosso (até a flexura esquerda do colo).

A parte pélvica para o sistema digestório inerva apenas o colo descendente, o colo sigmoide e o reto.

A despeito do extenso alcance de sua parte craniana, a parte parassimpática tem distribuição muito mais restrita do que a parte simpática. A parte parassimpática é distribuída apenas para a cabeça, cavidades viscerais do tronco e tecidos eréteis dos órgãos genitais externos. Com a exceção desses últimos, não chega à parede do corpo ou aos membros; e com exceção das partes iniciais dos ramos anteriores dos nervos espinais S2–S4, suas fibras não são componentes dos nervos espinais ou de seus ramos.

Há quatro pares de gânglios parassimpáticos na cabeça. Em outras partes, as fibras parassimpáticas pré-sinápticas fazem sinapse com corpos celulares pós-sinápticos isolados ou na parede do órgão-alvo (**gânglios intrínsecos** ou **entéricos**). Consequentemente, nessa divisão, a maioria das fibras pré-sinápticas é muito longa, estendendo-se do SNC até o órgão efetor, enquanto as fibras pós-sinápticas são muito curtas, partindo de um gânglio localizado perto ou alojado no órgão efetor.

SISTEMA NERVOSO ENTÉRICO

Constatou-se que os neurônios motores que foram identificados como neurônios parassimpáticos pós-sinápticos do sistema digestório têm uma função mais sofisticada que o mero recebimento e transmissão de impulsos das fibras parassimpáticas pré-sinápticas para os músculos lisos e para as glândulas. Esses neurônios motores são componentes importantes do *sistema nervoso entérico* (SNE), sendo cada vez mais identificados como um terceiro componente do sistema motor visceral ou mesmo um "segundo cérebro" por causa de sua complexidade, função integradora e capacidade de funcionar de modo autônomo, sem conexão com o SNC via outras partes da divisão autônoma do sistema nervoso ou aferentes viscerais extrínsecos.

O SNE é constituído por dois plexos interconectados nas paredes do tubo GI: o *plexo mioentérico* da musculatura da

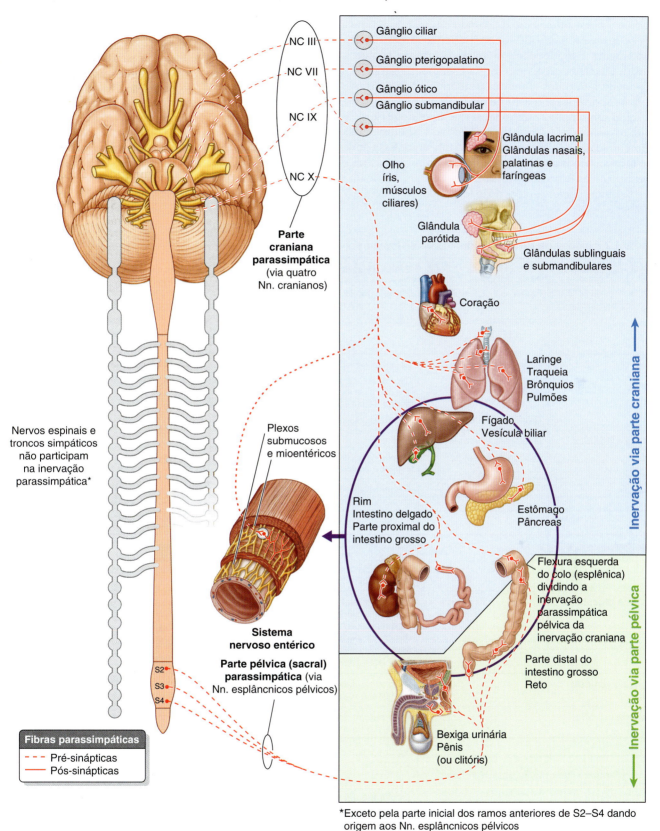

Figura 1.48 Parte parassimpática (craniossacral) da DASN. Os corpos celulares dos nervos parassimpáticos pré-sinápticos estão localizados em extremidades opostas do SNC e suas fibras saem por duas vias diferentes: (1) na substância cinzenta do tronco encefálico, com saída de fibras do SNC nos nervos cranianos III, VII, IX e X, e (2) na substância cinzenta dos segmentos sacrais (S2 a S4) da medula espinal, com saída de fibras do SNC via raízes anteriores dos nervos espinais S2 a S4 e dos nervos esplâncnicos pélvicos originados nos ramos anteriores. O efluxo craniano é responsável pela inervação parassimpática da cabeça, do pescoço e da maior parte do tronco; o efluxo pélvico é responsável pela inervação parassimpática da parte terminal do sistema digestório e das vísceras pélvicas. Os neurônios parassimpáticos pós-sinápticos do sistema digestório são componentes do sistema nervoso entérico.

parede e o *plexo submucoso*, profundo em relação à túnica mucosa de revestimento intestinal e responsável por sua inervação (Figura 1.48, detalhe). Além dos neurônios motores, com substancial interconexão direta e via interneurônios, o plexo inclui neurônios aferentes primários intrínsecos que recebem aporte local e estimulam os neurônios motores, formando um circuito reflexo local que integra intrinsecamente as secreções exócrina e endócrina, vasomotilidade, micromotilidade e atividade imune no intestino. Essa atividade local só é modulada pelo aporte das fibras simpáticas e parassimpáticas extrínsecas. Informações mais detalhadas sobre o sistema nervoso entérico são fornecidas no Capítulo 5, *Abdome*.

FUNÇÕES DAS PARTES DA DASN

Embora as partes simpática e parassimpática inervem estruturas involuntárias (e muitas vezes afetem as mesmas), têm efeitos diferentes, geralmente contrastantes, porém coordenados (Figuras 1.46 e 1.48). Em geral, a parte simpática é um *sistema catabólico* (com gasto energético) que permite ao corpo lidar com estresses, como ao preparar o corpo para a resposta de luta ou fuga. A parte parassimpática é basicamente um *sistema homeostático* ou *anabólico* (conservador de energia), que promove os processos silenciosos e ordenados do corpo, como aqueles que permitem ao corpo se alimentar e assimilar o alimento. O Quadro 1.2 resume as funções específicas da DASN e de suas partes.

Quadro 1.2 Funções da divisão autônoma do sistema nervoso (DASN).

Órgão ou sistema		Efeito da estimulação simpática[a]	Efeito da estimulação parassimpática[b]
Olhos	Pupila	Dilata a pupila (permite a entrada de mais luz para melhorar a acuidade a distância)	Contrai a pupila (protege a pupila contra a luz excessivamente intensa)
	Corpo ciliar		Contrai o músculo ciliar, possibilitando o espessamento da lente (cristalino) para a visão de perto (acomodação)
Pele	Músculos eretores do pelo	Causa piloereção (pele arrepiada)	Nenhum efeito (não alcança)[c]
	Vasos sanguíneos periféricos	Causa vasoconstrição (palidez da pele e dos lábios e cianose das pontas dos dedos das mãos)	Nenhum efeito (não alcança)[c]
	Glândulas sudoríferas	Promove sudorese[d]	Nenhum efeito (não alcança)[c]
Outras glândulas	Glândulas lacrimais	Diminui levemente a secreção[e]	Promove a secreção
	Glândulas salivares	A secreção diminui, torna-se mais espessa e mais viscosa[e]	Promove secreção aquosa e abundante
Coração		Aumenta a frequência e a força de contração; dilata vasos coronarianos[e]	Diminui a frequência e a força de contração (conservando a energia); promove constrição dos vasos coronarianos em relação à redução da demanda
Pulmões		Inibe o efeito do sistema parassimpático, resultando em broncodilatação e redução da secreção, possibilitando troca gasosa máxima	Causa constrição dos brônquios (conservando energia) e promove a secreção brônquica
Sistema digestório		Inibe a peristalse e promove constrição dos vasos sanguíneos para o sistema digestório, de modo que haja sangue disponível para o músculo esquelético; contrai o músculo esfíncter interno do ânus para ajudar na continência fecal	Promove a peristalse e a secreção do suco digestivo. Contrai o reto, inibe o músculo esfíncter interno do ânus para causar defecação
Fígado e vesícula biliar		Promove a decomposição de glicogênio em glicose (para aumentar a energia)	Promove acúmulo/conservação de glicogênio; aumenta a secreção de bile
Sistema urinário		A constrição dos vasos renais reduz a formação de urina; contrai o esfíncter interno da bexiga urinária para manter a continência e para prevenir a ejaculação retrógrada	Inibe a contração do músculo esfíncter interno da bexiga urinária; contrai o músculo detrusor da parede vesical, causando a micção
Sistema genital		Causa ejaculação e vasoconstrição, resultando em remissão da ereção	Causa ingurgitamento (ereção) dos tecidos eréteis dos órgãos genitais externos
Medula da glândula suprarrenal		Liberação de epinefrina no sangue	Nenhum efeito (não inerva)

[a] Em geral, os efeitos da estimulação simpática são catabólicos, preparando o corpo para a resposta de luta ou fuga.
[b] Em geral, os efeitos da estimulação parassimpática são anabólicos, promovendo a função basal e conservando energia.
[c] O sistema parassimpático tem distribuição restrita à cabeça, ao pescoço e às cavidades do corpo (exceto pelos tecidos eréteis dos órgãos genitais); por outro lado, nunca são encontradas fibras parassimpáticas nas paredes do corpo e nos membros. As fibras simpáticas, por outro lado, estão distribuídas para todas as partes vascularizadas do corpo.
[d] Com exceção das glândulas sudoríferas, a secreção glandular é estimulada pelo sistema parassimpático.
[e] Com exceção das artérias coronárias, a vasoconstrição é estimulada pelo sistema simpático; os efeitos da estimulação simpática sobre as glândulas (além das glândulas sudoríferas) são os efeitos indiretos da vasoconstrição.

A principal função da parte simpática é controlar os vasos sanguíneos. Isso é realizado por vários mecanismos que têm efeitos diferentes. Os vasos sanguíneos de todo o corpo são tonicamente inervados pelos nervos simpáticos, mantendo um estado de vasoconstrição moderada em repouso. Na maioria dos leitos vasculares, o aumento dos sinais simpáticos intensifica a vasoconstrição, e a diminuição da frequência de sinais simpáticos permite vasodilatação. No entanto, em algumas regiões do corpo, os sinais simpáticos são vasodilatadores (*i. e.*, substâncias transmissoras simpáticas inibem a vasoconstrição ativa, permitindo que os vasos sanguíneos sejam dilatados passivamente pela pressão do sangue). Nos vasos coronários e vasos dos músculos esqueléticos, a estimulação simpática provoca vasodilatação.

SENSIBILIDADE VISCERAL

As *fibras aferentes viscerais* têm relações anatômicas e funcionais importantes com a DASN. Geralmente não temos consciência dos impulsos sensitivos dessas fibras, que fornecem informações sobre o ambiente interno do corpo. Essas informações são integradas no SNC, muitas vezes desencadeando reflexos viscerais, somáticos ou ambos. Os reflexos viscerais controlam a pressão arterial e a bioquímica mediante alteração de funções como frequência cardíaca e respiratória e resistência vascular.

A sensibilidade visceral que atinge um nível consciente geralmente é percebida como dor difusa ou cólica; pode haver ainda uma sensação de fome, plenitude ou náuseas. Os cirurgiões que operam pacientes sob anestesia local podem manusear, cortar, clampear, ou até mesmo cauterizar órgãos viscerais sem provocar sensação consciente. No entanto, a estimulação adequada, como as mostradas a seguir, pode causar dor visceral:

- Distensão súbita
- Espasmos ou contrações fortes
- Irritantes químicos
- Estimulação mecânica, principalmente quando o órgão é ativo
- Distúrbios patológicos (principalmente isquemia) que reduzem os limiares normais de estimulação.

A atividade normal geralmente não produz sensação, mas isso pode acontecer quando o suprimento sanguíneo é inadequado (isquemia). A maior parte da sensibilidade reflexa (inconsciente) visceral e parte da dor seguem nas fibras aferentes viscerais que acompanham as fibras parassimpáticas retrogradamente. A maioria dos impulsos de dor visceral (provenientes do coração e da maioria dos órgãos da cavidade peritoneal) segue em direção central ao longo das fibras aferentes viscerais que acompanham as fibras simpáticas.

Pontos-chave: Sistema nervoso

Partes central e periférica do sistema nervoso: O sistema nervoso pode ser funcionalmente dividido em uma parte central (SNC), que consiste no encéfalo e na medula espinal, e uma parte periférica (SNP), formada pelas fibras nervosas e seus corpos celulares situados fora do SNC. ■ Os neurônios são as unidades funcionais do sistema nervoso. São formados por um corpo celular, dendritos e axônios. ■ Os axônios neuronais (fibras nervosas) transmitem impulsos para outros neurônios ou para um órgão ou músculo-alvo ou, no caso de nervos sensitivos, transmitem impulsos dos órgãos sensitivos periféricos para o SNC. ■ A neuróglia é formada pelas células de sustentação, não neuronais, do sistema nervoso. ■ No SNC, um conjunto de corpos celulares de neurônios é chamado de núcleo; no SNP, os agregados de corpos celulares de neurônios (ou mesmo os corpos celulares solitários) constituem um gânglio. ■ No SNC, um feixe de fibras nervosas unindo os núcleos é denominado trato; no SNP, um feixe de fibras nervosas, o tecido conjuntivo que as mantém unidas e os vasos sanguíneos que as irrigam (vasos dos nervos) constituem um nervo. ■ Os nervos que saem do crânio são nervos cranianos; aqueles que saem da coluna vertebral são nervos espinais. ■ Embora alguns nervos cranianos conduzam um único tipo de fibra, a maioria dos nervos conduz diversas fibras viscerais ou somáticas e sensitivas ou motoras.

Divisão autônoma do sistema nervoso: A divisão autônoma do sistema nervoso é uma subdivisão do sistema nervoso motor que controla as funções do corpo que não estão sob controle consciente. ■ Dois neurônios, uma fibra pré-sináptica (pré-ganglionar) e uma pós-sináptica (pós-ganglionar), unem o SNC a um órgão final, formado por músculo liso, glândula ou músculo cardíaco modificado. ■ Com base na localização do corpo celular das fibras pré-sinápticas, a DASN pode ser subdividida em duas partes: simpática e parassimpática. ■ Os corpos celulares pré-sinápticos da parte simpática são encontrados apenas nas colunas intermédias da substância cinzenta na medula espinal toracolombar, que são organizadas de forma somatotópica. ■ As fibras nervosas simpáticas pré-sinápticas terminam nos gânglios simpáticos formados pelos corpos celulares de neurônios simpáticos pós-sinápticos. ■ Os gânglios simpáticos estão localizados nos troncos simpáticos (gânglios paravertebrais) ou ao redor das raízes dos principais ramos da parte abdominal da aorta (gânglios pré-vertebrais). ■ Os corpos celulares dos neurônios pré-sinápticos da parte parassimpática estão localizados na substância cinzenta do tronco encefálico e nos segmentos sacrais da medula espinal. ■ Os corpos celulares de neurônios parassimpáticos pós-sinápticos do tronco estão localizados sobre a estrutura inervada ou dentro dela, enquanto os corpos celulares da cabeça estão organizados em gânglios distintos. ■ As partes simpática e parassimpática geralmente têm efeitos opostos, mas coordenados. ■ A parte simpática essencialmente regula os vasos sanguíneos e facilita as respostas de emergência (luta ou fuga). ■ A parte parassimpática – distribuída apenas para as vísceras da cabeça, do pescoço e das cavidades do tronco e os tecidos eréteis dos órgãos genitais – está relacionada principalmente com a conservação do corpo, muitas vezes revertendo os efeitos da estimulação simpática. ■ Por causa de sua estrutura única e capacidade para funcionar de forma autônoma, o sistema nervoso entérico, que inclui neurônios pós-sinápticos, parassimpáticos e outros que servem o sistema digestório, é cada vez mais considerado como um componente separado do sistema nervoso visceral. ■ Alguns nervos que distribuem fibras autônomas para as cavidades do corpo também contêm fibras sensitivas viscerais que conduzem impulsos de dor ou reflexos.

TÉCNICAS DE IMAGEM

A anatomia radiológica é o estudo da estrutura e da função do corpo com uso de técnicas de imagem. É uma parte importante da anatomia clínica e é a base anatômica da radiologia, o ramo da ciência médica que estuda o uso da energia radiante no diagnóstico e tratamento das doenças. A capacidade de identificar estruturas normais em radiografias facilita o reconhecimento das alterações causadas por doenças e traumatismos. A familiaridade com as técnicas de imagem médica mais usadas em situações clínicas permite reconhecer anomalias congênitas, tumores e fraturas. As técnicas de imagem mais usadas são:

- Radiografia simples (RX simples)
- Tomografia computadorizada (TC)
- Ultrassonografia (US)
- Ressonância magnética (RM)
- Medicina nuclear.

Embora as técnicas sejam diferentes, todas têm como base a recepção de feixes atenuados de energia que atravessaram os tecidos do corpo ou foram por eles refletidos ou gerados. As técnicas de imagem permitem a observação de estruturas anatômicas em pessoas vivas e a avaliação de seus movimentos em atividades normais e anormais (p. ex., o coração e o estômago).

Radiografia simples

A radiografia convencional, sem uso de técnicas especiais, como meios de contraste, é chamada clinicamente de *radiografia simples* (Figura 1.49). No exame radiológico, um feixe de raios X altamente penetrante transilumina o paciente e mostra tecidos de diferentes densidades de massa no corpo como imagens de diferentes intensidades (áreas claras e escuras) em filme ou monitor (Figura 1.50). Um tecido ou órgão com massa relativamente densa (p. ex., osso compacto) absorve ou reflete mais raios X do que um tecido menos denso (p. ex., osso esponjoso). Consequentemente, um tecido ou órgão denso produz uma área pouco transparente no filme de raios X ou uma área brilhante no monitor, porque menos raios X chegam ao filme ou detector. Uma substância densa é *radiopaca*, enquanto uma substância de menor densidade é *radiotransparente*.

Muitos dos mesmos princípios aplicados ao produzir uma sombra são aplicados à radiografia simples. Ao projetar uma sombra da mão na parede, quanto mais perto a mão

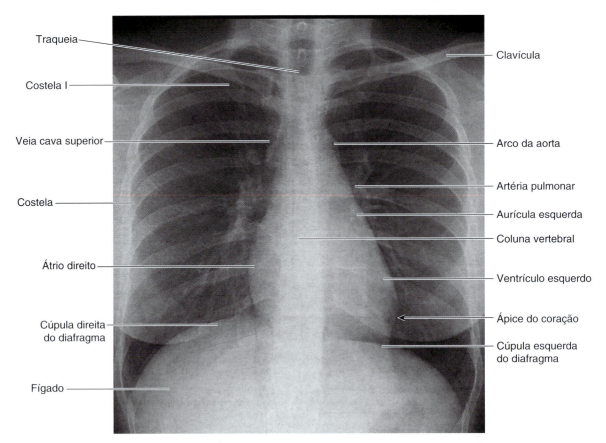

Figura 1.49 Radiografia anterior de tórax em PA. Esta imagem mostra as densidades ósseas (claras) de estruturas ósseas, densidades aéreas (escuras) dos pulmões e traqueia, e densidades de tecidos moles (intermediárias) dos grandes vasos e o coração e cúpulas do diafragma. Note que a cúpula direita do diafragma é mais alta, acima do fígado, e a cúpula esquerda é mais baixa, inferior ao ápice do coração.

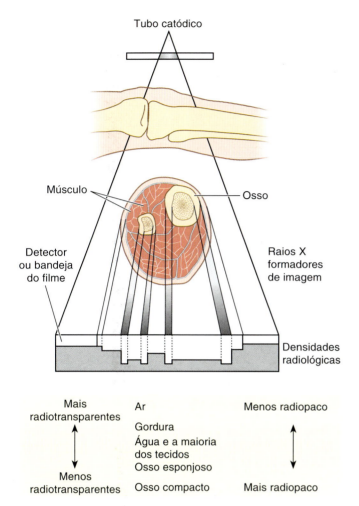

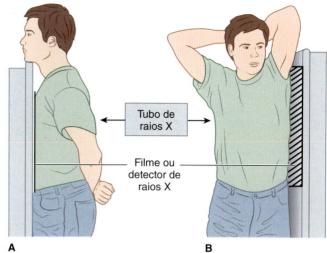

Figura 1.50 Princípios de formação de imagem por raios X. Princípios de formação da imagem por raios X. Partes do feixe de raios X que atravessam o corpo são atenuadas em vários graus de acordo com a espessura e a densidade do tecido. O feixe é diminuído por estruturas que o absorvem ou refletem, causando menor reação no filme ou no detector, em comparação com áreas que permitem sua passagem relativamente ininterrupta.

Figura 1.51 Orientação do tórax do paciente durante radiografia. A. Na radiografia anterior, os raios X do tubo de raios X atravessam o tórax por trás para chegar ao filme de raios X ou ao detector localizado na frente da pessoa. **B.** Na incidência lateral, os raios X atravessam o tórax lateralmente para chegar ao filme de raios X encostado no outro lado da pessoa.

estiver da parede, mais nítida é a sombra produzida. Quanto mais distante a mão estiver da parede (e, portanto, mais próxima da fonte luminosa), mais a sombra é ampliada. As radiografias são feitas com a parte do corpo do paciente avaliada próxima do filme ou detector para que a nitidez da imagem seja máxima e os artefatos de ampliação, mínimos. Apesar de os raios X atravessarem o corpo de posterior para anterior (*incidência PA*; Fig. 1,51A) ou de anterior para posterior (*incidência AP*), a maioria das radiografias do corpo é vista como se o paciente estivesse de frente para o examinador (*vista anteroposterior [AP]*) e é simplesmente referida como de "vista anterior". Como se vê na Figura 1.49, a radiografia de tórax na incidência PA é mostrada com a parte direita do corpo do paciente correspondendo à parte esquerda do examinador. No caso dos punhos, das mãos e dos pés, as radiografias são vistas como se o examinador estivesse olhando os próprios punhos, mãos ou pés. Nas radiografias com incidências laterais, são usadas letras radiopacas (D ou E) para indicar o lado mais próximo do filme ou detector, e a imagem é vista na mesma direção em que foi projetado o feixe (Figura 1.51B).

A injeção de meios de contraste (líquidos radiopacos como compostos de iodo ou bário) permite o estudo de vários órgãos com lúmen ou vasculares e de espaços virtuais ou reais – como trato digestório, vasos sanguíneos, rins, cavidades sinoviais e espaço subaracnóideo – que não são visíveis em radiografias simples (Figura 1.52). A maioria dos exames radiológicos é realizada em pelo menos duas incidências perpendiculares. Como cada radiografia exibe uma imagem bidimensional de uma estrutura tridimensional, há superposição das estruturas penetradas em sequência pelo feixe de raios X. Assim, geralmente é necessário mais de uma incidência para detectar e localizar acuradamente uma anormalidade.

Tomografia computadorizada

A TC produz imagens radiográficas do corpo que se assemelham a cortes anatômicos transversais (Figura 1.53). Nessa técnica, um feixe de raios X atravessa o corpo enquanto o tubo de raios X e o detector giram em torno do eixo. Múltiplas absorções de energia radial superpostas são medidas, registradas e comparadas por um computador para determinar a densidade radiológica de cada elemento de volume (*voxel*) do plano do corpo escolhido. A densidade radiológica de cada *voxel* (quantidade de radiação absorvida pelo *voxel*) é determinada por fatores que incluem a quantidade de ar, água, gordura ou osso naquele elemento. O computador mapeia os *voxels* em uma imagem plana (corte) que é exibida em um monitor ou impressa. As imagens de TC têm boa correlação com as radiografias simples, porque as áreas onde há grande absorção (p. ex., osso) são relativamente transparentes (brancas) e aquelas nas quais a absorção é pequena são pretas (Figura 1.53). As imagens de TC e RM são sempre visualizadas como se o examinador estivesse de pé olhando para o paciente em decúbito dorsal do ponto de vista dos pés do leito – isto é, de um ponto de vista inferior. As imagens de TC coronal (e RM) são visualizadas como se o paciente estivesse de frente para o examinador. As

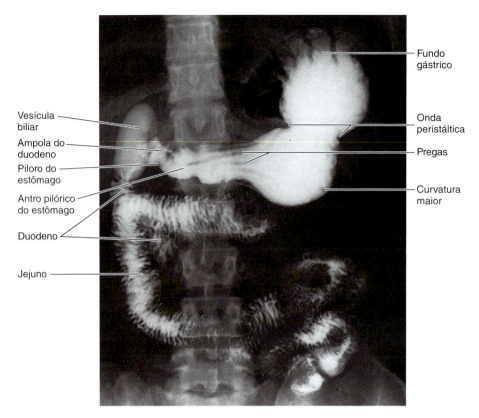

Figura 1.52 Radiografia do estômago, do intestino delgado e da vesícula biliar. Observar as pregas gástricas (pregas longitudinais da mucosa). Observar também a onda peristáltica deslocando o conteúdo gástrico em direção ao duodeno, que mantém relação próxima com a vesícula biliar.

imagens de TC sagital (e RM) são geralmente visualizadas como se o examinador estivesse de pé no lado esquerdo do paciente.

Ultrassonografia

A US é a técnica que possibilita a visualização de estruturas superficiais ou profundas do corpo mediante registro de pulsos de ondas ultrassônicas refletidas pelos tecidos (Figura 1.54). A vantagem da US é o custo menor do que a TC e a RM, e fato de o aparelho ser portátil. A técnica pode ser realizada praticamente em qualquer lugar, inclusive na sala de exame clínico, à beira do leito ou na mesa de cirurgia. Um transdutor em contato com a pele gera ondas sonoras de alta frequência que atravessam o corpo e são refletidas pelas interfaces de tecidos de diferentes características, como os tecidos moles e o osso. Os ecos refletidos pelo corpo chegam ao transdutor e são convertidos em energia elétrica. Os sinais elétricos são registrados e exibidos em um monitor como uma imagem transversal, que pode ser vista em tempo real como uma única imagem.

Uma grande vantagem da US é a produção de imagens em tempo real, que mostram o movimento de estruturas e o fluxo nos vasos sanguíneos. Na *ultrassonografia com Doppler*, as diferenças de frequência entre ondas ultrassônicas emitidas e seus ecos são usadas para medir a velocidade dos objetos em movimento. Essa técnica baseia-se no princípio do *efeito Doppler*. O fluxo sanguíneo através dos vasos é exibido em cores, superposto à imagem seccional bidimensional.

O exame das vísceras pélvicas a partir da superfície do abdome requer distensão completa da bexiga urinária. A urina serve como "janela acústica", permitindo a passagem de ida e volta de ondas sonoras das vísceras pélvicas posteriores com atenuação mínima. A bexiga urinária distendida também afasta da pelve alças intestinais cheias de gás. A ultrassonografia transvaginal permite que o transdutor seja posicionado mais próximo do órgão de interesse (p. ex., o ovário) e evita gordura e gás, que absorvem ou refletem as ondas sonoras. O osso reflete quase todas as ondas de ultrassom, enquanto a condução no ar é inadequada. Sendo assim, a US geralmente não é usada para exame do SNC e dos pulmões aerados dos adultos.

O apelo da ultrassonografia em obstetrícia se deve ao fato de ser um procedimento não invasivo que não emprega radiação; pode fornecer informações úteis sobre a gravidez, como determinar se é intrauterina ou extrauterina (ectópica) e se o embrião ou feto está vivo. Também se tornou um método padrão de avaliação do crescimento e desenvolvimento do embrião e do feto.

Ressonância magnética

As imagens do corpo obtidas por **RM** são semelhantes às imagens obtidas por TC, porém permitem melhor diferenciação tecidual. As imagens de RM são muito semelhantes a cortes anatômicos, sobretudo no encéfalo (Figura 1.55). A pessoa é colocada em um escâner com forte campo magnético, e o corpo é exposto a pulsos de ondas de rádio. A seguir,

Capítulo 1 ▪ Visão Geral e Conceitos Básicos 69

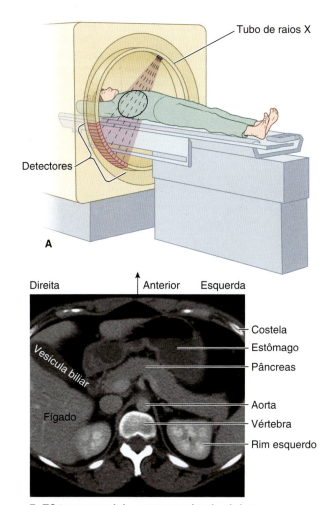

B. TC transversal da parte superior do abdome

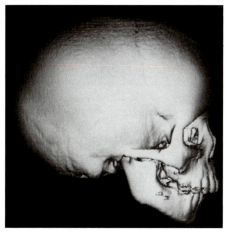

C. Reconstrução de TC tridimensional do crânio de uma criança de 3 anos (vista lateral direita)

Figura 1.53 Técnica para produzir uma TC. **A.** O tubo de raios X gira ao redor da pessoa no escâner de TC e emite um feixe de raios X em forma de leque, em vários ângulos, através da parte superior do abdome. Detectores de raios X no lado oposto do corpo quantificam a radiação que atravessa um corte horizontal. **B.** Um computador reconstrói as imagens de várias varreduras para produzir a TC. A imagem é orientada como se o examinador estivesse aos pés do leito, olhando para a cabeça de uma pessoa em decúbito dorsal. **C.** Assim como "fatias" 2D, varreduras podem ser compiladas pelo computador para gerar uma imagem 3D reconstruída.

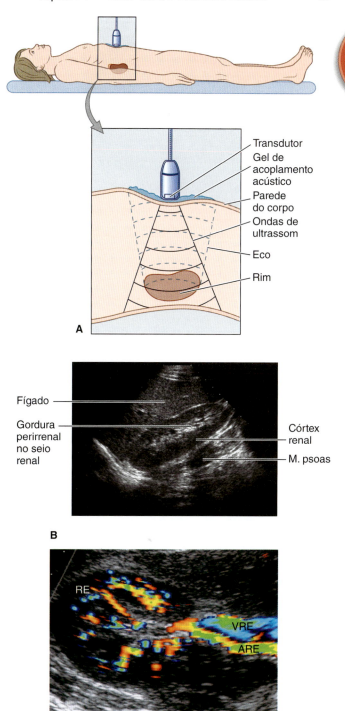

Figura 1.54 Técnica de obtenção de imagem de ultrassonografia da parte superior do abdome. **A.** A imagem resulta do eco de ondas de ultrassom ao atingirem as estruturas abdominais de diferentes densidades. **B.** A imagem do rim direito é exibida em um monitor. **C.** US com Doppler mostra o fluxo de sangue para dentro e para fora do rim. *ARE*, artéria renal esquerda; *RE*, rim esquerdo; *VRE*, veia renal esquerda.

os sinais emitidos pelos tecidos do paciente são armazenados em um computador e reconstruídos em várias imagens do corpo. A aparência dos tecidos nas imagens geradas pode variar de acordo com o controle do envio e da recepção dos pulsos de radiofrequência.

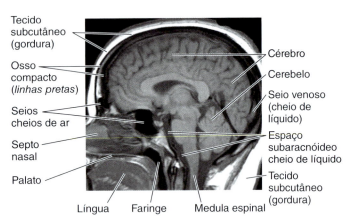

Figura 1.55 RM da cabeça, corte mediano. A imagem mostra muitos detalhes do SNC e das estruturas nas cavidades nasal e oral e na parte superior do pescoço. As áreas escuras (de baixo sinal) localizadas superiormente às porções anterior e posterior da cavidade nasal são os seios frontal e esfenoidal preenchidos por ar.

Os prótons livres nos tecidos alinhados pelo campo magnético adjacente são excitados (oscilados) com um pulso de onda de rádio. Quando voltam à posição inicial, os prótons emitem sinais de energia pequenos, mas mensuráveis. Os tecidos com alta densidade protônica, como a gordura e a água, emitem mais sinais do que os tecidos com baixa densidade protônica. O sinal tecidual baseia-se principalmente em três propriedades dos prótons em determinada região do corpo. Essas propriedades são denominadas relaxamento T1 e T2 (que produzem imagens ponderadas em T1 e T2) e densidade protônica. Embora os líquidos tenham alta densidade de prótons livres, os prótons livres excitados nos líquidos em movimento, como o sangue, tendem a sair do campo antes de serem excitados e emitirem seu sinal e são substituídos por prótons não excitados. Consequentemente, os líquidos em movimento apresentam-se pretos nas imagens ponderadas em T1.

Os computadores associados aos escâneres de RM têm a capacidade de reconstruir tecidos em qualquer plano a partir dos dados adquiridos: transverso, mediano, sagital, frontal, e até mesmo em planos oblíquos arbitrários. Os dados também podem ser usados para gerar reconstruções tridimensionais. Os escâneres de RM produzem boas imagens de tecidos moles sem o uso de radiação ionizante. O movimento feito pelo paciente durante longas sessões de exame criava problemas para os escâneres das primeiras gerações, mas os escâneres rápidos utilizados atualmente podem ser sincronizados ou ajustados para visualizar estruturas em movimento, como o coração e o fluxo sanguíneo, em tempo real.

Medicina nuclear

A medicina nuclear fornece informações sobre a distribuição ou concentração de pequenas quantidades de substâncias radioativas introduzidas no corpo. A medicina nuclear mostra imagens de órgãos específicos após injeção intravenosa (IV) de uma pequena dose de material radioativo. O radionuclídeo é marcado com uma substância que é seletivamente captada por um órgão, como o difosfonato de metileno marcado com tecnécio (^{99m}Tc-MDP) para cintigrafia óssea (Figura 1.56).

A **tomografia por emissão de pósitrons** (PET) usa isótopos produzidos por cíclotron, com meia-vida extremamente curta e que emitem pósitrons. A PET é empregada para avaliar a função fisiológica de órgãos, como o encéfalo, de forma dinâmica. Há captação seletiva do isótopo injetado nas áreas de aumento da atividade encefálica. As imagens podem mostrar todo o órgão ou cortes transversais. A TC por emissão de fóton único (SPECT) é semelhante, mas usa marcadores com maior permanência. O custo é mais baixo, porém, é mais demorada e tem menor resolução.

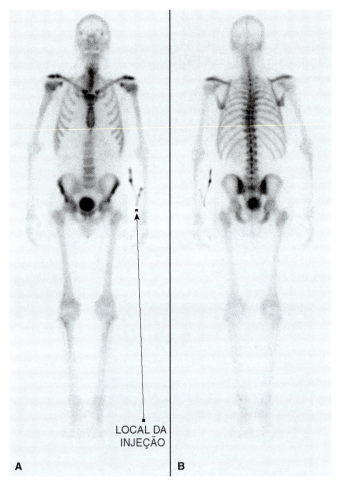

Figura 1.56 Vistas anterior (A) e posterior (B) de todo o corpo, cintigrafia planar. Essas imagens de medicina nuclear podem ser vistas como um todo ou em corte transversal. Um radiofármaco foi injetado nas veias do antebraço esquerdo, onde parte do agente adere às paredes venosas.

Questões de múltipla escolha e estudos de caso

Dorso

CONSIDERAÇÕES GERAIS SOBRE O DORSO
E A COLUNA VERTEBRAL, 72

    QUADRO 2.1 Relações dos marcos palpáveis do dorso com estruturas profundas significativas, 73

VÉRTEBRAS, 74

Estrutura e função das vértebras, 75

Características regionais das vértebras, 77

    QUADRO 2.2 Vértebras cervicais, 78

    QUADRO 2.3 Vértebras torácicas, 81

    QUADRO 2.4 Vértebras lombares, 83

Ossificação das vértebras, 85

Variações nas vértebras, 88

    ANATOMIA CLÍNICA: Vértebras, 89

COLUNA VERTEBRAL, 97

Articulações da coluna vertebral, 97

Movimentos da coluna vertebral, 103

Curvaturas da coluna vertebral, 104

Vascularização da coluna vertebral, 105

Nervos da coluna vertebral, 106

    ANATOMIA CLÍNICA: Coluna vertebral, 107

MÚSCULOS DO DORSO, 116

Músculos extrínsecos do dorso, 117

Músculos próprios do dorso, 118

    QUADRO 2.5 Camada superficial dos músculos próprios do dorso, 119

    QUADRO 2.6 Camada intermédia dos músculos próprios do dorso, 120

    QUADRO 2.7 Camadas profundas dos músculos próprios do dorso, 122

    QUADRO 2.8 Principais músculos que movimentam as articulações intervertebrais cervicais, 123

    QUADRO 2.9 Principais músculos que movimentam as articulações intervertebrais torácicas e lombares, 124

Anatomia de superfície dos músculos do dorso, 125

Músculos suboccipitais e profundos do pescoço, 125

    QUADRO 2.10 Músculos suboccipitais e região (trígono) suboccipital, 126

    QUADRO 2.11 Principais músculos que movimentam as articulações atlantoccipitais, 127

    QUADRO 2.12 Principais músculos que movimentam as articulações atlantoccipitais, 127

    QUADRO 2.13 Nervos da região cervical posterior, inclusive a região (trígono) suboccipital, 128

    ANATOMIA CLÍNICA: Músculos do dorso, 128

CONTEÚDO DO CANAL VERTEBRAL, 129

Medula espinal, 129

Nervos espinais e raízes nervosas, 131

    QUADRO 2.14 Numeração dos nervos espinais e das vértebras, 131

Meninges espinais e líquido cerebrospinal, 131

    QUADRO 2.15 Espaços associados com as meninges espinais, 134

Vascularização da medula espinal e das raízes dos nervos espinais, 136

    ANATOMIA CLÍNICA: Conteúdo do canal vertebral, 138

SIGNIFICADO DOS ÍCONES

 Variações anatômicas

 Procedimentos diagnósticos

 Ciclo de vida

 Procedimentos cirúrgicos

 Traumatismo

 Patologia

CONSIDERAÇÕES GERAIS SOBRE O DORSO E A COLUNA VERTEBRAL

O **dorso** é formado pela parte posterior do tronco (torso), inferior ao pescoço e superior às nádegas (região glútea) (Figura 2.1A a C). No nível profundo, a porção central da parte superior do dorso forma a parede posterior da cavidade torácica (parede torácica posterior), enquanto a parte inferior do dorso é a parede posterior da cavidade abdominal (parede abdominal posterior). Consequentemente, o dorso é uma área importante para a avaliação das funções toracoabdominais, sendo necessário ser específico na localização dos achados. Com base na presença de ossos subjacentes, o dorso é anatomicamente dividido em cinco regiões bilaterais (**lombar** direita e esquerda, **escapular e regiões supra, inter e infraescapular**) e duas regiões medianas não pareadas (**regiões vertebral e sacral**) (Figura 2.1A). As *escápulas*, embora localizadas no dorso, são componentes do esqueleto apendicular superior. A anatomia das escápulas e regiões associadas são consideradas em profundidade com o membro superior (Capítulo 3, *Membro Superior*), enquanto as regiões laterais inferiores (lombares) do tronco são consideradas com a parede abdominal anterolateral (Capítulo 5, *Abdome*). Este capítulo concentra-se em grande parte nas regiões vertebral e sacral. A coluna vertebral e as escápulas são a base para a extrapolação das linhas verticais de referência (Figura 2.1B).

Profundamente na pele e na fáscia, o dorso é coberto com uma camada de músculos dos membros superiores (extrínsecos do dorso), responsáveis, principalmente, pelo posicionamento e a movimentação dos membros superiores (Figura 2.1C e D). Profundamente a esta camada, medial aos ângulos das costelas, estão os músculos dorsais "verdadeiros", especificamente responsáveis por mover ou manter a posição do esqueleto axial (postura).

O esqueleto do dorso é formado pelas porções posteriores das costelas (medial aos ângulos das costelas) e pelas vértebras e discos intervertebrais (IV) que coletivamente compõem a **coluna vertebral** (Figuras 2.1E e 2.2A a D). A coluna vertebral é o esqueleto do pescoço e do dorso, a parte principal do *esqueleto axial* (ou seja, ossos articulados do crânio, coluna vertebral, costelas e esterno) (Figura 2.2D). A ordenação segmentar das vértebras e costelas e suas características palpáveis é usada durante o exame físico para estimar o nível de estruturas internas significativas (Figura 2.1E; Quadro 2.1). A coluna vertebral se estende do crânio até o ápice do cóccix. Em adultos, tem 72 a 75 cm de comprimento, dos quais aproximadamente um quarto é formado pelos discos IV que separam e unem as vértebras. Como a maior parte do peso é anterior à coluna, a coluna é suportada posteriormente por numerosos e poderosos músculos ligados a fortes alavancas (processos espinhosos e transversos) (Figuras 2.1D e 2.3). A coluna vertebral:

- Abriga e protege a medula espinal e os nervos espinais, que surgem da medula espinal e saem da coluna vertebral
- Sustenta o peso do corpo superior no nível da pelve (ver Figuras 2.1E e 2.2D)
- Garante um eixo parcialmente rígido e flexível para o corpo e uma base alargada sobre a qual a cabeça está posicionada e gira
- Tem participação importante na postura e na *locomoção* (o movimento de um local para outro).

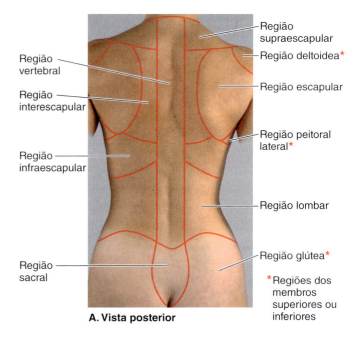

A. Vista posterior

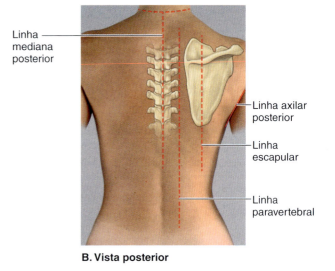

B. Vista posterior

Figura 2.1 Anatomia do dorso. A. Regiões do dorso. **B.** Linhas de referência do dorso. (*continua*)

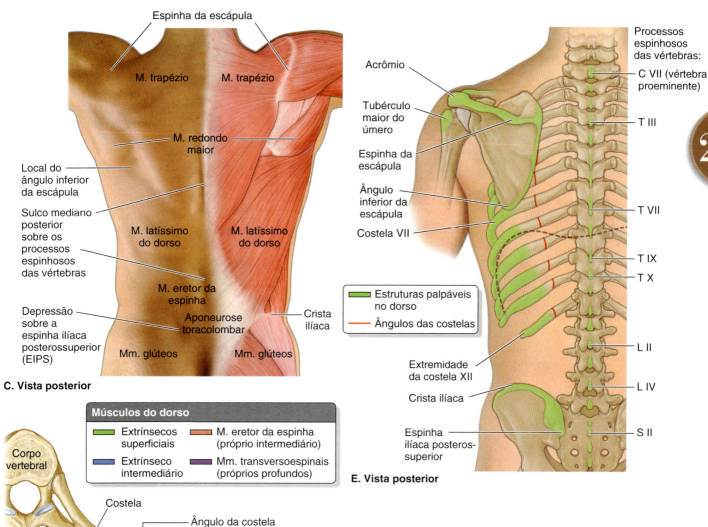

Figura 2.1 (*Continuação*) **C.** Anatomia de superfície do dorso. Em indivíduos magros com musculatura bem desenvolvida, os músculos extrínsecos do dorso relacionados com o membro superior são aparentes. **D.** Arranjo em camadas dos músculos extrínsecos e próprios do dorso. Os músculos próprios do dorso estão mediais aos ângulos das costelas. **E.** Esqueleto do dorso. Uma coluna central de vértebras e discos intervertebrais ladeados pelas porções posteriores das costelas compõem o esqueleto axial do dorso. Características normalmente palpáveis são destacadas em *verde*. Embora localizadas no dorso, as escápulas são parte do esqueleto apendicular superior.

Quadro 2.1 Relações dos marcos palpáveis do dorso com estruturas profundas significativas.

Marco palpável	Processo espinhoso	Estrutura profunda significativa (aproximações)
Vértebra proeminente	C VII	Ápice dos pulmões, istmo da glândula tireoide
Espinha da escápula	T III	Formação da veia cava superior
	T IV	Disco intervertebral T IV-T V; plano torácico transversal (intersecções: ângulo do esterno, arco da aorta, bifurcação da traqueia, arco da veia ázigo)
Ângulo inferior da escápula	T VII	Nível da papila mamária na parede torácica anterior
	T IX–T X	Tendão central do diafragma; base dos pulmões
Extremidades da costela XII	L II	Extremidade inferior da medula espinal
Crista ilíaca	L IV	Bifurcação da aorta; comumente punção lombar realizada entre as lâminas da 4ª e 5ª vértebras lombares
Depressão sobrejacente à espinha ilíaca posterossuperior (EIPS)	S II	Extensão inferior do saco dural/espaço subaracnóideo

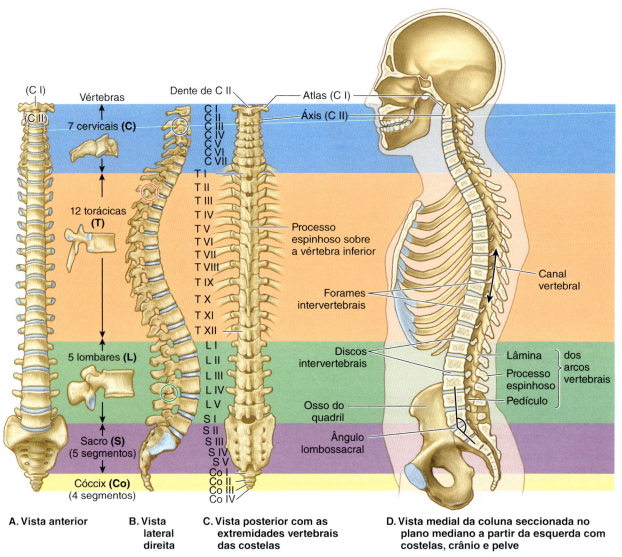

Figura 2.2 A coluna vertebral e suas cinco regiões. **A** e **B.** Faces anteriores e laterais da coluna vertebral com vértebra isolada típica de cada uma das três regiões móveis. A coluna contínua de suporte de peso dos corpos vertebrais e dos discos intervertebrais (IV) aumenta de tamanho à medida que a coluna descende. As articulações dos processos articulares (zigapofisárias) representativas de cada região são circuladas. **C.** Vista posterior com extremidades vertebrais das costelas. Este representa mais plenamente o esqueleto do dorso. **D.** Coluna vertebral bissectada no contexto do esqueleto axial e pelve, demonstrando o canal vertebral. Os forames intervertebrais (IV) (também vistos na parte **B**) são aberturas na parede lateral do canal vertebral através das quais os nervos espinais saem.

VÉRTEBRAS

No adulto, a coluna vertebral tem habitualmente 33 vértebras, organizadas em cinco regiões: 7 vértebras cervicais, 12 torácicas, 5 lombares, 5 sacrais e 4 coccígeas (Figura 2.2A a D). Só há movimento significativo entre as 25 vértebras superiores. Das 9 vértebras inferiores, as 5 vértebras sacrais estão fundidas nos adultos formando o *sacro* e, após aproximadamente 30 anos, as 4 vértebras coccígeas se fundem para formar o *cóccix*. O *ângulo lombossacral* está situado na junção dos eixos longos da região lombar da coluna vertebral e do sacro (Figura 2.2D). As vértebras tornam-se maiores gradualmente, à medida que a coluna vertebral desce até o sacro e, a partir daí, tornam-se progressivamente menores em direção ao ápice do cóccix (Figura 2.2A a D). A mudança de tamanho está relacionada com o fato de vértebras sucessivas suportarem cada vez mais peso corporal, à medida que se desce a coluna vertebral. As vértebras atingem o tamanho máximo imediatamente acima do sacro, que transfere o peso para o cíngulo do membro inferior nas articulações sacroilíacas.

A coluna vertebral é flexível porque é formada por muitos ossos relativamente pequenos, chamados **vértebras**, que são separados por *discos intervertebrais* resilientes (Figura 2.2D). As vértebras cervicais, torácicas, lombares e a primeira vértebra sacral, ao todo 25, também se articulam nas articulações dos *processos articulares (zigapofisárias)* (ver Figura 2.5C), que facilitam e controlam a flexibilidade da coluna vertebral. Embora o movimento entre duas vértebras adjacentes seja pequeno, em conjunto as vértebras e os discos intervertebrais que as unem formam uma coluna bastante flexível, porém sólida, que protege a medula espinal circundada por eles.

Estrutura e função das vértebras

O tamanho e outras características das vértebras variam de uma região da coluna vertebral para outra e, em menor grau, em cada região; entretanto, sua estrutura básica é igual. Uma **vértebra geral** (Figura 2.3) consiste em um corpo vertebral, um arco vertebral e sete processos.*

O **corpo vertebral** é a parte anterior do osso, de maiores proporções, aproximadamente cilíndrica, que confere resistência à coluna vertebral e sustenta o peso do corpo. O tamanho dos corpos vertebrais aumenta à medida que se desce na coluna, principalmente de T IV* para baixo, pois cada um deles sustenta cada vez mais peso.

O corpo vertebral é formado por osso trabecular (esponjoso) vascularizado, revestido por uma fina camada externa de osso compacto (Figura 2.4). O *osso trabecular* é reticulado e consiste principalmente em trabéculas verticais altas entrecruzadas com trabéculas horizontais curtas. Os espaços entre as trabéculas são ocupados por medula óssea vermelha, que está entre os tecidos com maior atividade hematopoética (formadora de sangue) do indivíduo maduro. Um ou mais forames grandes na face posterior do corpo vertebral abrigam as veias basivertebrais que drenam a medula óssea (ver Figura 2.30).

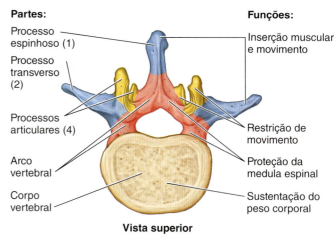

Figura 2.3 Componentes funcionais de uma vértebra típica, representada pela 2ª vértebra lombar. Os componentes incluem o corpo vertebral (cor óssea), um arco vertebral (*vermelho*) e sete processos: três para fixação e alavancagem muscular (*azul*) e quatro que fazem parte de articulações sinoviais com vértebras adjacentes (*amarelo*).

---

[1] Atualmente, muitas vezes os termos *corpo vertebral* e *região central* e os termos *arco vertebral* e *arco neural* são erroneamente usados como sinônimos. Tecnicamente, porém, em cada caso o primeiro é um termo anatômico macroscópico, aplicado a partes das vértebras do adulto, e o segundo é um termo embriológico, que se refere a partes de uma vértebra em desenvolvimento que se ossifica a partir de centros primários. O corpo vertebral compreende a região central e parte do arco neural; assim, o arco vertebral é menor do que o arco neural, e a região central é menor do que o corpo vertebral (O'Rahilly, 1986; Standring, 2016).

*N.R.T.: A Terminologia Anatômica numera vértebras e costelas com algarismos romanos. Entretanto, na prática médica e de outros profissionais de saúde, também são usados algarismos arábicos.

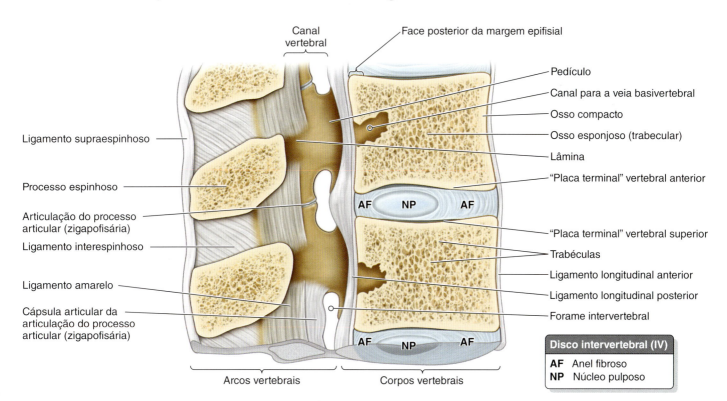

Vista medial das metades esquerdas de duas vértebras hemissectadas adjacentes e disco IV associado

Figura 2.4 Morfologia interna do corpo vertebral e do canal vertebral. Os corpos consistem principalmente em osso trabecular (esponjoso) – com trabéculas de sustentação verticais e altas unidas por trabéculas horizontais curtas – coberto por uma camada relativamente fina de osso compacto. "Placas terminais" de cartilagem hialina cobrem as faces superior e inferior dos corpos, circundadas por margens epifisiais ósseas lisas. O ligamento longitudinal posterior cobre a face posterior dos corpos e une os discos intervertebrais, formando a parede anterior do canal vertebral. As paredes laterais e posteriores do canal vertebral são formadas por arcos vertebrais (pedículos e lâminas) alternados com forames intervertebrais e ligamentos amarelos.

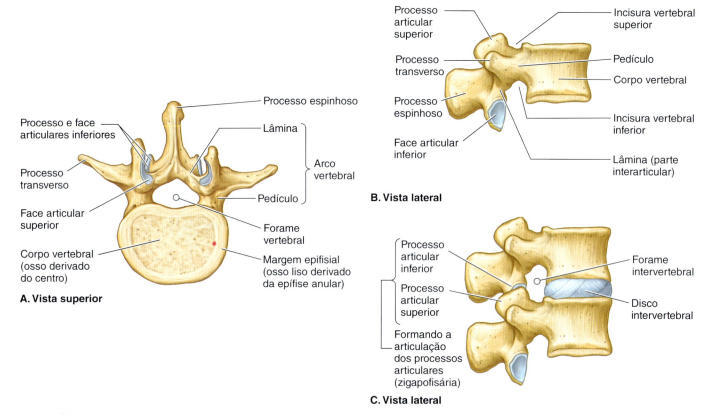

Figura 2.5 Características de uma vértebra típica, representada pela 2ª vértebra lombar. A e B. Formações ósseas. O forame vertebral é limitado por arco e corpo vertebrais. Uma pequena incisura vertebral superior e uma incisura vertebral inferior maior flanqueiam o pedículo. C. Forame intervertebral. As incisuras superiores e inferiores das vértebras adjacentes, juntamente com o disco intervertebral que une as vértebras, formam o forame intervertebral para a passagem de um nervo espinal e seus vasos acompanhantes. A a C. Cada processo articular tem uma face articular, através da qual ocorre o contato com as faces articulares das vértebras adjacentes.

Em vida, a maior parte das faces superior e inferior de cada corpo vertebral é coberta por discos de cartilagem hialina ("*placas terminais*" *vertebrais*), que são remanescentes do molde cartilagíneo a partir do qual se desenvolve o osso. Em amostras de osso desidratadas de laboratório e de museus, não existe essa cartilagem e o osso exposto parece esponjoso, exceto na periferia, onde um anel ou **margem epifisial** de osso liso, derivado de uma *epífise anular*, está fundido ao corpo (Figura 2.5A).

Além de servirem como zonas de crescimento, as epífises anulares e seus resquícios cartilagíneos proporcionam alguma proteção aos corpos vertebrais e permitem certo grau de difusão de líquido entre o disco intervertebral e os vasos sanguíneos (capilares) no corpo vertebral (ver Figuras 2.28 e 2.29). As epífises superior e inferior geralmente se unem à **região central**, o centro primário de ossificação da massa central do corpo vertebral (Figura 2.5A), no início da vida adulta (aproximadamente aos 25 anos) (ver Figura 2.14).

O **arco vertebral** está situado posteriormente ao corpo vertebral e consiste em dois pedículos e lâminas (direitos e esquerdos) (Figuras 2.3 e 2.5A). Os **pedículos** são processos cilíndricos sólidos e curtos que se projetam posteriormente do corpo vertebral para encontrar duas placas de osso largas e planas, denominadas **lâminas**, que se unem na linha mediana posterior. O arco vertebral e a face posterior do corpo vertebral formam as paredes do **forame vertebral**. A sucessão de forames vertebrais na coluna vertebral articulada forma o **canal vertebral** (Figuras 2.2D e 2.4). Ele contém a medula espinal e as raízes dos nervos espinais, juntamente com as membranas (meninges), a gordura e os vasos que os circundam e servem (ver, no boxe Anatomia clínica, "Laminectomia", mais adiante).

As **incisuras vertebrais** são entalhes observados em vistas laterais das vértebras acima e abaixo de cada pedículo entre os processos articulares superiores e inferiores posteriormente e as projeções correspondentes do corpo anteriormente (Figura 2.5B). As **incisuras vertebrais superiores** e **inferiores** das vértebras adjacentes e os discos que as unem formam os **forames intervertebrais** (Figuras 2.2D e 2.5C), através dos quais os nervos espinais emergem da coluna vertebral (ver Figura 2.30). Além disso, os gânglios sensitivos dos nervos espinais (raiz posterior) estão localizados nesses forames.

Sete processos originam-se do arco vertebral de uma vértebra comum (Figuras 2.3 a 2.5A):

- Um **processo espinhoso** mediano projeta-se posteriormente (e, em geral, inferiormente, e costuma superpor-se à vértebra inferior) a partir do arco vertebral na junção das lâminas
- Dois **processos transversos** projetam-se posterolateralmente a partir das junções dos pedículos com as lâminas
- Quatro **processos articulares** – dois **superiores** e dois **inferiores** – também se originam das junções dos pedículos com as lâminas, cada um deles apresentando uma **face articular**.

Os processos espinhosos e transversos são locais de fixação dos músculos profundos do dorso e servem como alavancas, facilitando os músculos que fixam ou mudam a posição das vértebras.

Os processos articulares estão em aposição aos processos correspondentes de vértebras adjacentes (superiores e inferiores), formando as *articulações dos processos articulares (zigapofisárias)* (Figuras 2.2B e 2.5C). Por meio de sua participação nessas articulações, esses processos determinam os tipos de movimentos permitidos e restritos entre as vértebras adjacentes de cada região.

Os processos articulares também ajudam a manter alinhadas as vértebras adjacentes, particularmente evitando o deslizamento anterior de uma vértebra sobre outra. Em geral, a sustentação de peso pelos processos articulares é apenas temporária, como quando uma pessoa que está em posição fletida se levanta, e unilateral, quando há flexão lateral das vértebras cervicais até seu limite. Entretanto, os processos articulares inferiores da vértebra L V sustentam peso mesmo na posição ortostática.

Características regionais das vértebras

Cada uma das 33 vértebras é única; no entanto, a maioria das vértebras tem aspectos característicos que as identificam como pertencentes a uma das cinco regiões da coluna vertebral (p. ex., as vértebras que têm forames em seus processos transversos são vértebras cervicais). Além disso, algumas vértebras têm características distintas; a vértebra C VII, por exemplo, tem o processo espinhoso mais longo. Ela forma uma proeminência sob a pele na parte posterior do pescoço, principalmente durante a sua flexão (ver Figura 2.9A).

Em cada região, as **faces articulares** são orientadas sobre os processos articulares das vértebras em uma direção característica que determina o tipo de movimento permitido entre as vértebras adjacentes e, em conjunto, da região. Por exemplo, as faces articulares das vértebras torácicas são quase verticais e, juntas, definem um arco centralizado no disco intervertebral. Essa organização permite rotação e flexão lateral da coluna vertebral nessa região (ver Figura 2.8). Variações regionais no tamanho e no formato do canal vertebral acomodam a espessura variável da medula espinal (Figura 2.2D).

VÉRTEBRAS CERVICAIS

As vértebras cervicais formam o esqueleto do pescoço (Figuras 2.2 e 2.6). São as menores das 24 vértebras móveis e estão localizadas entre o crânio e as vértebras torácicas. O tamanho menor reflete o fato de sustentarem menos peso do que as vértebras inferiores maiores. Embora os discos intervertebrais cervicais sejam mais finos do que aqueles das regiões inferiores, são relativamente espessos em comparação ao tamanho dos corpos vertebrais que unem. A espessura relativa dos discos intervertebrais, a orientação quase horizontal das faces articulares e a pequena massa corporal adjacente dão à região cervical maiores amplitude e variedade de movimento de todas as regiões vertebrais.

As características distintas das vértebras cervicais são ilustradas na Figura 2.6 e são descritas no Quadro 2.2. O atributo mais característico das vértebras cervicais é o **forame transversário oval** no *processo transverso*. As artérias vertebrais e suas veias acompanhantes atravessam os forames transversários, exceto em C VII, onde passam apenas pequenas veias acessórias. Assim, em C VII os forames são menores do que nas outras vértebras cervicais, e algumas vezes estão ausentes.

Os *processos transversos das vértebras cervicais* terminam lateralmente em duas projeções: um **tubérculo anterior** e um **tubérculo posterior**. Os tubérculos dão fixação a um grupo de músculos cervicais laterais (levantadores da escápula e escalenos). Os ramos anteriores dos nervos espinais cervicais seguem inicialmente sobre os processos transversos nos **sulcos do nervo espinal** entre os tubérculos (Figura 2.6A e B). Os tubérculos anteriores da vértebra C VI são chamados de **tubérculos caróticos** porque as artérias carótidas comuns podem ser comprimidas nesse local, no sulco entre o tubérculo e o corpo, para controlar o sangramento desses vasos. O sangramento pode continuar em vista das múltiplas anastomoses de ramos distais da artéria carótida com ramos adjacentes e contralaterais, porém com menor intensidade.

As vértebras C III a C VII são vértebras cervicais típicas (Figura 2.6A; Quadro 2.2). Elas têm grandes forames vertebrais para acomodar a *intumescência cervical da medula espinal* em consequência do papel dessa região na inervação dos membros superiores. As margens superiores dos corpos alongados transversalmente das vértebras cervicais são elevadas posteriormente e em especial lateralmente, mas são deprimidas anteriormente, assemelhando-se a um banco esculpido.

A margem inferior do corpo vertebral situado acima tem formato recíproco. As vértebras cervicais adjacentes articulam-se de um modo que permite flexão e extensão livres e alguma flexão lateral, mas a rotação é restrita. As faces articulares planas, quase horizontais, dos processos articulares também são favoráveis a esses movimentos. A margem superolateral elevada é o **unco do corpo** da vértebra (Figura 2.6A).

Os processos espinhosos das vértebras C III a C VI são curtos e, geralmente, bífidos em pessoas brancas, sobretudo homens, mas isso não é tão comum em pessoas de ascendência africana nem nas mulheres (Duray et al., 1999). C VII é uma vértebra proeminente caracterizada por um processo espinhoso longo. Em função desse processo ressaltado, C VII é chamada de **vértebra proeminente**. Passe o dedo ao longo da linha mediana da face posterior de seu pescoço até encontrar o processo espinhoso saliente de C VII. É o processo espinhoso mais proeminente em 70% das pessoas (ver Figura 2.7A).

As duas vértebras cervicais superiores são atípicas. A **vértebra C I**, também denominada **atlas**, é singular porque não tem corpo nem processo espinhoso (Figura 2.5A). Esse osso anular tem um par de massas laterais que ocupam o lugar de um corpo, sustentando o peso do crânio globoso, de maneira semelhante à forma como Atlas, da mitologia grega, sustentava o peso do mundo sobre seus ombros

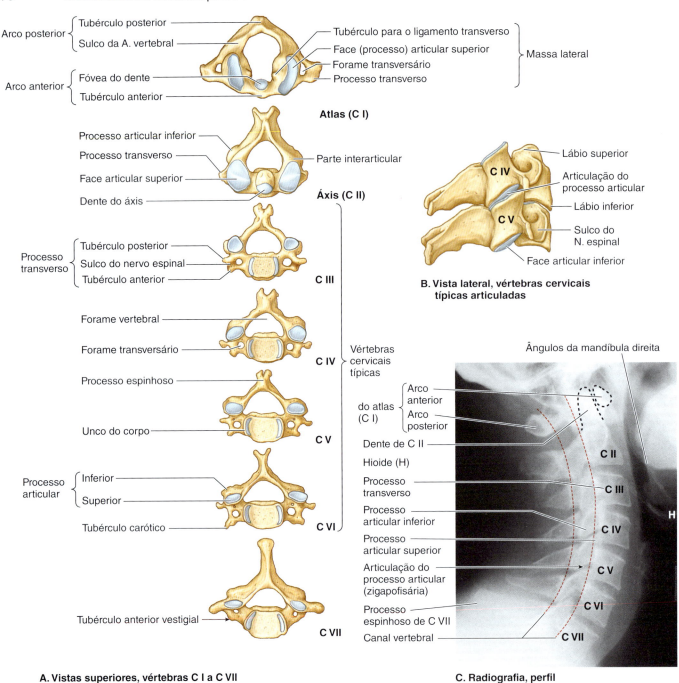

Figura 2.6 Vértebras cervicais. **A.** Comparação das vértebras cervicais. As vértebras C I, C II e C VII são atípicas. **B.** Articulação das vértebras cervicais. As faces superior e inferior dos corpos das vértebras cervicais são reciprocamente convexas e côncavas. Associado à orientação oblíqua das faces articulares, isso facilita a flexão, a extensão e a flexão lateral. **C.** Alinhamento das vértebras cervicais. O arco anterior do atlas situa-se anteriormente à linha curva contínua formada pelas faces anteriores dos corpos vertebrais de C II a C VII. *H*, hioide.

Quadro 2.2 Vértebras cervicais.[a]

Parte	Características
Corpo vertebral	Pequeno e mais largo laterolateralmente do que anteroposteriormente; face superior côncava com unco do corpo (processo uncinado); face inferior convexa
Forame vertebral	Grande e triangular
Processos transversos	Forames transversários e tubérculos anterior e posterior; artérias vertebrais e plexos venosos e simpáticos acompanhantes atravessam os forames transversários de todas as vértebras cervicais, exceto C VII, que dá passagem apenas a pequenas veias vertebrais acessórias
Processos articulares	Faces articulares superiores direcionadas superoposteriormente; faces articulares inferiores direcionadas inferoanteriormente; as faces articulares oblíquas são quase horizontais nessa região
Processos espinhosos	Curtos (C III a C V) e bífidos (C III a C VI);[b] o processo de C VI é longo e o processo de C VII é mais longo ainda (por isso, C VII é denominada "vértebra proeminente")

[a] As vértebras C I, C II e C VII são atípicas.
[b] Especialmente em homens caucasianos.

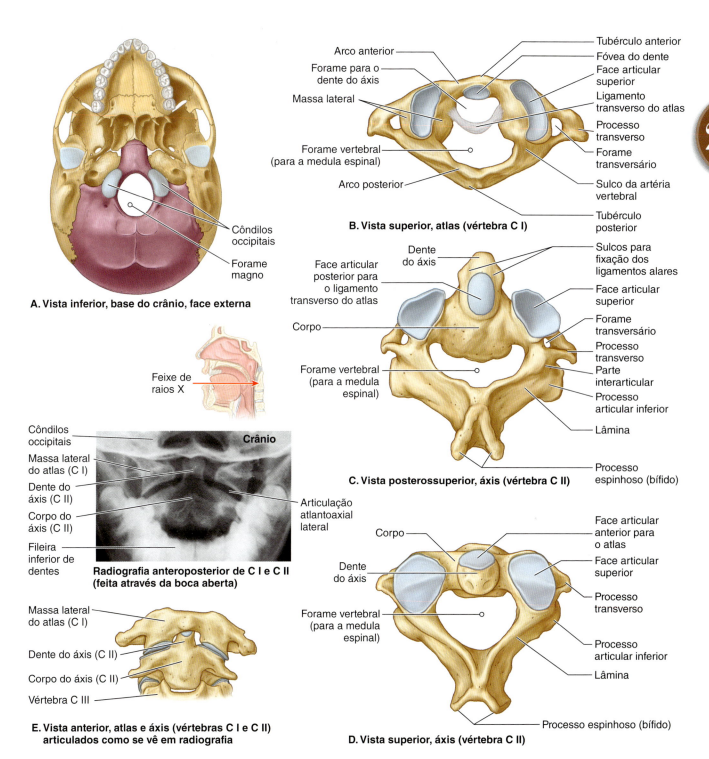

Figura 2.7 Base do crânio e vértebras C I e C II. A. Côndilos occipitais do crânio. Os côndilos occipitais articulam-se com as faces articulares superiores do atlas (vértebra C I). **B.** Arcos e massas laterais do atlas. O atlas, sobre o qual o crânio se apoia, não tem processo espinhoso nem corpo. É formado por duas massas laterais unidas pelos arcos anterior e posterior. **C e D.** Dente (processo odontoide do áxis). O dente caracteriza o áxis (vértebra C II) e provê um eixo ao redor do qual o atlas gira e conduz o crânio. Articula-se anteriormente com o arco anterior do atlas ("fóvea do dente", na parte **B**) e posteriormente com o ligamento transverso do atlas (ver parte **B**). **E.** Radiografia evidenciando atlas e áxis articulados mostrando o dente que se projeta superiormente do corpo do áxis entre as massas laterais do atlas. Como o atlas e o áxis situam-se posteriormente à mandíbula (Figura 2.6C), é preciso obter incidências anteroposteriores através da boca aberta, como indica a figura de orientação.

(Figura 2.7E). Os processos transversos do atlas originam-se das **massas laterais**, fazendo com que estejam posicionados lateralmente em relação aos das vértebras inferiores. Essa característica torna o atlas a mais larga das vértebras cervicais, o que proporciona maior alavanca para os músculos nele inseridos.

As **faces articulares superiores** côncavas e reniformes **das massas laterais** articulam-se com duas grandes protuberâncias cranianas, os **côndilos occipitais** nas laterais do forame magno (Figura 2.7A). Os **arcos anterior** e **posterior do atlas**, cada um apresentando um tubérculo no centro de sua face externa, estendem-se entre as massas laterais, formando um anel completo (Figura 2.7B). O arco posterior, que corresponde à lâmina de uma vértebra comum, tem um largo **sulco da artéria vertebral** em sua face superior. O nervo C1 também segue nesse sulco.

A **vértebra C II**, também denominada **áxis**, é a mais forte das vértebras cervicais (Figuras 2.6A e 2.7C). C I, que sustenta o crânio, gira sobre C II (p. ex., quando a pessoa diz "não" com a cabeça). O áxis tem duas grandes faces planas de sustentação, as faces articulares superiores, sobre as quais gira o atlas. A característica que distingue C II é o **dente** rombo, que se projeta do seu corpo para cima. Tanto o dente de C II quanto a medula espinal no interior de seu revestimento (meninges) são circundados pelo atlas. O dente do áxis situa-se anteriormente à medula espinal e serve como eixo em torno do qual ocorre a rotação da cabeça.

O dente do áxis é mantido em posição contra a face posterior do arco anterior do atlas pelo **ligamento transverso do atlas** (Figura 2.7B). Esse ligamento estende-se de uma massa lateral do atlas até a outra, passando entre o dente e a medula espinal, formando a parede posterior do "bocal" que recebe o dente. Assim, impede o deslocamento posterior (horizontal) do dente e o deslocamento anterior do atlas. Qualquer deslocamento comprometeria a parte do forame vertebral de C I que dá passagem à medula espinal. C II tem um grande processo espinhoso bífido (Figura 2.7C e D) que pode ser palpado profundamente no *sulco nucal*,* o sulco vertical superficial no dorso do pescoço.

VÉRTEBRAS TORÁCICAS

As **vértebras torácicas** estão localizadas na parte superior do dorso e nelas se fixam as costelas (ver Figura 2.2). Assim, as principais características das vértebras torácicas são as **fóveas costais** para articulação com as costelas. As fóveas costais e outras características das vértebras torácicas são ilustradas na Figura 2.8 e apresentadas no Quadro 2.3.

---

*N.R.T.: A Terminologia Anatômica não contempla o termo sulco nucal.

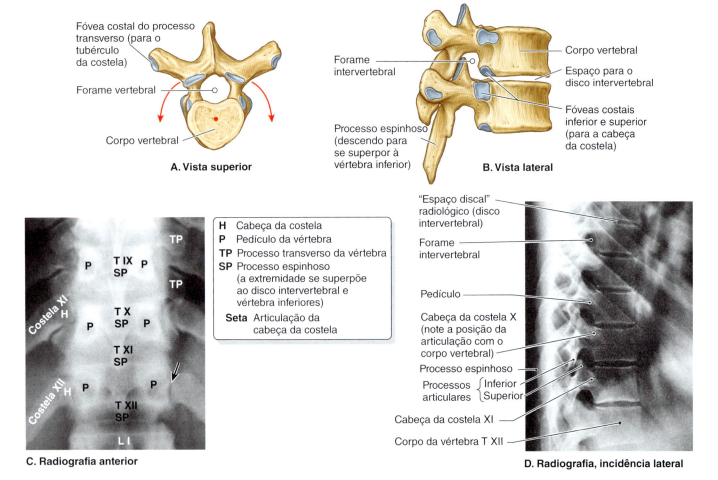

Figura 2.8 Vértebras torácicas. **A.** Vértebras típicas isoladas. **B.** Vértebras típicas articuladas. **C.** Nas radiografias de incidência anterior, as costelas articuladoras obscurecem as características laterais das vértebras. **D.** Nas radiografias de perfil, as costelas articuladas obscurecem os componentes do arco vertebral das vértebras, mas os corpos vertebrais uniformes e os "espaços discais" radiográficos entre eles (causados pela radiolucência dos discos intervertebrais) são aparentes.

Quadro 2.3 Vértebras torácicas.

Parte	Características
Corpo vertebral	Formato de coração; duas ou quatro fóveas costais para articulação com as cabeças das costelas
Forame vertebral	Circular e menor do que os forames das vértebras cervicais e lombares (deixa passar a parte distal de um dedo indicador de tamanho médio)
Processos transversos	Longos e fortes e estendem-se posterolateralmente; o comprimento diminui de T I para T XII (T I a T X têm faces para articulação com o tubérculo da costela)
Processos articulares	Faces articulares quase verticais; faces articulares superiores em direção posterior e ligeiramente lateral; faces articulares inferiores em direção anterior e ligeiramente medial; os planos das faces articulares estão em um arco centralizado no corpo vertebral
Processos espinhosos	Longos; inclinados posteroinferiormente; as extremidades estendem-se até o nível do corpo vertebral abaixo

As quatro vértebras torácicas intermediárias (T V a T VIII) têm todos os elementos típicos das vértebras torácicas. Os processos articulares estendem-se verticalmente com duas faces articulares de orientação quase coronal que definem um arco cujo centro é o disco intervertebral. Esse arco permite a rotação e algum grau de flexão lateral da coluna vertebral nessa região. Na verdade, aqui é permitido o maior grau de rotação (Figura 2.6A). A fixação da caixa torácica associada à orientação vertical das faces articulares e aos processos espinhosos superpostos limita a flexão e a extensão, bem como a flexão lateral.

As vértebras T I a T IV têm algumas características em comum com as vértebras cervicais. T I é atípica em relação às vértebras torácicas porque tem um processo espinhoso longo, quase horizontal, que pode ser quase tão saliente quanto o da vértebra proeminente (Figura 2.9A). T I também tem uma fóvea costal completa na margem superior de seu corpo para a 1ª costela e uma hemifóvea em sua margem inferior que contribui para formar a face articular para a costela II.

As vértebras T IX a T XII têm algumas características das vértebras lombares (p. ex., tubérculos semelhantes aos processos acessórios). Também há *processos mamilares* (pequenos tubérculos) na vértebra T XII. No entanto, a maior parte da transição nas características da região torácica para a região lombar ocorre ao longo da extensão de uma única vértebra: T XII. Em geral, sua metade superior tem caráter torácico, apresentando fóveas costais e processos articulares que permitem movimento basicamente giratório, enquanto sua metade inferior tem caráter lombar, sem fóveas costais e com processos articulares que possibilitam apenas flexão e extensão. Consequentemente, a vértebra T XII está sujeita a estresses de transição que fazem com que seja a vértebra fraturada com maior frequência.

ANATOMIA DE SUPERFÍCIE DAS VÉRTEBRAS CERVICAIS E TORÁCICAS

Em geral, é possível ver diversos *processos espinhosos*, sobretudo quando o dorso é fletido e as escápulas são protraídas (Figura 2.9A). A maioria deles pode ser palpada até mesmo em um paciente obeso porque normalmente a gordura não se acumula na linha mediana posterior.

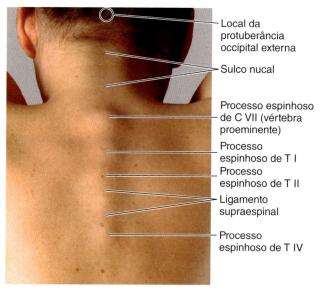

A. Vista posterior, flexão do pescoço e do dorso e protração das escápulas

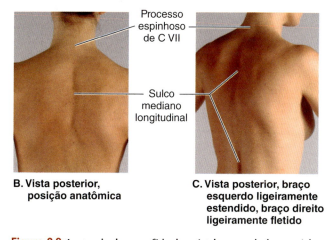

B. Vista posterior, posição anatômica

C. Vista posterior, braço esquerdo ligeiramente estendido, braço direito ligeiramente fletido

Figura 2.9 Anatomia de superfície das vértebras cervicais e torácicas. Com exceção do processo espinhoso da vértebra C VII (vértebra proeminente), a visibilidade dos processos espinhosos depende da quantidade de tecido subcutâneo e da posição de costas, pescoço e membros superiores (sobretudo protração/retração das escápulas). No entanto, os processos espinhosos e transversos torácicos geralmente podem ser palpados nas linhas mediana posterior e paravertebral.

A extremidade do *processo espinhoso* de C VII é a mais evidente na superfície. Muitas vezes, quando o paciente está em posição ortostática, esse é o único processo espinhoso visível (Figura 2.9B); daí o nome *vértebra proeminente*. O *processo espinhoso* de C II pode ser palpado profundamente na linha mediana posterior, inferiormente à *protuberância occipital externa*, uma projeção mediana situada na junção da cabeça com o pescoço. C I não tem processo espinhoso, e seu pequeno tubérculo posterior não é visível nem palpável.

Os processos espinhosos bífidos curtos das vértebras C III a C V podem ser palpados no **sulco nucal** entre os músculos do pescoço, mas não é fácil palpá-los porque a lordose cervical, côncava posteriormente, os coloca profundamente à superfície, da qual são separados pelo ligamento nucal. No entanto, como é bem mais longo, o *processo espinhoso bífido da vértebra C VI* é palpado com facilidade superiormente à extremidade visível do processo de C VII (vértebra proeminente) quando o pescoço é fletido (Figura 2.9A).

Durante a flexão do pescoço e do dorso, também podem ser observados os *processos espinhosos das vértebras torácicas superiores*. Se o indivíduo for bem magro, surge uma crista contínua unindo suas extremidades – o *ligamento supraespinal* (Figura 2.9C).

Embora C VII tenha o processo espinal superior mais visível e facilmente palpável, o processo espinhoso de T I é, eventualmente, o mais proeminente. Os processos espinhosos das outras vértebras torácicas podem ser evidentes em pessoas magras e em outras podem ser identificados por palpação de superior para inferior a partir do processo espinhoso de C VII. As extremidades dos *processos espinhosos torácicos* não indicam o nível dos corpos vertebrais correspondentes porque se superpõem (situam-se no mesmo nível) à vértebra inferior (Figuras 2.2D e 2.8B e C).

Quando o dorso não está fletido ou quando as escápulas não estão protraídas, as extremidades dos processos espinhosos torácicos situam-se profundamente a um **sulco longitudinal mediano** (Figura 2.9B e C). As extremidades dos processos espinhosos normalmente estão alinhadas, mesmo se a linha formada pelo conjunto se desviar um pouco da linha mediana. Um desvio súbito no alinhamento dos processos espinhosos adjacentes pode ser causado por luxação unilateral de uma articulação do processo articular; entretanto, pequenos desalinhamentos irregulares também podem resultar de uma fratura do processo espinhoso. A curta costela XII, cuja extremidade lateral pode ser palpada na linha axilar posterior, pode ser usada para confirmar a identificação do processo espinhoso de T XII.

Os *processos transversos* de C I podem ser percebidos lateralmente por palpação profunda entre os *processos mastoides* (proeminências dos ossos temporais posteriores às orelhas) e os ângulos das mandíbulas. O *tubérculo carótico*, o tubérculo anterior do processo transverso da vértebra C VI, pode ser suficientemente grande para ser palpável; a *artéria carótida* situa-se anteriormente a ele. Em pessoas magras, com massa muscular moderada, os processos transversos das vértebras torácicas podem ser palpados de cada lado dos processos espinhosos na região torácica e as costelas podem ser palpadas lateralmente ao ângulo, ao menos na parte inferior do dorso (inferiormente à escápula) (ver Figura 2.1E).

VÉRTEBRAS LOMBARES

As vértebras lombares estão localizadas na região lombar, entre o tórax e o sacro (ver Figura 2.2). Os elementos característicos das vértebras lombares são ilustrados na Figura 2.10 e descritos no Quadro 2.4. Como o peso que sustentam aumenta em direção à extremidade inferior da coluna vertebral, as vértebras lombares têm corpos grandes, sendo responsáveis pela maior parte da espessura da região inferior do tronco no plano mediano. Seus processos articulares estendem-se verticalmente, tendo as faces articulares orientação sagital no início (começando abruptamente nas articulações de T XII com L I), mas passando a uma orientação mais coronal à medida que a coluna desce.

As faces articulares de L V e S I têm orientação nitidamente coronal. Nas articulações superiores com orientação mais sagital, as faces voltadas lateralmente dos processos articulares inferiores da vértebra acima são "seguras" pelas faces voltadas medialmente dos processos superiores da vértebra abaixo, de modo que facilita a flexão e a extensão, permite a flexão lateral, mas impede a rotação (Figura 2.10A, B, D e E).

Os *processos transversos* projetam-se um pouco posterior, superior e também lateralmente. Na face posterior da base de cada processo transverso há um pequeno **processo acessório**, que permite a fixação dos músculos intertransversários. Na face posterior dos processos articulares superiores há pequenos tubérculos, os **processos mamilares**, que permitem a fixação dos músculos multífidos e intertransversários no dorso.

A vértebra L V, caracterizada por seu corpo e processos transversos fortes, é a maior de todas as vértebras móveis. Sustenta o peso de toda a parte superior do corpo. O corpo de L V é bem mais alto anteriormente; portanto, é o principal responsável pelo ângulo lombossacral entre o eixo longitudinal da região lombar da coluna vertebral e o do sacro (ver Figura 2.2D). O peso do corpo é transmitido da vértebra L V para a *base do sacro*, formada pela face superior da vértebra S I (Figura 2.11A).

SACRO

O **sacro**, que é cuneiforme, geralmente é formado por cinco vértebras sacrais fundidas em adultos (Figura 2.11). Está situado entre os ossos do quadril e forma o teto e a parede posterior e superior da metade posterior da cavidade pélvica. O formato triangular do sacro resulta da rápida diminuição do tamanho das massas laterais inferiores das vértebras sacrais durante o desenvolvimento. A metade inferior do sacro não sustenta peso; portanto, seu volume é bem menor. O sacro garante resistência e estabilidade à pelve e transmite o peso do corpo ao *cíngulo do membro inferior*, o anel ósseo formado pelos ossos do quadril e o sacro, aos quais estão fixados os membros inferiores (ver Figura 7.3 no Capítulo 7, *Membro Inferior*).

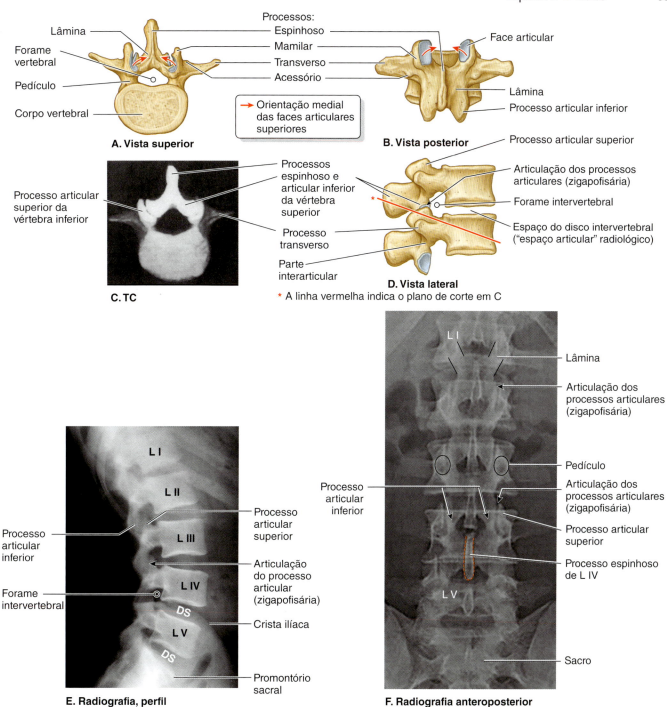

Figura 2.10 Vértebras lombares. A a **C.** Vértebras lombares isoladas. **D** a **F.** Vértebras lombares típicas articuladas. **E.** Radiografia, incidência lateral (perfil) de vértebras lombares. A forma da cunha das vértebras lombares e especialmente dos discos intervertebrais lombares é evidente. Nas radiografias de perfil, o canal vertebral é evidente principalmente na radiolucência dos forames intervertebrais. **F.** Radiografia, incidência anteroposterior. O canal vertebral é visível como uma sombra colunar (o canal vertebral é sinalizado pelas linhas pretas em L I).

Quadro 2.4 Vértebras lombares.

Parte	Características
Corpo vertebral	Grande; reniforme quando visto superiormente
Forame vertebral	Triangular; maior que nas vértebras torácicas e menor que nas vértebras cervicais
Processos transversos	Longos e delgados; processo acessório na face posterior da base de cada processo
Processos articulares	Faces articulares quase verticais; faces articulares superiores voltadas posteromedialmente (ou medialmente); faces articulares inferiores direcionadas anterolateralmente (ou lateralmente); processo mamilar na face posterior de cada processo articular superior
Processos espinhosos	Curtos e fortes; espessos, largos e em forma de machadinha

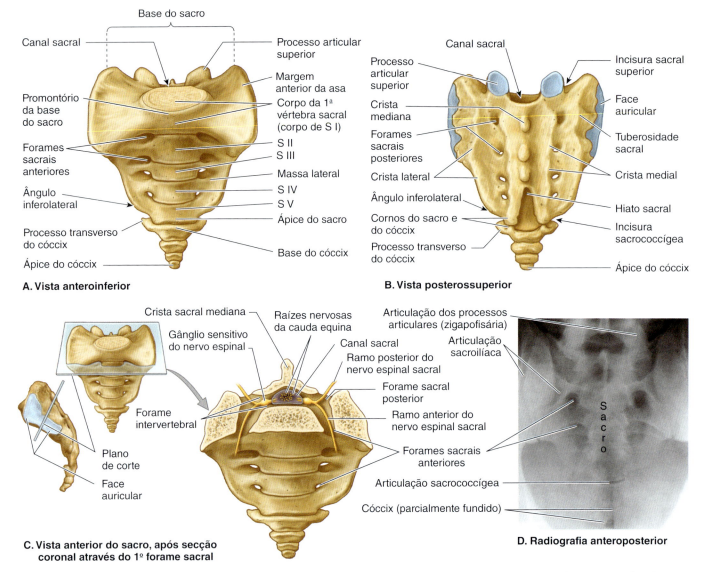

Figura 2.11 Sacro e cóccix. **A.** Base e face pélvica do sacro e cóccix. **B.** Face dorsal do sacro e cóccix. **C.** Posição anatômica do sacro. Desenhos de orientação anterior e lateral do sacro em posição anatômica mostram o plano essencialmente frontal e o nível em que o sacro foi seccionado para mostrar o canal sacral que contém a cauda equina. Os gânglios sensitivos dos nervos espinais estão dentro dos forames intervertebrais, como ocorre nos níveis vertebrais superiores. Entretanto, os ramos sacrais posteriores e anteriores dos nervos espinais saem através dos forames sacrais posteriores e anteriores (pélvicos), respectivamente. O desenho de orientação lateral mostra a face auricular que se une ao ílio para formar a parte sinovial da articulação sacroilíaca. Na posição anatômica, as vértebras S I a S III situam-se em um plano essencialmente transverso, formando um teto para a cavidade pélvica posterior. **D.** Nas radiografias anteroposteriores o plano oblíquo das faces auriculares cria duas linhas que indicam cada articulação sacroilíaca. A linha lateral indica a face anterior da articulação e a linha medial é a face posterior.

O **canal sacral** é a continuação do canal vertebral no sacro (Figura 2.11B e C). Contém o feixe de raízes dos nervos espinais originadas abaixo da vértebra L I, conhecido como *cauda equina*, que continua descendo após o término da medula espinal. Nas faces pélvica e dorsal do sacro, entre seus componentes vertebrais, há normalmente quatro pares de **forames sacrais** para a saída dos ramos posteriores e anteriores dos nervos espinais (Figura 2.11A a D). Os forames sacrais anteriores (pélvicos) são maiores do que os posteriores (dorsais).

A **base do sacro** é formada pela face superior da vértebra S I (Figura 2.11A). Seus processos articulares superiores articulam-se com os processos articulares inferiores da vértebra L V. A margem projetada anteriormente do corpo da vértebra S I é o **promontório da base do sacro**, um importante ponto de referência obstétrico (ver Capítulo 6, *Pelve e Períneo*). O **ápice do sacro**, sua extremidade inferior afilada, tem uma face oval para articulação com o cóccix.

O sacro sustenta a coluna vertebral e forma a parte posterior da pelve óssea. O sacro é inclinado de forma que se articula com a vértebra L V no **ângulo lombossacral** (ver Figura 2.2D), que varia de 130° a 160°. O sacro frequentemente é mais largo em relação ao comprimento na mulher do que no homem, mas o corpo da vértebra S I geralmente é maior nos homens (ver Figura 6.3 e Quadro 6.1 no Capítulo 6, *Pelve e Períneo*).

A **face pélvica do sacro** é lisa e côncava (Figura 2.11A e C). Quatro linhas transversas nessa face dos sacros de adultos indicam onde houve fusão das vértebras sacrais. Durante a infância, as vértebras sacrais individuais estão unidas por cartilagem hialina e separadas por discos intervertebrais. A fusão das vértebras sacrais tem início após os 20 anos; entretanto, a maioria dos discos intervertebrais permanece não ossificada até a metade da vida ou por mais tempo ainda.

A face dorsal do sacro é rugosa, convexa e caracterizada por cinco cristas longitudinais proeminentes (Figura 2.11B). A **crista sacral mediana**, central, representa os processos espinhosos rudimentares fundidos das três ou quatro vértebras sacrais superiores; S V não tem processo espinhoso. As **cristas sacrais mediais** representam os processos articulares fundidos, e as **cristas sacrais laterais** são as extremidades dos processos transversos das vértebras sacrais fundidas.

As *características clinicamente importantes da face dorsal do sacro* são o hiato sacral em formato de U invertido e os cornos sacrais. O **hiato sacral** resulta da ausência das lâminas e do processo espinhoso de S V e, às vezes, de S IV. O hiato sacral leva ao canal sacral. Sua profundidade varia, dependendo do tamanho do processo espinhoso e das lâminas de S IV. Os **cornos sacrais**, que representam os processos articulares inferiores da vértebra S V, projetam-se inferiormente de cada lado do hiato sacral e são úteis como guia para sua localização.

A parte superior da **face lateral do sacro** assemelha-se a uma orelha. Em razão de seu formato, essa área é chamada de **face auricular** (Figura 2.11B e C). É o local da parte sinovial da articulação sacroilíaca entre o sacro e o ílio. Em vida, a face auricular é coberta por cartilagem hialina.

CÓCCIX

O **cóccix** é um pequeno osso triangular que geralmente é formado pela fusão das quatro vértebras coccígeas rudimentares, embora algumas pessoas possam ter uma vértebra a menos ou a mais (Figura 2.11A a D). A **primeira vértebra coccígea** (**Co I**) pode permanecer separada do grupo fundido. O cóccix é o remanescente do esqueleto da eminência caudal embrionária, que está presente em embriões humanos do fim da quarta semana até o início da oitava semana (Moore et al., 2020). A face pélvica do cóccix é côncava e relativamente lisa, e a face dorsal tem processos articulares rudimentares. Co I é a maior e mais larga das vértebras coccígeas. Seus processos transversos curtos estão conectados com o sacro. Seus processos articulares rudimentares formam os **cornos coccígeos**, que se articulam com os cornos sacrais As três últimas vértebras coccígeas frequentemente se fundem no meio da vida, formando um cóccix semelhante a um bico. Com o avanço da idade, Co I frequentemente se funde ao sacro, e as vértebras coccígeas remanescentes geralmente se fundem para formar um único osso.

O cóccix não participa com as outras vértebras na sustentação do peso do corpo na posição ortostática; entretanto, na posição sentada, ele pode sofrer alguma flexão anterior, indicando que está recebendo algum peso. O cóccix permite a inserção de partes dos músculos glúteo máximo e isquiococcígeo e do *ligamento anococcígeo*, a faixa fibrosa mediana dos músculos pubococcígeos (ver Capítulo 6, *Pelve e Períneo*).

ANATOMIA DE SUPERFÍCIE DAS VÉRTEBRAS LOMBARES, SACRO E CÓCCIX

Os processos espinhosos das vértebras lombares são grandes e fáceis de observar quando o tronco é fletido (Figura 2.12A). Também podem ser palpados no *sulco mediano posterior* (Figura 2.12B e C). O *processo espinhoso de L II* permite fazer uma estimativa da posição da extremidade inferior da medula espinal. Uma linha horizontal que une os pontos mais altos das cristas ilíacas atravessa a extremidade do processo espinhoso de L IV e o disco intervertebral entre L IV e L V. Este é um ponto de referência útil ao se realizar uma punção lombar para colher uma amostra de líquido cerebrospinal (LCS) (ver "Punção lombar", no boxe Anatomia clínica, mais adiante).

O *processo espinhoso de S II* está situado no meio de uma linha traçada entre as *espinhas ilíacas posterossuperiores*, indicadas por *depressões cutâneas* (Figura 2.12B). As depressões são formadas pela fixação da pele e da fáscia muscular a essas espinhas. Esse nível indica a extensão inferior do espaço subaracnóideo (cisterna lombar). A *crista sacral mediana* pode ser palpada inferiormente ao processo espinhoso de L V. A **região sacral** que delimita o sacro é formada pelas linhas que unem as duas espinhas ilíacas posterossuperiores e a parte superior da **fenda interglútea** entre as nádegas. A região sacral é uma área comum de dor resultante de entorses lombares. O *hiato sacral* pode ser palpado na extremidade inferior do sacro, localizada na parte superior da fenda interglútea.

Os processos transversos das vértebras torácicas e lombares são cobertos por músculos espessos e podem ou não ser palpáveis. O *cóccix* pode ser palpado na fenda interglútea, abaixo do ápice do trígono sacral. O **ápice do cóccix** pode ser palpado aproximadamente 2,5 cm posterior e superiormente ao ânus. O exame clínico do cóccix é realizado no canal anal com um dedo enluvado.

Ossificação das vértebras

As vértebras começam a se desenvolver durante o período embrionário como condensações mesenquimais ao redor da notocorda. Mais tarde, esses modelos ósseos mesenquimais sofrem condrificação e formam-se vértebras cartilagíneas. Geralmente, as vértebras começam a ossificar perto do fim do período embrionário (8ª semana). Três **centros de ossificação primários** se desenvolvem em cada vértebra cartilagínea: uma região *central* endocondral, que mais tarde irá constituir a maior parte do corpo da vértebra, e dois centros pericondrais, um em cada metade do **arco neural** (Figura 2.13B, D, G, J e M).

A ossificação continua durante todo o período fetal. Ao nascimento, as vértebras em geral e as vértebras sacrais superiores são formadas por três partes ósseas unidas por cartilagem hialina. As vértebras sacrais inferiores e todas as vértebras coccígeas ainda são totalmente cartilagíneas; sua ossificação ocorre durante a infância. As metades dos

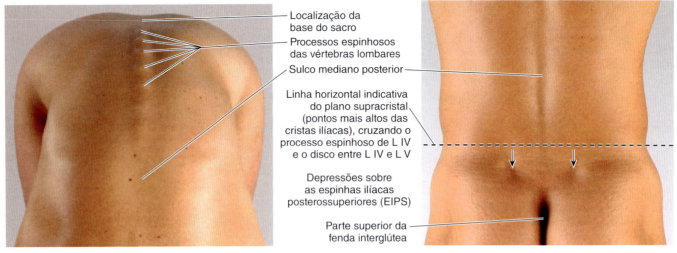

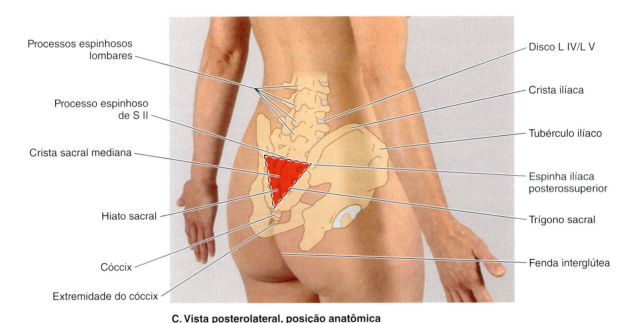

Figura 2.12 Anatomia de superfície das vértebras lombares, sacro e cóccix.

arcos neurais articulam-se nas **articulações neurocentrais**, que são articulações cartilagíneas primárias (Figura 2.13G). As metades do arco neural/vertebral começam a se fundir posteriormente ao canal vertebral durante o 1º ano, começando na região lombar e prosseguindo nas regiões torácica e cervical. Os arcos neurais começam a se fundir com os centros na região cervical superior perto do fim do 3º ano de vida, mas geralmente o processo não é concluído na região lombar inferior até depois do 6º ano (Moore et al., 2020).

Durante a puberdade, surgem **cinco centros de ossificação secundários** em cada vértebra em geral: um na extremidade do processo espinhoso; um na extremidade de cada processo transverso; e duas epífises anulares, uma na margem superior e outra na margem inferior de cada corpo vertebral (*i. e.*, ao redor das margens das faces superior e inferior do corpo vertebral) (Figura 2.13F e I a L).

Às vezes as **epífises anulares** hialinas, às quais se fixam os discos intervertebrais, são denominadas *lâminas epifisiais de crescimento* e formam a zona a partir da qual o corpo vertebral cresce em altura. Quando o crescimento cessa no início da vida adulta, as epífises geralmente se unem ao corpo vertebral. Essa união resulta na margem elevada lisa característica, a **margem epifisial**, ao redor das margens das faces superior e inferior do corpo vertebral no adulto (ver Figuras 2.4 e 2.5A). Todos os centros de ossificação secundários geralmente estão unidos às vértebras por volta dos 25 anos; entretanto, a idade de cada união específica varia.

As exceções ao padrão geral de ossificação ocorrem nas vértebras C I, C II e C VII (Figura 2.13A a C) e no sacro (Figura 2.13M e N) e cóccix. Além disso, em todos os níveis, as "costelas" primordiais (**elementos costais**) aparecem associadas aos centros de ossificação secundários dos processos

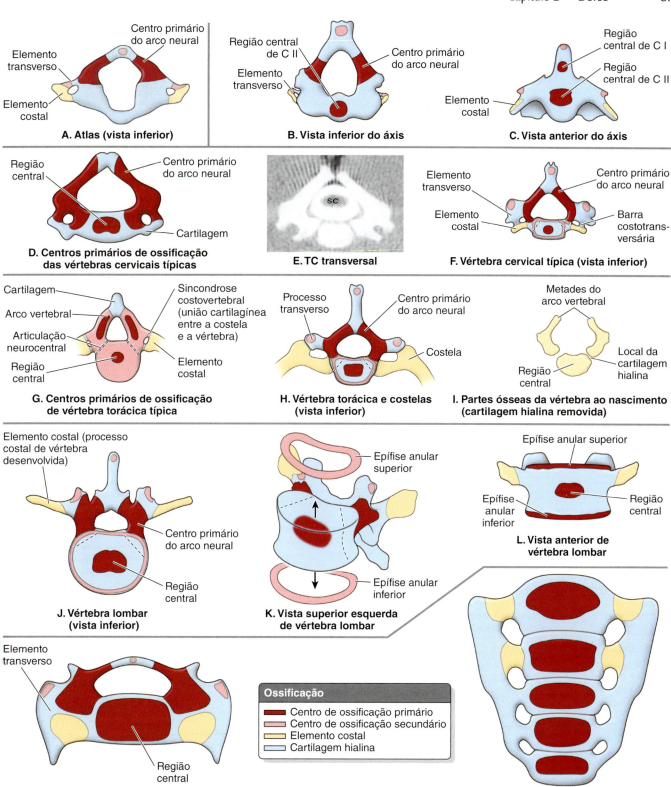

Figura 2.13 Ossificação das vértebras. A. A vértebra C I (atlas) não tem uma região central. **B e C.** A vértebra C II (áxis) tem duas regiões centrais, uma das quais forma a maior parte do dente do áxis. **D a F.** Desenvolvimento de vértebras cervicais "comuns", que inclui (**D**) os centros de ossificação primários na cartilagem hialina, (**E**) uma TC da vértebra mostrada na parte **D** (*SC*, medula espinal) e (**F**) os centros de ossificação primários e secundários. **G a I.** Desenvolvimento das vértebras torácicas, incluindo (**G**) os três centros de ossificação primários em uma vértebra cartilagínea de um embrião de 7 semanas (observe as articulações existentes nesse estágio), (**H**) os centros de ossificação primários e secundários (com costelas desenvolvidas a partir dos elementos costais) e (**I**) as partes ósseas de uma vértebra torácica após esqueletonização (foi retirada a cartilagem). **J a L.** Desenvolvimento das vértebras lombares, incluindo (**J**) os centros de ossificação primários e secundários, (**K**) as epífises anulares separadas do corpo e (**L**) as epífises anulares no lugar. **M e N.** Desenvolvimento do sacro. Observe que a ossificação e a fusão das vértebras sacrais podem não estar concluídas até os 35 anos.

transversos (**elementos transversos**). Os elementos costais normalmente só se transformam em costelas na região torácica; nos outros níveis eles se tornam parte do processo transverso ou seu equivalente.

Na região cervical, o elemento costal normalmente permanece pequeno, como parte do processo transverso. Os *forames transversários* desenvolvem-se como aberturas entre os dois centros de ossificação laterais, mediais a uma **barra costotransversária** de união, que forma o limite lateral dos forames (Figura 2.13A a F). Também, como são formados a partir dos dois elementos, os processos transversos das vértebras cervicais terminam lateralmente em um *tubérculo anterior* (formado pelo elemento costal) e um *tubérculo posterior* (formado pelo elemento transverso). A morfologia atípica das vértebras C I e C II também se estabelece durante o desenvolvimento. A região central de C I funde-se à de C II e perde sua conexão periférica com o restante de C I, assim formando o *dente* do áxis (Figura 2.13C). Como essas duas primeiras regiões centrais são fundidas e agora fazem parte de C II, não há formação de disco entre C I e C II para uni-las. A parte do corpo que permanece com C I é representada pelo *arco* e *tubérculo anteriores de C I*.

Na região torácica, os elementos costais separam-se das vértebras em desenvolvimento e alongam-se para formar as costelas, e apenas os elementos transversos formam os processos transversos (Figura 2.13I).

Todo o processo transverso das vértebras lombares, com exceção da sua base, desenvolve-se a partir do elemento costal (Figura 2.13J). Essa projeção de osso maduro é, portanto, denominada **processo costiforme**. Os elementos transversos das vértebras lombares formam os *processos mamilares*.

As asas e faces auriculares do sacro são formadas pela fusão dos elementos transversos e costais.

Variações nas vértebras

A maioria das pessoas tem 33 vértebras, mas algumas podem ter 32 ou 34 vértebras em razão de erros no desenvolvimento (Figura 2.14). As estimativas da frequência de números anormais das vértebras acima do sacro (o número normal é de 24) variam entre 5 e 12%. As variações das vértebras são afetadas por raça, sexo e fatores do desenvolvimento (genéticos e ambientais). O aumento do número de vértebras é mais frequente em homens e a redução do número é mais frequente em mulheres. Algumas raças mostram maior variação do número de vértebras. As variações do número de vértebras podem ser clinicamente importantes. O aumento do comprimento da região pré-sacral da coluna vertebral aumenta a carga sobre a parte inferior da região lombar da coluna devido ao aumento do efeito de alavanca. No entanto, a maioria das variações numéricas é detectada incidentalmente durante estudos de imagem para diagnóstico realizados por outros motivos e durante dissecções e necropsias de pessoas sem história de problemas no dorso.

É preciso ter cuidado ao descrever uma lesão (p. ex., ao relatar o local de uma fratura vertebral). Ao contar as vértebras, comece na base do pescoço. O número de vértebras cervicais (sete) é bastante constante (e não apenas em seres humanos, mas nos vertebrados em geral – até mesmo girafas e cobras têm sete vértebras cervicais!). Ao avaliar uma variação numérica, as regiões torácicas e lombares têm de ser consideradas juntas porque as pessoas que têm mais de cinco vértebras lombares muitas vezes têm uma diminuição compensatória do número de vértebras torácicas (O'Rahilly, 1986).

As variações das vértebras também incluem a relação entre as vértebras e as costelas e o número de vértebras que se fundem para formar o sacro (Figura 2.14). A relação entre as vértebras pré-sacrais e as costelas e/ou sacro pode ser mais alta (*deslocamento cranial*) ou mais baixa (*deslocamento caudal*) do que o normal. Observe, no entanto, que uma vértebra C VII que se articula com costela(s) cervical(is) rudimentar(es) ainda é considerada uma vértebra cervical. O mesmo é válido para vértebras lombares e costelas lombares. Da mesma maneira, uma vértebra L V fundida ao sacro é denominada "5ª vértebra lombar sacralizada" (ver "Fusão anormal das vértebras" no boxe Anatomia clínica, mais adiante).

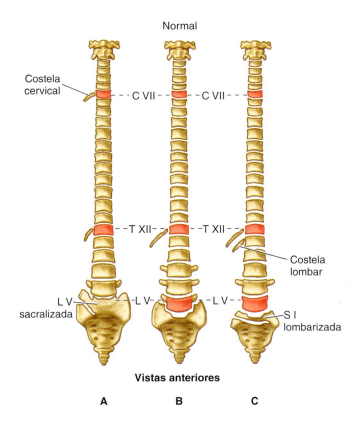

Figura 2.14 Variações nas vértebras e sua relação com as costelas. **A.** "Deslocamento cranial", no qual há 13 costelas, inclusive uma costela cervical que se articula com a vértebra C VII e uma costela XII reduzida que se articula com a vértebra T XII. A vértebra L V está parcialmente incorporada ao sacro, mas essa "sacralização" também pode ser completa. O segmento sacral inferior (S V) está parcialmente segmentado. **B.** Organização comum das vértebras e a posição das costelas I e XII. **C.** "Desvio caudal", no qual a costela XII está aumentada e há uma pequena costela lombar. O processo transverso da vértebra L IV está aumentado, enquanto o da vértebra L V está muito reduzido. O primeiro segmento sacral é mostrado parcialmente separado do restante do sacro, mas essa "lombarização" também pode ser completa. O 1º segmento coccígeo é incorporado ao sacro – isto é, é "sacralizado".

ANATOMIA CLÍNICA

VÉRTEBRAS

Osteoporose do corpo vertebral

A *osteoporose do corpo vertebral* é uma doença óssea metabólica comum que frequentemente é detectada durante exames radiológicos de rotina. É causada pela desmineralização óssea decorrente do comprometimento do equilíbrio normal da deposição e reabsorção de cálcio. Consequentemente, a qualidade do osso é reduzida e há atrofia do tecido ósseo. Embora a osteoporose afete todo o esqueleto, as áreas mais afetadas são o colo do fêmur, os corpos das vértebras, os metacarpais e o rádio. Esses ossos tornam-se enfraquecidos e frágeis, e estão sujeitos a fratura.

Radiografias feitas na osteoporose inicial a moderada mostram desmineralização, que é observada na forma de diminuição da radiodensidade do osso trabecular (esponjoso) dos corpos vertebrais, fazendo com que o osso cortical adelgaçado pareça relativamente proeminente (Figura B2.1B). A osteoporose afeta principalmente as trabéculas horizontais do osso trabecular do corpo vertebral (comparar Figuras 2.4 e B2.10A). Consequentemente, pode haver listras verticais aparentes, refletindo a perda das trabéculas de sustentação horizontais e o espessamento das hastes verticais (Figura B2.1A). As radiografias em fases posteriores podem mostrar colapso vertebral (fraturas por compressão) e exacerbação da cifose torácica (Figura B2.1C; ver Figura B2.21B). A osteoporose do corpo vertebral ocorre em qualquer vértebra; porém, é mais frequente nas vértebras torácicas, sobretudo em mulheres após a menopausa.

Costelas cervicais

A *costela cervical* é uma anomalia relativamente comum. Em 1 a 2% das pessoas, o elemento costal que participa do desenvolvimento de C VII, que normalmente torna-se uma pequena parte do processo transverso anterior ao forame transversário (Figura 2.5A), sofre aumento anormal (Figura B2.2). Essa estrutura pode variar em tamanho, de uma pequena protuberância até uma costela completa presente bilateralmente em cerca de 60% dos casos.

A *costela supranumerária (extra)* ou uma conexão fibrosa que se estende de sua extremidade até a primeira costela torácica pode elevar e comprimir estruturas que emergem da abertura superior do tórax, principalmente a artéria subclávia ou o tronco inferior do plexo braquial, e pode causar a *síndrome do desfiladeiro torácico*.

Laminectomia

A excisão cirúrgica de um ou mais processos espinhosos e das lâminas vertebrais adjacentes em determinada região da coluna vertebral é denominada *laminectomia* (1 na Figura B2.3A). O termo também é usado com frequência para designar a retirada da maior parte do arco vertebral por meio da transecção dos pedículos (2 na Figura B2.3A).

As laminectomias são realizadas cirurgicamente (ou anatomicamente no laboratório de dissecção) para obter acesso ao canal vertebral, permitindo exposição posterior da medula espinal (se realizada acima do nível de L II) e/ou raízes de nervos espinais específicos. A laminectomia cirúrgica é

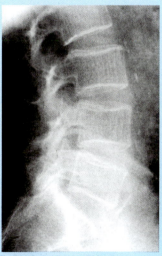
A. Radiografia, incidência lateral direita

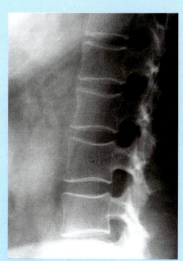
B. Radiografia, incidência lateral esquerda

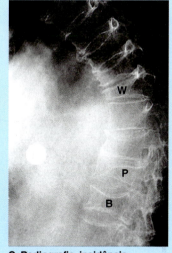
C. Radiografia, incidência lateral esquerda

Figura B2.1 Efeitos da osteoporose sobre a coluna vertebral. A. Osteoporose inicial a moderada, caracterizada por estriação vertical nos corpos vertebrais. **B.** Mais tarde, há perda do padrão estriado à medida que a perda contínua de osso trabecular produz radiotransparência uniforme (menos radiopaco, mais "radiotransparente"). Por outro lado, o osso cortical, embora adelgaçado, parece relativamente proeminente. **C.** Osteoporose avançada na região torácica da coluna vertebral mostra hipercifose torácica como consequência do colapso dos corpos vertebrais, que se tornaram cuneiformes (*W*), planos (*P*) e bicôncavos (*B*).

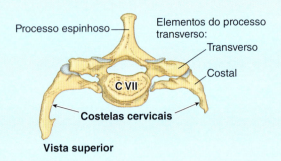

Figura B2.2 Costelas cervicais.

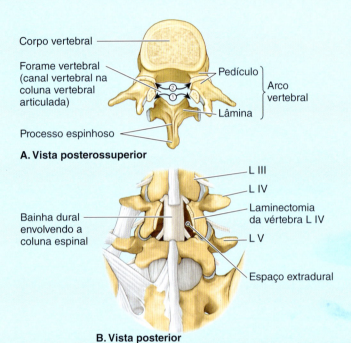

Figura B2.3 Laminectomia. **A.** Locais em que são realizadas laminectomias. **B.** Pós-laminectomia.

realizada com frequência para aliviar a pressão sobre a medula espinal ou raízes nervosas causada por tumor, hérnia de disco intervertebral ou hipertrofia (crescimento excessivo) óssea.

Fratura e luxação do atlas

O atlas (vértebra C I) é um anel ósseo, com duas massas laterais cuneiformes unidas por arcos anterior e posterior relativamente finos e um ligamento transverso (ver Figura 2.7B). Como o lado mais alto da massa lateral está voltado lateralmente, forças verticais (como ocorreria no choque contra o fundo da piscina em um acidente de mergulho) que comprimem as massas laterais entre os côndilos occipitais e o áxis causam seu afastamento, fraturando um ou ambos os arcos (anterior e posterior) (Figura B2.4A e B).

Se a força for suficiente, também há *ruptura do ligamento transverso* que os une (Figura B2.4C). A consequente *fratura de Jefferson ou explosiva* (Figura B2.4C a E) não resulta necessariamente em lesão da medula espinal, porque, na verdade, há aumento das dimensões do anel ósseo. Entretanto, a lesão da medula espinal é mais provável se também houver ruptura do ligamento transverso (ver "Ruptura do ligamento transverso do atlas" no boxe Anatomia clínica, neste capítulo), indicada radiologicamente por grande separação das massas laterais.

Fratura e luxação do áxis

A *fratura do arco vertebral* do áxis (vértebra C II) é uma das lesões mais comuns das vértebras cervicais (até 40%) (Yochum & Rowe, 2004). Em geral, a fratura ocorre na coluna óssea formada pelos processos articulares superiores e inferiores do áxis, a parte interarticular (ver Figura 2.7C). Uma fratura nesse local, chamada *espondilólise traumática de C II* (Figura B2.5A, B e D), geralmente ocorre em virtude da *hiperextensão da cabeça sobre o pescoço*, em vez de hiperextensão associada de cabeça e pescoço, o que pode resultar em *lesão em chicote*. A lesão em chicote geralmente causa tensões de músculos e/ou ligamentos em vez de fraturas. Embora a lesão em chicote seja dolorosa e debilitante a curto prazo, é diferente da fratura vertebral, que potencialmente muda a vida.

Essa hiperextensão da cabeça é o mecanismo de execução de criminosos por enforcamento, no qual o nó é colocado sob o queixo antes que o corpo caia subitamente através do patíbulo (Figura B2.5C); por isso, essa fratura é denominada *fratura do enforcado*.

Nas lesões mais graves, o corpo da vértebra C II é deslocado anteriormente em relação ao corpo da vértebra C III. Com ou sem essa subluxação do áxis, é provável que haja lesão da medula espinal e/ou do tronco encefálico, às vezes resultando em *tetraplegia* (paralisia dos quatro membros) ou morte.

As *fraturas do dente do áxis* também são lesões comuns em C II (40 a 50%), podendo ser decorrentes de um golpe horizontal na cabeça ou uma complicação da osteopenia (perda patológica de massa óssea) (ver "Fratura do dente do áxis" no boxe Anatomia clínica, mais adiante).

Luxação de vértebras cervicais

Devido às suas faces articulares mais horizontais, as vértebras cervicais estão interligadas menos firmemente do que as outras vértebras. As vértebras cervicais, "empilhadas como moedas", podem sofrer luxação em traumatismos do pescoço com força menor do que a necessária para fraturá-las (Figura B2.6A a F). Devido ao grande canal vertebral na região cervical, pode haver pequena luxação sem danos à medula espinal (Figura B2.6B). As luxações graves, ou luxações associadas a fraturas (fraturas–luxações) causam lesão da medula espinal. Se a luxação não resultar em "cavalgamento das faces articulares" com travamento dos processos articulares deslocados (Figura B2.6F e G), pode haver autorredução das vértebras cervicais (deslizamento de volta para o lugar), de modo que uma radiografia pode não indicar que houve lesão da medula. A RM, porém, pode mostrar a consequente lesão dos tecidos moles (Figuras B2.6F).

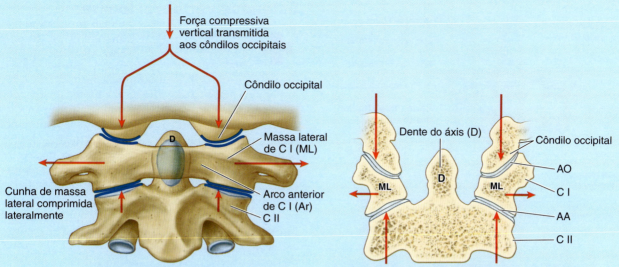

A. Vista anterior dos côndilos occipitais, atlas e áxis

B. Vista anterior de corte coronal das articulações craniovertebrais [atlantoccipitais (AO) e atlantoaxiais laterais (AA)]. Compare com a radiografia na Figura E

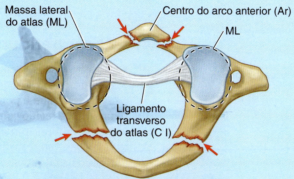

C. Vista inferior de fratura de Jefferson (explosiva) de C I

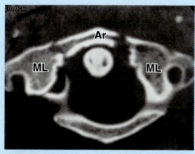

D. TC de fratura de Jefferson

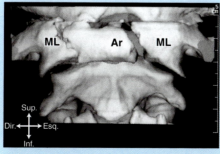

E. Vista anterior de TC reconstruída da fratura de Jefferson mostrando fragmento do arco anterior e deslocamento externo (lateral) das massas laterais de C I (ML)

Figura B2.4 Fratura de Jefferson do atlas.

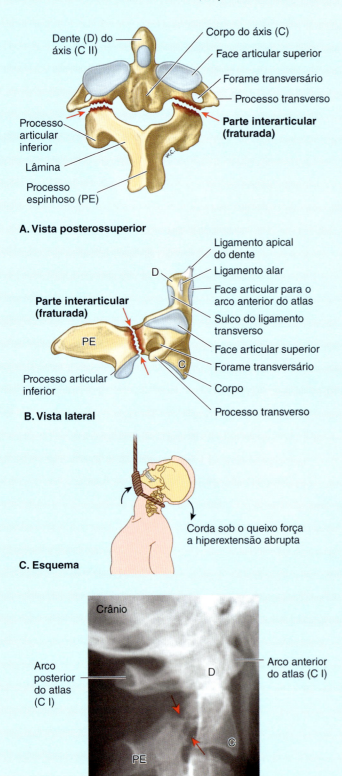

Figura B2.5. Fratura do enforcado e deslocamento do áxis. A e B. A parte interarticular da vértebra C II está fraturada (setas). C. A posição do nó do laço do enforcado produz hiperextensão durante o enforcamento (setas). D. Radiografia demonstrando uma fratura do enforcado (setas).

Estenose vertebral lombar

A *estenose vertebral lombar* é a estenose (estreitamento) do forame vertebral em uma ou mais vértebras lombares (Figura B2.7B). Esse distúrbio pode ser uma anomalia hereditária que pode tornar uma pessoa mais vulnerável a alterações degenerativas relacionadas com a idade, como a protrusão do disco intervertebral. Os nervos espinais lombares aumentam de tamanho à medida que a coluna vertebral desce, mas, paradoxalmente, o tamanho dos forames intervertebrais diminui. Em geral, o estreitamento é máximo no nível dos discos intervertebrais. Entretanto, a estenose isolada de um forame vertebral lombar pode causar compressão de uma ou mais raízes do nervo espinal que ocupa o canal vertebral inferior (ver Figura 2.2D). O tratamento cirúrgico da estenose lombar pode consistir em laminectomia descompressiva (ver "Laminectomia" neste boxe, anteriormente). Quando há protrusão do disco intervertebral em um paciente com estenose do canal vertebral (Figura B2.7B), isso compromete ainda mais um canal vertebral já limitado, assim como a proliferação artrítica e a degeneração ligamentar.

Anestesia peridural (epidural) caudal

Em pessoas vivas, o hiato sacral é fechado pelo ligamento sacrococcígeo membranáceo (Figura B2.8A), que é perfurado pelo filamento terminal (um filamento de tecido conjuntivo que se estende da extremidade da medula espinal até o cóccix) (Figura B2.8C). Profundamente (superiormente) ao ligamento, o espaço extradural do canal sacral é preenchido por tecido conjuntivo adiposo (Figura B2.8B). Na *anestesia peridural caudal*

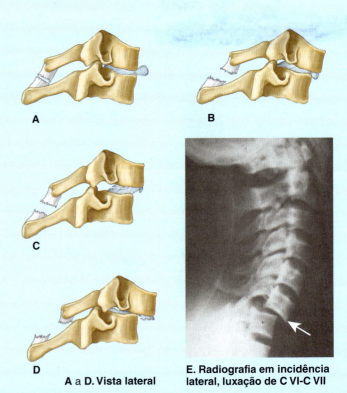

E. Radiografia em incidência lateral, luxação de C VI-C VII

Figura B2.6 A a E. Luxação de vértebras cervicais. (*continua*)

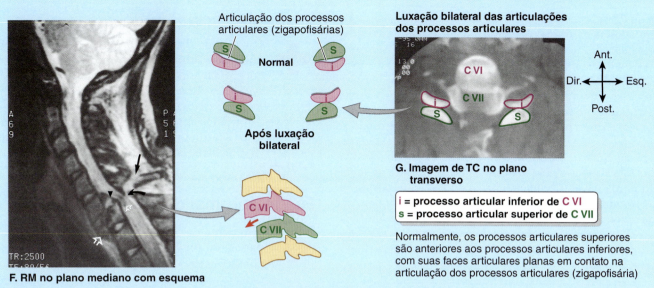

Figura B2.6 (*Continuação*) **Luxação de vértebras cervicais. A** a **D.** Quatro estágios de lesão. **A.** Estágio I: entorse por flexão. **B.** Estágio II: subluxação anterior com 25% de traslação anterior. **C.** Estágio III: 50% de translação. **D.** Estágio IV: deslocamento completo. **E.** Radiografia de um deslocamento de estágio III com 50% de translação (*seta*). **F.** RM de uma luxação em estágio IV com lesão da medula espinal. O corpo de C7 está fraturado (*pontas de seta brancas abertas*). O ligamento amarelo está interrompido (*seta preta curva*), e o processo espinhoso está avulsionado (*seta preta reta*). **G.** TC do mesmo indivíduo mostrado em **F**. Os processos articulares das vértebras C VI e C VII estão invertidos em virtude do "salto da faceta".

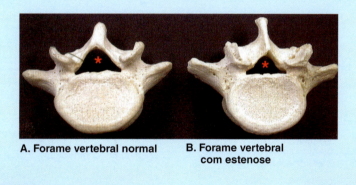

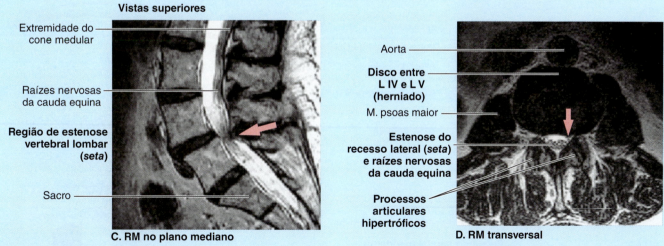

Figura B2.7 Estenose do canal vertebral lombar. A e **B.** Comparação dos forames (*asteriscos*) vertebrais normais (**A**) e com estenose (**B**). **C** e **D.** RMs lombares mostram estenose acentuada causada por hipertrofia dos processos articulares e ligamentos amarelos, além de protrusão periférica moderada do disco entre as vértebras L IV e L V.

ou analgesia caudal, agentes anestésicos ou analgésicos são injetados na gordura do canal sacral que circunda as partes proximais dos nervos sacrais. Isso pode ser feito por várias vias, inclusive o hiato sacral (Figura B2.8B e C). Como o hiato sacral está situado entre os cornos sacrais e abaixo do processo espinhoso de S IV ou da crista sacral mediana, esses pontos de referência ósseos palpáveis são importantes para localizar o hiato (Figura B2.8A). O agente difunde-se em direção superior e extradural, atuando sobre os nervos espinais S2–Co1 da cauda equina. A ascensão do agente é controlada pelo volume injetado e pela posição do paciente. Há perda da sensibilidade abaixo do bloqueio peridural. Os agentes anestésicos e analgésicos também podem ser injetados através dos forames sacrais posteriores no canal sacral, ao redor das raízes dos nervos espinais (*anestesia peridural transacral*) (Figura B2.8B). A anestesia peridural durante o parto é discutida no Capítulo 6, *Pelve e Períneo*.

Lesão do cóccix

 Uma queda abrupta sobre as nádegas pode causar equimose subperiosteal dolorosa ou fratura do cóccix, ou uma fratura–luxação da articulação sacrococcígea. O deslocamento é comum, e pode ser necessária a retirada cirúrgica do osso fraturado para aliviar a dor. Às vezes, um parto muito difícil causa lesão do cóccix materno. Uma síndrome dolorosa, a *coccigodinia*, costuma suceder o traumatismo coccígeo; o alívio da dor geralmente é difícil.

Fusão anormal das vértebras

Em cerca de 5% das pessoas, há incorporação parcial ou total da vértebra L V ao sacro. Essas condições são denominadas *hemissacralização* e

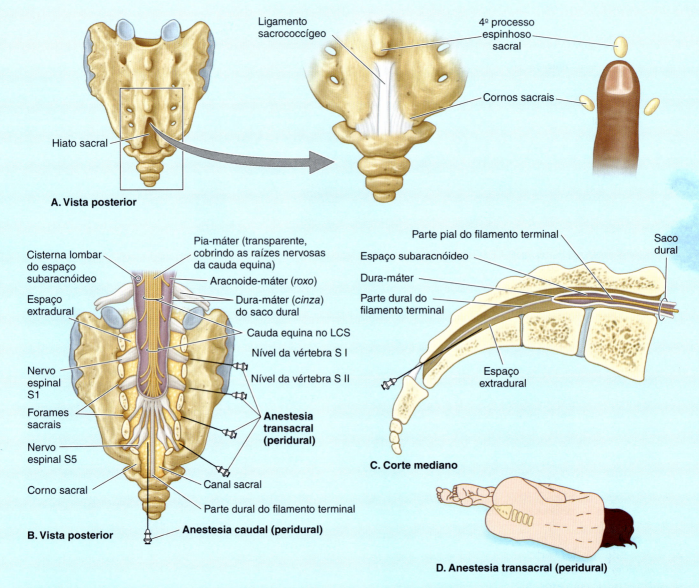

Figura B2.8 Anestesia peridural (epidural). **A.** Palpação do ligamento sacrococcígeo. **B** e **C.** Sacro seccionado para mostrar a posição da agulha. **D.** Posição do paciente.

sacralização da vértebra L V (Figura B2.9A), respectivamente. Em outras, S I está mais ou menos separada do sacro e está parcial ou completamente fundida à vértebra L V, o que é chamado de *lombarização da vértebra S I* (Figura B2.9B). Quando há sacralização de L V, o nível de L V–S I é forte e o nível de L IV–L V degenera, não raro provocando sintomas dolorosos.

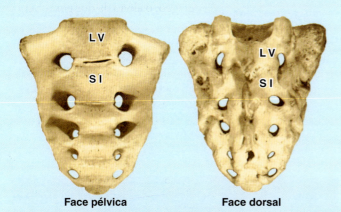

A. Sacralização da vértebra L V

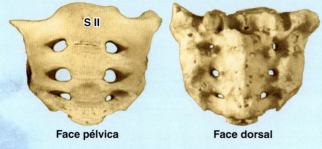

B. Lombarização da vértebra S I
(S I não faz parte do sacro)

Figura B2.9 Fusão anormal das vértebras.

Efeito do envelhecimento nas vértebras

Entre o nascimento e os 5 anos, o corpo de uma vértebra lombar geral triplica sua altura (de 5 a 6 mm para 15 a 18 mm), e entre 5 e 13 anos, aumenta mais 45 a 50%. O crescimento longitudinal prossegue durante toda a adolescência, mas a velocidade diminui até cessar entre 18 e 25 anos.

Na meia-idade e depois, há diminuição geral da densidade e da resistência óssea, sobretudo na parte central do corpo vertebral. Consequentemente, as faces articulares curvam-se gradualmente para dentro, de modo que as faces superior e inferior das vértebras tornam-se cada vez mais côncavas (Figura B2.10A) e os discos intervertebrais tornam-se cada vez mais convexos. A perda óssea e a consequente modificação no formato dos corpos vertebrais podem ser parcialmente responsáveis pela pequena diminuição de altura que ocorre com o envelhecimento. O desenvolvimento dessas concavidades pode causar estreitamento aparente do "espaço" intervertebral em radiografias com base na distância entre as margens dos corpos vertebrais; entretanto, isso não deve ser interpretado como perda da espessura do disco intervertebral.

O envelhecimento dos discos intervertebrais associado à modificação do formato das vértebras acarreta o aumento das forças compressivas na periferia dos corpos vertebrais, onde se fixam os discos. Em resposta, costumam surgir *osteófitos* ao redor das margens do corpo vertebral (ao longo das fixações das fibras na parte externa do disco), em especial nas regiões anterior e posterior (Figura B2.10B). Do mesmo modo, como a mecânica alterada aumenta a tensão nas articulações dos processos articulares, surgem osteófitos ao longo das fixações das cápsulas articulares e ligamentos acessórios, principalmente aquelas do processo articular superior, enquanto extensões da cartilagem articular se desenvolvem ao redor das faces articulares dos processos inferiores.

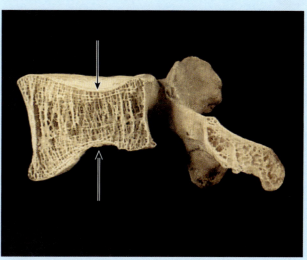

A. Corte mediano, vértebra lombar (*setas*, concavidades maiores)

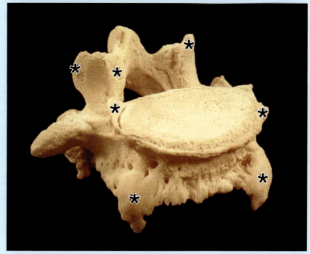

B. Vista anterolateral, vértebra lombar   *osteófitos

Figura B2.10 Efeito do envelhecimento nas vértebras.

Tradicionalmente, esse crescimento ósseo ou cartilagíneo na idade avançada era visto como uma doença (*espondilose* no caso dos corpos vertebrais, *osteoartrose* no caso das articulações dos processos articulares), mas pode ser mais realista vê-lo como uma alteração morfológica esperada com a idade, representativa da anatomia normal em determinada faixa etária.

A correlação entre esses achados e a dor costuma ser difícil. Algumas pessoas que têm essas manifestações sentem dor, outras têm as mesmas alterações relacionadas com a idade, mas não sentem dor, e ainda há outras que apresentam discreta alteração morfológica, mas queixam-se dos mesmos tipos de dor que aquelas que têm alteração evidente. Em vista disso e da ocorrência comum desses achados, alguns especialistas sugeriram que essas alterações relacionadas com a idade não devem ser consideradas patológicas, mas sim como a anatomia normal do envelhecimento (Bogduk, 2012).

Anomalias das vértebras

Às vezes a epífise de um processo transverso não se funde. Portanto, deve-se ter cuidado para não confundir uma epífise persistente com uma fratura vertebral em uma radiografia ou tomografia computadorizada (TC).

Uma anomalia congênita comum da coluna vertebral é a *espinha bífida oculta*, na qual os arcos neurais de L V e/ou S I não se desenvolvem normalmente e se fundem posteriormente ao canal vertebral. Esse defeito ósseo, presente em até 24% da população (Greer, 2010), geralmente ocorre no arco vertebral de L V e/ou S I. Em uma forma menor da espinha bífida, a única evidência de sua presença pode ser uma pequena depressão com um tufo de pelos na região lombar. O defeito é oculto pela pele sobrejacente. Alguns lactentes com este tipo menor de espinha bífida têm problemas no dorso (Moore et al., 2020). Ao examinar um recém-nascido, as vértebras adjacentes devem ser palpadas em sequência para se ter certeza de que os arcos vertebrais estejam intactos e contínuos desde a região cervical até a região sacral.

Nos tipos graves de espinha bífida, *espinha bífida cística*, pode haver desenvolvimento incompleto de um ou mais arcos vertebrais. A espinha bífida cística está associada à herniação das meninges (*meningocele*, uma espinha bífida associada a um cisto meníngeo) e/ou da medula espinal (*meningomielocele*) (Figura B2.11). Geralmente há alterações neurológicas em casos graves de meningomielocele (p. ex., paralisia dos membros e distúrbios do controle vesical e intestinal). Formas graves de espinha bífida são causadas por *defeitos do tubo neural*, como a anomalia do fechamento do tubo neural durante a 4ª semana do desenvolvimento embrionário (Moore et al., 2020).

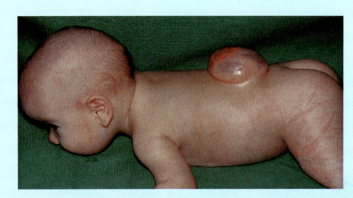

Figura B2.11 Recém-nascido com espinha bífida cística com meningomielocele na região lombar.

Pontos-chave: Vértebras

Vértebras gerais: As vértebras são formadas por corpos vertebrais, que sustentam peso, com aumento proporcional do tamanho, e arcos vertebrais, que coletivamente abrigam e protegem a medula espinal e as raízes dos nervos espinais. ■ Os processos que se estendem do arco vertebral oferecem local de fixação e alavanca para os músculos ou movimentos diretos entre vértebras.

Características regionais das vértebras: As principais características regionais das vértebras são ■ forames transversários nas vértebras cervicais, ■ fóveas costais nas vértebras torácicas, ■ ausência de forames transversários e fóveas costais nas vértebras lombares, ■ fusão de vértebras sacrais adjacentes e ■ natureza rudimentar das vértebras coccígeas.

Ossificação das vértebras: A ossificação das vértebras ocorre normalmente a partir de três centros de ossificação primários em um molde cartilagíneo: uma região central que dá origem à maior parte do corpo e um centro em cada metade do arco neural. ■ Assim, por ocasião do nascimento, a maioria das vértebras é formada por três partes ósseas unidas por cartilagem hialina. ■ A fusão ocorre durante os primeiros 6 anos em um padrão centrífugo a partir da região lombar. ■ Durante a puberdade, surgem cinco centros de ossificação secundários: três relacionados aos processos espinhosos e transversos, mais duas epífises anulares ao redor das margens superior e inferior do corpo vertebral. ■ Os elementos costais formados em associação com o centro de ossificação do processo transverso geralmente formam costelas apenas na região torácica. Eles formam componentes dos processos transversos ou seus equivalentes em outras regiões. ■ O conhecimento do padrão de ossificação das vértebras permite compreender a estrutura normal de vértebras gerais e das exceções, bem como variações e malformações.

COLUNA VERTEBRAL

A **coluna vertebral** é uma estrutura agregada, normalmente composta por 33 vértebras e os componentes que as unem para formar uma unidade funcional e estrutural – o "eixo" do esqueleto axial (ver Figura 2.2). Como proporciona o "núcleo" central semirrígido em torno do qual ocorrem os movimentos do tronco, as estruturas "moles" ou ocas que seguem um trajeto longitudinal estão sujeitas a lesão ou torção (p. ex., a medula espinal, parte descendente da aorta, veias cavas, ducto torácico e esôfago). Entretanto, como situam-se muito próximas do eixo vertebral, onde recebem sua sustentação semirrígida, os estresses de torção sobre elas são minimizados.

Articulações da coluna vertebral

As articulações da coluna vertebral incluem:

- Articulações dos corpos vertebrais
- Articulações dos arcos vertebrais
- Articulações craniovertebrais (atlantoaxiais e atlantoccipitais)
- Articulações costovertebrais (ver Capítulo 4, *Tórax*)
- Articulações sacroilíacas (ver Capítulo 6, *Pelve e Períneo*).

ARTICULAÇÕES DOS CORPOS VERTEBRAIS

As articulações dos corpos vertebrais são *sínfises (articulações cartilagíneas secundárias)* destinadas a sustentação de peso e resistência. As faces articulares das vértebras adjacentes são unidas por discos intervertebrais e ligamentos (Figuras 2.15 e 2.16).

Os **discos intervertebrais** oferecem fixações fortes entre os corpos vertebrais, unindo-os em uma coluna vertebral semirrígida contínua e formando a metade inferior da margem anterior do forame intervertebral. Ao todo, os discos representam 20 a 25% do comprimento (altura) da coluna vertebral (ver Figura 2.2). Além de possibilitarem o movimento entre vértebras adjacentes, sua deformabilidade elástica permite

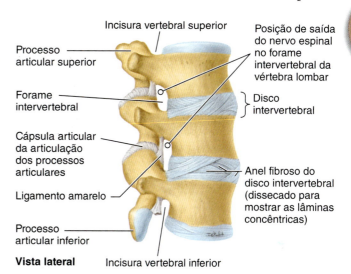

Figura 2.16 Vértebras lombares e discos intervertebrais. Região lombar superior mostrando a estrutura lamelada dos anéis fibrosos dos discos e as estruturas envolvidas na formação dos forames intervertebrais. Exceto na região cervical, o disco forma a metade inferior do limite anterior de um forame intervertebral, como mostrado. Assim, é menos provável que a herniação do disco afete o nervo espinal que sai da parte óssea superior daquele forame, limitada por osso.

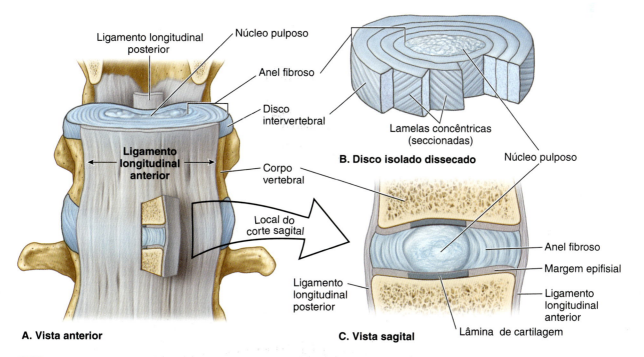

Figura 2.15 Estrutura dos discos intervertebrais. A. Porção da região lombar dissecada com o corte sagital mostrado na parte **C** sendo extraído. **B.** Disco intervertebral dissecado para demonstrar lamelas. **C.** Corte sagital da parte **A** mostrando a posição excêntrica do núcleo dentro do disco.

que absorvam o choque. Cada disco intervertebral é formado por um *anel fibroso*, uma parte fibrosa externa, composta de lamelas concêntricas de fibrocartilagem, e uma massa central gelatinosa, denominada *núcleo pulposo*.

O **anel fibroso** é um anel saliente que consiste em lamelas concêntricas de fibrocartilagem que formam a circunferência do disco intervertebral (Figuras 2.15 e 2.16). Os anéis se inserem nas *margens epifisiais* lisas e arredondadas nas faces articulares dos corpos vertebrais formadas pelas *epífises anulares* fundidas (ver Figuras 2.5A e 2.13K e L). As fibras que formam cada lamela seguem obliquamente de uma vértebra até a outra, formando um ângulo de cerca de 30 graus ou mais com o eixo vertical. As fibras das lamelas adjacentes cruzam-se obliquamente em direções opostas, formando ângulos maiores do que 60 graus (Figura 2.15B e 2.16). Essa organização permite rotação limitada entre vértebras adjacentes, enquanto proporciona uma forte ligação entre elas. O anel é mais fino posteriormente e pode ser incompleto posteriormente na região cervical no adulto (Mercer & Bogduk, 1999). A vascularização do anel diminui progressivamente em direção central, e apenas o terço externo do anel recebe inervação sensitiva.

O **núcleo pulposo** é o núcleo central do disco intervertebral (Figura 2.15 e 2.17A). Ao nascimento, esses núcleos pulposos consistem em aproximadamente 88% de água e no início são mais cartilagíneas do que fibrosos. Sua natureza semilíquida é responsável por grande parte da flexibilidade e resiliência do disco intervertebral e da coluna vertebral como um todo.

Forças verticais deformam os discos intervertebrais, que absorvem o choque. Os núcleos tornam-se mais largos quando são comprimidos e mais finos quando são tensionados ou distendidos (como ocorre quando estão pendentes ou suspensos) (Figura 2.17B e C). Há compressão e tensão simultâneas no mesmo disco durante a flexão anterior e lateral e a extensão da coluna vertebral (Figura 2.17E). Durante esses movimentos, e também durante a rotação (Figura 2.17D), o núcleo túrgido atua como um fulcro semilíquido. Como as lamelas do anel fibroso são mais finas e menos numerosas posteriormente do que anterior ou lateralmente, o núcleo pulposo não está centralizado no disco, e sim posicionado entre o centro e a face posterior do disco (Figura 2.15). O núcleo pulposo é avascular; é nutrido por difusão de vasos sanguíneos situados na periferia do anel fibroso e do corpo vertebral.

Não há disco intervertebral entre as vértebras C I e C II; o disco funcional mais inferior está entre as vértebras L V e S I. A espessura dos discos varia nas diferentes regiões. Ela aumenta à medida que a coluna vertebral desce. No entanto, sua espessura em relação ao tamanho dos corpos unidos está relacionada mais claramente com a amplitude de movimento, e a espessura relativa é maior nas regiões cervical e lombar. A espessura é mais uniforme na região torácica. Os discos são mais espessos na parte anterior nas regiões cervical e lombar, e a variação de formatos é responsável pelas curvaturas secundárias da coluna vertebral (ver Figuras 2.2B, 2.26 e 2.27).

As **"articulações" uncovertebrais*** (**fendas** de Luschka) costumam se desenvolver entre os uncos dos corpos das vértebras C III ou C IV–C VI ou C VII e as faces inferolaterais biseladas dos corpos vertebrais superiores a elas após os 10 anos (Figura 2.18). As articulações estão situadas nas margens lateral e posterolateral dos discos intervertebrais. As faces articulares dessas estruturas semelhantes a articulações são cobertas por cartilagem umedecida por líquido contido em um espaço virtual interposto, ou "cápsula". Alguns as

---

*N.R.T.: A Terminologia Anatômica não faz menção às articulações uncovertebrais.

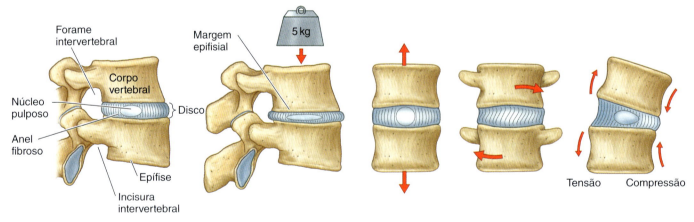

Figura 2.17 Estrutura e função dos discos intervertebrais. **A.** Unidade de movimento vertebral sem suporte de peso. O núcleo pulposo fibrogelatinoso ocupa uma posição excêntrica na porção central do disco e atua como um fulcro e almofada ou mecanismo de absorção de choque. **B** a **E** Dinâmica de discos intervertebrais. A carga e o movimento alteram a forma do núcleo pulposo. **B.** Compressão. O núcleo pulposo se achata e o anel incha quando o peso é aplicado, como ocorre durante a posição em pé e mais ainda durante o levantamento. **C.** Tensão. Ao ser pendurado pelos membros superiores, o disco é esticado verticalmente pelo peso da parte inferior do corpo e o núcleo arredonda para cima. **D.** Torção. Os movimentos rotacionais exercem uma força de torção sobre o anel, comprimindo o núcleo. **E.** Tensão e compressão combinadas. Durante os movimentos de flexão e extensão, o núcleo pulposo serve como um fulcro. O anel é simultaneamente colocado sob compressão de um lado e tensão do outro.

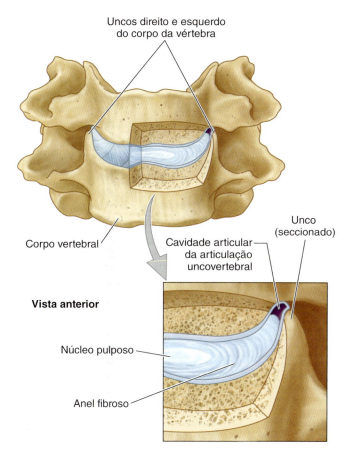

Figura 2.18 Articulações uncovertebrais. Essas pequenas estruturas, semelhantes a articulações sinoviais, estão situadas entre os uncos dos corpos das vértebras inferiores e as faces biseladas dos corpos vertebrais superiores a elas. Essas articulações estão situadas nas margens posterolaterais dos discos intervertebrais.

longitudinal posterior segue dentro do canal vertebral ao longo da face posterior dos corpos vertebrais. Está fixado principalmente aos discos intervertebrais e menos às faces posteriores dos corpos vertebrais de C II ao sacro, frequentemente mantendo gordura e vasos entre o ligamento e a superfície óssea. Esse ligamento resiste pouco à hiperflexão da coluna vertebral e ajuda a evitar ou redirecionar a herniação posterior do núcleo pulposo. É bem suprido por terminações nervosas nociceptivas (de dor).

ARTICULAÇÕES DOS ARCOS VERTEBRAIS

As articulações dos arcos vertebrais são as **articulações dos processos articulares ou zigapofisárias** (**articulações facetárias**). São articulações sinoviais planas entre os processos articulares superiores e inferiores de vértebras adjacentes (Figuras 2.16 e 2.19). Cada articulação é circundada por uma *cápsula articular* fina. Na região cervical, elas são mais finas e frouxas, refletindo a grande amplitude de

consideram articulações sinoviais; outros, espaços degenerativos (fendas) nos discos ocupados por líquido extracelular. As "articulações" uncovertebrais são locais frequentes de surgimento de osteófitos em uma idade mais avançada, podendo causar dor cervical.

O **ligamento longitudinal anterior** é uma faixa fibrosa forte e larga que cobre e une as faces anterolaterais dos corpos vertebrais e discos intervertebrais (Figura 2.19). O ligamento estende-se longitudinalmente da face pélvica do sacro até o tubérculo anterior da vértebra C I e o osso occipital anteriormente ao forame magno. Suas partes superiores se confundem com os ligamentos atlantoaxial e atlantoccipital anteriores. Embora seja mais espesso na face anterior dos corpos vertebrais (as ilustrações costumam mostrar apenas essa parte), o ligamento longitudinal anterior também cobre as faces laterais dos corpos até o forame intervertebral. Esse ligamento impede a hiperextensão da coluna vertebral, mantendo a estabilidade das articulações entre os corpos vertebrais. *O ligamento longitudinal anterior é o único ligamento que limita a extensão*; todos os outros ligamentos intervertebrais limitam formas de flexão.

O **ligamento longitudinal posterior** é uma faixa muito mais estreita e um pouco mais fraca do que o ligamento longitudinal anterior (Figuras 2.19 e 2.20B). O ligamento

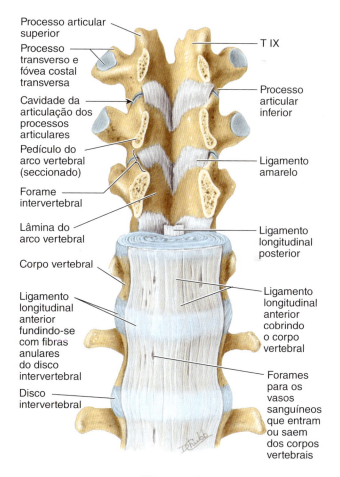

Figura 2.19 Relação entre os ligamentos e as vértebras e discos intervertebrais. Vértebras torácicas inferiores (T IX a T XII) e lombares superiores (L I e L II), com discos e ligamentos associados. Os pedículos das vértebras T IX a T XI foram serrados e seus corpos e discos interpostos foram removidos para propiciar uma vista anterior da parede posterior do canal vertebral. Entre os pedículos esquerdo ou direito adjacentes, os processos articulares inferiores e superiores e as articulações dos processos articulares entre eles (das quais foram removidas as cápsulas articulares) e a extensão lateral dos ligamentos amarelos formam os limites posteriores dos forames intervertebrais. O ligamento longitudinal anterior é largo, enquanto o ligamento longitudinal posterior é estreito.

movimento (Figura 2.20). A cápsula articular é fixada às margens das faces articulares dos processos articulares de vértebras adjacentes. Ligamentos acessórios unem as lâminas, processos transversos e processos espinhosos e ajudam a estabilizar as articulações.

As articulações dos processos articulares permitem movimentos de deslizamento entre os processos articulares; o formato e a disposição das faces articulares determinam os tipos de movimento possíveis. A amplitude de movimento é determinada pelo tamanho do disco intervertebral em relação ao tamanho do corpo vertebral. Nas regiões cervical e lombar essas articulações sustentam algum peso, compartilhando a função com os discos intervertebrais, sobretudo durante a flexão lateral.

As articulações dos processos articulares são inervadas por ramos articulares que se originam dos ramos mediais dos ramos posteriores dos nervos espinais (Figura 2.21). Como esses nervos seguem em direção posterior e inferior, situam-se em sulcos nas faces posteriores das partes mediais dos processos transversos. Cada ramo articular inerva duas articulações adjacentes; portanto, cada articulação é suprida por dois nervos.

LIGAMENTOS ACESSÓRIOS DAS ARTICULAÇÕES INTERVERTEBRAIS

As lâminas de arcos vertebrais adjacentes são unidas por faixas largas e amarelo-claras de tecido elástico, denominadas **ligamentos amarelos**. Esses ligamentos estendem-se quase verticalmente entre a lâmina superior e a lâmina inferior, e os ligamentos de lados opostos encontram-se e fundem-se na linha mediana (Figuras 2.16 e 2.19). Os ligamentos amarelos

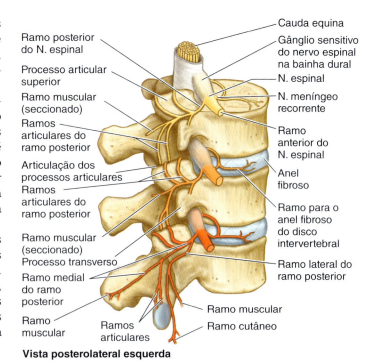

Figura 2.21 **Inervação das articulações dos processos articulares.** Os ramos posteriores originam-se dos nervos espinais fora do forame intervertebral e dividem-se em ramos mediais e laterais. O ramo medial dá origem a ramos articulares que são distribuídos para a articulação dos processos articulares naquele nível e para a articulação um nível inferior a sua saída. Assim, cada articulação do processo articular recebe ramos articulares oriundos do ramo medial dos ramos posteriores de dois nervos espinais adjacentes. Na denervação de uma articulação do processo articular é preciso realizar ablação dos ramos mediais dos dois ramos posteriores.

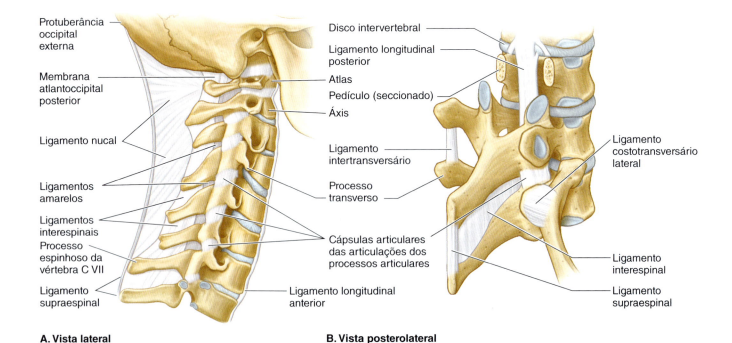

Figura 2.20 **Articulações e ligamentos da coluna vertebral. A.** Ligamentos na região cervical. Superiormente ao processo espinhoso proeminente de C VII (vértebra proeminente), os processos espinhosos estão profundamente posicionados e fixados a um ligamento nucal sobrejacente. **B.** Ligamentos na região torácica. Os pedículos das duas vértebras superiores foram serrados e os arcos vertebrais foram removidos para mostrar o ligamento longitudinal posterior. Os ligamentos intertransversários, supraespinais e interespinais são mostrados em associação às vértebras com arcos vertebrais intactos.

unem as lâminas das vértebras adjacentes, formando seções alternadas da parede posterior do canal vertebral. São ligamentos longos, finos e largos na região cervical, tornam-se mais espessos na região torácica e têm espessura máxima na região lombar. Esses ligamentos resistem à separação da lâmina vertebral por limitação da flexão abrupta da coluna vertebral, evitando, assim, a lesão dos discos intervertebrais. Os ligamentos amarelos, fortes e elásticos, ajudam a preservar as curvaturas normais da coluna vertebral e auxiliam na extensão da coluna após a flexão.

Os processos espinhosos adjacentes são unidos por ligamentos interespinais fracos, muitas vezes membranáceos, e por ligamentos supraespinais fortes e fibrosos (Figura 2.20A e B). Os finos **ligamentos interespinais** unem processos espinhosos adjacentes, fixando-se da raiz até o ápice de cada processo. Os **ligamentos supraespinais**, semelhantes a cordões, unem as extremidades dos processos espinhosos desde C VII até o sacro e fundem-se na parte superior com o ligamento nucal na região cervical posterior (Figura 2.20A). Ao contrário dos ligamentos interespinais e supraespinais, o **ligamento nucal**, forte e largo, é constituído de tecido fibroelástico espesso. O ligamento nucal se estende como uma faixa mediana desde a protuberância occipital externa e a margem posterior do forame magno até os processos espinhosos das vértebras cervicais. Em razão do curto comprimento e da profundidade dos processos espinhosos de C III a C V, o ligamento nucal é o local de fixação dos músculos que se fixam nos processos espinhosos das vértebras em outros níveis. Os **ligamentos intertransversários**, que unem processos transversos adjacentes, consistem em fibras dispersas na região cervical e cordões fibrosos na região torácica (Figura 2.20B). Na região lombar esses ligamentos são finos e membranáceos.

ARTICULAÇÕES CRANIOVERTEBRAIS

Existem dois grupos de articulações craniovertebrais, as *articulações atlantoccipitais*, formadas entre o atlas (vértebra C I) e o occipital no crânio, e as *articulações atlantoaxiais*, entre o atlas e o áxis (vértebra C II) (Figura 2.22). A palavra grega *atlanto* refere-se ao atlas (vértebra C I). As articulações craniovertebrais são articulações sinoviais que não têm discos intervertebrais. Sua arquitetura permite uma amplitude de movimento maior do que a do restante da coluna vertebral. As articulações incluem os côndilos occipitais, o atlas e o áxis.

Articulações atlantoccipitais. As articulações situam-se entre as faces articulares superiores das massas laterais do atlas e os côndilos occipitais (Figura 2.22; ver também Figura 2.7A e B). Essas articulações permitem acenar com a cabeça, como na flexão e extensão da cabeça indicativa de aprovação. Essas articulações também possibilitam a inclinação lateral da cabeça. O principal movimento é de flexão,

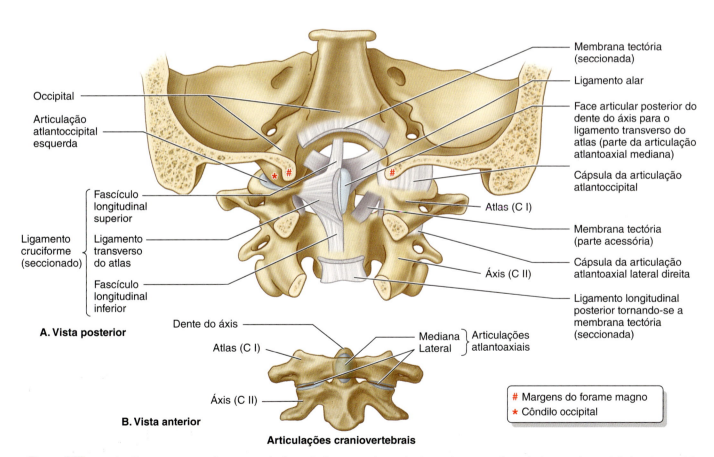

Figura 2.22 Cápsulas, ligamentos e membrana tectória das articulações craniovertebrais. **A.** Ligamentos das articulações atlantoccipital e atlantoaxial. A membrana tectória e o lado direito do ligamento cruzado do atlas foram removidos para mostrar a inserção do ligamento alar direito ao dente de C II (áxis). **B.** Articulações atlantoaxiais medianas e laterais. Movimentos deslizantes em direções opostas ocorrem nas articulações atlantoaxiais laterais à medida que o atlas gira em torno do dente.

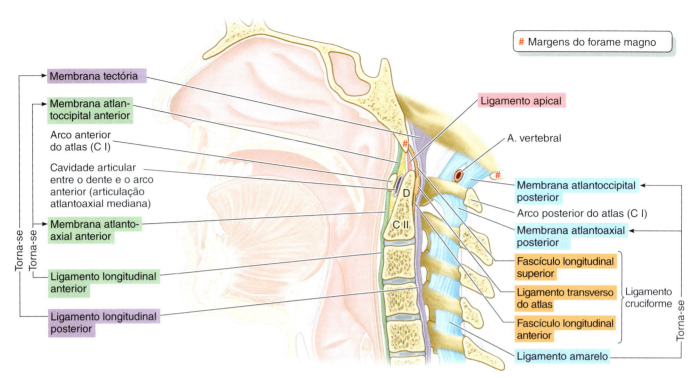

A. Corte medial

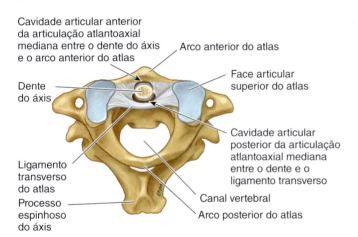

B. Vista superior

Figura 2.23 Estrutura e função da articulação atlantoaxial mediana. **A.** Continuidade das membranas craniovertebrais. Um corte mediano da região craniovertebral mostra membranas relacionadas às articulações craniovertebrais e suas continuidades com os ligamentos amarelos e ligamentos longitudinais do restante da coluna vertebral. **B.** Vista superior do atlas e do áxis articulados. A articulação atlantoaxial mediana consiste em facetas articulares nas faces anterior e posterior do dente do áxis articulando-se com o arco anterior e o ligamento transverso do atlas, respectivamente, formando uma estaca dentro de um soquete osteoligamentar. **C.** Movimento nas articulações atlantoaxiais. Durante a rotação da cabeça, o crânio e o atlas giram como uma unidade em torno do pivô do dente do áxis quando a cabeça é virada de um lado para o outro (o movimento de "não").

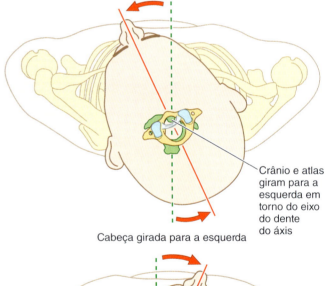
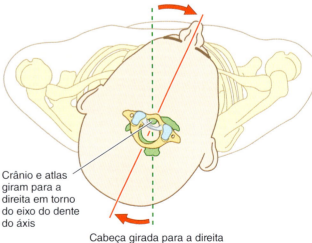

C. Vistas superiores

com leve flexão lateral e rotação. São articulações sinoviais elipsóideas e têm cápsulas articulares finas e frouxas.

O crânio e C I também estão unidos por **membranas atlantoccipitais anterior** e **posterior,** que se estendem dos arcos anterior e posterior de C I até as margens anterior e posterior do forame magno (Figuras 2.23A e 2.24). As membranas anteriores são formadas por fibras largas e

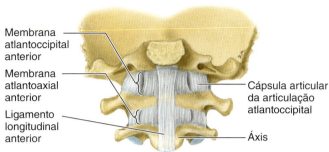

A. Vista anterior

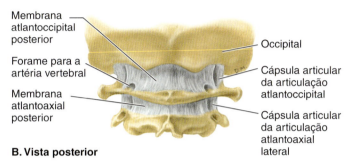

B. Vista posterior

Figura 2.24 Membranas das articulações craniovertebrais. **A.** Membranas e ligamentos anteriores. Somente a parte mais espessa e mais anterior do ligamento longitudinal anterior é incluída na figura para demonstrar sua continuação superior como a membrana atlantoaxial anterior e a membrana atlantoccipital anterior. Lateralmente, as membranas se fundem às cápsulas articulares das articulações atlantoaxiais e atlantoccipitais laterais. **B.** Membranas posteriores. As membranas atlantoccipital e atlantoaxial posteriores cobrem os espaços entre o arco posterior do atlas (C I) e o occipital (margem posterior do forame magno) superiormente e as lâminas do áxis (C II) inferiormente. As artérias vertebrais penetram na membrana atlantoccipital antes de atravessarem o forame magno.

densamente entrelaçadas (sobretudo na parte central, onde são contínuas com o ligamento longitudinal anterior). As membranas posteriores são largas, mas relativamente fracas. As membranas atlantoccipitais ajudam a evitar o movimento excessivo das articulações atlantoccipitais.

Articulações atlantoaxiais. Existem três articulações atlantoaxiais (Figura 2.22A e B): duas **articulações atlanto-axiais laterais** (direita e esquerda) (entre as faces articulares inferiores das massas laterais de C I e as faces articulares superiores de C II), e uma **articulação atlantoaxial mediana** (entre o dente de C II e o arco anterior do atlas). As articulações atlantoaxiais laterais são sinoviais planas, enquanto a articulação atlantoaxial mediana é trocóidea.

O movimento das três articulações atlantoaxiais permite que a cabeça gire de um lado para outro (Figura 2.23C), como ocorre ao girar a cabeça para indicar desaprovação (o movimento de "não"). Durante esse movimento, o crânio e C I giram como uma unidade, sobre C II. Durante a rotação da cabeça, o dente de C II é o eixo ou pivô, que é mantido em uma cavidade ou colar formado anteriormente pelo arco anterior do atlas e posteriormente pelo *ligamento transverso do atlas* (Figura 2.22 e 2.23A a C; ver figura no Quadro 2.12); essa faixa resistente estende-se entre os tubérculos nas faces mediais das massas laterais da vértebra C I.

Fascículos longitudinais superiores e inferiores com orientação vertical, porém muito mais fracos, seguem do ligamento transverso do atlas até o occipital superiormente e até o corpo de C II inferiormente. O **ligamento cruciforme do atlas**, assim denominado em razão de sua semelhança com uma cruz, é formado pelo ligamento transverso do atlas junto com os fascículos longitudinais (Figura 2.22A).

Os **ligamentos alares** estendem-se das laterais do dente do áxis até as margens laterais do forame magno. Esses cordões arredondados e curtos, com diâmetro aproximado de 0,5 cm, fixam o crânio à vértebra C I e servem como ligamentos de contenção, evitando a rotação excessiva nas articulações.

A **membrana tectória** (Figura 2.22A e 2.23A) é a forte continuação superior do ligamento longitudinal posterior que se alarga e segue posteriormente sobre a articulação atlanto-axial mediana e seus ligamentos. Segue superiormente a partir do corpo de C II, atravessa o forame magno e se fixa à parte central do assoalho da cavidade craniana, formado pela face interna do occipital.

Movimentos da coluna vertebral

A amplitude de movimento da coluna vertebral varia de acordo com a região e o indivíduo. Os contorcionistas, que iniciam seu treinamento nos primeiros anos de vida, conseguem fazer movimentos extraordinários. A amplitude de movimento normal possível em adultos jovens saudáveis sofre normalmente uma redução de 50% ou mais com o envelhecimento.

A mobilidade da coluna vertebral decorre principalmente da compressibilidade e elasticidade dos discos intervertebrais. A coluna vertebral faz movimentos de flexão, extensão, flexão e extensão laterais, e rotação (torção) (Figura 2.25). A flexão da coluna vertebral para a direita ou esquerda a partir da posição neutra (ereta) é a *flexão lateral*; o retorno à postura ereta a partir de uma posição de flexão lateral é a *extensão lateral*.

A amplitude de movimento da coluna vertebral é limitada por:

- Espessura, elasticidade e compressibilidade dos discos intervertebrais
- Formato e orientação das articulações dos processos articulares
- Tensão das cápsulas articulares das articulações dos processos articulares
- Resistência dos músculos e ligamentos do dorso (p. ex., os ligamentos amarelos e o ligamento longitudinal posterior)
- Fixação à caixa torácica
- Volume de tecido adjacente.

Os movimentos não são produzidos exclusivamente pelos músculos do dorso. Eles são auxiliados pela gravidade e pela ação dos músculos anterolaterais do abdome. Os movimentos entre vértebras adjacentes ocorrem nos núcleos pulposos resilientes dos discos intervertebrais (que atuam como eixo de movimento) e nas articulações dos processos articulares (ver Figuras 2.16 e 2.17).

A orientação das articulações dos processos articulares permite alguns movimentos e restringe outros. Com exceção talvez de C I–C II, nunca há movimento isolado em um único segmento da coluna. Embora os movimentos entre vértebras adjacentes sejam relativamente pequenos, sobretudo na região torácica, a soma de todos os pequenos movimentos produz considerável amplitude de movimento da coluna vertebral

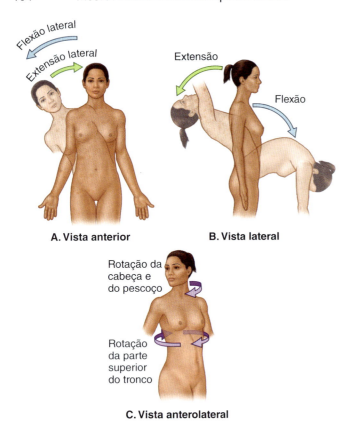

Figura 2.25 Movimentos da coluna vertebral. A. Flexão e extensão laterais. Esse movimento é feito para a direita ou para a esquerda em um plano frontal; também ocorre principalmente nas regiões cervical e lombar. **B.** Flexão e extensão. Ambos os movimentos ocorrem no plano mediano, principalmente nas regiões cervical e lombar. **C.** Rotação. Esse movimento ocorre em torno de um eixo longitudinal, principalmente nas articulações craniovertebrais (potencializadas pelas articulações dos processos articulares cervicais) e na região torácica.

como um todo (p. ex., ao fletir o corpo para tocar o chão; Figura 2.25B). Os movimentos da coluna vertebral são mais livres nas regiões cervical e lombar do que nas outras partes. A flexão, a extensão, a flexão lateral e a rotação do pescoço são mais livres porque:

- Os discos intervertebrais, embora sejam finos em relação à maioria dos outros discos, são espessos em relação ao tamanho dos corpos vertebrais nesse nível
- As faces articulares das articulações dos processos articulares são relativamente grandes e os planos articulares são quase horizontais
- As cápsulas articulares das articulações dos processos articulares são frouxas
- O pescoço é relativamente delgado (com menor volume de tecidos moles adjacentes em comparação com o tronco).

A flexão da coluna vertebral é máxima na região cervical. Os planos articulares sagitais da região lombar conduzem a flexão e extensão. A extensão da coluna vertebral é mais acentuada na região lombar e geralmente tem maior amplitude do que a flexão. Entretanto, nessa região os processos articulares entrelaçados impedem a rotação (ver Figura 2.10A a D). A região lombar, como a cervical, tem discos intervertebrais grandes em relação ao tamanho dos corpos vertebrais. A flexão lateral da coluna vertebral é máxima nas regiões cervical e lombar (Figura 2.25A).

A região torácica, em contrapartida, tem discos intervertebrais finos em relação ao tamanho dos corpos vertebrais. Essa parte da coluna vertebral também tem relativa estabilidade porque está unida ao esterno pelas costelas e cartilagens costais. Nesse local, os planos articulares estão no arco centralizado no corpo vertebral, possibilitando rotação na região torácica (ver Figura 2.8A). A rotação da parte superior do tronco, associada à rotação permitida na região cervical e àquela nas articulações atlantoaxiais, possibilita a torção do esqueleto axial que ocorre quando se olha para trás sobre o ombro (Figura 2.25C). No entanto, a flexão na região torácica é limitada, incluindo a flexão lateral.

Curvaturas da coluna vertebral

A coluna vertebral em adultos tem quatro *curvaturas* que ocorrem nas regiões cervical, torácica, lombar e sacral (Figura 2.26). As **cifoses torácica** e **sacral** são côncavas anteriormente, enquanto as **lordoses cervical** e **lombar** são côncavas posteriormente. Quando se observa a face posterior do tronco, principalmente em vista lateral, as curvaturas normais da coluna vertebral são mais aparentes (Figura 2.27).

As cifoses torácica e sacral são **curvaturas primárias** que se desenvolvem durante o período fetal em relação à posição fetal (fletida) (Moore et al., 2020). Compare as curvaturas na Figura 2.26, observando que as curvaturas primárias estão na mesma direção que as principais curvaturas da coluna vertebral fetal. As curvaturas primárias são mantidas durante toda a vida em consequência de diferenças na altura entre as partes anterior e posterior das vértebras.

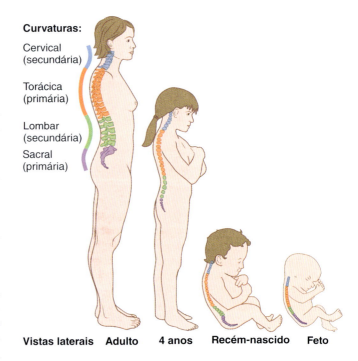

Figura 2.26 Curvaturas da coluna vertebral. As quatro curvaturas da coluna vertebral do adulto – cervical, torácica, lombar e sacral – são comparadas à curvatura em C da coluna durante a vida fetal, quando existem apenas as curvaturas primárias. As curvaturas secundárias desenvolvem-se durante a lactância e a infância.

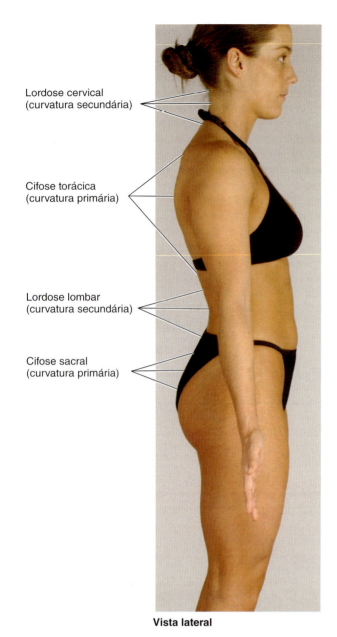

Figura 2.27 Anatomia de superfície das curvaturas da coluna vertebral.

As lordoses cervical e lombar são **curvaturas secundárias** que resultam da extensão a partir da posição fetal fletida. Elas começam a aparecer durante o período fetal, mas só se tornam evidentes na lactância (aproximadamente, o 1º ano). As curvaturas secundárias são mantidas basicamente por diferenças de espessura entre as partes anterior e posterior dos discos intervertebrais.

A *lordose cervical* torna-se bem evidente quando um lactente começa a levantar (estender) a cabeça em decúbito ventral e a manter a cabeça ereta na posição sentada. A *lordose lombar* torna-se aparente quando crianças de 1 a 2 anos começam a assumir a postura vertical, ficar de pé e caminhar. Essa curvatura, em geral mais acentuada nas mulheres, termina no *ângulo lombossacral* formado na junção da vértebra L V com o sacro (ver Figura 2.2D). A *cifose sacral* também é diferente em homens e mulheres; na mulher ela é reduzida de modo que haja menor protrusão do cóccix para a abertura inferior da pelve (ver Capítulo 6, *Pelve e Períneo*).

As curvaturas da coluna vertebral proporcionam flexibilidade adicional (resiliência com absorção de choque), aumentando ainda mais a flexibilidade proporcionada pelos discos. Quando a carga sustentada pela coluna vertebral é muito aumentada (como ao carregar um objeto pesado), há compressão dos discos e das curvaturas flexíveis (ou seja, as curvaturas tendem a aumentar).

A flexibilidade proporcionada pelos discos é passiva e limitada principalmente pelas articulações dos processos articulares e ligamentos longitudinais, ao passo que a flexibilidade proporcionada pelas curvaturas sofre a resistência ativa (dinâmica) da contração de grupos musculares antagonistas ao movimento (p. ex., os longos extensores do dorso resistem à cifose torácica excessiva, e os flexores abdominais resistem à lordose lombar excessiva).

A sustentação de peso adicional anterior ao eixo gravitacional normal do corpo (p. ex., mamas muito grandes, abdome em aventar em obesos ou abdome aumentado em consequência de útero gravídico nos últimos meses da gravidez, ou carregar uma criança pequena no colo) também tende a aumentar essas curvaturas. Muitas vezes os músculos que oferecem resistência ao aumento da curvatura doem quando a pessoa sustenta peso por longos períodos.

Quando uma pessoa está sentada, principalmente se não houver sustentação das costas por longos períodos, geralmente ocorre revezamento entre a flexão (curvatura) e a extensão (postura ereta) para minimizar a rigidez e a fadiga. Isso permite a alternância entre a sustentação ativa oferecida pelos músculos extensores do dorso e a resistência passiva à flexão propiciada pelos ligamentos.

Vascularização da coluna vertebral

As vértebras são irrigadas por *ramos periosteais* e *equatoriais* das principais *artérias cervicais* e *segmentares* e por seus ramos espinais (Figura 2.24). As artérias que dão origem aos ramos periosteais, equatoriais e espinais ocorrem em todos os níveis da coluna vertebral, em íntima associação a ela, e incluem as seguintes artérias (descritas em detalhes em outros capítulos):

- *Artérias vertebrais* e *cervicais ascendentes* no pescoço (Capítulo 9, *Pescoço*)
- As principais *artérias segmentares* do tronco:
  - *Artérias intercostais posteriores* na região torácica (Capítulo 2, *Dorso*)
  - *Artérias subcostais* e *lombares* no abdome (Capítulo 5, *Abdome*)
  - *Artérias iliolombar* e *sacrais lateral* e *mediana* na pelve (Capítulo 6, *Pelve e Períneo*).

Os **ramos periosteais** e **equatoriais** originam-se dessas artérias enquanto cruzam as faces externas (anterolaterais) das vértebras. Os ramos espinais entram nos forames intervertebrais e se dividem. Os **ramos anteriores** e **posteriores do canal vertebral**, menores, seguem até o corpo vertebral e arco vertebral, respectivamente, e dão origem aos ramos ascendentes e descendentes que se anastomosam com os ramos do canal vertebral de níveis adjacentes (Figura 2.28). Os ramos anteriores do canal vertebral enviam

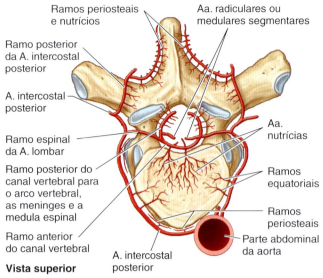

Figura 2.28 Vascularização das vértebras. As vértebras gerais são irrigadas por artérias segmentares – aqui artérias intercostais posteriores. Nas regiões torácica e lombar, cada vértebra é circundada nos três lados por pares de artérias intercostais posteriores ou lombares que se originam da aorta. As artérias segmentares enviam ramos equatoriais para o corpo vertebral, e ramos posteriores suprem as estruturas do arco vertebral e os músculos do dorso. Os ramos espinais entram no canal vertebral através dos forames intervertebrais para suprir os ossos, periósteo, ligamentos e meninges que limitam o espaço extradural e as artérias radiculares ou medulares segmentares que suprem o tecido nervoso (raízes dos nervos espinais e medula espinal).

artérias nutrícias anteriormente para os corpos vertebrais que suprem a maior parte da medula óssea vermelha do corpo vertebral central (Bogduk, 2012). Os ramos maiores dos ramos espinais continuam como *artérias medulares radiculares* ou *segmentares terminais* distribuídas para as raízes posteriores e anteriores dos nervos espinais e seus revestimentos e para a medula espinal, respectivamente (ver "Vascularização da medula espinal e das raízes dos nervos espinais", mais adiante).

As **veias espinais** formam plexos venosos ao longo da coluna vertebral dentro e fora do canal vertebral. Esses plexos são os **plexos venosos vertebrais internos** (plexos venosos peridurais) e **plexos venosos vertebrais externos**, respectivamente (Figura 2.29). Esses plexos comunicam-se através dos forames intervertebrais. Ambos os plexos são mais densos nas porções anterior e posterior, e são relativamente esparsos lateralmente. As **veias basivertebrais**, grandes e tortuosas, formam-se nos corpos vertebrais. Elas emergem dos forames nas superfícies dos corpos vertebrais (principalmente na face posterior) e drenam para os plexos venosos vertebrais externos anteriores e principalmente para os plexos venosos vertebrais internos anteriores, que podem formar grandes seios longitudinais. As **veias intervertebrais** recebem veias da medula espinal e dos plexos venosos vertebrais enquanto acompanham os nervos espinais através dos forames intervertebrais para drenar nas veias vertebrais do pescoço e veias segmentares (intercostais, lombares e sacrais) do tronco (Figura 2.29A).

Nervos da coluna vertebral

Além das articulações dos processos articulares (inervadas por ramos articulares dos ramos mediais dos ramos posteriores, descritos junto com essas articulações), a coluna vertebral é inervada por **ramos recorrentes meníngeos dos nervos espinais** (Figura 2.30). Esses ramos são os únicos oriundos do nervo espinal misto, originando-se imediatamente após sua formação e antes de sua divisão em ramos anterior e posterior, ou do ramo anterior logo após sua formação.

Dois a quatro desses ramos finos originam-se de cada lado em todos os níveis vertebrais. Perto de sua origem, os ramos meníngeos recebem ramos comunicantes dos

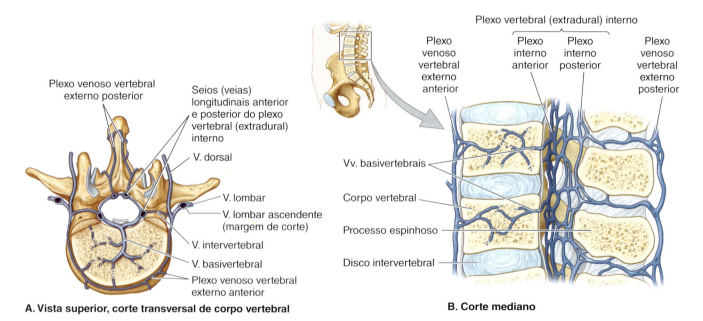

Figura 2.29 Drenagem venosa da coluna vertebral. A. Padrão de drenagem. A drenagem venosa acompanha a irrigação arterial e entra nos plexos venosos vertebrais externos e internos. Também há drenagem anterolateral das faces externas das vértebras para as veias segmentares. **B.** Natureza das veias. O denso plexo de vasos de paredes finas no canal vertebral, formado pelos plexos venosos vertebrais internos, consiste em anastomoses sem válvulas entre seios venosos longitudinais anteriores e posteriores.

ramos comunicantes cinzentos próximos. Quando os nervos espinais saem dos forames intervertebrais, a maioria dos ramos meníngeos retorna através dos forames para o canal vertebral (daí o nome alternativo *ramos recorrentes meníngeos*). Entretanto, alguns ramos permanecem fora do canal e são distribuídos para a face anterolateral dos corpos vertebrais e discos intervertebrais. Eles também inervam o periósteo e principalmente os anéis fibrosos e o ligamento longitudinal anterior. No interior do canal vertebral, ramos transversos, ascendentes e descendentes distribuem fibras nervosas para:

- Periósteo (que recobre a superfície dos corpos vertebrais posteriores, pedículos e lâminas)
- Ligamentos amarelos
- Anéis fibrosos da face posterior e posterolateral dos discos intervertebrais
- Ligamento longitudinal posterior
- Dura-máter espinal
- Vasos sanguíneos no canal vertebral.

As fibras nervosas para o periósteo, anéis fibrosos e ligamentos proveem receptores de dor. As fibras para os anéis fibrosos e ligamentos também suprem os receptores de propriocepção (sensibilidade sobre a própria posição). As fibras simpáticas para os vasos sanguíneos estimulam a vasoconstrição.

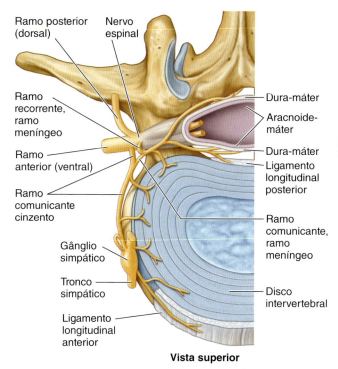

Figura 2.30 Inervação do periósteo e ligamentos da coluna vertebral e meninges.

ANATOMIA CLÍNICA

COLUNA VERTEBRAL

Envelhecimento dos discos intervertebrais

Com a idade, os núcleos pulposos desidratam e perdem elastina e proteoglicanas enquanto ganham colágeno. Consequentemente, os discos intervertebrais perdem seu turgor, tornando-se mais rígidos e mais resistentes à deformação. À medida que o núcleo desidrata, as duas partes do disco parecem fundir-se, pois a distinção entre elas torna-se cada vez menor. Com o avanço da idade, o núcleo torna-se seco e granular e pode desaparecer completamente como um elemento distinto. Quando essas alterações ocorrem, o anel fibroso assume uma parte cada vez maior da carga vertical e das tensões e sobrecargas associadas a ela. As lamelas do anel sofrem espessamento e muitas vezes surgem fissuras e cavidades.

Embora as margens dos corpos vertebrais adjacentes possam se aproximar mais quando as faces superior e inferior do corpo tornam-se concavidades rasas (a explicação mais provável da discreta perda de altura associada ao envelhecimento), foi demonstrado que os discos intervertebrais *aumentam* de tamanho com a idade. Além de se tornarem cada vez mais convexos, entre 20 e 70 anos seu diâmetro anteroposterior (AP) aumenta cerca de 10% nas mulheres e 2% nos homens. A espessura (altura) central aumenta cerca 10% em ambos os sexos. O estreitamento evidente ou acentuado do disco, sobretudo quando é maior do que o ocorrido em discos superiores, sugere doença (*doença degenerativa de disco*), não envelhecimento normal (Bogduk, 2012).

Dorsalgia

A *dor nas costas* em geral e a *dor lombar*, em especial, é um enorme problema de saúde, perdendo apenas para o resfriado como motivo de consulta médica. Em termos de fatores da saúde que causam perda de dias de trabalho, a dor nas costas perde apenas para a cefaleia. As bases anatômicas da dor, em especial os nervos inicialmente associados à percepção e à condução da dor da própria coluna vertebral, raramente são descritas.

Cinco categorias de estruturas no dorso são inervadas e podem ser fontes de dor:

1. Estruturas osteofibrosas: periósteo, ligamentos e anéis fibrosos dos discos intervertebrais
2. Meninges: revestimentos da medula espinal
3. Articulações sinoviais: cápsulas das articulações dos processos articulares
4. Músculos: músculos próprios do dorso
5. Tecido nervoso: nervos espinais ou raízes nervosas que saem dos forames intervertebrais.

Dentre essas, as duas primeiras categorias são inervadas por ramos meníngeos (recorrentes) dos nervos espinais e as duas subsequentes, por ramos posteriores (ramos articulares e musculares). A dor proveniente do tecido nervoso – isto é, causada por compressão ou irritação dos nervos espinais ou das raízes nervosas – é, em geral, *dor referida*, percebida como se fosse proveniente da área cutânea ou subcutânea (dermátomo) suprida por aquele nervo (ver "Hérnia do núcleo pulposo [hérnia do disco intervertebral]", neste boxe, adiante), mas pode ser acompanhada por dor localizada.

A dor relacionada com as meninges é relativamente rara e discutida adiante neste capítulo.

A *lombalgia* localizada (percebida como originada nas costas) geralmente é muscular, articular ou osteofibrosa. A *dor muscular* geralmente está relacionada com espasmos reflexos que causam *isquemia*, muitas vezes secundária à *defesa* (contração dos músculos em antecipação à dor). A *dor nas articulações dos processos articulares* geralmente está associada ao envelhecimento (osteoartrite) ou à doença (artrite reumatoide) das articulações. A dor nas fraturas e luxações vertebrais não é diferente da dor proveniente dos outros ossos e articulações: a dor aguda após uma fratura é principalmente de origem periosteal (membrana que recobre o osso), enquanto a dor nas luxações é ligamentar (relacionada à estrutura do ligamento). Sem dúvida, a dor aguda localizada associada a uma hérnia de disco intervertebral é provocada pela ruptura do anel fibroso posterior e lateral e pela compressão do ligamento longitudinal posterior. A dor em todas essas últimas situações é conduzida inicialmente pelos ramos meníngeos dos nervos espinais (ver Figura 2.30).

Hérnia do núcleo pulposo (hérnia do disco intervertebral)

A hérnia (protrusão) do núcleo pulposo gelatinoso para o interior ou através do anel fibroso é uma causa bem reconhecida de lombalgia e de dor no membro inferior (Figura B2.12). No entanto, há muitas outras causas de lombalgia; além disso, as hérnias costumam ser achados casuais em indivíduos assintomáticos.

Nas pessoas jovens, os discos intervertebrais são fortes – em geral tão fortes que muitas vezes as vértebras sofrem fratura durante uma queda antes que haja ruptura dos discos. Além disso, o conteúdo de água dos núcleos pulposos é alto (próximo de 90%), conferindo-lhes grande turgor (tumescência). No entanto, a hiperflexão violenta da coluna vertebral pode causar ruptura de um disco intervertebral e fratura dos corpos vertebrais adjacentes.

A flexão da coluna vertebral provoca compressão anterior e distensão ou tensão posterior, pressionando o núcleo pulposo posteriormente em direção à parte mais fina do anel fibroso. Em caso de degeneração do anel fibroso, pode haver herniação do núcleo pulposo para o canal vertebral e compressão da medula espinal ou das raízes nervosas da cauda

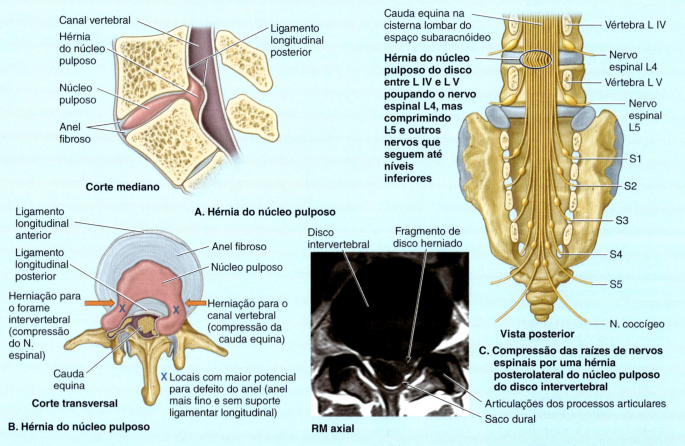

Figura B2.12 Hérnia do núcleo pulposo. A a C. Demonstração de hérnia afetando o saco dural e a cauda equina nas incidências mediana (**A**), transversal (**B**) e posterior (**C**). As setas nas RMs indicam hérnias.

equina (Figura B2.12A a C). Às vezes a *hérnia de disco intervertebral* é impropriamente denominada "deslizamento de disco".

Em geral, as hérnias do núcleo pulposo estendem-se em direção posterolateral, onde o anel fibroso é relativamente fino e não recebe sustentação dos ligamentos longitudinais posteriores nem anteriores (Figura 2.12B). É mais provável que a hérnia de disco intervertebral posterolateral seja sintomática em virtude da proximidade das raízes dos nervos espinais. O núcleo pulposo propriamente é insensível. A *dorsalgia localizada* consequente a uma hérnia de disco geralmente é *aguda*, e resulta da pressão sobre os ligamentos longitudinais e a periferia do anel fibroso e da inflamação local decorrente da irritação química por substâncias do núcleo pulposo roto. A *dor crônica* resultante da compressão das raízes dos nervos espinais pelo disco herniado geralmente é *irradiação da dor referida*, sendo percebida como se fosse proveniente da área (dermátomo) suprida por aquele nervo. Como os discos intervertebrais são maiores nas regiões lombar e lombossacral, onde os movimentos consequentemente são maiores, as herniações posterolaterais do núcleo pulposo são mais comuns nesse local.

Cerca de 95% das *hérnias de disco lombares* ocorrem nos níveis L IV–L V ou L V–S I. A diminuição acentuada do *espaço intervertebral* radiológico (*i. e.*, da altura do disco) que pode ser causada pela herniação aguda de um núcleo pulposo também pode provocar estreitamento dos forames intervertebrais, talvez exacerbando a compressão das raízes do nervo espinal, principalmente se também houver hipertrofia do osso adjacente. Como o núcleo pulposo torna-se cada vez mais desidratado e fibroso, ou até mesmo granular ou sólido com o envelhecimento, um diagnóstico de herniação aguda em um paciente com idade avançada deve ser considerado com suspeita. É mais provável que as raízes nervosas estejam sendo comprimidas pela ossificação aumentada do forame intervertebral por onde saem.

A dor aguda na região dorsal média e lombar pode ser causada por uma pequena protrusão posterolateral de um disco intervertebral lombar no nível de L V–S I que afeta terminações nociceptivas (de dor) na região, como aquelas associadas ao ligamento longitudinal posterior. O quadro clínico varia muito, mas a dor de início agudo na região lombar é um sintoma inicial comum. Como o espasmo muscular está associado à lombalgia, a região lombar da coluna vertebral torna-se tensa e cada vez mais dolorosa, pois há *isquemia* relativa (perda local da irrigação sanguínea), que causa dor ao movimento.

A *lombociatalgia*, dor que se irradia da região lombar pelas nádegas e pela face posterior ou lateral da coxa até a perna, muitas vezes é causada por hérnia de disco intervertebral lombar que comprime e compromete o componente L5 ou S1 do nervo isquiático (Figura B2.12C). Os forames intervertebrais na região lombar diminuem enquanto os nervos lombares aumentam, à medida que a coluna vertebral desce. Isso pode explicar por que a ciática é tão comum. Os *osteófitos* que surgem ao redor das articulações dos processos articulares ou das margens posterolaterais durante o envelhecimento podem estreitar ainda mais os forames, causando dores lancinantes nos membros inferiores. O teste de perna estendida, também chamado de sinal de Lasègue, é realizado para determinar se um paciente com lombalgia tem uma hérnia de disco intervertebral. O quadril do paciente é flexionado passivamente pelo examinador com o joelho em extensão completa (Figura B2.13). Essa manobra causará tração nas raízes nervosas que formam o nervo isquiático e, no caso de uma hérnia de disco na região lombar, reproduzirá a dor.

Os discos intervertebrais também podem ser lesados por rotação violenta (p. ex., durante balanceio errático em um jogo de golfe) ou flexão da coluna vertebral. A regra geral é que a protrusão do disco intervertebral geralmente comprime a raiz nervosa de número inferior à do disco herniado; por exemplo, o nervo L5 é comprimido pela hérnia do disco entre L IV e L V (Figura B2.12C). Nas regiões torácica e lombar o disco intervertebral forma a metade inferior da margem anterior do forame intervertebral e a metade superior é formada pelo corpo da vértebra superior (ver Figuras 2.2 e 2.16).

As raízes do nervo espinal descem até o forame intervertebral, do qual sairá o nervo espinal formado por sua fusão. O nervo que sai em determinado forame intervertebral atravessa a metade óssea superior do forame e, assim, está acima e não é afetado por uma hérnia de disco naquele nível. No entanto, as raízes nervosas que seguem até o forame intervertebral logo abaixo e mais distante passam diretamente através da área de herniação. As protrusões de disco intervertebral sintomáticas ocorrem na região cervical com frequência quase igual à observada na região lombar.

A hiperflexão crônica da região cervical ou subitamente forçada, como pode ocorrer durante uma colisão de cabeça ou durante bloqueio de cabeça ilegal no futebol americano (Figura B2.14), por exemplo, podem causar ruptura posterior

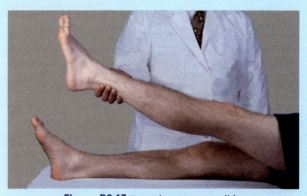

Figura B2.13 Teste da perna estendida.

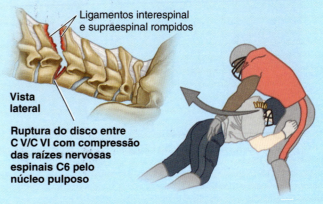

Figura B2.14 Lesão por flexão de vértebras cervicais.

do disco intervertebral sem fraturar o corpo vertebral. Nessa região, os discos intervertebrais estão posicionados centralmente na margem anterior do forame intervertebral, e a hérnia de disco comprime o nervo que sai naquele nível (e não no nível abaixo, como ocorre na região lombar).

Entretanto, lembre-se de que os nervos espinais cervicais saem acima da vértebra de mesmo número, de modo que a relação numérica entre o disco herniado e o nervo afetado é igual (p. ex., os discos cervicais que se rompem com maior frequência são aqueles entre C V e C VI e C VI e C VII, comprimindo as raízes dos nervos espinais C6 e C7, respectivamente). As hérnias de disco cervicais provocam dor no pescoço, ombro, braço e mão. Qualquer esporte ou atividade em que o movimento cause pressão descendente ou torção no pescoço ou região lombar pode causar herniação do núcleo pulposo.

Artrodese da coluna (fusão espinal) e substituição do disco intervertebral

 A *doença degenerativa de disco* que resulta em um espaço discal intervertebral acentuadamente diminuído (Figura B2.15A) produz, muitas vezes, *estenose espinal* (estreitando o canal vertebral ou um forame intervertebral produzindo neuropatia) que pode ser tratada cirurgicamente por *laminectomia* com ou sem artrodese. A laminectomia descomprime os nervos envolvidos (ver "Laminectomia" no boxe Anatomia clínica, anteriormente), ao passo que a *artrodese* elimina o movimento entre dois ou mais segmentos de movimento (articulações intervertebrais) do dorso que podem produzir compressão adicional. Utilizando o osso obtido a partir do osso pélvico ou de um banco de ossos, uma ponte (enxerto) é construída entre as vértebras adjacentes (Figura B2.15B). O enxerto será eventualmente substituído por um novo osso que unirá os corpos vertebrais adjacentes (Figura B2.15C). Geralmente, implantes metálicos ("hastes") são colocados para manter as vértebras no lugar enquanto o novo osso cresce. Esta cirurgia é mais eficaz para aliviar dormência, dor ou fraqueza nos membros inferiores do que para aliviar a dorsalgia. A amplitude de movimento comprometida pode aumentar o estresse sobre os segmentos adjacentes, especialmente quando vários segmentos são fundidos, terminando por induzir mais patologia.

A substituição artificial de disco foi desenvolvida como uma alternativa à artrodese quando um ou dois segmentos estão envolvidos. Um disco protético restaura o espaço discal perdido para a degeneração discal evidente, aliviando a estenose, enquanto ainda permite que o movimento ocorra. Outro benefício possível é a prevenção da ruptura prematura de segmentos adjacentes.

Lesão e doença das articulações dos processos articulares (zigapofisárias)

As articulações dos processos articulares são de interesse clínico porque estão próximas dos forames intervertebrais, através dos quais os nervos espinais emergem do canal vertebral. Quando há lesão dessas articulações ou surgimento de osteófitos (*osteoartrite*), os nervos espinais são afetados com frequência (ver Figura B2.10B). Isso causa dor ao longo dos padrões de distribuição dos *dermátomos* e espasmo nos músculos derivados dos *miótomos* associados. O miótomo é formado por todos os músculos ou partes de músculos que recebem inervação de um nervo espinal.

A *denervação das articulações dos processos articulares lombares* é um procedimento usado no tratamento da dor lombar causada por doença dessas articulações. Os nervos são seccionados perto das articulações ou são destruídos por *rizólise percutânea* por radiofrequência ou neurotomia. A denervação é direcionada para os ramos articulares de dois ramos posteriores adjacentes dos nervos espinais, porque cada articulação recebe inervação do nervo que sai naquele nível e do nervo acima (ver Figura 2.21).

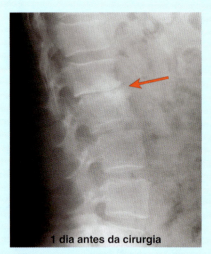
A. Radiografia em incidência lateral

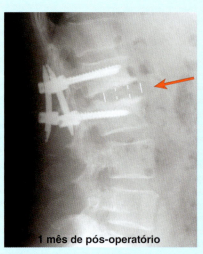
B. Radiografia em incidência lateral

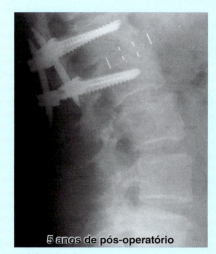
C. Radiografia em incidência lateral

Figura B2.15 Degeneração discal tratada por substituição de disco e artrodese (fusão) vertebral. **A.** Degeneração de disco intervertebral L I-L II (*seta*) comprometendo o forame intervertebral, nervo L1; dor irradiada para região inguinal. **B.** Espaço discal restaurado com ponte (*seta*) indicada por marcadores radiopacos verticais. **C.** Artrodese das vértebras L I e L II por substituição de ponte com osso novo.

Fraturas e luxações das vértebras

➕ Embora a estrutura da coluna vertebral permita razoável grau de movimento, além de oferecer suporte e proteção, o movimento excessivo ou violento súbito ou um tipo de movimento não permitido em uma região específica tende a provocar fraturas, luxações ou fraturas–luxações da coluna vertebral.

A flexão forçada súbita, como a que ocorre em acidentes automobilísticos ou em golpes violentos na parte posterior da cabeça, costuma causar fratura por esmagamento ou compressão do corpo de uma ou mais vértebras. Em caso de movimento anterior violento da vértebra associado a compressão, pode haver deslocamento anterior da vértebra sobre a vértebra inferior (p. ex., luxação das vértebras C VI ou C VII) (ver "Luxação de vértebras cervicais" no boxe Anatomia clínica, anteriormente). Em geral, esse deslocamento causa luxação e fratura das faces articulares entre as duas vértebras e rompe os ligamentos interespinais. Lesões irreparáveis da medula espinal estão associadas às lesões mais graves por flexão da coluna vertebral.

A extensão forçada e súbita do pescoço também pode lesar a coluna vertebral e a medula espinal. Cabeçadas ou bloqueios de face ilegais no futebol americano podem causar *lesão por hiperextensão do pescoço* (Figura B2.16A). Essa hiperextensão violenta tende a ocasionar lesão das partes posteriores das vértebras, com fratura por esmagamento ou compressão dos arcos vertebrais e de seus processos. Nas fraturas das vértebras cervicais pode haver irradiação da dor para a parte posterior do pescoço e região escapular porque os gânglios sensitivos dos nervos espinais e segmentos da medula espinal que recebem impulsos álgicos das vértebras também participam da inervação dos músculos cervicais.

A *hiperextensão grave do pescoço* (lesão em "chicote") também ocorre durante colisões na traseira dos automóveis (Figura B2.16B), sobretudo quando o *apoio de cabeça* é muito baixo. Nesses tipos de lesões por hiperextensão, há significativa distensão do ligamento longitudinal anterior, que pode se romper.

Também pode haver lesão por hiperflexão da coluna vertebral quando a cabeça "retorna" após a hiperextensão, indo para frente sobre o tórax. Pode haver "superposição das faces articulares" ou entrelaçamento das vértebras cervicais causado por luxação dos arcos vertebrais (ver "Luxação de vértebras cervicais" no boxe Anatomia clínica, anteriormente). A hiperextensão acentuada da cabeça sobre a parte superior do pescoço pode, além de causar espondilólise cervical ou fratura do enforcado (ver "Fratura e luxação do áxis" no boxe Anatomia clínica, anteriormente), romper o ligamento longitudinal anterior e o anel fibroso adjacente do disco intervertebral C II–C III. Se isso ocorrer, o crânio, C I e a parte anterior (dente e corpo) de C II são separados do restante do esqueleto axial (Figura B2.16C) e a medula espinal geralmente é seccionada. As pessoas que sofrem essa lesão grave raramente sobrevivem. O futebol americano, o mergulho, as quedas (p. ex., de um cavalo) e as colisões automobilísticas causam

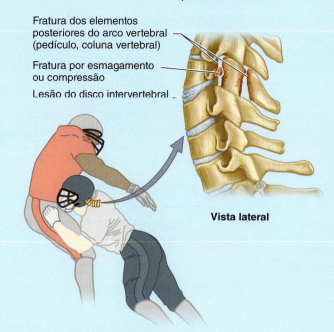

A. Hiperextensão do pescoço

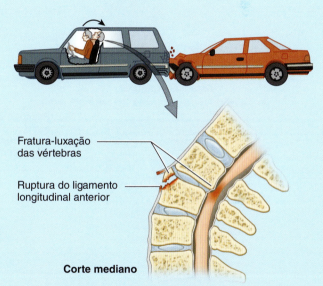

B. Lesão por hiperextensão (chicote)

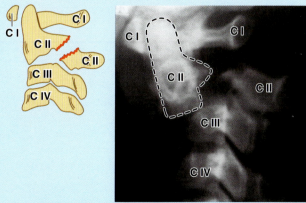

C. Radiografia de perfil esquerdo, fratura do enforcado com ruptura do disco entre C II/C III e do ligamento longitudinal anterior

Figura B2.16 Lesões por extensão da vértebra cervical.

a maioria das fraturas da região cervical da coluna vertebral. Os sintomas variam de dores vagas a perda progressiva das funções motoras e sensitivas.

A transição da região torácica relativamente inflexível para a região lombar, muito mais móvel, é abrupta. Consequentemente, a vértebra T XI e, sobretudo, T XII (que participa dos movimentos de rotação superiormente, mas apenas da flexão e extensão inferiormente) são as vértebras não cervicais fraturadas com maior frequência.

A luxação das vértebras nas regiões torácica e lombar é rara devido ao encadeamento de seus processos articulares. No entanto, quando há *espondilólise* – a fratura da coluna de ossos que unem os processos articulares superiores e inferiores (a parte interarticular) – o encadeamento é interrompido (Figura B2.17A a C). Subsequentemente, pode haver luxação entre vértebras adjacentes, conhecida como *espondilolistese*. O colapso ou a fratura das partes interarticulares das lâminas vertebrais de L V (*espondilólise de L V*) pode resultar em espondilolistese do corpo vertebral de L V em relação ao sacro (vértebra S I) em razão da inclinação descendente da articulação L V-S I (Figura B2.18). A espondilólise de L V, ou a suscetibilidade a ela, provavelmente resulta de ausência de união adequada do centro de L V aos arcos neurais na articulação neurocentral durante o desenvolvimento (ver "Ossificação das vértebras" neste capítulo). A espondilolistese na articulação L V–S I pode (embora não necessariamente) resultar em compressão dos nervos espinais da cauda equina em seu trajeto para a parte superior do sacro, causando dor lombar e nos membros inferiores.

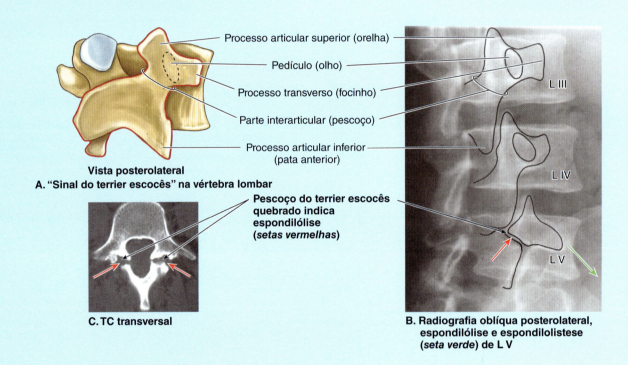

Figura B2.17 Espondilólise.

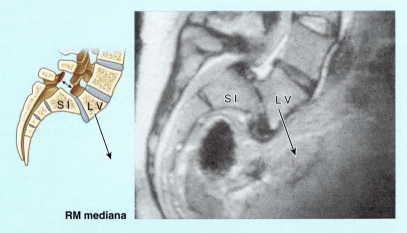

Figura B2.18 Espondilolistese (*setas*) decorrente de espondilólise da vértebra L V.

Fratura do dente do áxis

O ligamento transverso do atlas é mais forte que o dente da vértebra C II. As *fraturas do dente do áxis* representam cerca de 40% das fraturas de C II. A fratura mais comum do dente do áxis ocorre em sua base – isto é, em sua junção com o corpo do áxis (Figura B2.19A). Não raro, essas fraturas são instáveis (não consolidam) porque o ligamento transverso do atlas interpõe-se entre os fragmentos (Crockard et al., 1993) e porque o fragmento separado (o dente do áxis) não tem mais irrigação sanguínea, com consequente *necrose avascular*. Quase tão comuns são as fraturas do corpo vertebral inferiormente à base do dente do áxis (Figura B2.19B a E). Esse tipo de fratura consolida mais facilmente porque os fragmentos preservam sua irrigação sanguínea. Outras fraturas do dente do áxis são decorrentes de padrões anormais de ossificação.

Ruptura do ligamento transverso do atlas

Quando o ligamento transverso do atlas se rompe, o dente do áxis é libertado, resultando em subluxação atlantoaxial – luxação incompleta da articulação atlantoaxial mediana (Figura B2.20A). O enfraquecimento patológico dos ligamentos transverso e adjacente, geralmente resultante de distúrbios do tecido conjuntivo, também pode causar subluxação atlantoaxial (Bogduk & Macintosh, 1984); 20% das pessoas com síndrome de Down apresentam frouxidão ou agenesia desse ligamento. A luxação decorrente de ruptura ou agenesia do ligamento transverso é mais propensa a causar compressão da medula espinal do que aquela resultante da fratura do dente do áxis (Figura B2.20B). Nessa fratura, o fragmento é mantido no lugar contra o arco anterior do atlas pelo ligamento transverso, e o dente do áxis e o atlas movem-se como uma unidade.

Na ausência de um ligamento competente, a região cervical superior da medula espinal pode ser comprimida entre o arco posterior aproximado do atlas e o dente do áxis (Figura B2.20A), causando paralisia dos quatro membros (quadriplegia), ou o bulbo do tronco encefálico pode ser comprimido, resultando em morte. Regra dos Terços de Steel (Steel, 1968): cerca de um terço do anel (forame vertebral) do atlas é ocupado pelo dente do áxis, um terço pela medula espinal e o terço restante pelo espaço cheio de líquido (ver Figura 2.46, LCS, no espaço subaracnóideo) e pelos tecidos que circundam a medula (Figura B2.20C e D). Isso explica por que alguns pacientes com deslocamento anterior do atlas

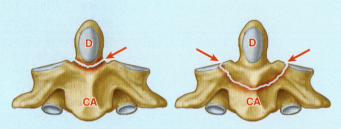

A. Vistas anteriores

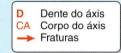

D Dente do áxis
CA Corpo do áxis
→ Fraturas

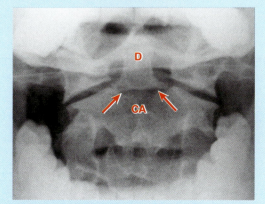

B. Radiografia feita através da boca aberta (comparar com a Figura 2.7E)

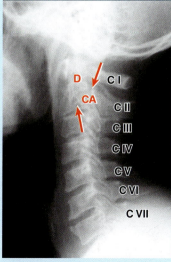

C. Radiografia, incidência lateral

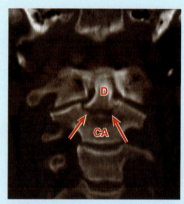

D. TC coronal

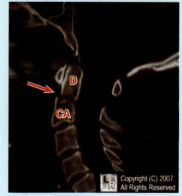

E. TC mediana

Figura B2.19 Fraturas do dente do áxis (C II).

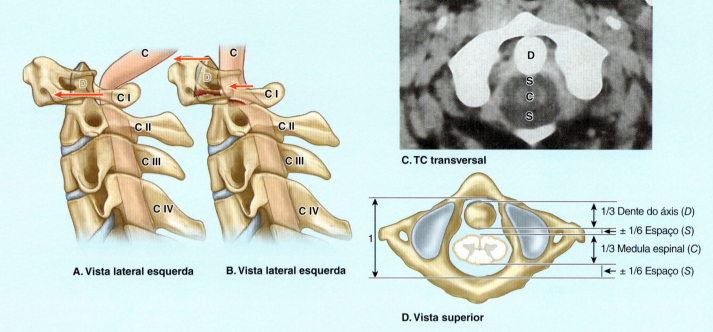

Figura B2.20 Traumatismo articular atlantoaxial mediano: ruptura do ligamento transverso do atlas ou fratura do dente. **A.** A subluxação da articulação atlantoaxial mediana resulta da ruptura do ligamento transverso. O atlas se move, mas o dente fica fixo. **B.** A fratura do dente mostra que o dente e o atlas se movem juntos como uma unidade porque o ligamento transverso mantém o dente no arco anterior do atlas. **C** e **D.** Articulação atlantoaxial mediana normal e demonstrando a regra dos terços de Steel.

podem ser relativamente assintomáticos até que haja alto grau de movimento (maior que um terço do diâmetro do anel do atlas). Às vezes a inflamação na área craniovertebral pode causar enfraquecimento dos ligamentos das articulações craniovertebrais e luxação das articulações atlantoaxiais. A transferência súbita de um paciente da cama para a cadeira, por exemplo, pode causar deslocamento posterior do dente do áxis e lesão da medula espinal.

Ruptura dos ligamentos alares

Os ligamentos alares são mais fracos do que o ligamento transverso do atlas. Consequentemente, flexão e rotação combinadas da cabeça podem romper um ou ambos os ligamentos alares. A ruptura de um ligamento alar resulta em aumento aproximado de 30% na amplitude de movimento contralateral (Dvorak et al., 1988).

Curvaturas anormais da coluna vertebral

Para detectar uma *curvatura anormal da coluna vertebral*, coloque o indivíduo em posição anatômica. Examine o perfil da coluna vertebral com a pessoa de lado (Figura B2.21A a C) e depois de costas (Figura B2.21D). Com a pessoa inclinada para a frente, observe a capacidade de flexão direta para a frente e se o dorso está todo no mesmo nível na posição fletida (Figura B2.21E).

Em algumas pessoas, as curvaturas anormais são consequência de anomalias congênitas; em outras, decorrem de processos patológicos. A doença óssea metabólica mais prevalente em idosos, sobretudo em mulheres, é a osteoporose.

A *hipercifose torácica* (na clínica é denominada pela forma abreviada cifose, embora esse termo, na verdade, designe a curvatura normal, e coloquialmente é conhecida como *corcova ou corcunda*) é caracterizada por acentuação anormal da curvatura torácica; a coluna vertebral projeta-se posteriormente (Figura B2.21B). Essa anormalidade pode resultar da erosão (causada por osteoporose) da parte anterior de uma ou mais vértebras. *Corcova de viúva* é um nome coloquial para a hipercifose torácica resultante da osteoporose em mulheres idosas. No entanto, esse tipo de cifose também ocorre em homens idosos (Swartz, 2021).

A osteoporose afeta principalmente as trabéculas horizontais do osso trabecular do corpo vertebral (ver Figuras B1.6 e B2.10A). As trabéculas verticais não sustentadas, remanescentes, resistem menos à compressão e sofrem fraturas por compressão, resultando em vértebras torácicas curtas e cuneiformes. A erosão progressiva e o colapso das vértebras também resultam em perda da altura. A cifose excessiva causa aumento do diâmetro AP do tórax e diminuição acentuada da capacidade pulmonar dinâmica.

A *hiperlordose lombar* (clinicamente abreviada como lordose, embora mais uma vez esse termo descreva a curvatura normal) é caracterizada por inclinação anterior da pelve (há rotação anteroinferior da pelve, incluindo o sacro – nutação), com aumento da extensão das vértebras lombares, o que acarreta acentuação anormal da lordose lombar (Figura B2.21C).

Essa deformidade por extensão anormal frequentemente está associada a enfraquecimento da musculatura do tronco, sobretudo os músculos anterolaterais do abdome. Para compensar alterações da sua linha normal de gravidade, as

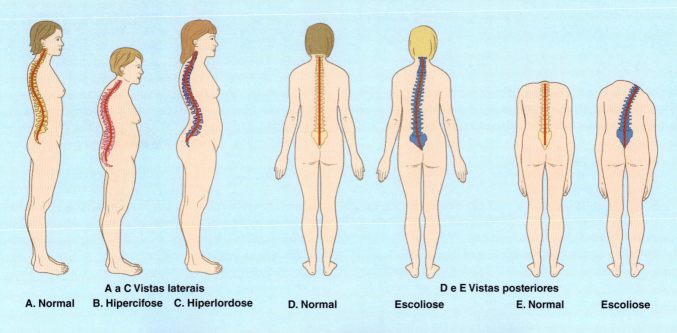

A a C Vistas laterais
A. Normal   B. Hipercifose   C. Hiperlordose

D e E Vistas posteriores
D. Normal   Escoliose   E. Normal   Escoliose

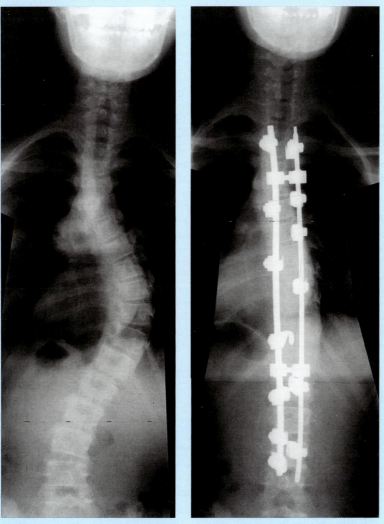

F. Vistas posteriores, escoliose toracolombar, antes e depois da correção

Figura B2.21 Curvaturas anormais da coluna vertebral.

mulheres desenvolvem hiperlordose lombar temporária na fase final da gravidez. Essa curvatura lordótica pode causar dor lombar, mas o desconforto tipicamente desaparece logo após o parto.

A obesidade em ambos os sexos também pode causar hiperlordose lombar e dor lombar devido ao aumento do peso do conteúdo abdominal anterior à linha normal de gravidade. O emagrecimento e o exercício dos músculos anterolaterais do abdome facilitam a correção desse tipo de hiperlordose.

A *escoliose* é caracterizada por *curvatura lateral anormal* acompanhada por rotação das vértebras (Figura B2.21D, E e F). Os processos espinhosos giram em direção à concavidade da curvatura anormal e, quando o indivíduo curva-se para frente, as costelas giram posteriormente (projetam-se) no lado da convexidade aumentada.

As deformidades da coluna vertebral, como a ausência de desenvolvimento de metade de uma vértebra (*hemivértebra*), são causas de *escoliose estrutural*. Às vezes a escoliose estrutural está associada a hipercifose torácica – *cifoescoliose* –, na qual um diâmetro AP anormal causa restrição grave do tórax e da expansão pulmonar (Swartz, 2021). Cerca de 80% dos casos de escoliose estrutural são idiopáticos (de causa desconhecida), ocorrendo sem que haja outros distúrbios de saúde associados nem uma causa identificável. A escoliose idiopática surge no sexo feminino entre 10 e 14 anos e no sexo masculino entre 12 e 15 anos. É mais comum e acentuada no sexo feminino.

Distúrbios extrínsecos a uma coluna vertebral estruturalmente normal, como fraqueza assimétrica dos músculos próprios do dorso (*escoliose miopática*) ou uma diferença no comprimento dos membros inferiores com inclinação da pelve para compensação, podem causar *escoliose funcional*. Quando a pessoa está em posição ortostática, inclinação ou desvio evidente para um lado pode ser sinal de escoliose secundária à hérnia de um disco intervertebral. A *escoliose postural* é supostamente causada pelo hábito de ficar de pé ou sentar em posição imprópria. Quando a escoliose é totalmente postural, desaparece durante a flexão máxima da coluna vertebral. As escolioses funcionais desaparecem após o tratamento correto do problema subjacente.

Pontos-chave: Coluna vertebral

Articulações da coluna vertebral: As vértebras são unidas por discos intervertebrais e articulações dos processos articulares e formam uma coluna semirrígida. ■ A espessura relativa dos discos determina o grau de mobilidade. ■ A disposição das articulações dos processos articulares controla o tipo de movimento entre vértebras adjacentes. ■ O ligamento longitudinal anterior resiste à hiperextensão; todos os outros ligamentos resistem a formas de flexão. ■ As articulações atlantoccipitais possibilitam o movimento afirmativo (inclinação) da cabeça. ■ As articulações atlantoaxiais possibilitam o movimento negativo (rotação) da cabeça. Os ligamentos alares limitam a rotação.

Movimentos da coluna vertebral: As regiões cervical e lombar são mais móveis (e, consequentemente, mais vulneráveis à lesão). ■ A flexão e a extensão ocorrem principalmente nas regiões cervical e lombar. ■ A rotação ocorre nas regiões cervical e torácica.

Curvaturas da coluna vertebral: As curvaturas primárias (cifoses torácica e sacral) são formadas durante o desenvolvimento; as curvaturas secundárias (lordoses cervical e lombar) são decorrentes da postura ereta humana. ■ As curvaturas oferecem resiliência (absorção de choque e flexibilidade) ao esqueleto axial. ■ Os músculos extensores do dorso e os flexores abdominais proporcionam sustentação dinâmica para manter as curvaturas.

Vascularização da coluna vertebral: Os ramos espinais das principais artérias cervicais e segmentares irrigam a coluna vertebral. ■ Os plexos venosos vertebrais internos e externos recebem sangue das vértebras e drenam, por sua vez, para as veias vertebrais do pescoço e para as veias segmentares do tronco.

Nervos da coluna vertebral: As articulações dos processos articulares (zigapofisárias) são inervadas por ramos mediais dos ramos posteriores adjacentes; os ramos meníngeos (recorrentes) dos nervos espinais suprem a maior parte do osso (periósteo), discos intervertebrais e ligamentos, bem como as meninges (revestimentos) da medula espinal. ■ Esses dois (grupos de) nervos conduzem toda a dor localizada originada na coluna vertebral.

MÚSCULOS DO DORSO

A maior parte do peso do corpo situa-se anteriormente à coluna vertebral, sobretudo em pessoas obesas; consequentemente, os muitos músculos fortes fixados aos processos espinhosos e transversos são necessários para sustentar e movimentar a coluna vertebral.

Há dois grupos principais de músculos no dorso. Os **músculos extrínsecos do dorso** incluem *músculos superficiais* e *intermediários*, que produzem e controlam os movimentos dos membros e respiratórios, respectivamente. Os *músculos próprios* (*intrínsecos* e *profundos*) *do dorso* são aqueles que atuam especificamente sobre a coluna vertebral, produzindo seus movimentos e mantendo a postura.

Músculos extrínsecos do dorso

Os **músculos extrínsecos superficiais do dorso** (trapézio, latíssimo do dorso, levantador da escápula e romboides) são toracoapendiculares, que unem o esqueleto axial (coluna vertebral) ao esqueleto apendicular superior (cíngulo do membro superior e úmero) e produzem e controlam os movimentos dos membros (Figura 2.31A; ver também Quadro 3.4). Embora estejam localizados na região do dorso, a maioria desses músculos é inervada pelos ramos anteriores dos nervos cervicais e atua no membro superior. O trapézio recebe suas fibras motoras de um nervo craniano, o nervo acessório (NC XI).

Os **músculos extrínsecos intermediários do dorso** (serrátil posterior) são finos, comumente designados músculos respiratórios superficiais, porém são mais proprioceptivos do que motores (Vilensky et al., 2001). São descritos com os músculos da parede torácica (ver Capítulo 4, *Tórax*). O **músculo serrátil posterior superior** situa-se profundamente aos músculos romboides, e o **músculo serrátil**

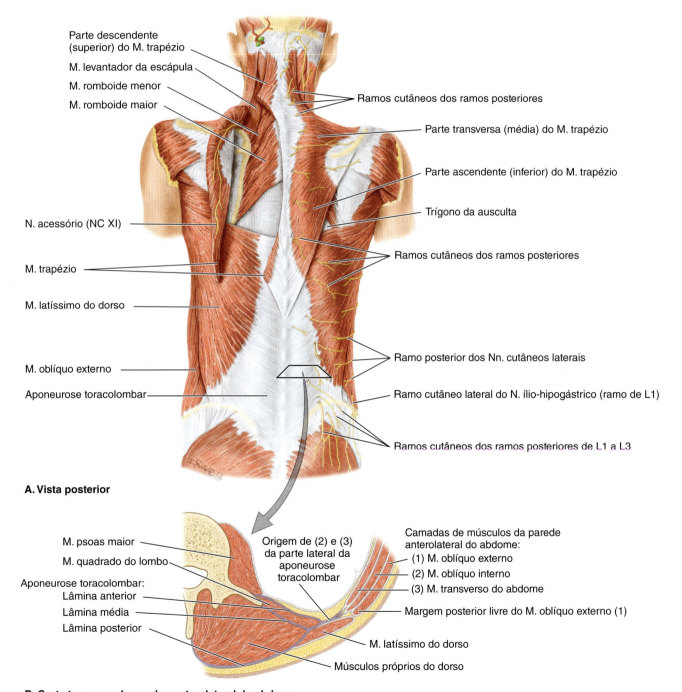

Figura 2.31 Músculos do dorso. A. Músculos extrínsecos superficiais. O músculo trapézio está rebatido para a esquerda a fim de mostrar o nervo acessório (NC XI), que segue em sua face profunda, e os músculos levantador da escápula e romboide. **B.** Este corte transversal de parte do dorso mostra a localização dos músculos próprios do dorso e as camadas de aponeurose associadas a eles (aponeurose toracolombar, púrpura).

posterior inferior situa-se profundamente ao músculo latíssimo do dorso. Os dois músculos serráteis são supridos pelos nervos intercostais, o superior pelos quatro primeiros intercostais e o inferior pelos últimos quatro.

Músculos próprios do dorso

Os **músculos próprios do dorso** (*intrínsecos do dorso*) são inervados pelos ramos posteriores dos nervos espinais; eles mantêm a postura e controlam os movimentos da coluna vertebral (Figuras 2.31B e 2.32). Esses músculos, que se estendem da pelve até o crânio, são revestidos por *fáscia muscular* que se fixa medialmente ao *ligamento nucal* (Figuras 2.32 e 2.33), às extremidades dos processos espinhosos das vértebras, ao ligamento supraespinal e à crista mediana do sacro. A fáscia fixa-se lateralmente aos processos transversos cervicais e lombares e aos ângulos das costelas. As partes torácica e lombar da fáscia muscular constituem a *aponeurose toracolombar* (ver Figura 2.31). Ela se estende lateralmente a partir dos processos espinhosos e forma um revestimento fino para os músculos intrínsecos da região torácica e um revestimento espesso forte para os músculos na região lombar. Os músculos próprios do dorso são classificados em camadas superficial, intermediária e profunda, de acordo com suas relações com a superfície.

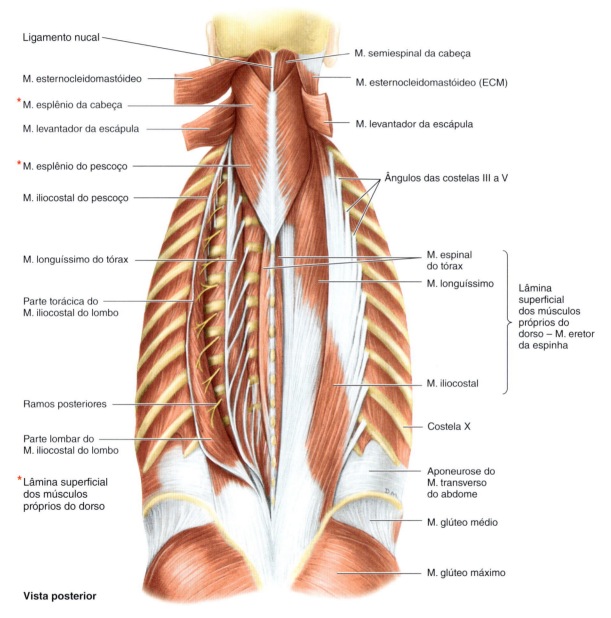

Figura 2.32 Camadas superficial e intermediária dos músculos próprios do dorso: Mm. esplênio e eretor da espinha. Os músculos esternocleidomastóideo (ECM) e levantador da escápula estão rebatidos para mostrar os músculos esplênios da cabeça e do pescoço. No lado direito, o músculo eretor da espinha está intacto (*in situ*) e podem-se ver as três colunas desse grande músculo. No lado esquerdo, o músculo espinal do tórax, a coluna mais fina e medial do músculo eretor da espinha, é mostrado como um músculo separado após rebatimento das colunas do músculo longuíssimo e do músculo iliocostal do músculo eretor da espinha. À medida que ascendem, a direção das fibras é diferente nos três grupos principais de músculos: os músculos superficiais (esplênios) seguem na direção de medial para lateral, os músculos intermédios (eretores da espinha) seguem basicamente em direção vertical, e a direção principal dos músculos próprios (transversoespinais) é de lateral para medial (ver Figura 2.35).

CAMADA SUPERFICIAL

Os **músculos esplênios** são espessos e planos e situam-se nas faces lateral e posterior do pescoço, cobrindo os músculos verticais como uma bandagem, o que explica seu nome (Figuras 2.32 e 2.33). Os músculos esplênios originam-se na linha mediana e estendem-se superolateralmente até as vértebras cervicais (**músculo esplênio do pescoço**) e crânio (**músculo esplênio da cabeça**). Os músculos esplênios revestem e mantêm os músculos profundos do pescoço em posição. A Figura 2.33 ilustra, separadamente, a camada superficial dos músculos próprios e o Quadro 2.5 contém informações sobre suas fixações, inervação e ações.

CAMADA INTERMEDIÁRIA

Os **fortes músculos eretores** da espinha situam-se em um "sulco" de cada lado da coluna vertebral entre os processos espinhosos centralmente e os ângulos das costelas lateralmente (Figura 2.32). O músculo eretor da espinha é o *principal extensor da coluna vertebral* e é dividido em três colunas: o **músculo iliocostal** forma a coluna lateral, o **músculo longuíssimo** forma a coluna intermediária e o **músculo espinal**, a coluna medial. Cada coluna é dividida regionalmente em três partes, de acordo com as fixações superiores (p. ex., músculo iliocostal do lombo, parte torácica do músculo iliocostal do lombo e músculo iliocostal do pescoço). A origem comum das três colunas do eretor da espinha se faz por um tendão largo que se fixa inferiormente à parte posterior da crista ilíaca, à face posterior do sacro, aos ligamentos sacroilíacos e aos processos espinhosos sacrais e lombares inferiores.

Os músculos eretores da espinha frequentemente são denominados "músculos longos" do dorso. Em geral, são músculos dinâmicos (geradores de movimento), que atuam bilateralmente para estender (retificar) o tronco fletido. A Figura 2.34 ilustra os músculos da camada intermediária de músculos próprios isolados e o Quadro 2.6 contém informações sobre suas fixações, inervação e ações.

CAMADA PROFUNDA

Profundamente ao músculo eretor da espinha há um grupo oblíquo de músculos muito mais curtos, o **grupo de músculos transversoespinais**, que compreende os músculos semiespinais, multífidos e rotadores. Esses músculos originam-se, principalmente, dos processos transversos das vértebras e seguem até os processos espinhosos de vértebras superiores. Eles ocupam o "sulco" entre os processos transversos e espinhosos e estão fixados a esses processos, às lâminas entre eles e aos ligamentos que os unem (Figura 2.35).

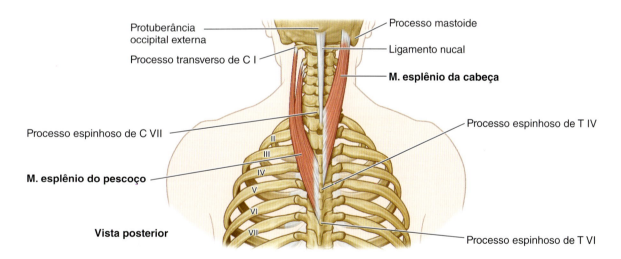

Figura 2.33 Camada superficial de músculos próprios do dorso (músculos esplênios). (Esses músculos localizados superiormente não aparecem na Figura 2.34D.)

Quadro 2.5 Camada superficial dos músculos próprios do dorso.

Músculo	Fixação proximal	Fixação distal	Inervação	Principal(is) ação(ões)
Esplênio	Ligamento nucal e processos espinhosos das vértebras C VII a T VI	*M. esplênio da cabeça*: as fibras seguem superolateralmente ao processo mastoide do temporal e terço lateral da linha nucal superior do occipital *M. esplênio do pescoço*: tubérculos dos processos transversos das vértebras C I a C III ou C IV	Ramos posteriores dos nervos espinais	*Agindo unilateralmente*: fletem lateralmente o pescoço e giram a cabeça para o lado dos músculos ativos *Agindo bilateralmente*: estendem a cabeça e o pescoço

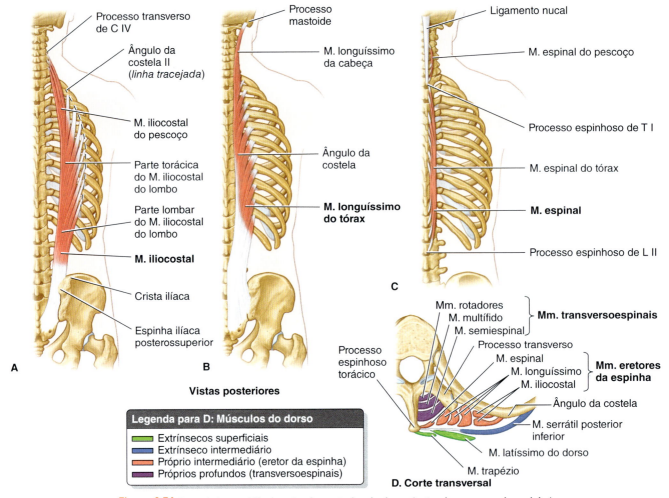

Figura 2.34 Camada intermédia de músculos próprios do dorso (músculos eretores da espinha).

Quadro 2.6 Camada intermédia dos músculos próprios do dorso.

Músculo	Fixação proximal	Fixação distal	Inervação	Principal(is) ação(ões)
M. eretor da espinha 　M. iliocostal 　M. longuíssimo 　M. espinal	Origina-se por um tendão largo da parte posterior da crista ilíaca, face posterior do sacro, ligamentos sacroilíacos, processos espinhosos sacrais e lombares inferiores e ligamento supraespinal	*M. iliocostal*: parte lombar do M. iliocostal do lombo, parte torácica do M. iliocostal do lombo, M. iliocostal do pescoço; as fibras seguem superiormente até os ângulos das costelas inferiores e processos transversos cervicais *M. longuíssimo*: do tórax, do pescoço, da cabeça; as fibras seguem superiormente até as costelas entre tubérculos e ângulos até os processos transversos nas regiões torácica e cervical e até o processo mastoide do temporal *M. espinal*: do tórax, do pescoço, da cabeça; as fibras seguem superiormente até os processos espinhosos na região torácica superior e até o crânio	Ramos posteriores dos nervos espinais	*Agindo bilateralmente*: estendem a coluna vertebral e a cabeça; quando o dorso é fletido, controlam o movimento via contração excêntrica *Agindo unilateralmente*: fletem lateralmente a coluna vertebral

O **músculo semiespinal** é o membro superficial do grupo. Como seu nome indica, origina-se aproximadamente na metade da coluna vertebral. É dividido em três partes, de acordo com as fixações superiores (Quadro 2.7): **músculos semiespinal da cabeça, semiespinal do tórax** e **semiespinal do pescoço**. O músculo semiespinal da cabeça forma a saliência longitudinal na região cervical posterior perto do plano mediano (Figura 2.36A).

O **músculo multífido** forma a camada média do grupo e consiste em feixes musculares curtos e triangulares que são mais espessos na região lombar (Figura 2.36B).

Os **músculos rotadores** são os mais profundos das três camadas de músculos transversoespinais e são mais desenvolvidos na região torácica. O grupo transversoespinal da camada profunda de músculos próprios do dorso é ilustrado separadamente na Figura 2.36, e os detalhes acerca

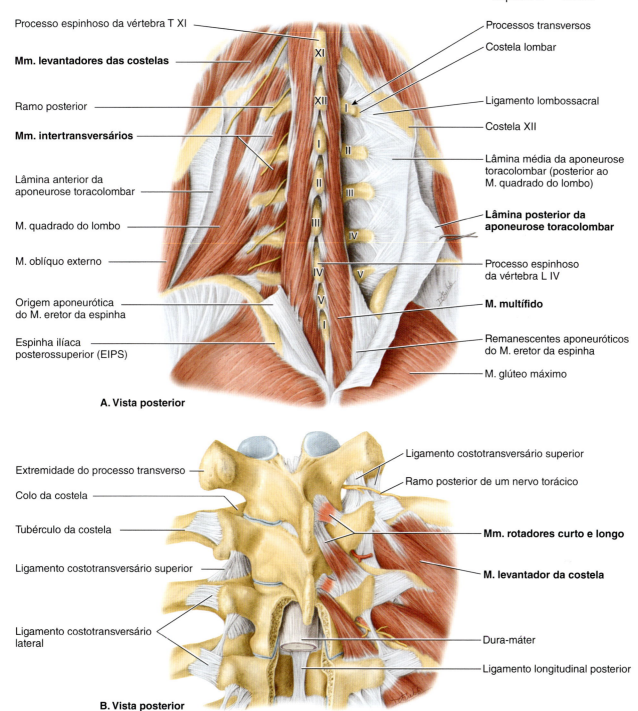

Figura 2.35 Camada profunda de músculos próprios do dorso (músculos transversoespinais). **A.** Músculos multífido, levantadores das costelas, intertransversários e aponeurose toracolombar. A costela lombar curta se articula com o processo transverso da vértebra L I. Essa variação comum geralmente não causa um problema; no entanto, aqueles que não estão familiarizados com sua possível ocorrência podem pensar que há uma fratura no processo transverso. **B.** Músculos rotadores e levantadores das costelas.

de suas fixações, inervação e ação são apresentados no Quadro 2.7.

Os **músculos interespinais**, **intertransversários** e **levantadores das costelas** são pequenos músculos profundos do dorso, relativamente exíguos na região torácica. Os músculos interespinais e intertransversários unem os processos espinhosos e transversos, respectivamente. Os levantadores das costelas representam os músculos intertransversários posteriores do pescoço. O Quadro 2.7 apresenta detalhes sobre as fixações, inervação e ações dos pequenos músculos da camada profunda de músculos próprios.

PRINCIPAIS MÚSCULOS QUE MOVIMENTAM AS ARTICULAÇÕES INTERVERTEBRAIS

Os principais músculos que movem as articulações intervertebrais cervicais, torácicas e lombares são ilustrados nas Figuras 2.37 e 2.38, e os detalhes são resumidos nos Quadros 2.8 e 2.9. Muitos dos músculos que atuam sobre

Quadro 2.7 Camadas profundas dos músculos próprios do dorso.

Músculo	Fixação inferior	Fixação superior	Inervação	Principal(is) ação(ões)
Camada profunda maior				
Mm. transversoespinais:	Processos transversos	Processos espinhosos das vértebras superiores	Ramos posteriores dos nervos espinais[a]	Extensão
M. semiespinal	*M. semiespinal*: origina-se dos processos transversos das vértebras C IV a T XII	*M. semiespinal*: do tórax, do pescoço, da cabeça; as fibras seguem superomedialmente para o occipital e os processos espinhosos nas regiões torácica e cervical, passando por 4 a 6 segmentos		*M. semiespinal*: estende a cabeça e as regiões torácica e cervical da coluna vertebral e gira-as para o outro lado
M. multífido	*M. multífido*: origina-se da face posterior do sacro, espinha ilíaca posterossuperior, aponeurose do M. eretor da espinha, ligamentos sacroilíacos, processos mamilares das vértebras lombares, processos transversos de T I a T III e processos articulares de C IV a C VII	*M. multífido*: mais espesso na região lombar; as fibras seguem obliquamente em sentido superomedial por toda a extensão dos processos espinhosos, localizados 2 a 4 segmentos superiores à fixação proximal		*M. multífido*: estabiliza as vértebras durante movimentos locais da coluna vertebral
Mm. rotadores (curto e longo)	*Mm. rotadores*: originam-se dos processos transversos das vértebras; mais bem desenvolvidos na região torácica	*Mm. rotadores*: as fibras seguem superomedialmente para se fixarem à junção de lâmina e processo transverso ou processo espinhoso da vértebra imediatamente superior (curto) ou 2 segmentos (longo) acima		*Mm. rotadores*: estabilizam as vértebras e ajudam na extensão local e nos movimentos de rotação da coluna vertebral; podem funcionar como órgãos de propriocepção
Camada profunda menor				
Mm. interespinais	Faces superiores dos processos espinhosos das vértebras cervicais e lombares	Faces inferiores dos processos espinhosos da vértebra superior à vértebra de fixação proximal	Ramos posteriores dos nervos espinais	Ajudam na extensão e na rotação da coluna vertebral
Mm. intertransversários	Processos transversos das vértebras cervicais e lombares	Processos transversos das vértebras adjacentes	Ramos posterior e anterior dos nervos espinais[a]	Ajudam na flexão lateral da coluna vertebral; agindo bilateralmente, estabilizam a coluna vertebral
Mm. levantadores das costelas	Seguem inferolateralmente e se inserem na costela entre o tubérculo e o ângulo	Extremidades dos processos transversos das vértebras C VII e T I a T XI	Ramos posteriores dos nervos espinais C8 a T11	Elevam as costelas, auxiliando na respiração; ajudam na flexão lateral da coluna vertebral

[a]A maioria dos músculos do dorso é inervada por ramos posteriores dos nervos espinais, mas alguns são inervados por ramos anteriores. Os músculos intertransversários anteriores da região cervical são supridos por ramos anteriores.

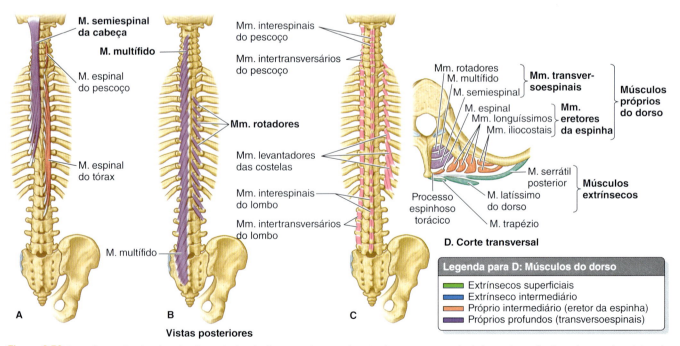

Figura 2.36 Camadas profundas de músculos próprios do dorso. **A.** O grupo de músculos transversoespinais (camada profunda maior – *roxa*) está situado profundamente aos músculos eretores da espinha (*rosa* – ver **D**). **B.** Dissecção mais profunda, mostrando os músculos rotadores e multífidos. Os músculos levantadores das costelas representam os músculos intertransversários na região torácica. **C.** Camada profunda menor: músculos interespinais, intertransversários e levantadores das costelas. **D.** Corte transversal esquemático demonstrando as relações dos músculos extrínsecos e próprios individuais e em grupo do dorso.

as vértebras cervicais são analisados com mais detalhes no Capítulo 9, *Pescoço*. Os músculos do dorso permanecem em relativa inatividade na posição de pé relaxada, mas eles (sobretudo a camada profunda de músculos próprios mais curtos) atuam como músculos posturais estáticos (fixadores ou estabilizadores) da coluna vertebral, mantendo a tensão e estabilidade necessárias para a postura ereta.

Observe no Quadro 2.9 que todos os movimentos das articulações intervertebrais (*i. e.*, todos os movimentos da coluna vertebral), com exceção da extensão pura, incluem ou são produzidos apenas pela *contração concêntrica* dos músculos do abdome. No entanto, é preciso ter em mente que nesses movimentos, como em todos os outros, a *contração excêntrica* (relaxamento controlado) dos músculos antagonistas é fundamental para o movimento suave e controlado (ver "Tecido muscular e sistema muscular", no Capítulo 1, *Visão Geral e Conceitos Básicos*). Assim, na verdade, é a interação dos músculos anteriores (do abdome) e posteriores (do dorso) (bem como os pares contralaterais de cada um) que proporciona estabilidade e produz movimento do esqueleto axial, assim como os cabos que sustentam um poste. Muitas vezes, a tensão crônica nas costas (como aquela causada por hiperlordose lombar, ver Figura B2.21C) resulta do desequilíbrio dessa sustentação (ausência de tônus dos músculos do abdome no caso de lordose). Pode ser necessário praticar exercício ou perder o excesso de peso distribuído de modo desigual para recuperar o equilíbrio.

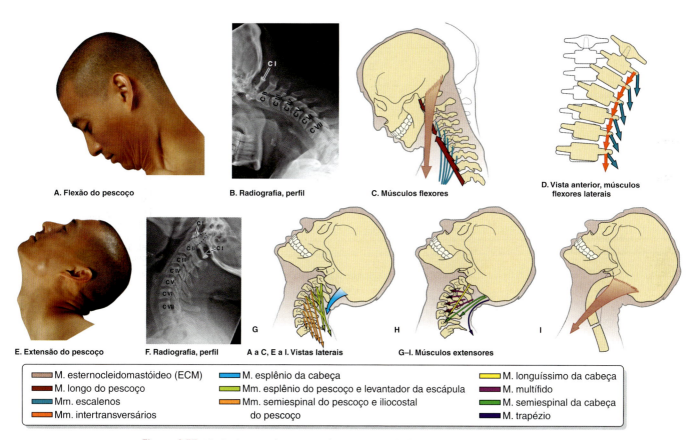

Figura 2.37 Principais músculos que movimentam as articulações intervertebrais cervicais.

Quadro 2.8 Principais músculos que movimentam as articulações intervertebrais cervicais.

Flexão	Extensão	Inclinação lateral	Rotação (não mostrada)

Ação bilateral de
M. longo do pescoço
M. escaleno
M. esternocleidomastóideo
	M. esternocleidomastóideo
	M. trapézio
	Músculos profundos do pescoço
	   M. semiespinal do pescoço e M. iliocostal do pescoço
	   M. esplênio do pescoço e M. levantador da escápula
	   M. esplênio da cabeça
	   M. multífido
	   M. longuíssimo da cabeça semiespinal da cabeça
	   M. trapézio
		Ação unilateral de
		M. iliocostal do pescoço
		Mm. longuíssimos da cabeça e do pescoço
		Mm. esplênios da cabeça e do pescoço
		Mm. intertransversário e escalenos
		M. esternocleidomastóideo
			Ação unilateral de
			Mm. rotadores
			Mm. semiespinais da cabeça e do pescoço
			M. multífido
			M. esplênio do pescoço

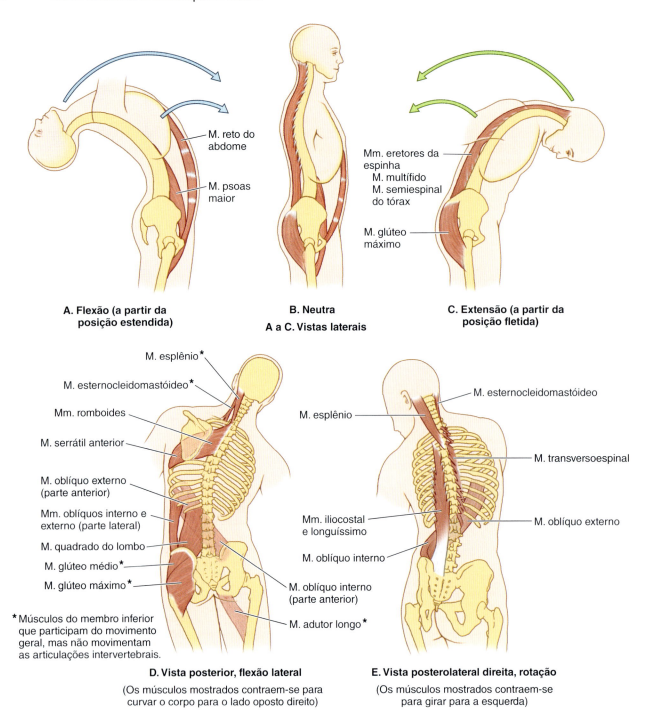

Figura 2.38 Principais músculos que movimentam as articulações intervertebrais torácicas e lombares.

Quadro 2.9 Principais músculos que movimentam as articulações intervertebrais torácicas e lombares.

Flexão	Extensão	Inclinação lateral	Rotação
Ação bilateral de M. reto do abdome M. psoas maior Gravidade	Ação bilateral de M. eretor da espinha M. multífido M. semiespinal do tórax	Ação unilateral de Partes torácica e lombar do M. iliocostal do lombo M. longuíssimo do tórax M. multífido Mm. oblíquos externo e interno do abdome M. quadrado do lombo Mm. romboides M. serrátil anterior	Ação unilateral de Mm. rotadores M. multífido M. iliocostal M. longuíssimo M. oblíquo externo do abdome agindo em sincronia com o M. oblíquo interno do abdome oposto M. esplênio do tórax

Os músculos menores geralmente têm maior densidade de **fusos musculares** (sensores proprioceptivos entrelaçados nas fibras musculares) do que os grandes músculos. Acreditava-se que a maior concentração de fusos ocorresse porque os pequenos músculos produzem os movimentos mais precisos, como movimentos posturais finos ou manipulação e, portanto, exigem mais *feedback* proprioceptivo.

Os movimentos descritos dos pequenos músculos são deduzidos a partir da localização de suas fixações e da direção das fibras musculares e a partir da medida da atividade por eletromiografia quando são realizados os movimentos. No entanto, músculos como os rotadores são tão pequenos e estão em posições de tamanha desvantagem mecânica que sua capacidade de produzir os movimentos descritos é um tanto questionável. Além disso, não raro esses pequenos músculos são redundantes em relação a outros grandes músculos que têm maior vantagem mecânica. Sendo assim, propôs-se (Buxton & Peck, 1989) que os menores músculos dos pares de músculos pequenos–grandes atuam mais como "monitores cinesiológicos" ou órgãos de propriocepção, e que os maiores músculos são os geradores de movimento.

Anatomia de superfície dos músculos do dorso

O *sulco mediano posterior* está situado sobre as extremidades dos processos espinhosos das vértebras (Figura 2.39). O sulco é contínuo superiormente com o *sulco nucal* no pescoço e é mais profundo nas regiões torácica inferior e lombar superior.

Os *músculos eretores da espinha* produzem saliências verticais proeminentes de cada lado do sulco. Na região lombar, são facilmente palpáveis e suas margens laterais coincidem com os ângulos das costelas e são indicadas por sulcos rasos na pele. Quando o indivíduo está de pé, os processos espinhosos lombares podem ser indicados por depressões cutâneas. Esses processos geralmente tornam-se visíveis quando a coluna vertebral é fletida (ver Figuras 2.9A e 2.12A, C). O sulco mediano posterior termina na área triangular achatada que cobre o sacro e é substituído inferiormente pela *fenda interglútea*.

Quando os membros superiores são elevados, as escápulas movem-se lateralmente na parede torácica, tornando visíveis os *músculos romboide* e *redondo maior*. Os *músculos superficiais trapézio* e *latíssimo do dorso*, que unem os membros superiores à coluna vertebral, também são claramente visíveis (Figura 2.39).

Músculos suboccipitais e profundos do pescoço

Muitas vezes erroneamente representada como uma região superficial, a **região suboccipital** é um "compartimento" muscular situado profundamente à parte superior da região cervical posterior, sob os músculos trapézio, esternocleidomastóideo, esplênio e semiespinal. É um espaço piramidal inferior à proeminência occipital externa da cabeça que inclui as faces posteriores das vértebras C I e C II (ilustração de orientação na Figura 2.40).

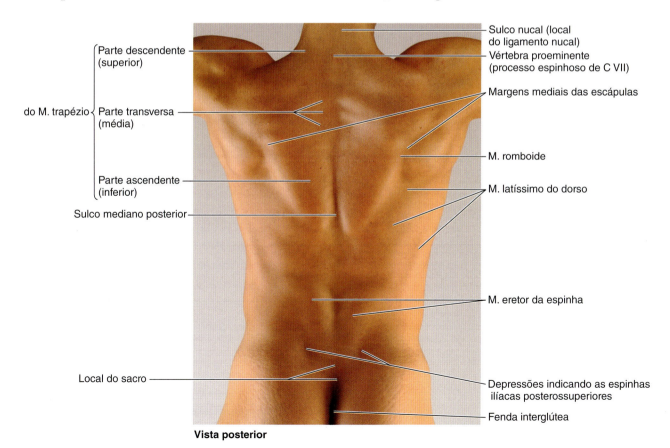

Figura 2.39 Anatomia de superfície dos músculos do dorso.

Os quatro pequenos músculos da região suboccipital situam-se profundamente (anteriormente) aos músculos semiespinais da cabeça e são formados por dois músculos retos posteriores da cabeça (maior e menor) e dois músculos oblíquos. Os quatro músculos são inervados pelo *ramo posterior de C I*, o **nervo suboccipital**. O nervo emerge quando a artéria vertebral segue profundamente entre o occipital e o atlas (vértebra C I) no **trígono suboccipital**. Os detalhes acerca dos limites e conteúdo desse trígono e as fixações dos *músculos suboccipitais* são ilustrados na Figura 2.40 e descritos no Quadro 2.10.

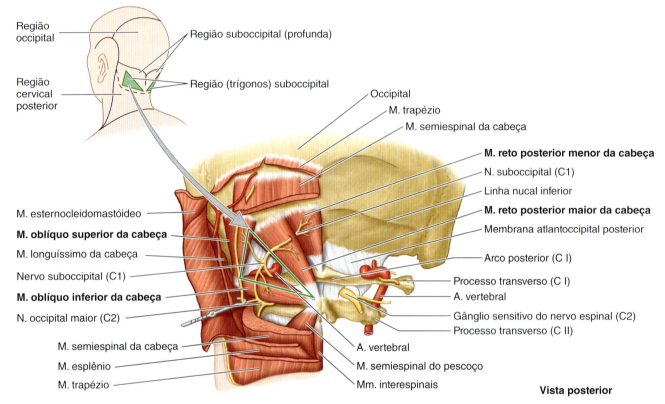

Figura 2.40 Músculos suboccipitais e região suboccipital.

Quadro 2.10 Músculos suboccipitais e região (trígono) suboccipital.

Músculos suboccipitais		
Músculo	**Origem**	**Inserção**
M. reto posterior maior da cabeça	Processo espinhoso da vértebra C II	Parte lateral da linha nucal inferior do occipital
M. reto posterior menor da cabeça	Tubérculo posterior do arco posterior da vértebra C I (atlas)	Parte medial da linha nucal inferior do occipital
M. oblíquo inferior da cabeça	Tubérculo posterior do arco posterior da vértebra C II (áxis)	Processo transverso da vértebra C I (atlas)
M. Oblíquo superior da cabeça	Processo transverso da vértebra C I	Occipital entre as linhas nucais superior e inferior
Região (trígono) suboccipital		
Face do trígono	**Estruturas**	
Limite superomedial	M. reto posterior maior da cabeça	
Limite superolateral	M. oblíquo superior da cabeça	
Limite inferolateral	M. oblíquo inferior da cabeça	
Assoalho	Membrana atlantoccipital posterior e arco posterior da vértebra C I (atlas)	
Teto	M. semiespinal da cabeça	
Conteúdo	A. vertebral e N. suboccipital	

Quadro 2.11 Principais músculos que movimentam as articulações atlantoccipitais.

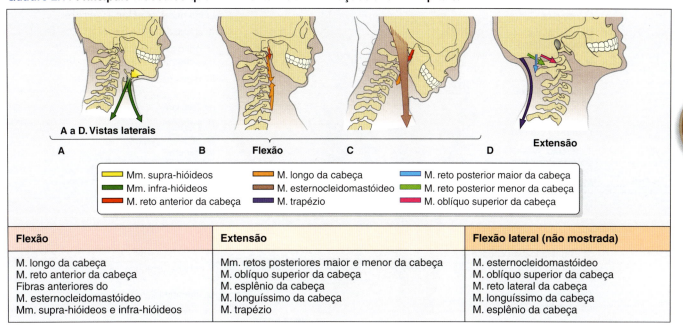

A a D. Vistas laterais

A — B Flexão — C — D Extensão

- ▇ Mm. supra-hióideos
- ▇ Mm. infra-hióideos
- ▇ M. reto anterior da cabeça
- ▇ M. longo da cabeça
- ▇ M. esternocleidomastóideo
- ▇ M. trapézio
- ▇ M. reto posterior maior da cabeça
- ▇ M. reto posterior menor da cabeça
- ▇ M. oblíquo superior da cabeça

Flexão	Extensão	Flexão lateral (não mostrada)
M. longo da cabeça M. reto anterior da cabeça Fibras anteriores do M. esternocleidomastóideo Mm. supra-hióideos e infra-hióideos	Mm. retos posteriores maior e menor da cabeça M. oblíquo superior da cabeça M. esplênio da cabeça M. longuíssimo da cabeça M. trapézio	M. esternocleidomastóideo M. oblíquo superior da cabeça M. reto lateral da cabeça M. longuíssimo da cabeça M. esplênio da cabeça

Note que o **músculo oblíquo inferior** da cabeça é o único músculo "da cabeça" que não tem fixação ao crânio. Esses músculos são principalmente posturais, mas normalmente são descritas as ações de cada músculo em termos de movimentação da cabeça.

Os músculos suboccipitais agem na cabeça direta ou indiretamente (explicando a inclusão da palavra *cabeça* em seus nomes), estendendo-a sobre a vértebra C I e girando-a sobre as vértebras C I e C II. Lembre-se, porém, da discussão sobre o pequeno constituinte do par de músculos pequeno–grande que funciona como monitor cinesiológico para a propriocepção.

O resumo dos principais músculos que movimentam as articulações craniovertebrais é apresentado nos Quadros 2.11 e 2.12, e os nervos da região cervical posterior, inclusive a região suboccipital, são ilustrados na Figura 2.41 e resumidos no Quadro 2.13.

Quadro 2.12 Principais músculos que movimentam as articulações atlantoccipitais.[a]

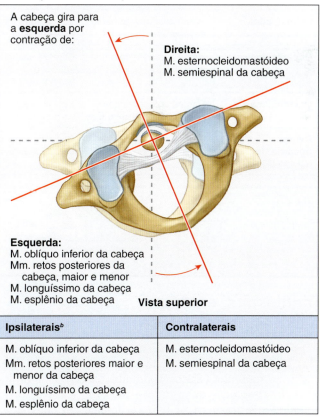

A cabeça gira para a **esquerda** por contração de:

Direita:
M. esternocleidomastóideo
M. semiespinal da cabeça

Esquerda:
M. oblíquo inferior da cabeça
Mm. retos posteriores da cabeça, maior e menor
M. longuíssimo da cabeça
M. esplênio da cabeça

Vista superior

Ipsilaterais[b]	Contralaterais
M. oblíquo inferior da cabeça Mm. retos posteriores maior e menor da cabeça M. longuíssimo da cabeça M. esplênio da cabeça	M. esternocleidomastóideo M. semiespinal da cabeça

[a]A rotação é o movimento especializado dessas articulações. O movimento de uma articulação envolve a outra. [b]Mesmo lado para o qual a cabeça é girada.

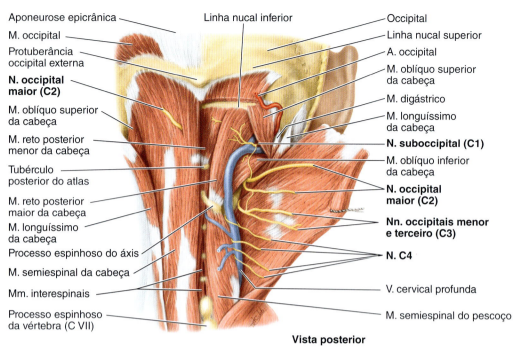

Figura 2.41 Nervos da região cervical posterior, inclusive a região (trígono) suboccipital.

Quadro 2.13 Nervos da região cervical posterior, inclusive a região (trígono) suboccipital.

Nervo	Origem	Evolução	Distribuição
Suboccipital	Ramo posterior do nervo espinal C1	Segue entre o crânio e a vértebra C I para chegar à região suboccipital	Músculos da região suboccipital
Occipital maior	Ramo posterior do nervo espinal C2	Emerge abaixo do M. oblíquo inferior da cabeça e ascende até a parte posterior do couro cabeludo	Pele sobre o pescoço e o occipital
Occipital menor	Ramos anteriores dos nervos espinais C2 e C3	Segue diretamente até a pele	Pele da região posterolateral superior do pescoço e couro cabeludo posterior à orelha
Ramos posteriores, nervos C3 a C7	Ramos posteriores dos nervos espinais C3 a C7	Seguem de modo segmentar até os músculos e a pele	Músculos próprios do dorso e pele sobrejacente (adjacentes à coluna vertebral)

ANATOMIA CLÍNICA

MÚSCULOS DO DORSO

Distensões, entorses e espasmos do dorso

O aquecimento e o alongamento adequados, bem como exercícios para aumentar o tônus dos "músculos básicos" (músculos da parede anterolateral do abdome – sobretudo o músculo transverso do abdome – que atuam na estabilização lombar), evitam muitas distensões e entorses do dorso, causas comuns de dor lombar.

Entorse do dorso é uma lesão na qual há acometimento apenas do tecido ligamentar ou da fixação do ligamento ao osso, sem luxação ou fratura. Resulta de contrações excessivamente fortes relacionadas com os movimentos da coluna vertebral, como extensão ou rotação excessiva.

Distensão do dorso é comum em pessoas que praticam esportes; resulta da contração muscular excessiva. A tensão envolve algum grau de estiramento ou ruptura microscópica das fibras musculares. Os músculos geralmente acometidos são aqueles que movimentam as articulações intervertebrais lombares, principalmente o M. eretor da espinha. A distensão dos músculos ocorre quando o peso não é adequadamente equilibrado sobre a coluna vertebral.

O uso do dorso como alavanca ao levantar objetos pesados impõe enorme tensão à coluna vertebral e aos seus ligamentos e músculos. As tensões podem ser reduzidas se a pessoa se agachar, manter o dorso o mais reto possível, e usar os músculos das nádegas e dos membros inferiores para ajudar a levantar o objeto. As cargas devem ser transportadas o mais próximo possível do tronco (Figura B2.22).

Como mecanismo de proteção, os músculos do dorso sofrem *espasmo* após uma lesão, incluindo uma hérnia/ruptura de disco ou em resposta à inflamação (p. ex., dos ligamentos). Espasmo é uma contração involuntária súbita de um ou mais grupos musculares. Está associado a cãibras, dor e interferência com a função, causando movimento involuntário e deformidade, e às vezes é aliviado ao mudar ou evitar determinadas posições (Figura B2.23).

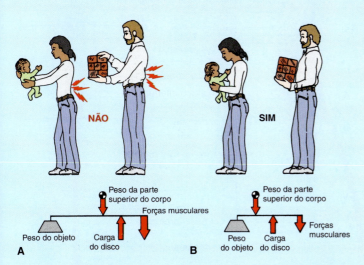

Figura B2.22 Carga em discos intervertebrais criada por técnicas de elevação inadequadas e adequadas. A. Ergonomia da técnica de elevação inadequada. **B.** Ergonomia da técnica de elevação adequada. Na parte **A**, o peso corporal está a uma distância maior do fulcro (centro do disco intervertebral) do que na parte **B**. A carga nos discos depende do peso do objeto, do peso da parte superior do corpo, das forças dos músculos do dorso e de seus respectivos braços de alavanca em relação ao centro do disco. Os balanços de alavanca abaixo de cada figura demonstram que forças musculares e cargas de disco menores ocorrem quando o objeto é transportado para perto do corpo, ou seja, mais perto do centro do disco intervertebral.

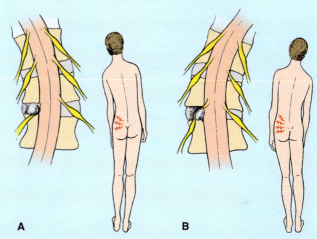

Figura B2.23 Espasmo muscular após a protrusão de um disco intervertebral no lado esquerdo. Protrusões são mostradas passando lateral (**A**) e medialmente (**B**) à raiz nervosa. Inclinar-se nas direções mostradas comprime o nervo contra a protrusão e aumenta a dor; inclinar-se na direção oposta (não mostrado) reduz a compressão do nervo, aliviando a dor.

Pontos-chave: Músculos do dorso

Músculos extrínsecos do dorso: Os músculos extrínsecos superficiais do dorso são músculos toracoapendiculares que servem ao membro superior. ■ Com exceção do músculo trapézio – suprido pelo NC XI – os músculos extrínsecos do dorso são inervados pelos ramos anteriores dos nervos espinais.

Músculos próprios do dorso: Os músculos próprios do dorso unem elementos do esqueleto axial, são inervados principalmente por ramos posteriores dos nervos espinais e são organizados em três camadas: superficial (músculos esplênios), intermediária (músculo eretor da espinha) e profunda (músculos transversoespinais). ■ Os músculos próprios do dorso possibilitam basicamente a extensão e a propriocepção da postura e atuam em sinergia com os músculos da parede anterolateral do abdome para estabilizar e movimentar o tronco.

Músculos suboccipitais: Os músculos suboccipitais estendem-se entre as vértebras C I (atlas) e C II (áxis) e o occipital e movimentam – e/ou fornecem informações proprioceptivas sobre – as articulações craniovertebrais.

CONTEÚDO DO CANAL VERTEBRAL

A medula espinal, as raízes dos nervos espinais, as meninges espinais e as estruturas neurovasculares que as suprem estão localizadas no canal vertebral.

Medula espinal

A **medula espinal** é o principal centro reflexo e via de condução entre o corpo e o encéfalo. Essa estrutura cilíndrica, ligeiramente achatada anterior e posteriormente, é protegida pelas vértebras, por seus ligamentos e músculos associados, pelas meninges espinais e pelo LCS.

A medula espinal é a continuação do **bulbo** (*medula oblonga*), a parte caudal do tronco encefálico (ver Figura 8.36). Em adultos, a medula espinal tem 42 a 45 cm de comprimento e estende-se do forame magno no occipital até o nível da vértebra L I ou L II (Figura 2.42B). Entretanto, sua extremidade inferior afilada, o **cone medular**, pode terminar nos níveis de T XII ou L III. Assim, a medula espinal ocupa apenas os dois terços superiores do canal vertebral.

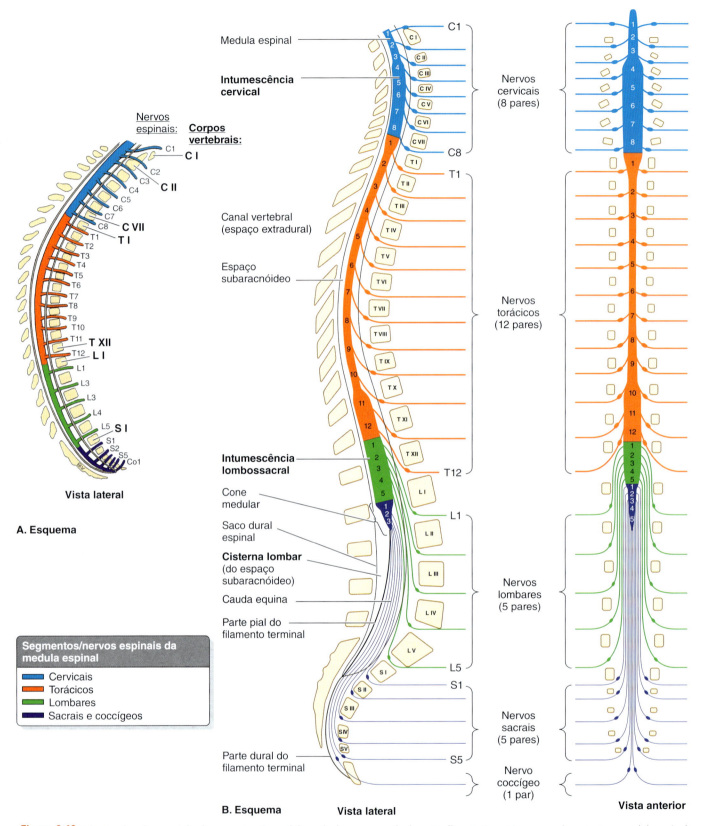

Figura 2.42 Relações da coluna vertebral, segmentos da medula espinal e nervos espinais e gânglios. **A.** Com 12 semanas de gestação, a medula espinal tem o mesmo comprimento da coluna vertebral. **B.** Relação dos segmentos da medula espinal (*os segmentos numerados*) e nervos espinais e gânglios com a coluna vertebral adulta. O maior crescimento da coluna vertebral faz com que a medula espinal fique comparativamente mais curta. Agora, os nervos espinais devem descer cada vez mais longe dentro do canal vertebral para alcançar o forame intervertebral pelo qual saem. Os nervos espinais lombar e sacral estendem-se inferiormente ao nível da medula espinal, formando a cauda equina.

Quadro 2.14 Numeração dos nervos espinais e das vértebras.

Nível segmentar	Número de nervos	Nível de saída da coluna vertebral
Cervical	8 (C1 a C8)	Nervo C1[a] (nervo suboccipital) passa superiormente ao arco da vértebra C I Os nervos C2 a C7 atravessam os forames intervertebrais acima das vértebras correspondentes O nervo C8 atravessa o forame intervertebral entre as vértebras C VII e T I
Torácico	12 (T1 a T12)	Os nervos T1 a L5 atravessam os forames intervertebrais inferiormente às vértebras correspondentes
Lombar	5 (L1 a L5)	
Sacral	5 (S1 a S5)	Os nervos S1 a S4 dividem-se em ramos anterior e posterior no sacro, com os respectivos ramos atravessando os forames sacrais anteriores e posteriores
Coccígeo[a]	1 (Co1)	O 5º nervo sacral e os nervos coccígeos atravessam o hiato sacral

[a]Os primeiros nervos cervicais não têm raízes posteriores em 50% das pessoas, e podem não existir nervos coccígeos.
Modificado de *Barr's The Human Nervous System*.

A medula espinal é alargada em duas regiões relacionadas com a inervação dos membros. A **intumescência cervical** estende-se dos segmentos C4 a T1 da medula espinal, e a maioria dos ramos anteriores dos nervos espinais originados dela forma o *plexo braquial de nervos* que supre os membros superiores. A **intumescência lombossacral** estende-se do segmento T11 ao segmento S1 da medula espinal, abaixo do qual a medula continua até diminuir e formar o cone medular. Os ramos anteriores dos nervos espinais que se originam dessa intumescência formam os *plexos lombar* e *sacral de nervos* que suprem os membros inferiores.

Nervos espinais e raízes nervosas

A formação e a composição dos *nervos espinais* e *raízes nervosas* são analisadas no Capítulo 1, *Visão Geral e Conceitos Básicos*. Os leitores devem ler essas informações agora, se ainda não o fizeram. A parte da medula espinal que dá origem às radículas e raízes que finalmente formam um par bilateral de nervos espinais é designada **segmento da medula espinal**, cuja identificação é a mesma dos nervos espinais que se originam dela.

Os nervos espinais cervicais (exceto C8) têm a mesma designação alfanumérica que as vértebras formadoras da margem inferior dos forames intervertebrais através dos quais o nervo sai do canal vertebral. Os nervos espinais inferiores (T1 a Co1) têm a mesma designação alfanumérica que as vértebras formadoras da margem superior de sua saída (Quadro 2.14). Os primeiros nervos cervicais não têm raízes posteriores em 50% das pessoas, e podem não existir nervos coccígeos.

Em embriões, a medula espinal ocupa toda a extensão do canal vertebral (Figura 2.42A); assim, os segmentos da medula situam-se aproximadamente no nível vertebral de mesmo número, e os nervos espinais seguem lateralmente para sair no forame intervertebral correspondente. Durante o período fetal, a coluna vertebral cresce mais rápido do que a medula espinal; consequentemente, a medula "ascende" em relação ao canal vertebral. Ao nascimento, a extremidade do cone medular está situada no nível de L IV– L V. Assim, na vida pós-natal, a medula espinal é mais curta do que a coluna vertebral; consequentemente, há obliquidade progressiva das raízes dos nervos espinais (Figuras 2.42B e 2.43). Como a distância entre a origem das raízes de um nervo na medula espinal e a saída do nervo do canal vertebral aumenta à medida que se aproxima da extremidade inferior da coluna vertebral, o comprimento das raízes nervosas também aumenta progressivamente.

Portanto, as raízes nervosas lombares e sacrais são as mais longas, estendendo-se além do término da medula espinal no adulto, no nível aproximado de L II, para chegar aos forames intervertebrais lombares, sacrais e coccígeos remanescentes (Figuras 2.42B, 2.43 e 2.44). Esse feixe frouxo de raízes nervosas espinais, originado na intumescência lombossacral e no cone medular e que segue dentro da *cisterna lombar* do LCS, caudal ao término da medula espinal, assemelha-se à cauda de um cavalo, daí seu nome – **cauda equina**.

Originando-se da extremidade do cone medular, o **filamento terminal** desce entre as raízes dos nervos espinais na cauda equina. O filamento terminal é o remanescente vestigial da parte caudal da medula espinal existente na eminência caudal do embrião. Sua extremidade proximal (**parte pial do filamento terminal**) consiste nos vestígios de tecido neural, tecido conjuntivo e tecido neuroglial cobertos por pia-máter. O filamento terminal perfura a extremidade inferior do saco dural, ganhando uma camada de dura-máter e continuando através do hiato sacral como a **parte dural do filamento terminal** para se fixar no dorso do cóccix. O filamento terminal serve como ponto de fixação para a extremidade inferior da medula espinal e para as meninges espinais (Figura 2.42B; ver Figura 2.48).

Meninges espinais e líquido cerebrospinal

Juntas, a dura-máter, a aracnoide-máter e a pia-máter espinais que circundam a medula espinal formam as **meninges espinais** (Figuras 2.45 e 2.46; Quadro 2.15). Essas membranas circundam, sustentam e protegem a medula espinal e as raízes dos nervos espinais, inclusive as da cauda equina, e contêm o LCS no qual essas estruturas estão suspensas.

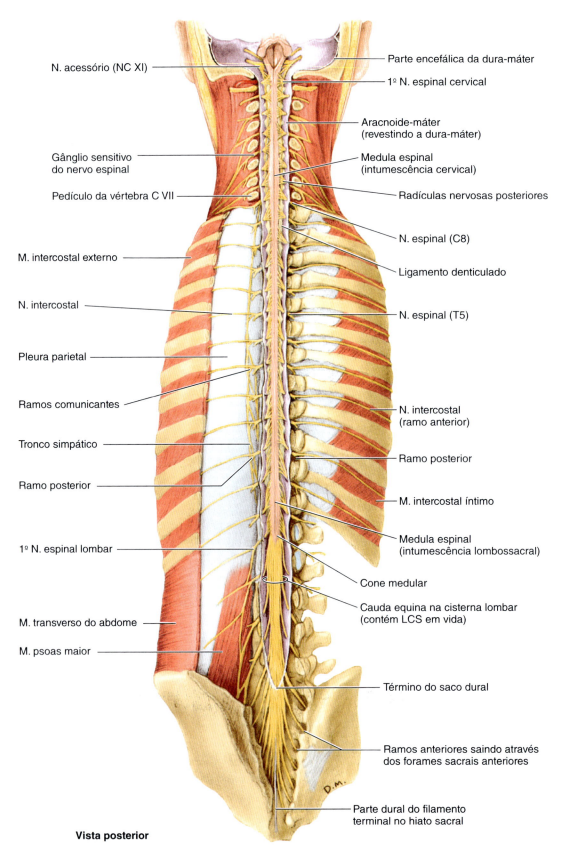

Figura 2.43 Medula espinal *in situ*. Os arcos vertebrais e a face posterior do sacro foram removidos para expor a medula espinal no canal vertebral. O saco dural espinal também foi aberto para revelar a medula espinal e as raízes posteriores dos nervos, o término da medula espinal entre os níveis das vértebras L I e L II, e o término do saco dural espinal no segmento S II.

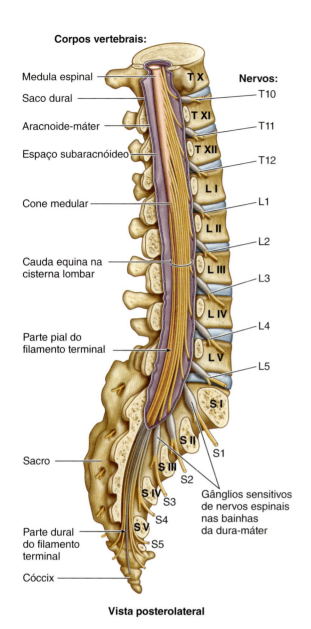

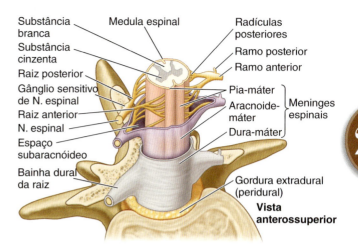

Figura 2.44 Cauda equina e filamento terminal na cisterna lombar. Observe as bainhas (manguitos) da dura-máter, estendendo-se desde o saco dural, revestindo os gânglios sensitivos espinais.

Figura 2.45 Medula espinal, nervos espinais e meninges espinais. Três membranas (as meninges espinais) cobrem a medula espinal: dura-máter, aracnoide-máter e pia-máter. Como as raízes dos nervos espinais estendem-se em direção a um forame intervertebral, são circundadas por uma bainha dural que é contínua distalmente com o epineuro do nervo espinal.

A dura-máter espinal forma o **saco dural espinal**, uma longa bainha tubular dentro do canal vertebral (Figuras 2.42B, 2.43 e 2.44). Esse saco adere à margem do forame magno do crânio, onde é contínuo com a parte encefálica da dura-máter. O saco está fixado inferiormente ao cóccix pelo *filamento terminal*. O saco dural espinal é evaginado por cada par de raízes posteriores e anteriores que se estendem lateralmente em direção à sua saída do canal vertebral (Figura 2.48). Assim, extensões laterais afiladas da dura-máter espinal circundam cada par de raízes nervosas posteriores e anteriores como **bainhas durais da raiz** (Figuras 2.44, 2.45 e 2.47). Distalmente aos gânglios sensitivos de nervos espinais, essas bainhas fundem-se ao **epineuro** (tecido conjuntivo externo que reveste os nervos espinais) que adere ao periósteo que reveste os forames intervertebrais.

Inervação da dura-máter. Os *ramos meníngeos recorrentes* distribuem fibras nervosas para a parte espinal da dura-máter. A função dessas fibras aferentes e simpáticas não é bem conhecida, embora se saiba que as fibras aferentes suprem receptores de dor associados à dor referida característica de distúrbios espinais e sofrem irritação quando há inflamação das meninges (*meningite*).

PARTE ESPINAL DA DURA-MÁTER

A **parte espinal da dura-máter**, formada principalmente por tecido fibroso resistente com algumas fibras elásticas, é a membrana de revestimento mais externa da medula espinal (Figuras 2.45 e 2.46). A parte espinal da dura-máter é separada do osso coberto por periósteo e dos ligamentos que formam as paredes do canal vertebral pelo **espaço extradural** (epidural ou peridural). Esse espaço é ocupado pelo plexo venoso vertebral interno incrustado em matriz adiposa (**gordura extradural**). O espaço extradural segue por toda a extensão do canal vertebral, terminando superiormente no forame magno e lateralmente nos forames intervertebrais, quando a dura-máter adere ao periósteo que circunda cada abertura, e inferiormente, quando o hiato sacral é fechado pelo ligamento sacrococcígeo.

PARTE ESPINAL DA ARACNOIDE-MÁTER

A **parte espinal da aracnoide-máter** é uma membrana avascular delicada, formada por tecido fibroso e elástico que reveste o saco dural espinal e as bainhas durais da raiz. Envolve o espaço subaracnóideo preenchido por LCS, que contém a medula espinal, raízes dos nervos espinais e gânglios sensitivos de nervos espinais (Figuras 2.44 a 2.47).

A parte espinal da aracnoide-máter não está fixada à dura-máter espinal, mas é mantida contra sua face interna pela pressão do LCS. Em uma punção lombar, a agulha atravessa simultaneamente a parte espinal da dura-máter e a aracnoide-máter. Essa aposição é a **interface dura-máter e aracnoide-máter** (Figura 2.46), que muitas vezes é erroneamente denominada "espaço subdural". Não existe espaço verdadeiro natural nesse local; há, na verdade, uma esparsa

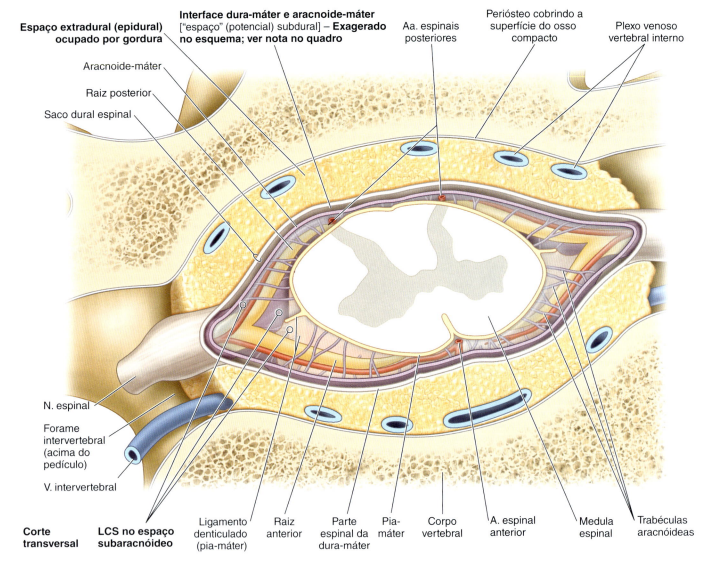

Figura 2.46 Corte transversal da medula espinal *in situ* mostrando as meninges e os espaços associados.

Quadro 2.15 Espaços associados com as meninges espinais.[a]

Espaço	Localização	Conteúdo
Extradural (peridural)	Espaço entre o periósteo que reveste a parede óssea do canal vertebral e a parte espinal da dura-máter	Gordura (tecido conjuntivo frouxo); plexos venosos vertebrais internos; parte inferior da vértebra L II, raízes dos nervos espinais nas bainhas meníngeas
Subaracnóideo (leptomeníngeo)	Espaço de ocorrência natural entre a aracnoide-máter e a pia-máter	LCS; artérias radiculares, segmentares, medulares e espinais; veias; trabéculas aracnóideas

[a] Embora seja comum se referir a um "espaço subdural", não há espaço de ocorrência natural na junção da aracnoide-máter com a dura-máter (Haines & Mihailoff, 2018).

camada de células (Haines & Mihailoff, 2018). O sangramento para essa camada cria um espaço patológico na junção da dura-máter com a aracnoide-máter no qual se forma um *hematoma subdural*. No cadáver, em virtude da ausência de LCS, a parte espinal da aracnoide-máter está distante da face interna da dura-máter e posicionada frouxamente sobre a medula espinal.

A parte espinal da aracnoide-máter é separada da pia-máter na superfície da medula espinal pelo *espaço subaracnóideo*, que contém LCS. Filamentos delicados de tecido conjuntivo, as **trabéculas aracnóideas**, transpõem o espaço subaracnóideo unindo a aracnoide-máter e a pia-máter.

PARTE ESPINAL DA PIA-MÁTER

A **parte espinal da pia-máter**, a membrana mais interna de revestimento da medula espinal, é fina e transparente, e acompanha de perto todos os acidentes anatômicos da medula espinal (Haines & Mihailoff, 2018). A parte espinal da pia-máter também cobre diretamente as raízes dos nervos espinais e os vasos sanguíneos espinais. Abaixo do cone medular, a parte espinal da pia-máter continua como filamento terminal (Figura 2.42B).

A medula espinal fica suspensa no saco dural pelo filamento terminal e pelos **ligamentos denticulados** direito e esquerdo, que seguem longitudinalmente de cada lado da medula espinal (Figuras 2.47 a 2.49). O ligamento denticulado consiste em uma lâmina fibrosa de pia-máter que se estende a meio caminho entre as raízes nervosas posteriores e anteriores, a partir das faces laterais da medula espinal. Os 20 a 22 prolongamentos serrilhados fixam-se à face interna do saco dural revestido por aracnoide-máter. O prolongamento superior dos ligamentos denticulados direito e esquerdo fixa-se à parte encefálica da dura-máter imediatamente acima do forame magno, e o processo inferior estende-se a partir do cone medular, passando entre as raízes dos nervos T12 e L1.

ESPAÇO SUBARACNÓIDEO

O **espaço subaracnóideo** está localizado entre a aracnoide-máter e a pia-máter e é preenchido por LCS (Figuras 2.44 a 2.46 e 2.48). O alargamento do espaço subaracnóideo no saco

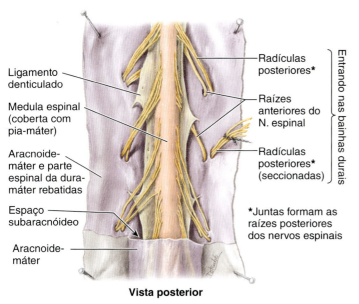

Figura 2.47 Medula espinal dentro de suas meninges. A parte espinal da dura-máter e a aracnoide-máter foram abertas e presas com alfinetes para expor a medula espinal e os ligamentos denticulados entre as raízes dos nervos espinais posteriores e anteriores.

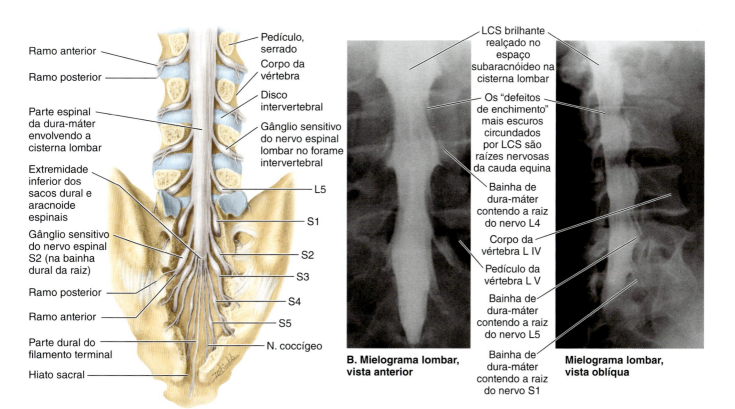

A. Vista posterior

Figura 2.48 Extremidade inferior do saco dural espinal. A. Espécime pós-laminectomia (*i. e.*, os arcos das vértebras lombares e sacrais foram removidos) para mostrar a extremidade inferior do saco dural que reveste a cisterna lombar contendo LCS e a cauda equina. Os gânglios sensitivos de nervos espinais lombares situam-se nos forames intervertebrais, mas os gânglios sensitivos de nervos espinais sacrais (S1–S5) estão no canal sacral. Na região lombar, os nervos que saem dos forames intervertebrais seguem superiormente aos discos intervertebrais naquele nível; assim, a herniação do núcleo pulposo tende a comprimir os nervos que seguem até níveis inferiores. **B.** Mielografia da região lombar. Foi injetado meio de contraste na cisterna lombar. As projeções laterais indicam as extensões do espaço subaracnóideo nas bainhas durais ao redor das raízes dos nervos espinais.

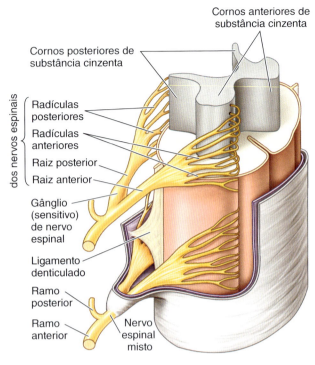

Figura 2.49 Medula espinal, radículas nervosas anteriores e posteriores, gânglios sensitivos de nervos espinais, nervos espinais e meninges.

dural, inferiormente ao cone medular e contendo LCS e a cauda equina, é a **cisterna lombar** (Figuras 2.42B, 2.43 e 2.44). Estende-se da vértebra L II até o segundo segmento do sacro. As bainhas durais da raiz, que revestem as raízes dos nervos espinais em extensões do espaço subaracnóideo, protraem-se das laterais da cisterna lombar (Figura 2.48A e B).

Vascularização da medula espinal e das raízes dos nervos espinais

ARTÉRIAS DA MEDULA ESPINAL E DAS RAÍZES NERVOSAS

As artérias que irrigam a medula espinal são ramos das artérias vertebrais, cervicais ascendentes, cervicais profundas, intercostais, lombares e sacrais laterais (Figuras 2.50 e 2.51). Três artérias longitudinais suprem a medula espinal: uma *artéria espinal anterior* e um par de *artérias espinais posteriores*. Essas artérias seguem longitudinalmente do bulbo do tronco encefálico até o cone medular da medula espinal.

A **artéria espinal anterior**, formada pela união dos ramos das artérias vertebrais, segue inferiormente na fissura mediana anterior. As **artérias dos sulcos** originam-se da artéria espinal anterior e entram na medula espinal através dessa fissura (Figura 2.51B). As artérias dos sulcos irrigam aproximadamente dois terços da área de corte transversal da medula espinal (Standring, 2021).

Cada **artéria espinal posterior** é um ramo da artéria vertebral ou da *artéria cerebelar posteroinferior* (Figuras 2.50B e 2.51). As artérias espinais posteriores costumam formar canais de anastomoses na pia-máter.

Sozinhas, as artérias espinais anteriores e posteriores irrigam apenas uma curta porção superior da medula espinal. A circulação para grande parte da medula espinal depende das artérias medulares segmentares e radiculares que seguem ao longo das raízes dos nervos espinais. As **artérias medulares segmentares anteriores** e **posteriores** são derivadas de ramos espinais das artérias cervicais ascendentes, cervicais profundas, vertebrais, intercostais posteriores e lombares. As artérias medulares segmentares são encontradas principalmente em associação com as intumescências cervical e lombossacral, regiões nas quais a necessidade de uma boa vascularização é maior. Elas entram no canal vertebral através dos forames intervertebrais.

A **artéria radicular anterior de maior calibre** (artéria radicular magna ou de Adamkiewicz), situada no lado esquerdo em cerca de 65% das pessoas, reforça a circulação para os dois terços da medula espinal, inclusive a intumescência lombossacral (Figuras 2.42B e 2.50A). A artéria radicular magna, muito maior do que as outras artérias medulares segmentares, geralmente se origina, via um ramo espinal, de uma artéria intercostal inferior ou lombar superior e entra no canal vertebral através do forame intervertebral no nível torácico inferior ou lombar superior.

As raízes posteriores e anteriores dos nervos espinais e seus revestimentos são supridas pelas **artérias radiculares posteriores** e **anteriores**, que seguem ao longo das raízes nervosas (Figuras 2.50 e 2.51). As artérias radiculares não alcançam as artérias espinais posteriores ou anteriores. As artérias medulares segmentares substituem as artérias radiculares nos níveis irregulares em que ocorrem. A maioria das artérias radiculares é pequena e irriga apenas as raízes nervosas; entretanto, algumas delas ajudam na irrigação das partes superficiais da substância cinzenta nos cornos posterior e anterior da medula espinal.

VEIAS DA MEDULA ESPINAL

Em geral, as veias que drenam a medula espinal têm distribuição semelhante à das artérias espinais. Geralmente há *três* **veias espinais anteriores** e *três* **posteriores** (Figura 2.51A). As veias espinais estão dispostas longitudinalmente, comunicam-se livremente entre si e são drenadas por até 12 **veias anteriores** e **posteriores do bulbo** e **veias radiculares**. As veias da medula espinal unem-se aos plexos venosos vertebrais internos (extradurais) no espaço extradural. Os *plexos venosos vertebrais internos* seguem superiormente através do forame magno para se comunicarem com os seios durais e as veias vertebrais no crânio. Os plexos vertebrais internos também se comunicam com os plexos venosos vertebrais externos na face externa das vértebras.

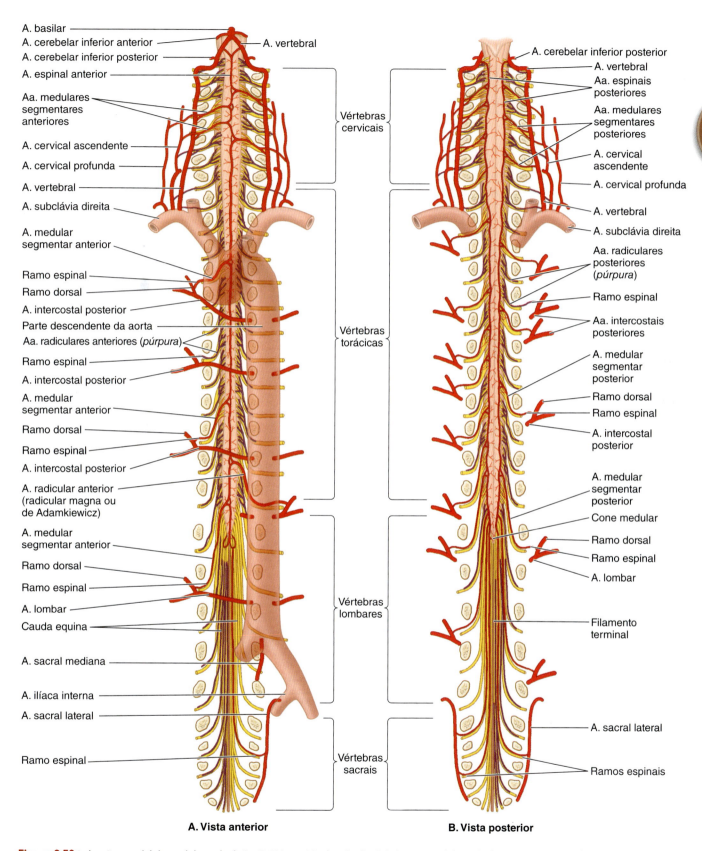

Figura 2.50 Irrigação arterial da medula espinal. **A** e **B**. Três artérias longitudinais irrigam a medula espinal: uma artéria espinal anterior e duas artérias espinais posteriores. As artérias radiculares são mostradas apenas nos níveis cervical e torácico, mas também ocorrem nos níveis lombar e sacral.

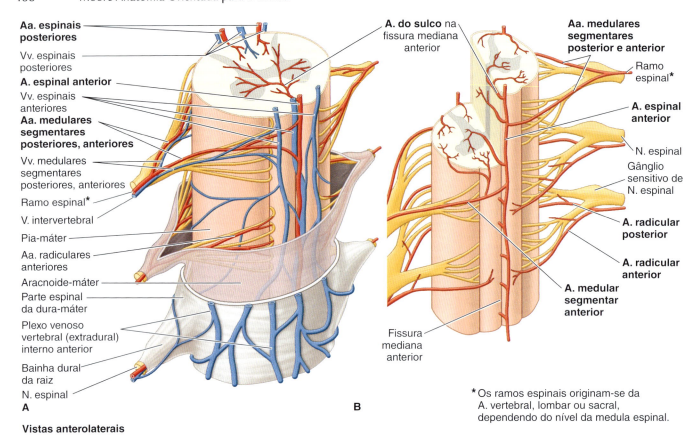

Figura 2.51 Irrigação arterial e drenagem venosa da medula espinal e raízes dos nervos espinais. **A.** Veias espinais. As veias que drenam a medula espinal, assim como os plexos venosos vertebrais internos, drenam para as veias intervertebrais, que, por sua vez, drenam para as veias segmentares. **B.** Artérias espinais. O padrão do suprimento arterial da medula espinal provém de três artérias longitudinais: uma anterior, situada em posição anteromediana, e as outras duas posterolaterais. Esses vasos são reforçados por ramos medulares derivados das artérias segmentares. As artérias do sulco são pequenos ramos da artéria espinal anterior que seguem na fissura mediana anterior.

ANATOMIA CLÍNICA

CONTEÚDO DO CANAL VERTEBRAL

Compressão das raízes dos nervos espinais lombares

 Os nervos espinais lombares aumentam de tamanho da região superior para a inferior, enquanto os forames intervertebrais diminuem de diâmetro. Consequentemente, as raízes do nervo espinal L5 são as mais espessas, e seus forames, os mais estreitos. Isso aumenta o risco de compressão dessas raízes nervosas caso surja algum *osteófito* (ver Figura B2.10B) ou caso haja hérnia de um disco intervertebral.

Mielografia

 A *mielografia* é um exame com contraste radiopaco que permite ver a medula espinal e as raízes dos nervos espinais (ver Figura 2.48B). Nesse procedimento, o LCS é retirado por punção lombar e substituído por um material de contraste injetado no espaço subaracnóideo. A técnica mostra o espaço subaracnóideo e suas extensões ao redor das raízes dos nervos espinais nas bainhas durais da raiz. A RM de alta resolução substituiu amplamente a mielografia.

Desenvolvimento das meninges e do espaço subaracnóideo

 Juntas, a pia-máter e a aracnoide-máter formam as **leptomeninges**. Elas se desenvolvem como uma camada única a partir do mesênquima que circunda a medula espinal embrionária. Formam-se espaços cheios de líquido nessa camada que coalescem para formar o espaço subaracnóideo (Moore et al., 2020). A origem da pia-máter e da aracnoide-máter de uma única membrana se reflete nas várias trabéculas aracnóideas que passam entre elas (Figura 2.46). Nos adultos, a aracnoide-máter tem espessura suficiente para ser manipulada com pinça. A delicada pia-máter proporciona uma aparência brilhante à superfície da medula espinal, mas quase não se consegue distingui-la a olho nu.

Punção lombar

A *punção lombar* (PL), a retirada de amostra de LCS da cisterna lombar, é uma importante técnica de diagnóstico para avaliar vários distúrbios do sistema nervoso central (SNC). A *meningite* e as doenças do SNC podem alterar as células no LCS ou modificar a concentração de seus elementos químicos. O exame do LCS também pode verificar se há sangue.

A PL é realizada com o paciente em decúbito lateral, com o dorso e os quadris fletidos (posição genupeitoral, Figura B2.24). A flexão da coluna vertebral facilita a introdução da agulha, pois afasta as lâminas vertebrais e os processos espinhosos, distendendo os ligamentos amarelos.

A pele que recobre as vértebras lombares inferiores é anestesiada, e uma *agulha de punção lombar*, com um *estilete*, é inserida na linha mediana entre os processos espinhosos das vértebras L III e L IV (ou L IV e L V). Lembre-se de que um plano que corta os pontos mais altos das cristas ilíacas – o *plano supracristal* – geralmente atravessa o processo espinhoso de L IV. Nesses níveis, não há risco de lesar a medula espinal.

Após penetrar 4 a 6 cm em adultos (mais em pessoas obesas), a agulha perfura o ligamento amarelo com um estalo e, depois, atravessa a dura-máter e a aracnoide-máter e penetra na cisterna lombar. Quando o estilete é removido, há saída de LCS na velocidade de aproximadamente uma gota por segundo. Se a pressão subaracnóidea for alta, o LCS flui ou sai na forma de jato.

A PL não é realizada em caso de aumento da pressão intracraniana. Em geral, a pressão intracraniana é determinada previamente por TC, mas também pode ser avaliada examinando-se o fundo (parte posterior) de olho com um oftalmoscópio (ver "Papiledema" no boxe Anatomia clínica, no Capítulo 8, *Cabeça*).

Raquianestesia

Um anestésico é injetado no espaço subaracnóideo. A anestesia geralmente ocorre em 1 minuto. Pode haver cefaleia após a *raquianestesia*, o que provavelmente resulta do extravasamento de LCS através da punção lombar (ver "Anestesia no parto" no boxe Anatomia clínica, no Capítulo 6, *Pelve e Períneo*).

Anestesia (bloqueio) peridural

Um agente anestésico é injetado no espaço extradural usando-se a mesma posição descrita para punção lombar, ou através do hiato sacral (anestesia/ bloqueio peridural caudal) (ver "Anestesia no parto" no boxe Anatomia clínica, no Capítulo 6, *Pelve e Períneo*).

Isquemia da medula espinal

Os reforços segmentares da irrigação sanguínea para a medula espinal a partir das artérias medulares segmentares são importantes para enviar sangue para as artérias espinais anteriores e posteriores. Fraturas, luxações e fraturas–luxações podem interferir com a vascularização da medula espinal pelas artérias espinais e medulares.

A isquemia da medula espinal afeta sua função e pode causar fraqueza muscular e paralisia. A medula espinal também pode sofrer comprometimento circulatório se as artérias medulares segmentares, sobretudo a principal artéria radicular anterior (de Adamkiewicz), forem estreitadas por *doença arterial obstrutiva*.

Às vezes a aorta é intencionalmente ocluída (clampeada transversalmente) durante a cirurgia. Os pacientes submetidos a esses tipos de cirurgia e aqueles com aneurismas rotos da aorta ou oclusão da artéria radicular anterior podem perder toda a sensibilidade e o movimento voluntário inferiormente ao nível do comprometimento da vascularização da medula espinal (*paraplegia*) por causa da morte de neurônios na parte da medula espinal suprida pela artéria espinal anterior (Figuras 2.50 e 2.51).

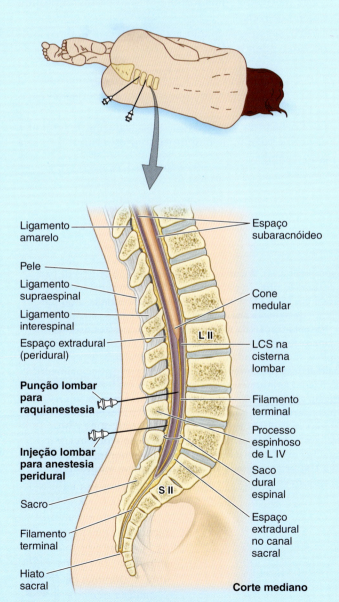

Figura B2.24 Punção lombar.

Os neurônios com corpos celulares distantes do local de isquemia da medula espinal também morrem, em razão da degeneração de axônios que atravessam o local. A probabilidade de *paraplegia iatrogênica* depende de fatores como a idade do paciente, a extensão da doença e a duração do clampeamento da aorta.

Quando a pressão arterial sistêmica cai muito durante 3 a 6 minutos, pode haver redução ou interrupção do fluxo sanguíneo das artérias medulares segmentares para a artéria espinal anterior, que supre a região torácica média da medula espinal. Essas pessoas também podem perder a sensibilidade e o movimento voluntário nas áreas inervadas pelo nível afetado da medula espinal.

Lesões da medula espinal

O canal vertebral varia muito em tamanho e formato de um nível para outro, sobretudo nas regiões cervical e lombar. Um canal vertebral estreito na região cervical, onde a medula espinal se encaixe com pouca folga, é potencialmente perigoso porque uma pequena fratura e/ou luxação de uma vértebra cervical pode lesar a medula espinal. A protrusão de um disco intervertebral cervical para o canal vertebral após traumatismo do pescoço pode causar *choque medular* associado a depressão ou abolição temporária da atividade reflexa ou paralisia abaixo do local da lesão.

Em algumas pessoas, não se consegue encontrar fratura ou luxação das vértebras cervicais. Se o indivíduo morrer e for realizada uma necropsia, pode ser detectado amolecimento da medula espinal no local da protrusão do disco cervical. A invasão do canal vertebral por um disco intervertebral protruso, por edema dos ligamentos amarelos ou por *osteoartrite das articulações dos processos articulares* pode exercer pressão sobre uma ou mais das raízes nervosas espinais da cauda equina. A pressão pode causar sinais/sintomas sensitivos e motores na área da distribuição do nervo espinal acometido. Esse grupo de anormalidades ósseas e articulares, denominado *espondilose lombar* (doença articular degenerativa), também causa dor localizada e rigidez.

A *transecção da medula espinal* resulta em perda de toda a sensibilidade e dos movimentos voluntários abaixo do nível da lesão. A transecção entre os níveis a seguir causará os efeitos indicados:

- C1–C3: ausência de função abaixo do nível da cabeça; é necessária ventilação mecânica para manter a respiração
- C4–C5: *tetraplegia* (ausência de função dos membros superiores e inferiores); há respiração espontânea
- C6–C8: perda da função dos membros inferiores associada a perda da função da mão e grau variável de perda da função dos membros superiores; o indivíduo pode ser capaz de se alimentar sozinho ou impulsionar a própria cadeira de rodas
- T1–T9: *paraplegia* (paralisia de ambos os membros inferiores); o grau de controle do tronco varia com a altura da lesão
- T10–L1: o paciente tem alguma função dos músculos da coxa, o que pode permitir que caminhe com órteses longas da perna
- L2–L3: há preservação da maior parte da função muscular da perna; pode ser necessário usar órteses curtas da perna para caminhar.

Pontos-chave: Conteúdo do canal vertebral

A medula espinal e as raízes nervosas espinais, o LCS e as membranas que os circundam são o principal conteúdo do canal vertebral.

Medula espinal: Em adultos, a medula espinal ocupa apenas os dois terços superiores do canal vertebral e tem duas intumescências (cervical e lombossacral) relacionadas com a inervação dos membros. ■ A extremidade inferior e afilada da medula, o cone medular, termina no nível da vértebra L I ou L II. ■ Entretanto, o filamento terminal e as raízes nervosas da parte lombossacral da medula espinal que formam a cauda equina continuam inferiormente na cisterna lombar que contém LCS.

Meninges espinais e LCS: Os tecidos nervosos e as estruturas neurovasculares do canal vertebral estão suspensos no LCS contido no saco dural e nas bainhas durais das raízes. ■ O espaço subaracnóideo preenchido por líquido é limitado pela pia-máter e aracnoide-máter, que são membranas contínuas (leptomeninges). ■ Como a medula espinal não se estende para a cisterna lombar (a parte inferior do espaço subaracnóideo), este é um local ideal para coleta de amostra de LCS ou para injeção de agentes anestésicos.

Vascularização da medula espinal e das raízes dos nervos espinais: As artérias espinais longitudinais que irrigam a medula espinal são reforçadas por artérias medulares segmentares assimétricas presentes em níveis irregulares (principalmente associadas às intumescências cervicais e lombares) que também irrigam as raízes dos nervos espinais nesses níveis. ■ Nos níveis e nas laterais onde não há artérias medulares segmentares, as artérias radiculares irrigam as raízes nervosas. ■ As veias que drenam a medula espinal têm distribuição e drenagem que geralmente refletem as artérias espinais, embora normalmente haja três veias espinais longitudinais, tanto anterior quanto posteriormente.

Questões de múltipla escolha e estudos de caso

Membro Superior

3

CONSIDERAÇÕES GERAIS SOBRE O MEMBRO SUPERIOR, 142

COMPARAÇÃO ENTRE OS MEMBROS SUPERIORES E INFERIORES, 143

OSSOS DO MEMBRO SUPERIOR, 144

Clavícula, 144

Escápula, 144

Úmero, 147

Ossos do antebraço, 148

Ossos da mão, 149

Anatomia de superfície dos ossos do membro superior, 151

    ANATOMIA CLÍNICA: Ossos do membro superior, 154

FÁSCIA DO MEMBRO SUPERIOR, 159

VASOS E NERVOS DO MEMBRO SUPERIOR, 161

Visão geral do suprimento arterial do membro superior, 161

Drenagem venosa do membro superior, 163

Drenagem linfática do membro superior, 164

Inervação cutânea e motora do membro superior, 165

    QUADRO 3.1 Dermátomos do membro superior, 166

    QUADRO 3.2 Nervos cutâneos do membro superior, 167

Resumo dos nervos periféricos do membro superior, 169

REGIÕES PEITORAL E ESCAPULAR, 172

Músculos toracoapendiculares anteriores, 172

    QUADRO 3.3 Músculos toracoapendiculares anteriores, 173

Músculos toracoapendiculares posteriores e escapuloumerais, 174

    QUADRO 3.4 Músculos toracoapendiculares posteriores, 175

    QUADRO 3.5 Movimentos da escápula, 177

    QUADRO 3.6 Músculos escapuloumerais (intrínsecos do ombro), 179

Anatomia de superfície das regiões peitoral, escapular e deltóidea, 181

    ANATOMIA CLÍNICA: Regiões peitoral, escapular e deltóidea, 184

AXILA, 188

Artéria axilar, 190

    QUADRO 3.7 Artérias da parte proximal do membro superior (região do ombro e braço), 192

Veia axilar, 193

Linfonodos axilares, 193

Plexo braquial, 194

    QUADRO 3.8 Plexo braquial e nervos do membro superior, 197

    ANATOMIA CLÍNICA: Axila, 201

BRAÇO, 206

Músculos do braço, 206

    QUADRO 3.9 Músculos do braço, 209

Artéria braquial, 211

Veias do braço, 211

SIGNIFICADO DOS ÍCONES

 Variações anatômicas

 Procedimentos diagnósticos

 Ciclo de vida

 Procedimentos cirúrgicos

 Traumatismo

 Patologia

Nervos do braço, 212
Fossa cubital, 214
Anatomia de superfície do braço e da fossa cubital, 214
   ANATOMIA CLÍNICA: Braço e fossa cubital, 216
ANTEBRAÇO, 220
Compartimentos do antebraço, 220
Músculos do antebraço, 220
   QUADRO 3.10 Músculos do compartimento anterior do antebraço, 223
   QUADRO 3.11 Músculos do compartimento posterior do antebraço, 226
Artérias do antebraço, 233
   QUADRO 3.12 Artérias do antebraço e do punho, 234
Veias do antebraço, 235
Nervos do antebraço, 236
   QUADRO 3.13 Nervos do antebraço, 237
Anatomia de superfície do antebraço, 239
   ANATOMIA CLÍNICA: Antebraço, 241
MÃO, 246
Fáscia e compartimentos da palma, 246
Músculos da mão, 248
   QUADRO 3.14 Músculos intrínsecos da mão, 252
Tendões dos músculos flexores longos e bainhas tendíneas na mão, 254

Artérias da mão, 254
   QUADRO 3.15 Artérias da mão, 256
Veias da mão, 257
Nervos da mão, 257
   QUADRO 3.16 Nervos da mão, 260
Anatomia de superfície da mão, 261
   ANATOMIA CLÍNICA: Mão, 263
ARTICULAÇÕES DO MEMBRO SUPERIOR, 268
Articulação esternoclavicular, 269
Articulação acromioclavicular, 271
Articulação do ombro (glenoumeral), 271
   QUADRO 3.17 Movimentos da articulação do ombro, 275
Articulação do cotovelo, 276
Articulação radiulnar proximal, 279
Articulação radiulnar distal, 281
Articulação radiocarpal (do punho), 283
Articulações do carpo, 283
Articulações carpometacarpais e intermetacarpais, 286
Articulações metacarpofalângicas e interfalângicas, 287
   ANATOMIA CLÍNICA: Articulações do membro superior, 288

CONSIDERAÇÕES GERAIS SOBRE O MEMBRO SUPERIOR

O membro superior é caracterizado por sua mobilidade e capacidade de segurar, golpear e executar atividades motoras finas (*manipulação*). Essas qualidades são mais acentuadas na mão ao realizar atividades como abotoar uma camisa.

Há interação sincronizada das articulações do membro superior para coordenar os segmentos interpostos e executar um movimento uniforme e eficiente na distância ou posição mais adequada para uma tarefa específica. A eficiência funcional da mão resulta em grande parte da capacidade de colocá-la na posição apropriada por movimentos das articulações escapulotorácica, do ombro, do cotovelo, radiulnar e radiocarpal.

O membro superior tem quatro segmentos principais, subdivididos em regiões para uma descrição precisa (Figuras 3.1 e 3.2):

1. **Ombro**: segmento proximal do membro superior que se superpõe a partes do tronco (tórax e dorso) e à região cervical lateral inferior. Inclui as **regiões peitoral**, **escapular** e **deltóidea** do membro superior, e a parte lateral (fossa supraclavicular maior) da região cervical lateral. Recobre metade do cíngulo do membro superior. O **cíngulo do membro superior** é um anel ósseo, incompleto posteriormente, formado pelas *escápulas* e *clavículas* e completado anteriormente pelo *manúbrio do esterno* (parte do esqueleto axial)
2. **Braço**: primeiro segmento do membro superior livre (parte mais móvel do membro superior independente do tronco) e o segmento mais longo do membro. Estende-se entre o ombro e o cotovelo, unindo os dois, e consiste nas **regiões braquiais anterior** e **posterior**, centralizadas em torno do úmero
3. **Antebraço**: segundo segmento mais longo do membro. Estende-se entre o cotovelo e o punho, unindo os dois, e inclui as **regiões antebraquiais anterior** e **posterior** que recobrem o rádio e a ulna
4. **Mão**: parte do membro superior distal ao antebraço, formada ao redor do carpo, metacarpo e falanges. Consiste em **punho, palma, dorso da mão** e **dedos** (inclusive um polegar oponível) e é ricamente suprida por terminações sensitivas para tato, dor e temperatura.

Capítulo 3 ■ Membro Superior 143

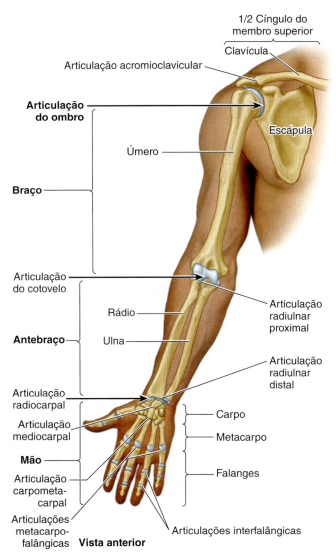

Figura 3.1 Partes e ossos do membro superior. As articulações dividem o esqueleto apendicular superior e, portanto, o próprio membro, em quatro partes principais: ombro, braço, antebraço e mão.

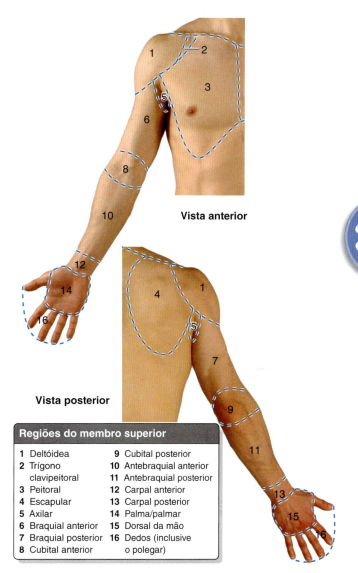

Regiões do membro superior

1 Deltóidea	9 Cubital posterior
2 Trígono clavipeitoral	10 Antebraquial anterior
3 Peitoral	11 Antebraquial posterior
4 Escapular	12 Carpal anterior
5 Axilar	13 Carpal posterior
6 Braquial anterior	14 Palma/palmar
7 Braquial posterior	15 Dorsal da mão
8 Cubital anterior	16 Dedos (inclusive o polegar)

Figura 3.2 Regiões do membro superior. Para permitir a descrição exata, o membro superior é dividido em regiões tomando como base pontos de referência externos (anatomia de superfície) das formações musculares, ossos e articulações subjacentes.

COMPARAÇÃO ENTRE OS MEMBROS SUPERIORES E INFERIORES

Os membros superiores e inferiores, cujos desenvolvimentos são semelhantes, têm muitas características em comum. Todavia, suas estruturas são diferentes o suficiente para que tenham funções e capacidades bem distintas. Como o membro superior geralmente não está associado à sustentação de peso nem à motilidade, sua estabilidade foi "sacrificada" em prol da mobilidade. O membro superior ainda tem bastante força; além disso, graças à sua capacidade de imitar uma pá ou assumir a forma de garra ou plataforma, a mão pode ser usada no deslocamento em algumas circunstâncias.

Os membros superiores e inferiores estão unidos ao **esqueleto axial** (crânio, coluna vertebral e caixa torácica associada) pelos cíngulos dos membros superior e inferior. O *cíngulo do membro inferior* é formado pelos dois ossos do quadril unidos ao sacro (ver Figura 7.3). O *cíngulo do membro superior* é formado pelas escápulas e clavículas, unidas ao manúbrio do esterno. Ambos os cíngulos têm um grande osso plano localizado posteriormente, que permite a inserção dos músculos proximais e une-se ao seu "parceiro" contralateral anteriormente por meio de pequenos suportes ósseos, os ramos do púbis e as clavículas. Entretanto, os ossos ilíacos planos do cíngulo do membro inferior também se unem posteriormente por intermédio da inserção primária ao sacro por meio das articulações sacroilíacas essencialmente rígidas, que transferem o peso. Essa conexão posterior ao esqueleto axial posiciona os membros inferiores abaixo do tronco, permitindo que sustentem o corpo, porque sua função primária está relacionada com o eixo de gravidade. Além disso, como os dois lados estão unidos anterior e posteriormente, o cíngulo do membro inferior forma um anel rígido completo que limita a mobilidade, fazendo com que os movimentos de um membro afetem muito os movimentos do outro. O cíngulo do membro superior, porém, está fixado ao tronco apenas anteriormente, via esterno, por articulações flexíveis com 3 graus de liberdade. É um anel incompleto porque não há conexão posterior das escápulas. Assim, o movimento de um membro superior é independente do outro, e os membros são capazes de atuar com efetividade anteriormente ao corpo, a uma distância e nível que possibilitam a coordenação oculomanual precisa.

Tanto nos membros superiores quanto nos membros inferiores, o osso longo do segmento mais proximal é o maior e não pareado. Há aumento progressivo do número de ossos longos, mas diminuição de seu tamanho nos segmentos distais do membro. O segundo segmento mais proximal dos dois membros (i. e., a perna e o antebraço) tem dois ossos paralelos, embora apenas no antebraço os dois se articulem com o osso do segmento proximal e apenas na perna ambos articulem-se diretamente com o segmento distal. Embora os ossos pareados da perna e do antebraço atuem como uma unidade durante a flexão e a extensão, apenas no membro superior são capazes de se movimentar (supinação e pronação) entre si; os ossos da perna mantêm-se fixos em pronação.

O punho e o tornozelo têm um número semelhante de ossos curtos (oito e sete, respectivamente). Os dois grupos de ossos curtos interrompem uma série de ossos longos que recomeça na parte distal com vários conjuntos de ossos longos cujos comprimentos são semelhantes e um número similar de articulações praticamente do mesmo tipo. Os dedos do membro superior são as partes mais móveis dos membros. Todavia, todas as outras partes do membro superior são mais móveis do que as partes comparáveis do membro inferior.

OSSOS DO MEMBRO SUPERIOR

O cíngulo do membro superior e os ossos da sua parte livre formam o **esqueleto apendicular superior** (Figura 3.3); o cíngulo do membro inferior e os ossos da sua parte livre formam o **esqueleto apendicular inferior**. O esqueleto apendicular superior articula-se com o esqueleto axial apenas na *articulação esternoclavicular*, o que contribui para sua grande mobilidade. As clavículas e as escápulas do cíngulo do membro superior são sustentadas, estabilizadas e movimentadas por **músculos toracoapendiculares** que se fixam às costelas, ao esterno e às vértebras, ossos relativamente fixos do *esqueleto axial*.

Clavícula

A **clavícula** conecta o membro superior ao tronco (Figuras 3.3 e 3.4). O **corpo da clavícula** faz uma curva dupla no plano horizontal. Seus dois terços mediais são convexos anteriormente, e a **extremidade esternal** é alargada e triangular no local de articulação com o *manúbrio do esterno* na *articulação esternoclavicular* (EC). O seu terço lateral é plano e côncavo anteriormente, e a **extremidade acromial** é plana no local de articulação com o **acrômio** da escápula na *articulação acromioclavicular* (AC) (Figuras 3.3B e 3.4). Essas curvaturas aumentam a resiliência da clavícula e a deixam com a aparência de um S maiúsculo alongado.

A clavícula:

- Atua como suporte rígido e móvel, semelhante a um guindaste, que suspende a escápula e a parte livre do membro, mantendo-os afastados do tronco, de modo que o membro tenha máxima liberdade de movimento. O suporte é móvel e permite que a escápula se mova sobre a parede torácica na *"articulação escapulotorácica"*,[1] o que aumenta a amplitude de movimento do membro. A imobilização do suporte, principalmente depois de sua elevação, permite que as costelas se elevem na inspiração profunda
- Forma um dos limites ósseos do *canal cervicoaxilar* (passagem entre o pescoço e o braço), protegendo o importante feixe neurovascular que supre o membro superior
- Transmite choques (impactos traumáticos) do membro superior para o esqueleto axial.

A clavícula é subcutânea e palpável em todo o seu comprimento e, com frequência, é usada como marco para procedimentos clínicos.

Embora a clavícula seja descrita como osso longo, não tem cavidade medular. Consiste em osso esponjoso (trabecular) com um revestimento de osso compacto.

A **face superior da clavícula**, situada logo abaixo da pele e do músculo platisma na tela subcutânea, é lisa.

A **face inferior da clavícula** é áspera porque é unida à costela I, perto de sua extremidade esternal, por ligamentos fortes, que suspendem a escápula por sua extremidade acromial. O **tubérculo conoide**, perto da extremidade acromial da clavícula (Figura 3.4), é o local de inserção do *ligamento conoide*, a parte medial do *ligamento coracoclavicular*, pelo qual o restante do membro superior é suspenso passivamente da clavícula. Além disso, perto da extremidade acromial da clavícula está a **linha trapezóidea**, à qual se fixa o *ligamento trapezoide*, a parte lateral do ligamento coracoclavicular.

O **sulco do músculo subclávio** no terço medial do corpo da clavícula é o local de inserção do músculo subclávio. Em posição mais medial está a **impressão do ligamento costoclavicular**, uma área oval, rugosa e geralmente deprimida à qual está fixado o ligamento que une a costela I à clavícula, limitando a elevação do ombro.

Escápula

A **escápula** é um osso plano triangular situado na face posterolateral do tórax, superposta às costelas II a VII (ver Figura 4.1B). A **face posterior** convexa da escápula é dividida de modo desigual por uma crista óssea espessa, a **espinha**

---

[1] A **articulação escapulotorácica** é uma "articulação" fisiológica, na qual há movimento entre estruturas musculoesqueléticas (entre a escápula e os músculos associados e a parede torácica), e não uma articulação anatômica, na qual há movimento entre elementos ósseos em articulação direta. A articulação escapulotorácica é o local onde ocorrem os movimentos escapulares de elevação–depressão, protração–retração e rotação.

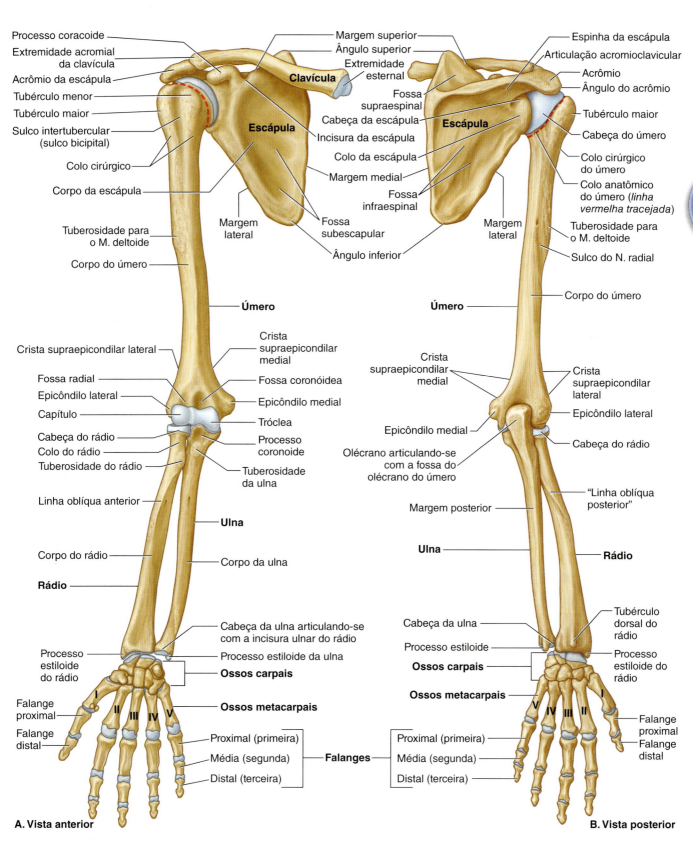

Figura 3.3 Ossos do membro superior.

146   Moore Anatomia Orientada para a Clínica

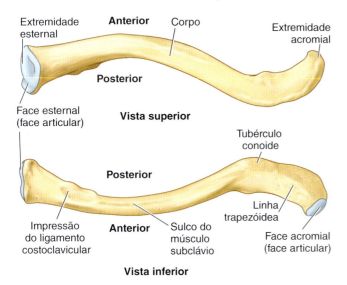

Figura 3.4 Clavícula direita. Acidentes anatômicos proeminentes das faces superior e inferior da clavícula. A clavícula atua como um suporte móvel (estrutura de sustentação) que une o membro superior ao tronco; seu comprimento permite que o membro gire ao redor do tronco.

da escápula, em uma pequena **fossa supraespinal** e uma **fossa infraespinal** muito maior (Figura 3.5A). A **face costal** côncava da maior parte da escápula forma uma grande **fossa subescapular**. As amplas superfícies ósseas das três fossas servem como local de inserção de músculos carnosos. O **corpo da escápula** é triangular, fino e translúcido acima e abaixo da espinha da escápula, embora suas margens, em especial a lateral, sejam um pouco mais espessas. A espinha continua lateralmente com o **acrômio** plano e expandido, que forma o ponto subcutâneo do ombro e articula-se com a extremidade acromial da clavícula. O **tubérculo deltoide** da espinha da escápula é a proeminência que indica o ponto medial de inserção do músculo deltoide. A espinha e o acrômio atuam como alavancas para os músculos neles fixados, sobretudo o trapézio.

Como o acrômio é uma extensão lateral da escápula, a articulação AC situa-se lateralmente à massa da escápula e aos músculos a ela fixados (Figura 3.5C). A *articulação do ombro* (glenoumeral) na qual esses músculos atuam está situada quase diretamente inferior à articulação AC; assim,

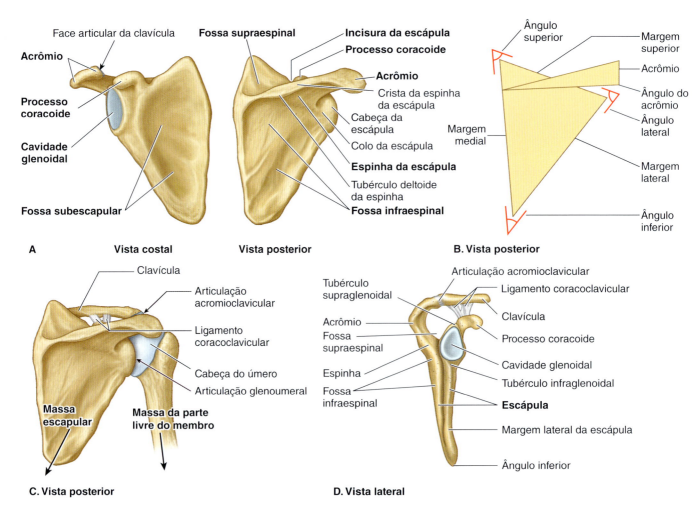

Figura 3.5 Escápula direita. **A.** Acidentes anatômicos das faces costal e posterior da escápula. **B.** Margens e ângulos da escápula. **C.** A escápula é suspensa a partir da clavícula pelo ligamento coracoclavicular, no qual é obtido equilíbrio entre o peso da escápula e dos músculos fixados, mais a atividade muscular medialmente e o peso do membro livre lateralmente. **D.** Vista lateral da escápula.

a massa escapular apresenta-se em equilíbrio com a massa da parte livre do membro, e a estrutura suspensória (ligamento coracoclavicular) situa-se entre as duas massas.

Na região superolateral, a face lateral da escápula tem uma **cavidade glenoidal**, que recebe e articula-se com a cabeça do úmero na articulação do ombro (Figura 3.5A e C). A cavidade glenoidal é uma fossa oval, côncava, rasa, voltada em direção anterolateral e ligeiramente superior – bem menor do que a esfera (cabeça do úmero) que recebe. O **processo coracoide** é semelhante a um bico (de corvo) e se situa acima da cavidade glenoidal, projetando-se em direção anterolateral. Esse processo também se assemelha em tamanho, formato e direção a um dedo curvado apontando para o ombro, cuja "dobra" é o local de inserção inferior do ligamento coracoclavicular, que faz a sustentação passiva.

A escápula tem margens medial, lateral e superior e ângulos superior, lateral e inferior (Figura 3.5B). Quando o corpo da escápula está em posição anatômica, a fina **margem medial** segue paralelamente aos processos espinhosos das vértebras torácicas e cerca de 5 cm lateral a eles; portanto, muitas vezes é chamada de *margem vertebral* (Figura 3.5B). A partir do ângulo inferior, a **margem lateral da escápula** segue em sentido superolateral rumo ao ápice da axila; portanto, muitas vezes é chamada de *margem axilar*. A margem lateral é composta por uma barra espessa de osso que impede a deformação dessa região de tensão da escápula.

A margem lateral termina no **ângulo lateral da escápula** truncado, a parte mais espessa do osso, que tem a **"cabeça" alargada da escápula** (Figura 3.5A e B). A cavidade glenoidal é o principal ponto de referência da cabeça. A constrição rasa entre a cabeça e o corpo define o **colo** da escápula. A **margem superior da escápula** é marcada perto da junção de seus dois terços médios com o terço lateral pela **incisura da escápula**, que está localizada no ponto onde a margem superior se une à base do processo coracoide. A margem superior é a mais fina e mais curta das três.

A escápula tem movimento considerável sobre a parede torácica na *articulação* fisiológica *escapulotorácica*, servindo como a base a partir da qual se movimenta o membro superior. Esses movimentos, que permitem a livre mobilização do braço, são analisados adiante, neste capítulo, junto com os músculos que movem a escápula.

Úmero

O **úmero**, o maior osso do membro superior, articula-se com a escápula na articulação do ombro e com o rádio e a ulna na articulação do cotovelo (Figuras 3.1, 3.3 e 3.5C; ver Figura 3.7B). A extremidade proximal do úmero tem cabeça, colos cirúrgico e anatômico, e tubérculos maior e menor. A **cabeça do úmero** é esférica e articula-se com a cavidade glenoidal da escápula. O **colo anatômico do úmero** é formado pelo sulco que circunscreve a cabeça e a separa dos tubérculos maior e menor. Indica a linha de inserção da cápsula articular do ombro. O **colo cirúrgico do úmero**, um local comum de fratura, é a parte estreita distal à cabeça e aos tubérculos (Figura 3.3B).

A junção da cabeça e do colo com o corpo do úmero é indicada pelos tubérculos maior e menor, que são o local de inserção e alavanca para alguns músculos escapuloumerais (Figura 3.3). O **tubérculo maior** está na margem lateral do úmero, enquanto o **tubérculo menor** projeta-se anteriormente do osso. O **sulco intertubercular** separa os tubérculos e protege a passagem do tendão delgado da cabeça longa do músculo bíceps braquial.

O **corpo do úmero** tem dois pontos de referência proeminentes: a **tuberosidade para o músculo deltoide** lateralmente, onde se insere o músculo deltoide, e o **sulco do nervo radial** oblíquo posteriormente, onde segue o **nervo radial**. O nervo radial e a artéria braquial profunda situam-se no sulco quando passam anteriormente à cabeça longa e entre as cabeças medial e lateral do músculo tríceps braquial. A extremidade inferior do corpo do úmero alarga-se formando as **cristas supraepicondilares** medial e lateral e depois termina distalmente nos **epicôndilos medial**, bastante proeminente, e **lateral**, ambos locais de inserção muscular para os músculos anterior (flexor) e posterior (extensor) do antebraço.

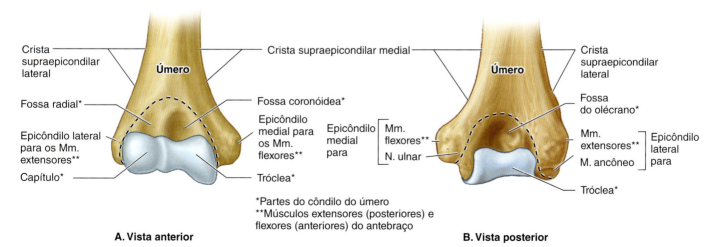

Figura 3.6 Extremidade distal do úmero direito. A e B. O côndilo (cujos limites são indicados pela *linha tracejada*) é formado por capítulo, tróclea e fossas radial, coronóidea e do olécrano.

A extremidade distal do úmero – que inclui a tróclea; o capítulo; e as fossas do olécrano, coronóidea e radial – compõe o **côndilo do úmero** (Figura 3.6). O côndilo tem duas faces articulares: um **capítulo** lateral, para articulação com a cabeça do rádio, e uma **tróclea** medial, em forma de carretel ou polia, para articulação com a extremidade proximal (incisura troclear) da ulna. Há duas fossas (cavidades) de costas uma para a outra, superiormente à tróclea, o que torna o côndilo muito fino entre os epicôndilos. Anteriormente, a **fossa coronóidea** recebe o processo coronoide da ulna durante a flexão completa do cotovelo. Posteriormente, a **fossa do olécrano** recebe o olécrano da ulna durante a extensão total do cotovelo (Figura 3.3B). Acima do capítulo do úmero anteriormente, uma **fossa radial** mais rasa recebe a margem da cabeça do rádio durante a flexão total do antebraço.

Ossos do antebraço

Os dois ossos do antebraço formam juntos a segunda unidade de um suporte móvel articulado (sendo o úmero a primeira unidade), com uma base móvel formada pelo ombro, que determina a posição da mão. No entanto, como essa unidade é formada por dois ossos paralelos, um dos quais (o rádio) consegue girar em torno do outro (a ulna), é possível realizar supinação e pronação. Isso torna possível girar a mão quando o cotovelo está fletido.

ULNA

A **ulna** estabiliza o antebraço e é o osso medial e mais longo dos dois ossos do antebraço (Figuras 3.7 e 3.8). Sua extremidade proximal maior é especializada para articulação com o úmero e com a cabeça do rádio lateralmente.

A ulna tem duas proeminências para articulação com o úmero: (1) o **olécrano**, que se projeta em direção proximal a partir de sua face posterior (formando a extremidade do cotovelo) e serve como alavanca curta para extensão do cotovelo, e (2) o **processo coronoide**, que se projeta anteriormente.

O olécrano e o processo coronoide formam as paredes da **incisura troclear**, que de perfil assemelha-se aos dentes de uma chave-inglesa quando "pega" (articula-se com) a tróclea do úmero (Figura 3.7B e C). A articulação entre a ulna e o úmero permite basicamente apenas a flexão e a extensão da articulação do cotovelo, embora haja um pequeno grau de abdução e adução durante a pronação e a supinação do antebraço. Inferiormente ao processo coronoide está a **tuberosidade da ulna** para inserção do tendão do músculo braquial (Figuras 3.7A e 3.8A e B).

Na face lateral do processo coronoide há uma concavidade lisa e arredondada, a **incisura radial**, que recebe a parte periférica larga da cabeça do rádio. Inferiormente à incisura radial na face lateral do corpo da ulna há uma crista proeminente, a **crista do músculo supinador**. Entre ela e a parte distal do processo coronoide há uma concavidade, a **"fossa" do músculo supinador**. A parte profunda do músculo supinador fixa-se à crista e à "fossa" do músculo supinador (Figura 3.7A).

O **corpo da ulna** é espesso e cilíndrico na região proximal; mas afila-se, diminuindo de diâmetro, em sentido distal (Figura 3.8A). Na extremidade distal da ulna há um alargamento pequeno, mas abrupto, a **cabeça da ulna**, que se assemelha a um disco, com um pequeno **processo estiloide** cônico. A ulna não chega até a articulação radiocarpal e, portanto, não participa dela (Figura 3.8).

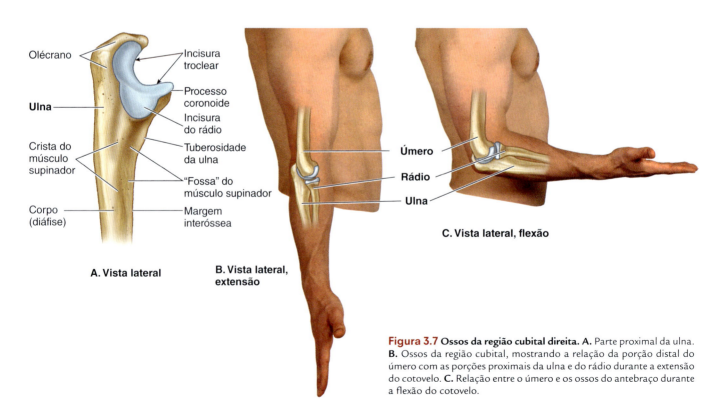

Figura 3.7 Ossos da região cubital direita. A. Parte proximal da ulna. **B.** Ossos da região cubital, mostrando a relação da porção distal do úmero com as porções proximais da ulna e do rádio durante a extensão do cotovelo. **C.** Relação entre o úmero e os ossos do antebraço durante a flexão do cotovelo.

RÁDIO

O **rádio**, localizado lateralmente, é o mais curto dos dois ossos do antebraço. A extremidade proximal inclui a curta cabeça, o colo e a tuberosidade voltada medialmente (Figura 3.8A). Na região proximal, a face superior lisa da **cabeça do rádio** discoide é côncava para articulação com o capítulo do úmero durante a flexão e a extensão da articulação do cotovelo. A cabeça do rádio também se articula perifericamente com a incisura radial da ulna; assim, a cabeça é coberta por cartilagem articular.

O **colo do rádio** é uma constrição distal à cabeça. A **tuberosidade do rádio** oval situa-se distalmente à parte medial do colo e separa a extremidade proximal (cabeça e colo) do corpo.

O **corpo do rádio**, ao contrário da ulna, aumenta gradualmente em sentido distal. A extremidade distal do rádio é praticamente um quadrilátero ao corte transversal. Sua face medial apresenta uma concavidade, a **incisura ulnar** (Figura 3.8C e D), que acomoda a cabeça da ulna. Sua face lateral torna-se cada vez mais semelhante a uma crista, terminando distalmente no **processo estiloide do rádio**.

Projetando-se posteriormente, o **tubérculo dorsal do rádio** situa-se entre sulcos superficiais destinados à passagem dos tendões dos músculos do antebraço. O processo estiloide do rádio é maior do que o processo estiloide da ulna e estende-se mais distalmente (Figura 3.8A e B). Essa relação tem importância clínica quando há fratura da ulna e/ou do rádio (ver "Fraturas do rádio e da ulna", no boxe Anatomia clínica, mais adiante).

Os corpos do rádio e da ulna apresentam-se basicamente triangulares ao corte transversal na maior parte de seu comprimento, com uma base arredondada voltada para a superfície e um ápice agudo direcionado profundamente (Figura 3.8A e E). O ápice é formado pela **margem interóssea aguda do rádio ou da ulna** onde está fixada a **membrana interóssea do antebraço**, que é fina e fibrosa (Figura 3.8A, B e E). A maioria das fibras da membrana interóssea segue um trajeto oblíquo, passando inferiormente ao rádio e se estendendo medialmente até a ulna (Figura 3.8A e B). Assim, são posicionadas para transferir forças recebidas pelo rádio (através das mãos) para a ulna, que depois são transmitidas ao úmero.

Ossos da mão

O **carpo** (ou punho)[2] é formado por oito **ossos carpais** dispostos em duas fileiras, proximal e distal, de quatro ossos (Figura 3.9A a C). Situados na junção da mão com o antebraço, esses pequenos ossos conferem flexibilidade ao carpo. O carpo é bastante convexo de um lado ao outro posteriormente e côncavo anteriormente. Ampliando o movimento na articulação do punho, as duas fileiras de ossos carpais deslizam uma sobre a outra; além disso, cada osso desliza sobre aqueles adjacentes a ele.

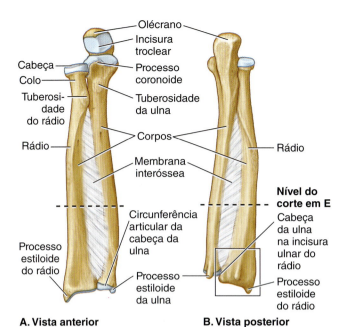
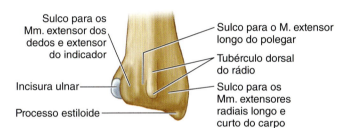
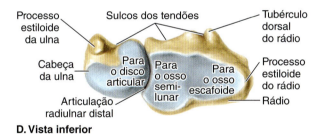
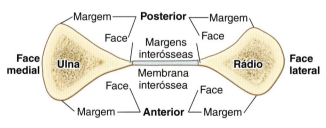

Figura 3.8 Rádio e ulna direitos. **A** e **B.** O rádio e a ulna são mostrados na posição articulada, conectados pela membrana interóssea. **C** e **D.** Acidentes anatômicos das extremidades distais dos ossos do antebraço. **E.** Em corte transversal, os corpos do rádio e da ulna apresentam-se quase como imagens espelhadas na maior parte dos seus terços médio e distal.

---

[2] O termo "punho" é, com frequência, usado incorretamente. Não deve ser usado como sinônimo de "carpo" porque se aplica corretamente à extremidade distal do antebraço em torno da qual a pessoa pode usar um relógio ou pulseiras.

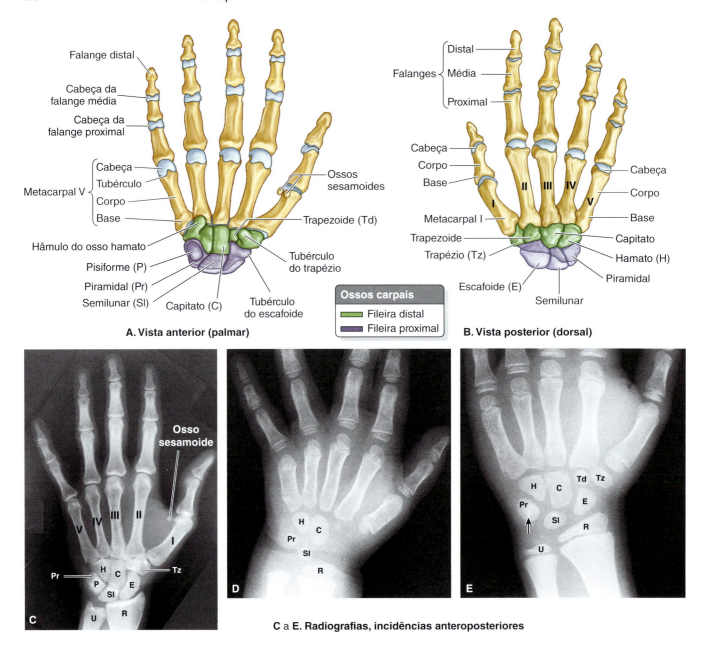

Figura 3.9 Ossos da mão direita. **A** a **C**. Adulto. O esqueleto da mão tem três segmentos: os ossos carpais da base da palma (subdivididos em fileiras proximal e distal), os ossos metacarpais da palma e as falanges dos dedos. *U*, ulna; *R*, rádio. **D**. Criança de 2,5 anos. Só são visíveis os centros de ossificação de quatro ossos carpais. Observe a epífise distal do rádio (*R*). **E**. Criança de 11 anos. Podem-se ver os centros de ossificação de todos os ossos carpais. A *seta* indica o osso pisiforme situado na face anterior do osso piramidal. A epífise distal da ulna está ossificada, mas todas as lâminas (linhas) epifisiais "continuam abertas" (*i. e.*, ainda não estão ossificadas).

Da região lateral para a medial, os quatro ossos carpais da fileira proximal (roxo na Figura 3.9A e B) são:

1. **Escafoide**: um osso em forma de barco que se articula proximalmente com o rádio. Tem um **tubérculo escafoide** proeminente; é o maior osso na fileira proximal
2. **Semilunar**: um osso em forma de meia-lua entre os ossos escafoide e piramidal. Articula-se proximalmente com o rádio e é mais largo na parte anterior do que na posterior
3. **Piramidal**: um osso em forma de pirâmide na face medial do carpo. Articula-se proximalmente com o disco articular da articulação radiulnar distal
4. **Pisiforme**: um pequeno osso, em forma de ervilha, situado na face palmar do osso piramidal.

Da região lateral para a medial, os quatro ossos carpais da fileira distal (verde na Figura 3.9A e B) são:

1. **Trapézio**: um osso com quatro faces situado na região carpal lateral. Articula-se com os ossos metacarpais I e II, escafoide e trapezoide

2. **Trapezoide**: um osso cuneiforme, semelhante ao osso trapézio. Articula-se com os ossos metacarpal II, trapézio, capitato e escafoide
3. **Capitato**: tem formato de cabeça e uma extremidade arredondada; é o maior osso carpal. Articula-se principalmente com o osso metacarpal III na parte distal e com os ossos trapezoide, escafoide, semilunar e hamato
4. **Hamato**: um osso cuneiforme na região medial da mão. Articula-se com os ossos metacarpais IV e V, capitato e piramidal. Tem um processo característico semelhante a um gancho, o **hâmulo do osso hamato**, que se estende anteriormente.

As faces proximais da fileira distal dos ossos carpais articulam-se com a fileira proximal de ossos carpais, e suas faces distais articulam-se com os ossos metacarpais.

O **metacarpo** forma o esqueleto da palma da mão entre o carpo e as falanges. É formado por cinco **ossos metacarpais**. Cada metacarpal tem base, corpo e cabeça. As **bases dos metacarpais**, proximais, articulam-se com os ossos carpais. As **cabeças dos metacarpais**, distais, articulam-se com as falanges proximais e formam as articulações metacarpofalângicas da mão. O osso metacarpal I (do polegar) é o mais largo e mais curto desses ossos. O osso metacarpal III é distinguido por um **processo estiloide** na face lateral de sua base (ver Figura 3.12A).

Cada dedo da mão tem três **falanges**, exceto o polegar, que tem apenas duas; entretanto, as falanges do primeiro dedo são mais volumosas do que as dos outros dedos. Cada falange tem uma **base** proximal, um **corpo** e uma **cabeça** distal (Figura 3.9). As falanges proximais são as maiores, as médias têm tamanho intermediário e as distais são as menores. Os corpos das falanges afilam-se na região distal. As falanges terminais são achatadas e expandidas em suas extremidades distais, sob os leitos ungueais.

OSSIFICAÇÃO DOS OSSOS DA MÃO

As radiografias do punho e da mão são usadas com frequência para avaliar a idade óssea. Em estudos clínicos, as radiografias são comparadas com uma série de padrões em um atlas radiológico do desenvolvimento ósseo para determinar a idade da criança. Os centros de ossificação geralmente são evidentes durante o 1º ano; entretanto, podem surgir antes do nascimento. Em geral, cada osso carpal ossifica-se a partir de um centro após o nascimento (Figura 3.9D). Os centros dos ossos capitato e hamato são os primeiros a surgir.

O corpo de cada osso metacarpal começa a se ossificar durante a vida fetal. Os centros de ossificação surgem após o nascimento nas cabeças dos quatro ossos metacarpais mediais e na base do osso metacarpal I. Até os 11 anos, os centros de ossificação de todos os ossos carpais são visíveis (ver Figura 3.9E).

Anatomia de superfície dos ossos do membro superior

A maioria dos ossos do membro superior tem um segmento ou superfície palpável (sendo os ossos semilunar e trapezoide notáveis exceções), que permitem ao examinador hábil discernir anormalidades causadas por traumatismo (fratura ou luxação) ou malformação (Figura 3.10).

A *clavícula* é subcutânea e pode ser facilmente palpada em toda a sua extensão. A extremidade esternal projeta-se superiormente para o manúbrio do esterno (Figura 3.10). Entre as extremidades esternais elevadas das clavículas está a **incisura jugular**. Com frequência, a extremidade acromial da clavícula situa-se mais alta do que o acrômio, formando uma elevação palpável na *articulação acromioclavicular (AC)*. A extremidade acromial pode ser palpada 2 a 3 cm medialmente à margem lateral do acrômio, sobretudo quando há flexão e extensão alternadas do braço. Pode haver proeminência de uma ou ambas as extremidades da clavícula; quando presente, esta condição geralmente é bilateral.

Observe a elasticidade da pele sobre a clavícula e como se pode pinçá-la com facilidade, formando uma prega móvel. Essa propriedade da pele é útil quando se faz a ligadura da terceira parte da artéria subclávia: A pele situada superiormente à clavícula é puxada para baixo sobre a clavícula e depois incisada. Após a incisão, permite-se que a pele retorne à posição superior à clavícula, onde se superpõe à artéria (não colocando, assim, a artéria em risco durante a incisão).

Como a clavícula segue em sentido lateral, pode-se perceber que sua parte medial é convexa anteriormente. Os grandes vasos e nervos para o membro superior seguem posteriormente a essa convexidade. A extremidade acromial achatada da clavícula não chega à ponta do ombro, formada pela extremidade lateral do acrômio da escápula.

O *acrômio da escápula* pode ser palpado com facilidade e muitas vezes é visível, sobretudo quando o músculo deltoide se contrai contra resistência. A face superior do acrômio é subcutânea e pode ser acompanhada medialmente até a articulação AC. As margens lateral e posterior do acrômio encontram-se para formar o **ângulo do acrômio** (Figura 3.10B). O úmero na cavidade glenoidal e o *músculo deltoide* formam a curva arredondada do ombro. A **crista da espinha da escápula** é subcutânea em toda a sua extensão e facilmente palpada.

Quando o membro superior está em posição anatômica:

- O *ângulo superior da escápula* situa-se no nível da vértebra T II
- A extremidade medial da raiz da espinha da escápula situa-se oposta ao processo espinhoso da vértebra T III
- O *ângulo inferior da escápula* situa-se no nível da vértebra T VII, perto da margem inferior da costela VII e do 7º espaço intercostal.

A *margem medial da escápula* é palpável abaixo da raiz da espinha da escápula, ao cruzar as costelas III a VII. A margem lateral da escápula não é facilmente palpada porque está coberta pelos músculos redondos maior e menor. Quando o membro superior é abduzido e a mão é colocada atrás da cabeça, a escápula é rodada, elevando a cavidade glenoidal de tal modo que a margem medial da escápula fica paralela à costela VI. Assim, pode ser usada para estimar sua posição e, profundamente à costela, a fissura oblíqua do pulmão. O ângulo inferior da escápula é palpado com facilidade e, muitas vezes, é visível. É apreendido durante a avaliação dos movimentos da articulação do ombro para imobilizar a escápula. O *processo coracoide da escápula* pode ser percebido palpando-se profundamente a região lateral do *trígono clavipeitoral* (Figura 3.11).

A *cabeça do úmero* é circundada por músculos, exceto na região inferior; assim, só pode ser palpada introduzindo-se bem os dedos na *fossa axilar* (axila). O braço não deve estar em abdução completa, pois isso tensiona a fáscia na axila e impede a palpação da cabeça do úmero. Quando o braço é movimentado e a escápula é fixada, é possível palpar a cabeça do úmero.

O *tubérculo maior do úmero* pode ser palpado com o braço ao lado do corpo durante a palpação profunda através do músculo deltoide, inferiormente à margem lateral do acrômio. Nessa posição, o tubérculo maior é o ponto ósseo mais lateral do ombro e, juntamente com o músculo deltoide, confere ao ombro seu contorno arredondado. Quando o braço é abduzido, o tubérculo maior é tracionado sob o acrômio e não é mais palpável.

O *tubérculo menor do úmero* pode ser palpado com dificuldade mediante palpação profunda através do músculo deltoide na face anterior do braço, cerca de 1 cm lateral e um pouco inferior à extremidade do processo coracoide. A rotação do braço viabiliza a palpação desse tubérculo. Pode-se identificar a localização do *sulco intertubercular*, entre os tubérculos maior e menor, durante a flexão e a extensão da articulação do cotovelo por palpação em direção superior ao longo do tendão da cabeça longa do músculo bíceps braquial quando este atravessa o sulco intertubercular.

O *corpo do úmero* pode ser palpado, em maior ou menor grau, através dos músculos que o circundam. A parte proximal do corpo do úmero não é subcutânea.

Os epicôndilos medial e lateral do úmero são subcutâneos e facilmente palpados nas faces medial e lateral da região cubital. O *epicôndilo medial*, semelhante a um botão, que se projeta em sentido posteromedial, é mais proeminente do que o epicôndilo lateral.

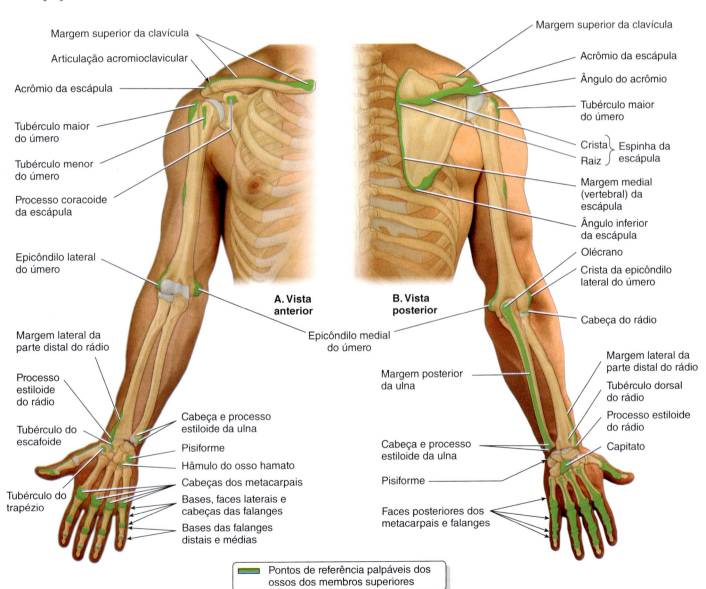

Figura 3.10 Anatomia de superfície dos ossos do membro superior.

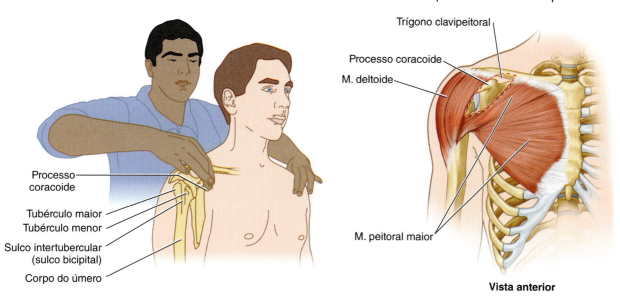

Figura 3.11 Palpação do processo coracoide da escápula.

A flexão parcial da articulação do cotovelo torna visível o *epicôndilo lateral*. A extensão completa da articulação do cotovelo permite palpar, mas não ver, o epicôndilo lateral profundamente a uma depressão na face posterolateral do cotovelo.

O *olécrano da ulna* pode ser facilmente palpado (Figura 3.12). Observe que, durante a extensão da articulação do cotovelo, a extremidade do olécrano e os epicôndilos do úmero formam uma linha reta (Figura 3.12A e B). Quando o cotovelo é fletido, o olécrano desce até que sua extremidade forme o ápice de um

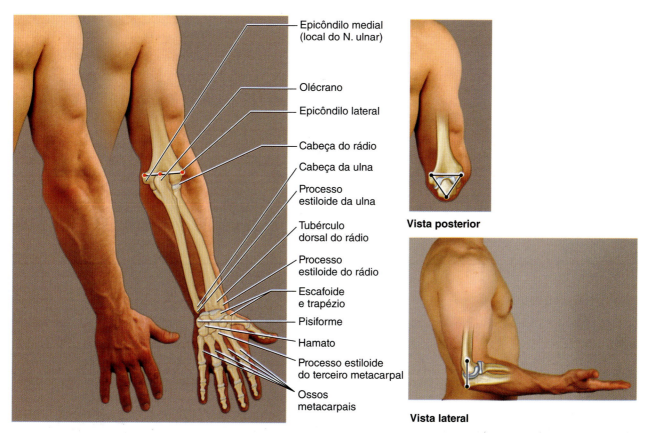

A. Vista posterior, epicôndilos e olécrano alinhados durante a extensão.

B. Flexão: os epicôndilos formam trígono e alinham-se verticalmente com o olécrano durante a flexão de 90°.

Figura 3.12 Anatomia de superfície dos ossos e formações ósseas na região cubital.

triângulo aproximadamente equilátero, cujos ângulos da base são formados pelos epicôndilos (Figura 3.12B). Essas relações normais são importantes no diagnóstico de algumas lesões do cotovelo (p. ex., luxação).

A *margem posterior da ulna*, palpável em toda a extensão do antebraço, demarca o limite posteromedial entre os compartimentos flexor–pronador e extensor–supinador do antebraço. A *cabeça da ulna* forma uma grande proeminência subcutânea arredondada que pode ser vista e palpada com facilidade na região medial da face dorsal do punho, sobretudo com a mão em pronação. O *processo estiloide da ulna* subcutâneo e pontiagudo pode ser palpado ligeiramente distal à cabeça da ulna arredondada quando a mão está em supinação (Figura 3.12A).

A *cabeça do rádio* pode ser palpada e sua rotação pode ser percebida na depressão existente na face posterolateral da articulação do cotovelo estendida, imediatamente distal ao epicôndilo lateral do úmero durante a pronação e a supinação do antebraço. O *nervo ulnar* assemelha-se a um cordão espesso quando passa atrás do epicôndilo medial do úmero; a compressão do nervo nesse local produz uma sensação desagradável de "choque".

O *processo estiloide do rádio* pode ser facilmente palpado na *tabaqueira anatômica*, situada na região lateral do punho (ver Figura 3.67B). É maior e situa-se cerca de 1 cm mais distal que o processo estiloide da ulna. A palpação do processo estiloide do rádio é mais fácil quando o polegar está abduzido. Os tendões dos músculos do polegar superpõem-se a ele. Como o processo estende-se mais distalmente do que o processo estiloide da ulna, é possível realizar maior desvio ulnar do punho do que o desvio radial.

A relação entre os processos radial e ulnar é importante no diagnóstico de algumas lesões do punho (p. ex., fratura de Colles; ver Figura B3.3B). Proximal ao processo estiloide do rádio, as faces anterior, lateral e posterior do rádio são palpáveis por vários centímetros. O *tubérculo dorsal do rádio* é facilmente palpado aproximadamente no meio da face dorsal da extremidade distal do rádio. O tubérculo dorsal atua como polia para o tendão do músculo extensor longo do polegar, que é medial a ele.

O *osso pisiforme* pode ser palpado na face anterior da margem medial do punho e pode ser movido de um lado para outro quando a mão está relaxada. O *hâmulo do osso hamato* pode ser palpado por meio de compressão profunda da região medial da palma, cerca de 2 cm distal e lateral ao osso pisiforme. Os *tubérculos dos ossos escafoide e trapézio* podem ser palpados na base e na face medial da *eminência tenar* quando a mão é estendida.

Os *ossos metacarpais*, embora superpostos pelos tendões do músculo extensor longo dos dedos, podem ser palpados no dorso da mão. As cabeças desses ossos formam os "nós dos dedos"; a cabeça do metacarpal III é mais proeminente. O *processo estiloide do metacarpal terceiro [III]* pode ser palpado a cerca de 3,5 cm do tubérculo dorsal do rádio. As faces dorsais das falanges também podem ser palpadas com facilidade. Os nós dos dedos são formados pelas cabeças das falanges proximais e médias.

Ao medir o membro superior, ou segmentos dele, para comparação com o membro contralateral ou com padrões de crescimento ou tamanho normal do membro, o *ângulo do acrômio* (Figura 3.10B), o *epicôndilo lateral do úmero, o processo estiloide do rádio e a extremidade do terceiro dedo* são os pontos de medida mais usados, com o membro relaxado (pendente), mas com as palmas voltadas anteriormente.

Como os efeitos incapacitantes de uma lesão de um membro superior, sobretudo da mão, são muito desproporcionais à magnitude da lesão, é importantíssimo conhecer bem a estrutura e a função do membro superior. Conhecer sua estrutura sem compreender suas funções é quase inútil clinicamente porque o objetivo do tratamento de uma lesão do membro é preservar ou restaurar suas funções.

ANATOMIA CLÍNICA

OSSOS DO MEMBRO SUPERIOR

Fratura da clavícula

A clavícula é um dos ossos fraturados com maior frequência. As *fraturas da clavícula* são especialmente comuns em crianças e, muitas vezes, são causadas por uma força indireta transmitida da mão estendida através dos ossos do antebraço e do braço para o ombro durante uma queda. A fratura também pode resultar de queda diretamente sobre o ombro. A parte mais fraca da clavícula é a junção de seus terços médio e lateral. A fratura da clavícula também é comum em atletas adultos (p. ex., jogadores de futebol americano e de hóquei e ciclistas).

Depois da fratura da clavícula, o músculo esternocleidomastóideo eleva o fragmento medial do osso (Figura B3.1). Devido à posição subcutânea da clavícula, a extremidade do fragmento deslocada para cima é proeminente – facilmente palpável e/ou visível. O músculo trapézio não consegue manter o fragmento lateral elevado em razão do peso do membro superior, e, assim, o ombro cai. Em geral, o forte ligamento coracoclavicular impede a luxação da articulação AC. As pessoas com fratura da clavícula sustentam o braço pendente com o outro braço. Além de ser deprimido, o fragmento lateral da clavícula pode ser tracionado medialmente pelos músculos adutores do braço, como o músculo peitoral maior. O cavalgamento dos

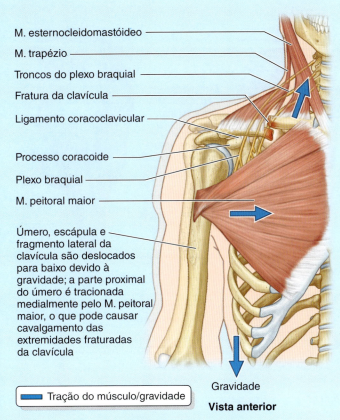

Figura B3.1 **Fratura da clavícula.**

fragmentos ósseos encurta a clavícula. Enfaixamento do tipo Velpeau é usado para "retirar o peso" do membro superior da clavícula e viabilizar o alinhamento e o processo de consolidação.

As clavículas delgadas dos neonatos podem ser fraturadas durante o parto se eles tiverem os ombros largos; entretanto, a consolidação óssea costuma ser rápida. Muitas vezes a fratura da clavícula é incompleta em crianças pequenas – *fratura em galho verde* (ver "Fraturas do úmero" neste boxe Anatomia clínica, mais adiante).

Ossificação da clavícula

A clavícula é o primeiro osso longo a ossificar (via *ossificação intramembranácea*), processo que se inicia durante as 5ª e 6ª semanas embrionárias a partir de centros primários medial e lateral, situados próximos no corpo da clavícula. Depois, as extremidades da clavícula atravessam uma fase cartilagínea (*ossificação endocondral*); as cartilagens formam zonas de crescimento semelhantes àquelas de outros ossos longos. Um centro de ossificação secundário surge na extremidade esternal e forma uma epífise semelhante a uma escama, cuja fusão ao corpo (diáfise) começa entre 18 e 25 anos e termina entre 25 e 31 anos. Esta é a última das epífises dos ossos longos a se fundir. Pode haver uma epífise semelhante a uma escama bem menor na extremidade acromial da clavícula; esta não deve ser confundida com uma fratura.

Às vezes, não há fusão dos dois centros de ossificação da clavícula; por conseguinte, surge um defeito ósseo entre os terços lateral e medial da clavícula. O conhecimento dessa possível anomalia congênita evita o diagnóstico de fratura em uma clavícula normal. Quando houver dúvida, as duas clavículas são radiografadas porque esse defeito geralmente é bilateral (Olson et al., 2009).

Fratura da escápula

A fratura da escápula geralmente é causada por traumatismo importante, como ocorre em acidentes envolvendo pedestres e veículos. Em geral, também há fratura das costelas. A maioria das fraturas exige pouco tratamento porque a escápula está coberta por músculos nos dois lados. A maioria das fraturas inclui o acrômio subcutâneo protruso.

Fraturas do úmero

A maioria das lesões da extremidade proximal do úmero consiste em *fraturas do colo cirúrgico*. Essas lesões são mais comuns em pessoas idosas com *osteoporose*, cujos ossos são desmineralizados e frágeis. Muitas vezes as fraturas do úmero resultam na penetração de um fragmento no osso esponjoso do outro fragmento (*fratura impactada*). Em geral, as lesões são causadas por uma queda leve sobre a mão, com transmissão da força pelos ossos do antebraço do membro estendido. Graças à impactação dos fragmentos, o local de fratura às vezes é estável e a pessoa consegue movimentar o braço passivamente com pouca dor. A *fratura por avulsão do tubérculo maior do úmero* é mais comum em pessoas de meia-idade e idosas. Uma pequena parte do tubérculo é arrancada (Figura B3.2A). A fratura por avulsão geralmente resulta de luxação do úmero. Em pessoas mais jovens pode ocorrer fratura do tubérculo maior do úmero devido a impacção com abdução ou flexão excessiva do membro superior. Os músculos (sobretudo o subescapular) que permanecem conectados ao úmero tracionam o membro para a posição de rotação medial.

As fraturas da diáfise do úmero decorrem de um golpe direto ou torção do braço, resultando em vários tipos de fraturas. Nas crianças as fraturas das diáfises dos ossos longos são, com frequência, *fraturas em galho verde*, nas quais há ruptura do osso cortical de um lado e flexão da cortical do outro lado (Figura B3.2C). Essa fratura é assim denominada porque as partes do osso não se separam; o osso assemelha-se a um galho de árvore (verde) que foi dobrado, mas não se quebrou.

Em uma *fratura transversal do corpo do úmero*, a tração do músculo deltoide desloca lateralmente o fragmento proximal (Figura B3.2B). A lesão indireta resultante de queda sobre a mão estendida pode causar uma *fratura espiral* ou *oblíqua do corpo do úmero*. O cavalgamento das extremidades oblíquas do osso fraturado em sentido oblíquo pode acarretar encurtamento do membro. Como o úmero é circundado por músculos e tem um periósteo bem desenvolvido, a consolidação dos fragmentos ósseos alinhados apropriadamente costuma ser boa.

A *fratura intercondilar do úmero* é causada por queda com impacto significativo sobre o cotovelo fletido ou por lesões de alto impacto, como em acidentes com veículos automotivos. O olécrano da ulna insere-se como uma cunha entre as partes medial e lateral do côndilo do úmero, separando uma ou ambas as partes do corpo do úmero.

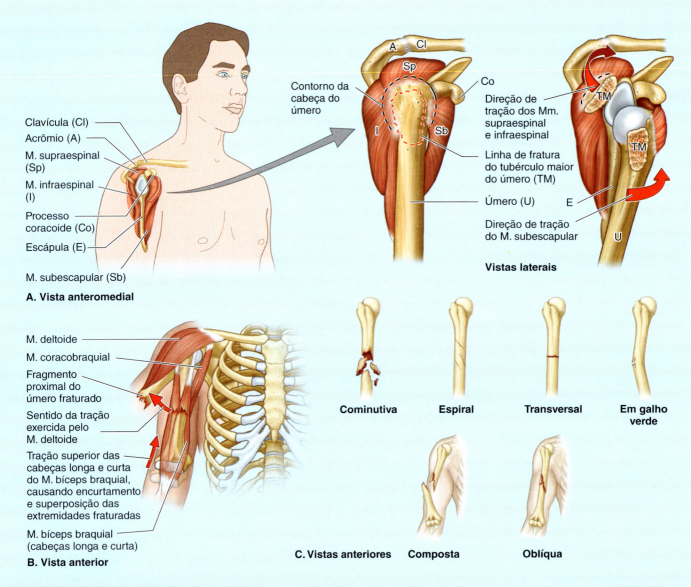

Figura B3.2 Fraturas do úmero. A. Fratura por avulsão do tubérculo maior do úmero. **B.** Fratura transversal do corpo do úmero. **C.** Padrões de fratura.

A seguir são apresentadas as partes do úmero em contato direto com os nervos indicados:

- Colo cirúrgico: nervo axilar
- Sulco do nervo radial: nervo radial
- Extremidade distal do úmero: nervo mediano
- Epicôndilo medial: nervo ulnar.

A fratura da parte do úmero associada pode causar lesão desses nervos. Essas lesões são discutidas adiante neste capítulo.

Fraturas do rádio e da ulna

 Fraturas do rádio e/ou ulna em crianças pequenas são muitas vezes fraturas incompletas, ou seja, fraturas em galho verde.

As fraturas conjuntas do rádio e da ulna em pessoas idosas e adultos atléticos geralmente são consequência de lesão importante. Um golpe direto geralmente causa fraturas transversais no mesmo nível, em geral no terço médio dos ossos. Também há fraturas isoladas do rádio ou da ulna. Como os corpos desses ossos são firmemente unidos pela membrana interóssea, é provável que a fratura de um osso esteja associada à luxação da articulação mais próxima.

A *fratura da extremidade distal do rádio* é comum em adultos com 50 anos ou mais. É mais frequente em mulheres por causa da *osteoporose*. A fratura transversal completa dos 2 cm distais do rádio, denominada *fratura de Colles*, é a mais comum no antebraço (Figura B3.3B). Há deslocamento posterior do fragmento distal e este é, muitas vezes, *cominutivo*. A fratura resulta da extensão forçada da mão, em geral resultante da extensão do membro superior na tentativa de aliviar uma queda.

Com frequência, há *avulsão* do processo estiloide da ulna. Normalmente, o processo estiloide do rádio projeta-se mais

Capítulo 3 ■ Membro Superior 157

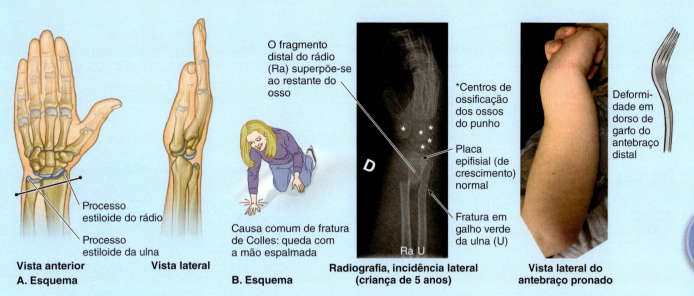

Figura B3.3 Fratura distal dos ossos do antebraço. **A.** Punho normal. **B.** Fratura de Colles com deformidade em dorso de garfo.

distalmente do que o processo estiloide da ulna (Figura B3.3A); quando ocorre uma fratura de Colles, essa relação é invertida devido ao encurtamento do rádio (Figura B3.3B). Essa fratura costuma ser denominada *deformidade em dorso de garfo* por causa da angulação posterior do antebraço imediatamente proximal ao punho e à curvatura anterior normal da mão relaxada. A curvatura posterior é produzida pelo deslocamento posterior e inclinação do fragmento distal do rádio.

O relato típico de uma pessoa com fratura de Colles inclui um escorregão ou tropeção e, na tentativa de interromper a queda, apoio sobre o membro estendido com o antebraço e a mão em pronação. Por causa da rica vascularização da extremidade distal do rádio, a consolidação óssea geralmente é boa.

Quando há fratura da extremidade distal do rádio em crianças, a linha de fratura pode atravessar a lâmina epifisial distal (ver Figura B3.42, mais adiante neste capítulo). As *lesões da lâmina epifisial* são comuns em crianças maiores por causa das frequentes quedas em que há transmissão de força da mão para o rádio e para a ulna. O processo de consolidação pode resultar em mau alinhamento (deslocamento) da lâmina epifisial e comprometimento do crescimento do rádio.

Fratura do osso escafoide

O escafoide é o osso carpal fraturado com maior frequência. Muitas vezes a fratura é causada por queda sobre a palma com a mão em abdução e ocorre na parte estreita do osso escafoide (Figura B3.4A). Na palpação, a dor é provocada na tabaqueira anatômica na face lateral do punho, em especial durante a dorsiflexão e a abdução da mão. Radiografias iniciais do punho podem não mostrar fratura; não raro a lesão é (erroneamente) diagnosticada como *entorse grave do punho*.

Radiografias feitas 10 a 14 dias depois mostram a fratura porque houve reabsorção óssea no local (Figura B3.4B). Em razão da pequena vascularização da parte proximal do osso escafoide, a consolidação das partes fraturadas leva no mínimo 3 meses. Pode haver *necrose avascular do fragmento proximal do osso escafoide* (morte patológica do osso causada pela vascularização inadequada) e consequente *doença articular degenerativa do punho*. Em alguns casos, é necessário proceder à fusão cirúrgica (*artrodese*) dos ossos carpais.

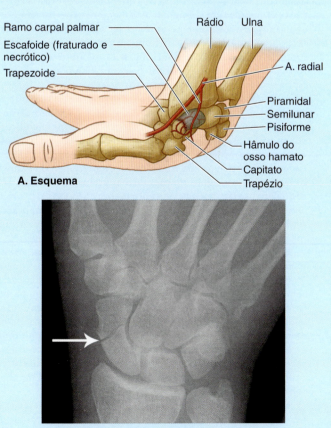

Figura B3.4 Fratura do osso escafoide.

Fratura do osso hamato

Na *fratura do osso hamato* pode não haver consolidação das partes ósseas fraturadas em decorrência da tração produzida pelos músculos hipotenares fixados a ele. Por estar próximo do hâmulo do osso hamato, o nervo ulnar pode ser lesionado, causando diminuição da força de preensão. Também pode haver lesão da artéria ulnar na fratura do osso hamato.

Fratura dos ossos metacarpais

Os ossos metacarpais (exceto o 1º) estão bem próximos; por conta disso, as fraturas isoladas tendem a ser estáveis. Além disso, esses ossos têm boa irrigação sanguínea. Portanto, a consolidação óssea costuma ser rápida. *Fraturas oblíquas ("em espiral") de um osso metacarpal* podem resultar em cavalgamento de fragmentos ósseos e/ou rotação do fragmento distal, com consequente encurtamento do dedo da mão ou flexão discordante do dedo fraturado em relação aos outros. As *lesões graves por esmagamento da mão* podem causar várias fraturas dos ossos metacarpais e ocasionar instabilidade da mão. A fratura do metacarpal V, com frequência denominada *fratura do boxeador*, ocorre quando uma pessoa inábil soca alguém com o punho cerrado e abduzido. A cabeça do osso gira sobre a extremidade distal do corpo, provocando uma deformidade em flexão.

Fratura das falanges

As lesões por esmagamento das falanges distais são comuns (p. ex., quando um dedo da mão é esmagado pela porta de um carro). Como os dedos têm sensibilidade muito desenvolvida, essas lesões são extremamente dolorosas. Em geral, a *fratura da falange distal* é cominutiva, e logo surge um hematoma doloroso. As *fraturas das falanges proximal e média* costumam ser causadas por esmagamento ou hiperextensão. Em vista da proximidade das fraturas das falanges com os tendões dos músculos flexores, os fragmentos ósseos têm de ser cuidadosamente realinhados para restaurar a função normal dos dedos.

Pontos-chave: Ossos do membro superior

Comparação entre os membros superiores e inferiores: O desenvolvimento e a estrutura dos membros superiores e inferiores têm muito em comum; mas o membro superior tornou-se um órgão móvel que permite ao ser humano não apenas responder ao ambiente, mas também ter, sobre ele, um alto grau de manipulação e controle. ■ O membro superior é formado por quatro segmentos cuja mobilidade é crescente: a principal função dos três segmentos proximais (ombro, braço e antebraço) é posicionar o quarto segmento (mão), que é usado para apreensão, manipulação e tato. ■ Quatro características permitem a operação independente dos membros superiores, possibilitando o posicionamento preciso das mãos e a coordenação mão–olho acurada. (1) os membros superiores não participam da sustentação de peso nem da deambulação, (2) o cíngulo do membro superior está fixado ao esqueleto axial apenas anteriormente através de uma articulação menos móvel, (3) os pares de ossos do antebraço podem ser movimentados em relação um ao outro, e (4) as mãos têm dedos móveis e longos e um polegar oponível.

Clavícula: A clavícula, cuja localização é subcutânea, une o membro superior (esqueleto apendicular superior) ao tronco (esqueleto axial). ■ A clavícula atua como um suporte móvel, semelhante a um guindaste, que suspende a escápula e a parte livre do membro a uma certa distância do tronco, permitindo a liberdade de movimento. ■ Os choques sofridos pelo membro superior (principalmente o ombro) são transmitidos através da clavícula, resultando em fratura, na maioria das vezes entre os terços médio e lateral. ■ A clavícula é o primeiro osso longo a sofrer ossificação e o último a ter sua formação concluída.

Escápula: A escápula forma a base móvel de ação da parte livre do membro superior. ■ Este osso plano triangular é curvo para se adaptar à parede torácica e oferece grandes áreas de superfície e margens para inserção dos músculos. ■ Esses músculos (1) movem a escápula sobre a parede torácica na articulação escapulotorácica fisiológica e (2) estendem-se até a parte proximal do úmero, mantendo a integridade – e produzindo movimento – da articulação do ombro. ■ A espinha da escápula e o acrômio atuam como alavancas; o acrômio permite que a escápula e os músculos fixados a ela estejam localizados medialmente contra o tronco com as articulações AC e do ombro, assim permitindo o movimento lateral ao tronco. ■ O processo coracoide é o local de inserção do ligamento coracoclavicular, que sustenta passivamente o membro superior, e um local de inserção muscular (tendão).

Úmero: O úmero, longo e forte, é um suporte móvel – o primeiro de uma série de dois – usado para posicionar a mão a determinada altura (nível) e distância do tronco a fim de maximizar sua eficiência. ■ A cabeça esférica permite grande amplitude de movimento sobre a base escapular móvel; a tróclea e o capítulo em sua extremidade distal facilitam os movimentos tipo dobradiça do cotovelo e, ao mesmo tempo, a rotação do rádio em torno de um eixo. ■ O longo corpo do úmero permite alcançar pontos distantes e o torna uma alavanca eficaz que aumenta a força ao levantar objetos pesados, além de servir como área de inserção de músculos que atuam principalmente no cotovelo. ■ A superfície adicional para inserção de músculos flexores e extensores do punho é proporcionada pelos epicôndilos, as extensões medial e lateral da extremidade distal do úmero.

Ulna e rádio: Juntos, a ulna e o rádio constituem a segunda unidade de um suporte articulado com duas unidades (o úmero

Pontos-chave: (*continuação*)

é a primeira) que se projeta de uma base móvel (ombro) e serve para posicionar a mão. ■ Como a unidade do antebraço é formada por dois ossos paralelos e o rádio gira em torno da ulna, é possível realizar supinação e pronação da mão durante a flexão do cotovelo. ■ Na parte proximal, a ulna, que é maior e está em posição medial, é o principal osso que se articula com o úmero, enquanto na parte distal, o rádio, que é mais curto e lateral, é o principal responsável pela articulação com a mão através do punho. ■ Como a ulna não chega ao punho, as forças recebidas pela mão são transmitidas do rádio para a ulna através da membrana interóssea.

Mão: Cada segmento do membro superior aumenta a funcionalidade da unidade terminal, a mão. ■ Localizada na extremidade livre de um suporte articulado com duas unidades (braço e antebraço) que se projeta de uma base móvel (ombro), a mão tem uma grande amplitude de posições em relação ao tronco. ■ A conexão das mãos ao suporte flexível via os múltiplos pequenos ossos carpais, associada à rotação do antebraço, aumenta muito sua capacidade de colocá-la em determinada posição, sendo possível fletir os dedos (para empurrar ou segurar) na direção necessária. ■ Os ossos carpais estão organizados em duas fileiras de quatro ossos cada e, como grupo, articulam-se com o rádio proximalmente e com os ossos metacarpais distalmente. ■ Os dedos alongados e muito flexíveis – que se estendem de uma base semirrígida (a palma) – possibilitam agarrar, manipular ou executar tarefas complexas que incluem vários movimentos distintos simultâneos (p. ex., ao digitar ou tocar piano).

Anatomia de superfície: O membro superior tem muitos acidentes ósseos palpáveis úteis para (1) diagnóstico de fraturas, luxações ou malformações; (2) determinação aproximada da posição de estruturas mais profundas; e (3) descrição precisa da localização de incisões e locais de punção terapêutica ou áreas de patologia ou lesão.

FÁSCIA DO MEMBRO SUPERIOR

Profundamente à pele estão (1) **tela subcutânea** (tecido subcutâneo), contendo gordura, e (2) **fáscia muscular**, revestindo os músculos e separando-os em compartimentos (Figura 3.13). Se não houver estrutura (músculo, tendão ou bolsa, por exemplo) interposta à pele e ao osso, a fáscia muscular geralmente estará fixada ao osso.

A fáscia da região peitoral está fixada à clavícula e ao esterno. A **fáscia peitoral** reveste o músculo peitoral maior e é contínua inferiormente com a fáscia da parede anterior do abdome. A fáscia peitoral deixa a margem lateral do músculo peitoral maior e dá origem à **fáscia da axila**, que forma o assoalho da axila. Profundamente à fáscia peitoral e ao músculo peitoral maior, outra camada de fáscia, a **fáscia clavipeitoral**, desce a partir da clavícula, envolvendo o músculo subclávio e, depois, o músculo peitoral menor, tornando-se contínua inferiormente com a fáscia da axila.

A parte da fáscia clavipeitoral entre os músculos peitoral menor e subclávio, a **membrana costocoracoide**, é perfurada pelo nervo peitoral lateral, que supre principalmente o músculo peitoral maior. A parte da fáscia clavipeitoral inferior ao peitoral menor, o **ligamento suspensor da axila**, sustenta a fáscia da axila e traciona para cima a fáscia da axila e a pele sobrejacente a ela durante a abdução do braço, formando a **fossa axilar**.

Os músculos escapuloumerais que cobrem a escápula e formam o volume do ombro também são revestidos por fáscia muscular. A **fáscia deltóidea** desce sobre a face superficial do músculo deltoide a partir da clavícula, acrômio e espinha da escápula. A partir da face profunda da fáscia deltóidea, vários septos de tecido conjuntivo penetram entre os fascículos (feixes) do músculo. Inferiormente, a fáscia deltóidea é contínua com a fáscia peitoral anteriormente e com densa fáscia infraespinal posteriormente. Os músculos que recobrem as faces anterior e posterior da escápula são cobertos superficialmente por fáscia muscular, que está fixada às margens da escápula e posteriormente à espinha da escápula.

Essa disposição cria *compartimentos subescapulares, supraespinais* e *infraespinais* osteofibrosos; os músculos de cada compartimento estão inseridos (têm origem) parcialmente na face profunda da fáscia sobrejacente, o que permite que os músculos tenham um volume maior do que ocorreria se houvesse apenas inserções ósseas. As **fáscias supraespinal** e **infraespinal** sobre os músculos supraespinal e infraespinal, respectivamente, na face posterior da escápula, são tão densas e opacas que devem ser removidas durante a dissecção para se verem os músculos.

A **fáscia do braço**, uma bainha de fáscia muscular, envolve o braço como uma manga ajustada sob a pele e a tela subcutânea (Figuras 3.13A e 3.14A e B). É contínua superiormente com as fáscias dos músculos deltoide, peitoral, axilar e infraespinal. A fáscia do braço está inserida inferiormente aos epicôndilos do úmero e ao olécrano da ulna. Esta fáscia é contínua com a **fáscia do antebraço**, a fáscia muscular do antebraço. Dois septos intermusculares – os **septos intermusculares medial** e **lateral** – estendem-se da face profunda da fáscia do braço até o centro do corpo e as cristas supraepicondilares medial e lateral do úmero (Figura 3.14B). Esses septos intermusculares dividem o braço em **compartimentos fasciais anterior (flexor)** e **posterior (extensor)**, e cada um deles contém músculos que apresentam funções semelhantes e inervação comum. Os compartimentos fasciais do membro superior são importantes do ponto de vista clínico, pois também restringem e

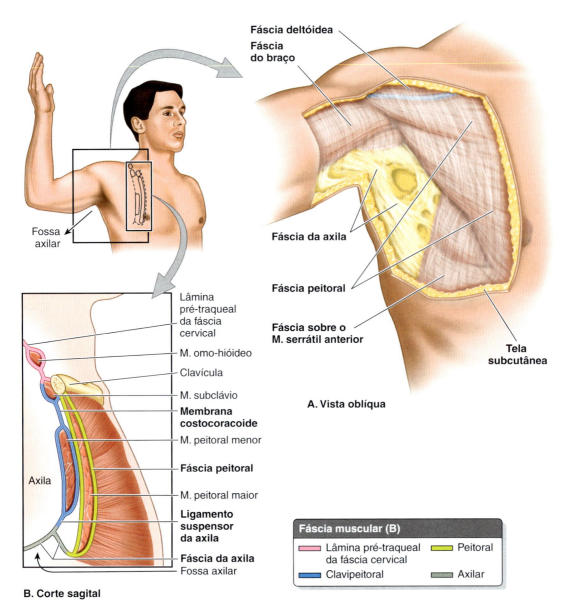

Figura 3.13 Parede anterior e assoalho da axila. **A.** Fáscia da axila. A fáscia da axila forma o assoalho da axila e é contínua com a fáscia peitoral. **B.** Fáscias peitoral e clavipeitoral. A fáscia peitoral circunda o músculo peitoral maior e forma a lâmina anterior da parede anterior da axila. A fáscia clavipeitoral estende-se entre o processo coracoide da escápula, a clavícula e a fáscia da axila.

direcionam a disseminação de infecção ou hemorragia no membro.

No antebraço, compartimentos fasciais semelhantes são circundados pela *fáscia do antebraço* e separados pela **membrana interóssea** que une o rádio e a ulna (Figura 3.14C). A fáscia do antebraço apresenta espessamento posterior sobre as extremidades distais do rádio e da ulna para formar uma faixa transversal, o **retináculo dos músculos extensores**, que mantém os tendões dos músculos extensores em posição (Figura 3.14D).

A fáscia do antebraço também forma um espessamento anterior, que é contínuo com o retináculo dos músculos extensores, mas não tem nome oficial; alguns autores identificam-no como *ligamento carpal palmar* (Figura 3.14A e D). Imediatamente distal e em um nível mais profundo do que o último, a fáscia do antebraço também continua como o **retináculo dos músculos flexores (ligamento carpal transverso)**.[3] Essa faixa fibrosa estende-se entre as proeminências anteriores dos ossos carpais externos e transforma a concavidade anterior do carpo em um *túnel do carpo*, através do qual passam os tendões dos músculos flexores e o nervo mediano.

A face palmar da *fáscia muscular do membro superior* continua além dos retináculos dos músculos extensores e flexores como a *fáscia palmar*. A parte central da fáscia

---

[3] A estrutura oficialmente identificada como retináculo dos músculos flexores curiosamente não corresponde em posição e estrutura ao retináculo dos músculos extensores quando há outra estrutura (o ligamento carpal palmar, atualmente não reconhecido pela *Terminologia Anatômica*) que o faz. A comunidade clínica propôs e adotou em larga escala o uso do termo de base mais estrutural *ligamento carpal transverso* para substituir o termo *retináculo dos músculos flexores*.

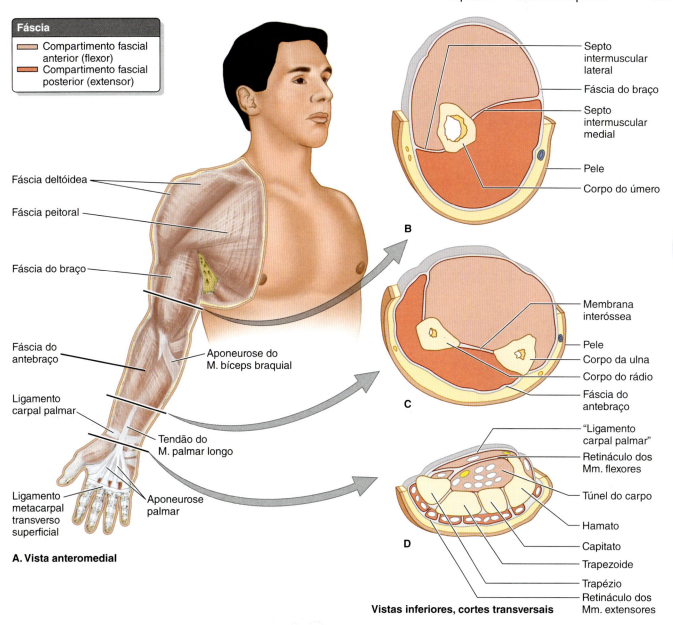

Figura 3.14 Fáscia e compartimentos do membro superior. A. As fáscias do braço e do antebraço. **B.** Braço, corte transversal. **C.** Antebraço, corte transversal. **D.** Punho, corte transversal. O retináculo dos músculos flexores estende-se entre as proeminências anteriores dos ossos carpais externos, transformando a concavidade anterior do carpo em um túnel do carpo osteofibroso.

palmar, a *aponeurose palmar*, é espessa, tendínea e triangular e se superpõe ao compartimento central da palma da mão. Seu *ápice*, de localização proximal, é contínuo com o *tendão do músculo palmar longo* (quando existente). A aponeurose forma quatro espessamentos distintos que irradiam para as bases dos dedos e tornam-se contínuos com as bainhas tendíneas fibrosas dos dedos. As faixas são atravessadas distalmente pelo **ligamento transverso superficial do metacarpo**, que forma a base da aponeurose palmar. Um grande número de *ligamentos cutâneos* diminutos e fortes estendem-se da aponeurose palmar até a pele (ver Capítulo 1, *Visão Geral e Conceitos Básicos*; Figura 1.8B). Esses ligamentos mantêm a pele palmar próxima da aponeurose, o que possibilita pequeno deslizamento da pele.

VASOS E NERVOS DO MEMBRO SUPERIOR

Visão geral do suprimento arterial do membro superior

O suprimento arterial do membro superior inicia-se com a artéria axilar, a segunda parte de uma única artéria contínua que muda de nome três vezes (Figura 3.15A). A primeira parte é a artéria subclávia, que contribui para o suprimento da região escapular, mas é considerada uma artéria do pescoço (ver Capítulo 9, *Pescoço*). A artéria subclávia torna-se uma *artéria axilar* ao cruzar a margem lateral da costela I. A artéria axilar supre as regiões do ombro e peitoral e, por sua vez,

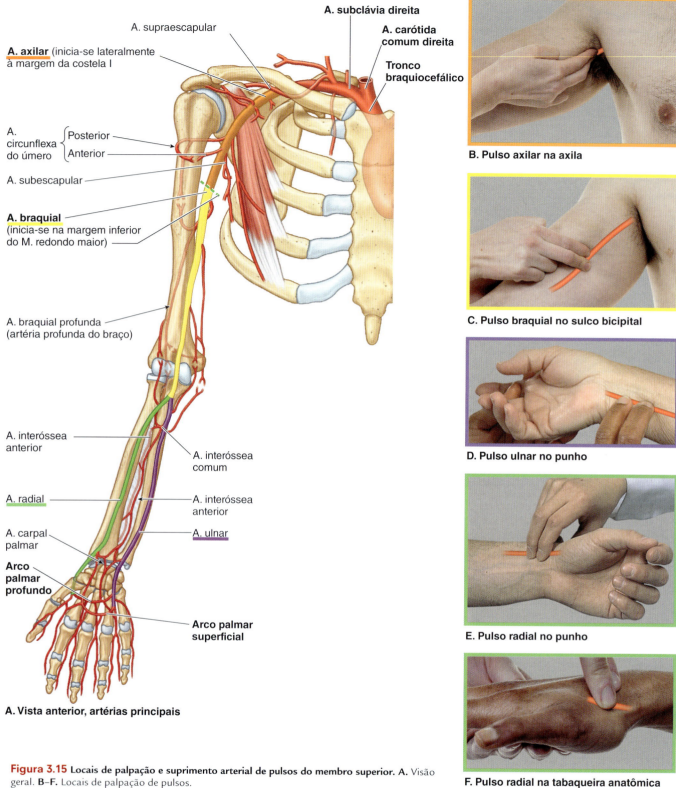

Figura 3.15 Locais de palpação e suprimento arterial de pulsos do membro superior. **A.** Visão geral. **B–F.** Locais de palpação de pulsos.

torna-se uma *artéria braquial* (artéria do braço) à medida que atravessa a margem inferior do músculo redondo maior. Na região cubital, a artéria braquial termina dividindo-se em duas artérias do antebraço: a *artéria ulnar*, na face medial, e a *artéria radial*, na face lateral. As artérias ulnar e radial normalmente terminam comunicando-se (anastomosando) dentro da palma da mão como *arcos palmares superficiais e profundos*. A pulsação das artérias do membro superior pode ser detectada durante o exame físico em locais específicos ilustrados na Figura 3.15B a F. Detalhes sobre essas artérias, seus ramos e anastomoses serão descritos em cada parte do membro superior.

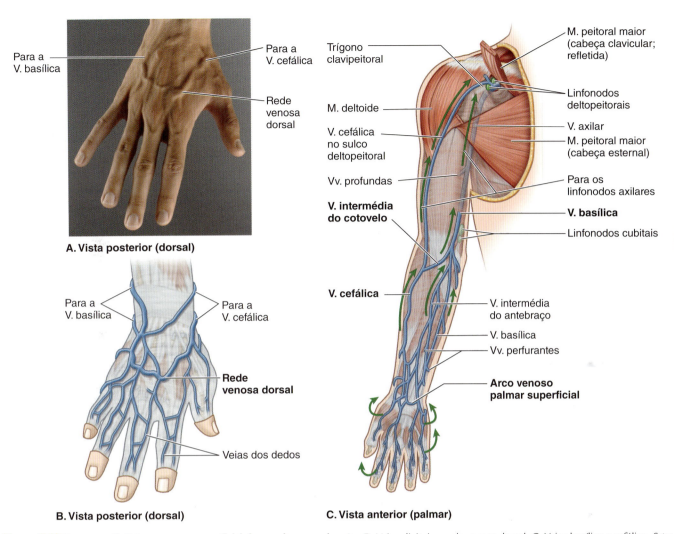

Figura 3.16 Drenagem linfática e venosa superficial do membro superior. **A** e **B.** Veias digitais e rede venosa dorsal. **C.** Veias basílica e cefálica. *Setas* indicam o fluxo de linfa nos vasos linfáticos que convergem em direção à veia e drenam para os linfonodos cubitais e axilares.

Drenagem venosa do membro superior

VEIAS SUPERFICIAIS DO MEMBRO SUPERIOR

As principais veias superficiais do membro superior, as veias cefálica e basílica, originam-se na tela subcutânea do dorso da mão a partir da rede venosa dorsal (Figura 3.16A). **Veias perfurantes** formam comunicações entre as veias superficiais e as profundas (Figura 3.16B). Como o padrão de dermátomos, a lógica da denominação das principais veias superficiais do membro superior cefálica (em direção à cabeça) e basílica (em direção à base) torna-se evidente quando o membro é colocado em sua posição embrionária inicial.

A **veia cefálica** ascende na tela subcutânea a partir da face lateral da rede venosa dorsal, prosseguindo ao longo da margem lateral do punho e da face anterolateral das regiões antebraquial e braquial proximais; muitas vezes é visível através da pele. Anteriormente ao cotovelo, a veia cefálica comunica-se com a **veia intermédia do cotovelo**, que tem trajeto oblíquo através da face anterior do cotovelo na fossa cubital (uma depressão na parte frontal do cotovelo) e se une à veia basílica. A veia cefálica segue superiormente entre os músculos deltoide e peitoral maior ao longo do sulco deltopeitoral* e, então, entra no *trígono clavipeitoral* (Figuras 3.2 e 3.16C). A seguir, perfura a membrana costocoracoide e parte da fáscia clavipeitoral, unindo-se à parte terminal da veia axilar.

A **veia basílica** ascende na tela subcutânea a partir da extremidade medial da rede venosa dorsal ao longo da face medial do antebraço e da parte inferior do braço; muitas vezes é visível através da pele. Em seguida, passa profundamente perto da junção dos terços médio e inferior do braço, perfurando a fáscia do braço e seguindo em sentido superior paralelamente à artéria braquial e ao nervo cutâneo medial do antebraço até a axila, onde se funde com as *veias acompanhantes* da artéria braquial para formar a veia axilar.

A **veia intermédia do antebraço** é muito variável. Inicia-se na base do dorso do polegar, curva-se ao redor da face

---
*N.R.T.: O sulco deltopeitoral não é mencionado na Terminologia Anatômica.

lateral do punho e ascende no meio da face anterior do antebraço entre as veias cefálica e basílica. Às vezes, a veia intermédia do antebraço divide-se em uma *veia intermédia basílica*, que se une à veia basílica, e uma *veia intermédia cefálica*, que se une à veia cefálica.

VEIAS PROFUNDAS DO MEMBRO SUPERIOR

As veias profundas situam-se profundamente à fáscia muscular, e – ao contrário das veias superficiais – geralmente são pares de *veias acompanhantes* (com interanastomoses contínuas) que seguem as principais artérias do membro e recebem o mesmo nome delas (Figura 3.17).

Drenagem linfática do membro superior

Os *vasos linfáticos superficiais* originam-se de *plexos linfáticos* na pele dos dedos, palma e dorso da mão e ascendem principalmente junto com as veias superficiais, como as veias cefálica e basílica (Figura 3.18). Alguns vasos que acompanham a veia basílica entram nos **linfonodos cubitais**, situados proximais ao epicôndilo medial e mediais à veia basílica. Os vasos eferentes dos linfonodos ascendem no braço e terminam nos **linfonodos axilares umerais (laterais)** (ver Capítulo 4, *Tórax*).

A maioria dos vasos linfáticos superficiais que acompanham a veia cefálica cruza a parte proximal do braço e a face

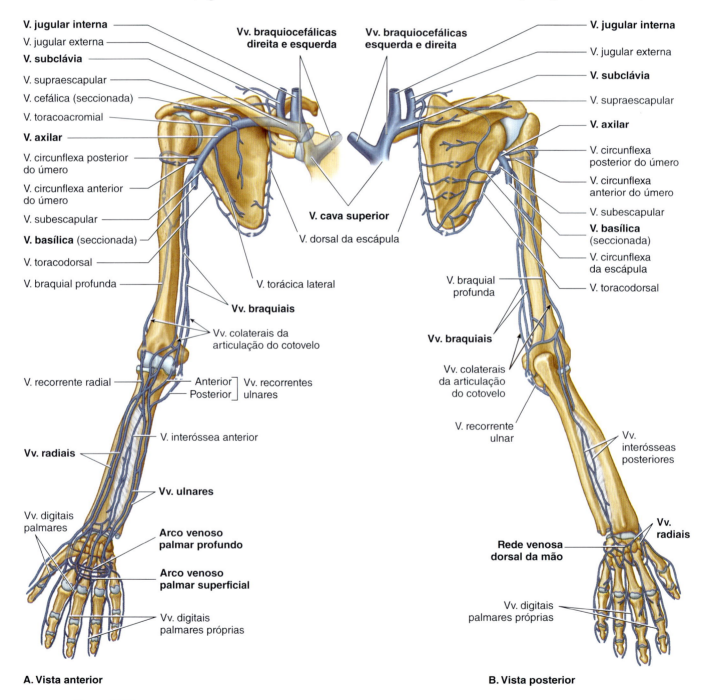

Figura 3.17 Veias profundas do membro superior. As veias profundas recebem o mesmo nome das artérias que acompanham.

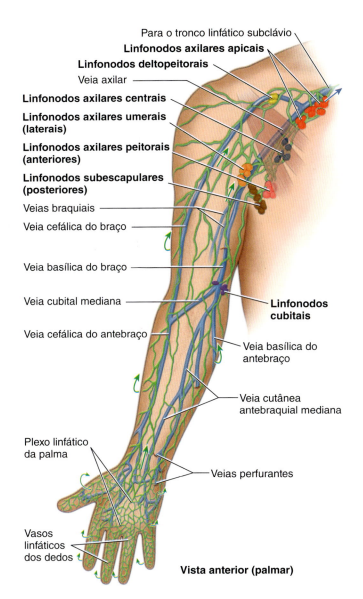

Figura 3.18 Drenagem linfática do membro superior. Os vasos linfáticos superficiais originam-se dos vasos linfáticos dos dedos e do plexo linfático da palma da mão. A *setas pequenas* indicam a drenagem para a face posterior do membro, dorso da mão. A *maior parte da drenagem* da palma segue este trajeto.

Inervação cutânea e motora do membro superior

INERVAÇÃO CUTÂNEA DO MEMBRO SUPERIOR

Os nervos cutâneos do membro superior seguem um padrão geral fácil de compreender se for observado que durante o desenvolvimento os membros crescem como protrusões laterais do tronco e o 1º dedo (polegar ou hálux) está localizado no lado cranial (o polegar está voltado superiormente). Assim, a face lateral do membro superior é inervada por nervos espinais de segmentos mais superiores e a face medial por nervos espinais mais inferiores.

Há dois *mapas de dermátomos* em uso (Figura 3.19). Um obteve aceitação popular em função de suas qualidades estéticas mais intuitivas e corresponde aos conceitos de desenvolvimento do membro (Keegan & Garrett, 1948). O outro se baseia em achados clínicos e, geralmente, é preferido por neurologistas (Foerster, 1933). Ambos são aproximações e delimitam os dermátomos como zonas bem definidas quando, na verdade, há grande superposição de dermátomos adjacentes e acentuada variação (mesmo entre os dois lados de um indivíduo). Nos dois mapas, observe o progresso da inervação segmentar das várias áreas cutâneas ao redor do membro quando este é colocado em sua "posição embrionária inicial" (abduzido com o polegar voltado para cima) (Figura 3.19; Quadro 3.1).

A maioria dos nervos cutâneos do membro superior é derivada do *plexo braquial*, uma importante rede de nervos formada pelos ramos anteriores dos nervos espinais C5 a T1 (ver "Plexo braquial", mais adiante). Os nervos do ombro, porém, são derivados do *plexo cervical*, uma rede de nervos que consiste em uma série de alças nervosas formadas entre ramos anteriores adjacentes dos quatro primeiros nervos cervicais. O plexo cervical situa-se profundamente ao músculo esternocleidomastóideo na face anterolateral do pescoço.

A Figura 3.20 ilustra os nervos cutâneos do braço e antebraço, e o Quadro 3.2 apresenta os nervos espinais que os formam, a origem, o trajeto e a distribuição.

Observe que existem nervos cutâneos lateral, medial e posterior (mas não anterior) do braço e antebraço; conforme é analisado adiante neste capítulo, esse padrão corresponde ao dos fascículos do plexo braquial.

INERVAÇÃO MOTORA DO MEMBRO SUPERIOR

As fibras motoras somáticas (eferentes somáticas gerais) que seguem nos mesmos nervos periféricos mistos que conduzem fibras sensitivas para os nervos cutâneos transmitem impulsos para os músculos voluntários do membro superior. A massa muscular embriológica unilateral (e o músculo derivado) que é inervada por um único segmento da medula espinal ou nervo espinal constitui um *miótomo* (Figura 3.21). Em geral, os músculos dos membros superiores recebem fibras motoras de vários segmentos ou nervos da medula espinal via nervos periféricos multissegmentares (nomeados). Assim, a maioria dos músculos é formada por mais de um miótomo, e geralmente vários

anterior do ombro para entrar nos **linfonodos axilares apicais**. No entanto, alguns vasos entram antes nos **linfonodos deltopeitorais** mais superficiais.

Os *vasos linfáticos profundos*, menos numerosos do que os vasos superficiais, acompanham as grandes veias profundas no membro superior (radial, ulnar e braquial; Figura 3.16) e terminam nos linfonodos axilares umerais. Eles drenam linfa das cápsulas articulares, do periósteo, dos tendões, dos nervos e dos músculos e ascendem com as veias profundas. Alguns linfonodos profundos são encontrados ao longo de seu trajeto. Os linfonodos axilares são drenados pelo *tronco linfático subclávio*; ambos são analisados com mais detalhes junto com a axila, adiante, neste capítulo.

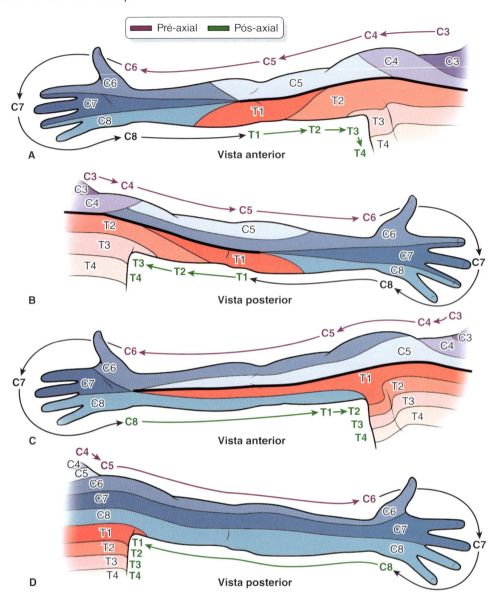

Figura 3.19 Inervação segmentar (dermátomos) e periférica (nervo cutâneo) do membro superior. **A** e **B.** O padrão de inervação segmentar (dermátomos) proposto por Foerster (1933). O mapa de dermátomos mostra a inervação da face medial do membro pelos segmentos torácicos superiores (T1–T3) da medula espinal, compatível com a angina de peito que é referida naquela área. **C** e **D.** O padrão de inervação segmentar proposto por Keegan e Garrett (1948). Este mapa de dermátomos obteve maior aceitação, talvez em função do progresso regular de suas faixas e da correlação com conceitos do desenvolvimento. Nos dois padrões, os dermátomos progridem sequencialmente na periferia do membro estendido (com o polegar voltado para cima), proporcionando um modo de se aproximar da inervação segmentar.

Quadro 3.1 Dermátomos do membro superior.

Segmento/Nervo(s) espinal(is)	Descrição do(s) dermátomo(s)
C3, C4	Região na base do pescoço, que se estende lateralmente sobre o ombro
C5	Face lateral do braço (i. e., face superior do braço abduzido)
C6	Face lateral do antebraço e polegar
C7	Dedos médio e anular (ou três dedos intermédios) e centro da face posterior do antebraço
C8	Dedo mínimo, face medial da mão e do antebraço (i. e., face inferior do braço abduzido)
T1	Face medial do antebraço e parte inferior do braço
T2	Face medial da parte superior do braço e pele da axila[a]

[a]Não é indicado no mapa de dermátomos de Keegan e Garrett (1948). Mas a dor causada pelo infarto agudo do miocárdio, considerada mediada por T1 e T2, costuma ser descrita como "irradiando-se para baixo ao longo da face medial do braço esquerdo".

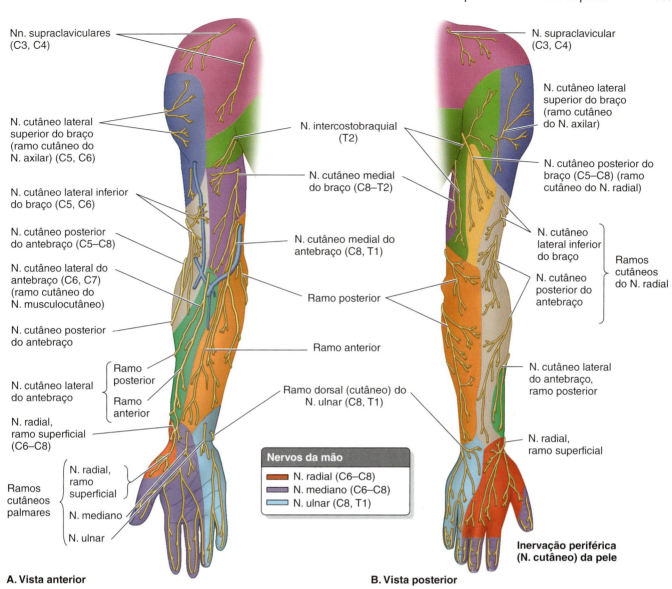

Figura 3.20 Distribuição dos nervos cutâneos periféricos (nomeados) no membro superior. A maioria dos nervos consiste em ramos dos plexos nervosos e, portanto, contém fibras de mais de um nervo espinal ou segmento da medula espinal.

Quadro 3.2 Nervos cutâneos do membro superior.

Nervo(s) cutâneo(s)	Nervos espinais contribuintes	Origem	Trajeto e distribuição
Nn. supraclaviculares	C3, C4	Plexo cervical	Seguem anteriormente à clavícula, imediatamente profundos ao M. platisma, e inervam a pele sobre a clavícula e a face superolateral do M. peitoral maior
N. cutâneo lateral superior do braço	C5, C6	Ramo terminal do N. axilar	Emerge sob a margem posterior do M. deltoide e inerva a pele sobre a parte inferior desse músculo e a face lateral da parte média do braço
N. cutâneo lateral inferior do braço	C5, C6	N. radial (ou N. cutâneo posterior do braço)	Perfura a cabeça curta* do M. tríceps braquial, passando perto da V. cefálica para inervar a pele sobre a face inferolateral do braço
N. cutâneo posterior do braço	C5–C8	N. radial (na axila)	Cruza posteriormente ao N. intercostobraquial, comunica-se com ele e inerva a pele na face posterior do braço até o olécrano
N. cutâneo posterior do antebraço	C5–C8	N. radial (com N. cutâneo inferior lateral do braço)	Perfura a cabeça curta do M. tríceps braquial, desce lateralmente no braço, depois segue ao longo da face posterior do antebraço até o punho, inervando-a

(*continua*)

Quadro 3.2 Nervos cutâneos do membro superior. (*Continuação*)

Nervo(s) cutâneo(s)	Nervos espinais contribuintes	Origem	Trajeto e distribuição
N. cutâneo lateral do antebraço	C6, C7	N. musculocutâneo (ramo terminal)	Emerge lateralmente ao tendão do M. bíceps braquial profundamente à V. cefálica, inervando a pele da face anterolateral do antebraço até o punho
N. cutâneo medial do antebraço	C8, T1	Fascículo medial do plexo braquial (na axila)	Desce medialmente à A. braquial, perfura a fáscia muscular com a V. basílica na parte média do antebraço, dividindo-se em ramos anterior e posterior que entram no antebraço e inervam a pele da face anteromedial até o punho
N. cutâneo medial do braço	C8–T2	Fascículo medial do plexo braquial (na axila)	Comunica-se com o N. intercostobraquial, continuando para suprir a pele da face medial da parte distal do braço
N. intercostobraquial	T2	Segundo N. intercostal (como seu ramo cutâneo lateral)	Estende-se lateralmente, comunicando-se com os Nn. cutâneos posterior e medial do braço, suprindo a pele da axila e face medial da parte proximal do braço

*N.R.T.: A Terminologia Anatômica usa o termo "cabeça curta" do M. tríceps braquial, porém a tradução mais adequada seria "cabeça lateral".

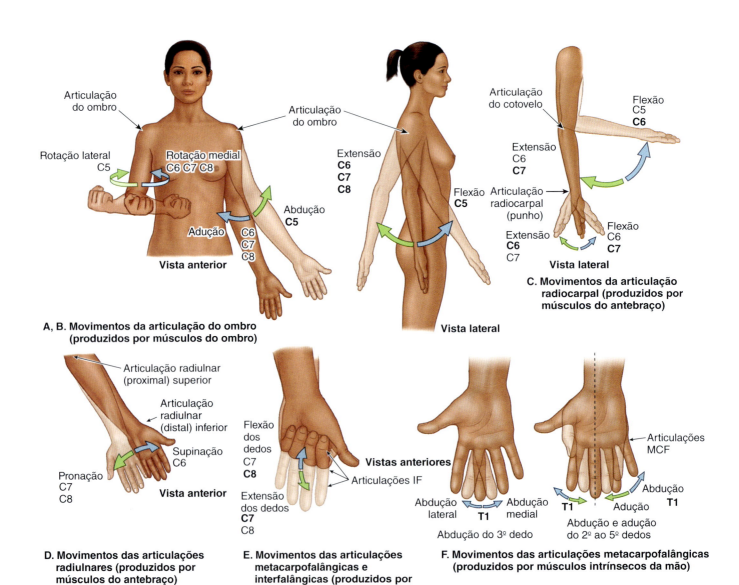

Figura 3.21 Inervação segmentar dos movimentos do membro superior. **A** a **F**. A maioria dos movimentos está relacionada a múltiplos miótomos, porém os músculos intrínsecos da mão (**F**) pertencem a apenas um miótomo (T1).

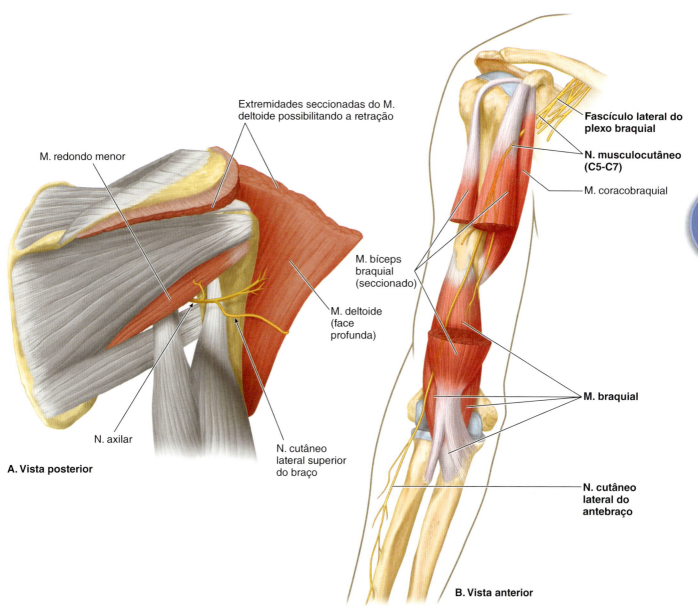

Figura 3.22 Resumo dos nervos periféricos que inervam os músculos do membro superior. **A.** Nervo axilar. **B.** Nervo musculocutâneo. (*continua*)

segmentos da medula espinal participam do movimento do membro superior. Os músculos intrínsecos da mão constituem um único miótomo (T1).

Resumo dos nervos periféricos do membro superior

Os nervos periféricos que fornecem inervação sensitiva e motora ao membro superior são os nervos axilar, musculocutâneo, mediano, ulnar e radial, todos os quais se originam no plexo braquial (Figura 3.22A a E). Na maior das vezes, os nomes dos ramos cutâneos (sensitivos) desses nervos descrevem a sua área de distribuição.

O *nervo axilar* transporta fibras dos segmentos/nervos da medula espinal C5 e C6 para dois músculos do ombro: o deltoide e o redondo menor (Figura 3.22A). Um terceiro ramo sensitivo é o nervo cutâneo lateral superior do braço.

O *nervo musculocutâneo* transporta fibras dos segmentos/nervos da medula espinal C5 a C7 para os músculos do compartimento anterior do braço, ou seja, os músculos coracobraquial, bíceps braquial e braquial (Figura 3.22B). O seu ramo cutâneo é o nervo cutâneo lateral do antebraço.

O *nervo mediano* transporta fibras de C5 a T1. No entanto, não fornece inervação no braço (Figura 3.22C). Ele supre todos os músculos do compartimento anterior do antebraço, com a exceção de uma parte e meia, suprida

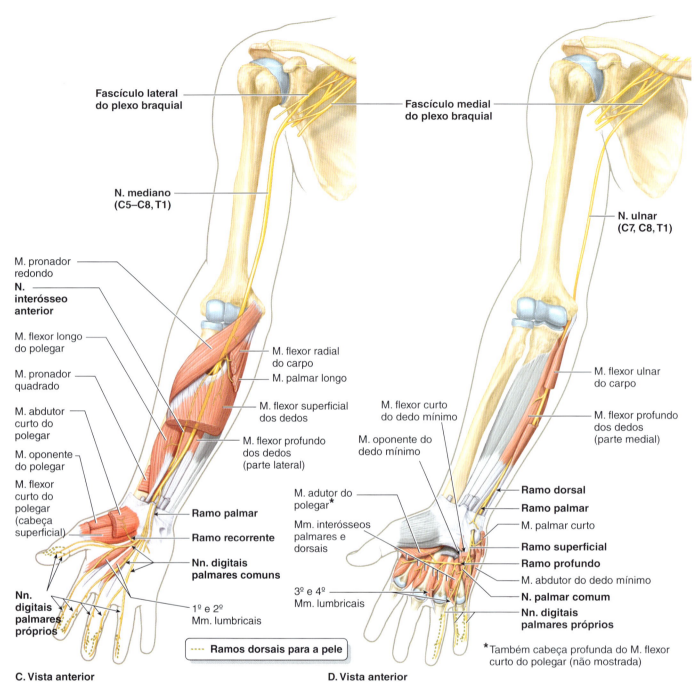

Figura 3.22 (*Continuação*) **C.** Nervo mediano. **D.** Nervo ulnar.

pelo nervo ulnar. Em seguida, segue para a mão suprindo os músculos palmares do polegar, novamente com a exceção de uma parte e meia, também suprida pelo nervo ulnar. Ele também supre dois músculos lumbricais na lateral (polegar) da mão. Envia ramos cutâneos para a face palmar e leitos ungueais da lateral dos dedos três e meio da mão e da pele adjacente da palma da mão.

O *nervo ulnar* transporta fibras de C7 a T1 (Figura 3.22D). Também não fornece inervação no braço e, no antebraço, supre apenas o músculo flexor ulnar do carpo e a metade medial (ulnar) do músculo flexor profundo dos dedos do compartimento anterior. Na mão, supre os músculos do dedo mínimo, os dois músculos lumbricais mediais, o músculo adutor do polegar e a cabeça profunda do músculo flexor curto do polegar. Proporciona inervação cutânea às faces palmar e dorsal da parte medial do dedo mínimo e da face medial do quarto dedo anular e para a pele adjacente da palma da mão.

O *nervo radial*, como o nervo mediano, transporta fibras dos segmentos/nervos da medula espinal C5 a T1 mas, ao contrário dos nervos anteriores, passa para os compartimentos posteriores do braço e antebraço, suprindo todos os músculos dentro deles (Figura 3.22E). Três nervos cutâneos surgem do nervo radial: o nervo cutâneo lateral inferior do braço, o nervo cutâneo posterior do antebraço e o nervo radial superficial. Este último supre a pele no dorso da mão e a base do polegar.

Os cinco nervos periféricos que suprem o membro superior são descritos em detalhes com as regiões específicas do membro que eles suprem.

Pontos-chave: Fáscia, vasos eferentes, inervação cutânea e miótomos do membro superior

Fáscia: A fáscia muscular resistente do membro superior circunda e contém as estruturas do membro superior como uma membrana limitadora da expansão, situada profundamente à pele e à tela subcutânea. ■ A face profunda da fáscia, que às vezes serve para ampliar a área de superfície disponível para inserção muscular, está inserida diretamente, ou por meio de septos intermusculares, aos ossos revestidos. ■ Assim, a fáscia muscular forma compartimentos fasciais que contêm músculos individuais ou grupos de músculos que têm função e inervação semelhantes. ■ Os compartimentos também restringem ou direcionam a disseminação de infecção ou hemorragia.

Artérias: O ombro e o braço são supridos por uma artéria contínua que muda de nome três vezes: subclávia, axilar e braquial. ■ A artéria braquial bifurca-se na região cubital nas artérias ulnar e radial, que suprem as faces medial e lateral do antebraço e suprem a mão através de suas anastomoses como arcos plantares superficiais e profundos.

Veias superficiais: A veia cefálica segue ao longo da margem cranial (cefálica) do membro, enquanto a veia basílica segue ao longo da margem caudal (basal) do membro. ■ As duas veias provêm da rede venosa dorsal no dorso da mão e drenam para o início (veia basílica) e fim (veia cefálica) da veia axilar.

Veias profundas: As veias profundas nos membros geralmente tomam a forma de pares de veias acompanhantes, que recebem o mesmo nome da artéria que acompanham.

Vasos linfáticos: Os vasos linfáticos superficiais geralmente convergem para as veias superficiais e as acompanham, enquanto os vasos linfáticos profundos acompanham as veias profundas. ■ A linfa recolhida do membro superior por vasos linfáticos superficiais e profundos drena para os linfonodos axilares.

Dermátomos: Em virtude da formação do plexo, há dois padrões de inervação cutânea no membro superior: (1) segmentar (dermátomos) pelos nervos espinais e (2) pelos nervos periféricos multissegmentares (nominados). É mais fácil visualizar o primeiro padrão se o membro for colocado em sua posição embrionária inicial (abduzido com o polegar voltado superiormente). ■ Os segmentos progridem em

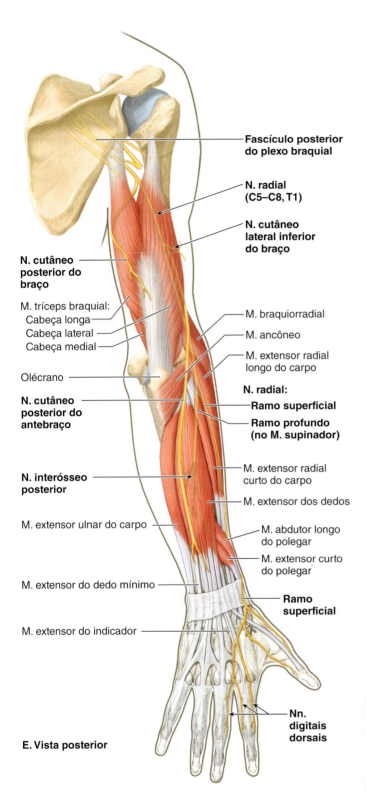

Figura 3.22 (*Continuação*) **E.** Nervo radial.

Pontos-chave: (*continuação*)

ordem descendente no membro (começando com o dermátomo C4 na raiz do pescoço, prosseguindo lateral ou distalmente ao longo da face superior, e depois medial ou proximalmente ao longo da face inferior, quando o dermátomo T2 continua até a parede torácica).

Inervação cutânea: Como o plexo braquial, que forma fascículos posterior, lateral e medial (mas não anterior), o braço e o antebraço têm nervos cutâneos posterior, lateral e medial (mas não anterior). ■ Os nervos cutâneos mediais são ramos do fascículo medial do plexo braquial. ■ Os nervos cutâneos posteriores são ramos do nervo radial. ■ Cada nervo cutâneo lateral tem uma origem diferente (nervos axilar, radial e musculocutâneo).

Miótomos: A maioria dos músculos do membro superior tem componentes de mais de um miótomo e, portanto, recebe fibras motoras de vários segmentos da medula espinal ou nervos espinais. ■ Assim, vários segmentos da medula espinal participam dos movimentos do membro superior. ■ Os músculos intrínsecos da mão constituem um único miótomo (T1).

Nervos periféricos: O plexo braquial dá origem a cinco nervos periféricos que suprem o membro superior livre por meio de ramos motores e cutâneos (sensitivos), principalmente ■ o nervo axilar, que segue para dois músculos da região do ombro e pele da lateral superior do braço; ■ o nervo musculocutâneo, que supre os músculos da face anterior do braço e a pele da face lateral do antebraço; ■ o nervo radial, que supre os músculos e a pele na face posterior do braço e do antebraço; e ■ os nervos mediano e ulnar, que suprem os músculos da face anterior do antebraço e da palma da mão e a pele. ■ O nervo mediano supre a maior parte do músculo da face anterior do antebraço e a pele da mão, e ■ o nervo ulnar supre, assim, uma minoria dos músculos da face anterior do antebraço e a pele da mão, mas a maioria dos músculos da mão.

REGIÕES PEITORAL E ESCAPULAR

Músculos toracoapendiculares anteriores

Quatro músculos toracoapendiculares anteriores (peitorais) movem o cíngulo do membro superior: peitoral maior, peitoral menor, subclávio e serrátil anterior. Esses músculos e suas inserções são ilustrados na Figura 3.23, e suas inserções, inervação e principais ações são resumidas no Quadro 3.3.

O **músculo peitoral maior** é grande, tem forma de leque e cobre a parte superior do tórax (Figura 3.23A). Compreende as *partes clavicular e esternocostal*. A parte esternocostal é muito maior e sua margem lateral forma a massa muscular que constitui a maior parte da parede anterior da axila. A margem inferior forma a *prega axilar anterior* (ver "Axila", mais adiante). O músculo peitoral maior e o músculo deltoide adjacente formam o estreito **sulco deltopeitoral**, no qual segue a veia cefálica (ver Figuras 3.16C e 3.36); mas os músculos afastam-se um pouco superiormente e, junto com a clavícula, formam o *trígono clavipeitoral* (ver Figuras 3.2 e 3.16C).

As duas partes do músculo peitoral maior, que efetuam poderosas adução e rotação medial do braço quando agem juntas, também podem agir em separado: a parte clavicular flete o úmero, e a parte esternocostal estende-o a partir da posição fletida.

Para testar a parte clavicular do músculo peitoral maior, o braço é abduzido 90° e o indivíduo movimenta o braço anteriormente contra resistência. É possível ver e palpar a parte clavicular quando sua função é normal.

Para testar a parte esternocostal do músculo peitoral maior, o braço é abduzido 60° e, então, aduzido contra resistência. É possível ver e palpar a parte esternocostal quando sua função é normal.

O **músculo peitoral** menor situa-se na parede anterior da axila, onde é quase totalmente coberto pelo músculo peitoral maior, que é muito mais amplo (Figuras 3.23B e 3.24). O músculo peitoral menor tem formato triangular. Sua base (inserção proximal) é formada por alças carnosas inseridas nas extremidades anteriores das costelas III a V, perto de suas cartilagens costais. Seu ápice (inserção distal) está situado no processo coracoide da escápula. As variações nas inserções costais do músculo são comuns.

O músculo peitoral menor estabiliza a escápula e é usado ao estender o membro superior para a frente para tocar um objeto que esteja um pouco além do alcance. O músculo peitoral menor também ajuda a elevar as costelas para inspiração profunda quando o cíngulo do membro superior está fixo ou elevado. É um ponto de referência anatômico e cirúrgico útil para estruturas na axila (p. ex., a artéria axilar). Junto com o processo coracoide, o músculo peitoral menor forma uma "ponte" sob a qual vasos e nervos precisam passar para chegar ao braço.

O **músculo subclávio** tem posição quase horizontal quando o braço está em posição anatômica (Figuras 3.23B e 3.24). Este músculo pequeno e redondo está localizado inferiormente à clavícula e garante alguma proteção para os vasos subclávios e o tronco superior do plexo braquial se houver fratura da clavícula. O músculo subclávio fixa e deprime a clavícula, estabilizando-a durante movimentos do membro superior. Também ajuda a resistir à tendência de luxação da clavícula na articulação esternoclavicular (p. ex., ao puxar com muita força durante uma brincadeira de cabo de guerra).

O **músculo serrátil anterior** situa-se sobre a parte lateral do tórax e forma a parede medial da axila (Figura 3.23C; ver Figuras 3.39B ou 3.40A). Essa lâmina larga de músculo espesso foi assim denominada por causa da aparência serrilhada de suas alças ou digitações carnosas. As alças musculares seguem

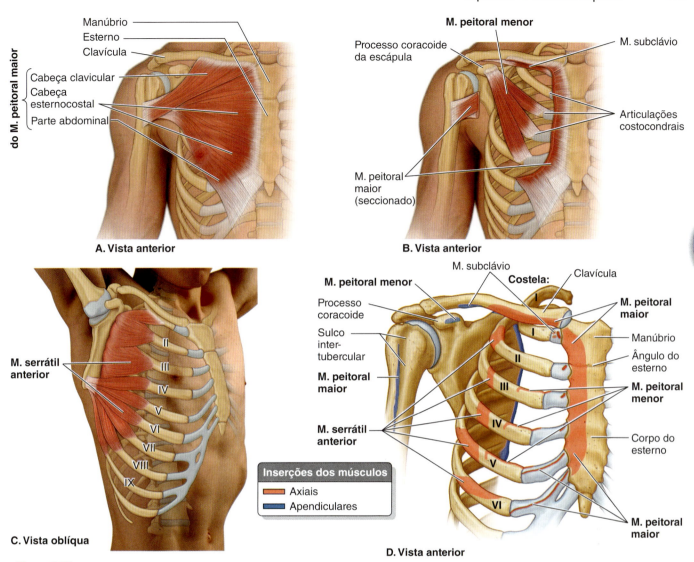

Figura 3.23 Músculos toracoapendiculares anteriores. **A.** M. peitoral maior. **B.** Mm. peitoral menor e subclávio. **C.** M. serrátil anterior. **D.** Anexos ósseos.

Quadro 3.3 Músculos toracoapendiculares anteriores.

Músculo	Inserção proximal	Inserção distal	Inervação[a]	Principal ação
M. peitoral maior	Cabeça clavicular: face anterior da metade medial da clavícula Cabeça esternocostal: face anterior do esterno, seis cartilagens costais superiores e aponeurose do músculo oblíquo externo do abdome	Lábio lateral do sulco intertubercular do úmero	Nn. peitorais lateral e medial; cabeça clavicular (C5, **C6**) e cabeça esterno-costal (**C7, C8**, T1)	Aduz e roda medialmente o úmero; move a escápula anterior e inferiormente Quando age sozinha, a cabeça clavicular flete o úmero, e a cabeça esternocostal estende-o a partir da posição fletida
M. peitoral menor	Costelas III a V perto de suas cartilagens costais	Margem medial e face superior do processo coracoide da escápula	N. peitoral medial (**C8**, T1) N. peitoral lateral (variável)	Estabiliza a escápula, deslocando-a inferior e anteriormente contra a parede torácica
M. subclávio	Junção da costela I e sua cartilagem costal	Face inferior do terço médio da clavícula	N. para o músculo subclávio (**C5**, C6)	Fixa e deprime a clavícula
M. serrátil anterior	Faces externas das partes laterais das costelas I a VIII	Face anterior da margem medial da escápula, incluindo ângulos superior e inferior	N. torácico longo (C5, **C6, C7**)	Protrai a escápula e a mantém contra a parede torácica; gira a escápula

[a]Indicação da inervação segmentar da medula espinal (p. ex., "**C5**, C6" significa que os nervos que suprem o M. subclávio são derivados dos quinto e sexto segmentos cervicais da medula espinal). Os números em negrito (p. ex., **C5**) indicam a inervação segmentar principal. A lesão de um ou mais segmentos da medula espinal listados ou das raízes nervosas motoras originadas deles causa paralisia dos músculos relacionados.

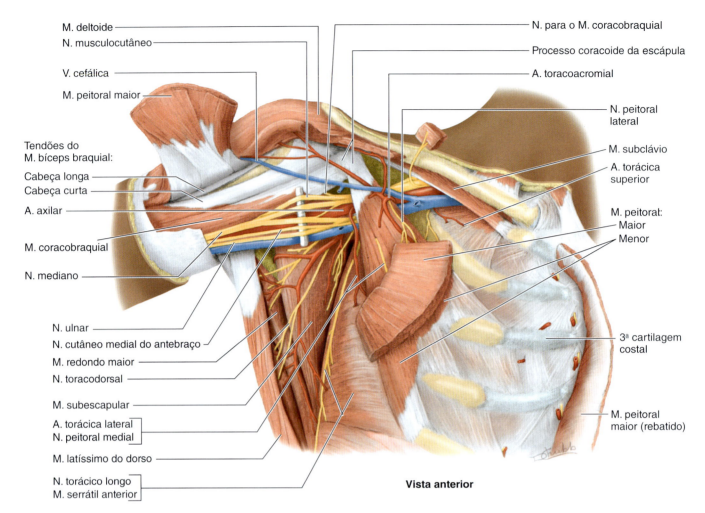

Figura 3.24 Músculos toracoapendiculares que formam as paredes da axila. Dos músculos toracoapendiculares anteriores que formam a parede anterior, restam apenas partes do músculo peitoral maior (extremidades de inserção, uma parte central sobre o músculo peitoral menor e um cubo de músculo rebatido superiormente à clavícula), os músculos peitoral menor e subclávio. Toda a fáscia clavipeitoral e a gordura axilar foram removidas, assim como a bainha axilar que circunda o feixe neurovascular. Isso permite a observação da parede medial da axila, formada pelo músculo serrátil anterior sobre a parede torácica lateral, e dos músculos que formam a parede posterior.

em sentido posterior e depois medial para se fixarem a toda a extensão da face anterior da margem medial da escápula, inclusive seu ângulo inferior. O M. serrátil anterior é um dos mais poderosos do cíngulo do membro superior. É um forte protrator da escápula, usado ao socar ou estender o braço anteriormente (alguns chamam de "músculo do boxeador").

A forte parte inferior do músculo serrátil anterior roda a escápula, elevando sua cavidade glenoidal de modo que o braço possa ser levantado acima do ombro. Também fixa a escápula, mantendo-a bem junto da parede torácica, o que possibilita que outros músculos usem-na como osso fixo para movimentos do úmero. O músculo serrátil anterior mantém a escápula contra a parede torácica durante exercícios de flexão ou ao fazer força contra resistência (p. ex., empurrar um carro).

Para testar o músculo serrátil anterior (ou a função do nervo torácico longo que o supre), o membro é estendido e a mão é forçada contra uma parede. É possível ver e palpar várias digitações do músculo quando a função é normal.

Músculos toracoapendiculares posteriores e escapuloumerais

Os **músculos toracoapendiculares posteriores** (grupos superficial e intermédio dos *músculos extrínsecos do dorso*) fixam o esqueleto apendicular superior ao esqueleto axial (no tronco).

Os músculos posteriores do ombro são divididos em três grupos (Quadro 3.4):

- *Músculos toracoapendiculares posteriores superficiais (extrínsecos do ombro)*: trapézio e latíssimo do dorso
- *Músculos toracoapendiculares posteriores profundos (extrínsecos do ombro)*: levantador da escápula e romboides
- *Músculos escapuloumerais (intrínsecos do ombro)*: deltoide, redondo maior e os quatro músculos do manguito rotador (supraespinal, infraespinal, redondo menor e subescapular).

MÚSCULOS TORACOAPENDICULARES POSTERIORES SUPERFICIAIS (EXTRÍNSECOS DO OMBRO)

Os músculos toracoapendiculares superficiais são o trapézio e o latíssimo do dorso. Esses músculos são ilustrados na Figura 3.25, e suas inserções, inervações e principais ações são apresentadas no Quadro 3.4.

Músculo trapézio. O **músculo trapézio** propicia uma inserção direta do cíngulo do membro superior ao tronco. Esse grande músculo triangular recobre a face posterior do pescoço e a metade superior do tronco (Figura 3.26). Recebeu esse nome porque os músculos dos dois lados formam um *trapézio*. O músculo trapézio fixa o cíngulo do membro

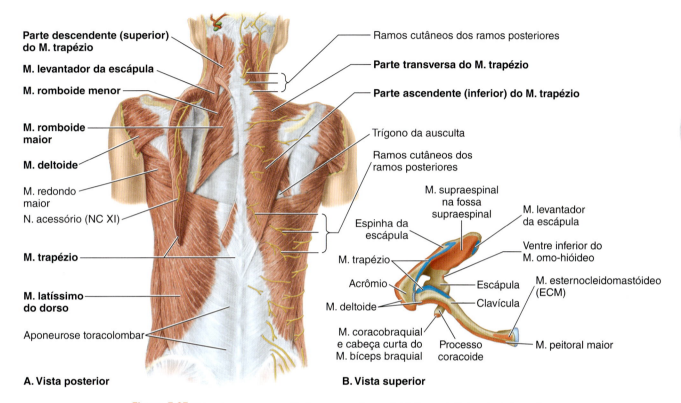

Figura 3.25 Músculos toracoapendiculares posteriores. **A.** Visão geral. **B.** Locais de inserções.

Quadro 3.4 Músculos toracoapendiculares posteriores.

Músculo	Inserção proximal	Inserção distal	Inervação[a]	Ação do músculo
Músculos toracoapendiculares posteriores superficiais (extrínsecos do ombro)				
M. trapézio	Terço medial da linha nucal superior; protuberância occipital externa; ligamento nucal; processos espinhosos das vértebras C VII a T XII	Terço lateral da clavícula; acrômio e espinha da escápula	N. acessório (NC XI) (fibras motoras) e nervos espinais C3, C4 (fibras de dor e proprioceptivas)	A parte descendente eleva; a parte ascendente deprime; e a parte transversa (ou todas as partes juntas) retrai a escápula; as partes descendente e ascendente atuam juntas para girar a cavidade glenoidal superiormente
M. latíssimo do dorso	Processos espinhosos das 6 vértebras torácicas inferiores, fáscia toracolombar, crista ilíaca e 3 ou 4 costelas inferiores	Assoalho do sulco intertubercular do úmero	N. toracodorsal (**C6, C7**, C8)	Estende, aduz e gira medialmente o úmero; eleva o corpo em direção aos braços durante a escalada
Músculos toracoapendiculares posteriores profundos (extrínsecos do ombro)				
M. levantador da escápula	Tubérculos posteriores dos processos transversos das vértebras C I a C IV	Margem medial da escápula superiormente à raiz da espinha da escápula	Nn. dorsal da escápula (C4, **C5**) e cervical (C3, C4)	Eleva a escápula e gira sua cavidade glenoidal inferiormente por meio de rotação da escápula
Mm. romboides menor e maior	Menor: ligamento nucal, processos espinhosos das vértebras C VII e T I Maior: processos espinhosos das vértebras T II a T V	Menor: área triangular uniforme na extremidade medial da espinha da escápula Maior: margem medial da escápula a partir do nível da espinha até o ângulo inferior	N. dorsal da escápula (C4, **C5**)	Retraem a escápula e giram sua cavidade glenoidal inferiormente; fixam a escápula à parede torácica

[a] Indicação da inervação segmentar da medula espinal (p. ex., "C4, **C5**" significa que os nervos que suprem os músculos romboides são derivados dos quarto e quinto segmentos cervicais da medula espinal). Os números em negrito (p. ex., **C5**) indicam a inervação segmentar principal. A lesão de um ou mais segmentos da medula espinal listados ou das raízes nervosas motoras originadas deles causa paralisia dos músculos relacionados.

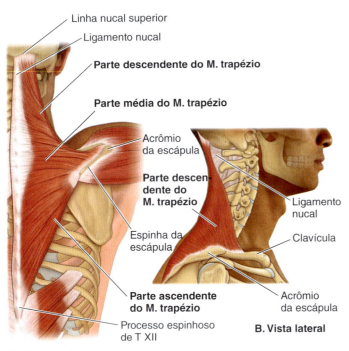

Figura 3.26 Músculo trapézio. **A.** Visão geral. **B.** Parte descendente.

superior ao crânio e à coluna vertebral e ajuda a sustentar o membro superior. As fibras do músculo trapézio são divididas em três partes, que têm ações diferentes na articulação escapulotorácica fisiológica existente entre a escápula e a parede torácica (Figura 3.27; Quadro 3.5):

- As fibras descendentes (superiores) elevam a escápula (p. ex., ao aprumar os ombros)
- As fibras médias (transversas) retraem a escápula (i. e., puxam-na posteriormente)
- As fibras ascendentes (inferiores) deprimem a escápula e abaixam o ombro.

As fibras descendentes e ascendentes do músculo trapézio atuam juntas na rotação da escápula sobre a parede torácica em diferentes direções, girando-a. O músculo trapézio também fixa os ombros, puxando as escápulas posterior e superiormente, fixando-as sobre a parede torácica mediante contração tônica; consequentemente, a fraqueza desse músculo causa queda dos ombros.

Para testar o músculo trapézio (ou a função do nervo acessório [NC XI] que o supre), o ombro é retraído contra resistência (a pessoa tenta levantar os ombros enquanto o examinador os empurra para baixo). É possível ver e palpar a margem superior do músculo quando sua função é normal.

Músculo latíssimo do dorso. O nome **latíssimo do dorso** foi bem escolhido porque esse músculo cobre uma grande área do dorso (Figuras 3.25 e 3.28; Quadro 3.4). Esse grande músculo em forma de leque segue do tronco até o úmero, tem ação direta sobre a articulação do ombro e ação indireta sobre o cíngulo do membro superior (articulação escapulotorácica). O músculo latíssimo do dorso estende, retrai e roda o úmero medialmente (p. ex., ao dobrar os braços atrás das costas ou coçar a pele sobre a escápula contralateral).

Junto com o músculo peitoral maior, o músculo latíssimo do dorso é um poderoso adutor do úmero, sendo importante na rotação da escápula para baixo em associação com esse movimento (Figura 3.27, Quadro 3.5). Também é útil para reconduzir o membro superior à posição normal após abdução superior ao ombro; portanto, o músculo latíssimo do dorso é importante na escalada. Junto com o músculo peitoral maior, o músculo latíssimo do dorso eleva o tronco até o braço, o que ocorre ao realizar exercícios na barra (levantar o corpo até que o mento toque uma barra acima da cabeça) ou subir em uma árvore, por exemplo. Esses movimentos também são usados ao cortar lenha, remar em uma canoa e nadar (sobretudo no estilo *crawl*).

Para testar o músculo latíssimo do dorso (ou a função do nervo toracodorsal que o supre), o braço é abduzido 90° e depois aduzido contra resistência oferecida pelo examinador. Se o músculo for normal, é possível ver e palpar facilmente sua margem anterior na prega axilar posterior (ver "Axila", neste capítulo).

MÚSCULOS TORACOAPENDICULARES POSTERIORES PROFUNDOS (EXTRÍNSECOS DO OMBRO)

Os **músculos toracoapendiculares posteriores profundos** são o levantador da escápula e os romboides. Esses músculos permitem inserção direta do esqueleto apendicular ao esqueleto axial. O Quadro 3.4 apresenta as inserções, a inervação e as principais ações.

Músculo levantador da escápula. O terço superior do **músculo levantador da escápula**, que é longo e estreito, situa-se profundamente ao músculo esternocleidomastóideo; o terço inferior situa-se profundamente ao músculo trapézio. As fibras do músculo levantador da escápula seguem inferiormente, desde os processos transversos das vértebras cervicais superiores até a margem superomedial da escápula (Figuras 3.25 e 3.29; Quadro 3.4). Fiel ao seu nome, o músculo levantador da escápula atua com a parte descendente do músculo trapézio para elevar ou fixar a escápula (resiste às forças que a deprimiriam, como ao carregar um peso) (Figura 3.27, Quadro 3.5).

Em conjunto com os músculos romboides e peitoral menor, roda a escápula, deprimindo a cavidade glenoidal (inclinando-a inferiormente por meio de rotação da escápula). A ação bilateral (também com o músculo trapézio) dos músculos levantadores estende o pescoço; a ação unilateral pode contribuir para a flexão lateral do pescoço (em direção ao lado do músculo ativo).

Músculos romboides. Os **músculos romboides** (maior e menor), que nem sempre estão bem separados um do outro, têm aspecto romboide – isto é, formam um paralelogramo equilátero oblíquo (Figuras 3.25 e 3.30; Quadro 3.4). Os músculos romboides situam-se profundamente ao músculo trapézio e formam faixas paralelas largas que seguem inferolateralmente, das vértebras até a margem medial da escápula. O **músculo romboide maior**, fino e plano, é cerca de duas vezes mais largo do que o **músculo romboide menor**, mais espesso e situado superiormente a este.

Os músculos romboides retraem e giram a escápula, deprimindo sua cavidade glenoidal (Quadro 3.5). Também ajudam o músculo serrátil anterior a manter a escápula contra a parede torácica e a fixar a escápula durante movimentos do membro superior. Os músculos romboides são usados ao

Capítulo 3 ■ Membro Superior   177

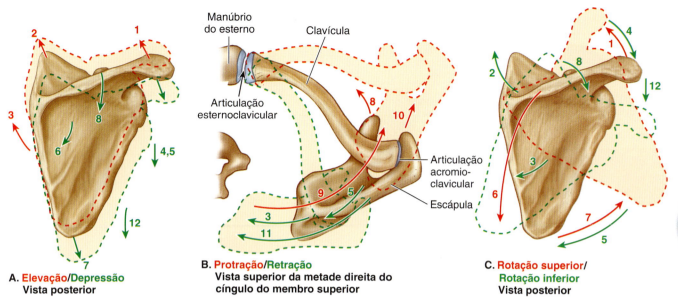

A. Elevação/Depressão
Vista posterior

B. Protração/Retração
Vista superior da metade direita do cíngulo do membro superior

C. Rotação superior/Rotação inferior
Vista posterior

Figura 3.27 Movimentos da escápula e músculos responsáveis. As *setas* indicam o sentido da tração; os músculos (e a gravidade) que produzem cada movimento são identificados por *números*, listados no Quadro 3.5.

Quadro 3.5 Movimentos da escápula.

Movimento da escápula	Músculos responsáveis pelo movimento[a]	Nervo(s) para os músculos	Amplitude de movimento (rotação angular; deslocamento linear)
Elevação	**M. trapézio, parte descendente** (1) Mm. levantador da escápula (2) Mm. romboides (3)	N. acessório (NC XI) N. dorsal da escápula	10 a 12 cm
Depressão	Gravidade (12) M. peitoral maior, cabeça esternocostal inferior (4) M. latíssimo do dorso (5) M. trapézio, parte ascendente (6) M. serrátil anterior, parte inferior (7) M. peitoral menor (8)	Nn. peitorais N. toracodorsal N. acessório (NC XI) N. torácico longo N. peitoral medial	
Protração	**M. serrátil anterior** (9) M. peitoral maior (10) M. peitoral menor (8)	N. torácico longo Nn. peitorais N. peitoral medial	40 a 45°; 15 cm
Retração	**M. trapézio, parte transversa** (11) Mm. romboides (3) M. latíssimo do dorso (5)	N. acessório (NC XI) N. dorsal da escápula N. toracodorsal	
Rotação para cima[b]	**M. trapézio, parte descendente** (1) M. trapézio, parte ascendente (6) **M. serrátil anterior, parte inferior** (7)	N. acessório (NC XI) N. torácico longo	
Rotação para baixo[c]	Gravidade (12) M levantador da escápula (2) Mm. romboides (3) **M. latíssimo do dorso** (5) M. peitoral menor (8) M. peitoral maior, cabeça esternocostal inferior (4)	N. dorsal da escápula N. toracodorsal N. peitoral medial Nn. peitorais lateral e medial	60°; ângulo inferior: 10 a 12 cm; ângulo superior: 5 a 6 cm

[a]O negrito indica o(s) motor(es) primário(s) ou essencial(is). Os números referem-se à Figura 3.27.
[b]A cavidade glenoidal move-se superiormente, como na abdução do braço.
[c]A cavidade glenoidal move-se inferiormente, como na adução do braço.

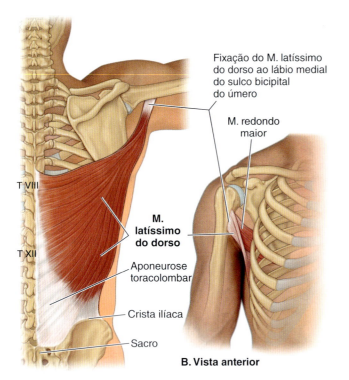

A. Vista posterior

B. Vista anterior

Figura 3.28 Músculo latíssimo do dorso. Ver detalhes no Quadro 3.4.

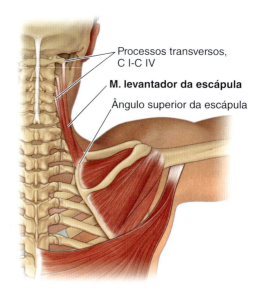

A. Vista posterior

forçar o abaixamento dos membros superiores elevados (p. ex., ao pregar uma estaca com uma marreta).

Para testar os músculos romboides (ou a função do nervo dorsal da escápula que os supre), o indivíduo coloca as mãos posteriormente sobre os quadris e empurra os cotovelos para trás contra a resistência imposta pelo examinador. É possível palpar os músculos romboides ao longo das margens mediais das escápulas quando sua função é normal; como se situam profundamente ao músculo trapézio, é improvável que sejam visíveis durante o teste.

MÚSCULOS ESCAPULOUMERAIS (INTRÍNSECOS DO OMBRO)

Os seis músculos escapuloumerais (deltoide, redondo maior, supraespinal, infraespinal, subescapular e redondo menor) são relativamente curtos e vão da escápula até o úmero, atuando sobre a articulação do ombro. Esses músculos são ilustrados nas Figuras 3.25 e 3.31, e suas inserções, inervações e principais ações são resumidas no Quadro 3.3.

Músculo deltoide. O **músculo deltoide** é espesso, forte, com textura grosseira, que cobre o ombro e forma seu contorno arredondado (Figuras 3.25 e 3.32; Quadro 3.6). Como indica seu nome, o músculo deltoide tem o formato semelhante ao da letra grega delta (Δ) invertida. O músculo é dividido em partes semipeniformes anterior (clavicular) e posterior (espinal) e uma parte média (acromial) multipeniforme (ver Figura 1.18). As partes do músculo deltoide podem agir separadamente ou juntas. A contração simultânea das três partes abduz o braço. As partes anterior e posterior atuam como cordas que estabilizam o braço durante a abdução.

No início do movimento, durante os primeiros 15° de abdução, o músculo deltoide é auxiliado pelo músculo supraespinal (Figura 3.31B e C). Quando o braço está em adução completa,

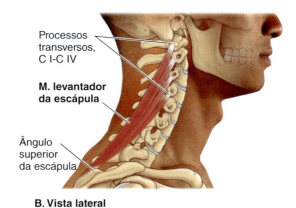

B. Vista lateral

Figura 3.29 Músculo levantador da escápula. **A.** Músculo levantador em relação aos músculos escapulares profundos. **B.** Músculo levantador isolado.

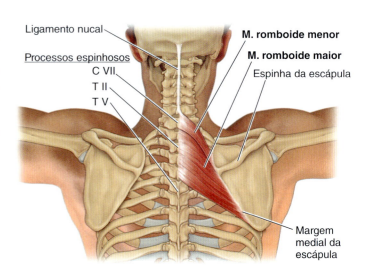

Vista posterior

Figura 3.30 Músculos romboides.

a linha de tração do músculo deltoide coincide com o eixo do úmero; assim, puxa o osso diretamente para cima e não consegue iniciar ou efetuar a abdução. Mas é capaz de atuar como músculo direcional, impedindo que a cabeça do úmero seja deslocada para baixo e saia da cavidade glenoidal, como ao levantar e carregar malas. A partir da posição de adução completa, a abdução deve ser iniciada pelo músculo supraespinal, ou por inclinação para o lado, possibilitando que a gravidade inicie o movimento. O músculo deltoide se torna plenamente efetivo como abdutor após os 15° iniciais de abdução.

As partes anterior e posterior dos músculos deltoides são usadas para balançar os membros durante a marcha. A parte anterior ajuda o músculo peitoral maior a fletir o braço, e a parte posterior ajuda o músculo latíssimo do dorso a estender

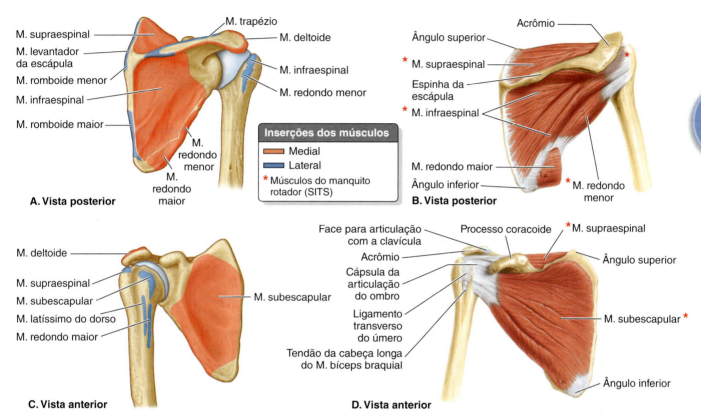

Figura 3.31 Músculos escapuloumerais. A a D. Esses músculos seguem da escápula até o úmero e atuam na articulação do ombro. O músculo deltoide não foi incluído na figura; é apresentado na Figura 3.32.

Quadro 3.6 Músculos escapuloumerais (intrínsecos do ombro).

Músculo	Inserção proximal	Inserção distal	Inervação[a]	Ação do músculo
M. deltoide	Terço lateral da clavícula; acrômio e espinha da escápula	Tuberosidade para o M. deltoide do úmero	N. axilar (**C5**, C6)	Parte clavicular (anterior): flete e roda medialmente o braço Parte acromial (média): abduz o braço Parte espinal (posterior): estende e roda lateralmente o braço
M. supraespinal[b]	Fossa supraespinal da escápula	Face superior do tubérculo maior do úmero	N. supraescapular (C4, **C5**, C6)	Inicia e ajuda o M. deltoide na abdução do braço e atua com os músculos do manguito rotador[b]
M. infraespinal[b]	Fossa infraespinal da escápula	Face média do tubérculo maior do úmero	N. supraescapular (**C5**, C6)	Roda lateralmente o braço e atua com os outros músculos do manguito rotador[b]
M. redondo menor[b]	Parte média da margem lateral da escápula	Face inferior do tubérculo maior do úmero	N. axilar (**C5**, C6)	Roda lateralmente o braço e atua com os outros músculos do manguito rotador[b]
M. redondo maior	Face posterior do ângulo inferior da escápula	Lábio medial do sulco intertubercular do úmero	N. subescapular inferior (C5, **C6**)	Aduz e roda medialmente o braço
M. subescapular[b]	Fossa subescapular (a maior parte da face anterior da escápula)	Tubérculo menor do úmero	Nn. subescapulares superior e inferior (C5, **C6**, C7)	Roda medialmente o braço; como parte do manguito rotador, ajuda a manter a cabeça do úmero na cavidade glenoidal

[a]Indicação da inervação segmentar da medula espinal (p. ex., "**C5**, C6" significa que os nervos que suprem o M. deltoide são derivados dos quinto e sexto segmentos cervicais da medula espinal). Os números em negrito (p. ex., **C5**) indicam a inervação segmentar principal. A lesão de um ou mais segmentos da medula espinal listados ou das raízes nervosas motoras originadas deles causa paralisia dos músculos relacionados.
[b]Coletivamente, os Mm. supraespinal, infraespinal, redondo menor e subescapular são denominados músculos do manguito rotador. Sua principal função durante todos os movimentos da articulação do ombro é manter a cabeça do úmero na cavidade glenoidal da escápula.

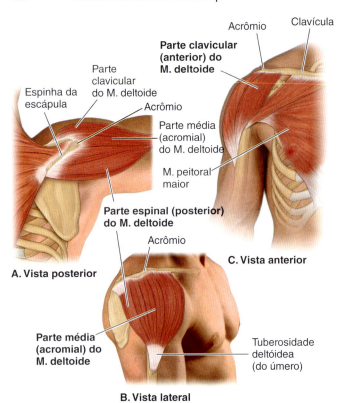

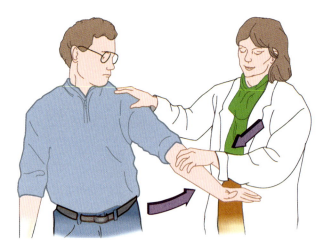

Figura 3.33 Exame do músculo deltoide. O examinador oferece resistência à abdução do membro do paciente pelo músculo deltoide. É possível palpar a contração da parte média (acromial) do músculo deltoide se sua função for normal.

Figura 3.32 Músculo deltoide.

o braço. O músculo deltoide também ajuda a estabilizar a articulação do ombro e mantém a cabeça do úmero na cavidade glenoidal durante os movimentos do membro superior.

Para testar o músculo deltoide (ou a função do nervo axilar que o supre), o braço é abduzido, começando a partir de 15°, contra resistência (Figura 3.33). É possível ver e palpar o músculo deltoide se a função for normal. A influência da gravidade é evitada quando a pessoa está em decúbito dorsal.

Músculo redondo maior. O **músculo redondo maior** é espesso e arredondado e segue lateralmente a partir do terço inferolateral da escápula (Figuras 3.25; 3.31A e B; e 3.34; ver Figura 3.38; Quadro 3.6). A margem inferior do músculo redondo maior forma a margem inferior da parte lateral da parede posterior da axila. O músculo redondo maior efetua a adução e rotação medial do braço. Também ajuda a estendê-lo a partir da posição fletida e é um importante estabilizador da cabeça do úmero na cavidade glenoidal – isto é, estabiliza a cabeça em seu encaixe.

Para testar o músculo redondo maior (ou o nervo subescapular inferior que o supre), o braço abduzido é aduzido contra resistência. É possível ver e palpar o músculo com facilidade na prega axilar posterior quando sua função é normal (Figura 3.36).

MÚSCULOS DO MANGUITO ROTADOR

Quatro dos músculos escapuloumerais (intrínsecos do ombro) – supraespinal, infraespinal, redondo menor e subescapular (*músculos SIRS*) – são denominados **músculos do manguito rotador** porque formam um *manguito rotador musculotendíneo* ao redor da articulação do ombro (Figuras 3.31B e D e 3.35). Todos, com exceção do músculo supraespinal, são rotadores do úmero; o músculo supraespinal, além de fazer parte do manguito rotador, inicia e auxilia o músculo deltoide nos primeiros 15° de abdução do braço.

Os tendões dos músculos do manguito rotador fundem-se e reforçam a lâmina fibrosa da cápsula articular da articulação do ombro (Figura 3.31D), assim formando o manguito rotador que protege e estabiliza a articulação. A contração tônica dos músculos colaboradores mantém a cabeça do úmero, que é relativamente grande, na pequena e rasa cavidade glenoidal da escápula durante os movimentos do braço. A Figura 3.31 mostra os músculos e suas inserções, e o Quadro 3.3 resume as inserções, a inervação e as principais ações.

Músculo supraespinal. O **músculo supraespinal** ocupa a fossa supraespinal da escápula (Figuras 3.5A, 3.31A e B e 3.35A). Uma bolsa separa esse músculo do quarto lateral da fossa. (Ver "Músculo deltoide", anteriormente, para obter mais informações sobre a ação cooperativa desse músculo na abdução do membro superior.)

Para testar o músculo supraespinal, procura-se efetuar a abdução do braço contra resistência a partir da posição de adução total, enquanto se palpa o músculo superiormente à espinha da escápula.

Músculo infraespinal. O **músculo infraespinal** ocupa os três quartos mediais da fossa infraespinal (Figura 3.5A) e

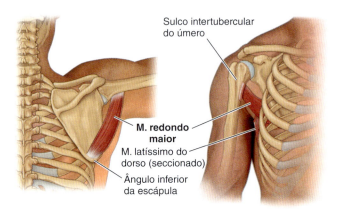

Figura 3.34 Músculo redondo maior.

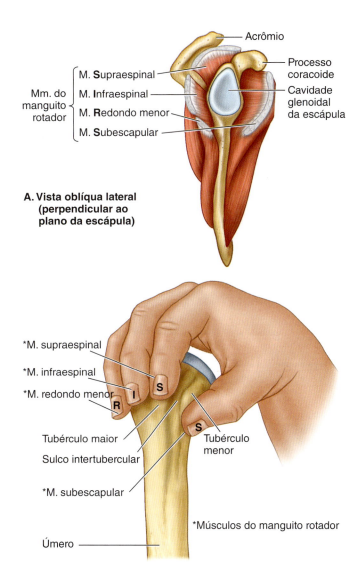

Figura 3.35 Disposição dos músculos do manguito rotador. Relação com a fossa glenoide. **A.** Os quatro músculos do manguito rotador (SIRS), provenientes de lados opostos e de três fossas diferentes da escápula, seguem lateralmente para envolver a cabeça do úmero. **B.** Inserções para tubérculos maiores e menores. A função associada primária dos quatro músculos SIRS é "segurar" e tracionar medialmente a cabeça relativamente grande do úmero, contendo-a na cavidade glenoidal da escápula, que é menor e rasa. Os tendões dos músculos (representados por três dedos e o polegar) fundem-se à membrana fibrosa da cápsula da articulação do ombro para formar um manguito rotador musculotendíneo, que reforça a cápsula nos três lados (anterior, superior e posteriormente) enquanto oferece suporte ativo para a articulação.

é parcialmente coberto pelos músculos deltoide e trapézio. Além de ajudar a estabilizar a articulação do ombro, o músculo infraespinal é um poderoso rotador lateral do úmero.

Para testar o músculo infraespinal, a pessoa flete o cotovelo e aduz o braço. A seguir, roda o braço lateralmente contra resistência. É possível palpar o músculo inferiormente à espinha da escápula se sua função for normal. *Para testar a função do nervo supraescapular*, que supre os músculos supraespinal e infraespinal, os dois têm de ser testados conforme a descrição.

Músculo redondo menor. O **músculo redondo menor** é estreito e alongado, completamente oculto pelo músculo deltoide e, muitas vezes, não é bem delimitado do músculo infraespinal. O músculo redondo menor atua com o músculo infraespinal para efetuar a rotação lateral do braço e ajudar em sua adução. O músculo redondo menor é distinguido mais claramente do músculo infraespinal por sua inervação. O músculo redondo menor é suprido pelo nervo axilar, enquanto o músculo infraespinal é suprido pelo nervo supraescapular (Quadro 3.6).

Músculo subescapular. O **músculo subescapular** é espesso e triangular, está situado na face costal da escápula e forma parte da parede posterior da axila (Figuras 3.31C e D e 3.35A). Cruza a face anterior da articulação escapuloumeral em seu trajeto até o úmero. O músculo subescapular é o principal rotador medial do braço e também o aduz. Une-se aos outros músculos do manguito rotador para manter a cabeça do úmero na cavidade glenoidal durante todos os movimentos da articulação do ombro (*i. e.*, ajuda a estabilizar essa articulação durante movimentos do cotovelo, do punho e da mão).

Anatomia de superfície das regiões peitoral, escapular e deltóidea

A *clavícula* é o limite entre a raiz do pescoço e o tórax. Também indica a "divisória" entre os "compartimentos linfáticos" cervical profundo e axilar (como uma cordilheira separa bacias hidrográficas): a linfa de estruturas superiores às clavículas drena pelos linfonodos cervicais profundos; e a linfa de estruturas inferiores às clavículas, até o umbigo, drena pelos linfonodos axilares.

A **fossa infraclavicular** é a área deprimida imediatamente inferior à parte lateral da clavícula (Figura 3.36). Esta depressão situa-se sobre o **trígono clavipeitoral** – limitado pela clavícula superiormente, o músculo peitoral maior medialmente e o músculo deltoide lateralmente – que pode ser visível na fossa em indivíduos magros. A *veia cefálica* que ascende do membro superior entra no trígono clavipeitoral e perfura a fáscia clavipeitoral até chegar à *veia axilar*. O *processo coracoide da escápula* não é subcutâneo; é coberto pela margem anterior do músculo deltoide; mas é possível detectar sua extremidade à palpação profunda da face lateral do trígono clavipeitoral. O processo coracoide é usado como ponto de referência óssea ao realizar-se um bloqueio do plexo braquial, e sua posição é importante no diagnóstico de luxações do ombro.

Levantando um objeto pesado, palpe a margem inclinada anterior do *músculo trapézio* e o local onde suas fibras superiores fixam-se ao terço lateral da clavícula. Quando o braço é abduzido e depois aduzido contra resistência, pode-se ver e palpar a *parte esternocostal do músculo peitoral maior*. Se a *prega axilar anterior* que limita a axila for apreendida entre os dedos e o polegar, pode-se palpar a margem inferior da *parte esternocostal do músculo peitoral maior*. Várias digitações do *músculo serrátil anterior* são visíveis inferiormente à prega axilar anterior. A *prega axilar posterior* é formada por pele e tecido muscular (músculos latíssimo do dorso e redondo maior), limitando a axila posteriormente.

A *margem lateral do acrômio* pode ser acompanhada posteriormente com os dedos até terminar no *ângulo do acrômio* (Figura 3.37A). Na prática clínica, o *comprimento*

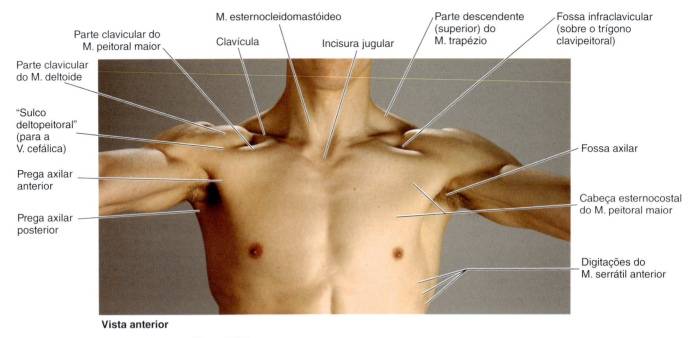

Figura 3.36 Anatomia de superfície das regiões peitoral e deltóidea.

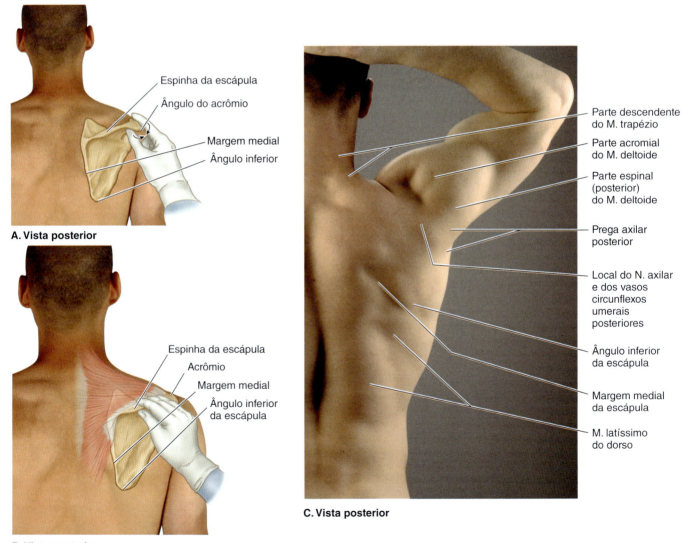

Figura 3.37 Anatomia de superfície da escápula e da região escapular. **A.** Palpação do acrômio. **B.** Palpação da espinha da escápula. **C.** Características da superfície.

do braço é medido do ângulo do acrômio até o côndilo lateral do úmero. A *espinha da escápula* é completamente subcutânea e facilmente palpada quando se estende em sentido medial e um pouco inferior a partir do acrômio (Figura 3.37B). A *raiz da espinha da escápula* (extremidade medial) está localizada oposta à extremidade do processo espinhoso de T III quando o braço é aduzido. A *margem medial da escápula* pode ser palpada abaixo da raiz da espinha quando cruza as costelas III a VII (Figura 3.37C). Pode ser visível em algumas pessoas, sobretudo nas magras. O *ângulo inferior da escápula* é palpado com facilidade e geralmente é visível. Apreenda o ângulo inferior da escápula com o polegar e os dedos e mova a escápula para cima e para baixo. Quando o braço é aduzido, o ângulo inferior da escápula está oposto à extremidade do processo espinhoso da vértebra T VII e situa-se sobre a costela VII ou espaço intercostal.

O **tubérculo maior do úmero** é o ponto ósseo mais lateral no ombro quando o braço é aduzido e pode ser encontrado à palpação profunda através do músculo deltoide, inferiormente à margem lateral do acrômio. Quando o braço é abduzido, observe que o tubérculo maior desaparece sob o acrômio e não é mais palpável. O **músculo deltoide** que recobre a parte proximal do úmero forma o contorno muscular arredondado do ombro. As margens e partes do músculo deltoide geralmente são visíveis quando o braço é abduzido contra resistência (Figura 3.38). A perda do aspecto muscular arredondado do ombro e o aparecimento de uma depressão superficial distal ao acrômio são características de *luxação do ombro*. A depressão resulta do deslocamento da cabeça do úmero. O **músculo redondo maior** é proeminente quando o braço abduzido é aduzido e girado medialmente contra resistência (como ocorre quando um ginasta estabiliza ou fixa a articulação do ombro durante um exercício em cruz nas argolas).

Quando os membros superiores são abduzidos, as escápulas movem-se lateralmente na parede torácica, permitindo a palpação dos *músculos romboides*. Por estarem situados profundamente ao *músculo trapézio*, os músculos romboides nem sempre são visíveis. Se os músculos romboides de um lado estiverem paralisados, a escápula do lado afetado continua mais distante da linha mediana do que no lado normal porque os músculos paralisados são incapazes de retraí-la.

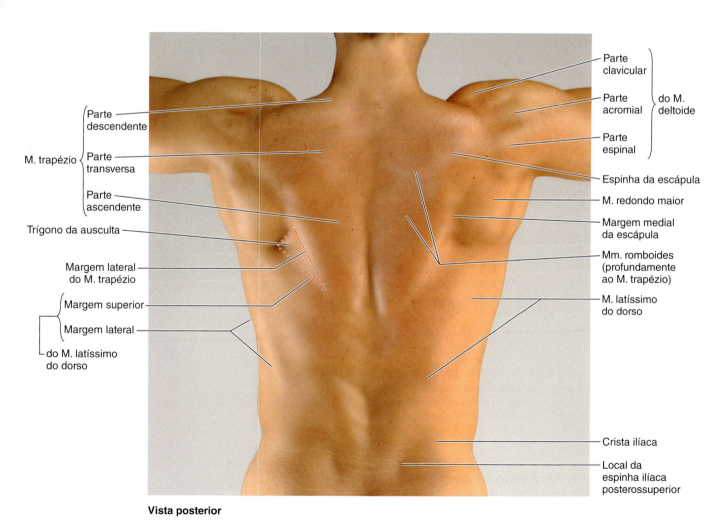

Vista posterior

Figura 3.38 Anatomia de superfície dos músculos toracoapendiculares posteriores e escapuloumerais.

ANATOMIA CLÍNICA

REGIÕES PEITORAL, ESCAPULAR E DELTÓIDEA

Ausência congênita de uma parte do corpo, de um órgão ou de tecido (agenesia)

A incapacidade de formação de uma parte do corpo ou de um órgão, geralmente em decorrência de falta de sinalização genética para produzir tecido primordial e subsequente ausência de desenvolvimento no embrião, é denominada *agenesia* da estrutura em questão. Se a estrutura for *vital* (essencial para a vida), o feto não sobreviverá ao nascimento. De modo geral, a falha de uma parte não vital possibilita limitações que variam de leves a graves. A reconstrução cirúrgica pode possibilitar função e aspecto normais ou quase normais.

Historicamente, a agenesia de uma estrutura específica contribuiu para a compreensão da função da mesma e forneceu dados sobre a capacidade de compensação e adaptação do corpo, bem como da participação normal da estrutura na influência no desenvolvimento de outras estruturas regionais ou sistêmicas. A ausência de um músculo, por exemplo, não influencia a forma do corpo, mas revela o papel que esse músculo desempenha em termos de movimento e posição em repouso, influenciando o crescimento dos ossos aos quais está normalmente inserido, bem como o papel dos músculos antagonistas e o potencial de compensação dos músculos sinérgicos. O resultado da agenesia muscular é preditivo dos efeitos da paralisia ou retirada cirúrgica de músculos: incapacidade de realizar determinados movimentos por causa da ausência de contração fásica e posicionamento em repouso determinado pela contração tônica dos antagonistas.

A síndrome de Poland é uma anomalia congênita unilateral incomum, mas não rara, do desenvolvimento do membro superior; a forma menos grave é a agenesia do M. peitoral maior (especialmente sua parte esternocostal) e do M. peitoral menor (Figura B3.5). A prega axilar anterior, que consiste na pele e na fáscia sobre a margem inferior do músculo peitoral maior, está ausente no lado afetado, e a papila mamária situa-se mais abaixo que o habitual. A incapacidade funcional é semelhante à sofrida por uma mulher submetida a mastectomia radical (retirada da mama e dos músculos peitorais por causa de câncer de mama avançado): redução da adução e da extensão do membro superior flexionado, da capacidade de deslocar o ombro anteriormente e da rotação lateral do membro em repouso. As formas mais graves da síndrome de Poland envolvem hipoplasia mamária (evidente na infância pela ausência de papila mamária), ausência de segmentos de duas a quatro costelas (apresentando a possibilidade de herniação pulmonar e outros déficits de desenvolvimento do membro livre.

Lesão do nervo torácico longo e paralisia do músculo serrátil anterior

Quando ocorre paralisia do músculo serrátil anterior por causa de *lesão do nervo torácico longo* (ver Figura 3.24), a margem medial da escápula

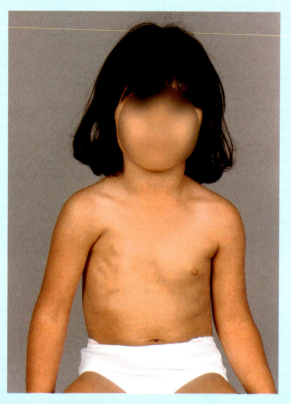

Figura B3.5 Síndrome de Poland. Jovem com uma grave síndrome de Poland, com ausência dos músculos peitorais e do mamilo.

se desloca lateral e posteriormente em relação à parede torácica. Isso dá à escápula a aparência de uma asa, especialmente quando a pessoa se apoia na mão ou pressiona o membro superior contra uma parede. Quando o braço é levantado, a margem medial e o ângulo inferior da escápula afastam-se bastante da parede torácica posterior, uma deformação conhecida como *escápula alada* (Figura B3.6). Além disso, não será possível elevar o membro superior

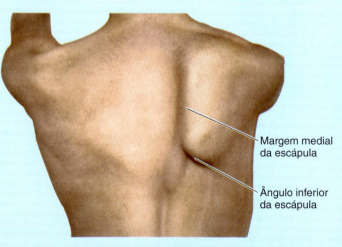

Figura B3.6 Escápula alada à direita.

normalmente acima da posição horizontal porque o músculo serrátil anterior não consegue girar a escápula para cima para posicionar a cavidade glenoidal superiormente e permitir abdução ou elevação completa do membro. Lembre-se de que o músculo trapézio também ajuda a levantar o braço acima da linha horizontal. Embora esteja protegido quando os membros estão ao lado do corpo, o nervo torácico longo é excepcional porque segue sobre a face superficial do músculo serrátil anterior, que ele inerva. Assim, quando os membros estão elevados, como em uma luta com faca, o nervo é particularmente vulnerável. As armas, inclusive projéteis de arma de fogo (PAF) que atingem o tórax, são uma causa comum de lesão. Também é vulnerável durante mastectomia (retirada cirúrgica da mama por causa de câncer ou cirurgia de redesignação de gênero).

Trígono da ausculta

Perto do ângulo inferior da escápula há uma pequena abertura triangular na musculatura. A margem horizontal superior do músculo latíssimo do dorso, a margem medial da escápula e a margem inferolateral do músculo trapézio formam o *trígono da ausculta* (ver Figuras 3.25 e 3.38). Essa abertura na musculatura espessa do dorso é um bom lugar para examinar segmentos posteriores dos pulmões com um estetoscópio em um indivíduo musculoso. Quando as escápulas são movidas anteriormente pelo cruzamento dos braços no tórax e o tronco é flexionado, o trígono de ausculta aumenta.

Lesão do nervo acessório (NC XI)

A principal manifestação clínica da *paralisia do nervo acessório* é um ombro "caído" com acentuada fraqueza ipsilateral quando os ombros são elevados (retraídos) contra resistência. A lesão do nervo acessório geralmente ocorre como consequência de tração, como no mecanismo de lesão em chicotada, tumor, biopsia de linfonodo cervical ou procedimento cirúrgico no trígono posterior. A lesão do nervo acessório é analisada com mais detalhes nos Capítulos 9, *Pescoço*, e 10, *Resumo dos Nervos Cranianos*.

Lesão do nervo toracodorsal

A cirurgia na parte inferior da axila coloca em risco o nervo toracodorsal (C6–C8) que supre o músculo latíssimo do dorso. Esse nervo segue inferiormente ao longo da parede posterior da axila e penetra na face medial do músculo latíssimo do dorso perto do local onde este se torna tendíneo (Figura B3.7). O nervo também é vulnerável à lesão durante mastectomias quando é removido o processo axilar da mama. O nervo também é vulnerável à lesão durante cirurgia nos linfonodos escapulares porque sua parte terminal situa-se anteriormente a eles e à artéria subescapular (Figura B3.8).

O músculo latíssimo do dorso e a parte inferior do músculo peitoral maior formam uma alça muscular anteroposterior entre o tronco e o braço; entretanto, o músculo latíssimo do

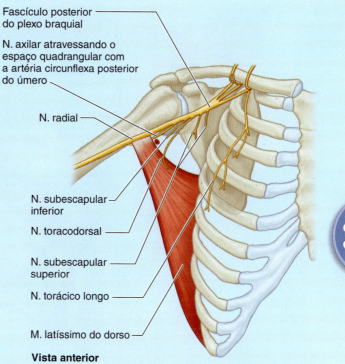

Figura B3.7 Ramos do fascículo posterior do plexo braquial, inclusive o nervo toracodorsal.

dorso forma a parte mais forte da alça. Na *paralisia do músculo latíssimo do dorso*, a pessoa não consegue levantar o tronco com os membros superiores, como ocorre na escalada. Além disso, a pessoa não pode usar uma muleta axilar porque esta empurra o ombro para cima. Estas são as principais atividades nas quais é necessária a depressão ativa da escápula; a depressão passiva produzida pela gravidade é adequada para a maioria das atividades.

Lesão do nervo dorsal da escápula

A lesão do nervo dorsal da escápula, o nervo para os músculos romboide e levantador da escápula, afeta as ações desses músculos. Quando há paralisia unilateral do músculo romboide, a escápula no lado afetado está mais distante da linha mediana do que no lado normal.

Lesão do nervo axilar

Os músculos deltoide e redondo menor atrofiam quando há lesão grave do nervo axilar (C5 e C6). Como passa inferiormente à cabeça do úmero e espirala-se ao redor do colo cirúrgico (Figura B3.9A), o nervo axilar geralmente é lesionado durante a fratura dessa parte do úmero. Também pode ser lesionado durante a luxação anterior da articulação do ombro e por compressão pelo uso errado de muletas. Quando há atrofia do músculo deltoide, o contorno arredondado do ombro é achatado em comparação com o lado íntegro. Isso confere ao ombro uma aparência achatada e produz uma pequena depressão inferior ao

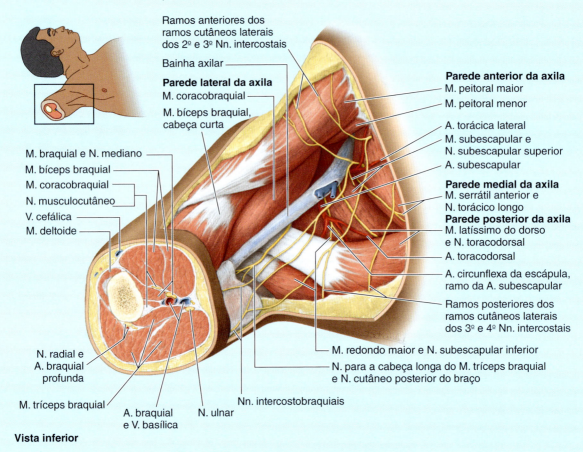

Figura B3.8 Nervos próximos das paredes da axila.

acrômio. Além da atrofia do músculo deltoide, pode haver perda de sensibilidade na face lateral da parte proximal do braço, a área suprida pelo *nervo cutâneo lateral superior do braço*, o ramo cutâneo do nervo axilar (em *vermelho* na Figura B3.9B).

O músculo deltoide é um local comum de injeção intramuscular de medicamentos. O nervo axilar tem trajeto transversal sob o revestimento do músculo deltoide no nível do colo cirúrgico do úmero (Figura B3.9A). O conhecimento de sua localização evita lesão durante intervenções cirúrgicas no ombro.

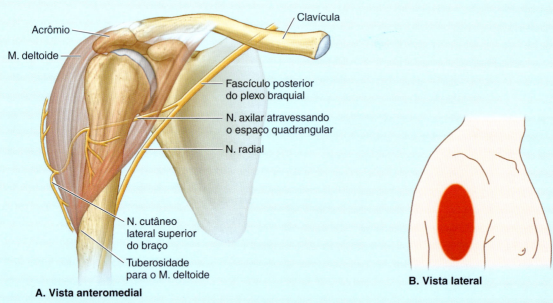

Figura B3.9 Lesão do nervo axilar. **A.** Trajeto normal do nervo axilar. **B.** Área de anestesia (em *vermelho*) após lesão do nervo axilar.

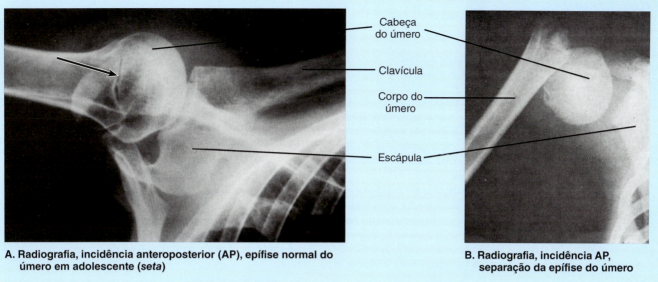

A. Radiografia, incidência anteroposterior (AP), epífise normal do úmero em adolescente (seta)

B. Radiografia, incidência AP, separação da epífise do úmero

Figura B3.10 Fratura–luxação da epífise proximal do úmero.

Fratura–luxação da epífise proximal do úmero

Um golpe direto ou lesão indireta do ombro de uma criança ou adolescente pode causar *fratura–luxação da epífise proximal do úmero* porque a cápsula articular do ombro, reforçada pelo manguito rotador, é mais forte do que a lâmina epifisial. Nas fraturas graves, há deslocamento acentuado do corpo do úmero, mas a cabeça preserva sua relação normal com a cavidade glenoidal da escápula (Figura B3.10). Lesões às epífises podem retardar o crescimento da parte afetada do osso.

Lesões do manguito rotador

Uma lesão ou doença pode causar danos ao manguito rotador musculotendíneo, provocando instabilidade da articulação do ombro. O traumatismo pode lacerar ou romper um ou mais tendões dos músculos do manguito rotador. O tendão do músculo supraespinal rompe-se com maior frequência (Figura B3.11).

A *tendinite degenerativa do manguito rotador* é comum, sobretudo em pessoas idosas. Essas síndromes são analisadas com detalhes em relação à articulação do ombro.

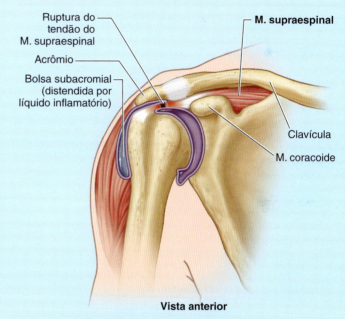

Figura B3.11 Lesão do manguito rotador.

Pontos-chave: Músculos da parte proximal do membro superior

Em termos de inserções, os músculos da parte proximal do membro superior são toracoapendiculares ou escapulotorácicos.

Músculos toracoapendiculares: Os músculos toracoapendiculares servem para posicionar a base a partir da qual o membro superior é estendido e se movimenta em relação ao tronco. ■ Esses músculos consistem nos grupos anterior, posterior superficial e posterior profundo. ■ Os grupos têm ação antagônica para elevar–deprimir e protrair–retrair toda a escápula ou girá-la a fim de elevar ou deprimir a cavidade glenoidal e a articulação do ombro (ver Quadro 3.5). ■ Esses movimentos aumentam a amplitude funcional dos movimentos da articulação do ombro. ■ Todos esses movimentos têm a participação da clavícula e da escápula; os limites a todos os

> **Pontos-chave:** (*continuação*)
>
> movimentos desta última são impostos pela primeira, que é sua única inserção ao esqueleto axial. ■ A maioria desses movimentos inclui a cooperação de vários músculos com diferentes inervações. Portanto, lesões de um único nervo geralmente enfraquecem, mas não eliminam a maioria dos movimentos. ■ Exceções notáveis são a rotação superior do ângulo lateral da escápula (músculo trapézio superior/apenas nervo acessório) e a rotação lateral do ângulo inferior da escápula (músculo serrátil anterior/apenas nervo torácico longo).
>
> **Músculos escapuloumerais:** Os músculos escapuloumerais (deltoide, redondo maior e SIRS), juntamente com alguns músculos toracoapendiculares, atuam em grupos opostos para posicionar o suporte proximal (úmero) do membro superior e efetuar abdução–adução, flexão–extensão, rotação medial–lateral e circundução do braço. ■ Isso estabelece a altura, a distância do tronco e a direção de atuação do antebraço e da mão. ■ Quase todos os movimentos produzidos pelos músculos escapuloumerais na articulação do ombro são acompanhados por movimentos produzidos por músculos toracoapendiculares nas articulações esternoclavicular e escapulotorácica, sobretudo além dos estágios iniciais do movimento. ■ Um examinador hábil, com conhecimento de anatomia, pode fixar ou posicionar manualmente o membro para isolar e testar partes distintas de movimentos específicos do membro superior. ■ Os músculos SIRS contribuem para a formação do manguito rotador, que gira a cabeça do úmero (mediante abdução e rotação medial e lateral do úmero) e a "segura" firmemente contra a cavidade glenoidal rasa, aumentando a integridade da cápsula da articulação do ombro.

AXILA

A **axila** é o espaço piramidal inferior à articulação do ombro e superior à fáscia axilar na junção entre o braço e o tórax (Figura 3.39). A axila é a passagem ou "centro de distribuição", geralmente protegida pelo membro superior aduzido, das estruturas neurovasculares que servem ao membro superior. A partir desse centro de distribuição, as estruturas neurovasculares seguem:

- Superiormente, pelo *canal cervicoaxilar*, até a (ou partindo da) raiz do pescoço (Figura 3.39A)
- Anteriormente, pelo *trígono clavipeitoral*, até a região peitoral (Figura 3.39D)
- Inferior e lateralmente, até o próprio membro
- Posteriormente, através do *espaço quadrangular*, até a região escapular
- Inferior e medialmente, ao longo da parede torácica, até os músculos toracoapendiculares em posição inferior (serrátil anterior e latíssimo do dorso).

O formato e o tamanho da axila variam, dependendo da posição do braço. Ela quase desaparece quando o braço está em abdução total – uma posição na qual seu conteúdo é vulnerável. O reflexo de "cócegas" faz com que a maioria das pessoas reassuma rapidamente a posição protegida quando há ameaça de invasão.

A axila tem um ápice, uma base e quatro paredes (três das quais são musculares):

- O *ápice da axila* é o canal **cervicoaxilar,** a passagem entre o pescoço e a axila, limitada por costela I, clavícula e margem superior da escápula. Artérias, veias, vasos linfáticos e nervos atravessam essa abertura superior da axila para entrar ou sair do braço (Figura 3.39A)
- A *base da axila* consiste em pele côncava, tela subcutânea e fáscia da axila (muscular) que se estende do braço até a parede torácica (aproximadamente no nível da costela IV) e forma a **fossa axilar**. A base da axila e a fossa axilar são limitadas pelas pregas axilares anterior e posterior, parede torácica e face média do braço (Figura 3.39C)
- A *parede anterior da axila* tem duas camadas, formadas pelos músculos peitorais maior e menor, e pelas fáscias peitoral e clavipeitoral associadas a eles (Figuras 3.13B e 3.39B e C). A **prega axilar anterior** é a parte inferior da parede anterior que pode ser apreendida entre os dedos. É formada pelo músculo peitoral maior, quando este segue da parede torácica até o úmero, e o tegumento sobrejacente (Figura 3.39C e D)
- A *parede posterior da axila* é formada principalmente pela escápula e pelo músculo subescapular em sua face anterior e inferiormente pelos músculos redondo maior e latíssimo do dorso (Figura 3.39B e C). A **prega axilar posterior** é a parte inferior da parede posterior que pode ser apreendida entre os dedos. Estende-se inferiormente à parede anterior e é formada pelos músculos latíssimo do dorso e redondo maior e tegumento sobrejacente
- A *parede medial da axila* é formada pela parede torácica (costelas I a IV e músculos intercostais) e o músculo serrátil anterior sobrejacente (Figura 3.39A e B)
- A *parede lateral da axila* é uma parede óssea estreita formada pelo *sulco intertubercular* no úmero.

A axila contém vasos sanguíneos axilares (artéria axilar e seus ramos, veia axilar e suas tributárias), vasos linfáticos e grupos de *linfonodos axilares*, todos envolvidos por matriz de *gordura axilar* (Figura 3.39C). A axila também contém grandes nervos que formam os fascículos e ramos do plexo braquial, uma rede de nervos unidos uns aos outros, que seguem do pescoço até o membro superior (Figura 3.40B). Na região proximal, essas estruturas neurovasculares são envolvidas por uma extensão da fáscia cervical, semelhante a uma bainha, a **bainha axilar** (Figura 3.40A).

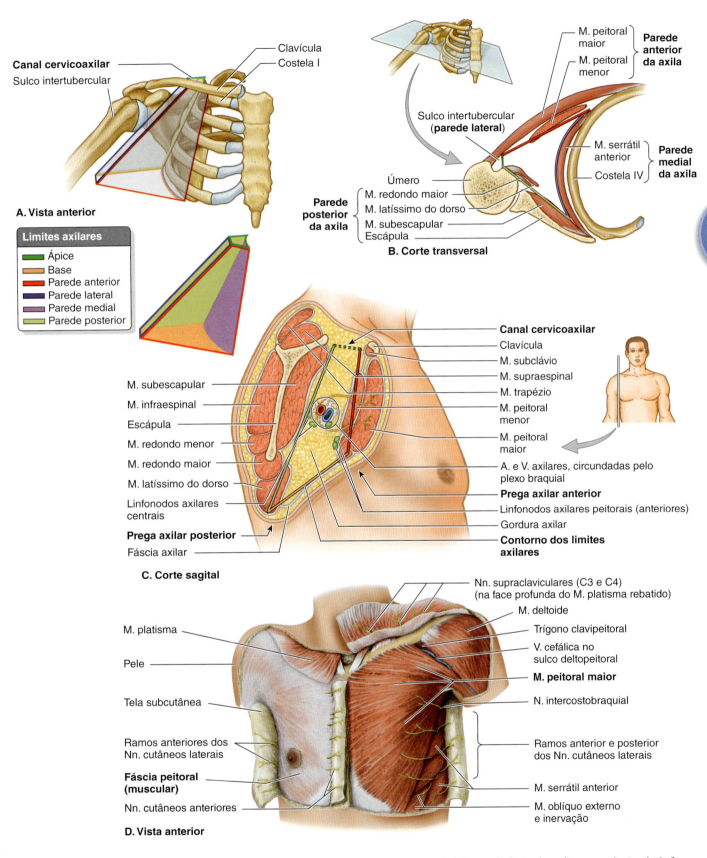

Figura 3.39 Localização, limites e conteúdo da axila. **A.** Limites da axila. A axila é um espaço inferior à articulação do ombro e superior à pele da fossa axilar na junção do braço com o tórax. **B.** Paredes musculares da axila. A pequena parede óssea lateral da axila é o sulco intertubercular do úmero. **C.** Conteúdo da axila. Músculos escapulares e peitorais que formam suas paredes posterior e anterior, respectivamente. A margem inferior do músculo peitoral maior forma a prega axilar anterior, e os músculos latíssimo do dorso e redondo maior formam a prega axilar posterior. **D.** Dissecção superficial da região peitoral. O músculo platisma foi rebatido superiormente no lado esquerdo, juntamente com os nervos supraclaviculares, de modo a ver as inserções claviculares dos músculos peitoral maior e deltoide.

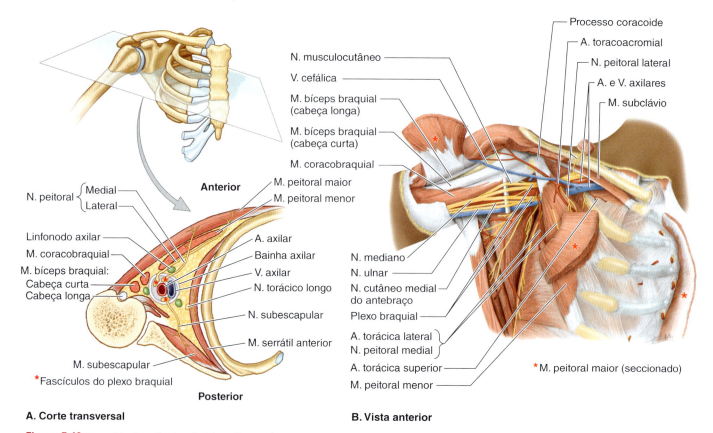

Figura 3.40 Conteúdo da axila. A. A bainha axilar envolve a artéria e a veia axilar e os três fascículos do plexo braquial. Também é mostrada a inervação das paredes musculares da axila. O tendão do M. bíceps braquial desliza no sulco intertubercular. **B.** Dissecção. Foi removida a maior parte do músculo peitoral maior. A fáscia clavipeitoral, a gordura axilar e a bainha axilar foram removidas por completo. O plexo nervoso braquial circunda a artéria axilar em suas faces lateral e medial (aparecendo aqui como as faces superior e inferior porque o membro está abduzido) e em sua face posterior (que não está visível nesta vista). A Figura 3.24 é uma vista aumentada da parte **B**.

Artéria axilar

A **artéria axilar** começa na margem lateral da costela I como a continuação da *artéria subclávia* e termina na margem inferior do músculo redondo maior (Figura 3.41). Segue posteriormente ao músculo peitoral menor até o braço e torna-se a *artéria braquial* quando passa pela margem inferior do músculo redondo maior, geralmente tendo chegado ao úmero (Figura 3.41). Para fins descritivos, a artéria axilar é dividida em três partes pelo músculo peitoral menor (o número da parte também indica o número de seus ramos):

- A **primeira parte da artéria axilar** está situada entre a margem lateral da costela I e a margem medial do músculo peitoral menor. É envolvida pela *bainha axilar* e tem um ramo – a *artéria torácica superior* (Figuras 3.40B e 3.41A; Quadro 3.7)
- A **segunda parte da artéria axilar** situa-se posteriormente ao músculo peitoral menor e tem dois ramos – as *artérias toracoacromial* e *torácica lateral* – que seguem medial e lateralmente ao músculo, respectivamente
- A **terceira parte da artéria axilar** estende-se da margem lateral do músculo peitoral menor até a margem inferior do músculo redondo maior e tem três ramos. A *artéria subescapular* é o maior ramo da artéria axilar. Distalmente à origem dessa artéria, se originam as *artérias circunflexas anterior posterior do úmero*, às vezes por meio de um tronco comum.

A Figura 3.41 mostra os ramos da artéria axilar e o Quadro 3.7 descreve suas origens e trajetos.

A **artéria torácica superior** é um vaso pequeno, muito variável, que se origina imediatamente inferior ao músculo subclávio (Figura 3.41A). Costuma seguir em sentido inferomedial posteriormente à veia axilar e irriga o músculo subclávio, músculos no 1º e 2º espaços intercostais, alças superiores do músculo serrátil anterior e músculos peitorais sobrejacentes. Anastomosa-se com as artérias intercostal e/ou torácica interna.

A **artéria toracoacromial**, um tronco largo e curto, perfura a membrana costocoracoide e divide-se em quatro ramos (acromial, deltóideo, peitoral e clavicular), profundamente à parte clavicular do músculo peitoral maior (Figura 3.42).

A **artéria torácica lateral** tem origem variável. Em geral, origina-se como o segundo ramo da segunda parte da artéria axilar e desce ao longo da margem lateral do músculo peitoral menor, seguindo-o até a parede torácica (Figuras 3.40B e 3.41A); entretanto, pode originar-se em lugar das artérias toracoacromial, supraescapular ou subescapular. A artéria

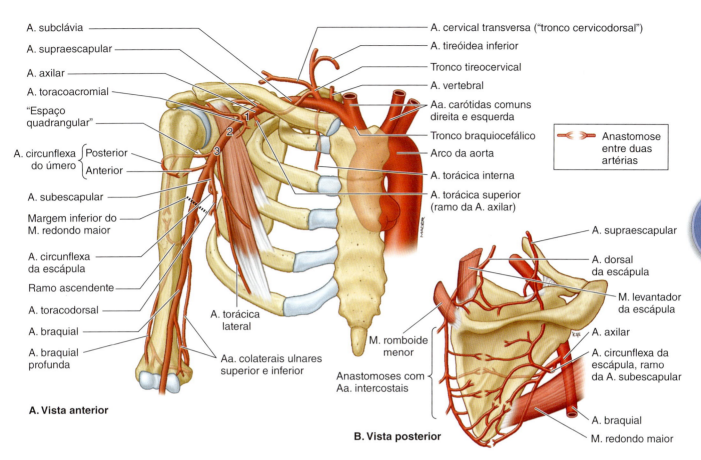

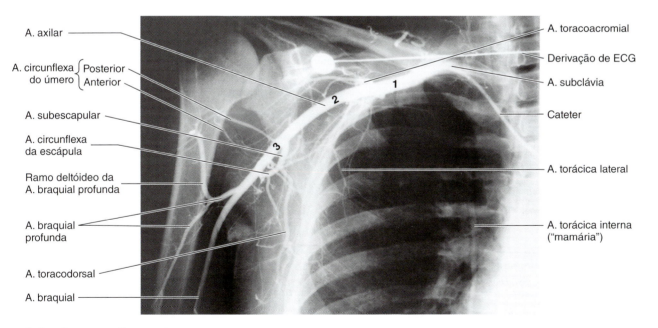

Figura 3.41 Artérias da parte proximal do membro superior.

Quadro 3.7 Artérias da parte proximal do membro superior (região do ombro e braço).

Artéria	Origem	Trajeto
A. torácica interna	Face inferior da primeira parte } A. subclávia	Desce, inclinando-se anteromedialmente, posterior à extremidade esternal da clavícula e primeira cartilagem costal; entra no tórax e desce no plano paraesternal; dá origem aos ramos perfurantes, Aa. intercostais anteriores, musculofrênica e epigástrica superior
Tronco tireocervical	Face anterior da primeira parte	Ascende como um tronco largo e curto, que dá origem a quatro ramos: Aa. supraescapular, cervical ascendente, tireóidea inferior e cervical transversa
A. supraescapular	Tronco tireocervical (ou como ramo direto da A. subclávia)	Segue inferolateralmente cruzando o M. escaleno anterior, o N. frênico, a A. subclávia e o plexo braquial, seguindo lateralmente posterior e paralela à clavícula; em seguida, passa sobre o ligamento transverso da escápula até a fossa supraespinal; e depois lateral à espinha da escápula (profundamente ao acrômio) até a fossa infraespinal, na face posterior da escápula
A. torácica superior	Primeira parte (como único ramo) } A. axilar	Segue anteromedialmente ao longo da margem superior do M. peitoral menor; depois segue entre ele e o M. peitoral maior até a parede torácica; ajuda a suprir o 1º e o 2º espaços intercostais e a parte superior do M. serrátil anterior
A. toracoacromial	Segunda parte (primeiro ramo)	Espirala-se ao redor da margem superomedial do M. peitoral menor; perfura a membrana costocoracoide (fáscia clavipeitoral); divide-se em quatro ramos: peitoral, deltóideo, acromial e clavicular
A. torácica lateral	Segunda parte (segundo ramo)	Desce ao longo da margem axilar do M. peitoral menor; segue até a parede torácica, suprindo a face lateral da mama
Aa. circunflexas (anterior e posterior) do úmero	Terceira parte (às vezes através de um tronco comum)	Circundam o colo cirúrgico do úmero, anastomosando-se entre si lateralmente; o ramo posterior maior atravessa o espaço quadrangular
A. subescapular	Terceira parte (ramo mais calibroso da artéria)	Desce do nível da margem inferior do M. subescapular, ao longo da margem lateral da escápula, dividindo-se depois de 2 a 3 cm em ramos terminais, as Aa. circunflexa da escápula e toracodorsal
A. circunflexa da escápula	A. subescapular	Curva-se ao redor da margem lateral da escápula para entrar na fossa infraespinal, anastomosando-se com a A. supraescapular
A. toracodorsal		Continua o trajeto da A. subescapular, descendo com o N. toracodorsal para entrar no ápice do M. latíssimo do dorso
A. braquial profunda	Perto de sua origem } A. braquial	Acompanha o N. radial ao longo do sulco radial do úmero, suprindo o compartimento posterior do braço e participando da anastomose arterial periarticular ao redor do cotovelo
A. colateral ulnar superior	Perto do meio do braço	Acompanha o N. ulnar até a face posterior do cotovelo; anastomosa-se com a A. recorrente ulnar posterior
A. colateral ulnar inferior	Superior ao epicôndilo medial do úmero	Segue anteriormente ao epicôndilo medial do úmero para se anastomosar com a A. colateral ulnar anterior

torácica lateral irriga os músculos peitoral, serrátil anterior e intercostal, os linfonodos axilares e a face lateral da mama.

A **artéria subescapular**, o ramo da artéria axilar de maior diâmetro, porém de menor comprimento, desce ao longo da margem lateral do músculo subescapular na parede posterior da axila. Logo termina dividindo-se nas artérias circunflexa da escápula e toracodorsal.

A **artéria circunflexa da escápula**, não raro o maior ramo terminal da artéria subescapular, curva-se posteriormente ao redor da margem lateral da escápula, seguindo posteriormente entre os músculos subescapular e redondo maior para irrigar músculos no dorso da escápula (Figura 3.41B). Participa das anastomoses ao redor da escápula.

A **artéria toracodorsal** continua o trajeto geral da artéria subescapular até o ângulo inferior da escápula e irriga os músculos adjacentes, sobretudo o latíssimo do dorso (Figura 3.41A e C). Também participa das anastomoses arteriais ao redor da escápula.

As *artérias circunflexas do úmero* circundam o colo cirúrgico do úmero, anastomosando-se entre si. A **artéria circunflexa anterior do úmero**, menor, segue em sentido lateral, profundamente aos músculos coracobraquial e bíceps braquial. Dá origem a um ramo ascendente que supre o ombro. A **artéria circunflexa posterior do úmero**, maior, atravessa a parede posterior da axila medialmente, através do **espaço quadrangular**, com o nervo axilar para irrigar a articulação do ombro e os músculos adjacentes (p. ex., deltoide, redondos maior e menor, e cabeça longa do tríceps braquial) (Figura 3.41A e C; Quadro 3.7).

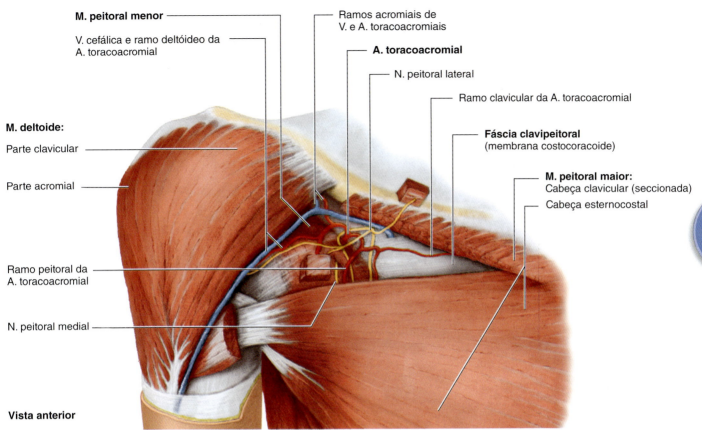

Figura 3.42 Parede anterior da axila. A cabeça clavicular do músculo peitoral maior é excisada, exceto suas extremidades de inserção clavicular e umeral e dois cubos, que permanecem para identificar seus nervos.

Veia axilar

A **veia axilar** situa-se inicialmente (distalmente) na face anteromedial da artéria axilar, e sua parte terminal está posicionada anteroinferiormente à artéria (Figura 3.43). Essa grande veia é formada pela união da *veia braquial* (as veias acompanhantes da artéria braquial) e da *veia basílica* na margem inferior do músculo redondo maior.

A veia axilar tem três partes que correspondem às três partes da artéria axilar. Assim, a extremidade inicial distal é a terceira parte, enquanto a extremidade proximal terminal é a primeira. A veia axilar (primeira parte) termina na margem lateral da costela I, onde se torna a **veia subclávia**. As veias da axila, mais abundantes do que as artérias, são muito variáveis e anastomosam-se com frequência. A veia axilar recebe tributárias que geralmente correspondem a ramos da artéria axilar, com algumas importantes exceções:

- As veias correspondentes aos ramos da artéria toracoacromial não se fundem para entrar por uma tributária comum; algumas entram independentemente na veia axilar, mas outras drenam para a veia cefálica, que então entra na veia axilar superiormente ao músculo peitoral menor, perto de sua transição para a veia subclávia
- A veia axilar recebe, direta ou indiretamente, a(s) veia(s) toracoepigástrica(s), que é(são) formada(s)

pelas anastomoses das veias superficiais da região inguinal com tributárias da veia axilar (geralmente a veia torácica lateral). Essas veias constituem uma via colateral que permite o retorno venoso em caso de obstrução da veia cava inferior (ver "Vias colaterais para o sangue venoso abdominopélvico" no boxe Anatomia clínica, no Capítulo 5).

Linfonodos axilares

O tecido conjuntivo fibroadiposo da axila (gordura axilar) contém muitos linfonodos. Os linfonodos axilares são organizados em cinco grupos principais: peitoral, subescapular, umeral, central e apical. Os grupos são dispostos de um modo que reflete o formato piramidal da axila (ver Figura 3.39A). Três grupos de linfonodos axilares estão relacionados com a base triangular, um grupo em cada ângulo da pirâmide (Figura 3.44A e C).

Os **linfonodos peitorais (anteriores)** consistem em três a cinco linfonodos situados ao longo da parede medial da axila, ao redor da veia torácica lateral e da margem inferior do músculo peitoral menor. Os linfonodos peitorais recebem linfa principalmente da parede torácica anterior, aí incluída a maior parte da mama (principalmente o quadrante superolateral [superior externo] e o plexo subareolar; ver Capítulo 4, *Tórax*).

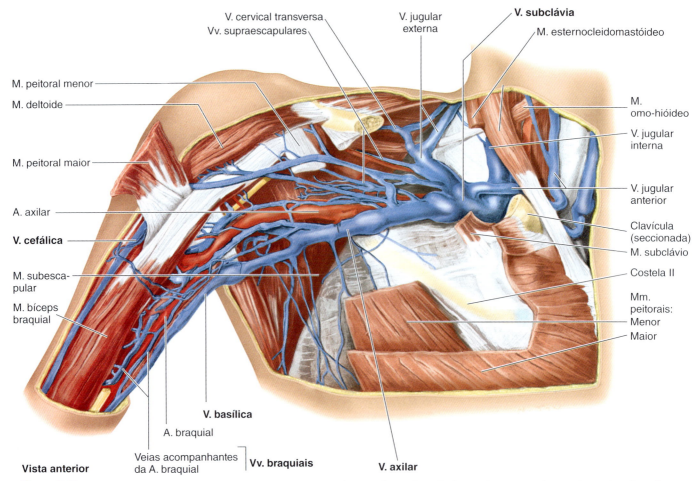

Figura 3.43 Veias da axila. A veia basílica acompanha a artéria braquial até a axila, onde se funde às veias acompanhantes da artéria axilar e forma a veia axilar. As muitas veias menores e altamente variáveis na axila também são tributárias da veia axilar.

Os **linfonodos subescapulares (posteriores)** consistem em seis ou sete linfonodos situados ao longo da prega axilar posterior e vasos sanguíneos subescapulares. Esses linfonodos recebem linfa da face posterior da parede torácica e região escapular.

Os **linfonodos umerais (laterais)** consistem em quatro a seis linfonodos situados ao longo da parede lateral da axila, mediais e posteriores à veia axilar. Esses linfonodos recebem quase toda a linfa do membro superior, com exceção daquela conduzida por vasos linfáticos que acompanham a veia cefálica, que, na maioria das vezes, drenam diretamente para os linfonodos axilares apicais e infraclaviculares.

Os vasos linfáticos eferentes desses três grupos seguem até os **linfonodos centrais**. Há três ou quatro desses grandes linfonodos situados profundamente ao músculo peitoral menor, perto da base da axila, associados à segunda parte da artéria axilar. Os vasos eferentes dos linfonodos centrais seguem até os **linfonodos apicais**, que estão localizados no ápice da axila, ao longo da face medial da veia axilar e primeira parte da artéria axilar.

Os linfonodos apicais recebem linfa de todos os outros grupos de linfonodos axilares, bem como dos linfáticos que acompanham a veia cefálica proximal. Os vasos eferentes do grupo apical atravessam o *canal cervicoaxilar*.

Por fim, esses vasos eferentes unem-se para formar o **tronco linfático subclávio**, embora alguns vasos possam drenar através dos **linfonodos claviculares (infraclaviculares e supraclaviculares)**. Uma vez formado, o tronco subclávio pode receber os troncos jugular e broncomediastinal no lado direito para formar o **ducto linfático direito**, ou pode entrar no ângulo venoso direito em separado. No lado esquerdo, o tronco subclávio une-se com maior frequência ao **ducto torácico** (Figura 3.44A e B).

Plexo braquial

A maioria dos nervos no membro superior origina-se no **plexo braquial**, uma importante *rede nervosa* (Figuras 3.40B e 3.45) que supre o membro superior, começando no pescoço e estendendo-se até a axila. Quase todos os ramos do plexo originam-se na axila (após o plexo cruzar a costela I). O plexo braquial é formado pela união dos ramos anteriores dos quatro últimos nervos cervicais (C5 a C8) e o primeiro nervo torácico (T1), que constituem as **raízes do plexo braquial** (Figuras 3.45 e 3.46; Quadro 3.8).

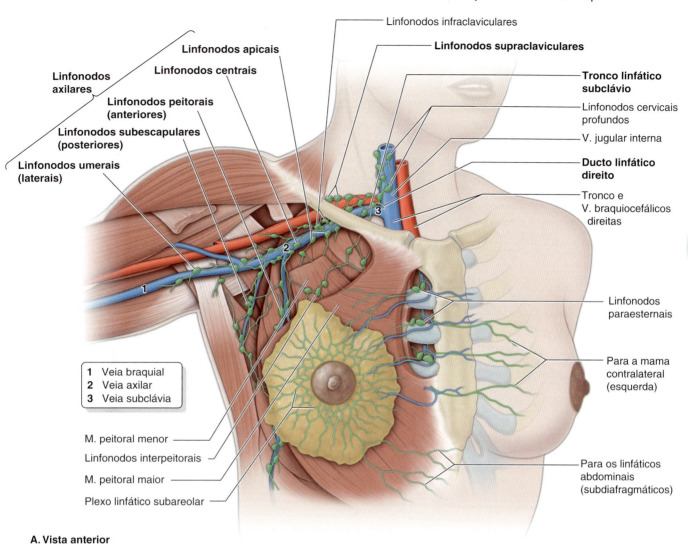

A. Vista anterior

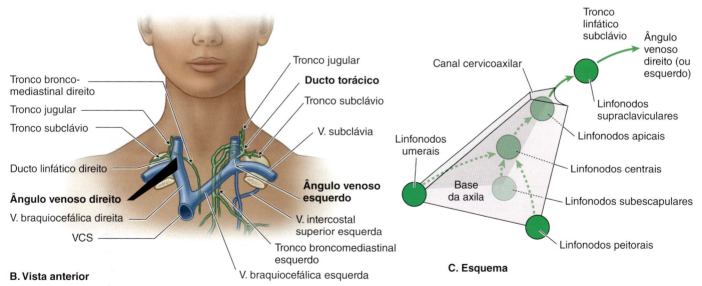

B. Vista anterior

C. Esquema

Figura 3.44 Linfonodos axilares e drenagem linfática do membro superior e da mama no lado direito. A. Visão geral dos cinco grupos de linfonodos axilares. A maioria dos vasos linfáticos do membro superior termina nos linfonodos umerais (laterais) e centrais. No entanto, aqueles que acompanham a parte superior da veia cefálica terminam nos linfonodos apicais. Os linfáticos da mama são analisados no Capítulo 4, *Tórax*. **B.** Ductos linfáticos torácico e direito. A linfa que atravessa os linfonodos axilares entra nos vasos linfáticos eferentes que formam o tronco linfático subclávio, que geralmente drena para as junções das veias jugular interna e subclávia (os ângulos venosos). Às vezes, no lado direito, esse tronco funde-se aos troncos linfáticos jugulares e/ou broncomediastinais para formar um ducto linfático direito curto. Geralmente, no lado esquerdo, entra no término do ducto torácico. **C.** As posições dos cinco grupos de linfonodos axilares, em relação um ao outro e à axila piramidal. É mostrado o padrão comum de drenagem. *VCS*, veia cava superior.

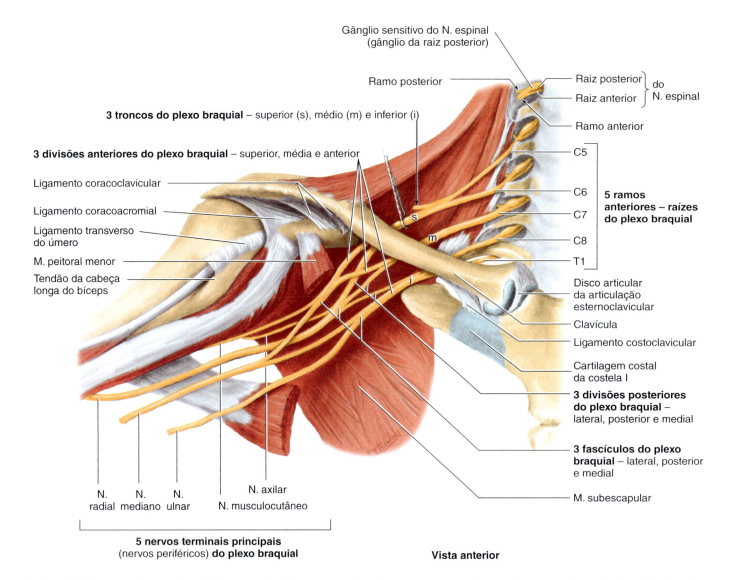

Figura 3.45 Formação do plexo braquial. Essa grande rede nervosa estende-se do pescoço até o membro superior através do canal cervicoaxilar (limitado pela clavícula, costela I e parte superior da escápula) para inervar o membro superior e a região do ombro. O plexo braquial é formado habitualmente pelos ramos anteriores dos nervos C5–C8 e pela parte maior do ramo anterior do nervo T1 (as *raízes* do plexo braquial). Observe a fusão e a continuação de algumas raízes do plexo nos três *troncos*, a separação de cada tronco em *divisões* anterior e posterior, a união das divisões para formar três *fascículos*, e a origem dos principais ramos terminais (*nervos periféricos*) dos fascículos como os produtos de formação do plexo.

As raízes do plexo geralmente atravessam a abertura entre os *músculos escalenos anterior* e *médio* acompanhados pela artéria subclávia (Figura 3.47). As fibras simpáticas conduzidas por cada raiz do plexo são recebidas dos ramos cinzentos dos gânglios cervicais médios e inferiores quando as raízes seguem entre os músculos escalenos.

Na parte inferior do pescoço, as raízes do plexo braquial unem-se para formar três troncos (Figuras 3.45 a 3.48A; Quadro 3.8):

- Um **tronco superior**, da união das raízes de C5 e C6
- Um **tronco médio**, que é uma continuação da raiz de C7
- Um **tronco inferior**, da união das raízes de C8 e T1.

Cada tronco do plexo braquial ramifica-se em divisões anterior e posterior quando o plexo atravessa o **canal cervicoaxilar** posteriormente à clavícula (Figura 3.45). As **divisões anteriores dos troncos** suprem os *compartimentos anteriores (flexores)* do membro superior, e as **divisões posteriores dos troncos** suprem os *compartimentos posteriores (extensores)*.

As divisões dos troncos formam os três fascículos do plexo braquial (Figuras 3.45, 3.46 e 3.48; Quadro 3.8):

- As divisões anteriores dos troncos superior e médio unem-se para formar o **fascículo lateral**
- A divisão anterior do tronco inferior continua como o **fascículo medial**
- As divisões posteriores dos três troncos unem-se para formar o **fascículo posterior**.

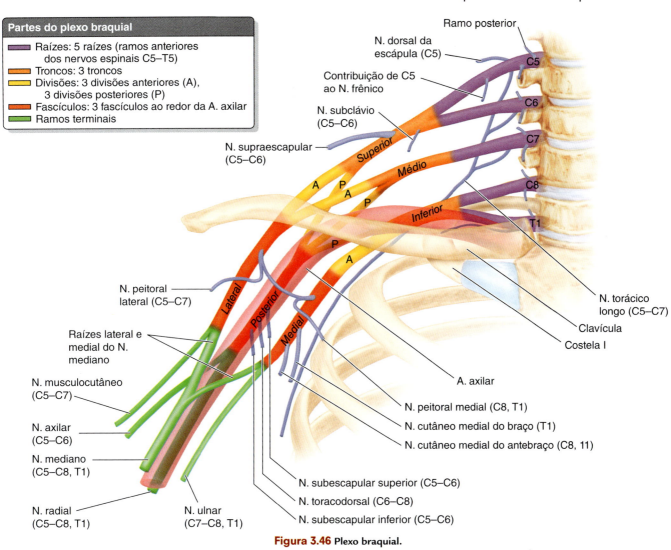

Figura 3.46 Plexo braquial.

Quadro 3.8 Plexo braquial e nervos do membro superior.

Nervo	Origem[a]	Trajeto	Estruturas inervadas
Ramos supraclaviculares			
N. dorsal da escápula	Face posterior do ramo anterior de **C5** com uma contribuição frequente de C4	Perfura o M. escaleno médio; desce profundamente aos Mm. levantador da escápula e romboides	Mm. romboides; às vezes supre o M. levantador da escápula
N. torácico longo	Face posterior dos ramos anteriores de **C5, C6**, C7	Atravessa o "canal cervicoaxilar" (Figura 3.39A e C), descendo posteriormente às raízes C8 e T1 do plexo (ramos anteriores); segue inferiormente na face superficial do M. serrátil anterior	M. serrátil anterior
N. supraescapular	Tronco superior, recebendo fibras de **C5**, C6 e muitas vezes de C4	Segue lateralmente através da região cervical lateral (trígono cervical posterior), superiormente ao plexo braquial; depois através da incisura da escápula, inferiormente ao ligamento cervical transverso superior	Mm. supraespinal e infraespinal; articulação do ombro
N. subclávio (nervo para o M. subclávio)	Tronco superior, recebendo fibras de C5, **C6** e muitas vezes de C4 (Figura 3.46)	Desce posteriormente à clavícula e anteriormente ao plexo braquial e à A. subclávia (Figura 3.31); frequentemente emite uma **raiz acessória para o N. frênico**	M. subclávio e articulação esternoclavicular (a raiz frênica acessória inerva o diafragma)

(continua)

Quadro 3.8 Plexo braquial e nervos do membro superior. (*Continuação*)

Nervo	Origem[a]	Trajeto	Estruturas inervadas
Ramos infraclaviculares			
N. peitoral lateral	Ramo lateral do fascículo lateral, recebendo fibras de C5, **C6** e C7	Perfura a membrana costocoracoide para chegar à face profunda dos Mm. peitorais; um *ramo comunicante para o N. peitoral medial* passa anteriormente a A. e V. axilares	Basicamente M. peitoral maior; mas algumas fibras do N. peitoral lateral seguem até o M. peitoral menor por um ramo para o N. peitoral medial (Figura 3.48A); articulações acromioclaviculares e glenoumerais
N. musculocutâneo	Ramo terminal do fascículo lateral, recebendo fibras de C5–C7	Sai da axila perfurando o M. coracobraquial (Figura 3.45); desce entre os Mm. bíceps braquial e braquial (Figuras 3.49B e 3.50), suprindo ambos; continua como o *N. cutâneo lateral do antebraço*	Músculos do compartimento anterior do braço (coracobraquial, bíceps braquial e braquial) (Figura 3.48B); pele da face lateral do antebraço
N. mediano	A **raiz lateral do nervo mediano** é um ramo terminal do fascículo lateral (C6, C7) A **raiz medial do nervo mediano** é um ramo terminal do fascículo medial (C8, T1)	As raízes lateral e medial fundem-se para formar o N. mediano lateralmente à artéria axilar; desce no braço adjacente à A. braquial, com o nervo cruzando anteriormente à artéria de forma gradual, para situar-se medialmente à artéria na fossa cubital (ver Figura 3.55)	Músculos do compartimento anterior do antebraço (exceto o M. flexor ulnar do carpo e a metade ulnar do M. flexor profundo dos dedos), cinco músculos intrínsecos na metade tenar da palma e a pele da palma (Figura 3.48B)
N. peitoral medial	Ramos laterais do fascículo medial, recebendo fibras de C8 e T1	Segue entre A. e V. axilares; depois perfura o M. peitoral menor e entra na face profunda do M. peitoral maior; embora seja denominado *medial* em razão de sua origem no fascículo medial, situa-se lateralmente ao N. peitoral lateral	M. peitoral menor e parte esternocostal do M. peitoral maior
N. cutâneo medial do braço		Menor nervo do plexo; segue ao longo da face medial das veias axilar e braquial; comunica-se com o *N. intercostobraquial*	Pele da face medial do braço, até o epicôndilo medial do úmero e olécrano da ulna
N. cutâneo medial do antebraço		Inicialmente segue com o N. ulnar (com o qual pode ser confundido), mas perfura a fáscia muscular com a V. basílica e entra na tela subcutânea, dividindo-se em ramos anterior e posterior	Pele da face medial do antebraço, até o punho
N. ulnar	Maior ramo terminal do fascículo medial, recebendo fibras de C8, T1 e muitas vezes de C7	Desce a região braquial medial; passa posteriormente ao epicôndilo medial do úmero; depois desce pela face ulnar do antebraço até a mão (Figuras 3.48C e 3.49A)	M. flexor ulnar do carpo e metade ulnar do M. flexor profundo dos dedos (antebraço); a maioria dos músculos intrínsecos da mão; pele da mão medial à linha axial do 4º dedo
N. subescapular superior	Ramo lateral do fascículo posterior, recebendo fibras de **C5**	Segue posteriormente, entrando diretamente no M. subescapular	Parte superior do M. subescapular
N. subescapular inferior	Ramo lateral do fascículo posterior, recebendo fibras de **C6**	Segue em sentido inferolateral, profundamente a A. e V. subescapulares	Parte inferior dos Mm. subescapular e redondo maior
N. toracodorsal	Ramo lateral do fascículo posterior, recebendo fibras de C6, **C7** e C8	Origina-se entre os Nn. subescapulares superior e inferior e segue inferolateralmente ao longo da parede axilar posterior até a parte apical do M. latíssimo do dorso	M. latíssimo do dorso
N. axilar	Ramo terminal do fascículo posterior, recebendo fibras de C5 e C6	Sai da fossa axilar posteriormente, atravessando o "espaço quadrangular"[b] com a A. circunflexa posterior do úmero (Figura 3.50); dá origem ao *N. cutâneo lateral superior do braço*; depois se espirala ao redor do colo cirúrgico do úmero profundamente ao M. deltoide (Figura 3.48D)	Articulações acromioclavicular e glenoumeral (ombro); Mm. redondo menor e deltoide (Figura 3.48D); pele da parte superolateral do braço (sobre a parte inferior do M. deltoide)
N. radial	Maior ramo terminal do fascículo posterior (maior ramo do plexo), recebendo fibras de C5–T1	Sai da fossa axilar posteriormente à A. axilar; segue posteriormente ao úmero no sulco do nervo radial com a A. braquial profunda, entre as cabeças lateral e medial do M. tríceps braquial; perfura o septo intermuscular lateral; entra na fossa cubital, dividindo-se em *Nn. radiais superficial* (cutâneo) e *profundo* (motor) (Figura 3.48D)	Todos os músculos dos compartimentos posteriores do braço e antebraço (Figura 3.48B); pele da região braquial posterior e inferolateral, região antebraquial posterior e dorso da mão lateral à linha axial do 4º dedo

[a] O negrito (p. ex., **C5**) indica o componente primário do nervo.
[b] Limitado superiormente pelo M. subescapular, pela cabeça do úmero e pelo M. redondo menor; inferiormente pelo M. redondo maior; medialmente pela cabeça longa do M. tríceps braquial; e lateralmente pelo M. coracobraquial e colo cirúrgico do úmero (Figura 3.50).

Os fascículos têm relação com a segunda parte da artéria axilar, que é indicada por seus nomes. Por exemplo, o fascículo lateral situa-se lateralmente à artéria axilar, embora possa parecer que está situado superiormente à artéria, já que é visto mais facilmente durante a abdução do membro.

Os produtos da formação do plexo são nervos periféricos multissegmentares (nominados). O plexo braquial é dividido em **partes supraclavicular** e **infraclavicular** pela clavícula (Figura 3.46B; Quadro 3.8). Quatro *ramos da parte supraclavicular do plexo* originam-se das raízes (ramos anteriores) e troncos do plexo braquial (nervo dorsal da escápula, nervo torácico longo, nervo para o músculo subclávio e nervo supraescapular) e pode-se ter acesso a eles através do pescoço. Além disso, *ramos musculares* sem nome oficial originam-se das cinco raízes do plexo (ramos anteriores de C5 a T1) e suprem os músculos escaleno e longo do pescoço. A raiz C5 do *nervo frênico* (considerado um ramo do *plexo cervical*) origina-se da raiz C5 do plexo, unindo-se aos componentes C3 e C4 do nervo na face anterior do músculo escaleno anterior (Figura 3.47). Os *ramos da parte infraclavicular do plexo* originam-se dos fascículos do plexo braquial e pode-se ter acesso a eles através da axila (Figuras 3.46B e 3.48). Considerando-se os ramos colaterais e terminais, três ramos originam-se do fascículo lateral, ao passo que os fascículos medial e posterior dão origem a cinco ramos cada (contando as raízes do nervo mediano como ramos individuais). Os ramos das partes supraclavicular e infraclavicular do plexo braquial são ilustrados nas Figuras 3.46 e 3.48 e listados no Quadro 3.8, em conjunto com a origem, o trajeto e a distribuição de cada ramo.

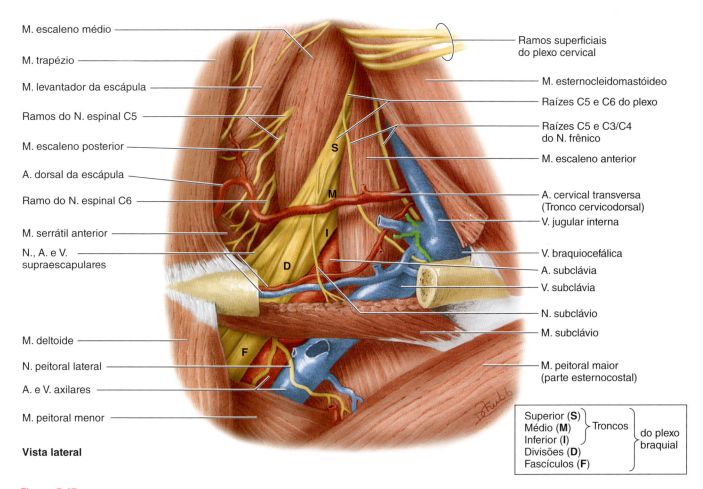

Figura 3.47 Dissecção da região cervical lateral (trígono posterior). O plexo braquial e os vasos subclávicos foram dissecados. Os ramos anteriores dos nervos espinais C5 a C8 (mais T1, oculto aqui pela terceira parte da artéria subclávia) constituem as raízes do plexo braquial. A fusão e a subsequente divisão das fibras nervosas conduzidas pelas raízes formam os troncos e divisões no nível mostrado. A artéria subclávia emerge entre os músculos escalenos médio e anterior com as raízes do plexo.

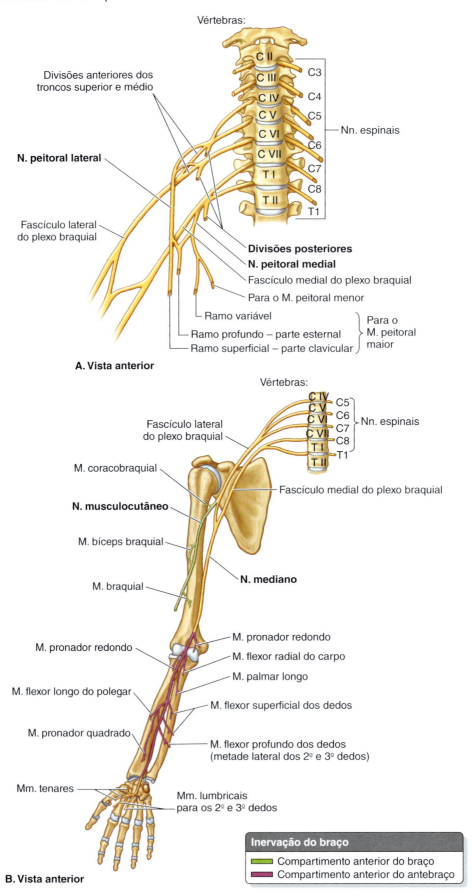

Figura 3.48 Ramos motores derivados de fascículos do plexo braquial. **A.** Nervos peitorais medial e lateral. Os nervos peitorais medial e lateral originam-se dos fascículos medial e lateral do plexo braquial, respectivamente (ou das divisões anteriores dos troncos que os formam, como é mostrado aqui para o nervo peitoral lateral). **B.** Nervos musculocutâneo e mediano. Trajetos dos nervos mediano e musculocutâneo e padrão comum de origem de seus ramos motores. Ramos motores derivados de fascículos do plexo braquial. (*continua*)

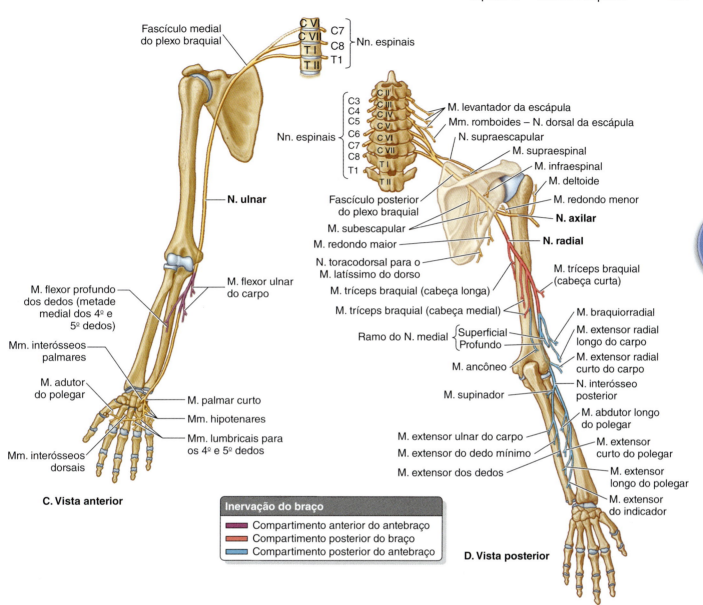

Figura 3.48 (*Continuação*) **C.** Nervo ulnar. Trajeto do nervo ulnar e padrão comum de origem de seus ramos motores. **D.** Nervos axilar e radial. Trajetos dos nervos axilar e radial e padrão comum de origem de seus ramos motores. O nervo interósseo posterior é a continuação do ramo profundo do nervo radial, e aqui é mostrado bifurcando-se em dois ramos para suprir todos os músculos com ventres carnosos situados totalmente no compartimento posterior do antebraço. O dorso da mão não tem fibras musculares carnosas; portanto, não há distribuição de nervos motores.

ANATOMIA CLÍNICA

AXILA

Anastomoses arteriais periescapulares

 Há muitas anastomoses arteriais periescapulares. Diversos vasos se unem para formar redes nas faces anterior e posterior da escápula: as artérias dorsal da escápula, supraescapular e (pela artéria circunflexa da escápula) subescapular (Figura B3.12).

A importância da *circulação colateral* propiciada por essas anastomoses torna-se aparente quando é necessário ligar uma artéria subclávia ou axilar lacerada. Por exemplo, pode ser necessário ligar a artéria axilar entre a costela I e a artéria subescapular. Em outros casos, a *estenose* da artéria axilar pode resultar de uma lesão aterosclerótica que reduz o fluxo sanguíneo. Nas duas situações, o sentido do fluxo sanguíneo na artéria subescapular é invertido, permitindo que o sangue chegue à terceira parte da artéria axilar. Note que a artéria subescapular recebe sangue por várias anastomoses com a artéria supraescapular, artéria dorsal da escápula e artérias intercostais.

A *lenta oclusão* da artéria axilar (p. ex., em consequência de doença ou traumatismo) costuma permitir o desenvolvimento de circulação colateral suficiente, evitando isquemia.

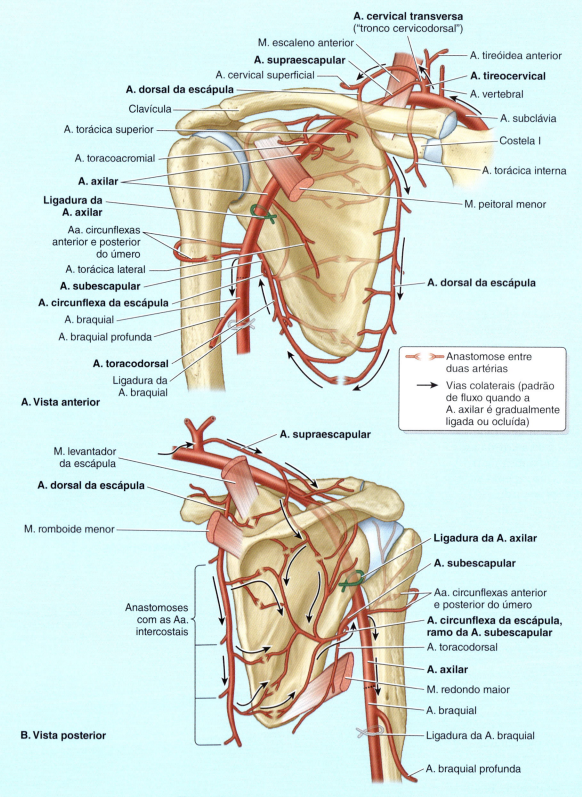

Figura B3.12 Anastomoses arteriais periescapulares.

A *oclusão súbita* geralmente não dá tempo suficiente para o desenvolvimento de circulação colateral adequada; sendo assim, a vascularização para o braço, antebraço e mão é inadequada. Embora haja possíveis vias colaterais (anastomoses periarticulares) em torno da articulação do ombro em nível proximal e da articulação do cotovelo na parte distal, a *ligadura cirúrgica da artéria axilar* entre as origens da artéria subescapular e a artéria braquial profunda interrompe a vascularização para o braço porque a circulação colateral é inadequada.

Compressão da artéria axilar

A artéria axilar pode ser palpada na parte inferior da parede lateral da axila. Pode ser necessário comprimir a terceira parte dessa artéria contra o úmero em caso de grande hemorragia (p. ex., resultante de ferida por arma branca ou projétil de arma de fogo). Caso seja necessário comprimir em um local mais proximal, pode-se comprimir a artéria axilar em sua origem (quando a artéria subclávia cruza a costela I) exercendo pressão para baixo no ângulo entre a clavícula e a inserção inferior do músculo esternocleidomastóideo.

Aneurisma da artéria axilar

A primeira parte da artéria axilar pode dilatar-se (*aneurisma da artéria axilar*) e comprimir os troncos do plexo braquial, causando dor e anestesia (perda da sensibilidade) nas áreas da pele supridas pelos nervos afetados. O aneurisma da artéria axilar pode ocorrer em lançadores de beisebol e jogadores de futebol americano em decorrência dos movimentos rápidos e forçados com o braço.

Lesões da veia axilar

As feridas na axila costumam acometer a veia axilar em razão de seu grande tamanho e posição vulnerável. Durante a abdução completa do braço, a veia axilar superpõe-se à artéria axilar anteriormente. A ferida cirúrgica ou traumática na parte proximal da veia axilar é muito perigosa, não apenas em razão da grande hemorragia, mas também por causa do risco de entrada de ar e surgimento de *êmbolos gasosos* (bolhas de ar) no sangue.

Veia axilar na punção da veia subclávia

A punção da veia subclávia, na qual se introduz um cateter, é um procedimento clínico comum (ver "Punção da veia subclávia" no boxe Anatomia clínica, no Capítulo 9, *Pescoço*).

A veia axilar passa a ser chamada de veia subclávia quando cruza a primeira costela (ver Figura 3.47). Como a agulha é introduzida medialmente para penetrar a veia no ponto em que esta cruza a costela, a veia realmente puncionada (o ponto de entrada) em uma "punção da veia subclávia" é a parte terminal da veia axilar. A extremidade da agulha, porém, prossegue quase imediatamente até o lúmen da veia subclávia. Assim, do ponto de vista clínico, é importante que a veia axilar situe-se anterior e inferiormente (*i. e.*, superficial) à artéria axilar e às partes do plexo braquial que começam a circundar a artéria nesse ponto.

Infecção dos linfonodos axilares

A infecção do membro superior pode causar aumento dos linfonodos axilares, que se tornam dolorosos e inflamados, um distúrbio denominado *linfangite* (inflamação dos vasos linfáticos). Em geral, o grupo umeral de linfonodos é o primeiro a ser acometido.

A linfangite é caracterizada pelo surgimento de estrias quentes, vermelhas e dolorosas na pele do membro. As infecções na região peitoral e na mama, inclusive a parte superior do abdome, também podem causar aumento dos linfonodos axilares. No câncer metastático do grupo apical, muitas vezes os linfonodos aderem à veia axilar, o que pode requerer excisão de parte desse vaso. O aumento dos linfonodos apicais pode obstruir a veia cefálica superiormente ao músculo peitoral menor.

Dissecção dos linfonodos axilares

Muitas vezes é necessário realizar excisão e análise patológica dos linfonodos axilares para *estadiamento* e determinação do tratamento apropriado de câncer como o de mama. Como os linfonodos axilares estão organizados e recebem linfa (e, portanto, células metastáticas do câncer de mama) em uma ordem específica, é importante retirar e examinar os linfonodos na mesma ordem para determinar o grau de desenvolvimento do câncer e a probabilidade de metástase. O estadiamento é frequentemente realizado por um procedimento direcionado, *biopsia de linfonodo sentinela*, no qual apenas os linfonodos que drenam o local do tumor são removidos e examinados. Isso está associado a menor potencial de lesão nas estruturas circundantes. A drenagem linfática do membro superior pode ser impedida após a retirada ou irradiação dos linfonodos axilares, o que resulta em *linfedema*, secundário ao acúmulo de linfa, sobretudo na tela subcutânea.

Durante a *dissecção de linfonodos axilares* há risco de lesão de dois nervos. Durante a cirurgia, o nervo torácico longo para o músculo serrátil anterior é identificado e mantido junto à parede torácica (ver Figura B3.8). Como já foi discutido neste capítulo, a secção do nervo torácico longo resulta em escápula alada (ver Figura B3.6). A secção do nervo toracodorsal para o músculo latíssimo do dorso (ver Figura B3.7) causa enfraquecimento da rotação medial e adução do braço, mas não deformidade. Se os linfonodos ao redor desse nervo estiverem acometidos por tumor maligno, às vezes é necessário sacrificar o nervo ao ressecar os linfonodos para aumentar a probabilidade de retirada completa das células malignas.

Variações do plexo braquial

As variações na formação do plexo braquial são comuns (*Illustrated Encyclopedia of Human Anatomical Variation*). Além dos cinco ramos anteriores (C5–C8 e T1) que formam as raízes do plexo braquial, os ramos anteriores de C4 ou T2 também podem dar pequenas contribuições. Quando a raiz superior (ramo anterior) do plexo é C4 e a raiz inferior é C8, há um *plexo braquial prefixado*. Por outro lado, quando a raiz superior é C6 e a raiz inferior é T2, há um *plexo braquial pós-fixado*. No último tipo, o tronco inferior do plexo pode ser comprimido pela costela I, provocando sintomas neurovasculares no membro superior. Também pode haver variações na formação de troncos, divisões e fascículos; na origem e/ou associação de ramos; e na relação com a artéria axilar e os músculos escalenos. Por exemplo, os fascículos laterais ou mediais podem receber fibras dos ramos anteriores inferiores ou superiores aos níveis habituais, respectivamente.

Em alguns indivíduos não existem divisões do tronco ou formações de fascículos em uma ou outra parte do plexo; entretanto, a constituição dos ramos terminais permanece inalterada. Como cada nervo periférico é um conjunto de fibras nervosas unidas por tecido conjuntivo, é compreensível que o nervo mediano, por exemplo, possa ter duas raízes mediais em vez de uma (*i. e.*, as fibras nervosas são apenas agrupadas de formas diferentes). Isso resulta da divisão das fibras do fascículo medial do plexo braquial em três ramos, dois formando o nervo mediano e o terceiro formando o nervo ulnar. Às vezes há mais confusão quando há separação completa das duas raízes mediais; entretanto, deve-se compreender que, embora o nervo mediano possa ter duas raízes mediais, os componentes do nervo são iguais (*i. e.*, os impulsos têm a mesma origem e chegam ao mesmo destino, seja através de uma ou duas raízes).

Lesões do plexo braquial

As lesões do plexo braquial afetam os movimentos e a sensibilidade cutânea no membro superior. Doença, estiramento e feridas na região cervical lateral (trígono cervical posterior) (ver Capítulo 9, *Pescoço*) ou na axila podem causar lesões do plexo braquial. Os sinais e sintomas dependem da parte do plexo acometida. As lesões do plexo braquial ocasionam *paralisia* e *anestesia*. A avaliação da capacidade de realizar movimentos determina o grau de paralisia. Com *paralisia completa*, não há movimento detectável. Com *paralisia incompleta*, nem todos os músculos estão paralisados; portanto, a pessoa consegue se movimentar, mas os movimentos são fracos em comparação com o lado normal. A avaliação da sensibilidade à dor (p. ex., por meio de espetada na pele) determina o grau de anestesia.

As *lesões das partes superiores do plexo braquial* (C5 e C6) geralmente resultam de um aumento excessivo no ângulo entre o pescoço e o ombro. Essas lesões podem ocorrer em uma pessoa que é arremessada de uma motocicleta ou de um cavalo e cai sobre o ombro, de modo a causar grande separação entre o pescoço e o ombro (Figura B3.13A). Quando a pessoa é arremessada, muitas vezes o ombro bate em algo (p. ex., em uma árvore ou no solo) e para, mas a cabeça e o tronco continuam a se mover. Isso causa distensão ou ruptura das partes superiores do plexo braquial ou *avulsão* das raízes do plexo da medula espinal.

A lesão do tronco superior do plexo é notada pela posição característica do membro ("posição da mão de garçom"), na qual o membro fica ao lado do corpo em rotação medial (Figura B3.13B; *seta*). As *lesões superiores do plexo braquial* também podem ocorrer em neonatos quando há estiramento excessivo do pescoço durante o parto (Figura B3.13C).

Em virtude de *lesões das partes superiores do plexo braquial (paralisia de Erb-Duchenne)*, há paralisia dos

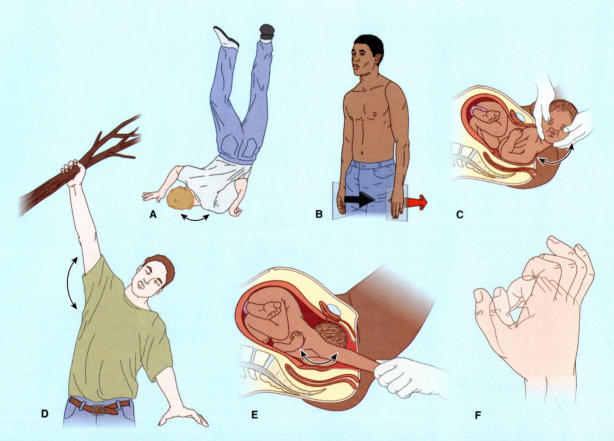

Figura B3.13 Lesões do plexo braquial. A. Aumento excessivo do ângulo entre a cabeça e o ombro esquerdo. **B.** "Posição de mão de garçom" (membro superior esquerdo). **C.** Aumento excessivo do ângulo entre a cabeça e o ombro esquerdo durante o parto. **D** e **E.** Aumentos excessivos do ângulo entre o tronco e o membro superior direito. **F.** Mão em garra. (A pessoa está tentando cerrar o punho, como mostra o desenho mais claro).

músculos do ombro e do braço supridos pelos nervos espinais C5 e C6: deltoide, bíceps braquial e braquial. A posição clínica habitual do membro superior é de adução do ombro, rotação medial do braço e extensão do cotovelo. Também há perda parcial da sensibilidade na face lateral do antebraço. Microtraumatismos crônicos do tronco superior do plexo braquial causados por carregar uma mochila pesada podem produzir déficits motores e sensitivos na distribuição dos nervos musculocutâneo e radial. A *lesão superior do plexo braquial* pode causar espasmos musculares e incapacidade grave em trilheiros (paralisia do mochileiro) que carregam mochilas pesadas por longos períodos.

A *neurite aguda do plexo braquial (neuropatia do plexo braquial)* é um distúrbio neurológico de causa desconhecida, caracterizado pelo início súbito de dor intensa, geralmente na região do ombro. Quase sempre a dor surge à noite e é acompanhada por fraqueza muscular e às vezes atrofia muscular (*amiotrofia neurológica*). A inflamação do plexo braquial (*neurite braquial*) costuma ser precedida por algum evento (p. ex., infecção respiratória alta, vacinação ou traumatismo inespecífico). As fibras nervosas acometidas geralmente provêm do tronco superior do plexo braquial.

A *compressão dos fascículos do plexo braquial* pode ser causada pela hiperabdução prolongada do braço durante a realização de tarefas manuais acima da cabeça, como ao pintar um teto. Os fascículos são impingidos ou comprimidos entre o processo coracoide da escápula e o tendão do músculo peitoral menor. Os sintomas neurológicos comuns são dor que se irradia pelo braço, dormência, parestesia (formigamento), eritema (vermelhidão da pele causada por dilatação capilar) e fraqueza das mãos. A compressão de artéria e veia axilares causa isquemia do membro superior e dilatação das veias superficiais. Esses sinais e sintomas de *síndrome de hiperabdução* são causados pela compressão dos vasos e nervos axilares.

As *lesões das partes inferiores do plexo braquial (paralisia de Klumpke)* são muito menos comuns. As lesões inferiores do plexo braquial podem ocorrer quando o membro superior é subitamente puxado para cima – por exemplo, quando a pessoa segura algo para interromper uma queda (Figura B3.13D) ou quando o membro superior de um feto é tracionado excessivamente durante o parto (Figura B3.13E). Esses eventos lesam o tronco inferior do plexo braquial (C8 e T1) e podem arrancar as raízes dos nervos espinais da medula espinal. Os músculos curtos da mão são afetados, resultando em *mão em garra* (Figura B3.13F).

Bloqueio do plexo braquial

A injeção de uma solução anestésica na bainha axilar, ou ao seu redor, interrompe a condução de impulsos dos nervos periféricos e provoca anestesia das estruturas supridas pelos ramos dos fascículos do plexo (ver Figura 3.40A). A sensibilidade é bloqueada em todas as estruturas profundas do membro superior e na pele distal à parte média do braço. Associado a uma técnica oclusiva com torniquete para reter o agente anestésico, esse procedimento permite que os cirurgiões operem o membro superior sem anestesia geral. Existem várias técnicas de anestesia do plexo braquial, inclusive os bloqueios supraclavicular, infraclavicular e axilar.

Pontos-chave: Axila

Axila: A axila é um compartimento piramidal, preenchido por gordura (centro de distribuição) que dá passagem ou abriga os principais "acessórios" do membro superior (suprimento, drenagem e comunicação). ■ Embora normalmente sejam protegidas pelo braço, as estruturas axilares são vulneráveis quando o braço está abduzido; o reflexo de "cócegas" causa a rápida retomada da posição protegida quando se percebe uma ameaça. ■ As estruturas que atravessam a axila são revestidas por um envoltório protetor (bainha axilar), integradas em matriz amortecedora (gordura axilar), que dá flexibilidade, e são circundadas por paredes musculoesqueléticas. ■ As estruturas neurovasculares entram e saem do pescoço/tórax e do membro superior (inclusive das regiões peitoral, escapular e subescapular e da parte livre do membro superior) via axila.

Artéria e veia axilares: A veia axilar situa-se anterior e ligeiramente inferior à artéria axilar, ambas circundadas pela bainha axilar fascial. ■ Para fins descritivos, artéria e veia axilares são divididas em três partes situadas medial, posterior e lateralmente ao músculo peitoral menor. Coincidentemente, a primeira parte da artéria tem um ramo; a segunda parte, dois ramos; e a terceira parte, três ramos.

Linfonodos axilares: Os linfonodos axilares estão imersos na gordura axilar externa à bainha axilar. ■ Os linfonodos axilares formam grupos que são organizados e recebem linfa em uma ordem específica, o que é um importante conhecimento para o estadiamento e a determinação do tratamento apropriado do câncer de mama. ■ Os linfonodos axilares recebem linfa do membro superior e também de todo o quadrante superior da parede superficial do corpo, desde o nível das clavículas até o umbigo, aí incluída a maior parte da mama.

Plexo braquial: O plexo braquial é um entrelaçado organizado das fibras nervosas de cinco ramos anteriores adjacentes (C5-T1, as raízes do plexo) que inervam o membro

> **Pontos-chave:** (*continuação*)
>
> superior. ■ Embora haja perda da identidade segmentar na formação do plexo, a distribuição segmentar original para a pele (dermátomos) e os músculos (miótomos) é preservada, exibindo uma distribuição craniocaudal na pele (ver "Inervação cutânea do membro superior") e uma distribuição proximal–distal nos músculos. Por exemplo, as fibras de C5 e C6 inervam principalmente os músculos que atuam no ombro ou fletem o cotovelo; as fibras de C7 e C8 inervam músculos que estendem o cotovelo ou fazem parte do antebraço; e as fibras de T1 inervam os músculos intrínsecos da mão. ■ A formação inicial do plexo braquial inclui fusão dos pares superior e inferior das raízes, o que resulta em três troncos que se bifurcam em divisões anteriores e posteriores.
>
> ■ As fibras que atravessam as divisões anteriores inervam músculos flexores e pronadores dos compartimentos anteriores do membro, ao passo que as fibras que atravessam as divisões posteriores inervam músculos extensores e supinadores dos compartimentos posteriores do membro. ■ Cinco das seis divisões fundem-se para formar três fascículos que circundam a artéria axilar. ■ Dois desses três fascículos dão origem a cinco nervos, e o terceiro (fascículo lateral) dá origem a três nervos. ■ Além dos nervos que se originam dos fascículos, mais nervos provêm de outras partes do plexo. ■ A maioria dos nervos originados no plexo é multissegmentar, contendo fibras de dois ou mais ramos anteriores de nervos espinais adjacentes.

BRAÇO

O **braço** estende-se do ombro até o cotovelo. A articulação do cotovelo, entre o braço e o antebraço, faz dois tipos de movimento: flexão–extensão e pronação–supinação. Os músculos responsáveis por esses movimentos são claramente divididos em grupos anterior e posterior, separados pelo úmero e septos intermusculares medial e lateral (Figura 3.49). A principal ação dos dois grupos ocorre na articulação do cotovelo, mas alguns músculos também atuam na articulação do ombro. A parte superior do úmero é o local de inserção dos tendões dos músculos do ombro.

Músculos do braço

Dos quatro principais músculos do braço, três flexores (Mm. bíceps braquial, braquial e coracobraquial) estão no compartimento anterior (flexor), supridos pelo nervo musculocutâneo, e um extensor (tríceps braquial) está no compartimento posterior, suprido pelo nervo radial (Figuras 3.50 e 3.51B, C, E e F; Quadro 3.9). O músculo ancôneo, um auxiliar do músculo tríceps braquial posicionado distalmente, também está no compartimento posterior (Figura 3.51F). Os músculos flexores do compartimento anterior são quase duas vezes mais fortes do que os extensores em todas as posições; consequentemente, somos melhores na tarefa de puxar do que na de empurrar. Deve-se notar, porém, que os extensores do cotovelo são muito importantes para se levantar de uma cadeira e para manobrar uma cadeira de rodas. Portanto, o condicionamento do músculo tríceps braquial é especialmente importante em pessoas idosas ou incapacitadas.

Os músculos do braço são ilustrados na Figura 3.51 e suas inserções, inervações e ações são descritas no Quadro 3.9.

MÚSCULO BÍCEPS BRAQUIAL

Como indica o termo **bíceps braquial**, a inserção proximal desse músculo fusiforme geralmente tem *duas cabeças*. As duas cabeças do músculo bíceps braquial originam-se na região proximal por inserções tendíneas em processos da escápula, e seus ventres carnosos unem-se imediatamente distais à parte média do antebraço (Figura 3.51B).

Cerca de 10% das pessoas têm uma terceira cabeça no músculo bíceps braquial. Quando presente, a terceira cabeça origina-se da parte superomedial do músculo braquial (à qual está fundida), estando em geral situada posteriormente à artéria braquial. Qualquer que seja a situação, existe um único **tendão do músculo bíceps braquial distal**, que se fixa principalmente ao rádio.

Embora o músculo bíceps braquial esteja localizado no compartimento anterior do braço, não se fixa ao úmero (Figuras 3.49B e C e 3.51A e B). O músculo bíceps braquial é um "triarticular", que cruza e é capaz de realizar movimento nas articulações do ombro, cotovelo e radiulnar, embora atue principalmente nas duas últimas. Sua ação e efetividade são muito influenciadas pela posição do cotovelo e antebraço. Quando o cotovelo está estendido, o músculo bíceps braquial é um flexor simples do antebraço; entretanto, quando a flexão do cotovelo aproxima-se de 90° e necessita-se de mais força contra resistência, o músculo bíceps braquial é capaz de realizar dois movimentos vigorosos, dependendo da posição do antebraço. Quando o cotovelo está fletido a cerca de 90° e o antebraço está em supinação, o músculo bíceps braquial é mais eficiente na produção de flexão. Por outro lado, quando o antebraço está em pronação, o músculo bíceps braquial é o principal (mais forte) supinador do antebraço. Por exemplo, é usado quando pessoas destras colocam um parafuso na madeira dura e ao introduzir um saca-rolha e retirar a rolha de uma garrafa de vinho. O músculo bíceps braquial quase não atua como flexor quando o antebraço está em pronação, mesmo contra resistência. Na posição de semipronação, é ativo apenas contra resistência (Hamill et al., 2014).

O tendão arredondado da cabeça longa do músculo bíceps braquial, que se origina do tubérculo supraglenoidal da escápula e cruza a cabeça do úmero dentro da cavidade da articulação do ombro, continua a ser circundado pela membrana sinovial enquanto desce no sulco intertubercular do úmero. Uma faixa larga, o **ligamento transverso do úmero**, segue do tubérculo menor até o tubérculo maior do úmero e converte o sulco intertubercular em um canal (ver Figura 3.45). O ligamento mantém o tendão da cabeça longa do músculo bíceps braquial no sulco.

Na parte distal, a principal inserção do músculo bíceps braquial é à tuberosidade do rádio, pelo tendão desse

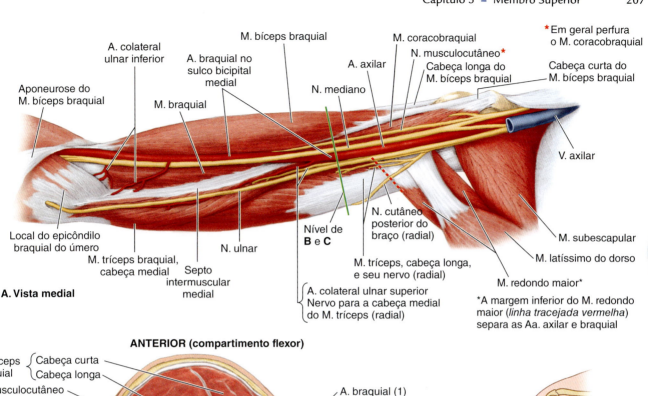
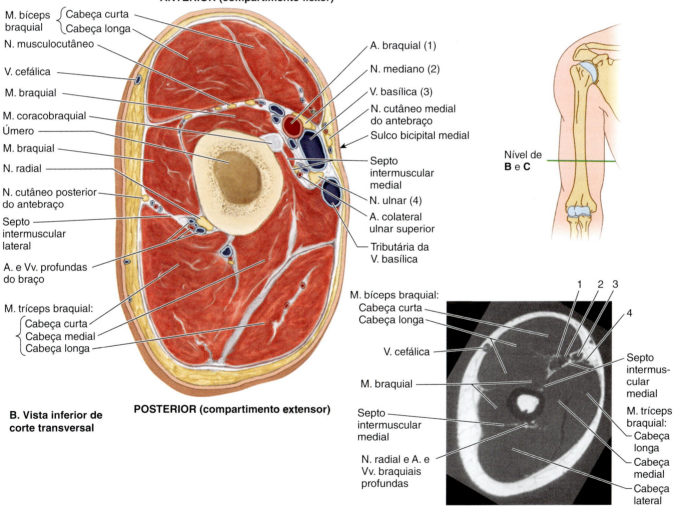

Figura 3.49 Músculos, estruturas neurovasculares e compartimentos do braço. **A.** Dissecção do braço direito. As veias foram removidas, com exceção da parte proximal da veia axilar. Note os trajetos dos nervos musculocutâneo, mediano e ulnar e da artéria braquial ao longo da face medial (protegida) do braço. Seus trajetos geralmente são paralelos ao septo intermuscular medial que separa os compartimentos anterior e posterior nos dois terços distais do braço. **B.** Corte transversal do braço direito. Observe as três cabeças do músculo tríceps braquial, o nervo radial e seus vasos acompanhantes (em contato com o úmero) situam-se no compartimento posterior. **C.** A RM axial (transversal) mostra as características apresentadas em **B**; as estruturas numeradas são identificadas em **B**.

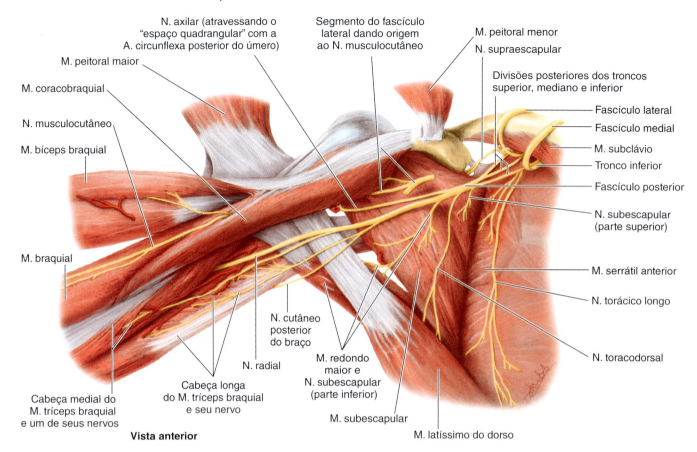

Figura 3.50 Nervos que suprem as paredes medial e posterior da axila, além dos músculos do braço. Os músculos peitorais maior e menor estão rebatidos superolateralmente, e os fascículos lateral e medial do plexo braquial estão rebatidos superomedialmente. Todos os principais vasos e os nervos originados dos fascículos medial e lateral do plexo braquial (com exceção do nervo musculocutâneo originado de um segmento do fascículo lateral) foram removidos. É mostrado o fascículo posterior, formado pela fusão das divisões posteriores dos três troncos do plexo braquial. Dá origem aos cinco nervos periféricos, sendo que quatro deles suprem os músculos da parede posterior da axila e os compartimentos posteriores do membro superior.

músculo. Entretanto, uma faixa membranácea triangular, denominada **aponeurose do músculo bíceps braquial**, parte do tendão do músculo bíceps braquial, atravessa a fossa cubital e funde-se à fáscia do antebraço (muscular), cobrindo os músculos flexores na face medial do antebraço. Fixa-se indiretamente por meio da fáscia à margem subcutânea da ulna. A parte proximal da aponeurose pode ser palpada com facilidade quando segue obliquamente sobre a artéria braquial e o nervo mediano (Figuras 3.49A e 3.54A). A aponeurose protege essas e outras estruturas na fossa cubital. Também ajuda a reduzir a pressão do tendão do músculo bíceps braquial sobre a tuberosidade do rádio durante a pronação e a supinação do antebraço.

Para testar o músculo bíceps braquial, a articulação do cotovelo é fletida contra resistência durante a supinação do antebraço. Se a função do músculo for normal, forma-se uma saliência proeminente na face anterior do braço que é facilmente palpada.

MÚSCULO BRAQUIAL

O **músculo braquial** é fusiforme e achatado e está situado posterior (profundamente) ao músculo bíceps braquial. A inserção distal cobre a parte anterior da articulação do cotovelo (Figuras 3.49 e 3.51C; Quadro 3.9). O músculo braquial é o principal flexor do antebraço. É o único flexor puro, sendo responsável pela maior parte da força de flexão. Ao contrário do M. bíceps braquial, o M. braquial flexiona o antebraço em todas as posições, não sendo afetado por pronação ou supinação. Atua durante movimentos lentos e rápidos, com e sem resistência. Quando o antebraço é estendido lentamente, o músculo braquial estabiliza o movimento por meio de relaxamento lento – isto é, contração excêntrica (p. ex., é usado ao pegar e deixar uma xícara de chá com cuidado). O músculo braquial sempre se contrai quando o cotovelo é fletido e é o principal responsável pela manutenção da posição fletida. Em vista de seu papel importante e quase constante, é considerado o carro-chefe dos flexores do cotovelo.

Para testar o músculo braquial, o antebraço é colocado em semipronação e fletido contra resistência. É possível ver e palpar o músculo quando sua função é normal.

MÚSCULO CORACOBRAQUIAL

O **músculo coracobraquial** é alongado na parte superomedial do braço. É um ponto de referência útil para localização de outras estruturas no braço (Figuras 3.49, 3.50 e 3.51C; Quadro 3.9). Por exemplo, é perfurado pelo nervo musculocutâneo e a parte distal de sua inserção indica a localização do forame nutrício do úmero. O músculo coracobraquial ajuda a fletir e aduzir o braço e a estabilizar a articulação do ombro. Com o músculo deltoide e a cabeça longa do

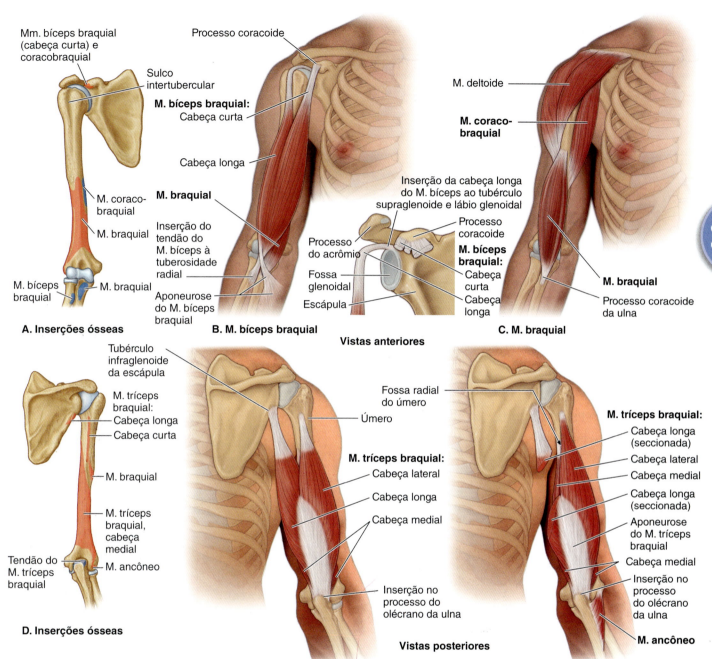

Figura 3.51 Músculos do braço.

Quadro 3.9 Músculos do braço.

Músculo	Inserção proximal	Inserção distal	Inervação[a]	Ação do músculo
M. bíceps braquial	*Cabeça curta*: extremidade do processo coracoide da escápula *Cabeça longa*: tubérculo supraglenoidal da escápula	Tuberosidade do rádio e fáscia do antebraço através da aponeurose do M. bíceps braquial	N. musculocutâneo (C5, **C6**, C7)	Supina o antebraço e flete o antebraço, quando está em posição de supinação; a cabeça curta resiste à luxação do ombro
M. coracobraquial	Extremidade do processo coracoide da escápula	Terço médio da face medial do úmero		Ajuda a fletir e aduzir o braço; resiste à luxação do ombro
M. braquial	Metade distal da face anterior do úmero	Processo coronoide e tuberosidade da ulna	N. musculocutâneo[b] (C5, C6) e N. radial (C5, C7)	Flete o antebraço em todas as posições

(continua)

Quadro 3.9 Músculos do braço. (*Continuação*)

Músculo	Inserção proximal	Inserção distal	Inervação[a]	Ação do músculo
M. tríceps braquial	*Cabeça longa*: tubérculo infraglenoidal da escápula *Cabeça lateral*: face posterior do úmero, superior ao sulco do N. radial *Cabeça medial*: face posterior do úmero, inferior ao sulco do N. radial	Extremidade proximal do olécrano da ulna e fáscia do antebraço	N. radial (C6, **C7**, **C8**)	Principal extensor do antebraço; a cabeça longa resiste à luxação do úmero; mais importante durante a abdução
M. ancôneo	Epicôndilo lateral do úmero	Face lateral do olécrano e parte superior da face posterior da ulna	N. radial (C7, C8, T1)	Auxilia o M. tríceps braquial na extensão do antebraço; estabiliza a articulação do cotovelo; pode abduzir a ulna durante a pronação

[a]Indicação da inervação segmentar da medula espinal (p. ex., "C5, **C6**, C7" significa que os nervos que suprem o M. bíceps braquial são derivados dos quinto, sexto e sétimo segmentos cervicais da medula espinal). Os números em negrito (**C6**) indicam a inervação segmentar principal. A lesão de um ou mais segmentos da medula espinal listados ou das raízes nervosas motoras originadas deles causa paralisia dos músculos relacionados.
[b]Uma porção da parte lateral do M. braquial é inervada por um ramo do N. radial.

músculo tríceps braquial, atua como um *músculo direcional*, resistindo à luxação da cabeça do úmero para baixo, como ao carregar uma mala pesada. O nervo mediano e/ou a artéria braquial podem seguir profundamente ao músculo coracobraquial e ser comprimidos por ele.

MÚSCULO TRÍCEPS BRAQUIAL

O **músculo tríceps braquial** é grande e fusiforme e está localizado no compartimento posterior do braço (Figuras 3.49, 3.50, 3.51E e F e 3.52; Quadro 3.9). Como indica o nome, *o músculo tríceps braquial tem três cabeças*: longa, lateral e medial. O músculo tríceps braquial é o principal extensor do antebraço.

Como a **cabeça longa** cruza a articulação do ombro, o músculo tríceps braquial ajuda a estabilizar a articulação do ombro aduzida, servindo como músculo direcional e resistindo ao deslocamento inferior da cabeça do úmero. A cabeça longa também ajuda na extensão e adução do braço, mas é a menos ativa.

A **cabeça medial** é o carro-chefe da extensão do antebraço, ativa em todas as velocidades e na presença ou ausência de resistência.

A **cabeça curta** é mais forte, porém é recrutada principalmente na atividade contra resistência (Hamill et al., 2022). A pronação e a supinação do antebraço não afetam a operação do músculo tríceps braquial. Imediatamente proximal à inserção distal deste músculo há uma *bolsa subtendínea do músculo tríceps braquial*, redutora de atrito, entre o tendão do músculo tríceps braquial e o olécrano.

Para *testar o músculo tríceps braquial* (ou determinar o nível de lesão de um nervo radial), o braço é abduzido a 90° e depois o antebraço fletido é estendido contra resistência oferecida pelo examinador. É possível ver e palpar o músculo tríceps braquial se sua função for normal. Sua força deve ser comparável ao músculo contralateral, levando-se em conta o domínio lateral (uso preferencial da mão direita ou esquerda).

MÚSCULO ANCÔNEO

O **músculo ancôneo** é pequeno, triangular e situado na face posterolateral do cotovelo; em geral, apresenta-se

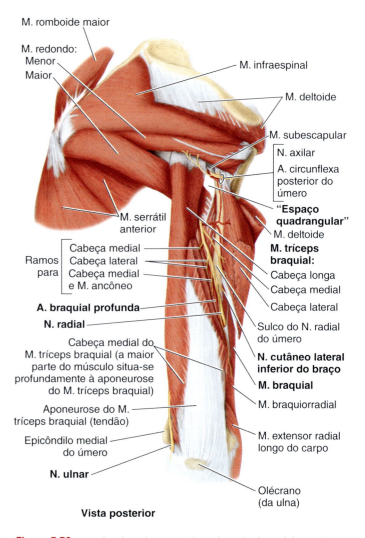

Figura 3.52 Músculos da região escapular e da região braquial posterior. A cabeça lateral do músculo tríceps braquial foi seccionada e deslocada para mostrar as estruturas que atravessam o *espaço quadrangular* e o nervo radial e a artéria braquial profunda. O osso exposto no sulco do nervo radial, que não tem inserção muscular, separa as inserções umerais das cabeças lateral e medial do músculo tríceps braquial. (A Figura 3.51D mostra as inserções ósseas.)

parcialmente integrado (contínuo) à cabeça medial do músculo tríceps braquial (Figura 3.51F; Quadro 3.9). O músculo ancôneo ajuda o tríceps braquial a estender o antebraço e tensiona a cápsula da articulação do cotovelo, evitando que seja pinçada durante a extensão. Diz-se também que exerce força abdutora na ulna durante a pronação do antebraço.

Artéria braquial

A **artéria braquial** é responsável pela irrigação arterial principal do braço e é a continuação da artéria axilar (Figura 3.53). Começa na margem inferior do músculo redondo maior (Figuras 3.49A e 3.53) e termina na fossa cubital, diante do colo do rádio, onde, sob o revestimento da aponeurose do músculo bíceps braquial, divide-se nas artérias radial e ulnar (Figuras 3.53 e 3.54).

A artéria braquial, relativamente superficial e palpável em todo o seu trajeto, situa-se anteriormente aos músculos tríceps braquial e braquial. No início situa-se medialmente ao úmero, onde suas pulsações são palpáveis no **sulco bicipital medial** (Figura 3.49A e B). Em seguida, passa anteriormente à crista supraepicondilar medial e à tróclea do úmero (Figuras 3.53 e 3.55).

No trajeto inferolateral, a artéria braquial acompanha o nervo mediano, que cruza anteriormente à artéria (Figuras 3.49A e 3.55). Durante o trajeto no braço, a artéria braquial dá origem a muitos *ramos musculares* não nomeados e à **artéria nutrícia do úmero** (Figura 3.53), que se origina de sua face lateral. Os ramos musculares anônimos costumam ser omitidos das ilustrações, mas são visíveis durante a dissecção.

Os principais **ramos** nomeados da **artéria braquial** originados de sua face medial são a *artéria braquial profunda* e as *artérias colaterais ulnares superior e inferior*. As artérias colaterais ajudam a formar as **anastomoses arteriais periarticulares da região cubital** (Figura 3.53). Outras artérias participantes são ramos recorrentes, às vezes duplos, das artérias radial, ulnar e interóssea, que seguem superior, anterior e posteriormente à articulação do cotovelo. Essas artérias anastomosam-se aos ramos articulares descendentes da artéria braquial profunda e com as artérias colaterais ulnares.

ARTÉRIA BRAQUIAL PROFUNDA

A **artéria braquial profunda** é o maior ramo da artéria braquial e tem a origem mais alta. A artéria braquial profunda acompanha o nervo radial ao longo do sulco do nervo radial enquanto segue posteriormente ao redor do corpo do úmero (Figuras 3.52 e 3.55). A artéria braquial profunda termina dividindo-se em **artérias colaterais média** e **radial**, que participam das anastomoses periarticulares do cotovelo (Figura 3.53).

ARTÉRIA NUTRÍCIA DO ÚMERO

A principal **artéria nutrícia do úmero** origina-se da artéria braquial no meio do braço e entra no *canal nutrício* na face anteromedial do úmero (Figura 3.53). A artéria segue distalmente no canal em direção ao cotovelo. Também existem outras artérias nutrícias menores do úmero.

ARTÉRIA COLATERAL ULNAR SUPERIOR

A **artéria colateral ulnar superior** origina-se da face medial da artéria braquial, perto do meio do braço, e acompanha o nervo ulnar posteriormente ao epicôndilo medial do úmero (Figuras 3.49A e 3.53). Aqui se anastomosa com as artérias recorrente ulnar posterior e colateral ulnar inferior, participando das anastomoses arteriais periarticulares do cotovelo.

ARTÉRIA COLATERAL ULNAR INFERIOR

A **artéria colateral ulnar inferior** origina-se da artéria braquial cerca de 5 cm proximal à prega do cotovelo (Figuras 3.49A, 3.53 e 3.54B). Depois, segue inferomedialmente anterior ao epicôndilo medial do úmero e se une às anastomoses arteriais periarticulares da região cubital, anastomosando-se com a artéria recorrente ulnar anterior.

Veias do braço

Dois grupos de **veias do braço**, superficiais e profundas, anastomosam-se livremente entre si. As veias superficiais estão situadas na tela subcutânea, e as veias profundas acompanham as artérias. Os dois grupos de veias têm válvulas, mas estas são mais numerosas nas veias profundas do que nas veias superficiais.

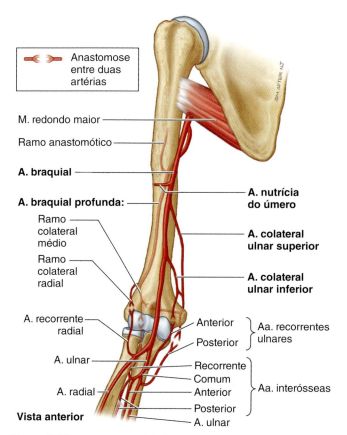

Figura 3.53 Irrigação arterial do braço e região antebraquial proximal. Anastomoses arteriais periarticulares funcionais e clinicamente importantes circundam o cotovelo. A circulação colateral resultante permite a chegada do sangue ao antebraço quando a flexão do cotovelo compromete o fluxo pela parte terminal da artéria braquial.

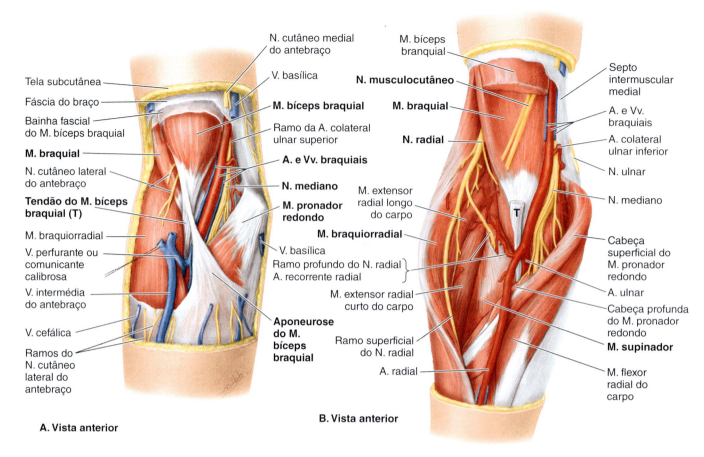

Figura 3.54 Dissecções da fossa cubital. **A.** Dissecção superficial. **B.** Nesta dissecção profunda, parte do músculo bíceps braquial é excisada e a fossa cubital é bem aberta por meio do afastamento lateral dos músculos extensores do antebraço e afastamento medial dos músculos flexores. O nervo radial, que acabou de deixar o compartimento posterior do braço perfurando o septo intermuscular lateral, emerge entre os músculos braquial e braquiorradial e divide-se em um ramo superficial (sensitivo) e um ramo profundo (motor) (Figura 3.59A e B).

VEIAS SUPERFICIAIS

As duas principais **veias superficiais do braço**, as **veias cefálica** e **basílica** (Figuras 3.49B e C e 3.54A), são descritas em "Veias superficiais do membro superior", anteriormente.

VEIAS PROFUNDAS

As veias profundas pareadas, que coletivamente formam a **veia braquial**, acompanham a artéria braquial (Figura 3.54A). Suas conexões frequentes envolvem a artéria, e formam uma rede anastomótica em uma bainha vascular comum. As pulsações da artéria braquial ajudam a deslocar o sangue através dessa rede venosa.

A veia braquial começa no cotovelo pela união das *veias acompanhantes das artérias ulnar e radial* e termina fundindo-se com a veia basílica para formar a *veia axilar* (ver Figuras 3.17 e 3.43). Não raramente, as veias profundas unem-se para formar uma veia braquial durante parte de seu trajeto.

Nervos do braço

Quatro nervos principais atravessam o braço: mediano, ulnar, musculocutâneo e radial (Figura 3.55). Suas origens no plexo braquial, trajetos no membro superior e as estruturas inervadas por eles são resumidos no Quadro 3.8. Os nervos mediano e ulnar não enviam ramos para o braço.

NERVO MUSCULOCUTÂNEO

O **nervo musculocutâneo** começa oposto à margem inferior do músculo peitoral menor, perfura o músculo coracobraquial, e continua distalmente entre os músculos bíceps braquial e braquial (Figura 3.54B). Após suprir os três músculos do compartimento anterior do braço, o nervo musculocutâneo emerge lateralmente ao músculo bíceps braquial como o *nervo cutâneo lateral do antebraço* (Figura 3.55). Torna-se realmente subcutâneo quando perfura a fáscia muscular proximal à fossa cubital para seguir inicialmente com a veia cefálica na tela subcutânea (Figura 3.54A). Após cruzar a face anterior do cotovelo, continua a suprir a pele da face lateral do antebraço.

NERVO RADIAL

O **nervo radial** no braço supre todos os músculos no compartimento posterior do braço (e antebraço). O nervo radial entra no braço posteriormente à artéria braquial, medialmente ao

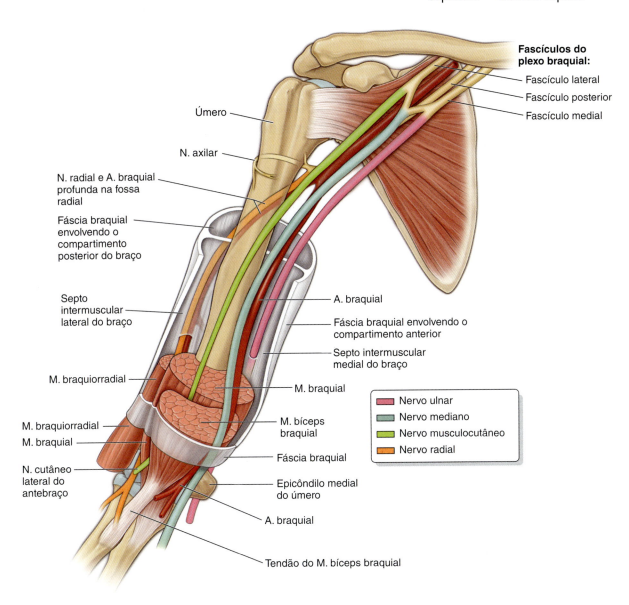

Figura 3.55 Relação das artérias e nervos do braço com o úmero e os compartimentos do braço. O nervo radial e a artéria profunda do braço acompanhante espiralam-se posteriormente ao redor do úmero e diretamente sobre sua superfície, no sulco radial. O nervo radial e a artéria colateral radial então perfuram o septo intermuscular lateral para entrar no compartimento anterior. O nervo ulnar perfura o septo intermuscular medial, entra no compartimento posterior e depois segue no sulco para o nervo ulnar na face posterior do epicôndilo medial do úmero. O nervo mediano e a artéria braquial descem no braço até a face medial da fossa cubital, onde estão bem protegidos e raramente são lesionados. (Os detalhes são mostrados na Figura 3.54.)

úmero e anteriormente à cabeça longa do músculo tríceps braquial, onde emite ramos para as cabeças longa e medial deste músculo (Figura 3.50). A seguir, o nervo radial desce inferolateralmente com a artéria braquial profunda e segue ao redor do corpo do úmero no sulco radial (Figuras 3.49B, 3.52 e 3.55). O ramo do nervo radial para a cabeça curta do músculo tríceps braquial origina-se no sulco radial. Quando chega à margem lateral do úmero, o nervo radial perfura o septo intermuscular lateral e continua inferiormente no compartimento anterior do braço entre os músculos braquial e braquiorradial até o nível do epicôndilo lateral do úmero (Figura 3.54B).

Anteriormente ao epicôndilo lateral, o nervo radial divide-se em ramos profundo e superficial:

- A distribuição do **ramo profundo do nervo radial** é totalmente muscular e articular
- A distribuição do **ramo superficial do nervo radial** é totalmente cutânea, sendo responsável pela sensibilidade do dorso da mão e dos dedos.

NERVO MEDIANO

O *nervo mediano no braço* segue distalmente na face lateral da artéria braquial até chegar ao meio do braço, onde cruza a face medial e toca o músculo braquial (Figura 3.55).

A seguir, o nervo mediano desce até a fossa cubital, onde se situa profundamente à aponeurose do músculo bíceps braquial e à veia cubital mediana (Figura 3.54). *O nervo mediano não tem ramos na axila nem no braço*, mas envia ramos articulares para a articulação do cotovelo.

NERVO ULNAR

O *nervo ulnar no braço* segue distalmente a partir da axila, anteriormente à inserção do músculo redondo maior até a cabeça longa do músculo tríceps braquial, na face medial da artéria braquial (Figura 3.49). Na altura do meio do braço perfura o septo intermuscular medial com a artéria colateral ulnar superior e desce entre o septo e a cabeça medial do músculo tríceps braquial (Figura 3.55). O nervo ulnar passa atrás do epicôndilo medial e medialmente ao olécrano até entrar no antebraço (ver Figura 3.48C e 3.49A). Posteriormente ao epicôndilo medial, é conhecido pelos leigos como a parte do cotovelo que causa uma sensação de choque após um golpe. O nervo ulnar é superficial, facilmente palpável e vulnerável à lesão. Como o nervo mediano, o nervo ulnar não tem ramos no braço, mas também envia ramos articulares para a articulação do cotovelo.

Fossa cubital

A fossa cubital é observada superficialmente como uma depressão na face anterior do cotovelo (ver Figura 3.57A). Profundamente, há um espaço preenchido com quantidade variável de gordura anterior à parte mais distal do úmero e à articulação do cotovelo. Os três *limites da fossa cubital triangular* são (Figura 3.54):

1. Superiormente, uma linha imaginária que une os *epicôndilos medial e lateral*
2. Medialmente, a massa de músculos flexores do antebraço originados na inserção comum dos flexores ao epicôndilo medial; mais especificamente, o *músculo pronador redondo*
3. Lateralmente, a massa de músculos extensores do antebraço originada do epicôndilo lateral e da crista supraepicondilar; mais especificamente, o *músculo braquiorradial*.

O *assoalho da fossa cubital* é formado pelos músculos braquial e supinador, do braço e antebraço, respectivamente. O *teto da fossa cubital* é formado pela continuidade das fáscias do braço e do antebraço (muscular) reforçadas pela aponeurose do músculo bíceps braquial (Figuras 3.54 e 3.60), tela subcutânea e pele.

O *conteúdo da fossa cubital* consiste em (Figuras 3.54 e 3.59A):

- Parte terminal da artéria braquial e o início de seus ramos terminais, as artérias radial e ulnar. A artéria braquial situa-se entre o tendão do músculo bíceps braquial e o nervo mediano
- Veias acompanhantes (profundas) das artérias
- Tendão do músculo bíceps braquial
- Nervo mediano
- Nervo radial, situado profundamente entre os músculos que formam o limite lateral da fossa (o braquiorradial, em especial) e o braquial, que se divide em ramos superficial e profundo. Os músculos têm de ser afastados para expor o nervo.

Superficialmente, na tela subcutânea sobre a fossa cubital, estão a *veia intermédia do cotovelo*, situada anteriormente à artéria braquial, e os *nervos cutâneos medial e lateral do antebraço*, relacionados às veias basílica e cefálica (ver Figura 3.57).

Anatomia de superfície do braço e da fossa cubital

As margens do *músculo deltoide* são visíveis quando o braço é abduzido contra resistência. A *inserção distal do músculo deltoide* pode ser palpada na face lateral do úmero (Figura 3.56A).

As *cabeças longa, lateral e medial do músculo tríceps braquial* formam saliências na face posterior do braço e podem ser identificadas quando o antebraço é estendido a partir da posição fletida contra resistência. O *olécrano*, ao qual o tendão do músculo tríceps braquial está fixado distalmente, é palpado com facilidade. Está separado da pele apenas pela *bolsa do olécrano*, responsável pela mobilidade da pele sobrejacente. O *tendão do músculo tríceps* braquial é facilmente palpado no trajeto de descida ao longo da face posterior do braço até o olécrano. Os dedos podem ser pressionados para dentro de cada lado do tendão, onde a articulação do cotovelo é superficial. O acúmulo anormal de líquido na articulação do cotovelo ou na bolsa subtendínea do músculo tríceps braquial ou bolsa intratendínea do olécrano é palpável nesses locais; a bolsa situa-se profundamente ao tendão do músculo tríceps braquial (ver Figuras 3.99 e 3.103).

O *músculo bíceps braquial* forma uma saliência na face anterior do braço; seu ventre torna-se mais proeminente quando o cotovelo é supinado e fletido contra resistência (Figura 3.56B). O *tendão do músculo bíceps braquial* pode ser palpado na fossa cubital, imediatamente lateral à linha mediana, sobretudo quando o cotovelo é fletido contra resistência. A parte proximal da *aponeurose do músculo bíceps braquial* pode ser palpada com facilidade quando segue obliquamente sobre a artéria braquial e o nervo mediano. Os *sulcos bicipitais* medial e lateral separam as saliências formadas pelos músculos bíceps e tríceps braquiais e indicam a localização dos septos intermusculares medial e lateral (Figura 3.56C). A veia cefálica segue superiormente no sulco bicipital lateral, e a veia basílica ascende no sulco bicipital medial. Profundamente a este último está o principal feixe neurovascular do membro.

Nenhuma parte do corpo do úmero é subcutânea; mas ele pode ser palpado com distinção variável através dos músculos que o circundam, sobretudo em muitas pessoas idosas.

A *cabeça do úmero* é circundada por músculos em todos os lados, exceto na região inferior; consequentemente, pode ser palpada introduzindo-se os dedos profundamente na axila. O braço deve estar próximo ao lado do corpo, de modo que a fáscia da axila esteja frouxa. A cabeça do úmero pode ser palpada quando se mexe o braço enquanto o ângulo inferior da escápula é fixado no lugar.

A *artéria braquial* pode ser palpada profundamente à margem medial do músculo bíceps braquial. Os *epicôndilos*

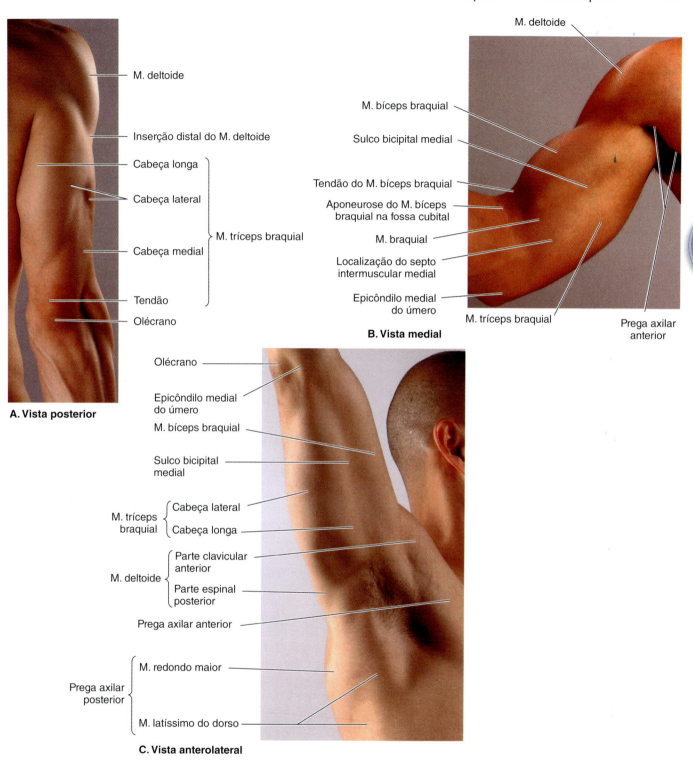

Figura 3.56 Anatomia de superfície do braço. A. Músculo tríceps braquial. **B.** Músculos bíceps e tríceps braquiais. **C.** Pregas axilares e parte posterior do braço.

medial e lateral do úmero são subcutâneos e podem ser facilmente palpados nas faces medial e lateral da região cubital. O epicôndilo medial é mais proeminente.

Na fossa cubital, as *veias cefálica e basílica* na tela subcutânea são claramente visíveis quando se aplica um torniquete ao braço, assim como a *veia intermédia do cotovelo*. Essa veia cruza a aponeurose do músculo bíceps braquial no seu trajeto superomedial, unindo a veia cefálica à veia basílica (Figura 3.57).

Se o polegar for comprimido contra a fossa cubital, as massas musculares dos *longos flexores do antebraço* serão palpadas, formando a margem medial, sendo o músculo pronador redondo palpado mais diretamente.

O *grupo lateral de músculos extensores do antebraço* (a massa macia que pode ser apreendida com os dedos separadamente), o músculo braquiorradial (mais medial) e os longos e curtos extensores do punho, pode ser apreendido entre a fossa e o epicôndilo lateral.

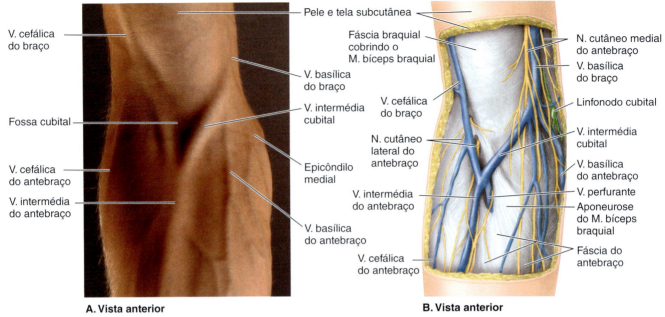

Figura 3.57 Anatomia de superfície da fossa cubital. **A.** Características da superfície. **B.** Dissecção superficial.

ANATOMIA CLÍNICA

BRAÇO E FOSSA CUBITAL

Reflexo miotático bicipital

 O *reflexo bicipital* é um dos vários reflexos tendíneos profundos avaliados na rotina dos exames físicos. O membro relaxado é posicionado em pronação passiva e extensão parcial no cotovelo. O polegar do examinador é firmemente posicionado sobre o tendão do músculo bíceps braquial e, com o martelo de reflexo, golpeia-se rapidamente a base do leito ungueal do polegar do examinador (Figura B3.14). A resposta normal (positiva) é a contração involuntária do músculo bíceps braquial palpada como uma tensão momentânea do tendão, geralmente com uma rápida flexão espasmódica do cotovelo. A resposta positiva confirma a integridade do nervo musculocutâneo e dos segmentos C5 e C6 da medula espinal. Respostas excessivas, diminuídas ou prolongadas (lentas) podem indicar doença das partes central ou periférica do sistema nervoso, ou distúrbios metabólicos (p. ex., doença da glândula tireoide).

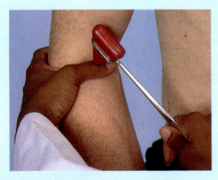

Figura B3.14 Método para provocar o reflexo bicipital.

Tendinite/tendinose bicipital

O tendão da cabeça longa do músculo bíceps braquial é revestido por uma bainha sinovial e movimenta-se para a frente e para trás no sulco intertubercular do úmero (ver Figura 3.51B). O desgaste desse mecanismo pode causar dor no ombro. A inflamação do tendão (*tendinite bicipital*) resulta de microlacerações quando a unidade musculotendínea é agudamente sobrecarregada e está associada a degeneração do tendão, ruptura vascular e resposta de reparo inflamatória. *Tendinose* é a degeneração no colágeno do tendão em decorrência de vascularização insatisfatória, uso excessivo crônico ou envelhecimento; não há resposta inflamatória nesse caso.

Essas condições podem ser causadas por microtraumatismos repetitivos comuns em esportes que incluam arremesso (p. ex., beisebol e críquete) e uso de raquete (p. ex., tênis). Um sulco intertubercular apertado, estreito e/ou áspero pode causar irritação e inflamação do tendão, provocando dor à palpação e *crepitação*.

Luxação do tendão da cabeça longa do músculo bíceps braquial

 O tendão da cabeça longa do músculo bíceps braquial pode sofrer deslocamento parcial ou total do sulco intertubercular no úmero. Esse distúrbio doloroso pode ocorrer em jovens durante a separação traumática da epífise proximal do úmero. A lesão também ocorre em pessoas idosas com história de tendinite bicipital. Em geral, há uma sensação de estalo ou aprisionamento durante a rotação do braço.

Ruptura do tendão da cabeça longa do músculo bíceps braquial

A ruptura do tendão geralmente resulta do desgaste de um tendão inflamado que se movimenta para a frente e para trás no sulco intertubercular do úmero. Essa lesão geralmente ocorre em indivíduos > 35 anos. Geralmente, o tendão é arrancado de sua inserção no tubérculo supraglenoidal da escápula (ver Figura 3.5D). A ruptura costuma ser dramática e está associada a um estalido ou estouro. O ventre do músculo separado forma uma bola perto do centro da parte distal da face anterior do braço (deformidade de Popeye) (Figura B3.15). *A ruptura do tendão do músculo bíceps braquial* pode resultar da flexão forçada do braço contra resistência excessiva, como ocorre em levantadores de peso. Na maioria das vezes, porém, a ruptura do tendão é consequência de tendinite prolongada que o enfraquece. A ruptura resulta de movimentos repetitivos acima da cabeça, como ocorre em nadadores e arremessadores de beisebol, que rompem o tendão enfraquecido no sulco intertubercular.

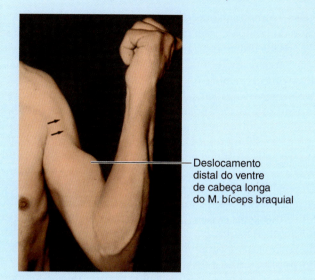

Figura B3.15 Ruptura do tendão do músculo bíceps braquial (*setas*).

Interrupção do fluxo sanguíneo na artéria braquial

Oclusão temporária, compressão e retomada do fluxo sanguíneo na artéria braquial é a base da aferição da pressão arterial com um esfigmomanômetro (Figura B3.16A). Após enrolar e ajustar bem a braçadeira no braço da pessoa, centralizada sobre a artéria braquial, a braçadeira é inflada o suficiente para ocluir temporariamente o fluxo pela artéria. A seguir, a braçadeira é desinflada gradativamente enquanto são auscultados os sons do fluxo turbulento com o estetoscópio (campânula aplicada na fossa cubital). O primeiro som auscultado assinala a pressão arterial sistólica. Enquanto a braçadeira é desinflada, o som do fluxo turbulento na artéria braquial continua audível até a artéria não ser mais comprimida, assinalando a pressão arterial diastólica.

A interrupção do sangramento mediante controle manual ou cirúrgico do fluxo sanguíneo é denominada *hemostasia*. O melhor local para comprimir a artéria braquial (manualmente ou aplicando um torniquete) a fim de controlar a hemorragia é medialmente ao úmero, perto da parte média do braço (Figura B3.16B). Como as anastomoses arteriais ao redor do

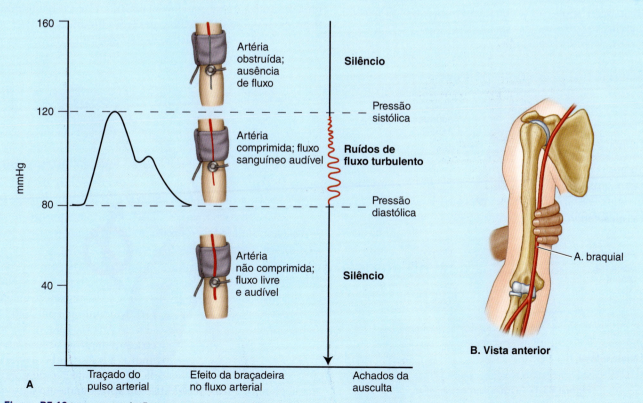

Figura B3.16 Interrupção do fluxo sanguíneo na artéria braquial. **A.** Mensuração da pressão arterial. **B.** Compressão manual da artéria braquial.

cotovelo propiciam uma circulação colateral funcional e importante do ponto de vista cirúrgico, a artéria braquial pode ser clampeada distalmente à origem da artéria braquial profunda sem causar danos teciduais (ver Figura 3.53). A base anatômica desse procedimento é que as artérias ulnar e radial ainda receberão sangue suficiente pelas anastomoses ao redor do cotovelo.

Embora as vias colaterais confiram alguma proteção contra a oclusão gradual temporária e parcial, a oclusão completa súbita ou a laceração da artéria braquial é uma emergência cirúrgica porque a *isquemia do cotovelo e antebraço* acarreta paralisia dos músculos em algumas horas. Depois disso, o tecido necrótico é substituído por tecido cicatricial fibroso e causa encurtamento permanente dos músculos acometidos, produzindo uma deformidade em flexão, a *síndrome compartimental isquêmica* (contratura de Volkmann ou isquêmica). A flexão dos dedos e, às vezes, do punho, causa perda da força na mão em virtude de necrose irreversível dos músculos flexores do antebraço.

Lesão do nervo na fratura do corpo (diáfise) do úmero

A *fratura da região média do úmero* pode lesionar o nervo radial no sulco radial do corpo do úmero. Quando há lesão desse nervo, não é provável que a fratura cause paralisia do músculo tríceps braquial por causa da origem alta da inervação para duas de suas três cabeças. A fratura da parte distal do úmero, perto das cristas supraepicondilares, é chamada de *fratura supraepicondilar* (Figura B3.17). O fragmento ósseo distal pode ser deslocado anterior ou posteriormente. As ações dos músculos braquial e tríceps braquial tendem a tracionar o fragmento distal sobre o fragmento proximal, encurtando o membro. Qualquer um dos nervos ou ramos dos vasos braquiais relacionados ao úmero pode ser lesionado por um fragmento ósseo deslocado.

Lesão do nervo musculocutâneo

A lesão do nervo musculocutâneo na axila (rara nessa posição protegida) é normalmente causada por uma arma como uma faca. A lesão do nervo musculocutâneo resulta *em paralisia dos músculos coracobraquial, bíceps braquial e braquial*. A flexão na articulação do ombro pode ser fraca em razão da lesão do nervo musculocutâneo que afeta a cabeça longa dos músculos bíceps braquial e coracobraquial. Desse modo, há enfraquecimento acentuado, mas não perda, da flexão da articulação do cotovelo e da supinação do antebraço. Ainda é possível realizar flexão fraca e supinação, produzidas pelos músculos braquiorradial e supinador, respectivamente, ambos supridos pelo nervo radial. Pode haver perda da sensibilidade na face lateral do antebraço suprida pelo nervo cutâneo lateral do antebraço, a continuação do nervo musculocutâneo (ver Figura 3.55).

Lesão do nervo radial no braço

A lesão do nervo radial acima da origem de seus ramos para o músculo tríceps braquial causa *paralisia dos músculos tríceps, braquiorradial, supinador e músculos extensores do punho e dos dedos*. Também há perda da sensibilidade em áreas de pele supridas por esse nervo.

Quando o nervo é lesionado no sulco radial, geralmente não há paralisia completa do músculo tríceps braquial, apenas enfraquecimento porque somente a cabeça medial é afetada; entretanto, há paralisia dos músculos do compartimento posterior do antebraço que são supridos por ramos mais distais do nervo. O sinal clínico característico da lesão do nervo radial é a *queda do punho* – incapacidade de estender o punho e os dedos nas articulações metacarpofalângicas (Figura B3.18A). Em vez disso, o punho relaxado assume uma posição de flexão parcial em razão do tônus dos músculos flexores, sem oposição, e da gravidade (Figura B3.18B).

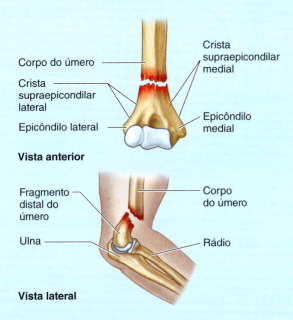

Figura B3.17 Fratura supraepicondilar.

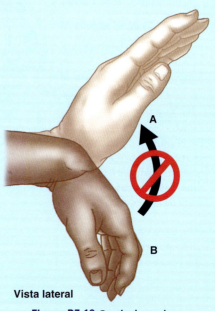

Figura B3.18 Queda do punho.

Punção venosa na fossa cubital

A fossa cubital é o local comum de coleta e transfusão de sangue e de injeções intravenosas em razão da proeminência e acessibilidade das veias. Para auxiliar a localização de uma veia adequada, um torniquete é colocado ao redor do braço, proximal à fossa cubital, para bloquear o retorno venoso, que causa a ingurgitação das veias. A veia intermédia do cotovelo é selecionada quando o padrão de veias superficiais é o mais comum (ver Figura 3.57). Essa veia situa-se diretamente sobre a fáscia muscular e segue em trajeto diagonal da veia cefálica do antebraço até a veia basílica no braço. Cruza a aponeurose do M. bíceps braquial, que a separa da artéria braquial e do nervo mediano subjacentes, e garante alguma proteção para este último. O padrão de veias na fossa cubital varia muito. Em cerca de 20% das pessoas, a **veia intermédia do antebraço** divide-se em uma **veia intermédia basílica**, que se une à veia basílica, e uma **veia intermédia cefálica**, que se une à veia cefálica (Figura B3.19). O torniquete é removido antes de infundir fluidos ou antes de tirar a agulha da veia após a retirada de sangue para evitar sangramento excessivo e hematomas. A veia intermédia do cotovelo também é um local para a introdução de cateteres cardíacos para obter amostras de sangue dos grandes vasos e das câmaras do coração. A angiografia coronariana requer acesso à circulação arterial e, portanto, é tipicamente obtida por meio da artéria radial no antebraço ou da artéria femoral na parte proximal da coxa.

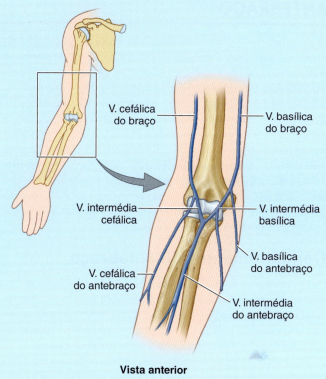

Figura B3.19 Veia intermédia do antebraço.

Pontos-chave: Braço e fossa cubital

Braço: O braço forma uma coluna com o úmero em seu centro.
■ O úmero, juntamente com septos intermusculares em seus dois terços distais, divide o braço no sentido longitudinal (ou, mais especificamente, o espaço na fáscia braquial) em compartimentos anterior ou flexor e posterior ou extensor.

O compartimento anterior contém três músculos flexores supridos pelo nervo musculocutâneo. ■ O músculo coracobraquial atua (pouco) no ombro, e os músculos bíceps braquial e braquial atuam no cotovelo. ■ O músculo bíceps braquial também é o supinador primário do antebraço (quando o cotovelo está fletido). ■ O músculo braquial é o principal flexor do antebraço.

O compartimento posterior contém um músculo extensor com três cabeças, o tríceps braquial, que é suprido pelo nervo radial. ■ Uma das cabeças (a cabeça longa) atua no ombro, mas na maioria das vezes as cabeças atuam juntas para estender o cotovelo.

Os dois compartimentos são supridos pela artéria braquial, o compartimento posterior principalmente através de seu maior ramo, a artéria braquial profunda. ■ O principal feixe neurovascular está localizado na face medial do membro; assim, geralmente é protegido pelo membro que serve.

Fossa cubital: A fossa cubital triangular é limitada por uma linha que une os epicôndilos medial e lateral do úmero e os músculos pronador redondo e braquiorradial que se originam, respectivamente, nos epicôndilos. ■ Os músculos braquial e supinador formam o assoalho. ■ O tendão do músculo bíceps braquial desce até o triângulo e se insere na tuberosidade do rádio. ■ Medialmente ao tendão estão o nervo mediano e a parte terminal da artéria braquial. ■ Lateralmente ao tendão está o nervo cutâneo lateral do antebraço em posição superficial, e – em um nível mais profundo – a parte terminal do nervo radial. ■ Na tela subcutânea, na maioria das vezes uma veia intermédia do cotovelo segue um trajeto oblíquo através da fossa, unindo a veia cefálica do antebraço e a veia basílica, o que propicia um local vantajoso para a punção venosa. ■ Em cerca de 20% da população, a veia intermédia do antebraço bifurca-se nas veias intermédias cefálica e basílica, que substituem a veia intermédia do cotovelo, que é diagonal.

ANTEBRAÇO

O **antebraço** é a unidade distal do suporte articulado do membro superior. Estende-se do cotovelo até o punho e contém dois ossos, o *rádio* e a *ulna*, que são unidos por uma **membrana interóssea** (Figura 3.58A, B e D). Embora fina, essa membrana fibrosa é forte. Além de unir firmemente os ossos do antebraço e permitir a pronação e a supinação, a membrana interóssea é responsável pela inserção proximal de alguns músculos profundos do antebraço. A cabeça da ulna está situada na extremidade distal do antebraço, enquanto a cabeça do rádio está em sua extremidade proximal. O papel do movimento do antebraço, que ocorre nas articulações do cotovelo e radiulnares, é ajudar o ombro a aplicar a força e a controlar a posição da mão no espaço.

Compartimentos do antebraço

Como no braço, os músculos com objetivo e inervação semelhantes são reunidos nos mesmos compartimentos fasciais no antebraço. Embora o limite proximal do antebraço propriamente dito seja definido pelo plano articular do cotovelo, do ponto de vista funcional o antebraço inclui a parte distal do úmero.

Para que a região antebraquial distal, o punho e a mão tenham volume mínimo para possibilitar máxima funcionalidade, são operadas por "controle remoto" por músculos extrínsecos que têm suas partes volumosas, carnosas e contráteis situadas na região antebraquial proximal, distantes do local de ação. Seus tendões longos e delgados estendem-se distalmente até o local de ação, como cordas longas que seguem até polias distantes. Além disso, como as estruturas sobre as quais os músculos e tendões atuam (punho e dedos) têm uma grande amplitude de movimento, é necessária uma grande amplitude de contração, exigindo que os músculos tenham longas partes contráteis e também longos tendões.

Na verdade, o antebraço propriamente dito não é longo o bastante para oferecer o comprimento necessário e a área suficiente para inserção proximal, de modo que as inserções proximais (origens) dos músculos têm de ser proximais ao cotovelo – no braço – e têm de estar no úmero.

Em geral, os músculos flexores situam-se em posição anterior e os músculos extensores, posterior; mas a face anterior da região distal do úmero é ocupada pelos principais músculos tanto flexores quanto extensores do cotovelo (Figura 3.59A). Para garantir os locais de inserção necessários para os músculos flexores e extensores do punho e dos dedos, extensões mediais e laterais (epicôndilos e cristas supraepicondilares) desenvolveram-se na parte distal do úmero.

O epicôndilo medial e a crista supraepicondilar são locais de inserção dos músculos flexores do antebraço, e as formações laterais garantem a inserção dos músculos extensores do antebraço. Assim, em vez de se situarem rigorosamente na região anterior e posterior, as partes proximais do compartimento "anterior" (flexor–pronador) do antebraço situam-se anteromedialmente, e o compartimento "posterior" (extensor–supinador) situa-se posterolateralmente (Figuras 3.58D, 3.59B e 3.63C).

Espiralando-se aos poucos por todo o comprimento do antebraço, os compartimentos tornam-se realmente anteriores e posteriores na parte distal do antebraço e no punho.

Esses compartimentos fasciais, contendo os músculos em grupos funcionais, são demarcados pela margem subcutânea da ulna posteriormente (na região antebraquial proximal) e depois medialmente (região antebraquial distal) e pela artéria radial anterior e depois lateralmente. Essas estruturas são palpáveis (a artéria por causa de sua pulsação) em todo o antebraço. Como nenhum dos limites é cruzado por nervos motores, também propiciam locais para incisão cirúrgica.

Os **músculos flexores e pronadores do antebraço** estão situados no compartimento anterior e são supridos principalmente pelo *nervo mediano*; uma ou outra exceção é suprida pelo *nervo ulnar*. Os **músculos extensores e supinadores do antebraço** estão situados no compartimento posterior e são todos supridos pelo *nervo radial* (diretamente ou por seu ramo profundo).

Os compartimentos fasciais dos membros geralmente terminam nas articulações; portanto, os líquidos e infecções nos compartimentos geralmente são contidos e não podem se disseminar facilmente para outros compartimentos. O compartimento anterior é excepcional nesse aspecto porque se comunica com o compartimento central da palma através do túnel do carpo (Figura 3.59C; ver Figura B3.32).

Músculos do antebraço

Dezessete músculos cruzam a articulação do cotovelo, e alguns deles atuam exclusivamente nessa articulação, enquanto outros atuam no punho e nos dedos.

Na parte proximal do antebraço, os músculos formam massas carnosas que seguem inferiormente a partir dos epicôndilos medial e lateral do úmero (Figuras 3.58C e 3.59A). Os tendões desses músculos atravessam a parte distal do antebraço e continuam até o punho, a mão e os dedos (Figuras 3.58C e E e 3.59). Os músculos flexores do compartimento anterior têm aproximadamente o dobro do volume e da força dos músculos extensores do compartimento posterior.

MÚSCULOS FLEXORES–PRONADORES DO ANTEBRAÇO

Os **músculos flexores do antebraço** estão situados no **compartimento anterior (flexor–pronador) do antebraço** e são separados dos *músculos extensores do antebraço* pelo rádio e ulna (Figura 3.59B) e, nos dois terços distais do antebraço, pela membrana interóssea que os une (Figura 3.58B e D).

Os tendões da maioria dos músculos flexores estão situados na face anterior do punho e são mantidos no lugar pelo **ligamento carpal palmar** e pelo *retináculo dos músculos flexores*, espessamentos da fáscia do antebraço (Figuras 3.58C e 3.60).

Os músculos flexores–pronadores são organizados em três camadas ou grupos (Figura 3.61; Quadro 3.10):

1. Uma **camada ou grupo superficial** de quatro músculos (pronador redondo, flexor radial do carpo, palmar longo e flexor ulnar do carpo). A inserção proximal de todos esses músculos é feita por um *tendão comum dos flexores* no epicôndilo medial do úmero, a *inserção comum dos flexores*
2. Uma **camada intermediária**, formada pelo músculo flexor superficial dos dedos
3. Uma **camada ou grupo profundo** com três músculos (flexor profundo dos dedos, flexor longo do polegar e pronador quadrado).

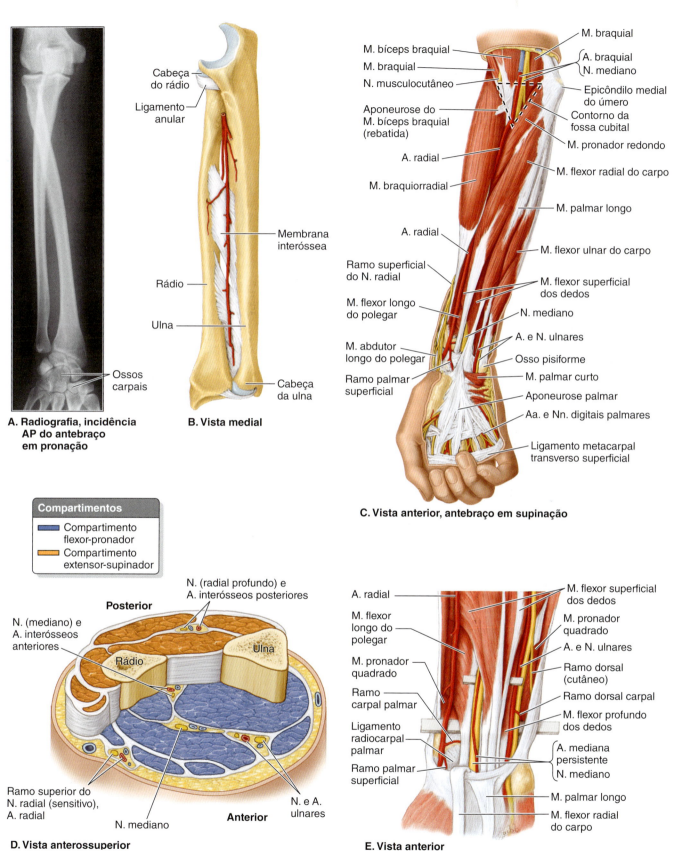

Figura 3.58 Ossos, músculos e compartimento flexor-pronador do antebraço. **A.** Incidência anterior do antebraço em pronação. **B.** Ossos do antebraço e ligamentos radiulnares. **C.** Dissecção que mostra os músculos superficiais do antebraço e a aponeurose palmar. **D.** Corte transversal em degraus dos compartimentos do antebraço. **E.** Músculo flexor superficial dos dedos (FSD) e estruturas relacionadas. A artéria ulnar emerge de seu trajeto oblíquo posteriormente ao FSD para encontrar e acompanhar o nervo ulnar.

222   Moore Anatomia Orientada para a Clínica

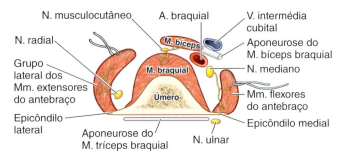

A. Corte transversal esquemático, vista inferior

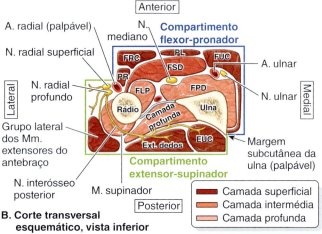

B. Corte transversal esquemático, vista inferior

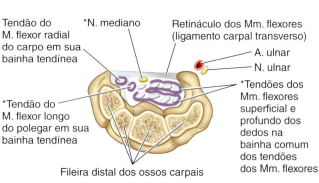

*Estruturas que atravessam o túnel do carpo

C. Corte transversal esquemático, vista inferior

Figura 3.59 Cortes transversais que mostram as relações na fossa cubital, região antebraquial proximal e punho. **A.** Fossa cubital. Os músculos flexores e o extensor do cotovelo ocupam as faces anterior e posterior do úmero. As extensões lateral e medial (epicôndilos e cristas supraepicondilares) do úmero são o local de inserção proximal (origem) dos músculos flexores e extensores do antebraço. **B.** Região antebraquial proximal. Por conseguinte, na região antebraquial proximal, o compartimento flexor–pronador "anterior", na verdade, situa-se anteromedialmente, e o compartimento extensor–supinador "posterior" situa-se posterolateralmente. A artéria radial (lateralmente) e a margem posterior subcutânea aguda da ulna (medialmente) são pontos de referência palpáveis que separam os compartimentos anterior e posterior. Nenhum nervo motor cruza as demarcações, o que as torna úteis durante cirurgias. *Ext. dedos*, músculo extensor dos dedos; *EUC*, músculo extensor ulnar do carpo; *FRC*, músculo flexor radial do carpo; *FUC*, músculo flexor ulnar do carpo; *FPD*, músculo flexor profundo dos dedos; *FSD*, músculo flexor superficial dos dedos; *FLP*, músculo flexor longo do polegar; *PL*, músculo palmar longo; *PR*, músculo pronador redondo. **C.** Punho. Nove tendões de três músculos (e um nervo) do compartimento anterior do antebraço atravessam o túnel do carpo; oito tendões compartilham a bainha sinovial comum dos músculos flexores.

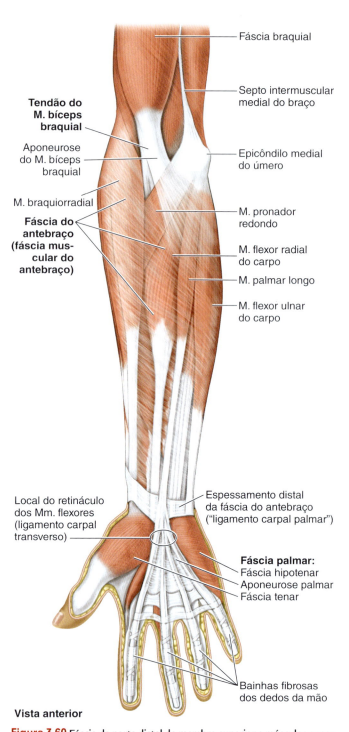

Vista anterior

Figura 3.60 Fáscia da parte distal do membro superior e músculos superficiais do antebraço.

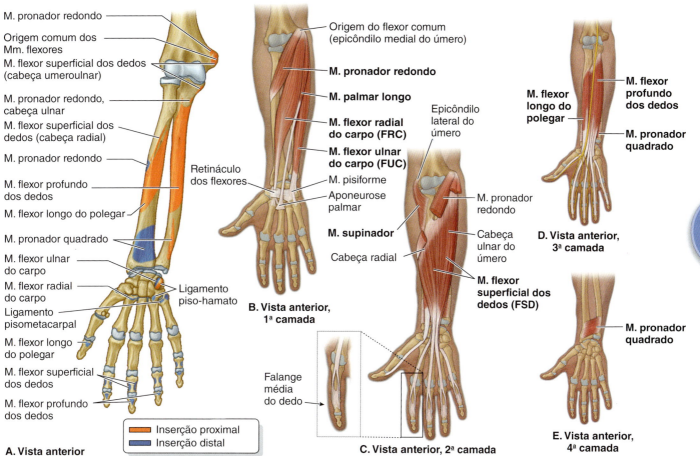

Figura 3.61 Músculos flexores do antebraço.

Quadro 3.10 Músculos do compartimento anterior do antebraço.

Músculo	Inserção proximal	Inserção distal	Inervação[a]	Principal ação
Camada superficial (primeira)				
M. pronador redondo				
Cabeça ulnar	Processo coronoide	Meio da convexidade da face lateral do rádio	N. mediano (C6, **C7**)	Faz a pronação e a flexão do antebraço (no cotovelo)
Cabeça umeral	Epicôndilo medial do úmero (origem comum dos Mm. flexores)			
M. flexor radial do carpo (FRC)		Base do osso metacarpal II		Flete e abduz a mão (no punho)
M. palmar longo		Metade distal do retináculo dos Mm. flexores e ápice da aponeurose palmar	N. mediano (C7, C8)	Flete a mão (no punho) e tensiona a aponeurose palmar
M. flexor ulnar do carpo (FUC)				
Cabeça umeral		Pisiforme, hâmulo do osso hamato, metacarpal V	N. ulnar (C7, **C8**)	Flete e aduz a mão (no punho)
Cabeça ulnar	Olécrano e margem posterior da ulna (através da aponeurose)			
Camada intermediária (segunda)				
M. flexor superficial dos dedos (FSD)				
Cabeça umeroulnar	Epicôndilo medial (origem comum dos Mm. flexores e processo coronoide)	Corpos das falanges médias dos quatro dedos mediais	N. mediano (C7, C8, T1)	Flete as falanges médias nas articulações interfalângicas proximais dos quatro dedos mediais; agindo mais fortemente, também flete as falanges proximais nas articulações metacarpofalângicas
Cabeça radial	Metade superior da margem anterior			

(*continua*)

Quadro 3.10 Músculos do compartimento anterior do antebraço. *(Continuação)*

Músculo	Inserção proximal	Inserção distal	Inervação[a]	Principal ação
Camada profunda (terceira)				
M. flexor profundo dos dedos (FPD)				
Parte medial	Três quartos proximais das faces medial e anterior da ulna e membrana interóssea	Bases das falanges distais dos 4º e 5º dedos	N. ulnar (C8, **T1**)	Flete as falanges distais dos 4º e 5º dedos nas articulações interfalângicas distais
Parte lateral		Bases das falanges distais dos 2º e 3º dedos	N. interósseo anterior, ramo do N. mediano (**C8**, T1)	Flete as falanges distais dos 2º e 3º dedos nas articulações interfalângicas distais
M. flexor longo do polegar (FLP)	Face anterior do rádio e membrana interóssea adjacente	Base da falange distal do polegar		Flete as falanges do polegar (1º dedo)
M. pronador quadrado	Quarto distal da face anterior da ulna	Quarto distal da face anterior do rádio		Faz a pronação do antebraço; as fibras profundas unem o rádio e a ulna

[a]Indicação da inervação segmentar da medula espinal (p. ex., "C6, **C7**" significa que os nervos que suprem o M. pronador redondo são derivados dos sexto e sétimo segmentos cervicais da medula espinal). Os números em negrito (p. ex., **C7**) indicam a inervação segmentar principal. A lesão de um ou mais segmentos da medula espinal listados ou das raízes nervosas motoras originadas deles causa paralisia dos músculos relacionados.

Os cinco músculos superficiais e intermediários cruzam a articulação do cotovelo; os três músculos profundos, não. Com exceção do *músculo pronador quadrado*, quanto mais distal for a inserção distal de um músculo, mais distal e profunda é sua inserção proximal.

Todos os músculos no compartimento anterior (flexor–pronador) do antebraço são supridos pelos nervos mediano e/ou ulnar (a maioria pelo nervo mediano; apenas uma ou outra exceção é suprida pelo nervo ulnar).

Do ponto de vista funcional, o músculo braquiorradial é flexor do antebraço, mas está localizado no compartimento posterior (posterolateral) ou extensor e, assim, é suprido pelo nervo radial. Portanto, o músculo braquiorradial é uma importante exceção à regra segundo a qual (1) o nervo radial supre apenas músculos extensores e (2) todos os músculos flexores situam-se no compartimento anterior (flexor).

Os **músculos flexores longos dos dedos** (flexor superficial dos dedos e flexor profundo dos dedos) também fletem as articulações metacarpofalângicas e do punho. O músculo flexor profundo dos dedos flete os dedos em ação lenta. Essa ação é reforçada pelo músculo flexor superficial dos dedos quando são necessárias velocidade e flexão contra resistência. Quando o punho é fletido ao mesmo tempo que as articulações metacarpofalângicas e interfalângicas, os músculos flexores longos dos dedos operam com uma distância reduzida entre as inserções e, consequentemente, a ação resultante de sua contração é mais fraca. A extensão do punho aumenta a distância de operação, e, assim, a contração é mais eficiente na produção de preensão forte (ver Figura 3.75A).

Os tendões dos músculos flexores longos dos dedos atravessam a parte distal do antebraço, punho e palma da mão, e continuam até os quatro dedos mediais. O músculo flexor superficial dos dedos flete as falanges médias, e o músculo flexor profundo dos dedos flete as falanges médias e distais.

Os músculos do compartimento anterior do antebraço são ilustrados na Figura 3.61 e suas inserções, inervação e principais ações são apresentadas, divididas por camadas, no Quadro 3.10. A discussão a seguir oferece outros detalhes, começando com os músculos das camadas superficial e intermediária.

Músculo pronador redondo. O **músculo pronador redondo**, fusiforme, é o mais lateral dos músculos flexores superficiais do antebraço. Sua margem lateral forma o limite medial da fossa cubital.

Para testar o músculo pronador redondo, o antebraço da pessoa é fletido no cotovelo e pronado contra a resistência oferecida pelo examinador. Se a função for normal, o músculo é proeminente e pode ser palpado na margem medial da fossa cubital.

Músculo flexor radial do carpo. O **músculo flexor radial do carpo (FRC)** é fusiforme, longo e situado medialmente ao músculo pronador redondo. No meio do antebraço, seu ventre carnoso é substituído por um tendão longo e achatado que, ao se aproximar do punho, se torna semelhante a um cordão. O músculo FRC produz flexão (ao agir com o músculo flexor ulnar do carpo) e abdução do punho (ao agir com os músculos extensores radiais longo e curto do carpo). Quando age sozinho, o músculo FRC produz flexão e abdução simultâneas do punho, movendo a mão em sentido anterolateral.

Para chegar à sua inserção distal, o tendão do músculo FRC atravessa um canal na parte lateral do retináculo dos músculos flexores e um sulco vertical no osso trapézio em sua própria **bainha do tendão do músculo flexor radial do carpo** (Figura 3.59C). O tendão do FRC é um bom guia para a artéria radial, situada imediatamente lateral a ele (Figura 3.58C).

Para testar o músculo flexor radial do carpo, a pessoa é instruída a fletir o punho contra resistência. É possível ver e palpar facilmente seu tendão se a função estiver normal.

Músculo palmar longo. O **músculo palmar longo**, pequeno e fusiforme, está ausente em um ou ambos os lados (geralmente o esquerdo) em cerca de 14% das pessoas, mas suas ações são preservadas. Ele tem um ventre curto e um tendão longo, semelhante a um cordão, que segue superficialmente ao retináculo dos músculos flexores e se fixa a ele e ao ápice da aponeurose palmar (Figuras 3.58C e 3.59). O tendão do músculo palmar longo é um guia útil para o nervo mediano no punho. O tendão situa-se profundamente e um pouco medial a esse nervo antes de seguir profundamente até o retináculo dos músculos flexores.

Para testar o músculo palmar longo, o punho é fletido e faz-se um movimento de pinça com os dedos mínimo e polegar. É possível ver e palpar facilmente a existência do tendão e se sua função é normal.

Músculo flexor ulnar do carpo. O **músculo flexor ulnar do carpo (FUC)** é o mais medial dos músculos flexores superficiais. Quando age sozinho, o músculo FUC faz flexão e adução simultâneas da mão no punho. Flete o punho quando age com o músculo FRC e o aduz quando age com o músculo extensor ulnar do carpo. O nervo ulnar entra no antebraço passando entre as cabeças umeral e ulnar de sua inserção proximal (Figura 3.58C). Esse músculo é excepcional entre os músculos do compartimento anterior, sendo completamente inervado pelo nervo ulnar. O tendão do músculo FUC é um guia para o nervo e a artéria ulnares, que estão situados lateralmente a ele no punho (Figura 3.58C e E).

Para testar o músculo flexor ulnar do carpo, a pessoa coloca a face posterior do antebraço e da mão sobre uma mesa plana e depois é instruída a fletir o punho contra resistência enquanto o examinador palpa o músculo e seu tendão.

Músculo flexor superficial dos dedos. Às vezes o **músculo flexor superficial dos dedos (FSD)** é considerado um dos músculos superficiais do antebraço, que se fixam à origem comum dos flexores e, portanto, cruzam o cotovelo (Quadro 3.10). Quando considerado dessa forma, é o maior músculo superficial no antebraço. Mas, na verdade, o músculo FSD forma uma camada intermediária entre os grupos superficial e profundo dos músculos do antebraço (Figuras 3.58C e 3.59B). O nervo mediano e a artéria ulnar entram no antebraço passando entre suas cabeças umeroulnar e radial (ver Figura 3.68). Perto do punho, o músculo FSD dá origem a quatro tendões, que passam profundamente ao retináculo dos músculos flexores, através do túnel do carpo, até os dedos. Os quatro tendões são revestidos (juntamente com os quatro tendões do músculo flexor profundo dos dedos) por uma *bainha comum dos tendões dos músculos flexores* (Figura 3.59C). O músculo FSD flete as falanges médias dos quatro dedos mediais nas articulações interfalângicas proximais. Em ação contínua, o músculo FSD também flete as falanges proximais nas articulações metacarpofalângicas e na articulação do punho (radiocarpal). O FSD é capaz de fletir em separado cada dedo que serve.

Para testar o músculo flexor superficial dos dedos, um dedo é fletido na articulação interfalângica proximal contra resistência e os outros três dedos são mantidos em posição estendida para inativar o músculo flexor profundo dos dedos.

O plano fascial entre as camadas intermediária e profunda dos músculos forma o plano neurovascular primário do compartimento anterior (flexor–pronador); os feixes neurovasculares principais exclusivos desse compartimento seguem dentro dele. Os três músculos a seguir formam a camada profunda dos músculos flexores do antebraço.

Músculo flexor profundo dos dedos. O **músculo flexor profundo dos dedos (FPD)** é o único que consegue fletir as articulações interfalângicas distais (Figura 3.61A e D). Esse músculo espesso "veste" a face anterior da ulna. O músculo FPD flete as falanges distais dos quatro dedos mediais após o músculo FSD ter fletido suas falanges médias (i. e., ele enrola os dedos e ajuda na flexão da mão, cerrando o punho). Cada tendão é capaz de fletir duas articulações interfalângicas, a articulação metacarpofalângica e a articulação do punho. O músculo FPD divide-se em quatro partes, que terminam em quatro tendões que passam posteriormente aos tendões do músculo FSD e do retináculo dos músculos flexores na bainha comum dos tendões dos músculos flexores (Figura 3.59C). Em geral, a parte do músculo que vai até o dedo indicador separa-se do restante do músculo relativamente cedo na parte distal do antebraço e tem contração independente. Cada tendão entra na bainha fibrosa de seu dedo, posteriormente aos tendões do músculo FSD. Ao contrário do músculo FSD, o músculo FPD consegue realizar a flexão independente apenas do dedo indicador; assim, os dedos podem ser fletidos de maneira independente nas articulações interfalângicas proximais, mas não nas distais.

Para testar o músculo flexor profundo dos dedos, a articulação interfalângica proximal é mantida na posição estendida enquanto a pessoa tenta fletir a articulação interfalângica distal. A integridade do nervo mediano na região antebraquial proximal pode ser avaliada por esse teste observando-se o dedo indicador, e a integridade do nervo ulnar pode ser avaliada observando-se o dedo mínimo.

Músculo flexor longo do polegar. O **músculo flexor longo do polegar (FLP)** situa-se lateralmente ao FPD, onde reveste a face anterior do rádio, distalmente à inserção do músculo supinador (Figuras 3.58C e E e 3.61A e D; Quadro 3.10). O tendão plano do músculo FLP passa profundamente ao retináculo dos músculos flexores, revestido por sua própria **bainha do tendão do músculo flexor longo do polegar** na face lateral da bainha comum dos tendões dos músculos flexores (Figura 3.59C). O músculo FLP flete, em primeiro lugar, a falange distal do polegar na articulação interfalângica e, secundariamente, a falange proximal e o osso metacarpal I nas articulações metacarpofalângica e carpometacarpal, respectivamente. O músculo FLP é o único que flete a articulação interfalângica do polegar. Também pode ajudar na flexão da articulação do punho (radiocarpal).

Para testar o músculo flexor longo do polegar, a falange proximal do polegar é fixada e a falange distal é fletida contra resistência.

Músculo pronador quadrado. O **músculo pronador quadrado (PQ)**, como indica o nome, é quadrangular e faz a pronação do antebraço (Figura 3.61E). Não pode ser palpado nem observado, exceto em dissecções, porque é o músculo mais profundo na face anterior do antebraço. Às vezes se considera que constitui uma quarta camada muscular. O músculo PQ reveste a quarta parte distal do rádio e da ulna e a membrana interóssea entre eles (Figura 3.61A e E; Quadro 3.10). O músculo PQ é o único que se fixa apenas à ulna em uma extremidade e apenas ao rádio na outra extremidade.

O músculo PQ é o agonista da pronação. Ele inicia a pronação e é auxiliado pelo músculo pronador redondo quando é necessário mais velocidade e força. O músculo pronador quadrado também ajuda a membrana interóssea a manter unidos o rádio e a ulna, sobretudo quando forças ascendentes são transmitidas através do punho (p. ex., durante uma queda sobre a mão).

MÚSCULOS EXTENSORES DO ANTEBRAÇO

Os músculos do compartimento posterior do antebraço são ilustrados na Figura 3.62 e suas inserções, inervação e principais ações são apresentadas, divididas por camadas, no Quadro 3.11. A discussão a seguir apresenta outros detalhes.

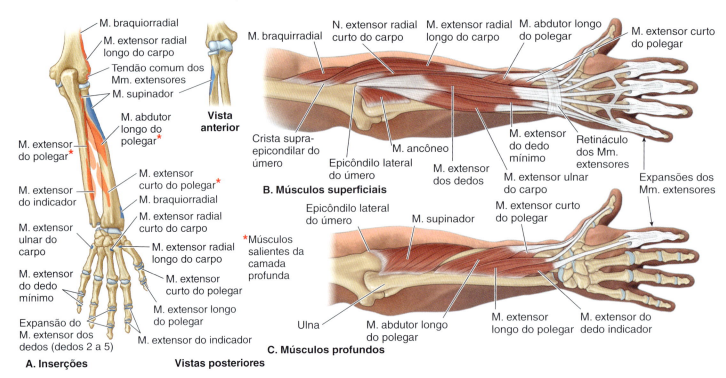

Figura 3.62 Músculos extensores do antebraço.

Quadro 3.11 Músculos do compartimento posterior do antebraço.

Músculo	Inserção proximal	Inserção distal	Inervação[a]	Principal ação
Camada superficial				
M. braquiorradial	Dois terços proximais da crista supraepicondilar do úmero	Face lateral da extremidade distal do rádio proximal ao processo estiloide	N. radial (C5, **C6**, C7)	Flexão relativamente fraca do antebraço, máxima quando o antebraço está em pronação média
M. extensor radial longo do carpo (ERLC)	Crista supraepicondilar lateral do úmero	Face dorsal da base do metacarpal II	N. radial (C6, C7)	Estendem e abduzem a mão na articulação radiocarpal; o M. ERLC é ativo ao cerrar o punho
M. extensor radial curto do carpo (ERCC)	Epicôndilo lateral do úmero (origem comum dos Mm. extensores)	Face dorsal da base do metacarpal III	Ramo profundo do N. radial (**C7**, C8)	
M. extensor dos dedos		Expansões extensoras dos 4 dedos mediais		Estende os quatro dedos mediais basicamente nas articulações metacarpofalângicas, secundariamente nas articulações interfalângicas
M. extensor do dedo mínimo (EDM)		Expansão do músculo extensor do 5º dedo		Estende o 5º dedo basicamente na articulação metacarpofalângica, secundariamente na articulação interfalângica
M. extensor ulnar do carpo (EUC)	Epicôndilo lateral do úmero; margem posterior da ulna por uma aponeurose compartilhada	Face dorsal da base do metacarpal V		Estende e aduz a mão na articulação radiocarpal (também é ativo ao cerrar o punho)
Camada profunda				
M. supinador	Epicôndilo lateral do úmero; ligamentos colaterais radial e anular do rádio; "fossa do músculo supinador"; crista do músculo supinador	Faces lateral, posterior e anterior do terço proximal do rádio	Ramo profundo do N. radial (C7, **C8**)	Faz a supinação do antebraço; gira o rádio para posicionar a palma inferior ou superiormente (se o cotovelo estiver fletido)
M. extensor do indicador	Face posterior do terço distal da ulna e membrana interóssea	Expansão do músculo extensor do 2º dedo	N. interósseo posterior (**C7**, C8), continuação do ramo profundo do N. radial	Estende o 2º dedo (permitindo sua extensão independente); ajuda a estender a mão na articulação radiocarpal

Quadro 3.11 Músculos do compartimento posterior do antebraço. (*Continuação*)

Músculo	Inserção proximal	Inserção distal	Inervação[a]	Principal ação
Músculos salientes da camada profunda				
M. abdutor longo do polegar (ALP)	Face posterior das metades proximais da ulna, rádio e membrana interóssea	Base do osso metacarpal I	N. interósseo posterior (C7, **C8**), continuação do ramo profundo do N. radial	Abduz o polegar e estende-o na articulação carpometacarpal
M. extensor longo do polegar (ELP)	Face posterior do terço médio da ulna e membrana interóssea	Face dorsal da base da falange distal do polegar		Estende a falange distal do polegar na articulação interfalângica; estende as articulações metacarpofalângica e carpometacarpal
M. extensor curto do polegar (ECP)	Face posterior do terço distal do rádio e membrana interóssea	Face dorsal da base da falange proximal do polegar		Estende a falange proximal do polegar na articulação metacarpofalângica; estende a articulação carpometacarpal

[a]Indicação da inervação segmentar da medula espinal (p. ex., "**C7, C8**" significa que os nervos que suprem o M. extensor radial curto do carpo são derivados dos sétimo e oitavo segmentos cervicais da medula espinal). Os números em negrito (**C7**) indicam a inervação segmentar principal. A lesão de um ou mais segmentos da medula espinal listados ou das raízes nervosas motoras originadas deles causa paralisia dos músculos relacionados.

Os **músculos extensores** estão situados no **compartimento posterior (extensor–supinador) do antebraço** e todos são inervados por ramos do nervo radial (Figura 3.59B). Esses músculos podem ser organizados fisiologicamente em três grupos funcionais:

1. Músculos que estendem e abduzem ou aduzem a mão na articulação do punho (radiocarpal) (extensor radial longo do carpo, extensor radial curto do carpo e extensor ulnar do carpo)
2. Músculos que estendem os quatro dedos mediais (extensor dos dedos, extensor do indicador e extensor do dedo mínimo)
3. Músculos que estendem ou abduzem o polegar (abdutor longo do polegar, extensor curto do polegar e extensor longo do polegar).

Os tendões dos músculos extensores são mantidos no lugar na região do punho pelo *retináculo dos músculos extensores*, que impede o fenômeno de "corda de arco" dos tendões (projetando-se além do contorno do membro curvado, como a corda do arco de um arqueiro) quando a mão é estendida na articulação do punho (radiocarpal). Quando os tendões passam sobre o dorso do punho, são revestidos por **bainhas tendíneas sinoviais** que reduzem o atrito nos tendões dos músculos extensores quando atravessam os túneis osteofibrosos formados pela inserção do retináculo dos músculos extensores às regiões distais do rádio e da ulna (Figura 3.63). Os músculos extensores do antebraço são organizados anatomicamente em camadas superficiais e profundas (Figura 3.59B).

Quatro dos *músculos extensores superficiais* (extensor radial curto do carpo, extensor dos dedos, extensor do dedo mínimo e extensor ulnar do carpo) estão fixados na região proximal por um *tendão comum dos músculos extensores* ao epicôndilo lateral (Figuras 3.62A e 3.63A e B; Quadro 3.11). A inserção proximal dos outros dois músculos no grupo superficial (braquiorradial e extensor radial longo do carpo) se dá na crista supraepicondilar lateral do úmero e no septo intermuscular lateral adjacente (Figura 3.62A e B). Os quatro tendões planos do músculo extensor dos dedos passam profundamente ao retináculo dos músculos extensores até os quatro dedos mediais (Figura 3.64). Os tendões comuns dos dedos indicador e mínimo são unidos em suas faces mediais perto das articulações metacarpofalângicas pelos respectivos tendões dos músculos extensor do indicador e extensor do dedo mínimo, respectivamente.

Músculo braquiorradial. O **músculo braquiorradial**, fusiforme, situa-se superficialmente na face anterolateral do antebraço (Figuras 3.60 e 3.63A). Forma a margem lateral da fossa cubital (Figura 3.58C). Como já foi mencionado, o músculo braquiorradial é excepcional entre os músculos do compartimento posterior (extensor), pois girou até a face anterior do úmero e, portanto, flete o antebraço no cotovelo. É mais ativo durante movimentos rápidos ou na presença de resistência durante a flexão do antebraço (p. ex., ao levantar um peso), agindo como um músculo direcional que resiste à subluxação da cabeça do rádio. Os músculos braquiorradial e supinador são os únicos do compartimento que não o atravessam e, portanto, são incapazes de atuar no punho. Enquanto desce, o músculo braquiorradial situa-se sobre nervo e artéria radiais, onde estão juntos sobre o músculo supinador, tendão do músculo pronador redondo, músculo FSD e músculo FLP. A parte distal do tendão é coberta pelos músculos abdutores longo e curto do polegar enquanto seguem até o polegar (Figura 3.63B).

Para testar o músculo braquiorradial, a articulação do cotovelo é fletida contra resistência com o antebraço em posição de pronação média. É possível ver e palpar o músculo braquiorradial se a função for normal.

Músculo extensor radial longo do carpo. Parte do **músculo extensor radial longo do carpo (ERLC)**, fusiforme, fica sob o músculo braquiorradial, com o qual muitas vezes se funde (Figura 3.63). Enquanto avança distalmente, posterior ao músculo braquiorradial, seu tendão é cruzado pelos músculos abdutor longo do polegar e extensor curto do polegar. O músculo ERLC é indispensável para cerrar o punho.

Para testar o músculo extensor radial longo do carpo, o punho é estendido e abduzido com o antebraço em pronação. É possível palpar o músculo inferoposteriormente à face lateral do cotovelo se a função for normal. O tendão pode ser palpado proximal ao punho.

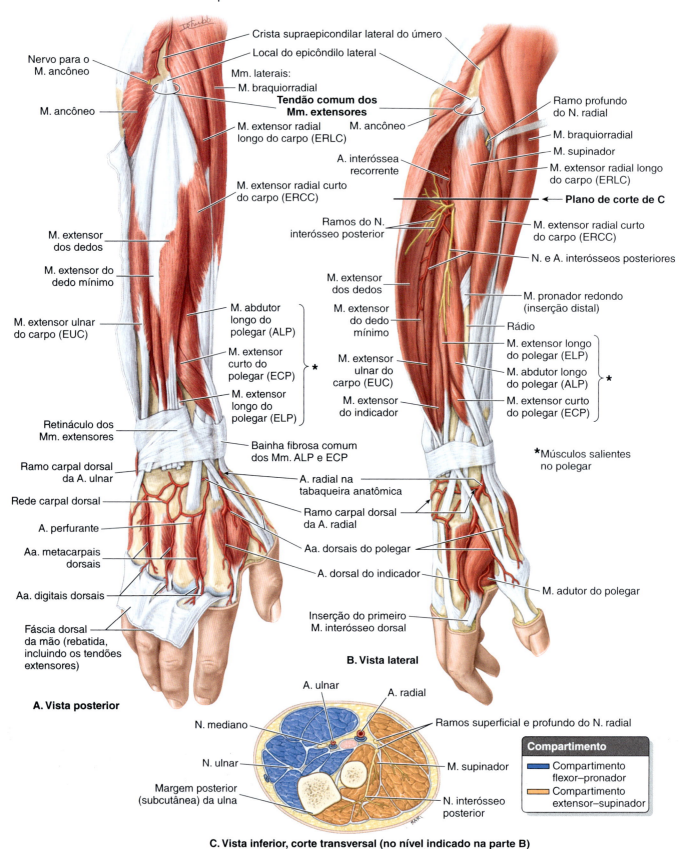

Figura 3.63 Compartimento extensor-supinador do antebraço direito. A. Camada superficial dos músculos extensores. Os tendões distais dos músculos extensores foram removidos do dorso da mão sem perturbar as artérias porque estão situados no plano ósseo. A fáscia na parte distal da face posterior do antebraço é mais espessa para formar o retináculo dos músculos extensores, que se fixa em sua face profunda ao rádio e à ulna. **B.** Camada profunda dos músculos extensores. Três músculos salientes do polegar (*asterisco*) emergem da região entre os músculos extensor radial curto do carpo e extensor dos dedos: abdutor longo do polegar, extensor curto do polegar e extensor longo do polegar. O sulco do qual emergem os três músculos foi aberto na região proximal ao epicôndilo lateral, expondo o músculo supinador. **C.** Corte transversal do antebraço. As camadas superficial e profunda dos músculos no compartimento posterior (*amarelo-ouro*) são supridas pelo nervo radial, e o compartimento anterior (*azul*) é suprido pelos nervos ulnar e mediano.

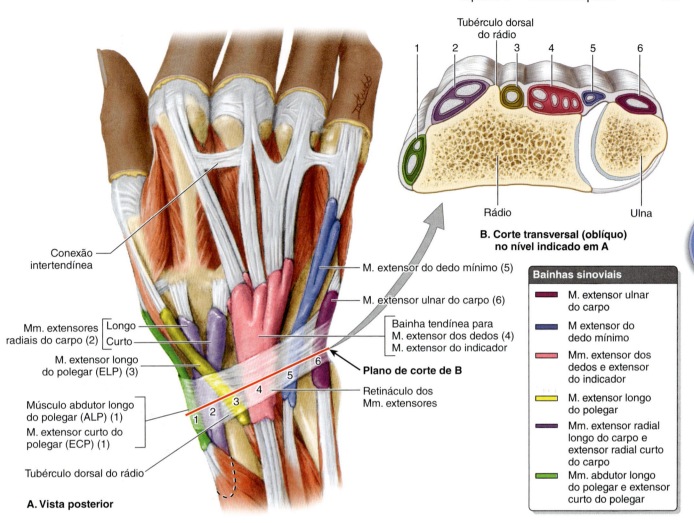

Figura 3.64 Bainhas sinoviais e tendões na parte distal do antebraço e no dorso da mão. **A.** Dissecção. Observe que as seis bainhas tendíneas sinoviais ocupam seis túneis osteofibrosos formados por inserções do retináculo dos músculos extensores na ulna e sobretudo no rádio, que dão passagem a 12 tendões de nove músculos extensores. O tendão do músculo extensor dos dedos para o dedo mínimo é compartilhado com o dedo anular e continua até o dedo mínimo por intermédio de uma conexão intertendínea. Em seguida, recebe mais fibras do tendão do músculo extensor do dedo mínimo. Essas variações são comuns. Os números refletem os túneis osteofibrosos identificados na parte **B**. **B.** Corte transversal oblíquo da extremidade distal do antebraço. Os tendões dos músculos extensores atravessam os seis túneis osteofibrosos profundamente ao retináculo dos músculos extensores.

Músculo extensor radial curto do carpo. O **músculo extensor radial curto do carpo (ERCC)**, como o nome indica, é mais curto do que o músculo ERLC, visto que tem origem distal no membro, porém se fixa adjacente ao músculo ERLC na mão (mas à base do osso metacarpal III, e não do II). Em seu trajeto distal é coberto pelo músculo ERLC. Os músculos ERCC e ERLC seguem sob o retináculo dos músculos extensores juntos, dentro da **bainha dos tendões dos músculos extensores radiais do carpo** (Figura 3.64). Os dois músculos atuam juntos em vários graus, em geral sinergicamente com outros músculos. Quando os dois músculos atuam sozinhos, abduzem e estendem a mão. Atuando com o músculo extensor ulnar do carpo, eles estendem a mão (o curto participa mais dessa ação). Agindo com o FRC, eles produzem abdução pura. A ação sinérgica com o músculo extensor ulnar do carpo é importante para estabilizar o punho durante a flexão forte dos quatro dedos mediais (cerrar o punho), uma função na qual o músculo ERLC é mais ativo.

Músculo extensor dos dedos. O **músculo extensor dos dedos**, o principal extensor dos quatro dedos mediais, ocupa grande parte da face posterior do antebraço (Figuras 3.62 e 3.63A). Na região proximal, seus quatro tendões unem-se ao tendão do músculo extensor do indicador para passar profundamente ao retináculo dos **músculos extensores através da bainha dos tendões dos músculos extensor dos dedos e extensor do indicador** (Figura 3.64A e B). No dorso da mão, os tendões abrem-se em leque seguindo em direção aos dedos. Os tendões adjacentes são unidos na região proximal às articulações metacarpofalângicas por três *conexões intertendíneas* que restringem a extensão independente dos quatro dedos mediais (sobretudo do dedo anular). Assim, normalmente nenhum desses dedos consegue permanecer em flexão completa enquanto os outros estão em extensão completa. Muitas vezes, o quarto tendão funde-se inicialmente ao tendão do dedo anular e chega ao dedo mínimo por uma conexão intertendínea.

Nas extremidades distais dos ossos metacarpais e ao longo das falanges dos quatro dedos mediais, os quatro tendões achatam-se para formar **expansões extensoras** (Figura 3.65). Cada expansão digital extensora é uma aponeurose tendínea

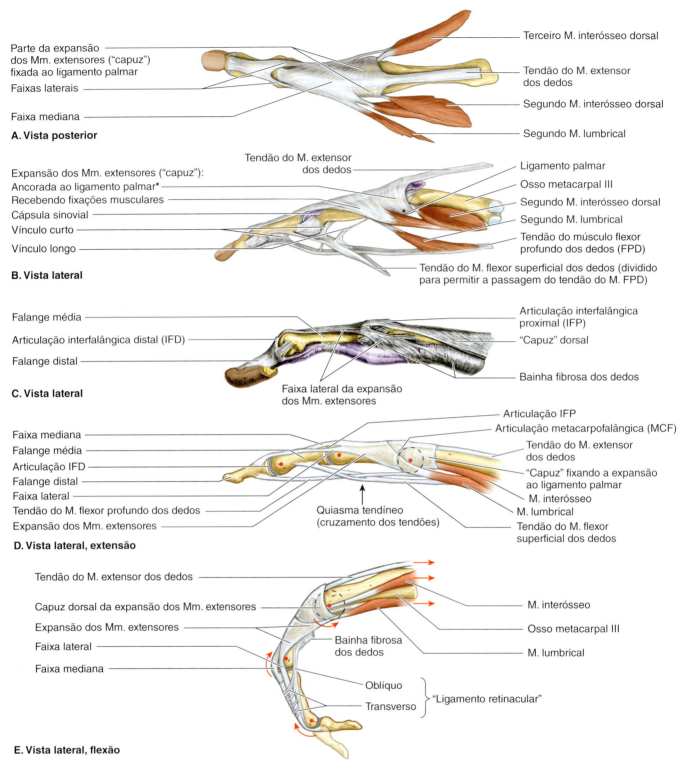

Figura 3.65 Aparelho digital dorsal (extensor) do 3º dedo. O osso metacarpal e as três falanges são mostrados nas partes **A**, **B**, **D** e **E**; apenas as falanges são mostradas na parte C. **A.** Faixas do tendão do M. extensor longo dos dedos. Note a trifurcação (expansão) do tendão do músculo extensor dos dedos em faixas: duas faixas laterais que se unem sobre a falange média para se inserirem na base da falange distal e uma faixa média que se insere na base da falange média. **B.** Inserção dos músculos interósseos. Parte do tendão dos músculos interósseos fixa-se à base da falange proximal; a outra parte contribui para a expansão dos músculos extensores, fixando-se principalmente às faixas laterais, mas também se abrindo em leque e formando uma aponeurose. Algumas fibras aponeuróticas unem-se à faixa mediana, e outras fibras curvam-se sobre ela para se unirem à aponeurose originada no outro lado. Na face radial de cada dedo, um músculo lumbrical se fixa à faixa lateral radial. O capuz dorsal consiste em uma faixa larga de fibras transversais fixadas anteriormente aos ligamentos palmares das articulações metacarpofalângicas (MCF) que circundam a cabeça do osso metacarpal e a articulação MCF, unindo-se à expansão dos músculos extensores para manter o aparelho centralizado sobre a face dorsal do dedo. **C.** Ligamentos retinaculares. Na parte distal, os ligamentos retinaculares que se estendem da bainha fibrosa digital até as faixas laterais também ajudam a manter o aparelho centralizado e a coordenar movimentos nas articulações interfalângicas proximal (IFP) e distal (IFD). **D.** Extensão das articulações do dedo. A contração isolada do músculo extensor dos dedos resulta em extensão de todas as articulações (inclusive da articulação MCF [*círculo tracejado*] na ausência de ação dos músculos interósseos e lumbricais). **E.** Ação dos lumbricais e interósseos. Em face da relação dos tendões e das faixas laterais com os centros de rotação das articulações (*pontos vermelhos* nas partes **D** e **E**), a contração simultânea dos músculos interósseos e lumbricais produz flexão na articulação MCF, mas extensão nas articulações IFP e IFD (o denominado movimento Z).

triangular que envolve o dorso e as laterais de uma cabeça do osso metacarpal e falange proximal. A estrutura em "capuz" semelhante a um visor, formado pela expansão extensora sobre a cabeça do osso metacarpal, que segura o tendão extensor no meio do dedo, é fixada de cada lado ao **ligamento palmar** (uma parte reforçada da membrana fibrosa da cápsula das articulações metacarpofalângicas) (Figura 3.65A e C).

Ao formar a expansão extensora, cada tendão do músculo flexor dos dedos divide-se em uma **faixa mediana**, que segue até a base da falange média, e duas **faixas laterais**, que seguem até a base da falange distal (Figura 3.65D e E). Os tendões dos músculos interósseos e lumbricais da mão unem-se às faixas laterais da expansão extensora (Figura 3.65).

O **ligamento retinacular*** é uma faixa fibrosa delicada que segue da falange proximal e bainha digital fibrosa obliquamente através da falange média e duas articulações interfalângicas (Figura 3.65C). Une a expansão dos extensores à falange distal. Durante a flexão da articulação interfalângica distal, o ligamento retinacular torna-se tenso e traciona a articulação proximal em flexão. Da mesma forma, ao estender a articulação proximal, a articulação distal é tracionada pelo ligamento retinacular até a extensão quase completa.

A principal ação do músculo extensor dos dedos é a extensão das falanges proximais e, por meio de seus reforços colaterais, a extensão secundária das falanges média e distal também. Após tracionar os dedos, ou na presença de resistência à extensão digital, ajuda a estender a mão na articulação radiocarpal.

Para testar o músculo extensor dos dedos, o antebraço é colocado em pronação e os dedos são estendidos. A pessoa tenta manter os dedos estendidos nas articulações metacarpofalângicas enquanto o examinador pressiona as falanges proximais tentando fleti-las. Quando a função do músculo extensor dos dedos é normal, pode-se palpá-lo no antebraço e ver e palpar seus tendões no dorso da mão.

Músculo extensor do dedo mínimo. O **músculo extensor do dedo mínimo (EDM)**, uma alça de músculo fusiforme, é uma parte parcialmente separada do músculo extensor dos dedos (Figuras 3.62B, 3.63A e B e 3.64). O tendão desse músculo extensor do dedo mínimo atravessa um compartimento separado do retináculo dos músculos extensores, posterior à articulação radiulnar distal, na **bainha do tendão do músculo extensor do dedo mínimo**. A seguir, o tendão divide-se em duas alças; a lateral une-se ao tendão do músculo extensor dos dedos, e todos os três tendões fixam-se à expansão dorsal do dedo mínimo. Depois de exercer sua tração basicamente sobre o 5º dedo, contribui para a extensão da mão.

Para testar o músculo extensor do dedo mínimo, o dedo mínimo é estendido contra resistência enquanto se seguram os 2º a 4º dedos fletidos nas articulações metacarpofalângicas.

Músculo extensor ulnar do carpo. O **músculo extensor ulnar do carpo (EUC)**, fusiforme e longo, situado na margem medial do antebraço, tem duas cabeças: uma cabeça umeral do tendão comum dos músculos extensores e uma cabeça ulnar, que se origina de uma aponeurose comum fixada à margem posterior da ulna e compartilhada por músculo FUC, músculo FPD e fáscia muscular do antebraço. Na parte distal, seu tendão segue em um sulco entre a cabeça ulnar e o processo estiloide, através de um compartimento separado do retináculo dos músculos extensores na **bainha do tendão do músculo extensor ulnar do carpo**. Atuando com os músculos ERLC e ERCC, estende a mão; agindo com o FUC, aduz a mão. Como o músculo ERLC, é indispensável para cerrar o punho.

Para testar o músculo extensor ulnar do carpo, os dedos são estendidos com o antebraço em pronação. A seguir, o punho estendido é aduzido contra resistência. Se a função do músculo for normal, é possível vê-lo e palpá-lo na parte proximal do antebraço e palpar seu tendão proximal à cabeça da ulna.

Músculo supinador. O **músculo supinador** situa-se profundamente na fossa cubital e, em conjunto com o músculo braquial, forma seu assoalho (Figuras 3.62A e C, 3.64B e 3.66). Espiralando-se medial e distalmente a partir de sua origem osteofibrosa contínua, esse músculo semelhante a uma lâmina envolve o colo e a parte proximal do corpo do rádio. O ramo profundo do nervo radial segue entre suas fibras musculares, separando-as em partes superficial e profunda, enquanto vai da fossa cubital até a parte posterior do braço. Quando sai do músculo e une-se à artéria interóssea posterior, pode ser denominado nervo interósseo posterior.

O músculo supinador é o agonista primário para supinação lenta e sem oposição, sobretudo quando o antebraço é estendido. O músculo bíceps braquial também faz supinação do antebraço e é o principal agonista durante a supinação rápida e forçada contra resistência quando o antebraço é fletido (p. ex., quando uma pessoa destra gira um parafuso).

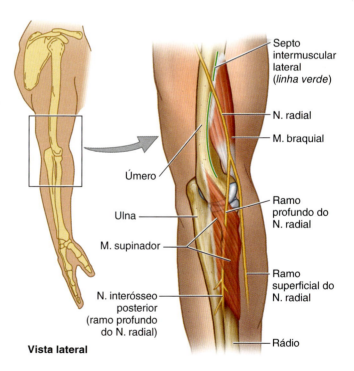

Figura 3.66 Relação entre o nervo radial e os músculos braquial e supinador. Na fossa cubital, lateralmente ao músculo braquial, o nervo radial divide-se em ramos profundo (motor) e superficial (sensitivo). O ramo profundo penetra no músculo supinador e emerge no compartimento posterior do antebraço como o nervo interósseo posterior. Une-se à artéria de mesmo nome e segue no plano entre os músculos extensores superficiais e profundos do antebraço.

---
*N.R.T.: O ligamento retinacular não é mencionado na Terminologia Anatômica.

Os **músculos extensores profundos do antebraço** agem sobre o polegar (abdutor longo do polegar, extensor longo do polegar e extensor curto do polegar) e o dedo indicador (extensor do indicador) (Figuras 3.62 a 3.64; Quadro 3.11). Os três músculos que atuam sobre o polegar situam-se profundamente aos músculos extensores superficiais e "afloram" (emergem) do sulco na parte lateral do antebraço que divide os músculos extensores. Em vista dessa característica, às vezes são denominados *músculos salientes do polegar* (Figura 3.63A).

Músculo abdutor longo do polegar. O **músculo abdutor longo do polegar (ALP)** tem um ventre longo e fusiforme situado imediatamente distal ao músculo supinador (Figura 3.62) e está muito próximo do músculo extensor curto do polegar. Seu tendão e, às vezes, seu ventre, costuma ser dividido em duas partes, uma das quais pode se fixar ao osso trapézio em vez do local habitual na base do osso metacarpal I. O músculo ALP atua com o músculo abdutor curto do polegar durante a abdução do polegar e com os músculos extensores do polegar durante a extensão desse dedo. Embora esteja situado profundamente, o músculo ALP emerge no punho como um dos músculos salientes. Seu tendão segue profundamente ao retináculo dos músculos extensores com o tendão do músculo extensor curto do polegar na **bainha dos tendões dos músculos abdutor longo e extensor curto do polegar**.

Para testar o músculo abdutor longo do polegar, o polegar é abduzido contra resistência na articulação metacarpofalângica. Se a função do músculo for normal, é possível ver e palpar o tendão na face lateral da *tabaqueira anatômica* e na face lateral do tendão do músculo extensor curto do polegar adjacente.

Músculo extensor curto do polegar. O ventre do **músculo extensor curto do polegar (ECP)**, fusiforme, situa-se distalmente ao músculo ALP e é parcialmente coberto por ele. Seu tendão situa-se paralelo e imediatamente medial ao tendão do músculo ALP, mas estende-se mais distante, chegando à base da falange proximal (Figura 3.64). Em ação contínua após fletir a falange proximal do polegar, ou agindo quando essa articulação está fixada por seus antagonistas, ajuda a estender o 1º osso metacarpal e a estender e abduzir a mão. Quando o polegar é totalmente estendido, pode-se ver uma cavidade denominada *tabaqueira anatômica*, na face radial do punho (Figura 3.67).

Para testar o músculo extensor curto do polegar, o polegar é estendido contra resistência na articulação metacarpofalângica. Quando a função do músculo ECP é normal, pode-se ver e palpar o tendão do músculo na face lateral da tabaqueira anatômica e na face medial do tendão do ALP adjacente (Figuras 3.61, 3.62 e 3.65).

Músculo extensor longo do polegar. O **músculo extensor longo do polegar (ELP)** é maior e tem o tendão mais longo do que o do músculo ECP. O tendão passa sob o retináculo dos músculos extensores em seu próprio túnel (Figura 3.62), na **bainha do tendão do músculo extensor longo do polegar**, medial ao tubérculo dorsal do rádio. Ele usa o tubérculo como tróclea para modificar a linha de tração enquanto prossegue até a base da falange distal do polegar. O espaço assim criado entre os tendões dos músculos extensores do polegar é a *tabaqueira anatômica* (Figura 3.67). Além de suas principais ações (Quadro 3.11), o músculo ELP também faz a adução do polegar estendido e a rotação lateral.

Para testar o músculo extensor longo do polegar, o polegar é estendido contra resistência na articulação interfalângica.

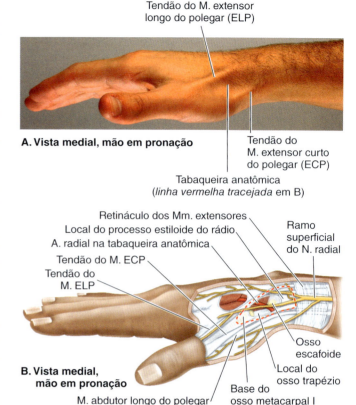

Figura 3.67 Tabaqueira anatômica. **A.** Anatomia de superfície. Quando o polegar é estendido, surge uma depressão triangular entre o tendão do músculo extensor longo do polegar (ELP) medialmente e os tendões dos músculos extensor curto do polegar (ECP) e abdutor longo do polegar (ALP) lateralmente. **B.** Assoalho da tabaqueira anatômica. O assoalho, formado pelos ossos escafoide e trapézio, é cruzado pela artéria radial em seu trajeto diagonal desde a face anterior do rádio até a face dorsal da mão.

Se a função do músculo ELP for normal, pode-se ver e palpar o tendão do músculo na face medial da tabaqueira anatômica.

Os tendões dos músculos ALP e ECP limitam a **tabaqueira anatômica** anteriormente, e o tendão do músculo ELP, posteriormente (Figuras 3.63, 3.64 e 3.67). A tabaqueira anatômica é visível durante a extensão total do polegar; isso puxa os tendões para cima e produz uma cavidade triangular entre eles. Observe que:

• A *artéria radial* situa-se no assoalho da tabaqueira
• O *processo estiloide do rádio* pode ser palpado na região proximal e a base do osso metacarpal I pode ser palpada na parte distal da tabaqueira anatômica
• Os *ossos escafoide* e *trapézio* podem ser palpados no assoalho da tabaqueira anatômica entre o processo estiloide do rádio e o osso metacarpal I (ver "Fratura do osso escafoide" no boxe Anatomia clínica, anteriormente, e Figura 3.67).

Músculo extensor do indicador. O **músculo extensor do indicador** tem um ventre estreito e alongado situado medialmente e ao longo do ventre do músculo ELP (Figuras 3.63B e 3.64). Esse músculo confere independência ao dedo indicador porque o músculo extensor do indicador pode agir sozinho ou junto com o músculo extensor dos dedos para estender o dedo indicador na articulação interfalângica proximal, como ao apontar. Também ajuda a estender a mão.

Artérias do antebraço

As principais artérias do antebraço são as *artérias ulnar* e *radial*, que geralmente se originam em posição oposta ao colo do rádio na parte inferior da fossa cubital como ramos terminais da artéria braquial (Figura 3.68). A Figura 3.69 ilustra as artérias nomeadas do antebraço e o Quadro 3.12 descreve suas origens e trajetos. A discussão a seguir apresenta outros detalhes.

ARTÉRIA ULNAR

As pulsações da **artéria ulnar** podem ser palpadas na face lateral do tendão do músculo FUC, onde se situa

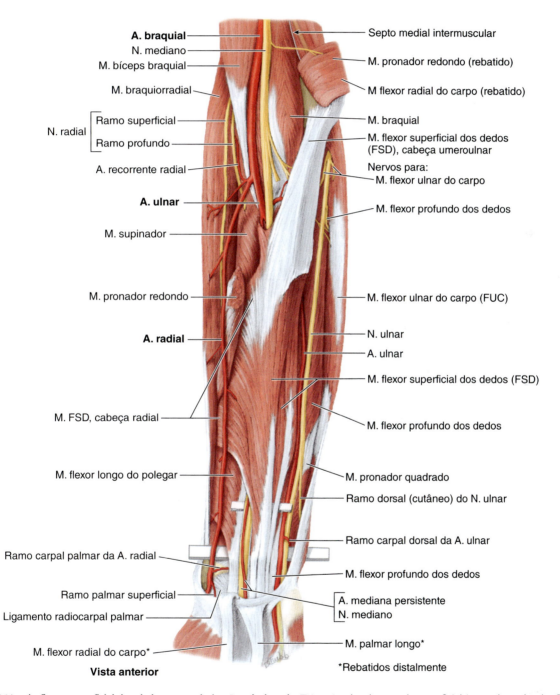

Figura 3.68 Músculo flexor superficial dos dedos e vascularização relacionada. Três músculos da camada superficial (pronador redondo, flexor radial do carpo e palmar longo) foram removidos, deixando apenas suas extremidades de inserção. O quarto músculo da camada (flexor ulnar do carpo) foi afastado medialmente. A inserção umeral tendínea do FSD ao epicôndilo medial é espessa. A inserção linear ao rádio, imediatamente distal às inserções radiais dos músculos supinador e pronador redondo, é fina (Quadro 3.10). A artéria ulnar e o nervo mediano seguem entre as cabeças umeral e radial do FSD. A artéria desce em sentido oblíquo profundamente ao FSD para se unir ao nervo ulnar, que desce verticalmente perto da margem medial do FSD (exposta aqui por divisão de uma fusão do FSD e FUC). Um afastador (proximal) está elevando os tendões do FSD (e o nervo mediano e a artéria mediana persistente). Um segundo afastador (distal) está elevando todas as outras estruturas que atravessam a articulação radiocarpal (do punho) anteriormente.

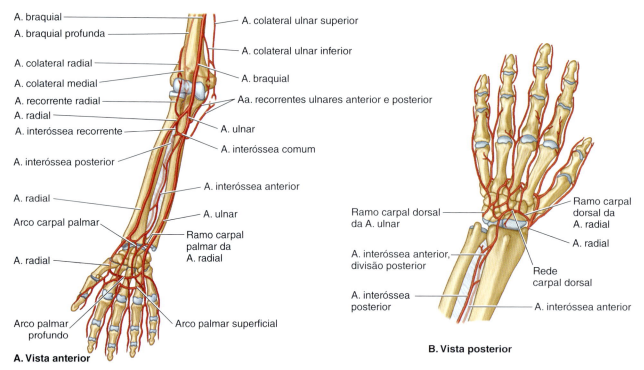

Figura 3.69 Artérias do antebraço e da mão. **A.** Visão geral. **B.** Parte distal do antebraço e da mão.

Quadro 3.12 Artérias do antebraço e do punho.

Artéria	Origem	Trajeto no antebraço
A. ulnar	Como maior ramo terminal da A. braquial na fossa cubital	Desce em sentido inferomedial e depois diretamente inferior, profundamente às camadas superficial (Mm. pronador redondo e palmar longo) e intermediária (M. flexor superficial dos dedos) dos músculos flexores para chegar à face medial do antebraço; segue superficial ao retináculo dos músculos flexores no punho no túnel ulnar (loja de Guyon) até entrar na mão
A. recorrente ulnar, ramo anterior	A. ulnar imediatamente distal à articulação do cotovelo	Segue superiormente entre os Mm. braquial e pronador redondo, suprindo ambos; então anastomosa-se com a A. colateral ulnar inferior, anteriormente ao epicôndilo medial (Figura 3.67, vista palmar)
A. recorrente ulnar, ramo posterior	A. ulnar distal à A. recorrente ulnar anterior	Segue superiormente, posterior ao epicôndilo medial e profundamente ao tendão do M. flexor ulnar do carpo; depois a A. recorrente anastomosa-se com a A. colateral ulnar superior
A. interóssea comum	A. ulnar na fossa cubital, distal à bifurcação da A. braquial	Segue lateral e profundamente, logo terminando dividindo-se em Aa. interósseas anterior e posterior
A. interóssea anterior do antebraço	Como ramos terminais da A. interóssea comum, entre o rádio e a ulna	Segue distalmente sobre a face anterior da membrana interóssea até a margem proximal do M. pronador quadrado; perfura a membrana e continua distalmente para se unir à rede carpal dorsal na face posterior da membrana interóssea
A. interóssea posterior		Segue até a face posterior da membrana interóssea, dando origem à A. interóssea recorrente; segue distalmente entre os Mm. extensores superficial e profundo, suprindo ambos; é substituída na parte distal pela A. interóssea anterior
A. interóssea recorrente	A. interóssea posterior, entre o rádio e a ulna	Segue superiormente, posterior à articulação radiulnar proximal e capítulo do úmero, para se anastomosar com a A. colateral média (da A. braquial profunda)
Rede carpal palmar	A. ulnar na região antebraquial distal	Segue através da face anterior do punho, profundamente aos tendões do M. flexor profundo dos dedos, para se anastomosar com o ramo carpal palmar da A. radial e formar a rede carpal palmar
Ramo carpal dorsal	A. ulnar, proximal ao osso pisiforme	Atravessa a face dorsal do punho, profundamente aos tendões dos Mm. extensores, para se anastomosar com o ramo carpal dorsal da A. radial e formar a rede carpal dorsal
A. radial	Como menor ramo terminal da A. braquial na fossa cubital	Segue em sentido inferolateral sob o revestimento do M. braquiorradial; situa-se lateralmente ao tendão do M. flexor radial do carpo na região antebraquial distal; espirala-se ao redor da face lateral do rádio, atravessa o assoalho da tabaqueira anatômica e perfura o primeiro músculo interósseo dorsal
A. recorrente radial	Face lateral da A. radial, imediatamente distal à bifurcação da A. braquial	Ascende entre os Mm. braquiorradial e braquial, suprindo ambos (e a articulação do cotovelo); depois anastomosa-se com a A. colateral radial (ramo da A. braquial profunda)
Ramo carpal palmar	A. radial distal perto da margem distal do M. pronador quadrado	Atravessa a região carpal anterior, profundamente aos tendões dos Mm. flexores para se anastomosar com o ramo carpal palmar da A. ulnar e formar a rede carpal palmar
Ramo carpal dorsal	A. radial distal na parte proximal da tabaqueira anatômica	Atravessa o punho em sentido medial, profundamente aos tendões dos Mm. extensor do polegar e extensor radial, anastomosa-se com o ramo carpal dorsal ulnar e forma a rede carpal dorsal

anteriormente à cabeça da ulna. O nervo ulnar está posicionado sobre a face medial da artéria ulnar. Ramos da artéria ulnar originados no antebraço participam das anastomoses periarticulares do cotovelo (Figura 3.69, vista palmar) e irrigam os músculos das regiões antebraquiais medial e central, a bainha comum dos músculos flexores e os nervos ulnar e mediano:

- As *artérias recorrentes ulnares anterior* e *posterior* anastomosam-se com as artérias colaterais ulnares inferior e superior, respectivamente, assim participando das *anastomoses arteriais periarticulares do cotovelo*. As artérias anterior e posterior podem existir como ramos anterior e posterior de uma artéria recorrente ulnar (comum)
- A *artéria interóssea comum*, um ramo curto da artéria ulnar, origina-se na parte distal da fossa cubital e divide-se quase imediatamente nas artérias interósseas anterior e posterior
- A *artéria interóssea anterior* tem trajeto distal, seguindo diretamente sobre a face anterior da membrana interóssea com o nervo interósseo anterior, enquanto a *artéria interóssea posterior* segue entre as camadas superficial e profunda dos músculos extensores na companhia do nervo interósseo posterior. A artéria interóssea posterior, relativamente pequena, é a principal artéria que serve às estruturas do terço médio do compartimento posterior. Assim, está quase esgotada na região antebraquial distal e é substituída pela divisão posterior da artéria interóssea anterior, que perfura a membrana interóssea perto da margem proximal do músculo pronador quadrado
- *Ramos musculares da artéria ulnar*, sem nome, irrigam músculos na face medial do antebraço, principalmente no grupo flexor–pronador.

ARTÉRIA RADIAL

As pulsações da **artéria radial** podem ser palpadas em todo o antebraço, o que a torna útil na demarcação anterolateral dos compartimentos flexor e extensor do antebraço. Quando o músculo braquiorradial é afastado lateralmente, todo o comprimento da artéria torna-se visível (Figuras 3.68 e 3.69; Quadro 3.12). A artéria radial situa-se sobre o músculo até chegar à parte distal do antebraço. Aí está situada na face anterior do rádio e é coberta apenas por pele e fáscia, tornando esse o local ideal para verificação do pulso radial.

O trajeto da artéria radial no antebraço é representado por uma linha que une o ponto médio da fossa cubital até um ponto logo medial ao processo estiloide do rádio. A artéria radial deixa o antebraço espiralando-se ao redor da face lateral do punho e cruza o assoalho da tabaqueira anatômica (Figuras 3.67 e 3.68).

- A *artéria recorrente radial* participa das *anastomoses arteriais periarticulares no cotovelo* por meio de anastomose com a *artéria colateral radial*, um ramo da artéria braquial profunda
- Os *ramos carpais palmar* e *dorsal da artéria radial* participam da *anastomose arterial periarticular no punho* por meio de anastomoses com os ramos correspondentes da artéria ulnar e ramos terminais das artérias interósseas anterior e posterior, formando as redes carpais palmar e dorsal
- Os *ramos musculares da artéria radial*, sem nome específico, irrigam músculos nas faces adjacentes (anterolaterais) dos compartimentos dos músculos flexores e extensores, pois a artéria radial segue ao longo do (e demarca o) limite anterolateral entre os compartimentos.

Veias do antebraço

No antebraço, como no braço, há veias superficiais e profundas. As veias superficiais ascendem na tela subcutânea. As veias profundas acompanham as artérias profundas do antebraço.

VEIAS SUPERFICIAIS

O padrão, as variações comuns e a importância clínica das veias superficiais do membro superior já foram analisados anteriormente neste capítulo.

VEIAS PROFUNDAS

Há muitas veias profundas que acompanham artérias no antebraço (Figura 3.70). Essas veias acompanhantes originam-se das anastomoses do **arco venoso palmar**

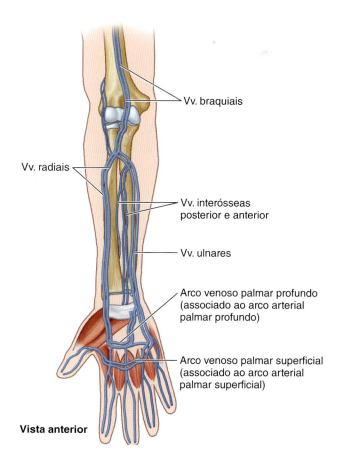

Figura 3.70 Drenagem venosa profunda do membro superior.

profundo na mão. Da região lateral do arco originam-se **veias radiais** pareadas que acompanham a artéria radial. Da região medial, surgem **veias ulnares** pareadas que acompanham a artéria ulnar. As veias que acompanham cada artéria anastomosam-se livremente entre si. As veias radial e ulnar drenam o antebraço, mas levam relativamente pouco sangue da mão.

As veias profundas ascendem no antebraço ao lado das artérias correspondentes, recebendo veias tributárias que deixam os músculos com os quais mantêm relação. As veias profundas comunicam-se com as veias superficiais. As **veias interósseas** profundas, que acompanham as artérias interósseas, unem-se às veias acompanhantes das artérias radial e ulnar. Na fossa cubital, as veias profundas estão unidas à *veia intermédia do cotovelo*, uma veia superficial (ver Figura 3.57B). Essas veias profundas da região cubital também se unem às veias acompanhantes da artéria braquial.

Nervos do antebraço

Os nervos do antebraço são o mediano, o ulnar e o radial. O nervo mediano é o principal nervo do compartimento anterior (flexor–pronador) do antebraço (Figuras 3.59B e 3.71A). Embora o nervo radial apareça na região cubital, logo entra no compartimento posterior (extensor–supinador) do antebraço. Além dos ramos cutâneos, existem apenas dois nervos na face anterior do antebraço: os nervos mediano e ulnar. A Figura 3.71 ilustra os nervos nomeados do antebraço e o Quadro 3.13 descreve suas origens e trajetos. A discussão a seguir apresenta mais detalhes e discute os ramos não nomeados.

NERVO MEDIANO NO ANTEBRAÇO

O **nervo mediano** é o principal nervo do compartimento anterior (flexor–pronador) do antebraço (Figuras 3.71A e 3.72; Quadro 3.13). Envia ramos musculares diretamente para os músculos das camadas superficial e intermediária dos músculos flexores do antebraço (exceto o músculo FUC) e profundos (exceto a metade medial [ulnar] do músculo FPD) através de seu ramo, o nervo interósseo anterior do antebraço.

O nervo mediano não tem ramos no braço além de ramos pequenos e finos para a artéria braquial. Seu principal ramo no antebraço é o nervo interósseo anterior (Figura 3.71A; Quadro 3.13). Além disso, os seguintes ramos sem nome do nervo mediano originam-se no antebraço:

- *Ramos articulares:* esses ramos vão até a articulação do cotovelo quando o nervo mediano passa por ela
- *Ramos musculares*: o *nervo para o músculo pronador redondo* geralmente origina-se no cotovelo e entra na margem lateral do músculo. Um feixe largo de nervos perfura o grupo de músculos flexores superficiais e inerva os músculos FRC, palmar longo e FSD
- *Nervo interósseo anterior*: esse ramo segue distalmente sobre a membrana interóssea com o ramo interósseo anterior da artéria ulnar. Após suprir os músculos flexores profundos do antebraço (exceto a parte ulnar do músculo FPD, que envia tendões para os 4º e 5º dedos), segue profundamente ao músculo pronador quadrado e o inerva. Depois termina enviando ramos para a articulação radiocarpal
- *Ramo cutâneo palmar do nervo mediano*: esse ramo origina-se no antebraço, imediatamente proximal ao retináculo dos músculos flexores, mas é distribuído para a pele da parte central da palma.

NERVO ULNAR NO ANTEBRAÇO

Como o nervo mediano, o *nervo ulnar* não dá origem a ramos durante sua passagem através do braço. No antebraço inerva apenas um músculo e meio, o FUC (quando entra no antebraço passando entre suas duas cabeças de inserção proximal) e a parte ulnar do FPD, que envia tendões para os 4º e 5º dedos (Figura 3.71B; Quadro 3.13). Nervo e artéria ulnares emergem da região sob o tendão do músculo FUC e tornam-se superficiais logo proximais ao punho. Eles seguem superficialmente ao retináculo dos músculos flexores e entram na mão atravessando um sulco entre o osso pisiforme e o hâmulo do osso hamato.

Uma faixa de tecido fibroso do retináculo dos músculos flexores transpõe o sulco para formar o pequeno **túnel ulnar** (loja de Guyon) (Figura 3.72B). Os ramos do nervo ulnar que se originam no antebraço incluem ramos musculares e articulares sem nome e ramos cutâneos que seguem para a mão:

- *Ramos articulares* para o cotovelo originam-se da parte do nervo situada entre o olécrano e o epicôndilo medial
- *Ramos musculares* inervam o músculo FUC e a metade medial do músculo FPD
- *Ramos cutâneos palmares* e *dorsais* originam-se do nervo ulnar no antebraço, mas suas fibras sensitivas são distribuídas para a pele da mão.

NERVO RADIAL NO ANTEBRAÇO

Ao contrário dos nervos medial e ulnar, o *nervo radial* tem funções motoras e sensitivas no braço e no antebraço (mas apenas sensitiva na mão). No entanto, suas fibras sensitivas e motoras são distribuídas no antebraço por dois ramos: superficial (sensitivo ou cutâneo) e profundo/interósseo posterior (motor) (Figura 3.71C e D; Quadro 3.13). O nervo radial dá origem a esses ramos terminais quando chega à fossa cubital, anteriormente ao epicôndilo lateral do úmero, entre os músculos braquial e braquiorradial (Figura 3.66). Os dois ramos se separam imediatamente, o ramo profundo espirala-se lateralmente em torno do rádio e perfura o músculo supinador no trajeto até o compartimento posterior.

O *nervo cutâneo posterior do antebraço* origina-se do nervo radial no compartimento posterior do braço, em seu trajeto ao longo do sulco radial do úmero. Assim, chega ao antebraço independente do nervo radial, descendo na tela subcutânea da face posterior do antebraço até o punho e inervando a pele (Figura 3.71D).

O *ramo superficial do nervo radial* é um nervo igualmente cutâneo, mas também dá origem a ramos articulares. É

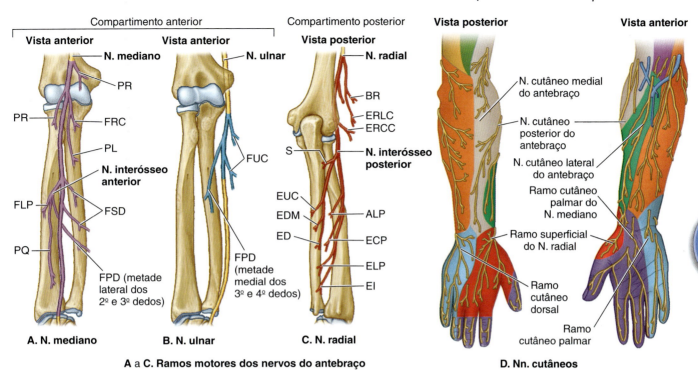

Figura 3.71 Nervos do antebraço.

Quadro 3.13 Nervos do antebraço.

Nervo	Origem	Trajeto no antebraço
N. mediano	União da raiz lateral do N. mediano (C6 e C7), do fascículo lateral do plexo braquial com a raiz medial (C8 e T1) do fascículo medial	Entra na fossa cubital medial à artéria braquial; sai entre as cabeças do M. pronador redondo; desce no plano fascial entre os Mm. flexores superficial e profundo dos dedos; segue profundamente ao tendão do M. palmar longo quando se aproxima do retináculo dos músculos flexores para atravessar o túnel do carpo
N. interósseo anterior do antebraço	N. mediano na parte distal da fossa cubital; fibras sensitivas para a articulação do punho	Desce na face posterior da membrana interóssea com a artéria de mesmo nome, entre os Mm. FPD e FLP, para seguir profundamente ao M. pronador quadrado
Ramo cutâneo palmar do N. mediano	N. mediano nas regiões antebraquiais média a distal, proximal ao retináculo dos músculos flexores	Segue superficialmente ao retináculo dos músculos flexores para chegar à pele da região central da palma da mão
N. ulnar	Ramo terminal maior do fascículo medial do plexo braquial (C8 e T1, muitas vezes recebe fibras de C7)	Entra no antebraço entre as cabeças do M. flexor ulnar do carpo, depois de passar posteriormente ao epicôndilo medial do úmero; desce no antebraço entre os Mm. FUC e FPD; torna-se superficial na parte distal do antebraço
Ramo cutâneo palmar do N. ulnar	N. ulnar perto da região antebraquial média	Desce anteriormente à A. ulnar; perfura a fáscia muscular na região antebraquial distal; segue na tela subcutânea até a pele palmar medial ao eixo do 4º dedo
Ramo cutâneo dorsal do N. ulnar	N. ulnar na metade distal do antebraço	Segue em sentido posteroinferior entre a ulna e o M. flexor ulnar do carpo; entra na tela subcutânea para suprir a pele do dorso medial ao eixo do 4º dedo

(continua)

Quadro 3.13 Nervos do antebraço. *(Continuação)*

Nervo	Origem	Trajeto no antebraço
N. radial	Maior ramo terminal do fascículo posterior do plexo braquial (C5–T1)	Entra na fossa cubital entre os Mm. braquiorradial e braquial; anteriormente ao epicôndilo lateral divide-se em ramos terminais superficial e profundo
N. cutâneo posterior do antebraço	N. radial, quando atravessa o sulco radial da face posterior do úmero	Perfura a cabeça lateral do M. tríceps braquial; desce ao longo da face lateral do braço e da face posterior do antebraço até o punho
Ramo superficial do N. radial	Ramo terminal sensitivo do N. radial, na fossa cubital	Desce entre os Mm. pronador redondo e braquiorradial, emergindo do último para ramificar-se sobre a tabaqueira anatômica e suprir a pele do dorso lateral ao eixo do 4º dedo
Ramo profundo do N. radial/N. interósseo posterior do antebraço	Ramo terminal motor do N. radial, na fossa cubital	O ramo profundo sai da fossa cubital espiralando-se ao redor do colo do rádio, penetrando no M. supinador e suprindo-o; emerge no compartimento posterior do antebraço como o N. interósseo posterior do antebraço; desce sobre a membrana com a artéria de mesmo nome
N. cutâneo lateral do antebraço	Continuação do N. musculocutâneo distal aos ramos musculares	Emerge lateralmente ao M. bíceps braquial sobre o M. braquial, seguindo inicialmente com a V. cefálica; desce ao longo da margem lateral do antebraço até o punho
N. cutâneo medial do antebraço	Fascículo medial do plexo braquial, que recebe as fibras de C8 e T1	Perfura a fáscia muscular do braço com a V. basílica proximal à fossa cubital; desce pela face medial do antebraço na tela subcutânea até o punho

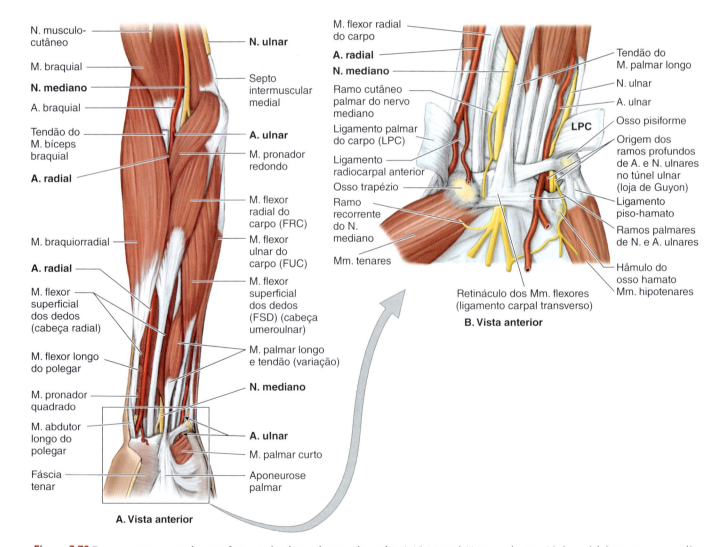

Figura 3.72 Estruturas neurovasculares na face anterior do antebraço e do punho. **A.** Visão geral. No cotovelo, a artéria braquial situa-se entre o tendão do músculo bíceps braquial e o nervo mediano. Bifurca-se e dá origem às artérias radial e ulnar. No antebraço, a artéria radial segue entre os grupos musculares extensores e flexores. **B.** Dissecção profunda da parte distal do antebraço e parte proximal da mão.

distribuído para a pele no dorso da mão e para várias articulações da mão, ramificando-se logo após emergir do músculo braquiorradial sobrejacente e cruzar o teto da tabaqueira anatômica (Figura 3.67).

Depois de perfurar o músculo supinador, o *ramo profundo do nervo radial* segue no plano fascial entre os músculos extensores superficiais e profundos, bem próximo da artéria interóssea posterior. Esta parte do nervo costuma ser denominada *nervo interósseo posterior* (Figuras 3.66 e 3.71C). É responsável pela inervação motora de todos os músculos cujos ventres carnosos estão inteiramente localizados no compartimento posterior do antebraço (distal ao epicôndilo lateral do úmero).

NERVOS CUTÂNEOS LATERAL E MEDIAL DO ANTEBRAÇO

O **nervo cutâneo lateral do antebraço** é a continuação do nervo musculocutâneo após a origem de seus ramos motores para os músculos do compartimento anterior do braço.

O **nervo cutâneo medial do antebraço** é um ramo independente do fascículo medial do plexo braquial. Juntamente com o **nervo cutâneo posterior do antebraço**, ramo do nervo radial, cada um suprindo a área de pele indicada por seu nome, esses três nervos são responsáveis por toda a inervação cutânea do antebraço (Figura 3.71D). Não existe "nervo cutâneo anterior do antebraço". (*Dica para memorizar*: assemelha-se ao plexo braquial, que tem fascículos lateral, medial e posterior, mas não anterior.)

Embora as artérias, as veias e os nervos do antebraço tenham sido apresentados separadamente, é importante colocá-los em seu contexto anatômico. Com exceção das veias superficiais, que com frequência seguem independentes na tela subcutânea, essas estruturas neurovasculares costumam fazer parte dos feixes neurovasculares. Esses feixes são formados por artérias, veias (nos membros, geralmente na forma de veias acompanhantes), nervos e, também, por vasos linfáticos, que costumam ser envolvidos por uma bainha neurovascular de densidade variável.

Anatomia de superfície do antebraço

Três pontos de referência ósseos são palpados com facilidade no cotovelo: os *epicôndilos medial* e *lateral* do úmero e o *olécrano* da ulna (Figura 3.73). Na cavidade posterolateral que surge quando o antebraço é estendido, é possível palpar

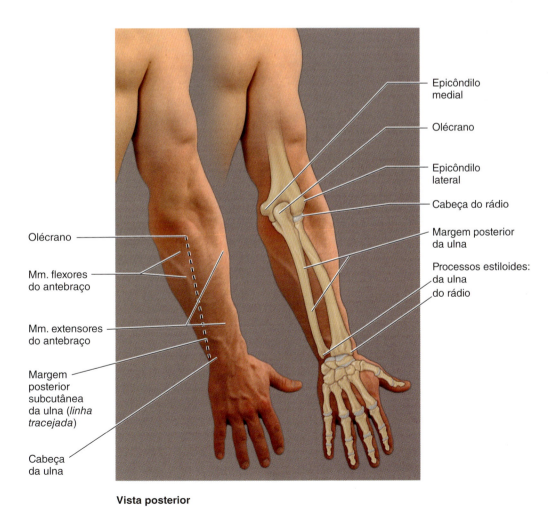

Vista posterior

Figura 3.73 Anatomia de superfície da face posterior do antebraço.

a *cabeça do rádio* distalmente ao epicôndilo lateral. Faça a supinação e a pronação de seu antebraço e sinta o movimento da cabeça do rádio. A **margem posterior da ulna** é subcutânea e pode ser palpada distalmente ao olécrano, ao longo de toda a extensão do osso. Esse ponto de referência demarca o limite posteromedial que separa os compartimentos flexor–pronador (anterior) e extensor–supinador (posterior) do antebraço.

A *fossa cubital*, a cavidade triangular na face anterior da região cubital, é limitada medialmente pela proeminência formada pelo *grupo flexor–pronador de músculos* fixados ao epicôndilo medial. Para avaliar a posição desses músculos, coloque o polegar posteriormente ao epicôndilo medial e os dedos sobre o antebraço, como mostra a Figura 3.74A. O *ponto preto* no dorso da mão indica a posição do epicôndilo medial.

A fossa cubital é limitada lateralmente pela proeminência do *grupo extensor–supinador de músculos* fixados ao epicôndilo lateral (Figura 3.74B). As *pulsações da artéria radial* podem ser palpadas em todo o antebraço ao longo de seu trajeto superficial da fossa cubital até o punho (anteriormente ao processo estiloide do rádio), demarcando o limite anterolateral que separa os compartimentos flexor–pronador e extensor–supinador do antebraço.

A *cabeça da ulna* está em sua extremidade distal e é vista e palpada com facilidade. Apresenta-se como uma proeminência arredondada no punho quando a mão está em pronação. O *processo estiloide da ulna* pode ser palpado imediatamente distal à cabeça da ulna. O *processo estiloide do rádio*, que é maior, pode ser palpado com facilidade na face lateral do punho com a mão em supinação, sobretudo quando os tendões que o recobrem estão relaxados. O processo estiloide do rádio situa-se cerca de 1 cm distal ao processo estiloide da ulna. Essa relação dos processos estiloides é importante no diagnóstico de algumas lesões na região carpal (p. ex., fratura da extremidade distal do rádio). A **superfície do rádio** é palpável por alguns centímetros na parte proximal ao seu processo estiloide. É fácil palpar a face lateral da metade distal do rádio.

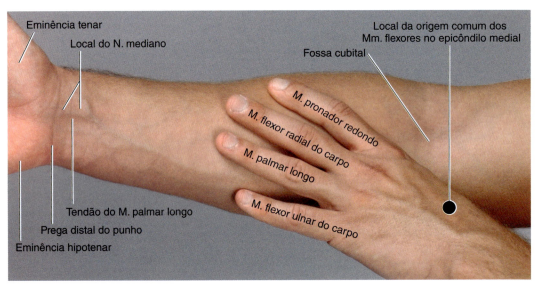

A. Vista anterior, antebraço em supinação

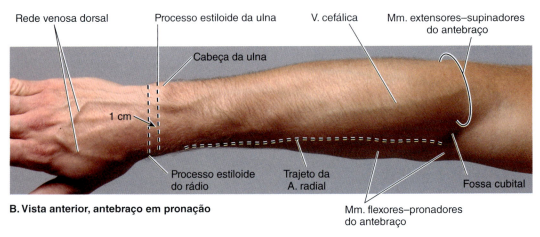

B. Vista anterior, antebraço em pronação

Figura 3.74 **Anatomia de superfície da face anterior do antebraço. A.** Localização dos marcos dos flexores superficiais do antebraço. **B.** Características.

ANATOMIA CLÍNICA

ANTEBRAÇO

Tendinite do cotovelo ou epicondilite lateral

A *tendinite do cotovelo* ("cotovelo de tenista") é um distúrbio musculoesquelético doloroso causado pelo uso repetitivo dos músculos extensores superficiais do antebraço. Há dor sobre o epicôndilo lateral, que se irradia para baixo na face posterior do antebraço. As pessoas com tendinite do cotovelo costumam sentir dor quando abrem uma porta ou levantam uma janela. A flexão e a extensão forçadas repetidas do punho sobrecarregam a inserção do tendão comum dos músculos extensores, causando inflamação do periósteo do epicôndilo lateral (*epicondilite lateral*).

Dedo em martelo ou dedo do jogador de beisebol

A tensão súbita e forte de um tendão do músculo extensor longo pode causar avulsão de parte de sua inserção à falange. A consequência mais comum dessa lesão é um *dedo em martelo* ou *do jogador de beisebol* (Figura B3.20A). Essa deformidade resulta da flexão extrema forçada e súbita da articulação interfalângica distal (hiperflexão) quando, por exemplo, se pega erradamente uma bola de beisebol ou quando o dedo é comprimido pela base (Figura B3.20B). Essas ações causam avulsão da inserção do tendão na base da falange distal. Assim, a pessoa não consegue estender a articulação interfalângica distal. A deformidade resultante faz lembrar um martelo.

Fratura do olécrano

A *fratura do olécrano*, chamada de "fratura do cotovelo" pelos leigos, é comum porque o olécrano é subcutâneo e protruso. O mecanismo comum de lesão é uma queda sobre o cotovelo associada à forte contração súbita do músculo tríceps braquial. O olécrano fraturado é arrancado pela contração ativa e tônica do músculo tríceps braquial (Figura B3.21A e B), e a lesão muitas vezes é considerada uma fratura por avulsão. Em face da tração produzida pelo tônus do músculo tríceps braquial sobre o fragmento do olécrano, costuma ser necessário o uso de fixação óssea com pinos. A consolidação é lenta e não raro é preciso manter a imobilização durante um longo período.

Cisto sinovial do punho

Às vezes surge uma tumefação cística indolor na mão, na maioria das vezes no dorso do punho (Figura B3.22). Em geral, o cisto tem o tamanho de uma uva pequena, mas varia e pode ser tão grande quanto uma ameixa. O cisto, de parede fina, contém líquido mucoso transparente. A flexão do punho faz o cisto aumentar e pode ser dolorosa. Os cistos sinoviais estão próximos e muitas vezes comunicam-se com as bainhas sinoviais no dorso do

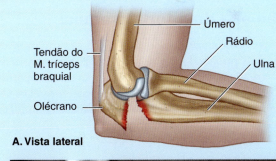

A. Vista lateral

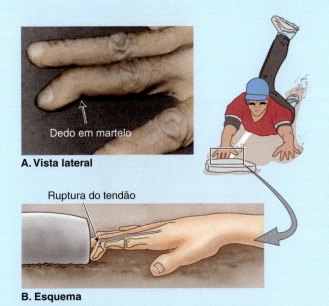

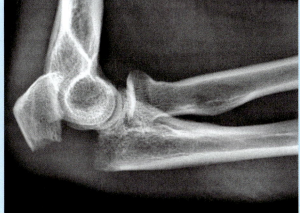

B. Radiografia, incidência lateral (perfil).

Figura B3.20 Dedo em martelo. **A.** Aparência clínica. **B.** Mecanismo de lesão.

Figura B3.21 Fratura do olécrano.

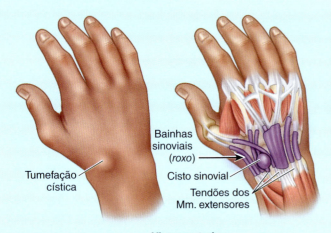

Figura B3.22 Cisto sinovial do punho.

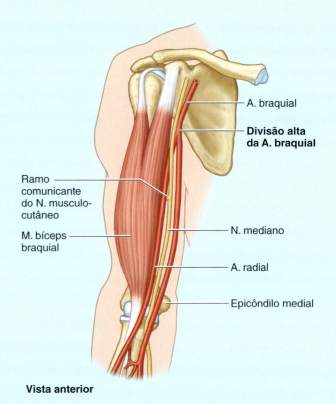

Figura B3.23 Divisão alta da artéria braquial.

punho (*roxo* em B3.22). A inserção distal do tendão do músculo ERCC na base do osso metacarpal III é outro local comum desse cisto. Uma tumefação cística da bainha sinovial comum dos músculos flexores na face anterior do punho pode aumentar o suficiente para causar compressão do nervo mediano mediante estreitamento do túnel do carpo (*síndrome do túnel do carpo*). Essa síndrome causa dor e *parestesia* (dormência parcial, queimação ou alfinetadas) na distribuição sensitiva do nervo mediano e perda da coordenação motora dos movimentos dos dedos (ver "Síndrome do túnel do carpo" no boxe Anatomia clínica, mais adiante).

Divisão alta da artéria braquial

Às vezes a artéria braquial divide-se em um nível mais proximal do que o habitual. Nesse caso, as artérias ulnar e radial começam na parte superior ou média do braço, e o nervo mediano passa entre elas. Os nervos musculocutâneo e mediano costumam se comunicar como mostra a Figura B3.23.

Artéria ulnar superficial

Em cerca de 3% das pessoas, a artéria ulnar desce superficialmente aos músculos flexores (Figura B3.24). É possível palpar e ver as pulsações da artéria ulnar superficial. Essa variação tem de ser lembrada ao realizar dissecções venosas para coleta de sangue ou injeção intravenosa. Se a artéria ulnar aberrante for confundida com uma veia, pode ser lesionada e causar hemorragia. A injeção de medicamentos na artéria, em vez de na veia, pode ter consequências adversas graves.

Medida da frequência de pulso

O local comum para medida da frequência de pulso é onde a artéria radial está na face anterior da extremidade distal do rádio, lateral ao tendão do

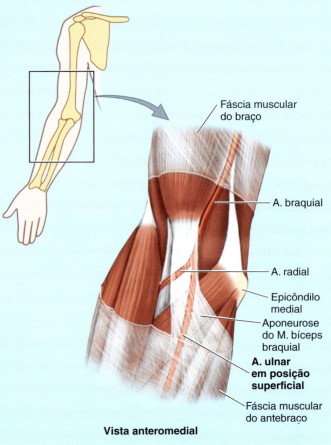

Figura B3.24 Artéria ulnar superficial.

FRC. Nessa área a artéria é coberta apenas por fáscia e pele. Pode ser comprimida contra a extremidade distal do rádio e entre os tendões dos músculos FRC e ALP. Ao medir a frequência do pulso radial, não se deve usar a polpa do polegar porque este tem seu próprio pulso, que poderia mascarar o pulso do paciente. Se não for possível palpar o pulso, tente no outro punho porque uma *artéria radial aberrante* de um lado pode dificultar a palpação. O pulso radial também pode ser palpado por meio de leve compressão da tabaqueira anatômica.

Variações na origem da artéria radial

A origem da artéria radial pode ser mais proximal do que o habitual; pode ser um ramo das artérias axilar ou braquial (Figura B3.23). Às vezes a artéria radial situa-se superficialmente à fáscia muscular, e não profundamente a ela. Um vaso superficial que pulsa perto do punho é, provavelmente, uma artéria radial superficial. O vaso aberrante é vulnerável à laceração.

Lesão do nervo mediano

Quando o nervo mediano é seccionado na região cubital, há perda da flexão das articulações interfalângicas proximais do 1º ao 3º dedos e enfraquecimento da flexão dos 4º e 5º dedos. Também há perda da flexão das articulações interfalângicas distais dos 2º e 3º dedos (Figura B3.25A). A flexão das articulações interfalângicas distais dos 4º e 5º dedos não é afetada porque a parte medial do músculo FPD, que produz esses movimentos, é suprida pelo nervo ulnar. A capacidade de fletir as articulações metacarpofalângicas dos 2º e 3º dedos é afetada porque os ramos digitais do nervo mediano suprem os 1º e 2º músculos lumbricais. Assim, quando a pessoa tenta cerrar o punho, os 2º e 3º dedos permanecem parcialmente estendidos ("mão do pregador") (Figura B3.25B). Também há perda da função da musculatura tenar (função dos músculos na base do polegar), como na síndrome do túnel do carpo (ver "Síndrome do túnel do carpo" no boxe Anatomia clínica, mais adiante).

Quando há lesão do nervo interósseo anterior, os músculos tenares não são afetados, mas há paresia dos músculos flexor profundo dos dedos e flexor longo do polegar. Quando a pessoa tenta opor a extremidade do polegar e o indicador para formar um círculo, a posição criada é a de uma "pinça" em razão da ausência de flexão da articulação interfalângica do polegar e da articulação interfalângica distal do indicador (*síndrome do nervo interósseo anterior*) (Figura B3.25C).

Síndrome do pronador

A *síndrome do pronador* é causada por compressão do nervo mediano perto do cotovelo. O nervo pode ser comprimido entre as cabeças do músculo pronador redondo como resultado de traumatismo, hipertrofia muscular ou faixas fibrosas. Os portadores dessa síndrome apresentam-se clinicamente com dor e sensibilidade aumentada à palpação na parte proximal da face anterior do antebraço e *hipoestesia* das faces palmares dos três primeiros dedos e da metade radial do dedo anular, além da palma adjacente (Figura B3.26). Os sintomas costumam suceder atividades associadas à pronação repetitiva.

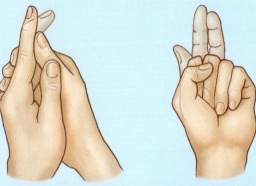

A. Incapacidade de fletir a articulação interfalângica distal do dedo indicador

B. Incapacidade de fletir os dedos indicador e médio para cerrar o punho

Paralisia do N. ulnar

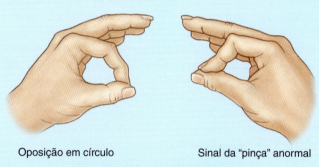

Oposição em círculo

Sinal da "pinça" anormal

C. Síndrome do N. interósseo anterior

Figura B3.25 Lesão (paralisia) do nervo mediano. **A** e **B.** Teste de paralisia do nervo ulnar. **C.** Teste da síndrome do nervo interósseo anterior.

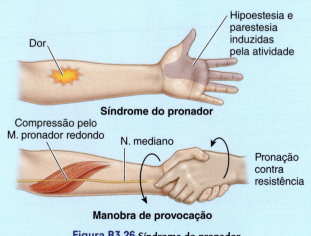

Figura B3.26 Síndrome do pronador.

Comunicações entre os nervos mediano e ulnar

Às vezes, há comunicações entre os nervos mediano e ulnar no antebraço. Em geral, essas comunicações são delgadas, mas importantes clinicamente porque mesmo com uma lesão completa do nervo mediano, alguns músculos podem não ser paralisados. Isso pode levar à conclusão errônea de que o nervo mediano não foi lesado.

Lesão do nervo ulnar no cotovelo e no antebraço

O trajeto do nervo ulnar o torna muito suscetível a lesões traumáticas. As *lesões do nervo ulnar* geralmente ocorrem em quatro locais: (1) mais comumente, posterior ao epicôndilo medial do úmero (Figura B3.27), (2) no túnel cubital formado pelo arco tendíneo que liga as cabeças umeral e ulnar do músculo FUC (ver "Síndrome do túnel cubital", a seguir), (3) não comumente no punho (ver "Síndrome do canal ulnar", a seguir) e (4) na mão. A lesão no local mais comum resulta quando a parte medial do cotovelo atinge uma superfície dura, muitas vezes fraturando o epicôndilo medial. O traumatismo do nervo proximal ao epicôndilo medial causa parestesia da parte medial do dorso da mão. A lesão do

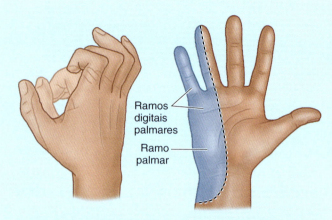

Figura B3.28 Mão em garra e distribuição sensitiva do nervo ulnar.

nervo ulnar costuma causar dormência e formigamento (*parestesia*) na parte medial da palma da mão, no dedo mínimo e na metade medial do dedo anular (Figura B3.28). Comprima o nervo ulnar na face posterior do cotovelo com o dedo indicador e você sentirá dormência nesses dedos. A compressão grave também pode causar dor no cotovelo com irradiação distal.

A lesão do nervo ulnar pode resultar em significativa perda motora e sensitiva da mão. A lesão do nervo na parte distal do antebraço desnerva a maioria dos músculos intrínsecos da mão. A força de adução do punho é comprometida e, ao tentar fletir a articulação radiocarpal, a mão é desviada lateralmente pelo músculo FRC (suprido pelo nervo mediano) na ausência do "equilíbrio" proporcionado pelo músculo FUC. Após a lesão do nervo ulnar, a pessoa tem dificuldade de cerrar o punho porque, na ausência de oposição, as articulações metacarpofalângicas são hiperestendidas, e não consegue fletir o 4º e o 5º dedo nas articulações interfalângicas distais ao tentar cerrar o punho. Além disso, a pessoa não consegue estender as articulações interfalângicas quando tenta retificar os dedos. Essa aparência característica da mão, resultante de uma lesão distal do nervo ulnar, é conhecida como *mão em garra*. A deformidade resulta da atrofia dos músculos interósseos da mão supridos pelo nervo ulnar. A garra é produzida pela ação sem oposição dos músculos extensores e FPD. A recuperação funcional de lesão traumática grave é menos provável para o nervo ulnar do que para lesão semelhante dos nervos medianos ou radiais, em virtude da função do nervo ulnar em movimentos finos da mão, exigindo maior especificidade na reinervação para recuperar a função útil (Higgins et al., 2022). Ver "Síndrome do túnel ulnar" no boxe Anatomia clínica, mais adiante, para a descrição da lesão do nervo ulnar no punho.

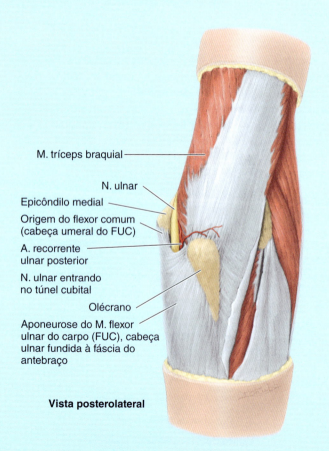

- M. tríceps braquial
- N. ulnar
- Epicôndilo medial
- Origem do flexor comum (cabeça umeral do FUC)
- A. recorrente ulnar posterior
- N. ulnar entrando no túnel cubital
- Olécrano
- Aponeurose do M. flexor ulnar do carpo (FUC), cabeça ulnar fundida à fáscia do antebraço

Vista posterolateral

Figura B3.27 Posição vulnerável do nervo ulnar.

Síndrome do túnel cubital

A *compressão do nervo ulnar* ocorre no túnel cubital formado pelo arco tendíneo que une as cabeças umeral e ulnar de inserção do músculo FUC (ver

Figura B3.27 e Quadro 3.10). Os sinais e sintomas da *síndrome do túnel cubital* são iguais aos de uma lesão do nervo ulnar no sulco do nervo ulnar na face posterior do epicôndilo medial do úmero.

Lesão do nervo radial no antebraço (ramos superficiais ou profundos)

Em geral, o nervo radial é lesionado no braço por uma fratura do corpo do úmero. Essa lesão é proximal aos ramos motores do nervo radial (comum) para os longos e curtos extensores do punho e, portanto, a *queda do punho* é a principal manifestação clínica de uma lesão nesse nível (ver "Lesão do nervo radial no braço" no boxe Anatomia clínica, anteriormente).

A lesão do ramo profundo do nervo radial pode ocorrer quando as lesões da face posterior do antebraço são profundas (penetrantes). A secção do ramo profundo do nervo radial ocasiona incapacidade de estender o polegar e as articulações metacarpofalângicas (MCF) dos outros dedos. Assim, pode-se avaliar a integridade do ramo profundo solicitando que a pessoa estenda as articulações MCF enquanto o examinador oferece resistência (Figura B3.29). Se o nervo estiver íntegro, os longos tendões extensores devem parecer proeminentes no dorso da mão, confirmando que está havendo extensão nas articulações MCF, e não nas articulações interfalângicas (movimentos sob o controle de outros nervos).

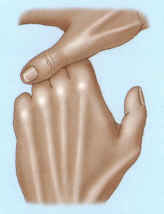 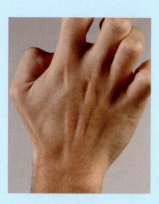

Figura B3.29 Teste do nervo radial.

Não há perda de sensibilidade porque o ramo profundo do nervo radial tem distribuição unicamente muscular e articular. Ver Quadro 3.13 para identificar os músculos paralisados (p. ex., extensor dos dedos) quando este nervo é seccionado.

A secção do ramo superficial do nervo radial, um nervo cutâneo, costuma causar perda sensitiva mínima. Na maioria das vezes há uma área de anestesia, semelhante a uma moeda, distal às bases dos metacarpais I e II. O motivo pelo qual a área de perda de sensibilidade é menor do que o esperado, tendo em vista as áreas assinaladas na Figura 3.71D, é a considerável superposição de ramos cutâneos dos nervos mediano e ulnar.

Pontos-chave: Antebraço

Músculos do compartimento anterior do antebraço: Os músculos superficiais e intermediários do compartimento anterior (flexor–pronador) do antebraço estão em posição anteromedial porque se originam principalmente da inserção comum dos músculos flexores (epicôndilo medial e crista supraepicondilar medial) no úmero. ■ Os músculos na camada superficial "curvam" o punho para posicionar a mão (*i. e.*, fletem o punho quando atuam sozinhos, e abduzem ou aduzem o punho quando atuam com seus equivalentes extensores) e auxiliam a pronação. ■ O único músculo da camada intermediária (FSD) flete basicamente as articulações proximais do 2º ao 5º dedo. ■ Os músculos da camada profunda fixam-se às faces anteriores do rádio e da ulna, fletem todas as articulações dos cinco dedos (sobretudo as distais) e fazem a pronação do antebraço. ■ Os músculos do compartimento anterior são inervados principalmente pelo nervo mediano, mas um músculo e meio (o FUC e a metade ulnar do FPD) são supridos pelo nervo ulnar. ■ A flexão do punho e da mão é usada para apreender, segurar e aproximar objetos do corpo. ■ A pronação é usada no posicionamento da mão para manipular ou pegar objetos. Ambos são movimentos básicos de proteção (defesa).

Músculos do compartimento posterior do antebraço: Os músculos extensores–supinadores do compartimento posterior do antebraço estão em posição posterolateral na parte proximal do antebraço e são supridos pelo nervo radial. ■ O músculo supinador atua na articulação radiulnar, enquanto os outros músculos estendem e abduzem a mão na articulação do punho e no polegar. O músculo EUC também pode contribuir para a adução da mão. ■ Os músculos extensores tornam-se tendíneos na parte distal do antebraço e seguem profundamente ao retináculo dos músculos extensores em túneis osteofibrosos. ■ Os tendões que seguem até os quatro dedos mediais fazem parte das complexas expansões dos músculos extensores nas faces dorsais dos dedos. ■ A extensão do punho é importante para permitir que os músculos flexores dos dedos segurem um objeto com firmeza ou cerrem o punho.

Veias superficiais e nervos cutâneos do antebraço: Veias subcutâneas bem desenvolvidas seguem na tela subcutânea do antebraço. Essas veias estão sujeitas a grande variação. ■ Depois de atravessarem a fáscia muscular, os nervos cutâneos seguem separados das veias na tela subcutânea, onde têm localização e tamanho constantes, e os nervos cutâneos lateral, medial e

> **Pontos-chave:** (*continuação*)
>
> posterior do antebraço suprem as faces do antebraço descritas por seus nomes.
>
> **Feixes neurovasculares do antebraço:** Há três feixes neurovasculares grandes (radial, mediano ou médio, e ulnar) e dois pequenos (interósseos anterior e posterior) profundamente à fáscia do antebraço. ■ O feixe neurovascular radial – que contém a artéria radial, as veias acompanhantes e o nervo radial superficial – define a margem entre os compartimentos anterior e posterior do antebraço e segue ao longo dela (as estruturas vasculares servem a ambos), profundamente ao músculo braquiorradial. ■ Os feixes médio (nervo mediano e artéria e veias intermédias variáveis) e ulnar (nervo ulnar, artéria ulnar e veias acompanhantes) seguem em um plano fascial entre os músculos flexores intermediários e profundos. O nervo mediano supre a maioria dos músculos no compartimento anterior, muitos através de seu ramo interósseo anterior, que segue sobre a membrana interóssea. ■ O nervo ulnar supre um músculo e metade de outro, que são exceções (músculo FUC e metade ulnar do músculo FPD). ■ O nervo radial profundo penetra no músculo supinador para se unir à artéria interóssea posterior no plano entre os músculos extensores superficiais e profundos. Esse nervo supre todos os músculos originados no compartimento posterior. ■ Os músculos flexores do compartimento anterior têm aproximadamente o dobro do volume e da força dos músculos extensores do compartimento posterior. Isso, aliado ao fato de que a face flexora do membro é a mais protegida, explica por que as principais estruturas neurovasculares situam-se no compartimento anterior, estando no compartimento posterior apenas o nervo e os vasos interósseos posteriores, que são relativamente pequenos.

MÃO

A **mão** é a parte do membro superior distal ao antebraço. O **punho** situa-se na junção da mão com o antebraço. Uma vez posicionada na altura e o local desejado em relação ao corpo por movimentos do ombro e do cotovelo, e estabelecida a direção da ação por pronação e supinação do antebraço, a posição funcional ou atitude (inclinação) da mão é ajustada por movimento na articulação radiocarpal.

O esqueleto da mão (ver Figura 3.9) é formado pelos *ossos carpais* no punho, *ossos metacarpais* na mão propriamente dita e *falanges* nos dedos. Os dedos são numerados de um a cinco, começando pelo polegar: o 1º dedo é o polegar; o 2º, o indicador; o 3º, o dedo médio; o 4º, o anular; e o 5º, o dedo mínimo. A face palmar da mão tem uma concavidade central que, juntamente com a prega proximal a ela (sobre os ossos do punho), separa duas eminências: uma **eminência tenar** lateral, maior e mais proeminente, na base do polegar, e uma **eminência hipotenar**, medial e menor, proximal à base do 5º dedo (ver Figura 3.74A).

Ante a importância da habilidade manual em atividades ocupacionais e recreativas, é essencial que todas as pessoas que participam da manutenção ou recuperação das atividades da mão compreendam bem sua estrutura e função: movimento livre, capacidade de preensão, manuseio de precisão e pinçamento.

A **preensão palmar** refere-se aos movimentos forçados dos dedos contra a palma; os dedos passam ao redor de um objeto com contrapressão do polegar – por exemplo, ao segurar uma estrutura cilíndrica (Figura 3.75A). A preensão de força emprega os músculos flexores longos dos dedos (ação nas articulações interfalângicas), os músculos intrínsecos na palma (ação nas articulações metacarpofalângicas) e os extensores do punho (ação nas articulações radiocarpal e mediocarpal). A "elevação" do punho pelos músculos extensores aumenta a distância de ação dos músculos flexores dos dedos, produzindo o mesmo resultado que uma contração muscular mais completa. Por outro lado, à medida que aumenta a flexão no punho, a preensão torna-se mais fraca e mais insegura.

Preensão em gancho é a postura da mão usada ao carregar uma mala (Figura 3.75B). Essa postura consome menos energia e há participação principalmente dos músculos flexores longos dos dedos, que são fletidos em grau variável, dependendo do tamanho do objeto apreendido.

A **preensão com manuseio de precisão** consiste na mudança de posição de um objeto manuseado, o que requer controle fino dos movimentos dos dedos – por exemplo, segurar um lápis, manipular uma moeda, colocar linha em uma agulha ou abotoar uma camisa (Figura 3.75C e D). Na preensão de precisão, o punho e os dedos são mantidos firmes pelos músculos flexor e extensor longos dos dedos, e os músculos intrínsecos da mão executam os movimentos finos dos dedos.

Pinçamento é o ato de comprimir algo entre o polegar e o dedo indicador, como segurar a asa de uma xícara de chá ou uma moeda por sua borda (Figura 3.75E), ou entre o polegar e os dedos indicador e médio, por exemplo, ao estalar os dedos da mão.

A **posição de repouso** é assumida quando a mão está inativa – por exemplo, quando o antebraço e a mão são apoiados sobre uma mesa (Figura 3.75F). Essa posição é usada com frequência quando é necessário imobilizar o punho e a mão para estabilizar uma fratura.

Fáscia e compartimentos da palma

A *fáscia palmar* é contínua com a fáscia do antebraço e a fáscia dorsal da mão (ver Figura 3.60). A **fáscia palmar** é fina sobre as eminências tenar e hipotenar, e forma, respectivamente, as **fáscias tenar** e **hipotenar** (Figuras 3.76A e 3.77A). No entanto, a fáscia é espessa na parte central, onde forma a aponeurose palmar fibrosa, e nos dedos das mãos, onde forma as bainhas dos dedos. A **aponeurose palmar**, uma parte forte e bem definida da fáscia muscular da palma, reveste os tecidos moles e cobre os tendões dos músculos

Capítulo 3 ■ Membro Superior 247

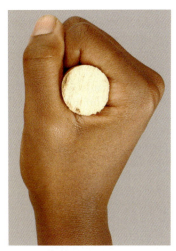
A. Vista lateral, preensão palmar

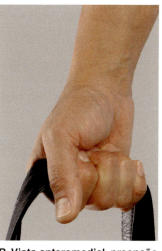
B. Vista anteromedial, preensão em gancho

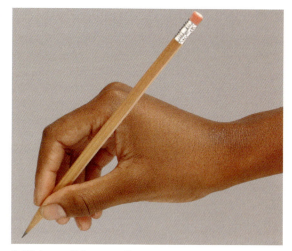
C. Vista medial, preensão com manuseio de precisão

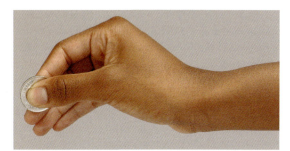
D. vista medial, preensão de precisão

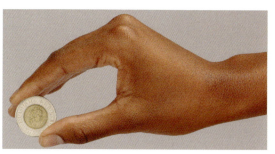
E. Vista medial, pinçamento

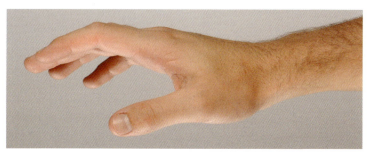
F. Vista medial, posição de repouso

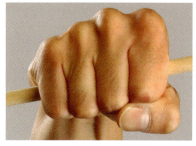
G. Vista anterior, preensão frouxa

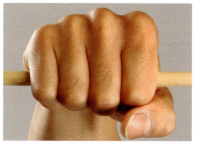
H. Vista anterior, preensão firme

Figura 3.75 Posições funcionais da mão. A. Na preensão palmar, ao segurar um objeto, as articulações metacarpofalângicas (MCF) e interfalângicas (IF) são fletidas, mas as articulações radiocarpais e mediocarpais são estendidas. A "elevação" (extensão) do punho amplia a distância de ação dos tendões dos músculos flexores, o que aumenta a tensão dos longos tendões flexores além da tensão provocada pela contração máxima dos músculos isoladamente. **B.** A preensão em gancho (flexão das articulações IF dos 2º a 4º dedos) resiste à tração gravitacional (para baixo) apenas com flexão digital. **C.** A preensão de precisão é usada ao escrever. **D e E.** A preensão de precisão é usada para segurar uma moeda e permitir manipulação (**D**) e ao pegar um objeto (**E**). **F.** Imobilizações para fraturas são aplicadas com a mão e o punho em posição de repouso. Observe a extensão leve do punho. **G e H.** Ao segurar um bastão de forma frouxa (**G**) ou firme (**H**), as 2ª e 3ª articulações carpometacarpais apresentam-se rígidas e estáveis, mas as 4ª e 5ª são articulações selares que permitem flexão e extensão. O aumento da flexão modifica o ângulo do bastão durante a preensão firme.

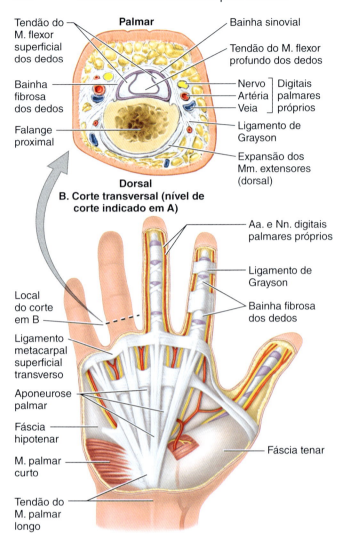

Figura 3.76 Fáscia palmar e bainhas fibrosas dos dedos. A. Visão geral. A fáscia palmar é contínua com a fáscia do antebraço. As fáscias tenar e hipotenar finas cobrem os músculos intrínsecos das eminências tenar e hipotenar, respectivamente. Entre as massas musculares tenar e hipotenar, o compartimento central da palma é coberto pela aponeurose palmar espessa. **B.** Corte transversal do 4º dedo (nível da falange proximal). Na bainha fibrosa dos dedos e proximal à sua inserção na base da falange média, o tendão do FSD dividiu-se em duas partes para permitir a passagem central contínua do tendão do músculo FPD até a falange distal.

flexores longos. A extremidade proximal ou ápice da aponeurose palmar triangular é contínua com o retináculo dos músculos flexores e o tendão do M. palmar longo.

Quando existe o músculo palmar longo, a aponeurose palmar é o tendão expandido do músculo palmar longo. Distalmente ao ápice, a aponeurose palmar dá origem a quatro faixas ou raios digitais longitudinais que se irradiam do ápice, fixam-se na parte distal das bases das falanges proximais e tornam-se contínuas com as bainhas fibrosas dos dedos (Figuras 3.60 e 3.76). As **bainhas fibrosas dos dedos da mão** são tubos de ligamentos que revestem as bainhas sinoviais, os tendões dos músculos flexores superficiais e profundos e o tendão do músculo FLP em sua passagem ao longo da face palmar de seus respectivos dedos.

Um **septo fibroso medial** estende-se profundamente da margem medial da aponeurose palmar até o osso metacarpal V (Figura 3.77A). Medialmente ao septo há o **compartimento hipotenar** ou medial, que contém os músculos hipotenares e é limitado anteriormente pela fáscia hipotenar. Do mesmo modo, um **septo fibroso lateral** estende-se profundamente da margem lateral da aponeurose palmar até o osso metacarpal III. Lateralmente a esse septo está o **compartimento tenar** ou lateral, que contém os músculos tenares e é limitado anteriormente pela fáscia tenar.

Entre os compartimentos hipotenar e tenar está o **compartimento central**, que é limitado anteriormente pela aponeurose palmar e contém os tendões dos músculos flexores e suas bainhas, os músculos lumbricais, o arco arterial palmar superficial e os vasos e nervos dos dedos.

O plano muscular mais profundo da palma é o **compartimento adutor** que contém o músculo adutor do polegar.

Entre os tendões dos músculos flexores e a fáscia que cobre os músculos palmares profundos há dois espaços virtuais, o **espaço tenar** e o **espaço palmar médio** (Figura 3.77). Os espaços são limitados por septos fibrosos que vão das margens da aponeurose palmar até os ossos metacarpais. Entre os dois espaços está o *septo fibroso lateral*, bastante forte, que se fixa ao osso metacarpal III. Embora a maioria dos compartimentos fasciais termine nas articulações, o espaço palmar médio é contínuo com o compartimento anterior do antebraço através do túnel do carpo.

Músculos da mão

Os músculos intrínsecos da mão estão localizados em cinco compartimentos (Figura 3.77A):

1. Músculos tenares no *compartimento tenar*: abdutor curto do polegar, flexor curto do polegar e oponente do polegar
2. Músculo adutor do polegar no *compartimento adutor*
3. Músculos hipotenares no *compartimento hipotenar*: abdutor do dedo mínimo, flexor curto do dedo mínimo e oponente do dedo mínimo
4. Músculos curtos da mão, os lumbricais, estão no *compartimento central* com os tendões dos músculos flexores longos
5. Os músculos interósseos situam-se em *compartimentos interósseos* separados entre os metacarpais.

MÚSCULOS TENARES

Os **músculos tenares** formam a *eminência tenar* na face lateral da palma (ver Figura 3.74A). Sua principal ação é a oposição do polegar. O movimento do polegar é importante para as atividades precisas da mão. O alto grau de liberdade dos movimentos resulta da independência do osso metacarpal I, com articulações móveis nas duas extremidades. São necessários vários músculos para controlar a liberdade dos movimentos do polegar (Figura 3.78):

- *Extensão*: Mm. extensor longo do polegar, extensor curto do polegar e abdutor longo do polegar
- *Flexão*: Mm. flexor longo do polegar e flexor curto do polegar

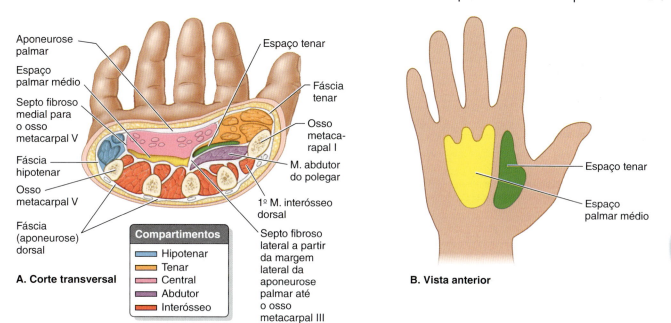

Figura 3.77 Compartimentos, espaços e fáscia da palma. A. Visão geral. Corte transversal no meio da palma que mostra os compartimentos fasciais da mão. **B.** Espaços tenar e palmar médio. O espaço palmar médio está sob o compartimento central da palma e está relacionado na parte distal com as bainhas tendíneas sinoviais dos 3º a 5º dedos e na parte proximal com a bainha comum dos músculos flexores quando emerge do túnel do carpo. O espaço tenar situa-se sob o compartimento tenar e tem relação distal com a bainha tendínea sinovial do dedo indicador e proximal com a parte da bainha comum dos músculos flexores distal ao túnel do carpo.

- *Abdução*: Mm. abdutor longo do polegar e abdutor curto do polegar
- *Adução*: Mm. adutor do polegar e 1º interósseo dorsal
- *Oposição*: M. oponente do polegar. Esse movimento ocorre na articulação carpometacarpal e posiciona a palma na forma de uma "concha". A união da ponta do polegar com o 5º dedo ou qualquer um dos outros dedos requer mais movimentos do que o produzido apenas pelo oponente do polegar.

Os quatro primeiros movimentos do polegar ocorrem nas articulações carpometacarpais e metacarpofalângicas. A **oposição**, um movimento complexo, começa com o polegar na posição estendida e se inicia com a abdução e a rotação medial do osso metacarpal I (palma em forma de concha), produzidas pela ação do músculo oponente do polegar na articulação carpometacarpal, e depois flexão na articulação metacarpofalângica (Figura 3.78). A ação de reforço do músculo adutor do polegar e do músculo FLP aumenta a pressão que o polegar oposto exerce sobre as pontas dos dedos. Na oposição polpa a polpa, também há movimentos do dedo que se opõe ao polegar.

A Figura 3.79 mostra os *músculos tenares*; a Figura 3.80A apresenta suas inserções; e o Quadro 3.14 resume suas inserções, inervações e principais ações.

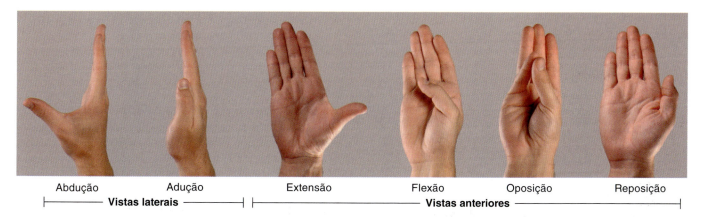

Figura 3.78 Movimentos do polegar. O polegar é girado 90° em relação aos outros dedos. Isto pode ser confirmado observando-se a direção da unha do polegar em comparação com as unhas dos outros dedos. Assim, a abdução e a adução ocorrem no plano sagital, e a flexão e extensão ocorrem no plano coronal. A oposição, a ação de encostar a ponta do polegar nas polpas dos outros dedos (p. ex., do dedo mínimo), é o movimento mais complexo. Os componentes da oposição são abdução e rotação medial na articulação carpometacarpal e flexão da articulação metacarpofalângica.

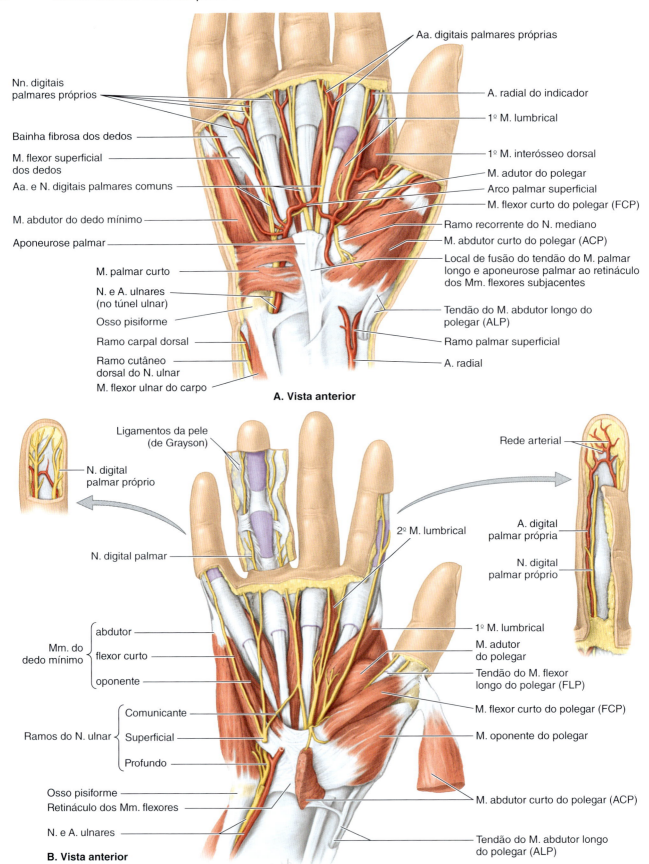

Figura 3.79 Dissecções superficiais da palma direita. A pele e a tela subcutânea foram removidas, assim como a maior parte da aponeurose palmar e das fáscias tenar e hipotenar. **A.** O arco palmar superficial está localizado imediatamente profundo à aponeurose palmar, superficial aos tendões do músculo flexor longo. Esse arco arterial dá origem às artérias digitais palmares comuns. Nos dedos, uma artéria (p. ex., radial do indicador) e um nervo digitais situam-se nas faces medial e lateral da bainha fibrosa dos dedos. O osso pisiforme protege o nervo e a artéria ulnar em sua passagem até a palma. **B.** Retináculo dos músculos flexores. Três músculos tenares e três hipotenares fixam-se ao retináculo dos músculos flexores e aos quatro ossos carpais marginais unidos pelo retináculo.

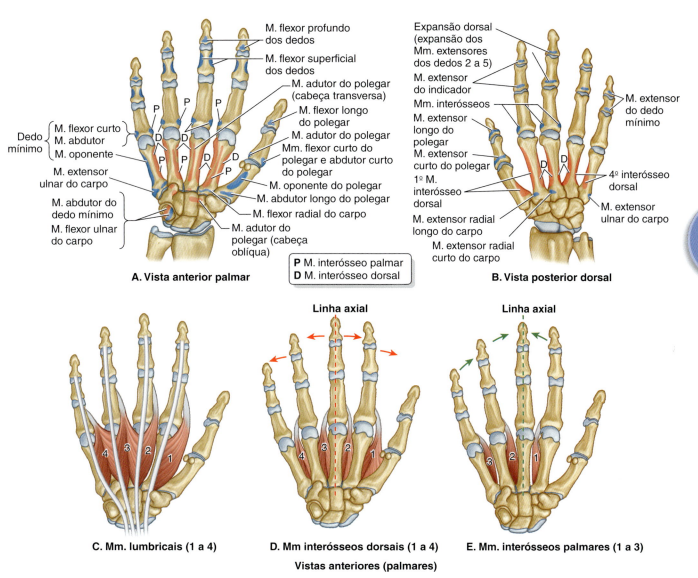

Figura 3.80 Inserções dos músculos intrínsecos da mão e ações dos músculos interósseos.

Músculo abdutor curto do polegar. O **músculo abdutor curto do polegar (ACP)** forma a parte anterolateral da eminência tenar (Figura 3.79). Além de abduzir o polegar, o músculo ACP auxilia o músculo oponente do polegar durante os estágios iniciais de oposição por meio de leve rotação medial da falange proximal.

Para testar o músculo abdutor curto do polegar, abduza o polegar contra resistência. É possível ver e palpar o músculo quando sua função é normal.

Músculo flexor curto do polegar. O **músculo flexor curto do polegar (FCP)** situa-se medialmente ao músculo ACP. Seus dois ventres, localizados em lados opostos do tendão do músculo FLP, compartilham um tendão (entre si e não raro com o músculo ACP) que contém um osso sesamoide em sua inserção distal. A inervação dos ventres costuma ser diferente: a cabeça superficial maior do músculo FCP é inervada pelo ramo recorrente do nervo mediano, ao passo que a cabeça profunda, menor, geralmente é inervada pelo ramo palmar profundo do nervo ulnar. O músculo FCP flete o polegar nas articulações carpometacarpais e metacarpofalângicas e ajuda na oposição do polegar.

Para testar o músculo flexor curto do polegar, flexione o polegar contra resistência. É possível ver e palpar o músculo quando sua função é normal; mas lembre-se de que o músculo FLP também flete o polegar.

Músculo oponente do polegar. O **músculo oponente do polegar** é quadrangular e está situado profundamente ao ACP e lateralmente ao músculo FCP (Figura 3.79B). O músculo oponente do polegar faz a oposição do polegar, o movimento mais importante desse dedo. Ele flete e gira o osso metacarpal I medialmente na articulação carpometacarpal durante a oposição; esse movimento ocorre ao pegar um objeto. Durante a *oposição*, a ponta do polegar é colocada em contato com a polpa do dedo mínimo, como mostra a Figura 3.78.

Quadro 3.14 Músculos intrínsecos da mão.

Músculo	Inserção proximal	Inserção distal	Inervação[a]	Principal ação
Tenares				
M. oponente do polegar	Retináculo dos Mm. flexores e tubérculos dos ossos escafoide e trapézio	Face lateral do metacarpal I	Ramo recorrente do N. mediano (**C8**, T1)	Para opor o polegar, leva o osso metacarpal I em sentido medial até o centro da palma e gira-o medialmente
M. abdutor curto do polegar		Face lateral da base da falange proximal do polegar		Abduz o polegar; auxilia a oposição
M. flexor curto do polegar Cabeça superficial Cabeça profunda				Flete o polegar
Compartimento adutor				
M. adutor do polegar Cabeça oblíqua	Bases dos ossos metacarpais II e III, capitato e carpais adjacentes	Face medial da base da falange proximal do polegar	Ramo profundo do N. ulnar (C8, **T1**)	Aduz o polegar em direção à margem lateral da palma
Cabeça transversa	Face anterior do corpo do metacarpal III			
Hipotenares				
M. abdutor do dedo mínimo	Pisiforme	Face medial da base da falange proximal do dedo mínimo	Ramo profundo do N. ulnar (C8, **T1**)	Abduz o dedo mínimo; ajuda na flexão de sua falange proximal
M. flexor curto do dedo mínimo	Hâmulo do osso hamato e retináculo dos músculos flexores			Flete a falange proximal do dedo mínimo
M. oponente do dedo mínimo		Margem medial do osso metacarpal V		Desloca o osso metacarpal V em sentido anterior e gira-o, opondo o dedo mínimo ao polegar
Curtos				
Mm. lumbricais 1º e 2º	Dois tendões laterais do M. flexor profundo dos dedos (como músculos semipeniformes)	Faces laterais das expansões extensoras do 2º ao 5º dedo	N. mediano (C8, **T1**)	Fletem as articulações metacarpofalângicas; estendem as articulações interfalângicas dos 2º a 5º dedos
3º e 4º	Três tendões mediais do M. flexor profundo dos dedos (como músculos peniformes)			
Mm. interósseos dorsais, 1º a 4º	Faces adjacentes de dois metacarpais (como músculos peniformes)	Bases das falanges proximais; expansões extensoras do 2º ao 4º dedo	Ramo profundo do N. ulnar (C8, **T1**)	Abduzem os 2º a 4º dedos em relação à linha axial; atuam em conjunto com os músculos lumbricais na flexão das articulações metacarpofalângicas e extensão das articulações interfalângicas
Mm. interósseos palmares, 1º a 3º	Faces palmares dos metacarpais II, IV e V (como músculos semipeniformes)	Bases das falanges proximais; expansões extensoras do 2º, do 4º e do 5º dedo		Aduzem os 2º, 4º e 5º dedos em direção à linha axial; ajudam os Mm. lumbricais na flexão das articulações metacarpofalângicas e extensão das articulações interfalângicas; expansões extensoras dos 2º a 4º dedos

[a]Indicação da inervação segmentar da medula espinal (p. ex., "**C8**, T1" significa que os nervos que suprem o M. oponente do polegar são derivados do oitavo segmento cervical e do primeiro segmento torácico da medula espinal). Os algarismos em negrito (**C8**) indicam a inervação segmentar principal. A lesão de um ou mais segmentos da medula espinal listados ou das raízes nervosas motoras originadas deles causa paralisia dos músculos relacionados.

MÚSCULO ADUTOR DO POLEGAR

O **músculo adutor do polegar** está situado no compartimento adutor da mão (Figura 3.77A). O músculo, em forma de leque, tem duas cabeças de origem, separadas pela artéria radial quando entra na palma para formar o arco palmar profundo (Figuras 3.79A e 3.81). Em geral, seu tendão contém um osso sesamoide. O músculo adutor do polegar aduz e move o polegar em direção à palma da mão (Figura 3.78), assim dando força à preensão (Figura 3.75G e H).

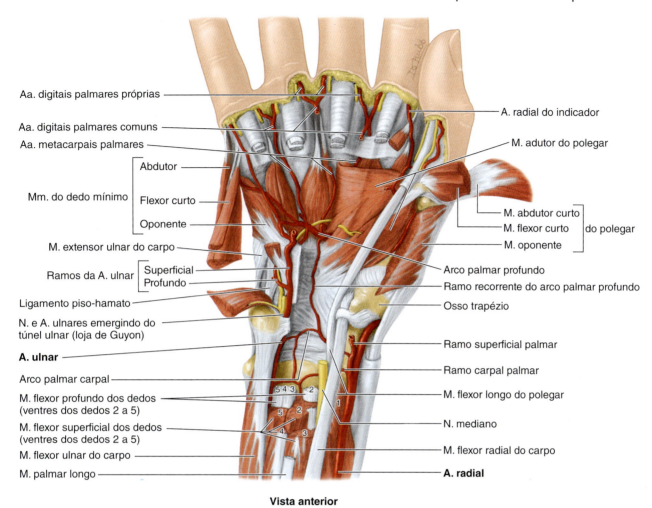

Vista anterior

Figura 3.81 Músculos e artérias da região antebraquial distal e parte profunda da palma. A dissecção profunda da palma mostra a anastomose do ramo carpal palmar da artéria radial com o ramo carpal palmar da artéria ulnar para formar a rede carpal palmar e o arco palmar profundo. O arco palmar profundo situa-se no nível das bases dos ossos metacarpais, 1,5 a 2 cm proximal ao arco palmar superficial.

MÚSCULOS HIPOTENARES

Os **músculos hipotenares** (abdutor do dedo mínimo, flexor curto do dedo mínimo e oponente do dedo mínimo) criam a *eminência hipotenar* na face medial da palma e movem o dedo mínimo (ver Figura 3.89). Esses músculos estão no compartimento hipotenar com o osso metacarpal V (Figuras 3.77A e 3.79). A Figura 3.80A mostra as inserções, e o Quadro 3.14 resume as inserções, inervações e principais ações dos músculos hipotenares.

Músculo abdutor do dedo mínimo. O **músculo abdutor do dedo mínimo** é o mais superficial dos três músculos que formam a eminência hipotenar. O músculo abdutor do dedo mínimo abduz o 5º dedo e ajuda a fletir sua falange proximal.

Músculo flexor curto do dedo mínimo. O **músculo flexor curto do dedo mínimo** tem tamanho variável; situa-se lateralmente ao músculo abdutor do dedo mínimo. O músculo flexor curto do dedo mínimo flete a falange proximal do 5º dedo na articulação metacarpofalângica.

Músculo oponente do dedo mínimo. O **músculo oponente do dedo mínimo** é quadrangular e está situado profundamente aos músculos abdutor e flexor do 5º dedo. O músculo oponente do dedo mínimo efetua o deslocamento anterior e a rotação lateral do osso metacarpal V, assim aprofundando a cavidade da palma e colocando o 5º dedo em oposição ao polegar (Figura 3.78). Como o músculo oponente do polegar, o oponente do dedo mínimo atua exclusivamente na articulação carpometacarpal.

Músculo palmar curto. O **músculo palmar** curto é fino e pequeno e está situado na tela subcutânea da eminência hipotenar (Figuras 3.76A e 3.79A). Não está no compartimento hipotenar. O músculo palmar curto enruga a pele da eminência hipotenar e aprofunda a cavidade da palma, assim auxiliando a preensão palmar. O músculo palmar curto cobre e protege nervo e artéria ulnares. A margem medial da aponeurose palmar e a pele na margem medial da mão são os locais de sua inserção proximal.

MÚSCULOS CURTOS DA MÃO

Os músculos curtos da mão são os lumbricais e os interósseos (Figura 3.80C a E; Quadro 3.14).

Músculos lumbricais. Os quatro músculos lumbricais delgados foram assim denominados em razão de seu formato semelhante a um verme (L. *lumbricus*, lombriga) (Figuras 3.79B e 3.80C). Os músculos lumbricais fletem os dedos nas articulações metacarpofalângicas e estendem as articulações interfalângicas.

Para testar os músculos lumbricais o paciente, com a palma da mão voltada para cima, é instruído a fletir as articulações metacarpofalângicas (MCF) mantendo estendidas as articulações interfalângicas (IF). O examinador usa um dedo para oferecer resistência na face palmar da falange proximal do 2º ao 5º dedo individualmente. Também se pode aplicar resistência separadamente na face dorsal das falanges média e distal do 2º ao 5º dedo para avaliar a extensão das articulações interfalângicas, enquanto se mantém ainda a flexão das articulações MCF.

Músculos interósseos. Os quatro **músculos interósseos dorsais** estão localizados entre os ossos metacarpais; os três **músculos interósseos palmares** estão nas faces palmares dos ossos metacarpais, no compartimento interósseo da mão (Figura 3.77A). É fácil palpar o 1º músculo interósseo dorsal, basta opor o polegar com firmeza contra o dedo indicador. Alguns autores descrevem quatro músculos interósseos palmares; ao fazer isso, incluem a cabeça profunda do músculo FCP em vista da semelhança de sua inervação e posição no polegar. Os quatro músculos interósseos dorsais abduzem os dedos, e os três interósseos palmares os aduzem (Figura 3.80D e E; Quadro 3.14).

Um recurso para memorizar é criar acrônimos como **d**orsal **ab**duz (DAB) e **p**almar **ad**uz (PAD). Agindo juntos, os músculos interósseos dorsais e palmares e os lumbricais fletem as articulações metacarpofalângicas e estendem as articulações IF (denominado movimento em Z). Isso ocorre por causa da inserção às faixas laterais das expansões dos músculos extensores (ver Figura 3.65A e B).

É importante compreender o movimento em Z porque é o oposto da mão em garra, que ocorre na paralisia ulnar, quando os músculos interósseos e 3º e 4º músculos lumbricais são incapazes de agir em conjunto para produzir o movimento em Z (ver "Lesão do nervo ulnar no cotovelo e no antebraço" no boxe Anatomia clínica, anteriormente).

Para testar os músculos interósseos palmares, coloca-se uma folha de papel entre dedos adjacentes. O indivíduo é instruído a "manter os dedos unidos" para impedir que o examinador arranque o papel (Figura 3.82A). *Para testar os músculos interósseos dorsais*, o examinador segura dedos adjacentes estendidos e aduzidos entre o polegar e o dedo médio, oferecendo resistência contra a qual o indivíduo tenta abduzir os dedos (a pessoa é instruída a "afastar os dedos") (Figura 3.82B).

Tendões dos músculos flexores longos e bainhas tendíneas na mão

Os tendões dos músculos FSD e FPD entram na **bainha comum dos tendões dos músculos flexores** (bolsa ulnar) profundamente ao retináculo dos músculos flexores

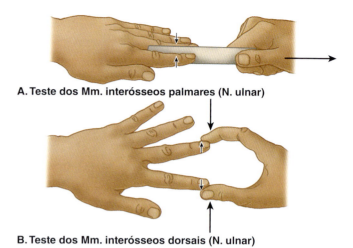

Figura 3.82 Teste dos músculos interósseos (nervo ulnar). **A.** Músculos interósseos palmares. **B.** Músculos interósseos dorsais. *Setas pequenas*, ação do paciente; *setas grandes*, ação do examinador.

(Figura 3.83A). Os tendões entram no compartimento central da mão e se abrem em leque para entrar nas respectivas **bainhas sinoviais dos dedos**. As bainhas dos músculos flexores e dos dedos permitem que os tendões deslizem livremente um sobre o outro durante os movimentos dos dedos. Perto da base da falange proximal o tendão do FSD divide-se e permite a passagem do tendão do FPD; o cruzamento dos tendões forma um **quiasma tendíneo** (Figuras 3.65D, 3.76B e 3.83B). As metades do tendão do músculo FSD estão fixadas às margens da face anterior da base da falange média. Distalmente ao quiasma tendíneo, o tendão do FPD fixa-se à face anterior da base da falange distal (Figura 3.65D).

As **bainhas fibrosas dos dedos** são os fortes túneis ligamentares que contêm os tendões dos músculos flexores e suas bainhas sinoviais (Figuras 3.76 e 3.83C e D). As bainhas estendem-se das cabeças dos ossos metacarpais até as bases das falanges distais. Essas bainhas evitam que os tendões afastem-se dos dedos. As bainhas fibrosas dos dedos associam-se aos ossos para formar **túneis osteofibrosos** através dos quais passam os tendões até chegarem aos dedos. As **partes anular** e **cruciforme** são reforços espessados das bainhas fibrosas dos dedos (Figura 3.83D).

Os tendões dos músculos flexores longos são supridos por pequenos vasos sanguíneos que seguem dentro das pregas sinoviais (**vínculos tendíneos**) a partir do periósteo das falanges (ver Figura 3.65B). O tendão do FLP segue profundamente ao retináculo dos músculos flexores até o polegar dentro de sua própria bainha sinovial. Na cabeça do osso metacarpal, o tendão segue entre dois *ossos sesamoides*, um no tendão combinado dos músculos FCP e ACP e o outro no tendão do músculo adutor do polegar.

Artérias da mão

Como sua função requer que seja colocada e mantida em muitas posições diferentes, não raro enquanto segura ou pressiona, a mão é irrigada por numerosas artérias que têm muitas

Capítulo 3 ■ Membro Superior   255

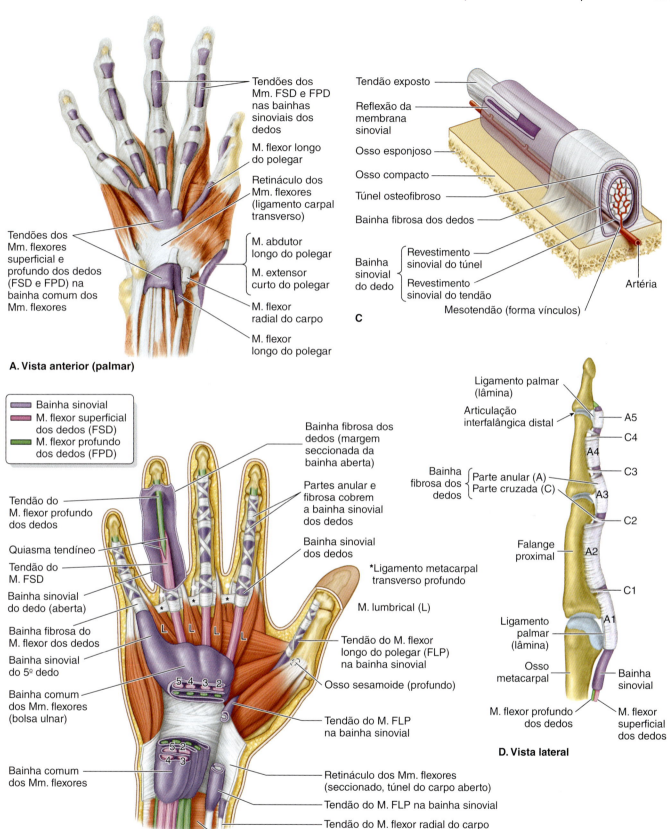

Figura 3.83 Tendões dos músculos flexores, bainha comum dos músculos flexores, bainhas fibrosas dos dedos e bainhas sinoviais dos dedos. **A.** Bainhas sinoviais. As bainhas sinoviais dos tendões dos músculos flexores longos dos dedos são organizadas em dois grupos: (1) proximal ou carpal, posterior ao retináculo dos músculos flexores, e (2) distal ou digital, dentro das bainhas fibrosas dos músculos flexores dos dedos. **B.** Tendões, bolsas tendíneas e bainhas fibrosas dos dedos. **C.** Túnel osteofibroso. A estrutura do túnel osteofibroso de um dedo, que contém um tendão. Dentro da bainha fibrosa, a bainha sinovial consiste no revestimento sinovial (parietal) do túnel e no revestimento sinovial (visceral) do tendão. Na verdade, as camadas da bainha sinovial são separadas apenas por uma camada capilar de líquido sinovial, que lubrifica as superfícies sinoviais para facilitar o deslizamento do tendão. **D.** Bainha tendínea fibrosa dos dedos. Observe as partes anular e cruzada ("polias").

ramificações e anastomoses, de modo que geralmente há sangue oxigenado para todas as partes, em todas as posições. Além disso, as artérias ou seus derivados são relativamente superficiais e estão situadas sob a pele, que sua e libera o excesso de calor. Para evitar a perda de calor indesejável em um ambiente frio, as arteríolas das mãos reduzem o fluxo sanguíneo em sua superfície e nas extremidades dos dedos. As artérias ulnar e radial e seus ramos são responsáveis por todo o fluxo sanguíneo na mão. As Figuras 3.84 e 3.85 ilustram as artérias da mão e o Quadro 3.15 descreve suas origens e trajetos.

ARTÉRIA ULNAR NA MÃO

A **artéria ulnar** entra na mão anteriormente ao retináculo dos músculos flexores entre o osso pisiforme e o hâmulo do osso hamato através do *túnel ulnar* (loja de Guyon) (ver Figura 3.72B). A artéria ulnar situa-se lateralmente ao nervo ulnar (Figura 3.79A). A artéria divide-se em dois ramos terminais, o arco palmar superficial e o ramo palmar profundo (Figuras 3.84 e 3.85). O **arco palmar superficial**, o principal término da artéria ulnar, dá origem a três **artérias digitais palmares comuns** que se anastomosam com as **artérias metacarpais palmares** do arco palmar profundo. Cada artéria digital palmar comum divide-se em um par de **artérias digitais palmares próprias**, que seguem ao longo das laterais adjacentes do 2º ao 4º dedo.

ARTÉRIA RADIAL NA MÃO

A **artéria radial** curva-se dorsalmente ao redor dos ossos escafoide e trapézio e atravessa o *assoalho da tabaqueira anatômica* (ver Figura 3.67). Entra na palma da mão

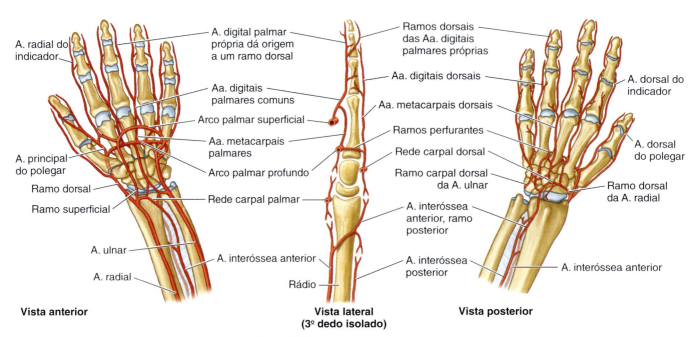

Figura 3.84 Artérias do punho e da mão.

Quadro 3.15 Artérias da mão.

Artéria	Origem	Trajeto
Arco palmar superficial	Continuação direta da A. ulnar; o arco é completado na região lateral pelo ramo superficial da A. radial ou outro de seus ramos	Curva-se em sentido lateral, profundamente à aponeurose palmar e superficialmente aos tendões dos Mm. flexores longos; a curva do arco atravessa a palma no nível da margem distal do polegar estendido
Arco palmar profundo	Continuação direta da A. radial; o arco é completado na face medial pelo ramo profundo da A. ulnar	Curva-se em sentido medial, profundamente aos tendões dos Mm. flexores longos; está em contato com as bases dos ossos metacarpais
Aa. digitais palmares comuns	Arco palmar superficial	Seguem distalmente sobre os Mm. lumbricais até a região interdigital
Aa. digitais palmares próprias	Aa. digitais palmares comuns	Seguem ao longo das laterais do 2º ao 5º dedo
A. principal do polegar	A. radial quando se volta para a palma	Desce na face palmar do osso metacarpal I; divide-se na base da falange proximal em dois ramos que seguem ao longo das laterais do polegar
A. radial do indicador	A. radial, mas pode originar-se da A. principal do polegar	Segue ao longo da face lateral do dedo indicador até sua extremidade distal
Rede carpal dorsal	Aa. radial e ulnar	Curva-se na fáscia do dorso da mão

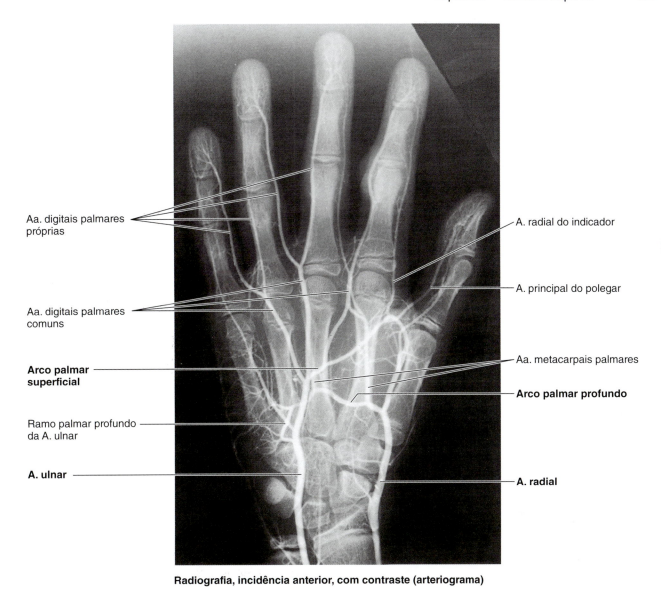

Figura 3.85 Arteriograma do punho e da mão. Os ossos carpais estão totalmente ossificados na mão desse adolescente, mas as linhas epifisiais dos ossos longos continuam abertas. O fechamento ocorre quando termina o crescimento, em geral no fim da adolescência.

passando entre as cabeças do 1º músculo interósseo dorsal e depois gira medialmente, passando entre as cabeças do músculo adutor do polegar. A artéria radial termina anastomosando-se com o ramo profundo da artéria ulnar para dar origem ao **arco palmar profundo**, formado principalmente pela artéria radial. Esse arco atravessa os ossos metacarpais na parte imediatamente distal às suas bases (Figura 3.81). O arco palmar profundo dá origem a três *artérias metacarpais palmares* e à *artéria principal do polegar* (Figuras 3.84 e 3.85). A *artéria radial do indicador* segue ao longo da face lateral do dedo indicador. Geralmente é um ramo da artéria radial, mas pode originar-se da artéria principal do polegar.

Veias da mão

Os *arcos palmares venosos superficiais* e *profundos*, associados aos arcos palmares (arteriais) superficiais e profundos, drenam para as veias profundas do antebraço (ver Figura 3.70). As veias digitais dorsais drenam para três veias metacarpais dorsais, que se unem para formar uma *rede venosa dorsal* (ver Figura 3.16A). Superficialmente ao metacarpo, essa rede prolonga-se em sentido proximal na face lateral como a *veia cefálica*. A *veia basílica* origina-se da face medial da rede venosa dorsal.

Nervos da mão

Os nervos mediano, ulnar e radial suprem a mão (Figuras 3.72, 3.79 e 3.86). Além disso, ramos ou comunicações dos nervos cutâneos lateral e posterior podem enviar algumas fibras que suprem a pele do dorso da mão. As Figuras 3.87 e 3.88A e B ilustram esses nervos e seus ramos na mão e o Quadro 3.16 apresenta suas origens, trajetos e distribuições.

Na mão, esses nervos conduzem fibras sensitivas dos nervos espinais C6–C8 para a pele, de modo que os

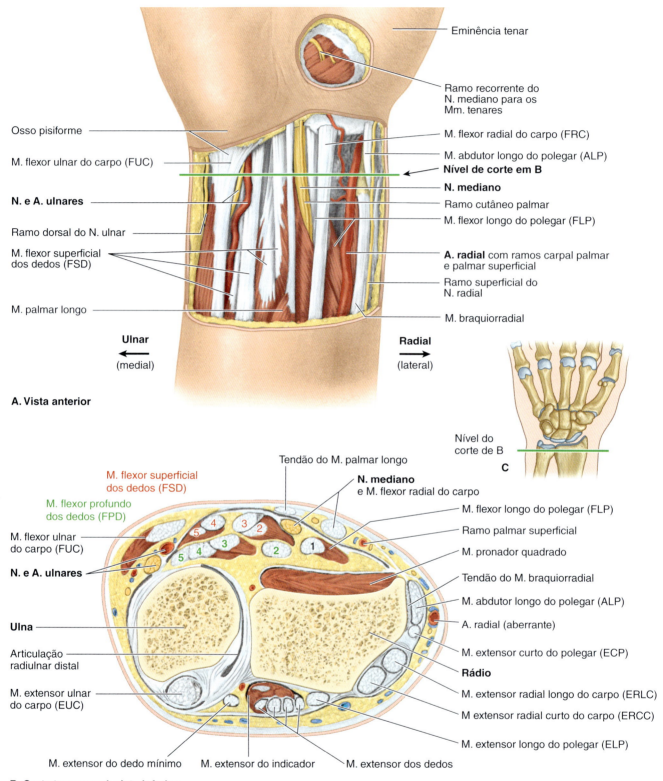

Figura 3.86 Estruturas na região antebraquial distal (região carpal). A. Dissecção. Fez-se uma incisão cutânea distal ao longo da prega transversa do punho, cruzando o osso pisiforme. A pele e as fáscias foram removidas na região proximal, mostrando os tendões e as estruturas neurovasculares. A incisão circular com a retirada da pele e da fáscia tenar mostra o ramo recorrente do nervo mediano para os músculos tenares, vulnerável à lesão na laceração dessa área em razão da localização subcutânea. Os tendões dos músculos flexores superficial e profundo dos dedos são numerados (na parte **B**) de acordo com o dedo de inserção. **B.** Corte transversal da parte distal do antebraço. Observe os tendões dos músculos flexores e extensores longos e as estruturas neurovasculares no trajeto do antebraço até a mão. O nervo e a artéria ulnar estão sob o revestimento do músculo flexor ulnar do carpo; portanto, o pulso da artéria não pode ser facilmente detectado nesse local. **C.** Desenho de orientação indicando o plano de corte mostrado na parte **B**.

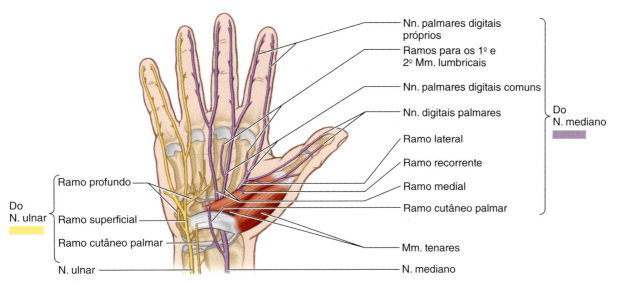

Figura 3.87 Ramos dos nervos para a mão.

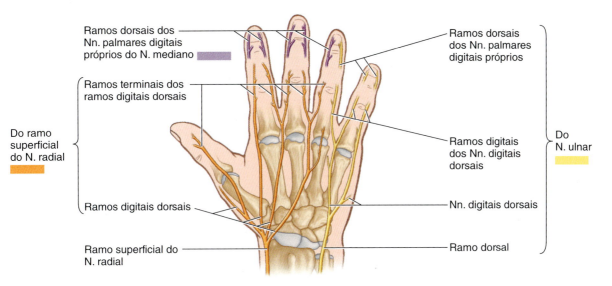

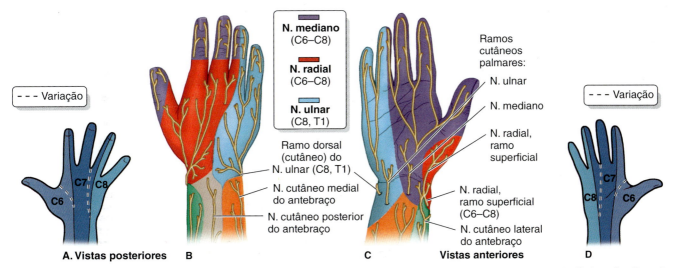

Figura 3.88 Inervação sensitiva do punho e da mão. **A** e **D**. Distribuição das fibras espinais para a mão e o punho. **B** e **C**. Distribuição das fibras dos nervos espinais para a mão e o punho.

Quadro 3.16 Nervos da mão.

Nervo	Origem	Trajeto	Distribuição
N. mediano	Origina-se por duas raízes, uma do fascículo lateral do plexo braquial (fibras de C6, C7) e uma do fascículo medial (fibras de C8, T1)	Torna-se superficial proximal ao punho; segue profundamente ao retináculo dos músculos flexores (ligamento carpal transverso) enquanto atravessa o túnel do carpo até a mão	Músculos tenares (exceto o M. adutor do polegar e a cabeça profunda do M. flexor curto do polegar) e lumbricais laterais (para os 2º e 3º dedos); responsável pela sensibilidade da articulação do punho, da pele na face palmar e na parte distal da face dorsal dos 3 1/2 dedos laterais (radiais) e palma adjacente
Ramo recorrente (tenar) do N. mediano	Origina-se do N. mediano logo depois que passa distal ao retináculo dos músculos flexores	Faz a volta ao redor da margem distal do retináculo dos Mm. flexores; entra nos Mm. tenares	M. abdutor curto do polegar; M. oponente do polegar; cabeça superficial do M. flexor curto do polegar
Ramo lateral do N. mediano	Origina-se como divisão lateral do N. mediano quando entra na palma da mão	Segue lateralmente até a face palmar do polegar e a face radial do 2º dedo	1º M. lumbrical; pele da face palmar e parte distal da face dorsal do polegar e metade radial do 2º dedo
Ramo medial do N. mediano	Origina-se como divisão medial do N. mediano quando este entra na palma da mão	Segue medialmente às faces adjacentes do 2º ao 4º dedo	2º M. lumbrical; pele das faces palmar e dorsal distal de regiões adjacentes dos 2º a 4º dedos
Ramo cutâneo palmar do N. mediano	Origina-se do N. mediano imediatamente proximal ao retináculo dos músculos flexores	Segue entre os tendões dos Mm. palmar longo e flexor radial do carpo; segue superficialmente ao retináculo dos músculos flexores	Pele da região central da palma
N. ulnar	Ramo terminal do fascículo medial do plexo braquial (fibras de C8 e T1; frequentemente também recebe fibras de C7)	Torna-se superficial na região antebraquial distal, seguindo superficial ao retináculo dos músculos flexores para entrar na mão	A maioria dos músculos intrínsecos da mão (hipotenares, interósseos, adutor do polegar e cabeça profunda do M. flexor curto do polegar, mais os Mm. lumbricais mediais [para o 4º e 5º dedo]); responsável pela sensibilidade da pele das faces palmar e dorsal distal do 1½ dedo medial (ulnar) e da palma adjacente
Ramo cutâneo palmar do N. ulnar	Origina-se do N. ulnar perto da região antebraquial média	Desce sobre a A. ulnar e perfura a fáscia muscular no terço distal do antebraço	Pele na base da região medial da palma, sobre os ossos carpais mediais
Ramo dorsal do N. ulnar	Origina-se do N. ulnar cerca de 5 cm proximal ao retináculo dos músculos flexores	Segue em sentido distal, profundamente ao M. flexor ulnar do carpo e depois dorsalmente para perfurar a fáscia muscular e continuar ao longo da face medial do dorso da mão, dividindo-se em dois a três nervos digitais dorsais	Articulação do punho; pele da face medial do dorso da mão e partes proximais do dedo mínimo e da metade medial do dedo anular (às vezes também faces adjacentes das partes proximais dos dedos anular e médio)
Ramo superficial do N. ulnar	Originam-se do N. ulnar no punho na passagem entre os ossos pisiforme e hamato	Segue o M. palmar curto e se divide em dois Nn. digitais palmares comuns	M. palmar curto e sensibilidade da pele nas faces palmar e dorsal distal do 5º dedo e na face medial (ulnar) do 4º dedo e região proximal da palma
Ramo profundo do N. ulnar		Segue entre os músculos da eminência hipotenar e continua profundamente através da palma com o arco (arterial) palmar profundo	Articulação do punho; Mm. hipotenares (abdutor, flexor e oponente do dedo mínimo), Mm. lumbricais do 4º e do 5º dedo, todos os Mm. interósseos, M. adutor do polegar e cabeça profunda do M. flexor curto do polegar
N. radial, ramo superficial	Origina-se do N. radial na fossa cubital	Segue profundamente ao M. braquiorradial, emergindo para perfurar a fáscia muscular lateralmente à região distal do rádio	Pele da metade lateral (radial) da face dorsal da mão e polegar, das partes proximais das faces dorsais dos 2º e 3º dedos, e da metade lateral (radial) do 4º dedo

dermátomos C6–C8 incluem a mão (Figura 3.88C e D). Os nervos mediano e ulnar conduzem fibras motoras do nervo espinal T1 para a mão; os músculos intrínsecos da mão formam o miótomo T1 (ver Figura 3.21F).

NERVO MEDIANO NA MÃO

O *nervo mediano* entra na mão através do túnel do carpo, profundamente ao retináculo dos músculos flexores, em conjunto com os nove tendões dos músculos FSD, FPD e FLP (Figura 3.86). O **túnel do carpo** é a passagem profunda ao retináculo dos músculos flexores entre os tubérculos dos ossos escafoide e trapezoide na região lateral e o osso pisiforme e o hâmulo do osso hamato na região medial (ver Figura B3.32A a C). Distalmente ao túnel do carpo, o nervo mediano supre dois músculos tenares e a metade de outro, além dos 1º e 2º músculos lumbricais (Figura 3.87A). Também envia fibras sensitivas para a pele de toda a face palmar, as laterais dos três primeiros dedos, a metade lateral do 4º dedo e o dorso das metades distais desses dedos. Observe, porém, que o *ramo cutâneo palmar do nervo mediano*, que supre a região central da palma, tem origem proximal ao retináculo dos músculos flexores e segue superficialmente a ele (i. e., não atravessa o túnel do carpo).

NERVO ULNAR NA MÃO

O **nervo ulnar** deixa o antebraço, emergindo da região profunda ao tendão do músculo FUC (Figuras 3.79 e 3.86). Prossegue distalmente ao punho através do *túnel ulnar* (ver Figura 3.72). Nessa parte o nervo ulnar é limitado pela fáscia à face anterior do retináculo dos músculos flexores enquanto segue entre o osso pisiforme (medialmente) e a artéria ulnar (lateralmente).

Logo proximal ao punho, o nervo ulnar emite um **ramo cutâneo palmar**, que segue superficialmente ao retináculo dos músculos flexores e à aponeurose palmar e inerva a pele na face medial da palma da mão (Figura 3.87A).

O **ramo cutâneo dorsal do nervo ulnar** supre a metade medial do dorso da mão, o 5º dedo e a metade medial do 4º dedo (Figura 3.87B). O nervo ulnar termina na margem distal do retináculo dos músculos flexores dividindo-se em ramos superficial e profundo (Figura 3.79B).

O **ramo superficial do nervo ulnar** envia ramos cutâneos para as faces anteriores do dedo mínimo e da metade medial do dedo anular. O **ramo profundo do nervo ulnar** supre os músculos hipotenares, os dois músculos lumbricais mediais, o músculo adutor do polegar, a cabeça profunda do músculo FCP e todos os músculos interósseos. O ramo profundo também inerva várias articulações (radiocarpal, carpometacarpal e intermetacarpal). Muitas vezes o nervo ulnar é denominado *nervo dos movimentos finos* porque inerva a maioria dos músculos intrínsecos relacionados aos movimentos complexos da mão (Quadro 3.16).

NERVO RADIAL NA MÃO

O *nervo radial* não supre músculos da mão (Quadro 3.16). O *ramo superficial do nervo radial* é apenas sensitivo (Figura 3.87B). Perfura a fáscia muscular perto do dorso do punho para suprir a pele e a fáscia nos dois terços laterais do dorso da mão, o dorso do polegar e as partes proximais do polegar e da metade medial do dedo indicador (Figura 3.88A).

Anatomia de superfície da mão

O **pulso da artéria radial**, como outros pulsos arteriais palpáveis, é um reflexo periférico da atividade cardíaca. A frequência do pulso radial é avaliada quando a artéria radial situa-se na face anterior da extremidade distal do rádio, lateral ao tendão do FRC, que serve como guia para a artéria (Figura 3.89). Aqui a artéria é palpável pulsando entre os tendões do FRC e o ALP e pode ser comprimida contra o rádio.

Os *tendões dos músculos FRC e palmar longo* podem ser palpados anteriormente ao punho, um pouco lateralmente ao seu ponto médio, e geralmente são observados mediante flexão do punho fechado contra resistência. O tendão do músculo palmar longo é menor do que o tendão do músculo FRC e nem sempre está presente. O tendão do músculo palmar longo serve como guia para o nervo mediano, que se situa profundamente a ele (Figura 3.86B). O *tendão do músculo FUC* pode ser palpado quando cruza a face anterior do punho perto da face medial e se insere no osso pisiforme. O tendão do músculo FUC serve como guia para o nervo e a artéria ulnar.

Os *tendões do músculo FSD* podem ser palpados quando os dedos são fletidos e estendidos alternadamente. A palpação do pulso ulnar costuma ser difícil. Os *tendões dos músculos ALP e ECP* indicam o limite anterior da *tabaqueira anatômica* (Figura 3.90). O *tendão do músculo ELP* marca o limite posterior da tabaqueira. A artéria radial cruza o assoalho da tabaqueira, onde podem ser sentidas suas pulsações (ver Figuras 3.15F e 3.67B). O *osso escafoide* e, menos distintamente, o *osso trapézio* são palpáveis no assoalho da tabaqueira anatômica.

A pele que cobre o dorso da mão é fina e frouxa quando a mão está relaxada. Você pode comprovar isso pinçando e puxando pregas cutâneas nessa região. A frouxidão da pele é

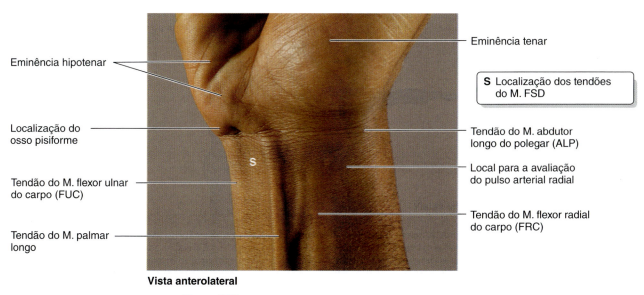

Vista anterolateral

Figura 3.89 Anatomia de superfície da região carpal anterior.

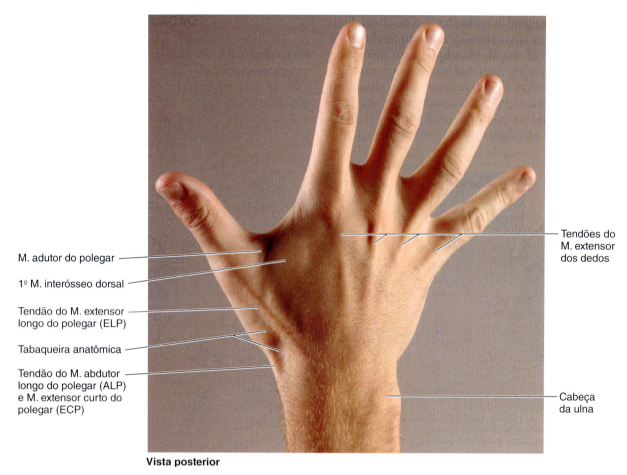

Figura 3.90 Anatomia de superfície do dorso da mão.

decorrente da mobilidade da tela subcutânea e dos relativamente poucos ligamentos cutâneos fibrosos. Há pelos nessa região e nas partes proximais dos dedos, sobretudo em homens.

Se o dorso da mão for examinado com o punho estendido contra resistência e os dedos forem abduzidos, os *tendões do músculo extensor* dos dedos salientam-se, sobretudo em indivíduos magros (Figura 3.90). Esses tendões não são visíveis muito além das articulações metacarpofalângicas porque se achatam nessa região para formar as expansões extensoras dos dedos (ver Figura 3.65B).

As protuberâncias visíveis ao fechar a mão são produzidas pelas cabeças dos ossos metacarpais. Sob a tela subcutânea frouxa e os tendões dos músculos extensores no dorso da mão, podem-se palpar os ossos metacarpais. Uma característica proeminente no dorso da mão é a *rede venosa dorsal* (ver Figura 3.16A).

A pele na palma é espessa porque precisa resistir ao desgaste das atividades ocupacionais e de lazer (Figura 3.91). Existem muitas glândulas sudoríferas, mas não há pelos nem glândulas sebáceas.

O *arco palmar superficial* atravessa o centro da palma, no mesmo nível da margem distal do polegar estendido. A principal parte do arco termina na *eminência tenar* (Figura 3.89).

O *arco palmar profundo* situa-se cerca de 1 cm proximal ao arco palmar superficial. A pele da palma tem várias *pregas de flexão* mais ou menos constantes, onde a pele está firmemente unida à fáscia muscular, que ajuda a localizar lesões palmares e estruturas subjacentes (Figura 3.91A):

- **Pregas do punho – proximal, média, distal**. A prega distal do punho indica a margem proximal do retináculo dos músculos flexores
- **Pregas palmares – transversal, longitudinal**. As pregas longitudinais aprofundam-se com a oposição do polegar; as pregas transversais aprofundam-se durante a flexão das articulações metacarpofalângicas
  - **Prega longitudinal radial** (a "linha da vida" da quiromancia): circunda parcialmente a *eminência tenar*, formada pelos músculos curtos do polegar
  - **Prega palmar proximal (transversal)**: começa na margem lateral da palma, superficial à cabeça do osso metacarpal II; estende-se em sentido medial e ligeiramente proximal através da palma, superficial aos corpos dos ossos metacarpais III a V

Capítulo 3 ■ Membro Superior   263

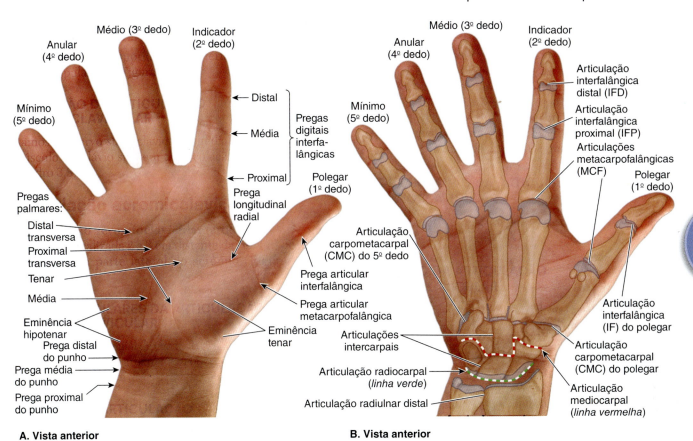

Figura 3.91 Anatomia de superfície da face palmar da mão.

- **Prega palmar distal (transversal)**: A prega palmar distal começa na fenda entre os dedos indicador e médio, ou perto dela; cruza a palma com leve convexidade, superficial à cabeça do osso metacarpal III e depois proximal às cabeças dos ossos metacarpais IV e V.

Cada um dos quatro dedos mediais geralmente tem três *pregas de flexão digitais transversais*:

- **Prega digital proximal**: localizada na raiz do dedo, cerca de 2 cm distal à articulação metacarpofalângica

- **Prega digital média**: situada sobre a articulação interfalângica proximal
- **Prega digital distal**: situada sobre ou imediatamente proximal à articulação interfalângica distal.

O polegar, com duas falanges, tem apenas duas pregas de flexão. A prega digital proximal do polegar é oblíqua, na 1ª articulação metacarpofalângica ou proximal a ela. As **cristas cutâneas** nas polpas dos dedos, que formam as *impressões digitais*, são usadas para identificação em razão de sua individualidade. A função fisiológica das cristas cutâneas é reduzir o deslizamento durante a apreensão de objetos.

ANATOMIA CLÍNICA

MÃO

Contratura de Dupuytren da fáscia palmar

A *contratura de Dupuytren* é uma doença da fáscia palmar que resulta em encurtamento, espessamento e fibrose progressivos da fáscia e da aponeurose palmar. A degeneração fibrosa das faixas longitudinais da aponeurose palmar na face medial da mão coloca o 4º e o 5º dedo em flexão parcial nas articulações metacarpofalângicas e interfalângicas proximais (Figura B3.30A).

A contratura costuma ser bilateral e é observada em alguns homens com mais de 50 anos. A causa não é conhecida, mas os dados indicam predisposição hereditária. Inicialmente, a doença manifesta-se como espessamentos nodulares indolores da aponeurose palmar que aderem à pele. Aos poucos, a contratura progressiva das faixas longitudinais produz cristas elevadas na pele da palma que se

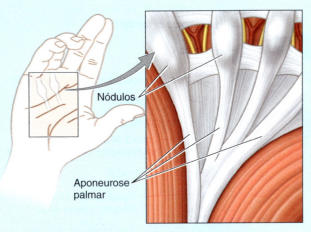

A. Faixas longitudinais de aponeurose palmar para as bainhas fibrosas dos dedos anular e mínimo com nódulos e contraídas

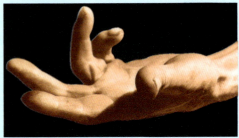

B. Vista lateral

Figura B3.30 Contratura de Dupuytren.

estendem da parte proximal da mão até a base dos 4º e 5º dedos (Figura B3.30B). Em geral, o tratamento da contratura de Dupuytren requer a excisão cirúrgica de todas as partes fibróticas da fáscia palmar para liberar os dedos.

Infecções da mão

 Como a fáscia palmar é espessa e forte, as tumefações causadas por infecções da mão costumam surgir no dorso da mão, onde a fáscia é mais fina. Os espaços fasciais virtuais da palma são importantes porque podem ser infectados. Os espaços fasciais determinam a extensão e o sentido da disseminação do pus formado por essas infecções.

Dependendo do local da infecção, o pus acumula-se nos compartimentos tenar, hipotenar, palmar médio ou adutor (ver Figura 3.77A). A antibioticoterapia tornou rara a disseminação de infecções além de um desses compartimentos fasciais; entretanto, uma infecção não tratada pode disseminar-se em direção proximal do espaço palmar médio, através do túnel do carpo, até o antebraço, anteriormente ao músculo pronador quadrado e sua fáscia.

Tenossinovite

Lesões como a perfuração de um dedo da mão por um prego enferrujado podem causar *infecção das bainhas sinoviais dos dedos* (ver Figura 3.83A). Quando há inflamação do tendão e da bainha sinovial (*tenossinovite*), ocorrem edema do dedo e dor ao movimento. Como os tendões dos 2º, 3º e 4º dedos quase sempre têm bainhas sinoviais separadas, a infecção geralmente é limitada ao dedo infectado. Entretanto, se a infecção não for tratada, pode haver ruptura das extremidades proximais dessas bainhas, o que permite a disseminação da infecção para o espaço palmar médio (ver Figura 3.77B).

Como a bainha sinovial do dedo mínimo geralmente é contínua com a bainha comum dos músculos flexores (ver Figura 3.83B), a tenossinovite nesse dedo pode disseminar-se para a bainha comum dos músculos flexores e através da palma e túnel do carpo até a região antebraquial anterior, drenando para o espaço entre o músculo pronador quadrado e os tendões dos músculos flexores sobrejacentes (*espaço de Parona*). Do mesmo modo, a tenossinovite no polegar pode disseminar-se através da bainha sinovial contínua do músculo FLP (bolsa radial). A extensão da disseminação da infecção dos dedos depende de variações em suas conexões com a bainha comum dos músculos flexores.

Os tendões dos músculos ALP e do ECP estão na mesma bainha tendínea no dorso do punho. O atrito excessivo desses tendões na bainha comum resulta em espessamento fibroso da bainha e estenose do túnel osteofibroso. O atrito excessivo é causado pelo uso forçado repetitivo das mãos durante a preensão e torção (p. ex., ao torcer roupas para retirar a água). Este distúrbio, denominado *tenossinovite estenosante de De Quervain*, causa dor no punho que se irradia em sentido proximal, para o antebraço, e distal, em direção ao polegar. Há dor à palpação da bainha comum dos músculos flexores na face lateral do punho.

O espessamento de uma bainha fibrosa dos dedos na face palmar do dedo acarreta estenose do túnel osteofibroso, causada pelo uso forçado repetitivo dos dedos. Se os tendões dos músculos FSD e FPD aumentam proximalmente ao túnel, a pessoa não consegue estender o dedo. Quando o dedo é estendido passivamente, ouve-se um estalido. A flexão produz outro estalido quando o tendão espesso se movimenta. Esse distúrbio é denominado *tenossinovite estenosante dos dedos* (*dedo em gatilho*) (Figura B3.31).

Laceração dos arcos palmares

 Em geral, a laceração dos arcos palmares (arteriais) causa hemorragia vultosa. Pode não ser suficiente ligar apenas uma artéria do antebraço quando os arcos são lacerados, porque esses vasos costumam ter várias comunicações no antebraço e na mão e, portanto, sangram nas duas extremidades. Para obter um campo cirúrgico sem sangue para tratamento de lesões complicadas da mão, pode ser necessário comprimir a artéria braquial e seus ramos proximais ao cotovelo (p. ex., por meio de um torniquete pneumático). Este procedimento impede que o sangue chegue às artérias ulnar e radial através das anastomoses ao redor do cotovelo (ver Figura 3.69A).

Isquemia dos dedos

Crises bilaterais intermitentes de *isquemia dos dedos*, caracterizadas por cianose e não raro acompanhadas por parestesia e dor, costumam ser

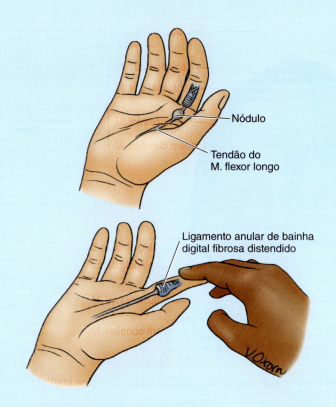

Figura B3.31 Tenossinovite estenosante dos dedos (dedo em gatilho).

causadas por frio e estímulos emocionais. O distúrbio pode resultar de uma anormalidade anatômica ou de uma doença subjacente. Quando a causa do distúrbio é idiopática (desconhecida) ou primária, é denominada *doença de Raynaud*.

As artérias do membro superior são supridas por nervos simpáticos. Fibras pós-ganglionares dos gânglios simpáticos entram em nervos que formam o plexo braquial e são distribuídas para as artérias digitais através de ramos originados do plexo. Ao tratar a isquemia causada pelo fenômeno de Raynaud, pode ser necessário realizar *simpatectomia pré-ganglionar* cervicodorsal (excisão de um segmento de um nervo simpático) para dilatar as artérias digitais.

Lesões do nervo mediano

As lesões do nervo mediano costumam ocorrer em duas regiões: o antebraço e o punho. O local mais comum é aquele onde o nervo atravessa o túnel do carpo.

SÍNDROME DO TÚNEL DO CARPO

A síndrome do túnel do carpo é causada por qualquer lesão que reduza significativamente o tamanho do túnel do carpo (Figura B3.32A a D) ou, na maioria das vezes, aumente o tamanho de algumas das nove estruturas, ou de seus revestimentos, que o atravessam (p. ex., inflamação das bainhas sinoviais). A retenção hídrica, a infecção e o excesso de exercício com os dedos podem causar edema dos tendões ou de suas bainhas sinoviais. O nervo mediano é a estrutura mais sensível do túnel.

O nervo mediano tem dois ramos sensitivos terminais que suprem a pele da mão; portanto, pode haver *parestesia* (formigamento), *hipoestesia* (diminuição da sensibilidade) ou *anestesia* (ausência de sensibilidade) nos três dedos e meio laterais. O ramo cutâneo palmar do nervo mediano tem origem proximal e não atravessa o túnel do carpo; assim, não é afetada a sensibilidade na região central da palma. O nervo também tem ramos motores terminais: o ramo recorrente, que serve aos três músculos tenares e os ramos para os músculos lumbricais primeiro e segundo (ver Figura 3.87A).

Pode haver perda progressiva da coordenação e da força do polegar (devido à fraqueza do ACP e do músculo oponente do polegar) se a causa da compressão não for aliviada. Os indivíduos com síndrome do túnel do carpo não conseguem opor os polegares (Figura B3.32E). Eles têm dificuldade para abotoar uma camisa ou blusa e também para pegar objetos como um pente. À medida que o distúrbio evolui, as alterações sensitivas irradiam-se para o antebraço e a axila. Os sintomas de compressão podem ser reproduzidos por compressão digital do nervo mediano no punho por cerca de 30 segundos. Para aliviar a compressão e os sintomas resultantes, pode ser necessária a secção cirúrgica parcial ou completa do retináculo dos músculos flexores, um procedimento chamado de *liberação do túnel do carpo*. A incisão para liberação do túnel do carpo é feita em direção à região carpal medial e ao retináculo dos músculos flexores para evitar possível lesão do ramo recorrente do nervo mediano.

TRAUMATISMO DO NERVO MEDIANO

Muitas vezes a laceração do punho causa *lesão do nervo mediano* porque este nervo está relativamente próximo da superfície. Nas tentativas de suicídio por corte dos punhos, o nervo mediano costuma ser lesado imediatamente proximal ao retináculo dos músculos flexores. Isso resulta em paralisia dos músculos da eminência tenar (exceto o M. adutor do polegar e a cabeça profunda do M. flexor curto do polegar) e dos dois primeiros músculos lumbricais. Desse modo, a oposição do polegar é impossível e há comprometimento dos movimentos finos dos 2º e 3º dedos. Também há perda da sensibilidade no polegar, dedos indicador e médio e metade do dedo anular.

A maioria das lesões de nervos no membro superior afeta a oposição do polegar (ver Figura 3.78). Sem dúvida, as lesões dos nervos que suprem os músculos intrínsecos da mão, sobretudo o nervo mediano, têm os efeitos mais graves sobre esse movimento complexo. Se o nervo mediano for seccionado no antebraço ou no punho, não é possível realizar a oposição do polegar. Entretanto, os músculos ALP e adutor do polegar (supridos pelos nervos interósseo posterior do antebraço e ulnar, respectivamente) podem imitar a oposição, embora de forma não efetiva.

A lesão do nervo mediano resultante de uma ferida perfurante na região cubital resulta em perda de flexão das articulações interfalângicas proximais e distais dos 2º e

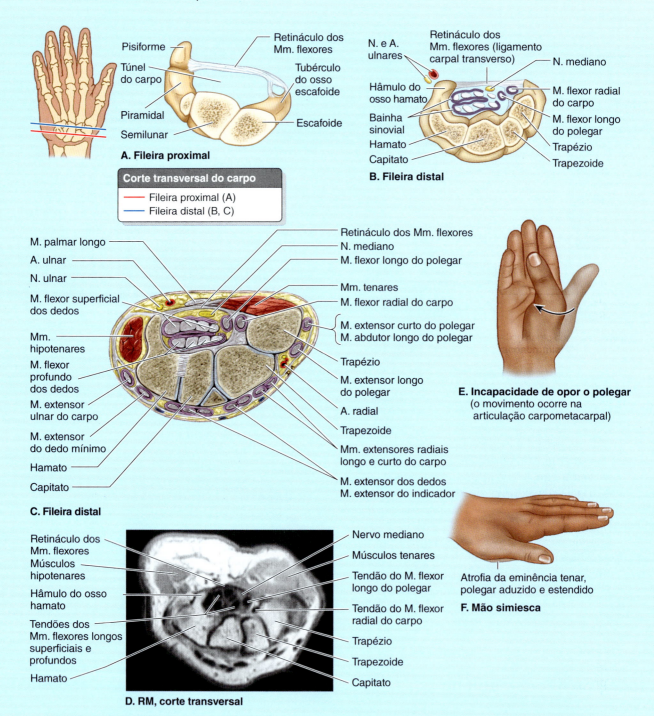

Figura B3.32 Síndrome do túnel do carpo.

3º dedos. A capacidade de fletir as articulações metacarpofalângicas desses dedos também é afetada porque os ramos digitais do nervo mediano suprem os 1º e 2º músculos lumbricais. A *mão simiesca* (Figura B3.32F) é uma deformidade na qual os movimentos do polegar são limitados à flexão e à extensão do polegar no plano da palma. Esse distúrbio é causado pela incapacidade de oposição e pela abdução limitada do polegar. O ramo recorrente do nervo mediano para os músculos tenares (ver Figura 3.86A) situa-se na tela subcutânea e pode ser seccionado por lacerações relativamente pequenas da eminência tenar. A secção desse nervo paralisa os músculos tenares e o polegar perde grande parte de sua utilidade.

Síndrome do túnel ulnar

Pode haver *compressão do nervo ulnar no punho*, onde ele passa entre o osso pisiforme e o hâmulo do osso hamato. A depressão entre esses ossos é convertida pelo ligamento piso-hamato em um túnel osteofibroso, o túnel ulnar (loja de Guyon) (ver

Figura 3.72B). A *síndrome do túnel ulnar* causa *hipoestesia* (sensibilidade ou tato (reduzidos) no dedo mínimo e metade medial do dedo anular e fraqueza dos músculos intrínsecos da mão.

Pode haver deformidade "em garra" dos dedos anular e mínimo (hiperextensão na articulação metacarpofalângica com flexão na articulação interfalângica proximal), mas – ao contrário da lesão proximal do nervo ulnar – a capacidade de fletir não é afetada e não há desvio radial da mão.

Neuropatia do guidão

As pessoas que percorrem longas distâncias de bicicleta com as mãos estendidas contra o guidão pressionam os hâmulos dos ossos hamatos, que comprimem os nervos ulnares (ver Figura 3.72B). Esse tipo de compressão nervosa, que foi denominado *neuropatia do guidão*, causa perda sensitiva na face medial da mão e fraqueza dos músculos intrínsecos da mão.

Lesão do nervo radial no braço e incapacidade da mão

Embora o nervo radial não inerve músculos na mão, sua lesão no braço pode causar grave incapacidade da mão. A limitação característica é a incapacidade de estender o punho por causa da *paralisia dos músculos extensores do antebraço*, todos inervados pelo nervo radial (ver Figura 3.63B; Quadro 3.11). A mão é fletida no punho e fica flácida, um distúrbio conhecido como *queda do punho* (ver "Lesão do nervo radial no braço" no boxe Anatomia clínica, anteriormente). Os dedos da mão relaxada também permanecem na posição fletida nas articulações metacarpofalângicas. A perda da capacidade de estender o punho influencia a correlação comprimento-tensão dos músculos flexores do punho e dos dedos da mão. Isso reduz substancialmente a força de preensão e o levantamento funcional.

As articulações interfalângicas podem ser estendidas fracamente graças à ação dos músculos lumbricais e interósseos intactos, que são supridos pelos nervos mediano e ulnar (Quadro 3.13). O nervo radial tem apenas uma pequena área de suprimento cutâneo exclusivo na mão. Assim, a extensão da anestesia é mínima, mesmo nas lesões graves do nervo radial, e geralmente é limitada a uma pequena área na parte lateral do dorso da mão.

Dermatoglifia

A ciência que estuda os desenhos das cristas da palma da mão, denominada *dermatoglifia*, é uma extensão útil do exame físico convencional das pessoas com algumas anomalias congênitas e doenças genéticas. Por exemplo, as pessoas com trissomia do 21 (síndrome de Down) têm dermatóglifos muito característicos. O mais conhecido deles é a única prega palmar transversal (prega simiesca); entretanto, cerca de 1% da população geral tem essa prega sem outras características clínicas da síndrome.

Lesões e incisões cirúrgicas na palma da mão

A localização dos arcos palmares superficial e profundo deve ser lembrada ao examinar lesões da palma e ao fazer incisões palmares. Além disso, é importante saber que o arco palmar superficial está no mesmo nível da extremidade distal da bainha comum dos músculos flexores (ver Figuras 3.79A e 3.83). Como já foi mencionado, as incisões ou lesões ao longo da superfície medial da eminência tenar podem lesar o ramo recorrente do nervo mediano para os músculos tenares (ver "Traumatismo do nervo mediano" neste boxe, anteriormente).

Pontos-chave: Mão

Movimentos: Os movimentos maiores (de maior amplitude) e mais fortes da mão e dos dedos (preensão, pinçamento, apontar etc.) são produzidos por músculos extrínsecos com ventres carnosos situados distantes da mão (perto do cotovelo) e tendões longos que entram na mão e nos dedos. ■ Os movimentos mais curtos, delicados e fracos (digitação, tocar instrumentos musicais e escrever) e o posicionamento dos dedos para os movimentos mais fortes são realizados principalmente pelos músculos intrínsecos.

Organização: Os músculos e tendões da mão são organizados em cinco compartimentos fasciais: dois compartimentos radiais (tenar e adutor) que servem o polegar; um compartimento ulnar (hipotenar) que serve o dedo mínimo; e dois compartimentos mais centrais que suprem os quatro dedos mediais (um palmar para os tendões dos músculos flexores longos e lumbricais, outro profundo entre os ossos metacarpais para os músculos interósseos).

Músculos: A maior massa de músculos intrínsecos é dedicada ao polegar, que é muito móvel. Na verdade, quando também são considerados os músculos extrínsecos, o polegar tem oito músculos que produzem e controlam a ampla gama de movimentos que distinguem a mão humana. ■ Os músculos interósseos produzem muitos movimentos: os interósseos dorsais (e abdutores do polegar e dedo mínimo) abduzem os dedos, enquanto os interósseos palmares (e adutor do polegar) os aduzem. Os dois movimentos ocorrem nas articulações metacarpofalângicas. ■ Agindo em conjunto com os músculos lumbricais, os Mm. interósseos fletem as articulações metacarpofalângicas e estendem as articulações interfalângicas dos quatro dedos mediais (o movimento em Z).

Pontos-chave: (continuação)

Vascularização: A vascularização da mão é caracterizada por muitas anastomoses entre os vasos radiais e ulnares e entre os vasos palmares e dorsais. ■ As artérias da mão formam uma anastomose em torno das articulações coletivas do punho e da mão. Assim, geralmente há sangue para todas as partes da mão em todas as posições e também durante ações (preensão ou compressão) que poderiam comprometer principalmente as estruturas palmares. ■ As artérias dos dedos também são caracterizadas por sua capacidade de constrição durante a exposição ao frio para reter o calor e de dilatação (quando há sudorese da mão) para eliminar o excesso de calor. ■ A rede venosa dorsal superficial é usada com frequência para administração intravenosa de soluções.

Inervação: Ao contrário dos dermátomos do tronco e das regiões proximais dos membros, as zonas de inervação cutânea e os papéis da inervação motora são bem definidos, assim como os déficits funcionais. ■ Em termos de estrutura intrínseca, o nervo radial é sensitivo apenas via seu ramo superficial para o dorso da mão. ■ O nervo mediano é mais importante para a função do polegar e a sensibilidade dos três dedos e meio laterais e da palma adjacente, enquanto o nervo ulnar supre o restante. ■ Os músculos intrínsecos da mão formam o miótomo T1. ■ Os nervos e vasos palmares são dominantes, suprindo não apenas a face palmar mais sensível e funcional, mas também a face dorsal da parte distal dos dedos (leitos ungueais).

ARTICULAÇÕES DO MEMBRO SUPERIOR

O *movimento do cíngulo do membro superior* inclui as articulações esternoclavicular, acromioclavicular e do ombro (glenoumeral) (Figura 3.92), que geralmente se movimentam ao mesmo tempo. Distúrbios funcionais em qualquer uma das articulações comprometem os movimentos do cíngulo do membro superior. A mobilidade da escápula é essencial para o movimento livre do membro superior. A clavícula forma um suporte que mantém a escápula, portanto, a articulação do ombro, afastada do tórax, para que possa se movimentar com liberdade. A clavícula determina o raio de rotação do ombro (metade do cíngulo do membro superior e articulação do ombro) na articulação EC. O movimento de 15 a 20° da articulação AC permite o posicionamento da cavidade glenoidal necessário para os movimentos do braço.

Ao *testar a amplitude de movimento do cíngulo do membro superior*, devem-se considerar os movimentos escapulotorácicos (movimento da escápula sobre a parede torácica) e glenoumerais. Embora os 30° iniciais de abdução possam ocorrer sem movimento da escápula, no movimento geral de elevação completa do braço, o movimento ocorre em uma razão de 2:1. Para cada 3° de elevação, aproximadamente 2°

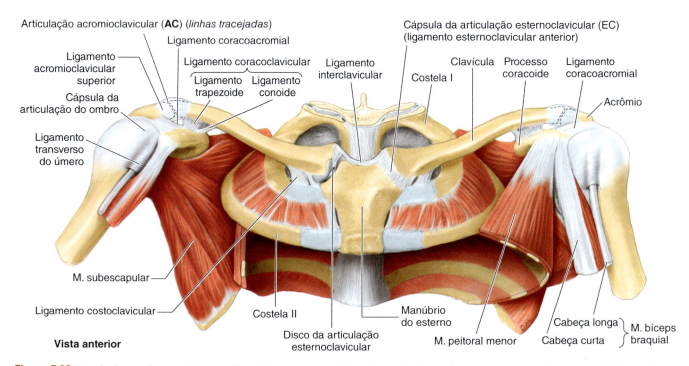

Figura 3.92 Cíngulo do membro superior e tendões e ligamentos associados. O cíngulo do membro superior é um anel ósseo parcial (incompleto na parte posterior) formado pelo manúbrio do esterno, clavícula e escápula. As articulações associadas a esses ossos são a esternoclavicular, a acromioclavicular e a do ombro. O cíngulo é o local de inserção do esqueleto apendicular superior ao esqueleto axial e atua como a base móvel de operação do membro superior.

ocorrem na articulação do ombro e 1° na articulação escapulotorácica fisiológica.

Portanto, quando o membro superior for elevado de modo que o braço fique na vertical ao lado da cabeça (180° de abdução ou flexão do braço), 120° ocorrem na articulação do ombro e 60°, na articulação escapulotorácica. Isso é conhecido como **ritmo escapuloumeral** (ver Figura 3.94C). Os movimentos importantes do cíngulo do membro superior são os movimentos escapulares (Quadro 3.5): elevação e depressão, protração (movimento lateral ou anterior da escápula) e retração (movimento medial ou posterior da escápula), e rotação da escápula.

Articulação esternoclavicular

A **articulação esternoclavicular (EC)** é sinovial e selar, mas funciona como esferóidea. A articulação EC é dividida em dois compartimentos por um *disco articular*. O disco está firmemente fixado aos *ligamentos esternoclaviculares anterior e posterior*, espessamentos da membrana fibrosa da cápsula articular, e também ao *ligamento interclavicular* (Figura 3.92).

A grande força da articulação EC é consequente a essas inserções. Assim, embora o disco articular absorva o choque das forças provenientes do membro superior e transmitidas ao longo da clavícula, a luxação da clavícula é rara, enquanto a fratura da clavícula é comum.

A articulação EC é a única entre o membro superior e o esqueleto axial, e pode ser facilmente palpada porque a extremidade esternal da clavícula situa-se superiormente ao manúbrio do esterno.

FACES ARTICULARES DA ARTICULAÇÃO ESTERNOCLAVICULAR

A extremidade esternal da clavícula articula-se com o manúbrio e a 1ª cartilagem costal. As faces articulares são cobertas por fibrocartilagem.

CÁPSULA DA ARTICULAÇÃO ESTERNOCLAVICULAR

A *cápsula articular* circunda a articulação EC, aí incluída a epífise na extremidade esternal da clavícula. Está fixada às margens das faces articulares, inclusive à periferia do disco articular. Uma *membrana sinovial* reveste a face interna da *membrana fibrosa da cápsula articular*, estendendo-se até as margens das faces articulares.

LIGAMENTOS DA ARTICULAÇÃO ESTERNOCLAVICULAR

A resistência da articulação EC depende de seus ligamentos e de seu disco articular. **Ligamentos esternoclaviculares anteriores** e **posteriores** reforçam a cápsula articular nas partes anterior e posterior. O **ligamento interclavicular** fortalece a cápsula superiormente. Estende-se da extremidade esternal de uma clavícula até a extremidade esternal da outra clavícula. No intervalo, também está fixado à margem superior do manúbrio. O **ligamento costoclavicular** fixa a face inferior da extremidade esternal da clavícula à costela I e sua cartilagem costal, limitando a elevação do cíngulo do membro superior.

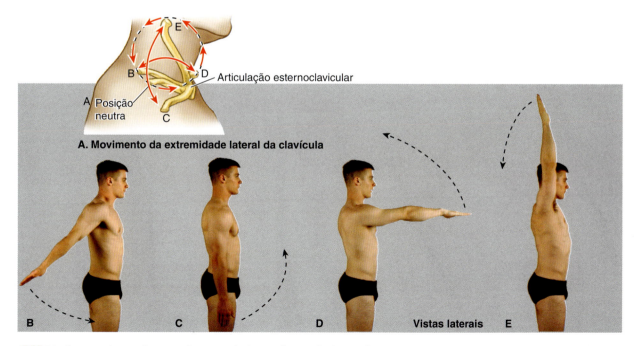

Figura 3.93 Movimentos do membro superior nas articulações do cíngulo do membro superior. **A.** Amplitude de movimento da extremidade lateral da clavícula permitida por movimentos na articulação esternoclavicular. As *letras* indicam a disposição da clavícula durante as quatro posições do membro mostradas nas partes **B** a **D**. Os movimentos indicados pelas *setas de pontas duplas* são D↔B, protração–retração; E↔C, elevação–depressão. **B** a **E.** A circundução do membro superior requer movimentos coordenados do cíngulo do membro superior e da articulação do ombro. Início com o membro estendido, cíngulo retraído (**B**); posição neutra (**C**); membro fletido, cíngulo protraído (**D**); e, por fim, membro e cíngulo elevados (**E**). *Setas tracejadas* (em **B** a **E**), movimento de circundução iniciando da posição mostrada.

MOVIMENTOS DA ARTICULAÇÃO ESTERNOCLAVICULAR

Embora a articulação EC seja muito forte, é bastante móvel para permitir movimentos do cíngulo do membro superior e do próprio membro superior (Figuras 3.93 e 3.94D). Durante a elevação completa do membro, a clavícula é levantada até um ângulo aproximado de 60°. Quando a elevação é obtida por flexão, é acompanhada por rotação da clavícula ao redor de seu eixo longitudinal. A articulação EC também pode ser movimentada anterior ou posteriormente em uma amplitude de até 25 a 30°. Embora não seja um movimento habitual, exceto talvez durante a prática de calistenia (um tipo de exercício físico), é capaz de realizar esses movimentos sequencialmente, movimentando a extremidade acromial ao longo de um trajeto circular – uma forma de *circundução*.

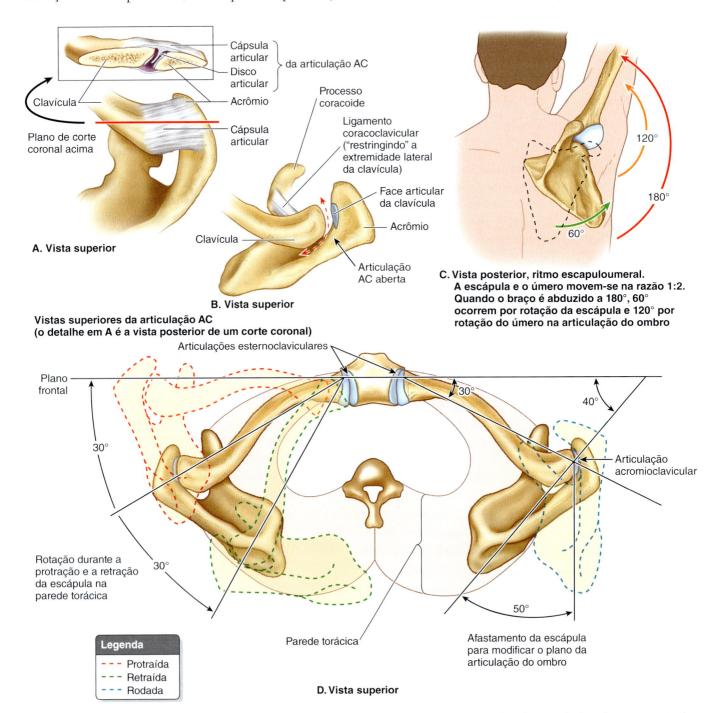

Figura 3.94 Articulações acromioclavicular, escapulotorácica e esternoclavicular. A. Articulação acromioclavicular (AC) direita. Observe que a cápula articular tem um disco articular parcial (**detalhe**). **B.** Ação do ligamento coracoclavicular. Enquanto esse ligamento estiver intacto com a clavícula aprisionada ao processo coronoide, o acrômio da escápula não pode ser deslocado inferiormente à clavícula. O ligamento, porém, permite a protração e a retração do acrômio. **C.** A rotação da escápula na "articulação escapulotorácica" é um componente essencial da abdução do membro superior. **D.** Movimentos claviculares nas articulações EC e AC. Esses movimentos permitem a protração e a retração da escápula sobre a parede torácica (*linhas tracejadas vermelha e verde*) e a ocorrência de escápula alada (*linha tracejada azul*). Movimentos semelhantes ocorrem durante elevação, depressão e rotação da escápula. Os últimos movimentos são mostrados no Quadro 3.5, que também indica os músculos específicos responsáveis por esses movimentos.

VASCULARIZAÇÃO DA ARTICULAÇÃO ESTERNOCLAVICULAR

A articulação EC é suprida pelas artérias torácica interna e supraescapular (ver Figura 3.41).

INERVAÇÃO DA ARTICULAÇÃO ESTERNOCLAVICULAR

Ramos do nervo supraclavicular medial e do nervo para o músculo subclávio suprem a articulação EC (Figura 3.46; Quadro 3.8).

Articulação acromioclavicular

A **articulação acromioclavicular** (articulação AC) é sinovial plana, localizada 2 a 3 cm distante da "ponta" do ombro formada pela parte lateral do acrômio (Figuras 3.92 e 3.94A).

FACES ARTICULARES DA ARTICULAÇÃO ACROMIOCLAVICULAR

A extremidade acromial da clavícula articula-se com o acrômio da escápula. As faces articulares, cobertas por fibrocartilagem, são separadas por um *disco articular* cuneiforme incompleto.

CÁPSULA DA ARTICULAÇÃO ACROMIOCLAVICULAR

A *membrana fibrosa da cápsula articular*, semelhante a uma bainha relativamente frouxa, está fixada às margens das faces articulares. Uma *membrana sinovial* reveste a membrana fibrosa. Embora seja relativamente fraca, a parte superior da cápsula articular é fortalecida por fibras do músculo trapézio.

LIGAMENTOS DA ARTICULAÇÃO ACROMIOCLAVICULAR

O **ligamento acromioclavicular** é uma faixa fibrosa que se estende do acrômio até a clavícula e fortalece a articulação AC superiormente (Figuras 3.92 e 3.95A). No entanto, a integridade da articulação é mantida por ligamentos extrínsecos, distantes da articulação propriamente dita.

O **ligamento coracoclavicular** consiste em um forte par de faixas que unem o processo coracoide da escápula à clavícula, fixando a clavícula ao processo coracoide. O ligamento coracoclavicular é constituído de dois ligamentos, conoide e trapezoide, que não raro são separados por uma bolsa em relação à extremidade lateral do músculo subclávio. O **ligamento conoide** mais vertical e em posição medial é um triângulo invertido (cone), cujo ápice situa-se inferiormente, onde está fixado à raiz do *processo coracoide*. A inserção larga (base do triângulo) situa-se no *tubérculo conoide* na face inferior da clavícula. O **ligamento trapezoide**, quase horizontal, está fixado à face superior do processo coracoide e estende-se lateralmente até a linha trapezóidea na face inferior da clavícula. Além de aumentar a articulação AC, o ligamento coracoclavicular é o meio pelo qual a escápula e o membro livre são (passivamente) suspensos pelo suporte clavicular.

MOVIMENTOS DA ARTICULAÇÃO ACROMIOCLAVICULAR

O acrômio da escápula gira sobre a extremidade acromial da clavícula. Esses movimentos estão associados ao movimento na articulação escapulotorácica fisiológica (Figuras 3.27, 3.93 e 3.94; Quadro 3.5). Os ossos que se articulam para mover a articulação AC não são unidos por músculos; os músculos toracoapendiculares que se fixam à escápula e a movem causam o movimento do acrômio sobre a clavícula.

VASCULARIZAÇÃO DA ARTICULAÇÃO ACROMIOCLAVICULAR

A articulação AC é irrigada pelas artérias supraescapular e toracoacromial (ver Figura 3.41).

INERVAÇÃO DA ARTICULAÇÃO ACROMIOCLAVICULAR

Em consonância com a lei de Hilton (as articulações são supridas por ramos articulares dos nervos para os músculos que atuam na articulação), os nervos peitoral lateral e axilar suprem a articulação AC (Figura 3.46; Quadro 3.8). Mas, de acordo com a localização subcutânea da articulação e o fato de que nenhum músculo a cruza, a inervação da articulação AC também é propiciada pelo nervo supraclavicular lateral cutâneo, uma inervação mais típica na parte distal do membro.

Articulação do ombro (glenoumeral)

A articulação do ombro é sinovial do tipo esferóidea que possibilita grande amplitude de movimento; sua mobilidade, porém, torna-a relativamente instável.

FACES ARTICULARES DA ARTICULAÇÃO DO OMBRO

A *cabeça do úmero*, grande e redonda, articula-se com a *cavidade glenoidal* da escápula (Figuras 3.96 e 3.97), que é relativamente rasa, mas o **lábio glenoidal**, uma estrutura fibrocartilagínea e anular, aprofunda discreta mas efetivamente essa cavidade. As duas faces articulares são cobertas por cartilagem hialina.

A cavidade glenoidal acomoda pouco mais de um terço da cabeça do úmero, que é mantida na cavidade pelo tônus dos músculos do manguito rotador musculotendíneo, ou SIRS (Mm. supraespinal, infraespinal, redondo menor e subescapular) (Figuras 3.31 e 3.96B; Quadro 3.6).

CÁPSULA DA ARTICULAÇÃO DO OMBRO

A *membrana fibrosa frouxa da cápsula articular* circunda a articulação do ombro e se fixa medialmente à margem da cavidade glenoidal e lateralmente ao colo anatômico do úmero (Figura 3.97A e B). Superiormente, essa parte da cápsula articular invade a raiz do processo coracoide, de tal modo que a membrana fibrosa da cápsula articular envolve a inserção proximal da cabeça longa do músculo bíceps braquial ao tubérculo supraglenoidal da escápula dentro da articulação.

A cápsula articular tem duas aberturas: (1) uma abertura entre os tubérculos do úmero para passagem do tendão da

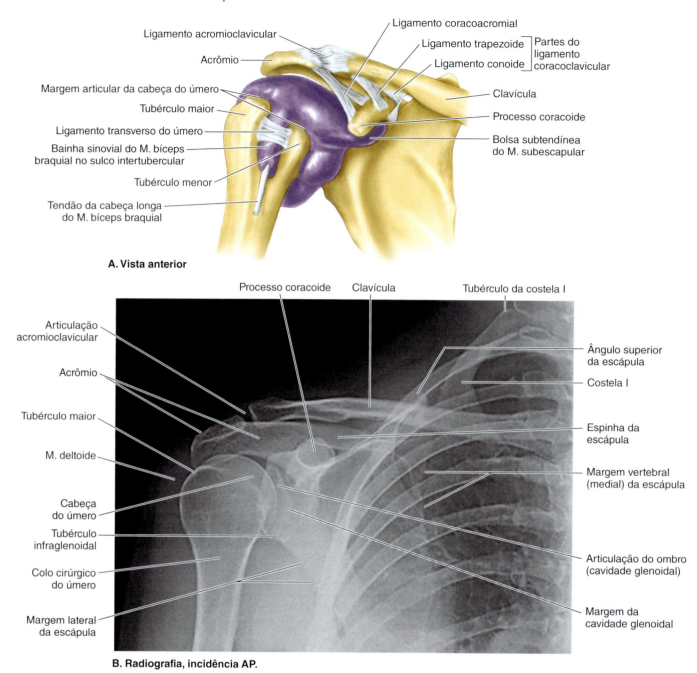

Figura 3.95 Articulação do ombro. **A.** Membrana sinovial. A extensão da membrana sinovial da articulação do ombro é demonstrada nesta peça na qual se injetou látex roxo na cavidade articular e se removeu a membrana fibrosa da cápsula articular. A cavidade articular tem duas extensões: uma que forma a bainha sinovial para o tendão da cabeça longa do músculo bíceps braquial no sulco intertubercular do úmero, e a outra, inferior ao processo coracoide, que é contínua com a bolsa subtendínea do músculo subescapular, entre o tendão do músculo subescapular e a margem da cavidade glenoidal. Também podem ser vistos a cápsula articular e os ligamentos intrínsecos da articulação acromioclavicular. **B.** Radiografia na posição anatômica. Observe a superposição da cabeça do úmero e da cavidade glenoidal, encobrindo o plano articular porque a escápula não está no plano coronal (portanto, a cavidade glenoidal é oblíqua, em vez de estar no plano sagital).

cabeça longa do músculo bíceps braquial (Figura 3.95A) e (2) uma abertura situada anteriormente, inferior ao processo coracoide, que permite a comunicação entre a *bolsa subescapular* e a cavidade sinovial da articulação. A parte inferior da cápsula articular, a única parte não reforçada pelos músculos do manguito rotador, é a área mais fraca. Aqui a cápsula é bastante frouxa e forma pregas quando o braço é aduzido; mas é tensionada quando o braço é abduzido.

A *membrana sinovial* reveste a face interna da membrana fibrosa da cápsula articular e é refletida sobre o lábio glenoidal e o úmero, até a margem articular da cabeça (Figuras 3.95A, 3.96A e 3.97A).

A membrana sinovial também forma uma bainha tubular para o tendão da cabeça longa do músculo bíceps braquial, que está situado no sulco intertubercular do úmero e segue até a cavidade articular (Figura 3.95A).

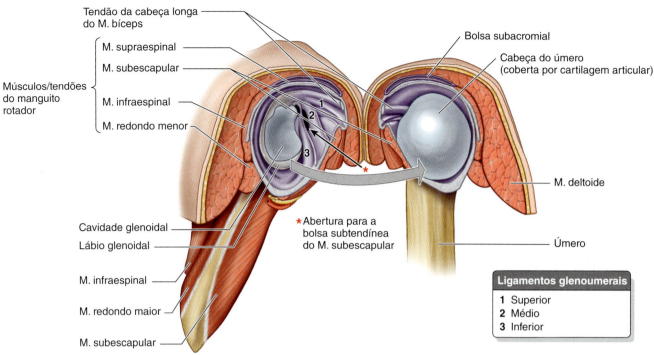

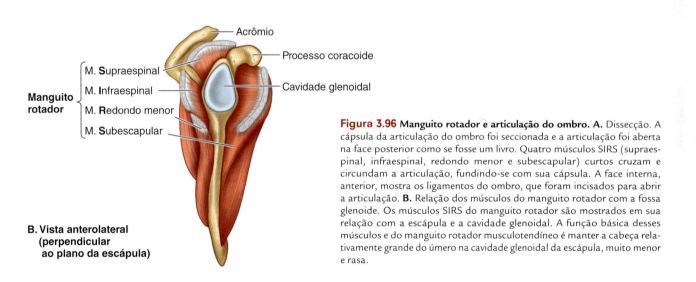

Figura 3.96 Manguito rotador e articulação do ombro. **A.** Dissecção. A cápsula da articulação do ombro foi seccionada e a articulação foi aberta na face posterior como se fosse um livro. Quatro músculos SIRS (supraespinal, infraespinal, redondo menor e subescapular) curtos cruzam e circundam a articulação, fundindo-se com sua cápsula. A face interna, anterior, mostra os ligamentos do ombro, que foram incisados para abrir a articulação. **B.** Relação dos músculos do manguito rotador com a fossa glenoide. Os músculos SIRS do manguito rotador são mostrados em sua relação com a escápula e a cavidade glenoidal. A função básica desses músculos e do manguito rotador musculotendíneo é manter a cabeça relativamente grande do úmero na cavidade glenoidal da escápula, muito menor e rasa.

LIGAMENTOS DA ARTICULAÇÃO DO OMBRO

Os ligamentos glenoumerais, que fortalecem a face anterior da cápsula articular, e o ligamento coracoumeral, que fortalece a cápsula articular superiormente, são ligamentos intrínsecos – ou seja, parte da membrana fibrosa da cápsula articular (Figuras 3.96A e 3.97B).

Os **ligamentos glenoumerais** são três faixas fibrosas, evidentes apenas na face interna da cápsula, que reforçam a parte anterior da cápsula articular. Esses ligamentos irradiam-se lateral e inferiormente a partir do lábio glenoidal no tubérculo supraglenoidal da escápula e fundem-se distalmente à membrana fibrosa da cápsula quando esta se fixa ao colo anatômico do úmero.

O **ligamento coracoumeral** é uma faixa larga e forte que vai da base do processo coracoide até a face anterior dos tubérculos maior e menor do úmero (Figura 3.97B).

O **ligamento transverso do úmero** é uma faixa fibrosa larga que segue mais ou menos obliquamente do tubérculo maior até o tubérculo menor do úmero, transpondo o sulco intertubercular (Figuras 3.95A e 3.97B). O ligamento converte o sulco em um canal, que mantém a bainha sinovial e o tendão do músculo bíceps braquial no lugar durante movimentos da articulação do ombro.

O **arco coracoacromial** é uma estrutura extrínseca, protetora, formada pela face inferior lisa do *acrômio* e do *processo coracoide* da escápula, com o **ligamento**

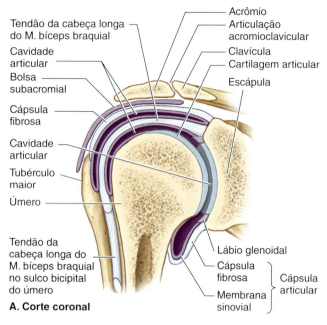
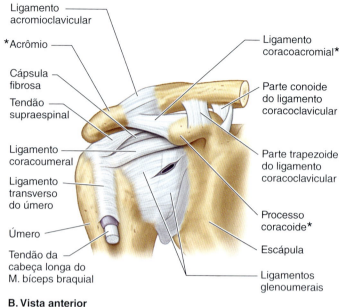
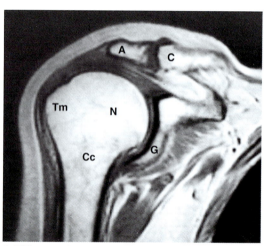

Figura 3.97 Cápsulas e ligamentos das articulações do ombro e acromioclavicular. A. Ossos, faces articulares, cápsula articular, cavidade das articulações e bolsa subacromial. **B.** Ligamentos acromioclavicular, coracoumeral e glenoumeral. Embora sejam mostrados na face externa da cápsula articular, os ligamentos glenoumerais são, na verdade, observados na face interna da articulação (como na Figura 3.94A). Esses ligamentos reforçam a face anterior da cápsula da articulação do ombro e o ligamento coracoumeral reforça a parte superior da cápsula. **C.** RM coronal mostrando as articulações do ombro e AC direitas. *A*, acrômio; *C*, clavícula; *G*, cavidade glenoidal; *Tm*, tubérculo maior do úmero; *N*, cabeça do úmero; *Cc*, colo cirúrgico do úmero.

coracoacromial entre eles (Figura 3.97B). Essa estrutura osteoligamentar forma um arco protetor situado sobre a cabeça do úmero, impedindo seu deslocamento superior da cavidade glenoidal. O arco coracoacromial é tão forte que um forte impulso superior do úmero não causa sua fratura; o corpo do úmero ou a clavícula sofrem fratura primeiro.

Ao transmitir a força superiormente ao longo do úmero (p. ex., ao ficar de pé à frente de uma mesa e sustentar parcialmente o peso do corpo com os braços estendidos), a cabeça do úmero é pressionada contra o arco coracoacromial. O músculo supraespinal passa sob esse arco e situa-se profundamente ao músculo deltoide quando seu tendão se funde à cápsula da articulação do ombro como parte do manguito rotador (Figura 3.96).

O movimento do tendão do músculo supraespinal, que segue até o tubérculo maior do úmero, é facilitado quando passa sob a **bolsa subacromial** (Figura 3.97A), situada entre o arco superiormente e o tendão e o tubérculo inferiormente.

MOVIMENTOS DA ARTICULAÇÃO DO OMBRO

A articulação do ombro tem mais liberdade de movimento do que qualquer outra articulação do corpo. Essa liberdade resulta da frouxidão de sua cápsula articular e do grande tamanho da cabeça do úmero em comparação com o pequeno tamanho da cavidade glenoidal. A articulação do ombro permite movimentos ao redor de três eixos, possibilitando flexão–extensão, abdução–adução, rotação (medial e lateral) do úmero e circundução (Figura 3.98).

A rotação lateral do úmero aumenta a amplitude de abdução. Quando o braço é abduzido sem rotação, a face articular disponível se esgota e o tubérculo maior toca o *arco coracoacromial*, evitando a continuação da abdução. Se o braço então for girado 180° lateralmente, os tubérculos giram posteriormente e aumentam a face articular para continuar a elevação.

A *circundução* na articulação do ombro é uma sequência ordenada de flexão, abdução, extensão e adução – ou o inverso

Capítulo 3 ■ Membro Superior

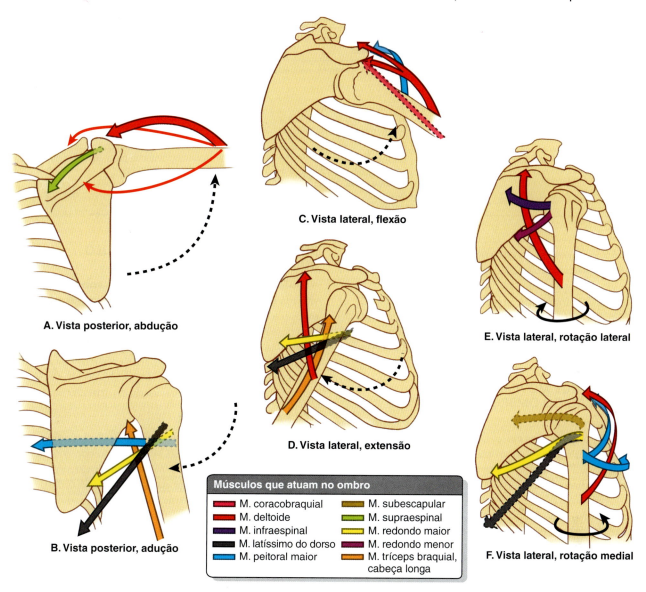

Músculos que atuam no ombro
- M. coracobraquial
- M. deltoide
- M. infraespinal
- M. latíssimo do dorso
- M. peitoral maior
- M. subescapular
- M. supraespinal
- M. redondo maior
- M. redondo menor
- M. tríceps braquial, cabeça longa

Figura 3.98 Movimentos da articulação do ombro.

Quadro 3.17 Movimentos da articulação do ombro.

Movimento (função)	Agonista(s) primário(s) (a partir da posição neutra)	Sinergistas	Observações
Flexão	M. peitoral maior (parte clavicular); M. deltoide (partes clavicular e acromial anterior)	M. coracobraquial (auxiliado pelo M. bíceps braquial)	A partir da posição completamente estendida até seu próprio plano (coronal); a parte esternocostal do M. peitoral maior é uma força importante
Extensão	M. deltoide (parte espinal)	M. redondo maior; M. latíssimo do dorso; cabeça longa do M. tríceps braquial	O M. latíssimo do dorso (parte esternocostal do M. peitoral maior e cabeça longa do M. tríceps braquial) atua a partir da posição de flexão completa até seus próprios planos (coronais)
Abdução	M. deltoide (como um todo, mas principalmente a parte acromial)	M. supraespinal	O M. supraespinal é importante principalmente no início do movimento; além disso, a rotação superior da escápula ocorre durante todo o movimento e é uma contribuição significativa
Adução	M. peitoral maior; M. latíssimo do dorso	M. redondo menor; cabeça longa do M. tríceps braquial	Na posição ortostática e sem resistência, a gravidade é o agonista primário
Rotação medial	M. subescapular	M. peitoral maior; M. deltoide (parte clavicular); M. latíssimo do dorso; M. redondo maior	Com o braço elevado, os "sinergistas" tornam-se mais importantes do que os agonistas primários
Rotação lateral	M. infraespinal	M. redondo menor; M. deltoide (parte espinal)	

(continua)

Quadro 3.17 Movimentos da articulação do ombro. (*Continuação*)

Movimento (função)	Agonista(s) primário(s) (a partir da posição neutra)	Sinergistas	Observações
Tensores da cápsula articular (para manter a cabeça do úmero na cavidade glenoidal)	M. subescapular; M. infraespinal (simultaneamente)	M. supraespinal; M. redondo menor	Músculos do manguito rotador (SIRS) agindo juntos; em "repouso", seu tônus mantém adequadamente a integridade da articulação
Resistência ao deslocamento inferior (músculos direcionais)	M. deltoide (como um todo)	Cabeça longa do M. tríceps braquial; M. coracobraquial; cabeça curta do M. bíceps braquial	Usados principalmente para carregar objetos pesados (malas, baldes)

(Figura 3.93). Exceto se forem realizados em pequena amplitude, esses movimentos não ocorrem só na articulação do ombro; são acompanhados por movimentos das outras duas articulações do cíngulo do membro superior (EC e AC). O enrijecimento ou a fixação das articulações do cíngulo do membro superior (*anquilose*) resulta em grande restrição da amplitude de movimento, ainda que a articulação do ombro seja normal.

MÚSCULOS QUE MOVIMENTAM A ARTICULAÇÃO DO OMBRO

Os movimentos da articulação do ombro e os músculos responsáveis por eles – os *músculos toracoapendiculares*, que podem ter ação indireta na articulação (*i. e.*, atuam sobre o cíngulo do membro superior), e os *músculos escapuloumerais*, que têm ação direta sobre a articulação do ombro (Quadros 3.3 a 3.6) – são ilustrados na Figura 3.98 e relacionados no Quadro 3.17. No quadro também são listados outros músculos que servem à articulação do ombro como músculos direcionais, resistindo à luxação sem efetuar movimento na articulação (p. ex., ao carregar mala pesada), ou que mantêm a grande cabeça do úmero na cavidade glenoidal relativamente rasa.

VASCULARIZAÇÃO DA ARTICULAÇÃO DO OMBRO

A articulação do ombro é suprida pelas *artérias circunflexas umerais anterior* e *posterior* e ramos da *artéria supraescapular* (Figura 3.41; Quadro 3.7).

INERVAÇÃO DA ARTICULAÇÃO DO OMBRO

Os nervos supraescapular, axilar e peitoral lateral suprem a articulação do ombro (Quadro 3.8).

BOLSAS AO REDOR DA ARTICULAÇÃO DO OMBRO

Há várias **bolsas** (cavidades saculares), que contêm películas capilares de *líquido sinovial* secretado pela membrana sinovial, perto da articulação do ombro. As bolsas estão situadas nos locais onde há atrito dos tendões contra o osso, os ligamentos ou outros tendões e onde a pele se move sobre uma proeminência óssea. As bolsas ao redor da articulação do ombro têm importância clínica especial porque algumas delas se comunicam com a cavidade articular (p. ex., a bolsa subtendínea do músculo subescapular). Consequentemente, a abertura de uma bolsa pode significar a entrada na cavidade da articulação do ombro.

BOLSA SUBTENDÍNEA DO MÚSCULO SUBESCAPULAR

A **bolsa subtendínea do músculo subescapular** está situada entre o tendão do músculo subescapular e o colo da escápula (Figura 3.95A). A bolsa protege o tendão quando este passa inferiormente à raiz do processo coracoide e sobre o colo da escápula. Em geral comunica-se com a cavidade da articulação do ombro através de uma abertura na membrana fibrosa da cápsula articular (Figura 3.96A); assim, é, na verdade, uma extensão da cavidade da articulação do ombro.

BOLSA SUBACROMIAL

Às vezes denominada *bolsa subdeltóidea*, a **bolsa subacromial*** está situada entre o acrômio, o ligamento coracoacromial e o músculo deltoide superiormente e o tendão do músculo supraespinal e a cápsula articular da articulação do ombro inferiormente (Figura 3.97A). Assim, facilita o movimento do tendão do músculo supraespinal sob o arco coracoacromial e do músculo deltoide sobre a cápsula da articulação do ombro e o tubérculo maior do úmero. Seu tamanho varia, mas normalmente não se comunica com a cavidade da articulação do ombro.

Articulação do cotovelo

A **articulação do cotovelo**, uma articulação sinovial do tipo gínglimo, está situada 2 a 3 cm inferior aos epicôndilos do úmero (Figura 3.99).

FACES ARTICULARES DA ARTICULAÇÃO DO COTOVELO

A *tróclea*, que tem forma de carretel, e o *capítulo* do úmero, esferoide, articulam-se com a *incisura troclear* da ulna e a face superior ligeiramente côncava da *cabeça do rádio*, respectivamente; portanto, existem articulações umeroulnar e umerorradial. As faces articulares, cobertas por cartilagem hialina, são mais congruentes quando o antebraço está a meio caminho entre a pronação e a supinação, fletido em ângulo reto.

CÁPSULA DA ARTICULAÇÃO DO COTOVELO

A *membrana fibrosa da cápsula articular* envolve a articulação do cotovelo (Figura 3.99A e C). Está fixada ao úmero nas

---

*N.R.T.: O FCAT (Federative Committee on Anatomical Terminology) lista as bolsas subacromial e subdeltóidea como estruturas diferentes.

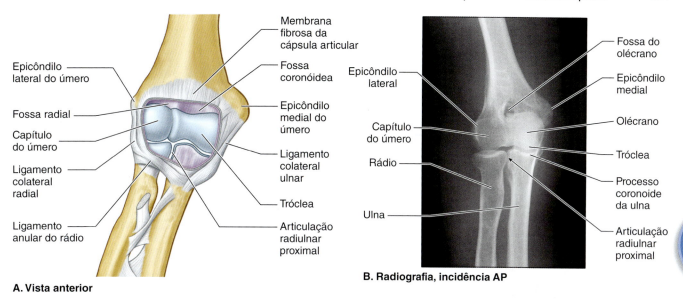

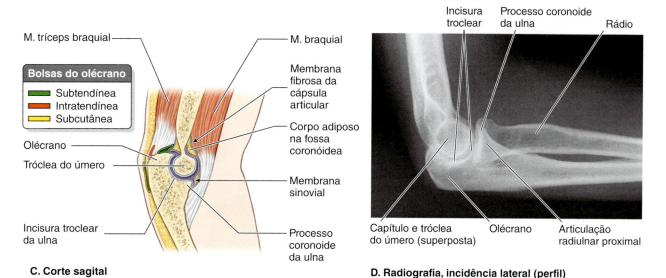

Figura 3.99 Articulações do cotovelo e radiulnar proximal. **A.** Cápsula articular. A face anterior fina da cápsula articular foi removida para mostrar as faces articulares internas dos ossos. Os fortes ligamentos colaterais foram preservados. **B.** Radiografia da articulação do cotovelo estendida. **C.** Articulação umeroulnar e bolsas olecranianas. **D.** Radiografia da articulação do cotovelo flexionado.

margens das extremidades lateral e medial das faces articulares do capítulo do úmero e da tróclea. Anterior e posteriormente é levada em sentido superior, proximal às fossas coronóidea e do olécrano.

A *membrana sinovial* reveste a face interna da membrana fibrosa da cápsula e as partes não articulares intracapsulares do úmero. Também é contínua inferiormente com a membrana sinovial da articulação radiulnar proximal. A cápsula articular é fraca nas partes anterior e posterior, mas é fortalecida de cada lado por ligamentos colaterais.

LIGAMENTOS DA ARTICULAÇÃO DO COTOVELO

Os ligamentos colaterais da articulação do cotovelo são faixas triangulares fortes, que são espessamentos mediais e laterais da membrana fibrosa da cápsula articular (Figuras 3.99A e 3.100). O **ligamento colateral radial** lateral, semelhante a um leque, estende-se a partir do epicôndilo lateral do úmero e funde-se distalmente ao **ligamento anular do rádio**, que circunda e mantém a cabeça do rádio na incisura radial da ulna, forma a articulação radiulnar proximal e permite a pronação e a supinação do antebraço.

O **ligamento colateral ulnar**, medial e triangular, estende-se do epicôndilo medial do úmero até o processo coronoide e olécrano da ulna e consiste em três faixas: (1) a *faixa anterior semelhante a um cordão* é a mais forte, (2) a *faixa posterior semelhante a um leque* é a mais fraca, e (3) a *faixa oblíqua delgada* aprofunda a cavidade para a tróclea do úmero.

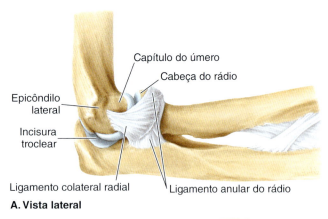

A. Vista lateral

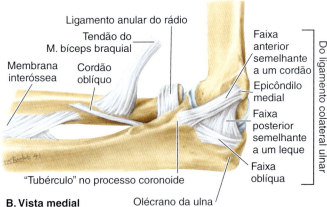

B. Vista medial

Figura 3.100 Ligamentos colaterais da articulação do cotovelo. **A.** Ligamentos colateral radial e anular. O ligamento colateral radial, em forma de leque, está fixado ao ligamento anular do rádio, mas suas fibras superficiais continuam até a ulna. **B.** Ligamento colateral ulnar. Este ligamento tem uma faixa (parte) anterior forte, redonda, semelhante a um cordão, que é tensionada quando a articulação do cotovelo é estendida, e uma faixa posterior fraca, semelhante a um leque, que é tensionada quando a articulação é fletida. As fibras oblíquas apenas aprofundam a cavidade para a tróclea do úmero.

MOVIMENTOS DA ARTICULAÇÃO DO COTOVELO

A articulação do cotovelo faz movimentos de flexão e extensão. O eixo longitudinal da ulna em extensão total forma um ângulo aproximado de 170° com o eixo longitudinal do úmero. Esse **ângulo de transporte** (Figura 3.101) é assim denominado em razão do ângulo formado entre o antebraço e o corpo quando se carrega algo, como um balde de água. A obliquidade da ulna e, portanto, do ângulo de transporte é mais acentuada em mulheres do que em homens (o ângulo é cerca de 10° mais agudo). Isso evita que os braços esbarrem na pelve feminina quando balançam ao caminhar. Na posição anatômica, o cotovelo está situado contra a cintura. O ângulo de transporte desaparece quando o antebraço está em pronação.

MÚSCULOS QUE MOVIMENTAM A ARTICULAÇÃO DO COTOVELO

Dezessete músculos cruzam o cotovelo e estendem-se até o antebraço e a mão, a maioria deles podendo afetar o movimento do cotovelo. Por sua vez, a função e a eficiência nos outros movimentos que efetuam são afetadas pela posição do cotovelo. Os *principais músculos flexores da articulação do cotovelo são o braquial e o bíceps braquial* (Figura 3.102). O músculo braquiorradial pode efetuar flexão rápida na ausência de resistência (mesmo quando há paralisia dos principais músculos flexores).

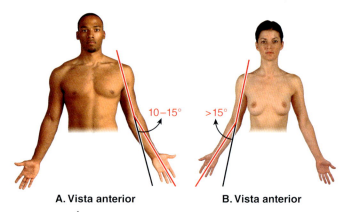

A. Vista anterior   B. Vista anterior

Figura 3.101 Ângulo de transporte da articulação do cotovelo. Este ângulo é formado pelos eixos do braço e do antebraço quando o cotovelo está completamente estendido. Observe que o antebraço diverge lateralmente e forma um ângulo que é maior na mulher. Diz-se que isso dá espaço para a pelve feminina, mais larga, quando os braços balançam durante a marcha; entretanto, não há diferença significativa em relação à função do cotovelo.

Normalmente, quando há resistência, os músculos braquiorradial e pronador redondo ajudam os principais flexores a produzir flexão mais lenta. O *principal extensor da articulação do cotovelo é o músculo tríceps braquial*, sobretudo a cabeça medial, com uma pequena ajuda do músculo ancôneo.

VASCULARIZAÇÃO DA ARTICULAÇÃO DO COTOVELO

As artérias que irrigam a articulação do cotovelo são derivadas da anastomose ao redor da articulação do cotovelo (ver Figura 3.53).

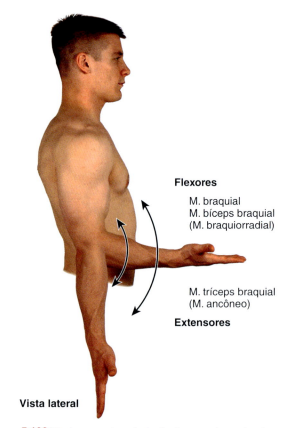

Vista lateral

Figura 3.102 Movimentos da articulação do cotovelo e músculos responsáveis.

INERVAÇÃO DA ARTICULAÇÃO DO COTOVELO

A articulação do cotovelo é suprida pelos nervos musculocutâneo, radial e ulnar (ver Figura 3.71; Quadro 3.13).

BOLSAS AO REDOR DA ARTICULAÇÃO DO COTOVELO

Apenas algumas das bolsas ao redor da articulação do cotovelo têm importância clínica. As três bolsas do olécrano são (Figuras 3.99C e 3.103):

1. **Bolsa intratendínea do olécrano**, que é encontrada algumas vezes no tendão do músculo tríceps braquial
2. **Bolsa subtendínea do músculo tríceps braquial**, que está localizada entre o olécrano e o tendão do músculo tríceps braquial, imediatamente proximal à sua inserção no olécrano
3. **Bolsa subcutânea do olécrano**, que está localizada no tecido conjuntivo subcutâneo sobre o olécrano.

A **bolsa bicipitorradial** (bolsa do M. bíceps braquial) separa o tendão deste músculo da parte anterior da tuberosidade do rádio e reduz o atrito contra ela.

Articulação radiulnar proximal

A articulação radiulnar **proximal (superior)** é sinovial, trocóidea e permite movimento da cabeça do rádio sobre a ulna (Figuras 3.99A, B e D e 3.104).

FACES ARTICULARES DA ARTICULAÇÃO RADIULNAR PROXIMAL

A cabeça do rádio articula-se com a incisura radial da ulna. A cabeça do rádio é mantida em posição pelo *ligamento anular do rádio*.

CÁPSULA DA ARTICULAÇÃO RADIULNAR PROXIMAL

A *membrana fibrosa da cápsula articular* envolve a articulação e é contínua com a da articulação do cotovelo. A *membrana*

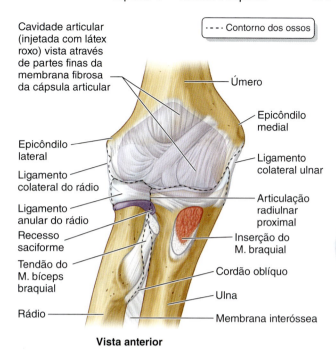

Figura 3.104 Articulação radiulnar proximal. O ligamento anular fixa-se à incisura radial da ulna, formando um colar ao redor da cabeça do rádio (Figura 3.105A) e criando uma articulação sinovial do tipo trocóidea. A cavidade articular é contínua com a cavidade da articulação do cotovelo, como mostra o látex azul injetado naquele espaço e observado através das partes finas da membrana fibrosa da cápsula, incluindo uma pequena área distal ao ligamento anular.

sinovial reveste a face profunda da membrana fibrosa e faces não articulares dos ossos. A membrana sinovial é um prolongamento inferior da membrana sinovial da articulação do cotovelo.

LIGAMENTOS DA ARTICULAÇÃO RADIULNAR PROXIMAL

O *ligamento anular* é forte e se fixa à ulna anterior e posteriormente à sua incisura radial, circunda as faces ósseas articulares e forma um colar que, em conjunto com a incisura radial, cria um anel que circunda toda a cabeça do rádio (Figuras 3.104 a 3.106). A face profunda do ligamento anular é revestida por membrana sinovial, que continua distalmente como um **recesso saciforme da articulação do cotovelo** no colo do rádio. Essa organização permite que o rádio gire dentro do ligamento anular sem restringir, distender ou romper a membrana sinovial.

MOVIMENTOS DA ARTICULAÇÃO RADIULNAR PROXIMAL

Durante a pronação e a supinação do antebraço, a cabeça do rádio gira dentro do colar formado pelo ligamento anular e a incisura radial da ulna. A **supinação** gira a palma anterior ou superiormente quando o antebraço é fletido (Figuras 3.105, 3.107 e 3.108). A **pronação** gira a palma posterior ou inferiormente quando o antebraço é fletido. O eixo desses movimentos segue em sentido proximal

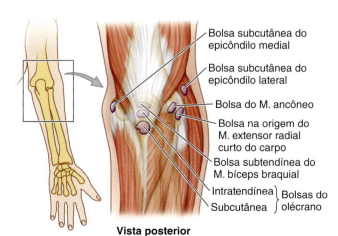

Figura 3.103 Bolsas ao redor da articulação do cotovelo. Das várias bolsas existentes ao redor do cotovelo, as bolsas do olécrano são as mais importantes do ponto de vista clínico. O traumatismo nessa área pode causar bursite.

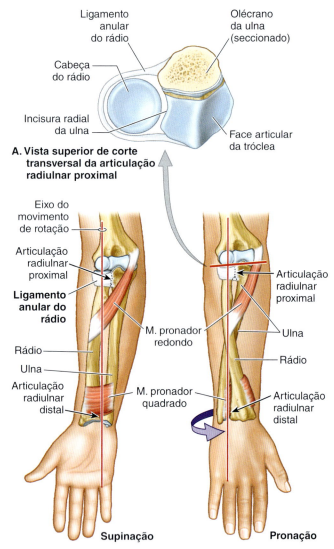

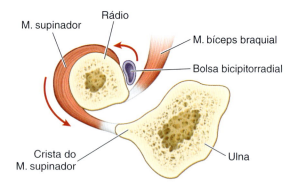

Figura 3.105 Supinação e pronação do antebraço. A. Relação do ligamento anular com ao cabeça do rádio. A cabeça do rádio gira na "cavidade" formada pelo ligamento anular e a incisura radial da ulna. **B.** Pronação e supinação. A supinação é o movimento do antebraço que gira o rádio lateralmente em torno de seu eixo longitudinal, de forma que o dorso da mão fique voltado posteriormente e a palma, anteriormente. A pronação é o movimento do antebraço, efetuado pelos músculos pronadores redondo e quadrado, que gira o rádio medialmente em torno de seu eixo longitudinal, de modo que a palma da mão fique voltada posteriormente e o dorso, anteriormente (ver Figuras 3.107 e 3.108). **C.** Ações dos músculos bíceps braquial e supinador na realização de supinação a partir da posição de pronação nas articulações radiulnares.

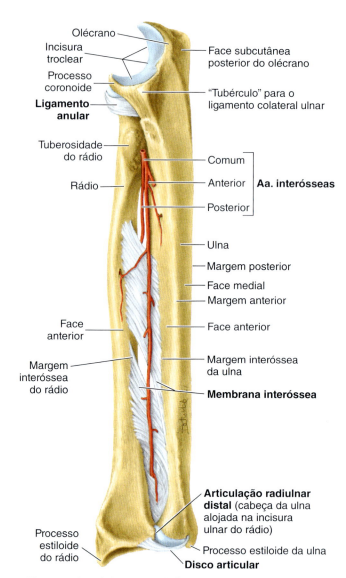

Vista medial, rádio em "posição de repouso (pronação média)" (a meio caminho entre a pronação e a supinação), de modo que a palma esteja voltada para o corpo

Figura 3.106 Ligamentos das articulações radiulnares e artérias interósseas. O ligamento da articulação radiulnar proximal é o ligamento anular. O ligamento da articulação radiulnar distal é o disco articular. A membrana interóssea une as margens interósseas do rádio e da ulna, formando a sindesmose radiulnar. A direção geral das fibras da membrana interóssea é tal que um impulso superior contra a mão recebido pelo rádio é transmitido para a ulna.

através do centro da cabeça do rádio e distal através do local de inserção do ápice do disco articular até a cabeça (processo estiloide) da ulna. Durante a pronação e a supinação, é o rádio que gira; sua cabeça roda dentro do colar caliciforme formado pelo ligamento anular e a incisura radial sobre a ulna. Na parte distal, a extremidade do rádio gira em torno da cabeça da ulna. Quase sempre, a supinação e a pronação são acompanhadas por movimentos sinérgicos das articulações do ombro e do cotovelo que produzem o movimento simultâneo da ulna, exceto quando o cotovelo é fletido.

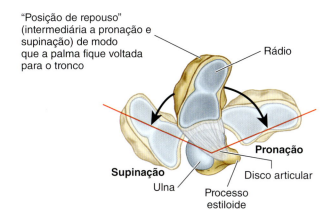

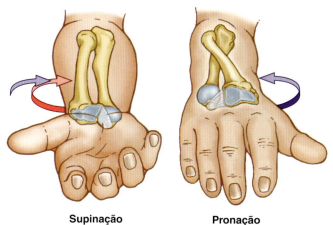

Figura 3.107 Movimentos da articulação radiulnar distal durante a supinação e a pronação do antebraço. A articulação radiulnar distal é sinovial do tipo trocóidea entre a cabeça da ulna e a incisura ulnar do rádio. A extremidade inferior do rádio move-se ao redor da extremidade relativamente fixa da ulna durante a supinação e a pronação da mão. Os dois ossos são unidos firmemente na região distal pelo disco articular, denominado clinicamente como ligamento triangular da articulação radiulnar distal. Este disco tem uma inserção larga ao rádio, mas uma inserção estreita ao processo estiloide da ulna, que serve como eixo para o movimento giratório.

MÚSCULOS QUE MOVIMENTAM A ARTICULAÇÃO RADIULNAR PROXIMAL

A *supinação* é produzida pelos músculos supinador (quando não há resistência) e bíceps braquial (quando há resistência e necessidade de força), com alguma ajuda dos músculos ELP e ERLC (Figura 3.105C). A *pronação* é efetuada pelos músculos pronador quadrado (primário) e pronador redondo (secundário) (Figura 3.105B), com algum auxílio dos músculos FRC, palmar longo e braquiorradial (quando o antebraço está na posição de pronação média).

VASCULARIZAÇÃO DA ARTICULAÇÃO RADIULNAR PROXIMAL

A articulação radiulnar proximal é suprida pela parte radial da *anastomose arterial periarticular do cotovelo* (*artérias colateral radial* e *colateral média* que se anastomosam com as *artérias radial* e *interóssea recorrente*, respectivamente) (ver Figura 3.69; Quadro 3.12).

INERVAÇÃO DA ARTICULAÇÃO RADIULNAR PROXIMAL

A articulação radiulnar proximal é suprida principalmente pelos *nervos musculocutâneo, mediano e radial*. A pronação é basicamente uma função do nervo mediano, enquanto a supinação é uma função dos nervos musculocutâneo e radial.

Articulação radiulnar distal

A **articulação radiulnar distal (inferior)** é sinovial e trocóidea (Figura 3.106). O rádio move-se ao redor da extremidade distal relativamente fixa da ulna.

FACES ARTICULARES DA ARTICULAÇÃO RADIULNAR DISTAL

A cabeça arredondada da ulna articula-se com a incisura ulnar na face medial da extremidade distal do rádio. Um **disco articular** triangular e fibrocartilagíneo da **articulação radiulnar distal** (às vezes denominado fibrocartilagem triangular ou "ligamento triangular" pelos clínicos) une as extremidades da ulna e do rádio e é a principal estrutura de união da articulação (Figuras 3.106, 3.107 e 3.109B). A base

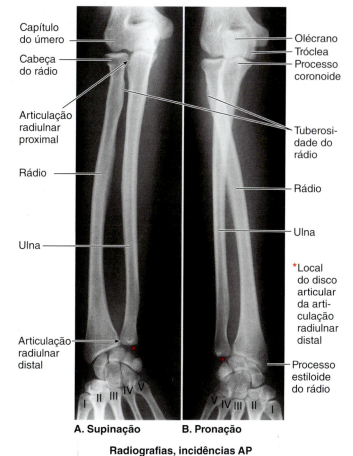

Figura 3.108 Radiografias das articulações radiulnares. A. Posição de supinação. O rádio e a ulna são paralelos. **B.** Posição de pronação. Durante a pronação, a extremidade inferior do rádio move-se anterior e medialmente em torno da extremidade inferior da ulna, levando junto com a mão. Assim, na posição de pronação, o rádio cruza a ulna anteriormente. *I* a *V*, ossos metacarpais.

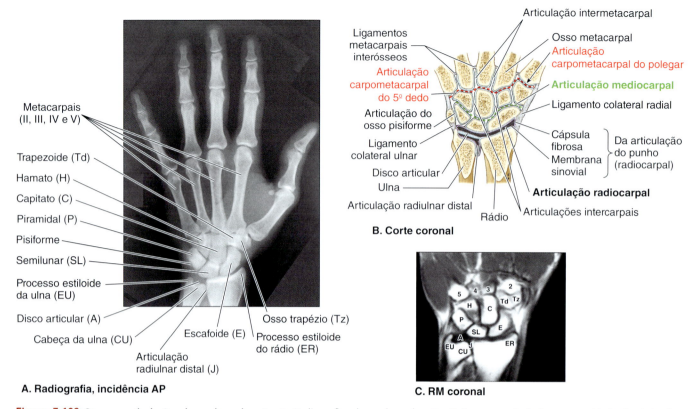

Figura 3.109 Ossos e articulações do punho e da mão. **A.** Radiografias do punho e da mão. O "espaço articular" na extremidade distal da ulna parece largo por causa do disco articular radiotransparente. **B.** Corte coronal da mão direita. São mostradas as articulações radiulnar distal, radiocarpal, intercarpais, carpometacarpais e intermetacarpais. Embora pareçam ser contínuas nas imagens em **A** e **C**, as cavidades articulares das articulações radiulnar distal e radiocarpal são separadas pelo disco articular da articulação radiulnar distal. **C.** RM coronal do punho. As estruturas são identificadas na parte **A**.

do disco articular está fixada à margem medial da incisura ulnar do rádio, e seu ápice está fixado à face lateral da base do processo estiloide da ulna. A face proximal desse disco triangular articula-se com a face distal da cabeça da ulna. Portanto, a cavidade articular tem formato de L em corte coronal; o traço vertical do L está entre o rádio e a ulna, e o traço horizontal está entre a ulna e o disco articular (Figuras 3.109B e C e 3.110A). O disco articular separa a cavidade da articulação radiulnar distal da cavidade da articulação radiocarpal.

CÁPSULA DA ARTICULAÇÃO RADIULNAR DISTAL

A *membrana fibrosa da cápsula articular* reveste a articulação radiulnar distal, mas é deficiente na parte superior. A *membrana sinovial* estende-se superiormente entre o rádio e a ulna para formar o **recesso saciforme da articulação radiulnar distal** (Figura 3.110A). Essa redundância da cápsula sinovial acomoda a torção da cápsula que ocorre quando a extremidade distal do rádio passa ao redor da extremidade distal relativamente fixa da ulna durante a pronação do antebraço.

LIGAMENTOS DA ARTICULAÇÃO RADIULNAR DISTAL

Os ligamentos anterior e posterior reforçam a membrana fibrosa da cápsula da articulação radiulnar distal. Essas faixas transversais relativamente fracas estendem-se do rádio até a ulna através das faces anterior e posterior da articulação.

MOVIMENTOS DA ARTICULAÇÃO RADIULNAR DISTAL

Durante a pronação do antebraço e da mão, a extremidade distal do rádio move-se (gira) anterior e medialmente, cruzando sobre a ulna anteriormente (Figuras 3.105, 3.107 e 3.108). Durante a supinação, o rádio descruza em relação à ulna, sua extremidade distal move-se (gira) lateral e posteriormente, de modo que os ossos fiquem paralelos.

MÚSCULOS QUE MOVIMENTAM A ARTICULAÇÃO RADIULNAR DISTAL

Os músculos que produzem movimentos da articulação radiulnar distal foram discutidos com a articulação radiulnar proximal.

VASCULARIZAÇÃO DA ARTICULAÇÃO RADIULNAR DISTAL

As *artérias interósseas* anterior e posterior irrigam a articulação radiulnar distal (Figura 3.106).

INERVAÇÃO DA ARTICULAÇÃO RADIULNAR DISTAL

Os *nervos interósseos* anterior e posterior suprem a articulação radiulnar distal.

Articulação radiocarpal (do punho)

A **articulação radiocarpal (do punho)** é um tipo elipsóideo de articulação sinovial (ver Figura 1.17). A posição da articulação é indicada aproximadamente por uma linha que une os processos estiloides do rádio e da ulna, ou pela prega proximal do punho (Figuras 3.91, 3.108 a 3.110). O *punho* (*carpo*), o segmento proximal da mão, é um complexo de oito ossos carpais, que se articulam na região proximal com o antebraço através da articulação radiocarpal e na região distal com os cinco ossos metacarpais.

FACES ARTICULARES DA ARTICULAÇÃO RADIOCARPAL

A ulna não tem participação direta na articulação radiocarpal. A *extremidade distal do rádio* e o *disco da articulação radiulnar distal* articulam-se com a *fileira proximal de ossos carpais*, com exceção do osso pisiforme (Figura 3.109B e C). Este osso atua basicamente como sesamoide, aumentando a alavanca do músculo flexor ulnar do carpo (FUC). Situa-se em um plano anterior aos outros ossos carpais, articulando-se apenas com o osso piramidal.

CÁPSULA DA ARTICULAÇÃO RADIOCARPAL

A *membrana fibrosa da cápsula articular* circunda a articulação radiocarpal e está fixada às extremidades distais do rádio e da ulna e à fileira proximal de ossos carpais (escafoide, semilunar e piramidal) (Figura 3.110A e B). A *membrana sinovial* reveste a face interna da membrana fibrosa da cápsula articular e está fixada às margens das faces articulares (Figura 3.110B). Existem muitas pregas sinoviais.

LIGAMENTOS DA ARTICULAÇÃO RADIOCARPAL

A membrana fibrosa da cápsula articular é reforçada por ligamentos radiocarpais dorsais e palmares. Os **ligamentos radiocarpais palmares** seguem do rádio até as duas fileiras de ossos carpais (Figura 3.110A). Eles são fortes e direcionados de modo que a mão acompanhe o rádio durante a supinação do antebraço. Os **ligamentos radiocarpais dorsais** assumem a mesma direção, de tal modo que a mão acompanha o rádio durante a pronação do antebraço.

A cápsula articular também é reforçada medialmente pelo **ligamento colateral ulnar do carpo**, que está fixado ao processo estiloide da ulna e ao osso piramidal (Figuras 3.109B e 3.110A). A cápsula articular também é reforçada lateralmente pelo **ligamento colateral radial do carpo**, que está fixado ao processo estiloide do rádio e ao osso escafoide.

MOVIMENTOS DA ARTICULAÇÃO RADIOCARPAL

Os movimentos da articulação radiocarpal podem ser aumentados por movimentos menores suplementares nas articulações do carpo e mediocarpais (Figura 3.111). Os movimentos são *flexão–extensão*, *abdução–adução* (desvio radial–desvio ulnar) e *circundução*. A flexão da mão sobre o antebraço é maior do que sua extensão. Esses movimentos são acompanhados (na verdade, são iniciados) por movimentos semelhantes na articulação mediocarpal entre as fileiras proximal e distal dos ossos carpais. A adução da mão é maior do que a abdução (Figura 3.111B). A maior parte da adução ocorre na articulação radiocarpal. A abdução a partir da posição neutra ocorre na articulação mediocarpal. A circundução da mão consiste em flexão, adução, extensão e abdução sucessivas.

MÚSCULOS QUE MOVIMENTAM A ARTICULAÇÃO RADIOCARPAL

O movimento no punho é produzido principalmente pelos músculos "carpais" do antebraço, cujos tendões estendem-se ao longo dos quatro ângulos do punho (comparando o corte transversal do punho a um retângulo; Figura 3.111C) para se fixar às bases dos ossos metacarpais. O músculo FUC o faz graças ao *ligamento piso-hamato* (Figura 3.112A), uma continuação do tendão do músculo FUC se o osso pisiforme for considerado um osso sesamoide no tendão. Os movimentos da articulação radiocarpal são produzidos da seguinte maneira:

- A *flexão da articulação radiocarpal* é produzida pelos músculos FRC e FUC, com ajuda dos músculos flexores dos dedos e do polegar, palmar longo e ALP (Figura 3.111C)
- A *extensão da articulação radiocarpal* é produzida pelos músculos ERLC, ERCC e EUC, com ajuda dos músculos extensores dos dedos e do polegar
- A *abdução da articulação radiocarpal* é produzida pelos músculos ALP, FRC, ERLC e ERCC; é limitada a cerca de 15° devido à projeção do processo estiloide do rádio
- A *adução da articulação radiocarpal* é produzida por contração simultânea dos músculos EUC e FUC.

A maioria das atividades requer um pequeno grau de flexão do punho; entretanto, a preensão firme (cerrar o punho) exige extensão no punho. A posição de leve extensão também é a mais estável, sendo a "posição de repouso".

VASCULARIZAÇÃO DA ARTICULAÇÃO RADIOCARPAL

As artérias que irrigam a articulação radiocarpal são *ramos das redes carpais dorsal e palmar* (ver Figuras 3.63A e 3.69).

INERVAÇÃO DA ARTICULAÇÃO RADIOCARPAL

Os nervos para a articulação radiocarpal são derivados do ramo interósseo anterior do *nervo mediano*, do ramo interósseo posterior do *nervo radial* e dos ramos dorsal e profundo do *nervo ulnar* (ver Figuras 3.71 e 3.87; Quadros 3.13 e 3.16).

Articulações do carpo

As **articulações intercarpais**, que unem os ossos carpais, são articulações sinoviais planas (Figura 3.109) resumidas como:

- Articulações entre os ossos carpais da fileira proximal
- Articulações entre os ossos carpais da fileira distal
- A **articulação mediocarpal**, uma articulação complexa entre as fileiras proximal e distal dos ossos carpais
- A **articulação do pisiforme**, entre o osso pisiforme e a face palmar do osso piramidal.

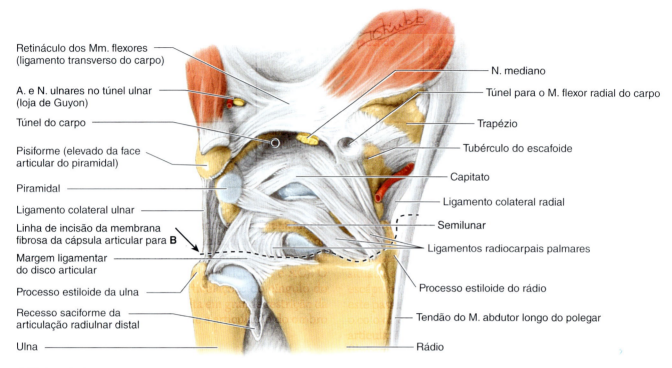

A. Vista anterior

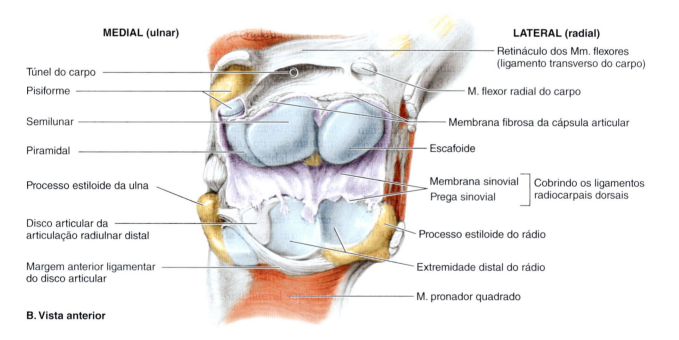

B. Vista anterior

Figura 3.110 Dissecção das articulações radiulnar distal, radiocarpal e intercarpais. **A.** Ligamentos. A mão está em posição de extensão forçada, mas a articulação está intacta. Observe os ligamentos radiocarpais palmares, que seguem do rádio até as duas fileiras de ossos carpais. Esses ligamentos fortes são direcionados de modo que a mão siga o rádio durante a supinação. **B.** Faces articulares da articulação radiocarpal. A articulação está aberta anteriormente e os ligamentos radiocarpais dorsais atuam como dobradiça. Observe as faces articulares proximais quase iguais do escafoide e do semilunar, e que este último articula-se tanto com o rádio quanto com o disco articular. Apenas durante a adução do punho o piramidal articula-se com o disco da articulação radiulnar distal.

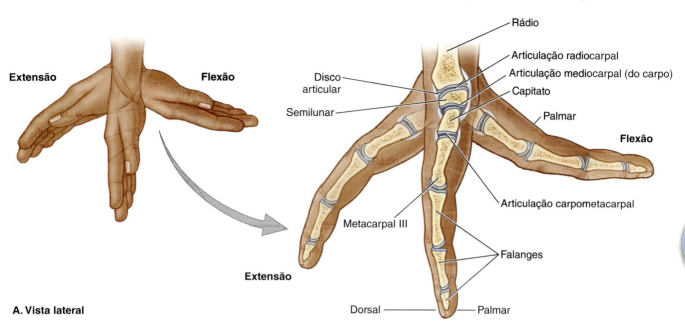

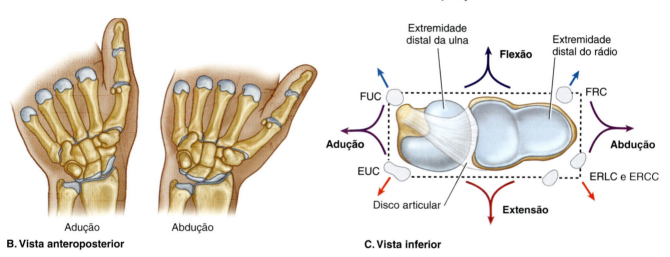

Figura 3.111 Movimentos do punho. A. Flexão e extensão. Neste corte sagital do punho e da mão durante a extensão e a flexão, observam-se as articulações radiocarpal, mediocarpal e carpometacarpal. A maior parte do movimento ocorre na articulação radiocarpal, com movimento suplementar na articulação mediocarpal durante flexão e extensão totais. **B.** Adução e abdução. O movimento das articulações radiocarpal e mediocarpal durante a adução e a abdução é mostrado. **C.** Direção do movimento da mão na contração dos músculos primários ("carpos"). As setas indicam a direção do movimento quando os tendões exercem tração individualmente ou em uníssono com um músculo adjacente. *ERCC*, músculo extensor radial curto do carpo; *ERLC*, músculo extensor radial longo do carpo; *EUC*, músculo extensor ulnar do carpo; *FRC*, músculo flexor radial do carpo; *FUC*, músculo flexor ulnar do carpo.

CÁPSULA DAS ARTICULAÇÕES DO CARPO

A cavidade articular comum e contínua é formada pelas articulações intercarpais e carpometacarpais, com exceção da **articulação carpometacarpal do polegar**, que é independente. A articulação radiocarpal também é independente. A continuidade das cavidades articulares, ou a ausência dela, é importante em relação à disseminação de infecção e à *artroscopia*, na qual um artroscópio de fibra óptica flexível é inserido na cavidade articular para ver suas superfícies e características internas. A *membrana fibrosa da cápsula articular* circunda as articulações intercarpais, o que ajuda a unir os ossos carpais. A *membrana sinovial* reveste a membrana fibrosa e está fixada às margens das faces articulares dos ossos carpais.

LIGAMENTOS DAS ARTICULAÇÕES DO CARPO

Os ossos carpais são unidos por ligamentos anteriores, posteriores e interósseos (Figuras 3.110 e 3.112A).

MOVIMENTOS DAS ARTICULAÇÕES DO CARPO

Os movimentos de deslizamento possíveis entre os ossos carpais ocorrem ao mesmo tempo que os movimentos na articulação radiocarpal, fortalecendo-os e aumentando a amplitude geral do movimento. Na verdade, a flexão e a extensão da mão são iniciadas na *articulação mediocarpal*, entre as fileiras proximal e distal dos ossos carpais (Figuras 3.109B e 3.111A). A maioria dos movimentos de flexão e adução ocorre principalmente na articulação radiocarpal, enquanto a extensão e a abdução ocorrem

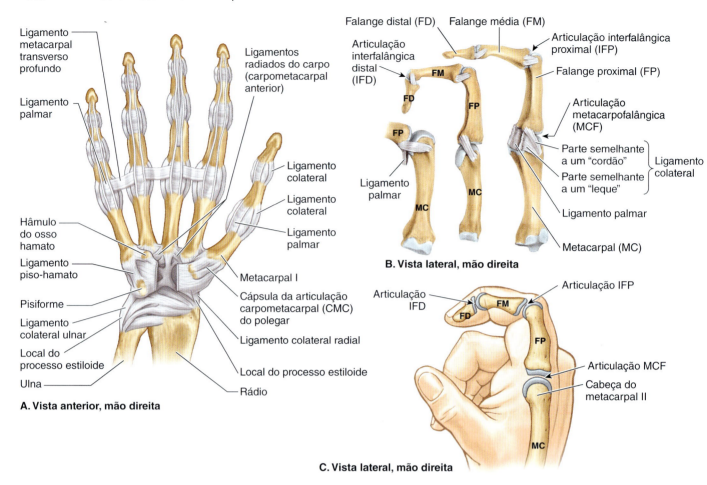

Figura 3.112 Articulações da mão. **A.** Ligamentos palmares das articulações radiulnar, radiocarpal, intercarpal, carpometacarpal e interfalângica. **B.** Articulações metacarpofalângica e interfalângica. Os ligamentos palmares são modificações da face anterior das cápsulas das articulações MCF e IF. **C.** Posição das articulações MCF e IF no dedo flexionado. Os "nós dos dedos" na junção entre os dedos e a mão são formados pelas cabeças dos ossos, e o plano articular está situado distalmente.

principalmente na articulação mediocarpal. Os movimentos nas outras articulações do carpo são pequenos, sendo a fileira proximal mais móvel do que a fileira distal.

VASCULARIZAÇÃO DAS ARTICULAÇÕES DO CARPO

As artérias que irrigam as articulações do carpo são derivadas das redes carpais dorsal e palmar (ver Figura 3.84; Quadro 3.15).

INERVAÇÃO DAS ARTICULAÇÕES DO CARPO

As articulações intercarpais são supridas pelo ramo interósseo anterior do *nervo mediano* e pelos ramos dorsal e profundo do *nervo ulnar* (ver Figura 3.87; Quadro 3.16).

Articulações carpometacarpais e intermetacarpais

As **articulações carpometacarpais (CMC)** e **intermetacarpais (IMC)** são sinoviais planas, com exceção da **articulação CMC do polegar**, que é selar (Figura 3.109).

FACES ARTICULARES DAS ARTICULAÇÕES CARPOMETACARPAIS E INTERMETACARPAIS

As faces distais dos ossos carpais da fileira distal articulam-se com as faces carpais das bases dos ossos metacarpais nas articulações CMC. A importante articulação CMC do polegar está situada entre o osso trapézio e a base do osso metacarpal I; tem uma cavidade articular separada. Como os ossos carpais, os ossos metacarpais adjacentes articulam-se entre si; há articulações IMC entre as faces radial e ulnar das bases dos ossos metacarpais.

CÁPSULA DAS ARTICULAÇÕES CARPOMETACARPAIS E INTERMETACARPAIS

As quatro articulações CMC mediais e as três articulações IMC são envolvidas por uma *cápsula articular comum* nas faces palmar e dorsal. Uma *membrana sinovial comum* reveste a face interna da membrana fibrosa da cápsula articular, circundando uma cavidade articular comum. A *membrana fibrosa da articulação CMC do polegar* circunda a articulação e está fixada às margens das faces articulares.

A *membrana sinovial* reveste a face interna da membrana fibrosa. A frouxidão da cápsula facilita o livre movimento da articulação do polegar.

LIGAMENTOS DAS ARTICULAÇÕES CARPOMETACARPAIS E INTERMETACARPAIS

Os ossos são unidos na região das articulações pelos **ligamentos CMC** e **metacarpais palmares** e **dorsais** (Figura 3.112A) e pelos **ligamentos metacarpais interósseos** (Figura 3.109B). Além disso, os **ligamentos metacarpais transversos** superficiais e profundos (a primeira parte da aponeurose palmar), associados às extremidades distais dos ossos metacarpais, limitam o movimento nas articulações CMC e IMC quando limitam a separação das cabeças dos ossos metacarpais.

MOVIMENTOS DAS ARTICULAÇÕES CARPOMETACARPAIS E INTERMETACARPAIS

A articulação CMC do polegar permite movimentos angulares em qualquer plano (flexão–extensão, abdução–adução ou circundução) e um grau restrito de rotação axial. O mais importante é que *o movimento essencial para oposição do polegar ocorre aqui*. Embora o oponente do polegar seja o agonista primário, todos os músculos hipotenares contribuem para a oposição.

As articulações CMC do 2º e do 3º dedo quase não se movem, a articulação do 4º dedo é pouco móvel e a do 5º dedo tem mobilidade moderada, com flexão e leve rotação durante a preensão firme (ver Figura 3.75G e H). Quando a palma da mão é posicionada em "forma de concha" (como durante a oposição palmar do polegar e do dedo mínimo), dois terços do movimento ocorrem na articulação CMC do polegar e um terço ocorre nas articulações CMC e IMC do 4º e do 5º dedos.

VASCULARIZAÇÃO DAS ARTICULAÇÕES CARPOMETACARPAIS E INTERMETACARPAIS

As articulações CMC e IMC são irrigadas por *anastomoses arteriais periarticulares do punho e da mão* (redes carpais dorsal e palmar, arco palmar profundo e artérias metacarpais) (Figuras 3.84 e 3.85).

INERVAÇÃO DAS ARTICULAÇÕES CARPOMETACARPAIS E INTERMETACARPAIS

As articulações CMC e IMC são supridas pelo ramo interósseo anterior do *nervo mediano*, ramo interósseo posterior do *nervo radial* e ramos dorsal e profundo do *nervo ulnar* (ver Figura 3.87).

Articulações metacarpofalângicas e interfalângicas

As **articulações metacarpofalângicas** são sinoviais elipsóideas que permitem movimentos em dois planos: flexão–extensão e adução–abdução. As **articulações interfalângicas** são sinoviais do tipo gínglimo e permitem apenas flexão–extensão (Figura 3.112B).

FACES ARTICULARES DAS ARTICULAÇÕES METACARPOFALÂNGICAS E INTERFALÂNGICAS

As cabeças dos ossos metacarpais articulam-se com as bases das falanges proximais nas articulações MCF e as cabeças das falanges articulam-se com as bases das falanges mais distais nas articulações IF.

CÁPSULAS DAS ARTICULAÇÕES METACARPOFALÂNGICAS E INTERFALÂNGICAS

Uma *cápsula articular* envolve cada articulação MCF e IF, com uma *membrana sinovial* revestindo uma *membrana fibrosa* que está fixada às margens de cada articulação.

LIGAMENTOS DAS ARTICULAÇÕES METACARPOFALÂNGICAS E INTERFALÂNGICAS

A membrana fibrosa de cada cápsula da articulação MCF e IF é fortalecida por dois **ligamentos colaterais** (medial e lateral). Esses ligamentos têm duas partes:

- Partes *"semelhantes a cordões"*, mais densas, que seguem das cabeças dos ossos metacarpais e falanges em direção distal até as bases das falanges (Figura 3.112A e B)
- Partes *"semelhantes a leques"*, mais finas, que seguem em sentido anterior para se fixarem a lâminas densamente fibrosas ou fibrocartilagíneas espessas, os **ligamentos (lâminas) palmares**, que formam a face palmar da cápsula articular.

As partes semelhantes a leques dos ligamentos colaterais fazem com que os ligamentos palmares movam-se como um visor sobre as cabeças do osso metacarpal ou falange subjacentes.

As partes fortes, semelhantes a cordões, dos ligamentos colaterais da articulação MCF, estando fixadas excentricamente às cabeças dos ossos metacarpais, apresentam-se frouxas durante a extensão e tensas durante a flexão. Assim, os dedos geralmente não podem ser afastados (abduzidos) durante a flexão completa das articulações MCF. As articulações interfalângicas têm ligamentos correspondentes, mas as extremidades distais das falanges proximais e médias, sendo achatadas anteroposteriormente e tendo dois pequenos côndilos, não permitem adução nem abdução.

Os ligamentos palmares fundem-se às bainhas fibrosas dos dedos e oferecem um sulco longitudinal e uniforme que permite aos tendões flexores longos deslizar e permanecer posicionados centralmente enquanto cruzam as convexidades das articulações. Os ligamentos palmares das 2ª a 5ª articulações MCF são unidos por **ligamentos metacarpais transversos profundos** que mantém unidas as cabeças dos ossos metacarpais. Além disso, o capuz dorsal de cada aparelho extensor conecta-se anteriormente às laterais dos ligamentos palmares das articulações MCF.

MOVIMENTOS DAS ARTICULAÇÕES METACARPOFALÂNGICAS E INTERFALÂNGICAS

A flexão–extensão, abdução–adução e circundução do 2º ao 5º dedo ocorrem nas 2ª a 5ª articulações MCF. O movimento na articulação MCF do polegar é limitado à flexão–extensão. As articulações IF só permitem flexão e extensão.

IRRIGAÇÃO DAS ARTICULAÇÕES METACARPOFALÂNGICAS E INTERFALÂNGICAS

As artérias digitais profundas originadas dos arcos palmares superficiais irrigam as articulações MCF e IF (ver Figuras 3.84 e 3.85).

INERVAÇÃO DAS ARTICULAÇÕES METACARPOFALÂNGICAS E INTERFALÂNGICAS

Os nervos digitais palmares próprios originados dos nervos ulnar e mediano suprem as articulações MCF e IF (ver Figura 3.87A e B).

ANATOMIA CLÍNICA

ARTICULAÇÕES DO MEMBRO SUPERIOR

Luxação da articulação esternoclavicular

A raridade da *luxação da articulação EC* comprova sua robustez, que depende de seus ligamentos, seu disco e do modo como as forças geralmente são transmitidas ao longo da clavícula. No caso de um golpe no acrômio da escápula, ou transmissão de uma força para o cíngulo do membro superior durante uma queda sobre a mão estendida, a força do golpe geralmente é transmitida ao longo do comprimento da clavícula, isto é, ao longo de seu eixo longitudinal. A clavícula pode sofrer fratura perto da junção de seus terços médio e lateral, mas é rara a luxação da articulação EC. A maioria das luxações da articulação EC em pessoas < 25 anos é causada por fraturas através da lâmina epifisial, pois a epífise na extremidade esternal da clavícula não se fecha até os 23 a 25 anos.

Anquilose da articulação esternoclavicular

O movimento da articulação EC é fundamental para a movimentação do ombro. Em caso de *anquilose* (enrijecimento ou fixação) da articulação, ou de necessidade de uma artrodese, remove-se uma parte do centro da clavícula, criando uma pseudoarticulação ou articulação "instável," para permitir o movimento da escápula.

Luxação da articulação acromioclavicular

Embora seu ligamento coracoclavicular extrínseco seja forte, a articulação AC propriamente dita é fraca e facilmente lesionada por um golpe direto (Figura B3.33A a C). Em esportes de contato, como futebol americano, hóquei ou artes marciais, não é rara a *luxação da articulação AC* causada por queda sobre o ombro ou sobre o membro superior estendido. A luxação da articulação AC

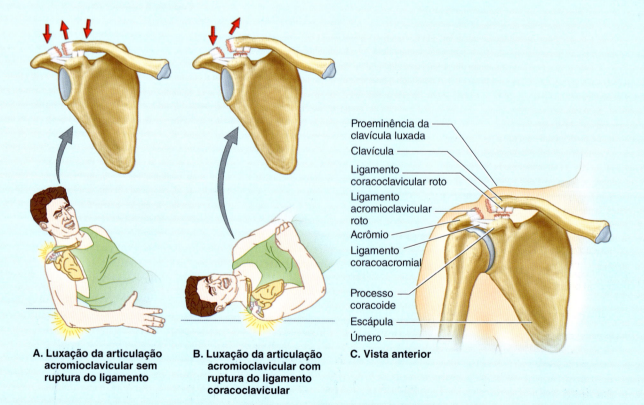

Figura B3.33 Luxação da articulação acromioclavicular.

também pode ocorrer quando um jogador de hóquei no gelo é jogado contra o cercado ou quando uma pessoa recebe um golpe forte na parte superolateral do dorso.

A luxação da articulação AC é grave quando há ruptura dos ligamentos AC e coracoclavicular. Quando o ligamento coracoclavicular se rompe, o ombro separa-se da clavícula e cai em função do peso do membro superior. A *ruptura do ligamento coracoclavicular* permite a ruptura da membrana fibrosa da cápsula articular de modo que o acrômio possa deslocar-se inferiormente à extremidade acromial da clavícula. A luxação da articulação AC torna o acrômio mais proeminente, e a clavícula pode ser deslocada para uma posição superior a esse processo.

Tendinite calcificada do ombro

A inflamação e a calcificação da bolsa subacromial resultam em dor, aumento da sensibilidade à palpação e limitação de movimento da articulação do ombro. Esse distúrbio também é conhecido como *bursite escapuloumeral calcificada*. A calcificação do tendão do músculo supraespinal é comum. Isso causa aumento da pressão local, que costuma causar dor excruciante durante a abdução do braço; a dor pode irradiar-se até a mão. A calcificação pode irritar a bolsa subacromial sobrejacente e provocar uma reação inflamatória conhecida como *bursite subacromial* (Figura B3.34).

Em geral, não há dor quando a articulação do ombro está em adução, pois nessa posição a lesão dolorosa está distante da face inferior do acrômio. Na maioria das pessoas a dor ocorre entre 50° e 130° de abdução (*síndrome do arco doloroso*) porque ao longo desse arco há íntimo contato entre o tendão do músculo supraespinal e a face inferior do acrômio. A dor geralmente ocorre em homens a partir de 50 anos, após o uso incomum ou excessivo da articulação do ombro.

Lesões do manguito rotador

Muitas vezes o manguito rotador musculotendíneo é lesionado durante o uso repetitivo do membro superior acima do plano horizontal (p. ex., durante esportes de arremesso e com raquete, natação e levantamento de peso). A inflamação recorrente do manguito rotador, sobretudo a área relativamente avascular do tendão do músculo supraespinal, é uma causa comum de dor no ombro e causa ruptura do manguito rotador musculotendíneo.

O uso repetitivo dos músculos do manguito rotador (p. ex., arremessadores de beisebol) pode permitir que a cabeça do úmero e o manguito rotador invadam o arco coracoacromial (ver Figura 3.97B), o que causa irritação do arco e inflamação do manguito rotador. Assim, ocorre *tendinite degenerativa do manguito rotador*. Também há atrito do tendão do músculo supraespinal (Figura B3.34).

Para testar a tendinite degenerativa do manguito rotador, a pessoa é instruída a abaixar o membro em abdução total de forma lenta e suave. Em caso de doença e/ou ruptura do manguito rotador (sobretudo da parte do músculo supraespinal), há queda súbita e descontrolada do membro a partir de cerca de 90° de abdução.

As lesões do manguito rotador também podem ocorrer durante a súbita distensão dos músculos, por exemplo, quando uma pessoa idosa faz força para levantar um objeto, como uma janela emperrada. Essa sobrecarga pode causar a ruptura de um manguito rotador musculotendíneo já degenerado. A queda sobre o ombro também pode causar a ruptura de um manguito rotador previamente degenerado. Muitas vezes há desgaste (até mesmo degeneração) da parte intracapsular do tendão da cabeça longa do músculo bíceps braquial, o que causa aderência ao sulco intertubercular. Assim, há rigidez do ombro. Por causa de sua fusão, a integridade da membrana fibrosa da cápsula da articulação do ombro geralmente é comprometida quando há lesão do manguito rotador. Por conseguinte, a cavidade articular comunica-se com a bolsa subacromial. Como o músculo supraespinal torna-se inativo quando há ruptura completa do manguito rotador, a pessoa não consegue iniciar a abdução do membro superior. Se o braço for abduzido passivamente a 15° ou mais, em geral a pessoa consegue manter ou continuar a abdução usando o músculo deltoide.

Luxação da articulação do ombro (glenoumeral)

Em virtude de sua liberdade de movimento e instabilidade, a luxação da articulação do ombro é frequente, por lesão direta ou indireta. Como a presença do arco coracoacromial e o suporte do manguito rotador são eficazes na prevenção da luxação para cima, a maioria das luxações da cabeça do úmero ocorre em direção descendente (inferior) (Figura B3.35). No entanto, são descritas na clínica como luxações anteriores ou (mais raramente) posteriores, indicando se a cabeça do úmero desceu anterior ou posteriormente ao tubérculo infraglenoidal e à cabeça longa do músculo tríceps braquial. A cabeça termina situada anterior ou posteriormente à cavidade glenoidal.

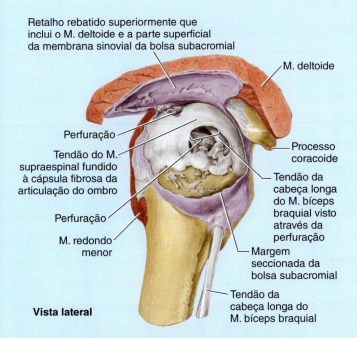

Figura B3.34 Atrito do tendão do músculo supraespinal.

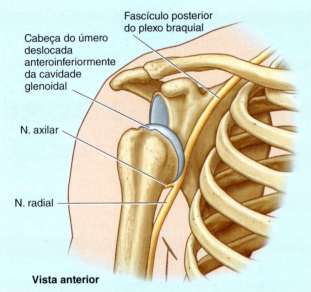

Figura B3.35 Luxação da articulação do ombro.

A *luxação anterior da articulação do ombro* é mais frequente em adultos jovens, sobretudo em atletas. Geralmente é causada por excessiva extensão e rotação lateral do úmero (Figura B3.36). A cabeça do úmero é deslocada em direção inferoanterior, e a membrana fibrosa da cápsula articular e, nesse processo, o lábio glenoidal podem ser arrancados da face anterior da cavidade glenoidal. Um golpe forte no úmero quando a articulação do ombro está em abdução total inclina a cabeça do úmero inferiormente sobre a parte fraca inferior da cápsula articular. Isso pode romper a cápsula e causar luxação do ombro, de modo que a cabeça do úmero passa a localizar-se inferiormente à cavidade glenoidal e anteriormente ao tubérculo infraglenoidal. Em geral, os fortes músculos flexores e adutores da articulação do ombro tracionam a cabeça do úmero em direção anterossuperior até uma posição subcoracoide. Incapaz de usar o braço, a pessoa costuma sustentá-lo com a outra mão.

A *luxação inferior da articulação do ombro* costuma ocorrer após uma fratura com avulsão do tubérculo maior do úmero, em razão da ausência da tração superior e medial produzida pelos músculos que se fixam ao tubérculo. O nervo axilar pode ser lesionado na luxação da articulação do ombro por causa de sua íntima relação com a parte inferior da cápsula dessa articulação (Figura B3.35).

Rupturas do lábio glenoidal

A *ruptura do lábio glenoidal fibrocartilagíneo* é comum em atletas que praticam beisebol ou futebol americano e naqueles com instabilidade e subluxação da articulação do ombro. Muitas vezes a ruptura é decorrente da contração súbita do músculo bíceps braquial ou da subluxação forçada da cabeça do úmero sobre o lábio glenoidal (Figura B3.35; ver Figura 3.97A). Em geral, a ruptura ocorre na parte anterossuperior do lábio. O sintoma típico é dor durante o arremesso, sobretudo na fase de aceleração. Pode haver sensação de estouro ou estalo na articulação do ombro durante a abdução e a rotação lateral do braço.

Capsulite adesiva da articulação do ombro

A fibrose adesiva e a fibrose entre a cápsula inflamada da articulação do ombro, manguito rotador, bolsa subacromial e músculo deltoide geralmente causam *capsulite adesiva* ("ombro congelado"), um distúrbio observado em indivíduos com 40 a 60 anos. A pessoa tem dificuldade para abduzir o braço e pode realizar uma abdução aparente de até 45° por meio de elevação e rotação da escápula. Ante a ausência de movimento da articulação do ombro, há sobrecarga da articulação AC, o que pode causar dor durante outros movimentos (p. ex., elevação, ou retração, do ombro). As lesões que podem iniciar a capsulite aguda são luxações do ombro, tendinite calcificada do músculo supraespinal, ruptura parcial do manguito rotador e tendinite bicipital.

Bursite do cotovelo

A bolsa subcutânea do olécrano (ver Figuras 3.99C e 3.103) é exposta à lesão durante quedas sobre o cotovelo e à infecção por escoriações da pele que recobre o olécrano. A pressão e o atrito excessivos e repetidos, como nas artes marciais, por exemplo, podem causar inflamação dessa bolsa e *bursite subcutânea do olécrano por atrito* (p. ex., "cotovelo de estudante") (Figura B3.37). Esse tipo de bursite também é conhecido como "cotovelo de atirador de dardos" e "cotovelo do minerador". Às vezes, há infecção da bolsa e inflamação da área sobrejacente.

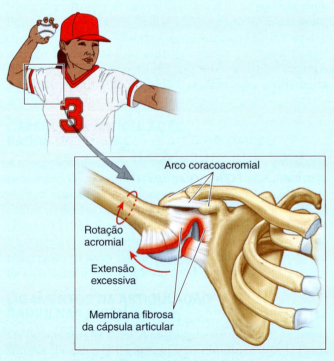

Figura B3.36 Lesão do nervo axilar.

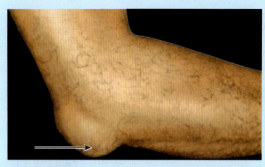

Vista lateral
Figura B3.37 Bursite subcutânea do olécrano.

A *bursite subtendínea do olécrano* é muito menos comum. É causada pelo atrito excessivo entre o tendão do músculo tríceps braquial e o olécrano, por exemplo, resultante de movimentos repetidos de flexão–extensão do antebraço, como em alguns trabalhos de linha de montagem. A dor é mais intensa durante a flexão do antebraço em decorrência da pressão exercida pelo tendão do músculo tríceps braquial sobre a bolsa subtendínea do músculo tríceps braquial inflamada (ver Figura 3.103).

A *bursite bicipitorradial* causa dor durante a pronação do antebraço porque essa ação comprime a bolsa bicipitorradial contra a metade anterior da tuberosidade do rádio (ver Figura 3.105C).

Avulsão do epicôndilo medial

A avulsão do epicôndilo medial em crianças pode resultar de queda que cause abdução grave do cotovelo estendido, um movimento anormal dessa articulação. A consequente tração do ligamento colateral ulnar puxa o epicôndilo medial distalmente (Figura B3.38). A base anatômica da avulsão é que a epífise do epicôndilo medial pode não se fundir à extremidade distal do úmero até os 20 anos. Em geral, o exame radiológico mostra fusão completa aos 14 anos em meninas e 16 anos em meninos.

A *lesão do nervo ulnar por tração* é uma complicação frequente da avulsão do epicôndilo medial do úmero por abdução. A base anatômica do estiramento do nervo ulnar é sua passagem posterior ao epicôndilo medial antes de entrar no antebraço (ver Figura 3.49A).

Reconstrução do ligamento colateral ulnar

A ruptura, a laceração e o estiramento do ligamento colateral ulnar (LCU; ver Figura 3.109B) são lesões cada vez mais comuns associadas ao arremesso em atividades desportivas – mais comum no beisebol (Figura B3.39A). Essas lesões também podem ser provocadas pelo passe do futebol americano, pelo arremesso de dardo e no jogo de polo aquático. A *reconstrução do LCU*, conhecida como "procedimento de Tommy John" (o primeiro arremessador de beisebol a ser submetido à cirurgia), emprega um transplante autólogo de um tendão longo do antebraço contralateral ou da perna (p. ex., o tendão do músculo palmar longo ou plantar; Figura B3.39B). Um segmento de 10 a 15 cm de tendão é inserido através de orifícios feitos no epicôndilo medial do úmero e na face lateral do processo coronoide da ulna (Figura B3.39C a E).

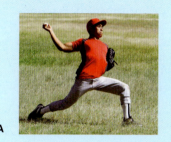

A

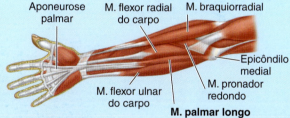

B. Vista anterior

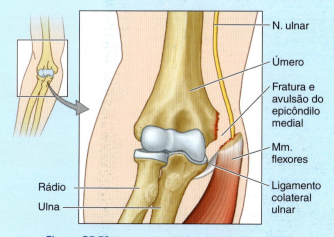

Figura B3.38 Fratura e avulsão do epicôndilo medial.

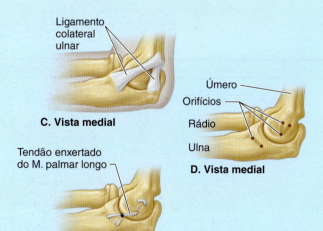

C. Vista medial

D. Vista medial

E. Vista medial

Figura B3.39 "Cirurgia de Tommy John" para reparar ruptura do ligamento colateral ulnar.

Luxação da articulação do cotovelo

A *luxação posterior da articulação do cotovelo* pode ocorrer quando crianças caem sobre as mãos com os cotovelos fletidos. As luxações do cotovelo podem resultar também de hiperextensão ou de um golpe que desloca a ulna em sentido posterior ou posterolateral. A extremidade distal do úmero é impelida através da parte anterior fraca da membrana fibrosa da cápsula articular enquanto há deslocamento posterior do rádio e da ulna (Figura B3.40). É frequente a ruptura do ligamento colateral ulnar, e pode haver uma fratura associada da cabeça do rádio, processo coronoide ou do olécrano da ulna. Pode haver lesão do nervo ulnar, resultando em dormência do dedo mínimo e fraqueza de flexão e adução do punho.

Subluxação e luxação da cabeça do rádio

As crianças pré-escolares, sobretudo as meninas, são vulneráveis à *subluxação* transitória da cabeça do rádio (também chamada de "cotovelo da babá" e "distensão do cotovelo"). A história dessas luxações é típica. A criança é subitamente levantada (puxada) pelo membro superior com o antebraço em pronação (p. ex., ao levantar uma criança) (Figura B3.41A). A criança pode chorar, recusar-se a usar o braço e proteger o membro segurando-o com o cotovelo fletido e o antebraço em pronação.

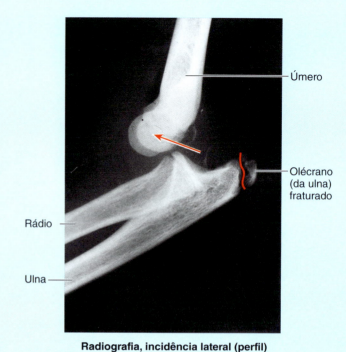

Figura B3.40 Luxação do cotovelo. *Seta vermelha*, sentido do deslocamento.

A súbita tração do membro superior lacera a inserção distal do ligamento anular, na parte frouxamente unida ao colo do rádio. A seguir, há deslocamento distal da cabeça do rádio, que sai parcialmente da "cavidade" formada pelo ligamento anular (Figura B3.41B). A parte proximal do ligamento roto

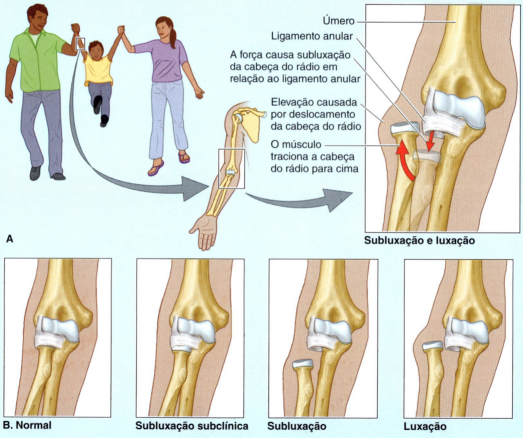

Figura B3.41 Luxação (subluxação) da articulação radiulnar proximal.

pode ser aprisionada entre a cabeça do rádio e o capítulo do úmero.

A causa da dor é o ligamento anular pinçado. O tratamento da subluxação consiste em supinação do antebraço da criança com o cotovelo fletido. A ruptura do ligamento anular cicatriza depois que o membro é colocado em uma tipoia durante 2 semanas.

Fraturas e luxações do punho

A fratura da extremidade distal do rádio (*fratura de Colles*), a fratura mais comum em pessoas > 50 anos, é analisada no boxe Anatomia clínica, anteriormente, item "Fraturas do rádio e da ulna". A *fratura do osso escafoide*, relativamente comum em adultos jovens, é discutida no item "Fratura do osso escafoide" no boxe Anatomia clínica, anteriormente.

A *luxação anterior do osso semilunar* é uma lesão rara, mas grave, que geralmente resulta de queda sobre o punho dorsifletido (Figura B3.42A). O osso semilunar é empurrado para fora de seu lugar no assoalho do túnel do carpo em direção à face palmar do punho. O osso semilunar deslocado pode comprimir o nervo mediano e causar *síndrome do túnel do carpo* (ver no boxe Anatomia clínica, anteriormente neste capítulo). Por causa da irrigação inadequada, pode haver *necrose avascular do osso semilunar*. Em alguns casos é necessária excisão do osso semilunar. Na *doença articular degenerativa do punho*, pode ser necessária a fusão cirúrgica dos ossos carpais (*artrodese*) para aliviar a dor intensa.

A *fratura–separação da epífise distal do rádio* é comum em crianças por causa das quedas frequentes nas quais as forças são transmitidas da mão para o rádio (Figura B3.42B e C). Na radiografia com incidência lateral do punho de uma criança, o deslocamento dorsal da epífise distal do rádio é evidente (Figura B3.42C). Quando a epífise é colocada em sua posição normal durante a redução, o prognóstico de crescimento ósseo normal é bom.

Fratura do polegar

Pode ocorrer distensão do ligamento colateral radial e fratura por avulsão da parte lateral da falange proximal do polegar. Essa lesão é comum em indivíduos que montam touros mecânicos.

Polegar do esquiador

O *polegar do esquiador* (em outros tempos, polegar do guarda-caça) é a ruptura ou frouxidão crônica do ligamento colateral da 1ª articulação MCF (Figura B3.43). A lesão resulta da hiperabdução da articulação MCF do polegar, que ocorre quando o polegar fica preso pelo bastão de esqui enquanto o restante da mão bate no chão ou entra na neve. Nas lesões graves, há fratura por avulsão da cabeça do osso metacarpal.

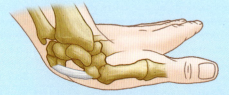

A. Vista posterolateral do membro em pronação com o punho estendido

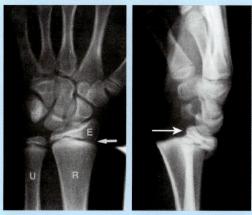

B. Radiografia, incidência AP

C. Radiografia, incidência lateral (perfil)

Figura B3.42 Fraturas e deslocamentos do punho. *U*, ulna; *R*, rádio; *E*, epífise radial.

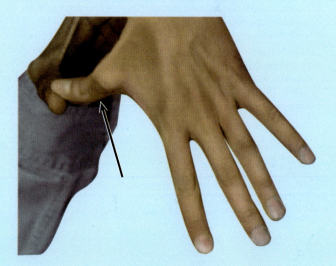

Polegar do esquiador *(seta)*

Figura B3.43 Hiperabdução da articulação MCF.

Pontos-chave: Articulações do membro superior

Articulações do cíngulo do membro superior: As articulações do cíngulo do membro superior ajudam a articulação do ombro a posicionar o membro superior. ■ A articulação EC une o esqueleto apendicular ao esqueleto axial. ■ As articulações EC e AC permitem o movimento na articulação escapulotorácica fisiológica, onde ocorre aproximadamente 1° de movimento para cada 3° de movimento do braço (ritmo escapuloumeral). Por sua vez, cerca de dois terços do movimento na articulação escapulotorácica resultam de movimento na articulação EC, e um terço resulta do movimento na articulação AC. ■ A resistência e a integridade das articulações do complexo do ombro não dependem da congruência das faces articulares. ■ A integridade das articulações EC e AC se deve aos ligamentos intrínsecos e extrínsecos e ao disco articular EC.

Articulação do ombro (glenoumeral): A cavidade glenoidal da escápula é muito rasa para a cabeça relativamente grande do úmero nessa articulação esferóidea; o lábio glenoidal torna a fossa apenas um pouco mais profunda (mas isso é importante em termos de estabilidade). ■ Além disso, a cápsula fibrosa é frouxa para permitir a grande amplitude de movimento dessa articulação. ■ A integridade da articulação do ombro é mantida principalmente pela contração tônica e ativa dos músculos que a atravessam, sobretudo os músculos SIRS (manguito rotador). ■ A degeneração do manguito rotador é comum na idade avançada e causa dor, limita a amplitude de movimento e ocasiona inflamação das bolsas adjacentes, com surgimento de comunicação aberta com a cavidade articular.

Articulação do cotovelo: Embora a articulação do cotovelo pareça simples por causa de sua função primária como gínglimo, o fato de envolver a articulação de um único osso proximalmente com dois ossos distalmente, um dos quais gira, confere extraordinária complexidade a essa articulação composta (que tem três partes). ■ O movimento de dobradiça, a capacidade de transmitir forças e o alto grau de estabilidade da articulação resultam basicamente da disposição das faces articulares da articulação umeroulnar (*i. e.*, da incisura troclear da ulna com a tróclea do úmero). ■ A integridade e as funções do complexo formado pela articulação umerorradial e a articulação radiulnar proximal dependem principalmente dos ligamentos colateral radial e anular associados. ■ A articulação umerorradial é a parte da articulação do cotovelo situada entre o capítulo e a cabeça do rádio.

Articulações radiulnares: As articulações sinoviais radiulnares proximal e distal combinadas, juntamente com a membrana interóssea, permitem a pronação e a supinação do antebraço. ■ O ligamento anular da articulação proximal, o disco da articulação distal e a membrana interóssea não apenas mantêm os dois ossos unidos enquanto permitem o movimento necessário entre eles, mas também (principalmente a membrana) transmitem forças recebidas da mão pelo rádio para a ulna, para transmissão subsequente ao úmero e ao cíngulo do membro superior.

Articulação radiocarpal: O movimento na articulação radiocarpal move toda a mão, fazendo uma contribuição dinâmica para uma habilidade ou movimento, ou permitindo sua estabilização em uma posição específica para maximizar a efetividade da mão e dos dedos ao manipular e segurar objetos. ■ A complexidade e a flexibilidade da articulação radiocarpal resultam do número de ossos presentes. ■ Há extensão–flexão, abdução–adução e circundução. ■ Em geral, a maioria dos movimentos do punho ocorre na articulação radiocarpal, entre o rádio e o disco da articulação radiulnar distal e a fileira proximal de ossos carpais (sobretudo o escafoide e o semilunar). ■ No entanto, o movimento concomitante nas articulações do carpo (sobretudo a articulação mediocarpal) reforça esses movimentos.

Articulações da mão: As articulações carpometacarpais (CMC) dos quatro dedos mediais, que têm uma cavidade articular comum, têm movimento limitado (sobretudo o 2º e o 3º dedos), contribuindo para a estabilidade da palma como uma base a partir da qual e contra a qual os dedos se movem. ■ O movimento ocorre nas articulações CMC para os 3º e 4º dedos, principalmente associado à preensão firme ou ao posicionamento da palma como uma concha, como durante a oposição. ■ Entretanto, a grande mobilidade da articulação CMC do polegar, uma articulação selar, oferece ao dedo a maior parte de sua amplitude de movimento e especificamente permite a oposição. ■ Portanto, a articulação CMC é imprescindível para a efetividade da mão humana. Ao contrário das articulações CMC, as articulações metacarpofalângicas (MCF) dos quatro dedos mediais propiciam considerável liberdade de movimento (flexão–extensão e abdução–adução), enquanto a do polegar é limitada à flexão–extensão, assim como todas as articulações interfalângicas.

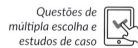

Questões de múltipla escolha e estudos de caso

Tórax

CONSIDERAÇÕES GERAIS SOBRE O TÓRAX, 296
PAREDE TORÁCICA, 296
Esqueleto da parede torácica, 298
Aberturas do tórax, 302
Articulações da parede torácica, 303
   QUADRO 4.1 Articulações da parede torácica, 304
Movimentos da parede torácica, 305
   ANATOMIA CLÍNICA: Parede torácica, 307
Músculos da parede torácica, 310
   QUADRO 4.2 Músculos da parede torácica, 311
Fáscia da parede torácica, 312
Nervos da parede torácica, 315
Vascularização da parede torácica, 317
   QUADRO 4.3 Irrigação arterial da parede torácica, 319
   ANATOMIA CLÍNICA: Músculos, vasos e nervos da parede torácica, 320
Mamas, 321
Anatomia de superfície da parede torácica, 323

ANATOMIA CLÍNICA: Mamas, 328
VÍSCERAS DA CAVIDADE TORÁCICA, 331
Pleuras, pulmões e árvore traqueobronquial, 332
   ANATOMIA CLÍNICA: Pleuras, pulmões e árvore traqueobronquial, 345
Considerações gerais sobre o mediastino, 354
Pericárdio, 354
   ANATOMIA CLÍNICA: Considerações gerais sobre o mediastino e o pericárdio, 358
Coração, 362
   QUADRO 4.4 Irrigação arterial do coração, 373
   ANATOMIA CLÍNICA: Coração, 378
Mediastino superior e grandes vasos, 389
Mediastino posterior, 395
   QUADRO 4.5 Aorta e seus ramos torácicos, 398
Mediastino anterior, 400
   QUADRO 4.6 Nervos torácicos, 401
   ANATOMIA CLÍNICA: Mediastino superior, posterior e anterior, 401

SIGNIFICADO DOS ÍCONES

 Variações anatômicas

 Procedimentos diagnósticos

 Ciclo de vida

 Procedimentos cirúrgicos

 Traumatismo

 Patologia

CONSIDERAÇÕES GERAIS SOBRE O TÓRAX

O **tórax** é a parte do tronco situada entre o pescoço e o abdome. O termo *região peitoral* é usado muitas vezes como sinônimo de tórax; no entanto, a região peitoral é muito mais extensa do que a parede torácica e a cavidade nela contida. A **região peitoral** geralmente é entendida como a parte superior do tronco, mais larga na parte superior por causa do *cíngulo dos membros superiores* (clavículas e escápulas), sendo a musculatura peitoral e escapular e, nas mulheres adultas, as mamas, responsáveis por grande parte de sua circunferência.

A **cavidade torácica** e sua parede têm o formato de um cone truncado; a parte superior é mais estreita e a circunferência aumenta inferiormente, alcançando o diâmetro máximo na junção com a parte abdominal do tronco. A *parede da cavidade torácica* é relativamente fina, tendo basicamente a espessura do seu esqueleto. A **caixa torácica**, cujas barras oblíquas (quase horizontais) são formadas pelas costelas e cartilagens costais, também é composta pelo esterno, que é vertical, e pelas vértebras torácicas (Figura 4.1). Além disso, o assoalho da cavidade torácica (diafragma) apresenta uma invaginação inferior profunda (*i. e.*, é empurrado para cima) causada pelas vísceras da cavidade abdominal. Assim, aproximadamente a metade inferior da parede torácica circunda e protege as vísceras abdominais, e não as torácicas (p. ex., fígado). Portanto, o tórax e sua cavidade são muito menores do que sugere a aparência externa da região peitoral.

O tórax contém os principais órgãos dos sistemas respiratório e circulatório. A cavidade torácica é dividida em três espaços principais: o compartimento central, ou *mediastino*, que aloja as vísceras torácicas, com exceção dos pulmões, e, de cada lado, as *cavidades pulmonares direita* e *esquerda*, que abrigam os pulmões.

A maior parte da cavidade torácica é ocupada pelos pulmões, que propiciam a troca de oxigênio e dióxido de carbono entre o ar e o sangue. A maior parte restante da cavidade torácica é ocupada pelo coração e pelas estruturas associadas à condução do ar e do sangue que entram e saem dos pulmões. O esôfago, uma estrutura tubular que carreia nutrientes para o estômago, também atravessa a cavidade torácica.

Em termos de função e desenvolvimento, as mamas estão relacionadas principalmente ao sistema reprodutivo; no entanto, as mamas estão localizadas sobre a parede torácica e costumam ser dissecadas junto com ela; por isso foram incluídas neste capítulo.

PAREDE TORÁCICA

A parede torácica verdadeira inclui a caixa torácica, os músculos que se estendem entre as costelas, a pele, a tela subcutânea, os músculos e a fáscia que revestem sua face anterolateral. Essas mesmas estruturas, quando cobrem a face posterior, são consideradas pertencentes ao dorso. As glândulas mamárias estão situadas na tela subcutânea da parede torácica. Os músculos toracoapendiculares anterolaterais (ver Capítulo 3, *Membro Superior*) que cobrem a caixa torácica e formam o leito das mamas estão situados na parede torácica e podem ser considerados parte dela, mas em termos de função e inervação são claramente músculos dos membros superiores. Serão mencionados rapidamente aqui.

O formato abobadado da caixa torácica proporciona grande rigidez, tendo em vista o pouco peso de seus componentes, e possibilita a realização das seguintes funções:

- Proteger os órgãos internos torácicos e abdominais (a maioria deles cheia de ar ou líquido) contra forças externas
- Resistir às pressões internas negativas (subatmosféricas) geradas pela retração elástica dos pulmões e pelos movimentos inspiratórios
- Proporcionar a inserção para os membros superiores e sustentar seu peso
- Proporcionar a inserção (origem) de muitos músculos que movimentam e mantêm a posição dos membros superiores em relação ao tronco, além de proporcionar inserção para músculos do abdome, do pescoço, do dorso e da respiração.

Embora o formato abobadado da caixa torácica proporcione rigidez, suas articulações e a pequena espessura e flexibilidade das costelas possibilitam a absorção de choques e compressões externas sem fratura, além de possibilitarem a modificação do formato para a respiração. Como suas estruturas mais importantes (coração, grandes vasos, pulmões e traqueia), e também seu assoalho e suas paredes, estão em constante movimento, o tórax é uma das regiões mais dinâmicas do corpo. A cada respiração, os músculos da parede torácica – trabalhando em conjunto com o diafragma e os músculos da parede abdominal – variam o volume da cavidade torácica. Isso é realizado primeiro ampliando sua capacidade e ocasionando a expansão dos pulmões e a entrada de ar e, depois, por causa da elasticidade pulmonar e do relaxamento muscular, reduzindo o volume da cavidade e expulsando o ar.

Pontos-chave: Considerações gerais sobre o tórax

O tórax, formado pela cavidade torácica, seu conteúdo e a parede que o circunda, é a parte do tronco situada entre o pescoço e o abdome. ■ O formato e o tamanho da cavidade e da parede torácicas são diferentes do peito (parte superior do tronco), porque este último inclui alguns ossos e músculos da parte proximal do membro superior, e, nas mulheres adultas, as mamas. ■ O tórax contém os principais órgãos dos sistemas respiratório e circulatório. ■ A cavidade torácica é dividida em três compartimentos: o mediastino central, ocupado pelo coração e pelas estruturas que transportam ar, sangue e alimento; e as cavidades pulmonares direita e esquerda, ocupadas pelos pulmões.

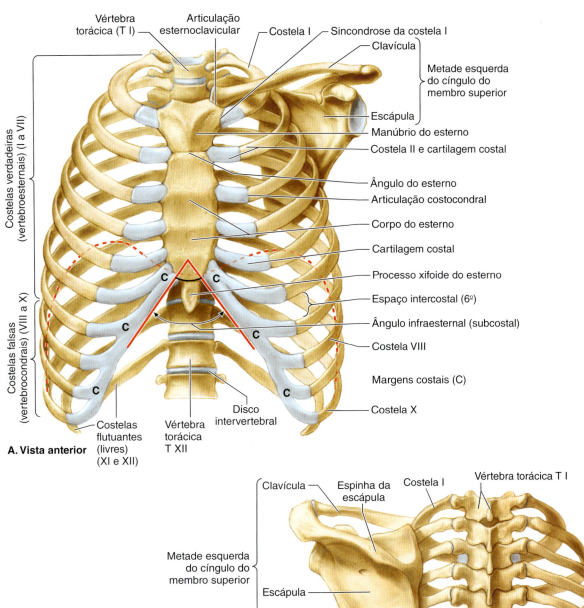
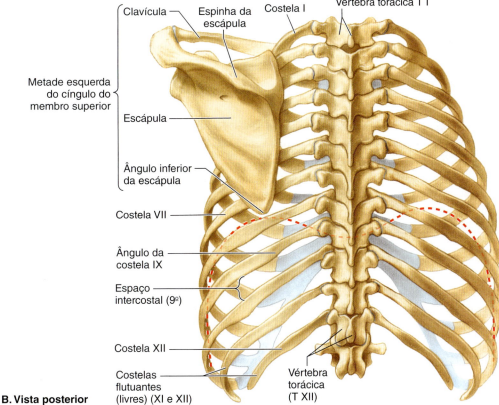

Figura 4.1 Esqueleto torácico. **A** e **B.** A caixa torácica osteocartilagínea inclui o esterno, 12 pares de costelas e cartilagens costais e 12 vértebras torácicas e discos intervertebrais. As clavículas e escápulas formam o cíngulo dos membros superiores (ombro); a figura inclui um lado para mostrar a relação entre os esqueletos torácico (axial) e do membro superior (apendicular). A *linha tracejada vermelha* indica a posição do diafragma, que separa as cavidades torácica e abdominal.

Esqueleto da parede torácica

O **esqueleto torácico** forma a *caixa torácica* osteocartilagínea (Figura 4.1), que protege as vísceras torácicas e alguns órgãos abdominais. Consiste em 12 pares de costelas e cartilagens costais associadas, 12 vértebras torácicas e os discos intervertebrais interpostos entre elas, além do esterno. As costelas e as cartilagens costais formam a maior parte da caixa torácica; ambas são identificadas por números, desde a mais superior (costela I ou cartilagem costal) até a mais inferior (costela XII).

COSTELAS, CARTILAGENS COSTAIS E ESPAÇOS INTERCOSTAIS

As **costelas** são ossos planos e curvos que formam a maior parte da caixa torácica (Figuras 4.1 a 4.3). São muito leves, porém têm alta resiliência. Cada costela tem um interior esponjoso contendo *medula óssea* (tecido hematopoético), que forma as células do sangue. Há *três tipos de costelas*, que podem ser classificadas em típicas ou atípicas:

1. **Costelas verdadeiras (vertebroesternais)** (costelas I a VII): inserem-se diretamente no esterno por meio de suas próprias cartilagens costais
2. **Costelas falsas (vertebrocondrais)** (costelas VIII, IX e, geralmente, X): suas cartilagens unem-se à cartilagem das costelas acima delas; portanto, a conexão com o esterno é indireta
3. **Costelas flutuantes (vertebrais, livres)** (costelas XI, XII e, às vezes, a X): as cartilagens rudimentares dessas costelas não têm conexão, nem mesmo indireta, com o esterno; elas terminam na musculatura abdominal posterior.

As **costelas típicas** (III a IX) têm os seguintes componentes:

- **Cabeça da costela:** cuneiforme e com duas faces articulares, separadas pela **crista da cabeça da costela** (Figura 4.2); uma face para articulação com a vértebra de mesmo número e outra face para a vértebra superior a ela
- **Colo da costela**: une a cabeça da costela ao corpo no nível do tubérculo
- **Tubérculo da costela**: situado na junção do colo e do corpo; uma *face articular* lisa articula-se com o processo transverso da vértebra correspondente, e uma *face não articular* rugosa é o local de inserção do ligamento costotransversário (ver Figura 4.8B)
- **Corpo da costela** (diáfise): fino, plano e curvo, principalmente no **ângulo da costela**, onde a costela faz uma curva anterolateral. O ângulo da costela também marca o limite lateral de inserção da camada intermediária dos músculos intrísecos (eretores da espinha) às costelas (ver Figuras 2.34 e 2.36). A face interna côncava do corpo exibe um **sulco da costela**, paralelo à margem inferior da costela, que oferece alguma proteção para o nervo e os vasos intercostais.

As **costelas atípicas** (I, II e X a XII) são diferentes (Figura 4.3):

- A **costela I** é a mais larga (*i. e.*, seu corpo é mais largo e quase horizontal), mais curta e mais curva das sete costelas verdadeiras. Tem uma única face articular em sua cabeça para articulação apenas com a vértebra T I e dois sulcos transversais na face superior para os vasos subclávios. Os sulcos são separados pelo **tubérculo do músculo escaleno** anterior, no qual está inserido o M. escaleno anterior
- A **costela II** tem um corpo mais fino, menos curvo e é bem mais longa do que a costela I. A cabeça dessa costela tem duas faces para articulação com os corpos das vértebras T I e T II; sua principal característica atípica é uma área rugosa na face superior, a **tuberosidade do músculo serrátil anterior**, na qual tem origem parte desse músculo
- As *costelas X a XII*, como a costela I, têm apenas uma face articular em suas cabeças e articulam-se apenas com uma vértebra
- A *costelas XI a XII* são curtas e não têm colo nem tubérculo.

As **cartilagens costais** prolongam as costelas anteriormente e contribuem para a elasticidade da parede torácica, garantindo inserção flexível para suas extremidades anteriores. As cartilagens aumentam em comprimento das costelas I a VII, e depois diminuem gradualmente. As sete primeiras cartilagens apresentam inserção direta e independente ao esterno; as costelas VIII, IX e X articulam-se com as cartilagens costais imediatamente superiores a elas, formando uma **margem costal** cartilaginosa, articulada e contínua (Figura 4.1A; ver Figura 4.13). As cartilagens costais das costelas XI e XII protegem as extremidades anteriores dessas costelas e não alcançam nem se inserem em outro osso ou cartilagem. As cartilagens costais das costelas I a X fixam a extremidade anterior da costela ao esterno, limitando seu movimento geral enquanto a extremidade posterior se movimenta ao redor ou no eixo transversal da costela (ver Figura 4.9).

Os **espaços intercostais** separam as costelas e suas cartilagens costais umas das outras (Figura 4.1A). São denominados de acordo com a costela que forma a margem superior do espaço – por exemplo, o 4º espaço intercostal situa-se entre as costelas IV e V. Existem 11 espaços intercostais e 11 nervos intercostais. Os espaços intercostais são ocupados por músculos e membranas intercostais e dois conjuntos (principal e colateral) de vasos sanguíneos e nervos intercostais, identificados pelo mesmo número atribuído ao espaço. O espaço abaixo da costela XII não se situa entre as costelas e, assim, é denominado **espaço subcostal**, e o ramo anterior do nervo espinal T12 é o nervo subcostal. Os espaços intercostais são mais amplos anterolateralmente. Eles se ampliam ainda mais durante a inspiração e a rotação e/ou flexão lateral da parte torácica da coluna vertebral.

VÉRTEBRAS TORÁCICAS

A maioria das **vértebras torácicas** é típica visto que é independente, tem corpos, arcos vertebrais e sete processos para conexões musculares e articulares (Figuras 4.4 e 4.5). Os aspectos característicos das vértebras torácicas incluem:

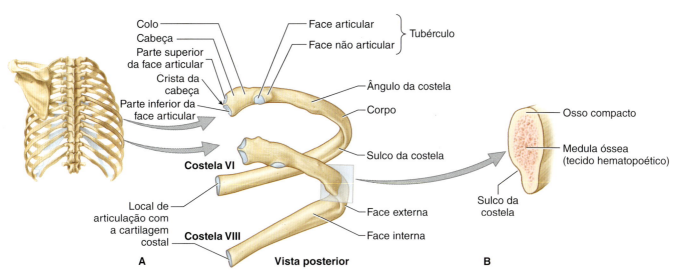

Figura 4.2 Costelas típicas. A. Costelas típicas III a IX. As costelas típicas têm características comuns. Cada costela tem cabeça, colo, tubérculo e corpo (diáfise). **B.** Corte transversal da parte média do corpo de uma costela.

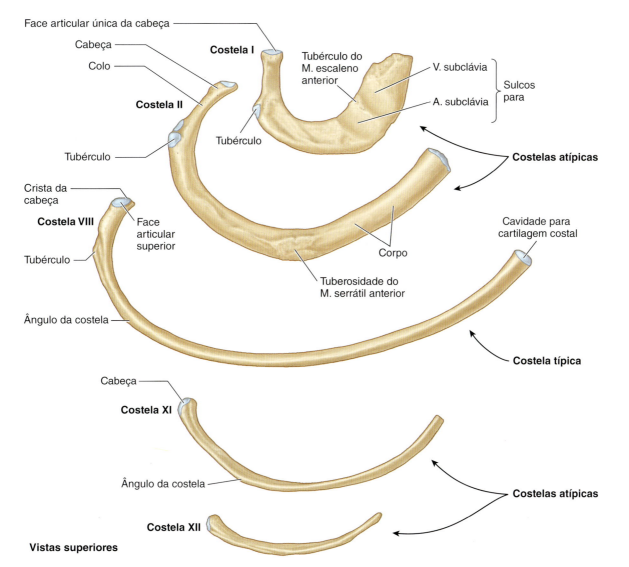

Figura 4.3 Costelas atípicas. As costelas atípicas (I, II, XI, XII) são diferentes das costelas típicas (p. ex., a costela VIII, mostrada no centro).

300   Moore Anatomia Orientada para a Clínica

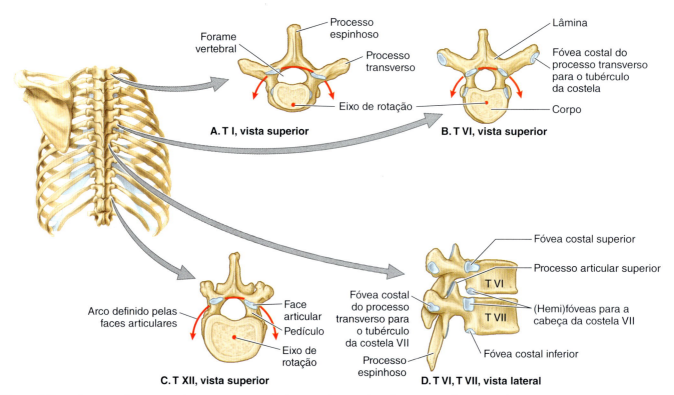

Figura 4.4 Vértebras torácicas. A. Vértebra TI. Forame vertebral e corpo de tamanho e formato semelhantes aos de uma vértebra cervical. **B.** Vértebras T V a T IX. Essas vértebras têm características típicas de vértebras torácicas. **C.** Vértebra T XII. Esta vértebra tem processos ósseos e tamanho do corpo semelhante a uma vértebra lombar. Os planos das faces articulares das vértebras torácicas definem um arco (*setas vermelhas*) centralizado em um eixo que atravessa os corpos vertebrais verticalmente (**A** a **C**). **D.** Características das vértebras torácicas. Fóveas costais superior e inferior (hemifóveas) no corpo vertebral e fóveas costais nos processos transversos. Os processos espinhosos longos inclinados são característicos das vértebras torácicas.

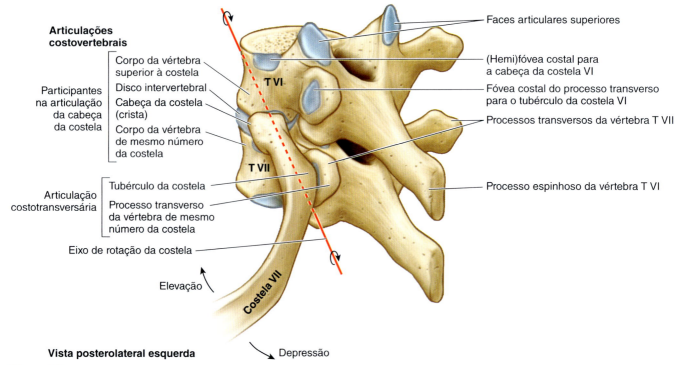

Figura 4.5 Articulações costovertebrais de uma costela típica. As articulações costovertebrais incluem a articulação da cabeça da costela, na qual a cabeça articula-se com dois corpos vertebrais adjacentes e o disco intervertebral entre eles, e a articulação costotransversária, na qual o tubérculo da costela articula-se com o processo transverso de uma vértebra. A costela se movimenta (para cima e para baixo) ao redor de um eixo que atravessa a cabeça e o colo da costela (*setas*).

- *Fóveas costais bilaterais (hemifóveas) nos corpos vertebrais*, geralmente em pares, uma inferior e outra superior, para articulação com as cabeças das costelas
- *Fóveas costais dos processos transversos* para articulação com os tubérculos das costelas, exceto nas duas ou três vértebras torácicas inferiores
- *Processos espinhosos* longos, com inclinação inferior.

As **fóveas costais superiores** e **inferiores**, a maioria, na verdade, pequenas *hemifóveas*, são superfícies pares bilaterais e planas nas margens posterolaterais superior e inferior dos corpos de vértebras torácicas típicas (T II a T IX). Sob o ponto de vista funcional, as fóveas são dispostas em pares nas vértebras adjacentes, ladeando um disco intervertebral interposto: uma (hemi)fóvea inferior na vértebra superior e uma (hemi)fóvea superior na vértebra inferior. Normalmente, duas hemifóveas assim emparelhadas e a margem posterolateral do disco intervertebral existente entre elas formam uma única cavidade para receber a cabeça da costela de mesmo número da vértebra inferior (p. ex., a cabeça da costela VI com a fóvea costal superior da vértebra T VI). As vértebras torácicas atípicas têm fóveas costais inteiras em lugar das hemifóveas:

- As fóveas costais superiores da vértebra T I não são hemifóveas porque não há hemifóveas na vértebra C VII acima, e a costela I articula-se apenas com a vértebra T I. T I tem uma (hemi)fóvea costal inferior típica

- T X tem apenas um par bilateral de fóveas costais (inteiras), localizadas em parte no corpo e em parte no pedículo
- T XI e T XII também têm apenas um par de fóveas costais (inteiras), localizadas em seus pedículos.

Os *processos espinhosos* que se projetam dos arcos de vértebras torácicas típicas (p. ex., vértebras T VI ou T VII) são longos e inclinados inferiormente, em geral superpondo-se à vértebra situada abaixo (Figuras 4.4D e 4.5). Eles cobrem os intervalos entre as *lâminas* de vértebras adjacentes, impedindo, assim, a penetração de objetos cortantes, como uma faca, no *canal vertebral* e a lesão da medula espinal. As faces articulares superiores convexas dos *processos articulares superiores* estão voltadas principalmente em sentido posterior e ligeiramente lateral, enquanto as faces articulares inferiores côncavas dos *processos articulares inferiores* estão voltadas principalmente em sentido anterior e discretamente medial. Os planos articulares bilaterais entre as respectivas faces articulares das vértebras torácicas adjacentes formam um arco, cujo centro está em um eixo de rotação no corpo vertebral (Figura 4.4A a C). Assim, é possível fazer pequenos movimentos rotatórios entre vértebras adjacentes, limitados pela caixa torácica.

ESTERNO

O **esterno** é o osso plano e alongado que forma a região intermediária da parte anterior da caixa torácica (Figura 4.6). Sobrepõe-se diretamente às vísceras do mediastino em geral e as protege, em especial grande parte do coração. O esterno

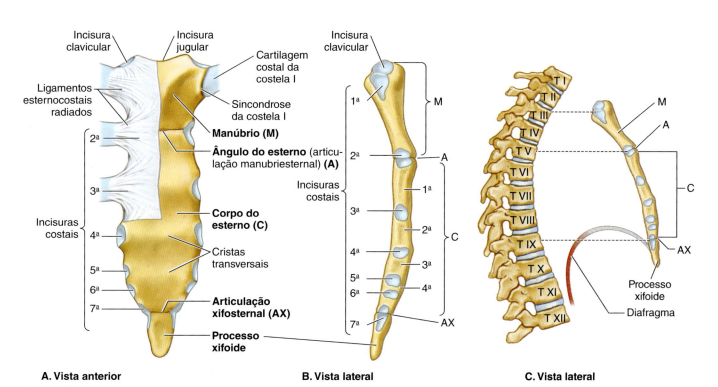

Figura 4.6 Esterno. **A.** Ligamentos e periósteo do esterno. As faixas membranáceas largas e finas dos ligamentos esternocostais radiais seguem das cartilagens costais até as faces anterior e posterior do esterno (na parte superior direita). **B.** Face lateral do esterno. Observe a espessura do terço superior do manúbrio do esterno entre as incisuras claviculares. **C.** É mostrada a relação entre o esterno e a coluna vertebral.

tem três partes: manúbrio, corpo e processo xifoide. Em adolescentes e adultos jovens, as três partes são unidas por articulações cartilagíneas (*sincondroses*) que se ossificam entre a meia-idade e a velhice.

O **manúbrio** do esterno é um osso de formato aproximadamente trapezoide. O manúbrio é a parte mais larga e espessa do esterno. O centro côncavo, facilmente palpável, da margem superior do manúbrio é a **incisura jugular*** ("**incisura supraesternal**"). A incisura é aprofundada pelas extremidades esternais (mediais) das clavículas, que são muito maiores do que as **incisuras claviculares** relativamente pequenas no manúbrio que as recebem, formando as *articulações esternoclaviculares (EC)* (Figura 4.1A). Inferolateralmente à incisura clavicular, a cartilagem costal da costela I está firmemente inserida na margem lateral do manúbrio – a **sincondrose da primeira costela** (Figuras 4.1A e 4.6A). O manúbrio e o corpo do esterno situam-se em planos um pouco diferentes nas partes superior e inferior à junção, a **sínfise manubriesternal** (Figura 4.6A e B); assim, a junção forma um **ângulo do esterno** (de Louis) saliente.

O **corpo do esterno** é mais longo, mais estreito e mais fino do que o manúbrio, e está localizado no nível das vértebras T V a T IX (Figura 4.6A a C). Sua largura varia por causa dos entalhes em suas margens laterais pelas **incisuras costais**. Em pessoas jovens, podem-se ver nitidamente quatro *estérnebras* (segmentos primordiais do esterno). Esses segmentos articulam-se entre si por articulações cartilagíneas primárias (*sincondroses esternais*). Essas articulações começam a se fundir a partir da extremidade inferior entre a puberdade (maturidade sexual) e os 25 anos. A face anterior quase plana do corpo do esterno é marcada em adultos por três **cristas transversais** variáveis (Figura 4.6A), que representam as linhas de fusão (*sinostose*) das quatro estérnebras originalmente separadas.

O **processo xifoide**, a menor e mais variável parte do esterno, é fino e alongado. Sua extremidade inferior situa-se no nível da vértebra T X. Embora muitas vezes seja pontiagudo, pode ser rombo, bífido, curvo ou defletido para um lado ou anteriormente. É cartilagíneo em pessoas jovens, porém mais ou menos ossificado em adultos acima de 40 anos. Nas pessoas idosas, o processo xifoide pode fundir-se ao corpo do esterno.

O processo xifoide é um ponto de referência importante no plano mediano porque:

• Sua junção com o corpo do esterno na **articulação xifosternal** indica o limite inferior da parte central da cavidade torácica; essa articulação também é o local do **ângulo infraesternal** ("ângulo subcostal") da abertura inferior do tórax (Figura 4.1A)
• É um marcador na linha mediana do limite superior do fígado, do centro tendíneo do diafragma e da margem inferior do coração.

---

*N.R.T.: A Terminologia Anatômica usa o termo "incisura jugular", mas "incisura supraesternal" é o termo usado na prática clínica.

Aberturas do tórax

Embora a parede periférica da caixa torácica seja completa, existem aberturas nas partes superior e inferior. A abertura superior, muito menor, permite a comunicação com o pescoço e os membros superiores. A abertura inferior, maior, forma a origem, de formato anular, do diafragma que fecha toda a abertura. As excursões do diafragma controlam principalmente o volume e a pressão interna da cavidade torácica, constituindo a base da respiração corrente (troca gasosa).

ABERTURA SUPERIOR DO TÓRAX

A **abertura superior do tórax** tem como limites (Figura 4.7):

• Posterior, a vértebra T I, cujo corpo salienta-se anteriormente na abertura
• Lateral, o 1º par de costelas e suas cartilagens costais
• Anterior, a margem superior do manúbrio do esterno.

As estruturas que passam entre a cavidade torácica e o pescoço através da abertura superior do tórax oblíqua e reniforme incluem traqueia, esôfago, nervos e vasos que suprem e drenam a cabeça, o pescoço e os membros superiores.

No adulto, o diâmetro anteroposterior aproximado da abertura superior do tórax é de 6,5 cm, e o diâmetro transversal, 11 cm. Para ter uma ideia das dimensões dessa abertura, note que é um pouco maior do que o necessário

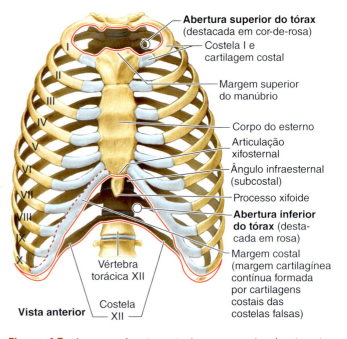

Figura 4.7 Aberturas do tórax. A abertura superior do tórax é a "passagem" entre a cavidade torácica e o pescoço e o membro superior. A abertura inferior do tórax é o local de inserção do diafragma, que se projeta para cima, de modo que as vísceras abdominais superiores (p. ex., fígado) sejam protegidas pela caixa torácica. A faixa cartilagínea contínua criada pelas cartilagens articuladas das costelas VII a X (falsas) forma a margem costal.

para permitir a passagem de uma ripa de madeira medindo 5 cm × 10 cm. Em virtude da obliquidade do 1º par de costelas, a abertura superior do tórax tem inclinação anteroinferior.

ABERTURA INFERIOR DO TÓRAX

A **abertura inferior do tórax** tem os seguintes limites:

- Posterior, a vértebra torácica XII, cujo corpo salienta-se anteriormente na abertura
- Posterolateral, o 11º e o 12º pares de costelas
- Anterolaterais, as cartilagens costais unidas das costelas VII a X, formando as margens costais
- Anterior, a articulação xifosternal.

A abertura inferior do tórax é muito maior do que a abertura superior e tem contorno irregular. Também é oblíqua porque a parede torácica posterior é muito mais longa do que a parede anterior. Ao fechar a abertura inferior do tórax, o diafragma separa quase por completo as cavidades torácica e abdominal. As estruturas que passam do tórax para o abdome ou vice-versa atravessam aberturas no diafragma (p. ex., esôfago e veia cava inferior) ou passam posteriormente a ele (p. ex., aorta).

Assim como as dimensões da cavidade torácica (ou de seu conteúdo) costumam ser superestimadas, é frequente a estimativa errada da extensão inferior (correspondente ao limite entre as cavidades torácica e abdominal) devido à discrepância entre a abertura inferior do tórax e a localização do diafragma (assoalho da cavidade torácica) em pessoas vivas. Embora o diafragma tenha origem nas estruturas que formam a abertura inferior do tórax, as cúpulas do diafragma sobem até o nível do 4º espaço intercostal, e as vísceras abdominais, inclusive o fígado, o baço e o estômago, situam-se superiormente ao plano da abertura inferior do tórax, internamente à parede torácica (Figura 4.1A e B).

Articulações da parede torácica

Embora os movimentos das articulações da parede torácica sejam frequentes – por exemplo, associados à respiração normal – a amplitude de movimento de cada articulação isoladamente é relativamente pequena. Todavia, qualquer distúrbio que diminua a mobilidade dessas articulações interfere na respiração. Durante a respiração profunda, a movimentação da caixa torácica (anterior, superior ou lateral) é considerável. A extensão da coluna vertebral aumenta ainda mais o diâmetro anteroposterior (AP) do tórax. As articulações da parede torácica são mostradas na Figura 4.8. O Quadro 4.1 apresenta os tipos, as faces articulares participantes e os ligamentos das articulações da parede torácica.

As *articulações intervertebrais* entre os corpos de vértebras adjacentes são unidas por ligamentos longitudinais e *discos intervertebrais*. Essas articulações foram analisadas no Capítulo 2, junto com o dorso; as articulações esternoclaviculares foram apresentadas no Capítulo 3, junto com o membro superior.

ARTICULAÇÕES COSTOVERTEBRAIS

A costela típica forma duas articulações posteriores com a coluna vertebral, as articulações das cabeças das costelas e as articulações costotransversárias (Figura 4.5).

Articulações das cabeças das costelas. A *cabeça da costela* articula-se com a *fóvea costal superior* da vértebra correspondente (de mesmo número), a *fóvea costal inferior* da vértebra superior a ela e o disco intervertebral entre as duas vértebras (Figuras 4.4 e 4.8A). Por exemplo, a cabeça da costela VI articula-se com a fóvea costal superior do corpo da vértebra T VI, a fóvea costal inferior da vértebra T V e o disco entre essas vértebras. A crista da cabeça da costela insere-se no disco intervertebral por um **ligamento intra-articular da cabeça da costela** na articulação, dividindo o espaço intra-articular em duas cavidades sinoviais.

A *membrana fibrosa da cápsula articular* é mais forte na parte anterior, onde forma um **ligamento radiado da cabeça da costela** que se abre em leque da margem anterior da cabeça da costela até as laterais dos corpos de duas vértebras e o disco intervertebral entre elas (Figura 4.8A e B). A conexão das cabeças das costelas aos corpos vertebrais é tão próxima que possibilita apenas discretos movimentos de deslizamento nas (hemi)fóveas (girando ao redor do ligamento intra-articular da cabeça das costelas). Entretanto, até mesmo um pequeno movimento das articulações das cabeças das costelas pode resultar em movimento relativamente grande da extremidade distal (esternal ou anterior) de uma costela.

Articulações costotransversárias. Os abundantes ligamentos laterais às partes posteriores (arcos vertebrais) das vértebras reforçam e limitam os movimentos dessas articulações, que têm apenas cápsulas articulares finas. Um **ligamento costotransversário**, que segue do colo da costela até o processo transverso, e um **ligamento costotransversário lateral**, que segue do tubérculo da costela até a extremidade do processo transverso, fortalecem as faces anterior e posterior da articulação, respectivamente. Um **ligamento costotransversário superior** é uma faixa larga que une a crista do colo da costela ao processo transverso superior a ela. A abertura entre esse ligamento e a vértebra permite a passagem do nervo espinal e do ramo posterior da artéria intercostal. O ligamento costotransversário superior pode ser dividido em uma *parte costotransversária anterior* forte e uma *parte costotransversária posterior* fraca.

As partes costotransversárias fortes que unem essas articulações limitam seus movimentos a um pequeno deslizamento. Entretanto, as faces articulares nos tubérculos das 6 costelas superiores são convexas e se encaixam nas concavidades dos processos transversos (Figura 4.9). Consequentemente, a rotação se dá ao redor de um eixo basicamente transversal que atravessa o ligamento intra-articular

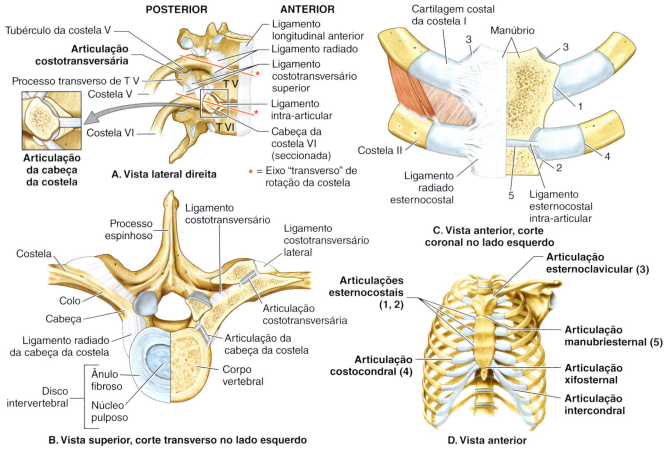

Figura 4.8 Articulações da parede torácica.

Quadro 4.1 Articulações da parede torácica.

Articulação	Tipo	Articulação	Ligamentos	Comentários
Intervertebral (das vértebras T I a T XII)	Sínfise (cartilagínea secundária)	Corpos vertebrais adjacentes unidos pelo disco intervertebral	Longitudinais anterior e posterior	Movimento limitado principalmente a pequenos graus de rotação
Costovertebral Articulações da cabeça da costela	Articulação sinovial plana	Cabeça de cada costela com a hemifóvea ou fóvea costal superior do corpo vertebral de mesmo número e a hemifóvea ou fóvea costal inferior do corpo vertebral superior a ela e o disco intervertebral entre elas	Ligamentos radiados e ligamentos intra-articulares da cabeça da costela	As cabeças das costelas I, XI e XII (às vezes da X) articulam-se apenas com o corpo vertebral correspondente
Costotransversária		Tubérculo da costela com o processo transverso da vértebra de mesmo número	Costotransversário; costotransversários lateral e superior	As costelas XI e XII não se articulam com o processo transverso das vértebras de mesmo número
Costocondral	Articulação cartilagínea primária (hialina)	Extremidade lateral da cartilagem costal com a extremidade esternal da costela	Cartilagem e osso unidos por periósteo	Normalmente não há movimento nessa articulação; a cartilagem costal propicia flexibilidade
Intercondral	Articulação sinovial plana	Entre as cartilagens costais das costelas VI e VII, VII e VIII, e VIII e IX	Ligamentos intercondrais	A articulação entre as cartilagens costais das costelas IX e X é fibrosa
Esternocostal	1ª: articulação cartilagínea primária (sincondrose)	Articulação das primeiras cartilagens costais com o manúbrio do esterno		
	2ª a 7ª: articulação sinovial plana	Articulação do 2º a 7º pares de cartilagens costais com o esterno	Esternocostais radiados anterior e posterior; intra-articular	Cavidades articulares frequentemente ausentes; a fibrocartilagem cobre as faces articulares
Esternoclavicular	Articulação sinovial selar	Extremidade esternal da clavícula com o manúbrio do esterno e a 1ª cartilagem costal	Esternoclaviculares anterior e posterior; costoclavicular	Essa articulação é dividida em dois compartimentos por um disco articular
Manubriesternal	Articulação cartilagínea secundária (sínfise)	Articulação entre o manúbrio e o corpo do esterno		Essas articulações frequentemente fundem-se e tornam-se sinostoses em indivíduos idosos
Xifosternal	Articulação cartilagínea primária (sincondrose)	Articulação entre o processo xifoide e o corpo do esterno		

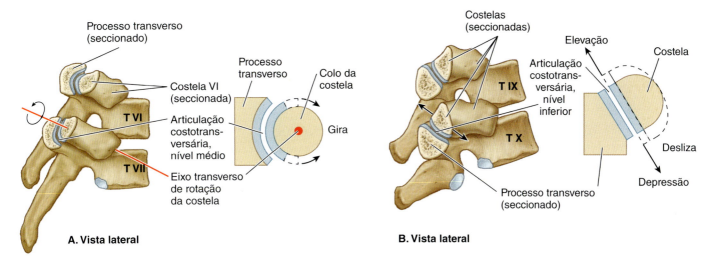

Figura 4.9 Articulações costotransversárias. A conformação das faces articulares, exibida em cortes sagitais, mostra como o movimento ocorre nas articulações costotransversárias. **A.** Costelas I a VII. As costelas giram em torno de um eixo que se estende longitudinalmente através do colo da costela. **B.** Costelas VIII a X. Faces articulares mais planas resultam em movimentos de deslizamento.

e a cabeça e o colo da costela (Figura 4.8A e B). Isso resulta em movimentos de elevação e depressão das extremidades esternais das costelas e do esterno no plano sagital (*movimento em alavanca de bomba*) (Figura 4.10A e C). As faces articulares planas dos tubérculos e processos transversos das costelas VII a X permitem deslizamento (Figura 4.9), resultando em elevação e depressão das partes mais laterais dessas costelas no plano transverso (*movimento de pêndulo*) (Figura 4.10B e C).

ARTICULAÇÕES ESTERNOCOSTAIS

O 1º par de cartilagens costais articula-se com o manúbrio do esterno por meio de uma camada fina e densa de fibrocartilagem muito aderente, interposta entre a cartilagem e o manúbrio, a **sincondrose da primeira costela**. Os 2º a 7º pares de cartilagens costais articulam-se com o esterno nas articulações sinoviais, com faces articulares fibrocartilagíneas nas faces condral e esternal, que permitem o movimento durante a respiração. As cápsulas articulares fracas dessas articulações apresentam espessamento nas partes anterior e posterior para formar **ligamentos esternocostais radiados**. Estes continuam como faixas membranáceas largas e finas desde as cartilagens costais até as faces anterior e posterior do esterno, formando um revestimento semelhante a feltro para esse osso.

Movimentos da parede torácica

Os movimentos da parede torácica e do diafragma durante a inspiração aumentam o volume intratorácico e os diâmetros do tórax (Figura 4.10D e F). As consequentes alterações de pressão resultam na alternância entre a entrada de ar nos pulmões (*inspiração*) através do nariz, da boca, da laringe e da traqueia e a eliminação de ar dos pulmões (*expiração*) pelas mesmas vias. Durante a expiração passiva,

o diafragma, os músculos intercostais e outros músculos relaxam, reduzindo o volume intratorácico e aumentando a *pressão intratorácica* (Figura 4.10C e E). Simultaneamente, há diminuição da *pressão intra-abdominal* e descompressão das vísceras abdominais. Isso permite a retração do tecido elástico pulmonar distendido, expelindo a maior parte do ar.

A *dimensão vertical* da parte central da cavidade torácica aumenta durante a inspiração, quando a contração do diafragma causa sua descida, comprimindo as vísceras abdominais (Figura 4.10F). Durante a expiração, a dimensão vertical retorna à posição neutra enquanto a retração elástica dos pulmões produz pressão subatmosférica nas cavidades pleurais, entre os pulmões e a parede torácica. Em vista disso e da ausência de resistência às vísceras previamente comprimidas, as cúpulas do diafragma ascendem, diminuindo a dimensão vertical.

A contração dos músculos intercostais aumenta muito a *dimensão AP* do tórax. O movimento das costelas superiores (principalmente da II à VI) nas articulações costovertebrais ao redor de um eixo que atravessa os colos das costelas causa elevação das suas extremidades anteriores. Como as costelas têm inclinação inferior, sua elevação também resulta em movimento anteroposterior do esterno, sobretudo de sua extremidade inferior – o movimento de pêndulo (Figura 4.10A e C), com pequeno movimento da sínfise manubriesternal em jovens, nos quais ainda não houve sinostose da articulação.

A contração dos músculos intercostais também aumenta um pouco o *diâmetro transverso* do tórax, elevando a parte média (partes mais laterais) das costelas (principalmente as inferiores) – o *movimento em alça de balde* (Figura 4.10B e C). A combinação de todos esses movimentos causa deslocamento anterior, superior e lateral da caixa torácica (Figura 4.10C e F).

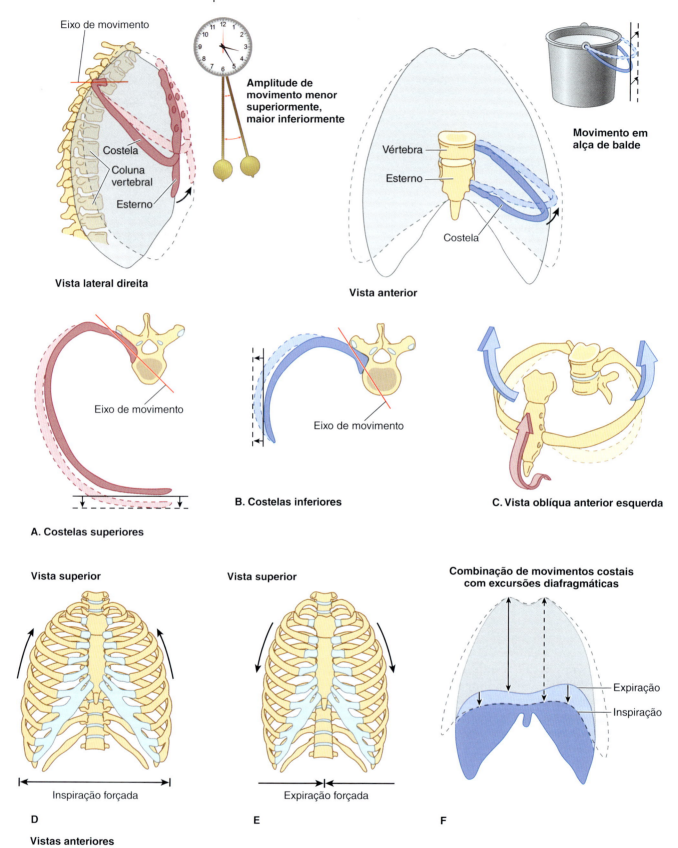

Figura 4.10 Movimentos da parede torácica. **A.** Movimento tipo pêndulo do esterno. Quando as costelas superiores são elevadas, a dimensão AP do tórax aumenta (movimento em alavanca de bomba) e há maior excursão (aumento) na extremidade inferior do pêndulo. **B.** As partes médias das costelas inferiores movem-se lateralmente quando são elevadas, aumentando a dimensão transversal. **C.** Movimento em alça de balde das costelas. O movimento combinado (*setas*) durante a inspiração forçada aumenta as dimensões AP e transversal da caixa torácica. **D.** Diafragma. O tórax alarga-se durante a inspiração forçada quando as costelas são elevadas (*setas*). **E.** O tórax estreita-se durante a expiração enquanto as costelas são abaixadas (*setas*). **F.** O movimento básico de inspiração (em repouso ou forçada) é a contração do diafragma, que aumenta a dimensão vertical da cavidade torácica (*setas*). Quando o diafragma relaxa, é empurrado para cima pela descompressão das vísceras abdominais, reduzindo a dimensão vertical para a expiração.

ANATOMIA CLÍNICA

PAREDE TORÁCICA

Dor torácica

Embora a *dor torácica* possa também ser causada por doença pulmonar, é provavelmente o sintoma mais importante de doença cardíaca (Bickley, 2021). Entretanto, a dor torácica também pode ocorrer em distúrbios intestinais, da vesícula biliar e musculoesqueléticos. Ao avaliar um paciente com dor torácica, o exame é voltado principalmente para discriminar entre condições graves e as muitas causas menos importantes de dor. As pessoas que sofreram um *infarto agudo do miocárdio* costumam descrever dor subesternal "em aperto" (profundamente ao esterno) que não desaparece com o repouso.

Fraturas das costelas

A fratura da costela I, curta e larga, posteroinferior à clavícula, é rara graças à sua posição protegida (não pode ser palpada). Portanto, a fratura da costela I é, com frequência, considerada um marcador de lesão grave em traumatismos não penetrantes. Em caso de fratura, porém, pode haver lesão das estruturas que cruzam sua face superior, inclusive o plexo braquial de nervos e os vasos subclávios que servem ao membro superior. As costelas intermediárias são fraturadas com maior frequência. As *fraturas das costelas* geralmente resultam de golpes ou lesões por esmagamento. A parte mais fraca de uma costela é a região imediatamente anterior ao seu ângulo; entretanto, um golpe direto pode causar fratura em qualquer ponto, e a extremidade fraturada pode lesar órgãos internos como o pulmão e/ou baço. As fraturas das costelas inferiores podem lacerar o diafragma e acarretar *hérnia diafragmática* (ver Capítulo 5, *Abdome*). As fraturas das costelas são dolorosas porque as partes fraturadas se movem quando a pessoa respira, tosse, ri e espirra. As fraturas de costela já foram corrigidas ou fixadas cirurgicamente por esse motivo, mas essa prática ainda é motivo de controvérsia.

Tórax instável

Fraturas múltiplas das costelas podem permitir o movimento independente de um segmento considerável da parede torácica anterior e/ou lateral. O segmento independente da parede movimenta-se paradoxalmente (para dentro na inspiração e para fora na expiração). O *tórax instável* é uma lesão extremamente dolorosa, que compromete a ventilação e, portanto, afeta a oxigenação do sangue. Durante o tratamento, o segmento independente pode ser fixado internamente por placas e/ou fios.

Toracotomia, incisões no espaço intercostal e excisão de costela

A abertura cirúrgica da parede torácica para penetrar na cavidade pleural é uma *toracotomia* (Figura B4.1). Na *toracotomia anterior* podem ser feitas incisões em formato de H através do pericôndrio de uma ou mais cartilagens costais e, depois, soltar segmentos

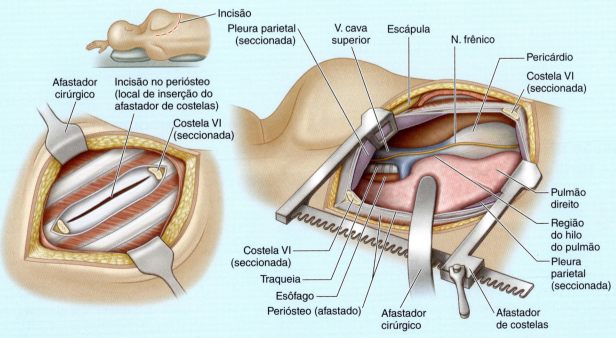

Figura B4.1 Toracotomia.

de cartilagem costal para ter acesso à cavidade torácica (ver Figura 4.13, lado direito).

As faces posterolaterais dos 5º a 7º espaços intercostais são locais importantes para incisões de toracotomia posterior. Em geral, a abordagem lateral é mais satisfatória para o acesso à caixa torácica (Figura B4.1). Com o paciente deitado sobre o outro lado, o membro superior é completamente abduzido, colocando o antebraço ao lado da cabeça do paciente. Isso ocasiona elevação e rotação lateral do ângulo inferior da escápula, dando acesso até o 4º espaço intercostal.

Mais comumente, a retração de costela possibilita a realização de procedimentos através de um espaço intercostal, com cuidado para evitar o feixe neurovascular superior. Se for necessária uma exposição mais ampla, os cirurgiões usam uma incisão em formato de H para abrir a face superficial do periósteo que reveste a costela, retirar o periósteo da costela e, depois, cortar um *amplo segmento da costela* para obter melhor acesso, como pode ser necessário para entrar na cavidade torácica e retirar um pulmão (*pneumectomia*), por exemplo. Sem a costela, a entrada na cavidade torácica pode ser feita através da face profunda da bainha periosteal, poupando os músculos intercostais adjacentes. Após a cirurgia, os fragmentos retirados das costelas regeneram-se a partir do periósteo intacto, embora de forma imperfeita.

Em muitos casos a cirurgia intratorácica pode ser realizada graças a uma abordagem endoscópica minimamente invasiva (ver "Toracoscopia" no boxe Anatomia clínica, mais adiante).

Costelas supranumerárias

As pessoas geralmente têm 12 costelas de cada lado, mas o número aumenta quando existem *costelas cervicais e/ou lombares*, ou diminui pela ausência de formação do 12º par. As costelas cervicais são relativamente comuns (0,5 a 2%) e podem interferir com as estruturas neurovasculares que saem pela abertura superior do tórax. Pode ser necessária ressecção para aliviar a compressão dessas estruturas que pode ser realizada por uma abordagem transaxilar (incisão na fossa axilar). Costelas lombares são menos comuns. As *costelas supranumerárias* (adicionais) também têm importância clínica porque podem confundir a identificação dos níveis vertebrais em radiografias e outras técnicas de imagem.

Função protetora e envelhecimento das cartilagens costais

As cartilagens costais dotam a caixa torácica de elasticidade, muitas vezes impedindo a fratura do esterno e/ou das costelas em contusões. Graças à grande elasticidade das costelas e cartilagens costais em crianças, a compressão torácica pode causar lesão no interior do tórax mesmo na ausência de uma fratura costal. Nas pessoas idosas, as cartilagens costais perdem parte de sua elasticidade e tornam-se frágeis; podem sofrer calcificação, tornando-se radiopacas (*i. e.*, são imagens brancas nas radiografias). Portanto, a realização de reanimação cardiopulmonar (RCP) utilizando compressão esternal, em idosos, tem maior probabilidade de provocar fratura de costelas.

Ossificação do processo xifoide

Um pouco depois dos 40 anos, as pessoas podem subitamente perceber o *processo xifoide parcialmente ossificado* e consultam o médico por causa do nódulo duro na "boca do estômago" (*fossa epigástrica*). Nunca tendo percebido o processo xifoide antes, elas temem que seja um tumor. É preciso tomar cuidado durante incisões abdominais altas (laparotomia) para não lesionar nem cortar o processo xifoide ao curvar a incisão para um lado ou para o outro, conforme necessário. Pode ocorrer implantação das células da cartilagem lesionada na incisão, causando ossificação heterotrópica.

Fraturas do esterno

Apesar da localização subcutânea do esterno, as *fraturas* não são comuns. As lesões por esmagamento podem ocorrer após compressão traumática da parede torácica, por exemplo, em acidentes de automóvel quando o tórax do motorista é forçado contra o volante. A instalação e o uso de *air bags* nos veículos reduziram o número de fraturas do esterno. A fratura do corpo do esterno geralmente é uma *fratura cominutiva* (muitos fragmentos ósseos). O deslocamento dos fragmentos ósseos é raro, porque o esterno é revestido por uma *fáscia muscular* (continuidades fibrosas de ligamentos esternocostais radiados; Figura 4.6A) e pelas inserções esternais dos músculos peitorais maiores. O local mais comum de fratura do esterno em idosos é no ângulo do esterno, onde houve sinostose da sínfise manubriesternal. A fratura resulta em *luxação da articulação manubriesternal*.

A principal preocupação nas lesões do esterno não é a fratura propriamente dita, mas o risco de lesão cardíaca (contusão miocárdica, ruptura cardíaca, tamponamento) e/ou pulmonar. A taxa de mortalidade associada a fraturas do esterno é de 25 a 45%, decorrente principalmente dessas lesões subjacentes. Nos casos de *contusão do esterno*, deve-se avaliar a existência de lesão visceral subjacente (Walls et al., 2018).

Esternotomia mediana

O acesso à cavidade torácica nas cirurgias do mediastino exige a secção do esterno no plano mediano e seu afastamento, por exemplo, para *cirurgia de revascularização do miocárdio*. A flexibilidade das costelas e cartilagens costais permite o afastamento das metades do esterno durante procedimentos que exijam *esternotomia mediana*. Essa "secção do esterno" também propicia boa exposição para retirada de tumores nos lobos superiores dos pulmões. Após a cirurgia, as metades do esterno são unidas por sutura com fio metálico. A recuperação é menos dolorosa do que quando é usada toracotomia com secção muscular (ver "Toracotomia, incisões no espaço intercostal e excisão de costela" neste boxe, anteriormente).

Biopsia do esterno

O corpo do esterno é usado com frequência para *biopsia por agulha da medula óssea* por causa da sua largura e posição subcutânea. A agulha perfura primeiro o osso cortical fino e, em seguida, penetra no osso esponjoso vascularizado. Muitas vezes a biopsia do esterno é usada para coletar amostras de medula óssea para transplante e detecção de câncer metastático e *discrasias (anormalidades) sanguíneas*.

Anomalias do esterno

O esterno desenvolve-se por fusão de condensações verticais bilaterais de tecido pré-cartilaginoso, *bandas* ou *barras esternais*. As metades do esterno do feto podem não se fundir. A *fenda esternal completa* é uma anomalia incomum através da qual pode ocorrer protrusão do coração (*ectopia cordis*). As fendas parciais no manúbrio do esterno e na metade superior do corpo do esterno têm formato de V ou U e podem ser reparadas no primeiro ano de vida por aposição direta e fixação das metades esternais. Às vezes, resta uma perfuração (*forame esternal*) no corpo do esterno por causa da fusão incompleta. Essa perfuração não tem importância clínica; entretanto, deve-se estar ciente dessa possibilidade para que não seja mal interpretada em uma radiografia do tórax como um ferimento por projétil de arma de fogo não cicatrizado, por exemplo. O recuo (*pectus excavatum*, ou tórax em funil) ou a projeção (*pectus carinatum*, ou peito de pombo) do esterno é uma variação anômala que pode tornar-se evidente ou mais acentuada na infância e que pode ser corrigida enquanto o tórax da criança ainda está em desenvolvimento.

O processo xifoide costuma ser perfurado em pessoas idosas por causa de alterações associadas à idade; essa perfuração também não tem importância clínica. Da mesma forma, a protrusão anterior do processo xifoide em neonatos não é incomum e geralmente não exige correção.

Síndrome do desfiladeiro torácico

Os anatomistas referem-se à *abertura superior do tórax* como a entrada do tórax, porque substâncias não circulantes (ar e alimentos) só podem entrar no tórax por essa abertura. Quando os clínicos referem-se à *abertura superior do tórax* como saída do tórax, eles estão enfatizando as artérias e os nervos T1 que saem do tórax por essa abertura para entrar na parte inferior do pescoço e no membro superior. Existem vários tipos de *síndrome do desfiladeiro torácico* (SDT) nos quais as estruturas que passam pela abertura superior do tórax (artérias e nervos) são afetadas por sua obstrução (Brannagan & Tanji, 2022). Embora a SDT indique uma localização torácica, na verdade a obstrução ocorre fora da abertura na base do pescoço, e as manifestações clínicas envolvem o membro superior (ver Capítulo 3, *Membro Superior*, e Capítulo 9, *Pescoço*).

Luxação das costelas

A *luxação de costela* (síndrome da "costela deslizante") é o deslocamento de uma cartilagem costal em relação ao esterno – *luxação de uma articulação esternocostal* ou deslocamento das articulações intercondrais. As luxações das costelas são comuns em esportes de contato; as complicações resultam da compressão ou da lesão de nervos, vasos e músculos adjacentes. O *deslocamento das articulações intercondrais* geralmente é unilateral e acomete as costelas VIII, IX e X. O traumatismo suficiente para deslocar essas articulações também lesiona, com frequência, estruturas subjacentes como o diafragma e/ou o fígado, causando dor intensa, sobretudo durante movimentos de inspiração profunda. A lesão causa deformidade (nódulo) no local do deslocamento.

Separação das costelas

A expressão "separação da costela" refere-se à *luxação da junção costocondral* entre a costela e sua cartilagem costal. Nas separações das costelas III a X, é comum haver ruptura do pericôndrio e do periósteo. Consequentemente, a costela pode deslocar-se para cima, cavalgando a costela acima e causando dor.

Paralisia do diafragma

A paralisia da metade do diafragma (uma cúpula ou hemidiafragma) decorrente de lesão do *nervo frênico* (parte motora) não afeta a outra metade porque as inervações de cada cúpula são separadas. A *paralisia do diafragma* pode ser detectada radiologicamente por observação de seu movimento paradoxal. Em vez de descer, como faria normalmente durante a inspiração por causa da contração do diafragma (Figura B4.2A), a cúpula paralisada ascende porque é empurrada para cima pelas vísceras abdominais que estão sendo comprimidas pela cúpula contralateral ativa (Figura B4.2B). Em vez de ascender durante a expiração, a cúpula paralisada desce em resposta à pressão positiva nos pulmões.

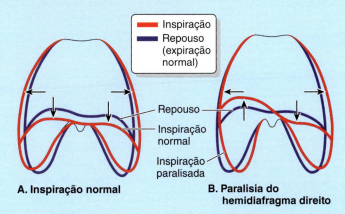

Figura B4.2 Movimentos do diafragma e da parede torácica (*setas*). **A.** Normal. **B.** Paradoxal.

Pontos-chave: Esqueleto, aberturas, articulações e movimentos da parede torácica

Esqueleto da parede torácica: A parede torácica (1) protege o conteúdo da cavidade torácica; (2) garante a mecânica da respiração; e (3) proporciona inserção para a musculatura do pescoço, do dorso, dos membros superiores e do abdome. ■ O formato abaulado da caixa torácica confere resistência e os elementos osteocartilagíneos e articulações propiciam flexibilidade. ■ Posteriormente, a caixa torácica é formada por uma coluna de 12 vértebras torácicas e discos intervertebrais interpostos. ■ As partes laterais e anterior da caixa consistem em 12 costelas contínuas com as cartilagens costais anteriormente. Na parte anterior, o esterno, formado por três partes, protege as vísceras torácicas centrais.

Aberturas da parede torácica: Embora a parte periférica da caixa torácica seja completa, há aberturas nas partes superior e inferior. ■ A abertura superior do tórax é uma pequena passagem para as estruturas que entram e saem do pescoço e dos membros superiores. ■ A margem da abertura inferior do tórax é o local de inserção do diafragma. As estruturas que passam entre o tórax e o abdome atravessam aberturas no diafragma (p. ex., esôfago) ou passam posteriormente a ele (p. ex., aorta).

Articulações da parede torácica: As articulações possibilitam e determinam os movimentos da parede torácica. Posteriormente, as costelas articulam-se com a coluna vertebral torácica semiflexível via articulações costovertebrais ■ Estas incluem articulações das cabeças das costelas e articulações costotransversárias, ambas fortemente reforçadas por múltiplos ligamentos. ■ Anteriormente, as costelas articulam-se com as cartilagens costais através das articulações costocondrais. ■ As cartilagens costais de números 1 a 7 articulam-se diretamente com o esterno e as cartilagens costais de números 8 a 10 articulam-se indiretamente com o esterno por meio da sincondrose da costela I, das articulações esternocostais (sinoviais) e das articulações intercondrais.

Movimentos da parede torácica: Os movimentos da maioria das costelas ocorrem ao redor de um eixo geralmente transverso que passa por sua cabeça, colo e tubérculo. ■ Esse eixo, associado à inclinação e à curvatura das costelas, resulta em movimento de pêndulo do esterno, que modifica o diâmetro AP do tórax, e movimentos em alça de balde das costelas inferiores, que alteram seu diâmetro transversal. ■ A contração e o relaxamento do diafragma, convexo superiormente, alteram suas dimensões verticais. ■ O aumento das dimensões resulta em inspiração, e a diminuição das dimensões causa expiração.

Músculos da parede torácica

Alguns músculos que revestem a caixa torácica ou que nela se inserem servem primariamente a outras regiões. Os **músculos toracoapendiculares** estendem-se da caixa torácica (esqueleto axial) até os ossos do membro superior (esqueleto apendicular). Do mesmo modo, alguns músculos da parede anterolateral do abdome, do dorso e do pescoço inserem-se na caixa torácica (Figura 4.11). Os músculos toracoapendiculares atuam principalmente nos membros superiores (ver Capítulo 3, *Membro Superior*). Mas alguns deles, inclusive os *músculos peitoral maior* e *peitoral menor* e a parte inferior do *músculo serrátil anterior*, também atuam como músculos acessórios da respiração, ajudando a elevar

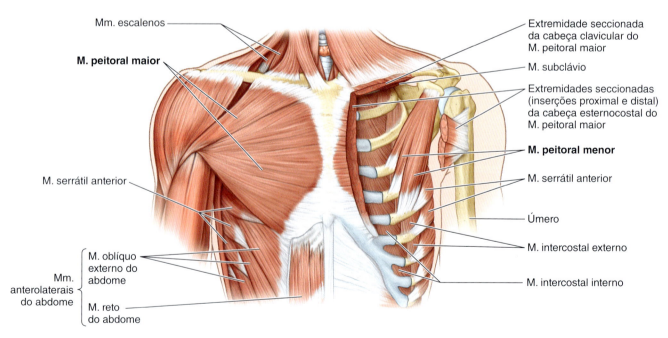

Vista anterior

Figura 4.11 Músculos toracoapendiculares, do pescoço e anterolaterais do abdome na parede torácica. O músculo peitoral maior foi retirado do lado esquerdo para expor os músculos peitoral menor, subclávio e intercostal externo. Quando são retirados os músculos do membro superior, é possível ver o formato de cúpula, com estreitamento superior, da caixa torácica.

as costelas para expandir a cavidade torácica quando a inspiração é profunda e forçada (p. ex., após uma corrida longa). Os *músculos escalenos*, que descem das vértebras do pescoço até as costelas I e II, atuam principalmente na coluna vertebral. No entanto, também atuam como *músculos respiratórios acessórios*, fixando essas costelas e tornando os músculos que unem as costelas abaixo mais efetivos na elevação das costelas inferiores durante a inspiração forçada.

Os verdadeiros **músculos da parede torácica** são o serrátil posterior superior e o inferior, os levantadores das costelas, os subcostais e o transverso do tórax. São mostrados na Figura 4.12A e B, e suas inserções, inervações e funções são citadas no Quadro 4.2.

O *músculo serrátil posterior* é descrito tradicionalmente como músculo inspiratório, mas essa função não é apoiada pela eletromiografia nem por outros dados. Considerando-se as inserções e a disposição (Figura 4.12C) do **músculo serrátil posterior superior**, acreditava-se que ele elevasse as quatro costelas superiores, aumentando, assim, o diâmetro AP do tórax e elevando o esterno, enquanto se acreditava que o **músculo serrátil posterior inferior** deprimisse as costelas inferiores, impedindo que fossem puxadas superiormente pelo diafragma. Entretanto, foi sugerido que a função primária desses músculos, que transpõem as costelas relacionadas com as aberturas superior e inferior do tórax, bem como as transições da coluna vertebral torácica, relativamente inflexível, para as partes cervical e lombar da coluna, muito mais flexíveis, não seria motora (Vilensky et al., 2001). Em vez disso, esses músculos teriam função proprioceptiva. Esses músculos, sobretudo o M. serrátil posterior superior, foram apontados como causa de dor crônica nas síndromes de dor miofascial.

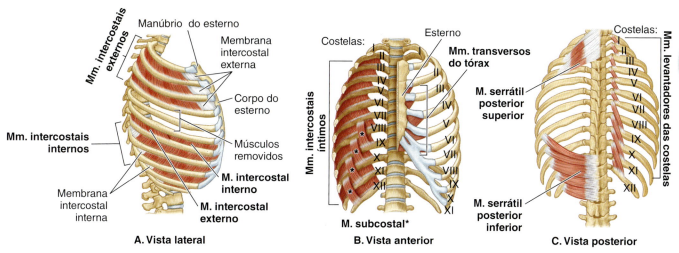

Figura 4.12 Músculos da parede torácica.

Quadro 4.2 Músculos da parede torácica.

Músculo	Inserção superior	Inserção inferior	Inervação	Principal ação	
M. serrátil posterior superior	Ligamento nucal, processos espinhosos das vértebras C VII a T III	Margens superiores das costelas II a IV	2º a 5º nervos intercostais	Propriocepção (eleva as costelas)[a]	
M. serrátil posterior inferior	Processos espinhosos das vértebras T XI a L II	Margens inferiores das costelas VIII a XII perto de seus ângulos	Ramos anteriores dos nervos espinais torácicos T9 a T12	Propriocepção (abaixa as costelas)[a]	
M. levantador da costela	Processos transversos de T VII a T XI	Costelas subjacentes entre o tubérculo e o ângulo	Ramos primários posteriores dos nervos C8 a T11	Eleva as costelas	
M. intercostal externo	Margem inferior das costelas	Margem superior das costelas abaixo	Nervo intercostal	Eleva as costelas durante a inspiração forçada[b]	
M. intercostal interno				Parte interóssea: abaixa as costelas	Durante a respiração ativa (forçada)[b]
M. intercostal íntimo				Parte intercondral: eleva as costelas	
M. subcostal	Face interna das costelas inferiores perto de seus ângulos	Margens superiores da 2ª ou 3ª costela abaixo		Provavelmente atuam da mesma forma que os músculos intercostais internos	
M. transverso do tórax	Face posterior da parte inferior do esterno	Face interna das 2ª a 6ª cartilagens costais		Abaixa pouco as costelas[a] (Propriocepção?)	

[a]Ação tradicionalmente atribuída de acordo com as inserções; parece ter função principalmente proprioceptiva.
[b]Todos os músculos intercostais mantêm os espaços intercostais rígidos, evitando, assim, sua projeção durante a expiração e sua retração durante a inspiração. É difícil interpretar o papel dos músculos intercostais individualmente e dos músculos acessórios da respiração na movimentação das costelas apesar de muitos estudos eletromiográficos.

Os doze **músculos levantadores das costelas** (ver Figura 4.17) têm formato de leque, mas sua eventual função na inspiração normal é incerta. Podem participar no movimento vertebral e/ou na propriocepção.

Os *músculos intercostais* ocupam os espaços intercostais (Figuras 4.11 a 4.14; Quadro 4.2). A camada superficial é formada pelos músculos intercostais externos e a camada interna, pelos Mm. intercostais internos. As fibras mais profundas desses últimos estão situadas internamente aos vasos intercostais e nervos e, portanto, são designadas de modo um pouco artificial como um músculo separado, os *intercostais íntimos*.

- Os **músculos intercostais externos** (11 pares) ocupam os espaços intercostais desde os tubérculos das costelas posteriormente até as junções costocondrais anteriormente (Figuras 4.11 a 4.13 e 4.15). Na parte anterior, as fibras musculares são substituídas pelas **membranas intercostais externas** (Figura 4.15A). Esses músculos seguem anteroinferiormente da costela acima até a costela abaixo. Cada músculo tem inserção superior na margem inferior da costela acima e inferior na margem superior da costela abaixo (Figura 4.15C). Esses músculos têm continuidade inferiormente com os *músculos oblíquos externos* na parede anterolateral do abdome. Os músculos intercostais externos são mais ativos durante a inspiração
- Os **músculos intercostais internos** (11 pares) seguem profundamente e perpendiculares aos intercostais externos (Figuras 4.12B, 4.14 e 4.15C). As fibras seguem em direção posteroinferior desde os assoalhos dos sulcos costais até as margens superiores das costelas inferiores a eles. Os músculos intercostais internos fixam-se aos corpos das costelas e a suas cartilagens costais, desde o esterno anteriormente até os ângulos das costelas posteriormente (Figura 4.16). Na parte posterior entre as costelas, medialmente aos ângulos, os músculos intercostais internos são substituídos pelas **membranas intercostais internas** (Figura 4.15A). Os músculos intercostais internos inferiores são contínuos com os *músculos oblíquos internos* na parede anterolateral do abdome. Os músculos intercostais internos – mais fracos do que os intercostais externos – são mais ativos durante a expiração – sobretudo suas partes interósseas (*versus* intercondrais)
- Os **músculos intercostais íntimos** são semelhantes aos intercostais internos e são, na realidade, suas partes mais profundas. Os músculos intercostais íntimos são separados dos intercostais internos pelos nervos e vasos intercostais (Figuras 4.15A e B e 4.17). Esses músculos passam entre as faces internas de costelas adjacentes e ocupam a região lateral dos espaços intercostais. É provável (mas indeterminado) que suas ações sejam iguais às dos músculos intercostais internos.

Os **músculos subcostais** têm tamanho e formato variáveis; geralmente são bem desenvolvidos apenas na parede inferior do tórax. Essas finas faixas de músculo estendem-se da face interna do ângulo de uma costela até a face interna da segunda ou terceira costela inferior a ela. Cruzando um ou dois espaços intercostais, os músculos subcostais seguem na mesma direção que os intercostais internos e se unem a eles (Figura 4.15B).

O **músculo transverso do tórax** tem quatro ou cinco alças que se irradiam em sentido superolateral a partir da face posterior da parte inferior do esterno (Figuras 4.13 a 4.15A). A parte inferior do músculo transverso do tórax é contínua com o *músculo transverso do abdome* na parede anterolateral do corpo. Esses músculo parece ter função expiratória fraca e também fornece informações proprioceptivas.

Embora os músculos intercostais externos e internos sejam ativos durante a inspiração e a expiração, respectivamente, a maior parte da sua atividade é isométrica (aumento do tônus sem causar movimento); o papel desses músculos na movimentação das costelas parece estar relacionado principalmente à *respiração forçada*. O diafragma é o músculo primário da inspiração. A expiração é passiva, exceto quando a pessoa expira contra resistência (p. ex., ao encher um balão) ou tenta expelir o ar mais rápido do que o habitual (p. ex., ao tossir, espirrar, assoar o nariz ou gritar). A retração elástica dos pulmões e a descompressão das vísceras abdominais expelem o ar previamente inalado. A função primária dos músculos intercostais na respiração é dar sustentação aos espaços intercostais (aumentando seu tônus ou sua rigidez), resistindo ao movimento paradoxal, sobretudo durante a inspiração, quando as pressões torácicas internas são mínimas (mais negativas). Isso é mais visível após traumatismo raquimedular alto, quando há paralisia flácida inicial de todo o tronco, mas o diafragma permanece ativo. Nessas circunstâncias, a capacidade vital é muito comprometida pela incursão paradoxal da parede torácica durante a inspiração. Algumas semanas depois, a paralisia torna-se espástica; a parede torácica enrijece e a capacidade vital aumenta (Standring, 2021).

A ação mecânica dos músculos intercostais no movimento das costelas, sobretudo durante a respiração forçada, pode ser observada por meio de um modelo simples (Figura 4.15C). Duas alavancas curvas, que representam as costelas que delimitam um espaço intercostal, articulam-se posteriormente com a coluna vertebral fixa e anteriormente com o esterno móvel. As costelas (e o espaço intercostal interposto) descem enquanto deslocam-se em direção anterior, atingindo seu ponto baixo aproximadamente na junção costocondral, e depois ascendem até o esterno. Os músculos cujas fibras mais se aproximam da inclinação das costelas em suas inserções (Mm. intercostais externos e a parte intercondral dos Mm. intercostais internos) giram as costelas superiormente em seus eixos posteriores, elevando as costelas e o esterno. Os músculos cujas fibras são quase perpendiculares às costelas em sua inserção (parte interóssea dos músculos intercostais internos) giram as costelas inferiormente em seus eixos posteriores, abaixando as costelas e o esterno (Slaby et al., 1994).

O *diafragma* é uma parede comum que separa o tórax e o abdome. Embora tenha funções relacionadas aos dois compartimentos do tronco, sua função mais importante (vital) é servir como *músculo primário da inspiração*. O diafragma é descrito em detalhes no Capítulo 5, *Abdome*, pois as inserções nas vértebras lombares são mais bem observadas na face inferior (abdominal).

Fáscia da parede torácica

Cada parte da fáscia localizada profundamente recebe o nome do músculo que reveste ou da(s) estrutura(s) à(s) qual(is) está fixada. Consequentemente, uma grande parte da fáscia

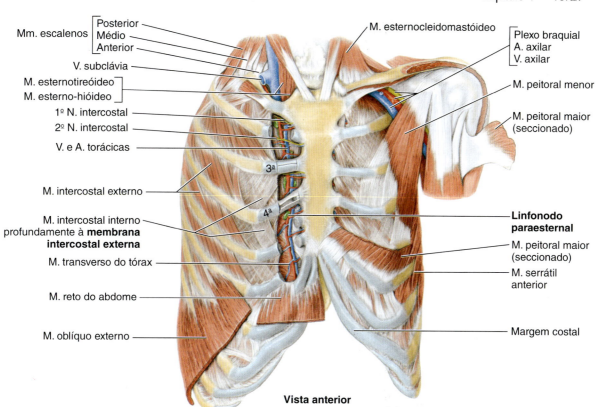

Figura 4.13 Dissecção da face anterior da parede anterior do tórax. Os músculos intercostais externos são substituídos por membranas entre as cartilagens costais. Os cortes em forma de H através do pericôndrio das 3ª e 4ª cartilagens costais são usados para retirar fragmentos de cartilagem, como foi realizado com a 4ª cartilagem costal. Não é raro que a costela VIII se fixe ao esterno, como nessa amostra. Os vasos torácicos internos e os linfonodos paraesternais (*verdes*) situam-se dentro da caixa torácica, lateralmente ao esterno.

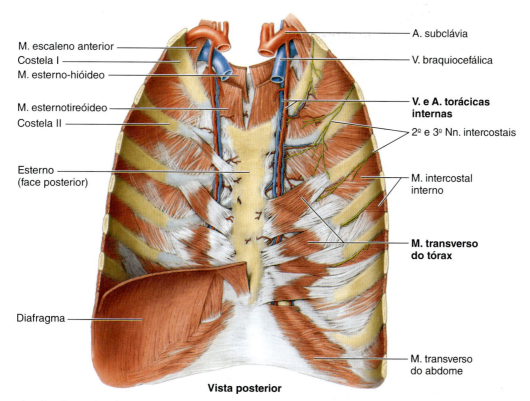

Figura 4.14 Face posterior da parede anterior do tórax. As artérias torácicas internas originam-se das artérias subclávias e têm pares de veias acompanhantes inferiormente. Superiormente à 2ª cartilagem costal, há apenas uma veia torácica interna de cada lado, que drena para a veia braquiocefálica. A continuidade do músculo transverso do tórax com o músculo transverso do abdome se torna evidente quando o diafragma é removido, como foi feito no lado direito.

314 Moore Anatomia Orientada para a Clínica

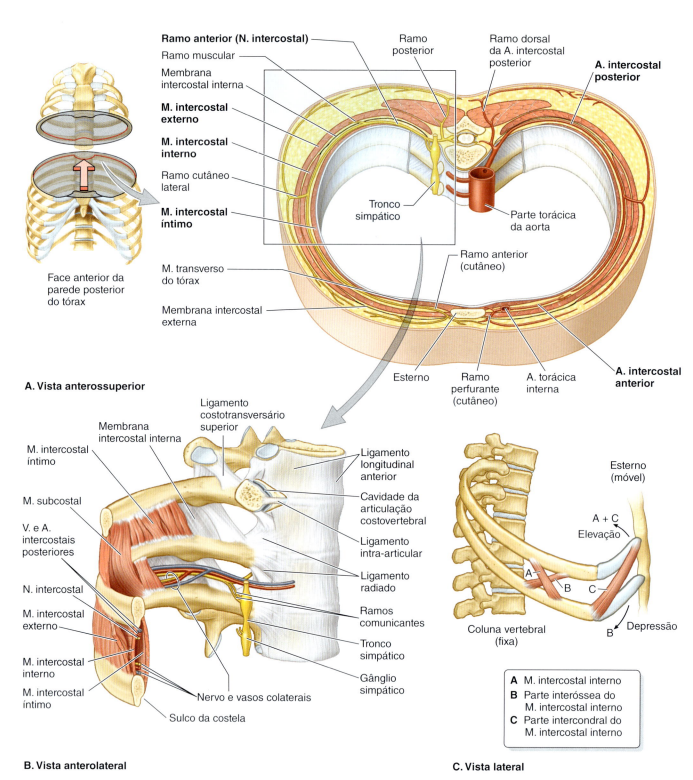

Figura 4.15 Conteúdo de um espaço intercostal. A. Este corte transversal mostra nervos (*lado direito*) e artérias (*lado esquerdo*) em relação aos músculos intercostais. **B.** É mostrada a parte posterior de um espaço intercostal. Retirou-se cápsula articular (ligamento radiado) de uma articulação costovertebral. Os músculos intercostais íntimos passam sobre um espaço intercostal; os músculos subcostais passam sobre dois. O recurso mnemônico para lembrar a ordem das estruturas neurovasculares no espaço intercostal, em sentido superoinferior, é VAN – veia, artéria e nervo. Os ramos comunicantes estendem-se entre os nervos intercostais e o tronco simpático. **C.** É mostrado um modelo simples da ação dos músculos intercostais. A contração das fibras musculares mais paralelas à inclinação das costelas em determinado ponto (fibras *A* e *C*) eleva as costelas e o esterno; a contração das fibras musculares aproximadamente perpendiculares à inclinação das costelas (fibras *B*) abaixa as costelas.

muscular sobreposta à parede anterior do tórax é chamada de **fáscia peitoral** por sua associação com os músculos peitorais maiores (Figura 4.16). Por sua vez, grande parte da fáscia peitoral constitui uma porção importante do *leito da mama* (estruturas que estão sob a face posterior da mama). Profundamente ao músculo peitoral maior e sua fáscia há outra camada de fáscia muscular suspensa pela clavícula e que reveste o músculo peitoral menor, a *fáscia clavipeitoral*.

A caixa torácica é revestida internamente pela **fáscia endotorácica** (ver Figura 4.30C). Essa delgada camada fibroareolar fixa a parte adjacente do revestimento das cavidades pulmonares (pleura parietal costal) à parede torácica. Torna-se mais fibrosa sobre os ápices dos pulmões (*membrana suprapleural*).

Nervos da parede torácica

Os 12 pares de *nervos espinais torácicos* suprem a parede torácica. Assim que deixam os forames intervertebrais nos quais são formados, os nervos espinais torácicos mistos dividem-se em ramos anterior e posterior (Figuras 4.15A e 4.17). Os *ramos anteriores dos nervos T1–T11* formam os **nervos intercostais** que seguem ao longo dos espaços intercostais. O *ramo anterior do nervo T12*, que segue inferiormente à costela XII, é o **nervo subcostal**. Os *ramos posteriores dos nervos espinais torácicos* seguem em sentido posterior, imediatamente laterais aos processos articulares das vértebras, para suprir as articulações, os músculos profundos e a pele do dorso na região torácica.

NERVOS INTERCOSTAIS TÍPICOS

Os 3º a 6º nervos intercostais penetram nas partes mais mediais dos espaços intercostais posteriores, seguindo inicialmente na fáscia endotorácica entre a pleura parietal (revestimento seroso da cavidade pulmonar) e a membrana intercostal interna, quase no meio dos espaços intercostais (Figuras 4.15A e B e 4.17). Próximo aos ângulos das costelas, os nervos seguem entre os músculos intercostais internos e íntimos. Nesse ponto, os nervos intercostais vão até os sulcos das costelas e continuam neles ou imediatamente inferiores a eles, seguindo inferiormente às artérias intercostais (que, por sua vez, situam-se abaixo das veias intercostais). Assim, os feixes neurovasculares (principalmente os vasos) são protegidos pelas margens inferiores das costelas sobrejacentes. Os ramos colaterais desses nervos originam-se perto dos ângulos das costelas e seguem ao longo da margem superior da costela abaixo. Os nervos continuam anteriormente entre os músculos intercostais internos e íntimos, suprindo esses e outros músculos e dando origem aos ramos cutâneos laterais aproximadamente na linha axilar média (LAM). Anteriormente, os nervos aparecem na face interna do músculo intercostal interno. Perto do esterno, os nervos voltam-se anteriormente, passando entre as cartilagens costais para se tornarem ramos cutâneos anteriores.

Através de seu ramo posterior e dos ramos cutâneos lateral e anterior, do seu ramo anterior, a maioria dos nervos espinais torácicos (T2 a T12) supre um *dermátomo* do tronco em faixa, que se estende da linha mediana posterior até a linha mediana anterior (Figura 4.18). O grupo de músculos supridos pelo ramo posterior e pelo ramo anterior (nervo intercostal) de cada par dos nervos torácicos constitui um *miótomo*. Os miótomos da maioria dos nervos torácicos (T2 a T11) incluem os músculos intercostal, subcostal, transverso do tórax, levantador da costela e serrátil posterior associados ao espaço

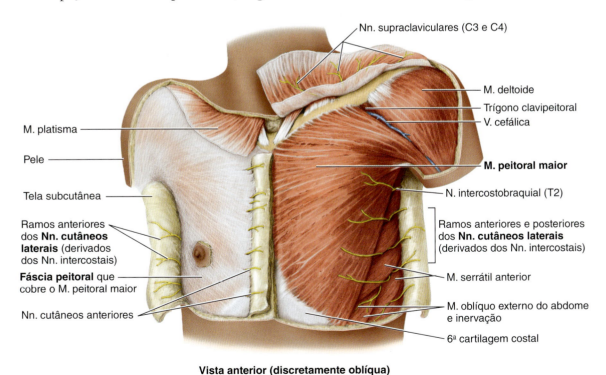

Vista anterior (discretamente oblíqua)

Figura 4.16 **Dissecção superficial da região peitoral masculina.** O músculo platisma foi seccionado no lado direito e rebatido no lado esquerdo, juntamente com os nervos supraclaviculares subjacentes. O músculo peitoral maior direito é coberto pela delgada fáscia peitoral. A fáscia foi removida no lado esquerdo. São mostrados os ramos cutâneos dos nervos intercostais que suprem a mama.

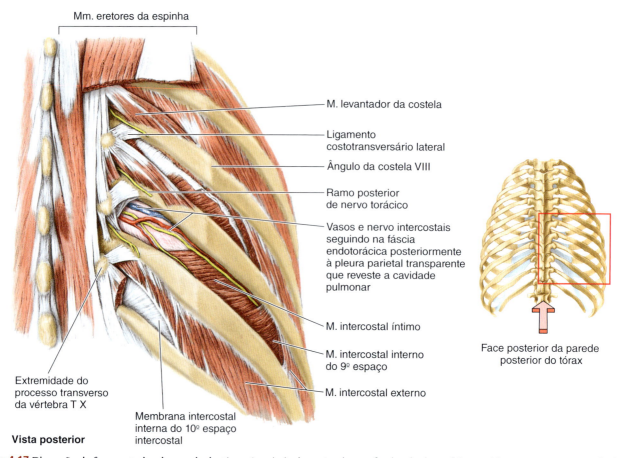

Figura 4.17 Dissecção da face posterior da parede do tórax. A maioria dos músculos profundos do dorso foi removida para expor os músculos levantadores das costelas. Nos 8º e 10º espaços intercostais, foram retiradas partes variadas do músculo intercostal externo para expor a membrana intercostal interna subjacente, que é contínua com o músculo intercostal interno. No 9º espaço intercostal, o músculo levantador da costela foi retirado para expor vasos e nervo intercostais.

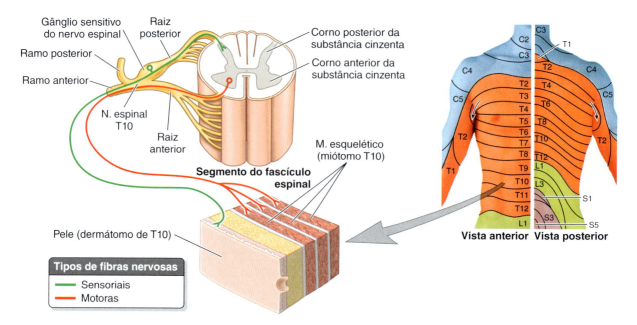

Figura 4.18 Inervação segmentar (dermátomos) da parede torácica (segundo Foerster). Os dermátomos C5 a T1 estão localizados principalmente nos membros superiores e não têm representação significativa na parede do corpo. Como os ramos anteriores dos nervos espinais T2 a T12 não participam do plexo, não há diferença entre os dermátomos e as zonas de distribuição nervosa periférica aqui. O dermátomo T4 inclui a papila mamária; o dermátomo T10 inclui o umbigo.

intercostal que inclui o nervo intercostal (ramo anterior) do nervo espinal específico, além da parte sobrejacente dos músculos profundos do dorso.

Os *ramos de um nervo intercostal típico* (ver Figura 4.15A e B) são:

- **Ramos comunicantes**, que unem cada nervo intercostal ao tronco simpático ipsilateral. As fibras pré-ganglionares deixam as partes iniciais do ramo anterior de cada nervo torácico (e lombar superior) por meio de um ramo comunicante branco e seguem até o *tronco simpático*. As fibras pós-ganglionares distribuídas para a parede do corpo e para os membros seguem dos gânglios do tronco simpático através de ramos cinzentos para se unirem ao ramo anterior do nervo espinal mais próximo, inclusive todos os nervos intercostais. As fibras nervosas simpáticas são distribuídas por meio de todos os ramos de todos os nervos espinais (ramos anteriores e posteriores) para chegarem aos vasos sanguíneos, glândulas sudoríferas e músculo liso da parede do corpo e dos membros
- **Ramos colaterais** que se originam perto dos ângulos das costelas, descem e seguem ao longo da margem superior da costela inferior, ajudando a suprir os músculos intercostais e a pleura parietal
- **Ramos cutâneos laterais** que se originam perto da LAM perfuram os músculos intercostais internos e externos e dividem-se em *ramos anteriores e posteriores*. Esses ramos terminais inervam a pele da parede lateral do tórax e abdome
- **Ramos cutâneos anteriores** perfuram os músculos e as membranas do espaço intercostal na linha paraesternal e dividem-se em ramos mediais e laterais. Esses ramos terminais inervam a pele na face anterior do tórax e abdome
- **Ramos musculares** que suprem os músculos intercostal, subcostal, transverso do tórax, levantadores das costelas e serrátil posterior.

NERVOS INTERCOSTAIS ATÍPICOS

Embora o ramo anterior da maioria dos nervos espinais torácicos seja simplesmente o nervo intercostal daquele nível, o *ramo anterior do 1º nervo torácico (T1)* divide-se em uma grande parte superior e uma pequena parte inferior. A parte superior une-se ao *plexo braquial*, o plexo que inerva o membro superior, e a parte inferior torna-se o 1º nervo intercostal. Outras características atípicas de nervos intercostais específicos incluem:

- Os *1º e 2º nervos intercostais* seguem na face interna das costelas I e II, e não ao longo da margem inferior nos sulcos das costelas (ver Figura 4.14)
- O *1º nervo intercostal* não tem ramo cutâneo anterior e muitas vezes não tem ramo cutâneo lateral. Quando presente, o ramo cutâneo lateral inerva a pele da axila e pode comunicar-se com o nervo intercostobraquial ou com o nervo cutâneo medial do braço

- O *2º* (e algumas vezes o *3º*) *nervo intercostal* dá origem a um grande ramo cutâneo lateral, o **nervo intercostobraquial**; este emerge do 2º espaço intercostal na LAM, penetra no músculo serrátil anterior e entra na axila e no braço. O nervo intercostobraquial geralmente supre o assoalho – pele e tela subcutânea – da axila e depois se comunica com o *nervo cutâneo medial do braço* para suprir as faces medial e posterior do braço. O ramo cutâneo lateral do 3º nervo intercostal costuma dar origem a um segundo nervo intercostobraquial
- Os *7º a 11º nervos intercostais*, após darem origem aos ramos cutâneos laterais, cruzam a margem costal posteriormente e continuam para suprir a pele e os músculos abdominais. Não estando mais entre as costelas (intercostais), agora são os *nervos toracoabdominais* da parede anterior do abdome (ver Capítulo 5, *Abdome*). Seus ramos cutâneos anteriores perfuram a bainha do músculo reto, tornando-se cutâneos próximos ao plano mediano.

Vascularização da parede torácica

Em geral, o padrão de distribuição vascular na parede torácica reflete a estrutura da caixa torácica, isto é, segue nos espaços intercostais, paralelamente às costelas.

ARTÉRIAS DA PAREDE TORÁCICA

A irrigação arterial da parede torácica (Figura 4.19; Quadro 4.3) provém da:

- *Parte torácica da aorta*, através das artérias intercostais posteriores e subcostal
- *Artéria subclávia*, através das artérias torácica interna e intercostal suprema
- *Artéria axilar*, através da artéria torácica superior e artéria torácica lateral.

As **artérias intercostais** atravessam a parede torácica entre as costelas. Com a exceção dos 10º e 11º espaços intercostais, cada um deles é irrigado por três artérias: uma grande artéria intercostal posterior (e seu ramo colateral) e um pequeno par de artérias intercostais anteriores.

As **artérias intercostais posteriores**:

- Dos 1º e 2º espaços intercostais originam-se da **artéria intercostal suprema ("superior")**, um ramo do tronco costocervical da artéria subclávia
- Dos 3º a 11º espaços intercostais (e a artéria subcostal do espaço subcostal) originam-se posteriormente da parte torácica da aorta (Figura 4.19). Como a aorta está situada ligeiramente à esquerda da coluna vertebral, as 3ª a 11ª artérias intercostais direitas cruzam os corpos vertebrais e têm um trajeto mais longo que as do lado esquerdo (Figura 4.19B)

318 Moore Anatomia Orientada para a Clínica

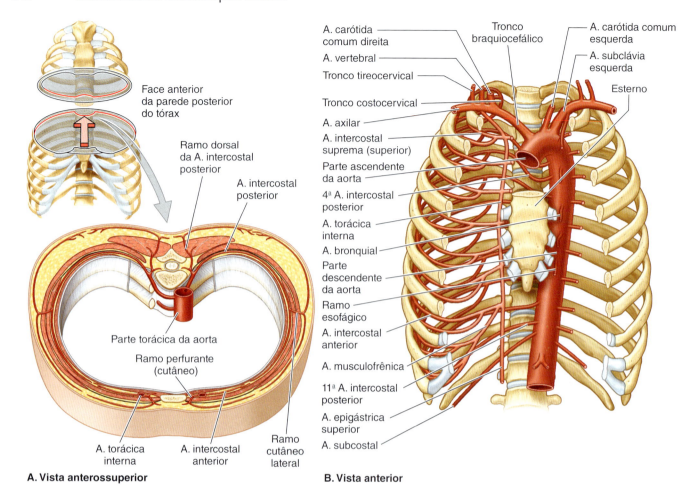

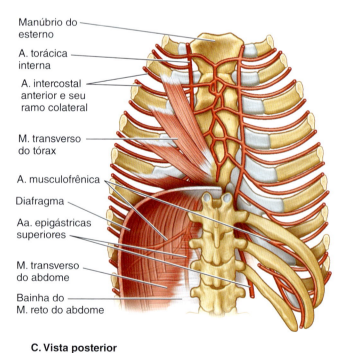

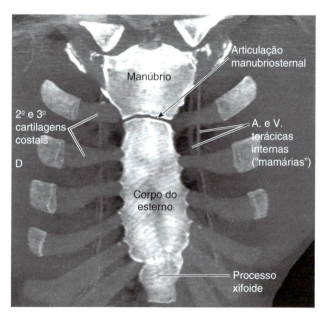

A. Vista anterossuperior

B. Vista anterior

C. Vista posterior

D. Projeção de intensidade máxima coronal de TC contrastada do tórax

Figura 4.19 Artérias da parede torácica. A irrigação arterial da parede torácica provém da parte torácica da aorta, pelas artérias intercostais posteriores e subcostais (**A**, **B** e **D**), da artéria axilar (**B**) e da artéria subclávia pelas artérias torácica interna (**C**) e intercostal suprema (**B**). **D.** Imagem de projeção de intensidade máxima (MIP) da TC de tórax com contraste. Comparar as estruturas mostradas aqui com as estruturas da parede torácica anterior descritas em **A** a **C** e na Figura 4.44.

Quadro 4.3 Irrigação arterial da parede torácica.

Artéria	Origem	Trajeto	Distribuição
Aa. intercostais posteriores	Artéria intercostal suprema (1º e 2º espaços intercostais) e parte torácica da aorta (espaços intercostais remanescentes)	Seguem entre os músculos intercostais internos e íntimos	Músculos intercostais, pele sobrejacente e pleura parietal
Aa. intercostais anteriores	Artérias torácica interna (1º ao 6º espaços intercostais) e musculofrênica (7º ao 9º espaços intercostais)		
A. torácica interna	Artéria subclávia	Segue inferior e lateralmente ao esterno entre as cartilagens costais e o músculo transverso do tórax para se dividir em artérias epigástrica superior e musculofrênica	Pelas artérias intercostais anteriores até o 1º a 6º espaços intercostais e artéria musculofrênica (ramo terminal lateral)
A. subcostal	Parte torácica da aorta	Segue ao longo da margem inferior da costela XII	Músculos da parede anterolateral do abdome

- Emitem um ramo posterior que acompanha o ramo posterior do nervo espinal para suprir a medula espinal, a coluna vertebral, os músculos do dorso e a pele
- Dão origem a um pequeno ramo colateral que cruza o espaço intercostal e segue ao longo da margem superior da costela abaixo
- Acompanham os nervos intercostais através dos espaços intercostais. Próximo ao ângulo da costela, as artérias entram nos sulcos das costelas, onde se situam entre veia e nervo intercostais. Inicialmente, as artérias seguem na fáscia endotorácica entre a pleura parietal e a membrana intercostal interna (ver Figura 4.17); depois elas seguem entre os músculos intercostais íntimos e intercostais internos
- Têm ramos terminais e colaterais que se anastomosam anteriormente com as artérias intercostais anteriores (Figura 4.19A).

As **artérias torácicas internas** (antigamente chamadas de artérias mamárias internas):

- Originam-se na base do pescoço, na face inferior das primeiras partes das *artérias subclávias*
- Descem até o tórax posteriormente à clavícula e à 1ª cartilagem costal (Figuras 4.13, 4.14 e 4.19)
- São cruzadas perto de suas origens pelo nervo frênico ipsilateral
- Descem na face interna do tórax, ligeiramente laterais ao esterno e posteriores às seis cartilagens costais superiores e músculos intercostais internos interpostos. Após ultrapassarem a 2ª cartilagem costal, as artérias torácicas internas seguem anteriormente ao músculo transverso do tórax (Figuras 4.14, 4.15A e 4.19C). Entre as faixas do músculo transverso do tórax, as artérias tocam a pleura parietal posteriormente

- Terminam no 6º espaço intercostal dividindo-se nas *artérias epigástrica superior* e **musculofrênica**
- Dão origem diretamente às artérias intercostais anteriores, que suprem os seis espaços intercostais superiores.

Pares ipsilaterais das **artérias intercostais anteriores**:

- Irrigam as partes anteriores dos nove espaços intercostais superiores
- Seguem lateralmente no espaço intercostal, uma próxima da margem inferior da costela superior e a outra próxima da margem superior da costela inferior
- Nos dois primeiros espaços intercostais situam-se inicialmente na fáscia endotorácica que reveste a parede torácica, entre a pleura parietal e os músculos intercostais internos
- Responsáveis pela irrigação dos 3º a 6º espaços intercostais são separados da pleura por tiras do músculo transverso do tórax
- Nos 7º a 9º espaços intercostais derivam da *artéria musculofrênica*, também ramo da artéria torácica interna
- Irrigam os músculos intercostais e enviam ramos através deles para suprir os músculos peitorais, as mamas e a pele
- Estão ausentes nos dois espaços intercostais inferiores; esses espaços são irrigados apenas pelas artérias intercostais posteriores e seus ramos colaterais.

VEIAS DA PAREDE TORÁCICA

As **veias intercostais** acompanham as artérias e nervos intercostais e estão em posição superior nos sulcos das costelas (Figuras 4.15B e 4.20). Há 11 **veias intercostais posteriores** e uma **veia subcostal** de cada lado. As veias

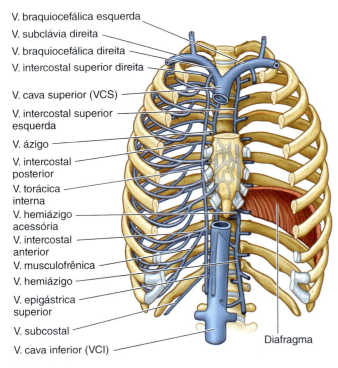

Vista anterior

Figura 4.20 Veias da parede torácica. Embora sejam representadas aqui como canais contínuos, as veias intercostais anteriores e posteriores são vasos diferentes, que normalmente drenam em direções opostas, cujas tributárias se comunicam (anastomosam) aproximadamente na linha axilar anterior. Entretanto, como essas veias não têm válvulas, o fluxo pode ser invertido.

intercostais posteriores anastomosam-se com as **veias intercostais anteriores** (tributárias da veia torácica interna). À medida que se aproximam da coluna vertebral, as veias intercostais posteriores recebem um *afluente posterior*, que acompanha o ramo posterior do nervo espinal daquele nível, e uma *veia intervertebral* que drena os plexos venosos vertebrais associados à coluna vertebral. A maioria das veias intercostais posteriores (4 a 11) termina no *sistema venoso ázigo/hemiázigo*, que conduz o sangue venoso até a veia cava superior (VCS). Em geral, as veias intercostais posteriores do 1º espaço intercostal drenam diretamente nas veias braquiocefálicas direita e esquerda. As veias intercostais posteriores dos 2º e 3º (e às vezes 4º) espaços intercostais unem-se para formar um tronco, a *veia intercostal superior* (Figura 4.20).

A **veia intercostal superior direita** é normalmente a última tributária da *veia ázigo*, antes de sua entrada na VCS. Entretanto, a **veia intercostal superior esquerda** geralmente drena para a *veia braquiocefálica esquerda*. Isso requer que a veia passe anteriormente ao longo do lado esquerdo do mediastino superior, especificamente margeando o arco da aorta ou a raiz dos grandes vasos que se originam dele, e entre os nervos vago e frênico (ver Figura 4.70B). Em geral, ela recebe as veias bronquiais esquerdas e pode receber também a veia pericardicofrênica. A comunicação inferior com a *veia hemiázigo acessória* é comum. As **veias torácicas internas** são as veias acompanhantes das artérias torácicas internas.

ANATOMIA CLÍNICA

MÚSCULOS, VASOS E NERVOS DA PAREDE TORÁCICA

Dispneia: dificuldade respiratória

 Quando as pessoas com distúrbios respiratórios (p. ex., *asma*) ou com *insuficiência cardíaca* têm dificuldade para respirar (*dispneia*), elas utilizam os músculos respiratórios acessórios para ajudar na expansão da cavidade torácica. O recrutamento dos músculos do pescoço (M. esternocleidomastóideo, parte superior do M. trapézio e Mm. escalenos) é visível e bem perceptível. Essas pessoas também podem curvar-se sobre os joelhos ou sobre os braços de uma cadeira para fixar o cíngulo dos membros superiores, de modo que esses músculos possam agir sobre suas inserções costais e expandir o tórax.

Acesso cirúrgico intratorácico extrapleural

A fixação dificulta a observação no cadáver formolizado, mas durante uma cirurgia, a natureza relativamente frouxa da fáscia endotorácica fina propicia um plano de clivagem natural, permitindo ao cirurgião separar a pleura parietal costal que reveste a cavidade pulmonar da parede torácica. Isso possibilita *acesso intratorácico às estruturas extrapleurais* (p. ex., linfonodos) e a introdução de instrumento sem abertura e talvez contaminação do espaço potencial (cavidade pleural) que circunda os pulmões.

Herpes-zóster dos gânglios espinais

 No *herpes-zóster* ocorre uma lesão cutânea clássica, com distribuição em dermátomos, que é muito dolorosa (Figura B4.3). O herpes-zóster é uma doença viral dos gânglios sensitivos dos nervos espinais, em geral uma reativação do vírus varicela-zóster (VZV) ou vírus da catapora. Após invadir um gânglio, o vírus causa dor em queimação aguda no dermátomo suprido pelo nervo envolvido (ver Figura 4.18). A área de pele afetada torna-se vermelha e surgem erupções vesiculares. A dor pode preceder ou acompanhar a erupção cutânea. Embora seja basicamente uma *neuropatia sensitiva* (alteração patológica no nervo), há fraqueza por acometimento motor em 0,5 a 5,0% das pessoas, em geral idosos com câncer

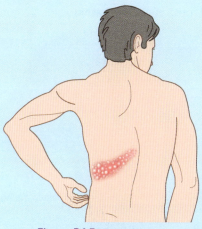

Figura B4.3 Herpes-zóster.

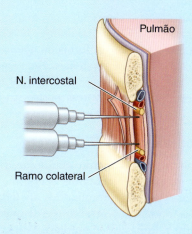

Figura B4.4 Bloqueio do nervo intercostal.

(Brannagan & Tanji, 2022). A fraqueza muscular costuma ocorrer na mesma distribuição dos miótomos, assim como a dor e as erupções vesiculares no dermátomo. A vacinação confere proteção contra herpes-zóster e é preconizada para indivíduos com 60 anos ou mais.

Bloqueio do nervo intercostal

 A anestesia local de um espaço intercostal é obtida injetando-se um anestésico local ao redor dos nervos intercostais entre a linha paravertebral e a área de anestesia necessária. Esse procedimento, *bloqueio do nervo intercostal*, é muitas vezes usado em pacientes com fraturas das costelas e, algumas vezes, após cirurgia torácica. Envolve infiltração do anestésico ao redor do tronco do nervo intercostal e de seus ramos colaterais (Figura B4.4). A palavra *bloqueio* indica a interrupção das terminações nervosas na pele e da transmissão de impulsos pelos nervos sensitivos que conduzem informações álgicas antes que os impulsos cheguem à medula espinal e ao encéfalo. Como qualquer área de pele geralmente é suprida por dois nervos adjacentes, há considerável superposição dos dermátomos contíguos. Portanto, geralmente não há perda completa da sensibilidade, exceto se forem anestesiados dois ou mais nervos intercostais.

Pontos-chave: Músculos, vasos e nervos da parede torácica

Músculos da parede torácica: Os músculos toracoapendiculares do membro superior e também alguns músculos do pescoço, dorso e abdome estão superpostos no tórax. ■ A maioria desses músculos afeta a respiração profunda quando o cíngulo dos membros superiores está fixado e é responsável por muitas características de superfície na região torácica. Entretanto, os músculos verdadeiramente torácicos têm poucas, ou nenhuma, características superficiais. ■ Os músculos serráteis posteriores são finos e têm ventres pequenos, podendo ser órgãos proprioceptivos. ■ Os músculos intercostais movem as costelas durante a respiração forçada. A função primária dos músculos intercostais é sustentar (proporcionar tônus a) os espaços intercostais, resistindo às pressões intratorácicas negativas e positivas. ■ O diafragma é o principal músculo da respiração, responsável pela maior parte da inspiração (normalmente a expiração é um processo passivo). ■ A fáscia muscular (profunda) recobre e reveste os músculos da parede torácica, assim como em outros lugares. ■ Nos locais sem as partes carnosas dos músculos intercostais, sua fáscia continua na forma de membranas intercostais para completar a parede. ■ A fáscia endotorácica é uma camada fibroareolar fina situada entre a face interna da caixa torácica e o revestimento das cavidades pulmonares, que pode ser aberta cirurgicamente para dar acesso às estruturas torácicas.

Vasos e nervos da parede torácica: O padrão de distribuição das estruturas neurovasculares para a parede torácica reflete a formação da caixa torácica. ■ Essas estruturas seguem nos espaços intercostais, paralelamente às costelas, e suprem os músculos intercostais e também o tegumento e as faces superficial e profunda da pleura parietal. ■ Como não há formação do plexo relacionada com a parede torácica, o padrão de inervação periférica e segmentar (em dermátomos) é idêntico nessa região. ■ Os nervos intercostais seguem um trajeto posteroanterior ao longo do comprimento de cada espaço intercostal, e as artérias e veias intercostais anteriores e posteriores convergem e se anastomosam aproximadamente na linha axilar anterior. ■ Os vasos posteriores originam-se da parte torácica da aorta e drenam para o sistema venoso ázigo. ■ Os vasos anteriores originam-se da artéria torácica interna e seus ramos e drenam para a veia torácica interna e suas tributárias.

Mamas

As mamas são as estruturas superficiais mais proeminentes na parede anterior do tórax, sobretudo nas mulheres. As **mamas** são formadas por tecido glandular e tecido fibroso de sustentação integrados a uma matriz adiposa, junto com vasos sanguíneos, vasos linfáticos e nervos. Homens e mulheres têm mamas; normalmente, elas só são bem desenvolvidas em mulheres (Figuras 4.21 e 4.22). As **glândulas mamárias** estão localizadas na tela subcutânea, sobre os músculos peitorais maior e menor. Na parte mais proeminente da mama está a *papila mamária*, circundada por uma área cutânea pigmentada circular, a **aréola**.

As glândulas mamárias presentes nas mamas estão relacionadas com a reprodução nas mulheres. Nos homens, são rudimentares e não funcionais, formadas apenas por alguns pequenos ductos ou cordões epiteliais. Em geral, a gordura presente em mamas masculinas não é diferente da tela subcutânea encontrada em outras partes do corpo, mas normalmente não há desenvolvimento do sistema glandular.

MAMAS FEMININAS

A gordura ao redor do tecido glandular determina o tamanho das mamas não lactantes. O corpo aproximadamente circular da mama feminina fica apoiado sobre um **leito** que se estende transversalmente da margem lateral do esterno até a linha axilar média e verticalmente da costela II à VI. Dois terços do leito são formados pela fáscia peitoral sobre o músculo peitoral maior; o outro terço, pela fáscia que cobre o músculo serrátil anterior. Entre a mama e a *fáscia peitoral* há um plano de tecido conjuntivo frouxo ou espaço potencial – o **espaço retromamário**. Esse plano, que contém pouca gordura, permite que a mama tenha algum grau de movimento sobre a fáscia peitoral. Uma parte menor da glândula mamária pode estender-se ao longo da margem inferolateral do músculo peitoral maior em direção à fossa axilar, formando um **processo axilar** ou cauda de Spence. O processo axilar pode aumentar durante o ciclo menstrual.

A glândula mamária está firmemente fixada à derme da pele sobrejacente por ligamentos cutâneos significativos (*retináculos da pele*), os **ligamentos suspensores da mama** (de Cooper). Essas condensações de tecido conjuntivo fibroso, mais desenvolvidas na parte superior da glândula, ajudam a sustentar os *lobos* e *lóbulos da glândula mamária*.

Durante a puberdade (8 a 15 anos), as mamas femininas normalmente aumentam, em parte devido ao desenvolvimento glandular, mas principalmente por aumento da deposição de gordura. As aréolas e as papilas também aumentam. O tamanho e o formato da mama são determinados, em

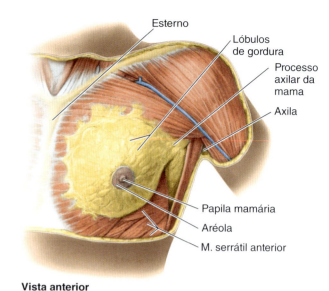

Vista anterior

Figura 4.21 Leito da mama. Dissecção superficial da região peitoral feminina. A fáscia peitoral foi removida, exceto a parte profunda à mama. O leito da mama estende-se das costelas II a VI. O processo axilar da mama estende-se em direção à fossa axilar.

parte, por fatores genéticos, étnicos e alimentares. Os **ductos lactíferos** dão origem a brotos que formam 15 a 20 **lobos da glândula mamária**, que constituem o **parênquima** da glândula mamária. Assim, cada lobo é drenado por um ducto lactífero, esses ductos convergem e têm aberturas independentes. Cada ducto tem uma parte dilatada, situada profundamente à aréola, o **seio lactífero**, na qual uma pequena gotícula de leite se acumula ou permanece na lactante. Quando o bebê começa a mamar, a compressão da aréola (e do seio lactífero abaixo dela) expele as gotículas acumuladas e estimula o neonato a continuar mamando enquanto ocorre o *reflexo de ejeção do leite*, mediado por hormônios. O leite materno é secretado na boca do bebê, e não sugado da glândula por ele.

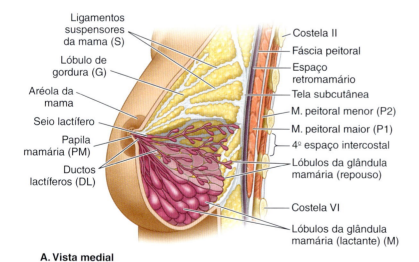

A. Vista medial

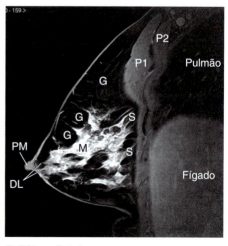

B. RM sagital da mama

Figura 4.22 Mama feminina. A. Dissecação seccional das estruturas da mama feminina e da parede anterior do tórax. Os dois terços superiores da figura mostram os ligamentos suspensores e os alvéolos da mama com lóbulos da glândula mamária em repouso; a parte inferior mostra lóbulos da glândula mamária em lactação. **B.** RM sagital, mostrando a estrutura interna da mama e as relações anatômicas posteriores.

As aréolas da mama contêm muitas **glândulas sebáceas**, que aumentam durante a gravidez e secretam uma substância oleosa, que atua como um lubrificante protetor para a aréola e a papila mamária. A aréola e a **papila mamária** estão particularmente sujeitas a fissuras e irritação no início da amamentação. As papilas mamárias (também denominadas mamilos) são proeminências cônicas ou cilíndricas situadas nos centros das aréolas. As papilas mamárias não têm gordura, pelos nem glândulas sudoríparas. As extremidades das papilas são fissuradas e os ductos lactíferos abrem-se nelas. As papilas são formadas principalmente por fibras musculares lisas circulares que comprimem os ductos lactíferos durante a lactação e causam a ereção das papilas em resposta à estimulação, como quando um bebê começa a mamar.

As glândulas mamárias são glândulas sudoríferas modificadas; portanto, não têm cápsula nem bainha. O contorno arredondado e a maior parte do volume das mamas são produzidos por gordura subcutânea, exceto durante a gravidez, quando as glândulas mamárias aumentam e há formação de novo tecido glandular. Os **alvéolos** que secretam leite são organizados de modo semelhante a cachos de uvas. Em algumas mulheres, as mamas aumentam de volume e ficam doloridas durante a fase lútea do ciclo menstrual. Essas alterações se devem, mais provavelmente, à proliferação dos tecidos glandulares das mamas causada por níveis variáveis dos hormônios estrogênio e progesterona.

VASCULARIZAÇÃO DA MAMA

A *irrigação arterial da mama* (Figura 4.23A e B) provém das seguintes artérias:

- **Ramos mamários mediais de ramos perfurantes** e *ramos intercostais anteriores da artéria torácica interna*, a partir da artéria subclávia
- *Artérias torácica lateral* e toracoacromial, ramos da artéria axilar
- *Artérias intercostais posteriores*, ramos da parte torácica da aorta nos 2º, 3º e 4º espaços intercostais.

A *drenagem venosa da mama* se faz principalmente para a veia axilar, mas há alguma drenagem para a veia torácica interna (Figura 4.23C).

A *drenagem linfática da mama* é importante devido ao seu papel na metástase de células cancerosas. A linfa passa da papila mamária, da aréola e dos lóbulos da glândula mamária para o **plexo linfático subareolar** (Figura 4.24A e B). A drenagem linfática a partir desse plexo ocorre da seguinte maneira:

- A maior parte da linfa (> 75%), sobretudo dos quadrantes laterais da mama, drena para os *linfonodos axilares*, inicialmente para os *linfonodos anteriores* ou *peitorais*. Entretanto, parte da linfa drena diretamente para outros linfonodos axilares ou até mesmo para os linfonodos interpeitorais, deltopeitorais, supraclaviculares ou cervicais profundos inferiores. (Os linfonodos axilares são descritos com detalhes no Capítulo 3, *Membro Superior*)

- A maior parte da linfa remanescente, sobretudo dos quadrantes mediais da mama, drena para os *linfonodos paraesternais* ou para a mama oposta, enquanto a linfa dos quadrantes inferiores flui profundamente para os linfonodos abdominais (*linfonodos frênicos inferiores* subdiafragmáticos).

A linfa da pele da mama, com exceção da papila mamária e da aréola, drena para os linfonodos axilares, cervicais profundos inferiores e infraclaviculares ipsilaterais e, também, para os linfonodos paraesternais de ambos os lados.

A linfa dos linfonodos axilares drena para os *linfonodos claviculares* (*infraclaviculares e supraclaviculares*) e daí para o *tronco linfático subclávio*, que também drena a linfa do membro superior. A linfa dos linfonodos paraesternais entra nos *troncos linfáticos broncomediastinais*, que também drena linfa das vísceras torácicas. A terminação dos troncos linfáticos varia; tradicionalmente, esses troncos se fundem um ao outro e com o *tronco linfático jugular*, drenando a cabeça e o pescoço para formar um *ducto linfático direito* curto no lado direito ou entrando no ducto torácico do lado esquerdo. No entanto, em muitos casos (talvez na maioria), os troncos se abrem independentemente na junção das veias jugular interna e subclávia, no *ângulo venoso direito* ou *esquerdo*, que formam as *veias braquiocefálicas direita* e *esquerda* (Figura 4.24C). Em alguns casos, eles se abrem em duas veias imediatamente antes do ângulo.

NERVOS DA MAMA

Os *nervos da mama* derivam dos *ramos cutâneos anteriores e laterais do 4º ao 6º nervo intercostal* (ver Figura 4.15). Os ramos dos nervos intercostais atravessam a fáscia peitoral que cobre o músculo peitoral maior para chegar à tela subcutânea superposta e à pele da mama. Os ramos dos nervos intercostais conduzem fibras sensitivas da pele da mama e fibras simpáticas para os vasos sanguíneos nas mamas e músculo liso na pele e papila mamária sobrejacentes.

Anatomia de superfície da parede torácica

As *clavículas* estão situadas na tela subcutânea, formando cristas ósseas na junção do tórax e do pescoço (Figura 4.25A e B). Podem ser palpadas facilmente em todo o comprimento, sobretudo quando suas extremidades mediais se articulam com o manúbrio do esterno. As clavículas demarcam a divisão superior entre zonas de drenagem linfática: acima das clavículas, a linfa flui finalmente para os linfonodos jugulares inferiores; abaixo delas, a linfa parietal (da parede do corpo e membros superiores) flui para os linfonodos axilares.

O *esterno* tem localização subcutânea na linha mediana anterior e é palpável em toda a sua extensão. Entre as proeminências das extremidades mediais das clavículas nas articulações esternoclaviculares, a *incisura jugular* no manúbrio do esterno pode ser palpada entre as extremidades mediais proeminentes das clavículas. A incisura

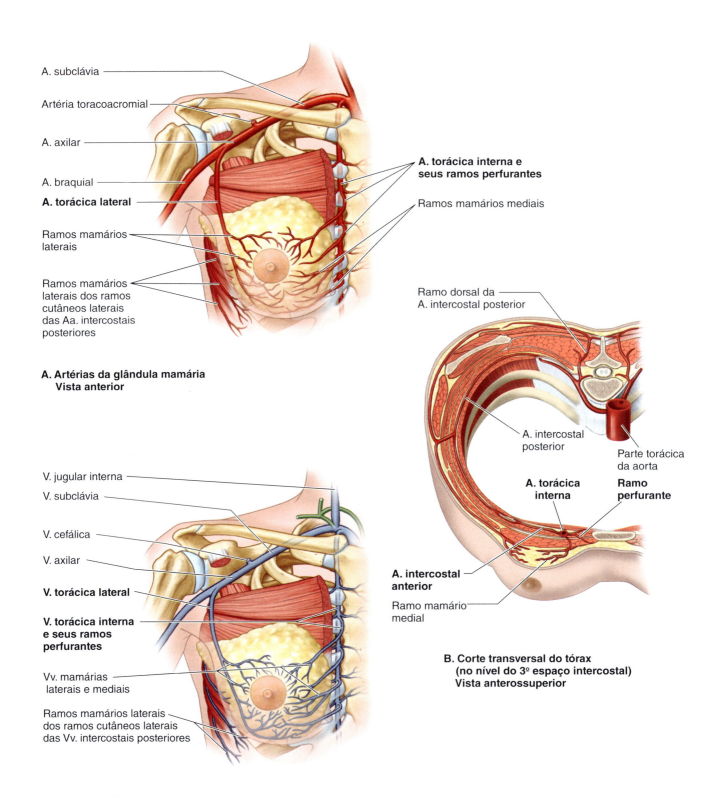

Figura 4.23 Vascularização da mama. A. A glândula mamária é suprida desde sua face medial principalmente por ramos perfurantes da artéria torácica interna e por vários ramos da artéria axilar (principalmente a artéria torácica lateral) superior e lateralmente. **B.** A mama é suprida profundamente por ramos originados das artérias intercostais. **C.** A drenagem venosa se faz pela veia axilar (principalmente) e pelas veias torácicas internas.

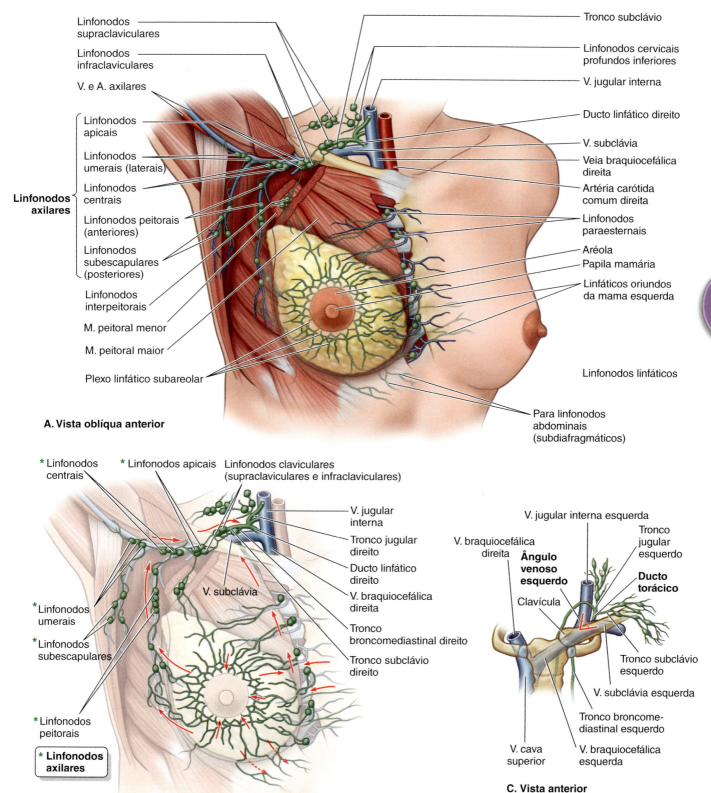

Figura 4.24 Drenagem linfática da mama. A. Localização dos linfonodos que recebem drenagem da mama. **B.** Padrões de drenagem linfática da mama. As *setas vermelhas* indicam o fluxo linfático proveniente da mama direita. A maior parte da linfa, sobretudo do quadrante lateral superior e do centro da mama, drena para os linfonodos axilares e daí para o tronco linfático subclávio. No lado direito, entra no sistema venoso através do ducto linfático direito. **C.** Ângulo venoso esquerdo. A maior parte da linfa da mama esquerda volta ao sistema venoso via ducto torácico.

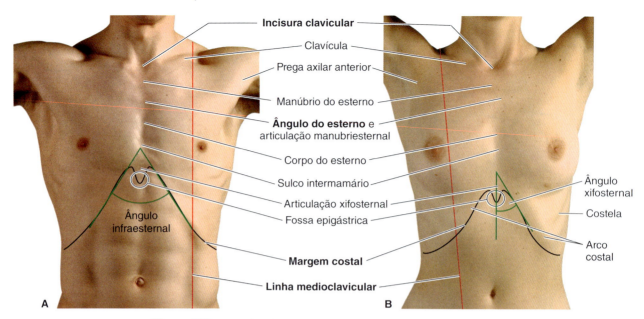

Figura 4.25 Pontos de referência superficiais da parede anterior do tórax.

situa-se no nível da margem inferior do corpo da vértebra T II e no espaço entre o 1º e o 2º processo espinhoso torácico.

O *manúbrio do esterno*, com comprimento aproximado de 4 cm, situa-se no nível dos corpos das vértebras T III e T IV (Figura 4.26). O *ângulo do esterno* é palpável e muitas vezes visível em pessoas jovens em razão do leve movimento que ocorre na sínfise manubriesternal durante a respiração forçada. O ângulo do esterno situa-se no nível do disco entre T IV e T V e do espaço entre o 3º e o 4º processo espinhoso torácico. O ângulo do esterno marca o nível do 2º par de cartilagens costais. O lado esquerdo do manúbrio do esterno situa-se anteriormente ao arco da aorta, e seu lado direito superpõe-se diretamente à fusão das veias braquiocefálicas para formar a *veia cava superior* (VCS) (Figura 4.24C). Como é comum na prática clínica introduzir cateteres na VCS para alimentação intravenosa de pacientes em estado grave e para outros fins, é essencial conhecer a anatomia de superfície dessa grande veia. A VCS segue em direção inferior, profundamente ao manúbrio do esterno e à sínfise manubriesternal, mas projeta-se até um dedo à direita da margem do manúbrio do esterno. A VCS entra no átrio direito do coração oposta à 3ª cartilagem costal.

O *corpo do esterno*, que tem aproximadamente 10 cm de comprimento, situa-se anteriormente à margem direita do coração e das vértebras T V a T IX (Figura 4.26). O **sulco intermamário** (depressão ou clivagem mediana entre as mamas femininas maduras) está sobre o corpo do esterno (Figuras 4.25 e 4.29). O *processo xifoide* situa-se em uma pequena depressão, a **fossa epigástrica**. Essa fossa é usada como guia na reanimação cardiopulmonar (RCP) para determinar a posição adequada da mão sobre a parte inferior do esterno. A *sínfise xifosternal* é palpável e frequentemente observada como uma crista, no nível da margem inferior da vértebra T IX.

As *margens costais*, formadas pela união das 7ª a 10ª cartilagens costais, são facilmente palpáveis porque se estendem em sentido inferolateral a partir da sínfise xifosternal. As margens costais direita e esquerda convergentes formam o *ângulo infraesternal*.

As *costelas* e os *espaços intercostais* servem como base para localização ou descrição da posição de estruturas ou de locais de traumatismos ou doenças na parede torácica ou sob ela. Como a costela I não é palpável, a contagem das costelas no exame físico começa na costela II adjacente ao ângulo do esterno subcutâneo facilmente palpado. Para contar as costelas e os espaços intercostais anteriores, devem-se posicionar os dedos sobre o ângulo do esterno e deslizar lateralmente para a 2ª cartilagem costal, começando a contar as costelas e os espaços com os dedos a partir daí. O 1º espaço intercostal é aquele superior à 2ª cartilagem costal – isto é, os espaços intercostais são numerados de acordo com a

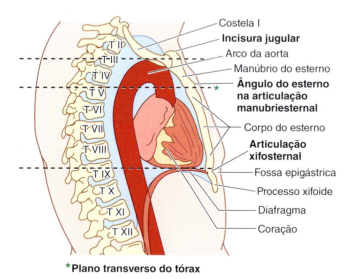

Figura 4.26 Níveis vertebrais do esterno e plano transverso do tórax.

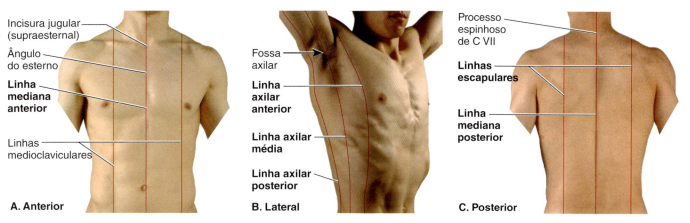

Figura 4.27 Linhas verticais da parede torácica.

costela que forma seu limite superior. Em geral, é mais seguro contar os espaços intercostais, pois a ponta do dedo tende a entrar nos espaços entre as costelas. Um dedo deve permanecer no lugar enquanto o outro é usado para localizar o próximo espaço. Usando todos os dedos, é possível localizar quatro espaços de uma vez. A parte anterolateral dos espaços é mais larga (aproximadamente na linha medioclavicular). Se os dedos forem retirados da parede torácica durante a contagem dos espaços, pode-se facilmente, ao colocar o dedo de volta no mesmo espaço, confundi-lo com o espaço abaixo. Na parte posterior, a extremidade medial da espinha da escápula situa-se sobre a costela IV.

Embora as costelas e/ou os espaços intercostais estabeleçam a "latitude" para navegação e localização na parede torácica, diversas linhas imaginárias facilitam as descrições anatômicas e clínicas oferecendo a "longitude". As linhas a seguir são extrapoladas sobre a parede torácica com base em características superficiais visíveis ou palpáveis:

- A **linha mediana ("medioesternal") anterior** (LMA) indica a interseção do plano mediano com a parede torácica anterior (Figura 4.27A)
- A **linha medioclavicular** (LMC) atravessa o ponto médio da clavícula, paralelamente à LMA
- A **linha axilar anterior** (LAA) segue verticalmente ao longo da prega axilar anterior que é formada pela margem inferolateral do músculo peitoral maior quando passa da caixa torácica para o úmero no braço (Figura 4.27B)
- A **linha axilar média** (LAM) inicia-se no ápice (parte mais profunda) da fossa axilar, paralelamente à LAA
- A **linha axilar posterior** (LAP), também paralela à LAA, é traçada verticalmente ao longo da prega axilar posterior formada pelos músculos latíssimo do dorso e redondo maior quando atravessam do dorso para o úmero
- A **linha mediana ("mediovertebral") posterior** (LMP) é uma linha vertical situada ao longo das extremidades dos processos espinhosos das vértebras (Figura 4.27C)
- As **linhas escapulares** (LE) são paralelas à linha mediana posterior e cruzam os ângulos inferiores da escápula.

Outras linhas (não ilustradas) são extrapoladas ao longo das margens de formações ósseas palpáveis como as linhas esternal e paravertebral em cada lado do esterno e da coluna vertebral.

As *mamas* são as estruturas superficiais mais proeminentes da parede anterior do tórax, sobretudo nas mulheres. Exceto quando há excesso de tela subcutânea, as mamas nos homens são principalmente uma acentuação do contorno dos *músculos peitorais maiores*, realçados pela papila mamária no 4º espaço intercostal, lateral à LMC (Figura 4.27). Em indivíduos moderadamente atléticos, o contorno dos músculos peitorais maiores é visível, separados na linha mediana pelo sulco intermamário sobre o esterno, e com a margem lateral formando a *prega axilar anterior* (Figura 4.25). Na parte inferolateral, as **digitações do músculo serrátil anterior** têm aspecto serrilhado na inserção às costelas e interdigitação com o *músculo oblíquo externo do abdome* (Figura 4.28). Muitas vezes as *costelas inferiores* e as *margens costais* são visíveis, sobretudo quando os músculos abdominais são contraídos. A musculatura intercostal normalmente não é visível; entretanto, em casos (raros) de ausência ou atrofia da musculatura intercostal, os espaços intercostais tornam-se aparentes com a respiração:

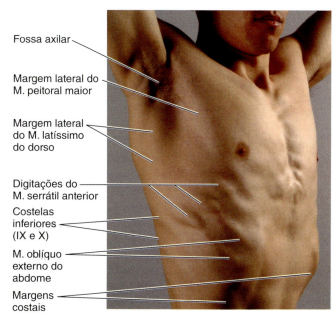

Figura 4.28 Anatomia de superfície da musculatura da parede torácica.

durante a inspiração, quando são côncavos; durante a expiração, quando se projetam para fora.

As mamas femininas variam em tamanho, formato e simetria – até mesmo entre as duas mamas de uma pessoa. As faces superiores achatadas não mostram demarcação nítida da face anterior da parede torácica, mas as margens laterais e inferiores são bem definidas (Figura 4.29). Muitas vezes há proeminência das veias na superfície das mamas, principalmente durante a gravidez.

A *papila mamária* é circundada pela *aréola* pigmentada, ligeiramente elevada e circular, cuja cor depende da cor da pele. A aréola geralmente escurece durante a gravidez e essa pigmentação escurecida persiste. A aréola normalmente é pontilhada pelas aberturas papulares (pequenas elevações) das *glândulas areolares* (glândulas sebáceas na pele da aréola). Às vezes há inversão (retração) de uma ou ambas as papilas; essa pequena anomalia congênita pode dificultar a amamentação.

Em homens e em *mulheres nulíparas* jovens – aquelas que nunca tiveram um filho viável – com mamas de tamanho médio, a papila mamária situa-se anteriormente ao 4º espaço intercostal, distante aproximadamente 10 cm da LMA. Em geral, porém, a posição das papilas varia muito com o tamanho da mama, sobretudo em *mulheres multíparas* – aquelas que deram à luz duas ou mais crianças. Assim, tendo em vista as variações no tamanho e formato, as papilas não servem como referência segura para localizar o 4º espaço intercostal em mulheres adultas.

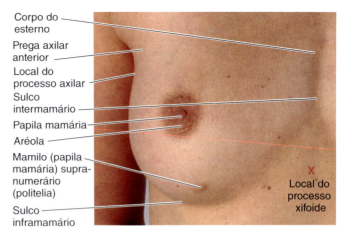

Figura 4.29 Anatomia de superfície da mama feminina.

ANATOMIA CLÍNICA

MAMAS

Alterações nas mamas

Durante todo o ciclo menstrual e durante a gravidez ocorrem *alterações nos tecidos mamários*, como a ramificação dos ductos lactíferos. Embora as glândulas mamárias estejam prontas para a secreção no meio da gravidez, a produção de leite só se inicia logo após o nascimento do bebê. O *colostro*, um líquido cremoso, branco a amarelado, que precede o leite, pode ser secretado pelas papilas mamárias no último trimestre de gravidez e durante episódios iniciais da amamentação. Acredita-se que o colostro seja especialmente rico em proteínas, agentes imunes e um fator de crescimento que afeta o intestino do lactente. As mamas das mulheres multíparas (que deram à luz duas vezes ou mais) costumam ser grandes e pendulares. As mamas das mulheres idosas geralmente são pequenas em razão da diminuição da gordura e da atrofia do tecido glandular.

Quadrantes mamários

A superfície da mama é dividida em *quatro quadrantes* (Figura B4.5) para localização anatômica e descrição de tumores e cistos. Por exemplo, o médico pode escrever no prontuário: "Foi palpada massa irregular, de consistência dura, no quadrante superior medial da mama na posição de 2 horas, distante cerca 2,5 cm da margem da aréola."

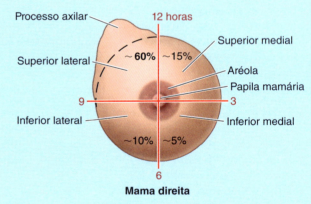

Figura B4.5 Quadrantes mamários.

Carcinoma da mama

O conhecimento da drenagem linfática das mamas tem importância prática na previsão da metástase das células do *carcinoma da mama*. Os carcinomas da mama são tumores malignos, geralmente *adenocarcinomas* originados nas células epiteliais dos ductos lactíferos nos lobos das glândulas mamárias (Figura B4.6D). As células cancerosas metastáticas que entram em um vaso linfático geralmente atravessam dois ou três grupos de linfonodos. A interferência do câncer na drenagem linfática dérmica pode causar *linfedema* (excesso de líquido na tela subcutânea) na pele da mama que, por sua vez, pode

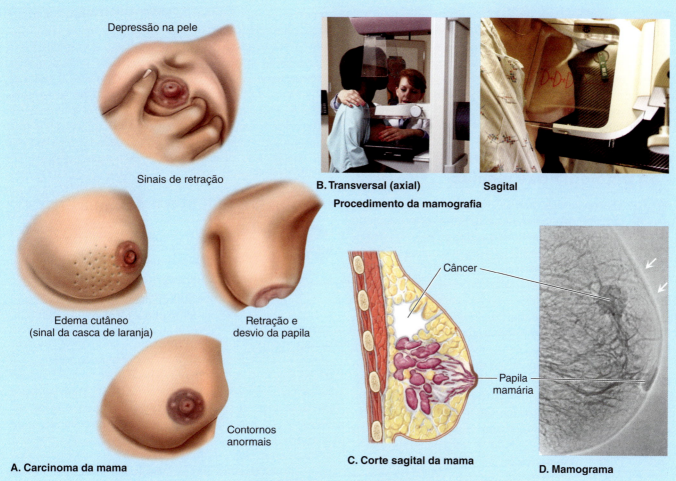

Figura B4.6 Detecção de câncer de mama.

resultar em desvio da papila mamária e aspecto espesso e coriáceo da pele. A pele proeminente entre poros deprimidos tem aspecto semelhante a casca de laranja (Figura B4.6A).

Depressões maiores (do tamanho da ponta do dedo ou maiores) resultam da invasão cancerosa do tecido glandular e fibrose (degeneração fibrosa), que causa encurtamento ou tração dos ligamentos suspensores da mama. O *câncer de mama subareolar* pode causar retração da papila mamária por um mecanismo semelhante, acometendo os ductos lactíferos.

O câncer de mama costuma se disseminar da mama pelos vasos linfáticos (*metástase linfogênica*), que levam células cancerosas da mama para os linfonodos, sobretudo aqueles situados na axila. As células alojam-se nos linfonodos, produzindo focos de células tumorais (*metástases*). Comunicações abundantes entre as vias linfáticas e entre os linfonodos axilares, cervicais e paraesternais também podem causar metástases da mama para os linfonodos supraclaviculares, a mama oposta ou o abdome (ver Figura 4.24A e B). Como a maior parte da drenagem linfática da mama se faz para os *linfonodos axilares*, eles são o local mais comum de metástase de um câncer de mama.

O aumento desses linfonodos palpáveis sugere a possibilidade de câncer de mama e pode ser fundamental para a detecção precoce. Entretanto, a ausência de linfonodos axilares aumentados não garante que não houve metástase de um câncer de mama; as células malignas podem ter passado para outros linfonodos, como os linfonodos infraclaviculares e supraclaviculares, ou diretamente para a circulação sistêmica. A retirada cirúrgica de linfonodos axilares para os quais o câncer de mama metastatizou ou a lesão dos linfonodos axilares e dos vasos por radioterapia de câncer resulta em linfedema no membro superior ipsilateral que também é drenado pelos linfonodos axilares (ver "Dissecação dos linfonodos axilares" no boxe Anatomia clínica no Capítulo 3, *Membro Superior*).

As veias intercostais posteriores drenam para o *sistema venoso ázigo/hemiázigo* ao longo dos corpos vertebrais (ver Figura 4.38B) e se comunicam com o plexo venoso vertebral interno que circunda a medula espinal. As células cancerosas também se disseminam da mama por essas vias venosas para as vértebras, e daí para o crânio e o encéfalo. O câncer também se dissemina por contiguidade (invasão do tecido adjacente). Quando as células do câncer de mama invadem o *espaço retromamário* (ver Figura 4.22), se fixam ou invadem a fáscia peitoral sobre o músculo peitoral maior, ou metastatizam para os linfonodos interpeitorais, a mama se eleva quando o músculo contrai. Esse movimento é um sinal clínico de câncer de mama avançado. Para observar esse movimento para cima, o médico instrui a paciente a colocar as mãos nos quadris e fazer força, puxando os cotovelos para a frente, a fim de contrair os músculos peitorais.

Visualização da estrutura e da patologia das mamas

O exame das mamas por técnicas de imagem detecta anormalidades mamárias, diferenciando cistos e massas neoplásicas de variações na arquitetura mamária. A mamografia é um estudo radiográfico das mamas, que são achatadas para estender a área que pode ser examinada e para reduzir a espessura das mamas, tornando-as mais uniformes e melhorando a visualização (Figura B4.6B). A mamografia é realizada basicamente para rastreamento de condições ainda não evidentes clinicamente. Muitas vezes o carcinoma apresenta-se como uma área densa grande e irregular na *imagem de mamografia* (Figura B4.6C e D). A pele sobre o tumor pode se tornar espessa e pode haver depressão da papila mamária. Na mamografia convencional as estruturas mais densas, incluindo os ligamentos suspensores normais, assim como os tumores, aparecem mais claras. A ultrassonografia (US) é útil na investigação de lesões palpadas mas que não são bem observadas na mamografia, especialmente em mulheres com tecido mamário denso, e para obter informações mais específicas sobre áreas de interesse em uma mamografia ou modificações em relação a mamografias anteriores. A ultrassonografia é um exame não invasivo que possibilita diferenciar cistos preenchidos por líquido ou abscessos de massas sólidas. A ultrassonografia também pode ser utilizada para orientar biopsia por agulha ou para aspiração de líquido de lesões mamárias. A ressonância magnética (RM) das mamas é realizada com máquinas especializadas (*RM com bobina específica*) para avaliar alterações detectadas por mamografia ou US, para descartar achados falso-positivos e para planejar tratamento.

Incisões cirúrgicas e tratamento cirúrgico da patologia da mama

A transição entre a parede torácica e a mama é mais abrupta inferiormente, produzindo uma linha, dobra ou prega cutânea profunda – o *sulco inframamário* (ver Figura 4.29). As incisões feitas ao longo dessa dobra são menos visíveis e podem ser ocultas pela mama superposta. As incisões que precisam ser feitas perto da aréola ou na própria mama geralmente são radiais de cada lado da papila (as linhas de clivagem de Langer são transversais nessa área) ou circunferenciais (ver Figura 1.7, no Capítulo 1, *Visão Geral e Conceitos Básicos*).

A *mastectomia* (excisão da mama) não é tão comum quanto já foi como tratamento do câncer de mama. Na *mastectomia simples*, a mama é removida até o espaço retromamário. A papila mamária (mamilo) e a aréola podem ser poupadas, com reconstrução imediata em alguns casos específicos. A *mastectomia radical*, um procedimento cirúrgico mais extenso, inclui a retirada da mama, dos músculos peitorais, da gordura, da fáscia e do maior número possível de linfonodos na axila e região peitoral. Atualmente, muitas vezes são removidos apenas o tumor e os tecidos adjacentes – uma *nodulectomia ou quadrantectomia* (conhecida como *cirurgia conservadora da mama*, excisão local ampla) – seguida por radioterapia (Goroll, 2014).

Polimastia, politelia e amastia

A *polimastia* (mamas supranumerárias) ou *politelia* (papilas mamárias acessórias) pode ser encontrada superior ou inferiormente ao par normal, às vezes na fossa axilar ou na parede anterior do abdome (Figuras 4.29 e B4.7). As mamas supranumerárias consistem apenas em papila e aréola rudimentares, que podem ser confundidas com um nevo até mudarem de pigmentação, tornando-se mais escuras, junto com as papilas mamárias normais, durante a gravidez. Entretanto, também pode haver tecido glandular, que se desenvolve ainda mais com a lactação. Essas mamas supranumerárias podem surgir em qualquer ponto ao longo de uma linha (crista mamária) que se estende da axila até a região inguinal – a localização da *crista mamária embrionária* (a linha láctea) que dá origem às mamas, e ao longo da qual surgem as mamas em animais com várias mamas. Pode não haver desenvolvimento mamário (*amastia*), ou pode haver uma papila mamária e/ou aréola, mas sem tecido glandular.

Câncer de mama em homens

Aproximadamente 1,5% dos cânceres de mama ocorrem em homens. Como nas mulheres, o câncer geralmente metastatiza para os linfonodos axilares, mas também para os ossos, a pleura, os pulmões, o fígado e a pele. O câncer de mama afeta cerca de 1.000 homens por ano nos EUA (Swartz, 2021). Massa subareolar visível e/ou palpável ou secreção mamilar pode indicar um *tumor maligno*. O *câncer de mama em homens* tende a

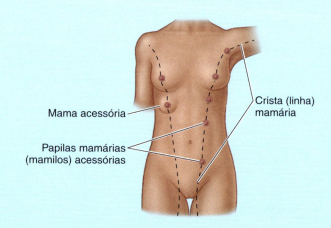

Figura B4.7 Polimastia e politelia.

infiltrar a fáscia peitoral, o músculo peitoral maior e os linfonodos apicais na axila. Embora o câncer de mama seja raro em homens, as consequências são graves porque frequentemente só são detectados quando há metástases extensas – por exemplo, nos ossos.

Ginecomastia

O discreto aumento temporário das mamas masculinas (hipertrofia) é normal (frequência = 70%) na puberdade (10 a 12 anos). A hipertrofia da mama em homens após a puberdade (*ginecomastia*) é relativamente rara (< 1%) e pode estar relacionada à idade ou ao uso de medicamentos (p. ex., após tratamento do câncer de próstata com dietilestilbestrol). A ginecomastia também pode ser causada por desequilíbrio entre hormônios estrogênicos e androgênicos ou por alteração no metabolismo hepático dos hormônios sexuais. Assim, a ginecomastia é considerada um sinal e deve-se iniciar uma avaliação para excluir possíveis causas importantes, como cânceres da glândula suprarrenal ou do testículo (Goroll, 2021). Cerca de 40% dos homens pós-púberes com *síndrome de Klinefelter* (trissomia XXY) têm ginecomastia (Figura B4.8). A *síndrome de Klinefelter* também se caracteriza por testículos pequenos e membros inferiores desproporcionalmente compridos (Moore et al., 2020).

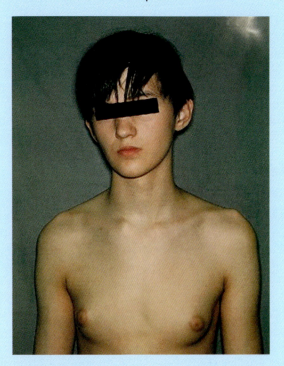

Figura B4.8 Ginecomastia na síndrome de Klinefelter. Um adolescente com síndrome de Klinefelter (47, XXY) tem mamas. Aproximadamente 40% dos homens com essa síndrome apresentam ginecomastia (desenvolvimento das mamas) e testículos pequenos.

Pontos-chave: Mamas e anatomia de superfície da parede torácica

Mamas: As glândulas mamárias estão situadas na tela subcutânea da mama, sobre os músculos peitoral maior e serrátil anterior e a fáscia muscular associada (o leito da mama). ■ Os lóbulos de tecido glandular convergem para a papila mamária, e cada um tem seu próprio ducto lactífero, que se abre nesse local. ■ O quadrante superior lateral da mama tem a maior parte do tecido glandular, principalmente devido a uma extensão que segue em direção à axila ou entra nela (processo axilar), e, portanto, é o local da maioria dos tumores. ■ A mama é servida pelos vasos torácicos internos e torácicos laterais e pelos 2º a 6º vasos e nervos intercostais. A maior parte da linfa da mama drena para os linfonodos axilares; isso é importante no tratamento do câncer de mama.

■ Como as glândulas mamárias e os linfonodos axilares são superficiais, a palpação de tumores primários e metastáticos durante o exame de rotina da mama aumenta as chances de detecção e tratamento precoces.

Anatomia de superfície da parede torácica: A parede torácica tem muitas características visíveis e/ou palpáveis úteis no exame da parede e das características das vísceras subjacentes. ■ As costelas e os espaços intercostais, contados a partir da costela II no nível do ângulo do esterno, estabelecem a latitude. ■ As clavículas, papilas mamárias, pregas axilares, escápulas e coluna vertebral determinam a longitude. ■ As mamas são características proeminentes e, nos homens, as papilas mamárias demarcam o 4º espaço intercostal.

VÍSCERAS DA CAVIDADE TORÁCICA

No corte transversal, a *cavidade torácica* é reniforme: um espaço com diâmetro transversal ovoide, entalhe profundo na região posterior causado pela coluna vertebral torácica e pelas cabeças e colos das costelas que se articulam com ela (Figura 4.30A). A cavidade torácica é dividida em três compartimentos (Figuras 4.30A e C):

- **Cavidades pulmonares** direita e esquerda, compartimentos bilaterais, que contêm os pulmões e as *pleuras* e ocupam a maior parte da cavidade torácica

- Um **mediastino** central, um compartimento interposto entre as duas cavidades pulmonares e separando-as completamente, que contém praticamente todas as outras estruturas torácicas – coração, partes torácicas dos grandes vasos, parte torácica da traqueia, esôfago, timo e outras estruturas (p. ex., linfonodos). Estende-se verticalmente da abertura superior do tórax até o diafragma e anteroposteriormente do esterno até os corpos vertebrais torácicos.

Pleuras, pulmões e árvore traqueobronquial

Cada cavidade pulmonar (direita e esquerda) é revestida por uma *membrana pleural* (**pleura**) que também se reflete e cobre a face externa dos pulmões que ocupam as cavidades (Figuras 4.30B e C). Para visualizar a relação entre pleuras e pulmões, empurre seu punho dentro de um balão de ar quase vazio (Figura 4.30C). A parte interna da parede do balão (adjacente ao seu punho, que representa o pulmão) é semelhante à *pleura visceral*; a parede externa do balão representa a *pleura parietal*. A cavidade entre as paredes do balão, cheia de ar, é análoga à cavidade pleural, embora a cavidade pleural contenha apenas uma fina película de líquido. No punho (que representa a raiz do pulmão), as paredes interna e externa do balão são contínuas, assim como as pleuras visceral e parietal, que, juntas, formam o *saco pleural*. Observe que o pulmão está situado fora da cavidade do saco pleural, mas é circundado por ele, assim como o punho é envolvido pelo balão, mas está fora da sua cavidade.

O detalhe na Figura 4.30C também é útil para compreender o desenvolvimento dos pulmões e das pleuras. Durante o período embrionário, os pulmões em desenvolvimento invaginam-se nos (crescem para dentro dos) **canais pericardioperitoneais**, os precursores das cavidades pleurais. O *epitélio celômico* invaginado cobre os primórdios dos pulmões e transforma-se na pleura visceral da mesma forma que o balão cobre o punho. O epitélio que reveste as paredes dos canais pericardioperitoneais forma a pleura parietal. Durante a embriogênese, as cavidades pleurais separam-se das cavidades do pericárdio e peritoneal.

PLEURAS

Cada pulmão é revestido e envolvido por um **saco pleural** seroso formado por duas membranas contínuas: a *pleura visceral*, que reveste toda a superfície pulmonar, formando sua face externa brilhante, e a *pleura parietal*, que reveste as cavidades pulmonares (Figuras 4.30B e C).

A **cavidade pleural** – o espaço virtual entre as camadas de pleura – contém uma camada capilar de **líquido pleural seroso**, que lubrifica as superfícies pleurais e permite que as camadas de pleura deslizem suavemente uma sobre a outra, durante a respiração. A tensão superficial do líquido pleural também propicia a coesão que mantém a superfície pulmonar em contato com a parede torácica; assim, o pulmão se expande e se enche de ar quando o tórax expande, ainda permitindo o deslizamento, de forma muito semelhante a uma película de água entre duas placas de vidro.

A **pleura visceral** (pleura pulmonar) está aposta ao pulmão e aderida a todas as suas superfícies, inclusive as fissuras horizontal e oblíqua (Figuras 4.30B e C e 4.31A). Na dissecção de cadáveres, em geral não é possível dissecar a pleura visceral da superfície do pulmão. Ela torna a superfície do pulmão lisa e escorregadia, permitindo o livre movimento sobre a pleura parietal. A pleura visceral é contínua com a pleura parietal no **hilo do pulmão**, onde estruturas que formam a *raiz do pulmão* (p. ex., o brônquio e os vasos pulmonares) entram e saem (Figura 4.30C).

A **pleura parietal reveste** as cavidades pulmonares, aderindo, assim, à parede torácica, ao mediastino e ao diafragma. É mais espessa do que a pleura visceral, e durante cirurgias e dissecções de cadáver, pode ser separada das superfícies que reveste. A pleura parietal tem três *partes – costal, mediastinal e diafragmática* – e a cúpula da pleura (*parte da pleura no pescoço*).

A **parte costal da pleura parietal** (pleura costovertebral ou costal) cobre as faces internas da parede torácica (Figuras 4.30B e C e 4.32). Está separada da face interna da parede torácica (esterno, costelas e cartilagens costais, músculos e membranas intercostais e faces laterais das vértebras torácicas) pela *fáscia endotorácica*. Essa camada extrapleural fina de tecido conjuntivo frouxo forma um plano de clivagem natural para a separação cirúrgica da parte costal da pleura parietal da parede torácica (ver "Acesso cirúrgico intratorácico extrapleural" no boxe Anatomia clínica, anteriormente).

A **parte mediastinal da pleura parietal** (pleura mediastinal) cobre as faces laterais do mediastino, a divisória de tecidos e órgãos que separam as cavidades pulmonares e seus sacos pleurais. Continua superiormente até a raiz do pescoço na forma de cúpula da pleura. É contínua com a parte costal da pleura parietal anterior e posteriormente e com a parte diafragmática da pleura parietal na parte inferior. Superiormente à raiz do pulmão, a parte mediastinal é uma lâmina contínua em sentido anteroposterior entre o esterno e a coluna vertebral. No *hilo do pulmão*, é a parte mediastinal que se reflete lateralmente sobre a raiz do pulmão e torna-se contínua com a pleura visceral.

A **parte diafragmática da pleura parietal** (pleura diafragmática) cobre a face superior (torácica) do diafragma de cada lado do mediastino, exceto ao longo de suas inserções (origens) costais e no local onde o diafragma está fundido ao *pericárdio*, a membrana fibrosserosa que envolve o coração (Figuras 4.30B e C e 4.32). Uma camada fina, mais elástica de fáscia endotorácica, a **fáscia frenicopleural**, une a parte diafragmática da pleura parietal às fibras musculares do diafragma (Figura 4.30C).

A **cúpula da pleura** cobre o ápice do pulmão (a parte do pulmão que se estende superiormente através da abertura superior do tórax até a raiz do pescoço – Figuras 4.30B e C, e 4.31A). É uma continuação superior das partes costal e mediastinal da pleura parietal. A **cúpula da pleura** forma uma abóboda sobre o ápice do pulmão, cuja parte mais alta situa-se 2 a 3 cm superiormente ao terço medial da clavícula, no nível do colo da costela I. A cúpula da pleura é reforçada

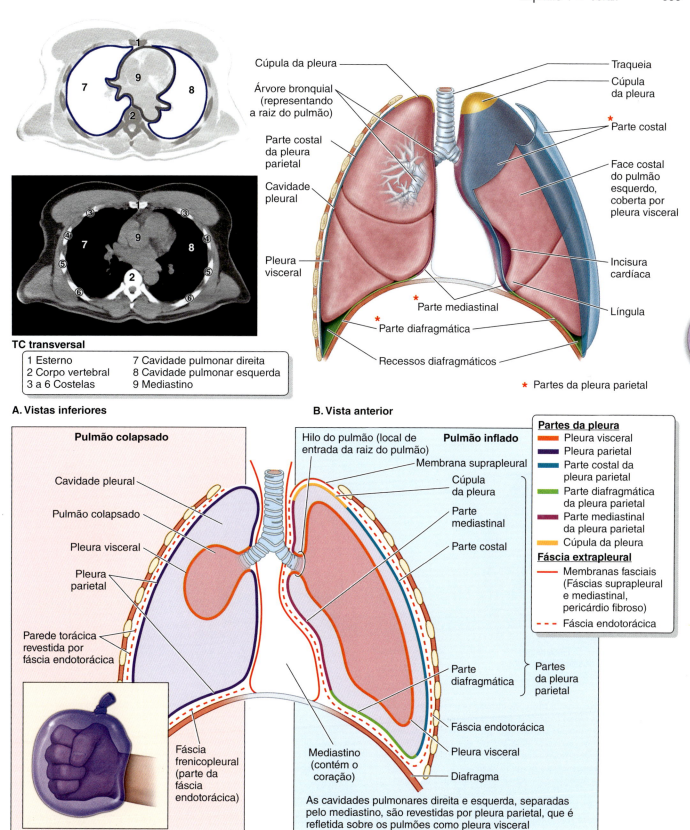

Figura 4.30 Divisões da cavidade torácica e revestimento das cavidades pulmonares. A. TC e diagrama de interpretação. Nas vistas transversais da cavidade torácica observam-se a sua forma reniforme, resultante dos corpos vertebrais salientes, e a divisão em três compartimentos. **B** e **C.** Os diagramas dimensional e transversal coronal mostram os revestimentos das cavidades pleurais e pulmões (pleuras). Cada pulmão é revestido pela lâmina interna de um saco fechado que foi invaginado pelo pulmão. **Detalhe:** Um punho invaginando um balão pouco cheio mostra a relação entre o pulmão (representado pelo punho) e as paredes do saco pleural (lâminas parietal e visceral da pleura).

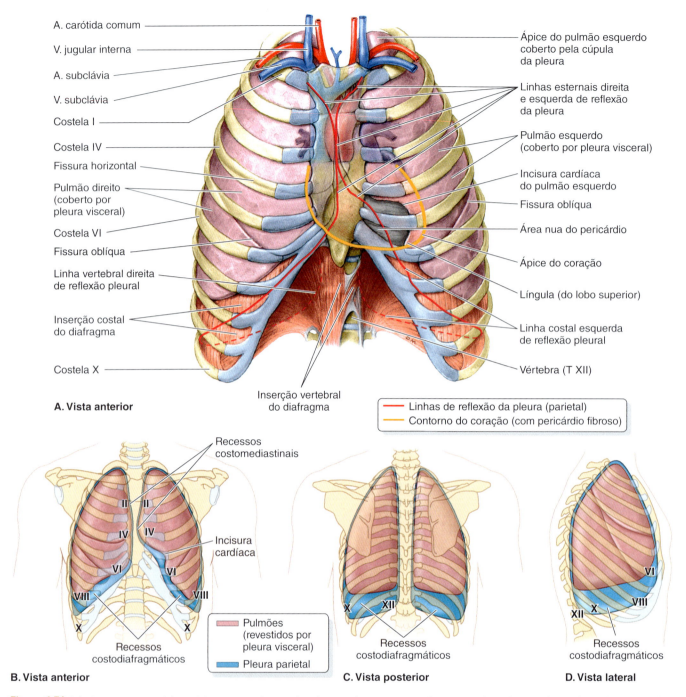

Figura 4.31 Relação entre o conteúdo torácico e o revestimento da caixa torácica. **A.** Visão geral. Os ápices dos pulmões e da cúpula da pleura estendem-se até o pescoço. A reflexão esternal esquerda da pleura parietal e margem anterior do pulmão esquerdo desviam-se do plano mediano, contornando a área em que está o coração, adjacente à parede anterior do tórax. Nessa "área nua", o saco pericárdico é acessível para punção com agulha, havendo menor risco de perfuração da cavidade pleural ou do pulmão. **B** a **D.** Extensão dos pulmões *versus* extensão dos sacos pleurais maiores durante a respiração tranquila. Os recessos costodiafragmáticos, não ocupados pelo pulmão, são o local de acúmulo de exsudato pleural quando o corpo está em posição ortostática. A incisura cardíaca do pulmão esquerdo é mais pronunciada do que a do contorno pleural esquerdo. A fissura horizontal do pulmão direito é paralela à costela IV. As costelas são identificadas por números.

por uma extensão fibrosa da fáscia endotorácica, a **membrana suprapleural** (fáscia de Sibson). A membrana fixa-se à margem interna da costela I e ao processo transverso da vértebra C VII (ver Figura 4.30C).

As linhas relativamente abruptas ao longo das quais a pleura parietal muda de direção quando passa (é refletida) de uma parede da cavidade pleural para a outra são as *linhas de reflexão pleurais* (Figuras 4.31 e 4.32). Três linhas de reflexão pleurais delimitam a extensão das cavidades pulmonares de cada lado: *esternal*, *costal* e *diafragmática*. Os contornos das cavidades pulmonares direita e esquerda são assimétricos (i. e., não são imagens especulares) porque o coração está voltado para o lado esquerdo, pressionando mais a cavidade esquerda do que a direita.

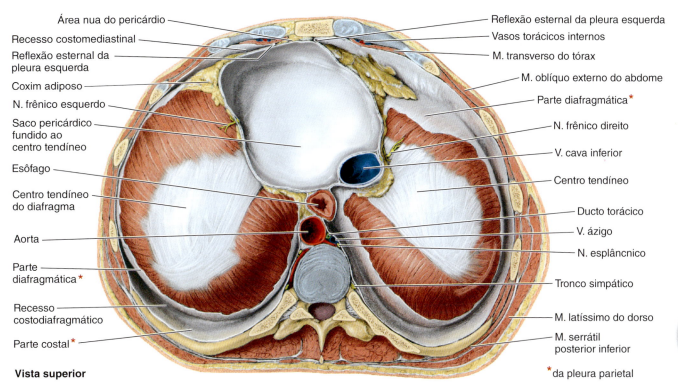

Figura 4.32 Diafragma, base das cavidades pulmonares e mediastino, e recessos costodiafragmáticos. Quase toda a parte diafragmática da pleura parietal foi removida. Nesse nível, o mediastino consiste em saco pericárdico (mediastino médio) e mediastino posterior, contendo principalmente o esôfago e a aorta. O sulco profundo que circunda a convexidade do diafragma é o recesso costodiafragmático, revestido por pleura parietal. Anteriormente nesse nível, o pericárdio e os recessos costomediastinais e, entre as reflexões esternais da pleura, uma área de pericárdio apenas (a área nua) situam-se entre o coração e a parede torácica.

O desvio do coração para a esquerda afeta principalmente **as linhas esternais direita** e **esquerda de reflexão pleural**, que são assimétricas. As linhas esternais são agudas ou abruptas e ocorrem no local onde a parte costal da pleura parietal torna-se contínua com a parte mediastinal da pleura parietal anteriormente. As linhas de reflexão esternais direita e esquerda começam superiormente às cúpulas (ver Figura 4.31A) e seguem em sentido inferomedial, posteriormente às articulações esternoclaviculares para encontrarem-se na linha mediana anterior (LMA), posteriormente ao esterno, no nível do ângulo do esterno. Entre os níveis da 2ª a 4ª cartilagens costais, as linhas direita e esquerda descem em contato. Pode haver até mesmo leve superposição dos sacos pleurais.

A *linha esternal de reflexão pleural no lado direito* segue inferiormente na LMA até a face posterior do processo xifoide (nível da 6ª cartilagem costal), onde se volta lateralmente (ver Figura 4.31). A *linha esternal de reflexão no lado esquerdo*, porém, desce na LMA apenas até o nível da 4ª cartilagem costal. Aí, ela passa para a margem esquerda do esterno e continua descendo até a 6ª cartilagem costal, deixando uma impressão superficial enquanto segue lateralmente a uma área de contato direto entre o pericárdio e a parede torácica anterior. Essa incisura superficial no saco pleural e a "área nua" de contato pericárdico com a parede anterior (Figuras 4.31 e 4.32) são importantes para a *pericardiocentese* (ver "Pericardiocentese" no boxe Anatomia clínica, mais adiante neste capítulo).

As **linhas costais de reflexão pleural** também são continuações agudas das linhas esternais, que ocorrem no local onde a parte costal da pleura parietal torna-se contínua com a parte diafragmática da pleura parietal inferiormente. A linha costal direita prossegue lateralmente, a partir da LMA. No entanto, por causa da área nua do pericárdio no lado esquerdo, a linha costal esquerda tem início na linha medioclavicular; fora isso, as linhas costais direita e esquerda são simétricas e avançam em sentido lateral, posterior e, depois, medial, atravessando obliquamente a costela VIII na linha medioclavicular (LMC) e a costela X na linha axilar média (LAM), tornando-se contínuas posteriormente com as linhas vertebrais nos colos das costelas XII ou inferiormente a elas.

As **linhas vertebrais de reflexão pleural** são reflexões muito mais arredondadas e graduais, que ocorrem no local onde a parte costal da pleura parietal torna-se contínua com a parte mediastinal da pleura parietal posteriormente. As linhas vertebrais de reflexão pleural são paralelas à coluna vertebral, seguindo nos planos paravertebrais desde o nível de T I até T XII, onde se tornam contínuas com as linhas costais.

Os pulmões não ocupam por completo as cavidades pulmonares durante a expiração; assim, a parte diafragmática da pleura parietal periférica está em contato com as partes mais inferiores da parte costal. Os espaços pleurais virtuais aqui são os **recessos costodiafragmáticos,** "fossas" revestidas por pleura, que circundam a convexidade superior do diafragma dentro da parede torácica (Figuras 4.30B, 4.32 e 4.33C). Recessos pleurais semelhantes, porém menores, estão localizados posteriormente ao esterno, onde a parte costal está em contato com a parte mediastinal. Esses espaços pleurais virtuais são os recessos costomediastinais. O recesso esquerdo é maior (menos ocupado) porque a *incisura cardíaca* do pulmão esquerdo é mais acentuada do que a impressão correspondente no saco pleural. As *margens inferiores dos pulmões* aproximam-se dos recessos pleurais durante a inspiração profunda e afastam-se deles durante a expiração (Figura 4.33B e C).

PULMÕES

Os **pulmões** são os órgãos vitais da respiração. Sua principal função é oxigenar o sangue colocando o ar inspirado bem próximo do sangue venoso nos capilares pulmonares. Embora os pulmões de cadáver sejam retraídos, firmes ou duros ao toque, e com alteração da cor, os pulmões saudáveis em pessoas vivas são normalmente leves, macios e esponjosos, e ocupam totalmente as cavidades pulmonares. Também são elásticos e retraem-se a aproximadamente um terço do tamanho original quando a cavidade torácica é aberta (Figura 4.30C). Os pulmões são separados um do outro pelo mediastino. Cada pulmão tem (Figuras 4.33 e 4.34):

- Um **ápice,** a extremidade superior arredondada do pulmão que ascende acima do nível da costela I até a raiz do pescoço; o ápice é recoberto pela cúpula da pleura
- Uma **base,** a face inferior côncava do pulmão, oposta ao ápice, que acomoda a cúpula ipsilateral do diafragma e se apoia nela

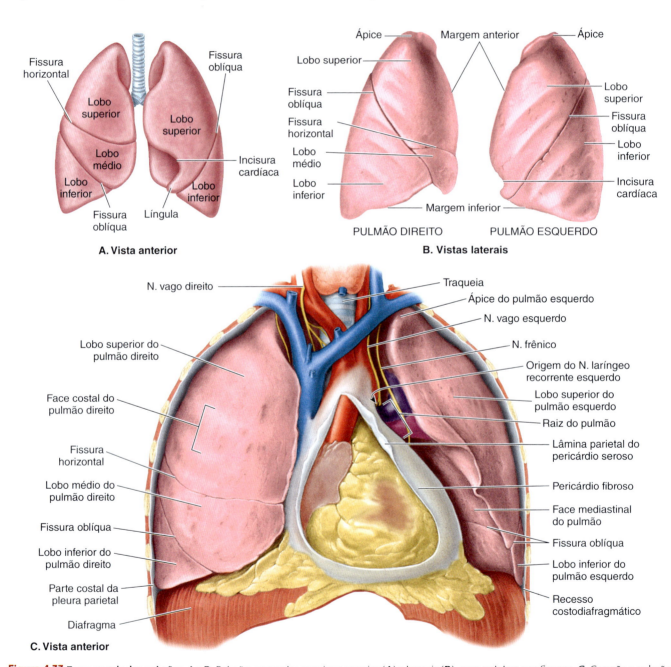

Figura 4.33 Faces costais dos pulmões. **A** e **B.** Pulmões separados nas vistas anterior (**A**) e laterais (**B**), com os lobos e as fissuras. **C.** Coração e pulmões *in situ*. O pulmão esquerdo está afastado do coração (coberto pelo pericárdio fibroso) revelando o nervo frênico em sua passagem anterior à raiz do pulmão, enquanto o nervo vago (NC X) segue posteriormente à raiz. O lobo superior do pulmão esquerdo em **C** é uma variação sem incisura cardíaca acentuada nem língula.

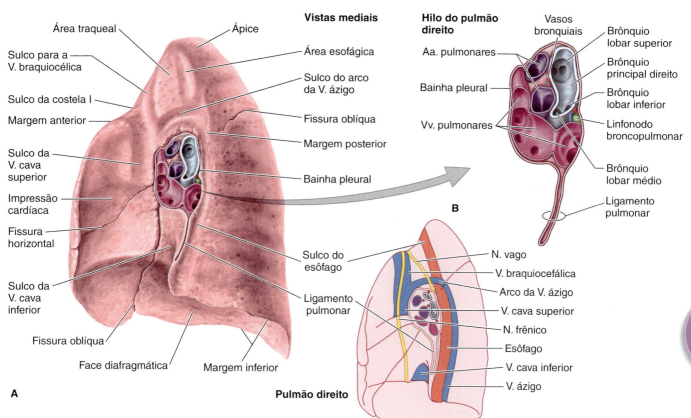

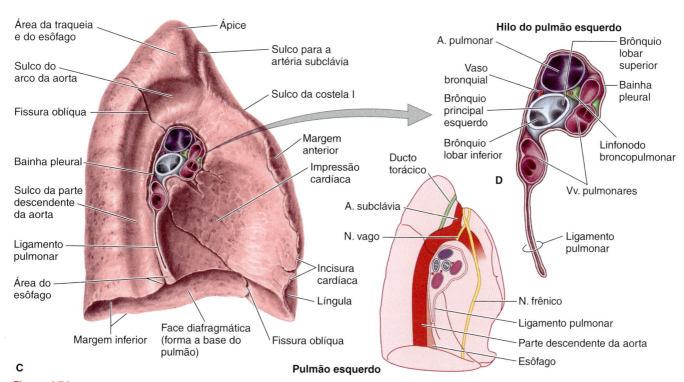

Figura 4.34 Faces mediastinais e hilos dos pulmões. As impressões surgem em pulmões fixados pelo contato com estruturas adjacentes. **A** e **C**. Superfícies mediastinais. Superiormente à raiz do pulmão direito (**A**), forma-se um sulco enquanto o arco da veia ázigo segue anteriormente para entrar na veia cava superior (VCS); no pulmão esquerdo (**C**), um sulco semelhante, porém maior, se forma superiormente à raiz, enquanto o arco da aorta se curva posteriormente e desce como a parte torácica da aorta. O hilo de cada pulmão está centralizado na face mediastinal. **B** e **D**. Hilos. A raiz de cada pulmão é circundada por uma bainha pleural que desce inferiormente à raiz como o ligamento pulmonar. As veias pulmonares são as mais anteriores e inferiores na raiz, com os brônquios em posição central e posterior.

- Dois ou três *lobos*, criados por uma ou duas fissuras
- Três *faces* (costal, mediastinal e diafragmática)
- Três *margens* (anterior, inferior e posterior).

O **pulmão direito** apresenta **fissuras oblíqua** e **horizontal direitas,** que o dividem em três **lobos direitos: superior, médio** e **inferior.** O pulmão direito é maior e mais pesado do que o esquerdo, porém é mais curto e mais largo, porque a cúpula direita do diafragma é mais alta e o coração e o pericárdio estão mais voltados para a esquerda. A *margem anterior do pulmão direito* é relativamente reta. O **pulmão esquerdo** tem uma única **fissura oblíqua** esquerda, que o divide em dois **lobos esquerdos, superior** e **inferior.** A *margem anterior do pulmão esquerdo* tem uma **incisura cardíaca** profunda, uma impressão deixada pelo desvio do ápice do coração para o lado esquerdo. Essa impressão situa-se principalmente na face anteroinferior do lobo superior. Essa endentação molda, com frequência, a parte mais inferior e anterior do lobo superior, transformando-a em um prolongamento estreito e linguiforme, a **língula,** que se estende abaixo da incisura cardíaca e desliza para dentro e para fora do recesso costomediastinal durante a inspiração e a expiração (ver Figuras 4.30B, 4.31A e 4.34C).

Os pulmões de um cadáver fixado, geralmente firmes ao toque, têm impressões que são deixadas pelas estruturas adjacentes a eles, como as costelas, o coração e os grandes vasos (ver Figuras 4.33A e 4.34A e C). Essas impressões fornecem indicações sobre as relações dos pulmões; entretanto, apenas as impressões cardíacas são visíveis durante a cirurgia ou em peças frescas de cadáver ou *post mortem*.

A **face costal do pulmão** é grande, lisa e convexa. Está relacionada à parte costal da pleura parietal, que a separa das costelas, cartilagens costais e dos músculos intercostais íntimos (ver Figura 4.33C). A parte posterior da face costal está relacionada aos corpos das vértebras torácicas e às vezes é denominada *parte vertebral da face costal*.

A **face mediastinal do pulmão** é côncava porque está relacionada com o mediastino médio, que contém o pericárdio e o coração (ver Figura 4.34). A face mediastinal compreende o *hilo*, que recebe a raiz do pulmão. No cadáver fixado, há um *sulco do esôfago* e uma *impressão cardíaca* na face mediastinal do pulmão direito. Como dois terços do coração estão à esquerda da linha mediana, a impressão cardíaca na face mediastinal do pulmão esquerdo é muito maior. Essa face do pulmão esquerdo também tem um sulco contínuo e proeminente para o *arco da aorta* e a *parte descendente da aorta*, além de uma *área* menor *para o esôfago* (ver Figura 4.34C).

A **face diafragmática do pulmão,** que também é côncava, forma a **base do pulmão,** apoiada sobre a cúpula do diafragma. A concavidade é mais profunda no pulmão direito em vista da posição mais alta da cúpula direita do diafragma, que fica sobre o fígado. Nas partes lateral e posterior, a face diafragmática é limitada por uma margem fina e aguda (margem inferior) que se projeta para o *recesso costodiafragmático* da pleura (ver Figuras 4.33C e 4.34).

A **margem anterior do pulmão** é o ponto de encontro anterior entre as faces costal e mediastinal, que recobrem o coração. A incisura cardíaca deixa uma impressão nessa margem do pulmão esquerdo. A **margem inferior do pulmão** circunscreve a face diafragmática do pulmão, separando-a das faces costal e mediastinal. A **margem posterior do pulmão** é o ponto de encontro posterior das faces costal e mediastinal; é larga e arredondada e situa-se no espaço ao lado da parte torácica da coluna vertebral.

Os pulmões estão fixados ao mediastino pelas **raízes dos pulmões**, isto é, os brônquios (e vasos bronquiais associados), artérias pulmonares, veias pulmonares superior e inferior, plexos pulmonares de nervos (fibras aferentes simpáticas, parassimpáticas e viscerais) e vasos linfáticos (ver Figura 4.34). Se a raiz for seccionada antes da (medial à) ramificação do brônquio principal ("primário") e da artéria pulmonar, sua configuração geral é:

- *Artéria pulmonar:* no extremo superior à esquerda (o brônquio lobar superior ou "epiarterial" pode estar localizado no extremo superior à direita)
- *Veias pulmonares superior e inferior:* nas extremidades anterior e inferior, respectivamente
- *Brônquio principal:* aproximadamente no meio do limite posterior, e os vasos brônquicos seguem em sua face externa (geralmente na face posterior nesse ponto).

O **hilo do pulmão** é uma área cuneiforme na face mediastinal de cada pulmão através da qual entram ou saem do pulmão as estruturas que formam sua raiz (ver Figura 4.34B e D). O hilo pode ser comparado à área da terra na qual as raízes de uma planta penetram o solo. Medialmente ao hilo, a raiz está encerrada na área de continuidade entre as lâminas parietal e visceral de pleura – a **bainha pleural** (mesopneumônio).

Inferiormente à raiz do pulmão, essa continuidade entre pleuras parietal e visceral forma o **ligamento pulmonar**, que se estende entre o pulmão e o mediastino, imediatamente anterior ao esôfago (ver Figura 4.34A a D). O ligamento pulmonar é formado por uma camada dupla de pleura separada por uma pequena quantidade de tecido conjuntivo. Quando a raiz do pulmão é seccionada e o pulmão é removido, o ligamento pulmonar parece pender da raiz. Para ter uma ideia de como são a raiz do pulmão, a bainha pleural que o circunda e o ligamento pulmonar pendente, vista um jaleco extragrande e abduza o membro superior. O antebraço corresponde à raiz do pulmão e a manga do jaleco representa a bainha pleural que circunda a raiz. O ligamento pulmonar corresponde à folga da manga do jaleco pendente do antebraço. O punho, a mão e os dedos abduzidos representam as estruturas ramificadas da raiz – os brônquios e os vasos pulmonares.

ÁRVORE TRAQUEOBRONQUIAL

A partir da *laringe*, as paredes das vias respiratórias são sustentadas por anéis de cartilagem hialina em formato de ferradura ou em C. As vias respiratórias sublaríngeas formam a **árvore traqueobronquial.** A *traqueia* (descrita junto com o *mediastino superior*, adiante neste capítulo), situada no mediastino superior, é o tronco da árvore. Ela se bifurca no nível do plano transverso do tórax (ou ângulo do esterno) em **brônquios principais**, um para cada pulmão, que seguem em sentido inferolateral e entram nos hilos dos pulmões (Figura 4.35E):

- O **brônquio principal direito** é mais largo, mais curto e mais vertical do que o brônquio principal esquerdo porque entra diretamente no hilo do pulmão

- O **brônquio principal esquerdo** segue inferolateralmente, inferiormente ao arco da aorta e anteriormente ao esôfago e à parte torácica da aorta, para chegar ao hilo do pulmão.

Nos pulmões, os brônquios ramificam-se de modo constante e dão origem à árvore traqueobronquial. Observe que os *ramos* da árvore traqueobronquial são componentes da

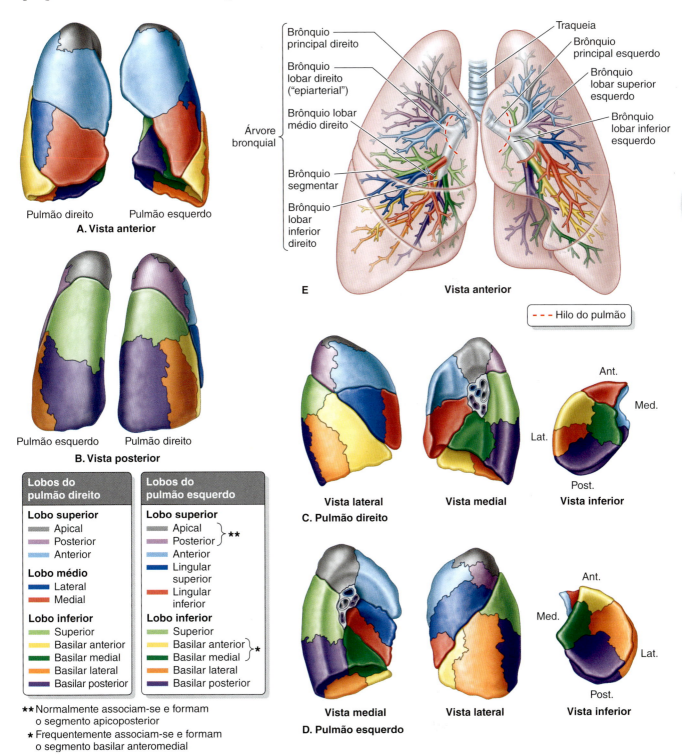

Figura 4.35 Árvore traqueobronquial e segmentos broncopulmonares. A a **D.** Os segmentos broncopulmonares após a injeção de látex de diferentes cores em cada brônquio segmentar terciário. **E.** Árvore broncopulmonar com brônquios segmentares terciários, com codificação de cores para corresponder a cada segmento broncopulmonar que fornece ar. O brônquio principal direito dá origem ao brônquio lobar superior direito antes de entrar no hilo do pulmão.

raiz de cada pulmão (formada pelos ramos da artéria e das veias pulmonares, além dos brônquios).

Cada brônquio principal ("primário") divide-se em **brônquios lobares** secundários, dois à esquerda e três à direita, e cada um deles supre um lobo do pulmão. Cada brônquio lobar divide-se em vários **brônquios segmentares** terciários, que suprem os segmentos broncopulmonares (Figuras 4.35 e 4.36).

Os **segmentos broncopulmonares** são:

- As maiores subdivisões de um lobo
- Segmentos piramidais do pulmão, com seus ápices voltados para a raiz do pulmão e suas bases na face pleural
- Separados dos segmentos adjacentes por septos de tecido conjuntivo

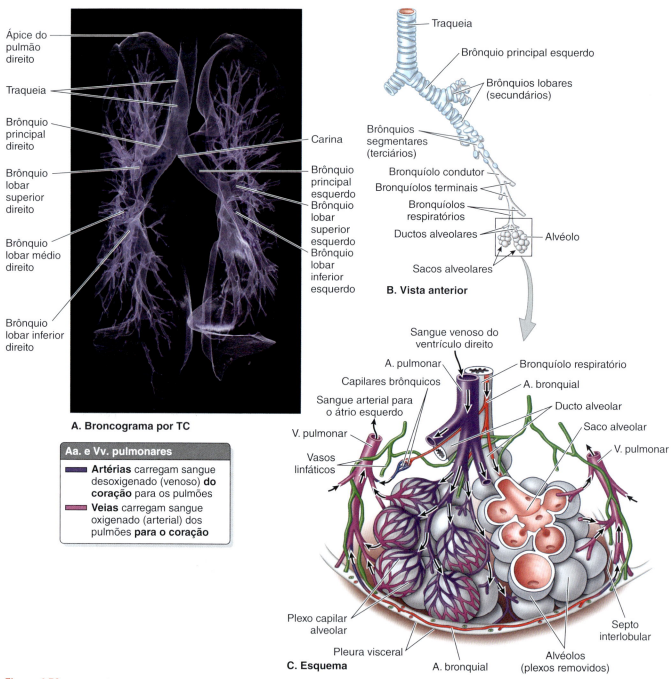

Figura 4.36 Estrutura interna e organização dos pulmões. **A.** TC 3D das vias respiratórias. **B.** Subdivisões da árvore bronquial. **C.** Alvéolos. Nos pulmões, os brônquios e as artérias pulmonares são pares e ramificam-se juntos. Os ramos segmentares terciários suprem os segmentos broncopulmonares. Cada artéria pulmonar intrassegmentar, que conduz sangue pouco oxigenado, termina em um plexo capilar nas paredes dos sacos alveolares e alvéolos, onde ocorre a troca de oxigênio e dióxido de carbono. As veias pulmonares intersegmentares originam-se dos capilares pulmonares, conduzindo sangue bem oxigenado para o coração. As artérias bronquiais são distribuídas ao longo da árvore bronquial e são responsáveis por sua irrigação. Seus ramos mais distais suprem os leitos capilares drenados pelas veias pulmonares, como os da pleura visceral. Assim, pouco sangue pobre em oxigênio drena para o sangue rico em oxigênio conduzido pelas veias pulmonares.

- Supridos independentemente por um brônquio segmentar e um ramo arterial pulmonar terciário
- Nominados de acordo com o brônquio segmentar que os supre
- Drenados por partes intersegmentares das veias pulmonares que estão situadas no tecido conjuntivo interposto e drenam segmentos adjacentes
- Geralmente, 18 a 20 (10 no pulmão direito; 8 a 10 no pulmão esquerdo, dependendo da associação de segmentos)
- Cirurgicamente ressecáveis.

Além dos brônquios segmentares terciários (ver Figura 4.35B), há 20 a 25 gerações de *bronquíolos condutores* ramificados que terminam como **bronquíolos terminais,** os menores bronquíolos condutores (ver Figura 4.36). A parede dos **bronquíolos** não tem cartilagem. Os **bronquíolos condutores** transportam ar, mas não têm glândulas nem alvéolos. Cada bronquíolo terminal dá origem a diversas gerações de **bronquíolos respiratórios,** caracterizados por bolsas (alvéolos) de paredes finas e dispersos, que se originam dos seus lumens. O **alvéolo pulmonar** é a unidade estrutural básica de troca gasosa no pulmão. Graças à presença dos alvéolos, os bronquíolos respiratórios participam tanto do transporte de ar quanto da troca gasosa. Cada bronquíolo respiratório dá origem a 2 a 11 *ductos alveolares*, e cada um desses dá origem a 5 a 6 sacos alveolares. Os **ductos alveolares** são vias respiratórias alongadas, densamente revestidas por alvéolos, que levam a espaços comuns, os **sacos alveolares**, nos quais se abrem grupos de alvéolos. Novos alvéolos continuam a se desenvolver até cerca de 8 anos, período em que há aproximadamente 300 milhões de alvéolos.

VASCULARIZAÇÃO DOS PULMÕES E DAS PLEURAS

Cada pulmão tem uma grande artéria pulmonar para irrigação e duas veias pulmonares que drenam seu sangue (Figura 4.37). As **artérias pulmonares direita** e **esquerda** originam-se do *tronco pulmonar* no nível do *ângulo do esterno* e conduzem sangue pouco oxigenado ("venoso") aos pulmões para oxigenação. (Nas ilustrações anatômicas, geralmente são coloridas de azul, como as veias.) Cada artéria pulmonar torna-se parte da raiz do pulmão correspondente e divide-se em **artérias lobares** secundárias. As *artérias lobares superiores direita* e *esquerda*, que irrigam os lobos superiores, surgem primeiro, antes da entrada no hilo. Entrando no pulmão, a artéria desce posterolateralmente ao brônquio principal, como a *artéria lobar inferior do pulmão esquerdo* e como uma artéria intermediária, que se divide em *artérias lobares média* e *inferior do pulmão direito*. As artérias lobares dividem-se em **artérias segmentares** terciárias. As artérias e os brônquios formam pares no pulmão, com ramificações simultâneas e trajetos paralelos. Consequentemente, cada lobo é servido por uma artéria lobar secundária pareada e um brônquio. Da mesma forma, cada segmento broncopulmonar é suprido por uma artéria segmentar terciária pareada e um brônquio. Geralmente as artérias estão posicionadas na face anterior do brônquio correspondente.

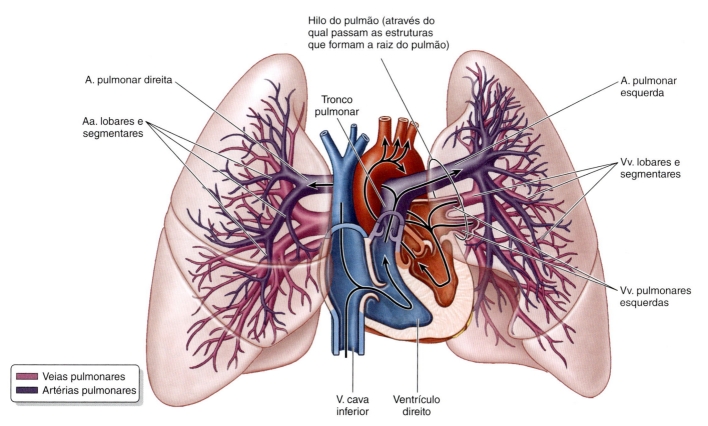

Figura 4.37 Circulação pulmonar. Embora as relações intrapulmonares sejam bem demonstradas, a separação dos vasos da raiz do pulmão foi exagerada na região hilar para mostrar sua entrada e sua saída do pulmão. Observe que a artéria pulmonar direita passa sob o arco da aorta para chegar ao pulmão direito e que a artéria pulmonar esquerda situa-se completamente à esquerda do arco. *Setas*, fluxo sanguíneo.

Duas *veias pulmonares* de cada lado, uma **veia pulmonar superior** e uma **veia pulmonar inferior**, conduzem sangue rico em oxigênio ("arterial") dos lobos correspondentes de cada pulmão para o átrio esquerdo do coração. A **veia do lobo médio** é uma tributária da veia pulmonar direita superior. (Nas ilustrações anatômicas, as veias pulmonares geralmente são coloridas de vermelho, como as artérias, ou de roxo.) O trajeto das veias pulmonares é independente do trajeto das artérias e brônquios no pulmão; elas seguem entre segmentos broncopulmonares adjacentes e recebem sangue no trajeto em direção ao hilo. Exceto na região central, peri-hilar do pulmão, as veias da pleura visceral e da circulação venosa bronquial drenam para as veias pulmonares e o volume relativamente pequeno de sangue pobre em oxigênio se junta ao grande volume de sangue rico em oxigênio que retorna ao coração. As veias da pleura parietal unem-se às veias sistêmicas em partes adjacentes da parede torácica.

As **artérias bronquiais** levam sangue para a nutrição das estruturas que formam a raiz dos pulmões, os tecidos de sustentação dos pulmões e a pleura visceral (Figura 4.38A). As duas **artérias bronquiais esquerdas** geralmente originam-se diretamente da parte torácica da aorta. A **artéria bronquial direita**, única, pode originar-se diretamente da aorta; contudo, geralmente a origem é indireta, seja por intermédio da parte proximal de uma das artérias intercostais posteriores superiores (geralmente a 3ª artéria intercostal posterior direita) ou de um tronco comum com a artéria bronquial superior esquerda.

As pequenas artérias bronquiais emitem ramos para a parte superior do esôfago. Depois, costumam seguir ao longo das faces posteriores dos brônquios principais, suprindo estes e seus ramos distalmente até os bronquíolos respiratórios. (Entretanto, ver variação mostrada nas Figuras 4.63 e 4.69, desenhada com base em uma dissecção de cadáver.) Os ramos mais distais das artérias bronquiais anastomosam-se com ramos das artérias pulmonares nas paredes dos bronquíolos e na pleura visceral. A pleura parietal é irrigada por artérias que suprem a parede torácica.

As **veias bronquiais** (Figura 4.38B) drenam apenas parte do sangue levado aos pulmões pelas artérias bronquiais, principalmente o sangue distribuído para a parte mais proximal das raízes dos pulmões ou para a região próxima. O restante do sangue é drenado pelas veias pulmonares, especificamente aquele que retorna da pleura visceral, das regiões mais periféricas do pulmão e dos componentes distais da raiz do pulmão. A *veia bronquial direita* drena para a *veia ázigo*, e a *veia bronquial esquerda* drena para a *veia hemiázigo acessória* ou a *veia intercostal superior esquerda*. As veias bronquiais também recebem sangue das veias esofágicas.

Os **plexos linfáticos pulmonares** comunicam-se livremente (Figura 4.39). O **plexo linfático superficial/subpleural** situa-se profundamente à pleura visceral e drena o parênquima (tecido) pulmonar e a pleura visceral. Os vasos linfáticos desse plexo superficial drenam para os **linfonodos broncopulmonares** no hilo do pulmão.

O **plexo linfático profundo** está localizado na tela submucosa dos brônquios e no tecido conjuntivo peribrônquico. Sua principal função é a drenagem das estruturas que formam a raiz do pulmão. Os vasos linfáticos desse plexo profundo drenam inicialmente para os **linfonodos pulmonares** intrínsecos, localizados ao longo dos brônquios lobares. Os vasos linfáticos que saem desses linfonodos continuam a seguir os brônquios e vasos pulmonares até o hilo do pulmão, onde também drenam para os linfonodos broncopulmonares. A partir daí, a linfa dos plexos linfáticos superficial e profundo drena para os **linfonodos traqueobronquiais superiores** e **inferiores,** superiores e inferiores à bifurcação da traqueia e brônquios principais,

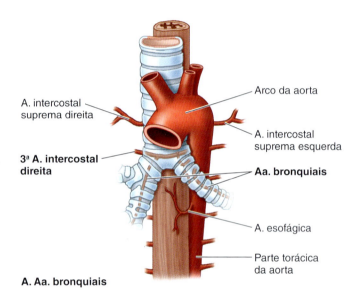

A. Aa. bronquiais

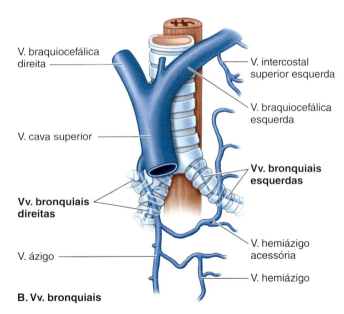

B. Vv. bronquiais

Figura 4.38 Vasos bronquiais. **A.** Artérias bronquiais. As artérias bronquiais irrigam os tecidos de sustentação dos pulmões e a pleura visceral. **B.** Veias bronquiais. As veias bronquiais drenam os leitos capilares mais proximais supridos pelas artérias bronquiais; o restante é drenado pelas veias pulmonares.

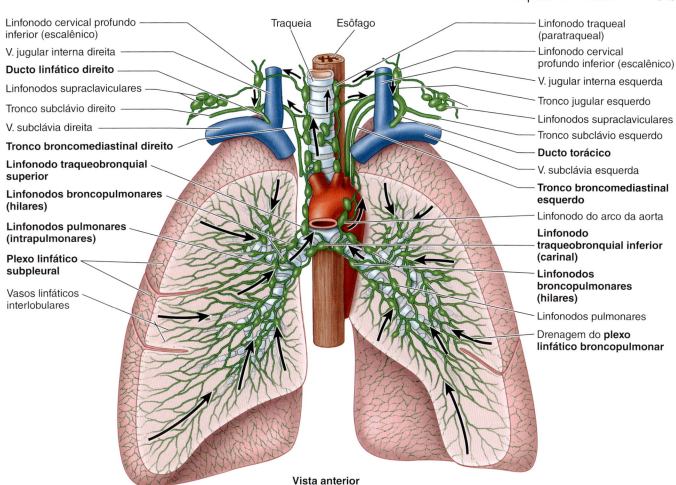

Figura 4.39 Drenagem linfática dos pulmões. Os vasos linfáticos têm origem nos plexos linfáticos subpleurais superficiais e profundos. Toda a linfa pulmonar sai pela raiz do pulmão e drena para os linfonodos traqueobronquiais inferiores ou superiores. O lobo inferior de *ambos* os pulmões drena para os linfonodos traqueobronquiais (carinais) inferiores centrais, que drenam principalmente para o lado direito. Os outros lobos de cada pulmão drenam principalmente para os linfonodos traqueobronquiais superiores ipsilaterais. Daí, a linfa atravessa um número variável de linfonodos paratraqueais e entra nos troncos broncomediastinais.

respectivamente. O pulmão direito drena principalmente através dos grupos consecutivos de linfonodos no lado direito, e o lobo superior do pulmão esquerdo drena principalmente através dos respectivos linfonodos do lado esquerdo. Entretanto, muitos, mas não todos os vasos linfáticos do lobo inferior do pulmão esquerdo drenam para os linfonodos traqueobronquiais superiores direitos; a linfa, então, continua a seguir a via do lado direito.

A linfa dos linfonodos tranqueobronquiais segue para os **troncos broncomediastinais direito** e **esquerdo**, os principais condutos linfáticos de drenagem das vísceras torácicas. Esses troncos geralmente terminam de cada lado nos *ângulos venosos* (junções das veias subclávia e jugular interna); entretanto, o tronco broncomediastinal direito pode primeiro unir-se a outros troncos linfáticos, convergindo para formar o curto *ducto linfático direito*. O tronco broncomediastinal esquerdo pode terminar no *ducto torácico*. A linfa proveniente da pleura parietal drena para os linfonodos da parede torácica (intercostais, paraesternais, mediastinais e frênicos). Alguns vasos linfáticos da cúpula da pleura parietal drenam para os linfonodos axilares.

NERVOS DOS PULMÕES E DAS PLEURAS

Os nervos dos pulmões e da pleura visceral são derivados dos **plexos pulmonares** anteriores e (principalmente) posteriores às raízes dos pulmões (Figura 4.40). Essas redes de nervos contêm fibras aferentes parassimpáticas, simpáticas e vicerais.

As *fibras parassimpáticas* conduzidas até o plexo pulmonar são fibras pré-ganglionares do nervo vago (NC X). Elas fazem sinapse com as *células ganglionares parassimpáticas* (corpos celulares de neurônios pós-ganglionares) nos plexos pulmonares e ao longo dos ramos da árvore bronquial. As fibras parassimpáticas são motoras para o músculo liso da árvore bronquial (*broncoconstritoras*), inibidoras para os vasos pulmonares (*vasodilatadoras*) e secretoras para as glândulas da árvore bronquial (*secretomotoras*).

As *fibras simpáticas* dos plexos pulmonares são fibras pós-ganglionares. Seus corpos celulares (*células ganglionares simpáticas*) estão situados nos *gânglios simpáticos paravertebrais dos troncos simpáticos*. As fibras simpáticas são inibitórias para o músculo brônquico (*broncodilatadoras*), motoras para os vasos pulmonares (*vasoconstritoras*) e inibitórias para as glândulas alveolares da árvore bronquial – células epiteliais secretoras do tipo II dos alvéolos (ver Figura 4.36).

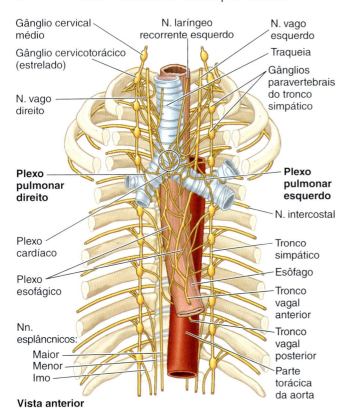

Vista anterior

Figura 4.40 Nervos dos pulmões e da pleura visceral. Os plexos pulmonares direito e esquerdo, anteriores e posteriores às raízes dos pulmões, recebem contribuições simpáticas dos troncos simpáticos direito e esquerdo e contribuições parassimpáticas dos nervos vagos direito e esquerdo (NC X). Após contribuírem para o plexo pulmonar posterior, os nervos vagos continuam inferiormente e tornam-se parte do plexo esofágico, muitas vezes perdendo sua identidade e depois se reformulando como troncos vagais anterior e posterior. Os ramos dos plexos pulmonares acompanham as artérias pulmonares e, sobretudo, os brônquios até os pulmões e no seu interior.

As *fibras aferentes viscerais* dos plexos pulmonares são reflexas (conduzem sensações subconscientes associadas aos reflexos que controlam a função) ou nociceptivas (conduzem impulsos álgicos gerados em resposta a estímulos dolorosos ou prejudiciais, como irritantes químicos, isquemia ou estiramento excessivo). *Fibras aferentes viscerais reflexas* com corpos celulares no gânglio sensitivo do nervo vago (NC X) acompanham as fibras parassimpáticas, conduzindo em direção central os impulsos de terminações nervosas relacionadas com as seguintes estruturas:

- A túnica mucosa dos brônquios, provavelmente em associação à sensibilidade tátil para reflexos da tosse
- Os músculos dos brônquios, possivelmente associados à percepção do estiramento
- O tecido conjuntivo interalveolar, em associação aos *reflexos de Hering-Breuer* (um mecanismo que tende a limitar as excursões respiratórias)
- As artérias pulmonares, que servem aos receptores pressores (receptores sensíveis à pressão arterial)
- As veias pulmonares, que servem aos quimiorreceptores (receptores sensíveis aos níveis sanguíneos de gases).

Fibras aferentes nociceptivas da pleura visceral e dos brônquios acompanham as fibras simpáticas através do tronco simpático até os gânglios sensitivos dos nervos espinais torácicos superiores, ao passo que as fibras da traqueia acompanham as fibras parassimpáticas até o gânglio sensitivo do nervo vago (NC X).

Os *nervos da pleura parietal* provêm dos nervos intercostais e frênicos. A parte costal e a área periférica da parte diafragmática são supridas pelos *nervos intercostais*. Eles medeiam a sensibilidade tátil e álgica. A área central da parte diafragmática da pleura parietal e a parte mediastinal são supridas pelos *nervos frênicos* (ver Figuras 4.32 e 4.34B e D).

ANATOMIA DE SUPERFÍCIE DAS PLEURAS E DOS PULMÕES

As cúpulas da pleura e os ápices dos pulmões atravessam a abertura superior do tórax e entram profundamente nas **fossas supraclaviculares,** que são depressões localizadas posterior e superiormente às clavículas e lateralmente aos tendões dos músculos esternocleidomastóideos (Figura 4.41A).

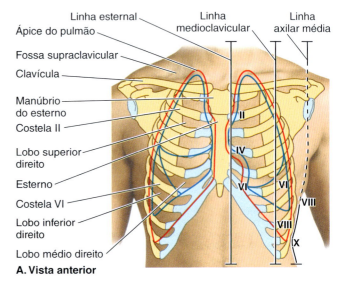

A. Vista anterior

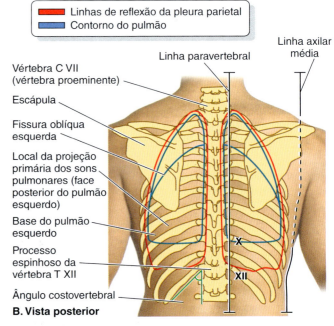

B. Vista posterior

Figura 4.41 Projeção da superfície das pleuras e dos pulmões (os números indicam o número das costelas interseccionadas).

As margens anteriores dos pulmões situam-se adjacentes à linha anterior de reflexão da pleura parietal, entre as 2ª e 4ª cartilagens costais. Aqui, a margem da reflexão pleural esquerda move-se lateralmente e depois inferiormente na incisura cardíaca para alcançar a 6ª cartilagem costal. A incisura cardíaca deixa uma impressão mais profunda na margem anterior do pulmão esquerdo. No lado direito, a reflexão pleural continua inferiormente da 4ª até a 6ª cartilagem costal, acompanhada de perto pela margem anterior do pulmão direito. Tanto as reflexões pleurais quanto as margens anteriores do pulmão seguem lateralmente nas 6ªs cartilagens costais. As reflexões pleurais chegam à linha medioclavicular (LMC) no nível da 8ª cartilagem costal, da costela X na linha axilar média (LAM), e da costela XII na linha escapular (LE). Entretanto, as margens inferiores dos pulmões chegam à LMC no nível da costela VI, à LAM na costela VIII e à LE na costela X, seguindo em direção ao processo espinhoso da vértebra T X. Elas então prosseguem em direção ao processo espinhoso da vértebra T XII. Assim, a pleura parietal geralmente se estende cerca de duas costelas abaixo do pulmão.

A *fissura oblíqua* dos pulmões estende-se do nível do processo espinhoso da vértebra T II posteriormente até a 6ª cartilagem costal anteriormente, que coincide aproximadamente com a margem medial da escápula quando o membro superior é elevado acima da cabeça (causando a rotação lateral do ângulo inferior). A *fissura horizontal* do pulmão direito estende-se a partir da fissura oblíqua ao longo da costela IV e cartilagem costal anteriormente (Figura 4.41B).

ANATOMIA CLÍNICA

PLEURAS, PULMÕES E ÁRVORE TRAQUEOBRONQUIAL

Lesões da cúpula da pleura e do ápice do pulmão

Em razão da inclinação para baixo do 1º par de costelas e da abertura superior do tórax que elas formam, a cúpula da pleura e o ápice do pulmão projetam-se através dessa abertura para o pescoço, posteriormente às inserções inferiores dos músculos esternocleidomastóideos. Consequentemente, os pulmões e os sacos pleurais podem ser lesionados nas *feridas da base do pescoço* que provocam *pneumotórax*, a presença de ar na cavidade pleural. A pleura também pode ser acidentalmente penetrada por uma agulha durante a tentativa de cateterismo da veia subclávia ou jugular. A cúpula da pleura atinge um nível relativamente mais alto em lactentes e crianças pequenas porque seus pescoços são mais curtos. Sendo assim, é especialmente vulnerável à lesão nos primeiros anos de vida.

Lesão de outras partes das pleuras

As pleuras descem inferiormente à margem costal em três regiões, onde uma incisão abdominal poderia acidentalmente penetrar o saco pleural: a parte direita do ângulo infraesternal e os ângulos costovertebrais direito e esquerdo (Figura 4.41). As pequenas áreas de pleura expostas nos ângulos costovertebrais inferomediais às costelas XII situam-se posteriormente aos polos superiores dos rins. Nesse ponto a pleura corre risco porque pode ocorrer um pneumotórax, por exemplo, a partir de uma incisão na parede posterior do abdome quando procedimentos cirúrgicos expõem um rim ou em caso de traumatismo. A penetração da pleura também pode ocorrer quando o cirurgião está dissecando em torno do hiato esofágico. Esta é provavelmente a situação mais comum. É simplesmente tratada por aspiração enquanto o paciente ainda está sob anestesia.

Colapso pulmonar

Os pulmões (mais especificamente, os alvéolos que juntos formam o pulmão) podem ser comparados a um balão cheio de ar quando estão distendidos. Se a distensão não for mantida, a elasticidade inerente causa o colapso do órgão (*atelectasia: atelectasia secundária* é o colapso de um pulmão previamente insuflado; *atelectasia primária* é a ausência de insuflação do pulmão ao nascimento). Um balão cheio só permanece distendido enquanto a saída estiver fechada, porque suas paredes são livres para se contrair por completo. Pulmões normais *in situ* permanecem distendidos mesmo quando as vias respiratórias estão abertas, porque sua face externa (pleural visceral) adere à superfície interna das paredes torácicas (pleura parietal) em virtude da tensão superficial do líquido pleural. A retração elástica dos pulmões faz com que a pressão nas cavidades pleurais caia a níveis subatmosféricos. Em geral, a pressão é de aproximadamente –2 mmHg; durante a inspiração, cai para cerca de –8 mmHg.

Se houver uma ferida penetrante na parede torácica ou na superfície pulmonar, o ar é sugado para a cavidade pleural em decorrência da pressão negativa (Figura B4.9). A tensão superficial que causa aderência da pleura visceral à pleura parietal (do pulmão à parede torácica) é rompida e há colapso do pulmão, com expulsão da maior parte do ar por causa da elasticidade inerente (retração elástica). Quando há colapso de um pulmão, a cavidade pleural (normalmente um espaço potencial) torna-se um espaço real.

Normalmente, os sacos pleurais não se comunicam; assim, pode haver colapso de um pulmão após uma cirurgia, por exemplo, sem que haja colapso do outro. A laceração ou ruptura da superfície de um pulmão (e de sua pleura visceral) ou a penetração da parede torácica (e de sua pleura parietal) resulta em hemorragia e entrada de ar na cavidade pleural. A quantidade de sangue e de ar acumulada determina o grau de colapso pulmonar.

Quando sofre colapso, o pulmão ocupa menor volume na cavidade pulmonar, que não aumenta de tamanho (na

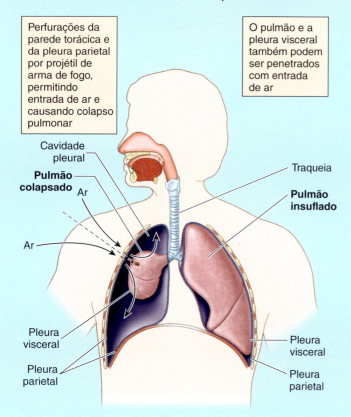

Figura B4.9 Colapso pulmonar.

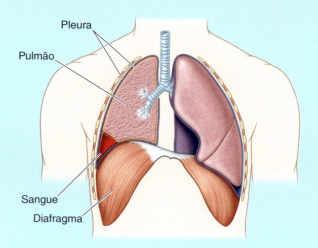

Figura B4.10 Hemotórax na cavidade pleural direita.

verdade, pode diminuir) durante a inspiração. Essa redução do tamanho pode ser vista na radiografia do lado afetado por elevação do diafragma acima dos níveis habituais, estreitamento do espaço intercostal (aproximação das costelas) e deslocamento do mediastino (*desvio do mediastino*; mais evidente pela observação da traqueia cheia de ar no seu interior) em direção ao lado afetado. Além disso, o pulmão colapsado geralmente parece mais denso (mais branco) circundado por ar mais radiotransparente (mais escuro).

Na *cirurgia torácica a céu aberto*, a respiração e a insuflação pulmonar devem ser mantidas por intubação da traqueia com um tubo com balonete e uso de bomba com pressão positiva, variando a pressão para inflar e esvaziar alternadamente os pulmões.

Pneumotórax, hidrotórax e hemotórax

A entrada de ar na cavidade pleural (*pneumotórax*), resultante de uma ferida penetrante da pleura parietal por um projétil de arma de fogo, por exemplo, ou por ruptura de uma lesão pulmonar para a cavidade pleural (*fístula broncopleural*), provoca o colapso do pulmão (Figura B4.9). Costelas fraturadas também podem romper a pleura visceral e o pulmão, causando pneumotórax. O acúmulo substancial de líquido na cavidade pleural (*hidrotórax*) pode ser consequência de *derrame pleural* (passagem de líquido para a cavidade pleural). Em uma ferida no tórax, também pode haver entrada de sangue na cavidade pleural (*hemotórax*) (Figura B4.10). A lesão de um grande vaso intercostal ou torácico interno é uma causa mais frequente de hemotórax do que a laceração pulmonar. Se houver acúmulo de ar e líquido (*hemopneumotórax*, se o líquido for sangue) na cavidade pleural, observa-se um *nível hidroaéreo* (linha nítida e horizontal, qualquer que seja a posição do paciente, indicando a superfície superior do líquido) na radiografia.

Toracocentese

Às vezes é necessário introduzir uma agulha hipodérmica na cavidade pleural, através de um espaço intercostal (*toracocentese*), para colher uma amostra de líquido ou para retirar sangue ou pus (Figura B4.11). Para evitar lesão do nervo e dos vasos intercostais, a agulha é introduzida próxima à margem superior da costela, em posição suficientemente alta para evitar os ramos colaterais. A agulha atravessa os músculos intercostais e a parte costal da pleura parietal, entrando na cavidade pleural. Quando o paciente está em posição ortostática, há acúmulo de líquido intrapleural no recesso costodiafragmático. A introdução da agulha no 9º espaço intercostal na linha axilar média durante a expiração evita a margem inferior do pulmão. A agulha deve ser

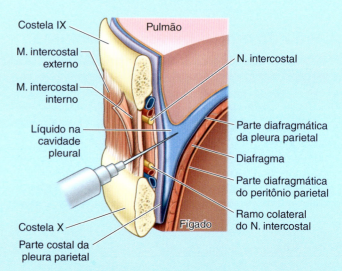

Figura B4.11 Técnica para toracocentese axilar média.

angulada para cima, a fim de evitar a penetração no lado profundo do recesso (uma fina camada da parte diafragmática da pleura parietal e diafragma sobre o fígado).

Inserção de tubo (dreno) torácico

 Grandes volumes de ar, sangue, líquido seroso, pus ou qualquer associação dessas substâncias na cavidade pleural costumam ser removidas por *inserção de um tubo torácico*. É feita uma incisão curta no 5º ou 6º espaço intercostal na linha axilar média (situada aproximadamente no nível da papila mamária). O tubo pode ser direcionado superiormente (em direção à cúpula da pleura [Figura 4.31A]) para retirada de ar ou inferiormente (em direção ao recesso costodiafragmático) para drenagem de líquido. A extremidade extracorpórea do tubo (*i. e.*, a extremidade situada fora do corpo) é conectada a um sistema de drenagem subaquático, em geral com sucção controlada, para evitar que o ar seja sugado de volta para a cavidade pleural. A retirada do ar permite a reinsuflação de um pulmão colapsado. A persistência do líquido pode levar ao surgimento de um revestimento fibroso resistente do pulmão, que prejudica a expansão se não for removido (*decorticação pulmonar*).

Pleurectomia e pleurodese

 A obliteração da cavidade pleural por doença, como *pleurite* (inflamação da pleura) ou durante cirurgia (p. ex., *pleurectomia*, a excisão de uma parte da pleura) (Figura B4.12A) não tem grandes consequências funcionais; entretanto, pode causar dor associada ao esforço. Em outros procedimentos, a aderência das pleuras parietal e visceral é induzida cobrindo-se as superfícies apostas de pleura com um pó irritante ou agente esclerosante (*pleurodese*). A pleurectomia e a pleurodese são realizadas para evitar *atelectasia secundária espontânea* recorrente (colapso pulmonar espontâneo) causada por pneumotórax crônico ou derrame maligno resultante de doença pulmonar (LoCicero et al., 2019).

Toracoscopia

 A *toracoscopia* é um procedimento diagnóstico e, às vezes, terapêutico, no qual a cavidade pleural é examinada com um toracoscópio (Figura B4.12B). São feitas pequenas incisões na cavidade pleural através dos espaços intercostais 1 a 3. Além da observação, podem ser feitas biopsias, formações patológicas podem ser excisadas, pode ser estabelecida uma drenagem e alguns distúrbios torácicos podem ser tratados (p. ex., ruptura de aderências ou remoção de placas).

Pleurite (pleurisia)

Durante a inspiração e a expiração, o deslizamento das pleuras úmidas, normalmente lisas, não produz som detectável durante a *ausculta pulmonar*; entretanto, a inflamação da pleura, *pleurite (pleurisia)*, torna as superfícies pulmonares irregulares. O atrito resultante (*atrito pleural*) pode ser detectado com um estetoscópio. O som é semelhante ao produzido quando se esfrega uma mecha de cabelos entre os dedos. A inflamação das superfícies da pleura também pode causar aderência das pleuras parietal e visceral (*aderência pleural*). A pleurite aguda é caracterizada por dor aguda, perfurante, sobretudo aos esforços, como subir escadas, quando a frequência e a profundidade da respiração aumentam, mesmo que pouco.

Variações nos lobos do pulmão

Devem ser previstas variações nas formas dos pulmões. As fissuras oblíqua e horizontal podem ser incompletas ou ausentes em alguns pulmões,

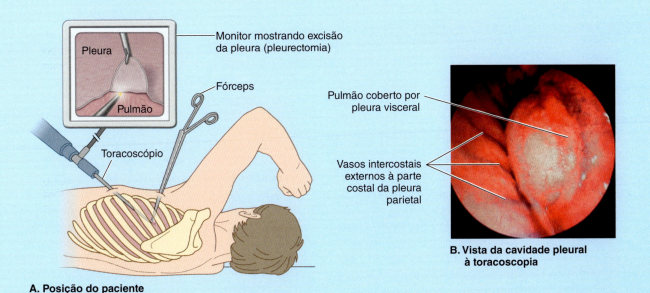

Figura B4.12 Pleurectomia.

com consequente diminuição do número ou da separação dos lobos. Às vezes o pulmão é dividido por uma fissura adicional. Consequentemente, às vezes o pulmão esquerdo tem três lobos e o direito apenas dois. O lobo superior esquerdo pode não ter uma língula (ver Figura 4.33A e B). O lobo "acessório" mais comum é o *lobo ázigo*, que aparece no pulmão direito em cerca de 1% das pessoas. O lobo acessório, geralmente pequeno, situa-se superiormente ao hilo do pulmão direito, separado do restante do pulmão por um sulco profundo que aloja o arco da veia ázigo. Um lobo ázigo grande, menos comum, pode apresentar-se como uma bifurcação do ápice.

Aparência dos pulmões e inalação de partículas de carbono e irritantes

A cor dos pulmões é rosa-claro em crianças saudáveis e em pessoas que não fumam e vivem em um ambiente não poluído. Os pulmões costumam ser escuros e manchados na maioria dos adultos que vivem em áreas urbanas ou agrícolas, principalmente naqueles que fumam, em razão do acúmulo de partículas de carbono e poeira presentes no ar e de irritantes do tabaco inalado. A *tosse do fumante* resulta da inalação desses irritantes. Entretanto, os pulmões conseguem acumular muito carbono sem prejuízo. A linfa dos pulmões tem células especiais (*fagócitos*) que removem o carbono das superfícies de troca gasosa e o depositam no tecido conjuntivo "inativo", que sustenta o pulmão, ou nos linfonodos que recebem a linfa dos pulmões.

Embolia pulmonar

A obstrução de uma artéria pulmonar por um coágulo sanguíneo (*êmbolo*) é uma causa comum de morbidade (doença) e mortalidade. A formação de um êmbolo em uma artéria pulmonar ocorre quando um coágulo sanguíneo, glóbulo de gordura ou bolha de ar proveniente de uma veia da perna, após uma fratura exposta, por exemplo, é levado pelo sangue até os pulmões. O êmbolo atravessa o lado direito do coração até o pulmão através de uma artéria pulmonar. Pode obstruir uma artéria pulmonar – *embolia pulmonar (EP)* – ou um de seus ramos. As artérias pulmonares recebem todo o sangue que retornou ao coração direito pelo sistema venoso cava. Consequentemente, o resultado imediato da EP é a obstrução parcial ou completa do fluxo sanguíneo para o pulmão. Na obstrução, há ventilação de um pulmão ou setor pulmonar, sem, entretanto, haver perfusão sanguínea.

Quando um grande êmbolo oclui uma artéria pulmonar, o paciente sofre *angústia respiratória aguda* decorrente da grande diminuição da oxigenação sanguínea ocasionada pelo bloqueio do fluxo sanguíneo através do pulmão. Inversamente, pode haver dilatação aguda do lado direito do coração porque o sangue que chega do circuito sistêmico não pode seguir pelo circuito pulmonar (*cor pulmonale agudo*). Nos dois casos, pode haver morte em alguns minutos. Um êmbolo médio pode obstruir uma artéria que irriga um segmento broncopulmonar, causando um *infarto pulmonar*, uma área de necrose do tecido pulmonar.

Muitas vezes, as pessoas fisicamente ativas têm circulação colateral – aporte sanguíneo acessório indireto – que se desenvolve ainda mais em caso de EP, de modo que o infarto não é provável, ou pelo menos não é tão devastador. Há muitas anastomoses com ramos das artérias bronquiais na região dos bronquíolos terminais. Nas pessoas com comprometimento da circulação pulmonar, como na *congestão crônica*, a EP costuma causar infarto pulmonar. Quando uma área de pleura visceral também é privada de sangue, sofre inflamação (*pleurite*) e irritação ou fusão à pleura parietal sensível, resultando em dor. A dor na pleura parietal é referida na distribuição cutânea dos nervos intercostais na parede torácica, ou, no caso dos nervos inferiores, na parede anterior do abdome.

Câncer de pulmão e nervos do mediastino

O acometimento de um nervo frênico por câncer de pulmão pode resultar em paralisia de metade do diafragma (hemidiafragma) (ver Paralisia do diafragma no boxe Anatomia clínica anteriormente neste capítulo). Em vista da íntima relação entre o *nervo laríngeo recorrente* e o ápice do pulmão (ver Figura 4.33C), esse nervo pode ser acometido nos *cânceres do ápice pulmonar*. Em geral, esse acometimento acarreta rouquidão, devido à paralisia de uma prega (corda) vocal, porque o nervo laríngeo recorrente supre todos os músculos da laringe, com exceção de um.

Ausculta dos pulmões e percussão do tórax

A *ausculta dos pulmões* com estetoscópio (Figura B4.13G) e a *percussão do tórax* (Figura B4.13C e D) são técnicas importantes usadas durante o exame físico. A ausculta avalia o fluxo de ar através da árvore traqueobronquial para os lobos do pulmão. A percussão ajuda a estabelecer se os tecidos subjacentes estão cheios de ar (som ressonante), cheios de líquido (som surdo) ou se são sólidos (som maciço). O conhecimento da anatomia normal, sobretudo da projeção dos pulmões e das partes superpostas por osso (p. ex., a escápula) com músculos associados, permite ao examinador saber onde devem ser esperados ruídos maciços ou ressonantes (Figura B4.13A e B). A ausculta e percussão do tórax sempre devem incluir a raiz do pescoço, onde estão localizados os ápices dos pulmões (Figura B4.13A, B, E a G; ver Figura 4.41A). Quando os profissionais de saúde referem-se à "ausculta da base do pulmão", geralmente não estão se referindo à sua face diafragmática ou base anatômica. Eles estão se referindo à parte inferoposterior do lobo inferior. Para auscultar essa área, o profissional apoia o estetoscópio na parede posterior do tórax no nível da vértebra torácica X (Figura B4.13E).

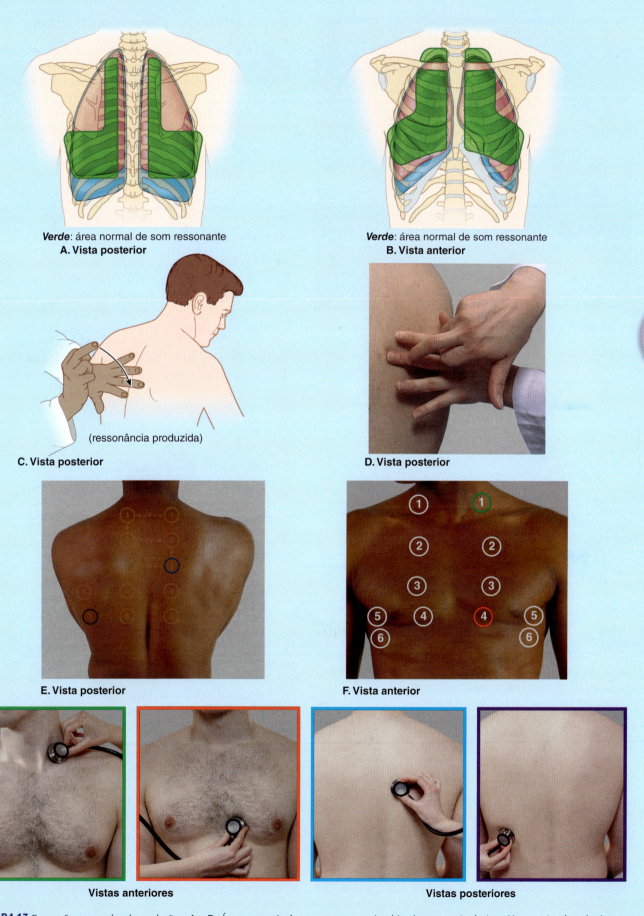

Figura B4.13 Percussão e ausculta dos pulmões. **A** e **B**. Áreas normais de som ressonante (*verde*) evitam a escápula (em **A**) e o músculo sobrejacente denso (em **B**). **C** e **D**. Percussão bimanual. **E** a **G**. Colocação de estetoscópio para ausculta dos pulmões.

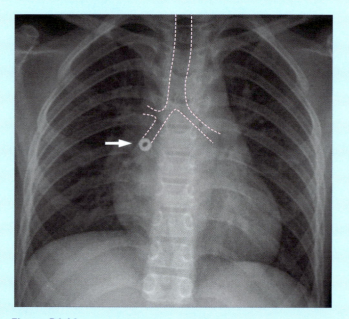

Figura B4.14 **Aspiração de corpo estranho.** Esse menino de 12 anos tinha o hábito de colocar objetos na boca. Acidentalmente ele aspirou uma porca de parafuso e esta se alojou no brônquio intermediário direito (*seta*). Foi necessário realizar broncoscopia para remover o corpo estranho.

Aspiração de corpos estranhos

Como o brônquio principal direito é mais largo, mais curto e mais vertical do que o brônquio principal esquerdo, é mais provável que *corpos estranhos aspirados* ou alimentos entrem e se alojem nele ou em um de seus ramos. Um possível risco enfrentado por dentistas é um corpo estranho aspirado, como um pedaço de dente ou material de obturação, que tende a entrar no brônquio principal direito (Figura B4.14). Para criar um ambiente estéril e evitar aspiração de objetos estranhos, alguns dentistas inserem um campo de borracha fina na cavidade oral antes de alguns procedimentos.

Broncoscopia

Um broncoscópio é um endoscópio para inspeção do interior da árvore traqueobronquial. À medida que o *broncoscópio* desce pela traqueia para entrar no brônquio principal, é observada uma crista semelhante a uma quilha, a carina, entre os orifícios dos brônquios principais direito e esquerdo (Figura B4.15). Uma projeção cartilaginosa do último anel traqueal, a carina normalmente está situada no plano sagital e tem margem bem definida. Se os

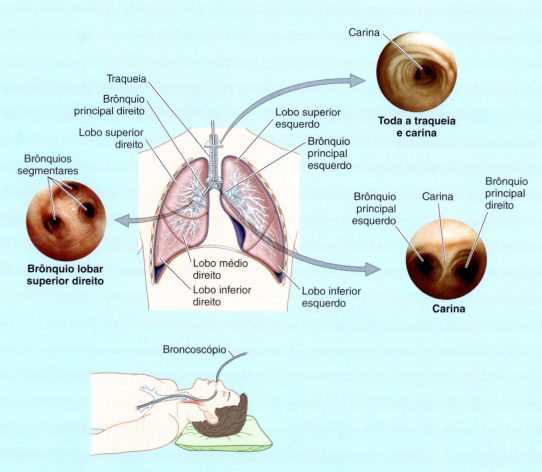

Figura B4.15 Broncoscopia.

linfonodos traqueobronquiais situados no ângulo entre os brônquios principais estiverem aumentados devido às metástases de um *carcinoma broncogênico*, por exemplo, a carina apresenta-se distorcida, alargada posteriormente e imóvel. Portanto, alterações morfológicas na carina são sinais diagnósticos importantes para broncoscopistas, auxiliando no diagnóstico diferencial de doença respiratória.

A túnica mucosa que cobre a carina é uma das áreas mais sensíveis da árvore traqueobronquial e está associada ao *reflexo da tosse*. Por exemplo, uma pessoa que aspira um amendoim, engasga e tosse. Quando o amendoim ultrapassa a carina, a tosse geralmente cessa. Se a vítima for invertida para expelir o corpo estranho usando a gravidade (drenagem postural dos pulmões), as secreções pulmonares que passam pela carina também causarão tosse, ajudando a expulsão.

Drenagem linfática e aderências pleurais

Se houver aderência da pleura parietal à pleura visceral (*aderência pleural*), os vasos linfáticos no pulmão e na pleura visceral podem *anastomosar-se* aos vasos linfáticos parietais que drenam para os linfonodos axilares. A existência de partículas de carbono nesses linfonodos é um indício provável de aderência pleural.

Atelectasia segmentar

O bloqueio de um brônquio segmentar (p. ex., por um objeto aspirado) impede a chegada de ar ao segmento broncopulmonar que supre. O ar no segmento bloqueado é absorvido gradualmente pelo sangue e há colapso do segmento (Figura B4.16); Inicialmente, a perda de volume pode causar desvio do mediastino para o lado da atelectasia, porém pode haver expansão dos segmentos ipsilaterais para compensar a redução de volume do segmento colapsado.

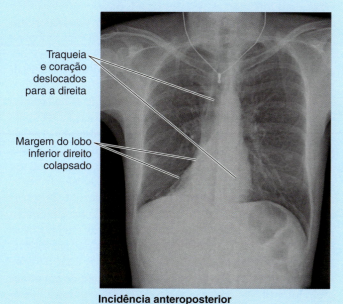

Traqueia e coração deslocados para a direita

Margem do lobo inferior direito colapsado

Incidência anteroposterior

Figura B4.16 Atelectasia segmentar.

Ressecções pulmonares

O conhecimento da anatomia dos segmentos broncopulmonares (ver Figura 4.35) é essencial para a interpretação precisa de radiografias ou de outras imagens médicas dos pulmões. O conhecimento desses segmentos também é essencial para a ressecção cirúrgica dos segmentos doentes. Distúrbios brônquicos e pulmonares, como tumores ou abscessos (acúmulos de pus), frequentemente localizam-se em um segmento broncopulmonar, que pode ser ressecado cirurgicamente. Durante o tratamento do *câncer pulmonar*, o cirurgião pode remover todo o pulmão (*pneumectomia*), um lobo (*lobectomia*) ou um segmento broncopulmonar (*segmentectomia*).

Hemoptise

A expectoração de sangue ou escarro tingido de sangue proveniente dos pulmões ou da árvore traqueobronquial é causada por hemorragia brônquica ou pulmonar. Em cerca de 95% dos casos, a hemorragia provém de ramos das artérias bronquiais. As causas mais comuns são *bronquite* (inflamação dos brônquios), *câncer de pulmão*, *pneumonia*, *bronquiectasia*, *embolia pulmonar* e *tuberculose*.

Carcinoma broncogênico

O termo *carcinoma broncogênico* já foi uma designação específica do câncer originado no brônquio – geralmente carcinoma espinocelular ou de pequenas células – mas agora o termo refere-se a qualquer câncer do pulmão. O *câncer de pulmão* (carcinoma, CA) é causado principalmente pelo cigarro. A maioria dos cânceres tem origem na túnica mucosa dos grandes brônquios e provoca tosse produtiva e persistente ou *hemoptise* (expectoração de sangue). As células malignas (cancerosas) podem ser detectadas no escarro. O tumor primário, observado radiologicamente como massa pulmonar expansiva (Figura B4.17), envia metástases precocemente para os linfonodos broncopulmonares e, em seguida, para outros linfonodos torácicos. Os locais comuns de *metástases hematogênicas* (que se disseminam pelo sangue) de um carcinoma broncogênico são encéfalo, ossos, pulmões e glândulas suprarrenais. Provavelmente, as células tumorais entram na circulação sistêmica invadindo a parede de um sinusoide ou vênula pulmonar. São então transportadas até essas estruturas através das veias pulmonares, do coração esquerdo e da aorta. Não raro, os linfonodos superiores à clavícula – os *linfonodos supraclaviculares* – estão aumentados no carcinoma broncogênico em razão de metástases de células cancerosas do tumor. Por isso, os linfonodos supraclaviculares já foram chamados de *linfonodos sentinelas*, pois seu aumento alerta o médico para a possibilidade de doença maligna nos órgãos torácicos e/ou abdominais. Atualmente, a designação de linfonodo sentinela é dada ao linfonodo (ou linfonodos) que recebe primeiro a drenagem linfática de uma área contendo câncer, qualquer que seja a localização, após a injeção de um corante azul contendo marcador radioativo (tecnécio-99).

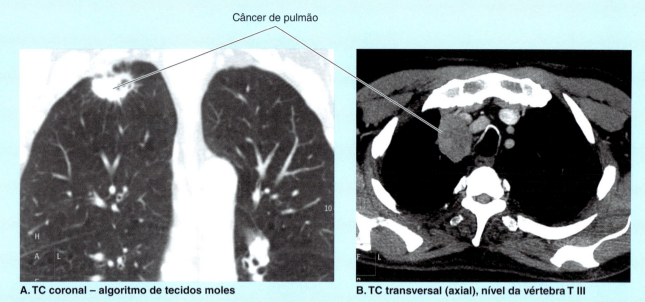

Figura B4.17 Câncer de pulmão. Massas no segmento anterior do lobo superior direito de dois pacientes diferentes mostrando invasão da face pleural do pulmão (**A**) e do mediastino superior (**B**).

Dor pleural

A pleura visceral é relativamente insensível à dor porque não recebe fibras nervosas somáticas associadas à sensibilidade geral. A pleura parietal (sobretudo a parte costal) é extremamente sensível à dor. A pleura parietal recebe muitos ramos dos nervos intercostais e frênicos. A irritação da pleura parietal pode causar dor local ou dor referida projetada nos dermátomos supridos pelos mesmos gânglios sensitivos de nervo espinal (da raiz posterior) e segmentos da medula espinal. A irritação da parte costal e da área periférica da parte diafragmática da pleura parietal resulta em dor local e dor referida nos dermátomos das paredes torácica e abdominal. A irritação da parte mediastinal e da área central da parte diafragmática da pleura parietal resulta em dor referida na raiz do pescoço e no ombro (dermátomos C3–C5).

Radiografia de tórax

A radiografia de tórax mais solicitada é realizada em incidência posterior para anterior (*posteroanterior, PA*) (Figura B4.18A) do feixe de raios X, produzindo uma **radiografia anterior do tórax** (Figura B4.18B). Esses exames são usados principalmente para avaliar as estruturas respiratórias e vasculares, bem como a parede torácica. O radiologista ou técnico coloca a face anterior do tórax do paciente encostada no detector de raios X ou chassi e roda os ombros anteriormente para afastar as escápulas das partes superiores dos pulmões (Figura B4.18A). A pessoa inspira profundamente e prende a respiração. A inspiração profunda causa a descida das cúpulas diafragmáticas, enche os pulmões de ar (aumenta sua radiotransparência) e conduz as margens inferiores dos pulmões para os recessos costodiafragmáticos. As margens inferiores devem ser vistas como ângulos agudos, nítidos. O acúmulo de líquido (derrame pleural) nesse local não permite a descida da margem inferior para o recesso, e a densidade de ar radiotransparente habitual é substituída por radiopacidade. A doença lobar, como a pneumonia, apresenta-se na forma de áreas localizadas, relativamente radiodensas, que contrastam com a radiotransparência do restante do pulmão.

Os tecidos moles, inclusive as mamas, formam sombras de densidades variáveis, dependendo da sua composição e espessura. Paralelas às margens superiores das clavículas há sombras lançadas pela pele e pela tela subcutânea que cobre esses ossos. As costelas e vértebras cervicais inferiores e torácicas superiores também são visíveis. A maioria das costelas é claramente visível sobre o fundo dos pulmões relativamente transparentes (Figura B4.18B). As costelas inferiores tendem a ser encobertas pelo diafragma e pelo conteúdo superior do abdome (p. ex., fígado), dependendo da fase da respiração em que é feita a radiografia. Em geral, apenas as margens laterais do manúbrio do esterno são visíveis nessas incidências. As vértebras torácicas inferiores são mais ou menos encobertas pelo esterno e mediastino. Raramente, podem ser vistas costelas cervicais, costelas ausentes, costelas bifurcadas e costelas fundidas. Às vezes, as cartilagens costais estão calcificadas em pessoas idosas (principalmente as cartilagens inferiores).

As cúpulas direita e esquerda do diafragma são separadas pelo centro tendíneo, que é encoberto pelo coração. A cúpula direita do diafragma, formada pelo fígado subjacente, geralmente é meio espaço intercostal mais alta do que a cúpula esquerda. Os pulmões, em vista de sua baixa densidade, são relativamente transparentes em comparação às estruturas adjacentes. Os pulmões apresentam radiodensidade semelhante à do ar e, portanto, criam áreas radiotransparentes pareadas. São encobertas as partes do pulmão inferiores às cúpulas do diafragma e anteriores e posteriores ao mediastino. As artérias pulmonares são visíveis no hilo de cada pulmão. Os vasos intrapulmonares têm calibre ligeiramente maior nos lobos inferiores. Cortes transversais dos brônquios cheios de ar têm centros transparentes e paredes finas.

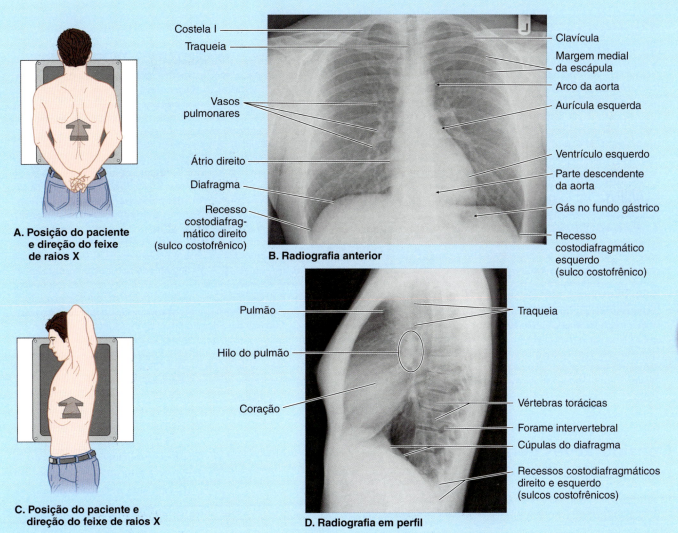

Figura B4.18 Radiografia de tórax. A. Posição para a radiografia anterior (*seta*, feixe de raios X). **B.** Radiografia anterior do tórax, vista como se estivesse de frente para o paciente. **C.** Posição para a radiografia lateral (perfil) (*seta*, feixe de raios X). **D.** Radiografia lateral (perfil) do tórax, vista na direção do feixe.

Quando um paciente está muito doente para se levantar (p. ex., um paciente em UTI intubado/ventilado), a radiografia de tórax é realizada em *incidência anteroposterior (AP)*. A radiografia ainda tem vista anterior, mas é importante saber que a incidência AP foi usada porque as estruturas parecem um pouco diferentes no que diz respeito a tamanhos relativos e relações esqueléticas.

As áreas encobertas em incidências anteriores geralmente são visíveis nas **radiografias laterais (em perfil)**. Nessa perspectiva, as vértebras torácicas médias e inferiores são visíveis, embora sejam parcialmente encobertas pelas costelas (Figura B4.18D). As três partes do esterno também são visíveis. As radiografias em perfil permitem melhor visualização de uma lesão ou anomalia limitada a um lado do tórax. As duas cúpulas do diafragma costumam ser visíveis quando se curvam superiormente a partir do esterno. A radiografia em perfil é feita usando-se uma incidência lateral, com a lateral do tórax encostada no chassi ou detector de raios X e os membros superiores elevados acima da cabeça (Figura B4.18C).

Pontos-chave: Pleuras, pulmões e árvore traqueobronquial

Pleuras: A cavidade torácica é dividida em três compartimentos: duas cavidades pulmonares bilaterais que são completamente separadas pelo mediastino central. ■ As cavidades pulmonares são completamente revestidas por pleura parietal membranosa que é refletida sobre os pulmões em suas raízes e se torna a pleura visceral que reveste a face externa dos pulmões. ■ A cavidade pleural entre as duas camadas do saco pleural está vazia, exceto por uma película lubrificante de líquido pleural. O líquido pleural impede o colapso pulmonar e propicia a expansão pulmonar quando

Pontos-chave: (*continuação*)

o tórax se alarga na inspiração. ■ A maior parte da pleura parietal é denominada de acordo com as estruturas que reveste: partes costal, mediastinal e diafragmática. ■ A cúpula da pleura estende-se até a raiz do pescoço e forma uma cúpula acima da face anterior da costela I e clavícula. ■ A pleura parietal é sensível e inervada pelos nervos frênico e intercostal. ■ Como os pulmões não ocupam totalmente as cavidades pulmonares, e em vista da protrusão do diafragma e das vísceras abdominais subjacentes na abertura inferior do tórax, forma-se um sulco periférico – o recesso costodiafragmático. Quando o tronco está ereto o líquido extrapulmonar (exsudato) acumula-se nesse espaço.

Pulmões: Os pulmões são os órgãos vitais da respiração, nos quais o sangue venoso troca oxigênio e dióxido de carbono com um fluxo de ar corrente. ■ O ar e o sangue são levados a cada pulmão através de sua raiz, formada por uma artéria e uma veia pulmonares e por um brônquio principal e seus ramos/tributários que entram no hilo do pulmão. ■ Os dois pulmões são piramidais, têm um ápice, uma base, três faces e três margens. ■ O pulmão direito tem três lobos, separados pelas fissuras horizontal e oblíqua. ■ O pulmão esquerdo tem dois lobos, separados por uma fissura oblíqua, e apresenta uma incisura cardíaca acentuada em sua margem anterior, decorrente da posição assimétrica do coração.

Árvore traqueobronquial: A árvore traqueobronquial é distinguida macroscopicamente pela cartilagem em suas paredes. ■ A bifurcação da traqueia (no nível do ângulo do esterno) é assimétrica: o brônquio principal direito é mais vertical e tem maior calibre do que o esquerdo. ■ Os brônquios e as artérias pulmonares seguem e se ramificam juntos: os brônquios principais/artérias servem cada um a um pulmão, os ramos lobares de segunda ordem suprem dois lobos esquerdos e três lobos direitos, e os ramos segmentares de terceira ordem suprem os 8 a 10 segmentos broncopulmonares de cada pulmão. ■ O segmento broncopulmonar é a menor divisão ressecável do pulmão. ■ As veias pulmonares seguem trajetos intersegmentares independentes, drenando segmentos broncopulmonares adjacentes. ■ As estruturas da raiz do pulmão e os tecidos de sustentação (e parte do esôfago) são irrigados pelas artérias bronquiais. ■ A drenagem linfática dos pulmões segue um trajeto previsível em sua maior parte, e a drenagem da maior parte do pulmão direito e do lobo superior do pulmão esquerdo segue por vias ipsilaterais até o tronco linfático direito e o ducto torácico. Entretanto, a maior parte da drenagem do lobo inferior esquerdo passa para o lado direito. As fibras nervosas dos plexos pulmonares são autônomas (fibras parassimpáticas vagais broncoconstritoras e secretomotoras; fibras simpáticas inibitórias e vasoconstritoras) e aferentes viscerais (reflexo e dor).

Considerações gerais sobre o mediastino

O mediastino, ocupado pela massa de tecido entre as duas cavidades pulmonares, é o compartimento central da cavidade torácica (Figura 4.42). É coberto de cada lado pela *parte mediastinal da pleura parietal* e contém todas as vísceras e estruturas torácicas, exceto os pulmões. O mediastino estende-se da abertura superior do tórax até o diafragma inferiormente e do esterno e cartilagens costais anteriormente até os corpos das vértebras torácicas posteriormente. Ao contrário da estrutura rígida observada em um cadáver fixado, o mediastino em pessoas vivas é uma região com alta mobilidade, porque contém principalmente estruturas viscerais ocas (cheias de líquido ou ar) unidas apenas por tecido conjuntivo frouxo, não raro infiltrado com gordura. As principais estruturas no mediastino também são circundadas por vasos sanguíneos e linfáticos, linfonodos, nervos e gordura.

A frouxidão do tecido conjuntivo e a elasticidade dos pulmões e da pleura parietal de cada lado do mediastino permitem a acomodação do movimento, bem como de alterações de volume e pressão na cavidade torácica, como as decorrentes de movimentos do diafragma, da parede torácica e da árvore traqueobronquial durante a respiração, contração (batimentos) do coração e pulsações das grandes artérias, e passagem de substâncias ingeridas através do esôfago. O tecido conjuntivo torna-se mais fibroso e rígido com a idade; assim, as estruturas do mediastino tornam-se menos móveis.

Para fins descritivos, o mediastino é dividido em partes superior e inferior (Figura 4.42).

O **mediastino superior** estende-se inferiormente da abertura superior do tórax até o plano horizontal, que inclui o *ângulo do esterno* anteriormente e atravessa aproximadamente a *junção (disco intervertebral) das vértebras T IV e T V* posteriormente, em geral denominado **plano transverso do tórax**. O **mediastino inferior** – situado entre o plano transverso do tórax e o diafragma – é subdividido, ainda, pelo pericárdio em partes anterior, média e posterior. O pericárdio e seu conteúdo (o coração e as raízes de seus grandes vasos) constituem o **mediastino médio**. Algumas estruturas, como o esôfago, seguem verticalmente através do mediastino e, portanto, ocupam mais de um compartimento mediastinal.

Pericárdio

O mediastino médio inclui o pericárdio, o coração e as raízes de seus grandes vasos (ver Figura 4.33C) – parte ascendente da aorta, tronco pulmonar e VCS – que entram e saem do coração.

O **pericárdio** é uma membrana fibrosserosa que cobre o coração e o início de seus grandes vasos (Figura 4.43; ver Figura 4.33C). O pericárdio é um saco fechado formado por duas camadas. A camada externa resistente, o **pericárdio fibroso**, é contínua com o centro tendíneo do diafragma (ver Figura 4.32). A face interna do pericárdio fibroso é revestida por uma membrana serosa brilhante, a **lâmina parietal do pericárdio seroso.** Essa lâmina é refletida sobre o coração nos grandes vasos (aorta, tronco e veias pulmonares e veias cavas superior e inferior) como a **lâmina visceral do**

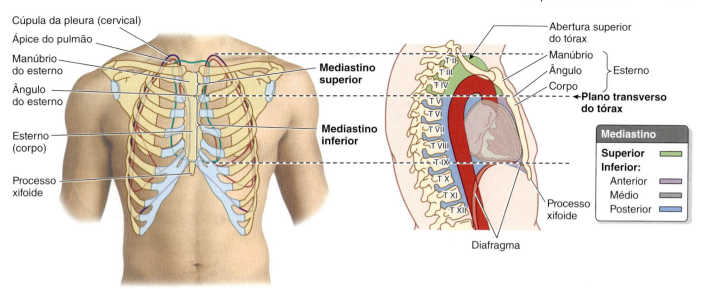

Figura 4.42 Subdivisões e níveis do mediastino. As subdivisões do mediastino são mostradas como se a pessoa estivesse em decúbito dorsal. O nível das vísceras em relação às subdivisões definidas pelos pontos de referência na caixa torácica depende da posição do indivíduo porque os tecidos moles do mediastino pendem com a força da gravidade.

pericárdio seroso. O **pericárdio seroso** é composto principalmente por mesotélio, uma única camada de células achatadas que formam um epitélio de revestimento da face interna do pericárdio fibroso e da face externa do coração. O pericárdio fibroso é:

- Contínuo superiormente com a *túnica adventícia* (tecido conjuntivo perivascular) dos grandes vasos que entram e saem do coração e com a lâmina pré-traqueal da fáscia cervical
- Fixado anteriormente à face posterior do esterno pelos **ligamentos esternopericárdicos,** cujo desenvolvimento varia muito
- Unido posteriormente por tecido conjuntivo frouxo às estruturas no mediastino posterior
- Contínuo inferiormente com o centro tendíneo do diafragma (Figura 4.43C e D).

A parede inferior (assoalho) do saco pericárdico fibroso apresenta-se bem fixada e confluente (parcialmente fundida) centralmente com o centro tendíneo do diafragma. O local de continuidade foi denominado **ligamento pericardicofrênico**; entretanto, o pericárdio fibroso e o centro tendíneo não são estruturas separadas que sofreram fusão secundária, nem são separáveis por dissecção. Graças às inserções descritas, o coração está relativamente bem preso no lugar dentro desse saco pericárdico fibroso. O pericárdio é influenciado por movimentos do coração e dos grandes vasos, do esterno e do diafragma.

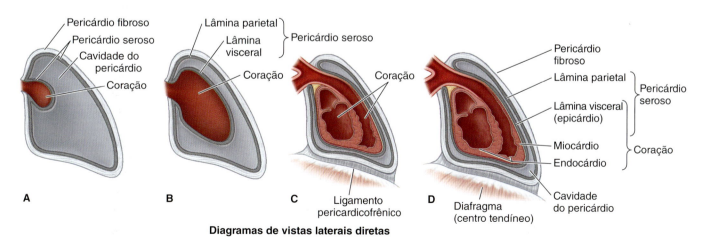

Diagramas de vistas laterais diretas

Figura 4.43 Pericárdio e coração. A. O coração ocupa o mediastino médio e é envolvido pelo pericárdio, formado por duas partes. O pericárdio fibroso externo e resistente estabiliza o coração e ajuda a evitar dilatação excessiva. Entre o pericárdio fibroso e o coração há um saco "colapsado", o pericárdio seroso. O coração embrionário invagina a parede do saco seroso (**B**) e logo praticamente oblitera a cavidade do pericárdio (**C**), deixando apenas um espaço virtual entre as camadas do pericárdio seroso. **C** e **D.** O ligamento pericardicofrênico é a continuidade do pericárdio fibroso com o centro tendíneo do diafragma.

O coração e as raízes dos grandes vasos no interior do saco pericárdico apresentam relação anterior com o esterno, as cartilagens costais e as extremidades anteriores das costelas III a V no lado esquerdo (Figura 4.44). O coração e o saco pericárdico estão situados obliquamente, cerca de dois terços à esquerda e um terço à direita do plano mediano. Se você girar o rosto para a esquerda cerca de 45° sem girar os ombros, a rotação da cabeça é semelhante à rotação do coração em relação ao tronco.

O pericárdio fibroso protege o coração contra o superenchimento súbito, porque é inflexível e intimamente relacionado aos grandes vasos que o perfuram superiormente. A parte ascendente da aorta leva o pericárdio superiormente, além do coração, até o nível do ângulo do esterno.

A **cavidade do pericárdio** é um espaço virtual entre as camadas opostas das lâminas parietal e visceral do pericárdio seroso. Normalmente contém uma fina película de líquido que permite ao coração se movimentar e bater sem atrito.

A *lâmina visceral do pericárdio seroso* forma o *epicárdio*, a mais externa das três camadas da parede cardíaca. Estende-se sobre o início dos grandes vasos e torna-se contínuo com a lâmina parietal do pericárdio seroso (1) no local onde a aorta e o tronco pulmonar deixam o coração e (2) no local onde a veia cava superior (VCS), a veia cava inferior (VCI) e as veias pulmonares entram no coração. O **seio transverso do pericárdio** é uma passagem transversal dentro da cavidade do pericárdio entre esses dois grupos de vasos e as reflexões do pericárdio seroso ao seu redor. A reflexão do pericárdio seroso ao redor do segundo grupo de vasos forma o *seio oblíquo do pericárdio*. Os seios do pericárdio formam-se durante o desenvolvimento do coração em consequência do pregueamento do tubo cardíaco primitivo. À medida que o tubo cardíaco se dobra, sua extremidade venosa desloca-se em sentido posterossuperior (Figura 4.45), de modo que a extremidade venosa do tubo coloca-se adjacente à extremidade arterial, separadas apenas pelo seio transverso do pericárdio (Figura 4.46). Assim, o seio transverso situa-se posteriormente às partes intrapericárdicas do tronco pulmonar e parte ascendente da aorta, anteriormente à VCS e superiormente aos átrios.

À medida que as veias do coração se desenvolvem e se expandem, uma reflexão pericárdica ao seu redor forma o **seio oblíquo do pericárdio,** um recesso semelhante a uma bolsa larga na cavidade do pericárdio posterior à base (face posterior) do coração, formada pelo átrio esquerdo

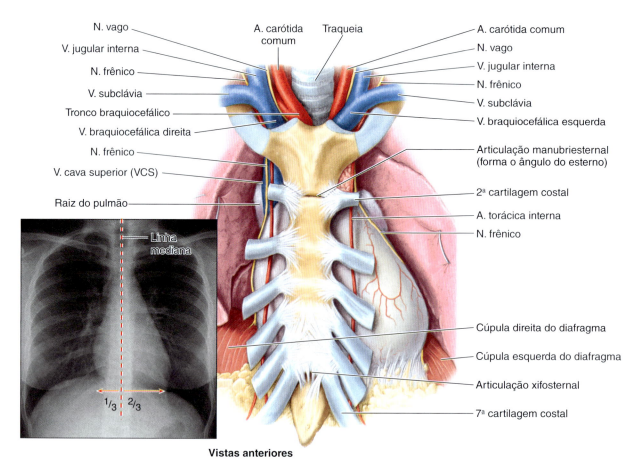

Vistas anteriores

Figura 4.44 Saco pericárdico em relação ao esterno e aos nervos frênicos. Esta dissecção expõe o saco pericárdico posteriormente ao corpo do esterno, desde logo acima do ângulo do esterno até o nível da articulação xifosternal. Cerca de um terço do saco pericárdico (e, portanto, do coração) situa-se à direita da linha mediana e dois terços à esquerda (**detalhe**). Observação: Comparar as características da parede torácica anterior (esterno, cartilagens costais, artérias torácicas internas) desta figura com a Figura 4.19D.

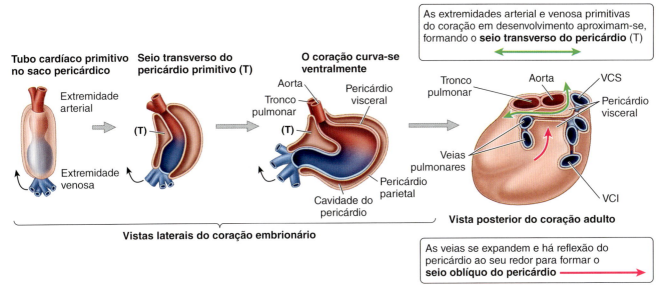

Figura 4.45 Desenvolvimento do coração e pericárdio. O tubo cardíaco embrionário longitudinal causa invaginação do saco pericárdico que tem duas camadas (semelhante à colocação da salsicha no pão de cachorro-quente). A seguir, o tubo cardíaco primitivo "curva-se" ventralmente, aproximando as extremidades arterial e venosa primitivas do coração e criando o seio transverso do pericárdio primitivo (T) entre elas. Com o crescimento do embrião, as veias se expandem e se afastam, inferior e lateralmente. O pericárdio refletido ao redor delas forma os limites do seio oblíquo do pericárdio. *VCI*, veia cava inferior; *VCS*, veia cava superior.

(Figuras 4.45 e 4.46). O seio oblíquo é limitado lateralmente pelas reflexões pericárdicas que circundam as veias pulmonares e a VCI, e posteriormente pelo pericárdio que cobre a face anterior do esôfago. O seio oblíquo pode ser aberto inferiormente e permite a passagem de vários dedos; entretanto, não é possível passar o dedo ao redor de nenhuma dessas estruturas porque o seio é um saco cego (fundo de saco).

A **irrigação arterial do pericárdio** (Figura 4.47) provém principalmente de um ramo fino da artéria torácica interna, a **artéria pericardicofrênica,** que não raro acompanha o

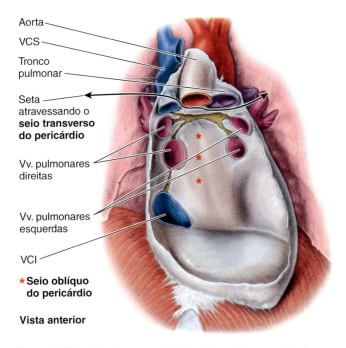

Figura 4.46 Interior do saco pericárdico. Para retirar o coração do saco, foram seccionados os oito vasos que perfuram o saco. O seio oblíquo do pericárdio é circunscrito por cinco veias. A veia cava superior (*VCS*), o tronco pulmonar e, principalmente, a aorta têm partes intrapericárdicas. O ponto mais alto do saco pericárdico é a junção entre a parte ascendente e o arco da aorta. O seio transverso do pericárdio é limitado anteriormente pelo pericárdio seroso que cobre a face posterior do tronco pulmonar e a parte ascendente da aorta, posteriormente por aquele que cobre a VCS e inferiormente pelo pericárdio visceral que cobre os átrios. *VCI*, veia cava inferior.

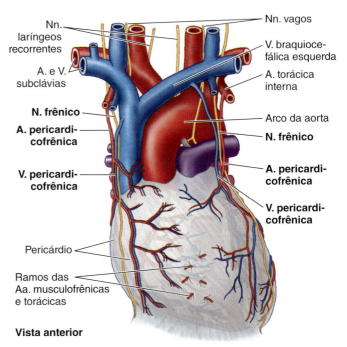

Figura 4.47 Irrigação arterial e drenagem venosa do pericárdio. As artérias do pericárdio são derivadas principalmente das artérias torácicas internas, com pequenas contribuições de seus ramos musculofrênicos e da parte torácica da aorta. As veias são tributárias das veias braquiocefálicas.

nervo frênico, ou pelo menos segue paralelamente a ele, até o diafragma. Contribuições menores de sangue provêm da(s):

- *Artéria musculofrênica*, um ramo terminal da artéria torácica interna
- *Artérias bronquial, esofágica e frênica superior*, ramos da parte torácica da aorta
- *Artérias coronárias* (apenas a lâmina visceral do pericárdio seroso), os primeiros ramos da aorta.

A **drenagem venosa do pericárdio** é feita por:

- *Veias pericardicofrênicas*, tributárias das veias braquiocefálicas (ou torácicas internas)
- Tributárias variáveis do *sistema venoso ázigo* (analisadas adiante, neste capítulo).

A **inervação do pericárdio** provém dos:

- *Nervos frênicos* (C3–C5), origem primária das fibras sensitivas; as sensações álgicas conduzidas por esses nervos são comumente referidas na pele (dermátomos C3–C5) da região supraclavicular ipsilateral (parte superior do ombro do mesmo lado)
- *Nervos vagos*, função incerta
- *Troncos simpáticos*, vasomotores.

ANATOMIA CLÍNICA

CONSIDERAÇÕES GERAIS SOBRE O MEDIASTINO E O PERICÁRDIO

Inervação somática do pericárdio pelos nervos frênicos

A inervação do pericárdio pelos nervos frênicos é uma consequência do desenvolvimento, e o trajeto desses *nervos somáticos* entre o coração e os pulmões faz pouco sentido quando não se leva em conta o desenvolvimento do pericárdio fibroso. A membrana (*membrana pleuropericárdica*) que inclui o nervo frênico é dividida ou separada da parede do corpo em desenvolvimento pela formação das cavidades pleurais, que se ampliam para acomodar os pulmões que crescem rápido (Figura B4.19). Os pulmões se desenvolvem nos canais pericardioperitoneais que seguem de ambos os lados do intestino anterior, unindo as cavidades torácica e abdominal de cada lado do septo transverso. Os canais (cavidades pleurais primordiais) são pequenos demais para acomodar o rápido crescimento dos pulmões, e os pulmões começam a invadir o mesênquima da parede do corpo em sentido posterior, lateral e anterior, dividindo-o em duas camadas: uma camada externa que se torna a parede torácica definitiva (costelas e músculos intercostais) e uma camada interna ou profunda (as membranas pleuropericárdicas) que contém os nervos frênicos e forma o pericárdio fibroso (Moore et al., 2020). Assim, o saco pericárdico pode ser uma sede de dor, do mesmo modo que a caixa torácica ou a pleura parietal, embora essa dor tenda a ser referida em dermátomos da parede do corpo – áreas sensitivas mais comuns.

Níveis das vísceras em relação às divisões do mediastino

A divisão entre o mediastino superior e o inferior (o *plano transverso do tórax*) é definida em termos de estruturas ósseas da parede do corpo e não sofre muita influência da gravidade. O nível das vísceras em

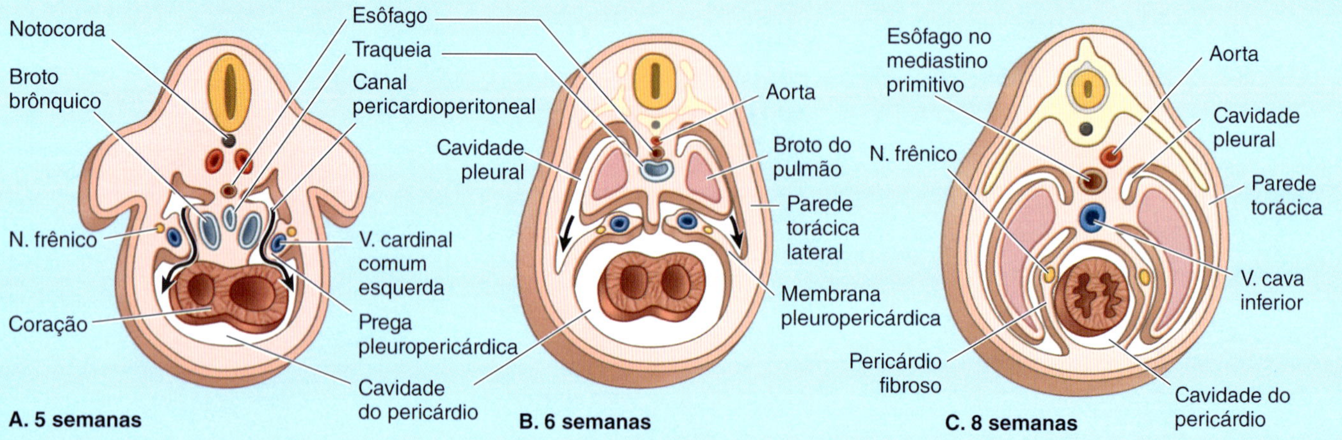

Figura B4.19 Cortes transversais através de um embrião, craniais ao septo transverso, mostrando desenvolvimento de pericárdio fibroso e reposicionamento do nervo frênico. O crescimento exuberante dos pulmões nas cavidades pleurais primitivas (canais pleuroperitoneais) separa as pregas pleuropericárdicas da parede do corpo, criando as membranas pleuropericárdicas. As membranas incluem o nervo frênico e dão origem ao pericárdio fibroso que envolve o coração e separa as cavidades pleural e do pericárdio.

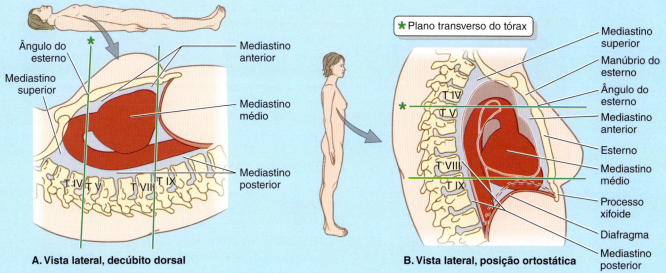

Figura B4.20 Mudança de posição das vísceras mediastinais com relação aos planos esqueléticos nas posições de decúbito dorsal (A) e ortostática (B), dada a gravidade.

relação às subdivisões do mediastino depende da posição da pessoa (i. e., depende da gravidade). Quando uma pessoa está em decúbito dorsal ou quando se disseca um cadáver, as vísceras estão em posição mais alta (superior) em relação às subdivisões do mediastino do que em posição ortostática (Figuras 4.42 e B4.20A). Em outras palavras, a gravidade "puxa" as vísceras para baixo quando estamos na posição vertical.

As descrições anatômicas tradicionais mostram o nível das vísceras como se a pessoa estivesse em *decúbito dorsal* – isto é, deitada na cama ou na mesa de cirurgia ou de dissecção. Nessa posição, as vísceras abdominais afastam-se horizontalmente, empurrando as estruturas do mediastino superiormente. Entretanto, quando o indivíduo está de pé ou sentado com as costas retas, os níveis das vísceras são iguais aos mostrados na Figura B4.20B. Isso ocorre porque as estruturas moles no mediastino, sobretudo o pericárdio e seu conteúdo, o coração e os grandes vasos, e as vísceras abdominais que os sustentam, pendem inferiormente sob a influência da gravidade.

Em decúbito dorsal (Figura B4.20A):

- O arco da aorta situa-se superiormente ao plano transverso do tórax
- A bifurcação da traqueia é cortada pelo plano transverso do tórax
- O centro tendíneo do diafragma (ou a superfície diafragmática ou extensão inferior do coração) situa-se no nível da sínfise xifosternal e da vértebra T IX.

Na *posição ortostática ou sentado com as costas retas* (Figura B4.20B):

- O arco da aorta é cortado pelo plano transverso do tórax
- A bifurcação da traqueia situa-se inferiormente ao plano transverso do tórax
- O centro tendíneo do diafragma pode descer até o nível do meio do processo xifoide e do disco entre as vértebras T IX e T X.

Esse movimento vertical das estruturas do mediastino tem de ser considerado durante os exames físicos e radiológicos nas posições ortostática e de decúbito dorsal. Além disso, em decúbito lateral, o mediastino pende em direção ao lado mais baixo devido à força da gravidade.

Mediastinoscopia e biopsias do mediastino

Usando um endoscópio (*mediastinoscópio*), os cirurgiões podem ver grande parte do mediastino e realizar pequenos procedimentos cirúrgicos. Eles introduzem o endoscópio através de uma pequena incisão na raiz do pescoço, imediatamente superior à incisura jugular do manúbrio do esterno, no espaço virtual anterior à traqueia. Durante a *mediastinoscopia*, os cirurgiões podem ver ou biopsiar linfonodos mediastinais para determinar se células malignas metastatizaram para os mesmos (p. ex., metástases de um carcinoma broncogênico). O mediastino também pode ser explorado e podem ser realizadas biopsias através de uma *toracotomia anterior* (com a retirada de parte de uma cartilagem costal; ver "Toracotomia, incisões no espaço intercostal e excisão de costela" no boxe Anatomia clínica, anteriormente).

Alargamento do mediastino

Às vezes os radiologistas e médicos de emergência observam alargamento do mediastino ao examinarem radiografias de tórax. Qualquer estrutura no mediastino pode contribuir para seu alargamento patológico. Isso é frequente após traumatismo consequente à colisão frontal de veículos, por exemplo, que causa hemorragia no mediastino pela ruptura de grandes vasos como a aorta ou a VCS. Muitas vezes, o *linfoma maligno* (câncer do tecido linfático) causa grande aumento dos linfonodos mediastinais e alargamento do mediastino. A *hipertrofia do coração* (não raro decorrente de *insuficiência cardíaca congestiva*, na qual

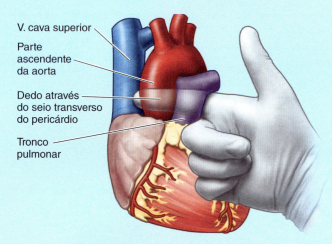

Figura B4.21 Seio transverso do pericárdio.

o retorno do sangue venoso ao coração é maior do que o débito cardíaco) é uma causa comum de alargamento do mediastino inferior.

Importância cirúrgica do seio transverso do pericárdio

O *seio transverso do pericárdio* é muito importante para os cirurgiões cardíacos. Após a abertura anterior do saco pericárdico, pode-se introduzir um dedo através do seio transverso do pericárdio posteriormente à parte ascendente da aorta e ao tronco pulmonar (Figura B4.21). O cirurgião usa um clampe cirúrgico ou posiciona uma ligadura ao redor desses grandes vasos, insere os tubos de um aparelho de circulação extracorpórea e, depois, fecha a ligadura, para interromper ou desviar a circulação de sangue nessas artérias durante cirurgia cardíaca, como a *cirurgia de revascularização do miocárdio*.

Exposição das veias cavas

Após ascender e atravessar o diafragma, toda a parte torácica da VCI (cerca de 2 cm) é envolvida pelo pericárdio. Assim, é preciso abrir o saco pericárdico para expor essa parte final da VCI. O mesmo ocorre na parte terminal da VCS, que tem uma parte dentro e uma parte fora do saco pericárdico.

Pericardite, atrito pericárdico e derrame pericárdico

O pericárdio pode ser acometido em várias doenças. Em geral, a inflamação do pericárdio (*pericardite*) causa dor torácica. Também pode deixar o pericárdio seroso áspero. As camadas lisas opostas do pericárdio seroso não costumam produzir som detectável à ausculta. No caso de pericardite, o atrito das superfícies ásperas pode soar como o farfalhar da seda durante a ausculta com o estetoscópio sobre a margem esquerda do esterno e as costelas superiores (*atrito pericárdico*). A inflamação crônica e o espessamento do pericárdio podem levar à calcificação, comprometendo muito a eficiência cardíaca. Algumas doenças inflamatórias causam *derrame pericárdico* (passagem de líquido dos capilares pericárdicos para a cavidade do pericárdio, ou acúmulo de pus). Consequentemente, o coração é comprimido (é incapaz de se expandir e de se encher por completo) e deixa de ser efetivo. Os derrames pericárdicos não inflamatórios são frequentes na *insuficiência cardíaca congestiva*, na qual o retorno venoso é maior do que o débito cardíaco, o que provoca hipertensão cardíaca direita (elevação da pressão no lado direito do coração).

Tamponamento cardíaco

O pericárdio fibroso é um saco resistente, inelástico e fechado que contém o coração, normalmente o único ocupante além de uma fina camada lubrificante de líquido pericárdico. Em caso de derrame pericárdico significativo, o volume reduzido do saco não permite a expansão total do coração e limita a quantidade de sangue que o órgão pode receber, o que, por sua vez, diminui o débito cardíaco. O *tamponamento cardíaco* (compressão cardíaca) pode ser fatal, porque o volume cardíaco é cada vez mais comprometido pelo líquido existente fora do coração, mas dentro da cavidade do pericárdio.

A presença de sangue na cavidade do pericárdio, *hemopericárdio*, também causa tamponamento cardíaco. O hemopericárdio pode ser causado por perfuração de uma área enfraquecida de músculo cardíaco em razão de um *infarto do miocárdio* prévio, hemorragia para a cavidade do pericárdio após cirurgias cardíacas ou feridas perfuroincisas. Essa situação é particularmente letal em razão da alta pressão e da rapidez de acúmulo de líquido. O coração é cada vez mais comprimido e a circulação é prejudicada. Há ingurgitamento das veias da face e do pescoço devido ao refluxo de sangue, começando no local onde a VCS entra no pericárdio.

Nos pacientes com *pneumotórax* – presença de ar ou gás na cavidade pleural – o ar pode dissecar os planos de tecido conjuntivo e entrar no saco pericárdico, produzindo um *pneumopericárdio*.

Pericardiocentese

Em geral, é necessário realizar drenagem de líquido da cavidade do pericárdio, *pericardiocentese*, para aliviar o tamponamento cardíaco. Para remover o excesso de líquido, pode-se introduzir uma agulha de grande calibre através do 5º ou 6º espaço intercostal esquerdo, perto do esterno. Esse acesso ao saco pericárdico é possível porque a incisura cardíaca no pulmão esquerdo e a incisura mais superficial no saco pleural esquerdo deixam parte do saco pericárdico exposto – a **"área nua" do pericárdio** (ver Figuras 4.31A e 4.32). O saco pericárdico também pode ser alcançado via ângulo xifocostal mediante introdução superoposterior da agulha (Figura B4.22). Nesse local, a agulha evita o pulmão e as pleuras e entra na cavidade do pericárdio; entretanto, deve-se ter cuidado para não perfurar a artéria torácica interna nem seus ramos terminais. No tamponamento cardíaco agudo causado por hemopericárdio, pode-se realizar uma toracotomia de emergência (o tórax é rapidamente aberto) para fazer uma incisão no saco pericárdico, aliviar imediatamente

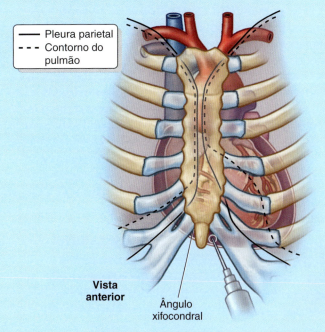

Figura B4.22 Pericardiocentese.

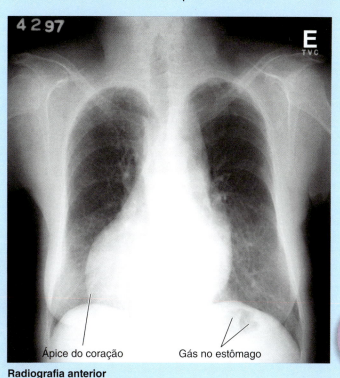

Radiografia anterior

Figura B4.23 Dextrocardia.

o tamponamento e interromper a hemorragia do coração (ver "Toracotomia, incisões no espaço intercostal e excisão de costela" no boxe Anatomia clínica, anteriormente).

Anomalias de posição do coração

O dobramento anormal do tubo cardíaco embrionário para a esquerda em vez de para a direita causa inversão completa da posição do coração, de forma que o ápice fique voltado para a direita em vez da esquerda – *dextrocardia* (Figura B4.23). Essa anomalia congênita é a anormalidade mais comum de posição do coração, mas ainda é relativamente rara. A dextrocardia está associada à transposição dos grandes vasos e do arco da aorta. Essa anomalia congênita pode ser parte de uma transposição geral das vísceras torácicas e abdominais (*situs inversus*) ou a transposição pode afetar apenas o coração (*dextrocardia isolada*). Na dextrocardia com *situs inversus*, a incidência de defeitos cardíacos associados é baixa, e a função cardíaca costuma ser normal. Na dextrocardia isolada, porém, a anomalia congênita pode ser complicada por anomalias cardíacas graves, como a *transposição das grandes artérias* (Moore et al., 2020).

Pontos-chave: Considerações gerais sobre o mediastino e o pericárdio

Considerações gerais sobre o mediastino: O mediastino é o compartimento central da cavidade torácica e contém todas as vísceras torácicas, com exceção dos pulmões. ■ As estruturas que o ocupam são ocas (cheias de líquido ou ar) e, embora estejam limitadas por formações ósseas anterior e posteriormente, situam-se entre "elementos pneumáticos", insuflados com volumes sujeitos a variações constantes de cada lado. ■ O mediastino é uma estrutura flexível e dinâmica, deslocada por estruturas contidas no seu interior (p. ex., o coração) e que o circundam (o diafragma e outros movimentos da respiração), bem como pelo efeito da gravidade e da posição do corpo. ■ O mediastino superior (acima do plano transverso do tórax) é ocupado pela traqueia e pelas partes superiores dos grandes vasos. ■ A parte intermediária (a maior parte) do mediastino inferior é ocupada pelo coração. ■ A maior parte do mediastino posterior é ocupada por estruturas verticais que atravessam todo o tórax ou grande parte dele.

Pericárdio: O pericárdio é um saco fibrosseroso, invaginado pelo coração e pelas raízes dos grandes vasos, que inclui a cavidade serosa que circunda o coração. ■ O pericárdio fibroso é inelástico, está fixado anterior e inferiormente ao esterno e ao diafragma, e funde-se com a túnica externa dos grandes vasos quando estes entram ou saem desse saco. Assim, mantém o coração em sua posição mediastinal média e limita sua expansão (enchimento). ■ A ocupação da cavidade do pericárdio por líquido ou tumor compromete a capacidade do coração. ■ O pericárdio seroso reveste o pericárdio fibroso e o exterior do coração. Essa superfície brilhante lubrificada permite que o coração (fixado apenas por seus vasos aferentes e eferentes e reflexões relacionadas de membrana serosa) tenha o movimento livre necessário para seus movimentos de contração com "torção". ■ A lâmina parietal do pericárdio seroso é sensível. Os impulsos álgicos originados nela e conduzidos pelos nervos frênicos somáticos resultam em sensações de dor referida.

Coração

O **coração**, que é um pouco maior do que a mão fechada, é uma bomba dupla, autoajustável, de sucção e pressão. As partes trabalham em conjunto para impulsionar o sangue para todos os locais do corpo. O lado direito do coração (*coração direito*) recebe sangue pouco oxigenado (venoso) do corpo pelas VCS e VCI e o bombeia através do tronco e das artérias pulmonares para ser oxigenado nos pulmões (Figura 4.48A).

O lado esquerdo do coração (*coração esquerdo*) recebe sangue bem oxigenado (arterial) dos pulmões através das veias pulmonares e o bombeia para a aorta, de onde é distribuído para o corpo.

O coração tem quatro câmaras: **átrios direito** e **esquerdo** e **ventrículos direito** e **esquerdo**. Os átrios são câmaras de recepção que bombeiam sangue para os ventrículos (as câmaras de ejeção). As ações sincrônicas das duas bombas atrioventriculares (AV) cardíacas (câmaras

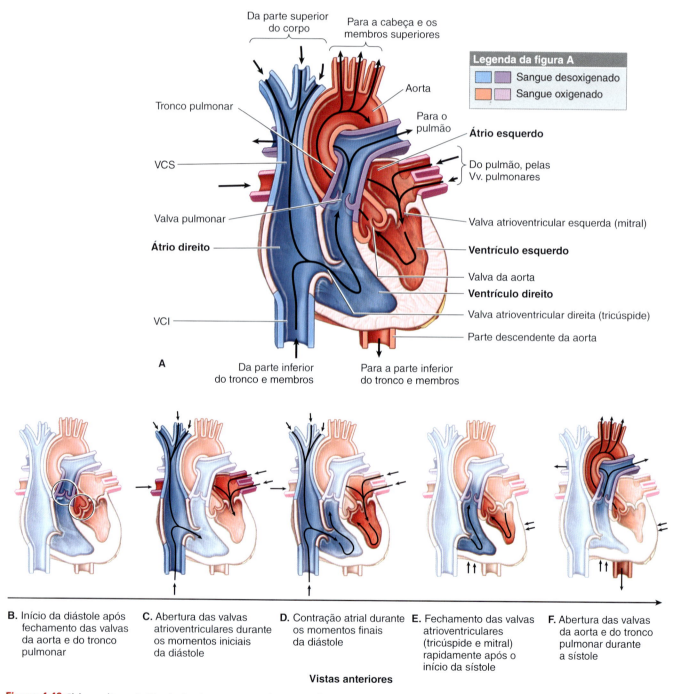

Figura 4.48 Ciclo cardíaco. **A.** Circulação do sangue nas câmaras cardíacas. O coração direito (*lado azul*) é a bomba do circuito pulmonar; o coração esquerdo (*lado vermelho*) é a bomba do circuito sistêmico. **B** a **F.** Estágios do ciclo cardíaco. O ciclo cardíaco descreve a movimentação completa do coração ou os batimentos cardíacos e inclui o período que vai do início de um batimento cardíaco até o início do próximo. O ciclo consiste em diástole (relaxamento e enchimento ventricular) e sístole (contração e esvaziamento ventricular). Ver correlação fisiológica na Figura 4.49. *Setas*, direção do fluxo sanguíneo.

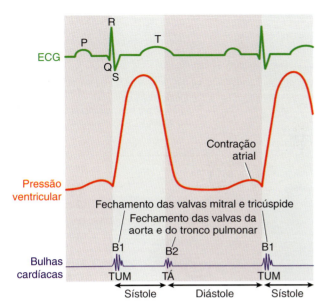

Figura 4.49 Correlação do eletrocardiograma (ECG) normal com a pressão ventricular e as bulhas cardíacas. As valvas atrioventriculares direita e esquerda fechadas na sístole são mostradas na Figura 4.54C, e as valvas da aorta e do tronco pulmonar fechadas na diástole na Figura 4.54B.

direitas e esquerdas) constituem o **ciclo cardíaco** (Figura 4.48B a F). O ciclo começa com um período de alongamento e enchimento ventricular (**diástole**) e termina com um período de encurtamento e esvaziamento ventricular (**sístole**).

Dois **sons cardíacos** (bulhas cardíacas) são auscultados com um estetoscópio: um som *tum* (1º) quando o sangue é transferido dos átrios para os ventrículos e um som *tá* (2º) quando os ventrículos ejetam o sangue do coração. Os sons do coração são produzidos pelo estalido de fechamento das valvas unidirecionais que normalmente impedem o refluxo do sangue durante as contrações do coração (Figura 4.49).

A parede de cada câmara cardíaca tem três camadas, da superficial para a profunda (Figura 4.43):

- **Endocárdio,** uma fina camada interna (endotélio e tecido conjuntivo subendotelial) ou membrana de revestimento do coração que também cobre suas valvas
- **Miocárdio,** uma camada intermediária helicoidal e espessa, formada por músculo cardíaco
- **Epicárdio,** uma camada externa fina (mesotélio) formada pela lâmina visceral do pericárdio seroso.

As paredes do coração são formadas principalmente por miocárdio espesso, sobretudo nos ventrículos. A contração dos ventrículos produz um movimento de torção devido à orientação helicoidal dupla das fibras musculares cardíacas (Torrent-Guasp et al., 2001). Inicialmente, esse movimento ejeta o sangue dos ventrículos enquanto a camada espiral externa (basal) contrai, primeiro estreitando e depois encurtando o coração, reduzindo o volume das câmaras ventriculares. A contração sequencial contínua da camada espiral interna (apical) alonga o coração, seguida por alargamento enquanto o miocárdio relaxa rapidamente, aumentando o volume das câmaras para receber sangue dos átrios.

As fibras musculares cardíacas estão fixadas ao **esqueleto fibroso do coração** (Figura 4.50). Essa é uma estrutura complexa de colágeno denso que forma quatro **anéis fibrosos** que circundam os óstios das valvas, um **trígono fibroso** direito e outro esquerdo (formados por conexões entre os anéis), e as partes membranáceas dos septos interatrial e interventricular. O esqueleto fibroso do coração:

- Mantém os óstios das valvas AV e arteriais permeáveis e impede que sejam excessivamente distendidos por um aumento do volume de sangue bombeado através deles
- Oferece inserção para as válvulas das valvas
- Oferece inserção para o miocárdio que, quando não espiralado, forma uma **faixa miocárdica ventricular** contínua originada principalmente no anel fibroso da valva do tronco pulmonar e inserida principalmente no anel fibroso da valva da aorta
- Forma um "isolante" elétrico, separando os impulsos conduzidos mioentericamente dos átrios e ventrículos, de modo que a contração dessas câmaras seja independente, e circundando e dando passagem à parte inicial do fascículo AV do complexo estimulante do coração (apresentado adiante, neste capítulo).

Na parte externa, os átrios são demarcados dos ventrículos pelo **sulco coronário** e os ventrículos direito e esquerdo são separados pelos **sulcos interventriculares (IV) anterior** e **posterior** (Figura 4.51B e C). O coração parece trapezoide

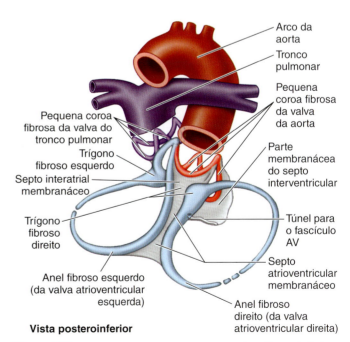

Figura 4.50 Esqueleto fibroso do coração. O esqueleto fibroso isolado é formado por quatro anéis fibrosos (ou dois anéis e duas "pequenas coroas"), cada um deles circunda uma valva; dois trígonos; e as partes membranáceas dos septos interatrial, interventricular e atrioventricular. *AV*, atrioventricular.

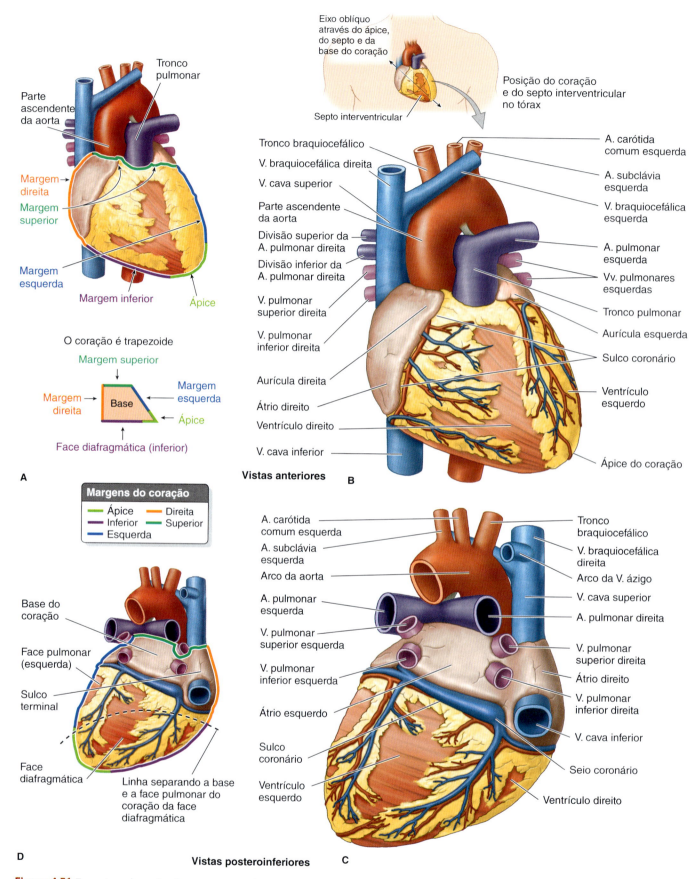

Figura 4.51 Formato, orientação, faces e margens do coração. A e B. Face esternocostal do coração e a relação dos grandes vasos. Os ventrículos dominam essa face (dois terços correspondem ao ventrículo direito e um terço, ao ventrículo esquerdo). C e D. Faces pulmonar (esquerda) e diafragmática (inferior) e base do coração, bem como as relações dos grandes vasos.

em uma vista anterior ou posterior (Figura 4.51A e D), mas seu formato tridimensional é semelhante ao de uma pirâmide tombada com o ápice (voltado anteriormente e para a esquerda), uma base (oposta ao ápice, na maioria das vezes voltada posteriormente) e quatro faces.

O **ápice do coração** (Figura 4.51B):

- É formado pela parte inferolateral do ventrículo esquerdo
- Situa-se posteriormente ao 5º espaço intercostal esquerdo em adultos, em geral a aproximadamente 9 cm (a largura de uma mão) do plano mediano
- Normalmente permanece imóvel durante todo o ciclo cardíaco
- É o local de intensidade máxima dos sons de fechamento da valva atrioventricular esquerda (mitral) (**batimento apical**); o ápice está situado sob o local onde os batimentos cardíacos podem ser auscultados na parede torácica.

A **base do coração** (Figura 4.51B detalhe, C e D):

- É a face posterior do coração (oposta ao ápice)
- É formada principalmente pelo átrio esquerdo, com menor contribuição do átrio direito
- Está voltada posteriormente em direção aos corpos das vértebras T VI a T IX e está separada deles pelo pericárdio, seio oblíquo do pericárdico, esôfago e aorta
- Estende-se superiormente até a bifurcação do tronco pulmonar e inferiormente até o sulco coronário
- Recebe as veias pulmonares nos lados direito e esquerdo de sua parte atrial esquerda e as veias cavas superior e inferior nas extremidades superior e inferior de sua parte atrial direita.

As quatro *faces do coração* (Figura 4.51A a D) são:

1. **Face esternocostal** (**anterior**), formada principalmente pelo ventrículo direito
2. **Face diafragmática** (**inferior**), formada principalmente pelo ventrículo esquerdo e em parte pelo ventrículo direito; está relacionada principalmente ao centro tendíneo do diafragma
3. **Face pulmonar direita,** formada principalmente pelo átrio direito
4. **Face pulmonar esquerda,** formada principalmente pelo ventrículo esquerdo; forma a impressão cardíaca do pulmão esquerdo.

O coração parece trapezoide nas vistas anterior (Figura 4.51A e B) e posterior (Figura 4.51C e D). As quatro *margens do coração* são:

1. **Margem direita** (ligeiramente convexa), formada pelo átrio direito e estendendo-se entre a VCS e a VCI
2. **Margem inferior** (quase horizontal), formada principalmente pelo ventrículo direito e pequena parte pelo ventrículo esquerdo
3. **Margem esquerda** (oblíqua, quase vertical), formada principalmente pelo ventrículo esquerdo e pequena parte pela aurícula esquerda
4. **Margem superior,** formada pelos átrios e aurículas direitos e esquerdos em vista anterior; a parte ascendente da aorta e o tronco pulmonar emergem dessa margem e a VCS entra no seu lado direito. Posteriormente à aorta e ao tronco pulmonar e anteriormente à VCS, essa margem forma o limite inferior do seio transverso do pericárdio.

O **tronco pulmonar,** com aproximadamente 5 cm de comprimento e 3 cm de largura, é a continuação arterial do ventrículo direito e divide-se em *artérias pulmonares direita e esquerda*. O tronco e as artérias pulmonares conduzem o sangue pouco oxigenado para oxigenação nos pulmões (Figuras 4.48A e 4.51B).

ÁTRIO DIREITO

O átrio direito forma a margem direita do coração e recebe sangue venoso da VCS, da VCI e do seio coronário (Figura 4.51B e D). A **aurícula direita**, semelhante a uma orelha, é uma bolsa muscular cônica que se projeta do átrio direito como uma câmara adicional, aumenta a capacidade do átrio e se superpõe à parte ascendente da aorta.

O *interior do átrio direito* (Figura 4.52) apresenta:

- Uma parte posterior lisa, de paredes finas (o **seio das veias cavas**), onde se abrem as veias cavas (VCS e VCI) e o seio coronário, que trazem sangue pouco oxigenado para o coração
- Uma parede anterior muscular, rugosa, formada pelos *músculos pectíneos*
- Um óstio AV direito, através do qual o átrio direito transfere para o ventrículo direito o sangue pouco oxigenado que recebeu.

As partes lisa e áspera da parede atrial são separadas externamente por um sulco vertical superficial, o **sulco terminal** (Figura 4.51D), e internamente por uma crista vertical, a **crista terminal** (Figura 4.52A). A VCS se abre na parte superior do átrio direito no nível da 3ª cartilagem costal direita. A VCI se abre na parte inferior do átrio direito quase alinhada com a VCS, no nível aproximado da 5ª cartilagem costal.

O **óstio do seio coronário**, um tronco venoso curto que recebe a maioria das veias cardíacas, situa-se entre o óstio AV direito e o óstio da VCI. O **septo interatrial** que separa os átrios tem uma depressão oval, do tamanho da impressão digital de um polegar, a **fossa oval**, que é um remanescente do **forame oval** e sua valva no feto. A compreensão plena das características do átrio direito requer o conhecimento do desenvolvimento do coração (ver "Embriologia do átrio direito" no boxe Anatomia clínica, mais adiante).

VENTRÍCULO DIREITO

O ventrículo direito forma a maior parte da face esternocostal do coração, uma pequena parte da face diafragmática e quase toda a margem inferior do coração (Figura 4.51B). Superiormente, afila-se e forma um **cone arterial** (infundíbulo), que conduz ao tronco pulmonar (Figura 4.53A e B). No ventrículo direito existem elevações musculares

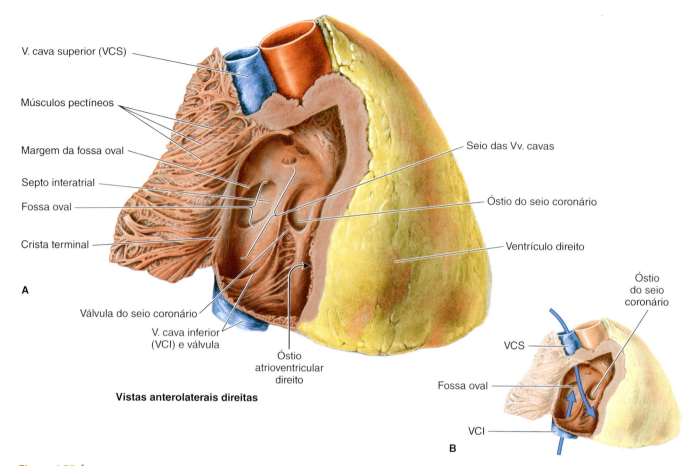

Figura 4.52 Átrio direito. A. Características internas. A parede externa do átrio direito foi incisada desde a aurícula direita até a face diafragmática. A parede foi afastada para mostrar a parte de parede lisa do átrio, o seio das veias cavas, formado pela absorção do seio venoso do coração embrionário. Todas as estruturas venosas que entram no átrio direito (veias cavas superior e inferior e seio coronário) se abrem no seio das veias cavas. A fossa oval superficial é o local de fusão da valva embrionária do forame oval com o septo interatrial. **B.** Fluxo através do átrio direito. O sangue da veia cava superior (*VCS*) é direcionado para o óstio atrioventricular direito, enquanto o sangue da veia cava inferior (*VCI*) é direcionado para a fossa oval, como era antes do nascimento.

irregulares (**trabéculas cárneas**) em sua face interna. Uma crista muscular espessa, a **crista supraventricular**, separa a parede muscular rugosa na parte de entrada da câmara da parede lisa do cone arterial, ou parte de saída. A parte de entrada do ventrículo recebe sangue do átrio direito através do **óstio AV direito** (**tricúspide**) (Figura 4.54A), localizado posteriormente ao corpo do esterno no nível dos 4º e 5º espaços intercostais. O óstio AV direito é circundado por um dos anéis fibrosos do *esqueleto fibroso do coração* (Figura 4.50). O anel fibroso mantém o calibre do óstio constante (suficientemente grande para permitir a passagem das pontas de três dedos), resistindo à dilatação que poderia resultar da passagem de sangue através dele com pressões variadas.

A **valva atrioventricular direita (tricúspide)** (Figuras 4.53 e 4.54) protege o óstio AV direito. As bases das válvulas estão fixadas ao anel fibroso ao redor do óstio. Como o anel fibroso mantém o calibre do óstio, as válvulas fixadas se tocam da mesma forma a cada batimento cardíaco. As cordas **tendíneas** fixam-se às margens livres e às faces ventriculares das válvulas anterior, posterior e septal, de modo semelhante à inserção das cordas em um paraquedas (Figura 4.53A e C). As cordas tendíneas originam-se dos ápices dos **músculos papilares,** que são projeções musculares cônicas com bases fixadas à parede ventricular. Os músculos papilares começam a se contrair antes da contração do ventrículo direito, tensionando as cordas tendíneas e aproximando as válvulas. Como as cordas estão fixadas a faces adjacentes de duas válvulas, elas evitam a separação das válvulas e sua inversão quando é aplicada tensão às cordas tendíneas e mantida durante toda a contração ventricular (*sístole*) – isto é, impede o prolapso (entrada no átrio direito) das válvulas da valva atrioventricular direita quando a pressão ventricular aumenta. Assim, a regurgitação (fluxo retrógrado) de sangue do ventrículo direito para o átrio direito durante a sístole ventricular é impedida pelas válvulas (Figura 4.54C).

Três músculos papilares no ventrículo direito correspondem às válvulas da valva atrioventricular direita (Figura 4.53A):

1. O **músculo papilar anterior**, o maior e mais proeminente dos três, origina-se da parede anterior do ventrículo direito; suas cordas tendíneas se fixam nas válvulas anterior e posterior da valva atrioventricular direita

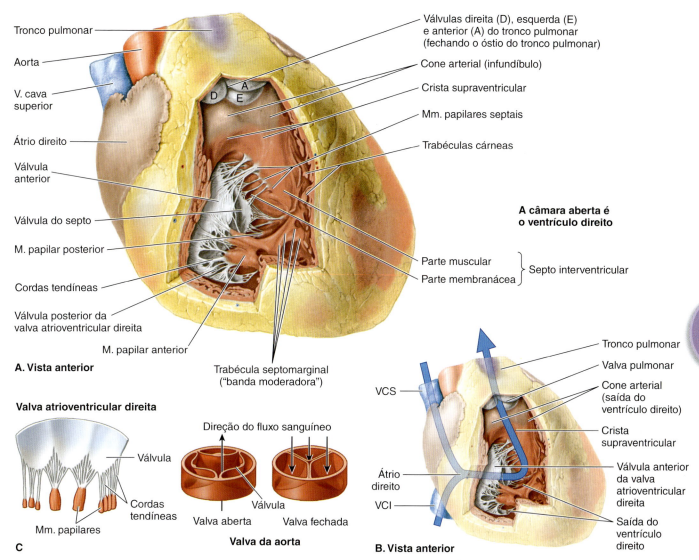

Figura 4.53 Interior do ventrículo direito. A parede esternocostal do ventrículo direito foi excisada. **A.** Características internas. A valva atrioventricular direita (tricúspide) na entrada do ventrículo (óstio atrioventricular [AV] direito) está aberta e a valva pulmonar na saída para o tronco pulmonar está fechada, como ocorre durante o enchimento ventricular (diástole). O cone arterial afunilado liso é a via de saída da câmara. **B.** Fluxo através do ventrículo direito. O sangue proveniente das faces posterior e inferior entra na câmara, fluindo anteriormente e para a esquerda (em direção ao ápice); o sangue que flui para o tronco pulmonar segue superior e posteriormente (*VCI*, veia cava inferior; *VCS*, veia cava superior). **C.** Valva atrioventricular direita (valva tricúspide) (*à esquerda*) aberta e valva do tronco pulmonar (*à direita*) mostrando a influência do fluxo sanguíneo na abertura e no fechamento da valva.

2. O **músculo papilar posterior**, menor do que o músculo anterior, pode ter várias partes; origina-se da parede inferior do ventrículo direito, e suas cordas tendíneas se fixam nas válvulas posterior e septal da valva atrioventricular direita

3. O **músculo papilar septal** origina-se do septo interventricular, e suas cordas tendíneas se fixam às válvulas anterior e septal da valva atrioventricular direita.

O **septo interventricular** (**SIV**), composto pelas partes muscular e membranácea, é uma divisória oblíqua forte entre os ventrículos direito e esquerdo (Figuras 4.53A e 4.56A), formando parte das paredes de cada um. Em vista da pressão arterial muito maior no ventrículo esquerdo, a **parte muscular do SIV**, que constitui a maior parte do septo, tem a espessura igual ao restante da parede do ventrículo esquerdo (duas a três vezes mais espessa que a parede do ventrículo direito) e salienta-se para a cavidade do ventrículo direito. Superior e posteriormente, uma membrana fina, parte do esqueleto fibroso do coração (ver Figura 4.50), forma a **parte membranácea do SIV**, muito menor. No lado direito, a válvula septal da valva atrioventricular direita (Figura 4.53A) está fixada ao meio dessa parte membranácea do esqueleto fibroso. Isso significa que, inferiormente à válvula, a membrana é um septo interventricular, mas superiormente à válvula, é um *septo atrioventricular*, que separa o átrio direito do ventrículo esquerdo.

A **trabécula septomarginal** (**"banda moderadora"**) é um feixe muscular curvo que atravessa o ventrículo direito da parte inferior do SIV até a base do músculo papilar anterior. Essa trabécula é importante porque conduz parte do **ramo direito do fascículo AV**, uma parte do complexo

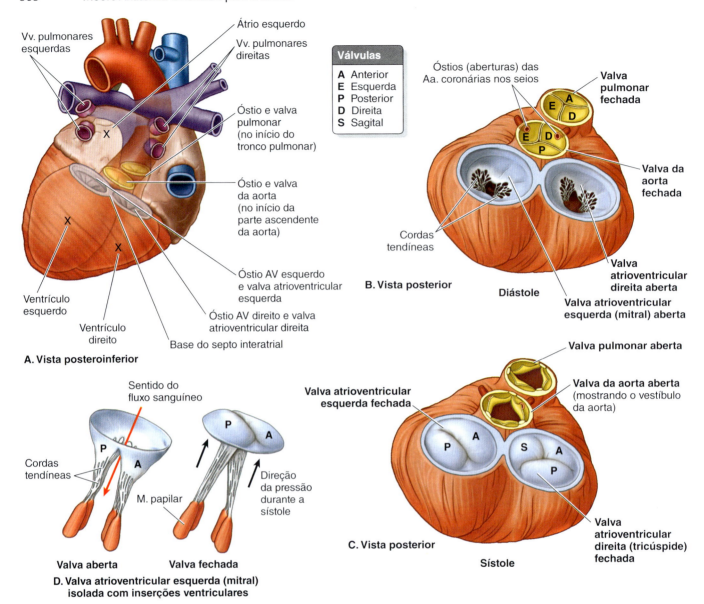

Figura 4.54 Valvas do coração e grandes vasos. (**A** a **D** em sentido horário). **A.** Valvas cardíacas *in situ*. AV, atrioventricular. **B.** No início da diástole (relaxamento e enchimento ventriculares), as valvas da aorta e do tronco pulmonar são fechadas; logo depois, as valvas atrioventriculares direita (tricúspide) e esquerda (mitral) se abrem (também mostradas na Figura 4.48). **C.** Logo após o início da sístole (contração e esvaziamento ventriculares), as valvas atrioventriculares direita e esquerda se fecham e as valvas da aorta e do tronco pulmonar se abrem. **D.** Influência da pressão/fluxo do sangue na abertura e no fechamento normais da valva atrioventricular esquerda (valva mitral).

estimulante do coração (sistema de condução cardíaco) até o músculo papilar anterior (ver item "Complexo estimulante do coração", mais adiante neste capítulo). Este "atalho" através da câmara parece reduzir o tempo de condução, permitindo a contração coordenada do músculo papilar anterior.

O átrio direito se contrai quando o ventrículo direito está vazio e relaxado; assim, o sangue passa através desse orifício para o ventrículo direito, afastando as válvulas da valva atrioventricular direita como cortinas. A entrada de sangue no ventrículo direito (*via de entrada*) ocorre posteriormente; e quando o ventrículo se contrai, a saída de sangue para o tronco pulmonar (*via de saída*) ocorre em direção superior e para a esquerda (Figura 4.53B). Consequentemente, o sangue faz um trajeto em formato de U no ventrículo direito, mudando de direção em cerca de 140°. Essa mudança de direção é acomodada pela **crista supraventricular**, que direciona o fluxo de entrada para a cavidade principal do ventrículo e o fluxo de saída para o cone arterial em direção ao óstio do tronco pulmonar. O óstio de entrada (AV) e o óstio de saída (pulmonar) estão distantes cerca de 2 cm. A **valva do tronco pulmonar** (Figuras 4.53B e 4.54) no ápice do cone arterial situa-se no nível da 3ª cartilagem costal esquerda (ver Figura B4.25A).

ÁTRIO ESQUERDO

O átrio esquerdo forma a maior parte da base do coração (ver Figura 4.51C e D). Os pares de veias pulmonares direita e esquerda, avalvulares, entram no átrio de paredes finas (Figura 4.55). No embrião, há apenas uma veia pulmonar comum, e também somente um tronco pulmonar. As paredes dessa veia e de quatro de suas tributárias foram incorporadas à parede do átrio esquerdo, do mesmo modo que o seio venoso foi incorporado ao átrio direito. A parte da parede derivada da veia pulmonar embrionária tem paredes lisas. A **aurícula esquerda** muscular, tubular, sua parede trabeculada com *músculos pectíneos*, forma a parte superior da margem esquerda do coração e cavalga a raiz do *tronco pulmonar* (Figura 4.51B). Representa os remanescentes da parte esquerda do átrio primitivo. Uma *depressão semilunar* no septo interatrial indica o assoalho da fossa oval (Figura 4.55A); a crista adjacente é a *válvula do forame oval*.

O *interior do átrio esquerdo* apresenta:

- Uma parte maior com paredes lisas e uma aurícula muscular menor, contendo músculos pectíneos
- Quatro veias pulmonares (duas superiores e duas inferiores) que entram em sua parede posterior lisa (Figura 4.55A e B)
- Uma parede ligeiramente mais espessa do que a do átrio direito
- Um septo interatrial que se inclina posteriormente e para a direita.

O sangue oxigenado recebido pelo átrio esquerdo das veias pulmonares é liberado, através do óstio AV esquerdo, no ventrículo esquerdo (Figura 4.55B).

VENTRÍCULO ESQUERDO

O ventrículo esquerdo forma o ápice do coração, quase toda sua face esquerda (pulmonar) e margem esquerda e a maior parte da face diafragmática (Figuras 4.51 e 4.56). Como a pressão arterial é muito maior na circulação sistêmica do que na circulação pulmonar, o ventrículo esquerdo trabalha mais do que o ventrículo direito.

O *interior do ventrículo esquerdo* apresenta (Figura 4.56):

- Paredes duas a três vezes mais espessas do que as paredes do ventrículo direito
- Paredes cobertas principalmente por uma tela de *trabéculas cárneas* que são mais finas e mais numerosas do que as do ventrículo direito
- Uma cavidade cônica mais longa do que a do ventrículo direito

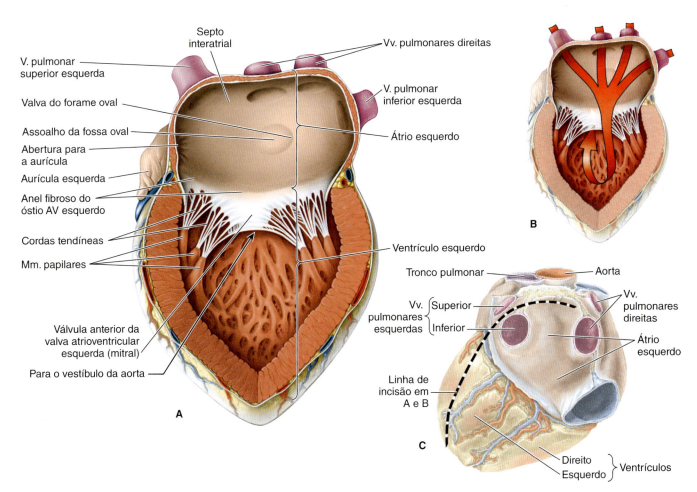

Figura 4.55 Interior do átrio e do ventrículo esquerdos do coração. **A.** Os elementos das faces internas do átrio esquerdo e da via de entrada do ventrículo esquerdo. *AV*, atrioventricular. **B.** O padrão de fluxo sanguíneo através do lado esquerdo do coração. **C.** Orientação da figura. Nas partes **A** e **B** o coração foi incisado verticalmente ao longo de sua margem esquerda e depois transversalmente através da parte superior de sua base, passando entre as veias pulmonares superior e inferior esquerdas.

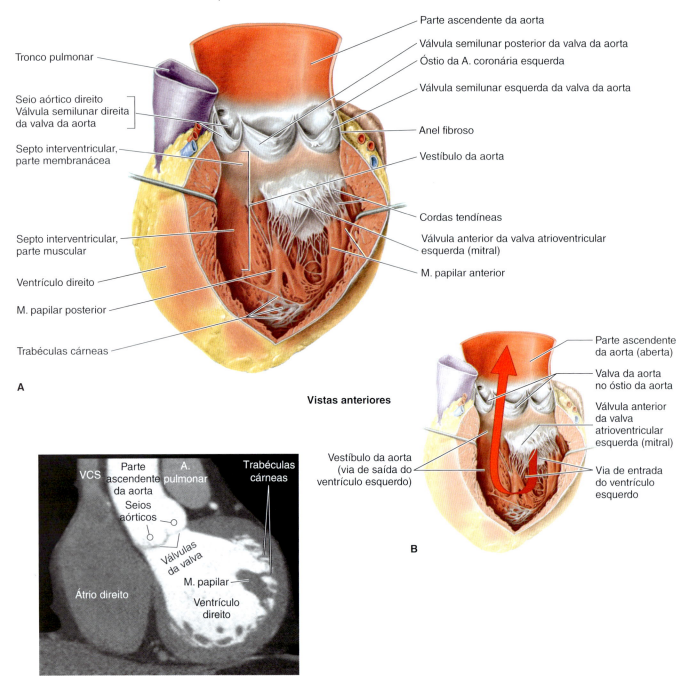

Figura 4.56 Interior e via de saída do ventrículo esquerdo do coração. **A** e **B.** A face anterior do ventrículo esquerdo foi incisada paralelamente ao sulco interventricular e a margem direita da incisão foi afastada para a direita, revelando uma vista anterior da câmara. **B.** O óstio atrioventricular esquerdo e a valva atrioventricular esquerda (mitral) estão localizados posteriormente, e o vestíbulo da aorta segue superiormente e à direita da valva da aorta. **C.** O meio de contraste realça o ventrículo esquerdo e o trato de saída.

- *Músculos papilares* anteriores e posteriores maiores do que os do ventrículo direito
- Uma parte de saída, superoanterior, não muscular, de parede lisa, o **vestíbulo da aorta**, levando desde a cavidade do ventrículo até o óstio da aorta e à *valva da aorta* (Figura 4.56A a C)
- Uma *valva atrioventricular esquerda (mitral)* com duas válvulas que guarda o óstio AV esquerdo (Figuras 4.54 a 4.56)
- Um **óstio da aorta** situado em sua parte posterossuperior direita e circundado por um anel fibroso ao qual estão fixadas as válvulas direita, posterior e esquerda da valva da aorta; a parte ascendente da aorta começa no óstio da aorta.

A **valva atrioventricular esquerda (mitral)** tem duas válvulas, anterior e posterior. A valva atrioventricular esquerda está localizada posteriormente ao esterno, no nível da

4ª cartilagem costal. Cada uma de suas válvulas recebe cordas tendíneas de mais de um músculo papilar. Esses músculos e suas cordas sustentam a valva atrioventricular esquerda, permitindo que as válvulas resistam à pressão gerada durante contrações (bombeamento) do ventrículo esquerdo (Figuras 4.54C e 4.56A). As cordas tendíneas tornam-se tensas logo antes e durante a sístole, impedindo que as válvulas sejam empurradas para o átrio esquerdo. Enquanto atravessa o ventrículo esquerdo, a corrente sanguínea sofre duas mudanças de trajeto perpendiculares que, juntas, resultam em mudança de direção de 180°. Essa inversão de fluxo ocorre ao redor da válvula anterior da valva atrioventricular esquerda (Figura 4.56B).

A **valva da aorta**, situada entre o ventrículo esquerdo e a parte ascendente da aorta, é posicionada obliquamente (Figura 4.54). Está localizada posteriormente ao lado esquerdo, do esterno, no nível da 3ª costela (ver Figura B4.25A).

VALVAS DO TRONCO PULMONAR E DA AORTA

As três **válvulas semilunares da valva do tronco pulmonar** (*anterior*, *direita* e *esquerda*), bem como as **válvulas semilunares da valva da aorta** (*posterior*, *direita* e *esquerda*), são côncavas quando vistas de cima (Figuras 4.54B e 4.56A). (Ver "Base para a denominação de válvulas e seios das valvas da aorta e do tronco pulmonar" no boxe Anatomia clínica, mais adiante.) As válvulas semilunares não têm cordas tendíneas para sustentá-las. Têm área menor do que as válvulas das valvas AV, e a força exercida sobre elas é menor que a metade da força exercida sobre as válvulas das valvas atrioventriculares direita e esquerda. As válvulas projetam-se para a artéria, mas são pressionadas em direção (e não contra) às suas paredes quando o sangue deixa o ventrículo (Figuras 4.54C e 4.57B). Após o relaxamento do ventrículo (*diástole*), a retração elástica da parede do tronco pulmonar ou da aorta força o sangue de volta para o coração. No entanto, as válvulas fecham-se com um estalido, como um guarda-chuva apanhado pelo vento, quando há inversão do fluxo sanguíneo (Figuras 4.54B e 4.57C). Elas se aproximam para fechar por completo o óstio, sustentando umas às outras quando suas bases se tocam (encontram) e evitando o retorno de qualquer quantidade significativa de sangue para o ventrículo.

A margem de cada válvula é mais espessa na região de contato, formando a **lúnula**; o ápice da margem livre angulada é ainda mais espesso, formando o **nódulo** (Figura 4.57A). Imediatamente superior a cada válvula semilunar, as paredes das origens do tronco pulmonar e da aorta são ligeiramente dilatadas, formando um seio. Os **seios da aorta e do tronco pulmonar** são os espaços na origem do tronco pulmonar e da parte ascendente da aorta entre a parede dilatada do vaso e cada válvula semilunar (Figuras 4.54B e 4.56A e C). O sangue presente nos seios e a dilatação da parede impedem a aderência das válvulas à parede do vaso, o que poderia impedir o fechamento.

A abertura da artéria coronária direita se localiza no **seio direito da aorta** e a abertura da artéria coronária esquerda no **seio esquerdo da aorta**. Nenhuma artéria origina-se do **seio posterior da aorta** (**não coronário**) (Figuras 4.56A e 4.57).

VASCULARIZAÇÃO DO CORAÇÃO

Os vasos sanguíneos do coração compreendem as artérias coronárias e as veias cardíacas, que conduzem o sangue que entra e sai da maior parte do miocárdio (Figuras 4.58 e 4.60). O endocárdio e parte do tecido subendocárdico imediatamente externo ao endocárdio recebem oxigênio e nutrientes por difusão ou por microvascularização diretamente das câmaras do coração. Os vasos sanguíneos do coração, normalmente integrados ao tecido adiposo, atravessam a superfície do coração logo abaixo do epicárdio. Às vezes, partes dos vasos estão entranhadas no miocárdio. Os vasos sanguíneos do coração recebem inervação simpática e parassimpática.

Irrigação arterial do coração. As *artérias coronárias*, os primeiros ramos da aorta, irrigam o miocárdio e o

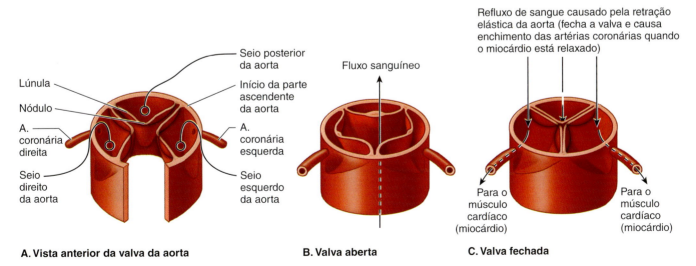

Figura 4.57 Valva da aorta, seios da aorta e artérias coronárias. **A.** Como a valva do tronco pulmonar, a valva da aorta tem três válvulas semilunares: direita, posterior e esquerda. **B.** O sangue ejetado do ventrículo esquerdo afasta as válvulas. **C.** Quando a valva se fecha, os nódulos e as lúnulas encontram-se no centro.

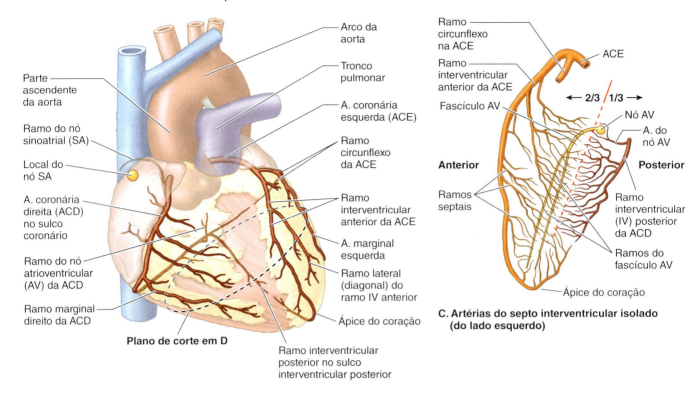
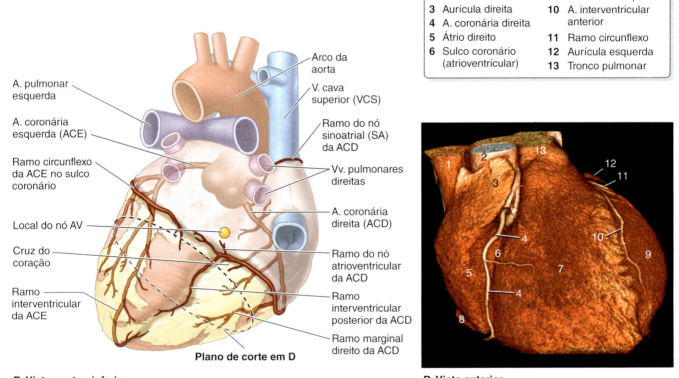

Figura 4.58 Artérias coronárias. A e **B.** Padrão mais comum de distribuição. A ACD anastomosa-se com o ramo circunflexo da ACE (as anastomoses não são mostradas) após a ACD ter dado origem à artéria interventricular (*IV*) posterior. **A** a **C.** Artéria IV anterior (também chamada de ramo descendente anterior). A artéria faz uma volta ao redor do ápice do coração para se anastomosar com a artéria IV posterior. **C.** São mostradas as artérias do septo interventricular (*SIV*). O ramo da ACD para o nó AV é o primeiro de muitos ramos septais da artéria IV posterior. Os ramos septais do ramo interventricular anterior da ACE irrigam os dois terços anteriores do SIV. Como o fascículo AV e os ramos estão posicionados centralmente no SIV e sobre ele, a ACE costuma fornecer mais sangue para esse tecido condutor. **D.** Reconstrução volumétrica 3D do coração e dos vasos coronários.

epicárdio. As artérias coronárias direita e esquerda originam-se dos seios da aorta correspondentes na região proximal da parte ascendente da aorta, imediatamente superior à valva da aorta, e seguem por lados opostos do tronco pulmonar (Figuras 4.57 e 4.58; Quadro 4.4). As artérias coronárias suprem os átrios e os ventrículos; entretanto, os ramos atriais costumam ser pequenos e não são facilmente observados no coração de um cadáver. A distribuição ventricular de cada artéria coronária não é bem delimitada.

A **artéria coronária direita** (ACD) origina-se do seio direito da aorta em sua parte ascendente e passa para o lado direito do tronco pulmonar, seguindo no sulco coronário (Figuras 4.57 e 4.58A). Próximo de sua origem, a ACD geralmente emite um **ramo do nó sinoatrial, ascendente**, que irriga o *nó SA*. A ACD então desce no sulco coronário e emite o **ramo marginal direito**, que irriga a margem direita do coração enquanto segue em direção ao ápice do coração, porém sem alcançá-lo. Após emitir esse ramo, a ACD vira para a esquerda e continua no sulco coronário até a face posterior do coração. Na face posterior do coração, na **cruz do coração** – a junção dos septos interatrial e interventricular entre as quatro câmaras cardíacas – a ACD dá origem ao **ramo do nó atrioventricular**, que irriga o *nó AV* (Figura 4.58A a C). Os nós SA e AV são parte do *complexo estimulante do coração*.

O domínio do sistema arterial coronário é definido pela artéria que dá origem ao ramo interventricular (IV) posterior (artéria descendente posterior em linguagem clínica). O domínio da ACD é mais comum (aproximadamente 67%) (Figura 4.58A e 4.59A); a ACD dá origem ao grande **ramo interventricular posterior**, que desce no sulco IV posterior em direção ao ápice do coração. Esse ramo irriga áreas adjacentes de ambos os ventrículos e envia **ramos interventriculares septais** perfurantes para o septo IV. O ramo terminal (ventricular esquerdo) da ACD continua por uma

Quadro 4.4 Irrigação arterial do coração.

Artéria/Ramo	Origem	Trajeto	Distribuição	Anastomoses
A. coronária direita (ACD)	Seio direito da aorta	Segue o sulco coronário (AV) entre os átrios e os ventrículos	Átrio direito, nós SA e AV e parte posterior do SIV	Ramos circunflexo e IV anterior da ACE
R. do nó SA	ACD perto de sua origem (em 60%)	Ascende até o nó SA	Tronco pulmonar e nó SA	
R. marginal direito	ACD	Segue em direção à margem inferior do coração e ápice	Ventrículo direito e ápice do coração	Ramos IV
R. interventricular posterior	ACD (em 67%)	Segue no sulco IV posterior até o ápice do coração	Ventrículos direito e esquerdo e terço posterior do SIV	Ramo interventricular anterior da ACE (no ápice)
R. do nó AV	ACD perto da origem do ramo IV posterior	Segue até o nó AV	Nó AV	
A. coronária esquerda (ACE)	Seio esquerdo da aorta	Segue no sulco coronário e emite os ramos IV anterior e circunflexo	Maior parte do átrio e do ventrículo esquerdos, SIV e fascículo AV; pode suprir o nó AV	ACD
R. do nó SA	Ramo circunflexo da ACE (em 40%)	Ascende na face posterior do átrio esquerdo até o nó SA	Átrio esquerdo e nó SA	
R. interventricular anterior	ACE	Segue ao longo do sulco IV anterior até o ápice do coração	Ventrículos direito e esquerdo e dois terços anteriores do SIV	Ramo interventricular posterior da ACD (no ápice)
R. circunflexo	ACE	Segue para a esquerda no sulco coronário até a face posterior do coração	Átrio esquerdo e ventrículo esquerdo	ACD
R. marginal esquerdo	Ramo circunflexo da ACE	Segue a margem esquerda do coração	Ventrículo esquerdo	Ramos IV
R. interventricular posterior	ACE (em 33%)	Segue no sulco IV posterior até o ápice do coração	Ventrículos direito e esquerdo e terço posterior do SIV	Ramo IV anterior da ACE (no ápice)

AV, atrioventricular; *IV*, interventricular; *SA*, sinoatrial; *SIV*, septo interventricular.

curta distância no sulco coronário (Figura 4.58A e B e 4.59A). Assim, no padrão mais comum de distribuição, a ACD supre a face diafragmática do coração.

Geralmente, *a ACD supre* (Figura 4.58 e 4.59A):

- O átrio direito
- A maior parte do ventrículo direito
- Parte do ventrículo esquerdo (a face diafragmática)
- Parte do septo IV, geralmente o terço posterior
- O nó SA (em cerca de 60% das pessoas)
- O nó AV (em cerca de 80% das pessoas).

A **artéria coronária esquerda** (**ACE**) origina-se do *seio esquerdo da aorta* em sua parte ascendente (Figura 4.57A), passa entre a aurícula esquerda e o lado esquerdo do tronco pulmonar e segue no sulco coronário (Figura 4.58A e B). Em cerca de 40% das pessoas, o **ramo do nó SA** origina-se do ramo circunflexo da ACE e ascende na face posterior do átrio esquerdo até o nó SA. Quando entra no sulco coronário, na extremidade superior do sulco IV anterior, a ACE divide-se em dois ramos, o *ramo IV anterior* (os médicos continuam a chamá-la de DA, a abreviação de seu antigo nome – artéria "descendente anterior") e o *ramo circunflexo* (Figura 4.58A a C).

O **ramo IV anterior** segue ao longo do sulco IV até o ápice do coração. A seguir, faz a volta ao redor da margem inferior do coração e costuma fazer anastomose com o ramo IV posterior da artéria coronária direita. O ramo IV anterior supre partes adjacentes de ambos os ventrículos e, através de ramos IV septais, os dois terços anteriores do SIV (Figuras 4.58C e 4.59A). Em muitas pessoas, o ramo IV anterior dá origem ao **ramo lateral** (artéria diagonal), que desce sobre a face anterior do coração (Figura 4.58A).

O **ramo circunflexo da ACE**, menor, acompanha o sulco coronário ao redor da margem esquerda do coração até a face posterior do coração. O ramo **marginal esquerdo** do ramo circunflexo acompanha a margem esquerda do coração e supre o ventrículo esquerdo. Na maioria das vezes, o ramo circunflexo da ACE termina no sulco coronário na face posterior do coração antes de chegar à "cruz do coração" (Figura 4.58B), mas em aproximadamente um terço das pessoas, ele continua como um ramo que segue dentro do sulco IV posterior ou adjacente a ele (Figura 4.59B).

Geralmente, *a ACE supre* (Figuras 4.58 e 4.59A):

- O átrio esquerdo
- A maior parte do ventrículo esquerdo
- Parte do ventrículo direito
- A maior parte do SIV (geralmente seus dois terços anteriores), inclusive o fascículo AV do complexo estimulante do coração, por meio de seus ramos IV septais perfurantes
- O nó SA (em cerca de 40% das pessoas).

Variações das artérias coronárias. As variações nos padrões de ramificação e distribuição das artérias coronárias são comuns. No *padrão dominante direito*, mais comum, presente em cerca de 67% das pessoas, a ACD e a ACE compartilham quase igualmente o suprimento sanguíneo do coração (Figuras 4.58 e 4.59A). Em cerca de 15% dos corações, a ACE é dominante porque o ramo IV posterior é um ramo da artéria circunflexa (Figura 4.59B). Há codominância em cerca de 18% das pessoas, nas quais

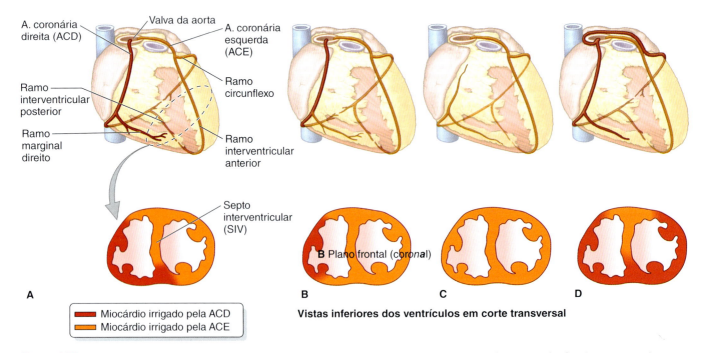

Figura 4.59 Variações na distribuição das artérias coronárias. **A.** No padrão mais comum (67%), a ACD é dominante, dando origem ao ramo interventricular posterior. **B** e **C.** A ACE dá origem ao ramo interventricular posterior em aproximadamente 15% dos indivíduos, incluindo ACE dominante (**B**) e agenesia (ausência) da ACD (**C**). **D.** Muitas outras variações ocorrem, como a ACD substituindo o ramo recorrente esquerdo.

os ramos das artérias coronárias direita e esquerda chegam à cruz do coração e dão origem a ramos que seguem no sulco IV posterior ou próximo dele. Algumas pessoas têm apenas uma artéria coronária (Figura 4.59C). Muitas outras variações ocorrem, como a origem do ramo circunflexo no seio direito da aorta (Figura 4.59D). Cerca de 4% das pessoas têm uma artéria coronária acessória.

Circulação colateral coronariana. Os ramos das artérias coronárias geralmente são considerados **artérias terminais funcionais** (artérias que irrigam regiões do miocárdio que não têm anastomoses suficientes com outros grandes ramos para manter a viabilidade do tecido em caso de oclusão). Entretanto, há anastomoses entre ramos das artérias coronárias, subepicárdicos ou miocárdicos e entre essas artérias e os vasos extracardíacos como os vasos torácicos (Standring, 2021). Existem anastomoses entre as terminações das artérias coronárias direita e esquerda no sulco coronário e entre os ramos IV ao redor do ápice do coração em cerca de 10% dos corações aparentemente normais. O potencial de desenvolvimento dessa circulação colateral é provável na maioria dos corações, se não em todos.

Drenagem venosa do coração. O coração é drenado principalmente por veias que se abrem no seio coronário e em parte por pequenas veias que drenam para o átrio direito (Figura 4.60). O **seio coronário**, a principal veia do coração, é um canal venoso largo que segue da esquerda para a direita na parte posterior do sulco coronário. O seio coronário recebe a veia cardíaca magna em sua extremidade esquerda e a veia interventricular posterior e veia cardíaca parva em sua extremidade direita. A veia ventricular esquerda posterior e a veia marginal esquerda também se abrem no seio coronário.

A **veia cardíaca magna** é a principal tributária do seio coronário. Sua primeira parte, a **veia interventricular anterior**, começa perto do ápice do coração e ascende com o *ramo IV anterior da ACE*. No sulco coronário, vira-se para a esquerda, e sua segunda parte segue ao redor do lado esquerdo do coração com o ramo circunflexo da ACE para chegar ao seio coronário. (Aqui ocorre uma situação incomum: o sangue está fluindo no mesmo sentido em um par formado por artéria e veia!) A veia cardíaca magna drena as áreas do coração supridas pela ACE.

A **veia IV posterior** acompanha o *ramo interventricular posterior* (geralmente originado da ACD). Uma **veia cardíaca parva** acompanha o *ramo marginal direito da ACD*. Assim, essas duas veias drenam a maioria das áreas comumente supridas pela ACD. A **veia oblíqua do átrio esquerdo** (de Marshall) é um vaso pequeno, relativamente sem importância após o nascimento, que desce sobre a parede posterior do átrio esquerdo e funde-se à veia cardíaca magna para formar o *seio coronário* (definindo o início do seio). A veia oblíqua é o remanescente da VCS esquerda embrionária, que geralmente sofre atrofia durante o período fetal, mas às vezes persiste em adultos, substituindo ou aumentando a VCS direita.

Algumas veias cardíacas não drenam para o seio coronário. Algumas pequenas **veias anteriores do ventrículo direito** começam sobre a face anterior do ventrículo direito, cruzam sobre o sulco coronário e, em geral, terminam diretamente no átrio direito; às vezes elas entram na veia cardíaca parva. As **veias cardíacas mínimas** são pequenos vasos que começam nos leitos capilares do miocárdio e se abrem diretamente nas câmaras do coração, principalmente os átrios. Embora sejam denominadas veias, são comunicações avalvulares com os leitos capilares do miocárdio e podem conduzir sangue das câmaras cardíacas para o miocárdio.

Drenagem linfática do coração. Os vasos linfáticos no miocárdio e no tecido conjuntivo subendocárdico seguem até o **plexo linfático subepicárdico**. Os vasos desse plexo seguem até o sulco coronário e acompanham as artérias coronárias. Um único vaso linfático, formado pela união de

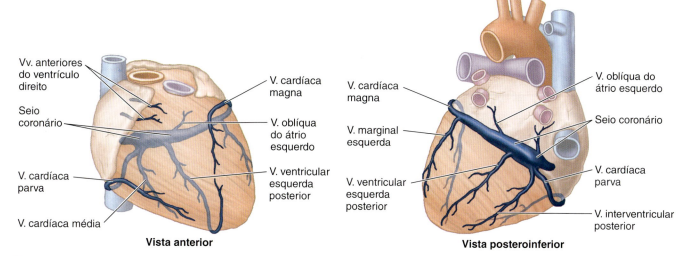

Figura 4.60 Veias cardíacas. Veia cardíaca magna, veia interventricular posterior (média) e veia cardíaca parva; veia oblíqua do átrio esquerdo; e veia ventricular esquerda posterior são os principais vasos que drenam para o seio coronário. O seio coronário, por sua vez, drena para o átrio direito. As veias anteriores do ventrículo direito passam profundamente à margem da aurícula direita e drenam diretamente para o átrio direito.

vários vasos linfáticos provenientes do coração, ascende entre o tronco pulmonar e o átrio esquerdo e termina nos **linfonodos traqueobronquiais inferiores**, geralmente no lado direito.

COMPLEXO ESTIMULANTE DO CORAÇÃO

Complexo estimulante do coração (sistema de condução cardíaco). Na sequência comum de eventos no ciclo cardíaco, o átrio e o ventrículo atuam juntos como uma bomba. **O complexo estimulante do coração** (Figura 4.61) gera e transmite os impulsos que produzem as contrações coordenadas do *ciclo cardíaco* (já analisadas neste capítulo). O complexo estimulante consiste em *tecido nodal*, que inicia os batimentos cardíacos e coordena contrações das quatro câmaras, e *fibras condutoras* muito especializadas para conduzi-los rapidamente para as diferentes áreas do coração. A seguir, os impulsos são propagados pelas células musculares estriadas cardíacas, de modo que haja contração simultânea das paredes das câmaras.

O **nó sinotrial** (**SA**) está localizado anterolateralmente, logo abaixo do epicárdio na junção da VCS com o átrio direito, perto da extremidade superior do *sulco terminal* (Figuras 4.58A e 4.61A). O nó SA – uma pequena coleção de tecido nodal, fibras musculares cardíacas especializadas e tecido conjuntivo fibroelástico associado – é o *marca-passo do coração*. O *nó SA inicia e controla os impulsos para as contrações cardíacas*, emitindo um impulso aproximadamente 70 vezes por minuto, na maioria das pessoas, na maior parte das vezes. O sinal de contração do nó SA propaga-se miogenicamente (através da musculatura) de ambos os átrios. O nó SA é suprido pela **artéria do nó sinoatrial**, que geralmente se origina como um ramo atrial da ACD (em 60% das pessoas), mas muitas vezes origina-se da ACE (em 40%). O nó SA é estimulado pela parte simpática da divisão autônoma do sistema nervoso para acelerar a frequência cardíaca e é inibido pela parte parassimpática para retornar ou aproximar-se de sua frequência basal.

O **nó atrioventricular** (**AV**) é um conjunto de tecido nodal menor que o nó SA. O nó AV está localizado na região posteroinferior do septo interatrial perto da abertura do seio coronário (Figuras 4.58A a C e 4.60B). O sinal gerado pelo nó SA atravessa as paredes do átrio direito, propagado pelo músculo cardíaco (**condução miogênica**), que transmite o sinal rapidamente do nó SA para o nó AV. O nó AV então distribui o sinal para os ventrículos através do **fascículo AV** (Figura 4.61B). A estimulação simpática acelera a condução, e a estimulação parassimpática a torna mais lenta. O fascículo AV, a única ponte entre o miocárdio atrial e ventricular, segue do nó AV através do *esqueleto fibroso do coração* (ver Figura 4.50) e ao longo da parte membranácea do SIV.

Na junção das partes membranácea e muscular do SIV, o fascículo AV divide-se em **ramos direito** e **esquerdo** (Figura 4.61B). Esses ramos prosseguem de cada lado do SIV muscular profundamente ao endocárdio e depois se ramificam em **ramos subendocárdicos** (fibras de Purkinje), que se estendem até as paredes dos respectivos ventrículos. Os ramos subendocárdicos do *ramo direito* estimulam o músculo do SIV, o músculo papilar anterior através da trabécula septomarginal (banda moderadora) e a parede do ventrículo direito. O *ramo esquerdo* divide-se perto de sua origem em aproximadamente seis tratos menores, que dão origem a

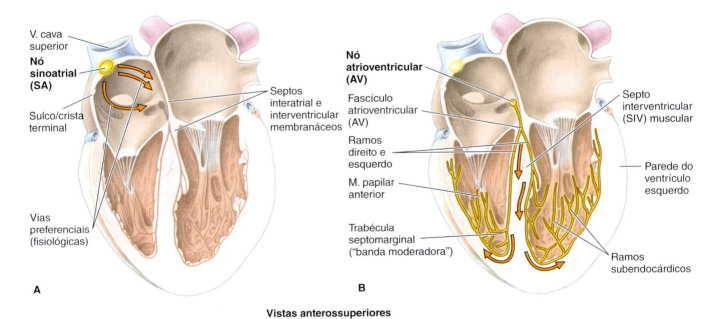

Vistas anterossuperiores

Figura 4.61 Complexo estimulante (sistema de condução) do coração. **A.** Estímulo do nó SA do átrio. Impulsos (*setas*) iniciados no nó SA, localizado na extremidade superior do sulco (internamente, crista) terminal, são propagados através da musculatura atrial para o nó AV. **B.** Estímulo do nó AV dos ventrículos. Impulsos (*setas*) recebidos pelo nó AV, na parte inferior do septo interatrial, são conduzidos pelo fascículo AV e por seus ramos até o miocárdio. O fascículo AV começa no nó AV e divide-se em ramos direito e esquerdo na junção das partes membranácea e muscular do SIV.

ramos subendocárdicos que estimulam o SIV, os músculos papilares anteriores e posteriores, e a parede do ventrículo esquerdo.

O nó AV é suprido pela **artéria do nó AV**, o maior e geralmente o primeiro ramo IV septal da artéria IV posterior, um ramo da ACD em 80% das pessoas (Figura 4.58A a C). Assim, a irrigação arterial dos nós SA e AV geralmente provém da ACD. Entretanto, o fascículo AV atravessa o centro do SIV, cujos dois terços anteriores são supridos pelos ramos septais do ramo IV anterior da ACE (Figura 4.58C e D).

A geração e a condução de impulsos podem ser resumidas da seguinte forma:

- O nó SA inicia um impulso que é rapidamente conduzido para as fibras musculares cardíacas nos átrios, causando sua contração (Figura 4.61A)
- O impulso propaga-se por condução miogênica, que transmite rapidamente o impulso do nó SA para o nó AV
- O sinal é distribuído do nó AV através do fascículo AV e seus ramos (os ramos direito e esquerdo), que seguem de cada lado do SIV e suprem os ramos subendocárdicos para os músculos papilares e as paredes dos ventrículos (Figura 4.61B).

Inervação do coração. O coração é suprido por fibras nervosas autônomas do **plexo cardíaco** (Figura 4.62; ver Figura 4.67B e C), que costuma ser dividido artificialmente em partes superficial e profunda. A maioria das descrições apresenta essa rede nervosa na face anterior da bifurcação da *traqueia*, pois é observada com maior frequência na dissecção após a retirada da parte ascendente da aorta e da bifurcação do tronco pulmonar. Entretanto, sua relação primária é com a face posterior das duas últimas estruturas, sobretudo a parte ascendente da aorta. O plexo cardíaco é formado por fibras simpáticas e parassimpáticas que seguem em direção ao coração e também por fibras aferentes viscerais que conduzem fibras reflexas e nociceptivas provenientes do coração. As fibras partem do plexo e são distribuídas ao longo dos vasos coronários para estes vasos e para componentes do complexo estimulante, sobretudo o nó SA.

A **inervação simpática** provém das fibras pré-ganglionares, com corpos celulares nas colunas celulares intermediolaterais (IML) dos cinco ou seis segmentos torácicos superiores da medula espinal, e das fibras simpáticas pós-ganglionares, com corpos celulares nos gânglios paravertebrais cervicais e torácicos superiores dos troncos simpáticos. As fibras pós-ganglionares atravessam os *nervos esplâncnicos cardiopulmonares* e o plexo cardíaco, terminando nos nós SA e AV e em relação às terminações das fibras parassimpáticas nas artérias coronárias. A *estimulação simpática* aumenta a frequência cardíaca, a condução de impulso, a força de contração e, ao mesmo tempo, o fluxo sanguíneo pelos vasos coronários para garantir o aumento da atividade. A

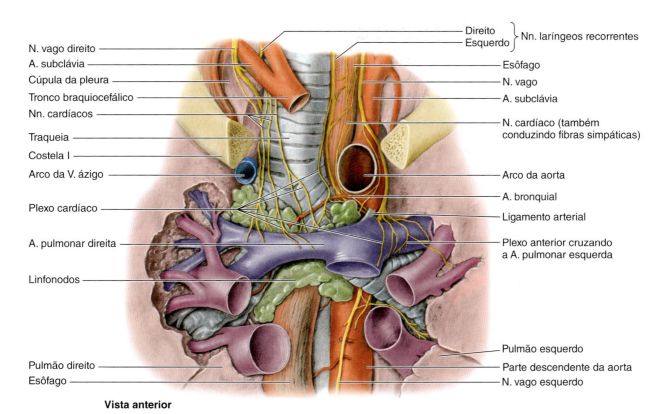

Vista anterior

Figura 4.62 Nervos e plexo cardíacos. Esta dissecção dos mediastinos superior e posterior mostra ramos cardíacos do nervo vago (NC X) e troncos simpáticos descendo nos dois lados da traqueia para formar o plexo cardíaco. Embora esteja sendo mostrado anteriormente à bifurcação da traqueia aqui, a relação primária do plexo cardíaco é com a parte ascendente da aorta e o tronco pulmonar, tendo a primeira sido removida para expor o plexo.

estimulação adrenérgica do nó SA e do tecido condutor aumenta a frequência de despolarização das células marca-passo e a condução atrioventricular. A *estimulação adrenérgica* direta pelas fibras nervosas simpáticas, bem como a estimulação indireta pelos hormônios suprarrenais, aumenta a contratilidade atrial e ventricular. A maioria dos receptores adrenérgicos nos vasos sanguíneos coronários consiste em receptores β2 que, quando ativados, causam relaxamento (ou talvez inibição) do músculo liso vascular e, portanto, dilatação das artérias (Wilson-Pauwels et al., 1997). Isso aumenta a oferta de oxigênio e nutrientes para o miocárdio durante períodos de atividade intensificada.

A *inervação parassimpática* provém das fibras pré-ganglionares dos nervos vagos. Os corpos das células parassimpáticas pós-ganglionares (gânglios intrínsecos) estão localizados na parede atrial e no septo interatrial próximo dos nós SA e AV e ao longo das artérias coronárias. A *estimulação parassimpática* diminui a frequência cardíaca, reduz a força da contração e constringe as artérias coronárias, poupando energia entre períodos de maior demanda. As fibras parassimpáticas pós-ganglionares liberam acetilcolina, que se liga aos *receptores muscarínicos* para reduzir as frequências de despolarização das células marca-passo e a condução atrioventricular e diminuir a contratilidade atrial.

ANATOMIA CLÍNICA

CORAÇÃO

Percussão do coração

A *percussão* define a densidade e o tamanho do coração. A técnica clássica de percussão consiste em provocar vibração por meio de batidas no tórax com um dedo enquanto se ouvem e percebem diferenças na condução das ondas sonoras. A *percussão cardíaca* é realizada nos 3º, 4º e 5º espaços intercostais, desde a linha axilar anterior esquerda até a linha axilar anterior direita (Figura B4.24). Normalmente, a percussão detecta a mudança de ressonância para macicez (devido à presença do coração) aproximadamente 6 cm lateral à margem esquerda do esterno.

Projeção de superfície e ausculta das valvas cardíacas

O coração e os grandes vasos encontram-se aproximadamente no meio do tórax, circundados lateralmente e posteriormente pelos pulmões e anteriormente pelo esterno e pela parte central da caixa torácica (Figura B4.25A e B). As margens do coração são variáveis e dependem da posição do diafragma e da constituição e condição física da pessoa. Com uma exceção, o contorno quadrilátero do coração pode ser aproximado pela conexão dos locais primários de ausculta (Figura B4.25C a G).

O interesse dos médicos na projeção de superfície do coração e das valvas cardíacas surge da sua necessidade de ouvir os sons das valvas. Os locais primários de ausculta são pontos de partida para a escuta das valvas e são tão amplos quanto possível para que os sons produzidos em qualquer valva possam ser claramente distinguidos daqueles produzidos em outras valvas. O sangue tende a conduzir o som na direção de seu fluxo; consequentemente, cada área está situada superficialmente à câmara ou vaso para o qual o sangue passou e em linha direta com o óstio da valva. No entanto, há uma grande variação entre os indivíduos dos locais de distinção de sons normais de sopros (Figura B4.25B). As valvas estão localizadas posteriormente ao esterno; no entanto, os sons produzidos por elas são projetados para os locais de ausculta (Figura B4.25A, C a G) onde o estetoscópio pode ser colocado inicialmente para evitar a intervenção dos ossos, variando a partir daí conforme necessário para maximizar os sons (Figura B4.25B):

- Valva da aorta (A): 2º espaço intercostal direito na margem esternal, com alcance até o ápice do coração
- Valva pulmonar (P): 2º espaço intercostal esquerdo na margem esternal, variando inferiormente ao longo da margem esternal esquerda
- Valva tricúspide (T): 5º espaço intercostal na margem esternal esquerda, variando até a 4ª ou 5ª margem esternal direita
- Valva mitral (M): sobre o ápice do coração no 5º espaço intercostal esquerdo na linha medioclavicular, variando superior e medialmente até a margem esternal esquerda do 4º ou 5º espaço intercostal esquerdo. Este é o *batimento do ápice*, o impulso do ápice do coração que é forçado

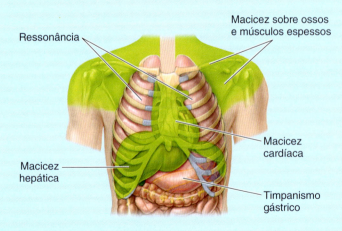

Figura B4.24 Percussão do coração. Áreas de macicez (*amarelo-esverdeado*) e ressonância (*sem coloração*) do tórax.

Área da valva da aorta (A): 2º espaço intercostal (IC) direito/margem esternal superior

Área da valva pulmonar (P): 2º espaço IC esquerdo/margem esternal superior

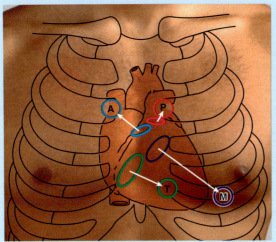

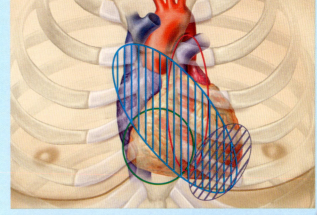

Área da valva tricúspide (T): 4º espaço IC direito ou esquerdo/margem esternal inferior

Área da valva mitral (M): 5º espaço IC esquerdo

B. Intervalos para máxima detecção de som e sopro da valva (após o início no local específico da ausculta)

A. Localização anatômica das valvas *(ovais)* e locais de ausculta *(círculos)*; **direção do fluxo sanguíneo** *(setas brancas)*

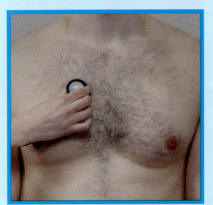

C. Valva da aorta

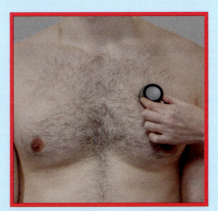

D. Valva pulmonar

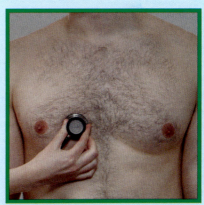

E. Valva tricúspide

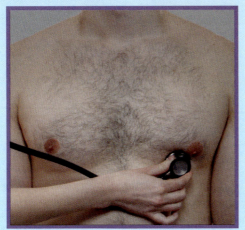

F. Valva mitral: sexo masculino

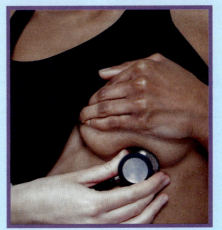

G. Valva mitral: sexo feminino

C a G: colocação do estetoscópio nos locais de ausculta

Figura B4.25 Projeção de superfície e ausculta das valvas cardíacas.

contra a parede torácica anterior quando o ventrículo esquerdo se contrai.

Cateterismo cardíaco

No *cateterismo cardíaco*, um cateter radiopaco é inserido em uma veia periférica (p. ex., a veia femoral) e conduzido sob controle fluoroscópico até o átrio direito, o ventrículo direito, o tronco pulmonar e as artérias pulmonares, respectivamente. Essa técnica permite registrar as pressões intracardíacas e coletar amostras de sangue. Se um contraste radiopaco for injetado, seu trajeto através do coração e dos grandes vasos pode ser acompanhado por meio de *cinerradiografia*.

A **ecocardiografia** é um exame em tempo real que também possibilita o estudo da circulação durante o batimento cardíaco. As duas técnicas são úteis na avaliação de anomalias cardíacas congênitas.

Embriologia do átrio direito

O átrio primitivo é representado, no adulto, pela aurícula direita. O átrio definitivo é aumentado pela incorporação da maior parte do *seio venoso* embrionário (Figura B4.26A a C). O seio coronário também é um derivado desse seio venoso. A parte do seio venoso incorporada ao átrio primitivo transforma-se no seio das veias cavas do átrio direito do adulto (ver Figura 4.52A), que tem paredes lisas e para o qual drenam todas as veias, inclusive o seio coronário. A linha de fusão do átrio primitivo (a aurícula do adulto) e do seio das veias cavas (o derivado do seio venoso) é indicada internamente pela *crista terminal* e externamente pelo *sulco terminal*. O nó sinoatrial (SA) (já apresentado neste capítulo) está localizado logo na frente da abertura da VCS, na extremidade superior da crista terminal – isto é, na margem entre o átrio primitivo e o seio venoso; daí seu nome.

Antes do nascimento, a válvula da VCI direciona a maior parte do sangue oxigenado que retorna da placenta pela veia umbilical e VCI em direção ao forame oval no septo interatrial, e através dele o sangue passa para o átrio esquerdo (Figura B4.26D). O forame oval tem uma válvula unidirecional que permite a passagem de sangue da direita para a esquerda, mas impede a passagem no sentido inverso. Ao nascimento, quando o bebê inspira pela primeira vez, os pulmões expandem-se com ar e a pressão no lado direito do coração cai abaixo da pressão no átrio esquerdo (Figura B4.26E). Consequentemente, o forame oval se fecha pela primeira e única vez, e sua válvula geralmente se funde ao septo interatrial. O forame oval fechado é representado no septo interatrial pós-natal pela fossa oval deprimida. O **limbo da fossa oval** circunda a fossa. O assoalho da fossa é formado pela válvula do forame oval. A rudimentar **válvula da VCI**, uma porção de tecido com formato semilunar, não tem função após o nascimento; seu tamanho varia muito e às vezes não existe.

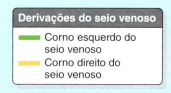

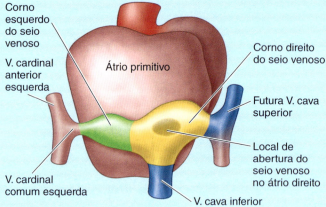

A. Vista dorsal do coração, 26 dias

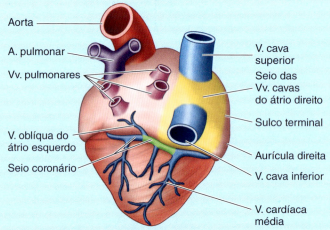

B. Vista dorsal do coração, 8 semanas

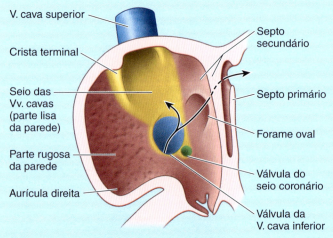

C. Vista interna do átrio direito fetal, 8 semanas

Figura B4.26 Desenvolvimento das características do átrio direito. **A.** Átrio primitivo e seio venoso. **B.** Corno sinusal direito incorporado ao átrio direito; o corno esquerdo se tornou o seio coronário. **C.** Derivados do corno sinusal na parede do átrio direito. (*continua*)

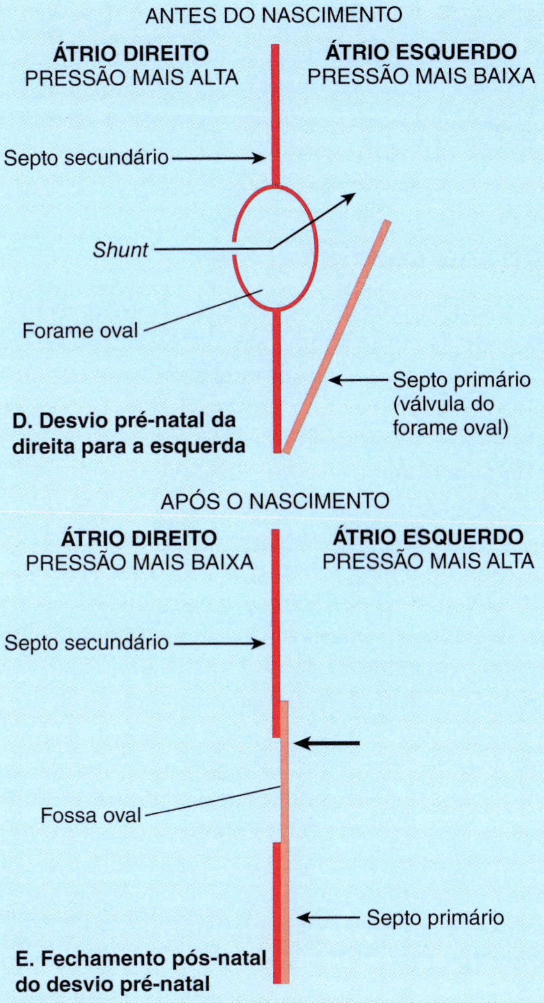

COMUNICAÇÕES INTERVENTRICULARES

A parte membranácea do SIV desenvolve-se separadamente da parte muscular e tem uma origem embriológica complexa. Assim, essa parte é o local mais comum de *comunicações interventriculares (CIVs)*, embora também haja defeitos na parte muscular (Figura B4.27B). *As CIVs figuram em primeiro lugar em todas as listas de defeitos cardíacos*. As CIVs isoladas representam cerca de 25% de todas as formas de cardiopatia congênita. O tamanho do defeito varia de 1 a 25 mm. A CIV causa desvio de sangue da esquerda para a direita através do defeito no septo interventricular. Um grande desvio aumenta o fluxo sanguíneo pulmonar, o que causa doença pulmonar grave (*hipertensão*, ou aumento da pressão arterial) e pode acarretar *insuficiência cardíaca*. A CIV na parte muscular do septo, que é muito menos comum, fecha-se espontaneamente durante a infância (Resnik et al., 2019).

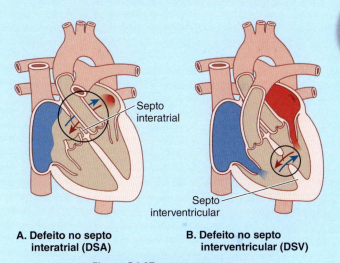

Figura B4.26 (*continuação*) **D** e **E**. Pressões abrindo o forame oval antes do nascimento (**D**) e fechando o forame para se tornar a fossa oval após o nascimento (**E**).

A. Defeito no septo interatrial (DSA) **B. Defeito no septo interventricular (DSV)**

Figura B4.27 Defeitos dos septos.

Defeitos dos septos

COMUNICAÇÕES INTERATRIAIS

A anomalia congênita do septo interatrial, geralmente o fechamento incompleto do forame oval, é uma *comunicação interatrial (CIA)*. De 15 a 25% dos adultos têm uma abertura pérvia à passagem de uma sonda na parte superior da fossa oval (Moore et al., 2020). Essas pequenas aberturas não causam anormalidades hemodinâmicas e, portanto, não têm importância clínica e não devem ser consideradas formas de CIA. As *CIAs clinicamente importantes* variam muito em tamanho e localização e podem ocorrer como parte de uma cardiopatia congênita mais complexa. Grandes CIAs permitem que o sangue oxigenado dos pulmões seja desviado do átrio esquerdo através da CIA para o átrio direito, ocasionando aumento do átrio e do ventrículo direitos e dilatação do tronco pulmonar (Figura B4.27A). Esse desvio (*shunt*) de sangue da esquerda para a direita sobrecarrega o sistema vascular pulmonar e provoca *hipertrofia do átrio e do ventrículo direitos* e das artérias pulmonares.

Base para a denominação de válvulas e seios das valvas da aorta e do tronco pulmonar

A seguir, é explicada a *base embriológica para a denominação das valvas do tronco pulmonar e da aorta*. O ***truncus arteriosus***, o tronco arterial comum dos dois ventrículos no coração do embrião, tem quatro válvulas (Figura B4.28A). O tronco arterial divide-se em dois vasos, e cada um deles tem sua própria valva com três válvulas (do tronco pulmonar e da aorta) (Figura B4.28B). O coração sofre rotação parcial e seu ápice volta-se para a esquerda, o que resulta na disposição das válvulas mostrada na Figura B4.28C. Consequentemente, as válvulas são nominadas de acordo com a origem embriológica, e não com a posição anatômica pós-natal. Assim, a valva do tronco pulmonar tem válvulas direita, esquerda e anterior, e a valva da aorta tem válvulas direita, esquerda e posterior. Da mesma forma, os seios da aorta são designados direito, esquerdo e posterior.

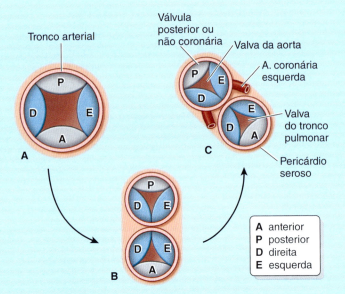

Figura B4.28 **Base evolutiva dos nomes das válvulas. A.** Valva não dividida do *truncus arteriosus*. **B.** Valvas da aorta e do tronco pulmonar após divisão da valva do *truncus*. **C.** Posição final e correlações das valvas da aorta e do tronco pulmonar.

Essa terminologia normalmente está de acordo com as artérias coronárias. A artéria coronária direita origina-se, em geral, do seio da aorta direito, superior à válvula direita da valva da aorta, e a artéria coronária esquerda normalmente tem uma relação semelhante com a válvula e o seio esquerdos. A válvula e o seio posteriores não dão origem a uma artéria coronária; assim, também são denominados válvula e seio "não coronários". Existem variações na origem das artérias coronárias (Figuras B4.29 e 4.60).

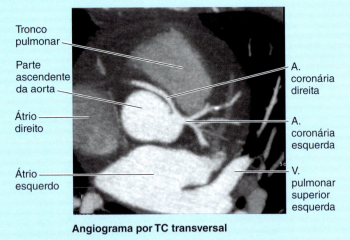

Angiograma por TC transversal

Figura B4.29 **Origem aberrante da artéria coronária direita.** A artéria coronária direita se origina no seio coronário esquerdo. Essa variante pode ser comprimida entre a aorta e o tronco pulmonar.

Acidente vascular encefálico

Em alguns tipos de doença cardíaca há formação de *trombos* (coágulos) nas paredes do átrio esquerdo. Quando esses trombos se desprendem ou soltam fragmentos, estes passam à circulação sistêmica e ocluem as artérias periféricas. A oclusão de uma artéria que irriga o encéfalo provoca um *acidente vascular encefálico (AVE)*, o que pode afetar a visão, a cognição ou a função motora de partes do corpo previamente controladas pela área agora lesada (isquêmica) do encéfalo.

Valvopatia cardíaca

Os distúrbios das valvas cardíacas comprometem a eficiência de bombeamento do coração. A *valvopatia cardíaca* causa estenose (estreitamento) ou insuficiência. *Estenose* é a incapacidade de abertura completa da valva, tornando mais lento o fluxo sanguíneo que sai de uma câmara. *Insuficiência ou regurgitação*, por outro lado, é a ausência de fechamento completo da valva, geralmente por causa da formação de um nódulo sobre as válvulas (ou por fibrose e retração das válvulas), que impede o encontro ou alinhamento das suas margens. Isso permite o refluxo de um volume variável de sangue (dependendo da intensidade) para a câmara da qual foi ejetado. Tanto a estenose quanto a insuficiência resultam em aumento do trabalho cardíaco.

A restrição do fluxo sanguíneo sob alta pressão (estenose) ou a passagem de sangue através de uma abertura estreita para um vaso ou câmara maior (estenose e regurgitação) produzem turbulência. A turbulência causa pequenos *redemoinhos* que produzem vibrações audíveis como sopros. Podem ser palpadas sensações vibratórias superficiais (*frêmitos*) na pele sobre uma área de turbulência.

A importância clínica de uma disfunção valvar varia de leve e fisiologicamente insignificante a grave e rapidamente fatal. Fatores como o grau, a duração e a etiologia (causa) provocam alterações secundárias no coração, vasos sanguíneos e outros órgãos, proximais e distais à lesão valvar. As valvopatias podem ser congênitas ou adquiridas. A insuficiência pode resultar de doença da própria valva ou de suas estruturas de sustentação (anel, cordas tendíneas, dilatação da parede da câmara etc.). Pode ser *aguda* (súbita – por exemplo, causada por ruptura das cordas) ou *crônica* (durante um período relativamente longo – por exemplo, fibrose e retração). A estenose valvar, por outro lado, é quase sempre decorrente de uma anormalidade valvar e é quase sempre um processo crônico (Kumar et al., 2020).

Como as valvopatias são problemas mecânicos, as valvas cardíacas lesionadas ou defeituosas costumam ser substituídas em um procedimento cirúrgico denominado *valvoplastia*. Na maioria das vezes, usam-se *próteses valvares* artificiais feitas de materiais sintéticos nesses procedimentos de substituição, mas também são usados xenoenxertos (transplante de valvas de outras espécies, como porcos).

INSUFICIÊNCIA MITRAL (PROLAPSO DA VALVA MITRAL)

O *prolapso da valva mitral* é a insuficiência ou incompetência da valva em que há aumento, redundância ou "flacidez" de uma ou ambas as válvulas, com protrusão para o átrio esquerdo durante a sístole. Consequentemente, a contração do ventrículo esquerdo causa regurgitação de sangue para o átrio esquerdo e produz um *sopro* característico. Esse distúrbio é muito comum e ocorre em até 1 em cada 20 pessoas, na maioria das vezes mulheres jovens. Em geral, é um achado incidental ao exame físico, mas tem importância clínica em uma pequena parcela das pessoas afetadas, que apresentam dor torácica e fadiga.

ESTENOSE PULMONAR

Na *estenose da valva pulmonar*, as válvulas se fundem e formam uma cúpula com uma abertura central estreita. Na *estenose infundibular pulmonar*, o cone arterial é subdesenvolvido. Os dois tipos de estenoses da valva do tronco pulmonar provocam restrição do fluxo de saída do ventrículo direito e podem estar associados. O grau de hipertrofia do ventrículo direito é variável.

INCOMPETÊNCIA DA VALVA PULMONAR

O espessamento e a rigidez das margens livres (*lúnulas*) das válvulas semilunares, ou a lesão por doença, impedem o fechamento completo da valva. A *incompetência da valva pulmonar* resulta em refluxo de sangue sob alta pressão para o ventrículo direito durante a diástole. Como outras anormalidades valvares, a regurgitação pulmonar é auscultada como um sopro cardíaco, um *ruído anormal do coração*, produzido, nesse caso, por lesão das válvulas da valva do tronco pulmonar.

ESTENOSE AÓRTICA

A *estenose aórtica* é a anormalidade valvar mais frequente. A febre reumática era uma causa comum nas pessoas nascidas no início e nos meados do século XX, mas hoje representa < 10% dos casos de estenose aórtica. A maioria das estenoses aórticas é causada por calcificação degenerativa e, geralmente, o resultado de uma valva da aorta bicúspide congênita; e seu diagnóstico é feito na sexta década de vida ou mais tarde. A estenose aórtica impõe maior trabalho ao coração, resultando em *hipertrofia ventricular esquerda*.

INSUFICIÊNCIA AÓRTICA

A *insuficiência aórtica* resulta em regurgitação aórtica (refluxo de sangue para o ventrículo esquerdo), produzindo um sopro cardíaco e um *pulso colapsante* (impulso forte que diminui rapidamente).

Ecocardiografia

A *ecocardiografia* é um método de registro gráfico da posição e do movimento do coração por meio do eco obtido de feixes de ondas de ultrassom direcionadas através da parede torácica (Figura B4.30). Essa técnica detecta até 20 mℓ de líquido na cavidade do pericárdio, como ocorre no derrame pericárdico. A *ecocardiografia com Doppler* é uma técnica que mostra e registra o fluxo de sangue através do coração e dos grandes vasos por ultrassonografia Doppler, tornando-a particularmente útil

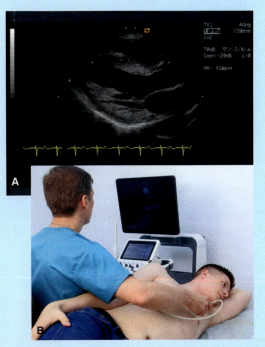

Figura B4.30 Ecocardiografia. **A.** Ecocardiograma normal. **B.** Profissional colocando o transdutor de ultrassom em um espaço intercostal esquerdo na linha paraesternal, sobre o coração.

no diagnóstico e na análise de problemas do fluxo sanguíneo através do coração, como os defeitos septais, e na detecção de estenose e regurgitação valvares, sobretudo no lado esquerdo do coração.

Angiografia coronariana

A *angiografia coronariana* permite ver as artérias coronárias em *arteriogramas coronarianos* (Figura B4.31). Um cateter longo e estreito é introduzido na parte ascendente da aorta, comumente através da artéria femoral na região inguinal, embora cada vez mais através da artéria radial no antebraço. Sob controle fluoroscópico, a extremidade do cateter é introduzida na abertura de uma artéria coronária. É administrado meio de contraste radiopaco, e são feitas cinerradiografias para mostrar o lúmen da artéria e seus ramos, além de eventuais áreas de estenose. A angiografia por TC ou RM está substituindo, cada vez mais, os métodos invasivos convencionais (ver Figuras B4.41 e B4.47).

Doença da artéria coronária ou coronariopatia

A *doença da artéria coronária* (DAC) é uma das principais causas de morte. A DAC tem muitas causas, todas provocando a redução do suprimento sanguíneo para o tecido miocárdico vital.

INFARTO AGUDO DO MIOCÁRDIO

Com a oclusão súbita de uma grande artéria por um *êmbolo*, a região de miocárdio irrigada pelo vaso ocluído sofre *infarto* (fica praticamente sem sangue) e *necrose* (morte patológica

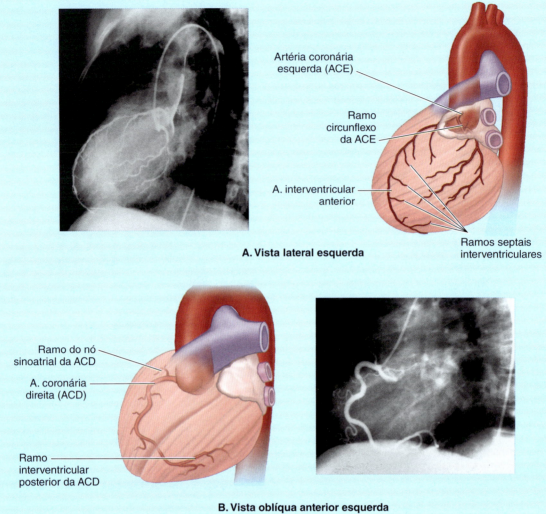

Figura B4.31 Arteriogramas coronarianos convencionais.

do tecido). Os três locais mais comuns de oclusão da artéria coronária e a porcentagem de oclusão de cada artéria são (Figura B4.32):

1. Ramo IV anterior (DA – descendente anterior dos clínicos) da ACE (40 a 50%)
2. ACD (30 a 40%)
3. Ramo circunflexo da ACE (15 a 20%).

A necrose de uma área de miocárdio é um *infarto do miocárdio* (IAM). A causa mais comum de *cardiopatia isquêmica* é a insuficiência coronariana causada por aterosclerose.

ATEROSCLEROSE CORONARIANA

O *processo aterosclerótico*, caracterizado por depósitos lipídicos na túnica íntima (camada interna) das artérias coronárias, começa no início da vida adulta e provoca a lenta estenose dos lumens das artérias coronárias (Figura B4.33). À medida que a *aterosclerose coronariana* avança, os canais colaterais que unem uma artéria coronária à outra se expandem, o que pode, inicialmente, permitir perfusão adequada do coração durante relativa inatividade. Apesar desse mecanismo compensatório, o miocárdio pode não receber oxigênio suficiente quando o coração precisa realizar mais trabalho. O exercício vigoroso, por exemplo, aumenta a atividade cardíaca e sua necessidade de oxigênio. A insuficiência do suprimento sanguíneo para o coração (*isquemia miocárdica*) pode resultar em IAM.

DOENÇA CORONARIANA LENTAMENTE PROGRESSIVA

Na *oclusão lenta de uma artéria coronária*, a circulação colateral tem tempo de aumentar e, portanto, pode haver perfusão adequada do miocárdio durante um evento potencialmente isquêmico. Consequentemente, pode não haver IAM. Após o súbito bloqueio de um grande ramo coronário, é provável que o infarto seja inevitável, mas a extensão da área lesionada depende do grau de desenvolvimento dos canais anastomóticos colaterais. Caso haja obstrução parcial de grandes ramos das duas artérias coronárias, pode ser usada uma circulação colateral extracardíaca para suprir o coração. Esses vasos colaterais unem as artérias coronárias aos vasos dos vasos (*vasa vasorum*) (pequenas artérias) na túnica adventícia da aorta e das artérias pulmonares e a ramos das artérias torácica interna, bronquial e frênica. Estudos clínicos mostram que anastomoses não podem propiciar vias colaterais com

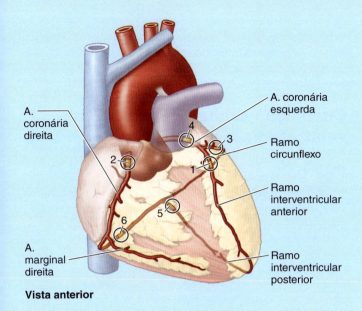

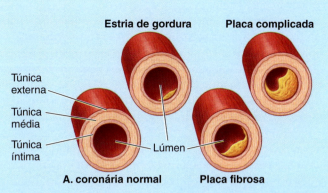

Figura B4.33 Aterosclerose. Fases do desenvolvimento em uma artéria coronária.

Figura B4.32 Locais de oclusão da artéria coronária (círculos) em ordem de frequência.

velocidade suficiente para evitar os efeitos da *oclusão súbita da artéria coronária*. Assim, a utilidade funcional dessas anastomoses parece ser maior na DAC lentamente progressiva em indivíduos fisicamente ativos.

Angina de peito

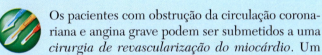 A dor originada no coração é denominada *angina do peito* ou *angina pectoris*. As pessoas com angina costumam descrever dor constritiva transitória (com duração de 15 segundos a 15 minutos), mas de intensidade moderada, como um aperto no tórax, profundamente ao esterno. A dor é causada pela isquemia do miocárdio insuficiente para provocar a necrose celular que define o infarto.

Na maioria das vezes, a angina resulta do estreitamento das artérias coronárias. A redução do fluxo sanguíneo resulta em menor oferta de oxigênio para as células musculares estriadas cardíacas. Em razão do metabolismo anaeróbico limitado dos miócitos, há acúmulo de ácido láctico e o pH é reduzido nas áreas afetadas do coração. Os receptores álgicos no músculo são estimulados pelo ácido láctico. O exercício vigoroso (principalmente após uma refeição pesada), a exposição súbita ao frio e o estresse exigem aumento da atividade por parte do coração, mas os vasos ocluídos não permitem isso. Quando o alimento entra no estômago, há aumento do fluxo sanguíneo para ele e para outras partes do sistema digestório. Consequentemente, parte do sangue é desviada de outros órgãos, inclusive do coração.

A dor anginosa é aliviada por um período de repouso (1 a 2 minutos costumam ser suficientes). Pode-se administrar *nitroglicerina sublingual* (medicação colocada ou pulverizada sob a língua, absorvida através da mucosa oral) porque dilata as artérias coronárias (e outras). Isso aumenta o fluxo sanguíneo e, ao mesmo tempo, diminui a carga de trabalho e a necessidade de oxigênio do coração, porque o órgão passa a bombear contra menor resistência. Além disso, os vasos dilatados acomodam um volume sanguíneo maior, reduzindo o volume de sangue que chega ao coração e a congestão cardíaca. Assim, geralmente há alívio da angina. A angina é uma advertência de comprometimento das artérias coronárias e de que é necessária uma mudança no estilo de vida, uma intervenção de saúde, ou ambas.

No IAM, a dor geralmente é mais intensa que na angina do peito e não desaparece após 1 a 2 minutos de repouso.

Cirurgia de revascularização miocárdica

Os pacientes com obstrução da circulação coronariana e angina grave podem ser submetidos a uma *cirurgia de revascularização do miocárdio*. Um segmento de uma artéria ou veia é unido à parte ascendente da aorta ou à parte proximal de uma artéria coronária e, depois, à artéria coronária distal à estenose (Figura B4.34). A *veia safena magna* é usada com frequência na cirurgia de revascularização do miocárdio porque (1) tem diâmetro igual ou maior que o das artérias coronárias, (2) pode ser facilmente dissecada do membro inferior e (3) oferece segmentos

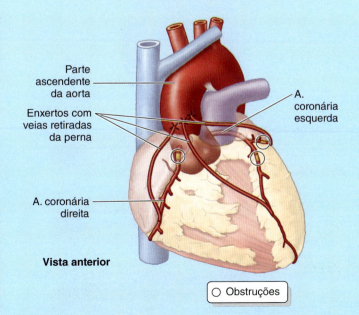

Figura B4.34 Cirurgia de revascularização do miocárdio (em três artérias coronárias).

relativamente longos com um mínimo de válvulas ou ramificação. A inversão do segmento de veia implantado pode anular o efeito de uma válvula se for usado um segmento com válvula. O uso da *artéria radial* na cirurgia de revascularização do miocárdio tornou-se cada vez mais comum. O enxerto desvia sangue da aorta para uma artéria coronária estenosada a fim de aumentar o fluxo distal à obstrução. Simplificando, proporciona um desvio ao redor da área de estreitamento (estenose) ou bloqueio (atresia) arterial. A revascularização do miocárdio também pode ser feita por anastomose cirúrgica de uma artéria torácica interna a uma artéria coronária. Corações revascularizados são comumente encontrados durante dissecções nas aulas de anatomia.

Angioplastia coronariana

Cardiologistas ou radiologistas intervencionistas realizam *angioplastia coronária transluminal percutânea* na qual introduzem, na artéria coronária obstruída, um cateter com um pequeno balão inflável fixado à sua extremidade (Figura B4.35). Quando o cateter chega à obstrução, o balão é insuflado, achatando a placa aterosclerótica contra a parede do vaso. O vaso é distendido para aumentar o tamanho do lúmen, melhorando, assim, o fluxo sanguíneo. Em outros casos, é injetada *tromboquinase* pelo cateter; essa enzima dissolve o coágulo sanguíneo. Também foram empregados instrumentos intraluminais com lâminas giratórias e *lasers*. Após dilatação do vaso, pode-se introduzir uma *endoprótese (stent) intravascular* para manter a dilatação. Os *stents* intravasculares consistem em telas tubulares rígidas ou semirrígidas, que são introduzidas fechadas. Depois de posicionadas, elas se expandem ou são expandidas com um cateter com balão, para manter a permeabilidade do lúmen.

Circulação colateral pelas veias cardíacas mínimas

A inversão do fluxo nas *veias anteriores do ventrículo direito* e nas *veias cardíacas mínimas* pode levar o **sangue luminal** (sangue das câmaras cardíacas) para os leitos capilares do miocárdio em algumas regiões, proporcionando alguma circulação colateral suplementar. Entretanto, exceto se esses vasos colaterais tiverem se dilatado em resposta à cardiopatia isquêmica preexistente, sobretudo associada ao condicionamento físico, é improvável que sejam capazes de fornecer sangue suficiente para o coração durante um evento agudo e evitar o IAM.

Eletrocardiografia

A passagem de impulsos do nó SA pelo coração através do sistema de condução e o padrão de repolarização do miocárdio podem ser amplificados e registrados em um *eletrocardiograma (ECG)* (Figura B4.36). O exame funcional do coração inclui provas de tolerância ao esforço (provas de esforço em esteiras), principalmente para avaliar as consequências de possível DAC. As provas de tolerância ao esforço são muito importantes na detecção da causa de irregularidades do batimento cardíaco. A frequência cardíaca, o ECG e a pressão arterial são monitorados enquanto o paciente pratica exercícios cada vez mais intensos em uma esteira rolante. Os resultados mostram o esforço máximo que o coração do paciente pode tolerar com segurança.

Oclusão coronariana e complexo estimulante do coração

A lesão do complexo estimulante do coração, não raro decorrente da isquemia associada à doença coronariana, causa distúrbios da contração do músculo cardíaco. Como o ramo interventricular anterior (DA – descendente anterior) dá origem aos ramos septais que irrigam o fascículo AV na maioria das pessoas, e os ramos da ACD irrigam os nós SA e AV (Figuras B4.37 e 4.59C), é provável que partes do complexo estimulante do coração sejam afetadas por sua oclusão, e pode ocorrer um *bloqueio atrioventricular* (BAV). Nesse caso (se o paciente sobreviver aos estágios iniciais), os ventrículos começam a se contrair independentemente em sua própria frequência: 25 a 30 bpm (muito menor que a frequência normal mínima de 40 a 45 bpm). Os átrios continuam a se contrair na frequência normal se o nó SA tiver sido poupado, mas o impulso gerado pelo nó SA não chega mais aos ventrículos.

A lesão de um dos ramos resulta em *bloqueio de ramo*, no qual a excitação segue ao longo do ramo não afetado e causa uma sístole em tempo normal apenas desse ventrículo. O impulso então se propaga para o outro ventrículo por

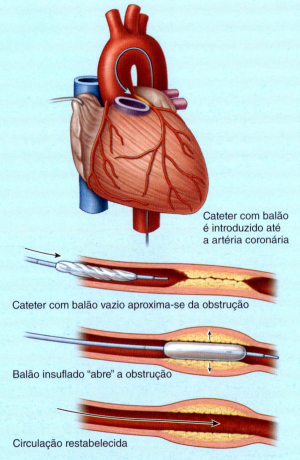

Figura B4.35 Angioplastia transluminal percutânea.

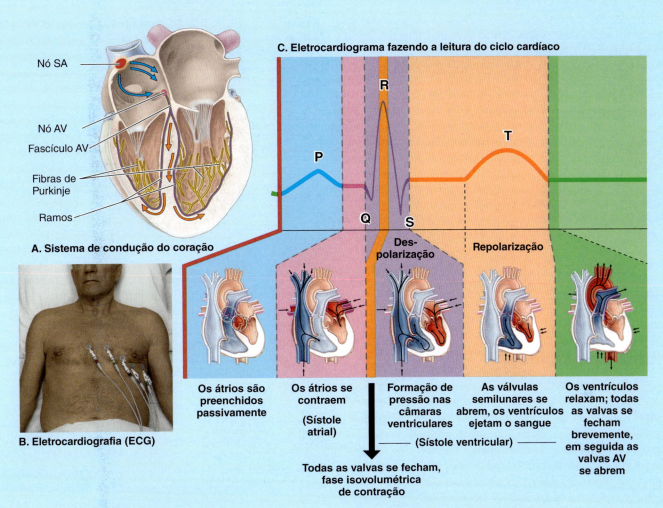

Figura B4.36 Relação do eletrocardiograma com o sistema de condução do coração e o ciclo cardíaco.

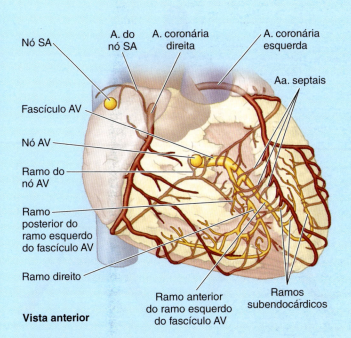

Figura B4.37 Vascularização do complexo estimulante do coração. *AV*, atrioventricular; *SA*, sinoatrial.

condução *miogênica* (propagada pelo músculo), produzindo uma contração assincrônica tardia. Nesses casos, pode-se implantar um *marca-passo cardíaco* para aumentar a frequência ventricular de contração para 70 a 80 por minuto.

Na CIV (comunicação interventricular), o fascículo AV geralmente situa-se na margem da CIV. Evidentemente, essa parte fundamental do complexo estimulante do coração tem de ser preservada durante o reparo cirúrgico do defeito. A destruição do fascículo AV seccionaria a única ligação fisiológica entre os músculos atrial e ventricular, também acarretando um BAV, conforme a descrição anterior.

Marca-passo cardíaco artificial

Em algumas pessoas com BAV, um *marca-passo cardíaco artificial* (aproximadamente do tamanho de um relógio de bolso) é implantado na tela subcutânea. O marca-passo consiste em um gerador de pulso ou bateria, um fio (derivação) e um eletrodo. Os marca-passos produzem impulsos elétricos que iniciam contrações ventriculares em uma frequência predeterminada. Um eletrodo conectado a um cateter é introduzido em uma veia e seu avanço por via venosa é acompanhado com um *fluoroscópio*, um dispositivo para exame de estruturas profundas em tempo real (durante o movimento), por meio de radiografias. A terminação do eletrodo é passada através da VCS até o átrio direito e através da valva atrioventricular direita até o ventrículo direito. Então, o eletrodo é firmemente fixado às trabéculas cárneas na parede ventricular e colocado em contato com o endocárdio.

Reanimação cardíaca

Na maioria dos casos de parada cardíaca, os socorristas realizam *reanimação cardiopulmonar* (RCP) para restabelecer o débito cardíaco e a ventilação pulmonar. Por meio da compressão firme do tórax sobre a parte inferior do corpo do esterno (massagem cardíaca externa ou fechada), o esterno move-se posteriormente por 4 a 5 cm. O aumento da pressão intratorácica força a saída de sangue do coração para as grandes artérias. Quando a pressão externa é liberada e a pressão intratorácica cai, o coração se enche novamente com sangue. Se ocorrer *parada cardíaca* durante uma cirurgia cardíaca, o cirurgião bombeia por ele fazendo massagem cardíaca interna ou aberta até que a circulação normal possa ser restaurada.

Fibrilação cardíaca

A *fibrilação* consiste em contrações múltiplas e rápidas das fibras musculares, inclusive do músculo cardíaco. Na *fibrilação atrial*, as contrações rítmicas regulares normais dos átrios são substituídas por espasmos rápidos, irregulares e descoordenados de diferentes partes das paredes atriais. A resposta dos ventrículos aos impulsos arrítmicos recebidos dos átrios é irregular, mas geralmente a circulação permanece satisfatória. Na *fibrilação ventricular*, as contrações ventriculares normais são substituídas por movimentos espasmódicos irregulares, rápidos, que não bombeiam sangue (*i. e.*, não mantêm a circulação sistêmica, inclusive a circulação coronariana). O complexo estimulante do coração lesionado não funciona normalmente. Consequentemente, há um padrão irregular de contrações descoordenadas nos ventrículos, exceto nas áreas infartadas. A fibrilação ventricular é a mais desorganizada de todas as *arritmias* e não há débito cardíaco efetivo. O distúrbio é fatal se persistir.

Desfibrilação cardíaca

Um *choque elétrico* pode ser administrado ao coração através da parede torácica por meio de grandes eletrodos (pás). Esse choque interrompe todos os movimentos cardíacos e alguns segundos depois o coração pode voltar a bater de forma mais normal. Após o restabelecimento das contrações coordenadas e, portanto, do bombeamento do coração, há algum grau de circulação sistêmica (inclusive coronariana). Se o tórax já estiver aberto, a exemplo do que ocorre durante a cirurgia cardíaca, pás especiais podem ser posicionadas diretamente sobre o coração.

Dor referida cardíaca

O coração é insensível ao toque, corte, frio e calor; entretanto, a isquemia e o acúmulo de produtos metabólicos estimulam as terminações nervosas no miocárdio. As fibras álgicas aferentes seguem em direção central nos ramos cervicais intermediários e inferiores e sobretudo nos ramos cardíacos torácicos do tronco simpático. Os axônios desses neurônios sensitivos primários entram nos segmentos espinais de T1 a T4 ou T5, principalmente do lado esquerdo.

A *dor referida cardíaca* é um fenômeno no qual estímulos nocivos originados no coração são percebidos como dor originada em uma parte superficial do corpo – a pele do membro superior esquerdo, por exemplo. A *dor referida visceral* é transmitida por fibras aferentes viscerais que acompanham fibras simpáticas e é normalmente referida em estruturas somáticas ou em áreas como um membro que tenha fibras aferentes com corpos celulares no mesmo gânglio sensitivo espinal e processos centrais que entrem na medula espinal através das mesmas raízes posteriores (Kaufman & Jones, 2018).

A *dor anginosa* costuma ser percebida como irradiada das regiões subesternal e peitoral esquerda para o ombro esquerdo e a face medial do membro superior esquerdo (Figura B4.38A). Essa parte do membro é suprida pelo nervo cutâneo medial do braço. Não raro, os ramos cutâneos laterais dos 2º e 3º nervos intercostais (os nervos intercostobraquiais) unem-se ou superpõem-se em sua distribuição com o nervo cutâneo medial do braço. Assim, a dor cardíaca é referida no membro superior porque os segmentos da medula espinal desses nervos cutâneos (T1 a T3) também são comuns às terminações aferentes viscerais para as artérias coronárias. Também podem ser feitos contatos sinápticos com neurônios comissurais (conectores), que conduzem impulsos para neurônios no lado direito de áreas comparáveis da medula espinal. Essa ocorrência explica por que a dor de origem cardíaca, embora geralmente seja referida no lado esquerdo, pode ser referida no lado direito, nos dois lados ou no dorso (Figura B4.38B e C).

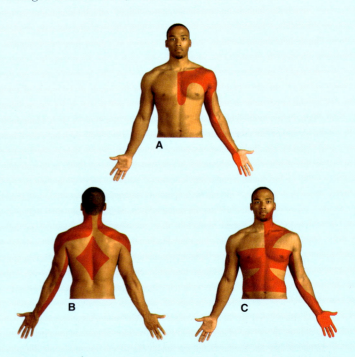

Figura B4.38 Áreas de dor referida cardíaca (*vermelhas*). **A.** Padrão anginoso comum. **B** e **C.** Padrões menos comuns de dor cardíaca referida.

Pontos-chave: Coração

Coração: O coração é uma bomba dupla de sucção e pressão, que impulsiona o sangue pela dupla alça infinita formada pelos circuitos pulmonar e sistêmico. ■ As câmaras direitas do coração servem ao primeiro e as câmaras esquerdas, ao segundo. ■ O coração tem o formato de uma pirâmide inclinada, com o ápice em direção anteroinferior e para a esquerda, e a base oposta ao ápice (posterior). ■ Cada lado do coração tem uma câmara de recepção (átrio) e uma câmara de sucção, compressão e expulsão (ventrículo). ■ As câmaras bilaterais (portanto, os circuitos sistêmico de alta pressão e pulmonar de baixa pressão) são separadas por um septo cardíaco formado principalmente por tecido muscular, mas parcialmente membranáceo. ■ Há valvas AV entre câmaras unilaterais para facilitar o bombeamento em duas fases (acúmulo seguido de ejeção). ■ Valvas arteriais unidirecionais (do tronco pulmonar e da aorta) posicionadas na saída de cada lado impedem o refluxo (exceto aquele que enche as artérias coronárias) e mantêm a pressão diastólica das artérias. ■ As câmaras têm um revestimento endotelial brilhante, o endocárdio; uma parede muscular ou miocárdio, cuja espessura é proporcional às pressões internas da câmara específica; e um revestimento externo brilhante (a lâmina visceral do pericárdio seroso, ou epicárdio). ■ O miocárdio dos átrios e ventrículos (e a propagação miogênica de estímulos de contração através dele) está fixado ao esqueleto fibroso do coração e separado dele por tecido conjuntivo. ■ O esqueleto fibroso consiste em quatro anéis fibrosos, dois trígonos e as partes membranáceas dos septos cardíacos. ■ Apenas impulsos contráteis conduzidos por músculo especializado, dos átrios para os ventrículos, penetram o esqueleto em locais definidos. ■ O esqueleto fibroso oferece inserção para o miocárdio e as válvulas e mantém a integridade dos óstios.

Circulação coronariana: O sistema circulatório do miocárdio é único porque as artérias coronárias se enchem durante a diástole ventricular em virtude da retração aórtica. Normalmente (mas não necessariamente) são artérias terminais funcionais. ■ A artéria coronária direita (ACD) e o ramo circunflexo da artéria coronária esquerda (ACE) irrigam as paredes dos átrios por meio de pequenos ramos. ■ A ACD costuma irrigar os nós SA e AV, o miocárdio da parede externa do ventrículo direito (exceto sua face anterior), a face diafragmática do ventrículo esquerdo e o terço posterior do SIV. ■ Em geral, a ACE supre os dois terços anteriores do SIV (inclusive o fascículo AV de tecido conjuntivo), a parede anterior do ventrículo direito e a parede externa do ventrículo esquerdo (exceto a face diafragmática). ■ Os leitos capilares do miocárdio drenam principalmente para o átrio direito por intermédio de veias que deságuam no seio coronário. No entanto, as veias também podem entrar diretamente nas câmaras por meio de veias cardíacas mínimas. Nenhuma das duas vias tem válvulas.

Complexo estimulante do coração: O complexo estimulante do coração é formado por nós intrínsecos especializados geradores de estímulos rítmicos e por feixes de músculo cardíaco modificado que conduzem os impulsos. O resultado é a contração coordenada dos átrios e ventrículos. ■ A frequência de geração e a velocidade de condução são aumentadas pela parte simpática e inibidas pela parte parassimpática da divisão autônoma do sistema nervoso para atender às demandas ou poupar energia. ■ O nó sinoatrial (SA), gerador de impulsos, e o nó atrioventricular (AV), transmissor, geralmente são irrigados por ramos dos nós da ACD. O fascículo atrioventricular e seus ramos são irrigados principalmente por ramos septais da ACE. ■ A oclusão de qualquer artéria coronária com subsequente infarto do nó ou do tecido condutor pode exigir a inserção de um marca-passo cardíaco artificial. ■ O efeito da divisão autônoma do sistema nervoso sobre as artérias coronárias é paradoxal. A estimulação simpática causa vasodilatação e a estimulação parassimpática, vasoconstrição.

Mediastino superior e grandes vasos

O mediastino superior situa-se superiormente ao plano transverso do tórax, que atravessa o ângulo do esterno e a junção (disco intervertebral) das vértebras T IV e T V (Figura 4.63). Em sentido anteroposterior, o conteúdo do mediastino superior é (Figuras 4.64 e 4.65A e B):

- Timo
- Grandes vasos, com as veias (veias braquiocefálicas e VCS) anteriores às artérias (arco da aorta e as raízes de seus principais ramos – tronco braquiocefálico, artéria carótida comum esquerda e artéria subclávia esquerda) e nervos relacionados (nervos vago e frênico e plexo cardíaco de nervos)
- Continuação inferior das vísceras cervicais (traqueia anteriormente e esôfago posteriormente) e nervos relacionados (nervo laríngeo recorrente esquerdo)
- Ducto torácico e troncos linfáticos.

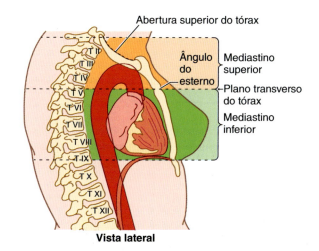

Figura 4.63 Limites do mediastino superior. O mediastino superior estende-se inferiormente desde a abertura superior até o plano transverso do tórax.

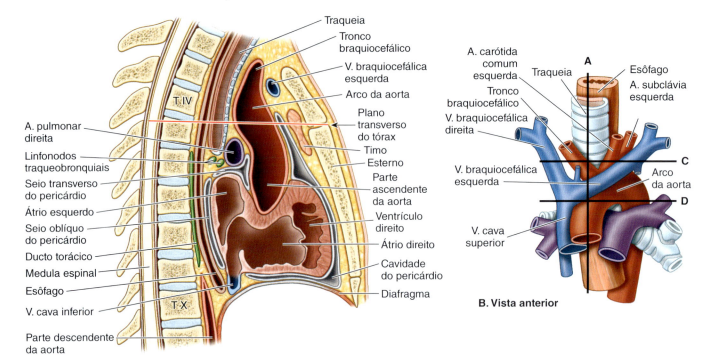

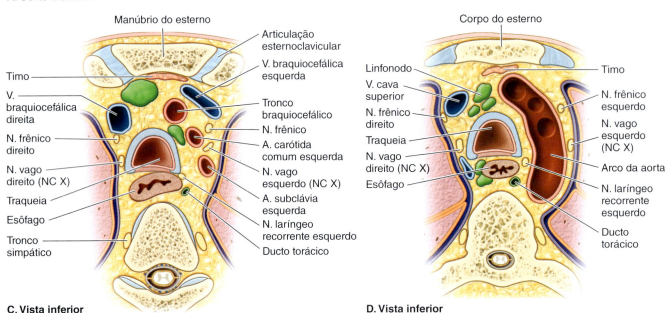

Figura 4.64 Relações das estruturas no mediastino superior. A ordem das estruturas no mediastino superior, em sentido anteroposterior, é mostrada nas vistas medial (**A**), anterior (**B**) e inferior (**C** e **D**): timo, veias, artérias, vias respiratórias (traqueia), sistema digestório (esôfago), ductos linfáticos, corpos vertebrais/discos intervertebrais e medula espinal.

Para resumir sistemicamente, *a ordem das principais estruturas no mediastino superior, em sentido anteroposterior, é: (1) timo, (2) veias, (3) artérias, (4) vias respiratórias, (5) sistema digestório e (6) troncos linfáticos.*

TIMO

O **timo**, um órgão linfoide essencial, ocupa a parte inferior do pescoço e a parte anterior do mediastino superior (Figuras 4.64 e 4.65A). É uma glândula plana, cujos lobos têm formato de cantil, situada posteriormente ao manúbrio do esterno e que se estende até o mediastino anterior, anteriormente ao pericárdio fibroso. Após a puberdade, o timo sofre involução gradual e é substituído por gordura em sua maior parte. A substancial *irrigação arterial do timo* provém principalmente dos ramos intercostais anteriores e **mediastinais anteriores das artérias torácicas internas**. As *veias do timo* terminam nas veias braquiocefálica esquerda, torácica interna e tireóidea inferior. Os *vasos linfáticos do timo* terminam nos linfonodos paraesternais, braquiocefálicos e traqueobronquiais.

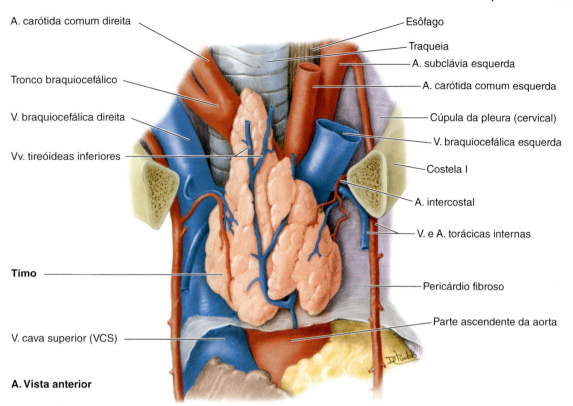

A. Vista anterior

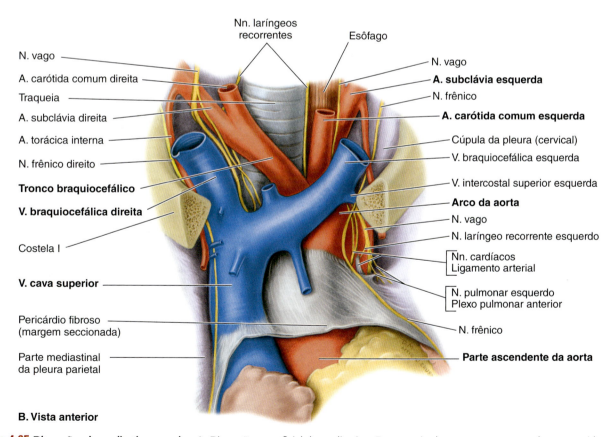

B. Vista anterior

Figura 4.65 Dissecções do mediastino superior. A. Dissecção superficial do mediastino. Foram excisados o esterno e as costelas e removida a pleura parietal. Não é comum ver o timo tão distinto em um adulto; geralmente ele é grande na puberdade, mas depois regride e é substituído em grande parte por tecido adiposo e fibroso. **B.** Dissecção profunda da raiz do pescoço e do mediastino superior. O timo foi removido. O nervo vago direito (NC X) cruza anteriormente à artéria subclávia direita e dá origem ao nervo laríngeo recorrente direito, que segue medialmente para chegar à traqueia e ao esôfago. O nervo laríngeo recorrente esquerdo segue inferior e depois posteriormente ao arco da aorta e ascende entre a traqueia e o esôfago até a laringe.

GRANDES VASOS

As **veias braquiocefálicas direita** e **esquerda** formam-se posteriormente às articulações esternoclaviculares (EC) pela união das veias jugular interna e subclávia. No nível da margem inferior da 1ª cartilagem costal direita, as veias braquiocefálicas unem-se para formar a VCS (Figuras 4.64B e 4.65B). O comprimento da *veia braquiocefálica esquerda* é maior que o dobro do comprimento da veia braquiocefálica direita, porque passa do lado esquerdo para o lado direito, anteriormente às raízes dos três principais ramos do arco da aorta (Figura 4.65B). As veias braquiocefálicas conduzem o sangue da cabeça, pescoço e membros superiores para o átrio direito.

A **veia cava superior** (**VCS**) conduz o sangue de todas as estruturas superiores ao diafragma, exceto os pulmões e o coração. Segue inferiormente e termina no nível da 3ª cartilagem costal, quando entra no átrio direito do coração. A VCS situa-se no lado direito do mediastino superior, anterolateral à traqueia e posterolateral à parte ascendente da aorta. O nervo frênico direito situa-se entre a VCS e a parte mediastinal da pleura parietal. A metade terminal da VCS situa-se no mediastino médio, onde está ao lado da parte ascendente da aorta e forma o limite posterior do seio transverso do pericárdio (ver Figura 4.45).

A **parte ascendente da aorta**, com diâmetro aproximado de 2,5 cm, começa no óstio da aorta. Seus únicos ramos são as artérias coronárias, originadas nos seios da aorta (ver Figura 4.54B). A parte ascendente da aorta é intrapericárdica (Figura 4.65A e B); por isso e porque se situa inferiormente ao plano transverso do tórax, é considerada um conteúdo do mediastino médio (parte do mediastino inferior).

O **arco da aorta**, a continuação curva da parte ascendente da aorta (Figuras 4.64A e 4.66; ver Quadro 4.5), inicia-se posteriormente à 2ª articulação esternocostal (EC) direita, no nível do ângulo do esterno. Curva-se em sentido superior, posterior, para a esquerda e, depois, inferior. O arco da aorta ascende anteriormente à artéria pulmonar direita e à bifurcação da traqueia, atingindo seu ápice no lado esquerdo da traqueia e esôfago, quando passa sobre a raiz do pulmão esquerdo. O arco desce posteriormente à raiz esquerda do pulmão, ao lado da vértebra T IV. O arco termina formando a **parte descendente** (**torácica**) **da aorta**, posteriormente à 2ª articulação esternocostal esquerda.

O **arco da veia ázigo** ocupa uma posição correspondente à aorta, à direita da traqueia, sobre a raiz do pulmão direito, embora o sangue esteja fluindo na direção oposta (ver Figura 4.62). O **ligamento arterial**, o remanescente do ducto arterial fetal, segue da raiz da artéria pulmonar esquerda até a face inferior do arco da aorta. Os ramos habituais do arco da aorta são o *tronco braquiocefálico*, a *artéria carótida comum esquerda* e a *artéria subclávia esquerda* (Figuras 4.66 e 4.67A).

O **tronco braquiocefálico**, o primeiro e maior ramo do arco da aorta, origina-se posteriormente ao manúbrio do esterno, onde está anterior à traqueia e posterior à veia braquiocefálica esquerda (Figuras 4.64A e B, 4.65B e 4.67A). Ascende superolateralmente até alcançar o lado direito da

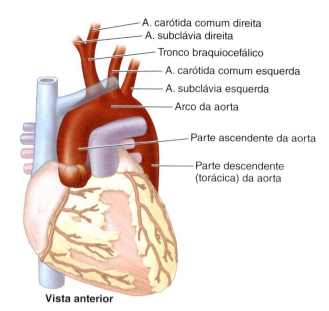

Figura 4.66 Padrão comum de ramos do arco da aorta. O padrão mostrado é observado em aproximadamente 65% das pessoas. O maior ramo (tronco braquiocefálico) origina-se do início do arco, a próxima artéria (artéria carótida comum esquerda) origina-se da parte superior do arco e o terceiro ramo (artéria subclávia esquerda) origina-se do arco cerca de 1 cm distal à artéria carótida comum esquerda.

traqueia e a articulação EC direita, onde se divide nas artérias carótida comum direita e subclávia direita.

A **artéria carótida comum esquerda**, o segundo ramo do arco da aorta, origina-se posteriormente ao manúbrio do esterno ligeiramente posterior e à esquerda do tronco braquiocefálico. Ascende anteriormente à artéria subclávia esquerda e inicialmente situa-se anterior à traqueia e depois à sua esquerda. Entra no pescoço passando posteriormente à articulação EC esquerda.

A **artéria subclávia esquerda**, o terceiro ramo do arco, origina-se da parte posterior do arco da aorta, imediatamente posterior à artéria carótida comum esquerda. Ascende lateralmente à traqueia e à artéria carótida comum esquerda no mediastino superior; não emite ramos no mediastino. Quando sai do tórax e entra na raiz do pescoço, passa posteriormente à articulação EC esquerda.

NERVOS NO MEDIASTINO SUPERIOR

Os *nervos vagos* saem do crânio e descem no pescoço posterolateralmente às artérias carótidas comuns (Figura 4.66A; ver Quadro 4.6). Cada nervo vago entra no mediastino superior posteriormente à respectiva articulação EC e veia braquiocefálica.

O **nervo vago direito** (**NVD**) entra no tórax anteriormente à artéria subclávia direita, onde dá origem ao **nervo laríngeo recorrente direito** (Figura 4.67A a C). O nervo laríngeo recorrente direito faz uma curva ao redor da artéria subclávia direita e ascende entre a traqueia e o esôfago para suprir a laringe. O NVD segue posteroinferiormente através do mediastino superior, no lado direito da traqueia. A seguir, passa posteriormente à veia braquiocefálica direita, VCS e raiz do pulmão direito. Aqui, divide-se em muitos ramos, que contribuem para o **plexo pulmonar direito** (Figura 4.67C).

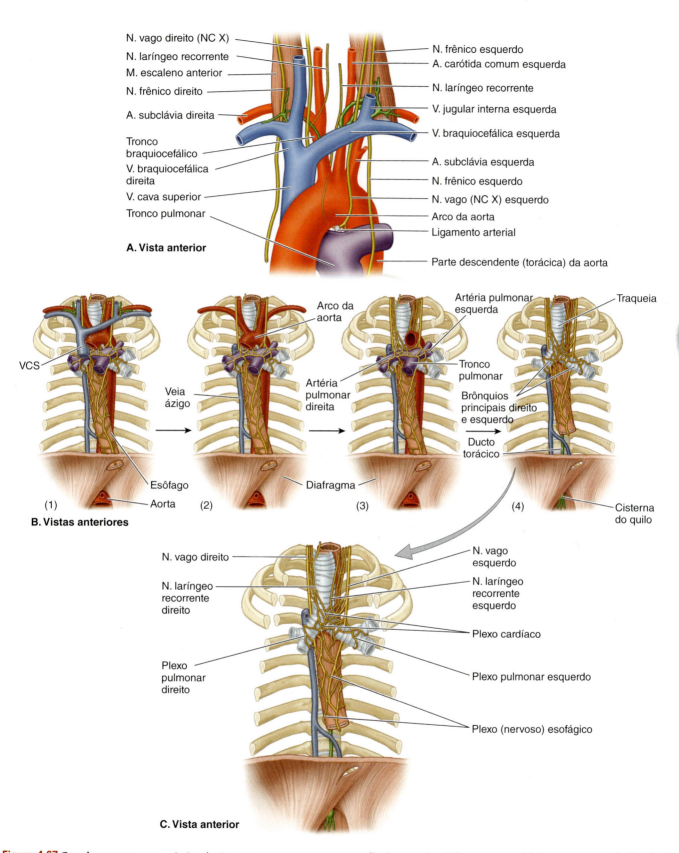

Figura 4.67 Grandes vasos e nervos. A. As relações entre os vasos e nervos no mediastino superior. O ligamento arterial é o remanescente do *shunt* fetal (canal arterial) que passa ao largo dos pulmões pré-funcionais. **B.** As relações na bifurcação da traqueia da parte superficial para a parte profunda. (*1*) Extremo anterior. A veia braquiocefálica esquerda cruza as raízes dos três ramos principais do arco da aorta. (*2*) A parte ascendente da aorta e o arco passam anterior e superiormente, respectivamente, à artéria pulmonar direita. (*3*) A bifurcação do tronco pulmonar e a artéria pulmonar direita situam-se diretamente anteriores à bifurcação da traqueia. (*4*) O plexo cardíaco permanece na face anterior da bifurcação da traqueia após remoção do tronco e artérias pulmonares, parte ascendente e arco da aorta, com os quais o plexo está relacionado primariamente. **C.** Os nervos nos mediastinos superior e posterior. As vísceras situadas anteriormente à traqueia e ao esôfago foram removidas.

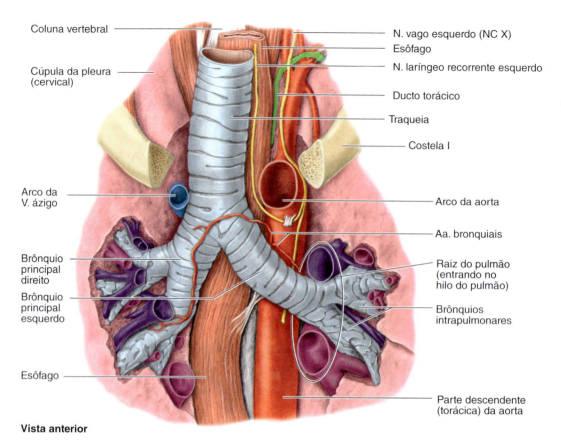

Figura 4.68 Dissecção profunda do mediastino superior. Quatro estruturas seguem paralelas quando atravessam a abertura superior do tórax: traqueia, esôfago, nervo laríngeo recorrente esquerdo e ducto torácico. O brônquio principal direito é mais vertical, mais curto e mais largo do que o brônquio principal esquerdo. O trajeto da artéria bronquial direita mostrado aqui é anômalo; geralmente passa posterior ao brônquio.

Em geral, o NVD deixa esse plexo como um único nervo e segue até o esôfago, onde se divide novamente e cede fibras para o **plexo (nervoso) esofágico**. O NVD também dá origem a nervos que contribuem para o *plexo cardíaco*.

O **nervo vago esquerdo** (NVE) desce no pescoço posteriormente à artéria carótida comum esquerda (Figura 4.67A). Entra no mediastino entre a artéria carótida comum esquerda e a artéria subclávia esquerda. Quando chega ao lado esquerdo do arco da aorta, o NVE diverge posteriormente do nervo frênico esquerdo. O NVE é separado lateralmente do nervo frênico pela veia intercostal superior esquerda. Quando o NVE curva-se medialmente na margem inferior do arco da aorta, emite o **nervo laríngeo recorrente esquerdo**. Este nervo segue inferiormente ao arco da aorta, imediatamente lateral ao ligamento arterial, e ascende até a laringe, no sulco entre a traqueia e o esôfago (Figuras 4.62, 4.65B, 4.67A a C e 4.68). O NVE segue posteriormente à raiz do pulmão esquerdo, onde se divide em muitos ramos que contribuem para o **plexo pulmonar esquerdo**. O NVE deixa esse plexo como um único tronco e segue até o esôfago, onde se junta às fibras do nervo vago direito no *plexo (nervoso) esofágico* (Figura 4.67B e C).

Os *nervos frênicos* (Figura 4.67A) suprem o diafragma com fibras motoras e sensitivas, sendo que estas últimas representam aproximadamente um terço das fibras nervosas. Os nervos frênicos também enviam fibras sensitivas para o pericárdio e a parte mediastinal da pleura parietal. Os nervos frênicos entram no mediastino superior entre a artéria subclávia e a origem da veia braquiocefálica (ver Quadro 4.6). A posição dos nervos frênicos anterior às raízes dos pulmões é um elemento importante para distingui-los dos nervos vagos, que seguem posteriormente às raízes.

O **nervo frênico direito** segue à direita da veia braquiocefálica direita, VCS e pericárdio sobre o átrio direito. Também segue anteriormente à raiz do pulmão direito e desce no lado direito da VCI até o diafragma, o qual perfura perto do óstio da veia cava (Figura 4.69A).

O **nervo frênico esquerdo** desce entre a artéria subclávia esquerda e a artéria carótida comum esquerda. Cruza a face esquerda do arco da aorta anteriormente ao nervo vago esquerdo e passa sobre a veia intercostal superior esquerda. Depois, desce anteriormente à raiz do pulmão esquerdo e segue ao longo do pericárdio fibroso, superficial ao átrio e ventrículo esquerdos, onde perfura o diafragma à esquerda do pericárdio (Figura 4.69B). A maior parte da ramificação dos nervos frênicos distribuídos para o diafragma ocorre na face inferior (abdominal) desse músculo.

TRAQUEIA

A **traqueia** desce anteriormente ao esôfago e entra no mediastino superior, inclinando-se um pouco para a direita do plano mediano (Figuras 4.67B e C e 4.68). A face

Capítulo 4 ■ Tórax 395

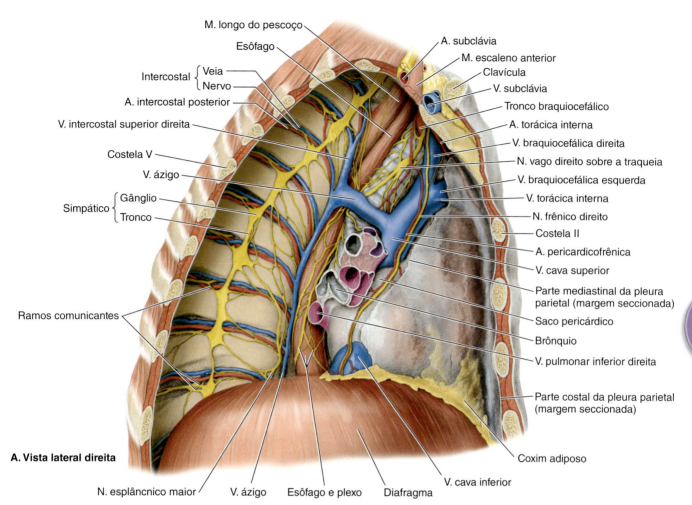

Figura 4.69 **Exposições laterais do mediastino. A.** Lado direito do mediastino. As partes costal e mediastinal da pleura parietal foram removidas quase completamente para expor as estruturas subjacentes. Esse lado do mediastino, o "*lado azul*", é dominado por estruturas venosas: a veia ázigo e seu arco, a veia cava superior, o átrio direito e a veia cava inferior. (*continua*)

posterior da traqueia é plana no local onde está em contato com o esôfago (Figura 4.64B). A traqueia termina no nível do ângulo do esterno, dividindo-se nos brônquios principais direito e esquerdo (Figuras 4.64A e 4.68). A traqueia termina acima do nível do coração e não é um componente do mediastino posterior.

ESÔFAGO

O **esôfago** é um tubo fibromuscular que se estende da faringe até o estômago (Figuras 4.64A e B, 4.67B e C, 4.68, 4.69A e 4.70). Entra no mediastino superior entre a traqueia e a coluna vertebral, onde se situa anteriormente aos corpos das vértebras T I a T IV. Em geral, o esôfago é achatado no sentido anteroposterior. Inicialmente, inclina-se para a esquerda, mas é empurrado de volta para o plano mediano pelo arco da aorta. A seguir, é comprimido anteriormente pela raiz do pulmão esquerdo. No mediastino superior, o *ducto torácico* geralmente está à esquerda do esôfago, profundamente (medial) ao arco da aorta (Figuras 4.68 e 4.69B). Inferiormente ao arco, o esôfago inclina-se novamente para a esquerda ao se aproximar e atravessar o **hiato esofágico** no diafragma (Figura 4.70).

Mediastino posterior

O **mediastino posterior** (a parte posterior do mediastino inferior) está localizado inferiormente ao plano transverso do tórax, anteriormente às vértebras T V a T XII, posteriormente ao pericárdio e ao diafragma e entre a pleura parietal dos dois pulmões (Figuras 4.64A e 4.67C). O mediastino posterior contém a parte torácica da aorta, o ducto torácico e os troncos linfáticos, os linfonodos mediastinais posteriores, as veias ázigo e hemiázigo, o esôfago e o plexo nervoso esofágico. Alguns autores também incluem os troncos simpáticos torácicos e os nervos esplâncnicos torácicos; entretanto, essas estruturas situam-se lateralmente aos corpos vertebrais e não estão dentro do compartimento ou espaço mediastinal posterior propriamente dito.

PARTE TORÁCICA DA AORTA

A **parte torácica da aorta** é a continuação do arco da aorta (Figuras 4.68, 4.70 e 4.71; Quadro 4.5). Começa à esquerda da margem inferior do corpo da vértebra T IV e desce no mediastino posterior à esquerda das vértebras T V a T XII. Na descida, aproxima-se do plano mediano e desloca o

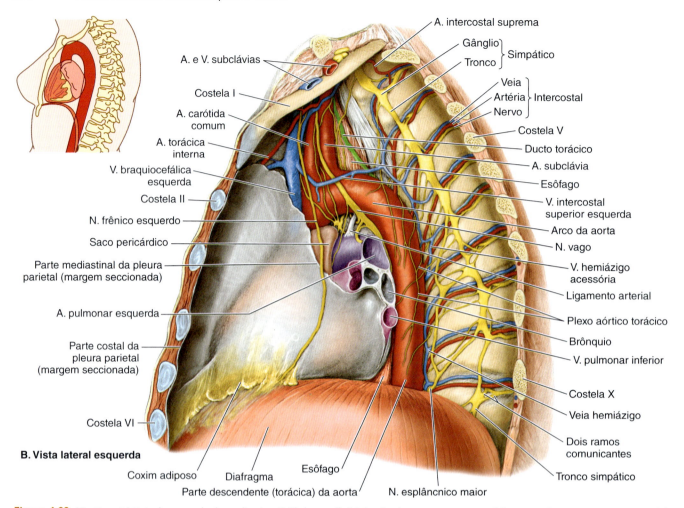

Figura 4.69 (*Continuação*) **B.** Lado esquerdo do mediastino. O "*lado vermelho*" é dominado por estruturas arteriais: o arco da aorta e a sua parte torácica, as artérias carótida comum esquerda e subclávia e o ventrículo esquerdo (mais o tronco pulmonar e a artéria pulmonar esquerda). Nos níveis torácico e lombar superior, o tronco simpático está fixado aos nervos intercostais por pares de ramos comunicantes (*brancos* e *cinzentos*). A veia intercostal superior esquerda, que drena os dois a três espaços intercostais superiores, segue anteriormente para entrar na veia braquiocefálica esquerda.

esôfago para a direita. É circundada pelo **plexo aórtico torácico** (Figura 4.69B), uma rede nervosa autônoma. A parte torácica da aorta situa-se posteriormente à raiz do pulmão esquerdo (Figuras 4.68 e 4.69B), pericárdio e esôfago. Termina (com a mudança de nome para *parte abdominal da aorta*) anteriormente à margem inferior da vértebra T XII e entra no abdome através do **hiato aórtico** no diafragma (Figura 4.70). O ducto torácico e a veia ázigo ascendem à sua direita e a acompanham através desse hiato.

Em um padrão que é mais evidente no abdome, os *ramos da parte descendente da aorta* se originam e seguem em três "planos vasculares" (Figura 4.71):

1. Um *plano mediano anterior de ramos viscerais ímpares* para o intestino (sistema digestório embrionário) e seus derivados (*A* no detalhe da Figura 4.71)
2. *Planos laterais de ramos viscerais pares* que irrigam outras vísceras além do intestino e seus derivados (*B* no detalhe da Figura 4.71)
3. *Planos posterolaterais de ramos parietais (segmentares) pares* que suprem a parede do corpo (*C* no detalhe da Figura 4.71).

No tórax, os *ramos viscerais ímpares* do plano vascular anterior são as **artérias esofágicas** – geralmente duas, mas pode haver até cinco (Figura 4.71; Quadro 4.5). Os *ramos viscerais pares* do plano lateral são representados no tórax pelas *artérias bronquiais* (Figura 4.68). Embora as artérias bronquiais direita e esquerda possam originar-se diretamente da aorta, na maioria das vezes isso ocorre apenas com as artérias bronquiais esquerdas pares; as artérias bronquiais direitas originam-se indiretamente como ramos de uma artéria intercostal posterior direita (geralmente a 3ª). Os ramos parietais pares da parte torácica da aorta que se originam posterolateralmente são as nove *artérias intercostais posteriores* que suprem todos os espaços intercostais, exceto os dois superiores, e as *artérias subcostais* (Figura 4.71). Esses últimos vasos originam-se da parte torácica da aorta, mas seguem abaixo do diafragma. Originam-se em série com as artérias intercostais posteriores.

As exceções a esse padrão incluem:

- **Artérias frênicas superiores**, ramos parietais pares que seguem anterolateralmente até a face superior do diafragma (que, na verdade, está voltada posteriormente nesse nível, devido à convexidade do diafragma), onde se

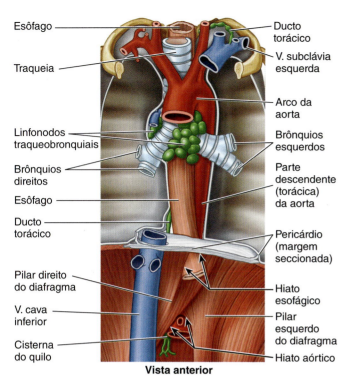

Figura 4.70 Vista anterior do esôfago, da traqueia, dos brônquios e da aorta. O arco da aorta curva-se posteriormente no lado esquerdo da traqueia e esôfago. O aumento dos linfonodos traqueobronquiais (carinais) inferiores pode alargar o ângulo entre os brônquios principais. Nesta peça, o ducto torácico entra na veia subclávia esquerda.

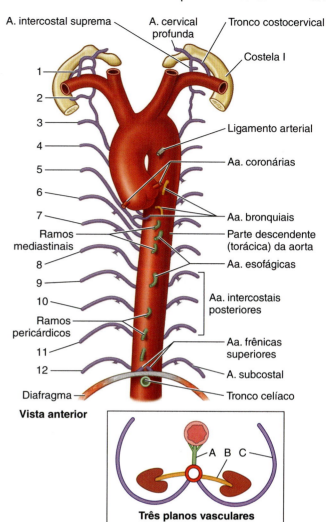

Figura 4.71 Ramos da parte torácica da aorta. Os ramos da parte torácica da aorta tendem a originar-se nos três planos vasculares (**detalhe**). Os ramos esofágicos e pericárdicos são ramos viscerais ímpares (*A* no **detalhe**) originados anteriormente; os ramos bronquiais são ramos viscerais laterais pares (*B* no **detalhe**); as artérias intercostais posteriores e subcostais (*1 a 12*) são ramos parietais segmentares pares que, em sua maioria, têm origem posterolateral (*C* no **detalhe**). As artérias frênicas superiores pareadas originadas na parte inferior da parte torácica da aorta que irrigam o diafragma são exceções ao padrão; são ramos parietais pareados que migraram anteriormente.

anastomosam com os ramos musculofrênico e pericardicofrênico da artéria torácica interna
- **Ramos pericárdicos**, ramos ímpares que se originam anteriormente, mas em vez de seguirem para o intestino, enviam ramos para o pericárdio. O mesmo é válido para as pequenas **artérias mediastinais** que suprem os linfonodos e outros tecidos do mediastino posterior.

ESÔFAGO

O **esôfago** desce do mediastino superior para o mediastino posterior, seguindo posteriormente e à direita do arco da aorta (Figuras 4.67C, 4.68 e 4.70) e posteriormente ao pericárdio e ao átrio esquerdo. O esôfago é a principal relação posterior da base do coração. A seguir, desvia-se para a esquerda e atravessa o *hiato esofágico* no diafragma no nível da vértebra T X, anteriormente à aorta.

O esôfago pode ter três impressões, ou "constrições", em sua parte torácica. Essas constrições podem ser observadas como estreitamentos do lúmen em radiografias de tórax oblíquas feitas durante a ingestão de bário. O esôfago é comprimido por três estruturas: (1) o arco da aorta, (2) o brônquio principal esquerdo e (3) o diafragma. As duas primeiras constrições estão muito próximas. A compressão pelo arco da aorta é mais evidente na radiografia posteroanterior (PA) após ingestão de bário, e a impressão brônquica é mais visível nas imagens laterais. Não é possível ver constrições no esôfago vazio; entretanto, quando o órgão se expande durante o enchimento, as estruturas citadas anteriormente comprimem suas paredes.

DUCTO TORÁCICO E TRONCOS LINFÁTICOS

O **ducto torácico** é o maior canal linfático do corpo. No mediastino posterior, situa-se na face anterior dos corpos das sete vértebras torácicas inferiores (Figura 4.72). O ducto torácico transporta a maior parte da linfa do corpo para o sistema venoso: dos membros inferiores; cavidade pélvica; cavidade abdominal; membro superior esquerdo e lado esquerdo do tórax, cabeça e pescoço, ou seja toda a linfa, com exceção do quadrante superior direito (ver considerações gerais sobre o sistema linfático no Capítulo 1, *Visão Geral e Conceitos Básicos*).

Quadro 4.5 Aorta e seus ramos torácicos.

Artéria	Origem	Trajeto	Ramos
Parte ascendente da aorta	Óstio da aorta no ventrículo esquerdo	Ascende aproximadamente 5 cm até o ângulo do esterno, onde se torna o arco da aorta	Artérias coronárias direita e esquerda
Arco da aorta	Continuação da parte ascendente da aorta	Curva-se posteriormente à esquerda da traqueia e do esôfago e superiormente ao brônquio principal esquerdo	Tronco braquiocefálico, artérias carótida comum esquerda e subclávia esquerda
Parte descendente da aorta (aorta torácica)	Continuação do arco da aorta	Desce no mediastino posterior à esquerda da coluna vertebral; desvia-se gradualmente para a direita para se localizar no plano mediano no hiato aórtico	Artérias intercostais posteriores, subcostais, algumas artérias frênicas e ramos viscerais (p. ex., esofágico)
A. intercostal posterior	Face posterior da parte torácica da aorta	Segue lateralmente e, depois, anteriormente, paralela às costelas	Ramos cutâneos laterais e anteriores
A. bronquial (1 a 2 ramos)	Face anterior da aorta ou artéria intercostal posterior	Segue com a árvore traqueobronquial	Tecidos brônquico e peribrônquico e pleura visceral
A. esofágica (4 a 5 ramos)	Face anterior da parte torácica da aorta	Segue anteriormente ao esôfago	Para o esôfago
A. frênica superior (número variável)	Faces anteriores da parte torácica da aorta	Origina-se no hiato aórtico e segue até a face superior do diafragma	Para o diafragma

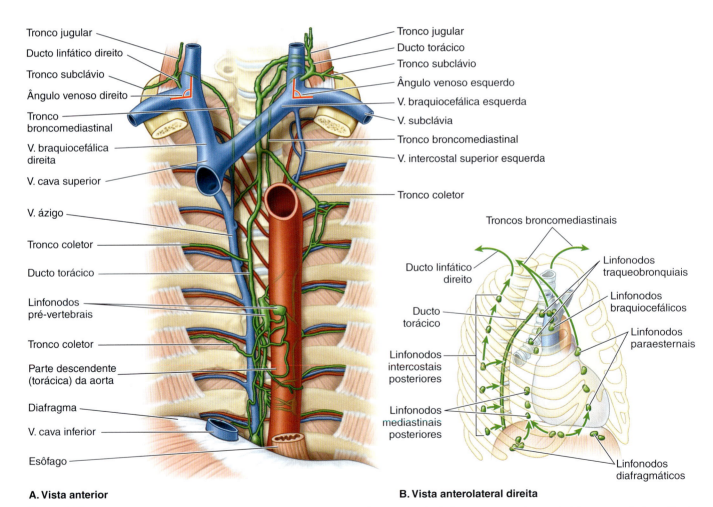

A. Vista anterior

B. Vista anterolateral direita

Figura 4.72 Ducto torácico e troncos linfáticos. **A.** A parte torácica da aorta ligeiramente desviada para a esquerda e a veia ázigo, para a direita, a fim de expor o ducto torácico. Aproximadamente no plano transverso do tórax (ângulo do esterno, nível do disco intervertebral T IV–T V), o ducto torácico segue para a esquerda e continua a ascender até o pescoço, onde curva-se lateralmente para entrar no ângulo venoso esquerdo. O ducto linfático direito é formado pela união dos equivalentes contralaterais dos ductos que se unem ao término do ducto torácico. **B.** Linfonodos e vias linfáticas que drenam a cavidade torácica.

O ducto torácico origina-se da **cisterna do quilo** no abdome e ascende através do hiato aórtico no diafragma (Figura 4.70). Em geral, tem paredes finas e cor branca opaca. Com frequência assemelha-se a um colar de contas em razão de suas muitas válvulas. Ascende no mediastino posterior entre a parte torácica da aorta à sua esquerda, a veia ázigo à sua direita, o esôfago anteriormente e os corpos vertebrais posteriormente. No nível das vértebras T IV, T V ou T VI, o ducto torácico cruza para o lado esquerdo, posteriormente ao esôfago, e ascende até o mediastino superior.

O ducto torácico recebe ramos dos espaços intercostais médios e superiores de ambos os lados, por meio de vários troncos coletores. Também recebe ramos das estruturas do mediastino posterior. Muitas vezes, recebe, próximo de seu fim, os *troncos linfáticos jugular*, *subclávio* e *broncomediastinal* (embora esses vasos possam terminar independentemente). O ducto torácico geralmente drena para o sistema venoso perto da união das veias jugular interna e subclávia esquerdas – o ângulo venoso esquerdo ou a origem da veia braquiocefálica esquerda (Figura 4.72A) – mas pode se abrir na veia subclávia esquerda, como mostra a Figura 4.70.

VASOS E LINFONODOS DO MEDIASTINO POSTERIOR

A parte torácica da aorta e seus ramos já foram analisados. Os **linfonodos mediastinais posteriores** (Figura 4.72A e B) situam-se posteriormente ao pericárdio, onde estão relacionados ao esôfago e à parte torácica da aorta. Existem vários linfonodos posteriores à parte inferior do esôfago e mais (até oito) anteriores e laterais a ele. Os linfonodos mediastinais posteriores recebem linfa do esôfago, da face posterior do pericárdio e do diafragma, e dos espaços intercostais posteriores médios. A linfa dos linfonodos drena para os ângulos venosos direito ou esquerdo, pelo ducto linfático direito ou pelo ducto torácico, respectivamente.

O **sistema venoso ázigo**, situado de cada lado da coluna vertebral, drena o dorso e as paredes toracoabdominais (Figuras 4.72A e 4.73A e B) e as vísceras do mediastino. O sistema ázigo apresenta grande variação em sua origem,

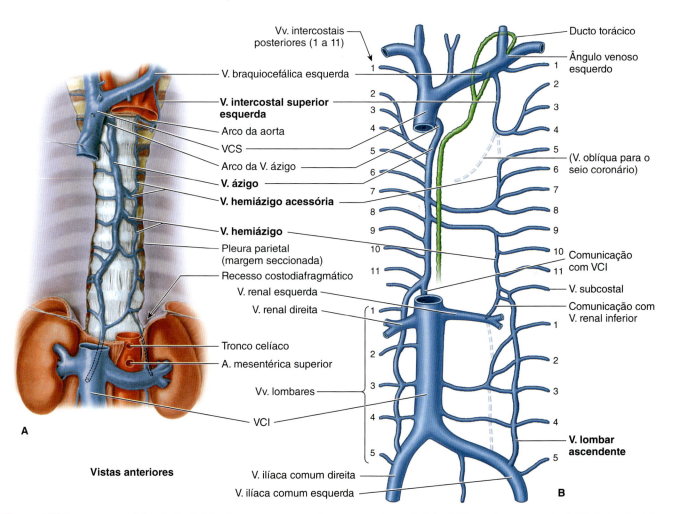

Figura 4.73 Sistema venoso ázigo. **A.** A veia ázigo forma uma conexão direta entre a veia cava inferior (*VCI*) e a veia cava superior (*VCS*). **B.** As veias ázigo e hemiázigo são contínuas inferiormente (abaixo do diafragma) com as veias lombares ascendentes.

trajeto, tributárias e anastomoses. A *veia ázigo* e sua principal tributária, a *veia hemiázigo*, geralmente têm origem em "raízes" oriundas da face posterior da VCI e/ou veia renal, respectivamente, que se fundem com as *veias lombares ascendentes*.

A **veia ázigo** forma uma via colateral entre a VCS e a VCI e drena sangue das paredes posteriores do tórax e abdome. Ascende no mediastino posterior, passando perto das faces direitas dos corpos das oito vértebras torácicas inferiores. Curva-se sobre a face superior da raiz do pulmão direito para se unir à VCS, de modo semelhante ao modo como o arco da aorta passa sobre a raiz do pulmão esquerdo. Além das *veias intercostais posteriores*, a veia ázigo comunica-se com os plexos venosos vertebrais que drenam o dorso, as vértebras e as estruturas no canal vertebral. A veia ázigo também recebe as veias mediastinais, esofágicas e bronquiais (Figura 4.73).

A **veia hemiázigo** origina-se no lado esquerdo pela união das veias subcostal esquerda e lombar ascendente. Ascende no lado esquerdo da coluna vertebral, posteriormente à parte torácica da aorta, até a vértebra T IX. Aqui, cruza para a direita, posteriormente a aorta, ducto torácico e esôfago, e se une à veia ázigo. A veia hemiázigo recebe as três veias intercostais posteriores inferiores, as veias esofágicas inferiores e várias pequenas veias mediastinais. A **veia hemiázigo acessória** começa na extremidade medial do 4º ou 5º espaço intercostal e desce à esquerda da coluna vertebral de T V a T VIII. Recebe tributárias das veias dos 4º ao 8º espaços intercostais e, às vezes, das veias bronquiais esquerdas. Cruza sobre a vértebra T VII ou T VIII, posteriormente à parte torácica da aorta e ao ducto torácico, onde se une à veia ázigo. Às vezes a veia hemiázigo acessória se une à veia hemiázigo e drena com ela na veia ázigo. Não raro, a veia hemiázigo acessória está ligada à veia intercostal superior esquerda, conforme mostra a Figura 4.73. A veia intercostal superior esquerda, que drena os 1º ao 3º espaços intercostais, pode comunicar-se com a veia hemiázigo acessória; entretanto, drena principalmente para a veia braquiocefálica esquerda.

NERVOS DO MEDIASTINO POSTERIOR

Os troncos simpáticos e seus gânglios associados formam uma importante parte da divisão autônoma do sistema nervoso (Figura 4.74; Quadro 4.6). Os **troncos simpáticos torácicos** estão em continuidade com os troncos simpáticos cervicais e lombares. Os troncos torácicos estão situados contra as cabeças das costelas na parte superior do tórax, as articulações costovertebrais no nível torácico médio e as laterais dos corpos vertebrais na parte inferior do tórax. Os **nervos esplâncnicos torácicos inferiores** – também conhecidos como nervos esplâncnicos maior, menor e imo – são parte dos *nervos esplâncnicos abdominopélvicos* porque suprem vísceras inferiores ao diafragma. Consistem principalmente em fibras pré-ganglionares do 5º ao 12º gânglios simpáticos, que atravessam o diafragma e fazem sinapse nos

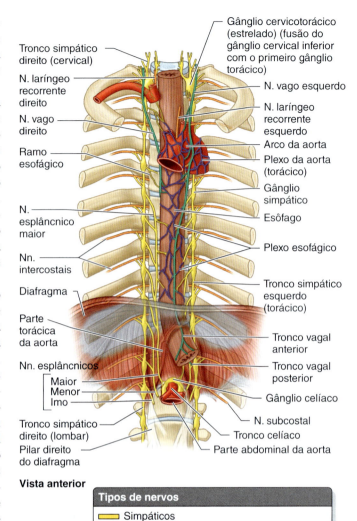

Figura 4.74 Nervos do mediastino superior e posterior.

gânglios pré-vertebrais do abdome. São responsáveis pela inervação simpática da maioria das vísceras abdominais. Esses nervos esplâncnicos são analisados em mais detalhes no Capítulo 5, *Abdome*.

Mediastino anterior

O mediastino anterior, a menor subdivisão do mediastino (Figura 4.42), situa-se entre o corpo do esterno e os músculos transversos do tórax e o pericárdio posteriormente. É contínuo com o mediastino superior no ângulo do esterno e é limitado inferiormente pelo diafragma. O mediastino anterior é formado por tecido conjuntivo frouxo (**ligamentos esternopericárdicos**), gordura, vasos linfáticos, alguns linfonodos e ramos dos vasos torácicos internos. Em lactentes e crianças, o mediastino anterior contém a parte inferior do timo. Em casos incomuns, esse órgão linfoide pode estender-se até o nível das quartas cartilagens costais.

Quadro 4.6 Nervos torácicos.

Nervo	Origem	Trajeto	Distribuição
N. vago (NC X)	8 a 10 radículas do bulbo do tronco encefálico	Entra no mediastino superior, posteriormente à articulação esternoclavicular e à veia braquiocefálica; dá origem ao nervo laríngeo recorrente; segue posteriormente às raízes dos pulmões para formar o plexo esofágico e continua até o abdome	Plexo pulmonar, plexo esofágico e plexo cardíaco
N. frênico	Ramos anteriores dos nervos C3 a C5	Atravessa a abertura superior do tórax e segue entre a parte mediastinal da pleura parietal e o pericárdio, passando anteriormente às raízes dos pulmões	Pleura parietal mediastinal e pericárdio; músculo, pleura parietal e peritônio da parte central do diafragma
Nn. intercostais (1 a 11)	Ramos anteriores dos nervos T1 a T11	Seguem nos espaços intercostais entre as camadas interna e íntima dos músculos intercostais	Músculos no espaço intercostal e pele sobrejacente; os nervos inferiores suprem os músculos e a pele da parede anterolateral do abdome
N. subcostal	Ramo anterior do nervo T12	Segue a margem inferior da costela XII e entra na parede abdominal	Parede abdominal e pele da região glútea
N. laríngeo recorrente	Nervo vago	Curva-se ao redor da artéria subclávia à direita; à esquerda segue ao redor do arco da aorta e ascende no sulco traqueoesofágico	Músculos intrínsecos da laringe (exceto cricotireóideo); sensitivo inferiormente ao nível das pregas vocais
Plexo cardíaco	Ramos cervical e cardíaco do nervo vago e nervos esplâncnicos cardiopulmonares do tronco simpático	Do arco da aorta e face posterior do coração, as fibras estendem-se ao longo das artérias coronárias e até o nó sinoatrial	Os impulsos seguem até o nó sinoatrial; as fibras parassimpáticas diminuem a frequência, reduzem a força dos batimentos cardíacos e contraem as artérias coronárias; as fibras simpáticas têm o efeito oposto
Plexo pulmonar	Nervo vago e nervos esplâncnicos cardiopulmonares do tronco simpático	Forma-se na raiz do pulmão e estende-se ao longo das subdivisões brônquicas	As fibras parassimpáticas contraem os bronquíolos; as fibras simpáticas os dilatam; as fibras aferentes conduzem reflexos
Plexo esofágico	Nervos vagos direito e esquerdo e nervos esplâncnicos do tronco simpático	Distalmente à bifurcação da traqueia; os nervos vago e esplâncnicos simpáticos formam um plexo ao redor do esôfago	Fibras vagais e simpáticas para o músculo liso e as glândulas dos dois terços inferiores do esôfago

ANATOMIA CLÍNICA

MEDIASTINO SUPERIOR, POSTERIOR E ANTERIOR

Variações das grandes artérias

VARIAÇÕES NA RAMIFICAÇÃO DO ARCO DA AORTA

O padrão habitual de ramos do arco da aorta é encontrado em aproximadamente 65% das pessoas (Figura B4.39A). *Variações na origem dos ramos do arco da aorta* são bastante comuns (Figura B4.39B). Em aproximadamente 27% das pessoas, a artéria carótida comum esquerda origina-se do tronco braquiocefálico. O tronco braquiocefálico não se forma em cerca de 2,5% das pessoas; nesses casos, cada uma das quatro artérias (carótidas comuns e subclávias direita e esquerda) tem origem independente no arco da aorta. A artéria vertebral esquerda origina-se do arco da aorta em cerca de 5% das pessoas. Dois troncos braquiocefálicos, direito e esquerdo, originam-se do arco em cerca de 1,2% das pessoas (Bergman, 2015).

ANOMALIAS DOS RAMOS AÓRTICOS E DO ARCO DA AORTA

Algumas vezes, uma *artéria subclávia direita retroesofágica* origina-se como o último (à extrema esquerda) ramo do arco da aorta (Figura B4.40A). A artéria cruza posteriormente ao esôfago para chegar ao membro superior direito e pode comprimir o esôfago, causando dificuldade à deglutição (*disfagia*). Uma artéria acessória para a glândula tireoide, a **artéria tireóidea ima**, pode originar-se do arco da aorta ou da artéria braquiocefálica.

A parte mais superior do arco da aorta geralmente está cerca de 2,5 cm inferior à margem superior do manúbrio do esterno, mas pode estar mais superior ou inferior. Às vezes o arco da aorta curva-se sobre a raiz do pulmão direito e segue inferiormente no lado direito, formando um **arco da aorta à direita**. Em alguns casos, o arco anormal, após passar sobre a raiz do pulmão direito, pode seguir posteriormente ao esôfago, até alcançar sua posição habitual do lado esquerdo. Com menor frequência, um **arco da aorta duplo** forma um anel vascular ao redor do esôfago e da traqueia (Figura B4.40B). Quando há compressão da traqueia a ponto de afetar a respiração pode ser necessário realizar a divisão cirúrgica do anel vascular.

Aneurisma da parte ascendente da aorta

A porção distal da parte ascendente da aorta recebe um forte impulso de sangue quando o ventrículo esquerdo se contrai. Como sua parede não é reforçada pelo pericárdio fibroso (o pericárdio fibroso funde-se à

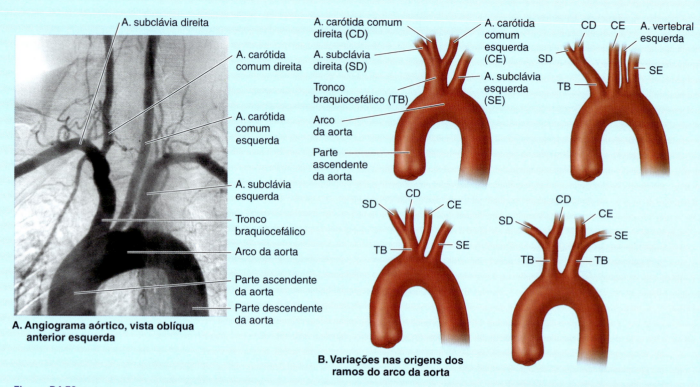

Figura B4.39 Variações na ramificação do arco da aorta. **A.** Angiograma aórtico (aortograma) demonstrando o padrão mais comum de ramificação. **B.** Variações na ramificação do arco da aorta.

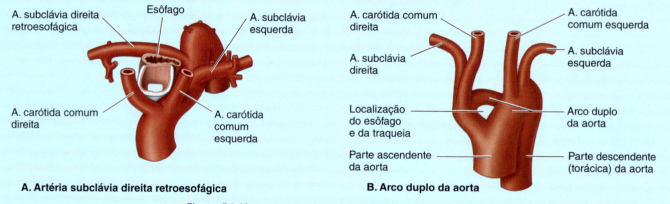

Figura B4.40 Anomalias dos ramos aórticos e do arco da aorta.

túnica externa da aorta no início do arco; Figura 4.64B), pode haver desenvolvimento de um *aneurisma* (dilatação localizada). O aneurisma aórtico pode ser visto à radiografia ou à angiografia por RM do tórax (Figura B4.41) como uma área aumentada da silhueta da parte ascendente da aorta. Indivíduos com aneurisma geralmente se queixam de dor torácica com irradiação para o dorso. O aneurisma pode comprimir a traqueia, o esôfago e o nervo laríngeo recorrente, causando dificuldade respiratória e à deglutição.

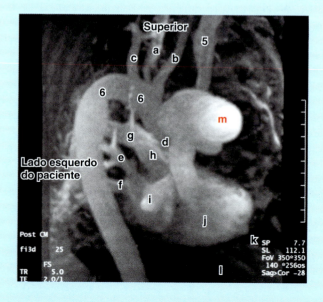

Figura B4.41 Aneurisma do arco da aorta. (5) veia cava superior, (6) arco da aorta, (*a*) artéria carótida comum esquerda, (*b*) artéria braquiocefálica, (*c*) artéria subclávia esquerda, (*d*) parte ascendente da aorta, (*e*) veia pulmonar direita, (*f*) veia pulmonar esquerda, (*g*) artéria pulmonar esquerda, (*h*) tronco pulmonar, (*i*) átrio esquerdo, (*j*) ventrículo esquerdo, (*k*) diafragma, (*l*) fígado, (*m*) grande aneurisma sacular originado na parte ascendente da aorta.

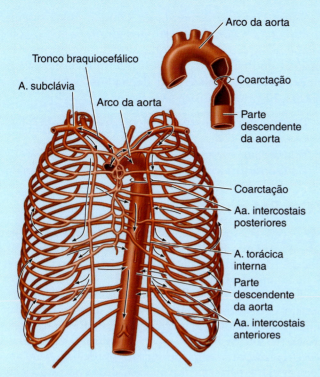

Figura B4.42 **Coarctação da aorta.** *Setas*, direção do fluxo sanguíneo.

Coarctação da aorta

Na *coarctação da aorta*, o arco da aorta ou a sua parte torácica tem um estreitamento anormal (estenose) que diminui o calibre do lúmen, provocando uma obstrução ao fluxo sanguíneo para a parte inferior do corpo (Figura B4.42). O local mais comum de coarctação é perto do ligamento arterial (ver Figura 4.62). Quando a coarctação situa-se inferiormente a esse local (*coarctação pós-ductal*), geralmente há desenvolvimento de boa circulação colateral entre as partes proximal e distal da aorta através das artérias intercostais e torácicas internas. Esse tipo de coarctação é compatível com muitos anos de vida porque a circulação colateral conduz sangue para a parte torácica da aorta inferior à estenose. Os vasos colaterais podem tornar-se tão grandes que causam pulsação perceptível nos espaços intercostais e erosão das superfícies adjacentes das costelas, que é visível em radiografias do tórax.

Lesão dos nervos laríngeos recorrentes

Os nervos laríngeos recorrentes suprem todos os músculos intrínsecos da laringe, exceto um. Consequentemente, qualquer procedimento investigativo (diagnóstico) (p. ex., *mediastinotomia*) ou doença no mediastino superior que possa lesionar esses nervos afetará a voz. Como o nervo laríngeo recorrente esquerdo espirala-se ao redor do arco da aorta e ascende entre a traqueia e o esôfago, pode ser acometido por um carcinoma broncogênico

ou esofágico, aumento dos linfonodos mediastinais, ou um *aneurisma do arco da aorta*. Neste último, o nervo pode ser distendido pelo arco dilatado.

Obstrução do esôfago

As impressões produzidas no esôfago por estruturas adjacentes são de interesse clínico porque retardam a passagem de substâncias nesses locais. As impressões indicam os locais mais prováveis de alojamento de corpos estranhos engolidos e onde pode surgir uma estenose, por exemplo, após a ingestão acidental de um líquido cáustico como soda cáustica.

Laceração do ducto torácico

O ducto torácico tem paredes finas e geralmente é branco-opaco nas pessoas vivas. No entanto, pode ser incolor, o que dificulta sua identificação. Consequentemente, é vulnerável à lesão inadvertida durante procedimentos de investigação e/ou cirúrgicos no mediastino posterior. A *laceração do ducto torácico* durante um acidente ou cirurgia pulmonar resulta em perda de linfa para a cavidade torácica em taxas que variam de 75 a 200 mℓ por hora. A linfa ou quilo dos lácteos do intestino também pode entrar na cavidade pleural, produzindo *quilotórax*. Esse líquido pode ser removido por punção com agulha ou toracocentese; em alguns casos pode ser necessário ligar o ducto torácico. A linfa, então, retorna para o sistema venoso por outros canais linfáticos que se juntam ao ducto torácico acima da ligadura.

Variações do ducto torácico

As *variações do ducto torácico* são comuns porque a parte superior do ducto representa o membro esquerdo original de um par de vasos linfáticos no embrião. Às vezes há dois ductos torácicos em um curto segmento.

Vias de circulação colateral venosa para o coração

As veias ázigo, hemiázigo e hemiázigo acessória são meios alternativos (colaterais) de drenagem venosa das regiões torácica, abdominal e dorsal quando há *obstrução da VCI*. Em algumas pessoas, há uma veia ázigo acessória paralela à veia ázigo no lado direito. Outras pessoas não têm sistema venoso hemiázigo. Uma variação clinicamente importante, embora incomum, ocorre quando o sistema ázigo recebe todo o sangue da VCI, exceto o sangue proveniente do fígado. Nessas pessoas, o sistema ázigo drena quase todo o sangue inferior ao diafragma, exceto o sangue do sistema digestório. Se houver *obstrução da VCS* acima da entrada da veia ázigo, o sangue pode drenar inferiormente para as veias da parede abdominal e voltar ao átrio direito pelo sistema venoso ázigo e pela VCI.

Alterações do timo relacionadas com a idade

O timo é um componente proeminente do mediastino superior durante a lactância e a infância. Pode comprimir a traqueia em alguns lactentes. O timo tem um papel importante no desenvolvimento e na manutenção do sistema imune. Quando chega a puberdade, o timo começa a diminuir em relação ao tamanho do corpo. Na vida adulta, geralmente é substituído por tecido adiposo e muitas vezes seu reconhecimento é difícil; entretanto, continua produzindo linfócitos T.

Radiografia do mediastino

O coração forma a maior parte da imagem radiopaca central em incidências PA (Figura B4.43), mas não é possível distinguir as câmaras cardíacas individualmente. É importante conhecer as estruturas que formam a **silhueta cardiovascular**, porque alterações nessa silhueta podem indicar doença ou anomalias funcionais (Figura B4.43A). Em radiografias PA (vistas AP), as margens da silhueta cardiovascular são:

- *Margem direita*, veia braquiocefálica direita, VCS, átrio direito e VCI
- *Margem esquerda*, parte terminal do arco da aorta, tronco pulmonar, aurícula esquerda e ventrículo esquerdo.

A parte inferior esquerda da silhueta cardiovascular representa a região do ápice. Quando presente, o ápice anatômico típico costuma estar situado inferiormente à imagem do diafragma. Existem três tipos principais de silhuetas cardiovasculares, que dependem basicamente do biotipo (Figura B4.43B):

- *Tipo transversal*, observado em pessoas obesas, gestantes e lactentes
- *Tipo oblíquo*, característico da maioria das pessoas
- *Tipo vertical*, encontrado em pessoas com tórax estreito.

TC e RM do mediastino

A TC e a RM são muito usadas para exame do tórax (Figura B4.44). A RM geralmente é melhor para detecção e delimitação das lesões nos tecidos moles. É muito útil para exame das vísceras e dos linfonodos do mediastino e das raízes dos pulmões, por meio de imagens planares e reconstruídas B4.45 a B4.47). Também é usada para o exame das mamas. As imagens de TC e RM transversais (axiais) são sempre orientadas para mostrar como pareceria a secção horizontal do corpo de um paciente deitado sobre uma mesa de exame para o médico posicionado aos pés do paciente. Portanto, o topo da imagem é anterior, e a margem lateral esquerda da imagem representa a superfície lateral direita do corpo do paciente. Dados de TC e RM podem ser reconstruídos graficamente pelo computador como cortes transversais, sagitais, oblíquos ou coronais do corpo.

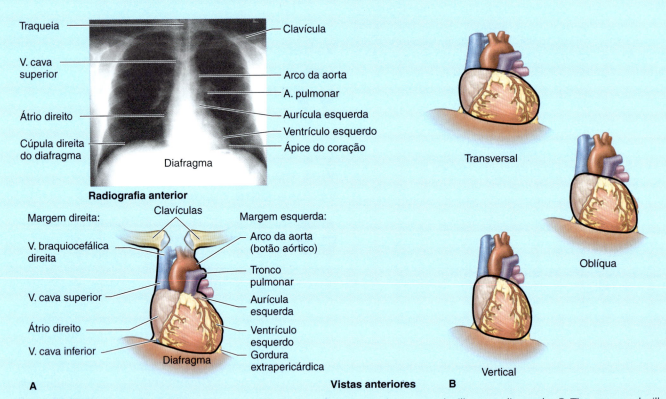

Figura B4.43 Silhuetas cardiovasculares (silhuetas mediastinais). **A.** Composição das margens da silhueta cardiovascular. **B.** Tipos comuns de silhueta cardiovascular.

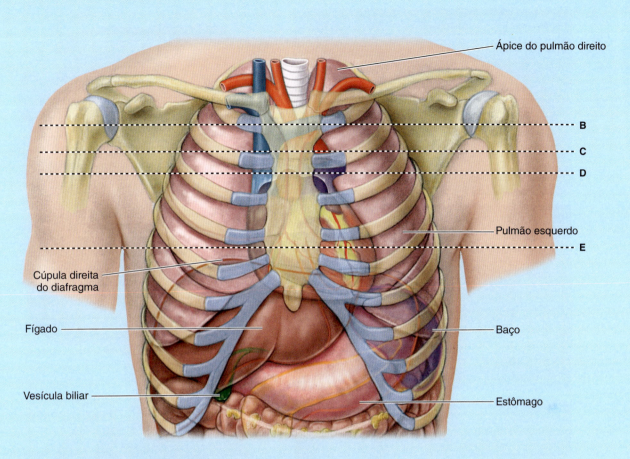

A. Vista anterior

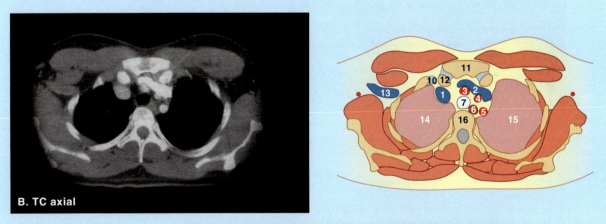

B. TC axial

Legenda de B a E	
1 V. braquiocefálica direita	8 Brônquio principal direito
2 V. braquiocefálica esquerda	9 Brônquio principal esquerdo
3 Tronco braquiocefálico	10 Cartilagem costal
4 A. carótida comum esquerda	11 Esterno
5 A. subclávia esquerda	12 Clavícula
6 Esôfago	13 V. axilar
7 Traqueia	

Figura B4.44 TC de tórax, plano transverso, imagens seriadas. **A.** É indicado o nível de cada imagem (*linhas tracejadas*). **B.** No nível das articulações esternoclaviculares, a veia braquiocefálica esquerda (*2*) *cruza a linha mediana anteriormente aos três ramos do arco da aorta* (*3*, *4* e *5*) para se unir à veia braquiocefálica direita (*1*), formando a veia cava superior [VCS] (*22*) em nível mais inferior. (*continua*)

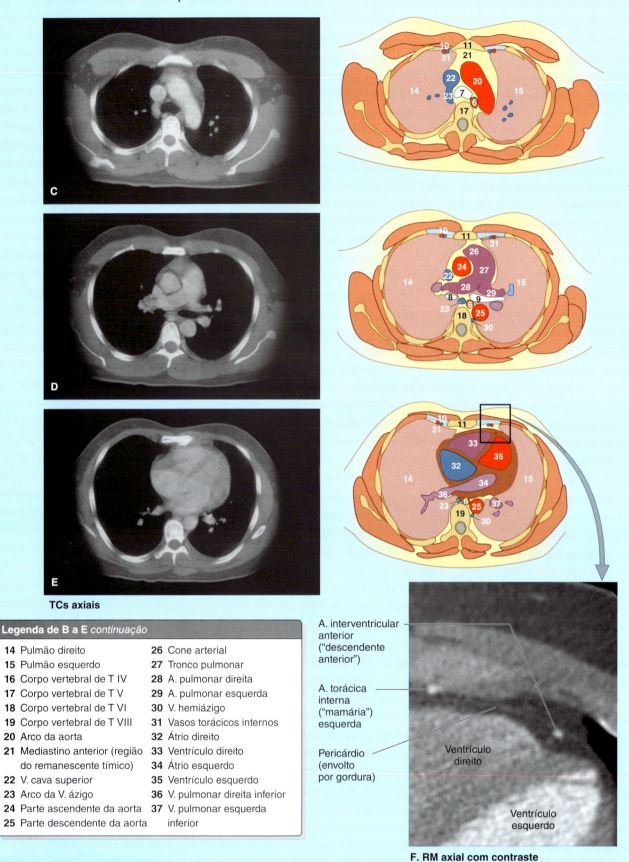

TCs axiais

Legenda de B a E *continuação*	
14 Pulmão direito	26 Cone arterial
15 Pulmão esquerdo	27 Tronco pulmonar
16 Corpo vertebral de T IV	28 A. pulmonar direita
17 Corpo vertebral de T V	29 A. pulmonar esquerda
18 Corpo vertebral de T VI	30 V. hemiázigo
19 Corpo vertebral de T VIII	31 Vasos torácicos internos
20 Arco da aorta	32 Átrio direito
21 Mediastino anterior (região do remanescente tímico)	33 Ventrículo direito
22 V. cava superior	34 Átrio esquerdo
23 Arco da V. ázigo	35 Ventrículo esquerdo
24 Parte ascendente da aorta	36 V. pulmonar direita inferior
25 Parte descendente da aorta	37 V. pulmonar esquerda inferior

F. RM axial com contraste

Figura B4.44 (*Continuação*) **C.** O arco da aorta (*20*) é oblíquo (mais sagital do que transversal) com a extremidade ascendente anteriormente na linha mediana e a extremidade descendente posteriormente e à esquerda dos corpos vertebrais (*17*). A VCS (*22*) no lado direito recebe o arco da veia ázigo (*23*) em sua face posterior. **D.** O tronco pulmonar (*27*) forma a haste de um Y invertido, com os ramos formados pelas artérias pulmonares direita (*28*) e esquerda (*29*). A artéria pulmonar direita (*28*) passa sob o arco da aorta [entre as partes ascendente (*24*) e descendente (*25*) da aorta]. **E.** Uma imagem no nível do diâmetro máximo do coração mostra as quatro câmaras (*32* a *35*) e a inclinação diagonal do septo interventricular (entre *33* e *35*) – ver **detalhe**. **F.** Ampliação da área indicada (*boxe*) em E mostrando detalhes do pericárdio e das artérias coronária descendente anterior e torácica interna.

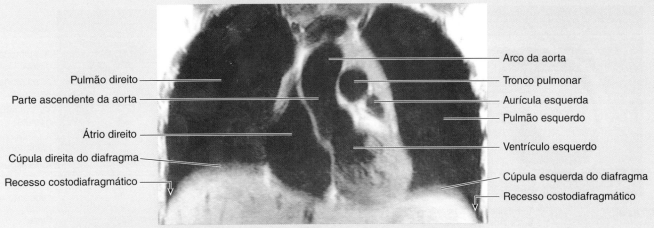

A. RM coronal através da parte ascendente e do arco da aorta

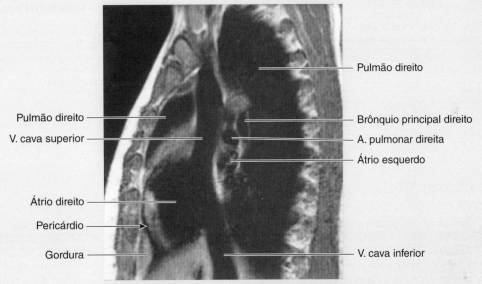

B. RM sagital através das Vv. cavas superior e inferior

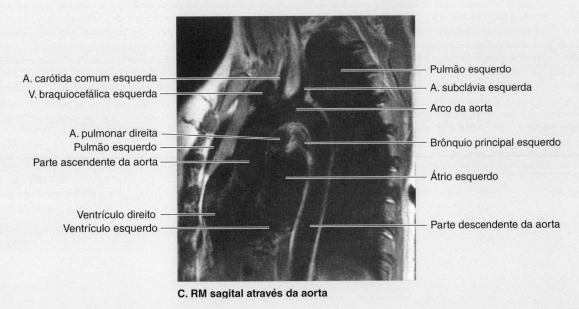

C. RM sagital através da aorta

Figura B4.45 TC de tórax, planos coronal e sagital. A. RM, plano coronal através da parte ascendente da aorta e do arco da aorta. **B.** RM, plano sagital através das veias cavas superior e inferior. **C.** RM, plano sagital através do arco da aorta.

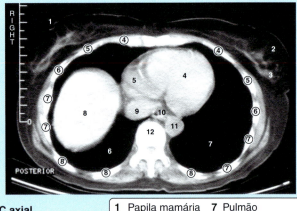

Figura B4.46 TC das mamas e do mediastino.

TC axial

Números circulados = costelas correspondentes

1. Papila mamária
2. Ductos lactíferos
3. Ligamentos suspensores da mama
4. Ventrículo esquerdo
5. Átrio direito
6. Pulmão direito
7. Pulmão esquerdo
8. Fígado
9. V. cava inferior
10. Esôfago
11. Parte descendente da aorta
12. Vértebra T IX

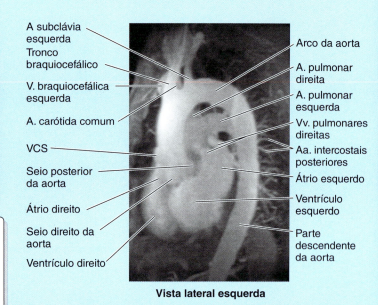

Vista lateral esquerda

Figura B4.47 Reconstrução do coração e grandes vasos por angiorressonância magnética. Vista lateral (esquerda e ligeiramente anterior). Reconstruída a partir de dados gerados e acumulados por ressonância magnética espiral. Todas as câmaras do coração e grandes vasos são claramente visíveis, *VCS*, veia cava superior.

Pontos-chave: Mediastino superior, posterior e anterior

Mediastino superior: O mediastino superior estende-se entre a abertura superior e o plano transverso do tórax. O único órgão que pertence exclusivamente a essa região é o timo do adulto. ■ As outras estruturas do mediastino superior atravessam a abertura superior do tórax até a raiz do pescoço ou passam entre o pescoço e o abdome. ■ No mediastino superior, as estruturas apresentam-se em camadas ordenadas, em sentido anteroposterior: (1) sistema linfoide (timo), (2) sistema vascular sanguíneo (primeiro as veias, depois as artérias), (3) sistema respiratório (traqueia), (4) sistema digestório (esôfago) e (5) sistema vascular linfático. ■ O sistema nervoso não tem sua própria camada no mediastino superior, mas está integrado à 2ª camada (nervos frênico e vago) e situa-se entre a 3ª e a 4ª camada (nervos laríngeos recorrentes). ■ O padrão dos ramos do arco da aorta é atípico em cerca de 35% das pessoas.

Mediastino posterior: O mediastino posterior é a estreita passagem posterior ao coração e ao diafragma e entre os pulmões. Contém estruturas que seguem do tórax para o abdome ou vice-versa. ■ O conteúdo inclui o esôfago e o plexo nervoso esofágico, a parte torácica da aorta, o ducto torácico e os troncos linfáticos, os linfonodos mediastinais posteriores, além das veias ázigo e hemiázigo. ■ Os ramos da parte torácica da aorta situam-se principalmente nos três planos vasculares. ■ O sistema venoso ázigo/hemiázigo constitui o equivalente venoso da parte torácica da aorta e seus ramos mediastinais posteriores. ■ A parte torácica dos troncos simpáticos e dos nervos esplâncnicos torácicos pode ou não ser considerada componente do mediastino posterior.

Mediastino anterior: A menor subdivisão do mediastino, entre o esterno e os músculos transversos do tórax, anteriormente, e o pericárdio, posteriormente, cuja principal importância é como plano cirúrgico, contém basicamente tecido conjuntivo frouxo e, nos lactentes e crianças, a parte inferior do timo.

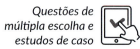

Questões de múltipla escolha e estudos de caso

Abdome

CONSIDERAÇÕES GERAIS: PAREDES, CAVIDADES, REGIÕES E PLANOS, 411

QUADRO 5.1 Regiões, planos de referência e quadrantes do abdome, 412

PAREDE ANTEROLATERAL DO ABDOME, 413

Fáscia da parede anterolateral do abdome, 413

Músculos da parede anterolateral do abdome, 414

QUADRO 5.2 Músculos da parede anterolateral do abdome, 415

Vascularização e inervação da parede anterolateral do abdome, 420

QUADRO 5.3 Nervos da parede anterolateral do abdome, 421

QUADRO 5.4 Artérias da parede anterolateral do abdome, 423

ANATOMIA CLÍNICA: Fáscia e músculos da parede anterolateral do abdome, 424
Vascularização e inervação da parede anterolateral do abdome, 425

Face interna da parede anterolateral do abdome, 428

Região inguinal, 429

QUADRO 5.5 Limites do canal inguinal, 431

Funículo espermático, escroto e testículo, 433

QUADRO 5.6 Camadas correspondentes da parede anterior do abdome, do escroto e do funículo espermático, 435

Anatomia de superfície da parede anterolateral do abdome, 437

ANATOMIA CLÍNICA: Superfície interna da parede anterolateral do abdome e região inguinal, 438
Funículo espermático, escroto e testículo, 439

PERITÔNIO E CAVIDADE PERITONEAL, 444

Embriologia da cavidade peritoneal, 445

Formações peritoneais, 446

Subdivisões da cavidade peritoneal, 448

ANATOMIA CLÍNICA: Peritônio e cavidade peritoneal, 450

VÍSCERAS ABDOMINAIS, 453

Considerações gerais sobre as vísceras abdominais e o sistema digestório, 453

Esôfago, 456

Estômago, 457

QUADRO 5.7 Irrigação arterial dos derivados abdominais do intestino anterior: esôfago, estômago, fígado, vesícula biliar, pâncreas e baço, 463

Intestino delgado, 466

QUADRO 5.8 Características que diferenciam o jejuno e o íleo no corpo vivo, 471

Intestino grosso, 473

QUADRO 5.9 Irrigação arterial do intestino, 479

ANATOMIA CLÍNICA: Esôfago e estômago, 481
Intestinos delgado e grosso, 485

Baço, 492

Pâncreas, 493

Fígado, 496

QUADRO 5.10 Terminologia para as subdivisões do fígado, 502

Ductos biliares e vesícula biliar, 506

ANATOMIA CLÍNICA: Baço e pâncreas, 510
Fígado, ductos biliares e vesícula biliar, 512

SIGNIFICADO DOS ÍCONES

 Variações anatômicas

 Procedimentos diagnósticos

 Ciclo de vida

 Procedimentos cirúrgicos

 Traumatismo

 Patologia

Rins, ureteres e glândulas suprarrenais, 520
　ANATOMIA CLÍNICA: Rins, ureteres e glândulas suprarrenais, 528
Inervação das vísceras abdominais, 532
　QUADRO 5.11 Inervação autônoma das vísceras abdominais (nervos esplâncnicos), 534
DIAFRAGMA, 538
Vasos e nervos do diafragma, 539
Aberturas do diafragma, 539
　QUADRO 5.12 Estruturas neurovasculares do diafragma, 540
Ações do diafragma, 541

PAREDE POSTERIOR DO ABDOME, 542
Fáscia da parede posterior do abdome, 542
Músculos da parede posterior do abdome, 544
　QUADRO 5.13 Músculos da parede posterior do abdome, 544
Nervos da parede posterior do abdome, 545
Vasos da parede posterior do abdome, 546
　QUADRO 5.14 Ramos da parte abdominal da aorta, 547
　ANATOMIA CLÍNICA: Diafragma, 549
Parede posterior do abdome, 550
IMAGENS MÉDICAS SECCIONAIS DO ABDOME, 554

O **abdome** é a parte do tronco situada entre o tórax e a pelve (Figura 5.1). É um receptáculo dinâmico e flexível que abriga a maioria dos órgãos do sistema digestório e parte dos sistemas genital e urinário. A contenção anterolateral dos órgãos abdominais e de seu conteúdo é feita pelas paredes musculoaponeuróticas, a contenção superior é feita pelo diafragma e a contenção inferior é feita pelos músculos da pelve. As paredes musculoaponeuróticas anterolaterais estão suspensas entre e sustentadas por dois anéis ósseos (a margem inferior do esqueleto torácico superiormente e o cíngulo do membro inferior inferiormente) unidos pela coluna vertebral lombar semirrígida na parede posterior do

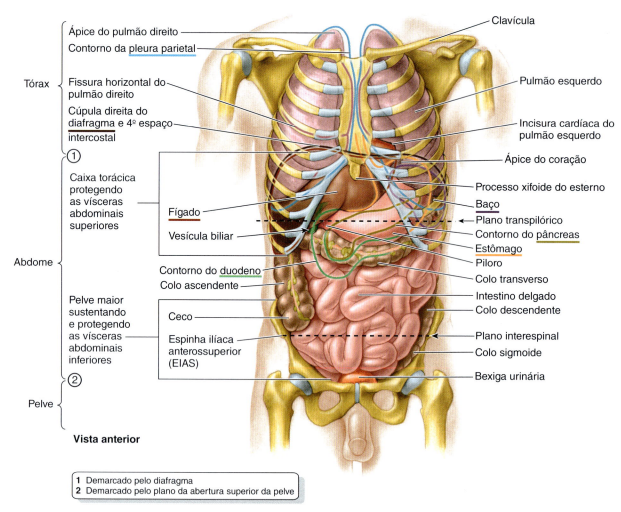

1　Demarcado pelo diafragma
2　Demarcado pelo plano da abertura superior da pelve

Figura 5.1 Visão geral das vísceras do tórax e abdome *in situ*.

abdome. Essa interposição entre o tórax e a pelve, mais rígidos, permite que o abdome envolva e proteja seu conteúdo, ao mesmo tempo que propicia a flexibilidade necessária para respiração, postura e locomoção.

Por meio da contração voluntária ou reflexa, os músculos do teto, das paredes anterolaterais e do assoalho conseguem aumentar a pressão interna (intra-abdominal) para facilitar a expulsão de ar da cavidade torácica (pulmões e brônquios) ou de líquido (p. ex., urina ou vômito), flatos, fezes ou fetos da cavidade abdominopélvica.

CONSIDERAÇÕES GERAIS: PAREDES, CAVIDADES, REGIÕES E PLANOS

As **paredes do abdome**, musculoaponeuróticas, dinâmicas e formadas por diversas camadas não apenas se contraem para aumentar a pressão intra-abdominal como também se distendem de modo considerável, acomodando expansões causadas pela ingestão de alimentos, gravidez, deposição de gordura ou doenças.

A *parede anterolateral do abdome* e diversos órgãos situados adjacentes à *parede posterior* são recobertos em suas faces internas por uma túnica serosa ou *peritônio* (serosa), que se *reflete* (dobra-se bruscamente e continua) sobre as **vísceras abdominais**, como estômago, intestino, fígado e baço. Assim, forma-se uma bolsa ou espaço virtual revestido (*cavidade peritoneal*) entre as paredes e as vísceras, que normalmente contém apenas líquido extracelular (parietal) suficiente para lubrificar a membrana que reveste a maior parte das superfícies das estruturas que formam ou ocupam a cavidade abdominal. O movimento visceral associado à digestão ocorre livremente, e as reflexões de peritônio duplas entre as paredes e as vísceras dão passagem aos vasos sanguíneos, aos vasos linfáticos e aos nervos. Também pode haver quantidades variáveis de gordura entre as paredes e as vísceras e o peritônio que as reveste.

A cavidade abdominal:

- Forma a parte superior e principal da **cavidade abdominopélvica** (Figura 5.2), a cavidade contínua que se estende entre o *diafragma* e o *diafragma da pelve*
- Não tem assoalho próprio porque é contínua com a *cavidade pélvica*. O plano da *abertura superior da pelve* é uma divisão arbitrária, mas não física, das cavidades abdominal e pélvica
- Estende-se superiormente até o 4º espaço intercostal da *caixa torácica* osteocartilagínea (Figura 5.1). Consequentemente, os órgãos abdominais mais altos (baço, fígado, parte dos rins e estômago) são protegidos pela caixa torácica. A *pelve maior* (parte expandida da pelve acima da abertura superior) sustenta e protege parcialmente as vísceras abdominais inferiores (parte do íleo, ceco, apêndice vermiforme e colo sigmoide)
- É a localização da maioria dos órgãos do sistema digestório, de partes do sistema urinário (rins e a maior parte dos ureteres) e do baço.

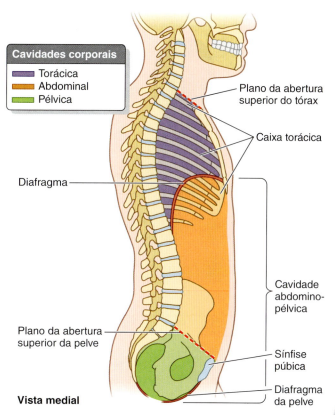

Figura 5.2 Cavidade abdominopélvica. O corpo foi seccionado no plano mediano para mostrar as cavidades abdominal e pélvica como subdivisões da cavidade abdominopélvica contínua.

Nove regiões da cavidade abdominal são usadas para descrever a localização dos órgãos, dores ou doenças (Quadro 5.1A e B). As regiões são delimitadas por quatro planos: dois sagitais (verticais) e dois transversos (horizontais). Os dois planos sagitais geralmente são os *planos medioclaviculares*, que seguem do ponto médio das clavículas (a cerca de 9 cm da linha mediana anterior) até os **pontos medioinguinais**, pontos médios das linhas que unem a *espinha ilíaca anterossuperior* (EIAS) aos *tubérculos púbicos* de cada lado.

Os planos transversos são, mais frequentemente, o **plano subcostal**, que atravessa a margem inferior da 10ª cartilagem costal de cada lado, e o **plano intertubercular**, que atravessa os tubérculos ilíacos (cerca de 5 cm posteriores à EIAS de cada lado) e o corpo da vértebra L V. Esses dois planos têm a vantagem de cruzar estruturas palpáveis.

Alguns profissionais da saúde empregam os planos transpilórico e interespinal para delimitar as nove regiões. O **plano transpilórico**, extrapolado no ponto médio entre as margens superiores do manúbrio do esterno e da sínfise púbica (normalmente no nível da vértebra L I), costuma cruzar o *piloro* (a parte distal, mais tubular do estômago) quando o paciente está em decúbito dorsal ou ventral (Figura 5.1). Como as vísceras pendem com a força da gravidade, o piloro geralmente situa-se em um nível mais baixo na posição ortostática. O plano transpilórico é um ponto de

Quadro 5.1 Regiões (A), planos de referência (B) e quadrantes (C) do abdome.

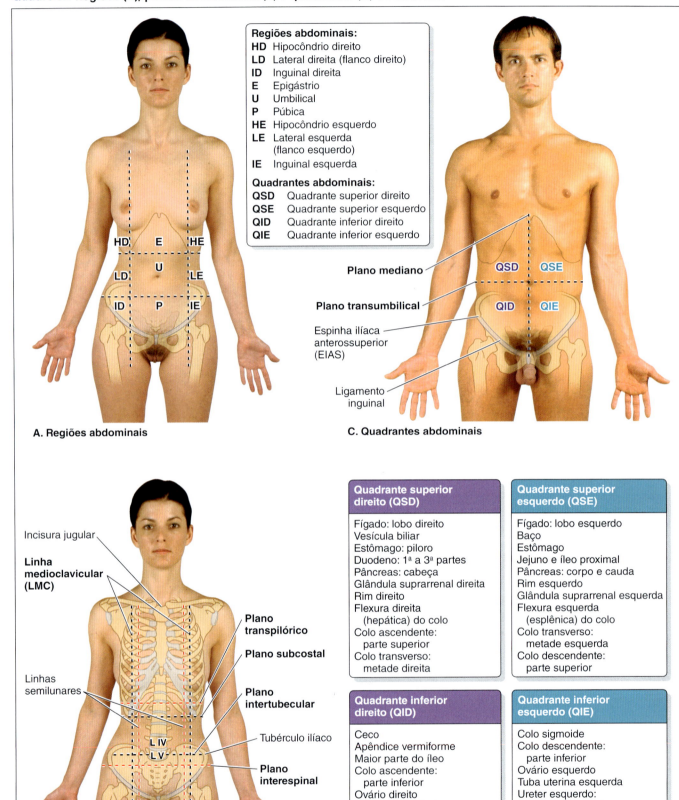

A. Regiões abdominais

Regiões abdominais:
- **HD** Hipocôndrio direito
- **LD** Lateral direita (flanco direito)
- **ID** Inguinal direita
- **E** Epigástrio
- **U** Umbilical
- **P** Púbica
- **HE** Hipocôndrio esquerdo
- **LE** Lateral esquerda (flanco esquerdo)
- **IE** Inguinal esquerda

Quadrantes abdominais:
- **QSD** Quadrante superior direito
- **QSE** Quadrante superior esquerdo
- **QID** Quadrante inferior direito
- **QIE** Quadrante inferior esquerdo

C. Quadrantes abdominais

B. Planos de referência abdominais

Quadrante superior direito (QSD)
Fígado: lobo direito
Vesícula biliar
Estômago: piloro
Duodeno: 1ª a 3ª partes
Pâncreas: cabeça
Glândula suprarrenal direita
Rim direito
Flexura direita (hepática) do colo
Colo ascendente: parte superior
Colo transverso: metade direita

Quadrante superior esquerdo (QSE)
Fígado: lobo esquerdo
Baço
Estômago
Jejuno e íleo proximal
Pâncreas: corpo e cauda
Rim esquerdo
Glândula suprarrenal esquerda
Flexura esquerda (esplênica) do colo
Colo transverso: metade esquerda
Colo descendente: parte superior

Quadrante inferior direito (QID)
Ceco
Apêndice vermiforme
Maior parte do íleo
Colo ascendente: parte inferior
Ovário direito
Tuba uterina direita
Ureter direito: parte abdominal
Funículo espermático direito: parte abdominal
Útero (se aumentado)
Bexiga urinária (se muito cheia)

Quadrante inferior esquerdo (QIE)
Colo sigmoide
Colo descendente: parte inferior
Ovário esquerdo
Tuba uterina esquerda
Ureter esquerdo: parte abdominal
Funículo espermático esquerdo: parte abdominal
Útero (se aumentado)
Bexiga urinária (se muito cheia)

referência útil porque também cruza muitas outras estruturas importantes: o fundo da vesícula biliar, o colo do pâncreas, as origens da artéria mesentérica superior (AMS) e da veia porta, a raiz do mesocolo transverso, a junção duodenojejunal e os hilos renais. O **plano interespinal** atravessa as EIAS, que são facilmente palpadas de cada lado (Quadro 5.1B).

Nas descrições clínicas mais gerais, quatro quadrantes da cavidade abdominal (quadrantes superior e inferior, direito e esquerdo) são delimitados por dois planos facilmente demarcados: (1) o plano transumbilical, que atravessa o umbigo (e o disco intervertebral [IV] entre as vértebras L III e L IV), divide as metades superior e inferior, e (2) o *plano mediano* vertical, que atravessa o corpo longitudinalmente, define as metades direita e esquerda (Quadro 5.1C).

É importante saber quais são os órgãos encontrados em cada região abdominal ou quadrante, para que se saiba onde devem ser feitas a ausculta, a percussão e a palpação (Quadro 5.1) e para registrar a localização dos achados ao exame físico.

PAREDE ANTEROLATERAL DO ABDOME

A parede do abdome, embora contínua, é subdividida em *paredes anterior, laterais direita e esquerda* e *posterior* para fins descritivos (Figura 5.3). A parede é musculoaponeurótica, exceto a parede posterior, que inclui a região lombar da coluna vertebral. O limite entre a parede anterior e as paredes laterais é indefinido; portanto, costuma-se usar o termo **parede anterolateral do abdome**. Algumas estruturas, como os músculos e os nervos cutâneos, situam-se tanto na parede anterior quanto nas paredes laterais. A parede anterolateral do abdome estende-se da caixa torácica até a pelve.

O limite superior da parede anterolateral do abdome é formado pelas cartilagens das costelas VII a X e o processo xifoide do esterno; o limite inferior é o ligamento inguinal e as margens superiores das faces anterolaterais do cíngulo do membro inferior (cristas ilíacas, cristas púbicas e sínfise púbica) (Figura 5.4A).

A parede anterolateral do abdome é formada por pele e tela subcutânea, composta principalmente por gordura, músculos, suas aponeuroses e fáscia muscular, gordura extraperitoneal e peritônio parietal (Figura 5.4B). A pele está frouxamente fixada à tela subcutânea, exceto no umbigo, onde está firmemente aderida. A maior parte da parede anterolateral tem três camadas musculotendíneas; as fibras de cada camada seguem em direções diferentes. Essa estrutura tripla é semelhante à estrutura dos espaços intercostais no tórax.

Fáscia da parede anterolateral do abdome

A tela subcutânea da maior parte da parede contém quantidade variável de gordura. É um depósito de gordura importante. Os homens são mais suscetíveis ao acúmulo subcutâneo de gordura na parede anteroinferior do abdome. Na *obesidade mórbida*, a camada de gordura tem muitos centímetros de espessura e, em geral, forma uma ou mais dobras flácidas (*abdome em avental*).

Superiormente ao umbigo, a tela subcutânea é igual à encontrada na maioria das regiões. Inferiormente ao umbigo, a parte mais profunda do tecido subcutâneo é reforçada por muitas fibras elásticas e colágenas, formando duas camadas: o **panículo adiposo do abdome** (fáscia de Camper) e o **estrato membranáceo** (fáscia de Scarpa) **da tela subcutânea do abdome**. O estrato membranáceo continua inferiormente para a região perineal como o estrato membranáceo do períneo (fáscia de Colles), mas não chega até as coxas (ver Figura 5.9B).

As *camadas superficial, intermediária e profunda da fáscia de revestimento* recobrem as faces externas das três camadas musculares da parede anterolateral do abdome e suas *aponeuroses* (tendões expandidos planos) e não podem ser facilmente separadas delas. As fáscias de revestimento são extremamente finas nesse ponto e são representadas principalmente pelo *epimísio* (camada externa de tecido conjuntivo fibroso que circunda todos os músculos – ver Capítulo 1, *Visão Geral e Conceitos Básicos*), situado superficialmente aos músculos ou entre eles. A face interna da parede do abdome é revestida por lâminas membranáceas e areolares de espessura variável formando a **fáscia parietal do abdome** (endoabdominal). Embora essa fáscia seja

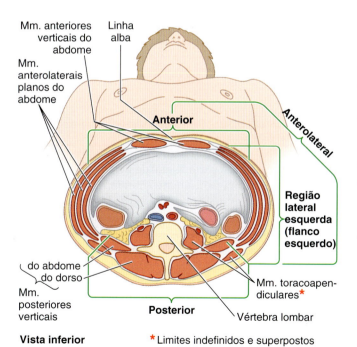

Figura 5.3 Subdivisões da parede do abdome. O corte transversal do abdome mostra vários aspectos da parede e seus componentes. (Os músculos latíssimo do dorso, relativamente superficial, e psoas maior, mais profundo, são axioapendiculares e se fixam distalmente nos membros superiores e inferiores, respectivamente.)

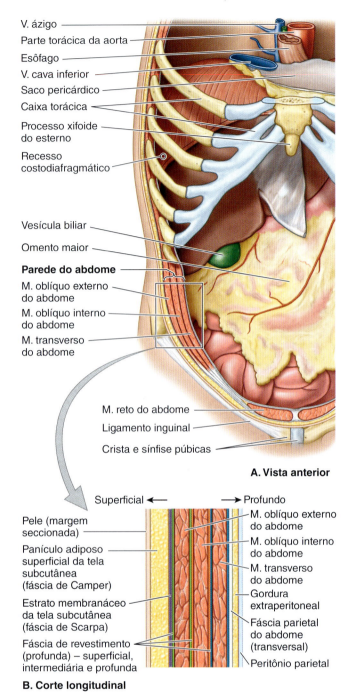

Figura 5.4 Camadas da parede anterolateral do abdome. **A.** Visão geral. A parede anterior do abdome e os tecidos moles da parede torácica anterior foram removidos. **B.** Camadas da parede anterolateral do abdome, da pele ao peritônio parietal.

contínua, suas diferentes partes são denominadas de acordo com o músculo ou aponeurose que revestem. A parte que reveste a face profunda do músculo transverso do abdome e sua aponeurose é a **fáscia transversal**. O revestimento brilhante da cavidade abdominal, o *peritônio parietal*, é formado por uma única camada de células epiteliais e tecido conjuntivo de sustentação. O peritônio parietal está situado profundamente à fáscia transversal e é separado dela por uma quantidade variável de **gordura extraperitoneal**.

Músculos da parede anterolateral do abdome

A parede anterolateral do abdome tem cinco (pares bilaterais de) músculos (ver Figura 5.3): três planos e dois verticais. A Figura 5.5 mostra as inserções desses músculos e o Quadro 5.2 apresenta a inervação e as principais ações deles.

Os *três músculos planos* são o *oblíquo externo do abdome*, o *oblíquo interno do abdome* e o *transverso do abdome*. As fibras musculares dessas três camadas concêntricas de músculos têm orientações diferentes; as fibras das duas camadas externas são, em sua maior parte, diagonais e perpendiculares entre si, e as fibras da camada profunda são transversais. Todos os três músculos planos continuam anterior e medialmente como aponeuroses fortes, semelhantes a lâminas (Figura 5.6A). Entre a linha medioclavicular (LMC) e a linha mediana, as aponeuroses formam a *bainha do músculo reto do abdome*, tendínea, aponeurótica e resistente, que envolve o músculo reto do abdome (Figura 5.6B). As aponeuroses então se entrelaçam com as aponeuroses do lado oposto, formando uma **rafe** (do grego *rhaphe*, sutura) mediana, a **linha alba**, que se estende do processo xifoide até a sínfise púbica. A decussação e o entrelaçamento das fibras aponeuróticas não ocorrem apenas entre os lados direito e esquerdo, mas também entre as camadas superficial e intermediária e entre as camadas intermediária e profunda.

Os *dois músculos verticais* da parede anterolateral do abdome, contidos na bainha do músculo *reto do abdome*, são o grande músculo reto do abdome e o pequeno músculo *piramidal*.

MÚSCULO OBLÍQUO EXTERNO DO ABDOME

O **músculo oblíquo externo do abdome** é o maior e mais superficial dos três músculos planos anterolaterais do abdome (Figura 5.7). A Figura 5.5A mostra as inserções do músculo oblíquo externo do abdome e o Quadro 5.2 apresenta sua inervação e principais ações. Ao contrário das duas camadas profundas, o músculo oblíquo externo do abdome não se origina posteriormente da aponeurose toracolombar; suas fibras mais posteriores (a parte mais espessa do músculo) têm margem livre, que vai de sua origem costal até a crista ilíaca (Figura 5.5D e E). A parte carnosa do músculo contribui principalmente para a parte lateral da parede do abdome. A aponeurose contribui para a parte anterior da parede.

Embora as fibras mais posteriores fixadas na costela XII sigam um trajeto quase vertical até a crista ilíaca, as fibras mais anteriores abrem-se em leque, seguindo em direção cada vez mais medial, de modo que a maioria das fibras carnosas segue na direção inferomedial – na mesma direção que os dedos quando se colocam as mãos nos bolsos laterais – e a maioria das fibras anteriores e superiores tem trajeto mais horizontal. As fibras musculares tornam-se aponeuróticas aproximadamente na LMC medialmente e na **linha espinoumbilical** (linha que vai do umbigo até a EIAS) inferiormente, formando uma lâmina de fibras tendíneas que se cruzam na linha alba, onde a maioria torna-se contínua com as fibras tendíneas do músculo oblíquo interno do abdome contralateral (Figura 5.6A). Assim, os músculos oblíquos

Capítulo 5 ■ Abdome   415

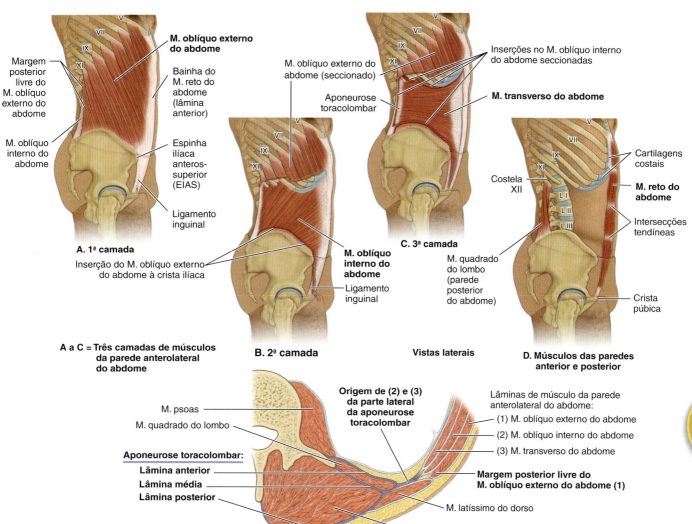

Figura 5.5 Músculos da parede anterolateral do abdome.

Quadro 5.2 Músculos da parede anterolateral do abdome.

Músculo	Origem	Inserção	Inervação	Principal ação[a]
M. oblíquo externo do abdome (Figura 5.5A)	Faces externas das costelas V a XII	Linha alba, tubérculo púbico e metade anterior da crista ilíaca	Nervos toracoabdominais (nervos espinais T7 a T11) e nervo subcostal	Comprime e sustenta as vísceras abdominais,[b] flexiona e roda o tronco
M. oblíquo interno do abdome (Figura 5.5B)	Fáscia toracolombar, dois terços anteriores da crista ilíaca e tecido conjuntivo situado profundamente ao terço lateral do ligamento inguinal	Margens inferiores das costelas X a XII, linha alba e linha pectínea do púbis através da foice inguinal	Nn. toracoabdominais (ramos anteriores dos nervos espinais T6 a T12) e primeiro nervo lombar	
M. transverso do abdome (Figura 5.5C)	Faces internas das 7ª a 12ª cartilagens costais, aponeurose toracolombar, crista ilíaca e tecido conjuntivo situado profundamente ao terço lateral do ligamento inguinal	Linha alba com aponeurose do M. oblíquo interno do abdome, crista púbica e linha pectínea do púbis através da foice inguinal		Comprime e sustenta as vísceras abdominais[b]
M. reto do abdome (Figura 5.5D)	Sínfise púbica e crista púbica	Processo xifoide e 5ª a 7ª cartilagens costais	Nn. toracoabdominais (ramos anteriores dos nervos espinais T6 a T12)	Flexiona o tronco (vértebras lombares) e comprime as vísceras abdominais;[b] estabiliza e controla o movimento de báscula da pelve (antilordose)

[a]Aproximadamente 80% das pessoas têm um músculo pouco importante, o *piramidal*, que está localizado na bainha do M. reto do abdome anteriormente à parte inferior do M. reto do abdome. Estende-se da crista púbica do osso do quadril até a linha alba. Esse pequeno músculo segue até a linha alba.
[b]Desse modo, esses músculos atuam como antagonistas do diafragma, auxiliando a respiração.

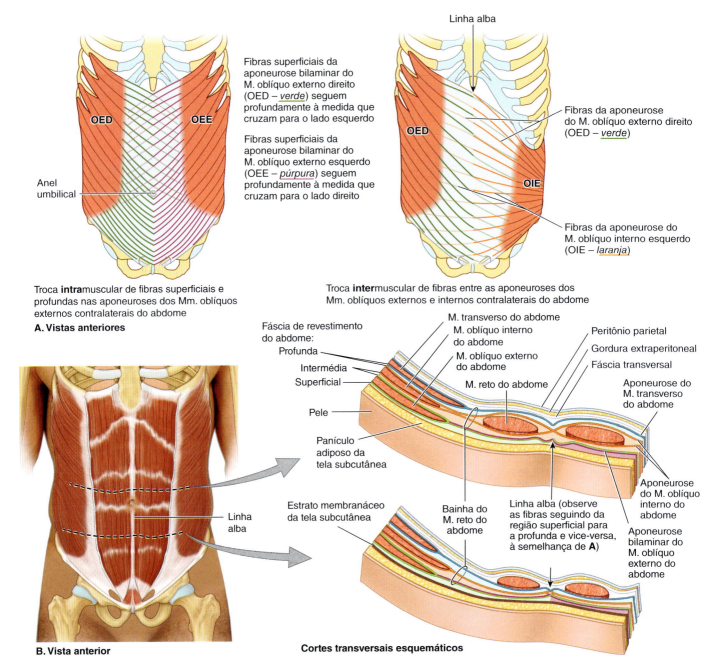

Figura 5.6 Estrutura da parede anterolateral do abdome. A. Trocas de fibras intramusculares e intermusculares das aponeuroses dos músculos oblíquos externo e interno do abdome. **B.** Cortes transversais acima e abaixo do umbigo para mostrar a constituição da bainha do músculo reto do abdome.

externo e interno do abdome contralaterais formam juntos um "músculo digástrico", um músculo que tem dois ventres e um tendão central comum, que atua como uma unidade (ver Capítulo 1, *Visão Geral e Conceitos Básicos*). Por exemplo, o músculo oblíquo externo do abdome direito e o músculo oblíquo interno do abdome esquerdo fazem juntos a flexão e a rotação para aproximar o ombro direito do quadril esquerdo (movimento de torção do tronco).

Inferiormente, a aponeurose do músculo oblíquo externo do abdome fixa-se à *crista púbica* ipsilateral, medialmente ao *tubérculo púbico*, enquanto as fibras decussantes se estendem até a crista púbica contralateral, salientando a sínfise (Figura 5.6A). A margem inferior da aponeurose do músculo oblíquo

externo do abdome é espessa como uma faixa fibrosa que se curva para baixo com margem posterior livre que segue entre a EIAS e o tubérculo púbico como o *ligamento inguinal* (ligamento de Poupart) (Figuras 5.7B e 5.8).

Você pode palpar seu ligamento inguinal pressionando profundamente no centro da prega entre a coxa e o tronco e deslocando as pontas dos dedos para cima e para baixo. Inferiormente, o ligamento inguinal é contínuo com a fáscia muscular da coxa. Não é, portanto, uma estrutura independente, embora – por ser um ponto de referência útil – frequentemente seja representado dessa forma. Ele atua como um *retináculo* (uma faixa de contenção) para as estruturas musculares e neurovasculares que passam

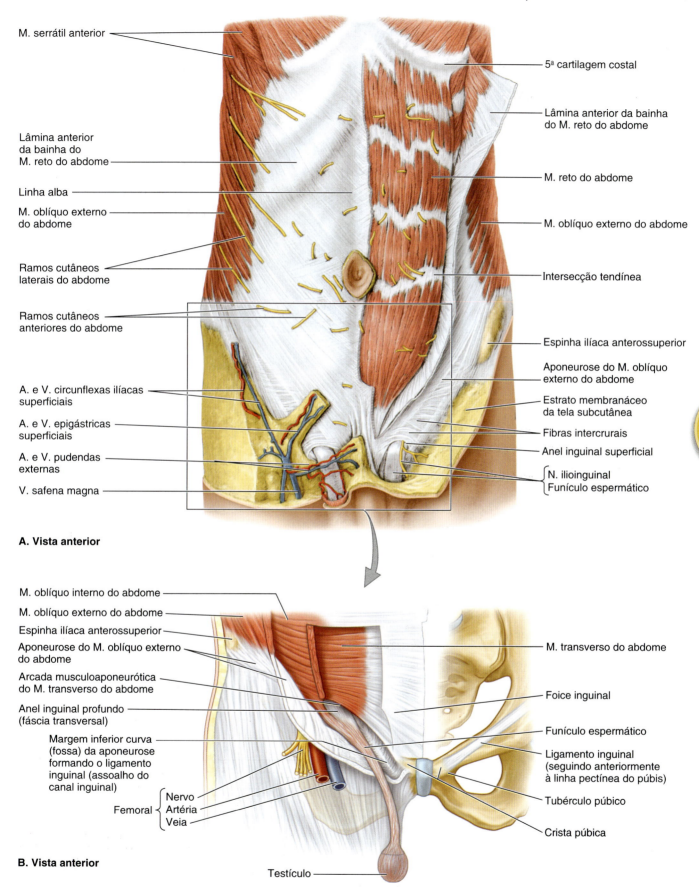

Figura 5.7 Parede anterolateral do abdome. A. Dissecção superficial. A camada anterior da bainha do músculo reto do abdome é refletida sobre o lado esquerdo. Observe os nervos cutâneos anteriores (T7–T12) perfurando o músculo reto do abdome e a lâmina anterior da bainha do músculo reto do abdome. **B.** Dissecção sequencial. Os três músculos planos do abdome e a formação do ligamento inguinal são mostrados.

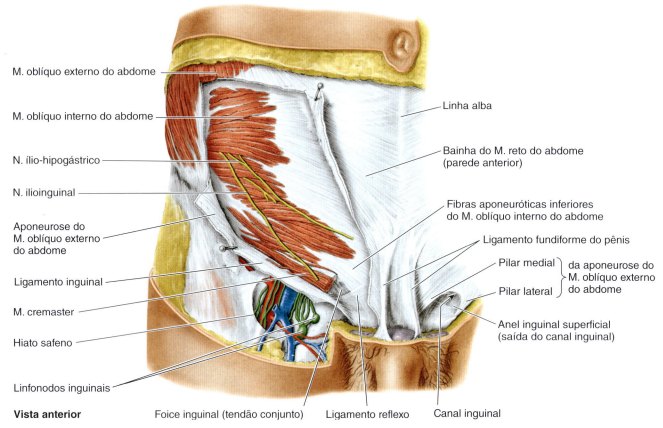

Figura 5.8 Parede inferior do abdome e região inguinal de um homem. A aponeurose do músculo oblíquo externo do abdome foi parcialmente removida, e o funículo espermático foi seccionado e retirado do canal inguinal.

profundamente a ele para entrar na coxa. As partes inferiores dos dois músculos mais profundos da parede anterolateral do abdome originam-se em relação à parte lateral do ligamento inguinal. As complexas modificações e inserções do ligamento inguinal e das partes inferomediais das aponeuroses dos músculos da parede anterolateral do abdome são analisadas em detalhes junto com a região inguinal (adiante neste capítulo).

MÚSCULO OBLÍQUO INTERNO DO ABDOME

O intermediário dos três músculos planos do abdome, o **músculo oblíquo interno do abdome** é uma lâmina fina que se abre em leque anteromedialmente (Figuras 5.5B, 5.8 e 5.9A). Exceto por suas fibras inferiores, que se originam da metade lateral do ligamento inguinal, suas fibras carnosas seguem perpendiculares às fibras do músculo oblíquo externo do abdome, em direção superomedial (como a direção dos dedos ao colocar a mão sobre o tórax). Suas fibras também se tornam aponeuróticas na LMC e participam da formação da bainha do músculo reto do abdome. A Figura 5.5B mostra as inserções do músculo oblíquo interno do abdome e o Quadro 5.2 apresenta sua inervação e principais ações.

MÚSCULO TRANSVERSO DO ABDOME

As fibras do **músculo transverso do abdome**, o mais interno dos três músculos planos do abdome (ver Figuras 5.5C e 5.7B), seguem em direção mais ou menos transversal, com exceção das fibras inferiores, que seguem paralelas às fibras do músculo oblíquo interno do abdome. Essa orientação circunferencial e transversal é ideal para comprimir o conteúdo abdominal e aumentar a pressão intra-abdominal. As fibras do músculo transverso do abdome também terminam em uma aponeurose, que contribui para a formação da bainha do músculo reto do abdome (Figura 5.9). A Figura 5.5C mostra as inserções do músculo transverso do abdome e o Quadro 5.2 apresenta sua inervação e principais ações.

Entre os músculos oblíquo interno e transverso do abdome há um *plano neurovascular*, que corresponde a um plano semelhante nos espaços intercostais. Nas duas regiões, o plano situa-se entre as camadas musculares média e profunda (Figura 5.9A). O **plano neurovascular da parede anterolateral do abdome** contém os nervos e artérias que suprem a parede anterolateral do abdome. Na parte anterior da parede do abdome, os nervos e vasos deixam o plano neurovascular e situam-se principalmente na tela subcutânea.

MÚSCULO RETO DO ABDOME

O **músculo reto do abdome**, longo, largo e semelhante a uma tira, é o principal músculo vertical da parede anterior do abdome (Figuras 5.5D, 5.6B, 5.7A e 5.9B). A Figura 5.5D mostra as inserções do músculo reto do abdome e o Quadro 5.2 apresenta sua inervação e principais ações. Os dois músculos retos, separados pela linha alba, aproximam-se na parte inferior. O músculo reto do abdome é três vezes mais largo na parte superior do que na parte inferior; é largo e fino

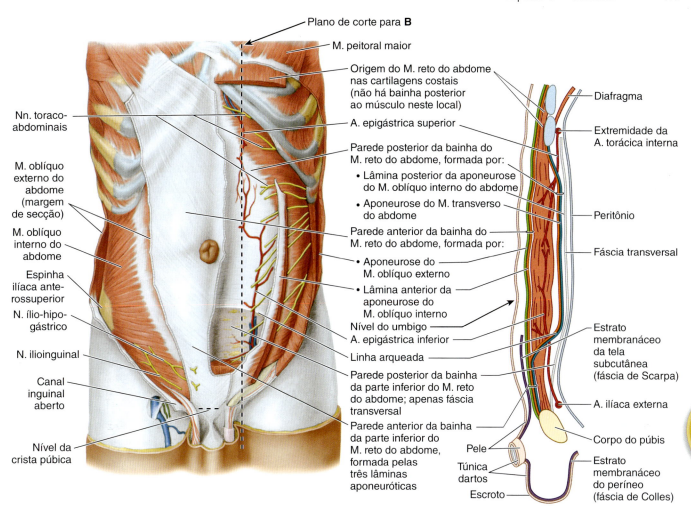

Figura 5.9 Formação da bainha do músculo reto do abdome e das estruturas neurovasculares da parede anterior e anterolateral do abdome. A. Dissecção profunda. A parte carnosa do músculo oblíquo externo do abdome é excisada no lado direito, mas sua aponeurose e a parede anterior da bainha do músculo reto do abdome estão intactas. A parede anterior da bainha e o músculo reto do abdome foram removidos no lado esquerdo, de modo que se possa ver a parede posterior da bainha. Lateralmente à bainha do músculo reto do abdome esquerda, a parte carnosa do músculo oblíquo interno do abdome foi seccionada longitudinalmente; as margens da secção foram afastadas para mostrar os nervos toracoabdominais seguindo no plano neurovascular entre os músculos oblíquo interno e transverso do abdome. **B.** Esquema. Corte sagital através da bainha do músculo reto do abdome.

superiormente e estreito e espesso inferiormente. A maior parte do músculo reto do abdome está contida na bainha do músculo reto do abdome. O músculo reto do abdome é sustentado transversalmente por inserção à lâmina anterior da bainha do músculo reto do abdome em três ou mais **intersecções tendíneas** (ver Figuras 5.5D e 5.7A). Sua tensão em pessoas musculosas causa saliência das áreas de músculo entre as intersecções tendíneas. As intersecções, indicadas por sulcos na pele entre as saliências musculares, geralmente situam-se no nível do processo xifoide, no umbigo, e a meio caminho entre essas estruturas.

MÚSCULO PIRAMIDAL

O **músculo piramidal** é um músculo triangular pequeno e insignificante que não é encontrado em cerca de 20% das pessoas. Situa-se anteriormente à parte inferior do músculo reto do abdome e se fixa à face anterior do púbis e ao ligamento púbico anterior. Termina na linha alba, que é mais espessa em uma porção variável superior à sínfise púbica.

O músculo piramidal tensiona a linha alba. Quando presente, os cirurgiões usam a inserção do músculo piramidal à linha alba como ponto de referência para a incisão abdominal mediana (Skandalakis, 2021).

BAINHA DO MÚSCULO RETO DO ABDOME, LINHA ALBA E UMBIGO

A **bainha do músculo reto do abdome** é o compartimento fibroso incompleto e forte dos músculos reto do abdome e piramidal (Figuras 5.7 a 5.9). Na bainha do músculo reto do abdome também são encontradas as artérias e veias epigástricas superiores e inferiores, bem como as partes distais dos nervos toracoabdominais (partes abdominais dos ramos anteriores dos nervos espinais T7 a T12).

A bainha é formada por decussação e entrelaçamento das aponeuroses dos músculos planos do abdome (Figura 5.6B). A aponeurose do músculo oblíquo externo do abdome contribui para a parede anterior da bainha em toda sua extensão. Os dois terços superiores da aponeurose do músculo oblíquo interno do abdome dividem-se em duas camadas (lâminas) na margem lateral do músculo reto do abdome; uma lâmina passando anteriormente ao músculo e a outra passando posterior a ele. A lâmina anterior une-se à aponeurose do músculo oblíquo externo do abdome para formar a lâmina anterior da bainha do músculo reto do abdome. A lâmina posterior une-se à aponeurose do músculo transverso do abdome para formar a lâmina posterior da bainha do músculo reto do abdome.

Começando a aproximadamente um terço da distância entre o umbigo e a crista púbica, as aponeuroses dos três músculos planos passam anteriormente ao músculo reto do abdome para formar a lâmina anterior da bainha do músculo reto do abdome, deixando apenas a fáscia transversal relativamente fina para cobrir o músculo reto do abdome posteriormente. A **linha arqueada**, em formato de crescente (Figura 5.9), demarca a transição entre a parede posterior aponeurótica da bainha que reveste os três quartos superiores do músculo reto do abdome e a fáscia transversal que reveste o quarto inferior. Em toda a extensão da bainha, as fibras das lâminas anterior e posterior entrelaçam-se na linha mediana anterior para formar a complexa *linha alba*.

A lâmina posterior da bainha do músculo reto do abdome também é deficiente superiormente à margem costal, porque o músculo transverso do abdome continua superiormente como o músculo transverso do tórax, situado internamente às cartilagens costais (ver Figura 4.14), e o músculo oblíquo interno do abdome fixa-se à margem costal. Portanto, na parte superior à margem costal, o músculo reto do abdome situa-se diretamente sobre a parede torácica (Figura 5.9B).

A **linha alba**, que segue verticalmente por toda a extensão da parede anterior do abdome e separa as bainhas do músculo reto do abdome bilateralmente (Figura 5.7A), estreita-se inferiormente ao umbigo até a largura da sínfise púbica e alarga-se superiormente até ficar da largura do processo xifoide. A linha alba dá passagem a pequenos vasos e nervos para a pele. Em pessoas musculosas magras, há um sulco visível na pele sobre a linha alba. Em sua parte média, subjacente ao umbigo, a linha alba contém o **anel umbilical**, um defeito na linha alba através do qual os vasos umbilicais fetais entravam e saíam do cordão umbilical e da placenta. Todas as camadas da parede anterolateral do abdome se fundem no umbigo. À medida que a gordura se acumula na tela subcutânea no período pós-natal, a pele se eleva ao redor do anel umbilical e o umbigo torna-se deprimido. Isso ocorre 7 a 14 dias após o nascimento, depois que o cordão umbilical atrofia e "cai".

FUNÇÕES E AÇÕES DOS MÚSCULOS DA PAREDE ANTEROLATERAL DO ABDOME

Os músculos da parede anterolateral do abdome:

- Formam uma sustentação forte e expansível para a parede anterolateral do abdome
- Sustentam e protegem as vísceras abdominais contra lesões
- Comprimem o conteúdo abdominal para manter ou aumentar a pressão intra-abdominal e, assim, fazem oposição ao diafragma (o aumento da pressão intra-abdominal facilita a expulsão)
- Movem o tronco e ajudam a manter a postura.

Os músculos oblíquos e transversos do abdome, agindo juntos bilateralmente, formam um cinturão muscular que exerce firme pressão sobre as vísceras abdominais. O músculo reto do abdome participa pouco, ou nada, dessa ação. A compressão das vísceras abdominais e o aumento da pressão intra-abdominal elevam o diafragma relaxado para expelir o ar durante a respiração e com mais força para tossir, espirrar, assoar o nariz, gritar e para a eructação voluntária. Quando o diafragma se contrai durante a inspiração, a parede anterolateral do abdome se expande enquanto seus músculos relaxam para dar espaço aos órgãos, como o fígado, que são empurrados para baixo. As ações combinadas dos músculos anterolaterais também produzem a força necessária para defecação, micção, vômito e parto. O levantamento de peso também causa aumento da pressão intra-abdominal (e intratorácica) e, às vezes, a força resultante causa hérnia.

Os músculos anterolaterais do abdome também participam dos movimentos do tronco nas vértebras lombares e do controle da inclinação da pelve na posição de pé para manter a postura (resistência à lordose lombar). Consequentemente, o fortalecimento da musculatura anterolateral da parede do abdome melhora a postura nas posições de pé e sentada. O músculo reto do abdome é um forte flexor da região torácica e, sobretudo, da região lombar da coluna vertebral, aproximando a margem costal anterior da crista púbica. Os músculos oblíquos do abdome também auxiliam os movimentos do tronco, sobretudo na flexão lateral das vértebras lombares e rotação da coluna vertebral torácica inferior. O músculo transverso do abdome provavelmente não tem grande influência sobre a coluna vertebral (Standring, 2021).

Vascularização e inervação da parede anterolateral do abdome

DERMÁTOMOS DA PAREDE ANTEROLATERAL DO ABDOME

O mapa dos dermátomos da parede anterolateral do abdome é quase idêntico ao mapa da distribuição dos nervos periféricos (Figura 5.10). Isso ocorre porque os ramos anteriores dos nervos espinais T7 a T12, que suprem a maior parte da parede do abdome, não participam na formação do plexo. A exceção é o nível de L1, onde o ramo anterior de L1 bifurca-se em dois nervos periféricos nominados. Cada dermátomo começa posteriormente sobrejacente ao forame intervertebral pelo qual o nervo espinal sai da coluna vertebral e segue a inclinação das costelas ao redor do tronco. O dermátomo T10 inclui o umbigo, e o dermátomo L1 inclui a prega inguinal.

NERVOS DA PAREDE ANTEROLATERAL DO ABDOME

A pele e os músculos da parede anterolateral do abdome são supridos principalmente pelos seguintes nervos (Figuras 5.9A e 5.10; Quadro 5.3):

- **Nervos toracoabdominais**: são formados pelas partes abdominais, distais dos ramos anteriores dos seis nervos

espinais torácicos inferiores (T7 a T11); correspondem aos nervos intercostais inferiores distais à margem costal
- **Ramos cutâneos laterais (torácicos)**: dos nervos espinais torácicos T7 a T9 ou T10
- **Nervo subcostal**: o grande ramo anterior do nervo espinal T12
- **Nervos ílio-hipogástrico e ilioinguinal**: ramificações terminais do ramo anterior do nervo espinal L1.

Os *nervos toracoabdominais* partem dos espaços intercostais em direção anteroinferior e seguem no plano neurovascular entre os músculos oblíquo interno e transverso do abdome para suprir a pele e os músculos do abdome. Os *ramos cutâneos laterais* emergem da musculatura da parede anterolateral e entram na tela subcutânea ao longo da linha axilar anterior (como divisões anterior e posterior), enquanto os ramos cutâneos anteriores do abdome perfuram a bainha

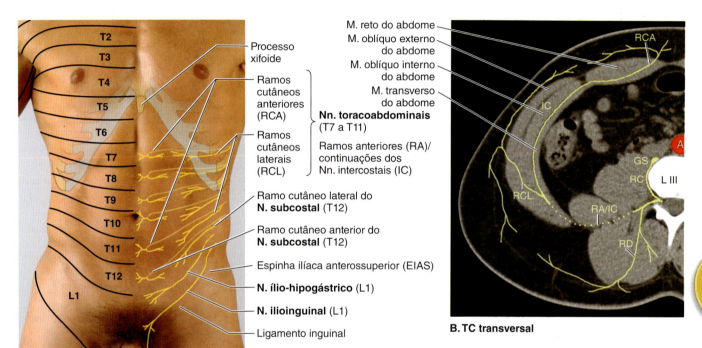

Figura 5.10 Inervação da parede anterolateral do abdome. **A.** Dermátomos e distribuição de ramos cutâneos. **B.** TC transversal no nível da vértebra L III mostrando o plano neurovascular (trajeto) dos ramos lombares de nervos espinais. *A*, parte abdominal da aorta; *RD*, ramo dorsal (posterior); *RC*, ramo comunicante; *GS*, gânglios simpáticos do tronco simpático.

Quadro 5.3 Nervos da parede anterolateral do abdome.

Nervos	Origem	Trajeto	Distribuição
Nn. toraco-abdominais (T7 a T11)	Continuação dos nervos intercostais inferiores (7º a 11º) distais à margem costal	Seguem entre a segunda e a terceira camadas de músculos abdominais; os ramos entram na tela subcutânea como ramos cutâneos laterais de T10 a T11 (na linha axilar anterior) e ramos cutâneos anteriores de T7 a T11 (linha paraesternal)	Músculos da parede anterolateral do abdome e pele sobrejacente
7º a 9º ramos cutâneos laterais	7º a 9º nervos intercostais (ramos anteriores dos nervos espinais T7 a T9)	As divisões anteriores continuam através da margem costal na tela subcutânea	Pele dos hipocôndrios direito e esquerdo
N. subcostal (ramo anterior de T12)	Nervo espinal T12	Segue ao longo da margem inferior da costela XII; depois para a parede do abdome infraumbilical entre a segunda e a terceira camadas de músculos abdominais	Músculos da parede anterolateral do abdome (inclusive a maior parte da alça inferior do músculo oblíquo externo do abdome) e a pele sobrejacente, superior à crista ilíaca e inferior ao umbigo
N. ílio-hipogástrico (L1)	Como ramo terminal superior do ramo anterior do nervo espinal L1	Perfura o músculo transverso do abdome para seguir entre a segunda e a terceira camada de músculos abdominais; os ramos perfuram as aponeuroses do músculo oblíquo externo do abdome da parte inferior da parede do abdome	Pele sobre a crista ilíaca, região inguinal superior e hipogástrio; Mm. oblíquo interno e transverso do abdome
N. ilioinguinal (L1)	Como ramo terminal inferior do ramo anterior do nervo espinal L1	Passa entre a segunda e a terceira camadas dos músculos abdominais; a seguir, atravessa o canal inguinal	Pele da região inguinal inferior, monte do púbis, parte anterior do escroto ou lábio maior do pudendo e face medial adjacente da coxa; parte mais inferior dos Mm. oblíquo interno e transverso do abdome

do músculo reto do abdome e entram na tela subcutânea a uma curta distância do plano mediano. *Ramos cutâneos anteriores do abdome dos nervos toracoabdominais* (Figura 5.10; Quadro 5.3):

- *T7 a T9* inervam a pele superior ao umbigo
- *T10* inerva a pele ao redor do umbigo
- *T11*, mais os ramos cutâneos dos nervos subcostal (T12), ílio-hipogástrico e ilioinguinal (L1), suprem a pele inferior ao umbigo.

Durante seu trajeto através da parede anterolateral do abdome, os nervos toracoabdominal, subcostal e ílio-hipogástrico se comunicam uns com os outros.

VASOS DA PAREDE ANTEROLATERAL DO ABDOME

A pele e a tela subcutânea da parede do abdome são servidas por um plexo venoso subcutâneo complexo, no qual a drenagem superior se dá para a veia torácica interna medialmente e a veia torácica lateral lateralmente, e a drenagem inferior se faz para as veias epigástrica superficial e epigástrica inferior, tributárias das veias femoral e ilíaca externa, respectivamente (Figura 5.11). As veias cutâneas que circundam o umbigo anastomosam-se com as *veias paraumbilicais*, pequenas tributárias da *veia porta* que são paralelas à *veia umbilical obliterada* (ligamento redondo do fígado). Um canal de anastomose superficial lateral relativamente direto, a **veia toracoepigástrica**, pode existir ou se desenvolver (em virtude da alteração do fluxo venoso) entre a *veia epigástrica superficial* (tributária da veia femoral) e a *veia torácica lateral* (tributária da veia axilar). As veias profundas da parede anterolateral do abdome acompanham as artérias e recebem o mesmo nome. Pode existir ou se desenvolver uma anastomose venosa medial profunda entre a *veia epigástrica inferior* (tributária da veia ilíaca externa) e as *veias epigástrica superior/torácica interna* (tributárias da veia subclávia). As anastomoses superficiais e profundas podem garantir a circulação colateral durante a obstrução de uma das veias cavas.

Os vasos sanguíneos primários (artérias e veias) da parede anterolateral do abdome são:

- *Vasos epigástricos superiores* e ramos dos *vasos musculofrênicos* dos vasos torácicos internos
- Vasos epigástricos inferiores e circunflexos ilíacos profundos dos vasos ilíacos externos
- *Vasos circunflexos ilíacos superficiais* e *epigástricos superficiais* da artéria femoral e veia safena magna, respectivamente
- *Vasos intercostais posteriores* do 10º ao 11º espaço intercostal e os ramos anteriores dos *vasos subcostais*.

A *irrigação arterial da parede anterolateral do abdome* é mostrada na Figura 5.12 e resumida no Quadro 5.4. A distribuição dos vasos sanguíneos abdominais profundos reflete a disposição dos músculos: os vasos da parede anterolateral do abdome têm um padrão circunferencial, oblíquo (semelhante aos vasos intercostais; Figura 4.19), enquanto os vasos da parede anterior central do abdome têm orientação mais vertical.

A **artéria epigástrica superior** é a continuação direta da *artéria torácica interna*. Ela penetra na bainha do músculo reto do abdome superiormente, através de sua camada posterior, supre a parte superior do músculo reto do abdome e anastomosa-se com a artéria epigástrica inferior aproximadamente na região umbilical (ver Figura 5.9, Quadro 5.4).

A **artéria epigástrica inferior** origina-se da *artéria ilíaca externa* imediatamente superior ao ligamento inguinal. Segue em sentido superior na fáscia transversal para entrar na bainha do músculo reto do abdome abaixo da linha arqueada. Penetra na parte inferior do músculo reto do abdome e anastomosa-se com a artéria epigástrica superior (Figura 5.9).

A drenagem linfática da parede anterolateral do abdome obedece aos seguintes padrões (Figura 5.11):

- *Vasos linfáticos superficiais* acompanham as veias subcutâneas; os vasos superiores ao plano transumbilical drenam principalmente para os *linfonodos axilares*; entretanto, alguns drenam para os *linfonodos paraesternais*. Os vasos linfáticos superficiais inferiores ao plano transumbilical drenam para os *linfonodos inguinais superficiais*
- Vasos linfáticos profundos acompanham as veias profundas da parede do abdome e drenam para os linfonodos ilíacos externos, ilíacos comuns e lombares direitos e esquerdos (cavais e aórticos).

O Capítulo 1, *Visão Geral e Conceitos Básicos*, apresenta uma revisão geral sobre a drenagem linfática superficial e profunda.

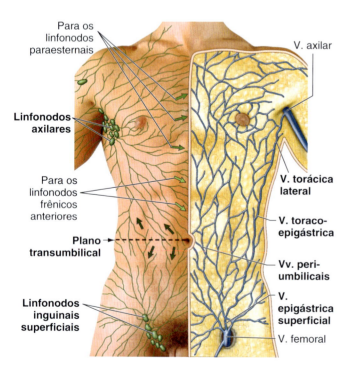

Figura 5.11 Vasos linfáticos e veias superficiais da parede anterolateral do abdome.

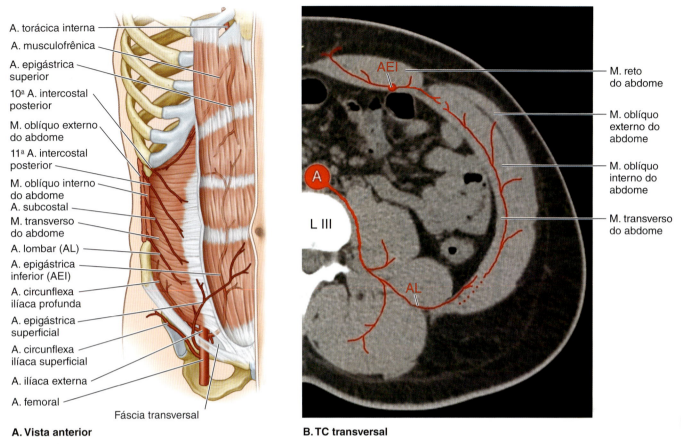

Figura 5.12 Artérias da parede anterolateral do abdome. **A.** Distribuição das artérias. **B.** TC transversal no nível da vértebra L III mostrando o plano neurovascular (trajeto) das artérias profundas. *A*, parte abdominal da aorta; *AL*, artéria lombar.

Quadro 5.4 Artérias da parede anterolateral do abdome.

Artéria	Origem	Trajeto	Distribuição
A. musculofrênica	A. torácica interna	Desce ao longo da margem costal	Paredes superficial e profunda do abdome no hipocôndrio; diafragma anterolateral
A. epigástrica superior		Desce na bainha do M. reto do abdome profundamente ao M. reto do abdome	M. reto do abdome; paredes superficial e profunda do abdome no epigástrio e na região umbilical superior
10ª e 11ª Aa. intercostais posteriores	Aorta	Artérias continuam além das costelas para descer na parede do abdome entre os Mm. oblíquo interno e transverso do abdome	Paredes superficial e profunda do abdome na região lateral (lombar ou flanco)
A. subcostal			
A. epigástrica inferior	A. ilíaca externa	Segue superiormente e entra na bainha do M. reto do abdome; segue profundamente ao M. reto do abdome	M. reto do abdome; parede profunda do abdome nas regiões púbica e umbilical inferior
A. circunflexa ilíaca profunda		Segue na face profunda da parede anterior do abdome, paralela ao ligamento inguinal	M. ilíaco e parede profunda do abdome na região inguinal; fossa ilíaca
A. circunflexa ilíaca superficial	A. femoral	Segue na tela subcutânea ao longo do ligamento inguinal	Parede superficial do abdome na região inguinal e na face anterior adjacente da coxa
A. epigástrica superficial		Segue na tela subcutânea em direção ao umbigo	Parede superficial do abdome nas regiões púbica e umbilical inferior

ANTOMIA CLÍNICA

FÁSCIA E MÚSCULOS DA PAREDE ANTEROLATERAL DO ABDOME

Importância clínica da fáscia e dos espaços fasciais da parede do abdome

A *lipoaspiração* é um método cirúrgico para retirada de gordura subcutânea indesejada por meio da inserção percutânea de um tubo de aspiração e uso de vácuo de alta pressão. Os tubos são introduzidos sob a derme através de pequenas incisões cutâneas. Ao fechar incisões cutâneas abdominais inferiores ao umbigo, os cirurgiões incluem o estrato membranáceo da tela subcutânea ao suturar por causa de sua resistência. Entre essa camada e a fáscia muscular que cobre os músculos reto e oblíquo externo do abdome há um espaço potencial onde pode haver acúmulo de líquido (p. ex., urina quando há ruptura da uretra). Embora não haja barreiras (além da gravidade) que impeçam a passagem superior do líquido a partir desse espaço, ele não pode seguir inferiormente para a coxa, porque o estrato membranáceo da tela subcutânea se funde à fáscia muscular da coxa (*fáscia lata*) ao longo de uma linha cerca de 5,5 cm inferior e paralela ao ligamento inguinal.

A *fáscia parietal do abdome* (endoabdominal) é muito importante na cirurgia. Proporciona um plano que pode ser aberto e permitir que o cirurgião se aproxime de estruturas situadas sobre ou dentro da face anterior da parede posterior do abdome, como os rins ou corpos das vértebras lombares, sem entrar no saco peritoneal membranáceo que contém as vísceras abdominais. Desse modo, o risco de contaminação é minimizado. Uma parte anterolateral desse espaço potencial entre a fáscia transversal e o peritônio parietal (*espaço de Bogros*) é usada para a colocação de próteses (tela de Gore-Tex®, por exemplo) ao reparar hérnias inguinais (Skandalakis et al., 1996) (ver Figura 5.15A e B).

Protuberância do abdome

A proeminência do abdome é normal em lactentes e crianças pequenas, porque nessa idade o sistema digestório contém muito ar. Além disso, as cavidades abdominais anterolaterais estão aumentando e os músculos abdominais estão ganhando força. O fígado relativamente grande do lactente e da criança pequena também contribui para a protrusão. Os músculos abdominais protegem e sustentam as vísceras com maior efetividade quando seu tônus é bom; assim, o adulto bem condicionado e com peso normal tem um abdome plano ou escafoide em decúbito dorsal.

As seis causas comuns de *protrusão abdominal* são alimento, líquido, gordura, fezes, flatos e feto. A eversão do umbigo pode ser um sinal de aumento da pressão intra-abdominal, geralmente causado por ascite (acúmulo anormal de líquido seroso na cavidade peritoneal) ou uma grande massa (p. ex., tumor, feto ou aumento de um órgão como o fígado).

Na maioria das vezes, o acúmulo excessivo de gordura causado pela ingestão excessiva de alimento ocorre na camada adiposa subcutânea; entretanto, também pode haver deposição excessiva de gordura extraperitoneal em alguns tipos de obesidade. Os tumores e a *organomegalia* (aumento de órgãos, como o baço – esplenomegalia) também ocasionam aumento do abdome. Quando os músculos anteriores do abdome são pouco desenvolvidos ou sofrem atrofia, em virtude da idade avançada ou da prática insuficiente de exercício, o tônus é insuficiente para resistir ao aumento do peso de um abdome protuberante na pelve anterior. A pelve inclina-se anteriormente nas articulações do quadril na posição ortostática (o púbis desce e o sacro sobe), provocando *lordose excessiva* da região lombar (ver Figura B2.22C).

Hérnias abdominais

A parede anterolateral do abdome pode apresentar *hérnias*. Essas hérnias frequentemente ocorrem nos locais onde estruturas anatômicas (vasos, funículo espermático etc.) atravessam a parede do abdome, criando um potencial ponto fraco.

A maioria das hérnias ocorre nas regiões inguinal, umbilical e epigástrica (ver "Hérnias inguinais" no boxe Anatomia clínica, mais adiante). As *hérnias umbilicais* são comuns em neonatos, porque a parede anterior do abdome é relativamente fraca no anel umbilical, o qual não conseguiu fechar normalmente, sobretudo em recém-nascidos de baixo peso. As hérnias umbilicais geralmente são pequenas e resultam do aumento da pressão intra-abdominal associado à fraqueza e ao fechamento incompleto da parede anterior do abdome após a ligadura do cordão umbilical ao nascimento. Muitas dessas pequenas hérnias se fecham espontaneamente mais tarde. As *hérnias umbilicais adquiridas* são mais comuns em mulheres e em pessoas obesas. A gordura extraperitoneal e/ou peritônio protraem-se para o saco herniário. As linhas ao longo das quais se entrelaçam as fibras das aponeuroses abdominais também são possíveis locais de herniação (ver Figura 5.6B). Às vezes existem aberturas no local onde ocorrem essas trocas de fibras – por exemplo, na linha mediana ou na transição da aponeurose para a bainha do músculo reto do abdome. Essas aberturas podem ser congênitas, resultantes do estresse da obesidade e envelhecimento, ou consequência de feridas cirúrgicas (p. ex., laparoscópica) ou traumáticas.

A *hérnia epigástrica*, uma hérnia na região epigástrica através da linha alba, ocorre na linha mediana entre o processo xifoide e o umbigo. Geralmente são apenas lóbulos de gordura. Com frequência, são dolorosas, sobretudo se houver compressão de nervo. As *hérnias de Spigel* são aquelas que ocorrem ao longo das linhas semilunares (ver Quadro 5.1B). Esses tipos de hérnia tendem a ocorrer em pessoas com mais de 40 anos e geralmente estão associados à obesidade. O saco herniário, formado por peritônio, muitas vezes é recoberto apenas por pele e tecido adiposo subcutâneo, embora possa ocorrer profundamente em relação ao músculo.

VASCULARIZAÇÃO E INERVAÇÃO DA PAREDE ANTEROLATERAL DO ABDOME

Palpação da parede anterolateral do abdome

O aquecimento das mãos é importante ao palpar a parede do abdome, porque mãos frias provocam a tensão dos músculos anterolaterais do abdome e espasmos involuntários dos músculos, conhecidos como *defesa*. A rigidez muscular intensa reflexa de defesa (abdome em tábua), que não pode ser suprimida voluntariamente, ocorre durante a palpação quando um órgão (como o apêndice vermiforme) está inflamado e é, por si só, um sinal clinicamente significativo de *abdome agudo*. Os espasmos musculares involuntários tentam proteger as vísceras da compressão, que é dolorosa em caso de infecção abdominal. A inervação comum da pele e dos músculos da parede explica por que ocorrem esses espasmos.

A palpação das vísceras abdominais é realizada com o paciente em decúbito dorsal, com as coxas e os joelhos semifletidos para permitir o relaxamento adequado da parede anterolateral do abdome. Caso contrário, a fáscia muscular das coxas traciona o estrato membranáceo da tela subcutânea abdominal e tensiona a parede do abdome. Algumas pessoas tendem a colocar suas mãos atrás da cabeça quando estão em decúbito dorsal, o que também tensiona os músculos e dificulta o exame. A colocação dos membros superiores ao lado do corpo e a colocação de um travesseiro sob os joelhos tendem a relaxar os músculos anterolaterais do abdome.

Reflexos abdominais superficiais

A parede do abdome é a única proteção da maioria dos órgãos abdominais. Consequentemente, ela reage em caso de doença ou lesão de um órgão. Com a pessoa em decúbito dorsal e os músculos relaxados, o *reflexo abdominal superficial* é induzido riscando-se rapidamente a pele no sentido horizontal, lateromedial em direção ao umbigo. Em geral, nota-se a contração dos músculos abdominais; esse reflexo pode não ser observado em pessoas obesas. Do mesmo modo, a lesão da pele abdominal provoca a contração reflexa rápida dos músculos do abdome.

Lesão dos nervos da parede anterolateral do abdome

Os nervos espinais torácicos inferiores (T7 a T12) e os nervos ílio-hipogástrico e ilioinguinal (L1) aproximam-se da musculatura abdominal separadamente para proporcionar a inervação multisegmentar dos músculos abdominais. Assim, eles são distribuídos na parede anterolateral do abdome, onde seguem trajetos oblíquos, mas principalmente horizontais. Eles são suscetíveis à lesão em incisões cirúrgicas ou por traumatismo em qualquer nível da parede do abdome. A *lesão aos nervos da parede anterolateral do abdome* pode causar enfraquecimento dos músculos. A causa mais comum é cirurgia. Uma incisão subcostal, usada para cirurgias de fígado/pâncreas (no passado para colecistectomia), pode resultar em denervação de parte da parede do abdome se os nervos não forem cuidadosamente identificados e conservados (nem sempre isso é possível). Na região inguinal, essa fraqueza pode predispor um indivíduo à hérnia inguinal (ver "Hérnias inguinais" no boxe Anatomia clínica, mais adiante).

Incisões cirúrgicas abdominais

Os cirurgiões usam várias *incisões cirúrgicas abdominais* para ter acesso à cavidade abdominal. Quando possível, as incisões seguem as *linhas de clivagem* (linhas de Langer) na pele (ver na Figura 1.7 e no Capítulo 1, *Visão Geral e Conceitos Básicos*, a análise dessas linhas). É escolhida a incisão que permita exposição adequada e, secundariamente, o melhor efeito estético possível. A localização da incisão também depende do tipo de cirurgia, da localização do(s) órgão(s) que o cirurgião quer alcançar, dos limites ósseos ou cartilaginosos, do afastamento de nervos (principalmente motores), da manutenção da irrigação e da minimização da lesão dos músculos e da fáscia da parede enquanto se busca cicatrização favorável. Assim, antes de fazer uma incisão, o cirurgião avalia a direção das fibras musculares e a localização de aponeuroses e nervos. Consequentemente, várias incisões são usadas rotineiramente, e cada uma delas tem vantagens e limitações específicas.

Em vez da transecção dos músculos, que causa denervação e consequente atrofia das fibras musculares, assim como aumento da dor e hemorragia, o cirurgião afasta-os na direção de (e entre) suas fibras. O músculo reto do abdome é uma exceção; pode ser transeccionado porque suas fibras musculares seguem por curtas distâncias entre intersecções tendíneas e os nervos segmentares que o suprem entram na parte lateral da bainha do músculo reto do abdome, onde podem ser localizados e preservados. Em geral, as incisões são feitas na parte da parede anterolateral que permita o acesso mais livre ao órgão desejado com o menor comprometimento da inervação para os músculos. Os músculos e vísceras são movidos em direção a seu suprimento neurovascular, e não no sentido contrário.

A secção de um nervo motor paralisa as fibras musculares supridas por ele, assim enfraquecendo a parede anterolateral do abdome. Entretanto, devido à superposição das áreas de inervação, geralmente podem ser seccionados um ou dois pequenos ramos de nervos sem que haja perda perceptível do suprimento motor para os músculos ou perda da sensibilidade cutânea.

INCISÕES LONGITUDINAIS

Incisões longitudinais (*verticais*), como as incisões medianas (linha mediana) e paramedianas (Figura B5.1), são preferidas em cirurgias exploradoras porque proporcionam boa exposição e acesso às vísceras e a ampliação, se necessário, acarreta complicação mínima.

As *incisões medianas* podem ser feitas rapidamente sem secção de músculo, grandes vasos sanguíneos ou nervos. As incisões medianas podem ser feitas ao longo de qualquer parte ou de toda a linha alba, desde o processo xifoide até a sínfise púbica. Como a linha alba dá passagem apenas a pequenos

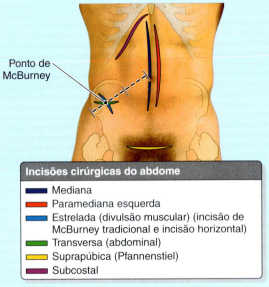

Figura B5.1 Incisões cirúrgicas do abdome.

Incisões cirúrgicas do abdome:
- Mediana
- Paramediana esquerda
- Estrelada (divulsão muscular) (incisão de McBurney tradicional e incisão horizontal)
- Transversa (abdominal)
- Suprapúbica (Pfannenstiel)
- Subcostal

vasos e nervos para a pele, uma incisão mediana (linha mediana) causa sangramento relativamente pequeno e evita grandes nervos; entretanto, em algumas pessoas essas incisões podem revelar gordura abundante e bem vascularizada. Por outro lado, tendo em vista sua irrigação sanguínea relativamente pequena, a linha alba pode sofrer necrose e subsequente degeneração após a incisão se as margens não forem bem alinhadas durante o fechamento. As *incisões paramedianas* (laterais ao plano mediano) são feitas no plano sagital e podem estender-se da margem costal até a linha dos pelos pubianos. Após a incisão atravessar a lâmina anterior da bainha do músculo reto do abdome, o músculo é rebatido lateralmente sem seccionamento para evitar tensão e lesão dos vasos e nervos. A lâmina posterior da bainha do músculo reto do abdome e o peritônio são então incisados para entrar na cavidade peritoneal.

INCISÕES OBLÍQUAS E TRANSVERSAS

A direção das *incisões oblíquas* e *transversas* está relacionada com a orientação das fibras musculares, a existência de tecido rígido próximo (margem costal ou crista ilíaca ou púbica) ou a minimização de possível lesão do nervo. As *incisões estreladas (divulsão muscular)* são usadas com frequência na apendicectomia. A *incisão de McBurney* oblíqua é feita no *ponto de McBurney*, aproximadamente 2,5 cm superomedial à EIAS na *linha espinoumbilical*. É realizada incisão inferomedial da aponeurose do músculo oblíquo externo do abdome na direção de suas fibras, e a aponeurose é afastada. As fibras musculoaponeuróticas dos músculos oblíquo interno e transverso do abdome são então separadas na linha de suas fibras e afastadas. O nervo ílio-hipogástrico, que segue profundamente ao músculo oblíquo interno do abdome, é identificado e preservado. Quando realizada com cuidado, a exposição não secciona fibras musculoaponeuróticas; portanto, quando a incisão é fechada, as fibras musculares aproximam-se e após a cirurgia a parede abdominal continua tão forte quanto antes. As *incisões suprapúbicas* (Pfannenstiel) (incisões de "biquíni") são feitas na linha dos pelos pubianos. Essas incisões – horizontais com leve convexidade – são usadas na maioria das cirurgias ginecológicas e obstétricas (p. ex., na cesariana).

A linha alba e as lâminas anteriores da bainha do músculo reto do abdome são transeccionadas e rebatidas superiormente, e os músculos retos do abdome são afastados lateralmente ou divididos através de suas partes tendíneas, permitindo reinserção sem lesão das fibras musculares. Os nervos ílio-hipogástrico e ilioinguinal são identificados e preservados.

As *incisões transversas* através da lâmina anterior da bainha do músculo reto e do próprio músculo reto do abdome propiciam bom acesso e causam a menor lesão possível do suprimento nervoso do músculo reto do abdome. Esse músculo pode ser dividido transversalmente sem lesão grave, porque há formação de uma nova faixa transversal quando os segmentos musculares voltam a se unir. As incisões transversas não são feitas através das intersecções tendíneas porque os nervos cutâneos e os ramos dos vasos epigástricos superiores perfuram essas regiões fibrosas do músculo. As incisões transversas podem ser ampliadas lateralmente, quando necessário, para aumentar a exposição, mas não são empregadas nos procedimentos exploradores, porque a extensão superior e inferior é difícil e a incisão pode dificultar a colocação de colostomia ou ileostomia.

As *incisões subcostais* permitem acesso à vesícula biliar e aos ductos biliares no lado direito e ao baço no lado esquerdo. A incisão é paralela, mas no mínimo 2,5 cm inferior à margem costal para evitar os 7º e 8º nervos espinais torácicos (ver Quadro 5.3).

INCISÕES DE ALTO RISCO

As *incisões de alto risco* incluem as incisões pararretais raramente aplicadas. As *incisões pararretais* ao longo da margem lateral da bainha do músculo reto do abdome são indesejáveis, pois podem seccionar os nervos que suprem o músculo reto do abdome. As *incisões inguinais*, normalmente usadas para o reparo de hérnias, requer cuidado para evitar lesão do nervo ilioinguinal.

HÉRNIA INCISIONAL

Hérnia incisional é a protrusão do *omento* (uma prega de peritônio) ou de um órgão através de uma incisão cirúrgica. Ocorre quando a cicatrização das lâminas muscular e aponeurótica do abdome é inadequada.

CIRURGIA MINIMAMENTE INVASIVA (ENDOSCÓPICA)

Muitos procedimentos cirúrgicos abdominopélvicos (p. ex., retirada da vesícula biliar) são realizados com uso de um *laparoscópio*, nos quais instrumentos operados externamente são introduzidos através de pequenas perfurações da parede do abdome, substituindo as incisões convencionais maiores. Essa técnica minimiza o risco de lesão de nervo, hérnia incisional ou contaminação através da ferida aberta, bem como o tempo necessário para cicatrização.

Inversão do fluxo venoso e vias colaterais das veias superficiais do abdome

Quando há obstrução do fluxo na veia cava superior ou inferior, anastomoses entre as tributárias dessas veias sistêmicas, como a veia toracoepigástrica, podem oferecer vias colaterais para contornar a obstrução, permitindo que o sangue retorne ao coração (Figura B5.2).

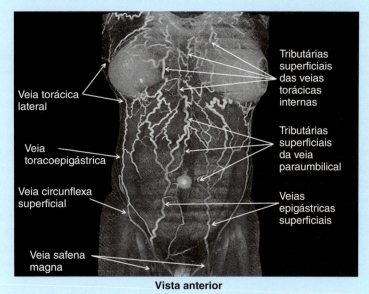

Figura B5.2 Vias colaterais das veias superficiais do abdome.

Pontos-chave: Fáscia, músculos, vasos e nervos da parede anterolateral do abdome

Fáscia: A fáscia da parede anterolateral do abdome é formada por partes subcutânea (tela subcutânea), de revestimento (muscular) e endoabdominal (parietal). ■ A tela subcutânea é modificada na parte inferior ao umbigo para incluir um panículo adiposo superficial e um estrato membranáceo profundo. ■ O panículo adiposo superficial é especializado, sobretudo em homens, para armazenamento de lipídios, enquanto o estrato membranáceo profundo é suficientemente completo para conter em compartimentos os líquidos extravasados (sangue ou urina) e permitir a realização de suturas durante a cirurgia. ■ A camada de revestimento é típica de fáscias musculares que envolvem músculos voluntários, e aqui reflete a disposição trilaminar dos músculos abdominais planos e suas aponeuroses. ■ A fáscia parietal do abdome (endoabdominal) é particularmente importante nas cirurgias, pois propicia a criação de um espaço extraperitoneal que permite o acesso anterior às estruturas retroperitoneais (p. ex., rins, ureteres e corpos das vértebras lombares) sem penetrar na cavidade peritoneal.

Músculos: Os músculos anterolaterais do abdome são músculos planos e concêntricos em posição anterolateral e músculos verticais em posição anterior, adjacentes à linha mediana. ■ Também há, aqui, uma disposição trilaminar dos músculos planos, semelhante à observada no tórax; entretanto, além da sua inervação por múltiplos porém distintos nervos segmentares, o metamerismo (segmentação) característico da musculatura intercostal torácica não é visível no abdome. ■ As partes carnosas dos músculos planos tornam-se aponeuróticas anteriormente. As fibras das aponeuroses se entrelaçam na linha mediana, formando a linha alba, e continuam até as aponeuroses dos músculos contralaterais. ■ As fibras aponeuróticas dos músculos oblíquos externos do abdome também são contínuas através da linha mediana com as fibras dos músculos oblíquos internos do abdome contralaterais. ■ Três camadas de músculos digástricos planos e bilaterais circundam o tronco, formando cinturões oblíquos e transversais que encerram a cavidade abdominal. ■ Nos dois terços superiores da parede do abdome, as lâminas de aponeurose separam-se de cada lado da linha alba para formar bainhas longitudinais que contêm os músculos retos do abdome. Isso as coloca em uma relação funcional com os músculos planos, na qual os músculos verticais reforçam o cinturão anteriormente. ■ No terço inferior da parede anterior do abdome, as aponeuroses das três camadas de músculos planos seguem anteriormente aos músculos retos do abdome. ■ Como flexores do tronco, os músculos retos do abdome são os parceiros antagonistas dos músculos profundos (extensores) do dorso. O equilíbrio no desenvolvimento e tônus desses parceiros afeta a postura (e, assim, a fraqueza dos músculos abdominais pode resultar em lordose lombar excessiva – curvatura convexa anormal da parte inferior da coluna vertebral). ■ As disposições especiais dos músculos anterolaterais do abdome permitem que proporcionem paredes de contenção flexíveis para o conteúdo abdominal, que aumentem a pressão intra-abdominal ou diminuam o volume abdominal para expulsão, e que produzam flexão anterior e lateral e movimentos de torção (rotação) do tronco.

Nervos: Os músculos anterolaterais do abdome recebem inervação multissegmentar pelos ramos anteriores dos nervos espinais torácicos inferiores (T7 a T12) e L1. ■ Os ramos seguem separadamente até os músculos como cinco nervos toracoabdominais (T7 a T11), um nervo subcostal (T12) e nervos íliohipogástrico e ilioinguinal (L1), que seguem em um plano entre a segunda e a terceira camada. ■ Os ramos cutâneos laterais inervam a pele abdominal sobrejacente lateral à linha medioclavicular (LMC). ■ Os ramos cutâneos anteriores suprem a pele medial à LMC. ■ Exceto por L1, os mapas dos dermátomos

Pontos-chave: (*continuação*)

abdominais e dos nervos periféricos são idênticos. ■ Os dermátomos que servem como referência são o T10, que inclui o umbigo, e o L1, que inclui a prega inguinal.

Vasos: ■ A drenagem da pele e da tela subcutânea da parede do abdome é feita em sentido superior (em última análise, para o sistema da veia cava superior), pela veia torácica interna medialmente e pela veia torácica lateral lateralmente, e inferior (terminando no sistema da veia cava inferior), pelas veias epigástricas superficial e inferior. ■ As veias cutâneas que circundam o umbigo se anastomosam com pequenas tributárias da veia porta. ■ A distribuição dos vasos sanguíneos abdominais profundos reflete a disposição dos músculos: um padrão circunferencial oblíquo (semelhante aos vasos intercostais acima) na parede anterolateral do abdome e um padrão vertical anteriormente. ■ Os vasos circunferenciais da parede anterolateral são continuações dos 7º a 11º vasos intercostais posteriores, vasos subcostais e vasos circunflexos ilíacos profundos. ■ Os vasos verticais incluem uma anastomose dos vasos epigástricos superiores e inferiores na bainha do músculo reto do abdome. ■ Um canal anastomótico superficial, a veia toracoepigástrica, e a via medial profunda entre as veias epigástricas inferior e superior proporcionam circulação colateral durante obstrução da veia cava superior ou inferior. ■ Os vasos linfáticos abdominais superficiais superiores ao plano transumbilical drenam principalmente para os linfonodos axilares; os vasos inferiores ao plano drenam para os linfonodos inguinais superficiais. ■ Os vasos linfáticos profundos acompanham as veias profundas da parede do abdome até os linfonodos ilíacos e lombares direito e esquerdo (cavais e aórticos).

Face interna da parede anterolateral do abdome

A face interna (posterior) da parede anterolateral do abdome é coberta por fáscia transversal, uma quantidade variável de gordura extraperitoneal e peritônio parietal (Figura 5.13).

A parte infraumbilical dessa face apresenta cinco *pregas peritoneais umbilicais* que seguem em direção ao umbigo, uma no plano mediano e duas de cada lado:

- A **prega umbilical mediana** estende-se do ápice da bexiga urinária até o umbigo e cobre o ligamento umbilical

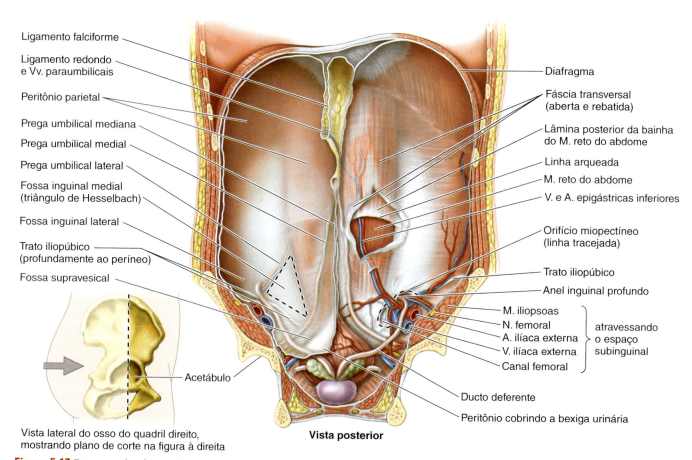

Figura 5.13 Face posterior da parede anterolateral do abdome de um homem. Os ligamentos peritoneais, pregas e fossas são os principais elementos nesta figura.

mediano, o remanescente do úraco, que unia o ápice da bexiga urinária ao umbigo
- Duas **pregas umbilicais mediais**, laterais à prega umbilical mediana, cobrem os ligamentos umbilicais mediais, formados por *partes ocluídas das artérias umbilicais*
- Duas **pregas umbilicais laterais**, situadas lateralmente às pregas umbilicais mediais, cobrem os *vasos epigástricos inferiores* e, portanto, sangram se forem seccionadas.

As depressões laterais às pregas umbilicais são as *fossas peritoneais*, e cada uma é um local de possível hérnia. A localização de uma hérnia em uma dessas fossas determina a classificação da hérnia. As fossas superficiais entre as pregas umbilicais são as:

- **Fossas supravesicais** entre as pregas umbilicais mediana e mediais, formadas quando o peritônio se reflete da parede anterior do abdome sobre a bexiga urinária. O nível da fossa supravesical sobe e desce com o enchimento e o esvaziamento da bexiga urinária
- **Fossas inguinais mediais** entre as pregas umbilicais mediais e laterais, comumente denominadas **trígonos inguinais** (triângulo de Hesselbach), que são possíveis locais de hérnias inguinais diretas, menos comuns
- **Fossas inguinais laterais**, laterais às pregas umbilicais laterais, incluem os *anéis inguinais profundos* e são possíveis locais do tipo mais comum de hérnia na parede inferior do abdome, a *hérnia inguinal indireta* (ver "Hérnias inguinais" no boxe Anatomia clínica, mais adiante).

A parte supraumbilical da face interna da parede anterior do abdome tem uma reflexão peritoneal com orientação sagital, o **ligamento falciforme**, que se estende entre a parede anterossuperior do abdome e o fígado. Encerra o *ligamento redondo do fígado* e as *veias paraumbilicais* em sua margem livre inferior. O ligamento redondo é um remanescente fibroso da *veia umbilical*, que se estendia do umbigo até o fígado no período pré-natal (Figura 5.13).

Região inguinal

A **região inguinal** estende-se entre a EIAS e o tubérculo púbico. É uma importante área sob os pontos de vista anatômico e clínico: anatomicamente, porque é uma região onde as estruturas entram e saem da cavidade abdominal, e clinicamente, porque as vias de saída e entrada são possíveis locais de herniação.

Embora o testículo esteja localizado no períneo após o nascimento, a gônada masculina se forma originalmente no abdome. Sua migração do abdome para o períneo através do canal inguinal é responsável por muitas das características estruturais da região. Tradicionalmente, o testículo e o escroto são dissecados e estudados em relação à parede anterior do abdome e à região inguinal. Por essas razões, esta seção destaca mais a anatomia masculina.

LIGAMENTO INGUINAL E TRATO ILIOPÚBICO

Faixas fibrosas espessas, ou *retináculos*, são encontradas relacionadas a muitas articulações que têm grande amplitude de movimento para manter estruturas contra o esqueleto durante as várias posições da articulação (ver Capítulo 1, *Visão Geral e Conceitos Básicos*). O *ligamento inguinal* e o *trato iliopúbico*, que se estendem da EIAS até o tubérculo púbico, constituem um retináculo anterior (flexor) bilaminar da articulação do quadril (Figuras 5.13 e 5.14). O retináculo cobre o **espaço subinguinal**, através do qual passam os músculos flexores do quadril e as estruturas neurovasculares

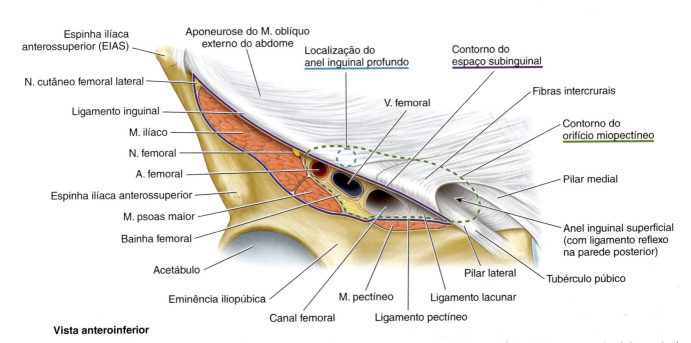

Figura 5.14 Formações da região inguinal. O ligamento inguinal é a margem inferior da aponeurose do músculo oblíquo externo do abdome, virada para baixo e espessada, formando um retináculo que atravessa o espaço sub(retro)inguinal. Uma abertura semelhante à fenda entre os pilares medial e lateral da aponeurose do músculo oblíquo externo do abdome, atravessada por fibras intercrurais, forma o anel inguinal superficial.

que servem a grande parte do membro inferior. Essas faixas fibrosas são as partes espessas, inferolaterais, do músculo oblíquo externo do abdome e a aponeurose e a margem inferior da fáscia transversal. São os pontos de referência importantes da região.

O **ligamento inguinal** é uma faixa densa que constitui a parte mais inferior da aponeurose do músculo oblíquo externo do abdome. Embora a maioria das fibras da extremidade medial do ligamento insira-se no tubérculo púbico, algumas seguem outros trajetos (Figura 5.14):

- Algumas das fibras mais profundas seguem posteriormente para se fixarem ao *ramo superior do púbis* lateralmente ao tubérculo púbico, formando o **ligamento lacunar** (de Gimbernat) curvo, que forma o limite medial do espaço subinguinal. As fibras mais laterais continuam a seguir ao longo da *linha pectínea do púbis* como o **ligamento pectíneo** (de Cooper)
- Algumas das fibras superiores se abrem em leque para cima, desviando-se do *tubérculo púbico* e cruzando a linha alba para se fundirem com as fibras inferiores da aponeurose do músculo oblíquo externo do abdome contralateral. Essas fibras formam o **ligamento reflexo** (Figuras 5.8, 5.14 e 5.15A).

O **trato iliopúbico** é a margem inferior espessa da fáscia transversal, que se apresenta como uma faixa fibrosa que segue paralela e posteriormente (profundamente) ao ligamento inguinal (Figuras 5.13 e 5.15B). O trato iliopúbico, observado no lugar do ligamento inguinal quando a região inguinal é vista a partir de sua face interna (posterior) (p. ex., durante laparoscopia), reforça a parede posterior e o assoalho do canal inguinal enquanto une as estruturas que atravessam o espaço subinguinal.

O ligamento inguinal e o trato iliopúbico cobrem uma área de fraqueza inata na parede do corpo na região inguinal denominada **orifício miopectíneo** (Fruchaud, 1956). Essa área fraca, que tem relação com as estruturas que atravessam a parede do corpo, é o local de hérnias inguinais diretas e indiretas, bem como de hérnias femorais.

CANAL INGUINAL

A formação do **canal inguinal** está relacionada com a descida do testículo durante o desenvolvimento fetal. Em adultos, é uma passagem oblíqua com cerca de 4 cm de comprimento, que segue em sentido inferomedial através da parte inferior da parede anterolateral do abdome. Situa-se paralela e superiormente à metade medial do ligamento inguinal (Figuras 5.14 e 5.15). O principal conteúdo do canal inguinal é o funículo espermático em homens e o ligamento redondo do útero nas mulheres. Estas são estruturas diferentes do ponto de vista funcional e do desenvolvimento, que têm a mesma localização. O canal inguinal também contém vasos sanguíneos e linfáticos, o nervo ilioinguinal e o ramo genital do nervo genitofemoral (inerva o M. cremaster no homem – ver Figura 7.31A) em homens e mulheres. O canal inguinal tem uma abertura em cada extremidade:

- O **anel inguinal profundo (interno)** é a entrada do canal inguinal. Está localizado superiormente à região intermediária do ligamento inguinal e lateralmente à artéria epigástrica inferior (Figura 5.14). É o início de uma evaginação na fáscia transversal que forma uma abertura semelhante à entrada de uma caverna (Figuras 5.7B, 5.13 e 5.15). Através dessa abertura, o ducto deferente extraperitoneal e os vasos testiculares nos homens (ou ligamento redondo do útero nas mulheres) e o ramo genital do nervo genitofemoral entram no canal inguinal. A própria fáscia transversal continua até o canal, formando o revestimento interno (fáscia interna) das estruturas que atravessam o canal
- O **anel inguinal superficial (externo)** é a saída pela qual o funículo espermático em homens, ou o ligamento redondo em mulheres, emerge do canal inguinal (Figuras 5.7A, 5.14 e 5.15). O anel superficial é uma divisão que ocorre nas fibras diagonais, geralmente paralelas da aponeurose do músculo oblíquo externo do abdome, na região imediatamente superolateral ao tubérculo púbico. As partes da aponeurose situadas lateral e medialmente ao anel superficial, e que formam suas margens, são os *pilares*. O **pilar lateral** fixa-se ao tubérculo púbico, e o **pilar medial**, à crista púbica. As fibras da lâmina superficial da fáscia de revestimento (muscular) sobre o músculo oblíquo externo do abdome e sua aponeurose, seguindo perpendicularmente às fibras da aponeurose, passam de um pilar para o outro através da parte superolateral do anel. Essas **fibras intercrurais** ajudam a evitar o afastamento dos pilares (*i. e.*, elas evitam a expansão da "divisão" na aponeurose).

O *canal inguinal* normalmente está colapsado no sentido anteroposterior contra as estruturas que passam através dele. Entre suas duas aberturas (anéis) o canal inguinal tem duas paredes (anterior e posterior), bem como um teto e um assoalho (Figuras 5.14 e 5.15A e B). As estruturas que formam esses limites são apresentadas no Quadro 5.5.

O canal inguinal tem duas paredes (anterior e posterior), o teto e o assoalho (Figuras 5.8 e 5.15A e B):

- *Parede anterior*: formada pela aponeurose do músculo oblíquo externo do abdome em toda a extensão do canal; sua parte lateral é reforçada por fibras do músculo oblíquo interno do abdome
- *Parede posterior*: formada pela fáscia transversal; sua parte medial é reforçada por inserções púbicas das aponeuroses dos músculos oblíquo interno e transverso do abdome, que frequentemente se fundem em extensões variáveis para formar um tendão comum – a **foice inguinal** – e o ligamento reflexo
- *Teto:* formado lateralmente pela fáscia transversal, centralmente pelos arcos musculoaponeuróticos dos músculos oblíquo interno e transverso do abdome, e medialmente pelo pilar medial da aponeurose do músculo oblíquo externo do abdome
- *Assoalho:* formado lateralmente pelo trato iliopúbico, centralmente pelo sulco formado pelo ligamento inguinal invaginado, e medialmente pelo ligamento lacunar.

Como o ligamento inguinal e o trato iliopúbico cobrem o *orifício miopectíneo* (Figura 5.13), eles demarcam os limites inferiores do canal inguinal e suas aberturas. O trígono inguinal separa essas formações das estruturas da bainha

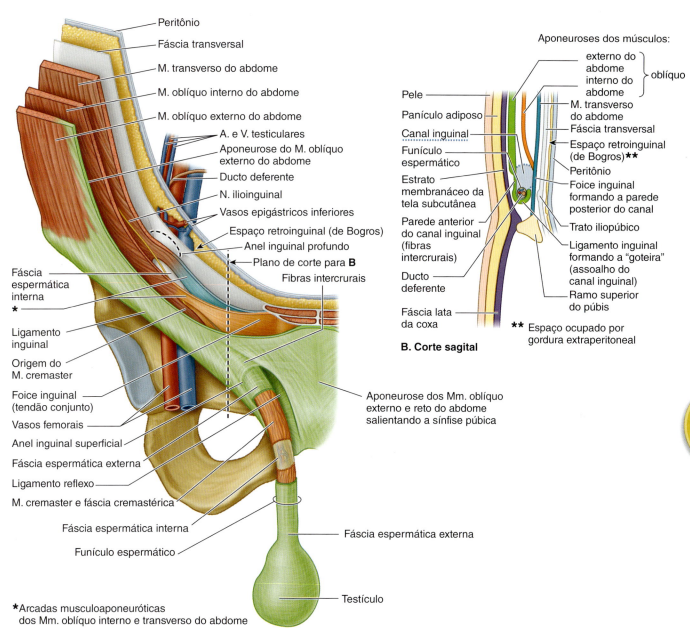

Figura 5.15 Canal inguinal e funículo espermático. **A.** Camadas da parede do abdome e revestimentos do funículo espermático e do testículo derivados de cada camada. **B.** Esquema. Corte sagital da parede anterior do abdome e do canal inguinal. O plano do corte está indicado em **A**.

Quadro 5.5 Limites do canal inguinal.

Limite	Anel profundo/terço lateral	Terço médio	Terço medial/anel superficial
Parede posterior	Fáscia transversal	Fáscia transversal	Foice inguinal associada ao ligamento reflexo
Parede anterior	M. oblíquo interno do abdome mais pilar lateral da aponeurose do M. oblíquo externo do abdome	Aponeurose do M. oblíquo externo do abdome (pilar lateral e fibras intercrurais)	Aponeurose do M. oblíquo externo do abdome (fibras intercrurais), com fáscia do M. oblíquo externo do abdome continuando até o funículo como a fáscia espermática externa
Teto	Fáscia transversal	Arcos musculoaponeuróticos dos Mm. oblíquo interno e transverso do abdome	Pilar medial da aponeurose do M. oblíquo externo do abdome
Assoalho	Trato iliopúbico	Ligamento inguinal	Ligamento lacunar

femoral (os vasos femorais e o canal femoral) que atravessam a parte medial do espaço subinguinal. A maioria das hérnias inguinais em homens passa superiormente ao trato iliopúbico (hérnias inguinais), enquanto nas mulheres a maioria passa inferiormente a ele (hérnias femorais). Em razão de sua relativa fraqueza, o orifício miopectíneo é coberto com uma tela colocada no espaço retroinguinal extraperitoneal (espaço de Bogros) em muitos reparos de hérnias.

Desenvolvimento do canal inguinal. Os testículos desenvolvem-se no tecido conjuntivo extraperitoneal na região lombar superior da parede posterior do abdome (Figura 5.16A). O **gubernáculo masculino** é um trato fibroso que originalmente une o testículo primitivo à parede anterolateral do abdome no local do futuro anel profundo do canal inguinal. Um divertículo peritoneal, o **processo vaginal**, atravessa o canal inguinal em desenvolvimento, conduzindo camadas musculares e fáscias da parede anterolateral do abdome antes que ele entre no escroto primitivo. Na 12ª semana de desenvolvimento, o testículo está na pelve, e com 28 semanas (7º mês) situa-se próximo ao anel inguinal profundo em desenvolvimento (Figura 5.16B). O testículo começa a atravessar o canal inguinal durante a 28ª semana e esse "trajeto" é percorrido em aproximadamente 3 dias. Cerca de 4 semanas depois, o testículo entra no escroto (Figura 5.16C). Enquanto o testículo, seu ducto (*ducto deferente*) e seus vasos e nervos mudam de lugar, são envoltos por extensões musculofasciais da parede anterolateral do abdome, que são responsáveis pela presença de seus derivados no escroto do adulto: as *fáscias espermáticas* interna e externa e o músculo cremaster (Figura 5.15). O pedículo do processo vaginal normalmente degenera; no entanto, sua parte sacular distal forma a *túnica vaginal*, a bainha serosa do testículo e epidídimo (Moore et al., 2020).

Os *ovários* também se desenvolvem na região lombar superior da parede posterior do abdome e migram em direção à parede lateral da pelve (Figura 5.17). O processo vaginal do peritônio atravessa a fáscia transversal no local do anel inguinal profundo, formando o canal inguinal como no homem, e se projeta para o *lábio maior* do pudendo em desenvolvimento, que é o homólogo feminino do escroto.

O **gubernáculo feminino**, um cordão fibroso que une o ovário e o útero primordial ao lábio maior do pudendo em desenvolvimento, é representado no período pós-natal pelo **ligamento útero-ovárico**, entre o ovário e o útero, e o **ligamento redondo do útero**, entre o útero e o lábio maior do pudendo. Devido à inserção dos ligamentos útero-ováricos no útero, os ovários não migram para a região inguinal; entretanto, o ligamento redondo atravessa o canal inguinal e se dispersa na tela subcutânea da parte anterior do lábio maior do pudendo (Figura 5.17B e C).

Exceto por sua parte inferior, que se transforma em um saco seroso que envolve o testículo, a *túnica vaginal*, o processo vaginal geralmente se fecha no 6º mês de desenvolvimento fetal. Os canais inguinais são mais estreitos nas mulheres, e os canais em lactentes de ambos os sexos são mais curtos e muito menos oblíquos do que em adultos. Os anéis inguinais superficiais em lactentes situam-se quase diretamente anteriores aos anéis inguinais profundos.

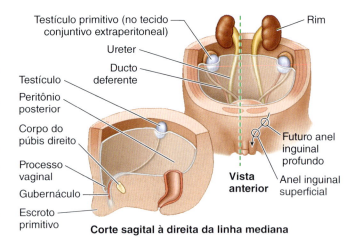

A. Sétima semana

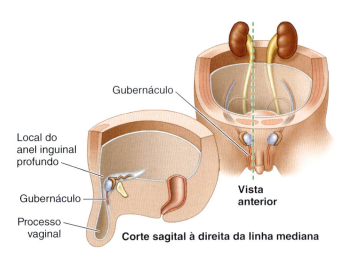

B. Sétimo mês

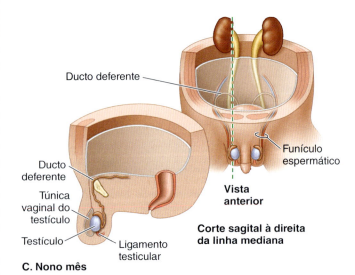

C. Nono mês

Figura 5.16 Formação dos canais inguinais e migração dos testículos. A. Embrião de 7 semanas. O testículo está fixado na parede posterior do abdome. **B.** Feto de 28 semanas (sétimo mês). O processo vaginal e o testículo atravessam o canal inguinal. O testículo passa posteriormente ao processo vaginal e não através dele. **C.** Recém-nascido. Obliteração do pedículo do processo vaginal. Os remanescentes do processo vaginal formaram a túnica vaginal do testículo. O remanescente do gubernáculo desapareceu.

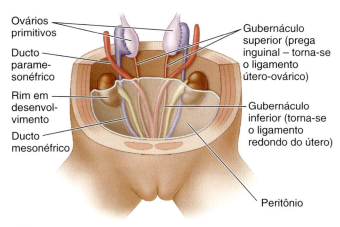

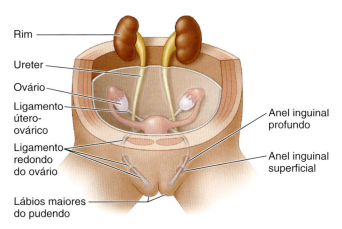

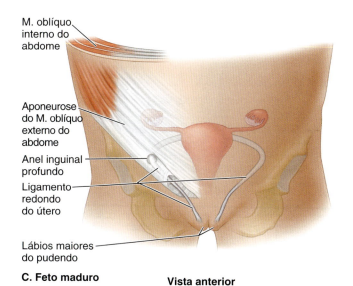

Figura 5.17 Formação dos canais inguinais em mulheres. **A.** Aos 2 meses, as gônadas indiferenciadas (ovários primordiais) estão localizadas na parede dorsal do abdome. **B.** 15 semanas. Os ovários descem para a pelve maior. O processo vaginal (não mostrado) atravessa a parede do abdome, formando o canal inguinal de cada lado, como no feto do sexo masculino. O ligamento redondo atravessa o canal e se fixa à tela subcutânea do lábio maior do pudendo. **C.** Feto do sexo feminino maduro. O processo vaginal se degenerou, mas o ligamento redondo persiste e atravessa o canal inguinal.

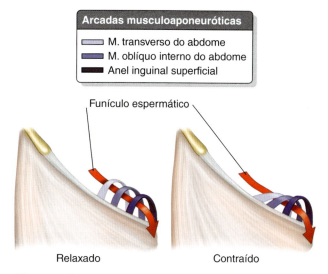

Figura 5.18 Arcos do canal inguinal. O canal inguinal consiste em uma série de três arcos musculoaponeuróticos atravessados pelo funículo espermático ou pelo ligamento redondo do útero (*seta*). A contração muscular que aumenta a pressão intra-abdominal também causa a descida do teto do canal, estreitando o canal ao mesmo tempo que este sofre colapso anteroposterior em razão do aumento da pressão interna.

Canal inguinal e aumento da pressão intra-abdominal. Os anéis inguinais profundos e superficiais no adulto não se superpõem devido ao trajeto oblíquo do canal inguinal. Consequentemente, aumentos da pressão intra-abdominal atuam sobre o canal inguinal, forçando a parede posterior do canal contra a parede anterior e fortalecendo esta parede, o que reduz a probabilidade de herniação até que as pressões superem o efeito resistente desse mecanismo. Ao mesmo tempo, a contração do músculo oblíquo externo do abdome aproxima a parede anterior do canal da sua parede posterior. Também aumenta a tensão nos pilares medial e lateral, resistindo à dilatação do anel inguinal superficial. A contração da musculatura que forma a parte lateral das arcadas dos músculos oblíquo interno e transverso do abdome forma o teto da descida do canal, estreitando o canal (Figura 5.18).

Funículo espermático, escroto e testículo

FUNÍCULO ESPERMÁTICO

O funículo espermático contém estruturas que entram e saem do testículo e suspende o testículo no escroto (ver Figura 5.19; Quadro 5.6). O funículo espermático começa no anel inguinal profundo, lateralmente aos vasos epigástricos inferiores, atravessa o canal inguinal, sai no anel inguinal superficial e termina no escroto na margem posterior do testículo (Figura 5.15; Quadro 5.6). Os revestimentos fasciais derivados da parede anterolateral do abdome durante o desenvolvimento pré-natal circundam o funículo espermático. O *revestimento do funículo espermático* inclui:

- **Fáscia espermática interna**: derivada da fáscia transversal

- **Fáscia cremastérica**: derivada da fáscia das faces superficial e profunda do músculo oblíquo interno do abdome
- **Fáscia espermática externa**: derivada da aponeurose do músculo oblíquo externo do abdome e de sua fáscia de revestimento.

A fáscia cremastérica contém alças do **músculo cremaster**, que é formado pelos fascículos inferiores do músculo oblíquo interno do abdome, originados do ligamento inguinal (Figuras 5.8 e 5.15A). O músculo cremaster traciona reflexamente o testículo para cima no escroto, sobretudo em resposta ao frio. Em um ambiente aquecido, como um banho quente, o músculo cremaster relaxa e o testículo desce bastante no escroto. As duas respostas são tentativas de regular a temperatura do testículo para a *espermatogênese* (formação dos espermatozoides), que requer uma temperatura constante aproximadamente um grau abaixo da temperatura corporal, ou durante a atividade sexual, como resposta de proteção. O músculo cremaster costuma atuar concomitantemente com o **músculo dartos**, músculo liso da tela subcutânea sem gordura do escroto (*túnica dartos*), que se insere na pele, ajudando na elevação do testículo enquanto causa contração da pele do escroto em resposta aos mesmos estímulos. O músculo cremaster é inervado pelo *ramo genital do nervo genitofemoral* (L1, L2), um derivado do *plexo lombar* (Figura 5.19). O músculo cremaster é estriado e recebe inervação somática, enquanto o músculo dartos é liso e recebe inervação autônoma. Os revestimentos correspondentes àqueles do funículo espermático são indistintos ao longo do ligamento redondo. Os constituintes do funículo espermático são (Figura 5.15; ver Figura 5.21; Quadro 5.6):

- *Ducto deferente:* um tubo muscular com aproximadamente 45 cm de comprimento que dá passagem aos espermatozoides do epidídimo para o ducto ejaculatório
- *Artéria testicular:* tem origem na aorta e irriga o testículo e o epidídimo
- *Artéria do ducto deferente:* originada na artéria vesical inferior
- *Artéria cremastérica:* originada na artéria epigástrica inferior
- *Plexo venoso pampiniforme:* uma rede formada por até 12 veias que convergem superiormente e formam as veias testiculares direita e esquerda
- *Fibras nervosas simpáticas* nas artérias e no ducto deferente
- Ramo genital do nervo genitofemoral: supre o músculo cremaster
- *Vasos linfáticos:* drenam o testículo e estruturas intimamente associadas, seguindo para os linfonodos lombares

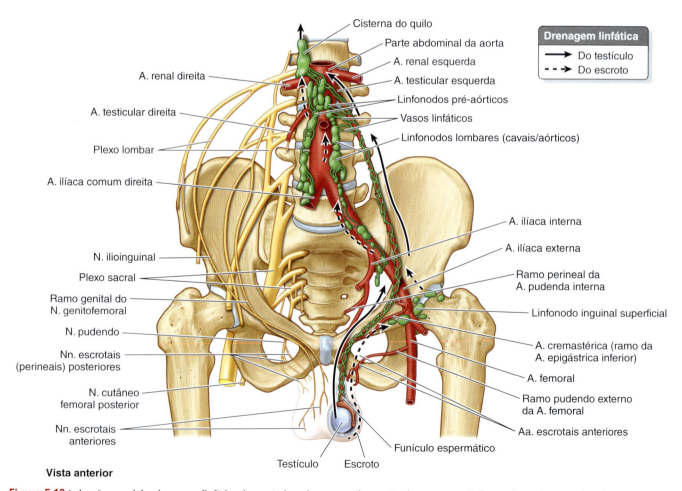

Figura 5.19 Irrigação arterial e drenagem linfática do testículo e do escroto; inervação do escroto. A linfa que drena do testículo e do escroto segue trajetos diferentes. O plexo lombar inerva a face anterolateral do escroto; o plexo sacral inerva a face posteroinferior.

Capítulo 5 ■ Abdome 435

Quadro 5.6 Camadas correspondentes da parede anterior do abdome, do escroto e do funículo espermático.

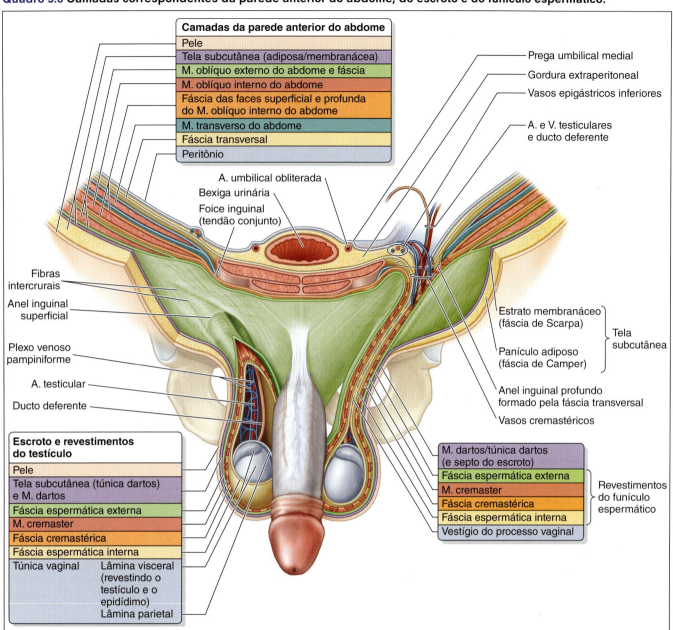

- **Vestígio do processo vaginal:** pode ser visto como um filamento fibroso na parte anterior do funículo espermático estendendo-se entre o peritônio abdominal e a túnica vaginal; pode não ser detectável.

Como não é homólogo ao funículo espermático, o ligamento redondo não contém estruturas comparáveis. Inclui apenas vestígios da parte inferior do gubernáculo ovariano acompanhados por remanescentes, caso haja algum, do processo vaginal.

ESCROTO

O **escroto** é um saco cutâneo formado por duas camadas: *pele intensamente pigmentada* e a **túnica dartos** intimamente relacionada, uma lâmina fascial sem gordura que inclui fibras musculares lisas (*músculo dartos*) responsáveis pela aparência rugosa do escroto (ver Figura 5.9B; Quadro 5.6). Como o músculo dartos está fixado à pele, sua contração causa o enrugamento do escroto no frio, espessamento da camada tegumentar enquanto reduz a área de superfície escrotal e ajuda os músculos cremasteres a manterem os testículos mais próximos do corpo, tudo para reduzir a perda de calor.

O escroto é dividido internamente por uma continuação da túnica dartos, o *septo do escroto*, em compartimentos direito e esquerdo. O septo é demarcado externamente pela *rafe escrotal* (ver Capítulo 6, *Pelve e Períneo*), uma crista cutânea que marca a linha de fusão das *eminências labioescrotais* embrionárias. A túnica dartos superficial não tem gordura e é contínua anteriormente com o *estrato membranáceo da tela subcutânea do abdome* (fáscia de Scarpa) e posteriormente com a *camada membranácea da tela subcutânea do períneo* (fáscia de Colles) (ver Figura 5.9B).

O desenvolvimento do escroto está intimamente relacionado com a formação dos canais inguinais. O escroto se desenvolve a partir das *eminências labioescrotais*, duas evaginações cutâneas da parede anterior do abdome que se fundem para formar uma bolsa cutânea pendular. Mais tarde no período fetal, os testículos e funículos espermáticos entram no escroto.

A irrigação arterial do escroto (Figura 5.19) provém de:

- Ramos escrotais posteriores da artéria perineal: um ramo da artéria pudenda interna
- Ramos escrotais anteriores da artéria pudenda externa: um ramo da artéria femoral
- **Artéria cremastérica**: um ramo da artéria epigástrica inferior.

As *veias escrotais* acompanham as artérias. Os vasos linfáticos do escroto drenam para os linfonodos inguinais superficiais.

Os nervos do escroto (Figura 5.19) incluem ramos do plexo lombar para a face anterior e ramos do plexo sacral para as faces posterior e inferior:

- *Ramo genital do nervo genitofemoral* (L1, L2): supre a face anterolateral
- **Nervos escrotais anteriores**: ramos do nervo ilioinguinal (L1) que suprem a face anterior
- **Nervos escrotais posteriores**: ramos do ramo perineal do *nervo pudendo* (S2–S4) que suprem a face posterior
- Ramos perineais do nervo cutâneo femoral posterior (S2, S3): suprem a face posteroinferior.

TESTÍCULO

Os **testículos** são as gônadas masculinas – pares de glândulas reprodutivas masculinas, ovais, que produzem espermatozoides e hormônios masculinos, principalmente testosterona (Figura 5.20). Os testículos estão suspensos no escroto pelos funículos espermáticos, e o testículo esquerdo geralmente localiza-se em posição mais baixa do que o direito.

A superfície de cada testículo é coberta pela **lâmina visceral da túnica vaginal**, exceto no local onde o testículo se fixa ao epidídimo e ao funículo espermático. A **túnica vaginal** é um saco peritoneal fechado que circunda parcialmente o testículo e representa a parte distal cega do processo vaginal embrionário. A lâmina visceral da túnica vaginal encontra-se intimamente aplicada ao testículo, epidídimo e parte inferior do ducto deferente. O recesso da túnica vaginal, semelhante a uma fenda, o **seio do epidídimo**, situa-se entre o corpo do epidídimo e a face posterolateral do testículo.

A **lâmina parietal da túnica vaginal**, adjacente à fáscia espermática interna, é mais extensa do que a lâmina visceral e estende-se superiormente por uma curta distância até a parte distal do funículo espermático. O pequeno volume de líquido na cavidade da túnica vaginal separa as lâminas visceral e parietal, possibilitando o livre movimento do testículo no escroto.

Os testículos têm uma face externa fibrosa e resistente, a **túnica albugínea**, que se espessa em uma crista sobre sua face interna posterior como o **mediastino do testículo** (Figura 5.21). A partir dessa estria interna, septos fibrosos estendem-se internamente entre lóbulos de túbulos seminíferos contorcidos pequenos, mas longos e muito espiralados, nos quais são produzidos os espermatozoides. Os túbulos seminíferos contorcidos são unidos por **túbulos seminíferos retos** à **rede do testículo**, uma rede de canais no mediastino do testículo.

As longas **artérias testiculares** originam-se da face anterolateral da *parte abdominal da aorta*, imediatamente abaixo das artérias renais (Figura 5.19). Elas seguem no retroperitônio (posterior ao peritônio) em direção oblíqua, cruzando sobre os ureteres e as partes inferiores das artérias ilíacas externas para chegar aos anéis inguinais profundos. Entram nos canais inguinais através dos anéis profundos, atravessam os canais, saem deles através dos anéis inguinais superficiais e entram nos funículos espermáticos para irrigar os testículos. A artéria testicular ou um de seus ramos anastomosa-se com a *artéria do ducto deferente*.

As veias que emergem do testículo e do epidídimo formam o **plexo venoso pampiniforme**, uma rede de 8 a 12 veias situadas anteriormente ao ducto deferente e que circundam a artéria testicular no funículo espermático (Figura 5.21). O plexo pampiniforme faz parte do sistema termorregulador do testículo (juntamente com os músculos cremaster e dartos), ajudando a manter essa glândula em temperatura constante. As veias de cada plexo pampiniforme convergem superiormente, formando

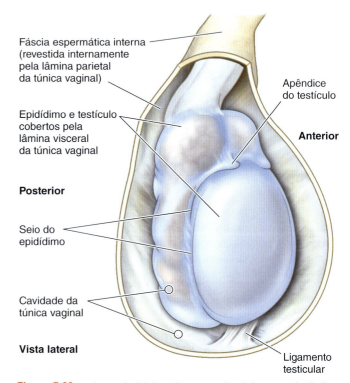

Figura 5.20 Túnica vaginal (aberta). A parte distal do conteúdo do funículo espermático, o epidídimo e a maior parte do testículo são circundados por um saco colapsado, a túnica vaginal. Consequentemente, o testículo e o epidídimo – diretamente cobertos pela lâmina visceral da túnica vaginal – são móveis dentro do escroto. A lâmina parietal externa reveste a continuação peritesticular da fáscia espermática interna.

Capítulo 5 ■ Abdome   437

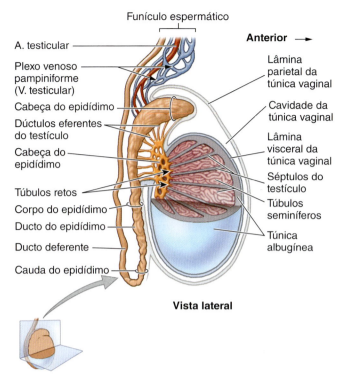

Figura 5.21 Estruturas do testículo e do epidídimo. Foram removidos o revestimento e um quarto do testículo para mostrar o conteúdo da parte distal do funículo espermático, elementos do epidídimo e detalhes estruturais internos do testículo. A cavidade da túnica vaginal – na verdade, um espaço potencial – está muito exagerada.

autônomos do testículo originam-se como o plexo nervoso testicular sobre a artéria testicular, que contém fibras simpáticas do segmento T10 (e às vezes de T11) da medula espinal, fibras aferentes viscerais e, talvez, fibras parassimpáticas vagais. Fibras autônomas também chegam ao testículo via plexo deferencial.

EPIDÍDIMO

O **epidídimo** é uma estrutura alongada na face posterior do testículo (Figura 5.20). Os **dúctulos eferentes** do testículo transportam espermatozoides recém-desenvolvidos da rede do testículo para o epidídimo. O epidídimo é formado por minúsculas alças do **ducto do epidídimo**, tão compactadas que parecem sólidas (Figura 5.21). O ducto diminui progressivamente enquanto segue da cabeça do epidídimo na parte superior do testículo até sua cauda. No longo trajeto desse tubo, os espermatozoides são armazenados e continuam a amadurecer. O epidídimo é formado por:

- **Cabeça do epidídimo**: a parte expandida superior que é composta de lóbulos formados pelas extremidades espiraladas de 12 a 14 *dúctulos eferentes*
- **Corpo do epidídimo**: a maior parte é formada pelo enovelamento do ducto do epidídimo
- **Cauda do epidídimo**: contínua com o ducto deferente, o ducto que transporta os espermatozoides do epidídimo para o ducto ejaculatório, de onde são expulsos pela uretra durante a ejaculação (ver Capítulo 6, *Pelve e Períneo*).

uma **veia testicular direita**, que entra na veia cava inferior (VCI), e uma veia testicular esquerda, que entra na veia renal esquerda (ver Figura 5.76).

A drenagem linfática do testículo segue artéria e veia testiculares até os *linfonodos lombares direitos* e *esquerdos (caval/aórtico) e pré-aórticos* (ver Figura 5.19). Os nervos

Anatomia de superfície da parede anterolateral do abdome

O **umbigo** é uma característica óbvia da parede anterolateral do abdome. É um vestígio do local de inserção do cordão umbilical e é o ponto de referência para o *plano transumbilical* (Figura 5.22; Quadro 5.1C). Essa depressão cutânea

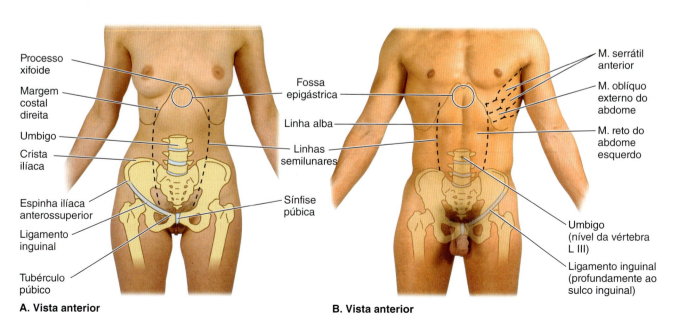

Figura 5.22 Anatomia de superfície da parede anterolateral do abdome. **A.** Sexo feminino. **B.** Sexo masculino.

pregueada no centro da parede anterior do abdome costuma estar situada no nível do disco IV entre as vértebras L III e L IV. No entanto, sua posição varia consideravelmente e é mais inferior quando há bastante gordura subcutânea abdominal. Independentemente do seu nível, o umbigo está situado no dermátomo T10. A fossa epigástrica é uma pequena depressão na região epigástrica, imediatamente inferior ao *processo xifoide*. Essa fossa é mais evidente quando a pessoa está em decúbito dorsal, porque os órgãos abdominais se afastam, causando o deslocamento posterior da parede anterolateral do abdome nessa região. A dor causada por *pirose* ("azia", resultante do refluxo de ácido gástrico para o esôfago) frequentemente é sentida nesse local. As 7ª a 10ª cartilagens costais unem-se de cada lado da fossa epigástrica, com suas margens mediais formando a *margem costal*. Embora a cavidade abdominal estenda-se até uma posição mais alta, a margem costal é a demarcação do limite entre as partes torácica e abdominal da parede do corpo. Quando uma pessoa está em decúbito dorsal, observa-se a subida e a descida da parede do abdome com a respiração: para cima na inspiração e para baixo na expiração. Os músculos retos do abdome podem ser palpados e observados quando uma pessoa em decúbito dorsal é instruída a levantar a cabeça e os ombros contra resistência.

A localização da *linha alba* é visível em indivíduos magros devido ao sulco cutâneo vertical superficial a essa rafe. O sulco geralmente é evidente porque a linha alba tem cerca de 1 cm de largura entre as duas partes do músculo reto do abdome superiores ao umbigo. Abaixo do umbigo, a linha alba não é indicada por um sulco. Algumas gestantes, sobretudo aquelas que têm cabelo e pele escuros, têm uma linha intensamente pigmentada, a **linha nigra**, na pele mediana externamente à linha alba. Após a gravidez, a cor dessa linha torna-se mais tênue.

As margens superiores do púbis (*crista púbica*) e a articulação cartilagínea que os une (*sínfise púbica*) podem ser palpadas na extremidade inferior da linha alba. A prega inguinal é um sulco oblíquo superficial situado sobre o ligamento inguinal durante sua passagem entre a *espinha ilíaca anterossuperior* (EIAS) e o *tubérculo púbico*. A *crista ilíaca* óssea no nível da vértebra L IV pode ser facilmente palpada enquanto se estende a partir da EIAS em sentido posterior. A crista púbica, as pregas inguinais e as cristas ilíacas demarcam o limite inferior da parede anterior do abdome, distinguindo-a do períneo centralmente e dos membros inferiores (coxas) lateralmente.

As **linhas semilunares** são impressões lineares cutâneas levemente curvas que se estendem da margem costal inferior perto das nonas cartilagens costais até os tubérculos púbicos. Esses sulcos cutâneos semilunares (5 a 8 cm da linha mediana) são clinicamente importantes, porque são paralelos às margens laterais da bainha do músculo reto do abdome.

Também há sulcos cutâneos sobre as *intersecções tendíneas* do músculo reto do abdome, que são claramente visíveis em pessoas com músculos retos do abdome bem desenvolvidos. Também são visíveis os ventres entrelaçados dos músculos *serrátil anterior* e *oblíquo externo do abdome*.

A localização do ligamento inguinal é indicada pelo **sulco inguinal**, uma prega cutânea paralela e imediatamente inferior ao ligamento inguinal. Esse sulco é facilmente visualizado instruindo-se a pessoa a colocar um pé no chão enquanto está em decúbito dorsal sobre a mesa de exame. O sulco inguinal marca a divisão entre a parede anterolateral do abdome e a coxa.

ANATOMIA CLÍNICA

SUPERFÍCIE INTERNA DA PAREDE ANTEROLATERAL DO ABDOME E REGIÃO INGUINAL

Falha na migração do testículo (criptorquidia)

Os testículos não descem em cerca de 3% dos recém-nascidos a termo e em 30% dos prematuros (Moore et al., 2020). Cerca de 95% das falhas de migração dos testículos são unilaterais. Se um testículo não tiver descido ou não for retrátil, há *criptorquidia*. O *testículo não descido* geralmente está em algum ponto ao longo do trajeto normal de sua descida pré-natal, na maioria das vezes no canal inguinal. A importância da criptorquidia é o grande aumento do risco de câncer no testículo que não desceu, ainda mais problemático porque não é palpável e geralmente só é detectado quando em estágio avançado. Além disso, como o testículo precisa de temperaturas mais baixas para manter a fertilidade, a criptorquidia é normalmente corrigida na infância.

Perviedade pós-natal da veia umbilical

Antes do nascimento de um feto, a veia umbilical conduz sangue oxigenado e rico em nutrientes da placenta para o feto. Embora frequentemente se faça referência à veia umbilical "obliterada" que forma o *ligamento redondo do fígado*, essa veia permanece permeável por algum tempo depois do nascimento e pode ser usada para *cateterização da veia umbilical* para exsanguinotransfusão nas primeiras semanas de vida – por exemplo, para a *eritroblastose fetal ou doença hemolítica* do recém-nascido (Kliegman et al., 2020).

Metástase do câncer de útero para o lábio maior do pudendo

A metástase linfogênica de câncer é mais comum ao longo das vias linfáticas paralelas à drenagem venosa do órgão que é a sede do tumor primário. Isso também é válido para o útero, cujas veias e vasos linfáticos drenam principalmente por vias profundas. No entanto, alguns vasos linfáticos seguem o trajeto do ligamento redondo através do canal inguinal. Assim, embora menos frequentemente, as células do câncer uterino metastático (principalmente de tumores adjacentes à inserção proximal do ligamento redondo) podem se disseminar do útero para o lábio maior do pudendo (o homólogo do escroto e o local de inserção distal do ligamento redondo) e daí para os linfonodos inguinais superficiais, que recebem linfa da pele do períneo (inclusive dos lábios do pudendo).

FUNÍCULO ESPERMÁTICO, ESCROTO E TESTÍCULO

Hérnias inguinais

A maioria das hérnias abdominais ocorre na região inguinal. As hérnias inguinais representam 75% das hérnias abdominais. Ocorrem em ambos os sexos, mas a maioria das hérnias inguinais (cerca de 86%) ocorre nos homens, por causa da passagem do funículo espermático através do *canal inguinal*.

A *hérnia inguinal* é uma protrusão do peritônio parietal e das vísceras, como o intestino delgado, através de uma abertura normal ou anormal da cavidade a que pertencem. A maioria das hérnias pode ser reduzida, o que significa que pode ser recolocada em seu lugar normal na cavidade peritoneal por manipulação apropriada. Os dois tipos de *hérnias inguinais* são *diretas e indiretas*. Mais de dois terços são hérnias indiretas. O Quadro B5.1 apresenta e ilustra as características das hérnias inguinais diretas e indiretas, e a Figura B5.3A a E mostra a anatomia relacionada.

Normalmente, a maior parte do processo vaginal é obliterada antes do nascimento, exceto a parte distal que forma a túnica vaginal do testículo (ver Quadro 5.6 e Figura 5.20). A parte peritoneal do saco herniário de uma hérnia inguinal indireta é formada pela persistência do processo vaginal. Se houver persistência de todo o pedículo do processo vaginal, a hérnia estende-se até o escroto, superiormente ao testículo, formando uma hérnia inguinal indireta completa (Quadro B5.1).

O *anel inguinal superficial* é palpável superolateralmente ao tubérculo púbico por invaginação da pele da parte superior do escroto com o dedo indicador (Figura B5.3C). O dedo do examinador segue o funículo espermático superolateralmente até o anel inguinal superficial. Se o anel estiver dilatado, pode permitir a entrada do dedo sem causar dor. Caso haja uma hérnia, o examinador sente um impulso súbito contra a ponta ou a polpa do dedo quando o paciente é instruído a tossir (Swartz, 2021). No entanto, como os dois tipos de hérnia inguinal saem pelo anel superficial, a palpação de um impulso nesse local não determina o tipo de hérnia.

Com a face palmar do dedo contra a parede anterior do abdome, pode-se palpar o *anel inguinal profundo* como uma depressão cutânea superior ao ligamento inguinal, 2 a 4 cm superolateralmente ao tubérculo púbico. A detecção de um impulso no anel superficial e de massa no local do anel profundo sugere uma hérnia indireta.

A palpação de uma hérnia inguinal direta é realizada colocando-se a face palmar do dedo indicador e/ou médio sobre o trígono inguinal e instruindo a pessoa a tossir ou fazer força para baixo. Se houver uma hérnia, é palpado um impulso forte contra a polpa do dedo. O dedo da mão do examinador também pode ser colocado no anel inguinal superficial; se houver uma hérnia direta, é palpado um impulso súbito medial ao dedo quando a pessoa tosse ou faz força para baixo.

Reflexo cremastérico

A contração do músculo cremaster é produzida estimulando-se levemente a pele na face medial da parte superior da coxa com um bastão aplicador ou abaixador de língua. O *nervo ilioinguinal* supre essa área da pele. A rápida elevação do testículo no mesmo lado é o *reflexo cremastérico*. Esse reflexo é extremamente ativo em crianças; consequentemente, os reflexos cremastéricos hiperativos podem simular criptorquidia. Um reflexo hiperativo pode ser abolido colocando-se a criança sentada com as pernas cruzadas; se os testículos tiverem descido, podem ser palpados no escroto.

Cistos e hérnias do processo vaginal

As hérnias inguinais indiretas podem ocorrer em mulheres; entretanto, são cerca de 20 vezes mais comuns em homens. Se o processo vaginal se mantiver pérvio nas mulheres, pode formar uma pequena bolsa peritoneal, o *canal de Nuck*, no canal inguinal, que pode se estender até o lábio maior do pudendo. Em lactentes do sexo feminino, esses remanescentes podem aumentar e formar cistos no canal inguinal. Os cistos podem produzir uma protrusão na parte anterior do lábio maior do pudendo e podem levar à ocorrência de uma hérnia inguinal indireta.

Hidrocele do funículo espermático e/ou testículo

Hidrocele é a presença de líquido em excesso em um processo vaginal persistente. Essa anomalia congênita pode estar associada a uma hérnia inguinal indireta. O acúmulo de líquido resulta da secreção de uma quantidade anormal de líquido seroso pela lâmina visceral da túnica vaginal. O tamanho da hidrocele depende do grau de persistência do processo vaginal.

A *hidrocele do testículo* está limitada ao escroto e distende a túnica vaginal (Figura B5.4A). A *hidrocele do funículo espermático* é limitada ao funículo espermático e distende a parte persistente do pedículo do processo vaginal (Figura B5.4B). A hidrocele congênita do funículo espermático e do testículo pode comunicar-se com a cavidade peritoneal.

A detecção de uma hidrocele requer *transiluminação*, um procedimento no qual se faz incidir uma luz forte sobre a parede do escroto aumentado, em um ambiente escuro. A transmissão de luz como uma cor vermelha indica excesso de líquido seroso no escroto. Os recém-nascidos do sexo masculino frequentemente têm líquido peritoneal residual na túnica vaginal; entretanto, esse líquido geralmente é absorvido durante o 1º ano de vida. Algumas doenças, como lesão e/ou inflamação do epidídimo, também podem causar hidrocele em adultos.

Quadro B5.1 Características das hérnias inguinais.

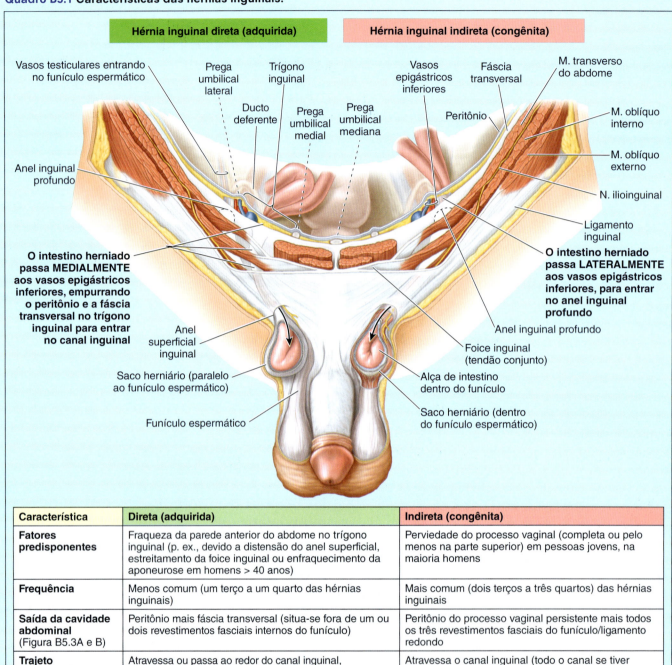

Característica	Direta (adquirida)	Indireta (congênita)
Fatores predisponentes	Fraqueza da parede anterior do abdome no trígono inguinal (p. ex., devido a distensão do anel superficial, estreitamento da foice inguinal ou enfraquecimento da aponeurose em homens > 40 anos)	Perviedade do processo vaginal (completa ou pelo menos na parte superior) em pessoas jovens, na maioria homens
Frequência	Menos comum (um terço a um quarto das hérnias inguinais)	Mais comum (dois terços a três quartos) das hérnias inguinais
Saída da cavidade abdominal (Figura B5.3A e B)	Peritônio mais fáscia transversal (situa-se fora de um ou dois revestimentos fasciais internos do funículo)	Peritônio do processo vaginal persistente mais todos os três revestimentos fasciais do funículo/ligamento redondo
Trajeto (Figura B5.3C)	Atravessa ou passa ao redor do canal inguinal, geralmente atravessando apenas o terço medial do canal, externa e paralelamente ao vestígio do processo vaginal	Atravessa o canal inguinal (todo o canal se tiver tamanho suficiente) no processo vaginal
Saída da parede anterior do abdome	Através do anel superficial, lateral ao funículo; raramente entra no escroto	Através do anel superficial dentro do funículo, comumente penetrando no escroto/lábio maior do pudendo

Setas, passagem da hérnia.
Fonte: Baseado em Gest TR. *Atlas of Anatomy*, 2nd ed. Philadelphia, PA: Wolters Kluwer, 2020; Plates 5.12B and 5.13B, C.

Hematocele do testículo

A *hematocele do testículo* é um acúmulo de sangue na túnica vaginal que resulta, por exemplo, da ruptura de ramos da artéria testicular por traumatismo do testículo (Figura B5.4C). O traumatismo pode provocar *hematoma* (acúmulo de sangue, geralmente coagulado, em qualquer área extravascular) escrotal e/ou testicular. O sangue não é transiluminado; portanto, a transiluminação diferencia hematocele ou hematoma de hidrocele. A hematocele do testículo pode estar associada a *hematocele escrotal*, resultante do extravasamento de sangue para os tecidos escrotais.

Torção do funículo espermático

A *torção do funículo espermático* é uma emergência cirúrgica, pois pode haver necrose do testículo. A torção impede a drenagem venosa, com consequente

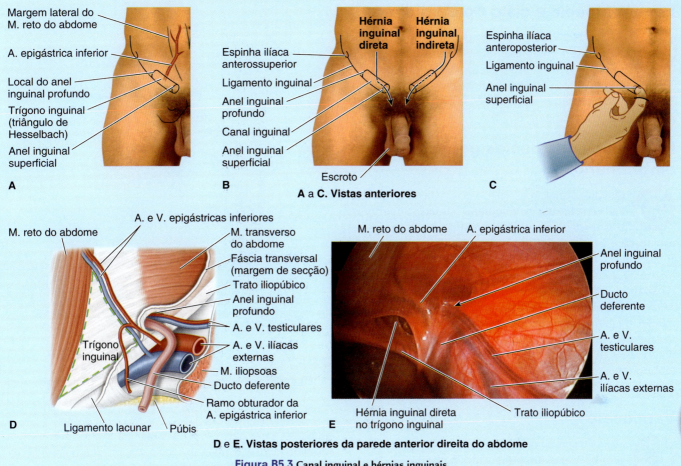

Figura B5.3 Canal inguinal e hérnias inguinais.

edema e hemorragia, e subsequente obstrução arterial. A torção geralmente ocorre logo acima do polo superior do testículo (Figura B5.4D). Um indício no exame físico é o testículo em posição transversa, com o mesentério de ancoragem localizado superiormente, em vez de posteriormente (deformidade em badalo de sino). A ultrassonografia pode ser realizada para confirmar o diagnóstico. Para evitar a recorrência ou a ocorrência contralateral, que é provável, os dois testículos são fixados cirurgicamente ao septo escrotal.

Anestesia do escroto

Como a face anterolateral do escroto é inervada pelo plexo lombar (principalmente fibras de L1 via nervo ilioinguinal) e a face posteroinferior é inervada pelo plexo sacral (principalmente fibras de S3 via nervo pudendo), para anestesiar a face anterolateral do escroto é preciso injetar um anestésico subaracnóideo em nível superior ao necessário para anestesiar a face posteroinferior.

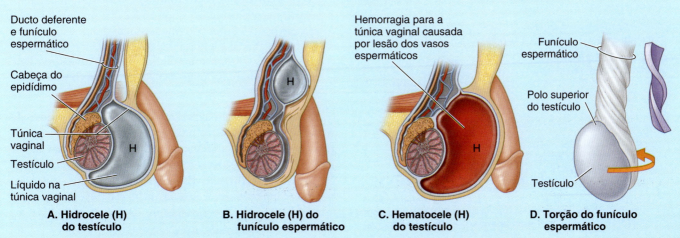

Figura B5.4 Hidrocele do funículo espermático e dos testículos e torção testicular.

Espermatocele e cisto do epidídimo

A *espermatocele* é um cisto de retenção (acúmulo de líquido) no epidídimo (Figura B5.5A), geralmente perto de sua cabeça. As espermatoceles contêm líquido leitoso e geralmente são assintomáticas. O *cisto do epidídimo* é um acúmulo de líquido em qualquer parte do epidídimo (Figura B5.5B).

Resquícios dos ductos genitais embrionários

Quando a túnica vaginal é aberta, podem ser observadas estruturas rudimentares nas faces superiores dos testículos e epidídimo (Figura B5.6). Essas estruturas são resquícios dos ductos genitais no embrião. Raramente são observadas, exceto se houver alterações patológicas. O apêndice do testículo é um remanescente vesicular da extremidade cranial do *ducto paramesonéfrico (de Müller)*, o ducto genital embrionário que na mulher forma metade do útero. Está inserido no polo superior do testículo. Os apêndices do epidídimo são remanescentes da extremidade cranial do *ducto mesonéfrico (de Wolff)*, o ducto genital embrionário que no homem forma parte do ducto deferente. Esses apêndices estão fixados à cabeça do epidídimo.

Varicocele

O *plexo venoso pampiniforme*, semelhante a uma planta trepadeira, pode tornar-se dilatado (varicoso) e tortuoso, produzindo uma *varicocele*, que geralmente só é visível quando o homem está de pé ou fazendo força. O aumento geralmente desaparece quando o indivíduo deita, sobretudo se o escroto for elevado em decúbito dorsal, permitindo o esvaziamento das veias pela ação da gravidade. A palpação de uma varicocele pode ser comparada à palpação de um saco de vermes. As varicoceles podem ser causadas por defeitos nas válvulas da veia testicular, mas problemas renais ou da veia renal também podem causar distensão das veias pampiniformes. A varicocele ocorre predominantemente no lado esquerdo, provavelmente porque o ângulo agudo que a veia direita forma ao entrar na VCI é mais favorável ao fluxo do que o ângulo de quase 90° com que a veia testicular esquerda entra na veia renal esquerda, tornando-a mais suscetível a obstrução ou inversão do fluxo.

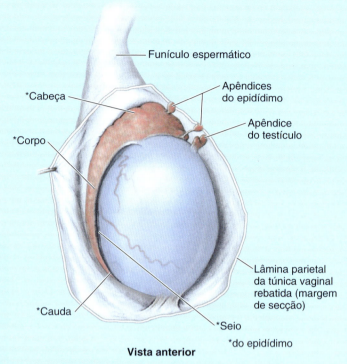

Figura B5.6 Remanescentes dos ductos genitais embrionários.

Câncer do testículo e do escroto

A metástase linfogênica é comum a todos os tumores testiculares, de modo que o conhecimento da drenagem linfática auxilia o tratamento (Kumar et al., 2020). Como os testículos descem da parede posterior do abdome para o escroto durante o desenvolvimento fetal, sua drenagem linfática é diferente da drenagem do escroto, que é uma evaginação da pele da parede anterolateral do abdome (ver Figura 5.15). Consequentemente:

- *Câncer do testículo*: metastatiza inicialmente para os linfonodos lombares retroperitoneais, situados imediatamente abaixo das veias renais. Pode haver disseminação subsequente para os linfonodos mediastinais e supraclaviculares
- *Câncer do escroto*: metastatiza para os *linfonodos inguinais superficiais*, situados na tela subcutânea abaixo do ligamento inguinal e ao longo da parte terminal da veia safena magna.

Os tumores testiculares devem ser abordados através de uma incisão inguinal, de modo que seja possível o controle precoce dos vasos sanguíneos e linfáticos. Um erro clássico é realizar uma incisão escrotal acreditando que a massa seja "apenas" uma hidrocele. Exame físico cuidadoso e ultrassonografia ajudam a evitar esse erro.

Também pode haver metástase de câncer testicular por disseminação hematogênica (pelo sangue) das células cancerígenas para os pulmões, fígado, encéfalo e osso.

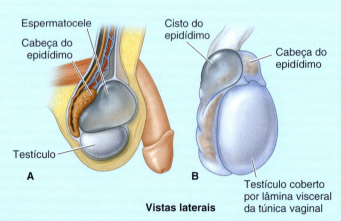

Figura B5.5 Cistos do epidídimo. **A.** Espermatocele. **B.** Cisto do epidídimo.

Pontos-chave

Face interna da parede do abdome e região inguinal

Face interna da parede do abdome: As principais características da face interna da parede anterolateral do abdome são pregas peritoneais sobre estruturas que se irradiam do anel umbilical e das fossas peritoneais formadas em relação às pregas. ■ Das pregas peritoneais umbilicais, as três centrais (pregas umbilicais mediana e mediais) cobrem remanescentes das estruturas embriológicas, enquanto as pregas umbilicais laterais recobrem os vasos epigástricos inferiores. ■ As fossas peritoneais formadas em relação às pregas umbilicais incluem as fossas supravesicais de transição, cuja altura se modifica com o enchimento vesical, e as fossas inguinais medial e lateral, sobre possíveis áreas de fraqueza na parede anterior do abdome, onde pode haver hérnias inguinais diretas e indiretas, respectivamente. ■ O ligamento falciforme supraumbilical encerra o remanescente da veia umbilical embrionária e as veias paraumbilicais associadas (tributárias da veia porta) em sua margem livre.

Região inguinal: A região inguinal estende-se da EIAS ao tubérculo púbico; sua prega inguinal superficial separa o abdome do membro inferior. Está situada no dermátomo L1. ■ A maioria das estruturas e formações na região inguinal está relacionada a um retináculo duplo (bilaminar) formado pelo ligamento inguinal e trato iliopúbico que se estendem entre os dois pontos ósseos. Essas duas faixas são espessamentos das margens inferiores da aponeurose do músculo oblíquo externo do abdome e da fáscia transversal da parede do abdome, respectivamente.

Para permitir que os testículos desçam antes do nascimento para uma localização subcutânea, cuja temperatura será mais baixa após o nascimento (essencial para o desenvolvimento dos espermatozoides), o canal inguinal atravessa a parede abdominal superior e paralelamente à metade medial do ligamento inguinal. ■ Nas mulheres, apenas a parte inferior do gubernáculo atravessa o canal, transformando-se no ligamento redondo do útero. ■ O próprio canal consiste em um anel profundo interno, um anel superficial externo e dois arcos musculoaponeuróticos intermediários. ■ A via de passagem oblíqua através da curva formada por anéis e arcos sofre colapso quando há aumento da pressão intra-abdominal. ■ O colapso do canal, associado à oclusão pré-natal da evaginação peritoneal (processo vaginal) e à contração dos arcos, normalmente resiste à tendência de herniação (protrusão) do conteúdo abdominal. ■ A não oclusão do processo vaginal, um defeito anatômico ou a degeneração dos tecidos podem resultar na ocorrência de hérnias inguinais.

Funículo espermático, escroto e testículos

Funículo espermático: Em sua passagem através do canal inguinal, o processo vaginal, o testículo, o ducto deferente e as estruturas neurovasculares do testículo (ou processo vaginal e gubernáculo ovariano inferior da mulher) são envolvidos por extensões fasciais derivadas da maioria (três das quatro) das camadas atravessadas. Isso resulta em um revestimento trilaminar. ■ A fáscia transversal, os músculos oblíquos interno e externo do abdome formam a fáscia espermática interna, o músculo cremaster e sua fáscia, e a fáscia espermática externa, respectivamente, do funículo espermático. ■ Embora a parte do processo vaginal no funículo espermático seja ocluída, a parte adjacente ao testículo permanece pérvia na forma de túnica vaginal do testículo. ■ O conteúdo do funículo espermático inclui o ducto deferente e as estruturas neurovasculares, que seguiram o testículo na sua descida da parede posterior do abdome durante o seu desenvolvimento.

Escroto: O escroto é o saco tegumentar formado pelas eminências labioescrotais do homem para abrigar os testículos após sua migração. O panículo adiposo da tela subcutânea da parede do abdome é substituído no escroto pelo músculo liso dartos, enquanto a camada membranácea é contínua com a túnica dartos e o septo escrotal. ■ O escroto recebe artérias escrotais anteriores da coxa (através da artéria pudenda externa), artérias escrotais posteriores do períneo (artéria pudenda interna) e, internamente, artérias cremastéricas do abdome (artéria epigástrica inferior). ■ Os nervos escrotais anteriores são derivados do plexo lombar (via nervos genitofemoral e ilioinguinal) e dos nervos escrotais posteriores do plexo sacral (via nervo pudendo).

Testículos: Os testículos maduros são as gônadas masculinas, com formato e tamanho semelhantes aos de uma azeitona grande ou de uma ameixa pequena, que produzem espermatozoides e hormônios masculinos. ■ Cada testículo é envolvido, exceto nas regiões posterior e superior, por um saco seroso duplo, a túnica vaginal, derivado do peritônio. ■ A face externa do testículo é coberta pela túnica albugínea fibrosa, que é espessa internamente e posteriormente como o mediastino do testículo, do qual se irradiam os septos. ■ Entre os septos há alças de finos túbulos seminíferos, nos quais se desenvolvem os espermatozoides. Os túbulos convergem e drenam para a rede do testículo no mediastino que, por sua vez, está conectada ao epidídimo pelos dúctulos eferentes. ■ A inervação, a vascularização sanguínea e a drenagem linfática refletem a origem abdominal posterior do testículo e são, na maior parte, independentes do saco escrotal adjacente. ■ O epidídimo é formado pelo ducto do epidídimo, extremamente contorcido e compactado, que leva dos dúctulos eferentes ao ducto deferente. É o local de armazenamento e maturação dos espermatozoides. O epidídimo adere às faces superior e posterior mais protegidas do testículo.

PERITÔNIO E CAVIDADE PERITONEAL

O **peritônio** é uma túnica serosa transparente, contínua, brilhante e deslizante. Reveste a cavidade abdominopélvica e recobre as vísceras (Figura 5.23). O peritônio consiste em duas lâminas contínuas: o *peritônio parietal*, que reveste a face interna da parede abdominopélvica, e o *peritônio visceral*, que reveste vísceras como estômago e intestino. As duas lâminas de peritônio consistem em *mesotélio*, uma lâmina de epitélio pavimentoso simples.

O **peritônio parietal** tem a mesma vascularização sanguínea e linfática e a mesma inervação somática que a região da parede que reveste. Como a pele sobrejacente, o peritônio que reveste o interior da parede do corpo é sensível a pressão, dor, calor e frio, e laceração. A dor no peritônio parietal geralmente é bem localizada, exceto na face inferior da parte central do diafragma, que é inervada pelos nervos frênicos (analisados adiante neste capítulo); a irritação nesse local costuma ser referida nos dermátomos C3–C5 sobre o ombro.

O peritônio visceral e os órgãos que ele recobre têm a mesma vascularização sanguínea e linfática e inervação visceral. O peritônio visceral é insensível a toque, calor e frio, e laceração; é estimulado basicamente por distensão e irritação química. A dor provocada é mal localizada, sendo referida nos dermátomos dos gânglios sensitivos espinais que emitem as fibras sensitivas, sobretudo para as partes medianas desses dermátomos. Consequentemente, a dor oriunda de derivados do intestino anterior geralmente é sentida no epigástrio; a dor proveniente de derivados do intestino médio, na região umbilical; e aquela originada em derivados do intestino posterior, na região púbica.

O peritônio e as vísceras estão na cavidade abdominopélvica. A relação entre as vísceras e o peritônio é a seguinte:

- Os *órgãos intraperitoneais* são quase completamente recobertos por peritônio visceral (p. ex., o estômago e o baço). *Intraperitoneal* neste caso *não* significa dentro da cavidade peritoneal (embora o termo seja usado clinicamente para designar substâncias injetadas nessa cavidade). Os órgãos intraperitoneais foram conceitualmente, se não literalmente, invaginados para o saco fechado, como ao pressionarmos a mão fechada contra uma bola de aniversário cheia (ver no Capítulo 1, *Visão Geral e Conceitos Básicos*, a discussão dos espaços potenciais)
- Os *órgãos extraperitoneais, retroperitoneais* e *subperitoneais* também estão situados fora da cavidade peritoneal – externamente ao peritônio parietal – e são apenas parcialmente cobertos por peritônio (geralmente apenas em uma face). Órgãos retroperitoneais, como os rins, estão entre o peritônio parietal e a parede posterior do abdome e só têm peritônio parietal nas faces anteriores (não raro com uma quantidade variável de gordura interposta). Do mesmo modo, a bexiga urinária subperitoneal só tem peritônio parietal em sua face superior.

A **cavidade peritoneal** está dentro da cavidade abdominal e continua inferiormente até a cavidade pélvica. A cavidade peritoneal é um espaço potencial com espessura capilar, situado entre as lâminas parietal e visceral do peritônio. Não contém órgãos, mas contém uma fina película de **líquido peritoneal**, que é composto de água, eletrólitos e outras substâncias derivadas do líquido intersticial em tecidos adjacentes. O líquido peritoneal lubrifica as faces peritoneais,

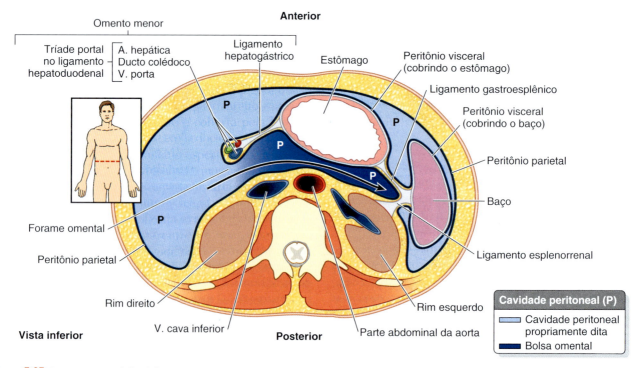

Figura 5.23 Corte transversal do abdome no nível da bolsa omental. A figura de orientação (**detalhe**) indica o nível do corte. A *seta* passa da cavidade peritoneal (*P*), atravessa o forame omental (epiploico) e atravessa toda a extensão da bolsa omental.

permitindo que as vísceras movimentem-se umas sobre as outras sem atrito e permitindo os movimentos da digestão. Além de lubrificar as faces das vísceras, o líquido peritoneal contém leucócitos e anticorpos que combatem a infecção. Os vasos linfáticos, sobretudo na face inferior do diafragma, cuja atividade é incessante, absorvem o líquido peritoneal. A cavidade peritoneal é completamente fechada nos homens. Nas mulheres, porém, há uma comunicação com o exterior do corpo através das tubas uterinas, cavidade uterina e vagina. Essa comunicação é uma possível via de infecção externa.

Embriologia da cavidade peritoneal

Por ocasião de sua formação, o intestino (sistema digestório embrionário) tem o mesmo comprimento do corpo em desenvolvimento. No entanto, cresce muito para proporcionar a grande superfície de absorção necessária para a nutrição. Ao fim da 10ª semana de desenvolvimento, o intestino é muito mais longo do que o corpo. Para que haja esse aumento do comprimento, o intestino deve obter liberdade de movimento em relação à parede do corpo em um estágio inicial, mas ainda manter a conexão com ele necessária para inervação e irrigação. Esse crescimento (e, mais tarde, a atividade do intestino) é acomodado pelo desenvolvimento de uma cavidade serosa no tronco que abriga o intestino cada vez mais longo e contorcido em um espaço relativamente compacto. Inicialmente, a velocidade de crescimento do intestino supera o desenvolvimento de espaço adequado no tronco e, durante um período, o intestino, que se alonga rapidamente, estende-se para fora da parede do corpo em desenvolvimento (ver "Breve revisão da rotação embriológica do intestino médio" no boxe Anatomia clínica, mais adiante).

No início de seu desenvolvimento, a cavidade embrionária do corpo (*celoma intraembrionário*) é revestida por *mesoderma*, o precursor do peritônio. Em uma fase um pouco mais tardia, a cavidade abdominal primordial é revestida por *peritônio parietal* derivado do mesoderma, que forma um saco fechado. O lúmen do saco peritoneal é a *cavidade peritoneal*. À medida que os órgãos se desenvolvem, eles invaginam (projetam-se) em graus variáveis para o saco peritoneal, adquirindo um revestimento peritoneal, o *peritônio visceral*. Uma víscera (órgão) como o rim se projeta apenas parcialmente para a cavidade peritoneal; portanto, é basicamente retroperitoneal, sempre permanecendo externa à cavidade peritoneal e posterior ao peritônio que reveste a cavidade abdominal. Outras vísceras, como o estômago e o baço, protraem-se completamente para o saco peritoneal e são quase totalmente revestidas por peritônio visceral – isto é, são *intraperitoneais*.

Essas vísceras estão ligadas à parede do abdome por um *mesentério* de comprimento variável, que é formado por duas lâminas de peritônio com uma fina lâmina de tecido conjuntivo frouxo entre elas. Em geral, as vísceras cujo tamanho e formato variam pouco, como os rins, são retroperitoneais, enquanto as vísceras que sofrem grandes alterações de formato devido ao enchimento, esvaziamento e peristalse, como o estômago, são revestidas por peritônio visceral. As vísceras intraperitoneais com um mesentério, como a maior parte do intestino delgado, são móveis, e o grau de mobilidade varia com o comprimento do mesentério. Embora o fígado e o baço não mudem de formato em virtude da atividade intrínseca (embora possam mudar de tamanho lentamente quando ingurgitados com sangue), a necessidade de um revestimento de peritônio visceral é determinada pela necessidade de acomodar alterações passivas da posição impostas pelo diafragma adjacente, que é muito ativo.

Quando os órgãos se projetam para o saco peritoneal, seus vasos, nervos e linfáticos permanecem conectados à suas fontes ou destinos extraperitoneais (geralmente retroperitoneais), de modo que essas estruturas de conexão situam-se entre as lâminas do peritônio que formam seus mesentérios. Inicialmente, todo o intestino primordial encontra-se suspenso no centro da cavidade peritoneal por um mesentério posterior fixado à linha mediana da parede posterior do corpo. À medida que os órgãos crescem, diminuem gradualmente o tamanho da cavidade peritoneal até que este seja apenas um espaço virtual entre as lâminas parietal e visceral do peritônio. Consequentemente, várias partes do intestino localizam-se contra a parede posterior do abdome e seus mesentérios posteriores diminuem gradualmente por causa da pressão de órgãos sobrejacentes (Figura 5.24). Por

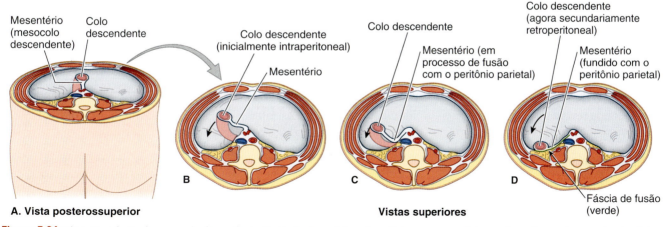

Figura 5.24 Migração e fusão do mesocolo descendente. Partindo da posição primordial, suspenso na linha mediana da parede posterior do abdome (**A**), o mesocolo desvia-se para a esquerda (**B**) e se funde gradualmente ao peritônio parietal posterior esquerdo (**C**). **D.** O colo descendente tornou-se secundariamente retroperitoneal. A *seta* aponta o sulco paracólico esquerdo, o local onde é feita uma incisão durante a mobilização do colo na cirurgia. Às vezes o colo descendente mantém um mesentério curto, semelhante ao estágio mostrado em **C**, principalmente quando o colo está na fossa ilíaca.

exemplo, durante o desenvolvimento, a massa espiralada crescente de intestino delgado empurra a parte do intestino que dará origem ao colo descendente para o lado esquerdo, e comprime seu mesentério contra a parede posterior do abdome. O mesentério é mantido nesse lugar até que a lâmina de peritônio que formou o lado esquerdo do mesentério e a parte do peritônio visceral do colo situada contra a parede do corpo se fundam ao peritônio parietal da parede do corpo. Consequentemente, o colo é fixado à parede posterior do abdome no lado esquerdo e o peritônio cobre apenas sua face anterior. Assim, o colo descendente (bem como o colo ascendente no lado direito) tornou-se *secundariamente retroperitoneal*, tendo já sido intraperitoneal (Moore et al., 2020).

As lâminas do peritônio agora estão fundidas por uma **fáscia de fusão** (fáscia de Toldt), um plano de tecido conjuntivo entre o retroperitônio e o mesocolo descendente prévio onde persistem os nervos, os vasos e os linfonodos do colo descendente. Assim, o colo descendente do adulto pode ser separado da parede posterior do corpo (mobilizado cirurgicamente) por incisão do peritônio ao longo da margem lateral do colo descendente e depois por dissecção romba ao longo do plano da fáscia de fusão, elevando as estruturas neurovasculares da parede posterior do corpo até que seja atingida a linha mediana. O colo ascendente pode ser mobilizado da mesma maneira no lado direito.

Várias partes do sistema digestório e órgãos associados tornam-se secundariamente retroperitoneais (p. ex., a maior parte do duodeno e do pâncreas, além das partes ascendente e descendente do colo). São cobertas por peritônio brilhante apenas na face anterior. Outras partes das vísceras (p. ex., o colo sigmoide e o baço) mantêm um mesentério relativamente curto. Entretanto, as raízes dos mesentérios curtos não se originam da linha mediana, mas desviam-se para a esquerda ou para a direita por um processo de fusão como aquele descrito para o colo descendente.

Formações peritoneais

A *cavidade peritoneal* tem um formato complexo. Alguns dos fatos relacionados com isso incluem:

- A cavidade peritoneal abriga uma grande extensão de intestino, a maior parte da qual é revestida por peritônio
- São necessárias extensas áreas de continuidade entre o peritônio parietal e visceral para dar passagem às estruturas neurovasculares da parede do corpo até as vísceras
- Embora o volume da cavidade abdominal corresponda a uma fração do volume do corpo, os peritônios parietal e visceral que revestem a cavidade peritoneal internamente têm uma área de superfície muito maior do que a face externa do corpo (pele); portanto, o peritônio é extremamente convoluto.

Vários termos são usados para descrever as partes do peritônio que unem os órgãos a outros órgãos ou à parede do abdome, e os compartimentos e recessos resultantes.

O **mesentério** é uma lâmina dupla de peritônio formada pela invaginação do peritônio por um órgão, e é a continuidade dos peritônios visceral e parietal. Constitui um meio de comunicação neurovascular entre o órgão e a parede do corpo (Figura 5.25A, B e E). O mesentério une um órgão intraperitoneal à parede do corpo – geralmente a parede posterior do abdome (p. ex., o mesentério do intestino delgado).

O **mesentério do intestino delgado** costuma ser denominado simplesmente "mesentério"; entretanto, os mesentérios relacionados a outras partes específicas do sistema digestório recebem denominações de acordo – por exemplo, *mesocolos transverso* e *sigmoide* (Figura 5.25B), *mesoesôfago, mesogástrio* e *mesoapêndice*. Os mesentérios têm um cerne de tecido conjuntivo que contém sangue e vasos linfáticos, nervos, linfonodos e gordura (ver Figura 5.48A).

O **omento** é uma extensão ou prega de peritônio em duas camadas que vai do estômago e da parte proximal do duodeno até os órgãos adjacentes na cavidade abdominal (Figura 5.25).

- O **omento maior** é uma prega peritoneal proeminente, que tem quatro camadas e pende como um avental da curvatura maior do estômago e da parte proximal do duodeno (Figura 5.25A a C e E). Após descer, dobra-se de volta e se fixa à face anterior do colo transverso e seu mesentério
- O **omento menor** é uma prega peritoneal muito menor, dupla, que une a curvatura menor do estômago e a parte proximal do duodeno ao fígado (Figuras 5.25B e D e 5.26). Também une o estômago a uma tríade de estruturas que seguem entre o duodeno e o fígado na margem livre do omento menor (Figuras 5.23 e 5.26).

Um **ligamento peritoneal** consiste em uma dupla camada de peritônio que une um órgão a outro ou à parede do abdome.

O fígado está conectado:

- À parede anterior do abdome pelo *ligamento falciforme* (Figura 5.26; ver Figura 5.13)
- Ao estômago pelo **ligamento hepatogástrico**, a parte membranácea do omento menor
- Ao duodeno pelo **ligamento hepatoduodenal**, a margem livre espessa do omento menor, que dá passagem à tríade portal: veia porta, artéria hepática e ducto colédoco (Figuras 5.23 e 5.26).

Os ligamentos hepatogástrico e hepatoduodenal são partes contínuas do omento menor e são separados apenas por conveniência para descrição.

O estômago está unido:

- À face inferior do diafragma pelo **ligamento gastrofrênico**
- Ao baço pelo **ligamento gastroesplênico**, que se reflete para o hilo esplênico
- Ao colo transverso pelo **ligamento gastrocólico**, a parte do omento maior semelhante a um avental, que desce da curvatura maior, inferiormente, recurva-se e, então, ascende até o colo transverso.

Todas essas estruturas têm uma inserção contínua ao longo da curvatura maior do estômago, e todas fazem parte do omento maior, sendo separadas apenas para fins de descrição.

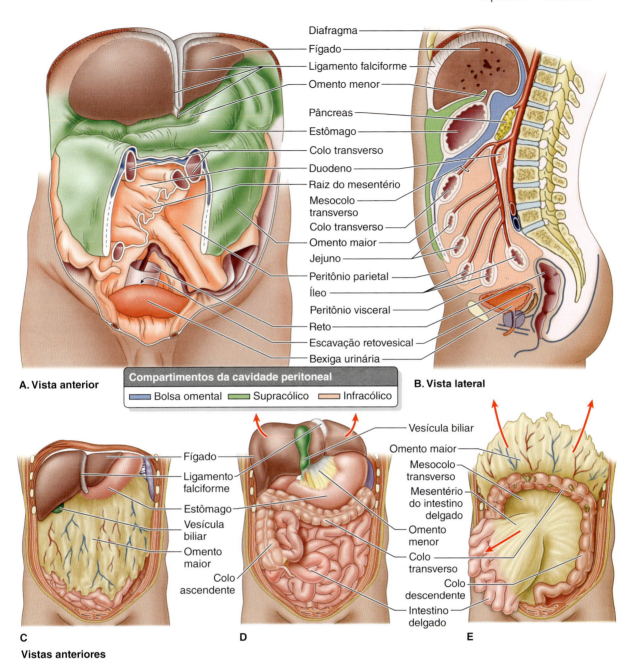

Figura 5.25 Principais formações peritoneais. **A.** Compartimentos da cavidade peritoneal. Nesta cavidade peritoneal aberta, partes do omento maior, colo transverso e intestino delgado com seu mesentério foram removidas para mostrar estruturas profundas e as lâminas das estruturas mesentéricas. O mesentério do jejuno e íleo (intestino delgado) e o mesocolo sigmoide foram seccionados perto de suas inserções parietais. **B.** A secção mediana da cavidade abdominopélvica de um homem mostra as relações das inserções peritoneais. **C.** Omento maior. O omento maior é mostrado em sua posição "normal", cobrindo a maior parte das vísceras abdominais. **D.** Omento menor. O omento menor fixa o fígado à curvatura menor do estômago. O fígado e a vesícula biliar foram rebatidos superiormente. O omento maior foi removido da curvatura maior do estômago e do colo transverso para mostrar o intestino. **E.** Mesentério do intestino delgado. O omento maior foi rebatido superiormente e o intestino delgado foi afastado para o lado direito a fim de revelar o mesentério do intestino delgado e o mesocolo transverso.

Embora os órgãos intraperitoneais possam ser quase totalmente cobertos por peritônio visceral, todo órgão precisa ter uma área que não seja coberta para permitir a entrada ou saída de estruturas neurovasculares. Essas áreas são denominadas **áreas nuas**, formadas em relação às inserções das formações peritoneais aos órgãos, inclusive mesentérios, omentos e ligamentos que dão passagem às estruturas neurovasculares.

Uma **prega peritoneal** é uma reflexão de peritônio elevada da parede do corpo por vasos sanguíneos, ductos e ligamentos formados por vasos fetais obliterados subjacentes (p. ex., as *pregas umbilicais* na face interna da parede anterolateral do abdome; ver Figura 5.13). Algumas pregas peritoneais contêm vasos sanguíneos e sangram quando seccionadas, como as pregas umbilicais laterais, que contêm as artérias epigástricas inferiores.

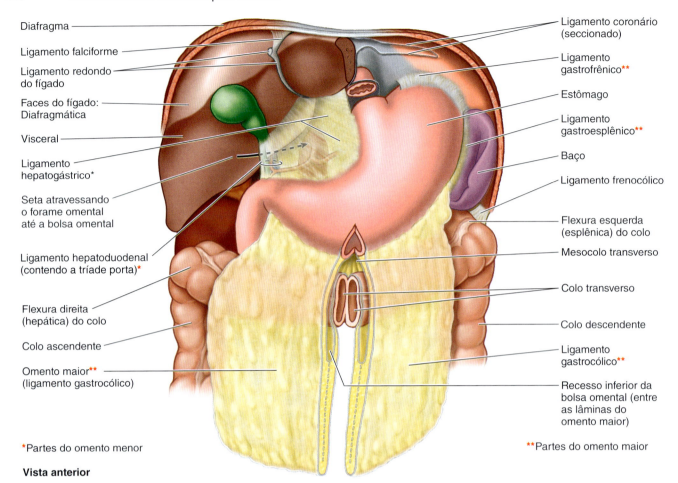

Figura 5.26 Partes dos omentos maior e menor. O fígado e a vesícula biliar foram rebatidos superiormente. A parte central do omento maior foi seccionada para mostrar sua relação com o colo e o mesocolo transverso. Muitas vezes o termo *omento maior* é usado como sinônimo de ligamento gastrocólico, mas, na verdade, também inclui os ligamentos gastroesplênico e gastrofrênico, todos os quais têm uma inserção contínua na curvatura maior do estômago. O ligamento hepatoduodenal (margem livre do omento menor) dá passagem à *tríade portal*: artéria hepática, ducto colédoco e veia porta.

Um **recesso** ou **fossa peritoneal** é uma bolsa de peritônio formada por uma prega peritoneal (p. ex., o recesso inferior da bolsa omental entre as lâminas do omento maior e as fossas supravesical e umbilical entre as pregas umbilicais; ver Figura 5.13).

Subdivisões da cavidade peritoneal

Após a rotação e o surgimento da curvatura maior do estômago durante o desenvolvimento (ver "Breve revisão da rotação embriológica do intestino médio" no boxe Anatomia clínica, mais adiante), a cavidade peritoneal é dividida em sacos peritoneais maior e menor (Figura 5.27A). A *cavidade peritoneal* é a parte principal e maior. Uma incisão cirúrgica através da parede anterolateral do abdome entra na cavidade peritoneal. A *bolsa omental* situa-se posteriormente ao estômago e ao omento menor.

O **mesocolo transverso** (mesentério do colo transverso) divide a cavidade abdominal em um **compartimento supracólico**, que contém o estômago, o fígado e o baço, e um **compartimento infracólico**, que contém o intestino delgado e os colos ascendente e descendente. O compartimento infracólico situa-se posteriormente ao omento maior e é dividido em **espaços infracólicos direito** e **esquerdo** pelo *mesentério do intestino delgado* (Figura 5.27B). Há comunicação livre entre os compartimentos supracólico e infracólico através dos **sulcos paracólicos**, os sulcos entre a face lateral dos colos ascendente e descendente e a parede posterolateral do abdome. O fluxo é mais livre no lado direito.

A **bolsa omental** é uma cavidade saciforme extensa, situada posteriormente ao estômago, ao omento menor e às estruturas adjacentes (Figuras 5.23, 5.27A e 5.28). A bolsa omental tem um *recesso superior*, limitado superiormente pelo diafragma e as camadas posteriores do ligamento coronário do fígado, e um *recesso inferior* entre as partes superiores das camadas do omento maior (Figuras 5.26 e 5.28A).

A bolsa omental permite o livre movimento do estômago sobre as estruturas posteriores e inferiores a ela, pois as paredes anterior e posterior da bolsa omental deslizam suavemente uma sobre a outra. A maior parte do recesso inferior da bolsa é separada da parte principal posterior ao estômago após aderência das lâminas anterior e posterior do omento maior (Figura 5.28B).

A bolsa omental comunica-se com a cavidade peritoneal por meio do **forame omental**, uma abertura situada posteriormente à margem livre do omento menor (ligamento hepatoduodenal). O forame omental pode ser localizado

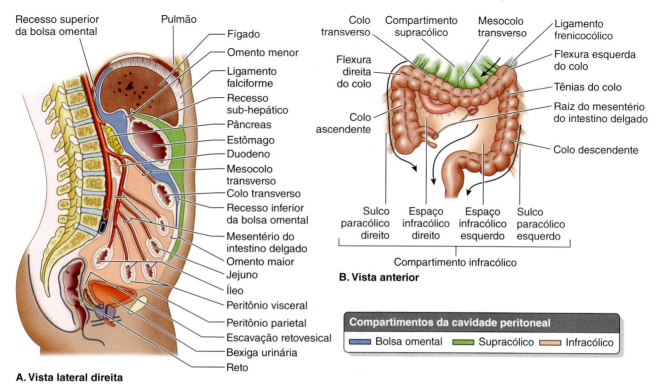

Figura 5.27 Subdivisões da cavidade peritoneal. **A.** Secção mediana da cavidade abdominopélvica mostrando as subdivisões da cavidade peritoneal. **B.** Compartimentos supracólico e infracólico da cavidade peritoneal. O omento maior foi removido. Os espaços infracólicos e os sulcos paracólicos determinam o fluxo de líquido ascítico (*setas*) em posição inclinada ou ortostática.

passando-se um dedo ao longo da vesícula biliar até a margem livre do omento menor (Figura 5.29). O forame omental geralmente admite dois dedos. Os *limites do forame omental* são:

- *Anteriormente:* o ligamento hepatoduodenal (margem livre do omento menor), contendo a veia porta, a artéria hepática e o ducto colédoco (Figuras 5.23 e 5.26)

- *Posteriormente:* a VCI e uma faixa muscular, o pilar direito do diafragma, cobertos anteriormente pelo peritônio parietal (eles são retroperitoneais)
- *Superiormente:* o fígado, coberto por peritônio visceral (Figuras 5.28 e 5.29)
- *Inferiormente:* a parte superior ou primeira parte do duodeno.

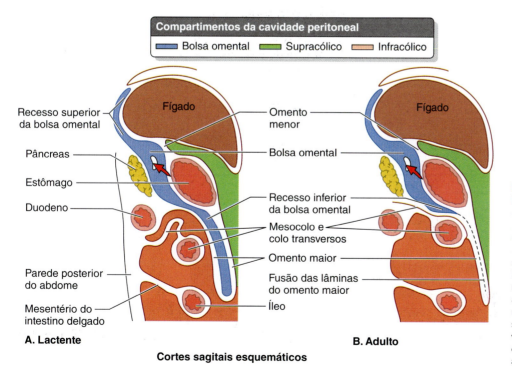

Figura 5.28 Paredes e recessos da bolsa omental. **A.** Lactente. A bolsa omental é uma parte isolada da cavidade peritoneal, situada posteriormente ao estômago e estendendo-se superiormente até o fígado e diafragma (recesso superior) e inferiormente entre as lâminas do omento maior (recesso inferior). **B.** Adulto. O abdome de um adulto após fusão das lâminas do omento maior. O recesso inferior agora estende-se inferiormente apenas até o colo transverso. As *setas vermelhas* passam da cavidade peritoneal para a bolsa omental através do forame omental.

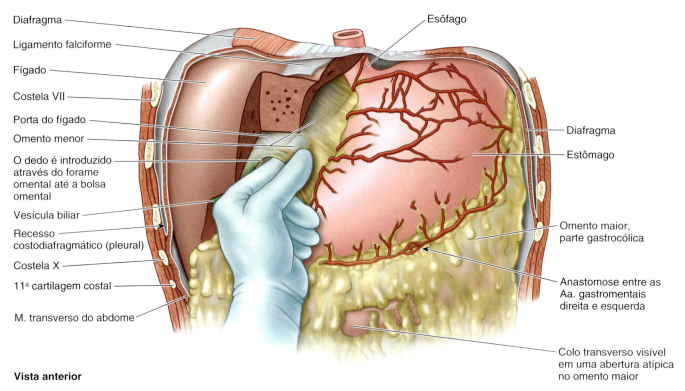

Figura 5.29 Forame omental (epiploico) e bolsa omental. O dedo indicador está atravessando o forame omental, passando da cavidade peritoneal para a bolsa omental. O ligamento hepatoduodenal está sendo pinçado entre o polegar e o dedo indicador, o que comprimiria as estruturas da tríade portal (veia porta, artéria hepática e ducto colédoco).

ANATOMIA CLÍNICA

PERITÔNIO E CAVIDADE PERITONEAL

Perviedade e obstrução das tubas uterinas

Embora teoricamente seja possível a entrada de microrganismos na cavidade peritoneal feminina diretamente através das tubas uterinas, essa peritonite primária é rara, comprovando a efetividade dos mecanismos de proteção do sistema genital feminino. Um mecanismo primário na prevenção dessa infecção é um tampão de muco que efetivamente bloqueia o óstio do útero à maioria dos patógenos, mas não aos espermatozoides. A *perviedade das tubas uterinas* pode ser avaliada clinicamente por meio de uma técnica na qual se injeta ar ou contraste radiopaco na cavidade uterina, de onde este normalmente flui pelas tubas uterinas para a cavidade peritoneal (*histerossalpingografia*; ver mais detalhes no Capítulo 6, *Pelve e Períneo*).

Peritônio e procedimentos cirúrgicos

Como o peritônio é bem inervado, os pacientes submetidos a cirurgia abdominal sentem mais dor nas incisões grandes e invasivas do peritônio (laparotomia) do que nas pequenas incisões *laparoscópicas* ou cirurgias vaginais.

É o revestimento de peritônio visceral (muitas vezes denominado clinicamente *serosa*), que torna relativamente fácil obter anastomoses terminoterminais impermeáveis de órgãos intraperitoneais, como o intestino delgado. Os cirurgiões descrevem isso como reperitonealização. É mais difícil obter anastomoses impermeáveis de estruturas extraperitoneais que têm uma lâmina adventícia externa, como a parte torácica do esôfago.

Em vista da alta incidência de complicações como peritonite e aderências (ver "Aderências peritoneais e adesiólise" neste boxe Anatomia clínica, mais adiante) após cirurgias nas quais a cavidade peritoneal é aberta, são feitos esforços para permanecer fora da cavidade peritoneal sempre que possível (p. ex., acesso translombar ou anterior extraperitoneal aos rins). Quando for necessário abrir a cavidade peritoneal, é feito grande esforço para evitar contaminação da cavidade.

Peritonite e ascite

Quando houver contaminação bacteriana durante laparotomia ou quando houver perfuração traumática ou ruptura do intestino em virtude de infecção e inflamação (p. ex., apendicite), permitindo a entrada de gás, material fecal e bactérias na cavidade peritoneal, a consequência é infecção e inflamação do peritônio – *peritonite*. Há exsudação de soro, fibrina, células e pus para a cavidade peritoneal, acompanhada por dor na pele sobrejacente e aumento do tônus dos músculos anterolaterais do abdome. Considerando-se a extensão das superfícies peritoneais e a rápida absorção de material, inclusive de toxinas bacterianas, da cavidade peritoneal, quando uma peritonite torna-se *generalizada* (disseminada na cavidade peritoneal), é potencialmente fatal. Além da intensa dor abdominal espontânea, há dor à palpação, náuseas e/ou vômito, febre e constipação intestinal.

A *peritonite generalizada* também ocorre quando uma úlcera perfura a parede do estômago ou duodeno, derramando seu conteúdo ácido na cavidade peritoneal. O líquido em excesso na cavidade peritoneal é denominado *líquido ascítico*. O distúrbio clínico caracterizado por líquido ascítico é denominado *ascite*. A ascite também pode ser decorrente de lesão mecânica (que também pode causar hemorragia interna) ou de outras doenças, como hipertensão porta (congestão venosa), metástase disseminada de células cancerosas para as vísceras abdominais e inanição (quando há deficiência da produção das proteínas plasmáticas, alterando os gradientes de concentração e produzindo protuberância paradoxal do abdome). Em todos esses casos, a cavidade peritoneal pode ser distendida com vários litros de líquido anormal, que interferem com os movimentos das vísceras.

Os movimentos rítmicos da parede anterolateral do abdome normalmente acompanham as incursões respiratórias. Se o abdome for retraído enquanto o tórax se expande (*ritmo abdominotorácico paradoxal*) e houver rigidez muscular, pode haver peritonite ou pneumonite (inflamação dos pulmões). Como a dor intensa se agrava com o movimento, as pessoas com peritonite costumam deitar com os joelhos fletidos para relaxar os músculos anterolaterais do abdome. Elas também apresentam respiração superficial (e, portanto, mais rápida), reduzindo a pressão intra-abdominal e a dor. O efeito de sucção do diafragma durante a respiração "puxa" o líquido (p. ex., decorrente de víscera perfurada) para os espaços subfrênicos. Portanto, o abscesso subfrênico é uma complicação frequente da peritonite.

Aderências peritoneais e adesiólise

Se houver lesão do peritônio por uma ferida perfuroincisa, por exemplo, ou por infecção, há inflamação das superfícies peritoneais, tornando-as viscosas com fibrina. Quando há cicatrização, a fibrina pode ser substituída por tecido fibroso, formando aderências anormais entre o peritônio visceral das vísceras adjacentes ou entre o peritônio visceral de um órgão e o peritônio parietal da parede adjacente do abdome. Também podem formar-se *aderências* (tecido cicatricial) após uma cirurgia abdominal (p. ex., devido à ruptura do apêndice vermiforme), limitando os movimentos normais das vísceras. Esse "aprisionamento" pode causar dor crônica ou complicações de emergência, como obstrução intestinal quando o intestino é torcido ao redor de uma aderência (*vólvulo*).

A *adesiólise* refere-se à separação cirúrgica de aderências. As aderências frequentemente são encontradas durante a dissecção de cadáveres (ver a aderência que une o baço ao diafragma na Figura 5.39B, por exemplo).

Paracentese abdominal

A maioria dos casos de peritonite é secundária, tendo uma causa cirúrgica. A ascite também pode resultar de cirrose hepática ou ocorrer em associação com processos malignos. Em casos raros, os indivíduos com ascite crônica decorrente de uma condição como cirrose hepática desenvolvem *peritonite primária*, na qual o líquido ascítico se torna infectado sem uma causa cirúrgica.

O tratamento da peritonite generalizada inclui retirada do líquido ascítico, para promover alívio quando o volume é grande, e para fins diagnósticos (p. ex., cultura). Se houver infecção, são administradas altas doses de antibióticos. Por vezes, pode ser necessário remover acúmulos mais localizados de líquido para análise. A punção cirúrgica da cavidade peritoneal para aspiração ou drenagem de líquido é denominada *paracentese*. Após injeção de um anestésico local, insere-se uma agulha ou trocarte e uma cânula na parede anterolateral do abdome até a cavidade peritoneal através da linha alba, por exemplo. A agulha é introduzida superiormente à bexiga urinária vazia, em um local que evite a artéria epigástrica inferior.

Diálise peritoneal

O peritônio é uma membrana semipermeável com extensa área superficial, grande parte da qual (as partes subdiafragmáticas em especial) situa-se sobre os leitos dos capilares sanguíneos e linfáticos. Portanto, o líquido injetado na cavidade peritoneal é rapidamente absorvido.

Na *insuficiência renal*, escórias nitrogenadas como a ureia acumulam-se no sangue e nos tecidos e, por fim, alcançam níveis fatais. Pode ser realizada *diálise peritoneal*, na qual as substâncias solúveis e o excesso de água são removidos do sistema por transferência através do peritônio, usando uma solução estéril diluída que é introduzida na cavidade peritoneal em um lado e depois drenada do outro lado. Solutos difusíveis e água são transferidos entre o sangue e a cavidade peritoneal em virtude de gradientes de concentração entre os dois compartimentos de líquido. No entanto, a diálise peritoneal geralmente é apenas temporária. A longo prazo, é preferível usar o fluxo sanguíneo direto através de um aparelho de diálise renal.

Funções do omento maior

O omento maior, grande e cheio de gordura, impede a aderência do peritônio visceral ao peritônio parietal. É bastante móvel e desloca-se ao redor da cavidade peritoneal com os movimentos peristálticos das vísceras. Não raro forma aderências adjacentes a um órgão inflamado, como o apêndice vermiforme, algumas vezes isolando-o e assim protegendo outras vísceras. Portanto, é comum, ao penetrar a cavidade abdominal, na dissecção ou durante uma cirurgia, encontrar o omento muito deslocado da posição "normal" na qual é quase sempre representado em ilustrações anatômicas. O omento maior também protege os órgãos abdominais contra lesão e proporciona isolamento contra a perda de calor corporal.

Formação de abscesso

Perfuração de uma úlcera duodenal, ruptura da vesícula biliar ou perfuração do apêndice vermiforme pode causar a formação de um *abscesso* (coleção circunscrita de exsudato purulento, isto é, pus) no recesso subfrênico. O abscesso pode ser isolado inferiormente por aderências do omento maior (ver "Abscessos subfrênicos" no boxe Anatomia clínica, mais adiante).

Disseminação de líquidos patológicos

A importância clínica dos recessos peritoneais está associada à disseminação de líquidos patológicos como o pus, um produto da inflamação. Os recessos determinam a extensão e o sentido da disseminação de líquidos que podem entrar na cavidade peritoneal quando um órgão está doente ou é lesionado.

Fluxo de líquido ascítico e pus

Os *sulcos paracólicos* são importantes clinicamente porque proporcionam vias para o fluxo de líquido ascítico e a disseminação de infecções intraperitoneais (Figura 5.27B). O material purulento no abdome pode ser transportado ao longo dos sulcos paracólicos para a pelve, sobretudo quando a pessoa estiver em posição ortostática. Assim, para facilitar o fluxo de exsudato para a cavidade peritoneal, onde a absorção de toxinas é relativamente fácil de drenar, os pacientes com peritonite frequentemente são colocados na posição sentada (em um ângulo de pelo menos 45°). Por outro lado, as infecções pélvicas podem estender-se superiormente até um recesso subfrênico situado sob o diafragma (ver "Abscessos subfrênicos" no boxe Anatomia clínica, mais adiante), principalmente quando a pessoa estiver em decúbito dorsal. Do mesmo modo, os sulcos paracólicos são vias para a disseminação de células cancerosas que se soltaram da superfície ulcerada de um tumor e penetraram a cavidade peritoneal.

Líquido na bolsa omental

A perfuração da parede posterior do estômago provoca a passagem de seu conteúdo líquido para a bolsa omental. A inflamação ou lesão do pâncreas também pode permitir a passagem de líquido pancreático para a bolsa, com formação de um *pseudocisto pancreático*.

Hérnia interna através do forame omental

Embora raro, uma alça de intestino delgado pode atravessar o forame omental, entrar na bolsa omental e ser estrangulada pelas margens do forame. Como não se pode fazer incisão em nenhum dos limites do forame porque todos contêm vasos sanguíneos, o intestino edemaciado deve ser descomprimido usando-se uma agulha, de modo que possa ser recolocado na cavidade peritoneal através do forame omental.

Controle temporário de hemorragia da artéria cística

A artéria cística tem de ser ligada ou clampeada e depois seccionada durante a *colecistectomia*, a retirada da vesícula biliar. Às vezes, entretanto, é seccionada acidentalmente antes de ser adequadamente ligada. O cirurgião pode controlar a hemorragia comprimindo a artéria hepática no ponto em que atravessa o ligamento hepatoduodenal. O dedo indicador é colocado no forame omental e o polegar sobre sua parede anterior (Figura 5.29). Compressão e liberação alternadas da artéria hepática permitem ao cirurgião identificar a artéria que está sangrando e clampeá-la. Isso também é feito algumas vezes para proporcionar controle temporário durante casos de traumatismo importante de fígado ou estruturas associadas ("manobra de Pringle").

Pontos-chave: Peritônio, cavidade peritoneal e formações peritoneais

Peritônio e cavidade peritoneal: O peritônio é uma membrana serosa contínua que reveste a cavidade abdominopélvica (o peritônio parietal) e as vísceras contidas (o peritônio visceral). ■ A cavidade peritoneal colapsada entre as lâminas parietal e visceral normalmente contém apenas líquido peritoneal suficiente (cerca de 50 mℓ) para lubrificar a face interna da membrana. Essa disposição permite que o intestino tenha a liberdade de movimento necessária para alimentação (digestão). ■ Aderências decorrentes de infecção ou lesão interferem com esses movimentos. ■ O peritônio parietal é uma membrana sensível, semipermeável, com leitos capilares sanguíneos e linfáticos abundantes profundamente à sua superfície subdiafragmática.

Formações peritoneais e subdivisões da cavidade peritoneal: As continuidades e conexões entre os peritônios visceral e parietal ocorrem nos locais em que o intestino entra e sai da cavidade abdominopélvica. ■ Partes do peritônio também ocorrem como pregas duplas (mesentérios e omentos, e subdivisões chamadas ligamentos) que dão passagem às estruturas neurovasculares e aos ductos de órgãos acessórios que entram e saem das vísceras. ■ Os ligamentos peritoneais recebem os nomes das estruturas específicas unidas por eles. ■ Em virtude da rotação e do crescimento exuberante do intestino durante o desenvolvimento, a disposição da cavidade peritoneal torna-se complexa. A parte principal da cavidade peritoneal é dividida pelo mesocolo transverso em compartimentos supracólico e infracólico. ■ Uma parte menor da cavidade, a bolsa omental situa-se posteriormente ao estômago, separando-o das vísceras retroperitoneais na parede posterior. Comunica-se com a cavidade peritoneal através do forame omental. ■ A disposição complexa da cavidade peritoneal determina o fluxo e o acúmulo de excesso de líquido (ascítico) na cavidade peritoneal em casos de doença.

VÍSCERAS ABDOMINAIS

Considerações gerais sobre as vísceras abdominais e o sistema digestório

As vísceras do abdome constituem a maior parte do sistema digestório: a parte terminal do esôfago, o estômago, os intestinos, o baço, o pâncreas, o fígado, a vesícula biliar, os rins e as glândulas suprarrenais (Figuras 5.30 e 5.31). Quando a cavidade abdominal é aberta para estudar esses órgãos, torna-se evidente que o fígado, o estômago e o baço ocupam quase toda a cúpula do diafragma. Como eles são voltados para a cavidade torácica, recebem proteção da parte inferior da caixa torácica. Também é observado que o *ligamento falciforme* normalmente se fixa ao longo de

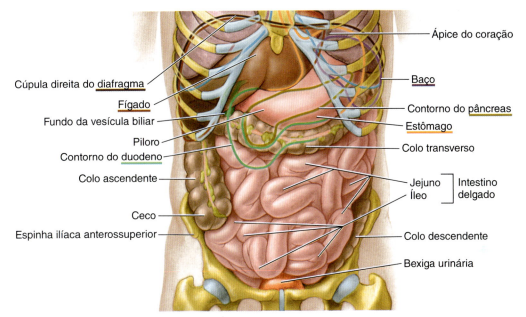

A. Vista anterior

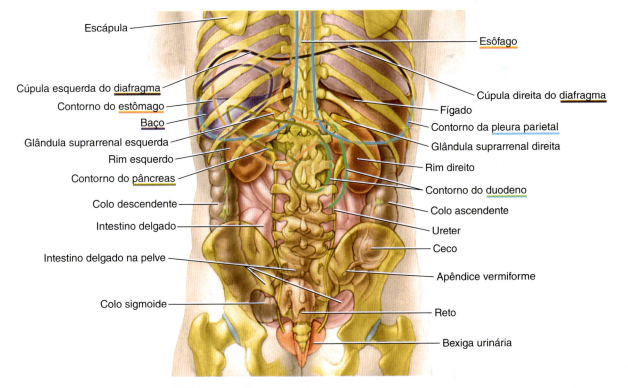

B. Vista posterior

Figura 5.30 Considerações gerais sobre vísceras torácicas e abdominais. **A** e **B**. Alguns órgãos abdominais estendem-se superiormente até a caixa torácica e são protegidos por ela. Parcialmente protegido pelas costelas inferiores, o rim direito é mais baixo do que o esquerdo, devido à massa do fígado no lado direito. Uma grande parte do intestino delgado está na pelve.

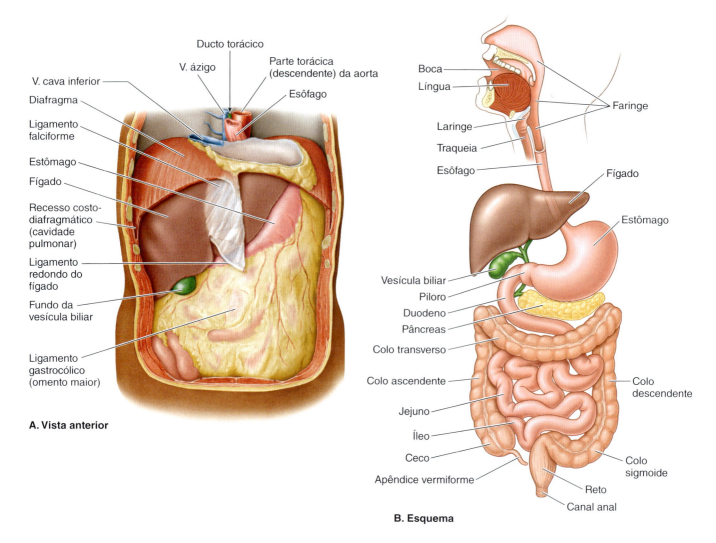

Figura 5.31 Conteúdo abdominal *in situ* e em relação ao sistema digestório. **A.** Visão geral. Conteúdo abdominal intacto. As paredes anteriores do abdome e do tórax foram retiradas. O ligamento falciforme foi seccionado em sua inserção à parede anterior do abdome. **B.** Sistema digestório.

uma linha contínua da parede anterior do abdome até o umbigo. Divide o fígado superficialmente em lobos direito e esquerdo. O *omento maior* cheio de gordura, quando em sua posição típica, oculta quase todo o intestino. A vesícula biliar projeta-se inferiormente à margem aguda do fígado (Figura 5.31A).

O alimento segue da boca e da faringe, pelo *esôfago*, até o *estômago*, onde se mistura com as secreções gástricas (Figura 5.31B). A digestão ocorre principalmente no estômago e no duodeno. A **peristalse**, uma série de ondas de contração anulares, começa aproximadamente no meio do estômago e se desloca devagar em direção ao *piloro*. É responsável pela mistura do alimento mastigado com o suco gástrico e pelo esvaziamento do conteúdo gástrico no duodeno.

A absorção de substâncias químicas ocorre principalmente no *intestino delgado*, um tubo espiralado, com 5 a 6 m de comprimento (mais curto em vida, quando existe tônus, do que no cadáver) formado por *duodeno, jejuno* e *íleo*. A peristalse também ocorre no jejuno e no íleo; entretanto, não é forte, exceto se houver obstrução. O estômago é contínuo com o duodeno, que recebe as aberturas dos ductos do *pâncreas* e *fígado*, as principais glândulas do sistema digestório.

O *intestino grosso* é formado por *ceco* (que recebe a parte terminal do íleo), *apêndice vermiforme, colo* (ascendente, transverso, descendente e sigmoide), *reto e canal anal*. A maior parte da reabsorção ocorre no colo ascendente. As fezes se formam nos colos descendente e sigmoide e acumulam-se no reto antes da defecação. O esôfago, o estômago e os intestinos delgado e grosso constituem o **sistema digestório** e são derivados do *intestino anterior primitivo*, do *intestino médio* e do *intestino posterior*.

A irrigação do sistema digestório provém da *parte abdominal da aorta*. Os três principais ramos da aorta que irrigam o intestino são o *tronco celíaco* e as *artérias mesentéricas superior* e *inferior* (Figura 5.32A).

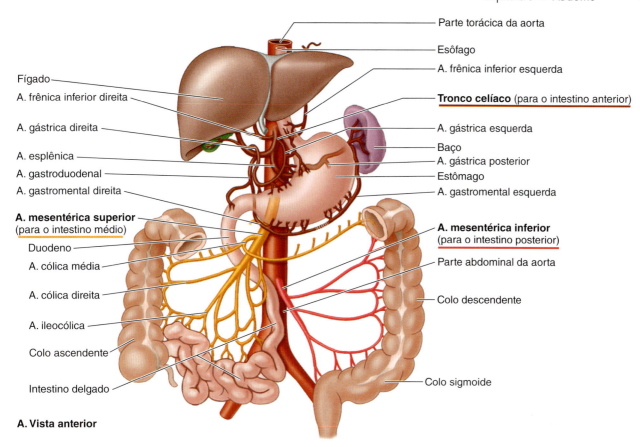

A. Vista anterior

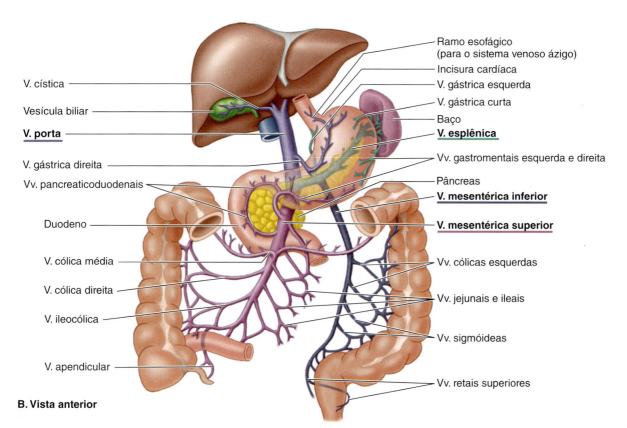

B. Vista anterior

Figura 5.32 Irrigação arterial e drenagem venosa das partes abdominais do sistema digestório. **A.** A irrigação arterial. Os três ramos ímpares da parte abdominal da aorta irrigam, em sequência, os derivados dos intestinos anterior, médio e posterior. **B.** Drenagem venosa. O sangue rico em nutrientes do sistema digestório e o sangue de baço, pâncreas e vesícula biliar drenam para o fígado pela veia porta.

A *veia porta* é formada pela união das *veias mesentérica superior* e *esplênica* (Figura 5.32B). É o principal canal do *sistema venoso porta*, que recebe sangue da parte abdominal do sistema digestório, pâncreas, baço e da maior parte da vesícula biliar, e o conduz ao fígado.

Esôfago

O **esôfago** é um tubo muscular (aproximadamente 25 cm de comprimento) com um diâmetro médio de 2 cm, que conduz alimento da faringe para o estômago (Figura 5.33A). A *fluoroscopia* (radiografia usando fluoroscópio) após ingestão de bário (Figura 5.34) mostra que o esôfago normalmente tem três constrições, onde estruturas adjacentes deixam impressões:

- **Constrição cervical (esfíncter superior do esôfago)**: em seu início na **junção faringoesofágica**, a aproximadamente 15 cm dos dentes incisivos; causada pela *parte cricofaríngea do músculo constritor inferior da faringe* (ver Capítulo 8, *Cabeça*)
- **Constrição broncoaórtica (torácica)**: uma constrição combinada, no local onde ocorre primeiro o cruzamento do arco da aorta, a 22,5 cm dos dentes incisivos, e depois o cruzamento pelo brônquio principal esquerdo, a 27,5 cm dos dentes incisivos; a primeira constrição é observada em vistas anteroposteriores, a segunda em vistas laterais
- **Constrição diafragmática**: no local onde atravessa o *hiato esofágico do diafragma*, a aproximadamente 40 cm dos dentes incisivos (Figura 5.33A).

O conhecimento dessas constrições é importante ao introduzir instrumentos no estômago através do esôfago e ao examinar radiografias de pacientes com *disfagia* (dificuldade para engolir).

O esôfago:

- Segue a curva da coluna vertebral ao descer através do pescoço e do mediastino – a divisão mediana da cavidade torácica (Figura 5.33A)
- Tem *lâminas musculares circulares internas* e *longitudinais externas* (Figura 5.33B). Em seu terço superior, a lâmina

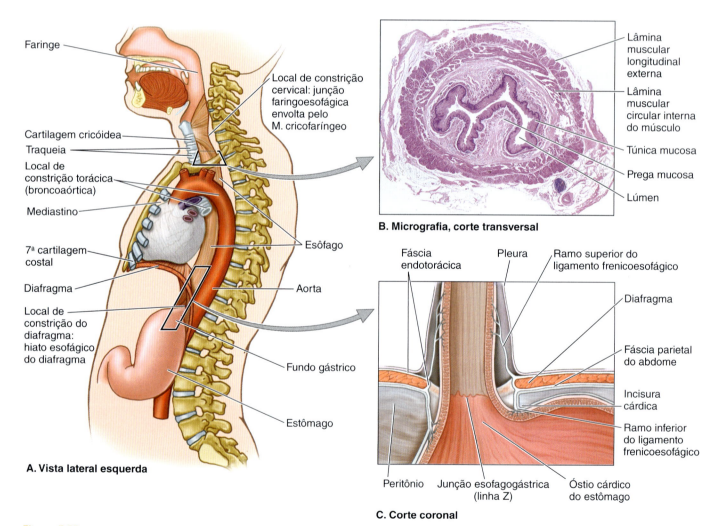

Figura 5.33 Relações do esôfago. **A.** Visão geral. O esôfago começa no nível da cartilagem cricóidea palpável e desce posteriormente à traqueia. Deixa o tórax através do hiato esofágico do diafragma. **B.** Micrografia em corte transversal do esôfago, coloração de hematoxilina e eosina. Observe as túnicas muscular dupla e mucosa preguada de sua parede. **C.** Junção esofagogástrica e ligamento frenicoesofágico. O ligamento frenicoesofágico une o esôfago ao diafragma de maneira flexível; limita o movimento superior do esôfago enquanto permite algum movimento durante a deglutição e a respiração.

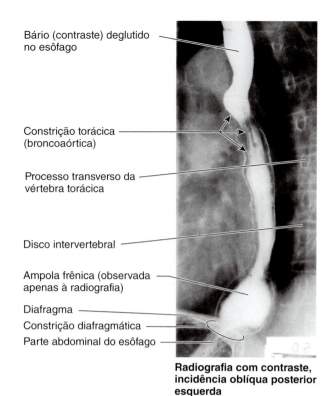

Figura 5.34 Radiografia do esôfago após ingestão de bário. Duas das três "constrições" (impressões) normais, causadas pelo arco da aorta e brônquio principal esquerdo. A ampola frênica, que é observada apenas à radiografia, é a parte distensível do esôfago superior ao diafragma.

externa consiste em músculo estriado voluntário; o terço inferior é formado por músculo liso, e o terço médio tem os dois tipos de músculo
• Atravessa o *hiato esofágico* elíptico no *pilar muscular direito do diafragma*, logo à esquerda do plano mediano, no nível da vértebra T X
• Termina entrando no estômago no *óstio cárdico do estômago* (Figura 5.33C), à esquerda da linha mediana, no nível da 7ª cartilagem costal esquerda e da vértebra T XI
• É circundado pelo plexo nervoso esofágico distalmente (Figura 5.35).

O alimento atravessa o esôfago rapidamente em razão da ação peristáltica de sua musculatura, auxiliado pela gravidade, mas não depende dela (é possível engolir de cabeça para baixo). O esôfago está fixado às margens do hiato esofágico no diafragma pelo **ligamento frenicoesofágico** (Figura 5.33C), uma extensão da fáscia diafragmática inferior. Esse ligamento permite o movimento independente do diafragma e do esôfago durante a respiração e a deglutição.

A parte abdominal do esôfago, em forma de trompete, com apenas 1,25 cm de comprimento, vai do hiato esofágico no pilar direito do diafragma até o *óstio cárdico do estômago*, alargando-se à medida que se aproxima em posição anterior e à esquerda na sua descida. A face anterior é coberta por peritônio da cavidade peritoneal, contínuo com aquele que reveste a face anterior do estômago. Encaixa-se em um sulco na face posterior (visceral) do fígado.

A face posterior da **parte abdominal do esôfago** é coberta por peritônio da bolsa omental, contínuo com aquele que reveste a face posterior do estômago. A margem direita do esôfago é contínua com a curvatura menor do estômago; entretanto, sua margem esquerda é separada do fundo gástrico pela *incisura cárdica* existente entre o esôfago e o fundo gástrico (ver Figura 5.37A).

A **junção esofagogástrica** situa-se à esquerda da vértebra T XI no plano horizontal que atravessa a extremidade do processo xifoide. Os cirurgiões e endoscopistas designam a **linha Z** (Figura 5.33C), uma linha irregular em que há mudança abrupta da túnica mucosa esofágica para a túnica mucosa gástrica, como a junção. Imediatamente acima dessa junção, a musculatura do pilar direito do diafragma que forma o hiato esofágico funciona como um esfíncter *esofágico inferior* extrínseco que contrai e relaxa, geralmente em conjunto com um revestimento muscular espessado de modo variável em torno do óstio cárdico do estômago. Exames radiológicos mostram que o alimento para momentaneamente nesse ponto e que o mecanismo esfincteriano normalmente é eficiente para evitar refluxo do conteúdo gástrico para o esôfago. Quando uma pessoa não está comendo, o lúmen do esôfago normalmente encontra-se colapsado acima desse nível para evitar a regurgitação de alimentos ou suco gástrico para o esôfago.

Os detalhes sobre a rede neurovascular das partes cervical e torácica do esôfago são fornecidos no Capítulo 2, *Dorso*, e no Capítulo 9, *Pescoço*. A irrigação arterial da parte abdominal do esôfago é feita pela *artéria gástrica esquerda*, um ramo do tronco celíaco, e pela *artéria frênica inferior esquerda* (Figura 5.32A). A drenagem venosa das *veias submucosas* dessa parte do esôfago se faz para o *sistema venoso porta*, através da *veia gástrica esquerda* (Figura 5.32B), e para o *sistema venoso sistêmico*, pelas **veias esofágicas** que entram na *veia ázigo*.

A drenagem linfática da parte abdominal do esôfago se faz para os *linfonodos* gástricos esquerdos (Figura 5.35); os vasos linfáticos eferentes desses linfonodos drenam principalmente para os *linfonodos celíacos*.

O esôfago é inervado pelo **plexo esofágico**, formado pelos *troncos vagais* (que se tornam os ramos gástricos anteriores e posterior) e pelos *troncos simpáticos torácicos* por meio dos *nervos esplâncnicos (abdominopélvicos) maiores* e *plexos periarteriais* ao redor das artérias gástrica esquerda e frênica inferior. (Ver também "Inervação das vísceras abdominais", mais adiante).

Estômago

O **estômago** é a parte expandida do sistema digestório entre o esôfago e o intestino delgado (Figura 5.31B). É especializado para o acúmulo do alimento ingerido, que ele prepara química e mecanicamente para a digestão e passagem para o duodeno. O estômago mistura os alimentos e atua como

458   Moore Anatomia Orientada para a Clínica

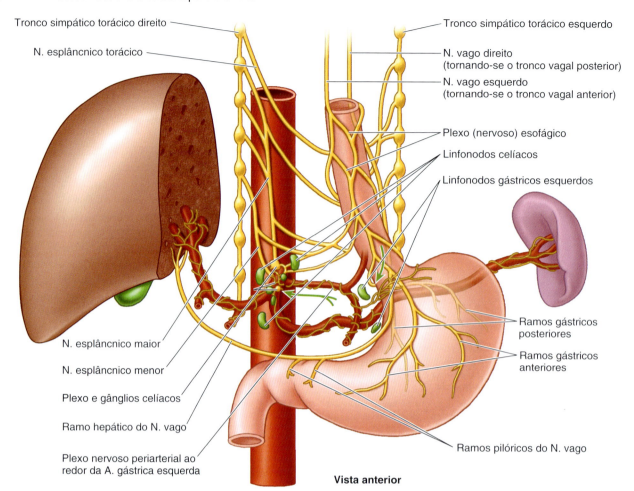

Figura 5.35 Nervos e linfáticos da parte abdominal do esôfago e do estômago. Os nervos vagos (NC X) dividem-se em ramos que formam o plexo (nervoso) esofágico ao redor da parte inferior do esôfago. Os ramos gástricos anterior e posterior do plexo acompanham o esôfago através do hiato esofágico para distribuição nas faces anterior e posterior do estômago. Os ramos anteriores também se estendem até o piloro e o fígado. As fibras nervosas simpáticas pós-ganglionares do plexo celíaco são distribuídas para esses órgãos por intermédio dos plexos periarteriais. Os vasos linfáticos do estômago seguem um padrão semelhante ao das artérias, embora o fluxo ocorra no sentido oposto. Assim, a linfa do estômago e da parte abdominal do esôfago drena para os linfonodos gástricos e, depois, para os linfonodos celíacos.

reservatório; sua principal função é a digestão enzimática. O *suco gástrico* converte gradualmente a massa de alimento em uma mistura semilíquida, o *quimo*, que passa rapidamente para o duodeno. O estômago vazio tem calibre apenas ligeiramente maior que o do intestino grosso; entretanto, é capaz de se expandir muito e pode conter 2 a 3 litros de alimento.

POSIÇÃO, PARTES E PROJEÇÃO DE SUPERFÍCIE DO ESTÔMAGO

O tamanho, o formato e a posição do estômago podem variar bastante em pessoas com diferentes tipos corporais (biotipos) e podem mudar até no mesmo indivíduo, de acordo com os movimentos do diafragma durante a respiração, o conteúdo (vazio ou após uma grande refeição) e a posição da pessoa. Na posição de decúbito dorsal, o estômago costuma estar nos quadrantes superiores direito e esquerdo, ou no epigástrio, região umbilical, hipocôndrio esquerdo e região lateral esquerda (flanco) (Figura 5.36A). Na posição ereta, o estômago desloca-se para baixo. Em indivíduos astênicos (magros), o corpo gástrico pode estender-se até a pelve (Figura 5.36B).

O estômago tem quatro partes (Figuras 5.36A e 5.37A a C):

- **Cárdia**: a parte que circunda o **óstio cárdico**, a abertura superior do estômago. No decúbito dorsal, o óstio cárdico geralmente está situado posteriormente à 6ª cartilagem costal esquerda, a 2 a 4 cm do plano mediano, no nível da vértebra T XI
- **Fundo gástrico**: a parte superior dilatada que está relacionada com a cúpula esquerda do diafragma, limitada inferiormente pelo plano horizontal do óstio cárdico. A **incisura cárdica** está situada entre o esôfago e o fundo gástrico. O fundo gástrico pode ser dilatado por gás, líquido, alimento ou pela combinação destes. Em decúbito dorsal, o fundo gástrico geralmente está situado posteriormente à costela VI esquerda, no plano da LMC (Figura 5.36A)
- **Corpo gástrico**: a parte principal do estômago, entre o fundo gástrico e o antro pilórico

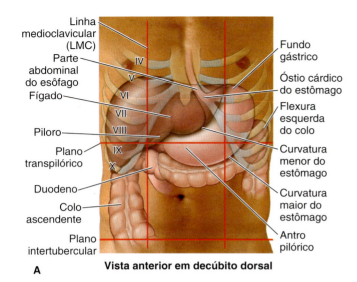

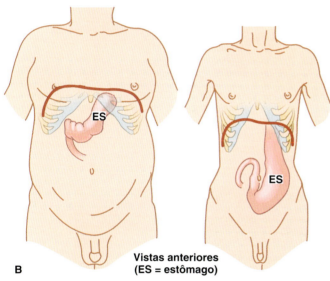

Figura 5.36 Projeção de superfície e efeito do biotipo sobre a disposição e o formato do estômago. **A.** Posição comum do estômago em uma pessoa de biotipo médio em decúbito dorsal ou ventral. **B.** Estômago ortotópico. No indivíduo hiperestênico de constituição pesada, com tórax curto e abdome longo, o estômago tende a assumir posição alta e mais transversal. Nas pessoas com constituição física astênica e magra, o estômago tende a apresentar-se baixo e vertical.

- **Parte pilórica**: a região afunilada de saída do estômago; sua parte mais larga, o **antro pilórico**, leva ao **canal pilórico**, sua parte mais estreita (Figura 5.37A a E). O **piloro** é a região esfincteriana distal da parte pilórica. É um espessamento acentuado da camada circular de músculo liso que controla a saída do conteúdo gástrico através do **óstio pilórico** (abertura inferior do estômago) para o duodeno (Figura 5.37D).

Há esvaziamento intermitente do estômago quando a pressão intragástrica supera a resistência do piloro. Normalmente, o piloro encontra-se em estado de contração tônica, de modo que o óstio pilórico é reduzido, exceto quando dá passagem ao *quimo* (massa semilíquida). A intervalos irregulares, a *peristalse gástrica* faz o quimo atravessar o canal e o óstio pilórico até o intestino delgado, onde continuam a mistura, a digestão e a absorção.

Em decúbito dorsal, a parte pilórica do estômago está no nível do **plano transpilórico**, a meio caminho entre a incisura jugular superiormente e a crista púbica inferiormente (Figura 5.36A). O plano corta a 8ª cartilagem costal e a vértebra L I. Em posição ortostática, a localização da parte pilórica do estômago varia da vértebra L II à vértebra L IV. O óstio pilórico está cerca de 1,25 cm à direita da linha mediana.

O estômago também tem duas curvaturas (Figura 5.37A a C):

- **Curvatura menor**: forma a margem direita côncava mais curta do estômago. A incisura angular, parte inferior da curvatura, indica a junção do corpo gástrico com a parte pilórica do estômago (Figura 5.37A e B). A **incisura angular** situa-se logo à esquerda da linha mediana
- **Curvatura maior**: forma a margem convexa mais longa do estômago. Segue inferiormente à esquerda da junção do 5º espaço intercostal e LMC; a seguir, curva-se para a direita, passando profundamente à 9ª ou à 10ª cartilagem esquerda enquanto continua medialmente para alcançar o antro pilórico.

Em razão dos comprimentos diferentes da curvatura menor à direita e da curvatura maior à esquerda, na maioria das pessoas o estômago tem formato semelhante ao da letra J.

Para facilitar a função de agitação/mistura do estômago, a sua parede apresenta três camadas de músculo liso, em vez das duas usuais, com a adição de uma camada oblíqua (Figura 5.38A).

INTERIOR DO ESTÔMAGO

A superfície lisa da túnica mucosa gástrica é castanho-avermelhada no indivíduo vivo, exceto na parte pilórica, onde é rósea. Em vida, é coberta por uma camada de muco contínua que protege sua superfície contra o ácido gástrico secretado pelas glândulas gástricas. Quando contraída, a túnica mucosa gástrica forma estrias longitudinais denominadas **pregas gástricas** (Figura 5.38B), mais acentuadas em direção à parte pilórica e ao longo da curvatura maior. Durante a deglutição, forma-se um sulco ou um **canal gástrico** temporário entre as pregas longitudinais ao longo da curvatura menor, que pode ser visto por radiografia e endoscopia. O canal gástrico se deve à firme inserção da túnica mucosa gástrica à túnica muscular, que não tem uma camada oblíqua nesse local. A saliva e pequenas quantidades de alimento mastigado e outros líquidos drenam ao longo do canal gástrico para o canal pilórico quando o estômago está quase vazio. As pregas gástricas diminuem e desaparecem quando o estômago está distendido.

RELAÇÕES DO ESTÔMAGO

O estômago é coberto por peritônio, exceto nos locais em que há vasos sanguíneos ao longo de suas curvaturas e em uma pequena área posterior ao óstio cárdico (Figura 5.36A). As duas lâminas do omento menor estendem-se ao redor do estômago e separam-se de sua curvatura maior como o omento maior (Figuras 5.28, 5.31 e 5.37A). Anteriormente, o estômago

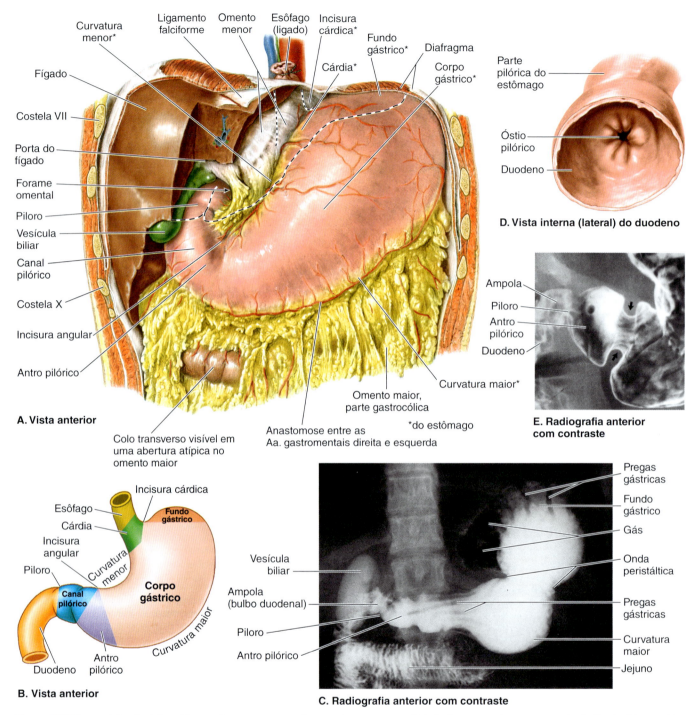

Figura 5.37 Parte abdominal do esôfago e do estômago. **A.** Visão geral. O estômago foi inflado com ar. A parte esquerda do fígado foi removida para permitir a visão do omento menor e do forame omental. A extensão do fígado intacto é indicada pelas *linhas tracejadas* mais longas. **B.** Partes do estômago. **C.** Radiografia do estômago após ingestão de bário. As ondas peristálticas circulares iniciam-se no corpo gástrico e seguem em direção ao canal pilórico, mostrados em (**E**) (*setas*), onde elas cessam. Pode-se ver gás na cárdia e no fundo gástrico deste paciente em decúbito dorsal. **D.** Óstio pilórico. O óstio é a abertura distal do canal pilórico para o duodeno. **E.** Radiografia da região pilórica do estômago e a parte superior do duodeno após a técnica de refeição de bário.

relaciona-se com o diafragma, o lobo hepático esquerdo e a parede anterior do abdome. Posteriormente, o estômago relaciona-se com a bolsa omental e o pâncreas; a face posterior do estômago forma a maior parte da parede anterior da bolsa omental (Figura 5.39A). O colo transverso tem relação inferior e lateral com o estômago e segue ao longo da curvatura maior do estômago até a flexura esquerda do colo.

O **leito do estômago**, sobre o qual se apoia o estômago quando a pessoa está em decúbito dorsal, é formado pelas estruturas que formam a parede posterior da bolsa omental. Da região superior para a inferior, o leito do estômago é formado pela cúpula esquerda do diafragma, baço, rim e glândula suprarrenal esquerdos, artéria esplênica, pâncreas e mesocolo transverso (Figura 5.39B).

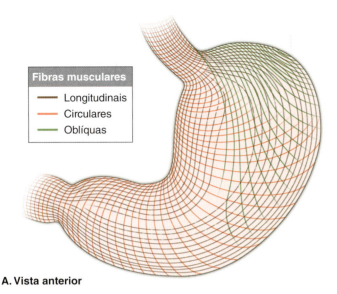

A. Vista anterior

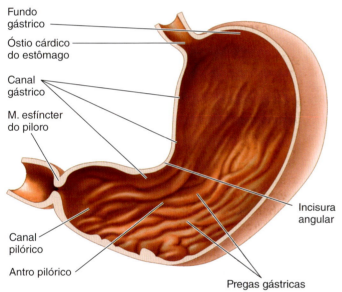

B. Vista anterior

Figura 5.38 Parede e superfície interna do estômago. **A.** Camadas musculares da parede do estômago. **B.** Dissecção. A parede anterior do estômago foi retirada para mostrar seu interior. As pregas gástricas longitudinais desaparecem quando distendidas. Ao longo da curvatura menor, várias pregas mucosas longitudinais estendem-se do esôfago até o piloro, formando o canal gástrico, ao longo do qual seguem os líquidos ingeridos.

VASOS E NERVOS DO ESTÔMAGO

A *abundante irrigação arterial do estômago* tem origem no tronco celíaco e em seus ramos (Figura 5.40; Quadro 5.7). A maior parte do sangue provém de anastomoses formadas ao longo da curvatura menor pelas **artérias gástricas direita e esquerda**, e ao longo da curvatura maior pelas **artérias gastromentais direita e esquerda**. O fundo gástrico e a parte superior do corpo gástrico recebem sangue das **artérias gástricas curtas** e **posteriores**.

As *veias gástricas* acompanham as artérias em relação à posição e ao trajeto (Figura 5.41). As **veias gástricas direita e esquerda** drenam para a *veia porta*; as **veias gástricas curtas** e as **veias gastromentais esquerdas** drenam para a veia esplênica, que se une à veia mesentérica superior (VMS) para formar a veia porta. A **veia gastromental direita** drena para a VMS. Uma **veia pré-pilórica** ascende sobre o piloro até a veia gástrica direita. Como essa veia é facilmente visível em pessoas vivas, os cirurgiões a utilizam para identificação do piloro.

Os **vasos linfáticos gástricos** (Figura 5.42A) acompanham as artérias ao longo das curvaturas maior e menor do estômago. Eles drenam linfa de suas faces anterior e posterior em direção às suas curvaturas, onde estão localizados os **linfonodos gástricos** e **gastromentais**. Os vasos eferentes desses linfonodos acompanham as grandes artérias até os *linfonodos celíacos*. A seguir, é apresentado um resumo da *drenagem linfática do estômago*:

- A linfa dos dois terços superiores do estômago drena ao longo dos vasos gástricos direito e esquerdo para os **linfonodos gástricos**; a linfa do fundo gástrico e da parte superior do corpo gástrico também drena ao longo das artérias gástricas curtas e dos vasos gastromentais esquerdos para os *linfonodos pancreaticoesplênicos*
- A linfa dos dois terços direitos do terço inferior do estômago drena ao longo dos vasos gastromentais direitos até os **linfonodos pilóricos**
- A linfa do terço esquerdo da curvatura maior drena para os **linfonodos pancreaticoduodenais**, que estão situados ao longo dos vasos gástricos curtos e esplênicos.

A *inervação parassimpática do estômago* (Figura 5.42B) provém dos troncos vagais anterior e posterior e de seus ramos, que entram no abdome através do hiato esofágico.

O *tronco vagal anterior*, derivado principalmente do nervo vago (NC X) esquerdo, geralmente entra no abdome como um ramo isolado situado na face anterior do esôfago. Segue em direção à curvatura menor do estômago, onde emite ramos hepáticos e duodenais, que se separam do estômago no ligamento hepatoduodenal. O restante do tronco vagal anterior continua ao longo da curvatura menor, dando origem aos ramos gástricos anteriores.

O *tronco vagal posterior*, maior, derivado principalmente do nervo vago direito, entra no abdome na face posterior do esôfago e segue em direção à curvatura menor do estômago. O tronco vagal posterior envia ramos para as faces anterior e posterior do estômago. Emite um ramo celíaco, que segue para o *plexo celíaco*, e depois continua ao longo da curvatura menor, dando origem aos ramos gástricos posteriores.

A *inervação simpática do estômago*, proveniente dos segmentos T6 a T9 da medula espinal, segue para o plexo celíaco por intermédio do *nervo esplâncnico maior* e é distribuída pelos plexos ao redor das artérias gástricas e gastromentais. (Ver também "Inervação das vísceras abdominais", mais adiante.)

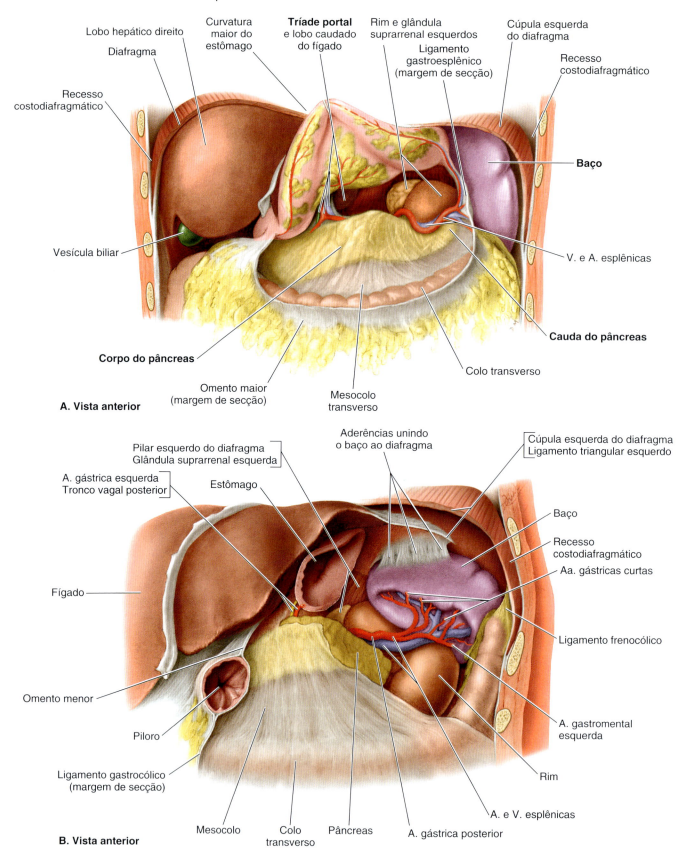

Figura 5.39 Bolsa omental e leito do estômago. A. Bolsa omental. O omento maior e o ligamento gastroesplênico foram seccionados ao longo da curvatura maior do estômago, e o estômago foi rebatido superiormente para abrir a bolsa anteriormente. Na extremidade direita da bolsa, podem ser vistos dois limites do forame omental: a raiz inferior do ligamento hepatoduodenal (contendo a tríade portal) e o lobo caudado do fígado. **B.** Leito do estômago. O estômago e a maior parte do omento menor foram excisados, e o peritônio da parede posterior da bolsa omental que cobre o leito do estômago foi removido em grande parte para mostrar os órgãos no leito. Embora aderências, como as que unem o baço ao diafragma nesta figura, sejam achados *post mortem* comuns, não representam a anatomia normal.

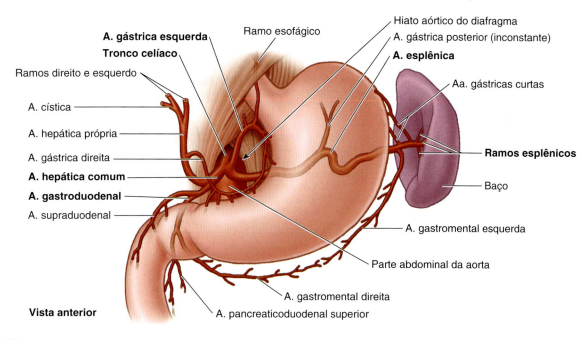

Figura 5.40 Artérias de estômago, duodeno e baço. A irrigação arterial da parte abdominal do esôfago, estômago, parte alta do duodeno (partes superior e descendente alta) e baço provém do tronco celíaco. Os ramos diretos do tronco celíaco estão impressos em negrito.

Quadro 5.7 Irrigação arterial dos derivados abdominais do intestino anterior: esôfago, estômago, fígado, vesícula biliar, pâncreas e baço.

Artéria	Origem	Trajeto	Distribuição
Tronco celíaco	Parte abdominal da aorta (no nível do hiato aórtico)	Após curto trajeto anteroinferior, bifurca-se nas Aa. esplênica e hepática comum	Esôfago, estômago, parte proximal do duodeno, fígado/vias biliares, pâncreas
A. gástrica esquerda	Tronco celíaco	Ascende no retroperitônio até o hiato esofágico, dando origem a um ramo esofágico; depois, desce ao longo da curvatura menor para se anastomosar com a A. gástrica direita	Parte distal (principalmente abdominal) do esôfago e curvatura menor do estômago
A. esplênica		Segue retroperitonealmente ao longo da margem superior do pâncreas; atravessa o ligamento esplenorrenal até o hilo esplênico	Corpo do pâncreas, baço e curvatura maior e parte posterior do corpo gástrico
A. gástrica posterior	A. esplênica posterior ao estômago	Ascende retroperitonealmente ao longo da parede posterior da bolsa omental menor para entrar no ligamento gastrofrênico	Parede posterior do estômago e fundo gástrico
A. gastromental esquerda	A. esplênica no hilo esplênico	Segue entre lâminas do ligamento gastroesplênico para o estômago, depois ao longo da curvatura maior no omento maior para se anastomosar com a A. gastromental direita	Parte esquerda da curvatura maior do estômago
Aa. gástricas curtas (n = 4 a 5)		Passam entre lâminas do ligamento gastroesplênico até o fundo gástrico	Fundo gástrico
A. hepática comum[a]	Tronco celíaco	Segue retroperitonealmente para chegar ao ligamento hepatoduodenal; passando entre as lâminas até a porta do fígado; já como hepática própria bifurca-se nas Aa. hepáticas direita e esquerda	Fígado, vesícula biliar e ductos biliares, estômago, duodeno, pâncreas e respectivos lobos do fígado
A. cística	A. hepática direita	Origina-se no ligamento hepatoduodenal (no trígono cisto-hepático – triângulo de Calot)	Vesícula biliar e ducto cístico

(*continua*)

Quadro 5.7 Irrigação arterial dos derivados abdominais do intestino anterior: esôfago, estômago, fígado, vesícula biliar, pâncreas e baço. (*Continuação*)

Artéria	Origem	Trajeto	Distribuição
A. gástrica direita	A. hepática	Segue ao longo da curvatura menor do estômago para se anastomosar com a A. gástrica esquerda	Parte direita da curvatura menor do estômago
A. gastroduodenal		Desce no retroperitônio, posterior à junção gastroduodenal	Estômago, pâncreas, primeira parte do duodeno e parte distal do ducto colédoco
A. gastromental direita	A. gastroduodenal	Segue entre as lâminas do omento maior ao longo da curvatura maior do estômago para se anastomosar com a A. gastromental esquerda	Parte direita da curvatura maior do estômago
A. pancreatico-duodenal superior		Divide-se nos ramos anterior e posterior que descem de cada lado da cabeça do pâncreas, anastomosando-se com ramos semelhantes da A. pancreaticoduodenal inferior	Parte proximal do duodeno e parte superior da cabeça do pâncreas
A. pancreatico-duodenal inferior	A. mesentérica superior	Divide-se nos ramos anterior e posterior que ascendem de cada lado da cabeça do pâncreas, anastomosando-se com ramos semelhantes da A. pancreaticoduodenal superior	Parte distal do duodeno e cabeça do pâncreas

[a]Para fins descritivos, a artéria hepática frequentemente é dividida em *artéria hepática comum*, desde sua origem até a origem da artéria gastroduodenal, e *artéria hepática própria*, formada pelo restante do vaso.

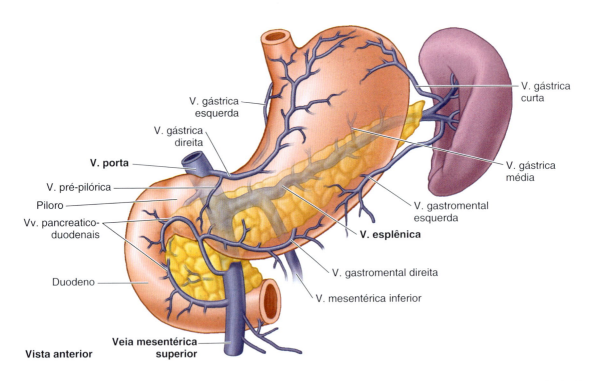

Figura 5.41 Veias do estômago, duodeno e baço. A drenagem venosa da parte abdominal do esôfago, estômago, parte superior do duodeno (partes superior e descendente alta), pâncreas e baço se faz para a veia porta, direta ou indiretamente através da veia esplênica ou mesentérica superior (VMS). As veias gástricas acompanham a posição e o trajeto das artérias.

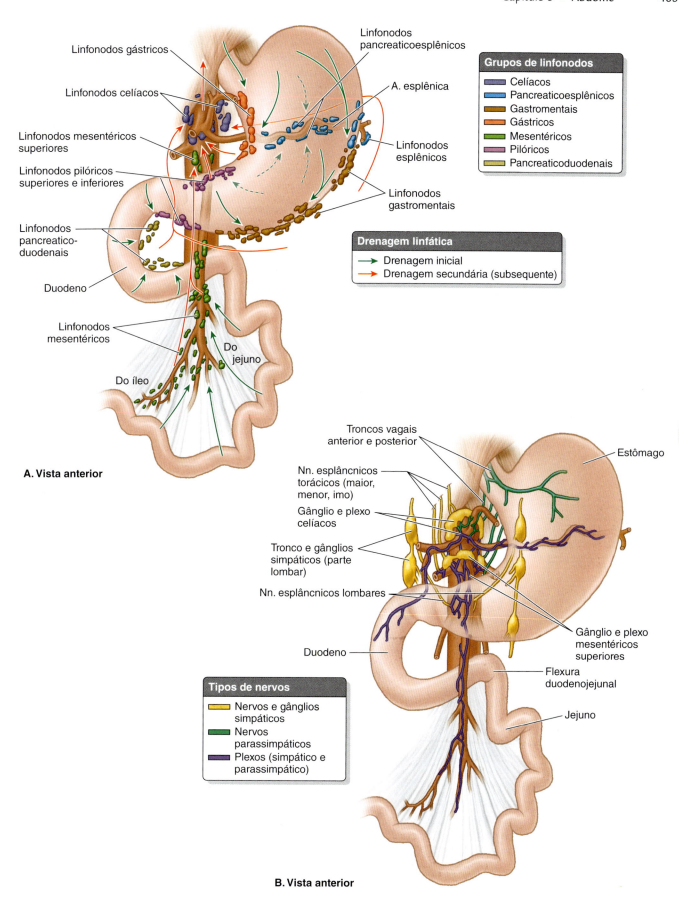

Figura 5.42 **Drenagem linfática e inervação do estômago e do intestino delgado. A.** Drenagem linfática. As *setas* indicam o sentido do fluxo linfático para os linfonodos. **B.** Inervação. O estômago tem inervação parassimpática, pelos nervos vagos (NC X) via plexo esofágico, e simpática, via nervo esplâncnico maior (abdominopélvico), plexo celíaco e plexos periarteriais.

Intestino delgado

O **intestino delgado**, formado pelo duodeno, jejuno e íleo (Figura 5.43), é o principal local de absorção de nutrientes dos alimentos ingeridos. Estende-se do piloro até a junção ileocecal, onde o íleo une-se ao ceco (a primeira parte do intestino grosso). A parte pilórica do estômago esvazia-se no duodeno, sendo a admissão duodenal controlada pelo piloro.

DUODENO

O **duodeno**, a primeira e mais curta (25 cm) parte do intestino delgado, também é a mais larga e mais fixa. O duodeno segue um trajeto em formato de C ao redor da cabeça do pâncreas (Figuras 5.43C e 5.44A e C). Começa no piloro no lado direito e termina na flexura (junção) duodenojejunal no lado esquerdo (Figuras 5.44B e C). Essa junção ocorre aproximadamente no nível da vértebra L II, 2 a 3 cm à esquerda da linha mediana. A junção geralmente assume a forma de um ângulo agudo, a **flexura duodenojejunal**. A maior parte do duodeno está fixada pelo peritônio a estruturas na parede posterior do abdome e é considerada parcialmente retroperitoneal. O duodeno é dividido em quatro partes (Figuras 5.44C e 5.45):

- *Parte superior* (primeira): curta (aproximadamente 5 cm), situada anterolateralmente ao corpo da vértebra L I

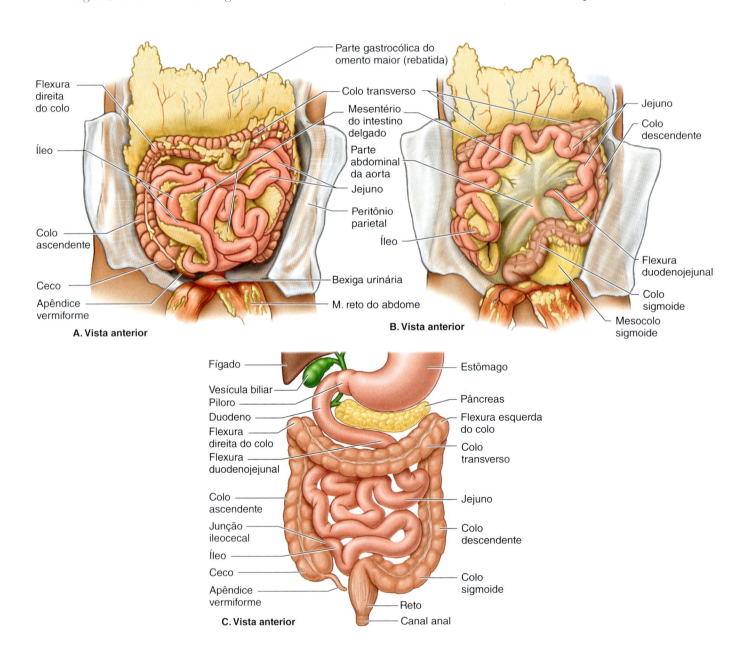

Figura 5.43 Intestinos delgado e grosso. **A.** Relações *in situ*. Observe as alças do intestino delgado *in situ*, circundadas nos três lados pelo intestino grosso e reveladas pelo rebatimento do omento maior. **B.** Mesentério do intestino delgado. O intestino delgado foi afastado superiormente. **C.** Visão geral. Este desenho de orientação do sistema digestório mostra a posição geral e as relações dos intestinos.

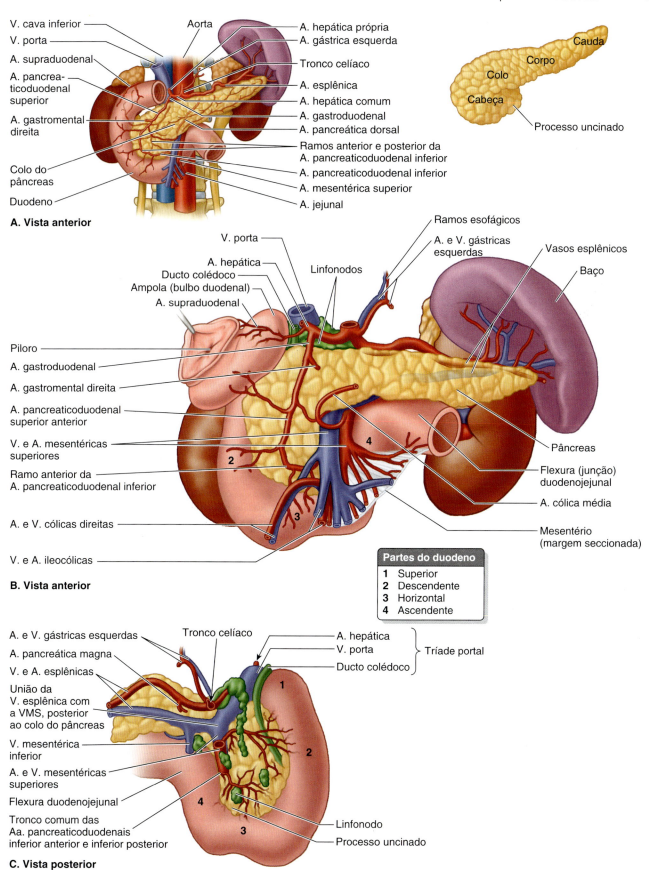

Figura 5.44 Duodeno, pâncreas e baço. A. Visão geral. Duodeno, pâncreas e baço, junto com sua irrigação sanguínea, são revelados pela retirada do estômago, colo transverso e peritônio. **B.** Face anterior do duodeno, pâncreas e vascularização relacionada. O duodeno é moldado ao redor da cabeça do pâncreas. **C.** Face posterior do duodeno e do pâncreas. A parte abdominal da aorta e a veia cava inferior ocupam a concavidade vertical posteriormente à cabeça do pâncreas e à terceira parte do duodeno. O processo uncinado é a extensão da cabeça do pâncreas que passa posteriormente aos vasos mesentéricos superiores. O ducto colédoco desce em uma fissura (aberta) na parte posterior da cabeça do pâncreas. VMS, veia mesentérica superior.

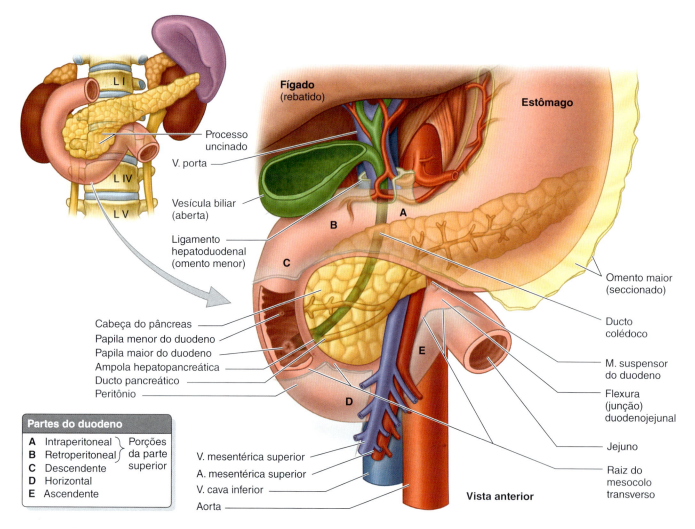

Figura 5.45 Relações de partes do duodeno. O duodeno segue um trajeto em formato de C ao redor da cabeça do pâncreas.

- *Parte descendente* (segunda): mais longa (7 a 10 cm), desce ao longo das faces direitas das vértebras L I a L III
- *Parte inferior* (terceira): 6 a 8 cm de comprimento, cruza a vértebra L III
- *Parte ascendente* (quarta): curta (5 cm), começa à esquerda da vértebra L III e segue superiormente até a margem superior da vértebra L II.

Os primeiros 2 cm da parte superior do duodeno, imediatamente distais ao piloro, têm mesentério e são móveis. Essa parte livre, chamada **ampola** (bulbo duodenal), tem uma aparência diferente do restante do duodeno quando observada em radiografia com contraste (Figura 5.37C e E). Os 3 cm distais da parte superior e as outras três partes do duodeno não têm mesentério e são imóveis porque são retroperitoneais. As principais relações do duodeno são mostradas nas Figuras 5.44 e 5.45.

A **parte superior do duodeno** ascende a partir do piloro e é superposta pelo fígado e pela vesícula biliar. O peritônio cobre sua face anterior, mas não há peritônio posteriormente, com exceção da ampola. A parte proximal tem o *ligamento hepatoduodenal* (parte do omento menor) fixado superiormente e o omento maior fixado inferiormente (ver Figura 5.26).

A **parte descendente do duodeno** segue inferiormente, curvando-se ao redor da cabeça do pâncreas (Figuras 5.44 e 5.45). Inicialmente, situa-se paralelamente à direita da VCI. Os *ductos colédoco* e *pancreático principal* entram em sua parede posteromedial. Esses ductos geralmente se unem para formar a **ampola hepatopancreática**, que se abre em uma eminência, chamada **papila maior do duodeno**, localizada posteromedialmente na parte descendente do duodeno. A parte descendente do duodeno é totalmente retroperitoneal. A face anterior de seus terços proximal e distal é coberta por peritônio; entretanto, o peritônio é refletido de seu terço médio para formar o mesentério duplo do colo transverso, o mesocolo transverso.

A **parte inferior (horizontal) do duodeno** segue transversalmente para a esquerda, passando sobre a VCI, a aorta e a vértebra L III. É cruzada por artéria e veia mesentéricas superiores e pela raiz do mesentério do jejuno e íleo. Superiormente a ela está a cabeça do pâncreas e seu processo uncinado. A face anterior da parte inferior é coberta por peritônio, exceto na parte em que é cruzada pelos vasos mesentéricos superiores e pela raiz do mesentério. Posteriormente, é separada da coluna vertebral pelo músculo psoas maior direito, VCI, aorta e vasos testiculares ou ováricos direitos.

A **parte ascendente do duodeno** segue superiormente e ao longo do lado esquerdo da aorta para alcançar a margem inferior do corpo do pâncreas. Aí, ela se curva anteriormente para se unir ao jejuno na flexura duodenojejunal, sustentada pela inserção do **músculo suspensor do duodeno** (ligamento de Treitz). Esse músculo é formado por uma alça de músculo esquelético do diafragma e uma faixa fibromuscular de músculo liso da terceira e quarta partes do duodeno. A contração desse músculo alarga o ângulo da flexura duodenojejunal, facilitando o movimento do conteúdo intestinal. O músculo suspensor do duodeno passa posteriormente ao pâncreas e à veia esplênica e anteriormente à veia renal esquerda.

As *artérias do duodeno* originam-se do tronco celíaco e da artéria mesentérica superior (Figura 5.44). O tronco celíaco, por intermédio da **artéria gastroduodenal** e seu ramo, a **artéria pancreaticoduodenal superior**, supre a parte do duodeno proximal à entrada do ducto colédoco na parte descendente do duodeno. A artéria mesentérica superior, por meio de seu ramo, a **artéria pancreaticoduodenal inferior**, supre o duodeno distal à entrada do ducto colédoco. As artérias pancreaticoduodenais situam-se na curvatura entre o duodeno e a cabeça do pâncreas e irrigam as duas estruturas. A anastomose das artérias pancreaticoduodenais superior e inferior (*i. e.*, entre o tronco celíaco e a artéria mesentérica superior) ocorre entre a entrada do ducto colédoco e a junção das partes descendente e inferior do duodeno. Aqui ocorre uma importante transição na irrigação do sistema digestório: na parte proximal, estendendo-se oralmente (em direção à boca) até inclusive a parte abdominal do esôfago, o sistema digestório é irrigado pelo tronco celíaco; na região distal, estendendo-se *aboralmente* (afastando-se da boca) até a flexura esquerda do colo, o sangue provém da AMS. A base dessa transição na irrigação sanguínea é embriológica; esse é o local da junção do intestino anterior com o intestino médio.

As *veias do duodeno* acompanham as artérias e drenam para a *veia porta*, algumas diretamente e outras indiretamente, pelas veias mesentérica superior e esplênica (Figura 5.41).

Os *vasos linfáticos do duodeno* acompanham as artérias. Os *vasos linfáticos anteriores* drenam para os *linfonodos pancreaticoduodenais*, localizados ao longo das artérias pancreaticoduodenais superior e inferior, e para os *linfonodos pilóricos*, situados ao longo da artéria gastroduodenal (Figura 5.46). Os *vasos linfáticos posteriores* seguem

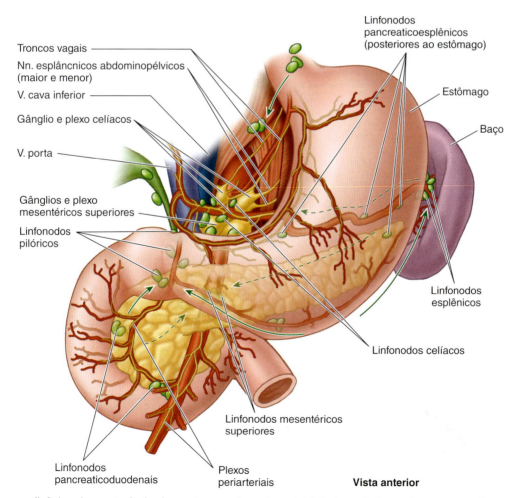

Figura 5.46 Drenagem linfática e inervação do duodeno, pâncreas e baço. A proximidade desses órgãos resulta em compartilhamento total ou parcial dos vasos sanguíneos, vasos linfáticos e vias nervosas.

posteriormente à cabeça do pâncreas e drenam para os **linfonodos mesentéricos superiores**. Os vasos linfáticos eferentes dos linfonodos duodenais drenam para os *linfonodos celíacos*.

Os *nervos do duodeno* derivam do *nervo vago* e dos *nervos esplâncnicos (abdominopélvicos) maior e menor* por meio dos plexos celíaco e mesentérico superior. Os nervos seguem para o duodeno via plexos periarteriais que se estendem até as artérias pancreaticoduodenais (ver também "Inervação das vísceras abdominais", mais adiante).

JEJUNO E ÍLEO

A segunda parte do intestino delgado, o **jejuno**, começa na flexura duodenojejunal, onde o sistema digestório volta a ser intraperitoneal. A terceira parte do intestino delgado, o **íleo**, termina na **junção ileocecal**, a união da parte terminal do íleo e o ceco (Figuras 5.43C e 5.47). Juntos, o jejuno e o íleo têm 6 a 7 m de comprimento, o jejuno representa cerca de dois quintos e o íleo cerca de três quintos da parte intraperitoneal do intestino delgado.

A maior parte do jejuno está situada no quadrante superior esquerdo (QSE) do compartimento infracólico, enquanto a maior parte do íleo está no quadrante inferior direito (QID). A parte terminal do íleo geralmente está na pelve, de onde ascende, terminando na face medial do ceco. Embora não haja uma linha de demarcação nítida entre o jejuno e o íleo, eles têm características distintas, que são cirurgicamente importantes (Figura 5.48B a F; Quadro 5.8).

O **mesentério** é uma prega de peritônio em forma de leque que fixa o jejuno e o íleo à parede posterior do abdome (Figuras 5.43B e 5.48A). A origem ou **raiz do mesentério** (com aproximadamente 15 cm de comprimento) tem direção oblíqua, inferior e para a direita (Figura 5.49A). Estende-se da flexura duodenojejunal no lado esquerdo da vértebra L II até a junção ileocólica e a articulação sacroilíaca direita. O comprimento médio do mesentério, desde a raiz até a margem do intestino, é de 20 cm. A raiz do mesentério cruza (sucessivamente) as partes ascendente e horizontal do duodeno, parte abdominal da aorta, VCI, ureter direito, músculo psoas maior direito e vasos testiculares ou ováricos direitos. Entre as duas camadas do mesentério estão os vasos mesentéricos superiores, linfonodos, uma quantidade variável de gordura e nervos autônomos.

A **artéria mesentérica superior** (**AMS**) irriga o jejuno e o íleo via **artérias jejunais** e **ileais** (Figura 5.49B).

A AMS geralmente origina-se da parte abdominal da aorta no nível da vértebra L I, cerca de 1 cm inferior ao tronco celíaco, e segue entre as camadas do mesentério, enviando 15 a 18 ramos para o jejuno e o íleo (ver também Figuras 5.54 e 5.55). As artérias se unem para formar alças ou arcos, chamados **arcos arteriais**, que dão origem a artérias retas, denominadas **vasos retos** (Figuras 5.48B e 5.49B).

A *veia mesentérica superior* drena o jejuno e o íleo (Figura 5.49B). Situa-se anteriormente e à direita da AMS na raiz do mesentério (Figura 5.49A). A VMS termina posteriormente ao colo do pâncreas, onde se une à veia esplênica para formar a veia porta (Figura 5.44C).

Os vasos linfáticos especializados nas **vilosidades intestinais** (pequenas projeções da túnica mucosa) que absorvem gordura são denominados **lactíferos**. Eles drenam seu líquido leitoso para os plexos linfáticos nas paredes do jejuno e do íleo. Por sua vez, os vasos lactíferos drenam para os vasos linfáticos entre as camadas do mesentério. No mesentério, a linfa atravessa sequencialmente três grupos de linfonodos (Figura 5.50):

- **Linfonodos justaintestinais**: localizados perto da parede intestinal
- **Linfonodos mesentéricos**: dispersos entre os arcos arteriais
- **Linfonodos centrais superiores**: localizados ao longo da parte proximal da AMS.

Os vasos linfáticos eferentes dos linfonodos mesentéricos drenam para os *linfonodos mesentéricos superiores*. Os vasos linfáticos da parte terminal do íleo seguem o ramo ileal da artéria ileocólica até os **linfonodos ileocólicos**.

A AMS e seus ramos são circundados por um *plexo nervoso periarterial* por meio do qual os nervos são conduzidos até as partes do intestino irrigadas por essa artéria (Figura 5.51). As fibras simpáticas nos nervos para o jejuno e o íleo originam-se nos segmentos T8 a T10 da medula espinal e chegam ao **plexo mesentérico superior** por

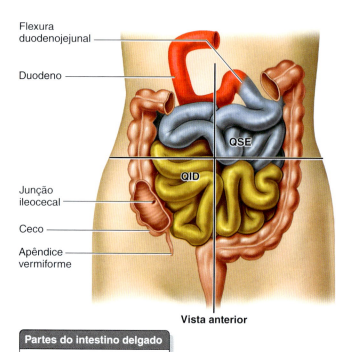

Figura 5.47 Jejuno e íleo. O jejuno começa na flexura duodenojejunal e o íleo termina no ceco. O termo combinado *jejunoíleo* é usado às vezes como expressão do fato de que não há linha externa nítida de demarcação entre o jejuno e o íleo. QSE, quadrante superior esquerdo; QID, quadrante inferior direito.

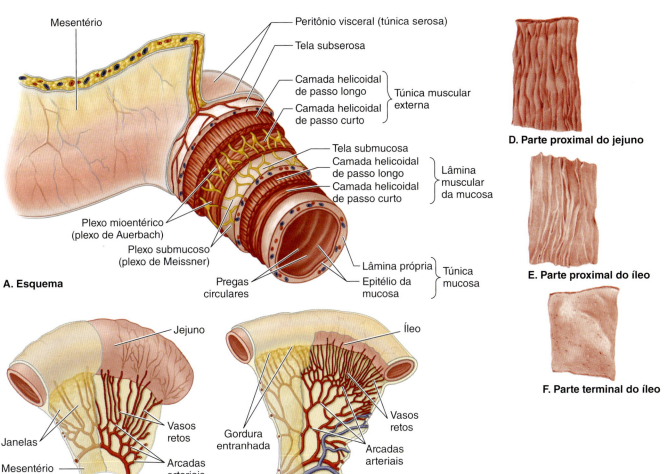

Figura 5.48 Estrutura e mesentério do intestino delgado: características distintivas do jejuno e íleo. **A.** Mesentério e parede do intestino delgado. Observe que o mesentério é uma prega bilaminar de peritônio visceral que sustenta o intestino e conduz vasos e nervos oriundos da parede posterior do corpo. **B** a **F.** Ilustração das características do jejuno e do íleo apresentadas no Quadro 5.8.

Quadro 5.8 Características que diferenciam o jejuno e o íleo no corpo vivo (Figura 5.48).

Característica	Jejuno (B e D)[a]	Íleo (C, E e F)[a]
Cor	Vermelho-vivo	Rosa-claro
Calibre	2 a 4 cm	2 a 3 cm
Parede	Espessa e pesada	Fina e leve
Vascularidade	Maior	Menor
Vasos retos	Longos (B)	Curtos (C)
Arcos	Algumas alças grandes	Muitas alças curtas
Gordura no mesentério	Menos	Mais
Pregas circulares	Grandes, altas e bem próximas (**D**)	Baixas e esparsas (**E**); ausentes na parte distal (**F**)
Nódulos linfoides (placas de Peyer)	Poucos	Muitos (**F**)

[a] As letras entre parênteses referem-se às figuras individuais na Figura 5.48.

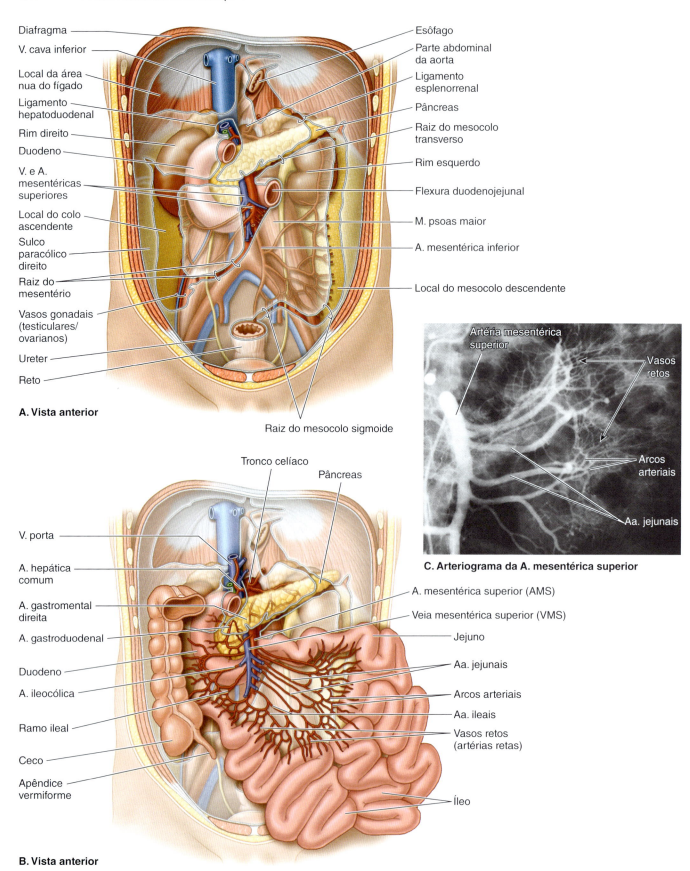

Figura 5.49 Irrigação arterial e mesentérios dos intestinos. A. Irrigação arterial do intestino grosso. Os mesocolos transverso e sigmoide e o mesentério do jejuno e do íleo foram seccionados em suas raízes. As artérias ileocólica e cólica direita no lado direito e as artérias cólica esquerda e sigmóidea no lado esquerdo originalmente seguiam nos mesentérios (mesocolos ascendente e descendente) que, depois, se fundiram à parede posterior; é possível fazer o restabelecimento cirúrgico. **B.** Irrigação arterial e drenagem venosa do intestino delgado. Com exceção da parte proximal do duodeno, todo o intestino delgado é irrigado pela AMS. A VMS drena o sangue das mesmas partes do intestino para a veia porta. **C.** Arteriograma mostrando as artérias jejunais.

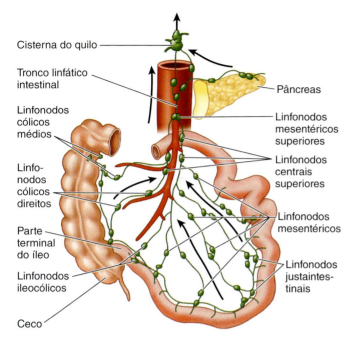

Figura 5.50 Linfonodos mesentéricos. Os linfonodos mesentéricos superiores formam um sistema no qual os linfonodos centrais, na raiz da artéria mesentérica superior, recebem linfa dos linfonodos mesentéricos, ileocólicos, cólicos direitos e cólicos médios, que, por sua vez, recebem linfa dos linfonodos justaintestinais. Os linfonodos justaintestinais adjacentes ao intestino são mais abundantes. Há menos linfonodos ao longo das artérias. *Setas*, fluxo da linfa.

intermédio dos *troncos simpáticos e nervos esplâncnicos (maior, menor e imo) torácicos abdominopélvicos*. As fibras simpáticas pré-ganglionares fazem sinapse nos corpos celulares dos neurônios simpáticos pós-ganglionares nos *gânglios celíaco e mesentérico superior (pré-vertebral)*. As fibras parassimpáticas nos nervos para o jejuno e para o íleo provêm dos *troncos vagais posteriores*. As fibras parassimpáticas pré-ganglionares fazem sinapse com os neurônios parassimpáticos pós-ganglionares nos *plexos mioentérico e submucoso* na parede intestinal (ver também item "Inervação das vísceras abdominais", mais adiante).

A estimulação simpática reduz a atividade peristáltica e secretora do intestino e causa vasoconstrição, reduzindo ou interrompendo a atividade gastrintestinal e disponibilizando sangue (e energia) para a reação de luta ou fuga. A estimulação parassimpática aumenta a atividade peristáltica e secretora do intestino, restaurando a atividade digestiva após uma reação simpática. A interrupção da estimulação simpática possibilita vasodilatação, restaurando o fluxo sanguíneo para o intestino. O intestino delgado também tem fibras sensitivas (aferentes viscerais) intrínsecas e extrínsecas. O intestino é insensível à maioria dos estímulos dolorosos, inclusive incisão e queimadura; entretanto, é sensível à distensão que é percebida como *cólica* (dor abdominal espasmódica). A dor visceral proveniente do intestino delgado pode ser referida para dermátomos inervados por fibras aferentes somáticas que são compartilhadas pelos mesmos gânglios sensitivos e segmentos da medula espinal.

Intestino grosso

O **intestino grosso** é o local de absorção da água dos resíduos indigeríveis do quimo líquido, convertendo-o em fezes semissólidas, que são temporariamente armazenadas e acumuladas até que haja defecação. O intestino grosso é formado por *ceco; apêndice vermiforme; colos ascendente, transverso, descendente e sigmoide; reto e canal anal* (Figura 5.52). O intestino grosso pode ser distinguido do intestino delgado por:

- **Apêndices omentais do colo**: projeções pequenas, adiposas, semelhantes ao omento
- **Tênias do colo**: três faixas longitudinais distintas: (1) **tênia mesocólica**, à qual se fixam os mesocolos transverso e sigmoide; (2) **tênia omental**, à qual se fixam os apêndices omentais; e (3) **tênia livre**, à qual não estão fixados mesocolos nem apêndices omentais
- **Saculações**: dilatações da parede do colo entre as pregas semilunares
- Calibre (diâmetro interno) muito maior.

As *tênias do colo* (faixas espessas de músculo liso que representam a maior parte da camada longitudinal) começam na base do apêndice vermiforme como a camada longitudinal espessa do apêndice vermiforme que se divide para formar três faixas. As tênias do colo seguem por todo o comprimento do intestino grosso, com alargamento abrupto e nova fusão na junção retossigmoide, formando uma camada longitudinal contínua ao redor do reto. Como sua contração tônica encurta a parte da parede associada, o colo adquire uma aparência sacular ou "de bolsas" entre as pregas semilunares, formando as saculações.

CECO E APÊNDICE VERMIFORME

O **ceco** é a primeira parte do intestino grosso; é contínuo com o colo ascendente. É uma bolsa intestinal cega, que mede aproximadamente 7,5 cm de comprimento e largura. Situa-se na fossa ilíaca do quadrante inferior direito do abdome, inferiormente à sua junção com a parte terminal do íleo (Figuras 5.52 e 5.53). Se for distendido por fezes ou gases, o ceco pode ser palpável através da parede anterolateral do abdome.

O ceco geralmente está situado a 2,5 cm do ligamento inguinal; é quase totalmente revestido por peritônio e pode ser levantado livremente. Entretanto, não tem mesentério. Em vista de sua relativa liberdade, pode ser deslocado da fossa ilíaca, mas costuma estar ligado à parede lateral do abdome por uma ou mais **pregas cecais** de peritônio (Figura 5.53B). A parte terminal do íleo entra no ceco obliquamente e invagina-se em parte para o seu interior.

Na dissecção, o **óstio ileal** projeta-se no ceco entre os **lábios ileocólico e ileocecal** (superior e inferior), pregas que se encontram lateralmente e formam a crista denominada **frênulo do óstio ileal** (Figura 5.53A). Acreditava-se que, quando o ceco fosse distendido ou quando se contraísse, ocorreria contração ativa do frênulo, que fecharia a válvula

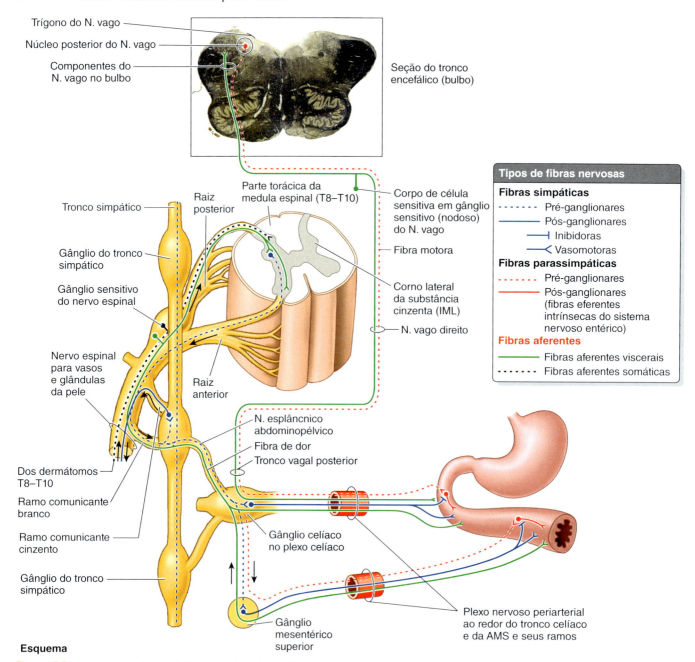

Figura 5.51 Inervação extrínseca do intestino delgado. As fibras nervosas simpáticas pré-ganglionares originam-se dos segmentos T8 ou T9 até os segmentos T10 ou T11 da medula espinal e chegam ao plexo celíaco por intermédio dos troncos simpáticos e nervos esplâncnicos (abdominopélvicos) maior e menor. Após fazer sinapse nos gânglios celíacos e mesentéricos superiores, as fibras nervosas pós-ganglionares acompanham as artérias até o intestino. As fibras aferentes estão relacionadas com reflexos longos e dor chegando à parte central do sistema nervoso. Os nervos parassimpáticos pré-ganglionares (vago) originam-se no bulbo e seguem até o intestino via tronco vagal posterior. Eles fazem sinapse com neurônios pós-ganglionares intrínsecos do sistema nervoso entérico localizados na parede intestinal. AMS, artéria mesentérica superior. Setas, sentido dos impulsos; IML, coluna de células intermediolateral.

para evitar refluxo do ceco para o íleo. No entanto, a observação direta por endoscopia em pessoas vivas não confirma essa descrição. O músculo circular é mal desenvolvido ao redor do óstio; portanto, é improvável que a válvula tenha alguma ação esfincteriana que controle a passagem do conteúdo intestinal do íleo para o ceco. O óstio, porém, geralmente é fechado por contração tônica, apresentando-se como uma **papila ileal** no lado cecal (Figura 5.53B). A papila provavelmente atua como uma válvula unidirecional relativamente passiva, que impede o refluxo do ceco para o íleo quando houver contrações para impulsionar o conteúdo para os colos ascendente e transverso (Magee & Dalley, 1986).

O **apêndice** vermiforme é um divertículo intestinal cego (6 a 10 cm de comprimento) que contém massas de tecido linfoide. Origina-se na face posteromedial do ceco, inferiormente à junção ileocecal. O apêndice vermiforme tem um mesentério triangular curto, o **mesoapêndice**, originado da face posterior do mesentério da parte terminal do íleo (Figura 5.52A). O mesoapêndice fixa-se ao ceco e à parte

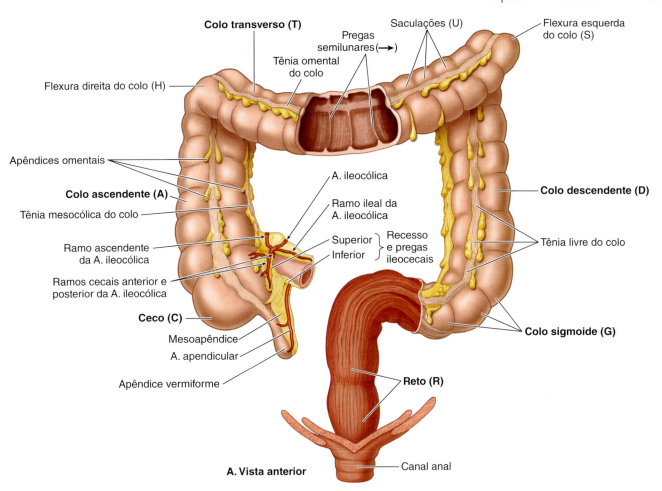

A. Vista anterior

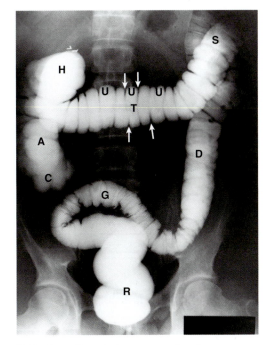

B. Radiografia anterior com contraste

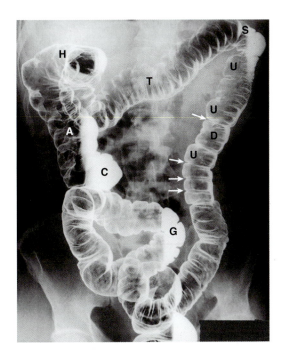

C. Radiografia anterior com contraste

Figura 5.52 Parte terminal do íleo e intestino grosso (incluindo apêndice vermiforme). Visão geral. **A.** As tênias, as saculações e os apêndices omentais gordurosos, característicos do colo, não estão associados ao reto. **B.** Exame contrastado simples. Para examinar o colo, foi administrado um enema baritado após enema de limpeza para eliminação do material fecal intestinal. As pregas semilunares que demarcam as saculações são visíveis. **C.** Exame contrastado duplo. Após o exame com contraste simples, o paciente evacuou o bário e o colo foi distendido com ar para este exame com duplo contraste. A superfície do lúmen ainda está revestida por uma fina camada de bário. *Setas*, pregas semilunares.

476 Moore Anatomia Orientada para a Clínica

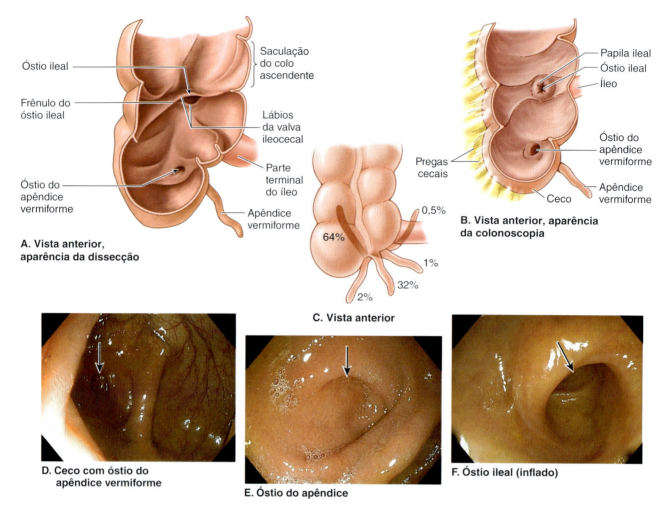

Figura 5.53 Parte terminal do íleo, ceco e apêndice vermiforme. **A.** O ceco foi enchido de ar até secar e, depois, aberto. Observe a papila ileal e o óstio ileal. O frênulo é uma prega (mais evidente em cadáveres) que se inicia na papila ileal e segue ao longo da parede na junção do ceco e colo ascendente. **B.** Aparência endoscópica (no indivíduo vivo) da papila ileal. **C.** Incidências aproximadas de várias localizações do apêndice vermiforme, com base na análise de 10.000 casos. **D** a **F.** Vistas à colonoscopia (as *setas* indicam óstios).

proximal do apêndice vermiforme. A posição do apêndice vermiforme é variável, mas geralmente é retrocecal (Figura 5.53C; ver "Posição do apêndice vermiforme", no boxe Anatomia clínica, mais adiante).

A *irrigação arterial do ceco* é realizada pela **artéria ileocólica**, o ramo terminal da AMS (Figuras 5.54 e 5.55; Quadro 5.9). A **artéria apendicular**, um ramo da artéria ileocólica, irriga o apêndice vermiforme. A *drenagem venosa* do ceco e do apêndice vermiforme segue por uma tributária da VMS, a **veia ileocólica** (Figura 5.56A).

A *drenagem linfática do ceco e do apêndice vermiforme* segue até os linfonodos no mesoapêndice e até os *linfonodos ileocólicos* situados ao longo da artéria ileocólica (Figura 5.56B). Os vasos linfáticos eferentes seguem até os *linfonodos mesentéricos superiores*.

A *inervação do ceco e do apêndice vermiforme* provém dos nervos simpáticos e parassimpáticos do *plexo mesentérico superior* (Figura 5.56C). As *fibras nervosas simpáticas* originam-se na parte torácica inferior da medula espinal, e as *fibras nervosas parassimpáticas* provêm dos nervos vagos.

As fibras nervosas aferentes do apêndice vermiforme acompanham os nervos simpáticos até o segmento T10 da medula espinal (ver também "Inervação das vísceras abdominais", mais adiante).

COLO

O **colo** é dividido em quatro partes – ascendente, transversa, descendente e sigmoide – que sucedem uma à outra formando um arco (Figuras 5.43C e 5.52). O colo circunda o intestino delgado, o colo ascendente à direita do intestino delgado, o colo transverso superior e/ou anteriormente a ele, o colo descendente à esquerda e, por fim, o colo sigmoide inferiormente a ele.

O **colo ascendente** é a segunda parte do intestino grosso. Segue para cima na margem direita da cavidade abdominal, do ceco até o lobo hepático direito, onde vira para a esquerda na **flexura direita do colo** (*flexura hepática*). Essa flexura situa-se profundamente às costelas IX e X e é superposta pela parte inferior do fígado.

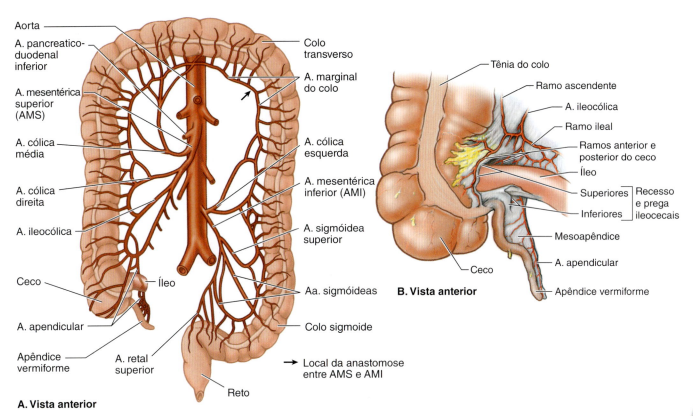

Figura 5.54 Irrigação arterial para o intestino grosso e o apêndice vermiforme. **A.** Visão geral. **B.** Artérias da região ileocecal.

O colo ascendente é mais estreito do que o ceco e é secundariamente retroperitoneal ao longo da face direita da parede posterior do abdome. O colo ascendente é coberto por peritônio anteriormente e nas suas laterais; entretanto, tem um mesentério curto em aproximadamente 25% das pessoas. O colo ascendente é separado da parede anterolateral do abdome pelo omento maior. Um sulco vertical profundo revestido por peritônio parietal, o *sulco paracólico direito*, situa-se entre a face lateral do colo ascendente e a parede adjacente do abdome (Figura 5.49A).

A *irrigação arterial do colo ascendente e da flexura direita do colo* provém de ramos da AMS, as **artérias** ileocólica e **cólica direita** (Figuras 5.54 e 5.55; Quadro 5.9). Essas artérias anastomosam-se entre si e com o *ramo direito da artéria cólica média*, o primeiro de uma série de arcos anastomóticos que é continuado pelas artérias cólica esquerda e sigmóidea para formar um canal arterial contínuo, o **arco justacólico** (*artéria marginal de Drummond ou arco marginal do colo*). Essa artéria é paralela ao colo e acompanha todo seu comprimento perto de sua margem mesentérica.

A *drenagem venosa do colo ascendente* segue por meio de tributárias da VMS, as **veias cólica direita** e *ileocólica* (Figura 5.56A). A *drenagem linfática* segue primeiro até os **linfonodos epicólicos** e **paracólicos**, perto dos **linfonodos cólicos direitos** intermediários e *ileocólicos*, e daí para os *linfonodos mesentéricos superiores* (Figura 5.56B). A *inervação do colo ascendente* é derivada do *plexo mesentérico superior* (Figura 5.56C).

O **colo transverso** é a terceira parte do intestino grosso, a mais longa e mais móvel (Figura 5.52). Atravessa o abdome da *flexura direita do colo* até a *flexura esquerda do colo*, onde se curva para baixo e dá origem ao colo descendente. A **flexura esquerda do colo** (flexura esplênica) geralmente é superior, mais aguda e menos móvel do que a flexura direita do colo. Situa-se anteriormente à parte inferior do rim esquerdo e fixa-se ao diafragma através do *ligamento frenocólico* (ver Figura 5.26). O colo transverso e seu mesentério, o *mesocolo transverso*, frequentemente descem até o nível das cristas ilíacas (Figura 5.57B). O mesentério adere à parede posterior da bolsa omental ou se funde com ela. A **raiz do mesocolo transverso** (ver Figura 5.49A) situa-se ao longo da margem inferior do pâncreas e é contínua com o peritônio parietal posteriormente. Sendo livremente móvel, a posição do colo transverso é variável, geralmente pendendo até o nível do umbigo (nível da vértebra L III) (Figura 5.57A). No entanto, em pessoas magras e altas, o colo transverso pode estender-se até a pelve (Figura 5.57B).

A *irrigação arterial do colo transverso* provém principalmente da **artéria cólica média** (Figuras 5.54 e 5.55; Quadro 5.9), um ramo da AMS. Entretanto, o colo transverso também pode receber sangue arterial das *artérias cólicas direita e esquerda* por meio de anastomoses, parte da série de arcos anastomóticos que coletivamente formam o **arco justacólico** (artéria marginal de Drummond ou *arco marginal do colo*).

A *drenagem venosa do colo transverso* é feita pela VMS (Figura 5.56A). A *drenagem linfática* do colo transverso se dá para os **linfonodos cólicos médios**, que, por sua vez, drenam para os *linfonodos mesentéricos superiores* (Figura 5.56B).

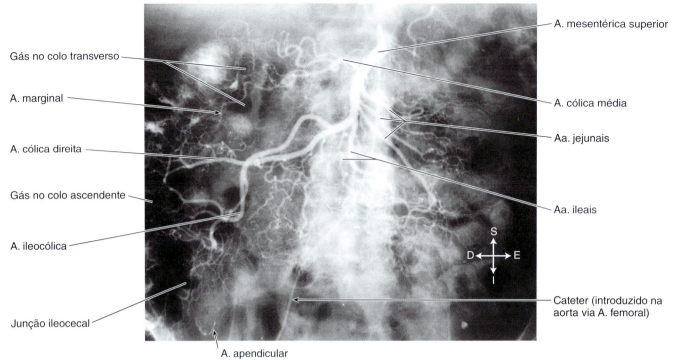

A. Arteriograma da A. mesentérica superior

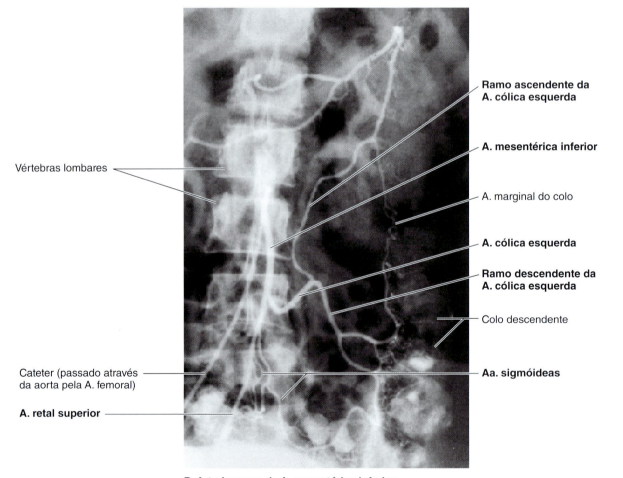

B. Arteriograma da A. mesentérica inferior

Figura 5.55 Arteriografia das artérias mesentéricas superior e inferior. **A.** Arteriograma dos ramos da artéria mesentérica superior. Um contraste radiopaco foi injetado na corrente sanguínea por um cateter introduzido na artéria femoral e avançado através das artérias ilíacas e da aorta até a abertura da artéria mesentérica superior. **B.** Arteriograma dos ramos da artéria mesentérica superior.

Quadro 5.9 Irrigação arterial do intestino.

Artéria	Origem	Trajeto	Distribuição
A. mesentérica superior	Parte abdominal da aorta	Segue na raiz do mesentério até a junção ileocecal	Parte do sistema digestório derivada do intestino médio
Aa. ejunais e ileais (n = 15 a 18)	A. mesentérica superior	Passam entre duas camadas de mesentério	Jejuno e íleo
A. cólica média	A. mesentérica superior	Ascende no retroperitônio e passa entre as camadas de mesocolo transverso	Colo transverso
A. cólica direita		Segue no retroperitônio para chegar ao colo ascendente	Colo ascendente
A. ileocólica	Ramo terminal da A. mesentérica superior	Segue ao longo da raiz do mesentério e divide-se em ramos ileal e cólico	Íleo, ceco e colo ascendente
A. apendicular	A. ileocólica	Passa entre as camadas do mesoapêndice	Apêndice vermiforme
A. mesentérica inferior	Parte abdominal da aorta	Desce no retroperitônio à esquerda da parte abdominal da aorta	Irriga parte do sistema digestório derivada do intestino posterior
A. cólica esquerda	A. mesentérica inferior	Segue no retroperitônio para a esquerda em direção ao colo descendente	Colo descendente
Aa. sigmóideas (n = 3 a 4)		Seguem no retroperitônio para a esquerda em direção ao colo descendente	Colos descendente e sigmoide
A. retal superior	Ramo terminal da A. mesentérica inferior	Desce no retroperitônio até o reto	Parte proximal do reto
A. retal média	A. ilíaca interna	Segue no retroperitônio até o reto	Parte média do reto
A. retal inferior	A. pudenda interna	Cruza a fossa isquioanal para chegar ao reto	Parte distal do reto e canal anal

A *inervação do colo transverso* provém do *plexo mesentérico superior* via plexos periarteriais das artérias cólicas direita e média (Figura 5.56C). Esses nervos conduzem fibras nervosas simpáticas, parassimpáticas (vagais) e aferentes viscerais (ver também "Inervação das vísceras abdominais", mais adiante).

O **colo descendente** ocupa posição secundariamente retroperitoneal entre a flexura esquerda do colo e a fossa ilíaca esquerda, onde é contínua com o colo sigmoide (Figura 5.52). Assim, o peritônio cobre o colo anterior e lateralmente e o liga à parede posterior do abdome. Embora retroperitoneal, o colo descendente, sobretudo na fossa ilíaca, tem um mesentério curto em aproximadamente 33% das pessoas; entretanto, em geral, ele não é longo o suficiente para causar vólvulo (torção) do colo. Ao descer, o colo passa anteriormente à margem lateral do rim esquerdo. Como o colo ascendente, o colo descendente tem um *sulco paracólico* (o esquerdo) em sua face lateral (Figura 5.49A).

O **colo sigmoide**, caracterizado por sua alça em forma de S com comprimento variável, une o colo descendente ao reto (Figura 5.52). O colo sigmoide estende-se da fossa ilíaca até a terceira vértebra sacral (S III), onde se une ao reto. O fim das tênias do colo, a aproximadamente 15 cm do ânus, indica a *junção retossigmoide*.

O colo sigmoide geralmente tem mesentério longo – o **mesocolo sigmoide** – e, portanto, tem grande liberdade de movimento, principalmente sua parte média (ver "Vólvulo do colo sigmoide" no boxe Anatomia clínica, mais adiante). A **raiz do mesocolo sigmoide** tem inserção em formato de V invertido, que se estende primeiro medial e superiormente ao longo dos vasos ilíacos externos e, depois, medial e inferiormente a partir da bifurcação dos vasos ilíacos comuns até a face anterior do sacro. O *ureter esquerdo* e a divisão da artéria ilíaca comum esquerda situam-se no retroperitônio, posteriormente ao ápice da raiz do mesocolo sigmoide. Os *apêndices omentais do colo sigmoide* são longos (Figura 5.52A); eles desaparecem quando o mesocolo sigmoide termina. As tênias do colo também desaparecem quando o músculo longitudinal na parede do colo se alarga para formar uma camada completa no reto.

A *irrigação arterial do colo descendente e do colo sigmoide* provém das *artérias cólica esquerda* e **sigmóideas**, ramos da artéria mesentérica inferior (Figura 5.54; Quadro 5.9). Assim, aproximadamente na flexura esquerda do colo, há uma segunda transição na irrigação da parte abdominal do sistema digestório: a AMS que irriga a parte oral (proximal) à flexura (derivado do intestino médio embrionário), e a AMI que irriga a parte aboral (distal) à flexura (derivada do intestino posterior embrionário). Durante a ressecção cirúrgica do colo a visualização da anastomose da artéria mesentérica superior e da AMI é importante para garantir irrigação sanguínea contínua. As artérias sigmóideas descem obliquamente para a esquerda, onde se dividem em ramos ascendentes e descendentes. O ramo superior da artéria sigmóidea superior anastomosa-se

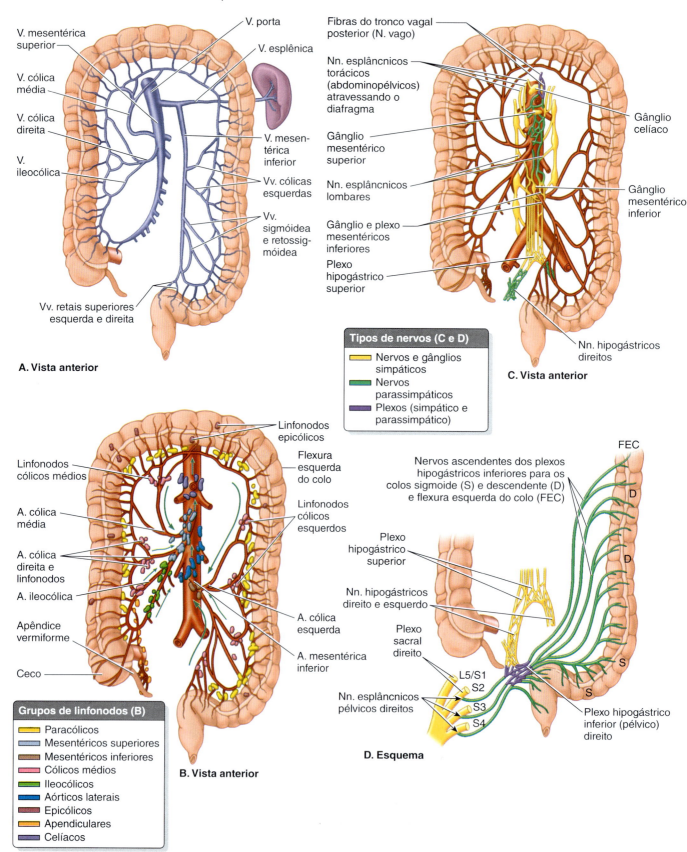

Figura 5.56 Veias, linfonodos e nervos do intestino grosso. **A.** Drenagem venosa. O padrão de drenagem pelas veias mesentéricas superior e inferior corresponde ao padrão de irrigação pelas artérias mesentéricas superior e inferior. **B.** Drenagem linfática. A linfa do intestino grosso flui em sequência para os linfonodos epicólicos (sobre o intestino), linfonodos paracólicos (ao longo da margem mesentérica), linfonodos cólicos médios (ao longo das artérias cólicas) e, depois, para os linfonodos mesentéricos superiores ou inferiores e os troncos intestinais. **C.** Inervação. A inervação do colo é feita por plexos periarteriais mistos que se estendem a partir dos gânglios mesentéricos superiores e inferiores ao longo das respectivas artérias. **D.** Inervação parassimpática dos colos descendente e sigmoide. As fibras parassimpáticas dos níveis S2 a S4 da medula espinal ascendem independentemente a partir dos plexos hipogástricos inferiores (pélvicos) até chegarem ao colo sigmoide, ao colo descendente e à parte distal do colo transverso.

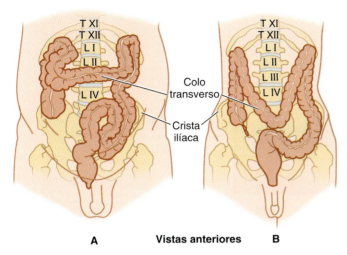

Figura 5.57 Efeito do biotipo na disposição do colo transverso. **A.** Indivíduo hiperestênico de constituição pesada, com tórax curto e abdome longo. Ele tende a apresentar colo transverso em posição alta. **B.** Indivíduos com físico astênico e magro. Eles tendem a apresentar um colo transverso baixo ou pélvico.

com o ramo descendente da artéria cólica esquerda, assim formando uma parte da *artéria marginal*. A *drenagem venosa do colo descendente e do colo sigmoide* é feita pela *veia mesentérica inferior*, geralmente fluindo para a veia esplênica e, depois, para a veia porta em seu trajeto até o fígado (ver Figuras 5.56A e 5.75B).

A *drenagem linfática do colo descendente e do colo sigmoide* é conduzida por vasos que seguem até os linfonodos epicólicos e paracólicos e depois através dos **linfonodos cólicos médios** ao longo da artéria cólica esquerda (Figura 5.56B). A linfa desses linfonodos segue para os **linfonodos mesentéricos inferiores** situados ao redor da AMI. Entretanto, a linfa proveniente da flexura esquerda do colo também pode drenar para os *linfonodos mesentéricos superiores*.

Oralmente (em direção à boca ou proximal) à flexura esquerda do colo, as fibras simpáticas e parassimpáticas seguem juntas a partir do plexo aórtico abdominal através dos plexos periarteriais para chegarem à parte abdominal do trato alimentar (Figura 5.56C); entretanto, aboralmente (em sentido oposto à boca ou distal) à flexura, seguem vias distintas.

A *inervação simpática dos colos descendente e sigmoide* provém da parte lombar do tronco simpático via nervos esplâncnicos lombares (abdominopélvicos), do plexo mesentérico superior e dos plexos periarteriais que acompanham a artéria mesentérica inferior e seus ramos.

A *inervação parassimpática* provém dos *nervos esplâncnicos pélvicos* através do plexo e nervos hipogástricos (pélvicos) inferiores, que ascendem retroperitonealmente a partir do plexo, independentemente da irrigação arterial para essa parte do sistema digestório (Figura 5.56D). Oralmente à parte média do colo sigmoide, fibras aferentes viscerais que conduzem a sensação de dor seguem retrogradamente com fibras simpáticas para os gânglios sensitivos dos nervos espinais toracolombares, enquanto aquelas que conduzem informações reflexas seguem com as fibras parassimpáticas para os gânglios sensitivos vagais. Aboralmente à parte média do colo sigmoide, todas as fibras aferentes viscerais acompanham as fibras parassimpáticas retrogradamente até os gânglios sensitivos dos nervos espinais S2–S4 (ver também "Inervação das vísceras abdominais", mais adiante).

RETO E CANAL ANAL

O **reto** é a parte terminal fixa (basicamente retroperitoneal e subperitoneal) do intestino grosso. É contínuo com o colo sigmoide no nível da vértebra S III. A junção ocorre na extremidade inferior do mesentério do colo sigmoide (Figura 5.52). O reto é contínuo inferiormente com o *canal anal*. Essas partes do intestino grosso são descritas com a pelve no Capítulo 6, *Pelve e Períneo*.

ANATOMIA CLÍNICA

ESÔFAGO E ESTÔMAGO

Varizes esofágicas

Como drenam para os sistemas venosos porta e sistêmico, as veias submucosas da parte inferior do esôfago constituem uma anastomose portossistêmica. Na *hipertensão porta* (aumento anormal da pressão sanguínea no sistema venoso porta), o sangue não consegue atravessar o fígado pela veia porta, causando inversão do fluxo na tributária esofágica. O grande volume de sangue causa aumento acentuado das veias submucosas, com formação de *varizes esofágicas* (Figura B5.7). Esses canais colaterais distendidos podem se romper e causar hemorragia grave, com risco à vida e difícil controle cirúrgico. As varizes esofágicas são frequentes em portadores de *cirrose alcoólica do fígado* (ver "Cirrose hepática" no boxe Anatomia clínica, mais adiante).

Pirose

A *pirose* ou "azia" é o tipo mais comum de desconforto esofágico ou dor subesternal. A sensação de queimação na parte abdominal do esôfago geralmente é causada pela regurgitação de pequenas quantidades de alimento ou líquido gástrico para a parte inferior do esôfago (*distúrbio de refluxo gastresofágico; DRGE*). A pirose também pode estar associada à hérnia de hiato (ver "Hérnia de hiato", adiante). A pirose frequentemente é percebida como uma sensação torácica (*versus* abdominal).

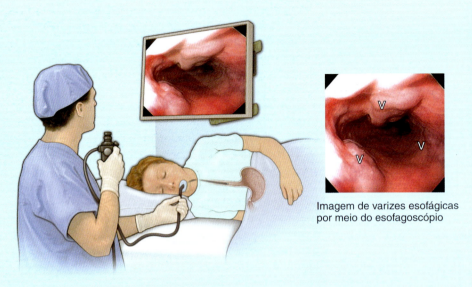
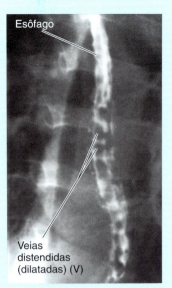

Figura B5.7 Varizes esofágicas.

Cirurgia bariátrica

A cirurgia bariátrica é realizada em indivíduos com obesidade mórbida com a meta de perda ponderal. Atualmente, a cirurgia bariátrica é a intervenção gástrica mais realizada. Inclui várias abordagens redutoras do volume gástrico (procedimentos restritivos), redutoras da área de absorção de nutrientes (procedimentos disabsortivos) ou uma combinação dessas abordagens (procedimentos mistos), muitos dos quais são realizados por via laparoscópica. Os procedimentos restritivos incluem a aplicação de bandas fixas ou ajustáveis externamente ao estômago, ou a ressecção de parte do estômago para criar uma pequena bolsa ou uma "bainha" tubular ou fundoplicatura (dobradura do estômago sobre si mesmo). Procedimentos disabsortivos incluem o redirecionamento da conexão do estômago com o intestino delgado e/ou de partes variáveis do intestino delgado. Procedimentos mistos incluem *bypass* gástrico, cuja frequência tem diminuído bastante, embora já tenha sido o procedimento bariátrico mais comum. Além da perda ponderal significativa, os procedimentos reduziram bastante o diabetes melito e outras comorbidades, inclusive síndrome diabsortiva e apneia do sono. A adesão pós-cirúrgica a hábitos alimentares saudáveis é um fator importante para o sucesso da cirurgia bariátrica. A frequência de complicações da cirurgia bariátrica é relativamente alta.

Deslocamento do estômago

Os pseudocistos pancreáticos e abscessos na bolsa omental podem empurrar o estômago anteriormente. Esse deslocamento geralmente é visível em incidências laterais do estômago e outras imagens diagnósticas, como a tomografia computadorizada (TC). Após *pancreatite* (inflamação do pâncreas), a parede posterior do estômago pode aderir à parte da parede posterior da bolsa omental que cobre o pâncreas. Essa aderência se deve à proximidade entre a parede posterior do estômago e o pâncreas.

Hérnia de hiato

A hérnia de *hiato* é a protrusão de uma parte do estômago para o mediastino através do hiato esofágico do diafragma. As hérnias são mais frequentes após a meia-idade, possivelmente devido ao enfraquecimento da parte muscular do diafragma e alargamento do hiato esofágico. Embora clinicamente haja vários tipos de hérnias de hiato, os dois tipos principais são a hérnia de hiato paraesofágica e a hérnia de hiato por deslizamento (Skandalakis et al., 1996).

Na *hérnia de hiato paraesofágica*, menos comum, a cárdia permanece em sua posição normal (Figura B5.8A). Entretanto, uma bolsa de peritônio, frequentemente contendo parte do fundo gástrico, estende-se através do hiato esofágico anteriormente ao esôfago. Nesses casos, geralmente não há regurgitação do conteúdo gástrico porque o óstio cárdico está em sua posição normal.

Na *hérnia de hiato por deslizamento*, mais comum, a parte abdominal do esôfago, a cárdia e partes do fundo gástrico deslizam superiormente através do hiato esofágico para o tórax, sobretudo quando a pessoa se deita ou se curva para a frente (Figura B5.8B). É possível que haja alguma regurgitação do conteúdo gástrico para o esôfago, pois a ação de clampeamento do pilar direito do diafragma na extremidade inferior do esôfago ("esfíncter inferior do esôfago") é fraca.

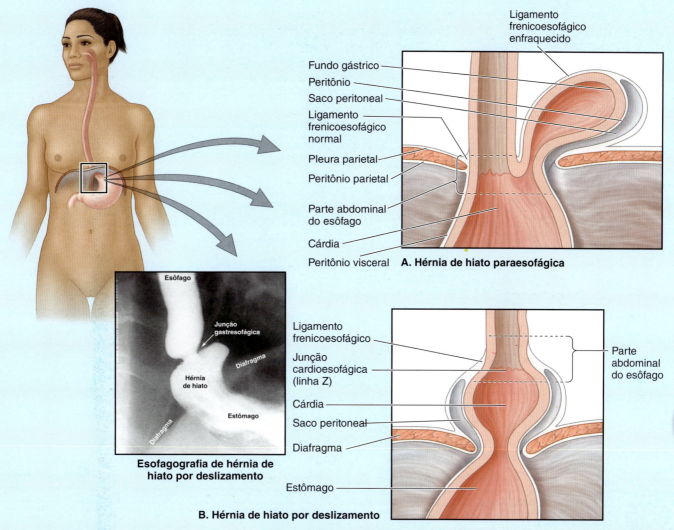

Figura B5.8 Hérnia de hiato.

Pilorospasmo

A *contração espasmódica do piloro* ocorre às vezes em recém-nascidos/lactentes, geralmente entre 2 e 12 semanas de vida. O *pilorospasmo* é caracterizado por incapacidade de relaxamento normal das fibras musculares lisas que circundam o canal pilórico. Consequentemente, há dificuldade na passagem de alimento do estômago para o duodeno e o estômago fica cheio demais, em geral resultando em desconforto e vômito.

Estenose pilórica hipertrófica congênita

A *estenose pilórica hipertrófica congênita* é um espessamento acentuado do músculo liso (hipertrofia) no piloro que afeta aproximadamente 1 em cada 150 recém-nascidos do sexo masculino e 1 em cada 750 recém-nascidos do sexo feminino (Moore et al., 2020). Normalmente, a peristalse gástrica empurra o quimo através do canal e do óstio pilórico até o intestino delgado, a intervalos irregulares (Figura B5.9A). Nos neonatos com estenose pilórica, o piloro superdesenvolvido e alongado é endurecido e o canal pilórico é estreito (Figura B5.9B), causando resistência ao esvaziamento gástrico. Pode haver dilatação da parte proximal do estômago secundária à estenose (estreitamento)

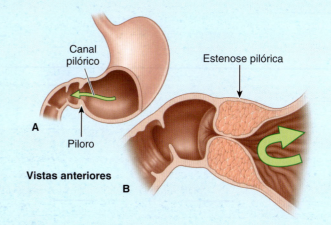

Figura B5.9 Estenose pilórica hipertrófica congênita. **A.** Passagem normal através do músculo esfíncter do piloro. **B.** Interrupção do fluxo causada por estenose.

pilórica. Embora a causa de estenose pilórica hipertrófica congênita seja desconhecida, parece haver participação de fatores genéticos devido à alta incidência desse distúrbio em gêmeos monozigóticos.

A estenose pilórica pode ser tratada por uma cirurgia simples, *piloromiotomia*, na qual o cirurgião secciona a camada muscular circular hipertrofiada do piloro, possibilitando passagem livre.

Carcinoma do estômago

Quando o corpo ou a parte pilórica do estômago contém um tumor maligno, a massa pode ser palpável. Usando um *gastroscópio*, os médicos podem examinar a túnica mucosa do estômago insuflado com ar, permitindo a observação de lesões gástricas e a realização de biopsias (Figura B5.10). A extensa drenagem linfática do estômago e a impossibilidade de remover todos os linfonodos criam um problema cirúrgico. Os linfonodos ao longo dos vasos esplênicos podem ser excisados por remoção do baço, dos ligamentos gastroesplênico e esplenorrenal, e do corpo e da cauda do pâncreas. Os linfonodos acometidos ao longo dos vasos gastromentais podem ser removidos por ressecção do omento maior; entretanto, a retirada dos linfonodos aórticos e celíacos, e daqueles ao redor da cabeça do pâncreas, é difícil. A maioria dos cânceres gástricos é descoberta tarde demais para um bom controle cirúrgico.

Gastrectomia e ressecção de linfonodos

A *gastrectomia total* (retirada de todo o estômago) é rara. A *gastrectomia parcial* (retirada de parte do estômago) pode ser realizada para remover uma região do estômago acometida por um carcinoma, por exemplo. Como as anastomoses das artérias que irrigam o estômago proporcionam boa circulação colateral, pode-se ligar uma ou mais artérias durante esse procedimento sem comprometer seriamente a irrigação sanguínea para a parte do estômago que permanece. Ao remover o antro pilórico, por exemplo, a incisão do omento maior é paralela e inferior à artéria gastromental direita, exigindo a ligadura de todos os ramos omentais dessa artéria. Entretanto, não há degeneração do omento devido às anastomoses com outras artérias, como os ramos omentais da artéria gastromental esquerda, que ainda estão intactos. A gastrectomia parcial para remover um carcinoma geralmente também requer retirada de todos os linfonodos regionais envolvidos. Como o câncer frequentemente ocorre na região pilórica, é muito importante a retirada dos *linfonodos pilóricos* e dos *linfonodos gastromentais* direitos que também recebem drenagem linfática dessa região. Quando o câncer gástrico torna-se mais avançado, a disseminação linfogênica de células malignas acomete os *linfonodos celíacos*, para os quais drenam todos os linfonodos gástricos.

Úlceras gástricas, úlceras pépticas, Helicobacter pylori e vagotomia

A maioria das úlceras do estômago (*úlceras gástricas*) e do duodeno está associada à infecção por uma bactéria específica, *Helicobacter pylori*. As pessoas com ansiedade crônica grave são mais propensas a desenvolverem úlceras pépticas. Com frequência têm taxas de secreção de ácido gástrico muito acima do normal entre as refeições. Acredita-se que o elevado conteúdo de ácido no estômago e no duodeno supere o bicarbonato normalmente produzido pelo duodeno e reduza a eficácia do revestimento mucoso, deixando-o vulnerável ao *H. pylori*. As bactérias causam erosão do muco protetor que reveste o estômago, inflamando a túnica mucosa e tornando-a vulnerável aos efeitos do ácido gástrico e das enzimas digestivas (pepsina) produzidas pelo estômago.

Se a úlcera causar erosão das artérias gástricas, pode haver sangramento com risco à vida. Como a secreção de ácido pelas células parietais do estômago é controlada principalmente pelo nervo vago, tem sido realizada historicamente a *vagotomia* (secção cirúrgica dos nervos vagos) para reduzir a produção de ácido em algumas pessoas com úlceras crônicas ou recorrentes. O procedimento se tornou relativamente raro em decorrência da pesquisa e do tratamento do *H. pylori*. A vagotomia também pode ser associada à ressecção da área ulcerada para reduzir a secreção de ácido. A *vagotomia troncular* (secção cirúrgica dos troncos vagais) raramente é realizada, porque a inervação de outras estruturas abdominais também é sacrificada (Figura B5.11A). Na *vagotomia gástrica proximal*, o estômago é desnervado, mas são preservados os ramos vagais para o piloro, fígado e ductos biliares, intestino e plexo celíaco (Figura B5.11B). A *vagotomia proximal seletiva* tenta desnervar ainda mais especificamente a área em que estão localizadas as células parietais, esperando afetar as células produtoras de ácido e ao mesmo tempo poupar outra função gástrica (motilidade) estimulada pelo nervo vago (Figura B5.11C).

Uma *úlcera gástrica posterior* pode causar erosão da parede do estômago para o pâncreas, resultando em dor referida para o dorso. Nesses casos, a *erosão da artéria esplênica* pode resultar em hemorragia grave para a cavidade peritoneal. Os impulsos álgicos do estômago são conduzidos por

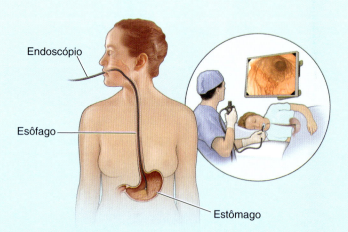

Figura B5.10 Exame endoscópico do estômago.

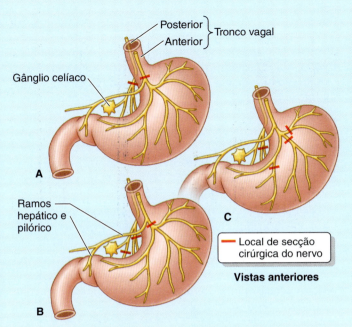

Figura B5.11 Vagotomia. A. Troncular. **B.** Gástrica seletiva. **C.** Proximal seletiva. Os *traços vermelhos* indicam o local de secção cirúrgica do nervo.

fibras aferentes viscerais que acompanham os nervos simpáticos. Esse fato é evidente porque a dor de uma úlcera péptica recorrente pode persistir após vagotomia completa, enquanto pacientes submetidos à simpatectomia bilateral podem ter uma úlcera péptica perfurada e não sentir dor.

Dor visceral referida

A *dor* é uma sensação desagradável associada à lesão tecidual real ou potencial e mediada por fibras nervosas específicas para o encéfalo, onde sua avaliação consciente pode ser modificada. A *dor orgânica* originada de um órgão como o estômago varia de difusa a intensa; entretanto, a dor é mal localizada. Irradia-se até o nível do dermátomo, que recebe fibras aferentes viscerais do órgão relacionado. A *dor referida visceral* de uma úlcera gástrica, por exemplo, é referida na região epigástrica porque o estômago é suprido por fibras aferentes de dor que chegam aos gânglios sensitivos dos nervos espinais T7 e T8 e a segmentos da medula espinal via nervo esplâncnico maior (Figura B5.12). O encéfalo interpreta a dor como se a irritação tivesse ocorrido na pele da região epigástrica, que também é suprida pelos mesmos gânglios sensitivos e segmentos da medula espinal.

A dor originada no peritônio parietal é do tipo somático e geralmente é intensa. O local de sua origem pode ser identificado. A base anatômica para essa localização da dor é que o peritônio parietal é inervado por fibras sensitivas somáticas por intermédio dos nervos torácicos, ao passo que uma víscera como o apêndice vermiforme é inervada por fibras aferentes viscerais no nervo esplâncnico menor. O peritônio parietal inflamado é extremamente sensível ao estiramento. Quando se aplica pressão com os dedos da mão à parede anterolateral do abdome sobre o local da inflamação, há estiramento do peritônio parietal. Quando os dedos da mão do examinador são subitamente retirados, geralmente há dor localizada extrema, conhecida como *dor à descompressão súbita*.

INTESTINOS DELGADO E GROSSO

Úlceras duodenais

As *úlceras duodenais* (*úlceras pépticas*) são erosões inflamatórias da túnica mucosa duodenal. A maioria (65%) das úlceras duodenais ocorre na parede posterior da parte superior do duodeno, a 3 cm do piloro. Às vezes, uma úlcera (principalmente se localizada anteriormente) perfura a parede duodenal, possibilitando a entrada do conteúdo na cavidade peritoneal e causando *peritonite*. Como a parte superior do duodeno está intimamente relacionada ao fígado, vesícula biliar e pâncreas, qualquer uma dessas estruturas pode aderir ao duodeno inflamado. Elas podem também sofrer ulceração quando a lesão causa erosão do tecido adjacente. Embora seja comum a ocorrência de sangramento intraluminal de úlceras duodenais, provocando eventualmente hemorragia digestiva alta maciça, a *erosão da artéria gastroduodenal* (localizada posteriormente à parte superior do duodeno) por uma úlcera duodenal perfurante resulta em sangramento substancial para a cavidade peritoneal (*hemoperitônio*).

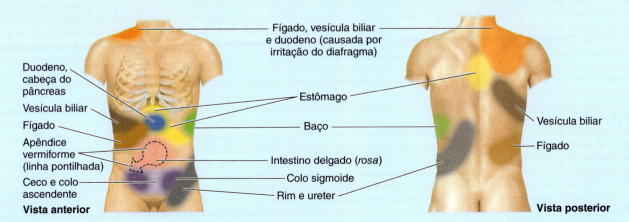

Figura B5.12 Dor visceral referida.

Alterações congênitas no mesoduodeno

Durante o período fetal inicial, todo o duodeno tem um mesentério; entretanto, a maior parte dele funde-se à parede posterior do abdome devido à pressão do colo transverso subjacente. Como a inserção do mesoduodeno à parede é secundária (ocorreu mediante a formação de uma *fáscia de fusão*; analisada em "Embriologia da cavidade peritoneal"), o duodeno e o pâncreas intimamente associados podem ser separados (cirurgicamente mobilizados) das vísceras retroperitoneais subjacentes durante cirurgias do duodeno sem colocar em risco a vascularização do rim ou do ureter.

Hérnias paraduodenais

Existem duas ou três pregas e recessos (fossas) inconstantes ao redor da flexura duodenojejunal (Figura B5.13). A *prega e o recesso paraduodenais* são grandes e estão à esquerda da parte ascendente do duodeno. Se uma alça de intestino entrar nesse recesso, pode sofrer estrangulamento. Durante o reparo de uma *hérnia paraduodenal*, deve-se ter cuidado para não lesionar os ramos de artéria e veia mesentéricas inferiores ou os ramos ascendentes da artéria cólica esquerda, que estão intimamente relacionados com a prega e o recesso paraduodenais.

Breve revisão da rotação embriológica do intestino médio

O conhecimento da rotação do intestino médio permite compreender a organização do intestino no adulto. O intestino primitivo é formado pelo intestino anterior, intestino médio e intestino posterior. A dor originada nos derivados do intestino anterior – esôfago, estômago, pâncreas, duodeno, fígado e ductos biliares – localiza-se na *região epigástrica*. A dor originada nos derivados do intestino médio – o intestino delgado distal ao ducto colédoco, ceco, apêndice vermiforme, colo ascendente e a maior parte do colo transverso – está localizada na *região periumbilical*. A dor originada nos derivados do intestino posterior – a parte distal do colo transverso, colo descendente, colo sigmoide e reto – está localizada na *região hipogástrica* (ver Quadro 5.1).

Durante 4 semanas, o intestino médio em rápido crescimento, irrigado pela AMS, sofre herniação fisiológica para a parte proximal do cordão umbilical (Figura B5.14A). Ele está inserido no saco vitelino (vesícula umbilical) pelo ducto onfalomesentérico (pedículo vitelino). Quando retorna para a cavidade abdominal, o intestino médio gira 270° em torno do eixo da AMS (Figura B5.14B e C). Como o tamanho relativo do fígado e dos rins diminui, o intestino médio retorna à cavidade abdominal, pois há mais espaço disponível. Quando as partes do intestino assumem suas posições definitivas, suas inserções mesentéricas sofrem modificação (Figura B5.14D e E). Alguns mesentérios encurtam e outros desaparecem (p. ex., a maior parte do mesentério duodenal) porque a maior parte do duodeno e do pâncreas e os colos ascendente e descendente se tornam secundariamente retroperitoneais.

Algumas das consequências da rotação normal do intestino médio incluem: (1) o duodeno passa posteriormente à AMS; (2) o colo transverso e o mesocolo apresentam orientação transversal, passando anteriormente à AMS e dividindo a cavidade peritoneal em compartimentos supracólico e infracólico; (3) os colos ascendente e descendente do intestino grosso estão localizados nos lados direito e esquerdo, respectivamente, do abdome e são retroperitoneais; (4) a maior parte do jejuno ocupa a parte superolateral esquerda do compartimento infracólico; e (5) a maior parte do íleo, o ceco e o apêndice vermiforme ocupam a parte inferolateral direita do compartimento infracólico. A *má rotação do intestino médio* resulta em várias anomalias congênitas como *vólvulo* (torção) do intestino (Moore et al., 2020).

Orientação no intestino delgado

Quando partes do intestino delgado saem através de uma ferida cirúrgica, as extremidades proximal (oral – em direção à boca) e distal (aboral – em direção oposta à boca) de uma alça intestinal não são distinguíveis. Se você tentar acompanhar o intestino em determinado sentido (p. ex., tentar acompanhar o íleo até a junção ileocecal), é importante saber qual é a extremidade. Pode não haver peristalse normal para fornecer uma indicação. Coloque as mãos de cada lado do intestino e seu mesentério, e depois acompanhe o mesentério com os dedos até sua raiz (sua inserção à parede posterior do abdome), desenrolando a alça do intestino quando necessário. Quando o mesentério e o intestino são retificados em relação à direção da raiz, a extremidade superior tem de ser a extremidade oral, e a extremidade inferior, a aboral.

Isquemia do intestino

A *oclusão dos vasos retos* (ver Figura 5.48B) por êmbolos (p. ex., coágulos sanguíneos formados em outros locais), trombos (coágulos organizados formados localmente) ou oclusão aterosclerótica (placa) resulta em *isquemia* da parte do intestino acometida. Se a isquemia

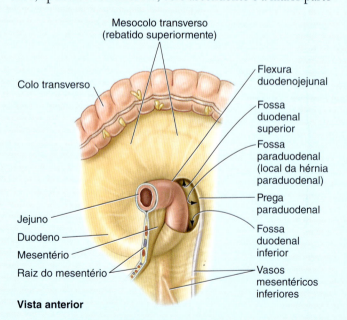

Figura B5.13 Hérnia paraduodenal.

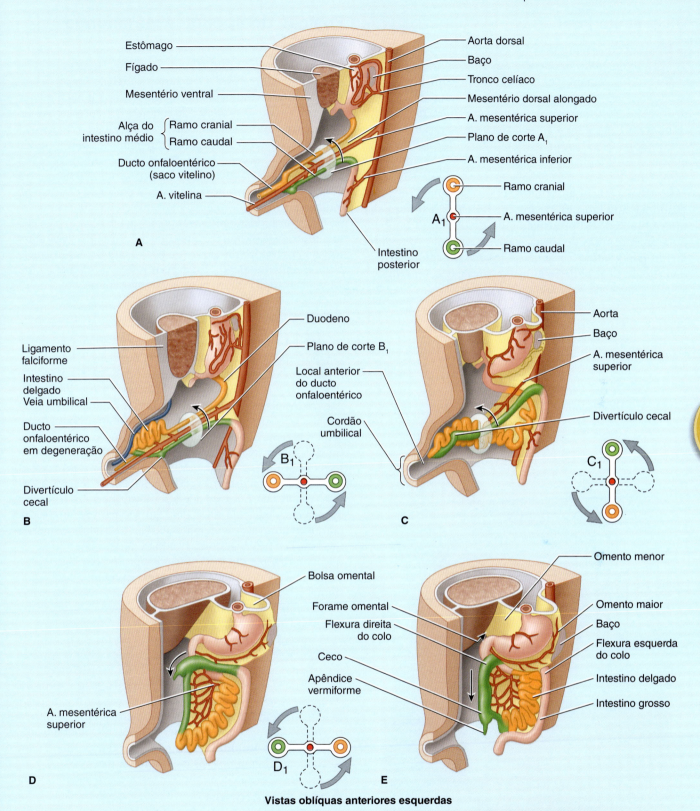

Figura B5.14 Rotação embriológica do intestino médio (as *setas* indicam o sentido da rotação do intestino).

for grave, há *necrose* do segmento acometido e desenvolvimento de *íleo* paralítico. O íleo paralítico é acompanhado por dor intensa de cólica, juntamente com distensão abdominal, vômito e, muitas vezes, febre e desidratação. Êmbolos oriundos do coração e enviados inferiormente via parte descendente da aorta tendem a se alojar na artéria mesentérica superior ou em seus ramos em vez de se alojar em outros ramos abdominais (p. ex., tronco celíaco e artérias renal ou mesentérica inferior) porque a AMS se origina da aorta em um ângulo menos agudo. O diagnóstico precoce do distúrbio (p. ex., por meio de *arteriografia mesentérica superior*) permite desobstruir cirurgicamente o vaso, e o intestino pode ser preservado.

Divertículo ileal

O *divertículo ileal* (de Meckel) é uma anomalia congênita que ocorre em 1 a 2% da população. Um remanescente da parte proximal do ducto onfalomesentérico embrionário (pedículo vitelino), o divertículo geralmente apresenta-se como uma bolsa digitiforme (Figura B5.15A). Está sempre no local de inserção do ducto onfalomesentérico na margem antimesentérica (margem oposta à inserção mesentérica) do íleo. O divertículo geralmente está localizado a 30 a 60 cm da junção ileocecal em lactentes e a 50 cm em adultos. Pode estar livre (74%) ou fixado ao umbigo (26%) (Figura B5.15B). Embora sua túnica mucosa seja principalmente do tipo ileal, também pode incluir áreas de tecido gástrico produtor de ácido, tecido pancreático, ou mucosa jejunal ou colônica. Um divertículo ileal pode inflamar e causar dor semelhante àquela provocada pela apendicite.

Posição do apêndice vermiforme

O *apêndice retrocecal* estende-se superiormente em direção à flexura direita do colo e, em geral, é livremente móvel (ver Figura 5.53C). Quando está situado sob o revestimento peritoneal do ceco, pode fundir-se ao ceco ou à parede posterior do abdome. Um apêndice vermiforme inflamado nessa posição é mais difícil de retirar, especialmente por via laparoscópica. O apêndice vermiforme pode projetar-se inferiormente em direção à margem da pelve ou através dela. Sua posição anatômica determina os sintomas e o local de espasmo muscular e dor à palpação em caso de inflamação. A base do apêndice vermiforme costuma situar-se no QID, profundamente a um ponto que está a um terço do trajeto ao longo da linha oblíqua que une a espinha ilíaca anterossuperior (EIAS) direita ao umbigo (*ponto de McBurney na linha espinoumbilical*). Todavia, ver *ceco sub-hepático* em "Apendicectomia" neste boxe Anatomia clínica.

Apendicite

A inflamação aguda do apêndice vermiforme, *apendicite*, é uma causa comum de *abdome agudo* (dor abdominal intensa e súbita). Em geral, a compressão digital sobre o ponto de McBurney provoca dor abdominal máxima. A apendicite em jovens geralmente é causada por hiperplasia dos folículos linfáticos no apêndice vermiforme, o que oclui o lúmen. Em pessoas idosas, a obstrução geralmente é causada por um *fecálito* (*coprólito*), uma concreção que se forma ao redor de um núcleo de material fecal. Quando as secreções do apêndice vermiforme não conseguem sair, há edema do apêndice vermiforme, que distende o peritônio visceral. No início, a apendicite geralmente causa dor vaga na região periumbilical, porque as fibras álgicas aferentes entram na medula espinal no nível de T10 (ver Figura B5.12). Mais tarde, a dor intensa no quadrante inferior direito do abdome é provocada pela irritação do peritônio parietal que reveste a parede posterior do abdome (formada habitualmente pelos músculos psoas e ilíaco na região do apêndice vermiforme). Assim, a extensão da coxa na articulação do quadril pode causar dor.

A infecção aguda do apêndice vermiforme pode resultar em *trombose* na artéria apendicular, o que costuma resultar em isquemia, gangrena (morte do tecido) e perfuração de um apêndice vermiforme com inflamação aguda. A *ruptura do apêndice vermiforme* provoca infecção do peritônio (*peritonite*), aumento da dor abdominal, náuseas e/ou vômito, e *rigidez abdominal* (enrijecimento dos músculos abdominais). A posição da coxa direita fletida alivia a dor porque causa relaxamento do músculo psoas, um flexor da coxa.

Apendicectomia

A retirada cirúrgica do apêndice vermiforme (apendicectomia) pode ser realizada mediante incisão transversa ou oblíqua (divulsão muscular) com centro no ponto de McBurney no quadrante inferior direito (ver "Incisões cirúrgicas abdominais" no boxe Anatomia clínica, anteriormente). Tradicionalmente é usada a incisão oblíqua perpendicular à linha espinoumbilical, mas a incisão transversal também é usada muitas

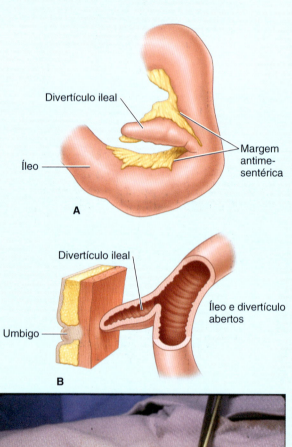
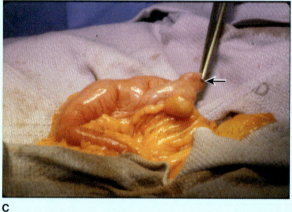

Figura B5.15 Divertículo ileal.

vezes. A escolha do local e do tipo de incisão é feita pelo cirurgião. Embora, geralmente, o apêndice vermiforme inflamado esteja situado profundamente ao ponto de McBurney, os locais de maior intensidade de dor e de dor à palpação indicam a localização real.

A apendicectomia laparoscópica tornou-se um procedimento padrão empregado seletivamente para a retirada do apêndice vermiforme. Primeiro, a cavidade peritoneal é insuflada com gás dióxido de carbono, distendendo a parede abdominal para propiciar visualização e espaço de trabalho. O laparoscópio é introduzido por uma pequena incisão na parede anterolateral do abdome (p. ex., perto do umbigo ou através dele). É preciso fazer mais uma ou duas pequenas incisões para permitir o acesso cirúrgico ao apêndice vermiforme e vasos relacionados.

Quando os cirurgiões têm dificuldade em localizar a base do apêndice vermiforme ou o próprio apêndice (geralmente por causa das alterações inflamatórias), eles buscam pela convergência das três tênias do colo na superfície do ceco, após terem encontrado a válvula ileocecal.

Nos casos raros de *má rotação do intestino*, ou ausência de descida do ceco, o apêndice vermiforme não está no quadrante inferior direito (QID). Quando o ceco está em posição alta (*ceco sub-hepático*), o apêndice vermiforme está no hipocôndrio direito (ver Quadro 5.1) e a dor está no mesmo lugar, não no QID. O apêndice vermiforme também é deslocado cefalicamente pelo útero em expansão durante a gravidez; portanto, o diagnóstico e a retirada do apêndice vermiforme em uma fase mais adiantada da gravidez precisam levar isso em consideração. Um apêndice vermiforme em posição alta pode ser difícil de detectar via incisão clássica de McBurney.

Colo ascendente móvel

Quando a parte inferior do colo ascendente tem mesentério, o ceco e a parte proximal do colo apresentam mobilidade anormal. Essa condição, encontrada em aproximadamente 11% dos pacientes, pode provocar *báscula cecal* (dobradura do ceco móvel) ou, menos frequentemente, *vólvulo cecal*. Tanto a báscula cecal como o vólvulo cecal podem causar obstrução intestinal. A *cecopexia* (fixação) pode evitar vólvulo e possível obstrução do colo. Nesse procedimento de ancoragem, uma tênia do colo no ceco e o colo ascendente proximal são suturados à parede do abdome.

Colite, colectomia, ileostomia e colostomia

A inflamação crônica do colo (colite *ulcerativa*, *doença de Crohn*) é caracterizada por inflamação intensa e ulceração do colo e do reto. Em alguns casos é realizada uma *colectomia*, na qual são removidos a parte terminal do íleo e o colo, bem como o reto e o canal anal. Em seguida, é construída uma *ileostomia* para estabelecer uma *abertura* entre o íleo e a pele da parede anterolateral do abdome (Figura B5.16A). A extremidade do íleo é exteriorizada e suturada à periferia de uma abertura na parede anterolateral do abdome para permitir a saída de seu conteúdo. Após uma colectomia parcial, é feita uma *colostomia* ou *sigmoidostomia* para criar uma abertura cutânea artificial

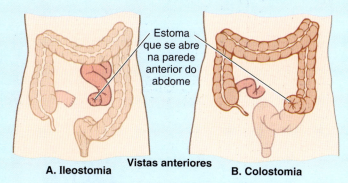

Figura B5.16 Ostomias. **A.** Ileostomia. **B.** Colostomia.

para a parte terminal do colo (Figura B5.16B). Um estoma pode ser permanente ou temporário. Algumas vezes os cirurgiões criam um estoma temporário para possibilitar a cicatrização do intestino após ressecção e anastomose. O estoma impede que o material fecal atravesse a anastomose; portanto, se a anastomose tiver uma pequena imperfeição que provoque extravasamento, o resultado não é uma peritonite catastrófica.

Colonoscopia, retossigmoidoscopia e câncer colorretal

O interior do colo pode ser observado e fotografado em um procedimento denominado colonoscopia ou *coloscopia*, que usa um endoscópio de fibra óptica longo e flexível (*colonoscópio*) inserido através do ânus e do reto (Figura B5.17A). O interior do colo sigmoide é observado com um retossigmoidoscópio, um endoscópio mais curto, em um procedimento chamado retossigmoidoscopia. É possível introduzir pequenos instrumentos nos dois instrumentos, que são usados para facilitar pequenos procedimentos cirúrgicos, como biopsias ou retirada de pólipos. A maioria dos tumores do intestino grosso ocorre no colo sigmoide e no reto (muitas vezes perto da junção retossigmóidea) ou colo ascendente. Os cânceres colorretais apresentam características diferentes, dependendo de sua localização no colo ou no reto. Os tumores no colo ascendente, por exemplo, são mais comuns nas mulheres e nos pacientes mais velhos, enquanto os tumores retossigmoides são mais comuns em homens e pacientes mais jovens. Cânceres dos colos transverso ou descendente são menos comuns.

Diverticulose

A *diverticulose* é um distúrbio no qual surgem vários falsos *divertículos* (evaginações externas da mucosa do colo) ao longo do intestino. Afeta principalmente pessoas de meia-idade e idosas. A diverticulose é comum no colo sigmoide (Figura B5.17D), geralmente acabando onde as tênias do colo se expandem e convergem na junção colorretal. Os *divertículos do colo* não são divertículos verdadeiros, porque são formados por protrusões apenas da mucosa, evaginadas através de pontos fracos que surgem entre as fibras musculares, e não incluem toda a parede do colo. São mais comuns na face mesentérica das duas tênias do colo não mesentéricas, onde artérias nutrícias perfuram a túnica muscular para chegar à tela submucosa. Os divertículos podem sofrer infecção e ruptura, o que leva à *diverticulite*, que pode

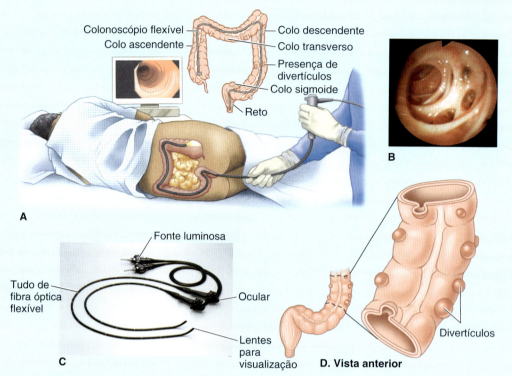

Figura B5.17 Exame do intestino grosso. **A.** Procedimento colonoscópico. **B.** Diverticulose do colo, fotografada à colonoscopia. **C.** Partes de um colonoscópio. As fotografias podem ser feitas por uma câmera acoplada ao colonoscópio. **D.** Aparência externa dos divertículos do colo sigmoide.

causar distorção e erosão das artérias nutrícias, com consequente hemorragia. As dietas ricas em fibras têm benefícios comprovados na diminuição da ocorrência de diverticulose.

Vólvulo do colo sigmoide

A rotação e a torção da alça móvel do colo sigmoide e do mesocolo – o *vólvulo do colo sigmoide* (Figura B5.18) – resultam em obstrução do lúmen do colo descendente e de qualquer parte do colo sigmoide proximal ao segmento torcido. As consequências do vólvulo são *obstipação* (incapacidade de eliminar fezes ou flatos) e *isquemia* (ausência de fluxo sanguíneo) do circuito em alça do colo sigmoide. O vólvulo é uma emergência aguda e, a menos que se reverta espontaneamente, pode ocorrer *necrose* (morte tecidual) do segmento afetado se não for instituído tratamento.

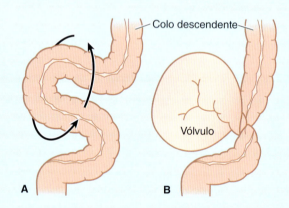

Figura B5.18 Vólvulo do colo sigmoide (as *setas* indicam a direção da rotação do intestino).

Pontos-chave

Esôfago e estômago

Esôfago: O esôfago é um tubo que conduz o alimento da faringe até o estômago. ■ O esôfago penetra o diafragma no nível da vértebra T X, atravessando seu pilar direito, que se curva ao seu redor para formar o esfíncter inferior fisiológico do esôfago. ■ A parte abdominal em forma de trompete, formada apenas por músculo liso inervado pelo plexo nervoso esofágico, entra na cárdia. ■ A parte abdominal do esôfago recebe sangue dos ramos esofágicos da artéria gástrica esquerda (ramo do tronco celíaco). ■ As veias submucosas drenam para os sistemas venosos sistêmico e porta e, assim, constituem anastomoses portocavas que podem tornar-se varicosas na presença de hipertensão porta. ■ Internamente, no ser vivo, o esôfago é demarcado do estômago por uma transição abrupta da túnica mucosa, a linha Z.

Estômago: O estômago é a porção dilatada do sistema digestório situada entre o esôfago e o duodeno, especializado para acumular alimentos ingeridos e prepará-los química e mecanicamente para a digestão. ■ A posição do estômago na cavidade abdominal é assimétrica, à esquerda da linha mediana e geralmente no quadrante superior esquerdo. No entanto, a posição do estômago pode variar muito em pessoas de diferentes biotipos. ■ A parte abdominal do esôfago entra na

Pontos-chave: (*continuação*)

cárdia, e a parte pilórica do estômago leva à saída para o duodeno. ■ O esvaziamento gástrico é controlado pelo piloro. ■ Na pessoa viva, a face interna do estômago é coberta por uma camada protetora de muco, sobre as pregas gástricas que desaparecem quando o órgão é distendido. ■ O estômago é intraperitoneal, com o omento menor (que reveste as anastomoses entre os vasos gástricos direito e esquerdo) fixado à curvatura menor, e o omento maior (que reveste as anastomoses entre os vasos gastromentais direitos e esquerdos) fixado à curvatura maior. ■ Os vasos de suas curvaturas servem ao corpo e ao antro pilórico do estômago. A parte superior do corpo e o fundo são irrigados por vasos gástricos curtos e posteriores. ■ O músculo liso trilaminar do estômago e as glândulas gástricas recebem inervação parassimpática do nervo vago; a inervação simpática do estômago é vasoconstritora e antiperistáltica.

Intestinos delgado e grosso

Intestino delgado: O duodeno é a primeira parte do intestino delgado e recebe o quimo misturado com ácido gástrico e pepsina diretamente do estômago através do piloro. ■ O duodeno segue um trajeto em formato de C, secundariamente retroperitoneal em sua maior parte, ao redor da cabeça do pâncreas. ■ A parte descendente do duodeno recebe os ductos colédoco e pancreático. ■ Nesse nível ou imediatamente distal a ele, há uma transição na irrigação sanguínea da parte abdominal do sistema digestório. A parte proximal a esse ponto é irrigada por ramos do tronco celíaco; a parte distal a esse ponto é suprida por ramos da artéria mesentérica superior.

O jejuno e o íleo formam as alças do intestino delgado que ocupam a maior parte da divisão infracólica da cavidade peritoneal. ■ O jejuno está situado principalmente na parte superior esquerda e o íleo, na parte inferior direita. Juntos, eles têm 3 a 4 m de comprimento (no cadáver; menos em pessoas vivas devido à tonicidade das estruturas). Os dois quintos orais (proximais em relação à boca) são o jejuno e os três quintos aborais (distais) formam o íleo, embora não haja linha de transição nítida. O diâmetro do intestino delgado diminui progressivamente enquanto o quimo semilíquido progride. ■ Seus vasos sanguíneos também se tornam menores, mas o número de fileiras dos arcos aumenta enquanto o comprimento dos vasos retos diminui. ■ A gordura na qual os vasos estão entranhados no mesentério aumenta, dificultando a visualização dessas características. ■ O íleo é caracterizado por abundância de tecido linfoide, reunido em nódulos (placas de Peyer). ■ A parte intraperitoneal do intestino delgado (jejuno e íleo) está suspensa pelo mesentério, cuja raiz estende-se da junção duodenojejunal, à esquerda da linha mediana no nível de L II, até a junção ileocecal, na fossa ilíaca direita. ■ O divertículo ileal é uma anomalia congênita presente em 1 a 2% da população. Tem 3 a 6 cm de comprimento e tipicamente está a 50 cm da junção ileocecal em adultos.

Intestino grosso: O intestino grosso é formado por ceco; apêndice vermiforme; colos ascendente, transverso, descendente e sigmoide; reto e canal anal. ■ O intestino grosso é caracterizado por tênias do colo, saculações, apêndices omentais e grande calibre. ■ O intestino grosso começa na papila ileal; mas sua primeira parte, o ceco, é uma bolsa pendente inferior à papila ileal. ■ O ceco semelhante a uma bolsa, a parte mais larga do intestino grosso, é completamente intraperitoneal e não tem mesentério, de modo que é móvel na fossa ilíaca direita. ■ A papila ileal é uma associação de válvula e esfíncter fraco, cuja abertura ativa periódica permite a entrada do conteúdo ileal e forma uma válvula unidirecional essencialmente passiva entre o íleo e o ceco, que impede o refluxo. ■ O apêndice vermiforme é um divertículo intestinal, rico em tecido linfoide, que entra na face medial do ceco, em geral profundamente à junção do terço lateral com os dois terços mediais da linha espinoumbilical. Na maioria das vezes, o apêndice vermiforme é retrocecal, mas em 32% dos casos desce para a pelve menor. ■ O ceco e o apêndice vermiforme são irrigados por ramos dos vasos ileocecais.

O colo tem quatro partes: ascendente, transverso, descendente e sigmoide. ■ O colo ascendente é uma continuação superior, secundariamente retroperitoneal do ceco, que se estende entre o nível da papila ileal e a flexura direita do colo. ■ O colo transverso, suspenso pelo mesocolo transverso entre as flexuras direita e esquerda do colo, é a parte mais longa e mais móvel do intestino grosso. O nível de descida depende principalmente do biotipo. ■ O colo descendente ocupa posição secundariamente retroperitoneal entre a flexura esquerda do colo e a fossa ilíaca esquerda, onde é contínuo com o colo sigmoide. ■ O colo sigmoide, com formato de S típico, suspenso pelo mesocolo sigmoide, tem comprimento e disposição muito variáveis, terminando na junção retossigmóidea. As tênias do colo, as saculações do colo e os apêndices omentais terminam na junção localizada anteriormente ao terceiro segmento sacral.

A parte do intestino grosso oral (proximal) à flexura esquerda do colo (ceco, apêndice vermiforme e colos ascendente e transverso) é irrigada por ramos dos vasos mesentéricos superiores. Na parte aboral (distal) à flexura, a maior parte do intestino grosso restante (colos descendente e sigmoide e parte superior do reto) é irrigada por ramos dos vasos mesentéricos inferiores. ■ A flexura esquerda do colo também marca a divisão entre a inervação parassimpática cranial (vagal) e sacral (esplâncnica pélvica) do sistema digestório. ■ As fibras simpáticas são conduzidas para o intestino grosso por intermédio de nervos esplâncnicos abdominopélvicos (menor e lombar), através dos gânglios pré-vertebrais (mesentéricos superior e inferior) e plexos periarteriais. ■ A parte média do colo sigmoide marca uma divisão na inervação sensitiva da parte abdominal do sistema digestório: oralmente, as fibras aferentes viscerais da dor seguem em sentido retrógrado com fibras simpáticas para os gânglios sensitivos dos nervos espinais, ao passo que as fibras que conduzem informações reflexas seguem com as fibras parassimpáticas para os gânglios sensitivos vagais; aboralmente, os dois tipos de fibras aferentes viscerais seguem com as fibras parassimpáticas até os gânglios sensitivos espinais.

Baço

O **baço** é uma massa oval, geralmente arroxeada, carnosa, que tem aproximadamente o mesmo tamanho e o mesmo formato da mão fechada. É relativamente delicado e considerado o órgão abdominal mais vulnerável. O baço está localizado na parte superolateral do quadrante abdominal superior esquerdo (QSE) ou hipocôndrio, onde goza da proteção da parte inferior da caixa torácica (Figura 5.58A e B). Como o maior dos órgãos linfáticos, participa do sistema de defesa do corpo como local de proliferação de linfócitos (leucócitos) e de vigilância e resposta imune.

No período pré-natal, é um órgão hematopoético (formador de sangue), mas após o nascimento participa basicamente da identificação, remoção e destruição de hemácias antigas e de plaquetas fragmentadas, e da reciclagem de ferro e globina. O baço atua como reservatório de sangue, armazenando hemácias e plaquetas, e, em grau limitado, pode garantir um tipo de "autotransfusão" em resposta ao estresse imposto pela hemorragia. Apesar de seu tamanho e das muitas funções úteis e importantes que tem, não é um órgão vital (não é necessário para manter a vida).

Para conciliar essas funções, o baço é uma massa vascular (sinusoidal) de consistência mole, com uma cápsula fibroelástica relativamente delicada (Figura 5.58E). A fina cápsula é recoberta por uma camada de peritônio visceral, que circunda todo o baço, exceto o **hilo esplênico**, por onde entram e saem os ramos esplênicos da artéria e da veia esplênicas (Figura 5.58D). Consequentemente, é capaz de sofrer expansão acentuada e alguma contração relativamente rápida.

O baço é um órgão móvel, embora normalmente não desça abaixo da região costal; está apoiado sobre a *flexura esquerda do colo* (Figura 5.58A e B). Está associado posteriormente às costelas IX a XI (seu eixo longitudinal é quase paralelo à costela X) e separado delas pelo diafragma e pelo *recesso costodiafragmático* – a extensão da cavidade pleural,

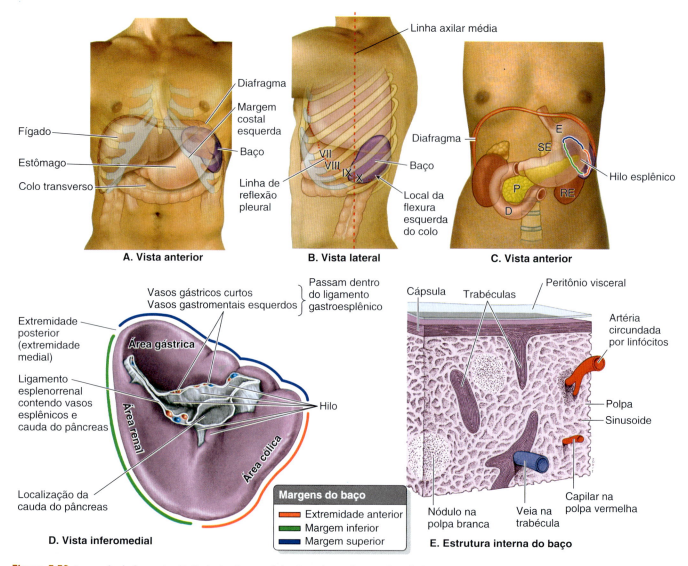

Figura 5.58 Anatomia do baço. A e **B.** Projeção de superfície. **C.** Projeção de superfície do baço e do pâncreas em relação ao diafragma e às vísceras posteriores do abdome. *D*, duodeno; *RE*, rim esquerdo; *SE*, glândula suprarrenal esquerda; *P*, pâncreas; *E*, estômago. **D.** Face visceral do baço. Os entalhes são característicos da margem superior. As concavidades na face visceral são impressões formadas pelas estruturas em contato com o baço. **E.** Estrutura interna do baço.

semelhante a uma fenda, entre o diafragma e a parte inferior da caixa torácica. As relações do baço são as seguintes:

- Anteriormente, o estômago
- Posteriormente, a parte esquerda do diafragma, que o separa da pleura, do pulmão e das costelas IX a XI
- Inferiormente, a flexura esquerda do colo
- Medialmente, o rim esquerdo.

O tamanho, o peso e o formato do baço variam muito; entretanto, geralmente tem cerca de 12 cm de comprimento e 7 cm de largura.

A **face diafragmática do baço** tem a superfície convexa para se encaixar na concavidade do diafragma e nos corpos curvos das costelas adjacentes (Figura 5.58A a C). A proximidade entre o baço e as costelas que normalmente o protegem pode ser prejudicial em caso de fraturas costais (ver "Ruptura do baço" no boxe Anatomia clínica, mais adiante). As **margens anterior** e **superior do baço** são agudas e frequentemente entalhadas, ao passo que sua **extremidade posterior (medial)** e a **margem inferior** são arredondadas (Figura 5.58D). Normalmente, o baço não se estende inferiormente à margem costal esquerda; assim, raramente é palpável através da parede anterolateral do abdome, exceto se estiver aumentado. Quando está endurecido e aumentado, atingindo aproximadamente o triplo do seu tamanho normal, situa-se abaixo da margem costal esquerda, e sua **margem superior (entalhada)** situa-se inferomedialmente (ver "Esplenectomia e esplenomegalia" no boxe Anatomia clínica, mais adiante). A margem entalhada é útil ao palpar um baço aumentado, pois quando a pessoa inspira profundamente, muitas vezes é possível palpar os entalhes.

O baço normalmente contém muito sangue, que é expelido periodicamente para a circulação pela ação do músculo liso presente em sua cápsula e nas trabéculas. O grande tamanho da artéria (ou veia) esplênica indica o volume de sangue que atravessa os capilares e seios esplênicos. A fina **cápsula fibrosa esplênica** é formada por tecido conjuntivo fibroelástico, não modelado e denso, que é mais espesso no hilo esplênico (Figura 5.58E). Internamente, as **trabéculas** (pequenas faixas fibrosas), originadas na face profunda da cápsula, conduzem vasos sanguíneos que entram e saem do parênquima ou **polpa esplênica**, a substância do baço.

O baço toca a parede posterior do estômago e está unido à curvatura maior pelo *ligamento gastroesplênico* e ao rim esquerdo pelo **ligamento esplenorrenal**. Esses ligamentos, que contêm vasos esplênicos, estão fixados ao hilo esplênico em sua face medial (Figura 5.58D). Não raro o hilo esplênico está em contato com a cauda do pâncreas e constitui o limite esquerdo da bolsa omental.

A *irrigação arterial do baço* provém da **artéria esplênica**, o maior ramo do tronco celíaco (Figura 5.59A). Essa artéria segue um trajeto tortuoso posterior à bolsa omental, anterior ao rim esquerdo e ao longo da margem superior do pâncreas. Entre as camadas do ligamento esplenorrenal, a artéria esplênica divide-se em cinco ou mais ramos que entram no hilo esplênico. A ausência de anastomose dos vasos arteriais no baço resulta na formação de *segmentos vasculares do baço*: dois em 84% dos baços e três nos demais, com planos relativamente avasculares entre eles, o que permite a esplenectomia subtotal (ver "Esplenectomia e esplenomegalia" no boxe Anatomia clínica, mais adiante).

A *drenagem venosa do baço* segue pela **veia esplênica**, formada por várias tributárias que emergem do hilo esplênico (Figuras 5.59A e 5.60B). Recebe a VMI e segue posteriormente ao corpo e à cauda do pâncreas na maior parte de seu trajeto. A veia esplênica une-se à VMS posteriormente ao colo do pâncreas para formar a veia porta.

Os *vasos linfáticos esplênicos* deixam os linfonodos no hilo esplênico e seguem ao longo dos vasos esplênicos até os **linfonodos pancreaticoesplênicos** no trajeto para os *linfonodos celíacos* (Figura 5.61A). Os linfonodos pancreaticoesplênicos estão relacionados com a face posterior e a margem superior do pâncreas.

Os *nervos esplênicos*, derivados do *plexo celíaco* (Figura 5.61B), são distribuídos principalmente ao longo de ramos da artéria esplênica e têm função vasomotora.

Pâncreas

O **pâncreas** é uma *glândula acessória da digestão*, alongada, retroperitoneal, situada sobrejacente e transversalmente aos corpos das vértebras L I e L II (o nível do plano transpilórico) na parede posterior do abdome (Figura 5.58C). Situa-se atrás do estômago, entre o duodeno à direita e o baço à esquerda (Figura 5.59A). O mesocolo transverso está fixado à sua margem anterior (ver Figura 5.39A). O pâncreas produz:

- Secreção exócrina (*suco pancreático* produzido pelas células acinares) que é liberada no duodeno através do ducto pancreático e do ducto acessório
- Secreções endócrinas (*glucagon* e *insulina*, produzidos pelas *ilhotas pancreáticas* [de Langerhans]) que passam para o sangue (Figura 5.59D).

Para fins descritivos, o pâncreas é dividido em quatro partes: *cabeça, colo, corpo* e *cauda*.

A **cabeça do pâncreas** é a parte expandida da glândula que é circundada pela curvatura em forma de C do duodeno à direita dos vasos mesentéricos superiores logo abaixo do plano transpilórico. Está firmemente fixada à face medial das partes descendente e horizontal do duodeno. O **processo uncinado**, uma projeção da parte inferior da cabeça do pâncreas, estende-se medialmente para a esquerda, posteriormente à AMS (Figura 5.60A). A cabeça do pâncreas está apoiada posteriormente na VCI, artéria e veia renais direitas, e veia renal esquerda. Em seu trajeto para se abrir na parte descendente do duodeno, o *ducto colédoco* situa-se em um sulco na face posterossuperior da cabeça ou está inserido em sua substância (Figura 5.59A e B; ver também Figura 5.44C).

O **colo do pâncreas** é curto (1,5 a 2 cm) e está situado sobre os vasos mesentéricos superiores, que deixam um sulco em sua face posterior (ver Figura 5.44B e C). A face anterior do colo, coberta por peritônio, está situada adjacente ao *piloro do estômago*. A VMS une-se à veia esplênica posteriormente ao colo para formar a veia porta (Figura 5.60).

O **corpo do pâncreas** é o prosseguimento do colo e situa-se à esquerda dos vasos mesentéricos superiores, passando sobre a aorta e a vértebra L II, logo acima do plano transpilórico e posteriormente à bolsa omental. A face anterior do corpo do pâncreas é coberta por peritônio, está situada no assoalho da

494 Moore Anatomia Orientada para a Clínica

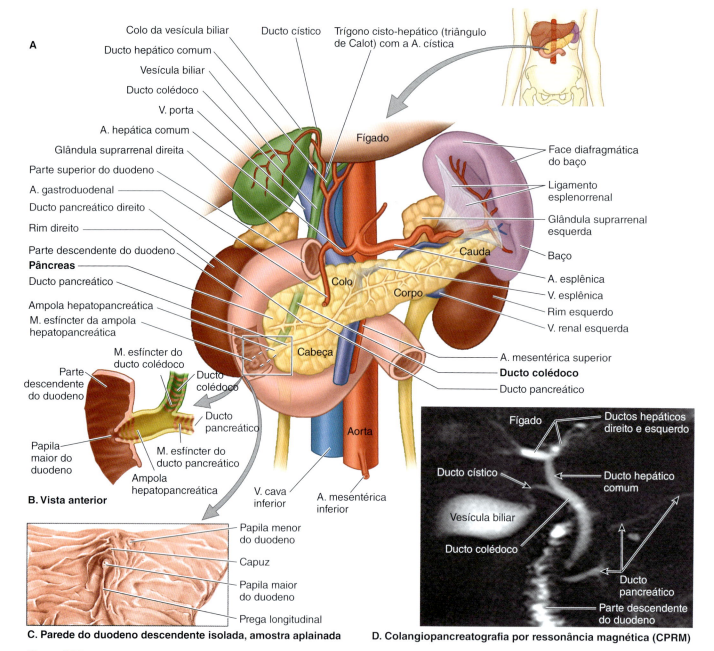

Figura 5.59 Baço, pâncreas, duodeno e ductos biliares. **A.** Relações de baço, pâncreas e ductos biliares extra-hepáticos com outras vísceras retroperitoneais. **B.** Ampola hepatopancreática. A ampola é a entrada do ducto colédoco e do ducto pancreático no duodeno. **C.** O interior da parte descendente do duodeno mostra as papilas maior e menor do duodeno. **D.** Colangiografia retrógrada endoscópica e pancreatografia mostrando bile e ductos pancreáticos.

bolsa omental e forma parte do leito do estômago (ver Figura 5.39A e B). A face posterior do corpo do pâncreas não tem peritônio e está em contato com aorta, AMS, glândula suprarrenal esquerda, rim esquerdo e vasos renais esquerdos (Figura 5.59A).

A **cauda do pâncreas** situa-se anteriormente ao rim esquerdo, onde está intimamente relacionada ao hilo esplênico e à flexura esquerda do colo. A cauda é relativamente móvel e passa entre as camadas do ligamento esplenorrenal junto com os vasos esplênicos (Figura 5.58D).

O **ducto pancreático** começa na cauda do pâncreas e atravessa o parênquima da glândula até a cabeça do pâncreas:

aí ele se volta inferiormente e tem íntima relação com o ducto colédoco (Figura 5.59A e B). O ducto pancreático e o ducto colédoco geralmente se unem para formar a **ampola hepatopancreática** (de Vater) curta e dilatada, que se abre na parte descendente do duodeno, no cume da *papila maior do duodeno* (Figura 5.59B e C). Em pelo menos 25% das pessoas, os ductos se abrem no duodeno separadamente.

O **músculo esfíncter do ducto pancreático** (ao redor da parte terminal do ducto pancreático), o **músculo esfíncter do ducto colédoco** (esfíncter do colédoco – ao redor da extremidade do ducto colédoco) e o músculo esfíncter da ampola hepatopancreática (de Oddi), ao redor da **ampola**

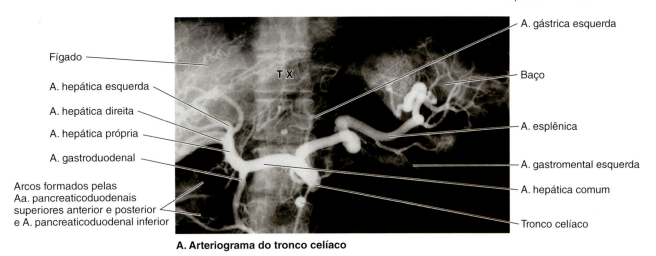

A. Arteriograma do tronco celíaco

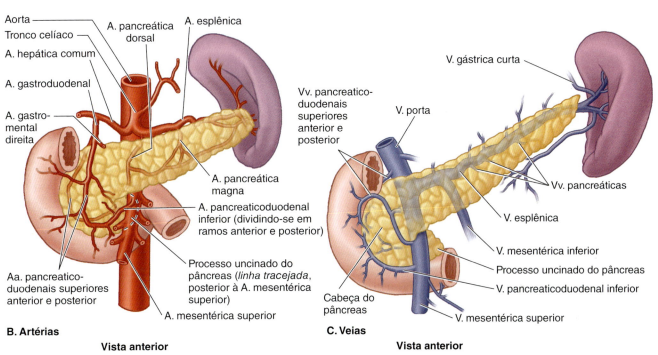

B. Artérias — Vista anterior

C. Veias — Vista anterior

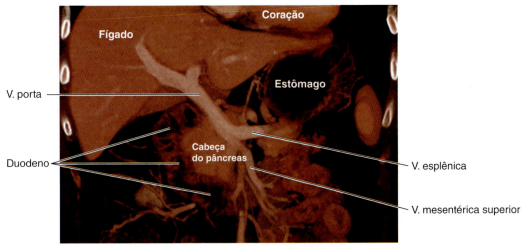

D. Vista anterior, reconstrução 3D de TC abdominal

Figura 5.60 Irrigação arterial e drenagem venosa do pâncreas. Em virtude da proximidade entre o pâncreas e o duodeno, seus vasos sanguíneos são os mesmos, no todo ou em parte. **A.** Arteriografia mostrando ramos do tronco celíaco. Foi realizada injeção seletiva de contraste radiopaco no lúmen do tronco celíaco. **B.** Irrigação arterial. Com exceção da parte inferior da cabeça do pâncreas (inclusive o processo uncinado), o baço e o pâncreas recebem sangue do tronco celíaco. **C.** Drenagem venosa. **D.** Reconstrução 3D de TC de abdome (venograma portal). A união de VMS e veia esplênica, formando a veia porta do fígado, em relação à cabeça do pâncreas.

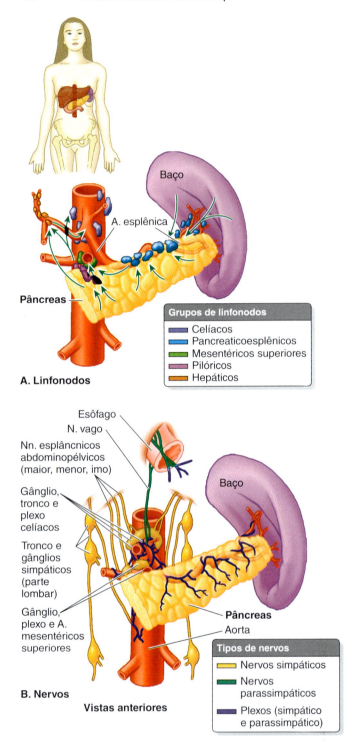

Figura 5.61 Drenagem linfática e inervação de pâncreas e baço.
A. Drenagem linfática. As *setas* indicam o fluxo de linfa para os linfonodos.
B. Inervação. Os nervos do pâncreas são nervos autônomos dos plexos celíaco e mesentérico superior. Uma densa rede de fibras nervosas parte do plexo celíaco e segue ao longo da artéria esplênica até o baço. A maioria consiste em fibras simpáticas pós-ganglionares para o músculo liso da cápsula esplênica, trabéculas e vasos intraesplênicos.

hepatopancreática, são esfíncteres de músculo liso que impedem o refluxo das secreções digestivas e do conteúdo duodenal. Desses, apenas o músculo esfíncter do ducto colédoco tem participação significativa no controle do fluxo da bile para o duodeno.

O **ducto pancreático acessório** (Figura 5.59A) abre-se no duodeno no *cume da papila menor do duodeno* (Figura 5.59C). Em geral, o ducto pancreático acessório comunica-se com o ducto pancreático. Em alguns casos, o ducto pancreático é menor do que o ducto pancreático acessório e pode não haver conexão entre os dois. Nesses casos, o ducto pancreático acessório conduz a maior parte do suco pancreático.

A *irrigação arterial do pâncreas* provém principalmente dos ramos da *artéria esplênica*, que é muito tortuosa. Várias **artérias pancreáticas** formam diversos arcos com ramos pancreáticos das *artérias gastroduodenal e mesentérica superior* (Figura 5.60A). Até 10 ramos da artéria esplênica irrigam o corpo e a cauda do pâncreas. As artérias pancreaticoduodenais superiores anterior e posterior, ramos da artéria gastroduodenal, e as *artérias pancreaticoduodenais inferiores anterior e posterior*, ramos da AMS, formam arcos anteriores e posteriores que irrigam a cabeça do pâncreas (Figura 5.60B).

A *drenagem venosa do pâncreas* é feita por meio das *veias pancreáticas* correspondentes, tributárias das partes esplênica e mesentérica superior da veia porta; a maioria delas drena para a *veia esplênica* (Figura 5.60C e D).

Os *vasos linfáticos pancreáticos* acompanham os vasos sanguíneos (Figuras 5.46, 5.61A e 5.71). A maioria dos vasos termina nos *linfonodos pancreaticoesplênicos*, situados ao longo da artéria esplênica. Alguns vasos terminam nos *linfonodos pilóricos*. Os vasos eferentes desses linfonodos drenam para os *linfonodos mesentéricos superiores* ou para os *linfonodos celíacos* através dos *linfonodos hepáticos*.

Os *nervos do pâncreas* são derivados dos *nervos vago e esplâncnico abdominopélvico* que atravessam o diafragma (Figura 5.61B). As fibras parassimpáticas e simpáticas chegam ao pâncreas ao longo das artérias do *plexo celíaco* e do **plexo mesentérico superior** (ver também "Inervação das vísceras abdominais", mais adiante). Além das fibras simpáticas que seguem para os vasos sanguíneos, fibras simpáticas e parassimpáticas são distribuídas para as células acinares e ilhotas pancreáticas. As fibras parassimpáticas são secretomotoras, mas a secreção pancreática é mediada principalmente por secretina e colecistocinina, hormônios secretados pelas células epiteliais do duodeno e parte proximal da túnica mucosa intestinal sob o estímulo do conteúdo ácido do estômago.

Fígado

O **fígado** é a maior glândula do corpo e, depois da pele, o maior órgão. Pesa cerca de 1.500 g e representa aproximadamente 2,5% do peso corporal do adulto. No feto maduro – no qual também atua como órgão hematopoético – é proporcionalmente duas vezes maior (5% do peso corporal).

Com exceção da gordura, todos os nutrientes absorvidos pelo sistema digestório são levados primeiro ao fígado pelo sistema venoso porta. Além de suas muitas atividades metabólicas, o fígado armazena glicogênio e secreta **bile**, um líquido amarelo-acastanhado ou verde que ajuda na emulsificação das gorduras.

A bile sai do fígado pelos *ductos biliares – ductos hepáticos direito e esquerdo* – que se unem para formar o *ducto hepático comum*, que se une ao *ducto cístico* para formar o *ducto colédoco*. A produção hepática de bile é contínua; no entanto, entre as refeições ela se acumula e é armazenada na vesícula biliar, que também concentra a bile por meio da absorção de água e sais. Quando o alimento chega ao duodeno, a vesícula biliar envia a bile concentrada pelas vias biliares até o duodeno.

ANATOMIA DE SUPERFÍCIE, FACES, REFLEXÕES PERITONEAIS E RELAÇÕES ANATÔMICAS DO FÍGADO

O *fígado* está situado principalmente no quadrante superior direito do abdome, onde é protegido pela *caixa torácica* e pelo *diafragma* (Figura 5.62). O fígado normal situa-se profundamente às costelas VII a XI no lado direito e cruza a linha mediana em direção à papila mamária esquerda. O fígado ocupa a maior parte do hipocôndrio direito e do epigástrio superior e estende-se até o hipocôndrio esquerdo. O fígado move-se com as excursões do diafragma e na postura ereta sua posição é mais baixa devido à gravidade. Essa mobilidade facilita a palpação (ver "Palpação do fígado" no boxe Anatomia clínica, mais adiante).

O fígado tem uma *face diafragmática convexa* (anterior, superior e algo posterior) e uma *face visceral* relativamente plana, ou mesmo côncava (posteroinferior), que são separadas anteriormente por sua *margem inferior* aguda, que segue a margem costal direita, inferiormente ao diafragma (Figura 5.63A).

A **face diafragmática do fígado** é lisa e tem forma de cúpula, onde se relaciona com a concavidade da face inferior do diafragma, que a separa das pleuras, pulmões, pericárdio e coração (Figura 5.63A e B). Existem **recessos subfrênicos** – extensões superiores da cavidade peritoneal – entre o diafragma e as faces anterior e superior da face diafragmática do fígado. Os recessos subfrênicos são separados em recessos direito e esquerdo pelo *ligamento falciforme*, que se estende entre o fígado e a parede anterior

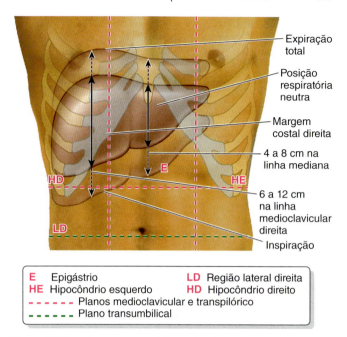

Figura 5.62 Projeção de superfície do fígado. Localização, extensão e relação do fígado com a caixa torácica e amplitude de movimentos na mudança de posição e excursão do diafragma.

do abdome. A parte do compartimento supracólico da cavidade peritoneal imediatamente inferior ao fígado é o recesso sub-hepático.

O **recesso hepatorrenal** (bolsa de Morison) é a extensão posterossuperior do recesso sub-hepático, situada entre a parte direita da face visceral do fígado e o rim e a glândula suprarrenal direitos. O recesso hepatorrenal é uma parte da cavidade peritoneal dependente da gravidade em decúbito dorsal; o líquido que drena da bolsa omental flui para esse recesso (Figura 5.64B e E). O recesso hepatorrenal comunica-se anteriormente com o recesso subfrênico direito (Figura 5.63A e B). Lembre-se de que

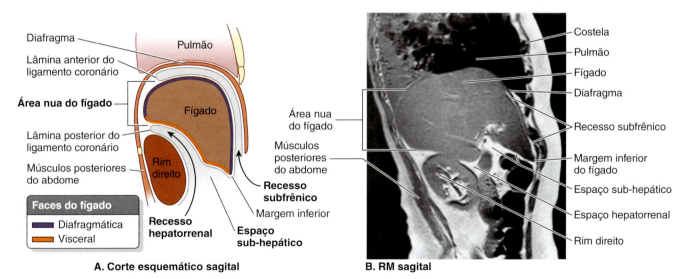

Figura 5.63 Faces do fígado e espaços virtuais relacionados. A. Corte sagital esquemático através do diafragma, do fígado e do rim direito. Distinção das duas faces do fígado e os recessos peritoneais relacionados. **B.** Ressonância magnética sagital na linha medioclavicular. Este exame mostra as relações apresentadas em **A** em uma pessoa viva.

normalmente todos os recessos da cavidade peritoneal são apenas espaços virtuais, contendo apenas líquido peritoneal suficiente para lubrificar as membranas peritoneais adjacentes.

A face diafragmática do fígado é coberta por peritônio visceral, exceto posteriormente na **área nua do fígado** (Figura 5.64B a D), onde está em contato direto com o diafragma. A área nua é demarcada pela reflexão do peritônio do diafragma para o fígado, como as lâminas anterior (superior) e posterior (inferior) do **ligamento coronário** (Figura 5.63A). Essas lâminas encontram-se à direita para formar o **ligamento triangular direito** e divergem para a esquerda a fim de envolver a área nua triangular (Figura 5.64A a D). A lâmina anterior do ligamento coronário é contínua à esquerda com a lâmina direita do ligamento falciforme, e a lâmina posterior é contínua com a lâmina direita do omento menor. Próximo ao **ápice** (a extremidade esquerda) do fígado cuneiforme, as lâminas anterior e posterior da parte esquerda

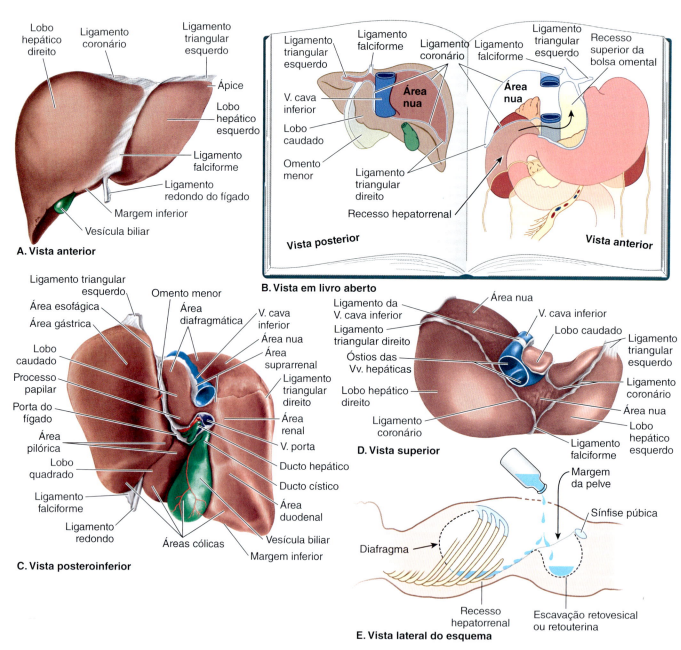

Figura 5.64 Relações peritoneais e viscerais do fígado. A. Face diafragmática cupuliforme. Esta face encaixa-se na face inferior do diafragma. Os ligamentos falciforme e coronário dividem essa face nos lobos hepáticos direito e esquerdo. **B.** Reflexões peritoneais (ligamentos). O fígado teve suas inserções seccionadas e foi retirado de seu local, colocado à direita da peça e girado posteriormente, como ao virar a página de um livro. **C.** Face visceral. Na posição anatômica, a face visceral do fígado está voltada em direção inferior, posterior e para a esquerda. Nas peças fixadas são preservadas as impressões nos locais em que as estruturas adjacentes tocam essa face. **D.** Ligamento falciforme. As duas lâminas de peritônio que formam o ligamento falciforme separam-se sobre a face superior do fígado para formar a lâmina anterior do ligamento coronário, deixando a área nua do fígado sem revestimento peritoneal. **E.** Recessos da cavidade abdominopélvica dependentes da gravidade em decúbito dorsal. O recesso hepatorrenal é o superior e recebe a drenagem da bolsa omental e das partes abdominais superiores (supracólicas) da cavidade peritoneal.

do ligamento coronário se encontram para formar o ligamento triangular esquerdo. A VCI atravessa um profundo **sulco da veia cava** na área nua do fígado (Figura 5.64B a D).

A **face visceral do fígado** também é coberta por peritônio (Figura 5.64C), exceto na **fossa da vesícula biliar** (Figura 5.65B) e na **porta do fígado** – uma fissura transversal por onde entram e saem os vasos (veia porta, artéria hepática e vasos linfáticos), o plexo nervoso hepático e os ductos hepáticos que suprem e drenam o fígado. Ao contrário da face diafragmática lisa, a face visceral tem muitas fissuras e impressões resultantes do contato com outros órgãos.

Duas fissuras sagitais, unidas centralmente pela *porta do fígado* transversal, formam a letra H na face visceral (Figura 5.65A). A **fissura sagital direita** é o sulco contínuo formado anteriormente pela fossa da vesícula biliar e posteriormente pelo sulco da veia cava. A **fissura umbilical (sagital esquerda)** é o sulco contínuo formado anteriormente pela **fissura do ligamento redondo** e posteriormente pela **fissura do ligamento venoso**. O **ligamento redondo do fígado** é o remanescente fibroso da *veia umbilical*, que levava o sangue oxigenado e rico em nutrientes da placenta para o feto (Figura 5.65B). O ligamento redondo e as pequenas *veias paraumbilicais* seguem na margem livre do ligamento falciforme. O **ligamento venoso** é o remanescente fibroso do *ducto venoso* fetal, que desviava sangue da veia umbilical para a VCI, passando ao largo do fígado.

O *omento menor*, que encerra a **tríade portal** (ducto colédoco, artéria hepática e veia porta) segue do fígado até a curvatura menor do estômago e os primeiros 2 cm da parte superior do duodeno (Figura 5.66A). A margem livre e espessa do omento menor estende-se entre a porta do fígado e o duodeno (o *ligamento hepatoduodenal*) e envolve as estruturas que atravessam a porta do fígado. O restante do omento menor, que se assemelha a uma lâmina, o *ligamento hepatogástrico*, estende-se entre o sulco para o ligamento venoso do fígado e a curvatura menor do estômago.

Além das fissuras, as impressões na face visceral (em áreas dela) (Figura 5.64C) refletem a relação do fígado com:

- Lado direito da face anterior do estômago (*áreas gástrica* e *pilórica*)
- Parte superior do duodeno (*área duodenal*)
- Omento menor (estende-se até a fissura do ligamento venoso)
- Vesícula biliar (fossa da vesícula biliar)
- Flexura direita do colo e colo transverso direito (*área cólica*)
- Rim e glândula suprarrenal direitos (*áreas renal* e *suprarrenal*) (Figura 5.66B).

LOBOS ANATÔMICOS DO FÍGADO

Externamente, o fígado é dividido em dois lobos anatômicos e dois lobos acessórios pelas reflexões do peritônio a partir de sua superfície, as fissuras formadas em relação a essas reflexões e os vasos que servem ao fígado e à vesícula biliar. Esses "lobos" superficiais não são lobos verdadeiros porque o termo geralmente é usado em relação às glândulas e têm apenas relação secundária com a arquitetura interna do fígado. O plano essencialmente mediano definido pela inserção do ligamento falciforme e a fissura sagital esquerda separa um **lobo hepático direito** grande de um **lobo hepático esquerdo** muito menor (Figuras 5.64A, C e D, e 5.65). Na face visceral inclinada, as fissuras sagitais direita e esquerda passam de cada lado dos – e a porta do fígado transversal separa – dois lobos acessórios (partes do lobo hepático direito anatômico): o **lobo quadrado** anterior e inferiormente, e o lobo caudado posterior e superiormente. O **lobo caudado** foi assim denominado não em vista de sua posição caudal (não é), mas porque muitas vezes dá origem a uma "cauda" na forma de um **processo papilar** alongado (Figura 5.64C). O **processo caudado** estende-se para a direita, entre a VCI e a porta do fígado, unindo os lobos caudado e hepático direito (Figura 5.65B).

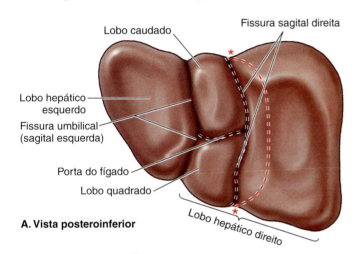

A. Vista posteroinferior

* Localização estimada da veia hepática direita = fissura portal direita

B. Vista posteroinferior

Figura 5.65 Face visceral do fígado. A. Lobos anatômicos. Os quatro lobos anatômicos do fígado são definidos por características externas (reflexões peritoneais e fissuras). **B.** Estruturas que formam e ocupam as fissuras da face visceral.

500 Moore Anatomia Orientada para a Clínica

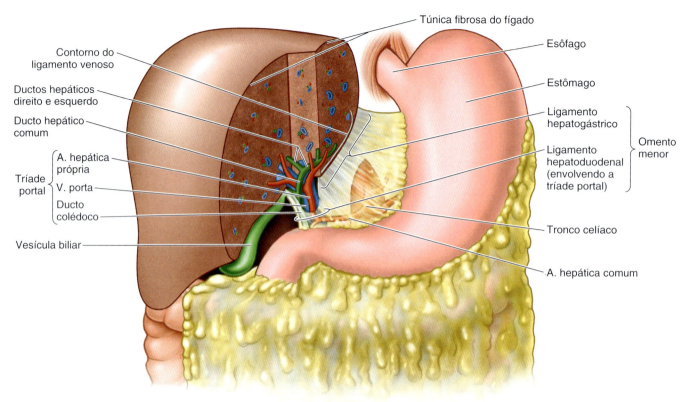

A. Vista anterior

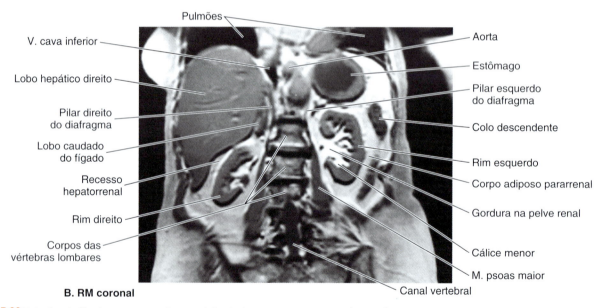

B. RM coronal

Figura 5.66 Relações do fígado com outras vísceras abdominais, omento menor e tríade portal. A. Dissecção. O corte sagital anterior através do fígado é feito no plano da fossa da vesícula biliar, e o corte sagital posterior é feito no plano da fissura do ligamento venoso. Esses cortes foram unidos por um corte coronal estreito no plano da porta do fígado. É mostrada a relação entre o fígado e as vísceras anteriores (intraperitoneais) do abdome. A tríade portal passa entre as lâminas do ligamento hepatoduodenal e entra no fígado pela porta do fígado. A artéria hepática comum segue entre as lâminas do ligamento hepatogástrico. **B.** Imagem de ressonância magnética (RM) coronal mostrando a relação entre o fígado e as vísceras posteriores (retroperitoneais) do abdome.

SUBDIVISÃO FUNCIONAL DO FÍGADO

Embora não haja demarcação distinta interna, onde o parênquima parece contínuo, existe uma divisão em partes independentes do ponto de vista funcional, a **parte direita** e a **parte esquerda do fígado** (partes ou lobos portais), cujos tamanhos são muito mais semelhantes do que os dos lobos anatômicos; a parte direita do fígado, porém, ainda é um pouco maior (Figuras 5.67 e 5.68; Quadro 5.10). Cada parte recebe seu próprio *ramo primário* da artéria hepática e veia porta, e é drenada por seu próprio ducto hepático. Na verdade, o *lobo caudado* pode ser considerado um terceiro fígado; sua vascularização é independente da bifurcação da tríade portal (recebe

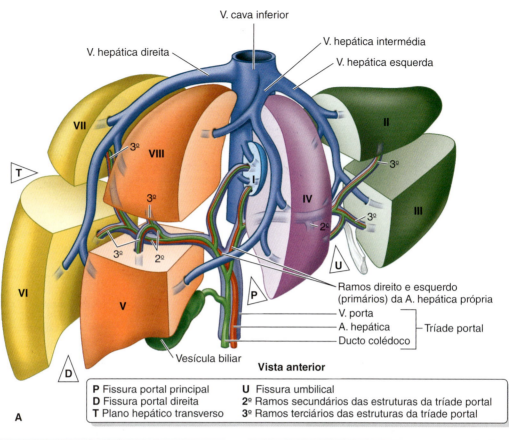
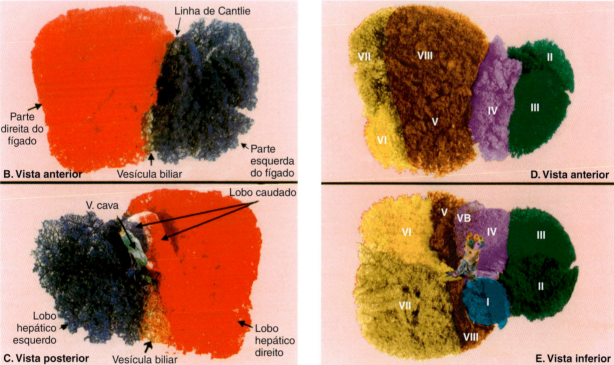

Figura 5.67 Segmentação hepática. A. Ilustração esquemática. As veias hepáticas direita, intermédia e esquerda seguem nos três planos ou fissuras [portal direita (*D*), portal principal (*P*) e umbilical (*U*)] que segmentam o fígado em quatro divisões verticais, sendo cada uma servida por um ramo secundário (2º) da tríade portal. Três divisões são subdivididas no plano portal transverso (*T*) em segmentos hepáticos, sendo cada um suprido por ramos terciários (3º) da tríade. A divisão medial esquerda e o lobo caudado também são considerados segmentos hepáticos, totalizando oito segmentos hepáticos cirurgicamente ressecáveis (segmentos I a VIII, que também recebem um nome, como mostram a Figura 5.68 e o Quadro 5.10). Cada segmento tem suas próprias vascularização intrassegmentar e drenagem biliar. As veias hepáticas são intersegmentares, drenando as partes dos vários segmentos adjacentes a elas. **B** e **C.** Injeção de látex nos ramos direito (*vermelho*) e esquerdo (*azul*) da veia porta. As partes direita e esquerda do fígado e a linha de Cantlie que as separa na face diafragmática. **D** e **E.** Injeção de diferentes cores de látex nos ramos secundários e terciários da veia porta. As divisões do fígado e os segmentos hepáticos I a VIII.

502 Moore Anatomia Orientada para a Clínica

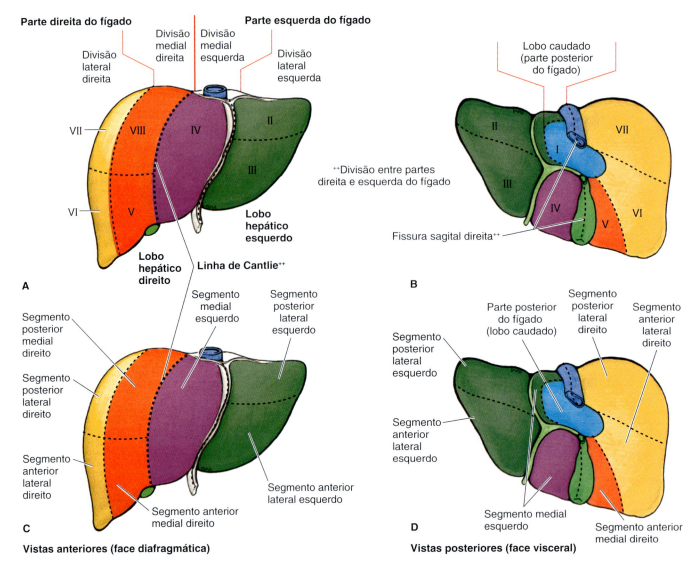

Figura 5.68 Partes, divisões e segmentos do fígado. Cada parte, divisão e segmento tem um nome; os segmentos também são identificados por algarismos romanos.

Quadro 5.10 Terminologia para as subdivisões do fígado.

Terminologia da divisão anatômica	Lobo hepático direito		Lobo hepático esquerdo		Lobo caudado	
	Parte direita do fígado [lobo portal direito[b]]		Parte esquerda do fígado [lobo portal esquerdo[c]]		Parte posterior do fígado	
Terminologia da divisão funcional/ cirúrgica[a]	Divisão lateral direita	Divisão medial direita	Divisão medial esquerda	Divisão lateral esquerda	[Lobo caudado direito[b]]	[Lobo caudado esquerdo[c]]
	Segmento posterior lateral direito **Segmento VII** [Área posterior superior]	Segmento posterior medial direito **Segmento VIII** [Área anterior superior]	[Área medial superior] Segmento medial esquerdo **Segmento IV** [Área medial inferior = lobo quadrado]	Segmento posterior lateral esquerdo **Segmento II** [Área lateral superior]	Segmento posterior **Segmento I**	
	Segmento anterior lateral direito **Segmento VI** [Área posterior inferior]	Segmento anterior medial direito **Segmento V** [Área anterior inferior]		Segmento anterior lateral esquerdo **Segmento III** [Área lateral inferior]		

[a]As designações apresentadas no quadro e na figura acima refletem a *Terminologia Anatômica: Terminologia Anatômica Internacional (1998)*. A terminologia antiga está entre colchetes. No esquema da terminologia anterior, o lobo caudado era dividido em metades direita e esquerda.
[b]A metade direita do lobo caudado era considerada uma subdivisão do lobo portal direito.
[c]A metade esquerda do lobo caudado era considerada uma subdivisão do lobo portal esquerdo.

vasos de ambos os feixes) e é drenado por uma ou duas pequenas veias hepáticas, que entram diretamente na VCI distalmente às veias hepáticas principais. O fígado pode ser ainda subdividido em quatro divisões e depois em oito *segmentos* cirurgicamente ressecáveis, sendo cada um deles servido independentemente por um *ramo secundário* ou *terciário* da tríade portal, respectivamente (Figura 5.67).

Segmentos hepáticos (cirúrgicos). Exceto pelo lobo caudado (*segmento I*), o fígado é dividido em partes direita e esquerda com base na *divisão primária (1ª) da tríade portal* em ramos direito e esquerdo, sendo o plano entre as partes direita e esquerda a **fissura portal principal**, na qual está a veia hepática média (Figura 5.67A a C). Na face visceral, esse plano é demarcado pela *fissura sagital direita*. O plano é demarcado na face diafragmática mediante extrapolação de uma linha imaginária – a *linha de Cantlie* (Cantlie, 1898) – que segue da fossa da vesícula biliar até a VCI (Figuras 5.67B e 5.68A e C).

As partes direita e esquerda do fígado são subdivididas verticalmente em *divisões medial e lateral* pelas *fissura portal direita e fissura umbilical*, nas quais estão as veias hepáticas direita e esquerda (Figuras 5.67A, D e E, e 5.68). A fissura portal direita não apresenta demarcação externa. Cada uma das quatro divisões recebe um ramo secundário (2º) da tríade portal (Figura 5.67A). (Nota: a divisão medial da parte esquerda do fígado – *divisão medial esquerda* – é parte do lobo anatômico direito; a *divisão lateral esquerda* corresponde ao lobo anatômico esquerdo.)

Um *plano hepático transverso* no nível das partes horizontais dos ramos direito e esquerdo da tríade portal subdivide três das quatro divisões (todas, com exceção da divisão medial esquerda), criando seis *segmentos hepáticos*, que recebem ramos terciários da tríade. A divisão medial esquerda também é contada como um segmento hepático, de modo que a parte principal do fígado tem sete segmentos (**segmentos II a VIII**, numerados em sentido horário), que também recebem um nome descritivo (Figuras 5.67A, D e E, e 5.68). O lobo caudado (**segmento I**, levando o número total de segmentos a oito) é suprido por ramos das duas divisões e é drenado por suas próprias veias hepáticas menores.

Embora o padrão de segmentação descrito seja o mais comum, os segmentos variam muito em tamanho e formato em razão da variação individual na ramificação dos vasos hepáticos e portas. A importância clínica dos segmentos hepáticos é explicada no item "Lobectomias e segmentectomia hepáticas" do boxe Anatomia clínica, mais adiante.

VASOS SANGUÍNEOS DO FÍGADO

O fígado, como os pulmões, tem irrigação dupla (vasos aferentes): uma venosa dominante e uma arterial menor (Figura 5.67A). A *veia porta* traz 75 a 80% do sangue para o fígado. O sangue portal, que contém aproximadamente 40% mais oxigênio do que o sangue que retorna ao coração pelo circuito sistêmico, sustenta o parênquima hepático (*hepatócitos*) (Figura 5.69). A veia porta conduz praticamente todos os nutrientes absorvidos pelo sistema digestório para os sinusoides hepáticos. A exceção são os lipídios, que são absorvidos pelo sistema linfático e não passam pelo fígado. O sangue da *artéria hepática*, que representa apenas 20 a 25% do sangue recebido pelo fígado, é distribuído inicialmente para estruturas não parenquimatosas, sobretudo os ductos biliares intra-hepáticos.

A *veia porta do fígado*, curta e larga, é formada pela união das veias mesentérica superior e esplênica, posteriormente ao colo do pâncreas. Ascende anteriormente à VCI como parte da tríade portal no ligamento hepatoduodenal (Figura 5.66A). A **artéria hepática**, um ramo do tronco celíaco, pode ser dividida em **artéria hepática comum**, do tronco celíaco até a origem da artéria gastroduodenal, e **artéria hepática própria**, da origem da artéria gastroduodenal até a bifurcação da artéria hepática própria (ver Figura 5.60A e B). Na porta do fígado, ou perto dela, a artéria hepática própria e a veia porta terminam dividindo-se em ramos direito e esquerdo; esses ramos primários suprem as partes direita e esquerda do fígado, respectivamente (Figura 5.67). Nas partes direita e esquerda do fígado, as ramificações secundárias simultâneas da veia porta e da artéria hepática suprem as divisões medial e lateral das partes direita e esquerda do fígado, com três dos quatro ramos secundários sofrendo ramificações adicionais (terciárias) para suprirem independentemente sete dos oito segmentos hepáticos.

Entre as divisões estão as **veias hepáticas direita, intermédia** e **esquerda**, que são intersegmentares em sua distribuição e função, drenando partes dos segmentos adjacentes. As veias hepáticas, formadas pela união das *veias coletoras* que, por sua vez, drenam as *veias centrais* do parênquima hepático (Figura 5.69), abrem-se na VCI logo abaixo do diafragma. A ligação dessas veias à VCI ajuda a manter o fígado em posição.

DRENAGEM LINFÁTICA E INERVAÇÃO DO FÍGADO

O fígado é um importante órgão produtor de linfa, e 25 a 50% da linfa recebida pelo ducto torácico provêm do fígado.

Os vasos linfáticos do fígado ocorrem como *linfáticos superficiais* na **cápsula fibrosa do fígado subperitoneal** (cápsula de Glisson), que forma sua face externa (Figura 5.66A), e como *linfáticos profundos* no tecido conjuntivo, que acompanham as ramificações da tríade portal e veias hepáticas (Figura 5.69A). A maior parte da linfa é formada nos **espaços perissinusoidais** (de Disse) e drena para os linfáticos profundos nas **tríades portais intralobulares** adjacentes.

Os vasos linfáticos superficiais das partes anteriores das faces diafragmática e visceral do fígado e os vasos linfáticos profundos que acompanham as tríades portais convergem em direção à porta do fígado. Os vasos linfáticos superficiais drenam para os **linfonodos hepáticos** dispersos ao longo dos vasos e ductos hepáticos no omento menor (Figura 5.70A). Os vasos linfáticos eferentes dos linfonodos hepáticos drenam para os *linfonodos celíacos* que, por sua vez, drenam para a *cisterna do quilo*, um saco dilatado na extremidade inferior do ducto torácico (ver Figura 5.101B).

Os vasos linfáticos superficiais das partes posteriores das faces diafragmática e visceral do fígado drenam para a área nua do fígado. Aqui eles drenam para os **linfonodos frênicos**,

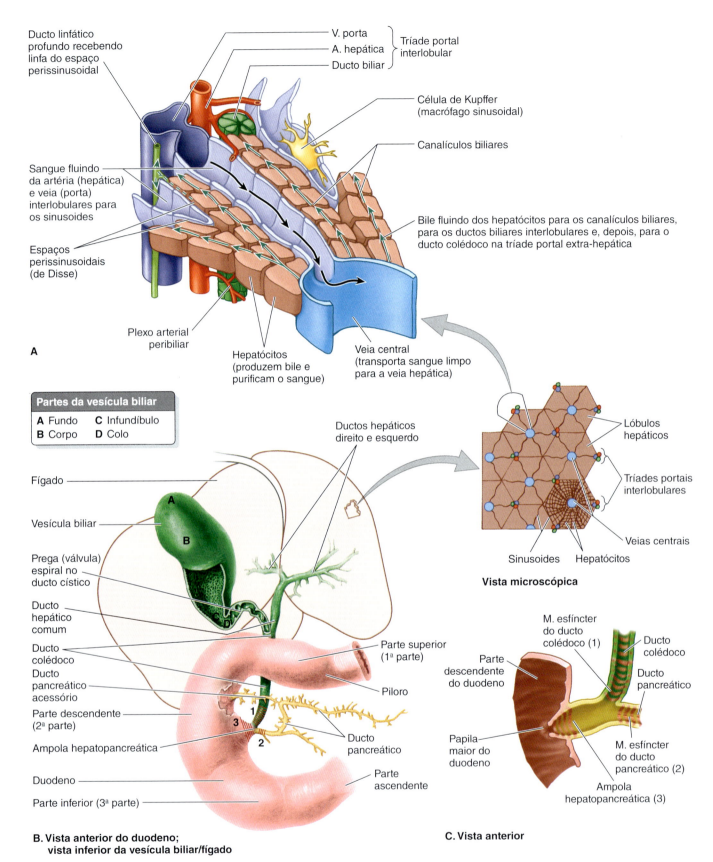

Figura 5.69 Fluxo de sangue e bile no fígado. **A.** Lóbulo hepático. Esta pequena parte de um lóbulo hepático ilustra os componentes da tríade portal interlobular e o posicionamento dos sinusoides e canalículos biliares. A imagem aumentada da superfície de um bloco de parênquima removido do fígado representado na figura **B** mostra o padrão hexagonal de lobos e a localização da parte **A** naquele padrão. **B.** Vias biliares extra-hepáticas, vesícula biliar e ductos pancreáticos. **C.** Mm. esfíncteres do ducto colédoco (*1*), do ducto pancreático (*2*) e ampola hepatopancreática (*3*).

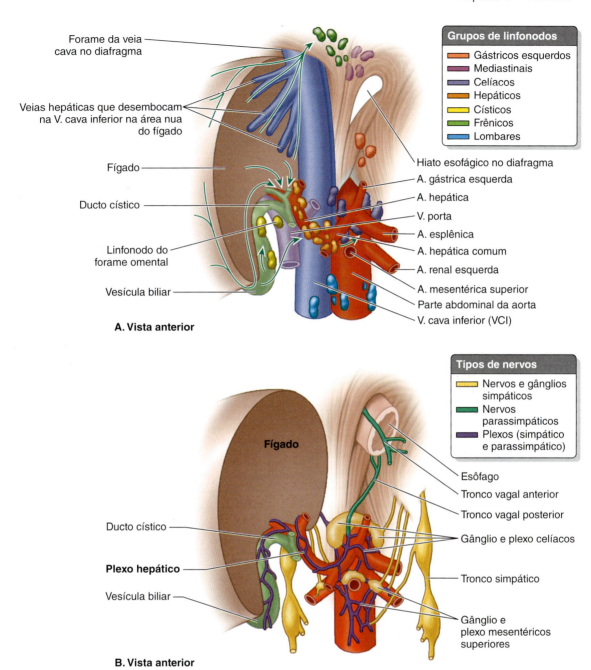

Figura 5.70 Drenagem linfática e inervação do fígado. A. Drenagem linfática. O fígado é um importante órgão produtor de linfa. A linfa do fígado flui em dois sentidos: a linfa da parte superior do fígado flui para os linfonodos torácicos superiores; a linfa da parte inferior flui para linfonodos situados na parte inferior do abdome. **B.** Inervação. O plexo hepático, o maior derivado do plexo celíaco, acompanha os ramos da artéria hepática até o fígado, conduzindo fibras simpáticas e parassimpáticas. *Setas*, direção do fluxo linfático.

ou unem-se aos vasos linfáticos profundos que acompanharam as veias hepáticas que convergem na VCI, e seguem com essa grande veia através do diafragma para drenar nos **linfonodos mediastinais posteriores**. Os vasos linfáticos eferentes desses linfonodos unem-se aos ductos linfático direito e torácico. Alguns vasos linfáticos seguem vias diferentes:

- Da face posterior do lobo hepático esquerdo em direção ao hiato esofágico do diafragma para terminarem nos *linfonodos gástricos esquerdos*
- Da face diafragmática central anterior ao longo do ligamento falciforme até os *linfonodos paraesternais*
- Ao longo do ligamento redondo do fígado até o umbigo e linfáticos da parede anterior do abdome.

Os *nervos do fígado* são derivados do plexo hepático (Figura 5.70B), o maior derivado do plexo celíaco. O **plexo hepático** acompanha os ramos da artéria hepática e da veia porta até o fígado. Esse plexo é formado por fibras simpáticas do plexo celíaco e fibras parassimpáticas dos troncos vagais anterior e posterior. As fibras nervosas acompanham os vasos e os ductos biliares da tríade portal. Além da vasoconstrição, sua função não é clara.

Ductos biliares e vesícula biliar

Os **ductos biliares** conduzem bile do fígado para o duodeno. A bile é produzida continuamente pelo fígado, armazenada e concentrada na vesícula biliar, que a libera de modo intermitente quando a gordura entra no duodeno. A bile emulsifica a gordura para que possa ser absorvida na parte distal do intestino.

O tecido hepático normal, quando seccionado, é tradicionalmente descrito como um padrão de *lóbulos hepáticos* hexagonais (Figura 5.69A), quando visto em pequeno aumento. Cada lóbulo tem uma **veia central** que atravessa seu centro, do qual se irradiam **sinusoides** (grandes capilares) e lâminas de **hepatócitos** em direção a um perímetro imaginário extrapolado das **tríades portais interlobulares** adjacentes (ramos terminais da veia porta e artéria hepática, e ramos iniciais dos ductos biliares). Embora comumente sejam considerados as unidades anatômicas do fígado, os "lóbulos" hepáticos não são entidades estruturais; em vez disso, o padrão lobular é uma consequência fisiológica dos gradientes de pressão e é alterado por doença. Como o ducto biliar não é central, o lóbulo hepático não representa uma unidade funcional como ácinos de outras glândulas. Entretanto, o lóbulo hepático é um conceito firmemente estabelecido e é útil para fins descritivos.

Os hepatócitos secretam bile para os **canalículos biliares** formados entre eles. Os canalículos drenam para os pequenos *ductos biliares interlobulares* e depois para os grandes ductos biliares coletores da tríade portal intra-hepática, que se fundem para formar os ductos hepáticos direito e esquerdo (Figura 5.69B). Os **ductos hepáticos direito** e **esquerdo** drenam as partes direita e esquerda do fígado, respectivamente. Logo depois de deixar a porta do fígado, esses ductos hepáticos unem-se para formar o **ducto hepático comum**, que recebe no lado direito o *ducto cístico* para formar o *ducto colédoco* (parte da tríade portal extra-hepática do omento menor), que conduz a bile para o duodeno.

DUCTO COLÉDOCO

O **ducto colédoco** (antes chamado de ducto biliar comum) forma-se na margem livre do omento menor pela união dos *ductos cístico* e *hepático comum* (Figuras 5.65 e 5.69B). O comprimento do ducto colédoco varia de 5 a 15 cm, dependendo do local onde o ducto cístico se une ao ducto hepático comum.

O ducto colédoco desce posteriormente à parte superior do duodeno e situa-se em um sulco na face posterior da cabeça do pâncreas. No lado esquerdo da parte descendente do duodeno, o ducto colédoco entra em contato com o *ducto pancreático*. Esses ductos seguem obliquamente através da parede dessa parte do duodeno, onde se unem para formar uma dilatação, a *ampola hepatopancreática* (Figura 5.69C). A extremidade distal da ampola abre-se no duodeno através da *papila maior do duodeno* (ver Figura 5.45C). O músculo circular ao redor da extremidade distal do ducto colédoco é mais espesso para formar o **músculo esfíncter do ducto**

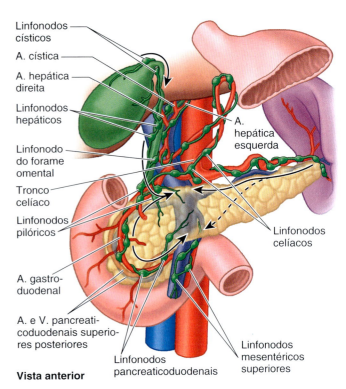

Figura 5.71 Irrigação arterial e drenagem linfática da vesícula biliar e das vias biliares. Os vasos linfáticos da vesícula biliar e das vias biliares se anastomosam superiormente com os vasos linfáticos do fígado e inferiormente com os vasos linfáticos do pâncreas; a maior parte da drenagem flui para os linfonodos celíacos. *Setas*, direção do fluxo linfático.

colédoco (Figura 5.69C). Quando esse esfíncter contrai, a bile não consegue entrar na ampola e no duodeno; portanto, reflui e segue pelo ducto cístico até a vesícula biliar, onde é concentrada e armazenada.

A *irrigação arterial do ducto colédoco* (Figura 5.71) provém de:

- *Artéria cística*: que irriga a parte proximal do ducto
- *Artéria hepática direita*: que irriga a parte média do ducto
- Artéria pancreaticoduodenal superior posterior e artéria gastroduodenal: que irrigam a parte retroduodenal do ducto.

A *drenagem venosa da parte proximal do ducto colédoco e dos ductos hepáticos* geralmente entra diretamente no fígado através de minúsculas veias císticas (Figura 5.72). A *veia pancreaticoduodenal superior posterior* drena a parte distal do ducto colédoco e esvazia-se na veia porta ou em uma de suas tributárias (ver Figura 5.60C).

Os *vasos linfáticos do ducto colédoco* seguem até os **linfonodos císticos** perto do colo da vesícula biliar, o **linfonodo do forame omental** e os *linfonodos hepáticos* (Figuras 5.70 e 5.71). Os vasos linfáticos eferentes do ducto colédoco seguem até os *linfonodos celíacos*.

VESÍCULA BILIAR

A vesícula biliar (7 a 10 cm de comprimento) situa-se na *fossa da vesícula biliar* na face visceral do fígado (Figuras 5.65B e 5.72). Essa fossa rasa está situada na junção das partes direita e esquerda do fígado.

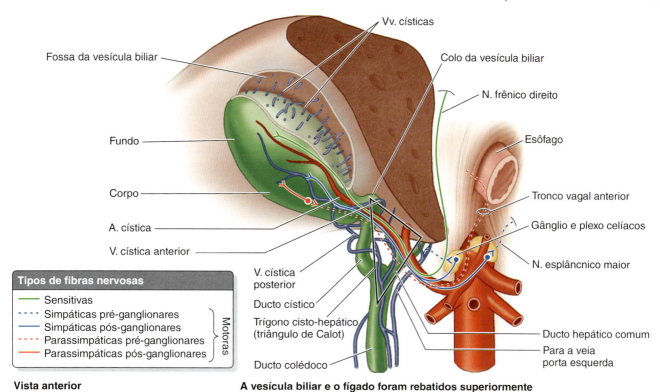

Figura 5.72 Nervos e veias do fígado e do sistema biliar. Os nervos são proeminentes ao longo da artéria hepática e do ducto colédoco e seus ramos. A inervação simpática é vasomotora no fígado e no sistema biliar. As veias do colo da vesícula biliar comunicam-se com as veias císticas ao longo dos ductos císticos e biliares. As pequenas veias císticas seguem da parte aderida da vesícula biliar até os sinusoides hepáticos.

A relação entre vesícula biliar e duodeno é tão íntima que a parte superior do duodeno no cadáver geralmente é tingida de bile (Figura 5.73B). Como o fígado e a vesícula biliar devem ser rebatidos para cima para expor a vesícula biliar (Figura 5.69B) em um acesso cirúrgico anterior (e os atlas costumam representá-la nessa posição), é fácil esquecer que, em sua posição natural, o corpo da vesícula biliar situa-se anterior à parte superior do duodeno, e seu colo e o ducto cístico situam-se imediatamente superiores ao duodeno (Figuras 5.37A e 5.73).

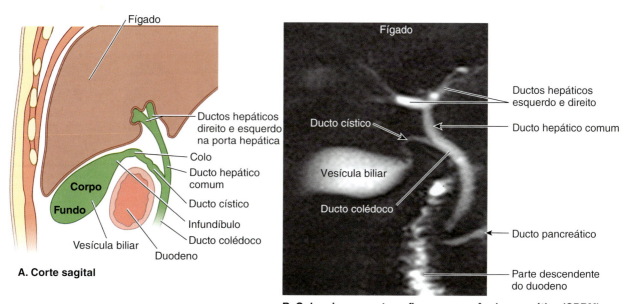

Figura 5.73 Posição normal da vesícula biliar e dos ductos biliares extra-hepáticos. A. Corte sagital esquemático mostrando as relações com a parte superior do duodeno. **B.** Colangiopancreatografia por RM da vesícula biliar, das vias biliares, do ducto pancreático e da parte descendente do duodeno.

A vesícula biliar piriforme consegue armazenar até 50 ml de bile. O peritônio circunda completamente o fundo da vesícula biliar e une seu corpo e colo ao fígado. A face hepática da vesícula biliar fixa-se ao fígado por tecido conjuntivo da cápsula fibrosa do fígado.

A vesícula biliar tem três partes (Figuras 5.69B, 5.72 e 5.73):

- **Fundo**: a extremidade larga e arredondada do órgão que geralmente se projeta a partir da margem inferior do fígado na extremidade da 9ª cartilagem costal direita na LMC (ver Figuras 5.30A e 5.31A)
- **Corpo**: parte principal, que toca a face visceral do fígado, o colo transverso e a parte superior do duodeno
- **Infundíbulo**: extremidade estreita e afilada, oposta ao fundo e voltada para a porta do fígado
- **Colo**: normalmente faz uma curva simples ou em forma de S e se une ao ducto cístico.

O **ducto cístico** (3 a 4 cm de comprimento) une o colo da vesícula biliar ao ducto hepático comum (Figura 5.73A e B). A túnica mucosa do colo forma a **prega espiral** (válvula espiral) (Figura 5.69B). A prega espiral ajuda a manter o ducto cístico aberto; assim, a bile pode ser facilmente desviada para a vesícula biliar quando a extremidade distal do ducto colédoco é fechada pelo *músculo esfíncter do ducto colédoco* e/ou músculo esfíncter da ampola hepatopancreática, ou a bile pode passar para o duodeno quando a vesícula biliar se contrai. A prega espiral também oferece resistência adicional ao esvaziamento súbito de bile quando os esfíncteres estão fechados e há aumento súbito da pressão intra-abdominal, como ao espirrar ou tossir. O ducto cístico segue entre as lâminas do omento menor, geralmente paralelo ao ducto hepático comum, ao qual se une para formar o ducto colédoco.

A *irrigação arterial da vesícula biliar e do ducto cístico* provém principalmente da artéria cística (Figuras 5.71, 5.72 e 5.74A). A **artéria cística** frequentemente origina-se da artéria hepática direita no triângulo entre o ducto hepático comum, o ducto cístico e a face visceral do fígado, o **trígono cisto-hepático** (triângulo de Calot) (Figura 5.72). Há variações na origem e no trajeto da artéria cística (Figura 5.74B e C).

A *drenagem venosa do colo da vesícula biliar e do ducto cístico* flui pelas **veias císticas**. Essas veias pequenas, em geral múltiplas, entram diretamente no fígado ou drenam através da veia porta para o fígado, depois de se unirem às veias que drenam os ductos hepáticos e a parte proximal do ducto colédoco (Figura 5.72). As *veias do fundo e do corpo da vesícula biliar* seguem diretamente até a face visceral do fígado e drenam para os sinusoides hepáticos. Como essa drenagem se faz de um leito capilar (sinusoidal) para outro, constitui um sistema porta adicional (paralelo).

A *drenagem linfática da vesícula biliar* se faz para os *linfonodos hepáticos* (Figura 5.71), frequentemente através dos *linfonodos císticos* localizados perto do colo da vesícula biliar. Os vasos linfáticos eferentes desses linfonodos seguem até os *linfonodos celíacos*.

Os *nervos para a vesícula biliar e para o ducto cístico* (Figura 5.72) seguem ao longo da artéria cística a partir do *plexo nervoso celíaco* (fibras [de dor] aferentes viscerais e simpáticas) e do *nervo vago* (parassimpático). O *nervo frênico direito* (fibras aferentes *somáticas*) carreia os impulsos de dor causados pela inflamação da vesícula biliar. A estimulação parassimpática causa contrações da vesícula biliar e relaxamento dos esfíncteres na ampola hepatopancreática. Entretanto, essas respostas geralmente são estimuladas pelo hormônio *colecistocinina* (CCK), produzido pelas paredes duodenais (em resposta à chegada de alimentos gordurosos) e que circula na corrente sanguínea.

VEIA PORTA DO FÍGADO E ANASTOMOSES PORTOSSISTÊMICAS

A **veia porta do fígado** é o principal canal do sistema venoso porta (Figura 5.75A e B). Forma-se anteriormente à VCI e posteriormente ao colo do pâncreas (perto do nível da vértebra L I e do plano transpilórico) pela união das veias mesentérica superior e esplênica. Em aproximadamente um terço dos indivíduos, a VMI une-se à confluência das veias mesentérica superior e esplênica; portanto, as três veias formam a veia porta. Na maioria das pessoas, a VMI entra na veia esplênica (60%) (ver Figura 5.56A) ou na VMS (40%).

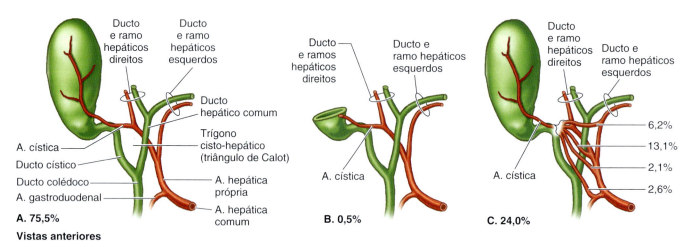

Figura 5.74 Variação na origem e no trajeto da artéria cística. **A.** Padrão comum. A artéria cística geralmente origina-se da artéria hepática direita no trígono cisto-hepático (triângulo de Calot), limitado pelo ducto cístico, ducto hepático comum e face visceral da parte direita do fígado. **B** e **C.** Há variações na origem e no trajeto da artéria cística (Daseler et al., 1947). As variações têm importância clínica durante a colecistectomia – remoção cirúrgica da vesícula biliar.

Capítulo 5 ■ Abdome   509

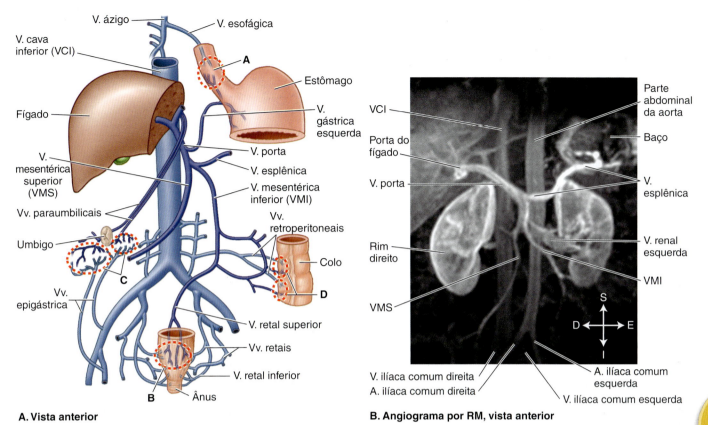

A. Vista anterior   **B. Angiograma por RM, vista anterior**

Figura 5.75 Tributárias da veia porta e anastomoses portossistêmicas. **A.** Visão geral. As anastomoses proporcionam uma circulação colateral em casos de obstrução no fígado ou veia porta. Aqui, as tributárias da veia porta são representadas em *azul-escuro* e as tributárias sistêmicas em *azul-claro*. A–D indicam locais de anastomoses. *A* está situado entre as veias esofágicas submucosas que drenam para a veia ázigo (sistêmica) ou para a veia gástrica esquerda (portal); quando dilatadas formam as varizes esofágicas. *B* está entre as veias retais inferior e média, drenando para a veia cava inferior (sistêmica) e a veia retal superior, continuando como a veia mesentérica inferior (portal). As veias submucosas envolvidas normalmente apresentam-se dilatadas (varicosas), mesmo em recém-nascidos. Quando a túnica mucosa que as contém sofre prolapso, elas formam *hemorroidas*. (A aparência varicosa das veias e a ocorrência de hemorroidas não estão normalmente relacionadas com hipertensão porta, como se costuma afirmar.) *C* mostra veias paraumbilicais (portais) que se anastomosam com pequenas veias epigástricas da parede anterior do abdome (sistêmicas); isso pode produzir a "cabeça de Medusa" (Figura B5.30). *D* está nas faces posteriores (áreas nuas) de vísceras secundariamente retroperitoneais, ou o fígado, onde brotos de veias viscerais – por exemplo, a veia cólica, as veias esplênicas ou a própria veia porta (sistema porta) – anastomosam-se com veias retroperitoneais da parede posterior do abdome ou diafragma (sistema sistêmico). **B.** Angiografia por ressonância magnética (RM) (venografia porta). As tributárias e a formação da veia porta em uma pessoa viva.

Embora seja um grande vaso, a veia porta do fígado segue um trajeto curto (7 a 8 cm), a maior parte do qual está contido no ligamento hepatoduodenal. À medida que se aproxima da porta do fígado, a veia porta divide-se em ramos direito e esquerdo. A veia porta recebe sangue com oxigenação reduzida, mas rico em nutrientes da parte abdominal do sistema digestório, inclusive vesícula biliar, pâncreas e baço, e o conduz ao fígado. Diz-se que há uma direção do fluxo sanguíneo na qual o sangue da veia esplênica, transportando os produtos da decomposição das hemácias no baço, segue principalmente para a parte esquerda do fígado. O sangue da VMS, rico em nutrientes absorvidos no intestino, segue principalmente para a parte direita do fígado. No fígado, seus ramos são distribuídos em um padrão segmentar (ver "Vasos sanguíneos do fígado", anteriormente) e terminam em capilares expandidos, os *sinusoides venosos do fígado* (ver Figura 5.69A).

As **anastomoses portossistêmicas**, nas quais o sistema venoso porta comunica-se com o sistema venoso sistêmico, formam-se na tela submucosa da parte inferior do esôfago, na tela submucosa do canal anal, na região periumbilical e nas faces posteriores (áreas nuas) de vísceras secundariamente retroperitoneais, ou no fígado (Figura 5.75; ver detalhes na legenda). Quando a circulação porta através do fígado é reduzida ou obstruída por doença hepática ou compressão física por um tumor, por exemplo, o sangue do sistema digestório ainda pode chegar ao lado direito do coração pela VCI graças a essas vias colaterais. Essas vias alternativas estão disponíveis porque a veia porta e suas tributárias não têm válvulas; assim, o sangue pode fluir em sentido inverso para a VCI. No entanto, o volume de sangue forçado pelas vias colaterais pode ser excessivo, resultando em varizes (dilatação anormal das veias), potencialmente fatais (ver "Hipertensão porta" no boxe Anatomia clínica, mais adiante), se a obstrução não for contornada cirurgicamente (ver "Anastomoses portossistêmicas" no boxe Anatomia clínica, mais adiante).

ANATOMIA CLÍNICA

BAÇO E PÂNCREAS

Ruptura do baço

Embora esteja bem protegido pelas costelas IX a XII (ver Figura 5.30B), o baço é o órgão abdominal lesionado com maior frequência. O traumatismo não penetrante da região lateral esquerda ou de outras regiões do abdome que causam aumento súbito e acentuado da pressão intra-abdominal (p. ex., por impacto contra o guidom de uma motocicleta) pode causar a ruptura da fina cápsula fibrosa e do peritônio sobrejacente ao baço, rompendo sua polpa macia (*ruptura do baço*). A ruptura acarreta grande sangramento (*hemorragia intraperitoneal*) e choque.

A proximidade entre o baço e as costelas que normalmente o protegem pode ser prejudicial em caso de fraturas costais. Golpes fortes na região lateral esquerda podem fraturar uma ou mais dessas costelas e romper o baço subjacente ou os fragmentos ósseos cortantes podem lacerar o baço.

Esplenectomia e esplenomegalia

O reparo de uma ruptura do baço é difícil; consequentemente, costuma-se realizar uma *esplenectomia* (remoção do baço) para evitar que haja hemorragia até a morte. Quando possível, a *esplenectomia subtotal (parcial)*, é seguida por rápida regeneração. Mesmo a *esplenectomia total* geralmente não tem efeitos graves, sobretudo em adultos, porque a maioria de suas funções é assumida por outros órgãos reticuloendoteliais (p. ex., o fígado e a medula óssea), mas há maior suscetibilidade a algumas infecções bacterianas. Uma doença que acomete o baço, como a leucemia granulocítica, pode acarretar seu aumento em 10 vezes ou mais seu tamanho e peso normais (*esplenomegalia*). Às vezes há ingurgitamento esplênico associado a hipertensão (elevação da pressão arterial). O baço não costuma ser palpável no adulto. De modo geral, se for possível sentir sua margem inferior ao palpar abaixo da margem costal esquerda ao fim da inspiração (Figura B5.19A), ele está aumentado cerca de três vezes acima do seu tamanho "normal". A esplenomegalia também ocorre em algumas formas de anemias hemolíticas ou granulocíticas, nas quais há destruição maior que o normal das hemácias ou dos leucócitos, respectivamente (Figura B5.19B). Nesses casos, a esplenectomia pode salvar a vida do paciente.

Baço(s) acessório(s) e esplenose

No período pré-natal, podem se desenvolver um ou mais pequenos baços acessórios próximos do hilo esplênico. Eles podem estar parcial ou totalmente embutidos na cauda do pâncreas, entre as lâminas do ligamento gastroesplênico, no compartimento infracólico, no mesentério, ou muito próximo do ovário ou testículo (Figura B5.20). A maioria dos indivíduos afetados tem apenas um baço acessório. Os baços acessórios são relativamente comuns, em geral são pequenos (cerca de 1 cm de diâmetro, mas variam de 0,2 a 10 cm), e podem assemelhar-se a um linfonodo. A consciência da possibilidade de um baço acessório é importante, porque no caso de uma esplenectomia, os sintomas que justificaram a retirada do baço (p. ex., *anemia esplênica*) podem persistir se ele não for removido. *Esplenose* – autoimplante generalizado de tecido esplênico ectópico no peritônio, no omento ou nos mesentérios – ocorre ocasionalmente após ruptura esplênica.

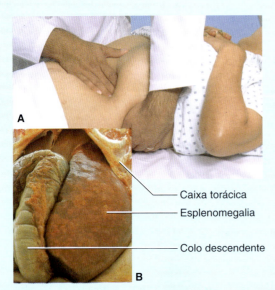

Figura B5.19 Exame do baço. **A.** Palpação do baço. **B.** Esplenomegalia. Este baço de 4.200 g foi encontrado em uma necropsia.

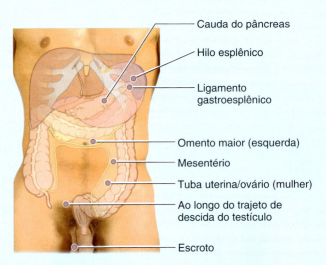

Figura B5.20 Possíveis localizações de baços acessórios. Os *pontos* indicam onde podem ser localizados pequenos baços acessórios.

Biopsia esplênica por agulha e esplenoportografia

A relação entre o recesso costodiafragmático da cavidade pleural e o baço é clinicamente importante (ver Figura 5.39A e B). Esse espaço potencial desce até o nível da costela X na linha axilar média. Sua existência tem de ser lembrada ao realizar uma *biopsia esplênica com agulha*, ou ao injetar material radiopaco no baço para visualização da veia porta (*esplenoportografia*). Se não houver cuidado, esse material pode entrar na cavidade pleural e causar *pleurite* (inflamação da pleura).

Obstrução da ampola hepatopancreática e pancreatite

Como o ducto pancreático se une ao ducto colédoco para formar a ampola hepatopancreática e perfura a parede duodenal, um *cálculo biliar* que siga pelas vias biliares extra-hepáticas pode alojar-se na extremidade distal mais estreita da ampola hepatopancreática, que se abre no cume da papila maior do duodeno (ver Figura 5.59A e B). Nesse caso, há obstrução dos sistemas de ductos colédoco e pancreático e não há entrada de bile nem de suco pancreático no duodeno. No entanto, a bile pode refluir e entrar no ducto pancreático, geralmente resultando em *pancreatite* (inflamação do pâncreas). Às vezes, um refluxo semelhante de bile é causado por *espasmos do músculo esfíncter da ampola hepatopancreática*. Normalmente, o músculo esfíncter do ducto pancreático impede o refluxo de bile para o ducto pancreático; entretanto, se houver obstrução da ampola hepatopancreática, o fraco músculo esfíncter do ducto pancreático pode ser incapaz de resistir à pressão excessiva da bile na ampola hepatopancreática. Se houver um ducto pancreático acessório conectado ao ducto pancreático e que se abra no duodeno, pode compensar a obstrução do ducto pancreático ou o espasmo do músculo esfíncter da ampola hepatopancreática.

Colangiopancreatografia

A *colangiopancreatografia por ressonância magnética* (CPRM), um tipo de RM, tornou-se o exame padrão para o diagnóstico de doenças pancreáticas e biliares. Esse exame produz imagens detalhadas dos sistemas hepatobiliar e pancreático, inclusive o fígado, a vesícula biliar, os ductos biliares, o pâncreas e o ducto pancreático (ver na Figura B5.28 um exemplo de imagem de CPRM em "Cálculos biliares" neste boxe). Embora esse exame não invasivo mais recente tenha substituído em grande parte o procedimento padrão anterior *colangiopancreatografia retrógrada endoscópica (CPRE)* no diagnóstico de doenças pancreáticas e biliares, a CPRE é solicitada quando são necessárias intervenções (biopsia, retirada de cálculo ou colocação de endoprótese [*stent*]) (Figura B5.21). Primeiro, é introduzido um endoscópio de fibra óptica através de boca, esôfago e estômago. A seguir, chega-se ao duodeno e é introduzida uma cânula na papila maior do duodeno que avança sob controle fluoroscópico até o ducto de interesse (ducto colédoco ou ducto pancreático) para injeção de contraste radiológico.

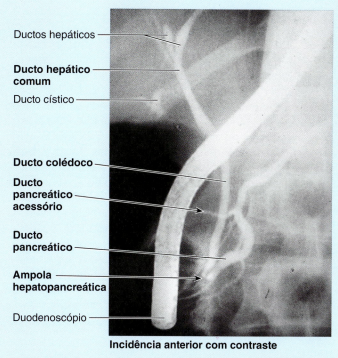

Figura B5.21 Colangiopancreatografia retrógrada endoscópica (CPRE).

Utilizando a visualização fluoroscópica propiciada pelo meio de contraste, instrumentos operados através do endoscópio são, então, utilizados para a intervenção.

Tecido pancreático acessório

Não é incomum o surgimento de *tecido pancreático acessório* no estômago, no duodeno, no íleo ou em um divertículo ileal; entretanto, o estômago e o duodeno são os locais mais comuns. O tecido pancreático acessório pode conter células das ilhotas pancreáticas que produzem glucagon e insulina.

Ruptura do pâncreas

O pâncreas está localizado centralmente no corpo. Consequentemente, não é palpável e está bem protegido de todos os traumatismos, com exceção dos traumatismos perfurantes mais importantes. O pâncreas, como o fígado, tem uma reserva funcional considerável. Por todos esses motivos, o pâncreas, como órgão exócrino, não costuma ser uma causa primária de problemas clínicos (com exceção do *diabetes melito*, um distúrbio endócrino das células das ilhotas). A maioria dos problemas pancreáticos exócrinos é secundária a problemas biliares. A lesão pancreática pode resultar da compressão forçada, intensa e súbita do abdome, como a força de colisão contra o volante em um acidente de trânsito. Como o pâncreas tem posição transversal, a coluna vertebral atua como uma bigorna, e a força do traumatismo pode romper o pâncreas friável.

A ruptura do pâncreas costuma romper seu sistema ductal, permitindo que o suco pancreático entre no parênquima da glândula e invada os tecidos adjacentes. A digestão do tecido pancreático e de outros tecidos pelo suco pancreático é muito dolorosa.

Pancreatectomia subtotal

A *pancreatectomia*, remoção cirúrgica parcial ou completa do pâncreas, é realizada mais frequentemente quando são detectados tumores pancreáticos (ver "Câncer de pâncreas", a seguir). Todavia, a *pancreatectomia subtotal* ou *parcial* também é realizada para remover partes lesionadas do pâncreas e para o tratamento de *pancreatite crônica* após o fracasso de opções não cirúrgicas. Pancreatite consiste em inflamação do pâncreas. Ocorre lesão pancreática quando as enzimas digestivas são ativadas antes de serem liberadas para o intestino delgado e começam a atacar o pâncreas. A pancreatectomia subtotal reduz a secreção pancreática ao reduzir as dimensões do pâncreas. Embora a retirada cirúrgica do corpo e da cauda do pâncreas seja menos difícil, as relações anatômicas e a irrigação sanguínea da cabeça do pâncreas, do ducto colédoco e do duodeno tornam impossível a retirada de toda a cabeça do pâncreas sem a remoção do duodeno e da parte terminal do ducto colédoco (Skandalakis, 2021). Em geral, conserva-se a margem do pâncreas ao longo da margem medial do duodeno para preservar a vascularização duodenal.

Câncer de pâncreas

O câncer da cabeça do pâncreas representa a maioria dos casos de obstrução extra-hepática dos ductos biliares. Devido às relações posteriores do pâncreas, o câncer da cabeça do pâncreas costuma comprimir e obstruir o ducto colédoco e/ou a ampola hepatopancreática. A obstrução das vias biliares, em geral o ducto colédoco ou a ampola, resulta na retenção de pigmentos biliares, dilatação da vesícula biliar e icterícia obstrutiva. A *icterícia* é a coloração amarelada da maioria dos tecidos do corpo, pele, túnicas mucosa e conjuntiva causada por pigmentos biliares circulantes.

A maioria das pessoas com câncer do pâncreas tem *adenocarcinoma ductal*. Frequentemente, há dor forte nas costas. O câncer do colo e do corpo do pâncreas pode causar obstrução da veia porta ou da veia cava inferior porque o pâncreas está localizado sobre essas grandes veias (ver Figura 5.60B). A substancial drenagem do pâncreas para linfonodos relativamente inacessíveis e o fato de que geralmente o câncer de pâncreas metastatiza precocemente para o fígado, pela veia porta, tornam a detecção precoce improvável e dificultam o tratamento cirúrgico do câncer de pâncreas.

O *procedimento de Whipple* para câncer de pâncreas e das vias biliares (*pancreatoduodenectomia*) é o mais frequentemente realizado para tumores do pâncreas. Trata-se de uma intervenção complexa que remove parte do pâncreas, parte do duodeno e a vesícula biliar. Os tumores que crescem no corpo e na cauda do pâncreas são removidos por um procedimento subtotal denominado *pancreatectomia distal*.

FÍGADO, DUCTOS BILIARES E VESÍCULA BILIAR

Palpação do fígado

O fígado pode ser palpado em decúbito dorsal por causa do movimento para baixo do diafragma e do fígado associado à inspiração profunda (ver

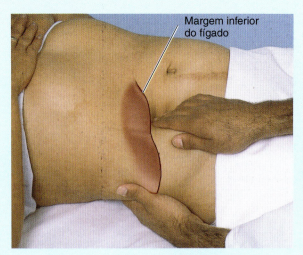

Figura B5.22 Palpação da margem inferior do fígado.

Figura 5.62). Um método de palpação do fígado consiste em colocar a mão esquerda posteriormente atrás da *parte inferior da caixa torácica* (Figura B5.22). Em seguida, colocar a mão direita no quadrante superior direito da pessoa, lateralmente ao *músculo reto do abdome* e inferiormente à *margem costal*. A pessoa é instruída a inspirar profundamente enquanto o examinador comprime em direção posterossuperior com a mão direita e empurra anteriormente com a mão esquerda (Bickley, 2021).

Abscessos subfrênicos

A peritonite pode resultar na formação de *abscessos* localizados (coleções de exsudato purulento, ou pus) em várias partes da cavidade peritoneal. Um local comum de acúmulo de pus é o recesso subfrênico direito ou esquerdo. Os *abscessos subfrênicos* são mais comuns no lado direito devido à frequência de ruptura do apêndice vermiforme e de úlceras duodenais perfuradas. Como os recessos subfrênicos direito e esquerdo são contínuos com o recesso hepatorrenal (as partes mais baixas [que sofrem mais a ação da gravidade] da cavidade peritoneal em decúbito dorsal), o pus de um abscesso subfrênico pode drenar para os recessos hepatorrenais (ver Figura 5.64E), sobretudo quando os pacientes estão acamados.

O abscesso subfrênico costuma ser drenado por uma incisão inferior a, ou através, do leito da costela XII (Ellis & Mahadevan, 2019), tornando desnecessária a criação de uma abertura na pleura ou no peritônio. O abscesso subfrênico anterior frequentemente é drenado através de uma incisão subcostal inferior e paralela à margem costal direita. Atualmente, muitos abscessos são drenados por via percutânea sob orientação de US ou TC.

Lobectomias e segmentectomia hepáticas

Quando se descobriu que as artérias e os ductos hepáticos direitos e esquerdos, assim como os ramos das veias portas direita e esquerda, não se comunicavam, tornou-se possível realizar *lobectomias hepáticas*, a retirada da parte direita ou esquerda do fígado, sem sangramento excessivo.

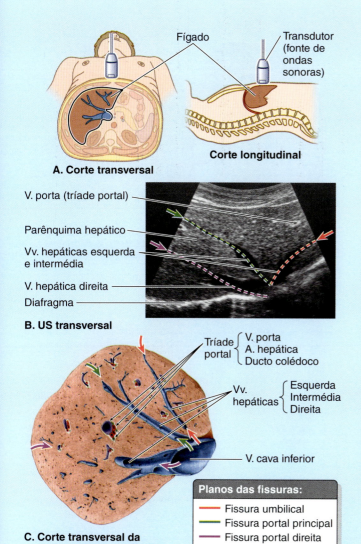

Figura B5.23 Ultrassonografia (US) das veias hepáticas.

Mais recentemente, sobretudo desde o advento do bisturi cauterizador e da cirurgia a *laser*, tornou-se possível realizar *segmentectomias hepáticas*. Esse procedimento torna possível ressecar apenas aqueles segmentos que são afetados por um tumor. As veias hepáticas direita, intermédia e esquerda servem como orientações para os planos (fissuras) entre as divisões hepáticas (Figura B5.23); entretanto, também representam uma importante causa de hemorragia que o cirurgião deve enfrentar. Embora o padrão de segmentação descrito na Figura 5.67A seja o mais comum, os segmentos variam muito em tamanho e formato em razão da variação individual na ramificação dos vasos hepáticos e portais. Toda ressecção hepática é empírica e exige ultrassonografia, injeção de contraste ou oclusão por cateter com balão para definir o padrão segmentar do paciente (Cheng et al., 1997).

Ruptura do fígado

 O fígado é facilmente lesionado porque é grande, tem posição fixa e é friável (fragmenta-se com facilidade). Muitas vezes, uma costela fraturada que perfure o diafragma causa laceração do fígado. Devido à significativa vascularidade e à friabilidade do fígado, as lacerações costumam causar grande hemorragia e dor no quadrante superior direito. De modo geral, o manejo dessas lesões consiste em retirada do material estranho e tamponamento ou embolização (bloqueio deliberado dos vasos sanguíneos para controlar o sangramento) quando necessário. Todos os esforços são feitos para evitar a ressecção hepática após traumatismo; a ressecção é o último recurso. Nesses casos, o cirurgião precisa decidir se deve realizar uma segmentectomia ou uma lobectomia. A maioria das lesões do fígado acomete a sua parte direita. É mais provável que uma lesão mais extensa provoque desvascularização de grandes áreas do fígado que exija lobectomia.

Artérias hepáticas aberrantes

 O tipo mais comum de artéria hepática direita ou esquerda que se origina como ramo terminal da artéria hepática própria (Figura B5.24A) pode ser parcial ou totalmente substituído por uma artéria aberrante (acessória ou substituta) que tenha outra origem. A origem mais comum de uma *artéria hepática direita aberrante* é a AMS (Figura B5.24B). A origem mais comum de uma *artéria hepática esquerda aberrante* é a artéria gástrica esquerda (Figura B5.24C).

Variações nas relações das artérias hepáticas

 Na maioria das pessoas, a artéria hepática direita cruza anteriormente à veia porta (Figura B5.24D); entretanto, em algumas pessoas, a artéria cruza posteriormente à veia porta (Figura B5.24E). Na maioria das pessoas, a artéria hepática direita segue posteriormente ao ducto hepático comum (Figura B5.24G). Em alguns indivíduos, a artéria hepática direita cruza anteriormente ao ducto hepático comum (Figura B5.24F), ou a artéria hepática direita origina-se da AMS e, assim, não cruza o ducto hepático comum (Figura B5.24H). Essas variações anatômicas são principalmente importantes quando são realizados procedimentos cirúrgicos na região.

Hepatomegalia

 O fígado é um órgão macio e muito vascularizado que recebe grande volume de sangue imediatamente antes de o mesmo entrar no coração. Tanto a VCI quanto as veias hepáticas não têm válvulas. Toda elevação da pressão venosa central é diretamente transmitida ao fígado, que aumenta de tamanho quando ingurgitado. O ingurgitamento temporário acentuado distende a cápsula fibrosa do fígado, causando dor ao redor das costelas inferiores, sobretudo no hipocôndrio direito. Esse ingurgitamento, principalmente associado com atividade diafragmática aumentada ou persistente, pode ser uma causa da "pontada do corredor", talvez explicando por que esse fenômeno ocorre no lado direito.

Além das doenças que causam ingurgitamento hepático como insuficiência cardíaca congestiva, doenças bacterianas e virais como a *hepatite* causam *hepatomegalia* (aumento do fígado). Quando a hepatomegalia é maciça, a margem inferior do fígado pode ser facilmente palpada abaixo da margem

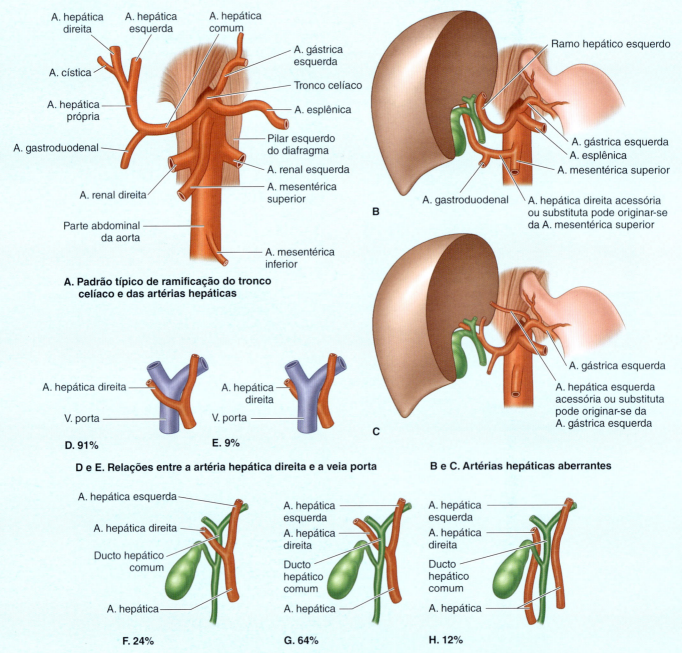

Figura B5.24 Variações das artérias hepáticas direita e esquerda.

costal direita e pode até mesmo alcançar a margem pélvica no quadrante inferior direito do abdome.

Os tumores também causam hepatomegalia. O fígado é um local comum de *carcinoma metastático* (cânceres secundários que se disseminam de órgãos drenados pelo sistema venoso porta, por exemplo, o intestino grosso). As células cancerosas também podem passar do tórax para o fígado, sobretudo da mama direita, por causa das comunicações existentes entre os linfonodos torácicos e os vasos linfáticos que drenam a área nua do fígado. Os tumores metastáticos formam nódulos endurecidos e arredondados no parênquima hepático que podem ser palpados no exame físico.

Cirrose hepática

O fígado é o local primário de destoxificação das substâncias absorvidas pelo sistema digestório; sendo assim, é vulnerável a lesão celular e consequente fibrose, acompanhadas por nódulos regenerativos. Na *cirrose hepática* há destruição progressiva dos hepatócitos (ver Figura 5.69), que são substituídos por gordura e tecido fibroso. Embora muitos solventes industriais, como o tetracloreto de carbono, causem cirrose, a condição é mais frequente em pessoas que sofrem de alcoolismo crônico.

A *cirrose alcoólica*, a mais comum das muitas causas de *hipertensão porta*, é caracterizada por hepatomegalia e aspecto "nodular" da superfície do fígado (ver Figura B5.31B em "Anastomoses portossistêmicas", neste boxe) causados por alterações gordurosas e fibrose. O fígado tem grande reserva funcional, e assim os sinais metabólicos de insuficiência hepática demoram a aparecer. O tecido fibroso circunda os vasos sanguíneos intra-hepáticos e os ductos biliares, deixando o fígado endurecido e impedindo a circulação de sangue através dele (*hipertensão porta*). O tratamento preferido da cirrose hepática avançada é o transplante hepático. Menos comumente, um *shunt portossistêmico* ou *portocava* pode ser criado por via percutânea ou cirurgicamente, anastomosando os sistemas venosos porta e sistêmico (ver "Anastomoses portossistêmicas" neste boxe).

Biopsia hepática

A *biopsia hepática* permite obter tecido hepático para fins diagnósticos. Como o fígado está localizado no hipocôndrio direito, onde é protegido pela caixa torácica sobrejacente, a agulha costuma ser inserida através do 10º espaço intercostal direito, na linha axilar média. Antes de o médico fazer a biopsia, a pessoa é instruída a prender a respiração em expiração completa para reduzir o recesso costodiafragmático e diminuir o risco de lesão do pulmão e contaminação da cavidade pleural.

Vesícula biliar móvel

Na maioria das pessoas, a vesícula biliar está bem inserida na fossa da vesícula biliar na face visceral do fígado (ver Figura 5.72). No entanto, em cerca de 4% das pessoas a vesícula biliar está suspensa e unida ao fígado por um curto mesentério, o que aumenta sua mobilidade. As *vesículas biliares móveis* estão sujeitas à torção vascular e ao infarto (súbita insuficiência da irrigação arterial ou venosa).

Variações nos ductos cístico e hepático

Às vezes o ducto cístico segue ao longo do ducto hepático comum e adere intimamente a ele. O ducto cístico pode ser curto ou mesmo ausente. Em algumas pessoas, há união baixa dos ductos cístico e hepático comum (Figura B5.25A). Consequentemente, o ducto colédoco é curto e situa-se posteriormente à parte superior do duodeno, ou mesmo abaixo dela. Quando há união baixa, os dois ductos podem ser unidos por tecido fibroso, dificultando o clampeamento cirúrgico do ducto cístico sem lesionar o ducto hepático comum.

Por vezes, há união alta dos ductos cístico e hepático comum perto da porta do fígado (Figura B5.25B). Em outros casos, o ducto cístico espirala-se anteriormente sobre o ducto hepático comum, antes de se juntar a ele no lado esquerdo (Figura B5.25C). O conhecimento das variações das artérias e da formação do ducto colédoco é importante para os cirurgiões durante a ligadura do ducto cístico na *colecistectomia* (retirada cirúrgica da vesícula biliar).

Ductos hepáticos acessórios

Os ductos hepáticos acessórios (aberrantes) são comuns e ocupam posições de risco durante a colecistectomia. Um ducto acessório é um ducto segmentar normal que se une ao sistema biliar fora do fígado, em vez de dentro dele (Figura B5.26). Como drena um segmento normal do fígado, há saída de bile em caso de secção acidental durante a cirurgia (Skandalakis, 2021). De 95 vesículas biliares e ductos biliares estudados, sete tinham ductos acessórios: quatro uniam-se ao ducto hepático comum perto dos ductos císticos, dois se uniam ao ducto cístico, e um era um ducto de anastomose que ligava o ducto cístico ao ducto hepático comum (Agur & Dalley, 2021).

Cálculos biliares

Um *cálculo biliar* é uma concreção na vesícula biliar, no ducto cístico ou em outro ducto biliar formada principalmente por cristais de colesterol (Figura B5.27A

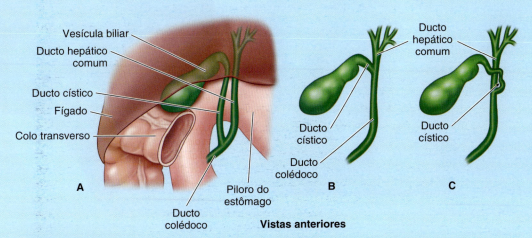

Figura B5.25 União dos ductos cístico e hepático comum. **A.** União baixa. **B.** União alta. **C.** Desvio de trajeto.

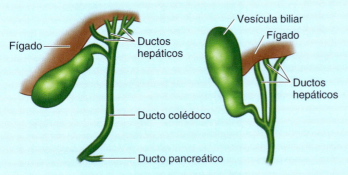

Figura B5.26 Ductos hepáticos acessórios.

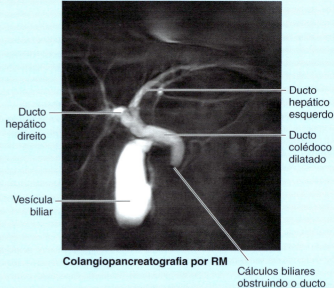

Colangiopancreatografia por RM

Figura B5.28 Colangiopancreatografia por RM. Dilatação do ducto colédoco secundária a um cálculo alojado na parte distal do ducto. Observar o contorno côncavo da extremidade distal do ducto visível na margem superior do cálculo.

e B). Os cálculos biliares (*coleliíiase*) são muito mais comuns em mulheres, e a incidência aumenta com a idade. Entretanto, os cálculos biliares são "silenciosos" (assintomáticos) em cerca de 50% das pessoas. Ao longo de um período de 20 anos, dois terços das pessoas assintomáticas com cálculos biliares continuam assintomáticas. Quanto mais tempo os cálculos permanecerem latentes, menor é a probabilidade de surgimento de sintomas. Para que os cálculos biliares causem sintomas clínicos, devem alcançar tamanho suficiente para causar lesão mecânica da vesícula biliar ou obstrução das vias biliares (Townsend et al., 2022).

A extremidade distal do ducto biliar comum é a parte mais estreita das vias biliares e é um local comum de impactação de cálculos biliares (Figura B5.28). Os cálculos biliares também podem se alojar nos ductos hepáticos e císticos. Um cálculo alojado no ducto cístico causa *cólica biliar* (dor espasmódica intensa). Quando a vesícula biliar relaxa, o cálculo pode voltar para o seu interior. Se o cálculo obstruir o ducto cístico, ocorre *colecistite* (inflamação da vesícula biliar) por causa do acúmulo de bile, o que causa dilatação da vesícula biliar.

Outro local comum de impactação dos cálculos biliares é uma saculação (bolsa de Hartmann) que pode aparecer na

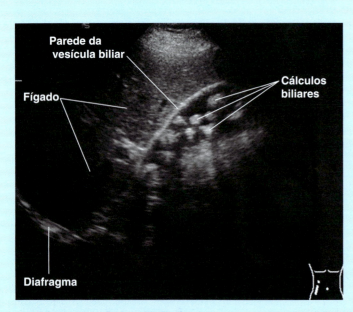

A. Ultrassonografia longitudinal

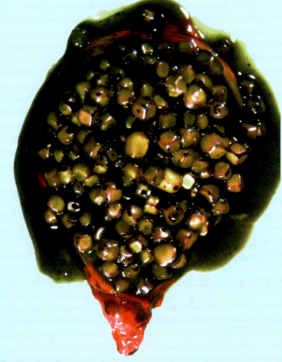

B. Dissecção

Figura B5.27 A. Cálculos biliares. Ultrassonografia da vesícula biliar com cálculos ecogênicos. **B.** Cálculos biliares (colelitíase). A vesícula biliar foi aberta, revelando múltiplos cálculos de colesterol.

junção do colo da vesícula biliar com o ducto cístico. Quando essa bolsa é grande, o ducto cístico origina-se de sua face superior esquerda, e não do que parece ser o ápice da vesícula biliar. Os cálculos biliares costumam acumular-se na bolsa. Caso haja ruptura de uma úlcera péptica duodenal, pode se formar uma falsa passagem entre a bolsa e a parte superior do duodeno, permitindo a entrada de cálculos biliares no duodeno. (Ver "Cálculos biliares no duodeno", a seguir.)

A dor causada pela *impactação da vesícula biliar* acomete a região epigástrica e depois se desloca para o hipocôndrio direito na junção da 9ª cartilagem costal com a margem lateral da bainha do músculo reto do abdome. A *inflamação da vesícula biliar* pode causar dor na parede torácica posterior ou no ombro direito devido à irritação do diafragma. Se não puder sair da vesícula biliar, a bile entra no sangue e pode causar *icterícia* (ver "Câncer de pâncreas" neste boxe, anteriormente). Ultrassonografia e TC são exames de imagem frequentemente realizados para localizar cálculos.

Cálculos biliares no duodeno

A dilatação e a inflamação da vesícula biliar causadas pela impactação do cálculo biliar em seu ducto podem provocar aderências às vísceras adjacentes. A inflamação contínua pode romper (ulcerar) os limites teciduais entre a vesícula biliar e uma parte do sistema digestório aderido a ela, resultando em *fístula colecistoentérica* (Figura B5.29). Em vista de sua proximidade com a vesícula biliar, a parte superior do duodeno e o colo transverso são mais propensos a desenvolver uma fístula desse tipo. A fístula permitiria que um grande cálculo biliar, incapaz de atravessar o ducto cístico, entrasse no sistema digestório. Um grande cálculo biliar que entre no intestino delgado desse modo pode ser aprisionado na papila ileal (o estreitamento seguinte do sistema digestório), provocando obstrução intestinal (*íleo biliar*). Uma fístula colecistoentérica também permite a entrada de gás do sistema digestório na vesícula biliar, o que produz um sinal radiográfico diagnóstico.

Colecistectomia

As pessoas com *cólica biliar* intensa geralmente têm a vesícula biliar removida. Muitas vezes a cirurgia a céu aberto é substituída pela *colecistectomia laparoscópica*. Na maioria das vezes, a artéria cística origina-se da artéria hepática direita no trígono cisto-hepático (triângulo de Calot) (ver Figuras 5.72 e 5.74A). No uso clínico atual, o trígono cisto-hepático é definido inferiormente pelo ducto cístico, medialmente pelo ducto hepático comum, e superiormente pela face inferior do fígado. A dissecção cuidadosa do trígono cisto-hepático no início da colecistectomia protege essas estruturas importantes em caso de variação anatômica. Os erros durante a cirurgia da vesícula biliar costumam ser causados por não observação das variações comuns na anatomia do sistema biliar, sobretudo de sua vascularização. Antes de dividir qualquer estrutura e retirar a vesícula biliar, os cirurgiões identificam os três ductos biliares, além das artérias cística e hepática. Em geral, é a artéria hepática direita que corre risco durante a cirurgia e deve ser localizada antes da ligadura da artéria cística.

Hipertensão porta

Quando a cicatrização e a fibrose causadas por cirrose obstruem a veia porta no fígado, há aumento de pressão na veia porta e em suas tributárias, o que causa *hipertensão porta*. O grande volume de sangue que flui do sistema porta para o sistema sistêmico nos locais de anastomoses portossistêmicas pode provocar o surgimento de *varizes*, principalmente na parte inferior do esôfago. A dilatação das veias pode ser tão intensa que suas paredes se rompem, resultando em hemorragia (ver Figura B5.7).

O sangramento de varizes (veias anormalmente dilatadas) esofágicas na extremidade distal do esôfago muitas vezes é grave e pode ser fatal. Nos casos graves de obstrução porta, as veias da parede anterior do abdome (normalmente tributárias da veia cava) que se anastomosam com as veias paraumbilicais (normalmente tributárias da veia porta) tornam-se varicosas e assemelham-se a pequenas cobras que se irradiam sob a pele ao redor do umbigo. Essa condição é denominada *cabeça de Medusa* por causa de sua semelhança com as serpentes na cabeça da Medusa, uma personagem da mitologia grega (Figura B5.30).

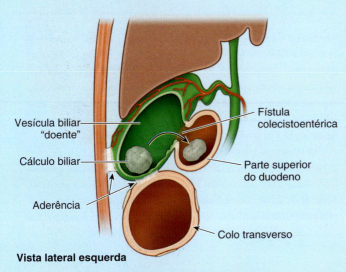

Figura B5.29 Cálculos biliares no duodeno.

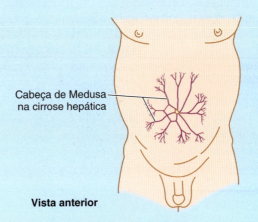

Figura B5.30 Cabeça de Medusa.

Anastomoses portossistêmicas

Um método comum para reduzir a hipertensão porta é desviar o sangue do sistema venoso porta para o sistema venoso sistêmico, criando uma comunicação entre a veia porta e a VCI. Inicialmente, *anastomoses portocava* ou *shunts portossistêmicos* eram procedimentos laparoscópicos nos quais duas veias eram conectadas cirurgicamente, geralmente onde elas estão próximas posteriormente ao fígado (Figura B5.31A e B). Outro recurso para diminuir a pressão porta é unir a veia esplênica à veia renal esquerda, após esplenectomia (*anastomose* ou *shunt esplenorrenal*) (Figura B5.31C) (Skandalakis, 2021). Esses métodos foram quase totalmente substituídos pelos transplantes hepáticos, algumas vezes precedidos pelo procedimento *TIPS (shunt portossistêmico intra-hepático transjugular)* enquanto se busca um doador. O procedimento TIPS é realizado por um radiologista intervencionista que introduz um cateter com um *stent* não expandido na veia jugular interna direita e o direciona sob orientação fluoroscópica até uma das principais veias hepáticas (via veia braquiocefálica direita, veia cava superior, átrio direito e veia cava inferior). Uma vez na veia hepática, o *stent* não expandido é tracionado através do parênquima hepático até a veia porta do fígado. A endoprótese (*stent*) é expandida e deixada no lugar, propiciando um *shunt* portossistêmico (anastomose) (Figura 5.31D). O cateter é, então, retirado.

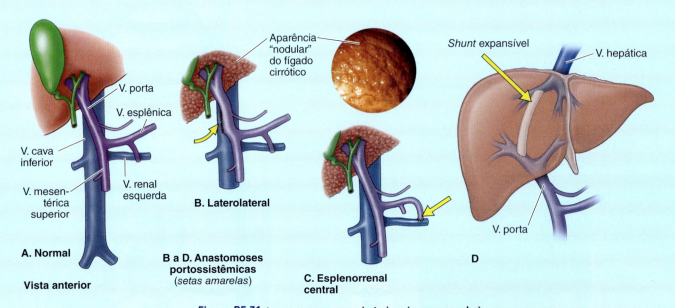

Figura B5.31 Anastomoses portossistêmicas (*setas amarelas*).

Pontos-chave

Baço e pâncreas

Baço: O baço é uma massa que tem polpa muito vascularizada (sinusoidal), circundada por uma delicada cápsula fibroelástica. ■ É completamente recoberto por peritônio, exceto no hilo esplênico, onde se fixam o ligamento esplenorrenal (que conduz vasos esplênicos para o baço) e o ligamento gastroesplênico (que conduz os vasos gástricos curtos e gastromentais esquerdos até o estômago). ■ O baço médio tem o tamanho aproximado da mão fechada, com uma considerável variação normal. ■ O baço é o maior dos órgãos linfoides, mas não é vital. ■ Como reservatório de sangue, normalmente é capaz de considerável expansão e contração temporária, mas pode sofrer aumento crônico muito maior em caso de doença. ■ Embora seja protegido pelas costelas IX a XI esquerdas sobrejacentes, o baço é relativamente delicado e o órgão abdominal mais vulnerável ao traumatismo indireto. ■ Golpes fortes no abdome podem causar súbito aumento da pressão intra-abdominal e ruptura do órgão, resultando em grande hemorragia intraperitoneal.

Pâncreas: O pâncreas é uma glândula exócrina, que produz suco pancreático, secretado no duodeno para digestão, e endócrina, que produz insulina e glucagon, liberados na corrente sanguínea como hormônios. ■ O pâncreas secundariamente retroperitoneal consiste em cabeça, processo uncinado, colo,

Pontos-chave: (*continuação*)

corpo e cauda. ■ A cabeça, à direita da AMS, é circundada pelo duodeno em forma de C e penetrada pela extremidade do ducto colédoco, enquanto sua extensão, o processo uncinado, situa-se posteriormente à AMS. ■ O colo do pâncreas está situado anteriormente à AMS e à VMS, sendo que esta se funde com a veia esplênica para formar a veia porta. ■ O corpo do pâncreas situa-se à esquerda da AMS, seguindo transversalmente na parede posterior da bolsa omental e cruzando anteriormente sobre o corpo da vértebra L II e parte abdominal da aorta. ■ A cauda entra no ligamento esplenorrenal enquanto se aproxima do hilo esplênico. ■ A veia esplênica segue paralela e posteriormente à cauda e ao corpo do pâncreas enquanto vai do baço até a veia porta. ■ O ducto pancreático segue um trajeto semelhante no pâncreas, continuando transversalmente na cabeça para se fundir ao ducto colédoco e formar a ampola hepatopancreática, que entra na parte descendente do duodeno. ■ Como uma glândula endócrina, o pâncreas recebe irrigação abundante das artérias pancreaticoduodenais e esplênica. ■ Embora receba fibras nervosas simpáticas vasomotoras e parassimpáticas secretomotoras, o controle da secreção pancreática é basicamente hormonal. ■ O pâncreas é bem protegido por sua localização central no abdome. O pâncreas exócrino raramente causa problemas clínicos, embora o diabetes, associado ao pâncreas endócrino, seja cada vez mais comum.

Fígado, ductos biliares, vesícula biliar e veia porta

Fígado: O fígado tem muitas funções. ■ É o maior órgão metabólico do corpo humano, sendo o primeiro a receber todos os nutrientes absorvidos, com exceção das gorduras. ■ Também é nossa maior glândula, funcionando como glândula intestinal extrínseca na produção de bile. ■ O fígado ocupa praticamente toda a região sob a cúpula direita do diafragma e estende-se até o ápice da cúpula esquerda. Consequentemente, tem a proteção da caixa torácica inferior e movimenta-se com as excursões respiratórias. ■ O fígado é dividido superficialmente pelo ligamento falciforme e sulco para o ligamento venoso em um grande lobo hepático direito anatômico e um esquerdo muito menor; as formações em sua face visceral demarcam os lobos caudado e quadrado. ■ O fígado é coberto por peritônio, exceto pela área nua, demarcada por reflexões peritoneais que formam os ligamentos coronários. ■ Com base em ramificações interdigitadas da tríade portal (veia porta, artéria hepática e ductos biliares intra-hepáticos) e das veias hepáticas, o parênquima contínuo do fígado pode ser dividido em partes direita e esquerda do fígado (mais o lobo caudado). ■ O fígado pode ser ainda subdividido em quatro divisões e, depois, em oito segmentos hepáticos cirurgicamente ressecáveis. ■ O fígado, como os pulmões, tem irrigação dupla, com 75 a 80% do sangue chegando pela veia porta, atendendo às demandas nutricionais do parênquima hepático; 20 a 25% chegam via artéria hepática, levados principalmente para os elementos não parenquimatosos. A veia porta e a artéria hepática entram no fígado através da porta do fígado, de onde saem os ductos hepáticos. ■ Três grandes veias hepáticas drenam diretamente para a VCI embutida na área nua do fígado. ■ O fígado também é o maior órgão produtor de linfa do corpo. A face visceral do fígado drena por via abdominal, e sua face diafragmática drena por via torácica.

Ductos biliares e vesícula biliar: Os ductos hepáticos direito e esquerdo drenam a bile produzida pelas partes direita e esquerda do fígado para o ducto hepático comum, que, assim, conduz toda a bile do fígado. ■ O ducto hepático comum funde-se ao ducto cístico para formar o ducto colédoco, que conduz a bile até a parte descendente do duodeno. ■ Quando o músculo esfíncter do ducto colédoco se fecha, a bile reflui nos ductos colédoco e cístico, enchendo a vesícula biliar, onde a bile é armazenada e concentrada entre as refeições. ■ Embora a inervação parassimpática consiga dilatar o músculo esfíncter do ducto colédoco (e o músculo esfíncter da ampola hepatopancreática, mais fraco) e contrair a vesícula biliar, normalmente isso é uma resposta regulada por hormônios à chegada de gordura ao duodeno, com esvaziamento da bile acumulada para o duodeno. ■ A vesícula biliar piriforme está fixada à face visceral do fígado, e seu fundo projeta-se a partir da margem inferior do fígado contra a parede anterior do abdome na interseção do plano transpilórico com a LMC direita. ■ A vesícula biliar, o ducto cístico e o ducto colédoco superior são irrigados pela artéria cística, um ramo que se origina da artéria hepática direita no trígono cisto-hepático. ■ Além da drenagem pelas veias císticas que acompanham a artéria cística e entram na veia porta, as veias do fundo e do corpo da vesícula biliar formam um minissistema porta que drena diretamente para os sinusoides hepáticos profundamente à face visceral do fígado.

Veia porta do fígado: A veia porta do fígado calibrosa, porém curta, formada posteriormente ao colo do pâncreas pela união da VMS com a veia esplênica, conduz todo o sangue venoso e nutrientes presentes no sangue do sistema digestório para o fígado. ■ A veia porta termina na porta do fígado, bifurcando-se em ramos direito e esquerdo, que são distribuídos em padrão segmentar para as partes direita e esquerda do fígado. ■ A veia porta atravessa o ligamento hepatoduodenal (margem livre do omento menor e limite anterior do forame omental) como parte de uma tríade portal extra-hepática (veia porta, artéria hepática, ducto colédoco). ■ As anastomoses portossistêmicas oferecem uma possível via colateral pela qual o sangue pode voltar ao coração quando há obstrução da veia porta ou doença do fígado. No entanto, quando as vias colaterais precisam conduzir grandes volumes, podem surgir varizes esofágicas, que podem ser fatais.

Rins, ureteres e glândulas suprarrenais

Os *rins* produzem urina que é conduzida pelos ureteres até a *bexiga urinária* na pelve. A face superomedial de cada rim normalmente está em contato com a *glândula suprarrenal*. Um delgado septo fascial separa as glândulas dos rins; assim, eles não estão realmente fixados um ao outro (Figura 5.76). As glândulas suprarrenais atuam como parte do sistema endócrino, com função completamente separada dos rins. Os órgãos da parte superior do sistema urinário (rins e ureteres), seus vasos e as glândulas suprarrenais são estruturas retroperitoneais primárias na parede posterior do abdome – isto é, foram originalmente formados como vísceras retroperitoneais e assim permanecem.

A **cápsula adiposa** (gordura perirrenal) circunda os rins e seus vasos, estendendo-se até suas cavidades centrais, os **seios renais** (Figura 5.77B). Os rins, as glândulas suprarrenais e a gordura que os circunda estão encerrados (exceto inferiormente) por uma camada membranácea e condensada de fáscia renal, que continua medialmente e envolve os vasos renais, fundindo-se com as bainhas vasculares desses últimos. Inferomedialmente, uma extensão delicada da fáscia renal prolonga-se ao longo do ureter como a **fáscia periureteral**. Externamente à fáscia renal está o **corpo adiposo pararrenal** (gordura pararrenal), a gordura extraperitoneal da região lombar, que é mais visível posteriormente ao rim. A fáscia renal envia feixes colágenos através do corpo adiposo pararrenal.

Os feixes de colágeno, a fáscia renal e a cápsula adiposa e o corpo adiposo pararrenal, juntamente com o aprisionamento

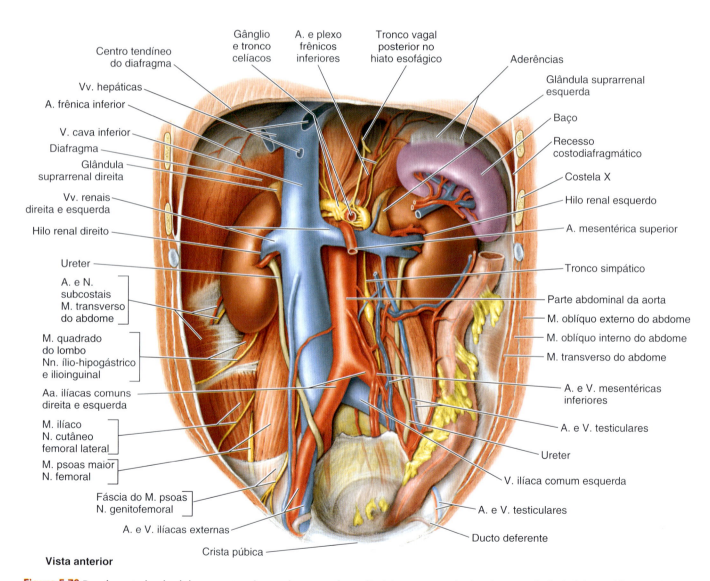

Figura 5.76 Parede posterior do abdome mostrando grandes vasos, rins e glândulas suprarrenais. A maior parte da fáscia foi removida nesta vista. O ureter cruza a artéria ilíaca externa logo após a bifurcação da artéria ilíaca comum. As artérias gonadais (artérias testiculares, como neste homem, ou artérias ováricas, nas mulheres) cruzam anteriormente aos ureteres e emitem ramos uretéricos para eles. As artérias renais não são vistas porque se situam posteriormente às veias renais. A artéria mesentérica superior origina-se superiormente à veia renal esquerda e segue anteriormente através dessa veia, comprimindo a veia contra a parte abdominal da aorta posteriormente.

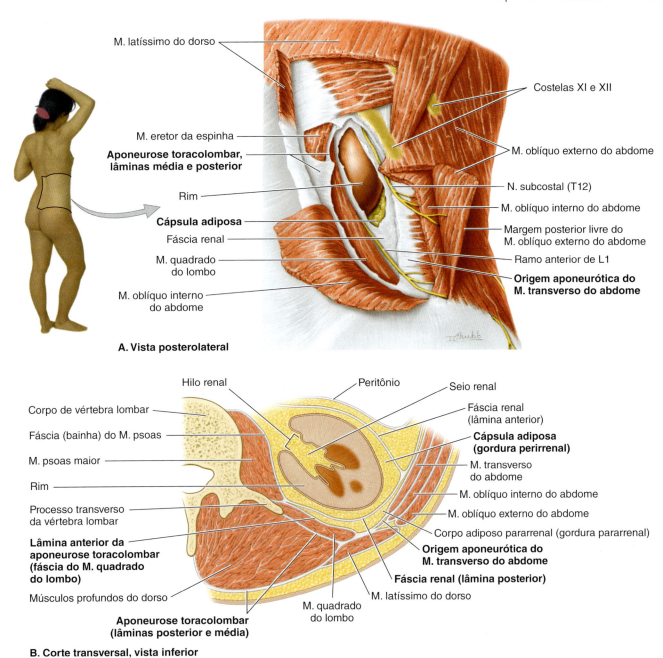

Figura 5.77 Acesso lombar e relações musculofasciais do rim. A. Dissecção. A parede posterolateral direita do abdome foi aberta entre os músculos da parede anterolateral do abdome e os músculos do dorso. São expostos o rim e a cápsula adiposa que o circunda dentro da fáscia renal. Ver na Figura 5.95 um estágio anterior dessa dissecção. **B.** Relação dos rins com o músculo e a fáscia. Como a fáscia renal circunda o rim como uma bainha separada, deve ser incisada em qualquer cirurgia do rim, seja por um acesso anterior ou posterior.

proporcionado pelos vasos renais e ureter, mantêm os rins em posição relativamente fixa. No entanto, os rins se movem durante a respiração e ao passar da posição de decúbito dorsal para a posição ortostática, e vice-versa. A mobilidade renal normal é de cerca de 3 cm, a altura aproximada de um corpo vertebral. Superiormente, a fáscia renal é contínua com a fáscia na face inferior do diafragma (fáscia diafragmática); assim, a inserção primária das glândulas suprarrenais é no diafragma. Inferiormente, as lâminas anterior e posterior da fáscia renal não estão fixadas ou apresentam apenas união frouxa. (Ver "Abscesso perinéfrico" e "Ptose renal" no boxe Anatomia clínica, mais adiante.)

RINS

Os **rins**, que têm formato oval, retiram o excesso de água, sais e resíduos do metabolismo proteico do sangue e devolvem nutrientes e substâncias químicas. Estão situados no retroperitônio sobre a parede posterior do abdome, um de cada lado da coluna vertebral, no nível das vértebras T XII a L III (Figuras 5.76 e 5.78).

Na margem medial côncava do rim há uma fenda vertical, o hilo renal (Figuras 5.76 e 5.77B). O **hilo renal** conduz a um espaço no rim, o **seio renal**. As estruturas que servem aos rins (vasos, nervos e estruturas que drenam urina do rim) entram e saem do seio renal através do hilo renal. O hilo renal esquerdo situa-se perto do *plano transpilórico*, a cerca de 5 cm do plano mediano (Figura 5.78). O plano transpilórico atravessa o polo superior do rim direito, que está por volta de 5,5 cm mais baixo do que o polo esquerdo, provavelmente por causa do fígado. Posteriormente, as partes superiores dos rins situam-se profundamente às costelas XI e XII. Os níveis dos rins modificam-se durante a respiração e com mudanças posturais. Cada rim move-se 2 a 3 cm em direção vertical durante o movimento do diafragma na respiração profunda. Como o acesso cirúrgico habitual aos rins é através da parede posterior do abdome, convém saber que o polo inferior do rim direito está aproximadamente um dedo superior à crista ilíaca.

Durante a vida, os rins têm coloração marrom-avermelhada e medem cerca de 10 cm de comprimento, 5 cm de largura e 5,5 cm de espessura. Superiormente, os rins estão associados ao diafragma, que os separa das cavidades pleurais e do 12º par de costelas (Figuras 5.76 e 5.78). Inferiormente, as faces posteriores do rim têm relação com os músculos psoas maior medialmente e quadrado do lombo (Figuras 5.76 e 5.77). (Ver "Dor na região pararrenal" no boxe Anatomia clínica, mais adiante). O nervo e os vasos subcostais e os nervos ílio-hipogástrico e ilioinguinal descem diagonalmente através da face posterior da fáscia renal que cobre os rins. O fígado, o duodeno e o colo ascendente são anteriores ao rim direito (Figuras 5.75B e 5.79). Esse rim é separado do fígado pelo *recesso hepatorrenal*. O rim esquerdo está relacionado com estômago, baço, pâncreas, jejuno e colo descendente.

No hilo renal, a *veia renal* situa-se anteriormente à artéria renal, que é anterior à pelve renal (Figuras 5.76 e 5.80A). No rim, o seio renal é ocupado pela pelve renal, pelos cálices, por vasos e nervos e por uma quantidade variável de gordura (Figura 5.80C e D). Cada rim tem faces anterior e posterior, margens medial e lateral e polos superior e inferior. No entanto, devido à protrusão da coluna vertebral lombar para a cavidade abdominal, os rins estão posicionados obliquamente, formando um ângulo entre eles (Figura 5.77B). Consequentemente, o diâmetro transverso dos rins é reduzido em vistas anteriores (Figura 5.76) e em radiografias anteriores (Figura 5.81). A margem lateral de cada rim é convexa, e a margem medial é côncava, onde estão localizados o seio renal e a pelve renal. A margem medial entalhada confere ao rim uma aparência semelhante à de um grão de feijão.

A **pelve renal** é a expansão afunilada e achatada da extremidade superior do ureter (Figuras 5.80B a D, 5.81 e 5.82). O **ápice da pelve renal** é contínuo com o ureter. A pelve renal recebe dois ou três **cálices maiores**, e cada um deles é formado por dois ou três **cálices menores**. Cada cálice menor é entalhado por uma **papila renal**, o ápice da *pirâmide renal*, de onde a urina é excretada. Nas pessoas vivas, a pelve renal e seus cálices geralmente estão colapsados (vazios). As pirâmides e o córtex associado formam os lobos renais. Os lobos são visíveis na face externa dos rins nos fetos, e os sinais dos lobos podem persistir por algum tempo após o nascimento.

URETERES

Os **ureteres** são ductos musculares (25 a 30 cm de comprimento) com lumens estreitos que conduzem urina dos rins para a bexiga (Figuras 5.76 e 5.82). Seguem inferiormente, dos ápices das pelves renais nos hilos renais, passando sobre a margem da pelve na bifurcação das artérias ilíacas comuns. A seguir, passam ao longo da parede lateral da pelve e entram na bexiga urinária.

As partes abdominais dos ureteres aderem intimamente ao peritônio parietal e têm trajeto retroperitoneal. Nas costas, a projeção superficial do ureter é uma linha que une um ponto 5 cm lateral ao processo espinhoso de L I e a espinha ilíaca posterossuperior (Figura 5.78). Os ureteres ocupam um plano sagital que cruza as extremidades dos processos transversos das vértebras lombares. Nas radiografias contrastadas (Figuras 5.81 e 5.82), os ureteres normalmente apresentam constrições relativas em três locais: (1) na junção dos ureteres e pelves renais, (2) onde os ureteres cruzam a margem da abertura superior da pelve, e (3) durante sua passagem através da parede da bexiga urinária (Figura 5.82). Essas áreas de constrição são possíveis locais de obstrução por cálculos ureterais.

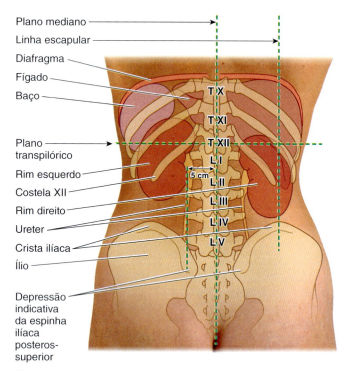

Vista posterior

Figura 5.78 Projeção de superfície dos rins e parte abdominal dos ureteres.

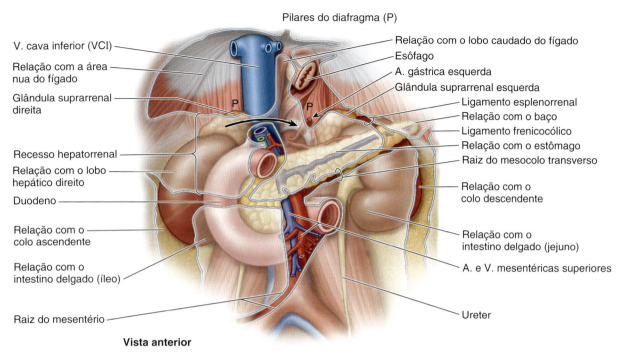

Figura 5.79 Relações anatômicas dos rins, glândulas suprarrenais, pâncreas e duodeno. A glândula suprarrenal direita está situada no nível do forame omental (*seta preta*).

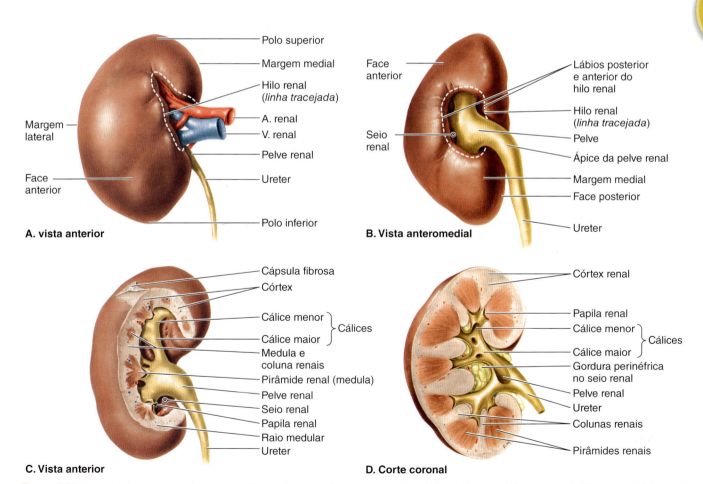

Figura 5.80 Características externa e interna dos rins. A. Características externas do rim direito. **B.** Seio renal, visto através do hilo renal. **C.** Pelve renal e cálices no seio renal. **D.** Características internas. As pirâmides renais contêm os túbulos coletores e formam a medula renal. O córtex renal contém os corpúsculos renais.

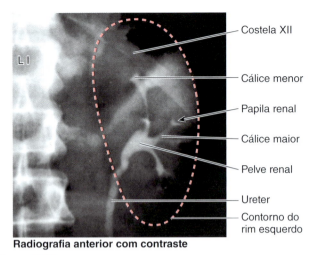

Figura 5.81 Urografia (pielografia) excretora. O meio de contraste foi injetado por via intravenosa e foi concentrado e excretado pelos rins. Esta incidência AP mostra os cálices, pelve renal e ureter delimitados pelo meio de contraste que enche seus lumens.

As anomalias congênitas dos rins e ureteres são bastante comuns. (Ver "Anomalias congênitas dos rins e ureteres" no boxe Anatomia clínica, mais adiante.)

GLÂNDULAS SUPRARRENAIS

As **glândulas suprarrenais**, de cor amarelada em pessoas vivas, estão localizadas entre as faces superomediais dos rins

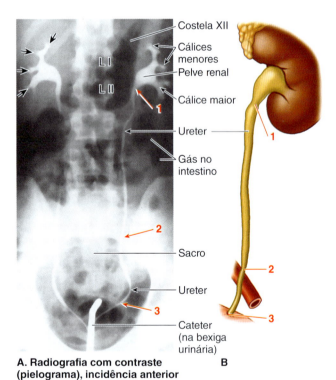

Figura 5.82 Constrições normais dos ureteres. **A.** Pielograma retrógrado. O contraste foi injetado nos ureteres por meio de um endoscópio flexível (uretroscópio) na bexiga urinária. As *setas* representam papilas salientes nos cálices menores. **B.** Locais nos quais normalmente aparecem constrições relativas nos ureteres: na junção ureteropélvica (*1*), no cruzamento da artéria ilíaca externa e/ou margem da pelve (*2*) e quando o ureter atravessa a parede da bexiga urinária (*3*).

e o diafragma (Figura 5.83), onde são circundadas por tecido conjuntivo contendo considerável cápsula adiposa. As glândulas suprarrenais são revestidas por fáscia renal, pelas quais estão fixadas aos *pilares do diafragma*. Embora o nome "suprarrenal" sugira que os rins são a relação primária, a principal inserção das glândulas é aos pilares do diafragma. Elas são separadas dos rins por um septo fino (parte da fáscia renal – ver "Transplante renal" no boxe Anatomia clínica, mais adiante).

O formato e as relações das glândulas suprarrenais são diferentes nos dois lados. A *glândula direita piramidal* é mais apical (situada sobre o polo superior) em relação ao rim esquerdo, situa-se anterolateralmente ao pilar direito do diafragma e faz contato com a VCI anteromedialmente (Figura 5.79) e o fígado anterolateralmente. A *glândula esquerda em formato de crescente* é medial à metade superior do rim esquerdo e tem relação com o baço, o estômago, o pâncreas e o pilar esquerdo do diafragma.

Cada glândula tem um *hilo*, através do qual as veias e os vasos linfáticos saem da glândula, enquanto as artérias e os nervos entram nas glândulas em diversos locais. As margens mediais das glândulas suprarrenais estão distantes 4 a 5 cm. Nessa área, da direita para a esquerda, estão a VCI, o pilar direito do diafragma, o gânglio celíaco, o tronco celíaco, a AMS e o pilar esquerdo do diafragma.

Cada glândula suprarrenal tem duas partes: o *córtex suprarrenal* e a *medula suprarrenal* (Figura 5.83, detalhe); essas partes têm diferentes origens embriológicas e diferentes funções.

O **córtex suprarrenal** é derivado do mesoderma e secreta corticosteroides e androgênios. Esses hormônios causam retenção renal de sódio e água em resposta ao estresse, aumentando o volume sanguíneo e a pressão arterial. Também afetam músculos e órgãos como o coração e os pulmões.

A **medula suprarrenal** é uma massa de tecido nervoso permeada por capilares e sinusoides derivados das *células da crista neural* associadas à parte simpática do sistema nervoso (ver Figura 5.87). As *células cromafins* da medula suprarrenal estão relacionadas com os neurônios dos gânglios simpáticos (pós-ganglionares) tanto em origem (células da crista neural) quanto em função. Essas células secretam catecolaminas (principalmente epinefrina) para a corrente sanguínea em resposta a sinais de neurônios pré-ganglionares. Os potentes hormônios medulares epinefrina (adrenalina) e norepinefrina (noradrenalina) ativam o corpo para uma resposta de luta ou fuga ao estresse traumático. Também aumentam a frequência cardíaca e a pressão arterial, dilatam os bronquíolos e modificam os padrões de fluxo sanguíneo, preparando para o exercício físico.

VASOS E NERVOS DOS RINS, DOS URETERES E DAS GLÂNDULAS SUPRARRENAIS

Artérias e veias renais. As *artérias renais* originam-se no nível do disco IV entre as vértebras L I e L II (Figuras 5.83 e 5.84). A **artéria renal direita**, que é mais longa, passa posteriormente à VCI. Normalmente, cada artéria divide-se

Capítulo 5 ■ Abdome 525

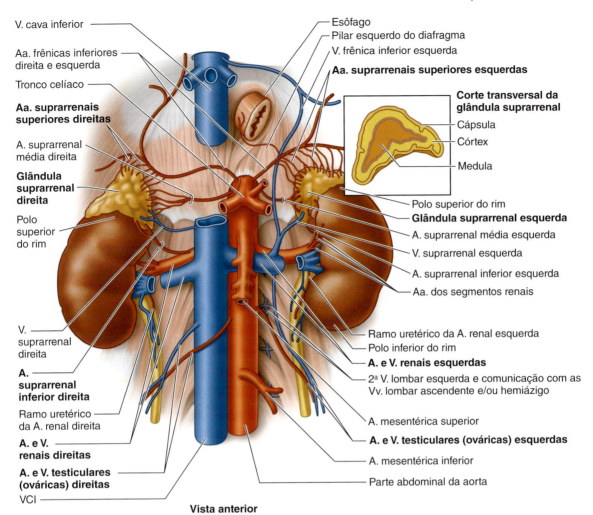

Figura 5.83 Vasos sanguíneos das glândulas suprarrenais, rins e parte superior dos ureteres. O plexo celíaco e os gânglios que circundam o tronco celíaco foram removidos. A veia cava inferior (VCI) foi seccionada transversalmente, e sua parte superior foi elevada de sua posição normal para mostrar as artérias que passam posteriormente a ela. As veias renais foram seccionadas para que os rins pudessem ser deslocados lateralmente. A Figura 5.76 mostra as relações normais dos rins e glândulas suprarrenais com os grandes vasos. O corte transversal da glândula suprarrenal (*detalhe*) mostra que é ela formada por duas partes distintas: o córtex e a medula, que são duas glândulas endócrinas separadas que estabeleceram uma relação íntima durante o desenvolvimento embrionário.

perto do hilo renal em cinco *artérias dos segmentos*, que são artérias terminais (*i. e.*, não fazem anastomoses significativas com outras artérias dos segmentos, de modo que a área suprida por cada artéria do segmento é uma unidade independente, cirurgicamente ressecável ou **segmento renal**). As artérias dos segmentos são distribuídas para os segmentos renais do seguinte modo (Figura 5.85):

- O segmento superior (apical) é irrigado pela **artéria do segmento superior (apical)**; os segmentos anterossuperior e anteroinferior são supridos pelas **artérias do segmento anterior superior** e do **segmento anterior inferior**; e o segmento inferior é irrigado pela **artéria do segmento inferior**. Essas artérias originam-se do ramo anterior da artéria renal
- A **artéria do segmento posterior**, que se origina de uma continuação do ramo posterior da artéria renal, irriga o segmento posterior do rim.

É comum haver várias artérias renais, que geralmente entram no hilo renal (Figura 5.84). Artérias renais extra-hilares, ramos da artéria renal ou da aorta, podem entrar na face externa do rim, muitas vezes em seus polos ("artérias polares" – ver "Vasos renais acessórios" no boxe Anatomia clínica, mais adiante).

Diversas *veias renais* drenam cada rim e se unem de modo variável para formar as veias renais direita e esquerda; estas situam-se anteriormente às **artérias renais direita** e **esquerda**. A veia renal esquerda, mais longa, recebe a *veia suprarrenal esquerda*, a *veia gonadal (testicular ou ovárica) esquerda* e uma comunicação com a veia lombar ascendente, e depois atravessa o ângulo agudo entre a AMS anteriormente e a aorta posteriormente (ver "Síndrome de compressão da veia renal" no boxe Anatomia clínica, mais adiante). Todas as veias renais drenam para a VCI.

Irrigação arterial e drenagem venosa dos ureteres. Os *ramos arteriais para a parte abdominal do ureter* originam-se regularmente das *artérias renais*, com ramos menos constantes originando-se das *artérias testiculares* ou *ováricas*, da parte abdominal da aorta e das *artérias ilíacas comuns* (Figura 5.84). Os ramos aproximam-se dos ureteres

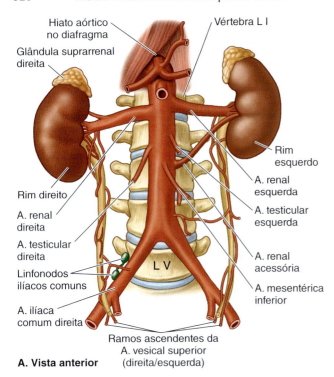

A. Vista anterior

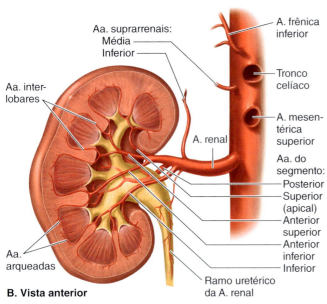

B. Vista anterior

Figura 5.84 Irrigação arterial dos rins e ureteres. **A.** Artérias renais. A parte abdominal da aorta situa-se anteriormente aos corpos vertebrais de L I a L IV, em geral imediatamente à esquerda da linha mediana. Há uma artéria renal esquerda acessória. **B.** Distribuição interna da artéria renal.

medialmente e dividem-se em ramos ascendente e descendente, formando uma anastomose longitudinal na parede do ureter. Entretanto, os ramos uretéricos são pequenos e relativamente delicados, e a ruptura pode causar isquemia apesar do canal anastomótico contínuo formado. Em cirurgias na região abdominal posterior, os cirurgiões prestam atenção especial à localização dos ureteres e têm cuidado para não retraí-los lateralmente ou sem necessidade. As artérias que irrigam a parte pélvica do ureter são analisadas no Capítulo 6, *Pelve e Períneo*.

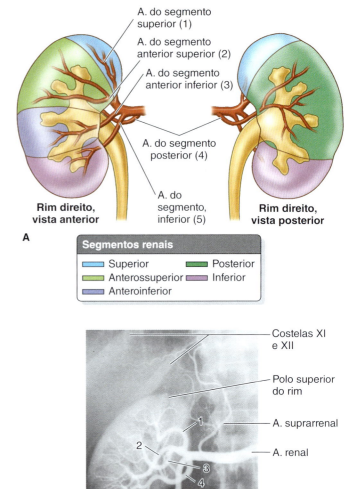

Figura 5.85 Segmentos renais e artérias dos segmentos. **A.** Segmentos renais e artérias dos segmentos. (Os números entre parênteses identificam as artérias em **B**). **B.** Arteriografia renal (*1* a *5*, artérias renais dos segmentos). Embora haja livre anastomose das veias renais, as artérias dos segmentos são artérias terminais.

As *veias que drenam a parte abdominal dos ureteres* drenam para as veias renais e gonadais (testiculares ou ováricas) (ver Figura 5.83).

Artérias e veias suprarrenais. A função endócrina das glândulas suprarrenais torna necessária sua abundante irrigação. As artérias suprarrenais ramificam-se livremente antes de entrarem em cada glândula, de modo que 50 a 60 artérias penetram a cápsula que cobre toda a superfície das glândulas. As artérias suprarrenais têm três origens (Figura 5.83):

- **Artérias suprarrenais superiores** (6 a 8) das *artérias frênicas inferiores*
- **Artérias suprarrenais médias** (L I) da *parte abdominal da aorta*, perto do nível de origem da AMS
- **Artérias suprarrenais inferiores** (L I) das artérias renais.

A *drenagem venosa das glândulas suprarrenais* se faz para *veias suprarrenais* calibrosas. A **veia suprarrenal direita** curta drena para a VCI, enquanto a **veia suprarrenal esquerda**, mais longa, que frequentemente se une à *veia frênica inferior*, drena para a veia renal esquerda.

Vasos linfáticos dos rins, ureteres e glândulas suprarrenais. Os *vasos linfáticos renais* acompanham as veias renais e drenam para os *linfonodos lombares direito e esquerdo (cavais e aórticos)* (Figura 5.86). Os vasos linfáticos da parte superior do ureter podem se unir àqueles do rim ou seguir diretamente para os linfonodos lombares. Os vasos linfáticos da parte média do ureter geralmente drenam para os *linfonodos ilíacos comuns*, enquanto os vasos de sua parte inferior drenam para os *linfonodos ilíacos comuns, externos ou internos*.

Os *vasos linfáticos suprarrenais* originam-se de um plexo situado profundamente à cápsula da glândula e de outro em sua medula. A linfa segue até os *linfonodos lombares*. Muitos vasos linfáticos saem das glândulas suprarrenais.

Nervos dos rins, dos ureteres e das glândulas suprarrenais. Os *nervos para os rins* originam-se do plexo nervoso renal e são formados por fibras simpáticas e parassimpáticas (Figura 5.87A). O plexo nervoso renal é suprido por fibras dos nervos esplâncnicos abdominopélvicos (principalmente o imo). Os *nervos da parte abdominal dos ureteres* provêm dos plexos renal, aórtico abdominal e

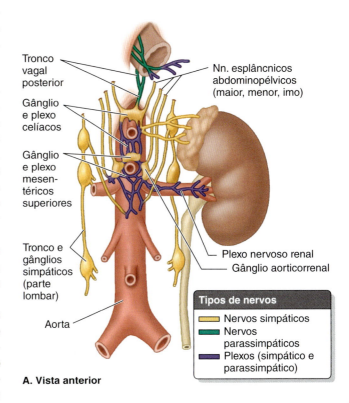

A. Vista anterior

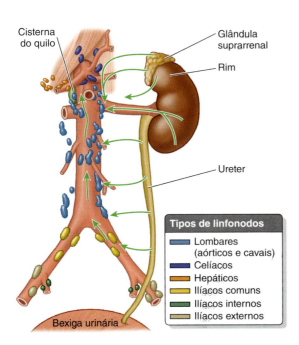

Figura 5.86 Vasos linfáticos dos rins e glândulas suprarrenais. Os vasos linfáticos dos rins formam três plexos: um no parênquima renal, um sob a cápsula fibrosa e um na cápsula adiposa. Quatro ou cinco troncos linfáticos deixam o hilo renal e são unidos por vasos da cápsula (*setas*). Os vasos linfáticos seguem a veia renal até os linfonodos lombares (cavais e aórticos). A linfa das glândulas suprarrenais também drena para os linfonodos lombares. A drenagem linfática dos ureteres também é ilustrada. Os linfonodos lombares drenam pelos troncos linfáticos lombares para a cisterna do quilo.

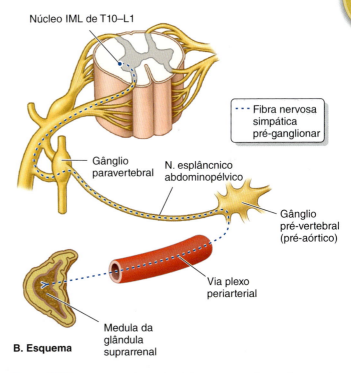

Figura 5.87 Nervos dos rins e glândulas suprarrenais. A. Visão geral. Os nervos são derivados do plexo celíaco, nervos esplâncnicos abdominopélvicos (menor e imo) e o gânglio aorticorrenal. A principal inervação eferente do rim é feita por nervos autônomos vasomotores que suprem as arteríolas aferentes e eferentes. **B.** Glândulas suprarrenais. Exclusivamente no caso da medula suprarrenal, as fibras simpáticas pré-ganglionares atravessam os gânglios paravertebrais e pré-vertebrais sem fazer sinapse para terminar diretamente nas células secretoras da medula suprarrenal. *IML*, intermediolateral.

hipogástrico superior (Figura 5.87A). As fibras aferentes viscerais que conduzem a sensação de dor (p. ex., causada por obstrução e consequente distensão) acompanham as fibras simpáticas retrógradas até os gânglios sensitivos espinais e segmentos medulares T11–L2. A dor ureteral geralmente é referida ao quadrante inferior ipsilateral da parede anterior do abdome e principalmente na região inguinal (ver "Cálculos renais e ureterais" no boxe Anatomia clínica, mais adiante).

A rica *inervação das glândulas suprarrenais* provém do *plexo celíaco* e dos nervos esplâncnicos abdominopélvicos (maior, menor e imo). As fibras simpáticas pré-ganglionares mielínicas – derivadas principalmente do núcleo intermediolateral (IML), ou corno lateral, da substância cinzenta dos segmentos medulares T10–L1 – atravessam os gânglios paravertebrais e pré-vertebrais, sem fazer sinapse, e são distribuídas para as células cromafins na medula suprarrenal (Figura 5.87B).

ANATOMIA CLÍNICA

RINS, URETERES E GLÂNDULAS SUPRARRENAIS

Palpação dos rins

Muitas vezes os rins são impalpáveis. Em adultos magros, o polo inferior do rim direito é palpável por exame bimanual como uma massa firme, lisa, arredondada, que desce durante a inspiração. A palpação do rim direito é geralmente mais fácil do que a do rim esquerdo porque ele está 1 a 2 cm abaixo do nível inferior do esquerdo. Para palpar os rins, pressione o *flanco* (a parte lateral do tronco entre as costelas XI e XII e a crista ilíaca) anteriormente com uma das mãos e ao mesmo tempo palpe profundamente na *margem costal* com a outra mão (Figura B5.32). O rim esquerdo geralmente não é palpável, exceto se estiver aumentado ou se uma massa retroperitoneal tiver causado seu deslocamento inferior.

Abscesso perinéfrico

As inserções da fáscia renal determinam o trajeto da extensão de um *abscesso perinéfrico* (pus em torno do rim). Por exemplo, a fáscia no hilo renal fixa-se aos vasos renais e ao ureter, geralmente impedindo a disseminação de pus para o outro lado. Entretanto, o pus de um abscesso (ou sangue em uma lesão renal) pode penetrar na pelve entre as lâminas anterior e posterior, com inserção frouxa, da fáscia renal.

Ptose renal

Como as lâminas da fáscia renal não apresentam fusão firme inferiormente para oferecer resistência, rins anormalmente móveis podem descer mais do que os 3 cm normais quando o corpo está ereto. Quando os rins descem, as glândulas suprarrenais permanecem no lugar porque estão situadas em um compartimento fascial separado e firmemente inseridas no diafragma. A *ptose renal* (nefroptose ou rim flutuante) é distinguida do *rim ectópico* (localização inabitual congênita do rim) pela presença de um ureter de comprimento normal que tem espirais frouxas ou dobras porque houve redução da distância até a bexiga urinária. As dobras não parecem importantes. A dor intermitente na região renal, aliviada pela posição de decúbito, parece resultar da tração dos vasos renais. A ausência de sustentação inferior para os rins na região lombar é um dos motivos para o posicionamento de rins transplantados na fossa ilíaca da pelve maior. Outros motivos para esse posicionamento são a disponibilidade de grandes vasos sanguíneos e o acesso conveniente à bexiga urinária próxima.

Transplante renal

O *transplante renal* é a opção preferida para o tratamento de casos selecionados de insuficiência renal crônica. O rim pode ser removido do doador sem lesionar a glândula suprarrenal devido ao delgado septo de fáscia renal que separa o rim dessa glândula. O local para transplante de um rim é a fossa ilíaca da pelve maior. Esse local sustenta o rim transplantado, de modo que não haja tração dos vasos anastomosados cirurgicamente. A artéria e a veia renais são unidas a artéria e veia ilíacas externas, respectivamente, e o ureter é suturado à bexiga urinária.

Cistos renais

Os cistos renais, múltiplos ou solitários, são achados comuns durante ultrassonografia e dissecção de cadáveres. A *doença renal policística*

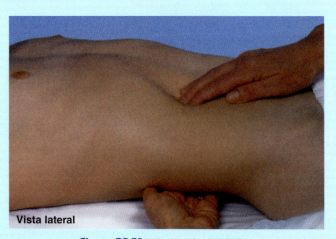

Figura B5.32 Palpação do rim direito.

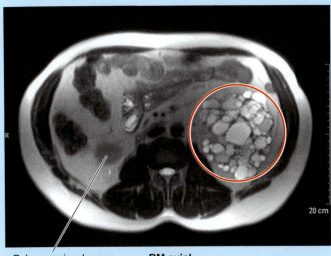

Figura B5.33 **Doença renal policística do adulto.** O círculo assinala o rim esquerdo extremamente cístico. O paciente já havia se submetido a nefrectomia à direita por causa de complicações no rim direito e a insuficiência renal em estágio avançado foi tratada com transplante renal.

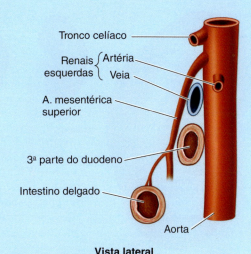

Figura B5.34 Compressão da veia renal.

do adulto é uma causa importante de insuficiência renal; sua herança é do tipo autossômico dominante. Os rins estão muito aumentados e distorcidos por cistos de até 5 cm (Figura B5.33).

Dor na região pararrenal

 A proximidade entre os rins e os músculos psoas maiores explica por que a extensão das articulações do quadril pode aumentar a dor causada pela inflamação nas áreas pararrenais. Esses músculos fletem as coxas nas articulações do quadril.

Vasos renais acessórios

 Durante sua "ascensão" até o local final, os rins embrionários recebem sua vascularização e drenagem venosa de vasos sucessivamente superiores. Em geral, os vasos inferiores degeneram enquanto os superiores assumem a função. A ausência de degeneração desses vasos resulta em *artérias e veias renais acessórias* (ver Figura 5.84). Algumas artérias acessórias ("artérias polares") entram/saem dos polos renais. Uma artéria polar inferior cruza o ureter e pode obstruí-lo. Há variações no número e na posição desses vasos em aproximadamente 30% das pessoas.

Síndrome de compressão da veia renal

 Ao cruzar a linha mediana para chegar à VCI, a veia renal esquerda, que é mais longa, atravessa um ângulo agudo entre a AMS anteriormente e a parte abdominal da aorta posteriormente (Figura B5.34). A tração da AMS para baixo pode comprimir a veia renal esquerda (e talvez a terceira parte do duodeno), resultando em *síndrome de compressão da veia renal* (compressão mesoaórtica da veia renal esquerda), também conhecida como "síndrome do quebra-nozes" com base no aspecto da veia no ângulo arterial agudo em vista angiográfica sagital. A síndrome pode incluir hematúria ou proteinúria (sangue ou proteína na urina), dor abdominal (flanco esquerdo), náuseas, vômito (indicativo de compressão do duodeno) e dor testicular esquerda em homens (relacionada à drenagem da veia testicular esquerda para a veia renal esquerda proximal à compressão). Em raras ocasiões ocorre varicocele do lado esquerdo.

Anomalias congênitas dos rins e ureteres

 Pelve renal e ureter bífidos são comuns (Figura B5.35A e B). Essas anomalias resultam da divisão do *broto uretérico* (divertículo metanéfrico), o primórdio da pelve renal e ureter. A extensão da duplicação ureteral depende da integridade da divisão embrionária do broto uretérico. Pelve renal e/ou ureter bífidos podem ser unilaterais ou bilaterais; entretanto, aberturas separadas na bexiga urinária são raras. A divisão incompleta do broto uretérico resulta em ureter bífido; a divisão completa resulta em *rim supranumerário* (Moore et al., 2020).

Uma anomalia rara é um *ureter retrocaval* (Figura B5.35C), que deixa o rim e segue posteriormente à VCI.

Os rins estão próximos na pelve embrionária. Em aproximadamente 1 em 600 fetos, os polos inferiores (raramente, os polos superiores) dos rins fundem-se para formar um *rim em ferradura* (Figura B5.35D). Esse rim em formato de U geralmente está no nível das vértebras L III a L V, porque a raiz da *artéria mesentérica inferior* impediu

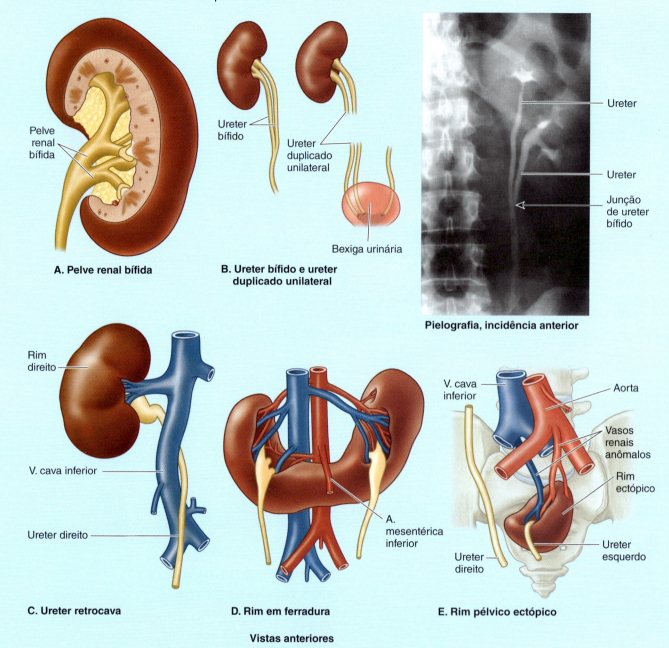

Figura B5.35 Anomalias dos rins e dos ureteres.

a migração normal do rim anormal. O rim em ferradura geralmente não causa sintomas; entretanto, pode haver anormalidades associadas do rim e da pelve renal, obstruindo o ureter.

Às vezes, o rim embrionário de um ou ambos os lados não entra no abdome e situa-se anteriormente ao sacro. Embora seja rara a ocorrência de um *rim ectópico pélvico* (Figura B5.35E), o conhecimento dessa possibilidade é importante para evitar que ele seja confundido com um tumor pélvico e removido. O rim pélvico em uma mulher também pode ser lesionado ou causar obstrução durante o parto. Os rins pélvicos geralmente recebem sua vascularização da bifurcação aórtica ou de uma artéria ilíaca comum.

Cálculos renais e ureterais

Os *cálculos* são formados por sais de ácidos inorgânicos ou orgânicos ou de outros materiais. Eles podem se formar e se localizar nos cálices renais, ureteres ou bexiga urinária (Figura B5.36). Um *cálculo renal* pode passar do rim para a pelve renal e, depois, para o ureter. Se o cálculo for cortante ou maior do que o lúmen normal do ureter (aproximadamente 3 mm), poderá causar distensão excessiva desse tubo muscular fino; o *cálculo ureteral* causará forte dor intermitente (*cólica ureteral*) enquanto é gradualmente deslocado em direção inferior no ureter por ondas de contração. O cálculo pode causar obstrução completa ou intermitente do fluxo urinário. Dependendo do nível de obstrução, que se modifica, a dor pode ser referida para a região lombar ou inguinal, ou para os órgãos genitais externos e/ou testículo.

A dor é referida nas áreas cutâneas inervadas por segmentos e gânglios sensitivos espinais, que também recebem fibras aferentes viscerais do ureter, principalmente T11–L2. A dor segue em sentido anteroinferior "da região lombar para a região inguinal" enquanto o cálculo atravessa o ureter. A dor pode se estender até a face anterior proximal da coxa por projeção através do nervo genitofemoral (L1, L2), o escroto em homens e os lábios maiores do pudendo em mulheres. A dor extrema pode ser acompanhada por desconforto digestivo intenso (náuseas, vômito, cólica e diarreia) e resposta simpática generalizada que pode mascarar em vários graus os sintomas mais específicos.

Os cálculos ureterais podem ser observados e removidos com um *nefroscópio*, um instrumento introduzido por uma pequena incisão. Outra técnica, *litotripsia*, concentra uma onda de choque através do corpo que quebra o cálculo em pequenos fragmentos eliminados com a urina.

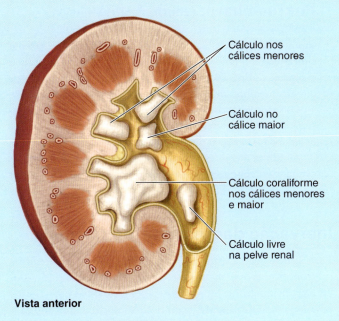

Figura B5.36 Cálculos renais.

Pontos-chave: Vísceras retroperitoneais e seus vasos e nervos

Rins: Os órgãos urinários abdominais e as glândulas suprarrenais são estruturas retroperitoneais primárias, entranhadas na cápsula adiposa (gordura perirrenal) que está separada do corpo adiposo pararrenal extraperitoneal adjacente por uma condensação membranácea, a fáscia renal. ■ Os rins são estruturas em forma de feijão, localizadas entre os níveis das vértebras T XII e L III, profundamente (anteriores) às costelas XII. ■ Intimamente relacionados com o diafragma, os rins movimentam-se com suas excursões. ■ As glândulas suprarrenais situam-se superomedialmente aos rins, mas não estão fixadas a eles. ■ Os rins são ocos. O seio renal central é ocupado pelos cálices renais e pela pelve renal, artérias dos segmentos e veias renais que estão entranhadas na gordura perirrenal. ■ As papilas das pirâmides renais, por onde é excretada a urina, evaginam-se para os cálices menores e são circundadas por eles. ■ Os cálices menores fundem-se para formar cálices maiores que, por sua vez, fundem-se para formar a pelve renal. ■ As estruturas vasculares e a pelve renal saem do seio renal no hilo renal voltado medialmente.

Ureteres: As partes abdominais dos ureteres descem sobre as faces anteriores dos músculos psoas desde o ápice da pelve renal até a margem da pelve. ■ Os ureteres normalmente têm três locais de constrição relativa, onde os cálculos renais podem se alojar: a junção ureteropélvica, a margem da pelve e a parede da bexiga urinária. ■ As partes abdominais dos ureteres recebem vários ramos uretéricos, relativamente delicados, das artérias renais, testiculares ou ováricas, ilíacas comuns e da parte abdominal da aorta, que se aproximam dos ureteres medialmente. ■ Uma linha vertical, 5 cm lateral aos processos espinhosos lombares, que cruza a espinha ilíaca posterossuperior, corresponde à projeção na superfície da posição aproximada do ureter.

Glândulas suprarrenais: As glândulas suprarrenais estão localizadas superomedialmente aos rins, mas estão fixadas principalmente aos pilares do diafragma pela fáscia renal adjacente. ■ Cada glândula suprarrenal é, na verdade, formada por duas glândulas que têm origem e função diferentes: córtex suprarrenal e medula suprarrenal (esta última circundada pela primeira). ■ O córtex suprarrenal deriva do mesoderma e secreta corticosteroides e androgênios; a medula suprarrenal é derivada das células da crista neural e secreta catecolaminas (principalmente epinefrina). ■ A glândula suprarrenal direita tem formato mais piramidal e posição apical em relação ao rim direito, enquanto a glândula esquerda tem formato de crescente e situa-se medialmente à metade superior do rim.

Vasos e nervos: As artérias renais originam-se da parte abdominal da aorta no nível do disco entre as vértebras L I e L II. Situam-se anteriormente às veias renais, sendo a artéria renal direita mais longa do que a esquerda, e a veia renal esquerda mais longa do que a direita. ■ As duas veias renais recebem veias renais e uretéricas superiores e drenam para a VCI, mas a veia esquerda, longa, também recebe a veia suprarrenal esquerda, a veia gonadal esquerda e uma comunicação com a veia lombar ascendente esquerda. ■ Perto do hilo renal, as artérias renais dividem-se em ramos anterior e posterior; os ramos anteriores dão origem a quatro artérias renais dos segmentos. ■ As artérias renais dos segmentos são artérias terminais, e cada uma irriga um segmento renal cirurgicamente ressecável.

As artérias suprarrenais têm três origens: artérias suprarrenais superiores, das artérias frênicas inferiores; artérias

Pontos-chave: (continuação)

suprarrenais médias, da parte abdominal da aorta; e artérias suprarrenais inferiores, das artérias renais. ■ As glândulas suprarrenais drenam para uma grande veia suprarrenal, a veia direita desemboca na VCI e a esquerda, na veia renal esquerda.

Os vasos linfáticos das glândulas suprarrenais, rins e partes superiores dos ureteres acompanham a drenagem venosa para os linfonodos lombares direitos ou esquerdos (cavais ou aórticos).

As fibras aferentes viscerais (que acompanham as fibras simpáticas) conduzem a sensação de dor dos ureteres até os segmentos medulares T11–L2, sendo a sensibilidade referida nos dermátomos correspondentes sobre as regiões lombar e inguinal. As glândulas suprarrenais recebem uma rica inervação através de fibras simpáticas pré-ganglionares originadas no núcleo IML dos segmentos medulares T10–L1. Essas fibras atravessam os gânglios paravertebrais (troncos simpáticos) e pré-vertebrais (celíacos) sem fazer sinapse. Elas terminam diretamente nas células cromafins da medula suprarrenal.

Inervação das vísceras abdominais

Para a inervação autônoma das vísceras abdominais, vários diferentes nervos esplâncnicos e um nervo craniano (o vago, NC X) enviam fibras pré-ganglionares simpáticas e parassimpáticas, respectivamente, para o plexo aórtico abdominal e seus gânglios simpáticos associados (Figuras 5.88 e 5.89; Quadro 5.11). As extensões periarteriais desses plexos enviam fibras pós-ganglionares simpáticas e as continuações das fibras parassimpáticas para as vísceras abdominais, onde existem gânglios parassimpáticos intrínsecos.

INERVAÇÃO SIMPÁTICA

A parte simpática da inervação autônoma das vísceras abdominais consiste em:

- Nervos esplâncnicos abdominopélvicos dos troncos simpáticos torácicos e abdominais
- Gânglios simpáticos pré-vertebrais
- Plexo aórtico abdominal e suas extensões, os plexos periarteriais.

Os plexos nervosos são mistos, compartilhados com o sistema nervoso parassimpático e fibras aferentes viscerais.

Os **nervos esplâncnicos abdominopélvicos** conduzem fibras simpáticas pré-ganglionares para a cavidade abdominopélvica. As fibras originam-se de corpos celulares no núcleo IML (ou cornos laterais) da substância cinzenta dos segmentos medulares T5–L2 ou L3. As fibras passam sucessivamente através das raízes anteriores, ramos anteriores e ramos comunicantes brancos dos nervos espinais torácicos e lombares superiores até chegarem aos troncos simpáticos. Elas atravessam os gânglios paravertebrais dos troncos sem fazer sinapse para entrar nos nervos esplâncnicos abdominopélvicos, que os conduzem para os gânglios pré-vertebrais da cavidade abdominal. Os nervos esplâncnicos abdominopélvicos incluem:

- *Nervos esplâncnicos torácicos inferiores* (maior, menor e imo): da parte torácica dos troncos simpáticos
- *Nervos esplâncnicos lombares*: da parte lombar dos troncos simpáticos.

Os *nervos esplâncnicos torácicos inferiores* são a principal origem de fibras simpáticas pré-ganglionares que servem às vísceras abdominais. O **nervo esplâncnico maior** (do tronco simpático nos níveis vertebrais T V a T IX ou T X), o **nervo esplâncnico menor** (dos níveis de T X e T XI) e o **nervo esplâncnico imo** (do nível de T XII) são os nervos esplâncnicos abdominopélvicos específicos que se originam da parte torácica dos troncos simpáticos. Eles perfuram o pilar correspondente do diafragma para conduzir as fibras simpáticas pré-ganglionares até os gânglios simpáticos celíaco, mesentérico superior e aorticorrenal (pré-vertebral), respectivamente.

Os **nervos esplâncnicos lombares** originam-se da parte abdominal dos troncos simpáticos. Medialmente, os troncos simpáticos lombares emitem três a quatro nervos esplâncnicos lombares, que seguem até os *plexos intermesentérico, mesentérico inferior* e *hipogástrico superior*, conduzindo fibras simpáticas pré-ganglionares para os gânglios pré-vertebrais associados daqueles plexos.

Os corpos celulares dos neurônios simpáticos pós-ganglionares constituem os principais gânglios pré-vertebrais que se reúnem ao redor das raízes dos principais ramos da parte abdominal da aorta: os **gânglios celíacos, aorticorrenais, mesentéricos superiores** e **mesentéricos inferiores**. Os plexos intermesentérico e hipogástrico superior contêm gânglios pré-vertebrais pequenos, sem nome. Com exceção da inervação da medula suprarrenal, as sinapses entre neurônios simpáticos pré e pós-ganglionares ocorrem nos gânglios pré-vertebrais (Figura 5.88B). As fibras nervosas simpáticas pós-ganglionares seguem dos gânglios pré-vertebrais até as vísceras abdominais por meio dos plexos periarteriais associados aos ramos da parte abdominal da aorta. A inervação simpática no abdome, como em outras partes, está associada principalmente à vasoconstrição. Em relação ao sistema digestório, inibe (alentece ou interrompe) a peristalse.

INERVAÇÃO PARASSIMPÁTICA

A parte parassimpática da inervação autônoma das vísceras abdominais (Figuras 5.88 e 5.89) consiste em:

- Troncos vagais anterior e posterior
- Nervos esplâncnicos pélvicos
- *Plexos autônomos abdominais* (para-aórticos) e suas extensões, os plexos periarteriais
- *Gânglios parassimpáticos intrínsecos* (entéricos), componentes dos plexos entéricos intrínsecos do sistema nervoso entérico.

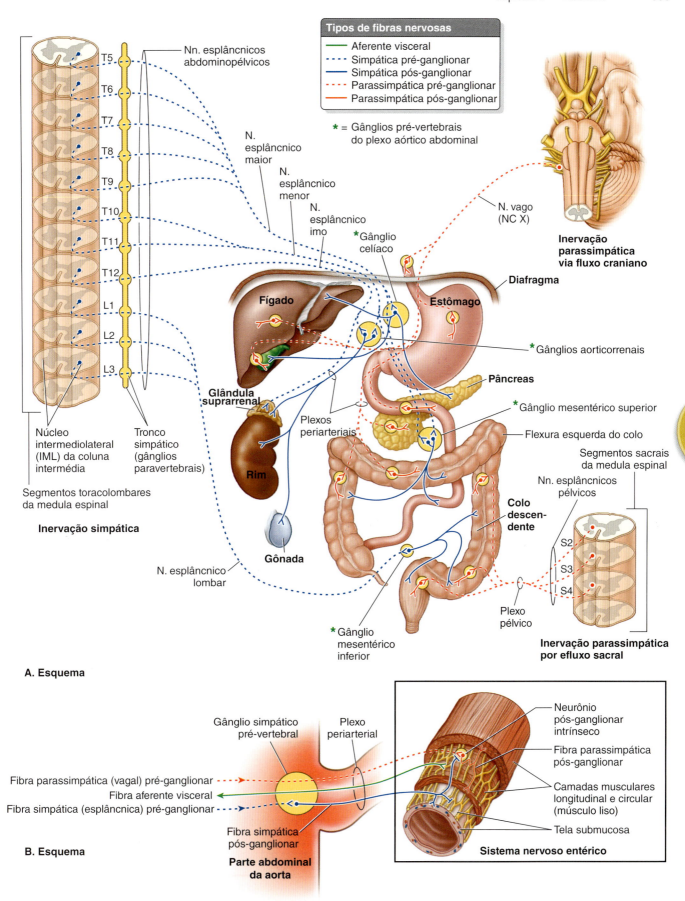

Figura 5.88 Nervos autônomos da parede posterior do abdome. A. Origem e distribuição das fibras simpáticas e parassimpáticas pré-ganglionares e pós-ganglionares, e os gânglios responsáveis pela inervação das vísceras abdominais. **B.** Sistema nervoso entérico. Fibras nervosas passando de e para os plexos intrínsecos das vísceras abdominais.

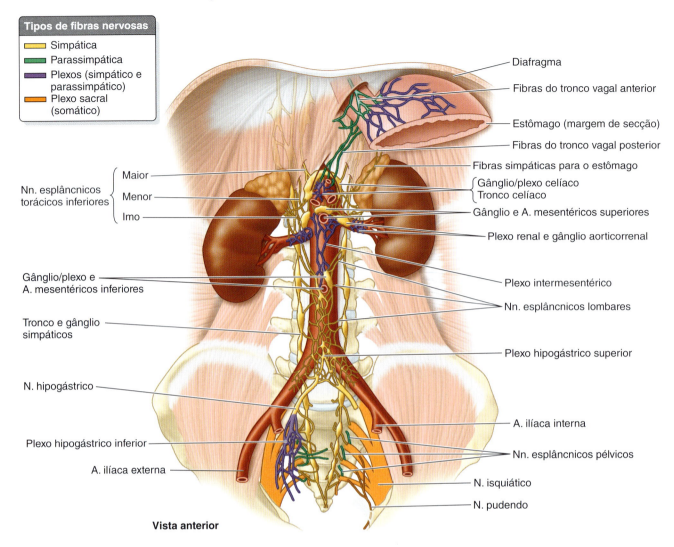

Figura 5.89 Nervos esplâncnicos, plexos nervosos e gânglios simpáticos no abdome.

Quadro 5.11 Inervação autônoma das vísceras abdominais (nervos esplâncnicos).

Nervos esplâncnicos	Tipo de fibra autônoma[a]	Sistema	Origem	Destino
A. Abdominopélvico			Tronco simpático torácico inferior e abdominopélvico:	Cavidade abdominopélvica (gânglios pré-vertebrais que servem às vísceras e glândulas suprarrenais inferiormente no nível do diafragma)

1. Torácico inferior
  a. Maior
  b. Menor
  c. Imo
2. Lombar
	Pré-ganglionar	Simpático	1. Tronco simpático torácico:
			  a. Nível de T5 a T9 ou T10
			  b. Nível de T10–T11
			  c. Nível de T12
			2. Tronco simpático abdominal
				1. Gânglios pré-vertebrais abdominais:
				  a. Gânglios celíacos
				  b. Gânglios aorticorrenais
				  c. e 2. Outros gânglios pré-vertebrais abdominopélvicos (mesentéricos superiores e inferiores, e de plexos intermesentéricos/hipogástricos/pélvicos)

3. Sacral			3. Tronco simpático pélvico (sacral)	3. Ramos anteriores que formam o plexo sacral
B. Pélvico	Pré-ganglionar	Parassimpático	Ramos anteriores dos nervos espinais S2 a S4	Gânglios intrínsecos dos colos descendente e sigmoide, reto e vísceras pélvicas

[a]Os nervos esplâncnicos também conduzem fibras aferentes viscerais, que não fazem parte da divisão autônoma do sistema nervoso.

Os plexos nervosos são mistos, compartilhados com o sistema nervoso simpático e fibras aferentes viscerais.

Os *troncos vagais anterior* e *posterior* são as continuações dos nervos vagos esquerdo e direito que emergem do plexo esofágico e atravessam o hiato esofágico nas faces anterior e posterior do esôfago e estômago (ver Figuras 5.35 e 5.88A). Os nervos vagos conduzem fibras parassimpáticas pré-ganglionares e aferentes viscerais (principalmente para sensações inconscientes associadas aos reflexos) até os plexos aórticos abdominais e os plexos periarteriais, que se estendem ao longo dos ramos da aorta.

Os **nervos esplâncnicos pélvicos** são diferentes de outros nervos esplâncnicos (Quadro 5.11) porque:

- Não têm relação com os troncos simpáticos
- São originados diretamente dos ramos anteriores dos nervos espinais S2–S4
- Conduzem fibras parassimpáticas pré-ganglionares até o plexo hipogástrico inferior (pélvico).

As fibras pré-ganglionares terminam nos corpos celulares isolados e amplamente dispersos de neurônios pós-ganglionares situados sobre as vísceras abdominais, ou no seu interior, formando *gânglios intrínsecos* (Figura 5.88B).

As fibras parassimpáticas pré-ganglionares e reflexas aferentes viscerais conduzidas pelos nervos vagos estendem-se até os gânglios intrínsecos da parte inferior do esôfago, estômago, intestino delgado, incluindo o duodeno, o colo ascendente e a maior parte do colo transverso (Figura 5.88A). As fibras conduzidas pelos nervos esplâncnicos pélvicos suprem os colos descendente e sigmoide, o reto e os órgãos pélvicos. Assim, em termos do sistema digestório, os nervos vagos são responsáveis pela inervação parassimpática do músculo liso e das glândulas do intestino até a flexura esquerda do colo; os nervos esplâncnicos pélvicos são responsáveis pelo restante. A inervação parassimpática no abdome está envolvida basicamente na promoção da peristalse (restaurando-a após inibição por uma resposta simpática) e na secreção.

PLEXOS AUTÔNOMOS EXTRÍNSECOS

Os plexos autônomos abdominais extrínsecos são redes nervosas formadas por fibras simpáticas e parassimpáticas, que circundam a parte abdominal da aorta e seus principais ramos (ver Figuras 5.88 e 5.89). Os plexos celíaco, mesentérico superior e mesentérico inferior estão interconectados. Os *gânglios simpáticos pré-vertebrais* estão dispersos entre os plexos celíacos e mesentéricos.

O **plexo celíaco**, que circunda a raiz do tronco celíaco (arterial), contém **gânglios celíacos** direito e esquerdo irregulares (aproximadamente 2 cm de comprimento) que se unem acima e abaixo do tronco celíaco (Figuras 5.88A e 5.89). A *raiz parassimpática* do plexo celíaco é um ramo do *tronco vagal posterior*, que contém fibras dos nervos vagos direito e esquerdo. As *raízes simpáticas* do plexo são os nervos esplâncnicos maior e menor.

O **plexo mesentérico superior** e seu gânglio ou gânglios circundam a origem da AMS. O plexo tem uma raiz mediana e duas raízes laterais. A raiz mediana é um ramo do plexo celíaco, e as raízes laterais originam-se dos nervos esplâncnicos menor e imo, às vezes com uma contribuição do primeiro gânglio lombar do tronco simpático.

O **plexo mesentérico inferior** circunda a artéria mesentérica inferior e emite divisões para seus ramos. Recebe uma raiz medial do plexo intermesentérico e raízes laterais dos gânglios lombares dos troncos simpáticos. Um **gânglio mesentérico inferior** também pode localizar-se imediatamente inferior à raiz da artéria mesentérica inferior.

O **plexo intermesentérico** é parte do plexo aórtico de nervos entre as artérias mesentéricas superior e inferior. Dá origem aos plexos renal, testicular ou ovárico, e uretérico.

O **plexo hipogástrico superior** é contínuo com o plexo intermesentérico e o plexo mesentérico inferior, e situa-se anteriormente à porção inferior da parte abdominal da aorta e estende-se inferiormente através da sua bifurcação (Quadro 5.11). Os **nervos hipogástricos** direito e esquerdo unem o plexo hipogástrico superior ao plexo hipogástrico inferior. O plexo hipogástrico superior supre os *plexos uretérico* e *testicular* e um plexo em cada artéria ilíaca comum.

Os **plexos hipogástricos inferiores** são plexos simpáticos e parassimpáticos mistos formados de cada lado à medida que os nervos hipogástricos do plexo hipogástrico superior se mesclam com os nervos esplâncnicos pélvicos. Os plexos direito e esquerdo estão situados nas laterais do reto, do colo do útero e da bexiga urinária. Os plexos recebem pequenos ramos dos gânglios simpáticos sacrais superiores e as fibras eferentes parassimpáticas sacrais dos nervos espinais sacrais S2 a S4 (*nervos esplâncnicos pélvicos [parassimpáticos]*). As extensões do plexo hipogástrico inferior enviam fibras autônomas ao longo dos vasos sanguíneos, que formam plexos viscerais nas paredes das vísceras pélvicas (p. ex., os *plexos retal e vesical*).

PLEXOS INTRÍNSECOS: O SISTEMA NERVOSO ENTÉRICO

Plexos ganglionares intrínsecos do sistema digestório, desde a parte média do esôfago até o músculo esfíncter interno do ânus e ao longo do sistema de ductos pancreatobiliares, constituem o **sistema nervoso entérico (SNE)**. O SNE é constituído por dois plexos interconectados (Figuras 5.48A e 5.88B): (1) o **plexo mioentérico** (plexo de Auerbach), localizado entre as camadas musculares da parede intestinal e atuante basicamente na motilidade e na vasomotilidade das mesmas; e (2) o **plexo submucoso** (plexo de Meissner), localizado na tela submucosa do intestino (mais proeminente no intestino delgado, relativamente esparso no esôfago e no estomago), trata da secreção exócrina, da secreção endócrina, da vasomotilidade, da micromotilidade e da atividade imune (inflamação e imunomodulação) da túnica mucosa.

A vasomotilidade (controle do fluxo sanguíneo) nesse nível influencia o movimento da água e dos eletrólitos. Plexos correspondentes com gânglios menores e mais esparsos se estendem para o pâncreas, a vesícula biliar e os principais ductos biliares.

Os neurônios motores desses plexos são gânglios intrínsecos ou entéricos que servem nominalmente como neurônios pós-sinápticos para o sistema parassimpático. Além de atuar como neurônios de retransmissão, recebendo e repassando impulsos eferentes enviados por neurônios parassimpáticos pré-ganglionares, eles também recebem aporte de fibras simpáticas pós-ganglionares (tornando-os um neurônio de terceira ordem nesse sistema). Eles exibem interconectividade significativa com os neurônios eferentes circundantes, tanto diretamente como via interneurônios, bem como axônios terminando na musculatura lisa e nas glândulas (Figura 5.90). As fibras aferentes viscerais extrínsecas carreiam reflexos longos (fome, saciedade e náuseas) e sensações de dor para a parte central do sistema nervoso pelos gânglios sensitivos do nervo vago e gânglios sensitivos espinais sacrais médios, lombares superiores e torácicos. Além disso, existem neurônios aferentes intrínsecos com corpos celulares nos plexos que monitoram condições mecânicas e químicas no intestino e se comunicam com os neurônios eferentes, formando o circuito reflexo local (curto), além de enviar informações centralmente. Portanto, os feixes nervosos interconectantes dos plexos incluem fibras simpáticas pós-ganglionares, fibras parassimpáticas pré-ganglionares e pós-ganglionares, interneurônios e fibras aferentes viscerais longas e curtas.

Esses neurônios intrínsecos e os plexos entéricos complexos nos quais estão imbricados integram e controlam a função gastrintestinal com independência notável, sustentando atividades viscerais com mecanismos reflexos locais. O aporte para a parte central do sistema nervoso via divisão autônoma do sistema nervoso apenas modula a atividade do sistema nervoso entérico, com o sistema parassimpático basicamente promovendo e o sistema simpático basicamente inibindo sua atividade motora e secretória em resposta às demandas impostas ao corpo por fatores ambientais e circunstanciais. No tocante aos esfíncteres de musculatura lisa, as atuações dos sistemas simpático e parassimpático se invertem, com o sistema simpático mantendo o tônus e o sistema parassimpático inibindo-o. O sistema nervoso entérico consegue funcionar de modo autônomo, sem estímulo dos sistemas simpático e/ou parassimpático. O intestino coletado para fins de transplante não se mostra desnervado no sentido habitual.

Estima-se que o sistema nervoso entérico contenha até 500 milhões de neurônios – mais do que existem na medula espinal – e utilize mais de 40 neurotransmissores e neuromoduladores, inclusive metade da dopamina e 95% de toda a serotonina. As células de sustentação dos neurônios intrínsecos do sistema nervoso entérico são mais semelhantes às células gliais (astróglia) do encéfalo do que às células de Schwann da parte periférica do sistema nervoso. Capilares relativamente impermeáveis associados aos gânglios constituem uma barreira à difusão de modo semelhante à barreira hematencefálica dos vasos sanguíneos cerebrais. Esses fatos, combinados com a complexidade e o funcionamento autônomo, explicam por que o sistema nervoso entérico passou a ser considerado um "segundo cérebro" ou,

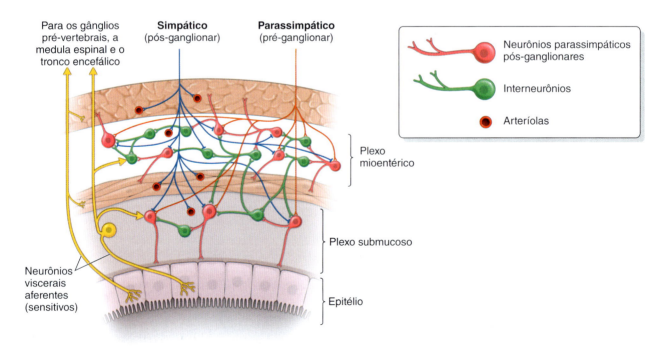

Figura 5.90 Sistema nervoso entérico. Organização do sistema nervoso entérico na parede intestinal.

pelo menos, um terceiro componente da parte visceral do sistema nervoso. Sua integridade e seu funcionamento apropriado são cruciais.

INERVAÇÃO SENSITIVA VISCERAL

As *fibras aferentes viscerais que conduzem a dor* acompanham as fibras simpáticas (motoras viscerais). Os impulsos de dor seguem retrogradamente em relação aos das fibras motoras ao longo dos nervos esplâncnicos até o tronco simpático, por intermédio de ramos comunicantes brancos até os ramos anteriores dos nervos espinais. Depois, seguem até a raiz posterior para os gânglios sensitivos dos nervos espinais e a medula espinal. Gânglios sensitivos dos nervos espinais e segmentos da medula espinal progressivamente inferiores participam da inervação das vísceras abdominais à medida que o trato segue caudalmente. O estômago (intestino anterior) é inervado pelos níveis de T6 a T9, do intestino delgado ao colo transverso (intestino médio), pelos níveis de T8 a T12, e o colo descendente (intestino posterior), pelos níveis de T12 a L2 (Figura 5.91). A partir do ponto médio do colo sigmoide, as fibras de dor viscerais seguem com as fibras parassimpáticas, sendo os impulsos sensitivos conduzidos até os gânglios sensitivos dos nervos espinais e a medula espinal nos níveis S2–S4. Estes são os mesmos segmentos medulares responsáveis pela inervação simpática daquelas partes do sistema digestório.

As *fibras aferentes viscerais que conduzem sensações reflexas* (que geralmente não chegam ao nível da consciência) acompanham as fibras parassimpáticas (motoras viscerais).

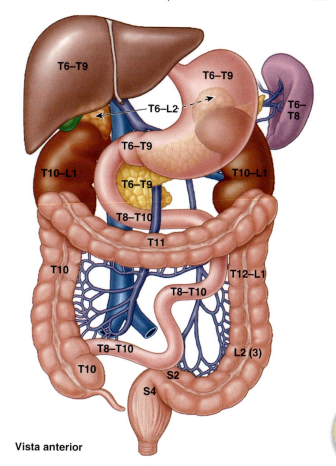

Figura 5.91 Inervação segmentar das vísceras abdominais. Segmentos medulares aproximados e gânglios sensitivos de nervos espinais responsáveis pela inervação simpática e aferente visceral (dor) das vísceras abdominais.

Pontos-chave: Inervação das vísceras abdominais

Inervação simpática: As fibras nervosas simpáticas pré-ganglionares participantes da inervação das vísceras abdominais originam-se de corpos celulares nos dois terços inferiores do núcleo IML (níveis medulares de T5–T6 a L2–L3) e seguem via nervos espinais, ramos anteriores e ramos comunicantes brancos até os troncos simpáticos. ■ As fibras atravessam os gânglios paravertebrais dos troncos sem fazer sinapse, continuando como componentes dos nervos esplâncnicos abdominopélvicos. Esses nervos as conduzem até o plexo aórtico abdominal, onde recebem fibras parassimpáticas pré-ganglionares emitidas pelo nervo vago. ■ As fibras simpáticas seguem até os gânglios pré-vertebrais, a maioria dos quais é agrupada ao redor dos principais ramos da parte abdominal da aorta. Após a sinapse nos gânglios, as fibras simpáticas pós-ganglionares unem-se às fibras parassimpáticas pré-ganglionares, seguindo através de plexos periarteriais ao redor dos ramos da parte abdominal da aorta para chegar às vísceras. ■ Uma continuação do plexo aórtico abdominal inferior à bifurcação aórtica (os plexos hipogástricos superior e inferior) conduz a inervação simpática para a maioria das vísceras pélvicas. As fibras simpáticas inervam principalmente os vasos sanguíneos das vísceras abdominais e inibem a estimulação parassimpática. ■ As fibras parassimpáticas fazem sinapse sobre as paredes das vísceras (ou dentro das paredes) com neurônios parassimpáticos pós-ganglionares intrínsecos, que terminam no músculo liso ou nas glândulas das vísceras.

Inervação parassimpática: Os nervos vagos enviam fibras parassimpáticas para o sistema digestório desde o esôfago até o colo transverso. ■ Os nervos esplâncnicos pélvicos suprem os colos descendente e sigmoide e o reto. ■ A estimulação parassimpática promove peristalse e secreção (embora grande parte desta última geralmente seja controlada por hormônios).

Sistema nervoso entérico: O SNE é constituído pelo *plexo mioentérico* da musculatura da parede intestinal e pelo *plexo submucoso*, localizado profundamente à túnica mucosa de revestimento intestinal e inervando-a. ■ Além dos neurônios motores parassimpáticos pós-ganglionares, que estão substancialmente interconectados diretamente e via interneurônios, o plexo inclui neurônios aferentes primários intrínsecos que recebem aporte

Pontos-chave: (*continuação*)

local e estimulam os neurônios motores, formando um circuito reflexo local, bem como informações para a parte central do sistema nervoso. ■ O sistema nervoso entérico integra intrinsecamente as secreções exócrinas e endócrinas, a vasomotilidade, a macromotilidade, a micromotilidade e a atividade imune do intestino. ■ O aporte da parte central do sistema nervoso via fibras simpáticas e parassimpáticas extrínsecas apenas modula essa atividade local.

Inervação sensitiva: As fibras aferentes viscerais seguem as fibras autônomas retrogradamente até os gânglios sensitivos de nervos espinais. ■ As fibras aferentes que conduzem a dor das vísceras abdominais orais (proximais) até a parte média do colo sigmoide seguem com as fibras simpáticas até os gânglios sensitivos de nervos espinais toracolombares; todas as outras fibras aferentes viscerais seguem com as fibras parassimpáticas. Assim, as fibras aferentes viscerais que conduzem informações reflexas da parte do intestino oral ao meio do colo sigmoide seguem até os gânglios sensitivos vagais; as fibras que conduzem informações álgicas e reflexas do intestino aboral ao meio do colo sigmoide seguem até os gânglios sensitivos dos nervos espinais S2–S4.

DIAFRAGMA

O **diafragma** é uma divisória musculotendínea, com dupla cúpula, que separa as cavidades torácica e abdominal. A face superior basicamente convexa fica voltada para a cavidade torácica, e a face inferior côncava fica voltada para a cavidade abdominal (Figura 5.92A e B). O diafragma é o principal músculo da inspiração (na verdade, da respiração, porque a expiração é amplamente passiva). Desce durante a inspiração; entretanto, apenas a parte central se movimenta, porque a periferia – a origem fixa do músculo – está fixada à margem inferior da caixa torácica e às vértebras lombares superiores.

O *pericárdio*, contendo o coração, situa-se na parte central do diafragma, deprimindo-o ligeiramente (Figura 5.92A). O diafragma curva-se superiormente nas **cúpulas direita** e **esquerda**; normalmente, a cúpula direita é mais alta do que a esquerda devido à presença do fígado. Durante a expiração, a cúpula direita sobe até a costela V e a cúpula esquerda ascende até o 5º espaço intercostal. O nível das cúpulas do diafragma varia de acordo com:

- Fase da respiração (inspiração ou expiração)
- Postura (p. ex., decúbito dorsal ou posição ortostática)
- Tamanho e grau de distensão das vísceras abdominais.

A **parte muscular do diafragma** está situada na periferia com fibras que convergem radialmente na parte aponeurótica central trilaminar, o **centro tendíneo** (Figura 5.92). O centro tendíneo não tem inserções ósseas e é dividido incompletamente em três partes, semelhante a uma folha de trevo larga (Figura 5.92B). Embora esteja perto do centro do diafragma, o centro tendíneo está mais próximo da parte anterior do tórax.

O *forame da veia cava*, que a parte terminal da VCI atravessa para entrar no coração, perfura o centro tendíneo. A parte muscular adjacente do diafragma forma uma lâmina contínua; entretanto, para fins descritivos é dividida em três partes, de acordo com suas inserções periféricas:

- **Parte esternal**: formada por duas alças musculares que se fixam à face posterior do processo xifoide; essa parte nem sempre está presente
- **Parte costal**: formada por alças musculares largas que se fixam às faces internas das seis cartilagens costais inferiores e suas costelas adjacentes de cada lado; as partes costais formam as cúpulas direita e esquerda
- **Parte lombar**: originada de dois arcos aponeuróticos, os *ligamentos arqueados medial* e *lateral*, e das três vértebras lombares superiores; a parte lombar forma os pilares musculares direito e esquerdo que ascendem até o centro tendíneo.

Os **pilares do diafragma** são feixes musculotendíneos que se originam das faces anteriores dos corpos das três vértebras lombares superiores, do ligamento longitudinal anterior e dos discos intervertebrais. O **pilar direito**, maior e mais longo do que o pilar esquerdo, origina-se das três ou quatro primeiras vértebras lombares. O **pilar esquerdo** origina-se das duas ou três primeiras. Como está situado à esquerda da linha mediana, é surpreendente constatar que o *hiato esofágico* é uma formação no pilar direito; entretanto, ao se acompanharem inferiormente as fibras musculares que limitam cada lado do hiato, observa-se que elas passam à direita do hiato aórtico.

Os pilares direito e esquerdo e o **ligamento arqueado mediano** fibroso, que se une a eles enquanto se curva sobre a face anterior da aorta, formam o *hiato aórtico*. O diafragma também está fixado de cada lado aos *ligamentos arqueados medial* e *lateral*. O **ligamento arqueado medial** é um espessamento da fáscia que recobre o músculo psoas maior, estendendo-se entre os corpos das vértebras lombares e a extremidade do processo transverso da vértebra L I. O **ligamento arqueado lateral** cobre o músculo quadrado do lombo, continuando desde o processo transverso de L I ou L XII até a extremidade da costela XII.

A face superior do centro tendíneo do diafragma está fundida à face inferior do pericárdio fibroso, a parte externa e forte do *saco pericárdico* fibrosseroso que envolve o coração.

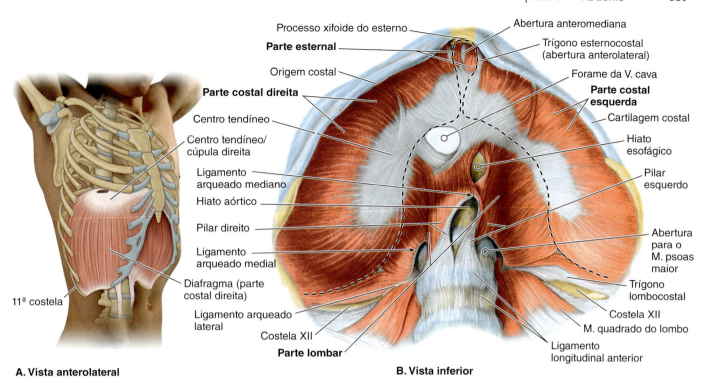

Figura 5.92 Inserções e características da face abdominal do diafragma. **A.** Cúpula direita do diafragma. A caixa torácica foi retirada para mostrar as inserções e a convexidade. **B.** Partes do diafragma. As partes carnosas esternal, costal e lombar do diafragma (delimitadas por *linhas tracejadas*) fixam-se centralmente ao centro tendíneo, a inserção aponeurótica das fibras musculares do diafragma.

Vasos e nervos do diafragma

As artérias do diafragma formam um padrão ramificado nas faces superior (torácica) e inferior (abdominal). A *face superior do diafragma é irrigada pelas* (Figura 5.93; Quadro 5.12) *artérias pericardicofrênica* e *musculofrênica*, ramos da artéria torácica interna, e pelas **artérias frênicas superiores**, ramos da parte torácica da aorta. A *face inferior do diafragma é irrigada pelas* **artérias frênicas inferiores**, que tipicamente são os primeiros ramos da *parte abdominal da aorta*; entretanto, podem originar-se do tronco celíaco.

As *veias que drenam a face superior do diafragma* são as **veias pericardicofrênica** e **musculofrênica**, que desembocam nas *veias torácicas internas* e, no lado direito, uma veia frênica superior, que drena para a VCI. Algumas veias da curvatura posterior do diafragma drenam para as *veias ázigo e hemiázigo* (ver Capítulo 4, *Tórax*). As *veias que drenam o sangue da face inferior do diafragma são as veias frênicas inferiores*. A **veia frênica inferior direita** geralmente desemboca na VCI, ao passo que a **veia frênica inferior esquerda** geralmente é dupla, um ramo passa anteriormente ao hiato esofágico e termina na VCI e o outro ramo, mais posterior, geralmente se une à veia suprarrenal esquerda. As veias frênicas direita e esquerda podem se anastomosar entre si.

Os *plexos linfáticos nas faces superior e inferior do diafragma* comunicam-se livremente (Figura 5.94A). Os **linfonodos frênicos anteriores** e **posteriores** estão na face superior do diafragma. A linfa desses linfonodos drena para os *linfonodos paraesternais, pré-vertebrais e frênicos*. Os vasos linfáticos da face inferior do diafragma drenam para os *linfonodos* frênicos e *lombares (cavais/aórticos)* superiores. Os capilares linfáticos são densos na face inferior do diafragma, constituindo o principal meio de absorção de líquido peritoneal e de substâncias introduzidas por injeção intraperitoneal (IP).

Toda a *inervação motora do diafragma* provém dos *nervos frênicos direito* e *esquerdo*, que se originam dos ramos anteriores dos segmentos C3–C5 da medula espinal e são distribuídos para a metade ipsilateral do diafragma a partir de sua face inferior (Figura 5.94B). A inervação sensitiva (dor e propriocepção) do diafragma também é feita principalmente pelos nervos frênicos. As partes periféricas do diafragma recebem sua inervação sensitiva dos nervos intercostais (seis ou sete inferiores) e dos nervos subcostais.

Aberturas do diafragma

As **aberturas do diafragma** (forames, hiatos) permitem a passagem de estruturas (vasos, nervos e linfáticos) entre o tórax e o abdome (Figuras 5.92, 5.93 e 5.95). Existem três grandes aberturas para a VCI, o esôfago e a aorta, e diversas aberturas pequenas.

FORAME DA VEIA CAVA

O **forame da veia cava** é uma abertura no centro tendíneo basicamente para a VCI. Também atravessam o forame da

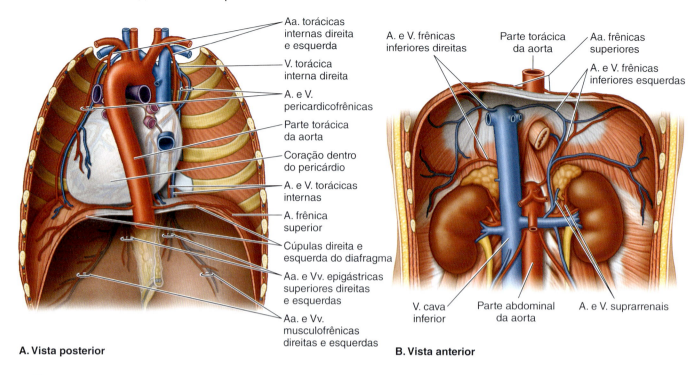

Figura 5.93 Vasos sanguíneos do diafragma. **A.** Artérias e veias da face superior do diafragma. **B.** Artérias e veias da face inferior do diafragma.

veia cava os ramos terminais do nervo frênico direito e alguns vasos linfáticos em seu trajeto do fígado até os linfonodos frênicos médios e mediastinais. O forame da veia cava está localizado à direita do plano mediano, na junção das lâminas direita e média do centro tendíneo. O forame da veia cava, a mais superior das três grandes aberturas do diafragma, situa-se no nível do disco entre as vértebras T VIII e T IX. A VCI está aderida à margem do forame; consequentemente, quando o diafragma se contrai durante a inspiração, alarga a abertura e dilata a VCI. Essas alterações facilitam o fluxo sanguíneo através dessa grande veia até o coração.

HIATO ESOFÁGICO

O **hiato esofágico** é uma abertura oval para o esôfago no músculo do pilar direito do diafragma no nível da vértebra T X. Também dá passagem aos troncos vagais anterior e posterior, aos ramos esofágicos dos vasos gástricos esquerdos e a alguns vasos linfáticos. Há decussação (cruzamento) das fibras do pilar direito do diafragma inferiormente ao hiato, formando um esfíncter muscular para o esôfago que o constringe quando o diafragma se contrai. O hiato esofágico está situado superiormente e à esquerda do hiato aórtico. Na maioria dos indivíduos (70%), as duas margens do hiato são formadas por feixes musculares do

Quadro 5.12 Estruturas neurovasculares do diafragma.

Vasos e nervos	Face superior do diafragma	Face inferior do diafragma
Irrigação arterial	Aa. frênicas superiores da parte torácica da aorta Aa. musculofrênicas e pericardicofrênicas das Aa. torácicas internas	Aa. frênicas inferiores da parte abdominal da aorta
Drenagem venosa	Vv. musculofrênicas e pericardicofrênicas drenam para as Vv. torácicas internas; a V. frênica superior (lado direito) drena para a VCI	Vv. frênicas inferiores; a veia direita drena para a VCI; a veia esquerda é duplicada e drena para a VCI e V. suprarrenal
Drenagem linfática	Linfonodos frênicos para os linfonodos paraesternais e pré-vertebrais	Linfonodos lombares superiores; plexos linfáticos nas faces superior e inferior comunicam-se livremente
Inervação	Inervação sensitiva: central por nervos frênicos (C3–C5), periférica por nervos intercostais (T5–T11) e nervos subcostais (T12)	Inervação motora: Nn. frênicos (C3–C5) Inervação sensitiva: centralmente pelos Nn. frênicos (C3–C5), perifericamente pelos Nn. intercostais (T5–T11) e subcostais (T12)

VCI, veia cava inferior.

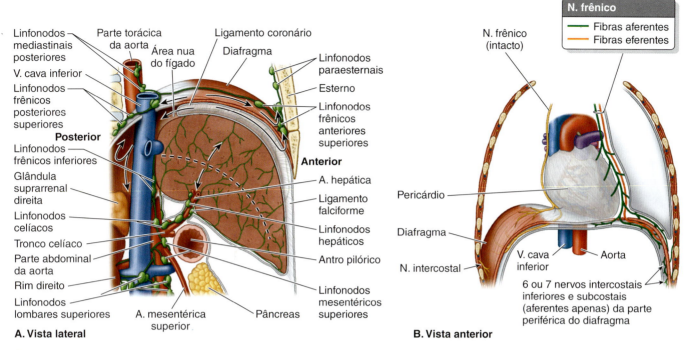

Figura 5.94 Drenagem linfática e inervação do diafragma. A. Drenagem linfática. Os vasos linfáticos são formados em dois plexos, um na face superior do diafragma e o outro na face inferior; os plexos se comunicam livremente. **B.** Inervação. Os nervos frênicos são responsáveis por toda a inervação motora e pela maior parte da inervação sensitiva do diafragma. Os seis ou sete nervos intercostais inferiores e os nervos subcostais são responsáveis pela inervação sensitiva periférica.

pilar direito. Em outros (30%), um feixe muscular superficial do pilar esquerdo contribui para a formação da margem direita do hiato.

HIATO AÓRTICO

O **hiato aórtico** é a abertura posterior ao diafragma para a parte descendente da aorta (Figuras 5.92 e 5.95). Como a aorta não perfura o diafragma, os movimentos do diafragma não afetam o fluxo sanguíneo através dela durante a respiração. A aorta passa entre os pilares do diafragma, posteriormente ao ligamento arqueado mediano, que está no nível da margem inferior da vértebra T XII. O hiato aórtico também dá passagem ao ducto torácico e, algumas vezes, às veias ázigo e hemiázigo.

PEQUENAS ABERTURAS NO DIAFRAGMA

Além das três aberturas principais, há uma pequena abertura, o **trígono (forame) esternocostal**, entre as inserções esternal e costal do diafragma (Figura 5.92). Esse trígono dá passagem aos vasos linfáticos da face diafragmática do fígado e aos vasos epigástricos superiores. Os troncos simpáticos seguem profundamente ao ligamento arqueado medial, acompanhados pelos nervos esplâncnicos imos. Há duas pequenas aberturas em cada pilar do diafragma; uma dá passagem ao nervo esplâncnico maior e a outra, ao nervo esplâncnico menor.

Ações do diafragma

Quando o diafragma contrai, suas cúpulas são puxadas inferiormente, de modo que a convexidade do diafragma é um pouco achatada (ver Figura 4.10F no Capítulo 4, *Tórax*). Embora esse movimento frequentemente seja descrito como a "descida do diafragma", apenas as cúpulas descem. A periferia permanece fixada às costelas e cartilagens das seis costelas inferiores. Quando desce, o diafragma empurra as vísceras abdominais inferiormente. Isso aumenta o volume da cavidade torácica e reduz a pressão intratorácica, resultando em entrada de ar nos pulmões. Além disso, o volume da cavidade abdominal

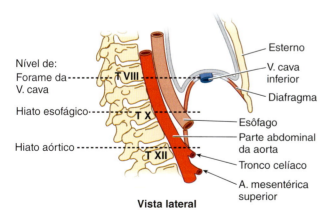

Figura 5.95 Aberturas do diafragma. "8-10-12" é um recurso mnemônico útil relativo aos níveis das vértebras torácicas nos quais a veia cava inferior (VCI), o esôfago e a aorta atravessam o diafragma.

diminui um pouco e a pressão intra-abdominal aumenta um pouco.

Os movimentos do diafragma também são importantes na circulação porque o aumento da pressão intra-abdominal e a diminuição da pressão intratorácica auxiliam o retorno do sangue venoso para o coração. Quando o diafragma contrai, comprimindo as vísceras abdominais, o sangue na VCI é forçado superiormente para o coração.

O diafragma alcança o nível superior máximo quando a pessoa está em decúbito dorsal (com a parte superior do corpo mais baixa, a *posição de Trendelenburg*). Nessa posição, as vísceras abdominais empurram o diafragma superiormente na cavidade torácica. Quando uma pessoa está em decúbito lateral, o hemidiafragma alcança um nível superior porque as vísceras o empurram mais naquele lado. Por outro lado, o nível do diafragma é inferior quando a pessoa está sentada ou de pé. Por isso, pessoas com dispneia preferem ficar sentadas, não deitadas; o volume pulmonar não corrente (de reserva) aumenta e o diafragma trabalha a favor da gravidade em vez de se opor a ela.

PAREDE POSTERIOR DO ABDOME

A parede posterior do abdome (Figuras 5.96 a 5.98) é formada principalmente por:

- Cinco vértebras lombares e discos IV associados (centralmente)
- Músculos da parede posterior do abdome, que incluem os músculos psoas, quadrado do lombo, ilíaco, transverso do abdome e oblíquos do abdome (lateralmente)
- Diafragma, que contribui para a parte superior da parede posterior
- Fáscia, inclusive a fáscia toracolombar
- Plexo lombar, formado por ramos anteriores dos nervos espinais lombares
- Gordura, nervos, vasos (p. ex., aorta e VCI) e linfonodos.

Observando a anatomia da parede posterior do abdome apenas em diagramas bidimensionais, como a Figura 5.98, seria fácil supor que ela é plana. Ao observar um cadáver dissecado, ou um corte transversal como mostra a Figura 5.96A e B, é visível que a coluna vertebral lombar é uma proeminência central acentuada na parede posterior, que cria dois "sulcos" paravertebrais, um de cada lado. A parte mais profunda (posterior) desses sulcos é ocupada pelos rins e a gordura adjacente. A parte abdominal da aorta está na face anterior da coluna vertebral protrusa anteriormente. Em geral, é surpreendente constatar a proximidade entre a porção inferior da parte abdominal da aorta e a parede anterior do abdome em indivíduos magros (ver Figura B5.40C). Evidentemente, muitas estruturas situam-se anteriormente à aorta (AMS, partes do duodeno, pâncreas e veia renal esquerda etc.) e, assim, essas "estruturas posteriores do abdome" podem se aproximar mais da parede anterior do abdome do que seria esperado em pessoas magras, sobretudo quando estão em decúbito dorsal.

Fáscia da parede posterior do abdome

A parede posterior do abdome é coberta por uma camada contínua da *fáscia endoabdominal* situada entre o peritônio parietal e os músculos (Figura 5.96B). A fáscia que reveste a parede posterior do abdome é contínua com a fáscia transversal que reveste o músculo transverso do abdome. É comum denominar a fáscia de acordo com a estrutura que reveste.

A *fáscia do músculo psoas* que cobre o músculo psoas maior (*bainha do músculo psoas*) está fixada medialmente às vértebras lombares e à margem da pelve. A fáscia (bainha) do músculo psoas é espessa superiormente para formar o *ligamento arqueado medial* (Figura 5.92). A fáscia do músculo psoas funde-se lateralmente com a *fáscia do músculo quadrado do lombo* e a *aponeurose toracolombar* (Figura 5.96B). Inferiormente à crista ilíaca, a fáscia do músculo psoas é contínua com a parte da fáscia ilíaca que cobre o músculo ilíaco.

A **aponeurose toracolombar** é um complexo fascial extenso fixado à coluna vertebral medialmente que, na região lombar, tem **lâminas posterior, média** e **anterior com músculos** inseridos entre elas (Figura 5.96B e C). É fina e transparente na região onde cobre as partes torácicas dos músculos profundos, mas é espessa e forte na região lombar. O revestimento dos músculos verticais profundos do dorso (músculo eretor da espinha) pelas lâminas posterior e média da aponeurose toracolombar na face posterior do tronco é comparável ao revestimento do músculo reto do abdome pela bainha do músculo reto do abdome na face anterior (Figura 5.96A). No entanto, essa bainha posterior é ainda mais notável do que a bainha do músculo reto do abdome, por causa da espessura de sua camada posterior e da inserção central às vértebras lombares, ao contrário das bainhas do músculo reto do abdome, que não têm sustentação óssea no local em que se fundem uma à outra na linha alba. A parte lombar dessa lâmina posterior, que se estende entre a costela XII e a crista ilíaca, fixa-se lateralmente aos músculos oblíquo interno e transverso do abdome, do mesmo modo que a bainha do músculo reto do abdome. Entretanto, ao contrário da bainha do músculo reto do abdome, a aponeurose toracolombar não se fixa ao músculo oblíquo externo do abdome; está fixada ao músculo latíssimo do dorso (Figura 5.96B e C).

A **lâmina anterior da aponeurose toracolombar** (fáscia do músculo quadrado do lombo), que reveste a face anterior do músculo quadrado do lombo – uma lâmina mais fina e transparente do que as outras duas – fixa-se às faces anteriores dos processos transversos das vértebras lombares, a crista ilíaca e a costela XII (Figuras 5.96B e 5.98). A lâmina anterior é contínua lateralmente com a origem aponeurótica do músculo transverso do abdome. Espessa-se superiormente para formar o *ligamento arqueado lateral* e está aderida inferiormente aos **ligamentos iliolombares** (Figura 5.98).

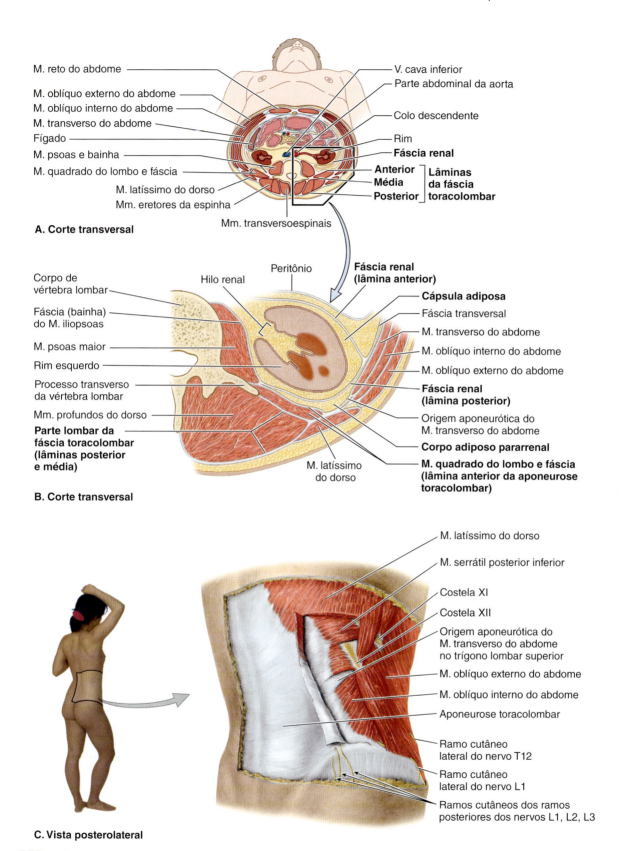

Figura 5.96 Fáscia e aponeuroses da parede do abdome no nível dos hilos renais. A. As relações dos músculos, aponeuroses e fáscia da parede do abdome. Os três músculos planos da parede do abdome que formam as paredes laterais seguem entre formações aponeuróticas anteriores e posteriores complexas que revestem músculos verticais. As finas paredes anterolaterais (parecendo desproporcionalmente espessas aqui) são distensíveis. Embora flexível, a parede posterior do abdome sustenta peso e, assim, é reforçada pela coluna vertebral e músculos que atuam sobre ela; por isso, não é distensível. **B.** Lâminas aponeurótica e fascial da parede posterior do abdome. Veja os detalhes referentes à parede anterior do abdome na Figura 5.5B. **C.** Dissecção superficial.

Músculos da parede posterior do abdome

Os principais músculos pareados na parede posterior do abdome (Figura 5.97; Quadro 5.13) são:

- *Psoas maior:* que segue no sentido inferolateral
- *Ilíaco:* situado ao longo das faces laterais da parte inferior do músculo psoas maior
- *Quadrado do lombo:* situado adjacente aos processos transversos das vértebras lombares e lateral às partes superiores do músculo psoas maior.

As inserções, a inervação e as principais ações desses músculos são resumidas no Quadro 5.13.

MÚSCULO PSOAS MAIOR

O **músculo psoas maior** longo, espesso e fusiforme situa-se lateralmente às vértebras lombares (Figuras 5.97A e 5.98). *Psoas* é um termo grego que significa "músculo lombar". (Os açougueiros referem-se aos músculos psoas dos animais como *filé-mignon*.) O músculo psoas maior segue em sentido inferolateral, profundamente ao ligamento inguinal, até chegar ao trocanter menor do fêmur. O plexo nervoso lombar está inserido na parte posterior do músculo psoas maior, anteriormente aos processos transversos lombares.

MÚSCULO ILÍACO

O **músculo ilíaco** é triangular, grande, situado ao longo da face lateral da parte inferior do músculo psoas maior. A maior parte de suas fibras une-se ao tendão do músculo psoas maior. Juntos, os músculos psoas e ilíaco formam o **músculo iliopsoas**, o principal flexor da coxa. Também estabiliza a articulação do quadril e ajuda a manter a postura ereta nessa articulação. Os músculos psoas e ilíaco compartilham a flexão do quadril; entretanto, apenas o músculo psoas pode produzir movimento (flexão ou inclinação lateral) da coluna lombar.

MÚSCULO QUADRADO DO LOMBO

O **músculo quadrado do lombo**, quadrilateral, forma uma lâmina muscular espessa na parede posterior do abdome (Figuras 5.96A e B, 5.97B e 5.98). Situa-se adjacente aos

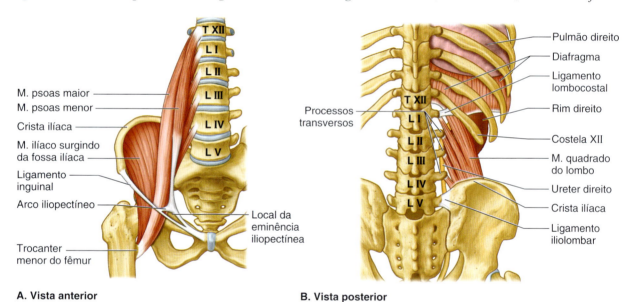

A. Vista anterior **B. Vista posterior**

Figura 5.97 Músculos da parede posterior do abdome.

Quadro 5.13 Músculos da parede posterior do abdome.

Músculo	Inserção superior	Inserção inferior	Inervação	Principal ação
M. psoas maior[a]	Processos transversos das vértebras lombares; laterais dos corpos das vértebras T XII a L V e discos intervertebrais interpostos	Por um tendão forte no trocanter menor do fêmur	Ramos anteriores dos nervos **L1**, **L2** e L3	Agindo inferiormente com o M. ilíaco, flete a coxa; agindo superiormente, flete a coluna vertebral lateralmente; é usado para equilibrar o tronco; na posição sentada, atua inferiormente com o M. ilíaco para fletir o tronco
M. ilíaco[a]	Dois terços superiores da fossa ilíaca, asa do sacro e ligamentos sacroilíacos anteriores	Trocanter menor do fêmur e corpo inferior a ele, e ao tendão do M. psoas maior	Nervo femoral (L2–L4)	Flete a coxa e estabiliza a articulação do quadril; atua com o M. psoas maior
M. quadrado do lombo	Metade medial da margem inferior das costelas XII e extremidades dos processos transversos lombares	Ligamento iliolombar e lábio interno da crista ilíaca	Ramos anteriores dos nervos T12 e L1 a L4	Estende e flete lateralmente a coluna vertebral; fixa a costela XII durante a inspiração

[a]Os Mm. psoas maior e ilíaco fundem-se inferiormente e formam coletivamente o M. iliopsoas.

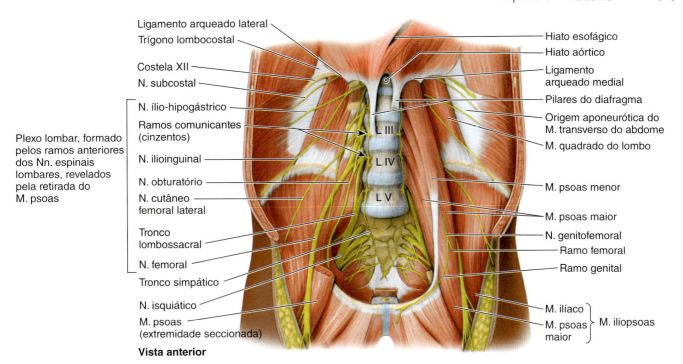

Figura 5.98 Nervos e músculos da parede posterior do abdome. A maior parte do músculo psoas maior direito foi removida para mostrar que o plexo nervoso lombar é formado pelos ramos anteriores dos quatro primeiros nervos espinais lombares e que está no tecido do músculo psoas maior.

processos transversos lombares e é mais largo inferiormente. Próximo da costela XII, o *ligamento arqueado lateral* cruza o músculo quadrado do lombo. O *nervo subcostal* passa posteriormente a esse ligamento e segue em sentido inferolateral sobre o músculo quadrado do lombo. Os ramos do *plexo lombar* seguem inferiormente sobre a face anterior deste músculo.

Nervos da parede posterior do abdome

Os componentes dos sistemas nervosos somático e autônomo (visceral) estão associados à parede posterior do abdome.

Os *nervos subcostais* (ramos anteriores de T12) originam-se no tórax, passam posteriormente aos ligamentos arqueados laterais até o abdome e seguem em sentido inferolateral na face anterior do músculo quadrado do lombo (Figura 5.98). Eles atravessam os músculos transverso do abdome e oblíquo interno do abdome para inervar o músculo oblíquo externo do abdome e a pele da parede anterolateral do abdome.

Os **nervos espinais lombares** (L1–L5) saem da medula espinal através dos forames IV inferiormente às vértebras correspondentes, onde se dividem em ramos posterior e anterior. Cada ramo tem fibras sensitivas e motoras. Os ramos posteriores seguem posteriormente para inervar os músculos do dorso e a pele sobrejacente, enquanto os ramos anteriores seguem lateral e inferiormente, para suprir a pele e os músculos da parte inferior do tronco e os membros inferiores. As partes iniciais dos ramos anteriores dos nervos espinais L1, L2 e, às vezes, L3 dão origem aos *ramos comunicantes brancos*, que conduzem fibras simpáticas pré-ganglionares para os troncos simpáticos lombares.

A *parte abdominal dos troncos simpáticos (troncos simpáticos lombares)*, formada por quatro *gânglios simpáticos paravertebrais* lombares e os *ramos interganglionares* que os

unem, é contínua com a parte torácica dos troncos profundamente aos ligamentos arqueados mediais do diafragma. Os troncos lombossacrais descem nas faces anterolaterais dos corpos das vértebras lombares em um sulco formado pelo músculo psoas maior adjacente. Inferiormente, eles cruzam o promontório da base do sacro e continuam em sentido inferior até a pelve como a parte sacral dos troncos.

Para a inervação da parede do abdome e dos membros inferiores, as sinapses entre as fibras pré-ganglionares e pós-ganglionares ocorrem nos troncos simpáticos. As fibras simpáticas pós-ganglionares seguem da face lateral dos troncos através dos *ramos comunicantes cinzentos* até os ramos anteriores. Estes tornam-se os nervos toracoabdominais e subcostais e o plexo lombar (nervos somáticos), que propiciam estimulação vasomotora, sudomotora e pilomotora na parte inferior do tronco e no membro inferior. Os *nervos esplâncnicos lombares* originados na face medial dos troncos simpáticos lombares conduzem fibras simpáticas pré-ganglionares para a inervação das vísceras pélvicas.

O **plexo nervoso lombar** forma-se anteriormente aos processos transversos lombares, dentro da inserção proximal do músculo psoas maior. Essa rede nervosa é formada pelos ramos anteriores dos nervos L1 a L4. Os nervos a seguir são ramos do plexo lombar; os três maiores são citados primeiro:

- O *nervo femoral* (L2–L4) emerge da margem lateral do músculo psoas maior, inerva o músculo ilíaco e passa profundamente ao ligamento inguinal/trato iliopúbico até a face anterior da coxa, suprindo os músculos flexores do quadril e extensores do joelho
- O *nervo obturatório* (L2–L4) emerge da margem medial do músculo psoas maior e segue até a pelve menor, passando inferiormente ao ramo superior do púbis (através do forame obturado) até a face medial da coxa, suprindo os músculos adutores

- O *tronco lombossacral* (L4, L5) passa sobre a asa do sacro e desce até a pelve para participar na formação do plexo sacral com os ramos anteriores dos nervos S1–S4
- Os **nervos ilioinguinal** e **ílio-hipogástrico** (L1) originam-se do ramo anterior de L1, entrando no abdome posteriormente ao ligamento arqueado medial e seguindo inferolateralmente, anteriormente ao músculo quadrado do lombo. Seguem superior e paralelamente à crista ilíaca, perfurando o músculo transverso do abdome perto da EIAS. A seguir, eles atravessam os músculos oblíquos interno e externo do abdome para suprir os músculos abdominais e a pele das regiões inguinal e púbica. A divisão do ramo anterior de L1 pode ocorrer tão distalmente quanto a EIAS, de modo que muitas vezes apenas um nervo (L1) cruza a parede posterior do abdome em vez de dois
- O *nervo genitofemoral* (L1, L2) perfura o músculo psoas maior e segue inferiormente sobre sua face anterior, profundamente à fáscia do músculo iliopsoas; divide-se lateralmente às artérias ilíacas comum e externa em ramos femoral e genital
- O *nervo cutâneo femoral lateral da coxa* (L2, L3) segue inferolateralmente sobre o músculo ilíaco e entra na coxa profundamente ao ligamento inguinal/trato iliopúbico, logo medialmente à EIAS; inerva a pele na face anterolateral da coxa
- Um **nervo obturatório acessório** (L3, L4) é encontrado em quase 10% das pessoas. É paralelo à margem medial do músculo psoas, anterior ao nervo obturatório, cruzando superiormente ao ramo superior do púbis, bem próximo da veia femoral.

Embora os ramos maiores (femoral, obturatório e tronco lombossacral) tenham posições regulares, deve-se antecipar a variação na disposição dos ramos menores do plexo lombar.

Vasos da parede posterior do abdome

O principal feixe neurovascular do tronco inferior, que inclui a parte abdominal da aorta, a veia cava inferior e o plexo nervoso periarterial aórtico, segue na linha mediana da parede posterior do abdome, anteriormente aos corpos das vértebras lombares (ver Figuras 5.70B e 5.89).

PARTE ABDOMINAL DA AORTA

A maioria das artérias que irriga a parede posterior do abdome origina-se da **parte abdominal da aorta** (Figura 5.99A; Quadro 5.14). As *artérias subcostais* originam-se da parte torácica da aorta e têm distribuição inferior à costela XII. A parte abdominal da aorta tem aproximadamente 13 cm de comprimento. Começa no

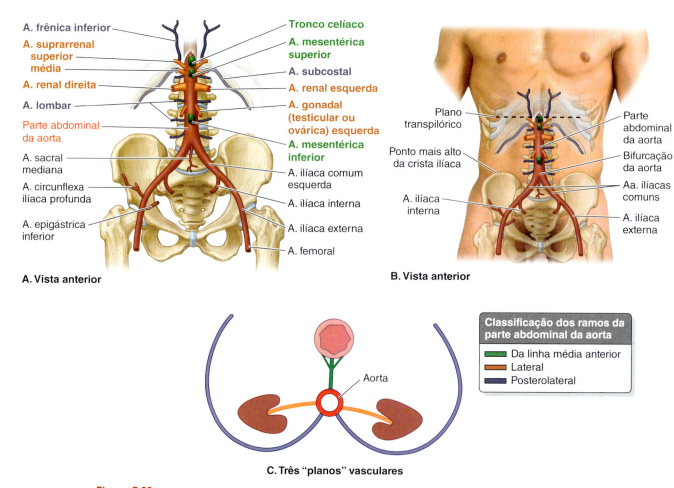

Figura 5.99 Ramos da parte abdominal da aorta. **A.** Visão geral. **B.** Projeção de superfície. **C.** Planos vasculares.

Quadro 5.14 Ramos da parte abdominal da aorta.

Plano vascular	Classe	Distribuição	Ramos abdominais (artérias)	Nível vertebral
1. Linha mediana anterior	Visceral ímpar	Sistema digestório	Tronco celíaco	T XII
			A. mesentérica superior	L I
			A. mesentérica inferior	L III
2. Lateral	Visceral par	Órgãos urogenitais e endócrinos	A. suprarrenal	L I
			A. renal	L I
			A. gonadal (testicular ou ovárica)	L II
3. Posterolateral	Parietal pareada (segmentar)	Diafragma; parede do corpo	A. subcostal	L II
			A. frênica inferior	T XII
			A. lombar	L I a L IV

hiato aórtico no diafragma, no nível da vértebra T XII, e termina no nível da vértebra L IV, dividindo-se nas *artérias ilíacas comuns direita e esquerda*. A parte abdominal da aorta pode ser representada na parede anterior do abdome por uma faixa (com cerca de 2 cm de largura) que se estende de um ponto mediano, aproximadamente 2,5 cm superiormente ao plano transpilórico, até um ponto discretamente (2 a 3 cm) inferior e à esquerda do umbigo, no nível do *plano supracristal* (plano dos pontos mais altos das cristas ilíacas) (Figura 5.99B). Em crianças e adultos magros, a porção inferior da parte abdominal da aorta está suficientemente próxima da parede anterior do abdome para que suas pulsações possam ser detectadas ou aparentes quando a parede está relaxada (ver "Pulsações da aorta e aneurisma aórtico abdominal" no boxe Anatomia clínica, mais adiante).

As **artérias ilíacas comuns** divergem e seguem em sentido inferolateral, acompanhando a margem medial dos músculos psoas até a margem da pelve. Aí cada artéria ilíaca comum divide-se em *artérias ilíacas interna e externa*. A artéria ilíaca interna entra na pelve. (Seu trajeto e os ramos são descritos no Capítulo 6, *Pelve e Períneo*.) A artéria ilíaca externa segue o músculo iliopsoas. Logo antes de deixar o abdome, a artéria ilíaca externa dá origem às *artérias epigástrica inferior* e **circunflexa ilíaca profunda**, que irrigam a parede anterolateral do abdome.

Relações da parte abdominal da aorta. Da parte superior para a inferior, as relações anteriores importantes da parte abdominal da aorta são:

- *Plexo* e *gânglio celíacos* (ver Figuras 5.55B e 5.70)
- Corpo do *pâncreas* e *veia esplênica* (ver Figura 5.71)
- Parte horizontal do *duodeno*
- Alças do intestino delgado.

A parte abdominal da aorta desce anteriormente aos corpos das vértebras T XII a L IV (Figura 5.99A). As veias lombares esquerdas seguem posteriormente à aorta para chegar à VCI (Figura 5.100). À direita, a aorta está relacionada com veia ázigo, cisterna do quilo, ducto torácico, pilar direito do diafragma e gânglio celíaco direito. À esquerda, a aorta está relacionada com o pilar esquerdo do diafragma e o gânglio celíaco esquerdo.

Ramos da parte abdominal da aorta. Pode-se descrever que os ramos da parte descendente da aorta (torácica e abdominal) originam-se e seguem nos três "planos vasculares", e podem ser classificados como viscerais ou parietais e pares ou ímpares (Figura 5.99A e C; Quadro 5.14). O *par de ramos parietais* da aorta serve ao diafragma e à parede posterior do abdome.

Pode-se considerar que a **artéria sacral mediana**, um *ramo parietal ímpar*, ocupa um quarto plano (posterior), porque se origina na face posterior da aorta imediatamente proximal à sua bifurcação. Embora seja bem menor, também poderia ser considerada uma "continuação" mediana da aorta, caso em que seus ramos laterais, as **artérias lombares imas** e os **ramos sacrais laterais**, também seriam incluídos como parte dos pares de ramos parietais.

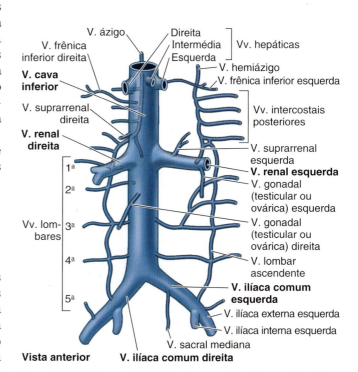

Figura 5.100 Veia cava inferior (VCI) e suas tributárias. A assimetria nas veias renais e ilíacas comuns reflete a posição da VCI à direita da linha mediana.

VEIAS DA PAREDE POSTERIOR DO ABDOME

As veias da parede posterior do abdome são tributárias da VCI, com exceção da *veia testicular* ou *ovárica esquerda*, que desemboca na veia renal esquerda em vez de drenar para a VCI (Figura 5.100). A VCI, a maior veia do corpo, não tem válvulas, exceto uma válvula variável, não funcional em seu óstio no átrio direito do coração. A VCI conduz o sangue mal oxigenado dos membros inferiores, da maior parte do dorso, das paredes do abdome e das vísceras abdominopélvicas. O sangue das vísceras abdominais atravessa o *sistema venoso porta* e o fígado antes de entrar na VCI através das *veias hepáticas*.

A **veia cava inferior (VCI)** começa anteriormente à vértebra L V pela união das veias ilíacas comuns. Essa união ocorre aproximadamente 2,5 cm à direita do plano mediano, inferiormente à bifurcação da aorta e posteriormente à parte proximal da artéria ilíaca comum direita (ver Figura 5.76). A VCI ascende à direita dos corpos das vértebras L III a L V e sobre o músculo psoas maior direito até a direita da aorta. A VCI deixa o abdome através do *forame da veia cava* no diafragma e entra no tórax no nível da vértebra T VIII. Como se forma um nível vertebral abaixo da bifurcação da aorta e atravessa o diafragma quatro níveis vertebrais acima do hiato aórtico, o comprimento total da VCI é 7 cm maior do que o da parte abdominal da aorta, embora a maior parte do comprimento adicional seja intra-hepática. A VCI recolhe o sangue pouco oxigenado dos membros inferiores e sangue não portal do abdome e da pelve. Quase todo o sangue do sistema digestório é recolhido pelo sistema porta e segue pelas veias hepáticas até a VCI.

As tributárias da VCI correspondem aos pares de ramos viscerais e parietais da parte abdominal da aorta. As veias que correspondem aos ramos viscerais ímpares da aorta são tributárias da veia porta. Por fim, o sangue que elas conduzem entra na VCI através das veias hepáticas, depois de atravessar o fígado.

Os ramos correspondentes aos ramos viscerais pares da parte abdominal da aorta incluem a veia suprarrenal direita, as veias renais direita e esquerda e a veia gonadal direita (testicular ou ovárica). As veias suprarrenal e gonadal esquerdas drenam indiretamente para a VCI porque são tributárias da veia renal esquerda.

Os pares de ramos parietais da VCI incluem as veias frênicas inferiores, a 3ª (L3) e 4ª (L4) veias lombares, e as veias ilíacas comuns. As veias lombar ascendente e ázigo unem a VCI e a VCS, direta ou indiretamente pelas vias colaterais (ver "Vias colaterais para o sangue venoso abdominopélvico" no boxe Anatomia clínica, mais adiante).

VASOS LINFÁTICOS E LINFONODOS DA PAREDE POSTERIOR DO ABDOME

Os vasos linfáticos e linfonodos situam-se ao longo da aorta, da VCI e dos vasos ilíacos (Figura 5.101A). Os *linfonodos ilíacos comuns* recebem linfa dos linfonodos ilíacos externos e internos. A linfa dos linfonodos ilíacos comuns segue para os *linfonodos lombares* direitos e esquerdos. A linfa do sistema

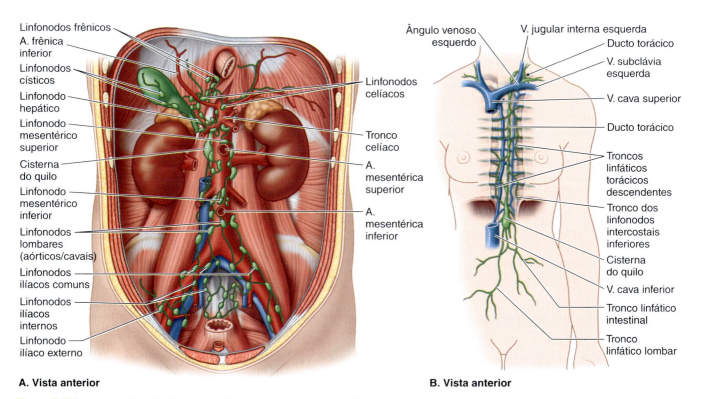

A. Vista anterior
B. Vista anterior

Figura 5.101 Drenagem linfática da parede abdominal posterior. A. Vasos linfáticos e linfonodos. **B.** Troncos linfáticos abdominais. Toda a drenagem linfática da metade inferior do corpo converge no abdome para desembocar no início do ducto torácico.

digestório, fígado, baço e pâncreas segue ao longo do tronco celíaco e das artérias mesentéricas superior e inferior até os *linfonodos pré-aórticos (linfonodos celíacos e mesentéricos superiores e inferiores)* dispersos ao redor das origens dessas artérias na aorta. Os vasos eferentes desses linfonodos formam os **troncos linfáticos intestinais**, que podem ser únicos ou múltiplos, e participam na confluência dos troncos linfáticos que dá origem ao ducto torácico (Figura 5.101B).

Os *linfonodos lombares (cavais e aórticos) direitos e esquerdos* situam-se de ambos os lados da VCI e da aorta. Esses linfonodos recebem linfa diretamente da parede posterior do abdome, rins, ureteres, testículos ou ovários, útero e tubas uterinas. Também recebem linfa do colo descendente, da pelve e dos membros inferiores através dos **linfonodos ilíacos comuns** e *mesentéricos inferiores*. Os vasos linfáticos eferentes dos grandes linfonodos lombares formam os **troncos linfáticos lombares** direito e esquerdo.

A extremidade inferior do *ducto torácico* está situada anteriormente aos corpos das vértebras L I e L II, entre o pilar direito do diafragma e a aorta. O ducto torácico começa com a convergência dos principais ductos linfáticos do abdome, que em apenas uma pequena proporção de indivíduos assume a forma do saco ou dilatação de paredes finas, comumente representada, a **cisterna do quilo** (Figura 5.101B). A cisterna do quilo varia muito em tamanho e formato. Na maioria das vezes há apenas uma convergência simples ou plexiforme nesse nível dos troncos linfáticos lombares direito e esquerdo, o(s) tronco(s) linfático(s) intestinal(is) e um par de **troncos linfáticos torácicos descendentes**, que conduzem a linfa dos seis espaços intercostais inferiores de cada lado. Consequentemente, quase toda a drenagem linfática da metade inferior do corpo (drenagem linfática profunda inferior ao nível do diafragma e toda a drenagem superficial inferior ao nível do umbigo) converge no abdome para desembocar no início do ducto torácico.

O ducto torácico ascende através do hiato aórtico no diafragma até o mediastino posterior, onde recebe mais drenagem parietal e visceral, sobretudo do quadrante superior esquerdo do corpo. Por fim, o ducto termina entrando no sistema venoso na junção das *veias subclávia esquerda* e *jugular interna (ângulo venoso esquerdo)*.

ANATOMIA CLÍNICA

DIAFRAGMA

Soluços

Os soluços são contrações espasmódicas, involuntárias do diafragma, que causam inspirações súbitas, rapidamente interrompidas por fechamento espasmódico da glote que controla a entrada de ar e produz um som característico. Os soluços são provocados pela irritação das terminações nervosas aferentes ou eferentes ou de centros bulbares no tronco encefálico que controlam os músculos da respiração, em especial o diafragma. Os soluços têm muitas causas, como indigestão, irritação do diafragma, alcoolismo, lesões cerebrais e lesões torácicas e abdominais, todas elas comprometendo os nervos frênicos.

Secção de um nervo frênico

A *secção de um nervo frênico* no pescoço resulta em paralisia completa e, por fim, atrofia da parte muscular da metade correspondente do diafragma, exceto nas pessoas que têm um nervo frênico acessório (ver Capítulo 8, *Cabeça*). A *paralisia de um hemidiafragma* pode ser reconhecida nas radiografias por sua elevação permanente e movimento paradoxal. Ver "Paralisia do diafragma" no boxe Anatomia clínica, no Capítulo 4, *Tórax*.

Dor referida diafragmática

A dor diafragmática irradia-se para duas áreas distintas em razão da diferença na inervação sensitiva do diafragma (Quadro 5.11). A dor provocada pela irritação da pleura diafragmática ou do peritônio diafragmático é referida na região do ombro, a área de pele suprida pelos segmentos C3–C5 da medula espinal (ver "Dor visceral referida" no boxe Anatomia clínica, anteriormente). Esses segmentos também enviam ramos anteriores para os nervos frênicos. A irritação de regiões periféricas do diafragma, inervadas pelos nervos intercostais inferiores, é mais localizada, sendo referida na pele sobre as margens costais da parede anterolateral do abdome.

Ruptura do diafragma e herniação das vísceras

A ruptura do diafragma e a herniação das vísceras podem resultar de um súbito e grande aumento da pressão intratorácica ou intra-abdominal. A causa comum dessa lesão é o traumatismo grave do tórax ou do abdome durante um acidente automobilístico. A maioria das rupturas do diafragma ocorre no lado esquerdo (95%) porque a grande massa do fígado, intimamente associada ao diafragma no lado direito, propicia uma barreira física.

Em geral, há uma área não muscular de tamanho variável, denominada *trígono lombocostal*, entre as partes costal e lombar do diafragma (ver Figuras 5.92 e 5.98). Esta parte do diafragma normalmente é formada apenas por fusão das fáscias superior e inferior do diafragma. Em caso de *hérnia traumática do diafragma*, pode haver herniação do estômago, intestino delgado e mesentério, colo transverso e baço através dessa área para o tórax.

A *hérnia de hiato*, a protrusão de parte do estômago para o tórax através do hiato esofágico, já foi analisada neste capítulo. As estruturas que atravessam o hiato esofágico (troncos vagais, vasos frênicos inferiores esquerdos, ramos esofágicos dos vasos gástricos esquerdos) podem ser lesionadas em procedimentos cirúrgicos no hiato esofágico (p. ex., reparo de uma hérnia de hiato).

Hérnia diafragmática congênita

Na hérnia diafragmática congênita (HDC), parte do estômago e do intestino se projeta através de um grande defeito posterolateral (forame de Bochdalek) no diafragma (Figura B5.37). A herniação quase sempre ocorre à esquerda devido à presença do fígado à direita. Esse tipo de hérnia decorre do desenvolvimento complexo do diafragma. O *defeito posterolateral do diafragma* é a única anomalia congênita relativamente comum do diafragma e acomete cerca de 1 em cada 2.200 recém-nascidos (Moore et al., 2020). Com as vísceras abdominais no espaço limitado da cavidade pulmonar pré-natal, um pulmão (geralmente o esquerdo) não tem espaço para se desenvolver normalmente ou para ser insuflado após o nascimento. Em vista da consequente *hipoplasia pulmonar*, a taxa de mortalidade desses recém-nascidos é alta (cerca de 76%).

PAREDE POSTERIOR DO ABDOME

Abscesso do músculo psoas

Embora a prevalência de tuberculose (TB) tenha diminuído muito, atualmente está havendo um ressurgimento da TB, sobretudo na África e na Ásia, às vezes em proporções pandêmicas, devido à AIDS e à resistência aos medicamentos. A TB da coluna vertebral é bastante comum. A infecção pode disseminar-se pelo sangue para as vértebras (*disseminação hematogênica*), sobretudo durante a infância. Um abscesso causado por tuberculose na região lombar tende a se disseminar das vértebras para a fáscia do músculo psoas, onde provoca o surgimento de um *abscesso do músculo psoas* (Figura B5.38). Consequentemente, a fáscia do músculo psoas torna-se mais espessa, formando um tubo forte, semelhante a uma meia. O pus do abscesso segue inferiormente ao longo do músculo psoas dentro desse tubo de fáscia sobre a margem da pelve e profundamente ao ligamento inguinal. O pus geralmente alcança a superfície na parte superior da coxa. O pus também pode chegar à fáscia do músculo psoas através do mediastino posterior quando há acometimento das vértebras torácicas.

A parte inferior da *fáscia ilíaca* frequentemente torna-se tensa e eleva uma prega que segue até a face interna da crista ilíaca. A parte superior dessa fáscia é frouxa e pode formar uma bolsa, a *fossa iliacossubfascial*, posterior à prega supracitada. Parte do intestino grosso, como o ceco e/ou apêndice vermiforme no lado direito e o colo sigmoide no lado esquerdo, pode ser aprisionada nessa fossa, provocando dor considerável.

Dor abdominal posterior

O músculo iliopsoas tem relações extensas e clinicamente importantes com os rins, os ureteres, o ceco, o apêndice vermiforme, o colo sigmoide, o

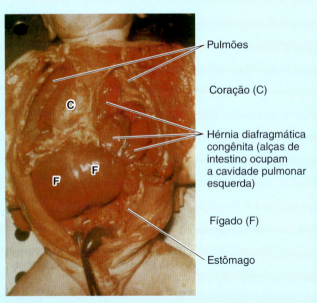

A. Vista anterior

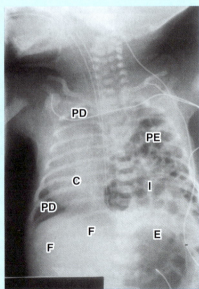

B. Radiografia anterior

Figura B5.37 Hérnia diafragmática congênita (HDC). **A.** Imagem de necropsia. **B.** Radiografia de um recém-nascido.

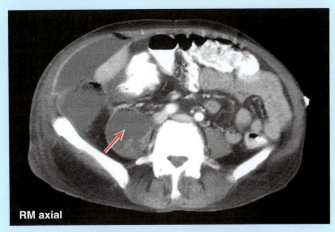

Figura B5.38 Abscesso do músculo psoas (*seta*).

pâncreas, os linfonodos lombares e os nervos da parede posterior do abdome. Quando uma dessas estruturas está doente, o movimento do músculo iliopsoas geralmente causa dor. Quando há suspeita de inflamação intra-abdominal, é realizado o *teste do iliopsoas*. A pessoa é instruída a deitar-se sobre o lado não afetado e a estender a coxa flexionada no lado afetado contra a resistência produzida pelo examinador (Bickley, 2021). A ocorrência de dor com essa manobra é considerada sinal do psoas positivo. A inflamação aguda do apêndice vermiforme, por exemplo, causa um sinal do psoas positivo à direita (Figura B5.39).

Como o músculo psoas situa-se ao longo da coluna vertebral e o músculo ilíaco cruza a articulação sacroilíaca, a doença das articulações intervertebrais e sacroilíacas pode causar *espasmo do iliopsoas*, um reflexo de proteção. O *adenocarcinoma do pâncreas* em estágios avançados invade os músculos e os nervos da parede posterior do abdome, causando dor excruciante em razão da proximidade entre o pâncreas e a parede posterior do abdome.

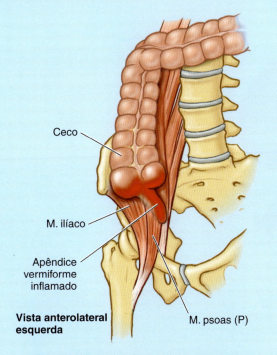

Figura B5.39 Base anatômica do sinal do psoas.

Pulsações da aorta e aneurisma aórtico abdominal

 Como a aorta está situada posteriormente ao pâncreas e ao estômago, um tumor desses órgãos pode transmitir pulsações da aorta que poderiam ser confundidas com um *aneurisma aórtico abdominal*, uma dilatação localizada da aorta (Figura B5.40A e B). A palpação profunda da região média do abdome pode detectar um aneurisma, que geralmente resulta de fraqueza congênita ou adquirida da parede arterial (Figura B5.40C). As pulsações de um grande aneurisma podem ser detectadas à esquerda da linha mediana; a massa pulsátil pode ser facilmente deslocada de um lado para outro. Um exame de imagem confirma o diagnóstico em casos questionáveis.

A *ruptura aguda de um aneurisma aórtico abdominal* está associada a dor intensa no abdome ou no dorso. Quando não é diagnosticado, a taxa de mortalidade desse aneurisma é de quase 90% devido à grande perda de sangue (Swartz, 2021). Os cirurgiões podem reparar um aneurisma mediante sua abertura, inserção de uma prótese e sutura da parede do aneurisma sobre o enxerto para protegê-la. Muitos problemas vasculares que antigamente eram tratados com reparo aberto, inclusive o reparo de aneurismas, estão sendo tratados agora por meio de procedimentos de cateterização endovascular.

Quando a parede anterior do abdome está relaxada, sobretudo em crianças e adultos magros, a porção inferior da parte abdominal da aorta pode ser comprimida contra o corpo da vértebra L IV por pressão firme sobre a parede anterior do abdome, na região do umbigo (Figura B5.40D). Essa pressão pode ser usada para controlar a hemorragia na pelve ou nos membros inferiores.

Vias colaterais para o sangue venoso abdominopélvico

 Existem três vias colaterais, formadas por veias avalvulares do tronco, para retorno do sangue venoso ao coração quando a VCI é obstruída ou ligada. Duas dessas vias (uma com participação das veias epigástricas superior e inferior e a outra, da veia toracoepigástrica) já foram analisadas neste capítulo, junto com a parede anterior do abdome. A terceira via colateral inclui o *plexo venoso peridural* no interior da coluna vertebral (ilustrado e analisado no Capítulo 2, *Dorso*), que se comunica com as *veias lombares* do sistema cava inferior e as tributárias do *sistema venoso ázigo*, que faz parte do sistema cava superior.

A parte inferior da VCI tem uma história de desenvolvimento complexa porque é formada por partes de três conjuntos de veias embrionárias (Moore et al., 2020). Portanto, as anomalias da VCI são relativamente comuns e a maioria delas, como a *persistência da VCI esquerda*, ocorre inferiormente às veias renais (Figura B5.41). Essas anomalias resultam da persistência das veias embrionárias no lado esquerdo, que normalmente desaparecem. Caso haja uma VCI esquerda, esta pode cruzar para o lado direito no nível dos rins.

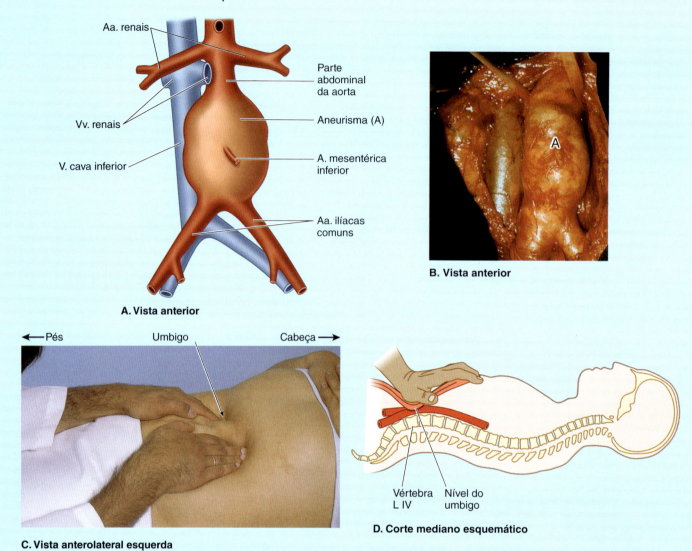

Figura B5.40 Pulsações da aorta e de aneurisma da parte abdominal da aorta. A e **B.** Aneurisma da aorta. **C.** Palpação da parte abdominal da aorta (pulso aórtico). **D.** Compressão da parte abdominal da aorta.

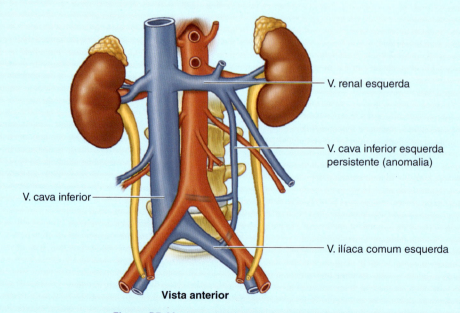

Figura B5.41 Veia cava inferior esquerda persistente.

Pontos-chave: Diafragma e parede posterior do abdome

O diafragma é a divisória musculotendínea, com dupla cúpula, que separa as cavidades torácica e abdominal, além de ser o principal músculo da inspiração. ■ Sua parte muscular origina-se na abertura inferior do tórax, anular, de onde o diafragma eleva-se de forma oblíqua, penetrando a caixa torácica e formando um centro tendíneo comum. ■ A cúpula direita (mais alta por causa do fígado subjacente) eleva-se quase até o nível da papila mamária, ao passo que a cúpula esquerda é um pouco mais baixa. ■ A parte central é discretamente deprimida pelo coração dentro do pericárdio, que se funde à face mediastinal do centro tendíneo. Na posição respiratória neutra, o centro tendíneo situa-se no nível do disco entre as vértebras T VIII e T IX e da articulação xifosternal. ■ Quando estimuladas pelos nervos frênicos, as cúpulas são puxadas para baixo (descem), comprimindo as vísceras abdominais. Quando a estimulação cessa e o diafragma relaxa, ele é empurrado para cima (ascende) pelo efeito associado da descompressão das vísceras e do tônus dos músculos da parede anterolateral do abdome. ■ O diafragma é perfurado pela VCI e nervos frênicos no nível da vértebra T VIII. ■ As fibras do pilar direito do diafragma formam um hiato esfincteriano para o esôfago no nível da vértebra T X. ■ A parte descendente da aorta e o ducto torácico seguem posteriormente ao diafragma no nível da vértebra T XII, na linha mediana entre os pilares, superpostos pelo ligamento arqueado mediano que os une. ■ As artérias e veias frênicas superiores e inferiores suprem a maior parte do diafragma, com drenagem suplementar pelas veias musculofrênicas e ázigo/hemiázigo. ■ Além da inervação motora exclusiva, os nervos frênicos suprem a maior parte da pleura e peritônio que cobrem o diafragma. ■ As partes periféricas do diafragma recebem inervação sensitiva dos nervos intercostais inferiores e subcostais. ■ O trígono lombocostal esquerdo e o hiato esofágico são possíveis locais de hérnias adquiridas através do diafragma. Os defeitos congênitos na região lombocostal esquerda são responsáveis pela maioria das hérnias diafragmáticas congênitas.

Fáscia e músculos: Grandes formações aponeuróticas complexas cobrem as partes centrais do tronco, anterior e posteriormente, formando densas bainhas centrais que abrigam músculos verticais e têm inserção lateral nos músculos planos da parede anterolateral do abdome. ■ A aponeurose toracolombar é a formação aponeurótica posterior. Além de revestir o músculo eretor da espinha entre suas lâminas posterior e média, circunda o músculo quadrado do lombo entre suas lâminas média e anterior. ■ A lâmina anterior, parte da fáscia parietal do abdome, é contínua medialmente com a fáscia do músculo psoas (que reveste o músculo psoas) e lateralmente com a fáscia transversal (que reveste o músculo transverso do abdome). ■ A fáscia do músculo psoas, que é tubular, proporciona uma possível via para a disseminação de infecções entre a coluna vertebral e a articulação do quadril. ■ A fáscia parietal do abdome que cobre as faces anteriores dos músculos quadrado do lombo e psoas é mais espessa sobre as faces superiores dos músculos, formando os ligamentos arqueados lateral e medial, respectivamente. ■ Uma camada muito variável de gordura extraperitoneal interpõe-se entre a fáscia parietal do abdome e o peritônio. É mais espessa nos sulcos paravertebrais da região lombar, formando o corpo adiposo pararrenal (gordura pararrenal). ■ Os músculos da parede posterior do abdome são o quadrado do lombo, o psoas maior e o ilíaco.

Nervos: Os troncos simpáticos lombares levam fibras simpáticas pós-ganglionares ao plexo lombar para distribuição com os nervos somáticos, e fibras parassimpáticas pré-ganglionares ao plexo aórtico abdominal, e este inerva, por fim, as vísceras pélvicas. ■ Com exceção do nervo subcostal (T12) e do tronco lombossacral (L4–L5), os nervos somáticos da parede posterior do abdome são produtos do plexo lombar, formados pelos ramos anteriores de L1–L4 profundamente ao músculo psoas. ■ Apenas o nervo subcostal e os derivados do ramo anterior de L1 (nervos ílio-hipogástrico e ilioinguinal) têm distribuição abdominal – para os músculos e a pele das regiões inguinal e púbica. Todos os outros nervos seguem até os músculos e a pele do membro inferior.

Artérias: Com exceção das artérias subcostais, as artérias que irrigam a parede posterior do abdome originam-se da parte abdominal da aorta. ■ A parte abdominal da aorta desce do hiato aórtico, seguindo nas faces anteriores das vértebras T XII a L IV, imediatamente à esquerda da linha mediana, e bifurca-se nas artérias ilíacas comuns no nível do plano supracristal. ■ Os ramos da aorta originam-se e seguem em três planos vasculares: anterior (ramos viscerais ímpares), lateral (ramos viscerais pares) e posterolateral (ramos parietais pares). ■ A artéria sacral mediana pode ser considerada um pequeno prosseguimento da aorta, que continua a dar origem a pares de ramos parietais para as vértebras lombares inferiores e o sacro.

Veias: As veias da parede posterior do abdome são principalmente tributárias diretas da VCI, embora algumas entrem indiretamente através da veia renal esquerda. VCI: ■ é a maior veia e não tem válvulas; ■ forma-se no nível da vértebra L V pela união das veias ilíacas comuns; ■ ascende até o nível da vértebra T VIII, atravessando o forame da veia cava no diafragma e entrando no coração quase simultaneamente; ■ drena o sangue mal oxigenado do corpo abaixo do diafragma; e ■ recebe a drenagem venosa das vísceras abdominais indiretamente através da veia porta, do fígado e das veias hepáticas. ■ Com exceção das veias hepáticas, as tributárias da VCI correspondem principalmente aos pares de ramos viscerais laterais e aos pares de ramos parietais posterolaterais da parte abdominal da aorta. ■ Existem três vias colaterais (duas incluindo a parede anterior do abdome, e uma com a participação do canal vertebral) para devolver o sangue ao coração em caso de obstrução da VCI.

Vasos linfáticos e linfonodos: A drenagem linfática das vísceras abdominais segue retrogradamente ao longo das ramificações dos três ramos viscerais ímpares da parte abdominal da aorta. ■ A drenagem linfática da parede do abdome funde-se àquela dos membros inferiores, e ambas as vias seguem a irrigação arterial retrogradamente a partir daquelas partes. ■ Por fim, toda a drenagem linfática das estruturas inferiores ao diafragma, mais a drenagem dos seis espaços intercostais inferiores pelos troncos linfáticos torácicos descendentes, desemboca no início do ducto torácico no nível de T XII, posteriormente à aorta. ■ A origem do ducto torácico pode ter a forma sacular de uma cisterna do quilo.

IMAGENS MÉDICAS SECCIONAIS DO ABDOME

A **ultrassonografia**, a **TC** e a **RM** são usadas para examinar as vísceras abdominais (Figuras 5.102 a 5.105).

Como as RM propiciam melhor diferenciação entre tecidos moles, suas imagens são mais conclusivas. É possível reconstruir uma imagem em praticamente qualquer plano após a aquisição. Atualmente, também pode ser realizada ARM (angiografia por ressonância magnética) (Figura 5.105C).

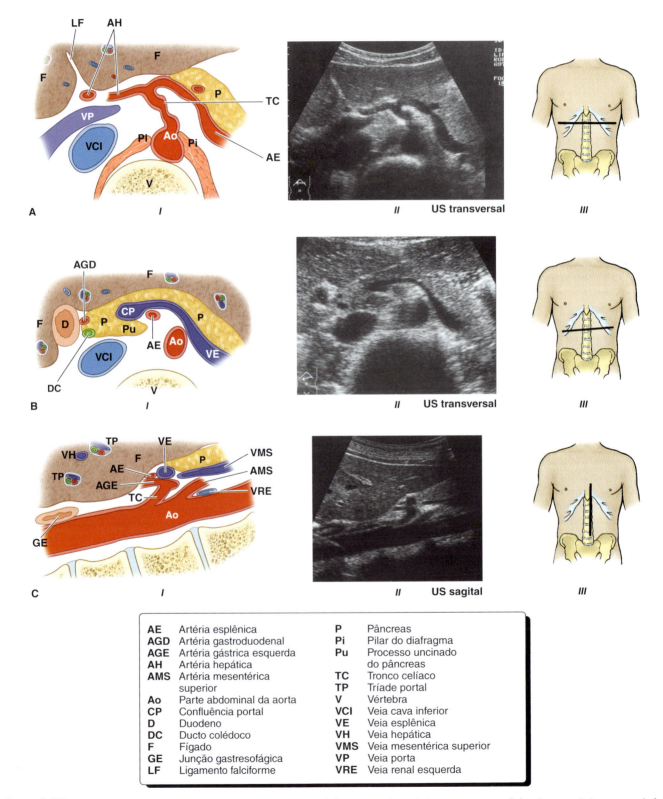

Figura 5.102 Ultrassonografia (US) do abdome. **A.** Imagem transversal do tronco celíaco. **B.** Imagem transversal do pâncreas. **C.** Imagem sagital da aorta.

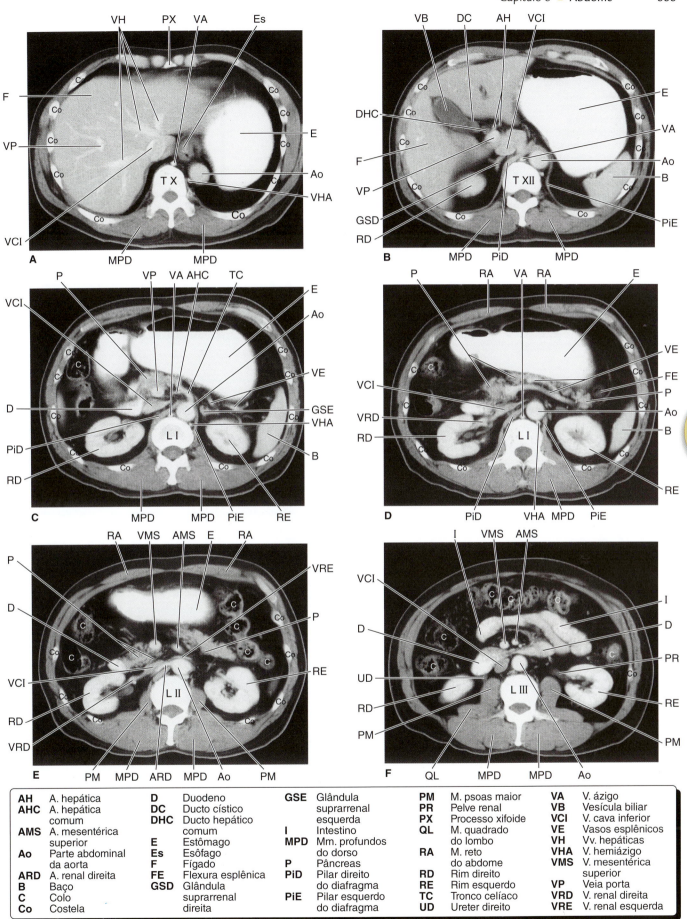

Figura 5.103 TC transversal (axial) do abdome. A a F. Imagens em níveis progressivamente inferiores mostrando a parede do corpo, as vísceras e os vasos sanguíneos.

Ao	Parte abdominal da aorta	F	Fígado	PiE	Pilar esquerdo do diafragma
ARE	A. renal esquerda	FG	Fundo gástrico	PM	M. psoas
B	Baço	G	Gordura	PX	Processo xifoide
BAo	Bifurcação da aorta	GM	M. glúteo médio		
C	Costela	I	Intestino	RD	Rim direito
CA	Cápsula adiposa	II	Ílio	RE	Rim esquerdo
CaV	Canal vertebral	LHD	Lobo hepático direito	VB	Vesícula biliar
CC	Cartilagem costal	ME	Medula espinal	VCI	V. cava inferior
CP	Confluência portal	MI	M. ilíaco	Ve	V. esplênica
CPD	Cavidade pleural direita	MPD	Mm. profundos do dorso	VE	Vasos esplênicos
CPE	Cavidade pleural esquerda	OC	Óstio cárdico do estômago	VHD	Veia hepática direita
				VHE	V. hepática esquerda
CT	Colo transverso	P	Pâncreas	VP	Veia porta (tríade)
CV	Corpo vertebral	PEV	Processo espinhoso da vértebra	VRD	V. renal direita
D	Duodeno			VRE	V. renal esquerda

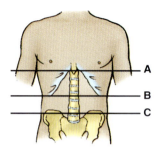

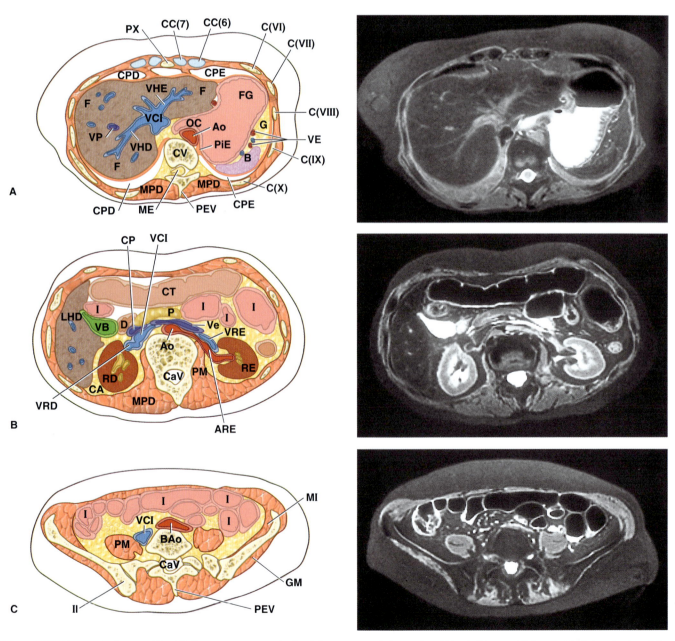

Figura 5.104 Ressonância magnética (RM), cortes transversais do abdome. **A.** Nível da vértebra T X e do hiato esofágico. **B.** Nível das vértebras L I e L II e dos vasos e hilos renais. **C.** Nível da vértebra L V e bifurcação da aorta.

Capítulo 5 ■ Abdome 557

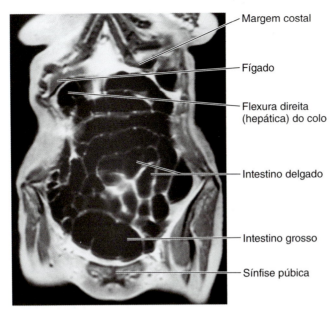

A. RM coronal

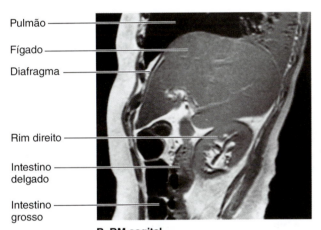

B. RM sagital

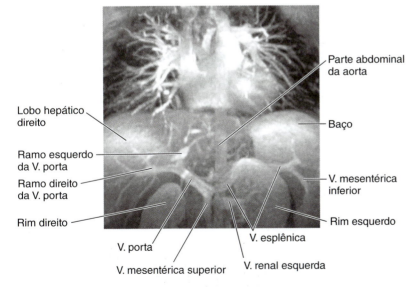

C. Angiograma por RM, vista anterior

Figura 5.105 Imagens de ressonância magnética (RM) e angiografia por ressonância magnética (ARM) do abdome. **A.** Imagem coronal das vísceras (quase todo o intestino) da cavidade anterior do abdome. **B.** Imagem sagital na linha medioclavicular direita. **C.** ARM mostrando grandes vasos do tórax, aorta e veia porta no abdome.

Questões de múltipla escolha e estudos de caso

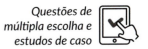

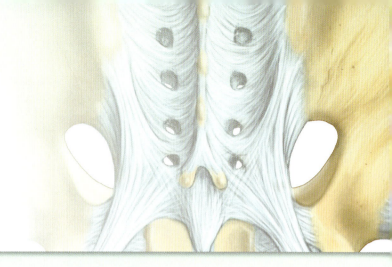

6 Pelve e Períneo

INTRODUÇÃO À PELVE E AO PERÍNEO, 559
CÍNGULO DO MEMBRO INFERIOR, 559
Ossos e características do cíngulo do membro inferior, 559
    QUADRO 6.1 Comparação entre as pelves ósseas masculina e feminina, 562
Orientação do cíngulo do membro inferior, 563
Diferenças sexuais do cíngulo do membro inferior, 563
Articulações e ligamentos do cíngulo do membro inferior, 563
    ANATOMIA CLÍNICA: Cíngulo do membro inferior, 566
CAVIDADE PÉLVICA, 570
Paredes e assoalho da cavidade pélvica, 570
    QUADRO 6.2 Músculos das paredes e do assoalho pélvico, 573
Peritônio e cavidade peritoneal da pelve, 575
    QUADRO 6.3 Reflexões peritoneais na pelve, 576
Fáscia da pelve, 577
    ANATOMIA CLÍNICA: Cavidade pélvica, 580
VASOS E NERVOS DA PELVE, 581
Artérias pélvicas, 581
    QUADRO 6.4 Artérias da pelve, 583
Veias pélvicas, 587
Linfonodos da pelve, 587
Nervos pélvicos, 588
    QUADRO 6.5 Nervos somáticos da pelve, 590
    ANATOMIA CLÍNICA: Vasos e nervos da pelve, 593
VÍSCERAS PÉLVICAS, 594

Órgãos urinários, 594
Reto, 600
    QUADRO 6.6 Partes da uretra masculina, 601
    ANATOMIA CLÍNICA: Órgãos do sistema urinário e reto, 605
Órgãos genitais masculinos internos, 608
    ANATOMIA CLÍNICA: Órgãos genitais masculinos internos, 613
Órgãos genitais femininos internos, 614
    ANATOMIA CLÍNICA: Órgãos genitais femininos internos, 623
Drenagem linfática das vísceras pélvicas, 632
    QUADRO 6.7 Drenagem linfática das estruturas da pelve e do períneo, 634
PERÍNEO, 635
Fáscias e espaços da região urogenital, 638
Características da região anal, 641
    QUADRO 6.8 Artérias do períneo, 645
    ANATOMIA CLÍNICA: Períneo, 647
Região urogenital masculina, 651
    QUADRO 6.9 Músculos do períneo, 657
    ANATOMIA CLÍNICA: Região urogenital masculina, 658
Região urogenital feminina, 661
    QUADRO 6.10 Nervos do períneo, 665
    ANATOMIA CLÍNICA: Região urogenital feminina, 666
IMAGENS SECCIONAIS DA PELVE E DO PERÍNEO, 667
Ressonância magnética, 667

SIGNIFICADO DOS ÍCONES

  Variações anatômicas

 Procedimentos diagnósticos

 Ciclo de vida

 Procedimentos cirúrgicos

 Traumatismo

 Patologia

INTRODUÇÃO À PELVE E AO PERÍNEO

No uso comum, a *pelve* é a parte do tronco posteroinferior ao abdome e é a área de transição entre o tronco e os membros inferiores. A *cavidade pélvica* é a parte inferior da cavidade abdominopélvica. Anatomicamente, a pelve é a parte do corpo circundada pelo *cíngulo do membro inferior* (pelve óssea), parte do esqueleto apendicular do membro inferior (Figura 6.1).

A pelve é subdividida em pelves maior e menor. A pelve maior é circundada pela parte superior do cíngulo do membro inferior. A *pelve maior* é ocupada pelas vísceras abdominais inferiores, protegendo-as mais ou menos como as vísceras abdominais superiores são protegidas pela parte inferior da caixa torácica. A *pelve menor* é circundada pela parte inferior do cíngulo do membro inferior, que forma o arcabouço ósseo da cavidade pélvica e do períneo – dois compartimentos do tronco separados pelo diafragma da pelve, uma estrutura musculofascial. A parte externa da pelve é coberta ou envolvida pela parede abdominal anterolateral inferior anteriormente, a região glútea do membro inferior posterolateralmente, e o períneo inferiormente.

O termo *períneo*[1] refere-se tanto à área da superfície do tronco entre as coxas e as nádegas, que se estende do cóccix até o púbis, quanto ao compartimento de pequena profundidade situado acima dessa área, mas inferior ao diafragma da pelve. O períneo inclui o ânus e os órgãos genitais externos: o pênis e o escroto no homem e o pudendo feminino (comumente referido como vulva).

CÍNGULO DO MEMBRO INFERIOR

O **cíngulo do membro inferior** é um anel ósseo, em forma de bacia, que une a coluna vertebral aos dois fêmures. As principais *funções do cíngulo do membro inferior* são:

- Sustentação do peso da parte superior do corpo nas posições sentada e ortostática

- Transferência do peso do esqueleto axial para o esqueleto apendicular inferior em posição ortostática e durante a deambulação
- Inserção para os fortes músculos da locomoção e postura, bem como para os músculos da parede abdominal, contrapondo-se às forças geradas por suas ações.

Consequentemente, o cíngulo do membro inferior é forte e rígido, principalmente em comparação com o cíngulo do membro superior. Outras funções do cíngulo do membro inferior são:

- Conter e proteger as vísceras pélvicas (partes inferiores do sistema urinário e dos órgãos genitais internos) e as vísceras abdominais inferiores (p. ex., intestinos) e, ao mesmo tempo, permitir a passagem de suas partes terminais (e, nas mulheres, de um feto a termo) via períneo
- Proporcionar sustentação para as vísceras abdominopélvicas e o útero grávido
- Proporcionar inserção para os corpos eréteis dos órgãos genitais externos
- Proporcionar fixação para os músculos e membranas que auxiliam as funções citadas anteriormente, formando o assoalho pélvico e preenchendo espaços existentes nele ou ao seu redor.

Ossos e características do cíngulo do membro inferior

No indivíduo maduro, o cíngulo do membro inferior é formado por três ossos (Figura 6.2A):

- *Ossos do quadril* direito e esquerdo: ossos grandes, de formato irregular; cada um deles é formado pela fusão de três ossos, *ílio*, *ísquio* e *púbis*
- *Sacro*: formado pela fusão de cinco vértebras sacrais, originalmente separadas.

As faces internas (medial ou pélvica) dos ossos do quadril limitam a pelve, formando suas paredes laterais; essas faces dos ossos são abordadas aqui. As faces externas, associadas principalmente à fixação dos músculos dos membros inferiores, são analisadas no Capítulo 7, *Membro Inferior*. Como fazem parte da coluna vertebral, o sacro e o cóccix são discutidos detalhadamente no Capítulo 2, *Dorso*.

Em lactentes e crianças, os ossos do quadril são formados por três ossos distintos unidos por uma *cartilagem trirradiada* no *acetábulo*, a depressão caliciforme na face lateral do osso do quadril, que se articula com a cabeça do fêmur (Figura 6.2C). Após a puberdade, o ílio, o ísquio e o púbis fundem-se para formar o osso do quadril. Os ossos do quadril direito e esquerdo são unidos anteriormente na *sínfise púbica*, uma articulação cartilagínea secundária. Os ossos do quadril articulam-se posteriormente com o sacro

---

[1] O termo *períneo* foi usado de maneiras diversas, em diferentes línguas e situações. Em seu significado mais restrito e em obstetrícia, foi usado para designar a área superficial ao corpo do períneo, entre o pudendo ou o escroto e o ânus, ou o próprio corpo do períneo. Em um sentido intermediário, inclui apenas a *região do períneo*, uma área superficial limitada lateralmente pelas coxas, anteriormente pelo monte do púbis e posteriormente pelo cóccix. Em seu sentido mais amplo, usado na *Terminologia Anatômica* (a terminologia anatômica internacional) e neste livro, refere-se à região do corpo que inclui todas as estruturas das regiões anal e urogenital, superficiais e profundas, que se estendem superiormente até a fáscia inferior do diafragma da pelve.

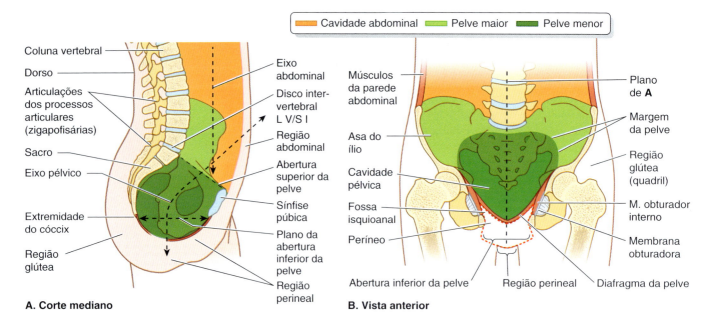

Figura 6.1 Pelve e períneo no tronco. A. Corte mediano da parte inferior do tronco, metade esquerda. **B.** Metade posterior da parte inferior do tronco em corte coronal. A pelve (*verde*) é o espaço no cíngulo do membro inferior, superposto externamente pelas regiões abdominal e glútea, períneo e região lombar. Assim, a pelve não tem área de superfície externa. A pelve maior (*verde-claro*) é pélvica em virtude de seus limites ósseos, mas abdominal em termos de conteúdo. A pelve menor (*verde-escuro*) proporciona o arcabouço ósseo (esqueleto) para a cavidade pélvica e a parte profunda do períneo.

nas *articulações sacroilíacas* para formar o cíngulo do membro inferior.

O *ílio* é a parte superior, em forma de leque, do osso do quadril (Figura 6.2B e C). A *asa do ílio* corresponde ao leque aberto; e o *corpo do ílio*, ao cabo desse leque. Em sua face externa, o corpo do ílio participa da formação do acetábulo. A *crista ilíaca*, a margem do leque, tem uma curva que segue o contorno da asa entre as *espinhas ilíacas anterossuperior* e *posterossuperior*. A face côncava anteromedial da asa forma a *fossa ilíaca*. Posteriormente, a **face sacropélvica do ílio** tem uma **face auricular** e uma **tuberosidade ilíaca**, para articulação sinovial e sindesmótica com o sacro, respectivamente.

O *ísquio* tem um corpo e um ramo. O *corpo do ísquio* ajuda a formar o acetábulo e o *ramo do ísquio* forma parte do *forame obturado*. A grande protuberância posteroinferior do ísquio é o *túber isquiático*. A pequena projeção posteromedial pontiaguda perto da junção do ramo e do corpo é a *espinha isquiática*. A concavidade entre a espinha isquiática e o túber isquiático é a *incisura isquiática menor*. A concavidade maior, a *incisura isquiática maior*, é superior à espinha isquiática e parcialmente formada pelo ílio.

O *púbis* é um osso angulado que tem um *ramo superior*, o que ajuda a formar o acetábulo, e um *ramo inferior*, que ajuda a formar o forame obturado. Um espessamento na parte anterior do *corpo do púbis* é a *crista púbica*, que termina lateralmente como uma elevação proeminente, o *tubérculo púbico*. A parte lateral do ramo superior do púbis tem uma estria oblíqua, a *linha pectínea do púbis*.

A pelve é dividida em *maior (falsa)* e *menor (verdadeira)* pelo plano oblíquo da **abertura superior da pelve** (Figuras 6.1A e 6.2A). A margem óssea que circunda e define a abertura superior da pelve é a **margem da pelve**, formada por:

- *Promontório* e *asa do sacro* (face superior de sua parte lateral, adjacente ao corpo do sacro)
- As **linhas terminais direita** e **esquerda** formam juntas uma estria oblíqua contínua, composta por:
  - **Linha arqueada** na face interna do ílio
  - *Linha pectínea do púbis* e *crista púbica*, formando a margem superior do ramo superior e corpo do púbis.

O **arco púbico** é formado pelos **ramos isquiopúbicos** (ramos inferiores conjuntos do púbis e do ísquio) dos dois lados (Figura 6.2A e C). Esses ramos encontram-se na sínfise púbica e suas margens inferiores definem o **ângulo subpúbico** (Figura 6.3). A largura do ângulo subpúbico é determinada pela distância entre os túberes isquiáticos direito e esquerdo. Pode ser medida com os dedos enluvados na vagina durante um exame pélvico.

A **abertura inferior da pelve** é limitada por (Figuras 6.1A e 6.2A):

- *Arco púbico* anteriormente
- *Túberes isquiáticos* lateralmente
- Margem inferior do *ligamento sacrotuberal* (seguindo entre o cóccix e o túber isquiático) *posterolateralmente*
- *Extremidade do cóccix* posteriormente.

A **pelve maior** (pelve falsa) é a parte da pelve (Figura 6.1):

- Acima da abertura superior da pelve

Capítulo 6 ■ Pelve e Períneo 561

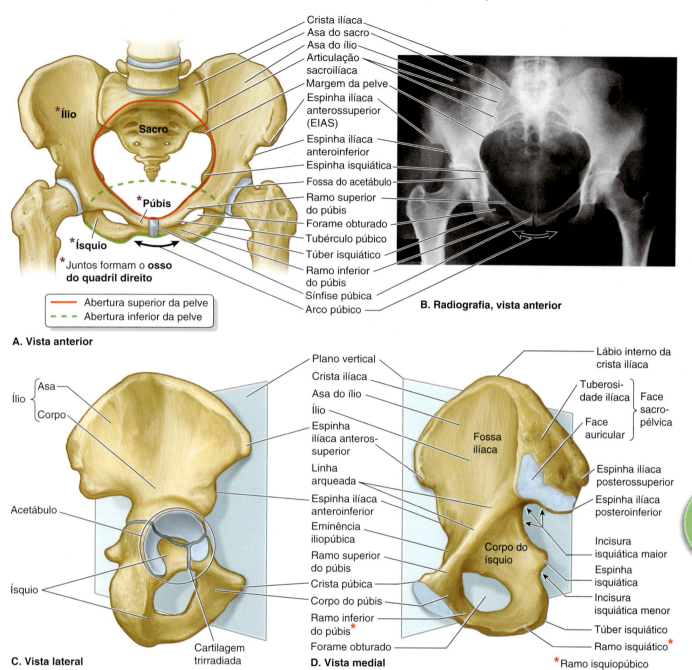

Figura 6.2 Cíngulo do membro inferior. **A.** Características do cíngulo do membro inferior. **B.** Radiografia do cíngulo do membro inferior. O cíngulo do membro inferior é formado pelos dois ossos do quadril (do esqueleto axial) anterior e lateralmente e pelo sacro (do esqueleto axial) posteriormente. **C.** Osso do quadril da criança. O osso do quadril está em posição anatômica quando a espinha ilíaca anterossuperior (EIAS) e a face anterior do púbis estão no mesmo plano vertical. O osso do quadril no pré-adolescente é formado por três ossos – ílio, ísquio e púbis – que se encontram no acetábulo caliciforme. Antes da fusão, os ossos são unidos por uma cartilagem trirradiada ao longo de uma linha em formato de Y (*azul*). **D.** O osso do quadril direito do adulto na posição anatômica. Os ossos estão fundidos.

- Limitada pelas asas do ílio posterolateralmente e a face anterossuperior da vértebra S I posteriormente
- Ocupada por vísceras abdominais (p. ex., o íleo e o colo sigmoide).

A **pelve menor** (pelve verdadeira) é a parte da pelve:

- Situada entre as *aberturas superior* e *inferior da pelve*
- Limitada pelas faces pélvicas dos ossos do quadril, sacro e cóccix

- Que inclui a *cavidade pélvica* verdadeira e as partes profundas do *períneo* (compartimento perineal), especificamente as fossas isquioanais (Figura 6.1B)
- Que tem maior importância obstétrica e ginecológica.

A face superior côncava do *diafragma da pelve* musculofascial forma o assoalho da cavidade pélvica verdadeira, que assim é mais profunda na parte central. A face inferior convexa do diafragma da pelve forma o teto do

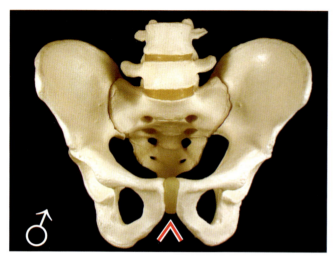
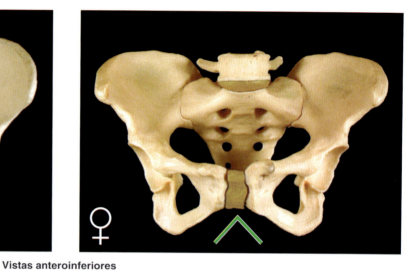
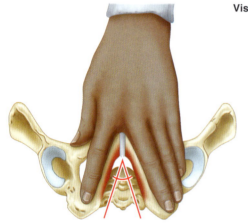
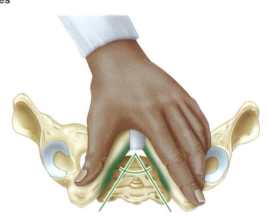

Vistas anteroinferiores

Figura 6.3 Cíngulos do membro inferior masculino e feminino. Arcos púbicos e ângulos subpúbicos típicos de cada sexo (homem = *vermelho*; mulher = *verde*). Os ângulos podem ser calculados aproximadamente afastando os dedos indicador e médio (mostrando o ângulo subpúbico estreito da pelve masculina) ou o polegar e o dedo indicador (mostrando o ângulo subpúbico maior da pelve feminina).

Quadro 6.1 Comparação entre as pelves ósseas masculina e feminina.

Pelve óssea	Masculina (♂)	Feminina (♀)
Estrutura geral	Compacta e pesada	Delgada e leve
Pelve maior	Profunda	Rasa
Pelve menor	Estreita e profunda, afunilada	Larga e rasa, cilíndrica
Abertura superior da pelve	Em forma de coração, estreita	Oval e arredondada; larga
Abertura inferior da pelve	Comparativamente pequena	Comparativamente grande
Arco púbico e ângulo subpúbico	Estreito (< 70°)	Amplo (> 80°)
Forame obturado	Redondo	Oval
Acetábulo	Grande	Pequeno
Incisura isquiática maior	Estreita (cerca de 70°); V invertido	Quase 90°

períneo, que, portanto, é mais superficial no centro e profundo na periferia. Suas partes laterais (fossas isquioanais) estendem-se bem para cima até a pelve menor. Os termos *pelve, pelve menor* e *cavidade pélvica* muitas vezes são usados incorretamente, como se fossem sinônimos.

Orientação do cíngulo do membro inferior

Quando uma pessoa está em posição anatômica, as espinhas ilíacas anterossuperiores (EIAS) direita e esquerda e a face anterior da sínfise púbica situam-se no mesmo plano vertical (Figura 6.2B e C). Quando o cíngulo do membro inferior nessa posição é observado anteriormente (Figura 6.2A), a extremidade do cóccix aparece próxima do centro da abertura superior da pelve, e os púbis e a sínfise púbica constituem mais um assoalho de sustentação de peso do que uma parede anterior. Na vista medial (Figura 6.1A), o *promontório da base do sacro* está localizado diretamente superior ao centro da abertura inferior da pelve (local do corpo do períneo). Consequentemente, o eixo curvo da pelve cruza o eixo da cavidade abdominal em um ângulo oblíquo.

Diferenças sexuais do cíngulo do membro inferior

As diferenças entre os esqueletos masculinos e femininos são mais evidentes no cíngulo do membro inferior. Os cíngulos dos membros inferiores de homens e mulheres diferem em vários aspectos (Figura 6.3; Quadro 6.1). Essas diferenças sexuais estão relacionadas principalmente com a constituição mais pesada e os músculos maiores da maioria dos homens e a adaptação da pelve (sobretudo a pelve menor) nas mulheres para o parto. As diferenças sexuais aparecem durante a gestação no que se refere ao arco púbico. Maior volume da cavidade pélvica e maiores dimensões do cíngulo em homens aparecem durante o primeiro ano de vida, com as maiores distinções se desenvolvendo após a puberdade. Ver "Variações nas pelves masculina e feminina" no boxe Anatomia clínica, mais adiante. As mudanças no formato pélvico continuam durante toda a vida (ver Huseynov et al., 2016, que oferece animações das alterações masculinas e femininas com a idade).

Articulações e ligamentos do cíngulo do membro inferior

As principais articulações do cíngulo do membro inferior são as *articulações sacroilíacas* e a *sínfise púbica* (Figura 6.4A). As articulações sacroilíacas unem o **esqueleto axial** (o esqueleto do tronco, formado pela coluna vertebral nesse nível) e o **esqueleto apendicular inferior** (esqueleto do membro inferior). As articulações lombossacras e sacrococcígeas, embora sejam articulações do esqueleto axial, estão diretamente relacionadas com o cíngulo do membro inferior. Fortes ligamentos sustentam e fortalecem essas articulações.

ARTICULAÇÕES SACROILÍACAS

As **articulações sacroilíacas** são articulações compostas, fortes, que sustentam peso, formadas por uma articulação sinovial anterior (entre as *faces auriculares* do sacro e do ílio, cobertas por cartilagem articular) e uma sindesmose posterior (entre as *tuberosidades* desses ossos) (Figura 6.4B). As faces auriculares dessa articulação sinovial têm elevações e depressões irregulares, mas congruentes que se encaixam (Figura 6.5A a C). As articulações sacroilíacas diferem da maioria das articulações sinoviais porque a mobilidade é limitada, uma consequência de seu papel na transmissão de peso da maior parte do corpo para os ossos do quadril.

O peso é transferido do esqueleto axial para os ílios através dos *ligamentos sacroilíacos* (Figura 6.4A) e depois para os fêmures, na posição de pé, e para os túberes isquiáticos, na posição sentada. Enquanto for mantida a firme aposição entre as faces articulares, as articulações sacroilíacas permanecem estáveis. Diferentemente de uma pedra fundamental no topo de um arco, na verdade o sacro está suspenso entre os ossos ilíacos e firmemente unido a

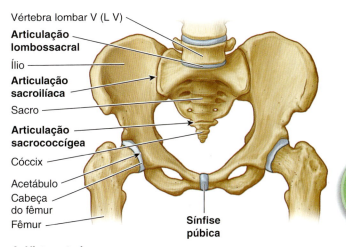

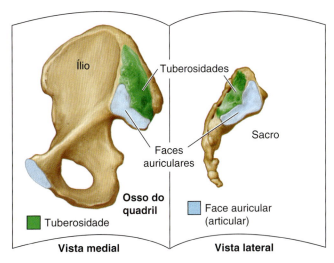

Figura 6.4 Articulações do cíngulo do membro inferior. **A.** Visão geral. As articulações sacroilíacas unem os esqueletos axial e apendicular inferior. As articulações lombossacrais e sacrococcígeas são articulações do esqueleto axial diretamente relacionadas ao cíngulo do membro inferior. **B.** Vista em livro aberto das faces articulares da articulação sacroilíaca.

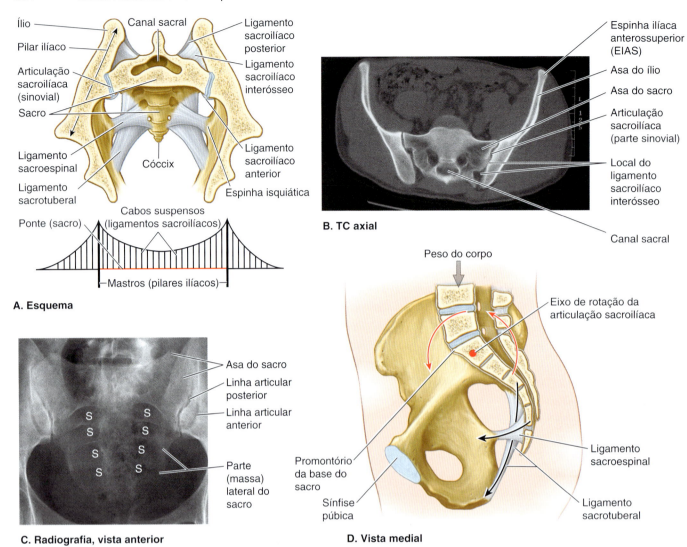

Figura 6.5 Articulações sacroilíacas e sínfise púbica com ligamentos associados. **A.** Transferência de peso do sacro para os ílios. Os fortes ligamentos sacroilíacos interósseos situam-se profundamente (anteroinferiores) aos ligamentos sacroilíacos posteriores consistindo em fibras mais curtas que unem a tuberosidade sacral à tuberosidade ilíaca. O sacro é suspenso a partir dos ílios (esquerdo e direito), do mesmo modo que a parte central de uma ponte pênsil suspensa pelos mastros em cada ponta. **B.** TC das partes sinovial e sindesmótica da articulação sacroilíaca. **C.** Aparência radiográfica das articulações sacroilíacas. Como as faces articulares são irregulares e levemente oblíquas, as partes anterior e posterior da articulação aparecem separadamente. S, forames sacrais. **D.** Transferência de peso para o sacro. O peso do corpo é transmitido ao sacro anteriormente ao eixo de rotação da articulação sacroilíaca. A tendência do aumento de peso ou força a rodar a parte superior do sacro anterior e inferiormente é resistida pelos fortes ligamentos sacrotuberais e sacroespinais que fixam a parte inferior do sacro e o cóccix ao ísquio.

eles pelos ligamentos sacroilíacos posterior e interósseo (Figura 6.5A).

Os delgados **ligamentos sacroilíacos anteriores** são apenas a parte anterior da cápsula fibrosa da parte sinovial da articulação (Figuras 6.5A e 6.6). Os amplos **ligamentos sacroilíacos interósseos** (que estão situados profundamente entre as tuberosidades sacral e ilíaca e ocupam uma área de aproximadamente 10 cm²) são as principais estruturas associadas à transferência de peso da parte superior do corpo do esqueleto axial para os dois ílios do esqueleto apendicular (Figura 6.5A).

Os **ligamentos sacroilíacos posteriores** são a continuação externa posterior da mesma massa de tecido fibroso (Figuras 6.5A e 6.6). Como as fibras dos ligamentos sacroilíacos interósseos posteriores seguem do sacro obliquamente para cima e para fora, o peso axial que empurra o sacro para baixo, na verdade, empurra os ílios para dentro (medialmente), de modo que comprimam o sacro entre eles, unindo as faces irregulares, mas congruentes das articulações sacroilíacas. Os *ligamentos iliolombares* são ligamentos acessórios desse mecanismo (Figura 6.6).

Inferiormente, os ligamentos sacroilíacos posteriores são unidos por fibras que se estendem da margem posterior do ílio (entre as espinhas ilíacas posterossuperior e posteroinferior) e a base do cóccix para formar o substancial *ligamento sacrotuberal* (Figura 6.6). Esse grande ligamento segue da parte posterior do ílio e da parte lateral do sacro e do cóccix até o túber isquiático, transformando a incisura isquiática do

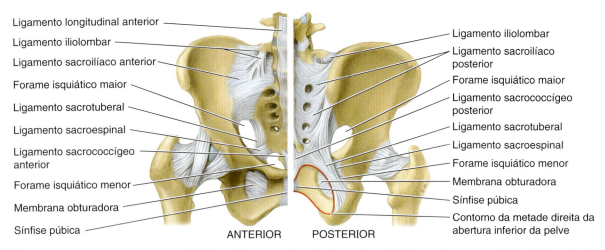

Figura 6.6 Ligamentos do cíngulo do membro inferior. Os ligamentos da articulação do quadril (mostrados, mas não indicados) são identificados no Capítulo 7 (*Membro Inferior*).

osso do quadril em um grande forame isquiático. O *ligamento sacroespinal*, que segue da parte lateral do sacro e cóccix até a espinha isquiática, subdivide esse forame nos *forames isquiáticos maior* e *menor*.

Na maioria das vezes, o movimento da articulação sacroilíaca é limitado a leves movimentos de deslizamento e rotação pelo entrelaçamento dos ossos que se articulam e os ligamentos sacroilíacos (Figura 6.5D). Ao aterrissar após um grande salto ou ao levantar peso na posição de pé, há excepcional transmissão de força através dos corpos das vértebras lombares para a extremidade superior do sacro. Como essa transferência de peso ocorre anteriormente ao eixo das articulações sacroilíacas, a extremidade superior do sacro é empurrada em direção inferior e anterior. Entretanto, a rotação da parte superior do sacro é neutralizada pelos fortes ligamentos sacrotuberais e sacroespinais que fixam a extremidade inferior do sacro ao ísquio, impedindo sua rotação superior e posterior (Figuras 6.5D e 6.6). O fato de ser possível apenas um pequeno movimento para cima da extremidade inferior do sacro em relação aos ossos do quadril proporciona resiliência à região sacroilíaca quando a coluna vertebral sofre súbitos aumentos da força ou peso.

SÍNFISE PÚBICA

A **sínfise púbica** consiste em um disco interpúbico fibrocartilagíneo e ligamentos adjacentes que unem os corpos dos ossos púbis no plano mediano (Figura 6.7). O **disco interpúbico** geralmente é mais largo em mulheres. Os ligamentos que unem os ossos são espessos nas margens superior e inferior da sínfise, formando os ligamentos púbicos superior e inferior. O **ligamento púbico superior** une as faces superiores dos corpos do púbis e disco interpúbico, estendendo-se lateralmente até os tubérculos púbicos. O **ligamento púbico inferior** é um arco espesso de fibras que une as faces inferiores dos componentes articulares, arredondando o *ângulo subpúbico* quando forma o ápice do *arco púbico* (Figura 6.3). As fibras decussadas das fixações tendíneas dos músculos reto do abdome e oblíquo externo do abdome também fortalecem a sínfise púbica anteriormente (ver Capítulo 5, *Abdome*).

ARTICULAÇÕES LOMBOSSACRAIS

As vértebras L V e S I articulam-se na articulação *intervertebral* anterior formada pelo *disco intervertebral L V/S I* entre seus corpos (Figura 6.4A) e nas duas *articulações dos processos articulares* posteriores entre os processos articulares dessas vértebras (ver Figura 6.1). Os processos articulares na

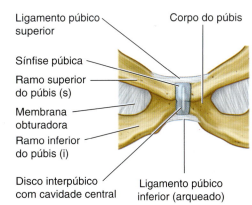

A. Vista anteroinferior

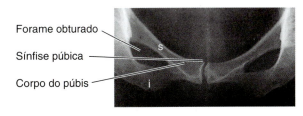

B. Radiografia, vista anterior

Figura 6.7 Ossos púbicos e sínfise púbica. **A.** Sínfise púbica. A sínfise púbica é uma articulação cartilagínea secundária entre os corpos do púbis. **B.** Radiografia da sínfise púbica em posição anatômica. Os corpos do púbis são quase horizontais, e a articulação parece encurtada nessa posição.

vértebra S I estão voltados posteromedialmente, entrelaçando-se com os processos articulares inferiores, voltados anterolateralmente, da vértebra L V, o que impede o deslizamento anterior da vértebra lombar sobre a inclinação do sacro. Essas articulações são ainda mais fortalecidas pelos **ligamentos iliolombares** que se irradiam dos processos transversos da vértebra L V até os ílios (Figura 6.6).

ARTICULAÇÃO SACROCOCCÍGEA

A **articulação sacrococcígea** é uma articulação cartilagínea secundária (Figura 6.4A) com um disco intervertebral. A fibrocartilagem e os ligamentos unem o ápice do sacro à base do cóccix. Os **ligamentos sacrococcígeos anterior** e **posterior** são longos filamentos que reforçam a articulação (Figura 6.6).

ANATOMIA CLÍNICA

CÍNGULO DO MEMBRO INFERIOR

Variações nas pelves masculina e feminina

Embora as diferenças anatômicas entre as pelves masculina e feminina geralmente sejam distintas, a pelve de qualquer pessoa pode ter algumas características do sexo oposto. Os tipos pélvicos mostrados na Figura B6.1A e C são mais comuns em homens, B e A em mulheres brancas, B e C em mulheres negras, enquanto o tipo D é raro em ambos os sexos. A **pelve ginecoide** é o tipo feminino mais comum (Figura B6.1B); a abertura superior da pelve tem um formato oval arredondado e um grande diâmetro transversal. A **pelve platipeloide** ou **acentuadamente androide** (masculina ou afunilada) em uma mulher implica riscos para o parto vaginal bem-sucedido de um feto (Figura B6.1A).

Em *medicina forense* (aplicação do conhecimento médico e anatômico para fins legais), a identificação de restos ósseos humanos geralmente inclui a determinação do sexo.

Um importante foco de atenção é o cíngulo do membro inferior porque, em geral, as diferenças sexuais são claramente visíveis. Até mesmo fragmentos do cíngulo do membro inferior são úteis na determinação do sexo.

Diâmetros pélvicos

O tamanho da pelve menor é muito importante em obstetrícia porque esse é o canal ósseo que o feto atravessa durante um parto vaginal. Para determinar a adequação da pelve feminina para o parto, os diâmetros da pelve menor são avaliados por exame radiográfico ou manualmente durante um exame pélvico. O diâmetro anteroposterior (AP) mínimo da pelve menor, o **diâmetro verdadeiro** (obstétrico) do meio do promontório da base do sacro até a margem posterossuperior (ponto mais próximo) da sínfise púbica (Figura B6.2A e B), é a menor distância fixa que a cabeça do feto precisa atravessar em um parto vaginal. No entanto, essa distância não pode ser medida diretamente durante um exame pélvico em razão da bexiga urinária. Consequentemente, o **diâmetro diagonal** (Figura B6.2B)

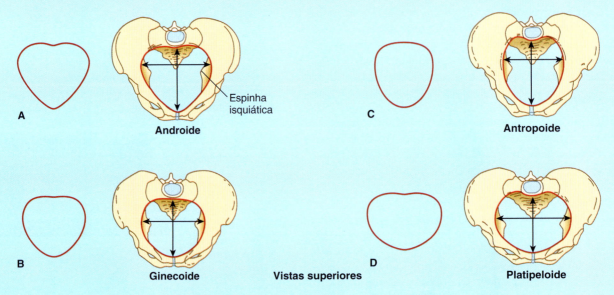

Figura B6.1 Variações da forma da abertura superior da pelve.

Capítulo 6 ■ Pelve e Períneo   567

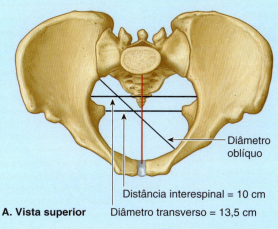

A. Vista superior
Diâmetro oblíquo
Distância interespinal = 10 cm
Diâmetro transverso = 13,5 cm

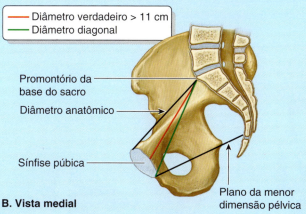

- Diâmetro verdadeiro > 11 cm
- Diâmetro diagonal

Promontório da base do sacro
Diâmetro anatômico
Sínfise púbica
Plano da menor dimensão pélvica

B. Vista medial

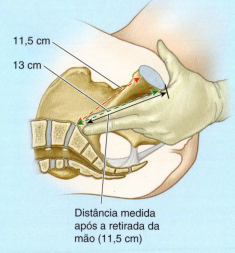

11,5 cm
13 cm
Distância medida após a retirada da mão (11,5 cm)

C. Vista medial

Figura B6.2 Dimensões da pelve.

é medido palpando-se o promontório da base do sacro com a extremidade do *dedo médio*, usando a outra mão para marcar o nível da margem inferior da sínfise púbica na mão do examinador (Figura B6.2C). Após a retirada da mão do examinador, mede-se a distância entre a extremidade do *dedo indicador* (1,5 cm mais curto do que o dedo médio) e o nível marcado pela sínfise púbica para avaliar o diâmetro verdadeiro, que deve ser de 11,0 cm ou mais.

Nos cíngulos do membro inferior, as espinhas isquiáticas estendem-se em direção uma à outra, e a **distância interespinal** é normalmente a parte mais estreita do **canal pélvico** (a passagem através da abertura superior da pelve, da pelve menor e da abertura inferior da pelve) através da qual a cabeça do feto precisa passar (Figura B6.2B), mas não é uma distância fixa (ver "Relaxamento dos ligamentos pélvicos e aumento da mobilidade articular na gravidez avançada" neste boxe, mais adiante). Durante um exame pélvico, se os túberes isquiáticos estiverem suficientemente afastados para permitir a entrada de três dedos na vagina um ao lado do outro, o ângulo subpúbico é considerado suficientemente largo para permitir a passagem da cabeça de um feto médio a termo.

Fraturas pélvicas

A compressão anteroposterior da pelve ocorre durante acidentes com esmagamento (p. ex., quando um objeto pesado cai sobre a pelve, Figura B6.3A). Esse tipo de traumatismo costuma causar *fraturas dos ramos do púbis*. Quando a pelve é comprimida lateralmente, os acetábulos e ílios são pressionados em direção uns aos outros e podem ser fraturados.

As *fraturas do anel pélvico ósseo* são quase sempre fraturas múltiplas ou uma fratura associada à luxação. Para ilustrar isso, experimente quebrar um biscoito *pretzel* em apenas um ponto. Algumas fraturas pélvicas resultam da ruptura do osso pelos fortes ligamentos associados às articulações sacroilíacas. (Esses ligamentos são mostrados nas Figuras 6.3 e 6.4A.)

As fraturas pélvicas podem resultar de traumatismo direto dos ossos da pelve, como ocorre durante um acidente automobilístico (Figura B6.3A). Também podem ser causadas por forças transmitidas dos membros inferiores para esses ossos durante quedas de pé (Figura B6.3B). As áreas fracas da pelve, onde as fraturas são frequentes, são os ramos do púbis, os acetábulos (ou a área imediatamente ao redor deles), a região das articulações sacroilíacas e as asas do ílio.

As fraturas pélvicas podem causar lesão dos tecidos moles pélvicos, vasos sanguíneos, nervos e órgãos. As fraturas na área pubo-obturadora são relativamente comuns e não raro são complicadas por causa de sua relação com a bexiga urinária e a uretra, que podem se romper ou sofrer lacerações.

Quedas de pé ou sobre as nádegas de uma escada alta podem empurrar a cabeça do fêmur através do acetábulo para a cavidade pélvica, lesionando vísceras pélvicas, nervos e vasos. Nas pessoas com menos de 17 anos pode haver fratura do acetábulo através da cartilagem trirradiada em suas três partes de desenvolvimento (Figura 6.2C) ou ruptura das margens acetabulares ósseas.

Relaxamento dos ligamentos pélvicos e aumento da mobilidade articular na gravidez avançada

A cavidade maior do disco interpúbico nas mulheres (Figura 6.3) aumenta de tamanho durante a gravidez. Essa mudança de tamanho aumenta a circunferência

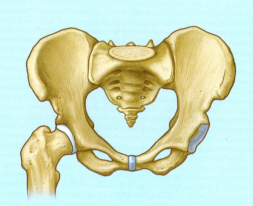

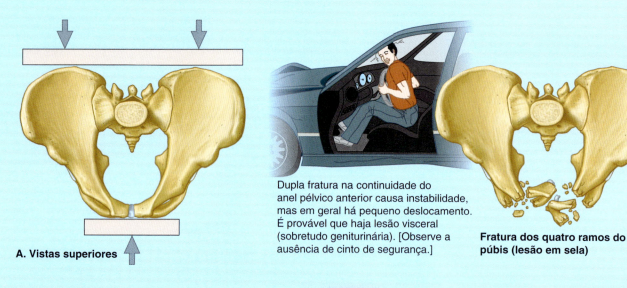

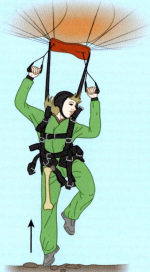

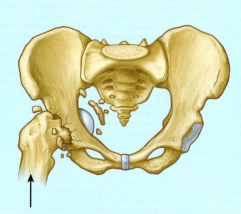

A. Vistas superiores

Dupla fratura na continuidade do anel pélvico anterior causa instabilidade, mas em geral há pequeno deslocamento. É provável que haja lesão visceral (sobretudo geniturinária). [Observe a ausência de cinto de segurança.]

Fratura dos quatro ramos do púbis (lesão em sela)

B. Vistas anteriores

Fratura central do acetábulo com luxação da cabeça do fêmur para a pelve

Fratura do acetábulo (a cabeça do fêmur atravessa o acetábulo e penetra na pelve menor)

Figura B6.3 Fraturas pélvicas.

da pelve menor e contribui para aumentar a flexibilidade da sínfise púbica. Níveis aumentados de hormônios sexuais e o hormônio *relaxina* causam relaxamento dos ligamentos pélvicos durante a segunda metade da gravidez, possibilitando *maior movimento das articulações pélvicas*. O relaxamento das articulações sacroilíacas e da sínfise púbica permite aumento de até 10 a 15% dos diâmetros (principalmente transverso, inclusive a distância interespinal; Figura B6.2A), facilitando a passagem do feto através do canal pélvico. O cóccix também consegue se movimentar posteriormente.

O único diâmetro que não é afetado é o diâmetro verdadeiro (obstétrico) entre o promontório da base do sacro e a face posterossuperior da sínfise púbica (Figura B6.2A e B). O relaxamento dos ligamentos sacroilíacos torna menos efetivo o mecanismo de encaixe da articulação sacroilíaca, possibilitando maior rotação da pelve e contribuindo para a postura lordótica arqueada adotada com frequência durante a gravidez com a modificação do centro de gravidade. O relaxamento dos ligamentos não é limitado à pelve, e a possibilidade de luxação articular aumenta no fim da gravidez.

Espondilólise e espondilolistese

A *espondilólise* é um defeito em que parte do *arco vertebral* (a projeção posterior ao corpo vertebral que circunda o canal vertebral e sustenta os processos articulares, transversos e espinhosos) se separa do seu corpo. A *espondilólise da vértebra* L V resulta na separação do corpo vertebral da parte de seu arco vertebral que sustenta os processos articulares inferiores (Figura B6.4A). Os processos articulares inferiores de L V normalmente se encaixam nos processos articulares do sacro. Quando o defeito é bilateral, o corpo da vértebra L V pode deslizar anteriormente sobre o sacro (*espondilolistese*) e se superpor ao promontório da base do sacro (Figura B6.4B e C). A intrusão do corpo da vértebra L V na abertura superior da pelve reduz o diâmetro AP dessa abertura, o que pode interferir no parto. Também pode comprimir nervos espinais, causando dor na região lombar ou nos membros inferiores.

Os obstetras pesquisam a espondilolistese passando os dedos ao longo dos processos espinhosos lombares. Um processo da vértebra L V anormalmente proeminente indica que a parte anterior da vértebra L V e a coluna vertebral superior a ela podem ter se deslocado anteriormente em relação ao sacro e ao arco vertebral de L V. São solicitados exames de imagem, como a ressonância magnética (RM) sagital, para confirmar o diagnóstico e medir o diâmetro AP da abertura superior da pelve.

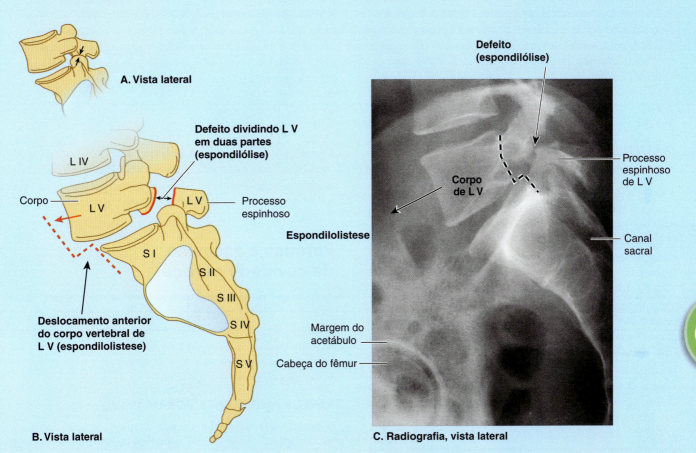

Figura B6.4 Espondilólise e espondilolistese. A. Vértebra L V normal com processos articulares intactos. **B.** Esquema. **C.** Radiografia. A *linha tracejada* acompanha as margens vertebrais posteriores de L V e o sacro.

Pontos-chave: Pelve e cíngulo do membro inferior

Pelve: A pelve é o espaço circundado pelo cíngulo do membro inferior, que é subdividido em pelve maior (a parte inferior da cavidade abdominal, que recebe a proteção das asas dos ílios) e pelve menor (o espaço no anel ósseo da pelve inferior à margem da pelve). ■ A pelve menor estabelece a estrutura óssea da cavidade pélvica e do períneo, que são separados pelo diafragma da pelve musculofascial. ■ O termo *períneo* designa a região que inclui o ânus e os órgãos genitais externos e um compartimento raso profundamente àquela área. ■ A parte inferior da parede anterolateral do abdome, a região glútea e o períneo superpõem-se à pelve.

Cíngulo do membro inferior: O cíngulo do membro inferior é um anel ósseo articulado, formado pelo sacro e dois ossos do quadril. Embora o cíngulo do membro inferior seja parte do esqueleto apendicular do membro inferior, o sacro também faz parte do esqueleto axial, contínuo com as vértebras lombares superiormente e o cóccix inferiormente. ■ Os ossos do quadril são formados pela fusão do ílio, do ísquio e do púbis.

Pontos-chave: (continuação)

- As principais funções do cíngulo do membro inferior são sustentação e transferência de peso; as funções secundárias incluem proteção e sustentação das vísceras abdominopélvicas e abrigo e fixação para estruturas dos sistemas genital e urinário. ■ O cíngulo do membro inferior está em posição anatômica quando seus três pontos anteriores (EIAS direita e esquerda e face anterior da sínfise púbica) situam-se no mesmo plano vertical. ■ As pelves masculina e feminina são distintas. Os aspectos característicos da pelve feminina normal (ginecoide) refletem o fato de que o feto precisa atravessar o canal pélvico durante o parto. ■ Como as pelves femininas atípicas podem não permitir um parto vaginal, a determinação dos diâmetros pélvicos é clinicamente importante.

Articulações da pelve: As articulações sacroilíacas são articulações sinoviais e sindesmóticas compostas especializadas, cujas estruturas refletem as funções primárias (sustentação de peso/transferência de peso e estabilidade) e secundária (parto) da pelve. ■ Os fortes ligamentos interósseos e sacroilíacos posteriores suspendem o sacro entre os ílios, transferindo o peso e estabilizando o anel ósseo da pelve. ■ As articulações sinoviais permitem movimento pequeno, mas significativo durante o parto, quando a sínfise púbica e os ligamentos são relaxados por hormônios. ■ Para neutralizar o peso da parte superior do corpo e as forças adicionais produzidas por atividades como saltar e sustentar peso, que são recebidas pela parte superior do sacro anterior ao eixo de rotação das articulações sacroilíacas, a extremidade inferior do sacro é fixada ao ísquio pelos grandes ligamentos sacrotuberal e sacroespinal.

CAVIDADE PÉLVICA

A *cavidade abdominopélvica* estende-se superiormente para a caixa torácica e inferiormente para a pelve, de modo que suas partes superior e inferior são relativamente protegidas (Figura 6.8A). As feridas perfurantes do tórax ou da pelve podem comprometer a cavidade abdominopélvica e seu conteúdo.

A **cavidade pélvica** afunilada – o espaço limitado perifericamente pelas paredes e assoalho ósseos, ligamentares e musculares da pelve – é a parte inferoposterior da cavidade abdominopélvica. A cavidade pélvica é contínua com a cavidade abdominal na *abertura superior da pelve*, mas angulada posteriormente em relação a ela (Figura 6.8A e C). Embora sejam contínuas, as cavidades abdominal e pélvica são abordadas separadamente para fins descritivos, facilitando o enfoque regional.

A cavidade pélvica contém as partes terminais dos ureteres, a bexiga urinária, o reto, os órgãos genitais pélvicos, os vasos sanguíneos, os vasos linfáticos e os nervos. Além dessas vísceras inconfundivelmente pélvicas, contém o que poderia ser considerado um "transbordamento" de vísceras abdominais: alças de intestino delgado (principalmente íleo) e, muitas vezes, intestino grosso (apêndice vermiforme e colos transverso e/ou sigmoide).

A cavidade pélvica é limitada inferiormente pelo *diafragma da pelve* musculofascial, que está suspenso acima (mas desce centralmente até o nível) da *abertura inferior da pelve*, formando um *assoalho pélvico* semelhante a uma cuba. A cavidade pélvica é limitada posteriormente pelo cóccix e pela parte inferior do sacro, que forma um teto sobre a metade posterior da cavidade (Figura 6.8A e B).

Os corpos dos púbis, e a sínfise púbica que os une, formam uma parede anteroinferior cuja profundidade é muito menor (mais curta) do que a parede posterossuperior e o teto formados pelo sacro e cóccix. Consequentemente, o **eixo da pelve** (uma linha no plano mediano definida pelo ponto central da cavidade pélvica a cada nível) é curvo, girando em torno da sínfise púbica (Figura 6.8A). A forma curva do eixo pélvico e a desigualdade na profundidade entre as paredes anterior e posterior da cavidade são fatores importantes no mecanismo de passagem fetal através do canal pélvico.

Paredes e assoalho da cavidade pélvica

A cavidade pélvica tem uma parede anteroinferior, duas paredes laterais, uma parede posterior e um assoalho (Figura 6.9A). A Figura 6.10 mostra os músculos que formam as paredes e o assoalho da cavidade pélvica. O Quadro 6.2 apresenta as inserções proximais e distais, a inervação e as principais ações desses músculos.

PAREDE ANTEROINFERIOR DA PELVE

A parede anteroinferior da pelve (mais um assoalho para sustentação de peso do que uma parede anterior na posição anatômica) é formada principalmente pelos corpos e ramos dos púbis e pela sínfise púbica (Figuras 6.7 e 6.9B a D). Participa na sustentação do peso da bexiga urinária.

PAREDES LATERAIS DA PELVE

As paredes laterais da pelve são formadas pelos ossos do quadril direito e esquerdo, cada um deles com um forame obturado fechado por uma **membrana obturadora** (Figuras 6.8C e 6.9B). As inserções carnosas dos *músculos obturadores internos* cobrem e, assim, protegem, a maior parte das paredes laterais da pelve (Figuras 6.9C e 6.10A). As fibras carnosas de cada músculo obturador interno convergem posteriormente, tornam-se tendíneas, fazem uma curva acentuada e seguem lateralmente, deixando a pelve menor, através do *forame isquiático menor*, para se fixarem no trocanter maior do fêmur. As faces mediais desses músculos são cobertas pela **fáscia obturatória**, espessada centralmente como um *arco tendíneo* que oferece fixação para o diafragma da pelve (Figura 6.9D).

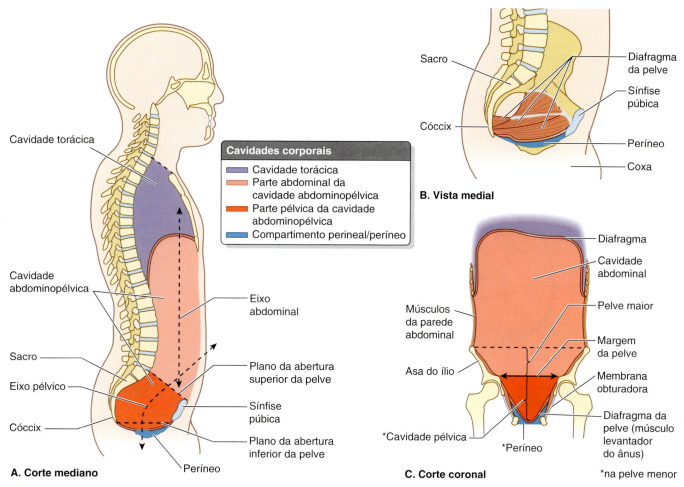

Figura 6.8 Cavidades torácica e abdominopélvica. A. Visão geral. Embora a pelve maior e a cavidade pélvica sejam realmente contínuas, são demarcadas pelo plano da abertura superior da pelve (definida pela margem da pelve). **B.** Diafragma da pelve separando a pelve menor do períneo. **C.** Cavidade abdominopélvica.

PAREDE POSTERIOR (PAREDE POSTEROLATERAL E TETO)

Na posição anatômica, a parede posterior da pelve consiste em uma parede e um teto ósseos na linha mediana (formados por sacro e cóccix) e nas paredes posterolaterais musculoligamentares, formadas pelos ligamentos associados às articulações sacroilíacas e músculos piriformes (Figura 6.9A a C). Os ligamentos incluem o sacroilíaco anterior, o sacroespinal e o sacrotuberal.

Os *músculos piriformes* originam-se da parte superior do sacro, lateralmente a seus forames anteriores (Figuras 6.9A e 6.10A). Os músculos seguem lateralmente, deixando a pelve menor através do *forame isquiático maior* para se fixarem na margem superior do trocanter maior do fêmur (Figura 6.10B). Os músculos piriformes ocupam grande parte do forame isquiático maior, formando as paredes posterolaterais da cavidade pélvica (Figura 6.9A). Imediatamente profundos (anteromediais) a esses músculos (muitas vezes integrados às fibras carnosas) estão os nervos do *plexo sacral* (Figura 6.9D). Uma abertura na margem inferior de cada músculo piriforme permite a passagem de estruturas neurovasculares entre a pelve e o membro inferior (região glútea).

ASSOALHO PÉLVICO

O assoalho pélvico é formado pelo **diafragma da pelve**, em forma de cuba ou funil, que consiste nos músculos isquiococcígeo (coccígeo) e levantador do ânus e nas fáscias que recobrem as faces superior e inferior desses músculos (Figuras 6.9A, 6.10C e 6.11; Quadro 6.2). O diafragma da pelve situa-se na pelve menor, separando a cavidade pélvica do períneo, ao qual serve como teto.

A fixação do diafragma à fáscia obturatória subjacente divide o músculo obturador interno em uma parte pélvica superior e uma parte perineal inferior (Figura 6.11B). Situados medialmente às partes pélvicas dos músculos obturadores internos estão os nervos e vasos obturatórios e outros ramos dos vasos ilíacos internos.

Os **músculos isquiococcígeos** originam-se nas faces laterais da parte inferior do sacro e cóccix, suas fibras carnosas situam-se sobre a face profunda do ligamento sacroespinal e se inserem nela (Figura 6.9B e C). O **músculo levantador do ânus** (uma lâmina muscular larga) é a parte maior e mais importante do assoalho pélvico. Está inserido nos corpos dos púbis anteriormente, às espinhas isquiáticas posteriormente e a um espessamento na fáscia obturatória

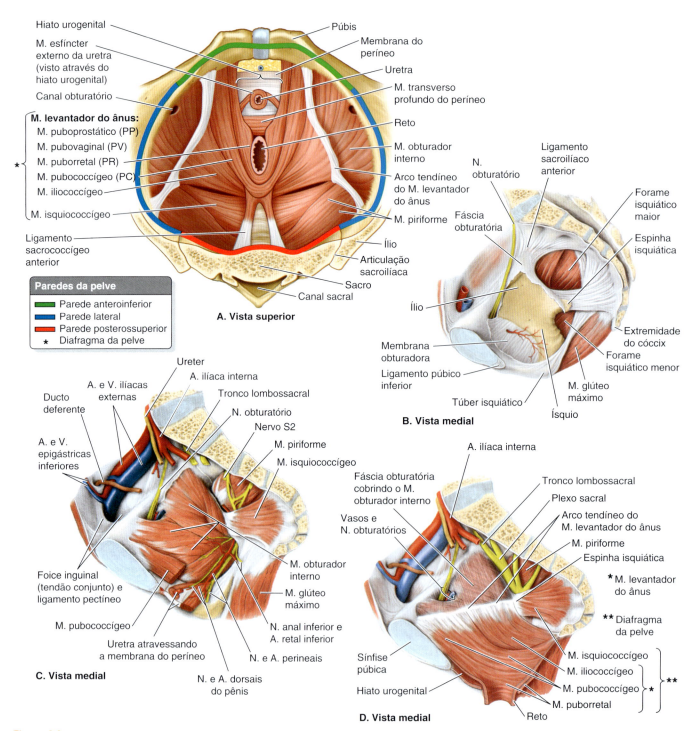

Figura 6.9 Assoalho e paredes da pelve. A. Assoalho da pelve. O assoalho da pelve é formado pelo diafragma da pelve, circundado e parcialmente suspenso da sínfise púbica e púbis anteriormente, os ílios lateralmente, e o sacro e o cóccix posteriormente. **B** a **D.** Reconstruções sequenciais das estruturas parietais da hemipelve direita. **B.** Parede osteoligamentar. Posterolateralmente, o cóccix e a parte inferior do sacro estão fixados ao túber isquiático pelo ligamento sacrotuberal e à espinha isquiática pelo ligamento sacroespinal. A membrana obturadora, formada por fortes fibras entrelaçadas, preenche o forame obturado. **C.** Parede muscular. A **B** são acrescentados os músculos da pelve menor. O músculo obturador interno acolchoa a parede lateral da pelve, suas fibras convergem para sair posteriormente através do forame isquiático menor (ver parte **B**). **D.** Assoalho muscular. O músculo levantador do ânus é acrescentado a **C**. Ele é suspenso de um espessamento na fáscia obturatória (o arco tendíneo), que se estende do corpo do púbis até a espinha isquiática.

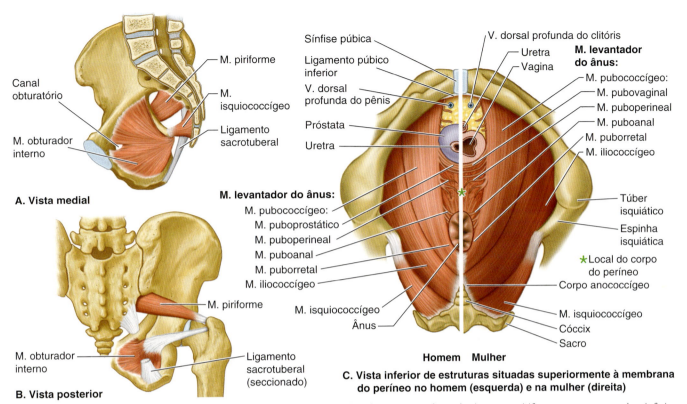

Figura 6.10 Músculos das paredes e do assoalho pélvico. **A** e **B.** Paredes da pelve. Os Mm. obturador interno e piriforme atuam no membro inferior, mas também são componentes das paredes da pelve. **C.** Assoalho pélvico. Os músculos levantador do ânus e isquiococcígeo constituem o diafragma da pelve que forma o assoalho da cavidade pélvica. A fáscia que cobre a face inferior do diafragma da pelve forma o "teto" do períneo.

Quadro 6.2 Músculos das paredes e do assoalho pélvico.

Limite	Músculo	Fixação proximal	Fixação distal	Inervação	Principal ação
Parede lateral	M. obturador interno	Faces pélvicas do ílio e ísquio; membrana obturadora	Trocanter maior do fêmur	Nervo para o M. obturador interno (L5, S1, S2)	Roda a articulação do quadril lateralmente; ajuda a manter a cabeça do fêmur no acetábulo
Parede posterossuperior	M. piriforme	Face pélvica dos segmentos S2–S4; margem superior da incisura isquiática maior e ligamento sacrotuberal	Trocanter maior do fêmur	Ramos anteriores de S1 e S2	Roda a articulação do quadril lateralmente e abduz a coxa; ajuda a manter a cabeça do fêmur no acetábulo
Assoalho	M. isquio-coccígeo	Espinha isquiática	Extremidade inferior do sacro e cóccix	Ramos dos nervos espinais S4 e S5	Forma pequena parte do diafragma da pelve que sustenta as vísceras pélvicas; flete o cóccix
	M. levantador do ânus (Mm. puborretal, pubococcígeo e iliococcígeo)	Corpo do púbis; arco tendíneo da fáscia obturatória; espinha isquiática	Corpo do períneo; cóccix; corpo anococcígeo; paredes da próstata ou vagina, reto e canal anal	Nervo para o M. levantador do ânus (ramos de S4), N. anal inferior e plexo coccígeo	Forma a maior parte do diafragma da pelve que ajuda a sustentar as vísceras pélvicas e resiste a aumentos da pressão intra-abdominal

(o **arco tendíneo do músculo levantador do ânus**) entre os dois pontos ósseos de cada lado.

Assim, o diafragma da pelve estende-se entre as paredes anterior, lateral e posterior da pelve menor, conferindo-lhe a aparência de uma rede suspensa por essas inserções, fechando boa parte do anel do cíngulo do membro inferior. Uma abertura anterior entre as margens mediais dos músculos levantadores do ânus de cada lado – o **hiato urogenital** – dá passagem à uretra e, nas mulheres, à vagina (Figura 6.10A).

O músculo levantador do ânus tem três partes, em geral mal demarcadas, mas denominadas de acordo com as inserções e o trajeto das fibras (Figuras 6.9A e D, 6.10C e 6.11):

- **Músculo puborretal:** a parte medial, mais estreita e mais espessa do músculo levantador do ânus, que consiste em fibras musculares contínuas entre as faces posteriores dos corpos dos púbis direito e esquerdo. Constitui uma alça muscular em formato de U (*alça puborretal*) que passa posteriormente à junção anorretal (Figuras 6.11A e 6.12)

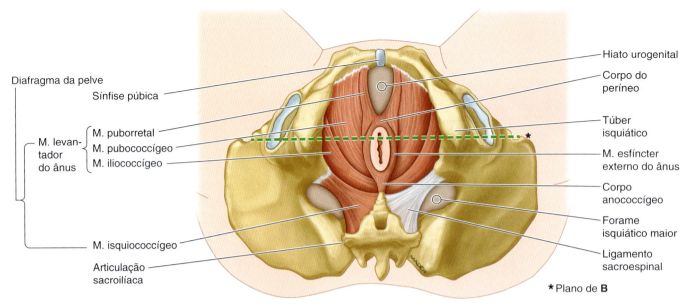

A. Vista inferior, posição de litotomia

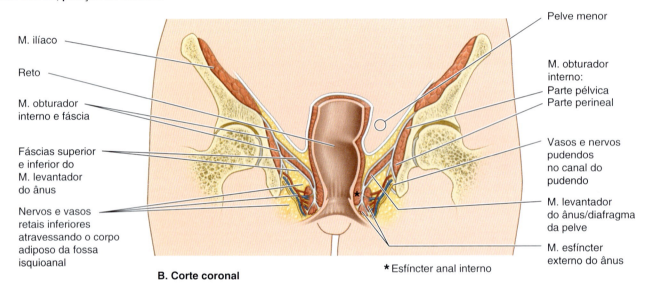

B. Corte coronal

Figura 6.11 Diafragma da pelve. A. Componentes do diafragma da pelve. **B.** Esquema do corte coronal do anorreto. A semelhança a uma bacia, que deu origem ao nome da pelve, fica evidente nesse corte coronal. As fossas isquioanais do períneo, preenchidas por tecido adiposo, também estão situadas no anel ósseo da pelve menor.

e delimita o hiato urogenital. Essa parte é importante na manutenção da continência fecal
- **Músculo pubococcígeo:** a parte intermediária mais larga, porém menos espessa, do músculo levantador do ânus, com origem lateral ao músculo puborretal, a partir da face posterior do corpo do púbis e arco tendíneo anterior (Figuras 6.9A e D, 6.10C e 6.11). Segue posteriormente em um plano quase horizontal; suas fibras laterais fixam-se ao cóccix e suas fibras mediais fundem-se às do músculo contralateral para formar uma rafe fibrosa ou lâmina tendínea, parte do **corpo anococcígeo** entre o ânus e o cóccix (muitas vezes denominada clinicamente como "placa do músculo levantador do ânus").

Alças musculares mais curtas do músculo pubococcígeo que se estendem medialmente e se fundem à fáscia ao redor de estruturas na linha mediana são denominadas de acordo com a estrutura próxima de seu término: *pubovaginal* (mulheres), *puboprostático* (homens), *puboperineal* e *puboanal*

- **Músculo iliococcígeo:** a parte posterolateral do músculo levantador do ânus, que se origina na parte posterior do arco tendíneo e na espinha isquiática. É fina, em geral pouco desenvolvida (parecendo mais aponeurótica do que muscular) e também se funde ao corpo anococcígeo posteriormente.

O músculo levantador do ânus forma um assoalho dinâmico para sustentar as vísceras abdominopélvicas (p. ex., os

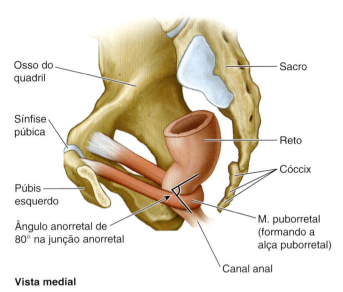

Figura 6.12 Músculo puborretal. A maior parte do púbis esquerdo foi removida para mostrar que essa parte do músculo levantador do ânus é formada por fibras musculares contínuas que seguem um trajeto em forma de U ao redor da junção anorretal. Assim, o músculo puborretal forma uma alça puborretal, cujo tônus é responsável pela manutenção do ângulo anorretal (flexura perineal).

intestinos). Na maior parte do tempo, mantém contração tônica para sustentar as vísceras abdominopélvicas e ajudar a manter a continência urinária e fecal. Há contração ativa desse músculo em situações como expiração forçada, tosse, espirro, vômito e fixação do tronco durante fortes movimentos dos membros superiores (p. ex., ao levantar objetos pesados), basicamente para aumentar a sustentação das vísceras durante períodos de aumento da pressão intra-abdominal e talvez também para contribuir para o aumento da pressão (para ajudar a expulsão).

O músculo levantador do ânus é afunilado e perfurado no centro pelo canal anal, e o músculo puborretal, que tem formato de U, forma uma alça ao redor do "bico do funil". A contração tônica do M. levantador do ânus causa o encurvamento anterior do canal anal. A contração ativa da parte puborretal (voluntária) é importante para a manutenção da continência fecal imediatamente após o enchimento do reto ou durante a peristalse, quando o reto está cheio e o músculo esfincteriano involuntário é inibido (relaxado).

O músculo levantador do ânus tem de relaxar para permitir a micção e a defecação. O aumento da pressão intra-abdominal para defecação é garantido pela contração do diafragma (torácico) e dos músculos da parede anterolateral do abdome. Agindo juntas, as partes do músculo levantador do ânus elevam o assoalho pélvico após seu relaxamento e a consequente descida do diafragma da pelve que ocorre durante a micção e a defecação.

Peritônio e cavidade peritoneal da pelve

O peritônio parietal que reveste a cavidade abdominal continua inferiormente até a cavidade pélvica, mas não chega ao assoalho pélvico. Ao contrário, é refletido sobre as vísceras pélvicas, permanecendo separado do assoalho pélvico pelas vísceras pélvicas e pela fáscia da pelve circundante (Quadro 6.3). As vísceras pélvicas não são completamente revestidas pelo peritônio, estando na maior parte situadas inferiormente a ele. Apenas as faces superior e superolateral são revestidas por peritônio. Somente as tubas uterinas (com exceção de seus óstios, que são abertos) são intraperitoneais e suspensas por um mesentério. Os ovários, embora suspensos na cavidade peritoneal por um mesentério, não são revestidos pelo peritônio brilhante; em vez disso, são recobertos por um epitélio de células cúbicas especial e relativamente fosco (*epitélio germinativo*).

Uma camada areolar (adiposa) frouxa entre a fáscia transversal e o peritônio parietal da parte inferior da parede abdominal anterior permite que a bexiga urinária se expanda entre essas camadas ao ser distendida por urina. A região superior à bexiga urinária (*1* no Quadro 6.3) é o único local onde o peritônio parietal não está firmemente aderido às estruturas subjacentes. Consequentemente, o nível da reflexão do peritônio sobre a face superior da bexiga urinária, que cria a **fossa supravesical** (*2* no Quadro 6.3), é variável e depende do enchimento da bexiga urinária. A reflexão do peritônio da parede abdominopélvica sobre as vísceras e a fáscia da pelve faz surgir uma série de pregas e fossas (*2* a *7* no Quadro 6.3).

Nas mulheres, quando o peritônio situado na linha mediana ou perto dela chega à margem posterior do teto da bexiga urinária, reflete-se sobre a face anterior do útero no istmo (ver "Órgãos genitais femininos internos", mais adiante); desse modo, não tem relação com a parte anterior do fórnice da vagina, cuja localização é subperitoneal. O peritônio passa sobre o fundo do útero, segue por toda a face posterior do útero até sobre a parede posterior da vagina antes de se refletir superiormente sobre a parede anterior da parte inferior do reto (ampola retal). A "bolsa" assim formada entre o útero e o reto é a **escavação retouterina** (fundo de saco de Douglas) (*6* no Quadro 6.3, Figura C). Muitas vezes a escavação retouterina mediana é descrita como o extremo inferior da cavidade peritoneal na mulher, mas muitas vezes suas extensões laterais de cada lado do reto, as **fossas pararretais**, são mais profundas.

Cristas peritoneais proeminentes, as **pregas retouterinas**, formadas por ligamentos fasciais subjacentes, demarcam os limites laterais das fossas pararretais (Quadro 6.3, Figura A). Quando o peritônio ascende e passa sobre o útero no meio da cavidade pélvica, uma prega peritoneal dupla, o *ligamento largo do útero*, estende-se entre o útero e a parede lateral da pelve de cada lado, formando uma divisória que separa as fossas paravesicais e as fossas pararretais de cada lado. As tubas uterinas, os ovários, os ligamentos dos ovários e os ligamentos redondos do útero estão envolvidos pelos ligamentos largos. As subdivisões do ligamento largo relacionadas com essas estruturas são discutidas junto com o útero, mais adiante, neste capítulo. Lembre-se de que a cavidade peritoneal pélvica feminina comunica-se com o meio externo via tubas uterinas, útero e vagina.

Nos homens – e nas mulheres submetidas à *histerectomia* (retirada do útero – a parte central do peritônio desce por uma curta distância (até 2 cm) pela face posterior (base) da bexiga urinária e a seguir é refletida superiormente sobre a

Quadro 6.3 Reflexões peritoneais na pelve.[a]

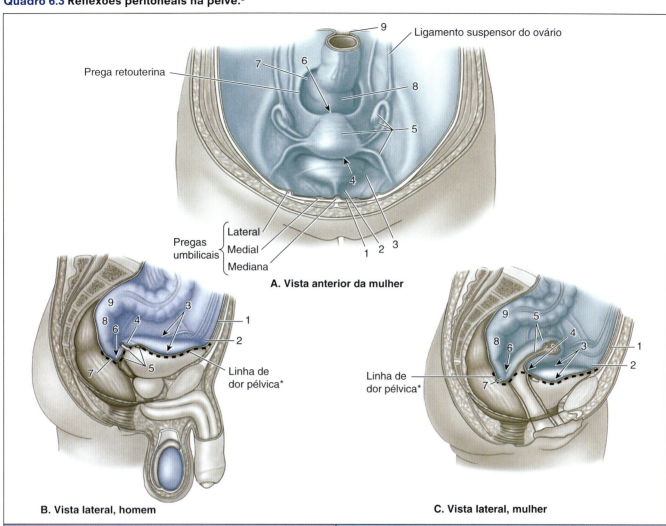

A. Vista anterior da mulher

B. Vista lateral, homem

C. Vista lateral, mulher

Homem (Figura B)	Mulher (Figuras A e C)
1. Desce a parede anterior do abdome (a fixação frouxa possibilita a inserção da bexiga urinária quando se enche)	1. Desce a parede anterior do abdome (a fixação frouxa possibilita a inserção da bexiga urinária quando se enche)
2. Reflete-se sobre a face superior da bexiga urinária, criando a fossa supravesical	2. Reflete-se sobre a face superior da bexiga urinária, criando a fossa supravesical
3. Cobre a face superior convexa da bexiga urinária e desce pelas laterais do teto para ascender na parede lateral da pelve, criando uma fossa paravesical de cada lado	3. Cobre a face superior convexa da bexiga urinária e desce pelas laterais do teto para ascender na parede lateral da pelve, criando uma fossa paravesical de cada lado
4. Desce na face posterior da bexiga urinária por até 2 cm	4. Reflete-se do teto da bexiga urinária sobre o corpo do útero, formando a escavação vesicouterina
5. Lateralmente, forma prega sobre os ureteres (prega interuretérica), o ducto deferente e as extremidades superiores das glândulas seminais	5. Cobre o corpo e o fundo do útero e a parte posterior do fórnice da vagina; estende-se lateralmente do útero como uma dupla prega ou mesentério – ligamento largo que envolve as tubas uterinas, os ovários e os ligamentos redondos do útero, além de suspender os ovários
6. Reflete-se da bexiga urinária e das glândulas seminais sobre o reto, formando a escavação retovesical	6. Reflete-se da vagina sobre o reto, formando a escavação retouterina
7. A escavação retovesical estende-se lateral e posteriormente para formar uma fossa pararretal de cada lado do reto	7. A escavação retouterina estende-se lateral e posteriormente para formar uma fossa pararretal de cada lado do reto
8. Ascende no reto; no sentido inferossuperior, o reto é subperitoneal e, depois, retroperitoneal	8. Ascende no reto; no sentido inferossuperior, o reto é subperitoneal e, depois, retroperitoneal
9. Envolve o colo sigmoide a partir da junção retossigmoide	9. Envolve o colo sigmoide a partir da junção retossigmoide

[a]Os números referem-se às características indicadas no quadro.
*A linha de dor pélvica corresponde à extensão mais baixa do peritônio e demarca a inervação para dor somática e visceral.

face anterior da parte inferior do reto, formando a **escavação retovesical**. Normalmente, a escavação retouterina feminina é mais profunda (estende-se mais caudalmente) do que a escavação retovesical masculina (7 no Quadro 6.3).

Nos homens, há formação de uma pequena prega ou crista peritoneal, a **prega interuretérica**, quando o peritônio ascende e passa sobre o ureter e o *ducto deferente* (o ducto secretor do testículo) de cada lado da parte posterior da bexiga urinária, separando as fossas paravesical e pararretal (ver Figura 6.30). Nesse aspecto, é o equivalente masculino do ligamento largo do útero. Posteriormente às pregas uretéricas e lateralmente à escavação retovesical central, muitas vezes o peritônio desce caudalmente o suficiente para cobrir as extremidades superiores ou as faces superoposteriores das *glândulas seminais* e *ampolas dos ductos deferentes* (ver Figuras 6.36 e 6.37). Com exceção desses locais (e do testículo em sua túnica vaginal, que é derivada do peritônio), os órgãos genitais masculinos não estão em contato com o peritônio.

Em ambos os sexos, o terço inferior do reto está abaixo dos limites inferiores do peritônio (ou seja, é subperitoneal), o terço médio é coberto por peritônio apenas em sua face anterior, e o terço superior é coberto em suas faces anterior e lateral. A junção retossigmóidea, perto da margem da pelve, é intraperitoneal.

Fáscia da pelve

A **fáscia da pelve** é o tecido conjuntivo que ocupa o espaço que está situado entre o peritônio membranáceo e as paredes e o assoalho pélvicos musculares e que não é ocupado pelas vísceras pélvicas. Essa "lâmina" é uma continuação da fáscia endoabdominal comparativamente fina (exceto ao redor dos rins), situada entre as paredes musculares abdominais e o peritônio superiormente. Segundo a descrição tradicional, a fáscia da pelve é formada pelos componentes parietal e visceral (Figura 6.13).

FÁSCIA MEMBRANÁCEA DA PELVE: PARIETAL E VISCERAL

A **fáscia parietal da pelve** é uma lâmina membranácea de espessura variável que reveste a face interna (profunda ou pélvica) dos músculos que formam as paredes e o assoalho da pelve – obturador interno, piriforme, isquiococcígeo, levantador do ânus e parte dos músculos esfíncteres da uretra. As partes específicas da fáscia parietal recebem o nome do músculo que cobrem (p. ex., fáscia obturatória). Essa lâmina é contínua superiormente com as fáscias transversal e do iliopsoas.

A **fáscia visceral da pelve** consiste na fáscia membranácea que reveste diretamente os órgãos pélvicos, formando a lâmina adventícia de cada um. As lâminas parietal e visceral, membranáceas, tornam-se contínuas no local onde os órgãos penetram o assoalho pélvico (Figuras 6.13A e C e 6.14). Aí a fáscia parietal se espessa, formando o **arco tendíneo da fáscia da pelve**, uma faixa bilateral contínua que segue do púbis até o sacro ao longo do assoalho pélvico adjacente às vísceras (Figura 6.14A e B). A parte anterior desse arco tendíneo (**ligamento puboprostático** nos homens; **ligamento pubovesical** nas mulheres) une a próstata ao púbis no homem ou o fundo (base) da bexiga ao púbis na mulher. A parte posterior da faixa segue como os **ligamentos sacrogenitais** do sacro na lateral do reto para se fixar à próstata no homem ou à vagina na mulher. Nas mulheres, a união lateral da fáscia visceral da vagina com o arco tendíneo da fáscia da pelve é o **paracolpo** (Figura 6.13A). O paracolpo (parte inferior do ligamento largo do útero) mantém a vagina suspensa entre os arcos tendíneos, ajudando a vagina a sustentar o peso do fundo da bexiga.

FÁSCIA ENDOPÉLVICA: FROUXA E CONDENSADA

Com frequência, o tecido conjuntivo abundante existente entre as lâminas parietal e visceral membranáceas é considerado parte da fáscia visceral, mas, às vezes, é identificado como fáscia parietal. Provavelmente é mais realista considerar essa fáscia remanescente apenas como *fáscia endopélvica subperitoneal* ou *extraperitoneal* (Figura 6.13A e C), adjacente às fáscias membranáceas parietal e visceral. Essa fáscia forma uma matriz de tecido conjuntivo ou material para acondicionamento das vísceras pélvicas (Figura 6.13B e D). Varia muito em densidade e conteúdo. Parte dela é formada por *tecido areolar (adiposo) extremamente frouxo*, relativamente desprovido de vasos linfáticos e sanguíneos, com exceção dos pequenos. Na dissecção ou cirurgia, os dedos podem ser introduzidos nesse tecido frouxo com facilidade, criando espaços reais para dissecção romba; por exemplo, entre o púbis e a bexiga urinária anteriormente e entre o sacro e o reto posteriormente. Esses *espaços potenciais*, normalmente formados apenas por uma camada de tecido adiposo frouxo, são os **espaços retropúbico** (ou *pré-vesical*, que se estende posterolateralmente como *paravesical*) e **retrorretal** (ou *pré-sacral*), respectivamente. O tecido conjuntivo frouxo nesse local acomoda a expansão da bexiga urinária e da ampola retal quando se enchem.

Embora esses tipos de fáscia endopélvica não sejam muito diferentes em sua aparência macroscópica, a consistência de outras partes da fáscia endopélvica é muito mais fibrosa, contendo abundância de colágeno e fibras elásticas, além de fibras musculares lisas dispersas. Essas partes costumam ser descritas como "condensações fasciais" ou "ligamentos" pélvicos. Por exemplo, durante a dissecção, se você introduzir os dedos de uma das mãos no espaço retropúbico e os dedos da outra mão no espaço pré-sacral e tentar aproximá-los ao longo da parede lateral da pelve, constatará que eles não se encontram nem passam de um espaço para o outro. Eles encontram a chamada **bainha hipogástrica**, uma espessa faixa de fáscia da pelve condensada. Essa condensação fascial não é uma simples barreira que separa os dois espaços virtuais. Ela dá passagem a praticamente todos os vasos e nervos que seguem da parede lateral da pelve para as vísceras pélvicas, junto com os ureteres e, no homem, o ducto deferente.

Ao se estender medialmente a partir da parede lateral, a bainha hipogástrica divide-se em três lâminas (camadas) que seguem até os órgãos pélvicos ou entre eles, conduzindo estruturas neurovasculares e proporcionando sustentação. Graças a essa última função, também são denominados ligamentos. A lâmina anterior, o **ligamento lateral vesical**, segue até a bexiga urinária, conduzindo as artérias e veias vesicais

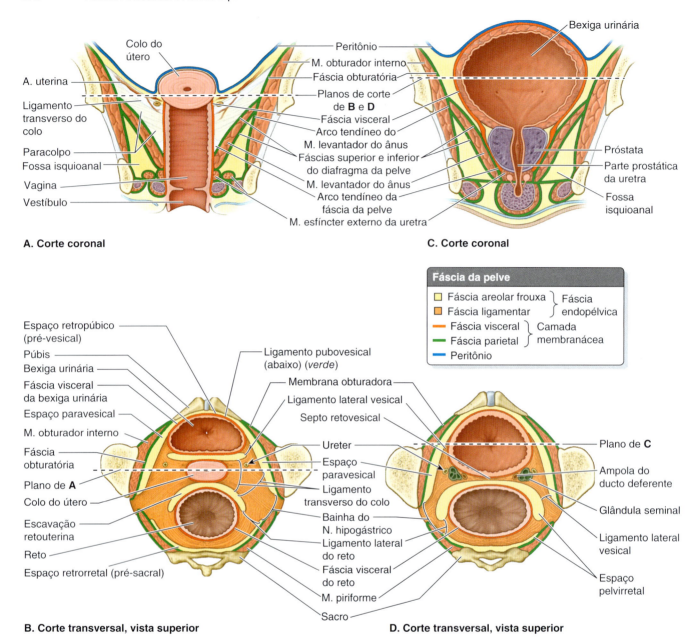

Figura 6.13 Fáscia da pelve: fáscia parietal da pelve e ligamentos fasciais. **A** e **B**. Cortes da pelve feminina. **C** e **D**. Cortes da pelve masculina. Fáscias muscular e visceral da pelve e fáscia endopélvica entre elas, com seus componentes ligamentares e areolares frouxos.

superiores. A lâmina posterior (*ligamento lateral do reto*) segue até o reto, conduzindo artéria e veia retais médias.

No homem, a lâmina média forma uma divisória fascial relativamente fina, o **septo retovesical** (Figura 6.13D), entre a face posterior da bexiga urinária e a próstata anteriormente e o reto posteriormente. Na mulher, a lâmina média é bem maior do que as outras duas e segue medialmente até o colo do útero e a vagina como o **ligamento transverso** (cardinal) **do colo** (Figuras 6.13B e 6.14A e B).

Em sua parte superior, na base do ligamento largo peritoneal, a artéria uterina segue medialmente em direção ao colo do útero enquanto os ureteres passam imediatamente inferiores a ela. Os ureteres passam de cada lado do colo do útero anteriormente em direção à bexiga urinária. Essa relação ("água fluindo sob a ponte") é muito importante para os cirurgiões (ver "Lesão iatrogênica dos ureteres" no boxe Anatomia clínica, mais adiante). O ligamento transverso do colo e a forma como o útero normalmente se "apoia" no topo da bexiga urinária garantem a principal sustentação passiva do útero. Os músculos do períneo proporcionam sustentação dinâmica para o útero contraindo-se durante períodos de aumento da pressão intra-abdominal (espirro, tosse etc.). Juntas, as sustentações passiva e dinâmica resistem à tendência do útero de cair ou ser empurrado através do tubo oco formado pela vagina (prolapso uterino). O ligamento transverso do colo tem conteúdo fibroso suficiente para a fixação de alças de sutura largas durante reparos cirúrgicos.

Além das fossas isquioanais inferiores ao diafragma da pelve (*i. e.*, no períneo) (Figura 6.13A e C), há um **espaço**

Capítulo 6 ■ Pelve e Períneo   579

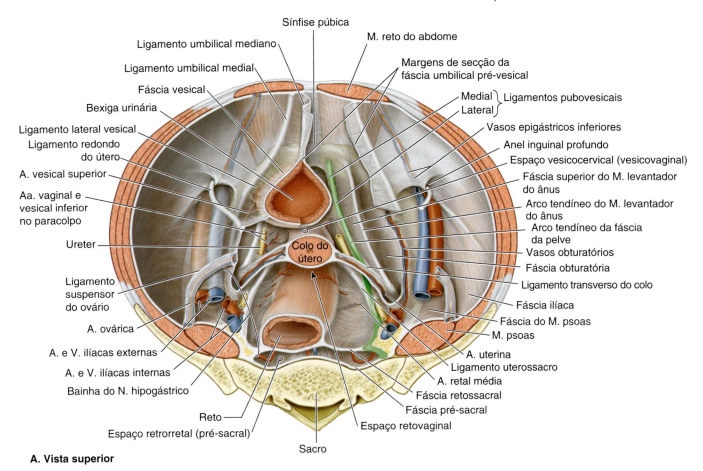

A. Vista superior

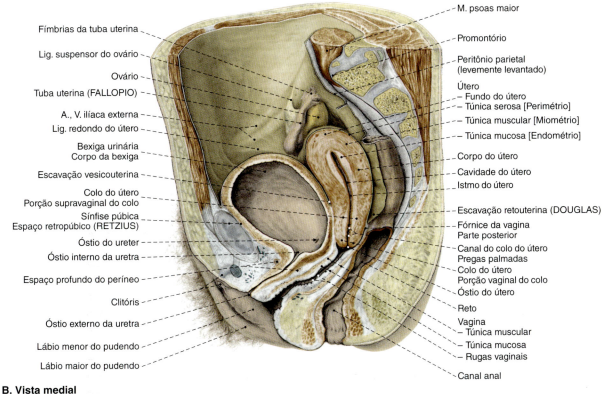

B. Vista medial

Figura 6.14 Ligamentos fasciais pélvicos. A. Visão geral. O peritônio e a fáscia endopélvica areolar frouxa foram removidos para mostrar os ligamentos fasciais pélvicos localizados inferiormente ao peritônio, mas superiormente ao assoalho pélvico feminino (diafragma da pelve). O arco tendíneo do músculo levantador do ânus é um espessamento da fáscia obturatória (parietal), que propicia a fixação anterolateral do músculo levantador do ânus. O arco tendíneo da fáscia da pelve (destacado em *verde*) é um espessamento no ponto de reflexão da fáscia membranácea parietal sobre as vísceras pélvicas, quando se torna fáscia membranácea visceral. **B.** Órgãos pélvicos de uma mulher de 23 anos de idade, corte mediano (55%), vista medial da metade direita (Coleção Anatômica, Basiléia)

pelvirretal virtual, importante do ponto de vista cirúrgico, no tecido conjuntivo extraperitoneal frouxo superior ao diafragma da pelve (Figura 6.13D). Esse espaço é dividido em *espaço retouterino* anterior (feminino) ou *espaço retovesical* anterior (masculino) e **espaços retrorretais** (pré-sacrais) posteriores pelos **ligamentos laterais do reto** (**retossacrais**), que são as lâminas posteriores das bainhas hipogástricas. Esses ligamentos unem o reto à fáscia parietal da pelve nos níveis das vértebras S II a S IV (Figura 6.13B e D). As artérias retais médias e os plexos nervosos retais estão integrados aos ligamentos laterais do reto.

ANATOMIA CLÍNICA

CAVIDADE PÉLVICA

Lesão do assoalho pélvico

Durante o parto, o assoalho pélvico sustenta a cabeça fetal enquanto o colo do útero se dilata para permitir a saída do feto. Pode haver lesão do períneo, do músculo levantador do ânus e dos ligamentos da fáscia da pelve durante o parto (Figura B6.5A). Os músculos pubococcígeo e puborretal, as partes principais e mediais do músculo levantador do ânus, são os que se rompem com maior frequência (Figura B6.5B). Essas partes do músculo são importantes porque circundam e sustentam a uretra, a vagina e o canal anal. O enfraquecimento do músculo levantador do ânus e da fáscia da pelve (p. ex., ruptura do paracolpo), por distensão ou ruptura durante o parto, pode diminuir a sustentação de vagina, bexiga urinária, útero ou reto ou, ainda, alterar a posição do colo da bexiga e da uretra. Essas alterações podem causar *incontinência urinária de esforço*, caracterizada por gotejamento de urina quando há elevação da pressão intra-abdominal, ao tossir e levantar peso, por exemplo, ou acarretar o prolapso de um ou mais órgãos pélvicos (ver "Cistocele, uretrocele e incontinência urinária" e "Prolapso de órgão pélvico" nos boxes Anatomia clínica, mais adiante). A ruptura do músculo puborretal, que produz o ângulo anorretal e aumenta o ângulo para manter a continência fecal, pode resultar em diferentes graus de incontinência fecal.

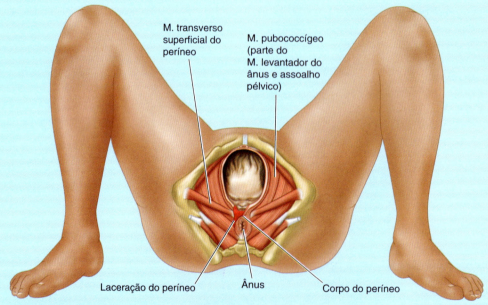

A. Posição de litotomia

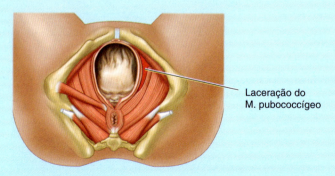

B. Posição de litotomia

Figura B6.5 Lacerações obstétricas.

Pontos-chave: Cavidade pélvica, peritônio pélvico e fáscia da pelve

Cavidade pélvica: A cavidade pélvica, situada entre a abertura superior da pelve acima e o diafragma da pelve inferiormente, contém as partes terminais dos sistemas urinário e digestório, os órgãos genitais internos, as estruturas vasculares associadas e os nervos que suprem a pelve e os membros inferiores. ■ A sínfise púbica e os ossos da pelve menor limitam a cavidade; eles o fazem diretamente na região da linha mediana anteriormente e posterossuperiormente. ■ As paredes laterais são cobertas pelos músculos obturadores internos. ■ Os ligamentos sacrotuberal e sacroespinal formam os forames isquiáticos maior e menor nas paredes posterolaterais. Esses forames são preenchidos pelas estruturas que os atravessam, inclusive o músculo piriforme. ■ O assoalho dinâmico da cavidade pélvica é o diafragma da pelve, semelhante a uma rede, formado pelos músculos levantador do ânus e isquiococcígeo. ■ O músculo levantador do ânus é uma lâmina muscular afunilada, tripartida, formada pelos músculos puborretal, pubococcígeo e iliococcígeo. ■ Além do papel geral do músculo levantador de sustentar as vísceras abdominopélvicas como parte do diafragma da pelve, o músculo puborretal está particularmente envolvido na manutenção da continência fecal. ■ A capacidade de relaxamento e distensão do assoalho pélvico musculofascial é fundamental para a defecação e o parto.

Peritônio: O peritônio que reveste a cavidade abdominal continua até a cavidade pélvica, refletindo sobre as faces superiores da maioria das vísceras pélvicas (apenas os comprimentos das tubas uterinas, mas não suas extremidades livres, são completamente intraperitoneais e têm um mesentério). Ao fazer isso, o peritônio cria diversas pregas e fossas. ■ Como não há união firme entre o peritônio e a parede abdominal suprapúbica, a bexiga urinária pode se expandir entre o peritônio e a parede abdominal anterior durante seu enchimento, elevando as fossas supravesicais. ■ A escavação retovesical e suas extensões laterais, as fossas pararretais, são as extensões inferiores da cavidade peritoneal em homens. ■ Nas mulheres, o útero está localizado entre a bexiga urinária e o reto, criando as escavações vesicouterina e retouterina. ■ As extensões laterais da prega peritoneal que envolvem o fundo do útero formam o ligamento largo, uma duplicação transversal do peritônio que separa as fossas paravesical e pararretal. ■ A escavação retouterina e suas extensões laterais, as fossas pararretais, são as extensões inferiores da cavidade peritoneal em mulheres.

Fáscia da pelve: A fáscia membranácea parietal da pelve, contínua com a fáscia que reveste a cavidade abdominal, recobre as paredes da pelve e reflete-se sobre as vísceras pélvicas, formando a fáscia visceral da pelve. ■ As linhas direita e esquerda de reflexão espessam-se e formam as faixas fasciais paramedianas que se estendem do púbis até o cóccix, os arcos tendíneos da fáscia da pelve. ■ O espaço subperitoneal entre as fáscias parietal e visceral da pelve é ocupado por fáscia endopélvica adiposa. Essa matriz fascial tem partes areolares frouxas, que ocupam espaços virtuais, e tecido fibroso condensado, que circunda estruturas neurovasculares em trânsito para as vísceras, enquanto também aprisiona (sustenta) as vísceras. ■ As duas partes da fáscia endopélvica são iguais na aparência, mas têm texturas bastante diferentes. ■ As condensações fasciais primárias formam as bainhas hipogástricas ao longo das paredes posterolaterais da pelve. ■ À medida que essas bainhas fasciais estendem-se em direção às vísceras, são formadas três lâminas, inclusive o ligamento lateral vesical anteriormente e os ligamentos laterais do reto posteriormente. ■ Nas mulheres, a lâmina média é o ligamento transverso (cardinal) do colo que sustenta passivamente a vagina e o colo, enquanto dá passagem à sua rede neurovascular. ■ Nos homens, a lâmina média é o septo retovesical.

VASOS E NERVOS DA PELVE

As principais estruturas neurovasculares da pelve são extraperitoneais, situadas adjacentes às paredes posterolaterais. Os nervos somáticos situam-se lateralmente (adjacentes às paredes) e as estruturas vasculares, medialmente a eles. Em geral, as veias situam-se lateralmente às artérias (Figura 6.15). Os linfonodos pélvicos agrupam-se principalmente ao redor das veias pélvicas, e a drenagem linfática costuma ser paralela ao fluxo venoso. Na dissecção da cavidade pélvica em direção às paredes da pelve, primeiro encontram-se as artérias pélvicas, seguidas pelas veias pélvicas associadas e, a seguir, os nervos somáticos da pelve.

Artérias pélvicas

A pelve é ricamente irrigada por artérias, entre as quais ocorrem múltiplas anastomoses, o que proporciona significativa circulação colateral. A Figura 6.16 e o Quadro 6.4 apresentam informações acerca da origem, do trajeto, da distribuição e das anastomoses das artérias da pelve. O texto a seguir oferece outras informações que não constam do quadro.

Seis artérias principais entram na pelve menor das mulheres: duas artérias ilíacas internas, duas artérias ováricas, uma artéria sacral mediana e uma artéria retal superior. Como as artérias testiculares não entram na pelve menor, apenas quatro artérias principais entram na pelve menor dos homens.

ARTÉRIA ILÍACA INTERNA

A **artéria ilíaca interna** é a mais importante da pelve, principal responsável pela vascularização das vísceras pélvicas e por parte da vascularização da parte musculoesquelética da pelve; entretanto, também envia ramos para a região glútea, para as regiões mediais da coxa e para o períneo (Figura 6.15).

Cada artéria ilíaca interna, com cerca de 4 cm de comprimento, começa quando a *artéria ilíaca comum* bifurca-se nas artérias ilíacas interna e externa no nível do disco entre as vértebras L V e S I. O ureter cruza a artéria ilíaca comum ou

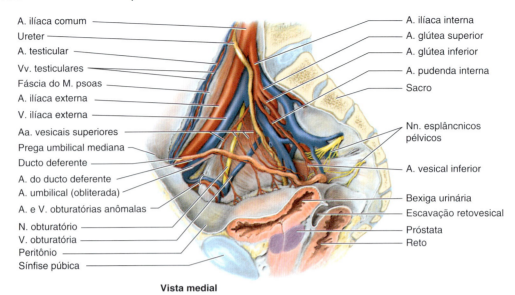

Figura 6.15 Relações neurovasculares da pelve. As estruturas neurovasculares da pelve masculina são mostradas. Em geral, as veias pélvicas situam-se entre as artérias pélvicas (localizadas medial ou internamente) e os nervos somáticos (localizados lateral ou externamente).

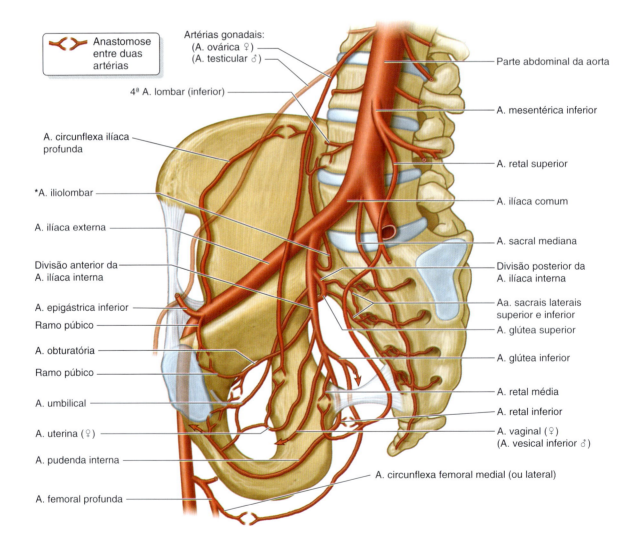

Figura 6.16 Artérias e anastomoses arteriais na pelve. As origens, os trajetos e a distribuição das artérias e anastomoses arteriais são descritos no Quadro 6.4. A ramificação da artéria ilíaca interna é muito variável. Por exemplo, a artéria iliolombar (*asterisco*) geralmente se origina da divisão posterior, em vez de diretamente da artéria ilíaca interna, como mostrado, e 50% das artérias glúteas inferiores se originam da divisão posterior.

Quadro 6.4 Artérias da pelve.

Artéria	Origem	Trajeto	Distribuição	Anastomoses
A. gonadal	Parte abdominal da aorta	Desce retroperitonealmente		
A. testicular (♂)		Atravessa o canal inguinal e entra no escroto	Parte abdominal do ureter, testículo e epidídimo	A. cremastérica e A. do ducto deferente
A. ovárica (♀)		Cruza a margem da pelve, desce no ligamento suspensor do ovário	Parte abdominal e/ou pélvica do ureter, ovário e extremidade ampular da tuba uterina	A. uterina via ramos tubário e ovárico
A. retal superior	Continuação da A. mesentérica inferior	Cruza os vasos ilíacos comuns esquerdos e desce para a pelve entre as camadas de mesocolo sigmoide	Parte superior do reto	A. retal média; A. retal inferior (A. pudenda interna)
A. sacral mediana	Face posterior da parte abdominal da aorta	Desce perto da linha mediana sobre as vértebras L IV e L V, sacro e cóccix	Vértebras lombares inferiores, sacro e cóccix	A. sacral lateral (via ramos sacrais mediais)
A. ilíaca interna	A. ilíaca comum	Passa medialmente sobre a margem da pelve e desce até a cavidade pélvica; frequentemente forma as divisões anterior e posterior	Principal vascularização para os órgãos pélvicos, Mm. glúteos e períneo	
Divisão anterior da A. ilíaca interna	A. ilíaca interna	Passa anteriormente ao longo da parede lateral da pelve, dividindo-se nas Aa. viscerais, obturatória e pudenda interna	Vísceras pélvicas, músculos da parte medial superior da coxa e períneo	
A. umbilical	Divisão anterior da A. ilíaca interna (ou o ramo específico da divisão anterior indicada)	Segue um trajeto pélvico curto, dá origem às Aa. vesicais superiores e depois se fecha, formando o ligamento umbilical medial	Face superior da bexiga urinária e, em alguns homens, ducto deferente (via Aa. vesicais superiores e A. do ducto deferente)	(Ocasionalmente a parte pérvia da A. umbilical)
A. vesical superior	(A. umbilical proximal pérvia)	Geralmente múltiplas; seguem até a face superior da bexiga urinária	Face superior da bexiga urinária; em alguns homens, ducto deferente (via A. para o ducto deferente)	A. vesical inferior (♂); A. vaginal (♀)
A. obturatória		Segue anteroinferiormente sobre a fáscia obturatória da parede lateral da pelve, saindo da pelve através do canal obturatório	Músculos pélvicos, artéria nutrícia para o ílio, cabeça do fêmur e músculos do compartimento medial da coxa	A. epigástrica inferior (via ramo púbico); A. umbilical
A. vesical inferior (♂)		Passa subperitonealmente no ligamento lateral vesical, dando origem à A. prostática (♂) e, às vezes, à A. do ducto deferente	Face inferior da bexiga urinária masculina, parte pélvica do ureter, próstata e glândulas seminais; às vezes, ducto deferente	A. vesical superior
A. do ducto deferente (♂)	(A. vesical superior ou inferior)	Segue subperitonealmente para o ducto deferente	Ducto deferente	A. testicular; A. cremastérica
Ramos prostáticos (♂)	(A. vesical inferior)	Descem nas faces posterolaterais da próstata	Próstata e parte prostática da uretra	A. perineal profunda (A. pudenda interna)
A. uterina (♀)		Segue anteromedialmente na base do ligamento largo/parte superior do ligamento transverso do colo, dá origem à A. vaginal e depois cruza o ureter superiormente para chegar à face lateral do colo do útero	Útero, ligamentos do útero, partes mediais da tuba uterina e ovário, e parte superior da vagina via ramo vaginal	A. ovárica (via ramos tubários e ováricos); A. vaginal
A. vaginal (♀)	A. uterina	Desce até ao redor da vagina, emitindo um ou mais ramos para a bexiga urinária	Vagina, bulbo do vestíbulo e reto adjacente; ramo(s) vesical(is) inferior(es):[a] fundo ou base e colo da bexiga urinária	Ramo vaginal da A. uterina e A. vesical superior
A. pudenda interna		Sai da pelve através do forame isquiático maior inferiormente ao músculo piriforme, entra no períneo (fossa isquioanal) através do forame isquiático menor, segue através do canal do pudendo até a região urogenital	Principal artéria do períneo, incluindo músculos e pele das regiões anal e urogenital, corpos eréteis	(A. umbilical; ramos prostáticos da A. vesical inferior em homens)

(continua)

Quadro 6.4 Artérias da pelve. (*Continuação*)

Artéria	Origem	Trajeto	Distribuição	Anastomoses
A. retal média	Divisão anterior da A. ilíaca interna	Desce na pelve até a parte inferior do reto	Parte inferior do reto, glândulas seminais, próstata (vagina)	Aa. retais superior e inferior
A. glútea inferior[b]		Sai da pelve através do forame isquiático maior inferiormente ao M. piriforme	Diafragma da pelve (Mm. isquiococcígeo e levantador do ânus), Mm. piriforme e quadrado femoral, parte superior dos Mm. isquiotibiais, M. glúteo máximo e N. isquiático	A. femoral profunda (via Aa. circunflexas femorais medial e lateral)
Divisão posterior da A. ilíaca interna	A. ilíaca interna	Segue posteriormente e dá origem aos ramos parietais	Parede da pelve e região glútea	
A. iliolombar[c]	Divisão posterior da A. ilíaca interna	Ascende anteriormente à articulação sacroilíaca e posteriormente aos vasos ilíacos comuns e M. psoas maior, dividindo-se em ramos ilíaco e lombar	Mm. psoas maior, ilíaco e quadrado do lombo; cauda equina no canal vertebral	A. circunflexa ilíaca profunda e 4ª A. lombar (e mais inferior)
A. sacral lateral (superior e inferior)		Segue na face anteromedial do M. piriforme para enviar ramos para os forames sacrais anteriores	M. piriforme, estruturas no canal sacral, M. eretor da espinha e pele sobrejacente	Aa. sacrais mediais (da A. sacral mediana)
A. glútea superior		Segue entre o tronco lombossacral e o ramo anterior do N. espinal S1 e sai da pelve através do forame isquiático superiormente ao M. piriforme	M. piriforme, os três Mm. glúteos e M. tensor da fáscia lata	Aa. sacral lateral, glútea inferior, pudenda interna, circunflexa femoral profunda, circunflexa femoral lateral

[a]A. vesical inferior muitas vezes ocorre como um ramo independente da A. ilíaca interna.
[b]Cerca de 50% das vezes origina-se na forma de ramo terminal da divisão posterior da A. ilíaca interna.
[c]Frequentemente surge diretamente da A. ilíaca interna, antes da divisão.

seus ramos terminais na bifurcação ou imediatamente distal a ela. A artéria ilíaca interna é separada da articulação sacroilíaca pela veia ilíaca interna e pelo tronco lombossacral. Desce posteromedialmente até a pelve menor, medialmente à veia ilíaca externa e ao nervo obturatório, e lateralmente ao peritônio.

Divisão anterior da artéria ilíaca interna. Variações no padrão de ramificação da artéria ilíaca interna são comuns; o padrão mais comum (descrito aqui e representado nas Figuras 6.15 a 6.17) ocorre em menos da metade dos casos. Em última análise, a identificação das artérias médias e pequenas baseia-se na sua distribuição, que é muito consistente, e não nas suas origens variáveis. A artéria ilíaca interna geralmente termina na margem superior do forame isquiático maior, dando origem às divisões (troncos) anterior e posterior. Os ramos da **divisão anterior da artéria ilíaca interna** incluem não apenas os ramos viscerais (para a bexiga urinária, o reto e os órgãos genitais), mas também os ramos parietais que seguem até a coxa e a nádega (Figura 6.17A e B). A disposição dos ramos é muito variável.

Artéria umbilical. Antes do nascimento, as artérias umbilicais são a principal continuação das artérias ilíacas internas. Elas seguem ao longo da parede lateral da pelve, ascendem pela parede anterior da pelve, chegam ao anel umbilical e atravessam-no até o cordão umbilical. As **artérias umbilicais pré-natais** são grandes e conduzem o sangue fetal pobre em oxigênio e nutrientes até a placenta, onde é feita a troca por sangue rico em oxigênio e nutrientes. Quando o cordão umbilical é seccionado, as partes distais desses vasos não funcionam mais e são ocluídas distalmente aos ramos que seguem até a bexiga urinária. As partes ocluídas formam cordões fibrosos chamados *ligamentos umbilicais mediais* (Figuras 6.16 e 6.17A e B). Os ligamentos elevam pregas de peritônio (as *pregas umbilicais medianas*) na face profunda da parede anterior do abdome (ver Figura 5.13).

As *partes pérvias* das **artérias umbilicais pós-natais** diminuídas estendem-se anteroinferiormente entre a bexiga urinária e a parede lateral da pelve, fornecendo, geralmente, múltiplas **artérias vesicais superiores** para a parte superior da bexiga urinária, terminando imediatamente após o ponto de obliteração em ligamentos.

Artéria obturatória. A origem da **artéria obturatória** é variável; em geral surge perto da origem da artéria umbilical, onde é cruzada pelo ureter. Segue anteroinferiormente sobre a fáscia obturatória na parede lateral da pelve e passa entre nervo e veia obturatórios (Figuras 6.16 e 6.17A e B).

Na pelve, a artéria obturatória emite ramos musculares, uma artéria nutrícia para o ílio e um ramo púbico. O **ramo púbico** origina-se logo antes de a artéria obturatória deixar a pelve. Ascende na face pélvica do púbis para se anastomosar com seu companheiro do lado oposto e o *ramo púbico da artéria epigástrica inferior*, um ramo da artéria ilíaca externa.

Em uma variação comum (> 20%), uma **artéria obturatória aberrante** ou **acessória** origina-se da artéria

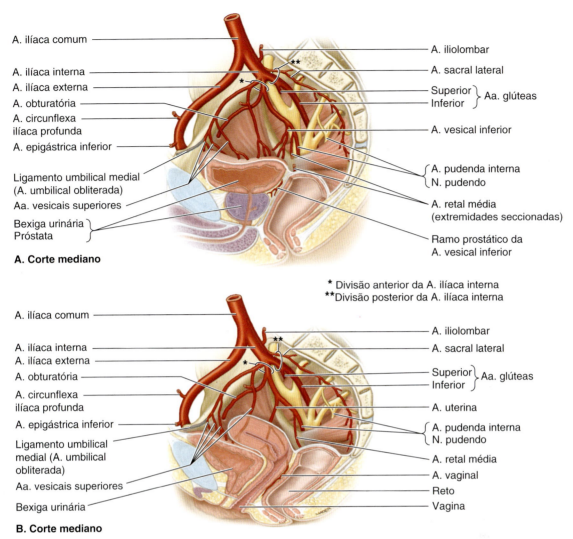

Figura 6.17 Artérias da pelve. **A.** Pelve masculina. **B.** Pelve feminina. As divisões anteriores das artérias ilíacas internas geralmente fornecem a maior parte do sangue para as vísceras pélvicas.

epigástrica inferior e desce até a pelve ao longo da via habitual do ramo púbico (Figuras 6.15 e 6.16). Os cirurgiões que realizam reparos de hérnias não devem se esquecer dessa variação comum.

A distribuição extrapélvica da artéria obturatória para a parte medial da coxa é descrita junto com o membro inferior (ver Capítulo 7, *Membro Inferior*).

Artéria vesical inferior. A **artéria vesical inferior** é encontrada consistentemente como um ramo direto da divisão anterior apenas nos homens (Figuras 6.16 e 6.17A). Nas mulheres, é encontrada – quase com a mesma frequência – como um ramo direto da artéria ilíaca interna ou como um ramo da artéria uterina (Figuras 6.16 e 6.17B).

Artéria uterina. A **artéria uterina** é outro ramo da artéria ilíaca interna em mulheres, geralmente com origem separada e direta da artéria ilíaca interna (Figuras 6.16 e 6.17B). Pode originar-se da artéria umbilical. É o homólogo embriológico da artéria para o ducto deferente em homens. É importante observar que as artérias uterinas aumentam acentuadamente durante a gravidez, quando são a fonte de sangue materno para a placenta, fornecendo oxigênio e nutrientes através da placenta para o feto em desenvolvimento. A artéria uterina desce na parede lateral da pelve, anterior à artéria ilíaca interna, e segue medialmente para chegar à junção do útero com a vagina, onde há protrusão do colo do útero na parte superior da vagina (Figura 6.18A e B). Ao seguir medialmente, a artéria uterina passa diretamente acima do ureter. A correlação entre o ureter e a artéria costuma ser lembrada pela expressão "A *água* (urina) *passa sob a ponte* (artéria uterina)". Todavia, a artéria segue em espiral por metade (ou mais) do comprimento da parte descendente do ureter, passando superior e anteriormente ao mesmo. Ao chegar ao lado do colo do útero, a artéria uterina divide-se em um **ramo vaginal** descendente menor, que irriga o colo do útero e a vagina, e um **ramo ascendente** maior, que segue ao longo da margem lateral do útero, irrigando-o. O ramo ascendente bifurca-se em **ramos ovárico** e **tubário**, que continuam a suprir as extremidades mediais do ovário e da tuba uterina e anastomosam-se com os ramos ovárico e tubário da artéria ovárica.

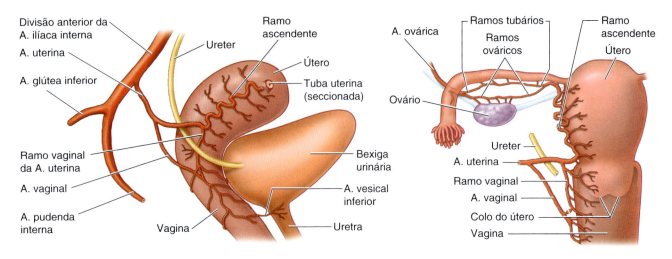

Figura 6.18 Artérias uterina e vaginal. **A.** Origem das artérias da divisão anterior da artéria ilíaca interna e distribuição para o útero e a vagina. **B.** Anastomoses entre os ramos ovárico e tubário das artérias ovárica e uterina e entre o ramo vaginal da artéria uterina e a artéria vaginal. Essas comunicações ocorrem, e o ramo ascendente segue entre as camadas do ligamento largo.

Artéria vaginal. A **artéria vaginal** é o homólogo da artéria vesical inferior em homens. Não raro origina-se da parte inicial da artéria uterina em vez de se originar diretamente da divisão anterior. A artéria vaginal dá origem a vários ramos para as faces anterior e posterior da vagina e o fundo e o colo da bexiga urinária (Figuras 6.16, 6.17B e 6.18).

Artéria retal média. A **artéria retal média** pode originar-se independentemente na artéria ilíaca interna, ou pode ter uma origem comum com a artéria vesical inferior ou a artéria pudenda interna (Figuras 6.16 e 6.17).

Artéria pudenda interna. A **artéria pudenda interna**, maior nos homens do que nas mulheres, segue inferolateralmente, anterior ao músculo piriforme e ao plexo sacral. Deixa a pelve entre os músculos piriforme e isquiococcígeo, atravessando a parte inferior do *forame isquiático maior*. A artéria pudenda interna então passa ao redor da face posterior da espinha isquiática ou do ligamento sacroespinal e entra na *fossa isquioanal* através do *forame isquiático menor*.

A artéria pudenda interna, junto com as veias pudendas internas e ramos do nervo pudendo, atravessa o canal pudendo na parede lateral da fossa isquioanal (ver Figura 6.11B). Quando sai do canal, medialmente ao túber isquiático, a artéria pudenda interna divide-se em seus ramos terminais, as *artérias perineal* e *dorsal do pênis ou clitóris*.

Artéria glútea inferior. A **artéria glútea inferior** é o maior ramo terminal da divisão anterior da artéria ilíaca interna (Figura 6.18A), mas, em cerca da metade dos casos, é um ramo terminal da divisão posterior (Figura 6.17). Segue posteriormente entre os nervos sacrais (geralmente S2 e S3) e deixa a pelve através da parte inferior do *forame isquiático maior*, inferiormente ao músculo piriforme (Figura 6.16). Irriga os músculos e a pele das nádegas e a face posterior da coxa.

Divisão posterior da artéria ilíaca interna. Quando a artéria ilíaca interna dá origem às divisões anterior e posterior, a divisão posterior normalmente dá origem às três artérias parietais a seguir (Figura 6.17A e B):

- **Artéria iliolombar:** essa artéria segue superolateralmente de *forma recorrente* (voltando-se para trás bruscamente em relação à sua origem) até a fossa ilíaca. Na fossa, a artéria divide-se em um *ramo ilíaco*, que supre o músculo ilíaco e o ílio, e um ramo lombar, que supre os músculos psoas maior e quadrado do lombo
- **Artéria sacral lateral:** as artérias sacrais laterais superior e inferior podem originar-se como ramos independentes ou através de um tronco comum. As artérias sacrais laterais seguem medialmente e descem anteriormente aos ramos sacrais anteriores, emitindo *ramos espinais*, que atravessam os forames sacrais anteriores e irrigam as meninges vertebrais que envolvem as raízes dos nervos sacrais. Alguns ramos dessas artérias seguem do canal sacral através dos forames sacrais posteriores e irrigam os músculos eretores da espinha no dorso e a pele sobre o sacro
- **Artéria glútea superior:** essa artéria, o maior ramo da divisão posterior, passa entre o tronco lombossacral e o ramo anterior de S1 para irrigar os músculos glúteos nas nádegas.

ARTÉRIA OVÁRICA

A **artéria ovárica** origina-se da parte abdominal da aorta inferiormente à artéria renal, mas bem superiormente à artéria mesentérica inferior (Figura 6.16). Enquanto segue inferiormente, a artéria ovárica adere ao peritônio parietal e passa anteriormente ao ureter na parede abdominal posterior, geralmente emitindo ramos para ele. Ao entrar na pelve menor, a artéria ovárica cruza a origem dos vasos ilíacos externos. A seguir, continua medialmente, dividindo-se em um **ramo ovárico** e um **ramo tubário**, que irrigam o ovário e a tuba uterina, respectivamente (Figura 6.18B). Esses ramos anastomosam-se com os ramos correspondentes da artéria uterina.

ARTÉRIA SACRAL MEDIANA

A **artéria sacral mediana** é uma pequena artéria ímpar que geralmente se origina na face posterior da parte abdominal da aorta, imediatamente superior à sua bifurcação, mas pode originar-se na face anterior (Figura 6.16). Esse vaso segue anteriormente aos corpos da última ou duas últimas vértebras lombares, do sacro e do cóccix. Durante os procedimentos laparoscópicos pélvicos, fornece uma indicação útil da linha média na parede posterior da pelve. Seus ramos terminais participam de uma série de alças anastomóticas. Às vezes a artéria sacral mediana, antes de entrar na pelve menor, dá origem a um par de *artérias L5*.

Quando desce sobre o sacro, a artéria sacral mediana emite pequenos ramos parietais (sacrais laterais) que se anastomosam com as artérias sacrais laterais. Também dá origem a pequenos ramos viscerais para a parte posterior do reto, que se anastomosam com as artérias retais superior e média. A artéria sacral mediana representa a extremidade caudal da aorta dorsal embrionária, que diminui de tamanho quando a eminência caudal do embrião desaparece.

ARTÉRIA RETAL SUPERIOR

A **artéria retal superior** é a continuação direta da artéria mesentérica inferior (Figura 6.16). Ela cruza os vasos ilíacos comuns esquerdos e desce no mesocolo sigmoide até a pelve menor. No nível da vértebra S III, a artéria retal superior divide-se em dois ramos, que descem de cada lado do reto e irrigam-no até o músculo esfíncter interno do ânus inferiormente.

Veias pélvicas

Os **plexos venosos pélvicos** são formados pelas veias que se anastomosam circundando as vísceras pélvicas (Figura 6.19B e C). Essas redes venosas intercomunicantes são importantes do ponto de vista clínico. Os vários plexos na pelve menor (retal, vesical, prostático, uterino e vaginal) se unem e são drenados principalmente por tributárias das *veias ilíacas internas*, mas alguns deles drenam através da veia retal superior para a veia mesentérica inferior do sistema porta do fígado (Figura 6.19A) ou através das veias sacrais laterais para o *plexo venoso vertebral interno* (ver Capítulo 2, *Dorso*). Outras vias relativamente pequenas de drenagem venosa da pelve menor são a **veia sacral mediana** parietal e, nas mulheres, as veias ováricas.

As **veias ilíacas internas** formam-se superiormente ao forame isquiático maior e situam-se posteroinferiormente às artérias ilíacas internas (Figura 6.19A e B). As tributárias das veias ilíacas internas são mais variáveis do que os ramos da artéria ilíaca interna com as quais compartilham os nomes, mas acompanham-nas aproximadamente, drenando os mesmos territórios que as artérias irrigam. No entanto, não há veias acompanhando as artérias umbilicais entre a pelve e o umbigo, e as **veias iliolombares** das fossas ilíacas da pelve maior geralmente drenam para as veias ilíacas comuns. As veias ilíacas internas unem-se às veias ilíacas externas para formar as **veias ilíacas comuns**, que se unem no nível da vértebra L IV ou L V para formar a **veia cava inferior** (Figura 6.19A).

As **veias glúteas superiores**, as veias acompanhantes das artérias glúteas superiores da região glútea, são as maiores tributárias das veias ilíacas internas, exceto durante a gravidez, quando as veias uterinas se tornam maiores. As veias testiculares atravessam a pelve maior enquanto seguem do anel inguinal profundo em direção a suas terminações abdominais posteriores, mas geralmente não drenam estruturas pélvicas.

As **veias sacrais laterais** costumam parecer desproporcionalmente grandes em angiografias. Elas se anastomosam com o plexo venoso vertebral interno (ver Capítulo 2, *Dorso*), estabelecendo uma via colateral alternativa para chegar à veia cava inferior ou superior. Essa via também pode possibilitar a metástase de câncer da próstata ou do ovário para áreas vertebrais ou cranianas.

Linfonodos da pelve

Os linfonodos que recebem drenagem linfática dos órgãos pélvicos variam em número, tamanho e localização. Muitas vezes sua divisão em grupos definidos é algo arbitrário. Os quatro grupos principais de linfonodos estão localizados na pelve ou adjacentes a ela, recebendo o mesmo nome dos vasos sanguíneos aos quais estão associados (Figura 6.20):

- **Linfonodos ilíacos externos:** situam-se acima da margem da pelve, ao longo dos vasos ilíacos externos. Recebem linfa principalmente dos linfonodos inguinais; entretanto, recebem linfa das vísceras pélvicas, sobretudo das partes superiores dos órgãos pélvicos médios e anteriores. Enquanto a maior parte da drenagem linfática da pelve tende a ser paralela às vias de drenagem venosa, o mesmo não ocorre com a drenagem linfática para os linfonodos ilíacos externos. Esses linfonodos drenam para os linfonodos ilíacos comuns
- **Linfonodos ilíacos internos:** reunidos em torno das divisões anterior e posterior da artéria ilíaca interna e as origens das artérias glúteas. Recebem drenagens das vísceras pélvicas inferiores, do períneo profundo e da região glútea, e drenam para os linfonodos ilíacos comuns
- **Linfonodos sacrais:** situam-se na concavidade do sacro, adjacentes aos vasos sacrais medianos. Recebem linfa das vísceras pélvicas posteroinferiores e drenam para os linfonodos ilíacos internos ou comuns
- **Linfonodos ilíacos comuns:** situam-se superiormente à pelve, ao longo dos vasos sanguíneos ilíacos comuns (Figura 6.20), e recebem drenagem dos três principais grupos citados anteriormente. Esses linfonodos iniciam um trajeto comum para drenagem da pelve que passa perto dos linfonodos lombares (cavais/aórticos). Há drenagem direta inconstante de alguns órgãos pélvicos (p. ex., do colo da bexiga e parte inferior da vagina) para os linfonodos ilíacos comuns.

Outros pequenos grupos de linfonodos (p. ex., os **linfonodos pararretais**) ocupam o tecido conjuntivo ao longo dos ramos dos vasos ilíacos internos.

Os grupos primários e os grupos menores de linfonodos pélvicos são altamente interconectados, de modo que os principais linfonodos podem ser removidos sem prejudicar a drenagem. As interconexões também permitem a disseminação do câncer em quase todas as direções, para qualquer víscera pélvica ou abdominal. Embora a drenagem linfática tenda a

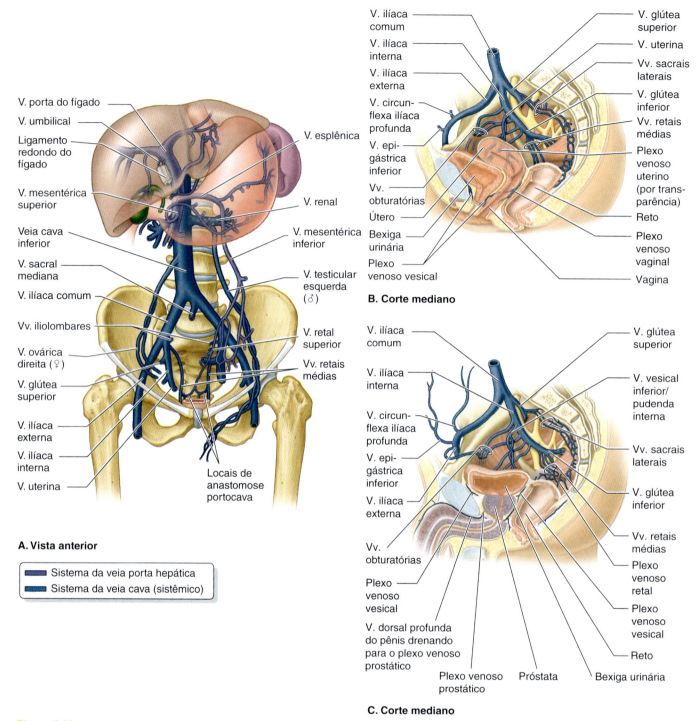

Figura 6.19 Veias pélvicas. A. Sistemas das veias porta hepática e cava da cavidade abdominopélvica. **B.** Veias da pelve feminina. **C.** Veias da pelve masculina. A drenagem venosa dos órgãos pélvicos flui principalmente para o sistema cava pelas veias ilíacas internas. A parte superior do reto normalmente drena para o sistema porta do fígado, embora as veias retais superiores se anastomosem com as veias retais médias e inferiores, que são tributárias das veias ilíacas internas.

ser paralela à drenagem venosa (exceto pela drenagem para os linfonodos ilíacos externos, onde a proximidade oferece uma orientação aproximada), o padrão não é suficientemente dedutível para permitir a previsão ou estadiamento do avanço do câncer metastático de órgãos pélvicos, como se pode fazer no câncer de mama que avança através dos linfonodos axilares. A drenagem linfática dos órgãos pélvicos específicos é apresentada após a descrição das vísceras pélvicas.

Nervos pélvicos

A pelve é inervada principalmente pelos **nervos espinais sacrais** e **coccígeos** e pela *parte pélvica da divisão autônoma do sistema nervoso*. Os músculos piriforme e isquiococcígeo formam um leito para os plexos nervosos sacral e coccígeo (Figura 6.21). Os ramos anteriores dos nervos S2 e S3 emergem entre as digitações desses músculos.

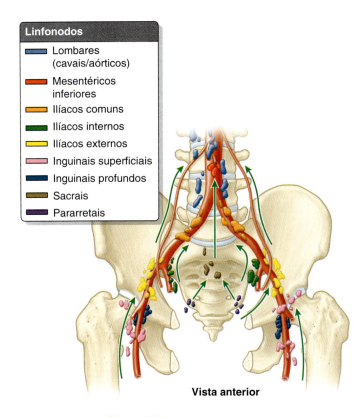

Figura 6.20 Linfonodos da pelve.

NERVO OBTURATÓRIO

O *nervo obturatório* origina-se dos ramos anteriores dos nervos espinais L2–L4 do *plexo lombar* no abdome (pelve maior) e entra na pelve menor. Segue no tecido adiposo extraperitoneal ao longo da parede lateral da pelve até o *canal obturatório*, uma abertura na membrana obturadora que preenche o forame obturado. Enquanto atravessa o canal e penetra na coxa, o nervo obturatório se divide nas partes anterior e posterior que suprem os músculos mediais da coxa. Nenhuma estrutura pélvica é suprida pelo nervo obturatório.

TRONCO LOMBOSSACRAL

Na margem da pelve, ou imediatamente superior a ela, a parte descendente do nervo L4 une-se ao ramo anterior do nervo L5 para formar o **tronco lombossacral** espesso, semelhante a um cordão (Figuras 6.21 e 6.22; ver Figura 6.9D). O tronco segue inferiormente, na face anterior da asa do sacro, e se une ao plexo sacral.

PLEXO SACRAL

A Figura 6.22 mostra o plexo, e o Quadro 6.5 apresenta a composição segmentar e a distribuição dos nervos derivados dele. O texto a seguir oferece outras informações sobre a formação dos nervos e seus trajetos.

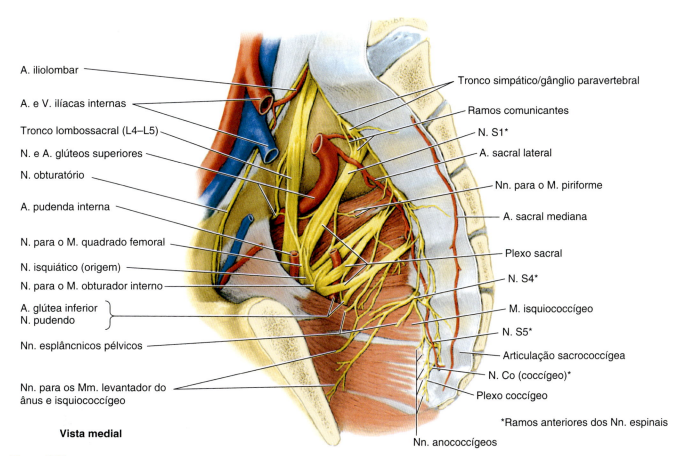

Figura 6.21 Nervos e plexos nervosos da pelve. Nervos somáticos (plexos sacrais e coccígeos) e parte pélvica (sacral) do tronco simpático. Embora localizados na pelve, a maioria dos nervos vistos aqui participa da inervação do membro inferior, e não das estruturas pélvicas.

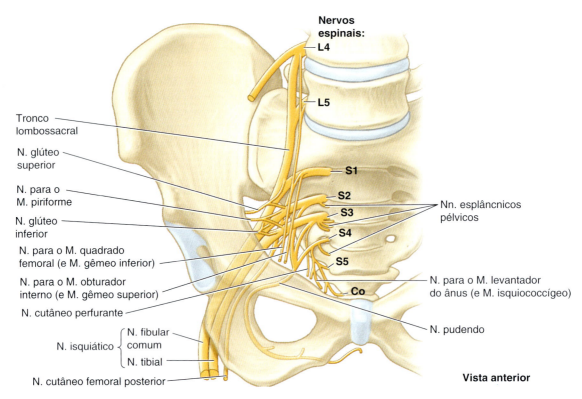

Figura 6.22 Nervos somáticos da pelve – plexo sacral.

Quadro 6.5 Nervos somáticos da pelve.

Nervo	Origem	Distribuição
N. isquiático	L4, L5, S1, S2, S3	Ramos articulares para a articulação do quadril e ramos musculares para os músculos flexores do joelho na coxa e todos os músculos na perna e no pé
N. glúteo superior	L4, L5, S1	Mm. glúteo médio, glúteo mínimo e tensor da fáscia lata
N. para o M. quadrado femoral (e M. gêmeo inferior)	L4, L5, S1	Mm. quadrado femoral e gêmeo inferior
N. glúteo inferior	L5, S1, S2	M. glúteo máximo
N. para o M. obturador interno (e M. gêmeo superior)	L5, S1, S2	Mm. obturador interno e gêmeo superior
N. para o M. piriforme	S1, S2	M. piriforme
N. cutâneo femoral posterior	S2, S3	Ramos cutâneos para a nádega e as faces medial e posterior superiores da coxa
N. cutâneo perfurante	S2, S3	Ramos cutâneos para a parte medial da nádega
N. pudendo	S2, S3, S4	Estruturas no períneo: ramos sensitivos para os órgãos genitais externos; ramos musculares para os músculos do períneo, esfíncter externo da uretra e esfíncter externo do ânus
N. esplâncnico pélvico	S2, S3, S4	Vísceras pélvicas via plexos hipogástrico inferior e pélvico
N. para o M. levantador do ânus e isquiococcígeo	S3, S4	Mm. levantador do ânus e isquiococcígeo

O **plexo sacral** está situado na parede posterolateral da pelve menor. Os dois principais nervos originados no plexo sacral, os *nervos isquiático e pudendo*, situam-se externamente à fáscia parietal da pelve. A maioria dos ramos do plexo sacral sai da pelve através do *forame isquiático maior*.

O *nervo isquiático* é o maior nervo do corpo. É formado quando os grandes ramos anteriores dos nervos espinais L4–S3 convergem na face anterior do músculo piriforme (Figuras 6.21 e 6.22). Quando se forma, o nervo isquiático atravessa o forame isquiático maior, geralmente inferior ao músculo piriforme, para entrar na região glútea. A seguir, desce ao longo da face posterior da coxa para suprir a face posterior da coxa e toda a perna e o pé.

O **nervo pudendo** é o principal nervo do períneo e o principal nervo sensitivo dos órgãos genitais externos. Acompanhado pela artéria pudenda interna, sai da pelve através do forame isquiático maior entre os músculos piriforme e isquiococcígeo. A seguir, curva-se ao redor da espinha isquiática e do ligamento sacroespinal e entra no períneo através do forame isquiático menor (Figura 6.22).

O *nervo glúteo superior* deixa a pelve através do forame isquiático maior, superiormente ao músculo piriforme para suprir músculos na região glútea (Figuras 6.21 e 6.22).

O *nervo glúteo inferior* sai da pelve através do forame isquiático maior (Figura 6.22), inferiormente ao músculo piriforme e superficialmente ao nervo isquiático, acompanhando a artéria glútea inferior. O nervo e a artéria dividem-se em vários ramos que entram na face profunda do músculo glúteo máximo sobrejacente.

PLEXO COCCÍGEO

O **plexo coccígeo** é uma pequena rede de fibras nervosas formadas pelos ramos anteriores de S4 e S5 e os **nervos coccígeos** (Figura 6.21). Situa-se na face pélvica do músculo isquiococcígeo e supre este músculo, parte do músculo levantador do ânus e a articulação sacrococcígea. Os **nervos anococcígeos** originados nesse plexo perfuram o músculo isquiococcígeo e o corpo anococcígeo para suprir uma pequena área de pele entre a extremidade do cóccix e o ânus.

NERVOS AUTÔNOMOS PÉLVICOS

Os nervos autônomos entram na cavidade pélvica por quatro vias (Figura 6.23):

- *Troncos simpáticos sacrais*: proporcionam principalmente inervação simpática para os membros inferiores

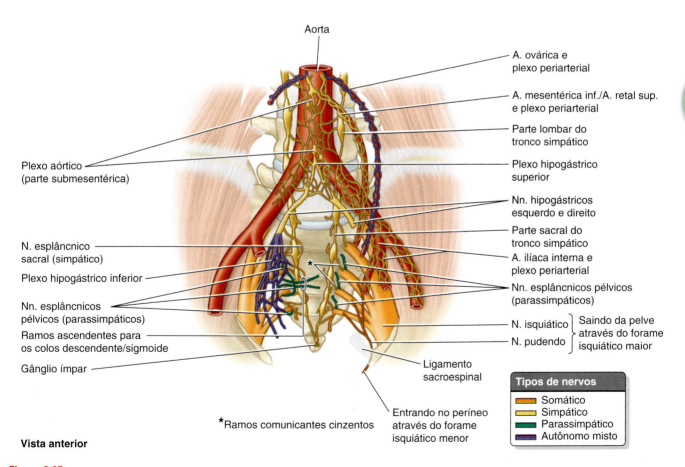

Figura 6.23 Nervos autônomos da pelve. O plexo hipogástrico superior é uma continuação do plexo aórtico que se divide em nervos hipogástricos esquerdo e direito quando entra na pelve. Os nervos hipogástricos e esplâncnicos pélvicos fundem-se para formar os plexos hipogástricos inferiores, que assim consistem em fibras simpáticas e parassimpáticas. As fibras autônomas (simpáticas) também entram na pelve via troncos simpáticos e plexos periarteriais.

- *Plexos periarteriais*: fibras pós-ganglionares, simpáticas, vasomotoras para as artérias retal superior, ovárica e ilíaca interna e seus ramos
- *Plexos hipogástricos*: via mais importante pela qual as fibras simpáticas são conduzidas para as vísceras pélvicas
- *Nervos esplâncnicos pélvicos*: via para inervação parassimpática das vísceras pélvicas e para os colos descendente e sigmoide.

Os **troncos simpáticos sacrais** são a continuação inferior dos troncos simpáticos lombares (Figuras 6.21 e 6.23). Cada tronco sacral tem seu tamanho diminuído em relação aos troncos lombares e geralmente inclui quatro gânglios simpáticos. Os troncos sacrais descem na face pélvica do sacro, imediatamente mediais aos forames sacrais anteriores, e convergem para formar o pequeno **gânglio ímpar** mediano anterior ao cóccix. Os troncos simpáticos sacrais descem posteriormente ao reto no tecido conjuntivo extraperitoneal e enviam ramos comunicantes (ramos comunicantes cinzentos) para cada um dos ramos anteriores dos nervos sacrais e coccígeos. Também enviam pequenos ramos para a artéria sacral mediana e o plexo hipogástrico inferior. A função primária dos troncos simpáticos sacrais é fornecer fibras pós-ganglionares ao plexo sacral para inervação simpática (vasomotora, pilomotora e sudomotora) do membro inferior.

Os *plexos periarteriais das artérias ováricas, retais superiores e ilíacas internas* são pequenas vias pelas quais as fibras simpáticas penetram na pelve. Sua principal atribuição é a alteração do calibre das artérias que acompanham.

Os **plexos hipogástricos** (superior e inferior) são redes de fibras nervosas aferentes simpáticas e viscerais. A principal parte do *plexo hipogástrico superior* é um prolongamento do *plexo intermesentérico* (ver Capítulo 5, *Abdome*), situado inferiormente à bifurcação da aorta (Figura 6.23). Conduz fibras que entram e saem do plexo intermesentérico pelos nervos esplâncnicos L3 e L4. O plexo hipogástrico superior entra na pelve, dividindo-se em **nervos hipogástricos direito** e **esquerdo**, que descem na face anterior do sacro. Esses nervos descem lateralmente ao reto nas *bainhas hipogástricas* e depois se abrem em leque à medida que se fundem com os nervos esplâncnicos pélvicos para formar os *plexos hipogástricos inferiores* direito e esquerdo.

Assim, os **plexos hipogástricos inferiores** contêm fibras simpáticas e parassimpáticas, bem como fibras aferentes viscerais, que continuam através da lâmina da bainha hipogástrica até as vísceras pélvicas, sobre as quais formam subplexos coletivamente denominados **plexos pélvicos**. Em ambos os sexos, os subplexos estão associados às faces laterais do reto e às faces inferolaterais da bexiga urinária. Além disso, os subplexos no homem também estão associados à próstata e às glândulas seminais. Nas mulheres, os subplexos também estão associados ao colo do útero e aos fórnices laterais da vagina.

Os **nervos esplâncnicos pélvicos** têm origem na pelve a partir dos ramos anteriores dos nervos espinais S2–S4 do plexo sacral (Figuras 6.21 a 6.23). Conduzem fibras parassimpáticas pré-ganglionares derivadas dos segmentos S2–S4 da medula espinal, que formam a via eferente sacral da parte parassimpática (craniossacral) da divisão autônoma do sistema nervoso e fibras aferentes viscerais dos corpos celulares nos gânglios sensitivos dos nervos espinais correspondentes. A maior contribuição dessas fibras geralmente provém do nervo S3.

O sistema hipogástrico/pélvico de plexos, que recebe fibras simpáticas através dos nervos esplâncnicos lombares e fibras parassimpáticas através dos nervos esplâncnicos pélvicos, inerva as vísceras pélvicas. Embora o componente simpático seja principalmente vasomotor como em outras partes, aqui ele também inibe a contração peristáltica do reto e estimula a contração dos órgãos genitais internos durante o orgasmo, ocasionando a ejaculação no homem.

Como a pelve não inclui uma área cutânea, as fibras simpáticas pélvicas não têm função pilomotora nem vasomotora. As fibras parassimpáticas distribuídas na pelve estimulam a contração do reto e da bexiga urinária para defecação e micção, respectivamente. As fibras parassimpáticas no plexo prostático penetram o assoalho pélvico para chegar aos corpos eréteis dos órgãos genitais externos, causando ereção.

INERVAÇÃO AFERENTE VISCERAL NA PELVE

As fibras aferentes viscerais seguem com as fibras nervosas autônomas, embora os impulsos sensitivos sejam conduzidos centralmente, em direção retrógrada aos impulsos eferentes conduzidos pelas fibras autônomas. Todas as fibras aferentes viscerais que conduzem sensibilidade reflexa (informação que não chega à consciência) seguem com as fibras parassimpáticas. Assim, no caso da pelve, atravessam os plexos pélvico e hipogástrico inferior e os nervos esplâncnicos pélvicos até os gânglios sensitivos dos nervos espinais S2–S4.

As vias seguidas por fibras aferentes viscerais que conduzem a dor das vísceras pélvicas diferem em termos de trajeto e destino, dependendo se a víscera de origem da dor, ou parte dela, está localizada superior ou inferiormente à **linha de dor pélvica**. Exceto no caso do canal alimentar, a linha de dor pélvica corresponde ao limite inferior do peritônio (ver Quadro 6.3, Figuras B e C). As vísceras abdominopélvicas intraperitoneais, ou partes das estruturas viscerais que estão em contato com o peritônio, estão situadas superiormente à linha de dor. As vísceras pélvicas subperitoneais, ou partes delas, situam-se inferiormente à linha de dor. No caso do intestino grosso, a linha de dor não tem correlação com o peritônio; a linha de dor ocorre no meio do colo sigmoide.

As fibras aferentes viscerais que conduzem impulsos de dor das vísceras abdominopélvicas superiores à linha de dor seguem as fibras simpáticas retrogradamente, ascendendo através dos plexos hipogástricos/aórticos, nervos esplâncnicos abdominopélvicos, troncos simpáticos lombares e ramos comunicantes brancos para chegar aos corpos celulares nos gânglios sensitivos de nervos espinais torácicos inferiores/lombares superiores. As fibras aferentes que conduzem impulsos de dor das vísceras inferiores à linha de dor, ou de parte delas, seguem as fibras parassimpáticas retrogradamente através dos plexos pélvicos e hipogástricos inferiores e dos nervos esplâncnicos pélvicos para chegar aos corpos celulares nos gânglios sensitivos de nervos espinais S2–S4.

ANATOMIA CLÍNICA

VASOS E NERVOS DA PELVE

Lesão iatrogênica dos ureteres

LESÃO DURANTE A LAQUEADURA DA ARTÉRIA UTERINA

O fato de o ureter ser cruzado pela artéria uterina, próximo à parte lateral do fórnice da vagina, é clinicamente importante. Como indicado na descrição da artéria uterina, as descrições da correlação da artéria com o ureter tendem a ser supersimplificadas ("avança superiormente ao ureter"). Na verdade, a artéria "se enrosca" no ureter (50% ou mais de seu comprimento), passando pelo menos anterior e superiormente ao ureter. Existe o risco de o ureter ser inadvertidamente clampeado, ligado ou transeccionado durante uma *histerectomia* (excisão do útero) quando a artéria uterina é ligada e seccionada para retirar o útero. O ponto em que a artéria uterina e o ureter se cruzam é aproximadamente 2 cm superior à espinha isquiática.

LESÃO DURANTE A LAQUEADURA DA ARTÉRIA OVÁRICA

Os ureteres são vulneráveis à lesão quando os vasos ováricos são ligados durante uma *ooforectomia* (excisão do ovário) porque essas estruturas estão próximas quando cruzam a margem da pelve.

Laqueadura da artéria ilíaca interna e circulação colateral na pelve

Às vezes a artéria ilíaca interna sofre estenose (o lúmen torna-se estreito) em razão do depósito aterosclerótico de colesterol (Figura B6.6) ou é ligada cirurgicamente para controlar a hemorragia pélvica. Graças às numerosas anastomoses entre os ramos da artéria e as artérias adjacentes (ver Figura 6.16; Quadro 6.4), a ligadura não interrompe o fluxo sanguíneo, mas realmente reduz a pressão arterial, possibilitando a *hemostasia* (interrupção do sangramento). Os exemplos de vias colaterais para a artéria ilíaca interna incluem os seguintes pares de artérias que se anastomosam: lombar e iliolombar, sacral mediana (média) e sacral lateral, retal superior e retal média, e glútea inferior e femoral profunda. O fluxo sanguíneo na artéria é mantido, embora possa ser invertido no ramo anastomótico. As vias colaterais podem manter a vascularização das vísceras pélvicas, região glútea e órgãos genitais.

Lesão dos nervos pélvicos

Durante o parto, a cabeça fetal pode comprimir os nervos do plexo sacral materno, causando dor nos membros inferiores. O *nervo obturatório* é vulnerável à lesão durante cirurgia (p. ex., durante a retirada de linfonodos cancerosos da parede lateral da pelve). A lesão desse nervo pode causar espasmos dolorosos dos músculos adutores da coxa e déficits sensitivos na região medial da coxa. A lesão do nervo para o músculo levantador do ânus, inclusive seus ramos para os músculos puborretal e/ou pubococcígeo, consequente a estiramento durante um parto vaginal pode resultar em perda do suporte das vísceras pélvicas e incontinência urinária ou fecal semelhante à resultante de laceração ou ruptura do músculo.

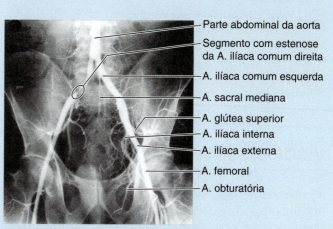

Radiografia com contraste, vista anterior

Figura B6.6 Arteriografia ilíaca. Foi injetado contraste na parte abdominal da aorta na região lombar. Há um local de estreitamento (estenose) da artéria ilíaca comum direita (*área circulada*).

Pontos-chave: Estruturas neurovasculares da pelve

Avançando da cavidade pélvica para fora, como ao dissecar a pelve, primeiro são encontrados os plexos nervosos autônomos hipogástricos/pélvicos retroperitoneais (mais próximos das vísceras), depois as artérias pélvicas, veias pélvicas e, por fim, os nervos somáticos pélvicos e troncos simpáticos, estando os dois últimos adjacentes às paredes da pelve.

Artérias pélvicas: Várias artérias que se anastomosam proporcionam um sistema circulatório colateral que ajuda a garantir a vascularização adequada das pelves maior e menor. A maior parte do sangue arterial para a pelve menor provém das artérias ilíacas internas, que costumam se bifurcar em uma divisão anterior (que fornece todos os ramos viscerais) e uma divisão posterior (em geral exclusivamente parietal). ■ Após o nascimento, as artérias umbilicais são ocluídas distalmente à origem das artérias vesicais superiores e, no homem, das artérias para o ducto deferente. ■ As artérias vesical inferior (homens) e vaginal (mulheres) irrigam a parte inferior da bexiga urinária e a parte pélvica da uretra. A artéria vesical inferior também irriga a próstata. A artéria vaginal irriga a parte superior da vagina. ■ A artéria uterina é exclusivamente feminina, mas as artérias retais médias são encontradas em ambos os sexos.

Os ramos parietais da divisão anterior da artéria ilíaca interna em ambos os sexos incluem as artérias obturatória, glútea inferior e pudenda interna, cujos principais ramos se originam fora da pelve menor. ■ Uma artéria obturatória aberrante clinicamente importante origina-se dos vasos epigástricos inferiores em aproximadamente 20% da população. ■ As artérias iliolombar, glútea superior e sacral lateral são ramos parietais da divisão posterior da artéria ilíaca interna, distribuídos fora da pelve menor. ■ A artéria iliolombar é importante para estruturas das fossas ilíacas (pelve maior). ■ As artérias gonadais de ambos os sexos descem da parte abdominal da aorta até a pelve maior, mas apenas as artérias ováricas entram na pelve menor.

Veias pélvicas: Os plexos venosos associados e designados de acordo com as várias vísceras pélvicas comunicam-se entre si e com os plexos venosos vertebrais internos (peridurais) do canal vertebral. Entretanto, a maior parte do sangue venoso sai da pelve pelas veias ilíacas internas.

Drenagem linfática e linfonodos da pelve: A drenagem linfática da pelve segue um padrão que, em geral, porém nem sempre, acompanha a drenagem venosa através de grupos menores e maiores variáveis de linfonodos, sendo que estes últimos incluem os linfonodos sacrais, ilíacos internos, externos e comuns. ■ As faces dos órgãos pélvicos anteriores e médios, aproximadamente no nível do teto da bexiga urinária não distendida (inclusive), drenam para os linfonodos ilíacos externos, independentemente da drenagem venosa. ■ Os linfonodos pélvicos são altamente interconectados, de modo que a drenagem linfática (e as células cancerígenas metastáticas) pode seguir em quase todas as direções, para qualquer órgão pélvico ou abdominal.

Nervos pélvicos: Os nervos somáticos na pelve formam o plexo sacral, relacionado principalmente com a inervação dos membros inferiores e do períneo. ■ As partes pélvicas dos troncos simpáticos também estão relacionadas principalmente com a inervação dos membros inferiores. ■ Os nervos autônomos são trazidos para a pelve principalmente via plexo hipogástrico superior (fibras simpáticas) e nervos esplâncnicos pélvicos (fibras parassimpáticas), e os dois se fundem para formar os plexos hipogástrico inferior e pélvico. ■ As fibras simpáticas para a pelve têm função vasomotora e causam a contração dos órgãos genitais internos durante o orgasmo; também inibem a peristalse retal. ■ As fibras parassimpáticas pélvicas estimulam o esvaziamento vesical e retal e estendem-se até os corpos eréteis dos órgãos genitais externos para produzir ereção. ■ As fibras aferentes viscerais seguem retrogradamente ao longo das fibras nervosas autônomas. ■ As fibras aferentes viscerais que conduzem sensação reflexa inconsciente seguem o trajeto das fibras parassimpáticas até os gânglios sensitivos de nervos espinais S2–S4, assim como aquelas que transmitem sensações de dor das vísceras inferiores à linha de dor pélvica (estruturas que não têm contato com o peritônio, além da parte distal do colo sigmoide e do reto). ■ As fibras aferentes viscerais que conduzem dor de estruturas superiores à linha de dor pélvica (estruturas em contato com o peritônio, exceto a parte distal do colo sigmoide e o reto) seguem as fibras simpáticas retrogradamente até os gânglios sensitivos de nervos espinais torácicos inferiores e lombares superiores.

VÍSCERAS PÉLVICAS

As **vísceras pélvicas** incluem as partes distais dos sistemas urinário e digestório, além do sistema genital. Embora o colo sigmoide e partes do intestino delgado se estendam até a cavidade pélvica, são vísceras abdominais e não pélvicas. A bexiga urinária e o reto – vísceras pélvicas verdadeiras – são continuações inferiores de sistemas encontrados no abdome. Exceto pelas características relacionadas ao compartilhamento da uretra masculina pelos sistemas urinário e genital, e pelas relações físicas com os respectivos órgãos genitais, há relativamente poucas diferenças entre os órgãos urinários e digestórios masculinos e femininos.

Órgãos urinários

Os órgãos urinários pélvicos (Figura 6.24A) são:

- Partes pélvicas dos ureteres, que levam a urina dos rins
- Bexiga urinária, que armazena temporariamente a urina
- Uretra, que conduz a urina da bexiga urinária para o exterior.

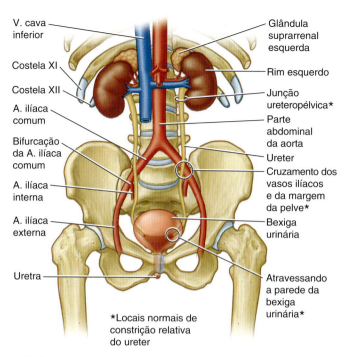

A. Vista anterior

*Locais normais de constrição relativa do ureter

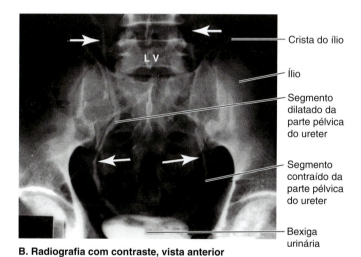

B. Radiografia com contraste, vista anterior

Figura 6.24 Vísceras geniturinárias. **A.** O trajeto e os locais normais de constrição relativa dos ureteres. **B.** Urografia excretora normal. As *setas* indicam estreitamento transitório dos lumens dos ureteres resultante de contração peristáltica.

URETERES

Os **ureteres** são tubos musculares, com 25 a 30 cm de comprimento, que conectam os rins à bexiga urinária. Os ureteres são retroperitoneais; suas partes abdominais superiores são descritas no Capítulo 5, *Abdome*. Ao cruzarem a bifurcação da artéria ilíaca comum (ou o início da artéria ilíaca externa), os ureteres passam sobre a margem da pelve, deixando o abdome e entrando na pelve menor (Figura 6.24A e B). As partes pélvicas dos ureteres seguem nas paredes laterais da pelve, paralelas à margem anterior da incisura isquiática maior, entre o peritônio parietal da pelve e as artérias ilíacas internas. Próximo à espinha isquiática, eles se curvam anteromedialmente, acima do músculo levantador do ânus, e entram na bexiga urinária. As extremidades inferiores dos ureteres são circundadas pelo *plexo venoso vesical* (Figura 6.19B e C).

Os ureteres passam obliquamente através da parede muscular da bexiga urinária em direção inferomedial, entrando na face externa da bexiga urinária distantes um do outro cerca de 5 cm, mas suas aberturas internas no lúmen da bexiga urinária vazia são separadas por apenas metade dessa distância. Essa passagem oblíqua através da parede da bexiga urinária forma uma "válvula" unidirecional, e a pressão interna ocasionada pelo enchimento da bexiga urinária provoca o colapso da passagem intramural. Além disso, as contrações da musculatura vesical atuam como esfíncter, impedindo o refluxo de urina para os ureteres quando a bexiga urinária se contrai, o que aumenta a pressão interna durante a micção. A urina percorre os ureteres por meio de contrações peristálticas, sendo levadas algumas gotas a intervalos de 12 a 20 segundos (Figura 6.24B).

Nos homens, a única estrutura que passa entre o ureter e o peritônio é o *ducto deferente* (ver Figura 6.34), que cruza o ureter na prega interuretérica do peritônio. O ureter situa-se posterolateralmente ao ducto deferente e entra no ângulo posterossuperior da bexiga urinária, logo acima da glândula seminal.

Nas mulheres, o ureter passa medialmente à origem da artéria uterina e continua até o nível da espinha isquiática, onde é cruzado superiormente pela artéria uterina (ver "Lesão iatrogênica dos ureteres" no boxe Anatomia clínica, anteriormente). Em seguida, passa próximo da parte lateral do fórnice da vagina e entra no ângulo posterossuperior da bexiga urinária.

Irrigação arterial e drenagem venosa das partes pélvicas dos ureteres. A *irrigação arterial* das partes pélvicas dos ureteres é variável, proporcionada por ramos uretéricos originados das artérias ilíacas comuns, ilíacas internas e ováricas (Figura 6.25; Quadro 6.4). Os ramos uretéricos se anastomosam ao longo do trajeto do ureter, formando uma vascularização contínua, embora não obrigatoriamente fornecendo vias colaterais efetivas. As artérias mais constantes que irrigam as partes terminais do ureter nas mulheres são ramos das *artérias uterinas*. As origens de ramos semelhantes nos homens são as *artérias vesicais inferiores*. A vascularização dos ureteres é uma questão de grande preocupação para cirurgiões que operam na região (ver "Comprometimento iatrogênico da vascularização ureteral" no boxe Anatomia clínica, mais adiante).

A *drenagem venosa* das partes pélvicas dos ureteres geralmente é paralela à irrigação arterial, drenando para veias de nomes correspondentes. Os *vasos linfáticos* seguem principalmente para os linfonodos ilíacos comuns e internos (Figura 6.20).

Inervação dos ureteres. Os nervos para os ureteres são provenientes de plexos autônomos adjacentes (renais, aórticos, hipogástricos superiores e inferiores) (Figura 6.26). Os ureteres estão situados, em sua maior parte, acima da linha de dor pélvica. As fibras aferentes (de dor) dos ureteres seguem as fibras simpáticas em sentido retrógrado para chegarem aos gânglios sensitivos de nervos espinais e aos

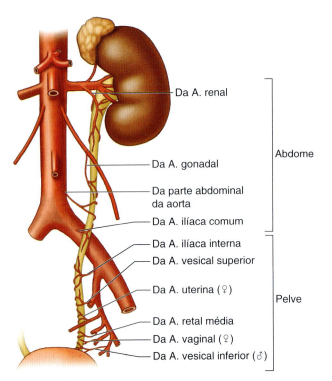

Vista anterior

Figura 6.25 Vascularização do ureter. Os ramos que irrigam a metade abdominal do ureter aproximam-se medialmente, enquanto aqueles que suprem a metade pélvica aproximam-se lateralmente. Durante a cirurgia, os ureteres são evitados e não são manipulados quando possível. Se necessário, aplica-se tração suave aos ureteres e apenas em direção à vascularização para evitar a ruptura dos pequenos ramos.

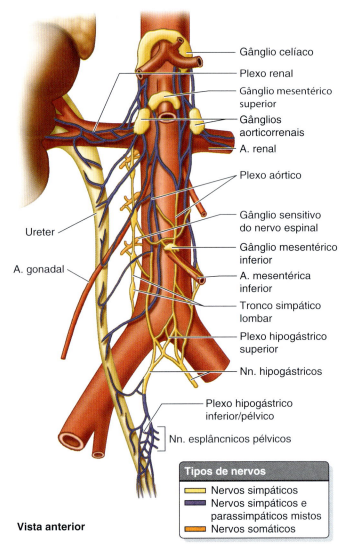

Vista anterior

Figura 6.26 Inervação dos ureteres. As fibras nervosas dos plexos renal, aórtico e hipogástricos superior e inferior estendem-se até o ureter, conduzindo fibras aferentes viscerais e simpáticas para os gânglios sensitivos de nervos espinais e segmentos medulares de T10–L2(3) e os segmentos da medula espinal. As fibras parassimpáticas, dos segmentos S2–S4 da medula espinal estão distribuídas na parte pélvica do ureter. Fibras extrínsecas do SNA não são essenciais para a iniciação e a propagação da peristalse ureteral.

segmentos T10–L2 ou L3 da medula espinal. A *dor ureteral* geralmente é referida para o quadrante inferior ipsilateral do abdome, principalmente na região inguinal. Ver "Cálculos ureterais" no boxe Anatomia clínica, mais adiante.

Bexiga urinária. A **bexiga urinária**, uma víscera oca que tem fortes paredes musculares, é caracterizada por sua distensibilidade (Figura 6.27A). A bexiga é um reservatório temporário de urina e varia em tamanho, formato, posição e relações de acordo com seu conteúdo e com o estado das vísceras adjacentes. Quando vazia, a bexiga urinária do adulto está localizada na pelve menor, situada parcialmente superior e parcialmente posterior ao púbis (Figura 6.27B). É separada desses ossos pelo *espaço retropúbico* (de Retzius) virtual e situa-se principalmente inferior ao peritônio, apoiada sobre o púbis e a sínfise púbica anteriormente e sobre a próstata (homens) ou parede anterior da vagina (mulheres) posteriormente (Figura 6.27A e B). A bexiga urinária está relativamente livre no tecido adiposo extraperitoneal, exceto por seu colo, que é mantido firmemente no lugar pelos *ligamentos laterais vesicais* e o *arco tendíneo da fáscia da pelve*, sobretudo seu componente anterior, o *ligamento puboprostático* em homens e o *ligamento pubovesical* em mulheres (Figura 6.14A). Nas mulheres, como a face posterior da bexiga urinária está diretamente apoiada na parede anterior da vagina, a inserção lateral da vagina ao arco tendíneo da fáscia da pelve, o *paracolpo* (parte inferior do ligamento largo do útero), é um fator indireto, mas importante na sustentação da bexiga urinária (ver Figura 6.14B; DeLancey, 1992; Ashton-Miller & DeLancey, 2007).

Em lactentes e crianças pequenas, a bexiga urinária está quase toda no abdome mesmo quando vazia (Figura 6.28A). Em geral, a bexiga urinária entra na pelve maior aos 6 anos; entretanto, só depois da puberdade está completamente localizada na pelve menor. A bexiga urinária vazia no adulto situa-se quase toda na pelve menor, estando sua face superior no mesmo nível da margem superior da sínfise púbica (Figura 6.28B). À medida que se enche, a bexiga urinária entra na pelve maior enquanto ascende no tecido adiposo extraperitoneal da parede abdominal anterior (Figura 6.27A). Em alguns indivíduos, a bexiga urinária cheia pode chegar até o nível do umbigo.

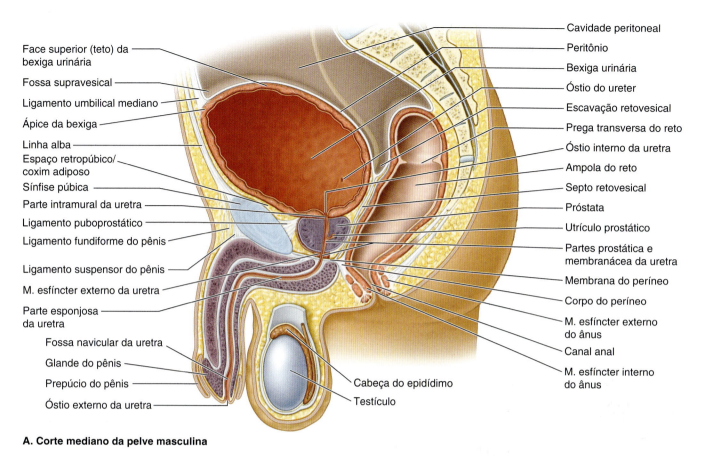

A. Corte mediano da pelve masculina

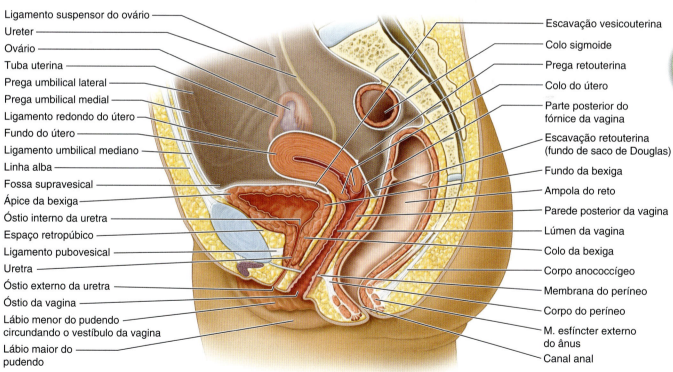

B. Corte mediano da pelve feminina

Figura 6.27 Vísceras nas pelves masculina e feminina hemisseccionadas. **A.** Pelve masculina. A bexiga urinária está distendida, como quando está cheia. Compare sua relação com a parede abdominal anterior, a sínfise púbica e o nível da fossa supravesical com a bexiga não distendida (vazia) na parte **B**. **B.** Pelve feminina. O útero foi seccionado em seu próprio plano mediano e é retratado como se coincidisse com o plano mediano do corpo, o que raramente ocorre. Com a bexiga urinária vazia, a posição normal do útero mostrada aqui, fletido sobre si mesmo (antefletido) na junção do corpo e do colo do útero e inclinado anteriormente (antevertido), faz com que seu peso seja sustentado principalmente pela bexiga urinária. A uretra situa-se anterior e paralelamente à metade inferior da vagina.

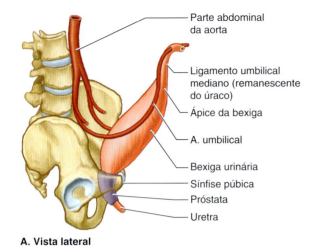

A. Vista lateral

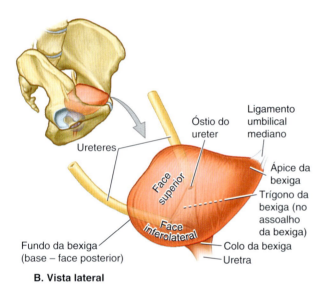

B. Vista lateral

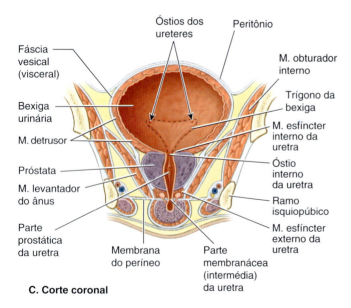

C. Corte coronal

Figura 6.28 Bexiga urinária e parte prostática da uretra. **A.** Bexiga urinária de um lactente. A bexiga situa-se quase inteiramente na cavidade abdominal. **B.** Faces da bexiga urinária. **C.** Corte coronal da bexiga urinária e da próstata no plano da parte prostática da uretra.

Ao fim da micção, a bexiga urinária de um adulto normal praticamente não contém urina. Quando vazia, a bexiga urinária tem um formato quase tetraédrico (Figura 6.28B) e externamente tem ápice, corpo, fundo e colo. As quatro faces da bexiga urinária (superior, duas inferolaterais e posterior) são mais aparentes na bexiga urinária vazia e contraída que foi removida de um cadáver, quando o órgão tem o formato semelhante ao de um barco.

O **ápice da bexiga** aponta em direção à margem superior da sínfise púbica quando a bexiga urinária está vazia. O **fundo da bexiga** é oposto ao ápice, formado pela parede posterior um pouco convexa. O **corpo da bexiga** é a parte principal da bexiga urinária entre o ápice e o fundo. O fundo e as *faces inferolaterais* encontram-se inferiormente no **colo da bexiga**.

O **leito da bexiga** é formado pelas estruturas que têm contato direto com ela. De cada lado, os púbis, a fáscia que reveste o músculo levantador do ânus e a parte superior do músculo obturador interno estão em contato com as faces inferolaterais da bexiga urinária (Figura 6.28C). Apenas a face superior é coberta por peritônio. Consequentemente, nos homens o fundo da bexiga é separado do reto centralmente apenas pelo septo retovesical fascial (Figura 6.27A) e lateralmente pelas glândulas seminais e ampolas dos ductos deferentes (ver Figura 6.34). Nas mulheres, o fundo da bexiga tem relação direta com a parede anterossuperior da vagina (Figura 6.27B). A bexiga urinária é revestida por uma fáscia visceral de tecido conjuntivo frouxo.

As paredes da bexiga urinária são formadas principalmente pelo **músculo detrusor**. Em direção ao colo da bexiga masculina, as fibras musculares formam o **músculo esfíncter interno da uretra** involuntário. Esse esfíncter se contrai durante a ejaculação para evitar a *ejaculação retrógrada* (*refluxo ejaculatório*) do sêmen para a bexiga urinária. Algumas fibras seguem radialmente e ajudam na abertura do **óstio interno da uretra**. Nos homens, as fibras musculares no colo da bexiga são contínuas com o tecido fibromuscular da próstata, ao passo que nas mulheres essas fibras são contínuas com fibras musculares da parede da uretra.

Os **óstios do ureter** e o óstio interno da uretra estão nos ângulos do **trígono da bexiga** (Figura 6.28C). Os óstios do ureter são circundados por alças do músculo detrusor, que se contraem quando a bexiga urinária se contrai para ajudar a evitar o refluxo de urina para o ureter. A **úvula da bexiga** é uma pequena elevação do trígono. Geralmente é mais proeminente em homens idosos por causa do aumento do lobo posterior da próstata (ver Figura 6.30A).

Irrigação arterial e drenagem venosa da bexiga urinária. As principais artérias que irrigam a bexiga urinária são ramos das artérias ilíacas internas (ver Quadro 6.4). As *artérias vesicais superiores* irrigam as partes anterossuperiores da bexiga urinária. Nos homens, as *artérias vesicais inferiores* irrigam o fundo e o colo da bexiga. Nas mulheres, as *artérias vaginais* substituem as artérias vesicais inferiores dos homens e enviam pequenos ramos para as partes posteroinferiores da bexiga urinária (ver Figura 6.17B). As artérias obturatória e glútea inferior também enviam pequenos ramos para a bexiga urinária.

As veias que drenam a bexiga urinária correspondem às artérias e são tributárias das veias ilíacas internas. Nos homens, o *plexo venoso vesical* é contínuo com o *plexo venoso prostático* (ver Figura 6.19C), e o conjunto de plexos associados envolve o fundo da bexiga e a próstata, as glândulas seminais, os ductos deferentes e as extremidades inferiores dos ureteres. Também recebe sangue da veia dorsal profunda do pênis, que drena para o plexo venoso prostático. O **plexo venoso vesical** é a rede venosa que tem associação mais direta à própria bexiga urinária. Drena principalmente através das veias vesicais inferiores para as veias ilíacas internas; entretanto, pode drenar através das veias sacrais para os *plexos venosos vertebrais internos*. Nas mulheres, o plexo venoso vesical envolve a parte pélvica da uretra e o colo da bexiga, recebe sangue da *veia dorsal do clitóris* e comunica-se com o *plexo venoso vaginal ou uterovaginal* (Figura 6.19B).

Inervação da bexiga urinária. As *fibras simpáticas* são conduzidas dos níveis torácico inferior e lombar superior da medula espinal até os plexos vesicais (pélvicos), principalmente através dos plexos e nervos hipogástricos, enquanto as fibras parassimpáticas dos níveis sacrais da medula espinal são conduzidas pelos nervos esplâncnicos pélvicos e pelo plexo hipogástrico inferior (Figura 6.29). As *fibras parassimpáticas* são motoras para o músculo detrusor e inibitórias para o músculo esfíncter interno da uretra na bexiga urinária masculina. Consequentemente, quando as fibras aferentes

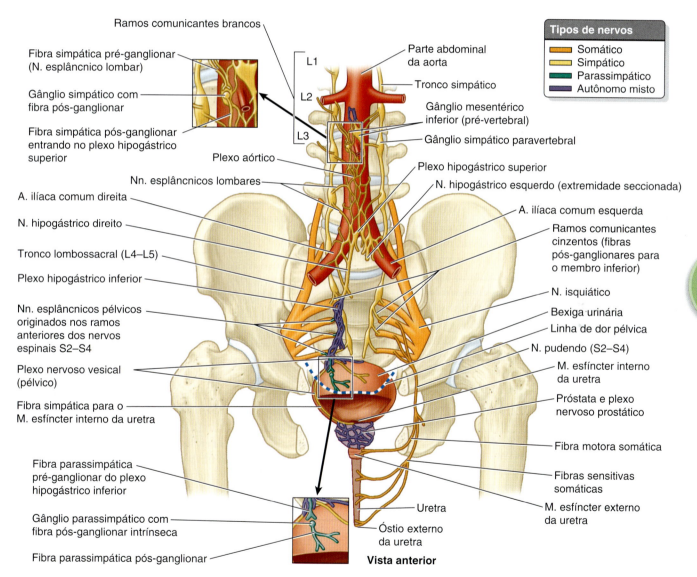

Figura 6.29 Inervação da bexiga urinária e da uretra. As fibras simpáticas pré-ganglionares dos níveis T11–L2 ou L3 da medula espinal que participam da inervação da bexiga urinária, próstata e parte proximal da uretra seguem pelos nervos esplâncnicos lombares até o sistema aórtico/hipogástrico de plexos, fazendo sinapse nos plexos no trajeto até as vísceras pélvicas. As fibras parassimpáticas pré-ganglionares para a bexiga urinária originam-se de neurônios nos segmentos S2–S4 da medula espinal e seguem dos ramos anteriores dos nervos espinais S2–S4 através dos nervos esplâncnicos pélvicos e plexos hipogástricos inferiores e vesicais (pélvicos) até a bexiga urinária. Elas fazem sinapse com neurônios pós-ganglionares localizados na parede da bexiga urinária ou perto dela. As fibras aferentes viscerais que conduzem informações reflexas e sensibilidade álgica das vísceras subperitoneais (inferiores à linha de dor pélvica) acompanham as fibras parassimpáticas retrogradamente até os gânglios sensitivos de nervos espinais S2–S4, enquanto aquelas que conduzem dor do teto da bexiga urinária (superior à linha de dor pélvica) seguem as fibras simpáticas retrogradamente até os gânglios sensitivos de nervos espinais T11–L2 ou L3. O tronco simpático pélvico (sacral) serve principalmente ao membro inferior. Os nervos somáticos mostrados aqui são distribuídos para o períneo.

viscerais são estimuladas por estiramento, ocorre contração reflexa da bexiga urinária, relaxamento do músculo esfíncter interno da uretra (nos homens) e a urina flui para a uretra. Com treinamento, nós aprendemos a suprimir esse reflexo quando não desejamos urinar. A inervação simpática que estimula a ejaculação causa simultaneamente a contração do músculo esfíncter interno da uretra para evitar refluxo de sêmen para a bexiga urinária. Uma resposta simpática em outros momentos diferentes da ejaculação (p. ex., constrangimento ao estar no mictório na frente de uma fila de espera) pode causar contração do músculo esfíncter interno, prejudicando a capacidade de urinar até que haja inibição parassimpática do esfíncter.

As *fibras sensitivas* da maior parte da bexiga urinária são viscerais; as fibras aferentes reflexas seguem o trajeto das fibras parassimpáticas, do mesmo modo que aquelas que transmitem sensações de dor (como a resultante da hiperdistensão) da parte inferior da bexiga urinária. A face superior da bexiga urinária é coberta por peritônio e, portanto, está acima da *linha de dor pélvica* (ver Quadro 6.3, Figuras B e C). Assim, as fibras de dor da parte superior da bexiga urinária seguem as fibras simpáticas retrogradamente até os gânglios sensitivos de nervos espinais torácicos inferiores e lombares superiores (T11–L2 ou L3).

PARTE PROXIMAL (PÉLVICA) DA URETRA MASCULINA

A **uretra masculina** é um tubo muscular (18 a 22 cm de comprimento) que conduz urina do *óstio interno da uretra* na bexiga urinária até o *óstio externo da uretra*, localizado na extremidade da glande do pênis em homens (Figura 6.27A). A uretra também é a via de saída do sêmen (espermatozoides e secreções glandulares). Para fins descritivos, a uretra é dividida em quatro partes, apresentadas nas Figuras 6.27A e 6.30 e descritas no Quadro 6.6. A *parte membranácea* (intermédia) e a *parte esponjosa* da uretra, distais, serão descritas mais detalhadamente com o períneo.

O diâmetro e o comprimento da **parte intramural (pré-prostática) da uretra** variam quando a bexiga urinária está se enchendo. Durante o enchimento, há contração tônica do colo da bexiga de modo que o óstio interno da uretra apresenta-se pequeno e alto. Durante o esvaziamento, o colo da bexiga é relaxado de modo que o óstio apresenta-se largo e baixo. A característica mais proeminente da **parte prostática da uretra** é a **crista uretral**, uma elevação mediana entre sulcos bilaterais, os **seios prostáticos** (Figura 6.30). Os **dúctulos prostáticos** secretores abrem-se nos seios prostáticos. O **colículo seminal** é uma elevação arredondada no meio da crista uretral com um orifício semelhante à fenda que se abre em um fundo de saco pequeno, o **utrículo prostático**. O utrículo é o vestígio remanescente do canal uterovaginal embrionário, cujas paredes adjacentes, na mulher, constituem o primórdio do útero e uma parte da vagina. Os *ductos ejaculatórios* se abrem na parte prostática da uretra através de pequenas aberturas semelhantes a fendas localizadas adjacentes ao orifício do utrículo prostático e, às vezes, logo dentro dele. Assim, os sistemas urinário e genital se fundem nesse ponto.

Irrigação arterial e drenagem venosa da parte proximal da uretra masculina. As partes intramural e prostática da uretra são irrigadas por *ramos prostáticos* das *artérias vesicais inferiores* e *retais médias* (ver Figuras 6.15 a 6.17A). As veias das duas partes proximais da uretra drenam para o *plexo venoso prostático* (ver Figura 6.19C).

Inervação da parte proximal da uretra masculina. Os nervos são derivados do plexo prostático (fibras simpáticas, parassimpáticas e aferentes viscerais mistas) (Figura 6.29). O **plexo prostático** é um dos plexos pélvicos (extensão inferior do plexo vesical) que se originam como extensões órgão-específicas do plexo hipogástrico inferior.

URETRA FEMININA

A **uretra feminina** (com cerca de 4 cm de comprimento e 6 mm de diâmetro) segue anteroinferiormente do *óstio interno da uretra* na bexiga urinária (Figura 6.27B), posterior e depois inferior à sínfise púbica, até o *óstio externo da uretra*. A musculatura que circunda o óstio interno da uretra da bexiga urinária feminina não está organizada em um esfíncter interno. O **óstio externo da uretra feminina** está localizado no *vestíbulo da vagina*, a fenda entre os lábios menores do pudendo, diretamente anterior ao *óstio da vagina*. A uretra situa-se anteriormente à vagina (formando uma elevação na parede anterior da vagina, ver Figura 6.39B). Seu eixo é paralelo ao da vagina (Figura 6.27B). A uretra segue com a vagina através do diafragma da pelve, músculo esfíncter externo da uretra e membrana do períneo.

Há glândulas na uretra, sobretudo em sua parte superior. Um grupo de glândulas de cada lado, as *glândulas uretrais*, é homólogo à próstata. Essas glândulas têm um ducto parauretral comum, que se abre (um de cada lado) perto do óstio externo da uretra. O músculo esfíncter externo da uretra está localizado no períneo e é abordado na seção Períneo.

Irrigação arterial e drenagem venosa da uretra feminina. A uretra feminina é irrigada pelas *artérias pudenda interna* e *vaginal* (ver Figuras 6.16, 6.17B e 6.18A). As veias seguem as artérias e têm nomes semelhantes (ver Figura 6.19B).

Inervação da uretra feminina. Os nervos que suprem a uretra têm origem no *plexo (nervo) vesical* e no *nervo pudendo*. O padrão é semelhante em homens (Figura 6.29), tendo em conta a ausência de um plexo prostático e de um músculo esfíncter interno da uretra. As fibras aferentes viscerais da maior parte da uretra seguem nos nervos esplâncnicos pélvicos, mas a terminação recebe fibras aferentes somáticas do nervo pudendo. As fibras aferentes viscerais e somáticas partem dos corpos celulares nos gânglios sensitivos de nervos espinais S2–S4.

Reto

O **reto** é a parte pélvica do sistema digestório, mantendo continuidade proximal com o colo sigmoide (Figura 6.31) e distal com o canal anal. A **junção retossigmóidea** situa-se anteriormente à vértebra S III. Nesse ponto, as tênias do colo

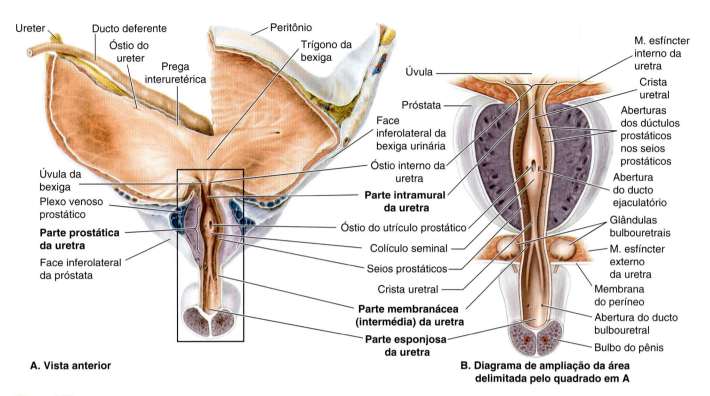

Figura 6.30 Interior da bexiga urinária e da uretra masculinas. A. Interior da bexiga urinária. As partes anteriores da bexiga urinária, próstata e uretra foram seccionadas. Uma parte da parede posterior da bexiga urinária foi removida para revelar a parte intramural do ureter e o ducto deferente posterior à bexiga urinária. A prega interuretérica segue entre as entradas dos ureteres até o lúmen da bexiga urinária, demarcando o limite superior do trígono da bexiga. A proeminência da parede posterior do óstio interno da uretra (na extremidade da linha dianteira que indica esse óstio), quando exagerada, torna-se a úvula da bexiga. Essa pequena projeção é produzida pelo lobo médio da próstata. A fáscia prostática envolve o plexo venoso prostático. **B.** Características da uretra. Aumento da área em detalhe em **A**. Observe que as glândulas bulbouretrais estão inseridas na substância do músculo esfíncter externo da uretra.

Quadro 6.6 Partes da uretra masculina.

Parte	Comprimento[a]	Localização/Disposição	Características
Intramural (pré-prostática)	0,5 a 1,5 cm	Estende-se quase verticalmente através do colo da bexiga	Circundada pelo M. esfíncter interno da uretra; o diâmetro e o comprimento variam, dependendo se a bexiga urinária está se enchendo ou esvaziando
Prostática	3,0 a 4,0 cm	Desce através da parte anterior da próstata, fazendo uma curva suave, com concavidade anterior; é limitada anteriormente por uma parte deprimida vertical (rabdoesfíncter) do M. esfíncter externo da uretra	Parte mais larga e mais dilatável; caracteriza-se pela crista uretral com colículo seminal, ladeada por seios prostáticos nos quais se abrem os dúctulos prostáticos; os ductos ejaculatórios se abrem no colículo, assim os tratos urinário e reprodutivo se fundem nessa parte
Membranácea (intermédia)	1,0 a 1,5 cm	Atravessa o espaço profundo do períneo, circundada por fibras circulares do M. esfíncter externo da uretra; penetra a membrana do períneo	Parte mais estreita e menos distensível (exceto pelo óstio externo da uretra)
Esponjosa	Cerca de 15 cm	Atravessa o corpo esponjoso; há um alargamento inicial no bulbo do pênis; alarga-se de novo distalmente como a fossa navicular (na glande do pênis)	Parte mais longa e mais móvel; as glândulas bulbouretrais se abrem na parte bulbar; distalmente, as glândulas uretrais se abrem em pequenas lacunas uretrais que entram no lúmen dessa parte

[a]Os comprimentos são apresentados para fins de comparação – os estudantes não precisam memorizar esses comprimentos.

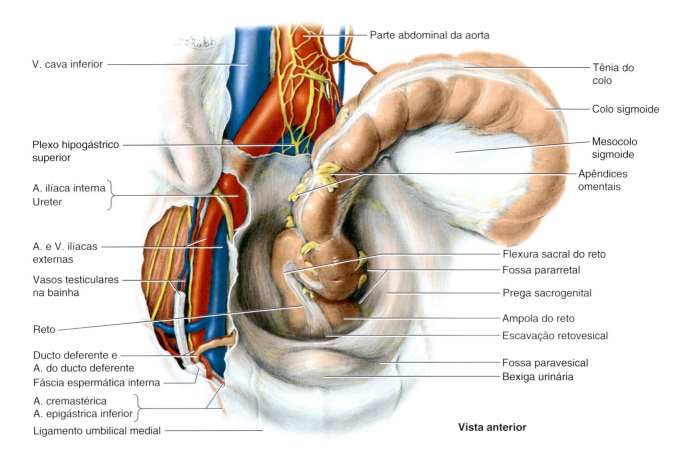

Figura 6.31 Colo sigmoide entrando na pelve menor e se tornando o reto. O colo sigmoide é intraperitoneal, suspenso pelo mesocolo sigmoide, mas o reto torna-se retroperitoneal e, depois, subperitoneal quando desce. O peritônio foi removido superiormente ao promontório da base do sacro e à fossa ilíaca direita, mostrando o plexo hipogástrico superior situado na bifurcação da parte abdominal da aorta e a artéria ilíaca interna, ureter e ducto deferente que cruzam a margem da pelve para entrar na pelve menor.

sigmoide afastam-se para formar uma lâmina longitudinal externa contínua de músculo liso, e os apêndices omentais adiposos são interrompidos (ver Figura 6.56).

Embora seu nome seja derivado do termo em latim que significa "sem curvas" (*rectus*), o termo foi criado durante estudos antigos em animais para descrever a parte distal do colo. O reto humano é caracterizado por várias flexuras. O reto segue a curva do sacro e do cóccix, formando a **flexura sacral do reto**. O reto termina anteroinferiormente à extremidade do cóccix, imediatamente antes de um ângulo posteroinferior agudo (a **flexura anorretal do canal anal**) encontrado no ponto em que o intestino perfura o diafragma da pelve (músculo levantador do ânus). A flexura anorretal de aproximadamente 80° é um importante mecanismo para a continência fecal, sendo mantida durante o estado de repouso pelo tônus do músculo puborretal e por sua contração ativa durante as contrações peristálticas se o momento não for adequado para a defecação. Com as flexuras da junção retossigmoide superiormente e a junção anorretal inferiormente, o reto tem formato de S quando visto lateralmente.

Três **flexuras laterais do reto** (**superolateral** e **inferolateral direitas** e **intermediolateral esquerda**) agudas podem ser observadas ao se olhar o reto anteriormente (Figura 6.32). As flexuras são formadas em relação a três invaginações internas (**pregas transversas do reto**): duas à esquerda e uma à direita. As pregas situam-se sobre partes espessas da lâmina muscular circular da parede retal. A parte terminal dilatada do reto, situada diretamente superior ao diafragma da pelve (músculo levantador do ânus) e corpo anococcígeo, e sustentada por eles, é a **ampola do reto** (Figuras 6.27, 6.31 e 6.34). A ampola do reto recebe e retém a massa fecal que se acumula até que seja expelida durante a defecação. A capacidade de relaxamento da ampola do reto para acomodar a chegada inicial e subsequente de material fecal é outro elemento essencial para manter a continência fecal.

O peritônio cobre as faces anterior e lateral do terço superior do reto, apenas a face anterior do terço médio e não cobre o terço inferior, que é subperitoneal (ver Quadro 6.3). Nos homens, o peritônio reflete-se a partir do reto para a parede posterior da bexiga urinária, onde forma o assoalho da *escavação retovesical*. Nas mulheres, o peritônio é refletido do reto para a parte posterior do fórnice da vagina, onde forma o assoalho da *escavação retouterina*. Em ambos os sexos, as reflexões laterais do peritônio do terço superior do reto formam as *fossas pararretais* (Figura 6.31), que permitem que o reto se distenda enquanto se enche de fezes.

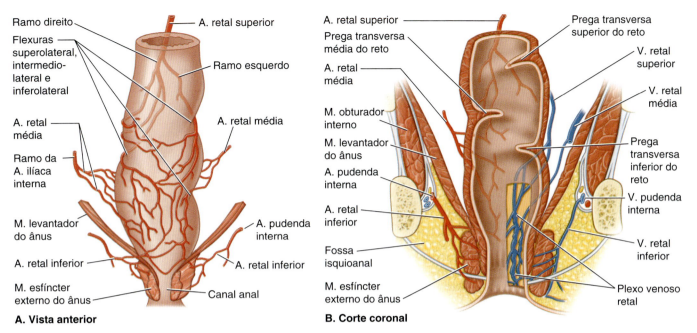

Figura 6.32 Artérias e veias do reto e canal anal. **A.** Apesar de seu nome, as artérias retais inferiores, que são ramos das artérias pudendas internas, suprem principalmente o canal anal. **B.** Irrigação arterial e drenagem venosa do anorreto dentro da pelve e do períneo. Os plexos venosos retais interno e externo estão relacionados mais diretamente ao canal anal. As flexuras e pregas transversas do reto ajudam a sustentar o peso das fezes.

O reto situa-se posteriormente, adjacente às três vértebras sacrais inferiores e ao cóccix, corpo anococcígeo, vasos sacrais medianos e extremidades inferiores dos troncos simpáticos e plexos sacrais. Nos homens, o reto está relacionado anteriormente com o fundo da bexiga, as partes terminais dos ureteres, os ductos deferentes, as glândulas seminais e a próstata (ver Figuras 6.13D e 6.34). O *septo retovesical* situa-se entre o fundo da bexiga e a ampola do reto e está intimamente associado às glândulas seminais e à próstata. Nas mulheres, o reto está relacionado anteriormente com a vagina e é separado da parte posterior do fórnice e do colo pela *escavação retouterina* (ver Figuras 6.13D e 6.27B). Inferiormente a essa escavação, o fraco septo retovaginal separa a metade superior da parede posterior da vagina do reto.

IRRIGAÇÃO ARTERIAL E DRENAGEM VENOSA DO RETO

A *artéria retal superior*, a continuação da artéria mesentérica inferior abdominal, irriga a parte proximal do reto (Figura 6.32). As *artérias retais médias* direita e esquerda, que normalmente originam-se das divisões anteriores das artérias ilíacas internas na pelve, irrigam as partes média e inferior do reto. As **artérias retais inferiores**, originadas das artérias pudendas internas no períneo, irrigam a junção anorretal e o canal anal. Anastomoses entre as artérias retais superior e inferior podem garantir a circulação colateral em potencial, mas as anastomoses com as artérias retais médias são esparsas.

O sangue do reto drena pelas *veias retais superiores*, *médias* e *inferiores* (Figura 6.32B). Há anastomoses entre as veias portas e sistêmicas na parede do canal anal. Como a veia retal superior drena para o sistema venoso porta e as veias retais média e inferior drenam para o sistema sistêmico, essas anastomoses são áreas clinicamente importantes de anastomose portocava (ver Figura 5.75A). O plexo venoso retal submucoso circunda o reto e comunica-se com o plexo venoso vesical nos homens e com o plexo venoso uterovaginal nas mulheres. O **plexo venoso retal** tem duas partes (Figura 6.32B): o **plexo venoso retal interno**, imediatamente profundo à túnica mucosa da junção anorretal, e o **plexo venoso retal externo subcutâneo**, externamente à parede muscular do reto. Embora esses plexos levem o nome *retal*, são basicamente "anais" em termos de localização, função e importância clínica (ver "Drenagem venosa e linfática do canal anal", neste capítulo).

INERVAÇÃO DO RETO

A inervação do reto provém dos sistemas simpático e parassimpático (Figura 6.33). A *inervação simpática* provém da parte lombar da medula espinal, conduzida pelos nervos esplâncnicos lombares e dos plexos hipogástrico/pélvico e pelo plexo periarterial das artérias mesentérica inferior e retal superior. A *inervação parassimpática* provém do nível S2–S4 da medula espinal, seguindo pelos nervos esplâncnicos pélvicos e dos plexos hipogástricos inferiores esquerdo e direito até o plexo retal (pélvico). Como o reto situa-se inferior (distal) à linha de dor pélvica (ver Quadro 6.3, Figuras B e C), todas as fibras aferentes viscerais seguem as fibras parassimpáticas retrogradamente até os gânglios sensitivos de nervos espinais S2–S4.

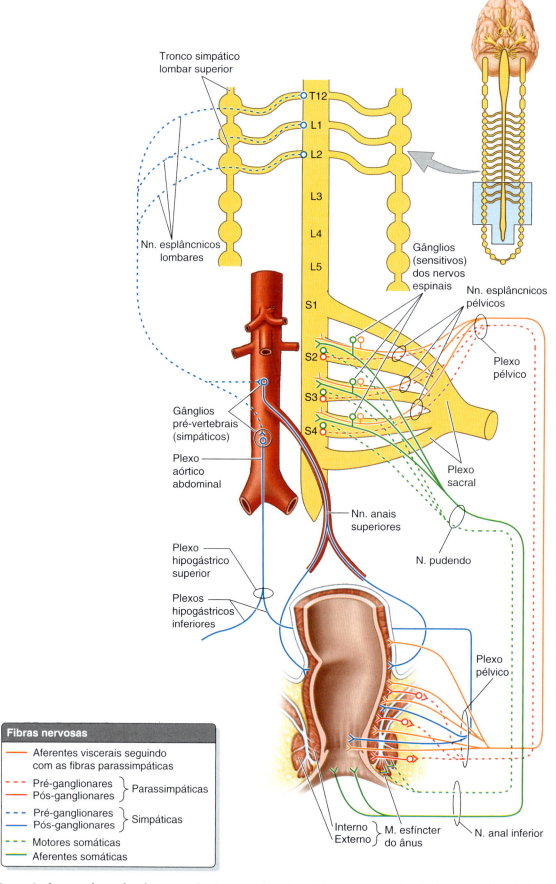

Figura 6.33 Inervação do reto e do canal anal. Os nervos lombares e esplâncnicos pélvicos e os plexos hipogástricos foram afastados lateralmente para maior clareza.

ANATOMIA CLÍNICA

ÓRGÃOS DO SISTEMA URINÁRIO E RETO

Comprometimento iatrogênico da vascularização ureteral

Os ureteres podem ser lesionados durante cirurgias abdominais, retroperitoneais, pélvicas ou ginecológicas em virtude da interrupção acidental de sua vascularização. A identificação dos ureteres em todo o seu trajeto na pelve é uma medida preventiva importante. Os ureteres *vermiculados* apresentam um movimento peristáltico semelhante ao de um verme em resposta a estímulos suaves. Isso ajuda o cirurgião a confirmar sua identidade durante a dissecção.

As anastomoses longitudinais entre ramos arteriais para o ureter geralmente são adequadas para manter a vascularização ao longo da extensão dos ureteres, mas às vezes isso não acontece. A lesão ao ureter durante a cirurgia pode acarretar sua ruptura tardia. O segmento ureteral desnudo sofre gangrena e ocorre extravasamento ou ruptura 7 a 10 dias após a cirurgia. Quando necessária, a tração deve ser delicada e limitada por meio de afastadores rombos e acolchoados. É útil perceber que, embora a vascularização do segmento abdominal do ureter tenha origem medial, a do segmento pélvico tem origem lateral (ver Figura 6.25); os ureteres devem ser afastados de acordo.

Cálculos ureterais

Os ureteres são tubos musculares expansíveis que se dilatam (juntamente com o sistema coletor intrarrenal – cálices e pelve renal) em caso de obstrução. A obstrução aguda geralmente é consequência de um *cálculo ureteral*. Os sintomas e a intensidade dependem de localização, tipo e tamanho do cálculo e de textura da superfície, lisa ou irregular. Embora a eliminação de pequenos cálculos geralmente seja pouco dolorosa ou indolor, os maiores provocam dor intensa. A dor causada pelos cálculos que descem pelo ureter é descrita como migratória da região abdominal lateral para a região inguinal.

A dor causada por um cálculo é do tipo *cólica (intensa)*, resultante da hiperperistalse na região do ureter superior no nível da obstrução. Os cálculos ureterais podem causar obstrução completa ou intermitente do fluxo urinário. A obstrução pode ocorrer em qualquer parte ao longo do ureter, porém é mais frequente nos três locais onde os ureteres normalmente apresentam constrição relativa (Figura 6.24A): (1) na junção dos ureteres e pelves renais, (2) onde os ureteres cruzam a artéria ilíaca externa e a margem da pelve, e (3) durante sua passagem através da parede da bexiga urinária.

Com frequência, a existência de cálculos pode ser confirmada por radiografia abdominal ou por urografia excretora. Na atualidade, a tomografia computadorizada (TC) é o método preferido. Os cálculos ureterais podem ser retirados por cirurgia a céu aberto, endoscopia (*endourologia*) ou litotripsia. A *litotripsia* usa ondas de choque para quebrar um cálculo em pequenos fragmentos que são eliminados na urina.

Cistocele, uretrocele e incontinência urinária

Lesão do assoalho pélvico durante o parto (p. ex., laceração dos músculos do períneo [ver Figura B6.5B] ou lesão dos nervos que os suprem, ou, ainda, ruptura da sustentação fascial da vagina, o paracolpo [ver Figura 6.14B]) pode acarretar a perda da sustentação vesical, levando ao colapso da bexiga urinária sobre a parede anterior da vagina. Quando há elevação da pressão intra-abdominal (como ao relaxar o assoalho pélvico e "fazer força para baixo" para comprimir a bexiga urinária durante a micção), a base da bexiga urinária e a parte superior da uretra são tracionadas contra a parede anterior da vagina. Essa, por sua vez, projeta-se através do óstio vaginal para o vestíbulo – *cistocele* (herniação da bexiga urinária) (Figura B6.7). Mesmo quando não existe cistocele, o suporte comprometido da vagina ou do assoalho pélvico pode resultar em perda do suporte da uretra que está muito próxima (essencialmente "embebida") da parede vaginal anterior. A falta de suporte modifica a localização, a direção ou o ângulo normais da uretra (*uretrocele*), reduzindo a compressão passiva habitual da uretra que ajuda a manter a continência urinária durante

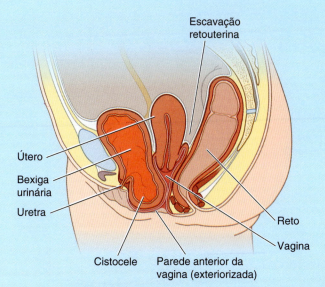

Figura B6.7 Prolapso da bexiga urinária.

elevações temporárias da pressão intra-abdominal nos intervalos entre as micções (p. ex., durante esforço físico, tosse, espirros ou riso), provocando gotejamento de urina – *incontinência por estresse urodinâmico*. Os tratamentos não cirúrgicos incluem exercícios para a musculatura do assoalho pélvico, pessários (dispositivos colocados na vagina para dar suporte e oferecer resistência) e farmacoterapia. O tratamento cirúrgico consiste em refixação da vagina e/ou colocação de suporte direto para a uretra (p. ex., agentes que aumentam o volume tecidual ou alças fasciais) para restaurar sua direção e possibilitar compressão passiva.

Cistotomia suprapúbica

Embora a face superior da bexiga urinária vazia esteja no nível da margem superior da sínfise púbica, à medida que se enche, a bexiga urinária estende-se superiormente acima da sínfise até o tecido areolar frouxo existente entre o peritônio parietal e a parede abdominal anterior (Figura B6.8). A bexiga urinária, então, se situa adjacente à parede, sem a intervenção do peritônio. Consequentemente, a bexiga urinária distendida pode ser puncionada (*cistotomia suprapúbica*) ou abordada cirurgicamente superiormente à sínfise púbica para a introdução de cateteres de demora ou instrumentos, sem atravessar o peritônio e penetrar a cavidade peritoneal. Os cálculos urinários, corpos estranhos e pequenos tumores também podem ser retirados da bexiga urinária através de uma incisão extraperitoneal suprapúbica.

Ruptura da bexiga urinária

Em vista da posição superior quando distendida, a bexiga urinária pode ser rompida por lesões da parte inferior da parede abdominal anterior ou por fraturas da pelve. A ruptura pode ocasionar a perda de urina extraperitoneal ou intraperitoneal. Muitas vezes a ruptura da parte superior da bexiga urinária rompe o peritônio, resultando em *extravasamento de urina para a cavidade peritoneal*. A ruptura posterior da bexiga urinária geralmente acarreta a passagem de urina extraperitoneal para o períneo.

Cistoscopia

O interior da bexiga urinária e seus três orifícios podem ser examinados com um *cistoscópio*. Durante a *ressecção transuretral de um tumor*, o instrumento é introduzido na bexiga urinária através da uretra (Figura B6.9). Usando corrente elétrica de alta frequência, o tumor é removido em pequenos fragmentos que são lavados da bexiga urinária com água.

Diferenças clinicamente significativas entre as uretras masculina e feminina

A uretra feminina é distensível porque contém muito tecido elástico, bem como músculo liso. Pode ser dilatada facilmente sem sofrer lesão; consequentemente, a passagem de cateteres ou cistoscópios é mais fácil nas mulheres do que nos homens. As infecções da uretra, e sobretudo da bexiga urinária, são mais comuns em mulheres porque a uretra feminina é curta, mais distensível, e se abre para o exterior através do vestíbulo da vagina.

Exame retal

Muitas estruturas relacionadas com a parte anteroinferior do reto podem ser palpadas através de suas paredes (p. ex., a próstata e as glândulas

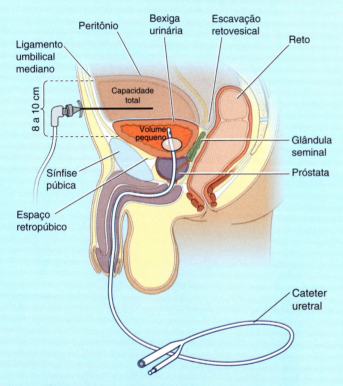

Figura B6.8 Vias para cateterização da bexiga urinária.

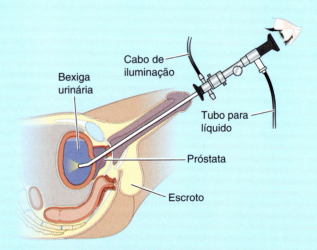

Figura B6.9 Cistoscopia.

seminais nos homens e o colo do útero nas mulheres). Em ambos os sexos, podem-se palpar as faces pélvicas do sacro e do cóccix. As espinhas e os túberes isquiáticos também podem ser palpados. Os linfonodos ilíacos internos aumentados, o espessamento patológico dos ureteres, as tumefações nas fossas isquioanais (p. ex., abscessos isquioanais e conteúdo anormal na escavação retovesical no homem ou na escavação retouterina na mulher) também podem ser palpados. A dor à palpação de um apêndice vermiforme inflamado também pode ser detectada por via retal se descer até a pelve menor (fossa pararretal).

A face interna do reto pode ser examinada com um *proctoscópio*, e podem ser feitas biopsias das lesões através desse instrumento. Durante a inserção de um *retossigmosdoscópio*, as curvaturas do reto e sua flexão aguda na junção retossigmoide devem ser lembradas para que o paciente não sofra desconforto desnecessário. O operador também deve saber que as *pregas transversas do reto*, que são pontos de referência úteis para o procedimento, podem impedir temporariamente a passagem desses instrumentos.

Ressecção do reto

Ao ressecar o reto em homens (p. ex., durante o tratamento do câncer), o plano do septo retovesical (um septo fascial que se estende superiormente a partir do corpo do períneo) está localizado de maneira que a próstata e a uretra possam ser separadas do reto. Desse modo, esses órgãos não são lesionados durante a cirurgia.

Pontos-chave: Órgãos pélvicos dos sistemas urinário e digestório

Ureteres: Os ureteres conduzem urina das pelves renais para a bexiga urinária. ■ Os ureteres descem sob o peritônio até a pelve, passando inferiormente ao ducto deferente dos homens ou à artéria uterina das mulheres, sendo a última relação particularmente importante em cirurgias. ■ Eles penetram a parede vesical obliquamente a partir de seu ângulo posteroinferior, criando uma válvula unidirecional. ■ A parte pélvica de cada ureter é servida pela artéria vesical inferior (homem) ou vaginal (mulher), plexo venoso vesical e veias ilíacas internas. ■ Os cálculos, que tendem a ser retidos nas regiões onde o ureter cruza a margem da pelve ou entra na bexiga urinária, provocam dor inguinal intensa.

Bexiga urinária: As partes superior e inferior da bexiga urinária são muito diferentes em relação à anatomia e à função. ■ O corpo da bexiga é muito distensível, está imerso em tecido adiposo extraperitoneal frouxo e coberto em sua face superior por peritônio, todos os quais permitem expansão com o enchimento. ■ Por outro lado, o colo da bexiga relativamente não distensível é mantido no lugar por ligamentos pélvicos e o assoalho da bexiga urinária sobre ele (que inclui o trígono da bexiga) e permanece relativamente inalterado durante o enchimento. ■ A maior parte do corpo da bexiga é servida por artérias e veias vesicais superiores. ■ O colo da bexiga e a parte inferior adjacente do corpo da bexiga são servidos pelas artérias vesicais inferiores e pelo plexo venoso vesical. ■ As fibras simpáticas dos segmentos torácico inferior e lombar superior da medula espinal mantêm o tônus do colo da bexiga e, em homens durante a ejaculação, estimulam a contração do músculo esfíncter interno da uretra para evitar o refluxo de sêmen. ■ As fibras parassimpáticas conduzidas por nervos esplâncnicos pélvicos dos segmentos S2–S4 da medula espinal inibem a musculatura do colo da bexiga e estimulam o aumento do tônus do músculo detrusor das paredes da bexiga urinária para micção. ■ As fibras aferentes viscerais que conduzem a sensação de dor do teto da bexiga urinária (superior à linha de dor pélvica) seguem as fibras simpáticas retrogradamente até os gânglios sensitivos de nervos espinais. As fibras aferentes viscerais remanescentes acompanham as fibras parassimpáticas.

Uretra: A *uretra masculina* tem quatro partes, duas delas são as partes intramural e prostática. ■ O comprimento e o calibre da parte intramural variam quando a bexiga urinária está se enchendo ou esvaziando. ■ A parte prostática da uretra é distinguida tanto pelo entorno quanto pelas estruturas que se abrem nela. É circundada pela próstata. ■ Os dúctulos prostáticos abrem-se nos seios prostáticos de cada lado da crista uretral. ■ O utrículo vestigial é uma abertura relativamente grande no centro do colículo seminal, ladeado pelas pequenas aberturas dos ductos ejaculatórios. ■ Os sistemas genital e urinário fundem-se na parte prostática da uretra.

A *uretra feminina* segue paralela à vagina. Está firmemente fixada à parede anterior da vagina, deprimindo-a nas partes central e distal. ■ Como não é compartilhada com o sistema genital, não há necessidade de um músculo esfíncter interno da uretra no colo da bexiga feminina.

Reto: O reto recebe e armazena temporariamente as fezes. ■ Começa na junção retossigmoide quando as tênias do colo sigmoide se afastam e se unem em uma camada longitudinal contínua de músculo liso e os apêndices omentais terminam. ■ Termina na flexura anorretal quando o intestino penetra o diafragma da pelve, tornando-se o canal anal. ■ Apesar do nome em latim *rectus* (reto), o reto é côncavo anteriormente na flexura sacral e tem três flexuras laterais formadas em

Pontos-chave: (*continuação*)

relação às pregas transversas do reto, internas. ■ O reto se dilata na ampola do reto logo acima do assoalho pélvico. ■ As partes superior, média e inferior do reto são, respectivamente, intraperitoneais, retroperitoneais e subperitoneais. ■ A circulação arterial colateral e uma anastomose venosa portocava resultam de anastomoses dos vasos retais superiores e inferiores. ■ As fibras nervosas simpáticas seguem dos segmentos lombares da medula espinal até o reto (principalmente vasos sanguíneos e músculo esfíncter interno do ânus) via plexos hipogástrico/pélvico e do plexo periarterial da artéria retal superior. ■ As fibras aferentes parassimpáticas e viscerais estão associadas aos segmentos sacrais médios da medula espinal e aos gânglios sensitivos de nervos espinais.

Órgãos genitais masculinos internos

Os órgãos genitais masculinos internos incluem testículos, epidídimos, ductos deferentes, glândulas seminais, ductos ejaculatórios, próstata e glândulas bulbouretrais (Figura 6.34). Os testículos e epidídimos (descritos no Capítulo 5, *Abdome*) são considerados órgãos genitais internos de acordo com sua posição no desenvolvimento e homologia com os ovários femininos, que são internos. No entanto, em razão de sua posição externa pós-natal e por serem encontrados durante a dissecção da região inguinal da parede abdominal anterior, esses órgãos são apresentados junto com o abdome no Capítulo 5, *Abdome*.

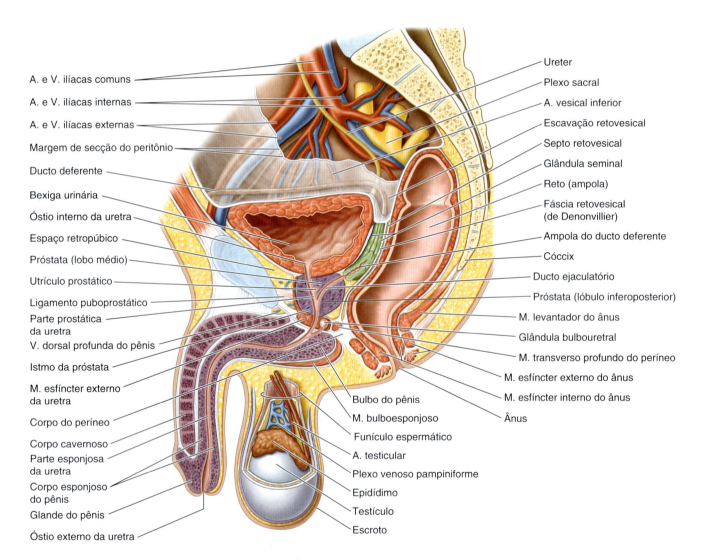

Corte medial da pelve masculina e do pênis, dissecção em camadas do escroto e do revestimento do testículo

Figura 6.34 Hemissecção da pelve e do períneo masculinos (metade direita). Órgãos genitais: testículo, epidídimo, ducto deferente, ducto ejaculatório e pênis, com as estruturas glandulares acessórias (glândula seminal, próstata e glândula bulbouretral). O funículo espermático une o testículo à cavidade abdominal, e o testículo está situado externamente em uma bolsa musculocutânea, o escroto.

DUCTO DEFERENTE

O **ducto deferente** é a continuação do *ducto do epidídimo*. O ducto deferente:

- Tem paredes musculares relativamente espessas e um lúmen muito pequeno, o que confere a ele firmeza semelhante à de um cordão
- Começa na cauda do epidídimo, no polo inferior do testículo (ver Figura 5.21)
- Ascende posterior ao testículo e medial ao epidídimo
- É o principal componente do funículo espermático
- Penetra a parede abdominal anterior através do canal inguinal
- Cruza sobre os vasos ilíacos externos e entra na pelve
- Segue ao longo da parede lateral da pelve, onde se situa externamente ao peritônio parietal
- Termina unindo-se ao ducto da glândula seminal para formar o *ducto ejaculatório*.

Durante a parte pélvica de seu trajeto, o ducto deferente mantém contato direto com o peritônio; sem outra estrutura interposta entre eles (Figura 6.34). O ducto cruza superiormente ao ureter perto do ângulo posterolateral da bexiga urinária, seguindo entre o ureter e o peritônio da prega uretérica para chegar ao fundo da bexiga. A relação entre o ducto deferente e o ureter no homem é semelhante, embora tenha menor importância clínica, à relação entre a artéria uterina e o ureter na mulher. A Figura 6.35 mostra a base embriológica dessa relação. Posteriormente à bexiga urinária, o ducto deferente inicialmente situa-se acima da glândula seminal e depois desce medialmente ao ureter e à glândula (Figuras 6.36A e B). O ducto deferente aumenta para formar a **ampola do ducto deferente** antes de seu término.

Irrigação arterial e drenagem venosa do ducto deferente. A minúscula *artéria do ducto deferente* geralmente origina-se de uma artéria vesical superior (às vezes inferior) (Figuras 6.15 e 6.37; Quadro 6.4) e termina anastomosando-se com a artéria testicular, posteriormente ao testículo. As veias da maior parte do ducto drenam para a veia testicular, incluindo o plexo pampiniforme distal. Sua parte terminal drena para o plexo venoso vesical/prostático.

GLÂNDULAS SEMINAIS

Cada **glândula seminal** é uma estrutura alongada (tem cerca de 5 cm de comprimento, mas às vezes é bem mais curta) situada entre o fundo da bexiga e o reto (Figuras 6.34, 6.36 e 6.37). As glândulas seminais encontram-se em posição oblíqua superiormente à próstata e não armazenam espermatozoides (como indica o termo clínico para designá-las – "vesícula"). Secretam um líquido alcalino espesso com frutose (fonte de energia para os espermatozoides) e um agente coagulante que se mistura aos espermatozoides no seu trajeto para os ductos ejaculatórios e a uretra.

As extremidades superiores das glândulas seminais são recobertas por peritônio e situam-se posteriormente aos ureteres, onde são separadas do reto pelo peritônio da *escavação retovesical*. As extremidades inferiores das glândulas seminais estão intimamente relacionadas ao reto e são separadas dele apenas pelo septo retovesical (Figura 6.34). O ducto da glândula seminal une-se ao ducto deferente para formar o *ducto ejaculatório*.

Irrigação arterial e drenagem venosa das glândulas seminais. As **artérias para as glândulas seminais** originam-se nas *artérias vesical inferior* e *retal média* (ver Figuras 6.15, 6.17 e 6.37; Quadro 6.4). As veias acompanham as artérias e têm nomes semelhantes (Figura 6.19C).

DUCTOS EJACULATÓRIOS

Os **ductos ejaculatórios** são tubos delgados que se originam pela união dos ductos das glândulas seminais com os ductos deferentes (Figuras 6.34, 6.36 e 6.37). Os ductos ejaculatórios (aproximadamente 2,5 cm de comprimento) originam-se perto do colo da bexiga e seguem juntos, anteroinferiormente, atravessando a parte posterior da próstata e ao longo das laterais do utrículo prostático. Os ductos ejaculatórios convergem e abrem no colículo seminal por meio de pequenas aberturas semelhantes a fendas sobre a abertura do utrículo prostático, ou logo dentro da abertura (Figura 6.30). Embora os ductos ejaculatórios atravessem a parte glandular da próstata, as secreções prostáticas só se juntam ao líquido seminal quando os ductos ejaculatórios terminam na parte prostática da uretra.

Irrigação arterial e drenagem venosa dos ductos ejaculatórios. As *artérias do ducto deferente*, em geral ramos das artérias vesicais superiores (mas muitas vezes das artérias vesicais inferiores), suprem os ductos ejaculatórios (Figura 6.37). As veias unem os *plexos venosos prostático e vesical* (Figura 6.19C).

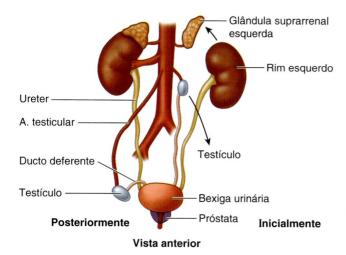

Figura 6.35 Estruturas cruzando o ureter masculino no abdome e na pelve. Durante o desenvolvimento, à medida que o testículo se desloca inferior e lateralmente em relação à sua posição original (medial ao local dos rins na parede abdominal posterior) até o canal inguinal e depois o atravessa, o ureter é cruzado por vasos testiculares no abdome e pelo ducto deferente na pelve. Essa relação é mantida durante toda a vida.

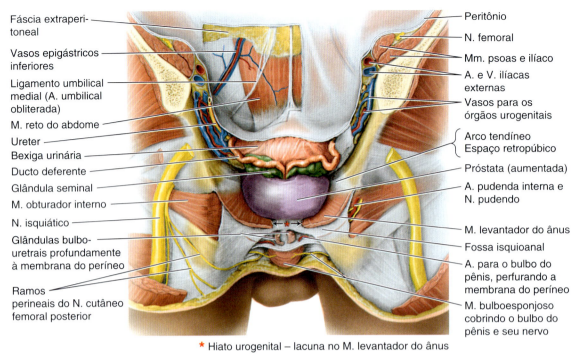

A. Vista posterior

* Hiato urogenital – lacuna no M. levantador do ânus

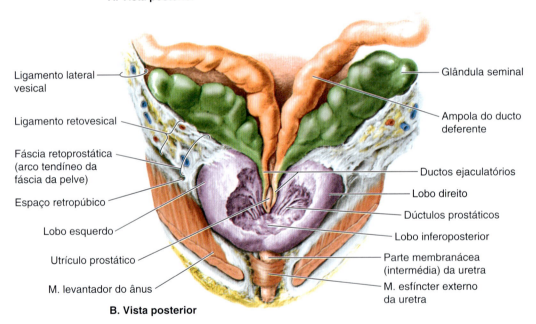

B. Vista posterior

Figura 6.36 Face posterior das vísceras pélvicas masculinas. **A.** Visão geral. A parede posterior da pelve, o reto e o septo retovesical foram removidos. Os ligamentos umbilicais, como a bexiga urinária, estão inseridos na fáscia extraperitoneal ou subperitoneal (removidos em sua maior parte nessa dissecção). **B.** Dissecção posterior da próstata. Os ductos ejaculatórios são formados pela fusão do ducto da glândula seminal com o ducto deferente. O utrículo prostático vestigial, geralmente observado como uma invaginação em vista anterior, aparece nesta dissecção posterior como uma evaginação situada entre os ductos ejaculatórios.

PRÓSTATA

A **próstata** (com aproximadamente 3 cm de comprimento, 4 cm de largura e 2 cm de profundidade anteroposterior [AP]) é a maior glândula acessória do sistema genital masculino (Figuras 6.34, 6.36 e 6.37). A próstata de consistência firme, do tamanho de uma noz, circunda a *parte prostática da uretra*. A parte glandular representa cerca de dois terços da próstata; o outro terço é fibromuscular.

A **cápsula fibrosa da próstata** é densa e neurovascular, incorporando os plexos prostáticos de veias e nervos. Tudo isso é circundado pela *fáscia visceral da pelve*, que forma uma *bainha prostática* fibrosa que é fina anteriormente, contínua

Capítulo 6 ■ Pelve e Períneo 611

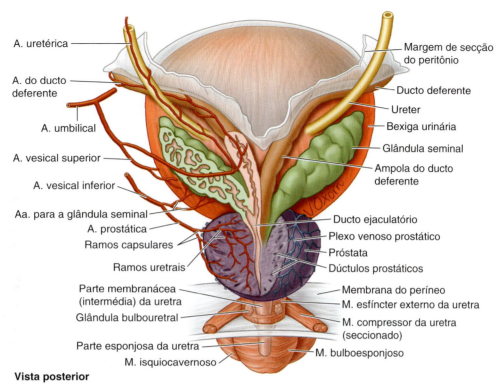

Vista posterior

Figura 6.37 Parte pélvica dos ureteres, bexiga urinária, glândulas seminais, parte terminal do ducto deferente e próstata. A glândula seminal esquerda e a ampola do ducto deferente são dissecadas e abertas. Parte da próstata também é retirada para expor o ducto ejaculatório. A membrana do períneo está entre os órgãos genitais externos e a parte profunda do períneo (recesso anterior da fossa isquioanal). É perfurada pela uretra, pelos ductos das glândulas bulbouretrais, pelas artérias dorsal e profunda do pênis, pelos nervos cavernosos e pelo nervo dorsal do pênis.

anterolateralmente com os *ligamentos puboprostáticos*, e densa posteriormente onde se funde ao *septo retovesical*. A próstata tem:

- Uma base intimamente relacionada ao colo da bexiga
- Um ápice que está em contato com a fáscia na face superior dos músculos esfíncter da uretra e transverso profundo do períneo
- Uma face anterior muscular, cuja maioria das fibras musculares é transversal e forma um hemiesfíncter vertical, semelhante a uma depressão (rabdoesfíncter), que é parte do músculo esfíncter da uretra. A face anterior é separada da sínfise púbica pela gordura extraperitoneal no espaço retropúbico
- Uma face posterior relacionada com a ampola do reto
- Faces inferolaterais relacionadas com o músculo levantador do ânus.

A descrição tradicional da próstata inclui os lobos a seguir, embora não sejam bem distintos do ponto de vista anatômico (Figura 6.38A):

- O **istmo da próstata** situa-se anteriormente à uretra. É fibromuscular, as fibras musculares representam a continuação superior do músculo esfíncter externo da uretra para o colo da bexiga e contém pouco ou nenhum tecido glandular

- Os **lobos direito** e **esquerdo da próstata**, separados anteriormente pelo istmo e posteriormente por um sulco longitudinal central e pouco profundo, podem ser subdivididos, cada um, para fins descritivos, em quatro lóbulos indistintos, definidos por sua relação com a uretra e os ductos ejaculatórios, e – embora menos visível – pelo arranjo dos ductos e tecido conjuntivo:
  1. Um **lóbulo inferoposterior** situado posterior à uretra e inferior aos ductos ejaculatórios. Esse lóbulo constitui a face da próstata palpável ao exame retal digital
  2. Um **lóbulo inferolateral** diretamente lateral à uretra, que forma a maior parte do lobo direito ou esquerdo
  3. Um **lóbulo superomedial**, situado profundamente ao lóbulo inferoposterior, circundando o ducto ejaculatório ipsilateral
  4. Um **lóbulo anteromedial**, situado profundamente ao lóbulo inferolateral, diretamente lateral à parte prostática proximal da uretra.

Um *lobo embrionário médio (mediano)* dá origem aos lóbulos 3 e 4 apresentados anteriormente. Essa região tende a sofrer hipertrofia induzida por hormônio na idade avançada, formando um *lóbulo médio* situado entre a uretra e os ductos ejaculatórios e próximo do colo da bexiga. Acredita-se que o aumento do lobo médio seja ao menos parcialmente

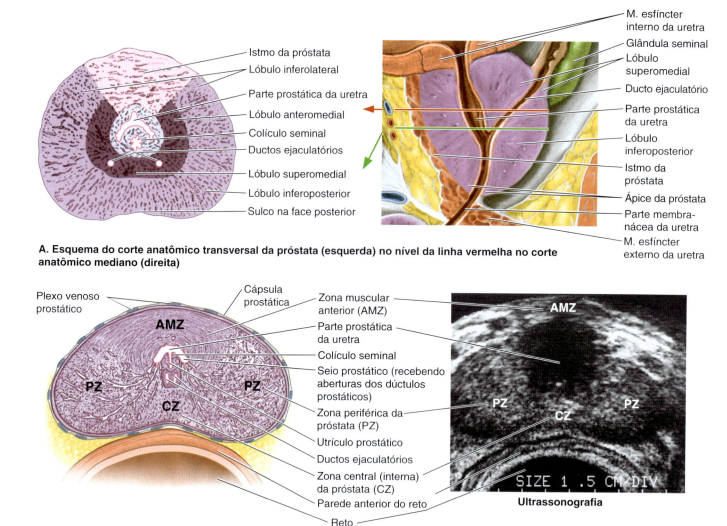

Figura 6.38 Lóbulos e zonas da próstata. **A.** Cortes anatômicos. Os lóbulos estão pouco demarcados. **B.** Corte anatômico com a ultrassonografia (US) correlacionada. O transdutor de US foi inserido no reto para examinar a próstata localizada anteriormente. Os ductos das glândulas na zona periférica abrem-se nos seios prostáticos, enquanto os ductos das glândulas na zona central (interna) abrem-se nos seios prostáticos e no colículo seminal.

responsável pela formação da *úvula* que pode se projetar para o óstio interno da uretra (ver Figura 6.30).

Alguns médicos, principalmente urologistas e ultrassonografistas, dividem a próstata em zonas periférica e central (interna) (Figura 6.38B). A zona central é comparável ao lobo médio.

Os **dúctulos prostáticos** (20 a 30) se abrem principalmente nos *seios prostáticos*, situados de cada lado do colículo seminal na parede posterior da parte prostática da uretra (Figura 6.37). O líquido prostático, fino e leitoso, representa aproximadamente 20% do volume do **sêmen** (uma mistura de secreções produzidas pelos testículos, glândulas seminais, próstata e glândulas bulbouretrais que constitui o veículo no qual os espermatozoides são transportados) e participa da ativação dos espermatozoides.

Irrigação arterial e drenagem venosa da próstata. As artérias prostáticas são principalmente ramos da artéria ilíaca interna (ver Quadro 6.4; Figuras 6.17A e 6.37), sobretudo as *artérias vesicais inferiores*, mas também as artérias pudenda interna e retal média. As veias se unem para formar um plexo ao redor das laterais e da base da próstata (Figuras 6.19C e 6.37). Esse **plexo venoso prostático**, situado entre a cápsula fibrosa da próstata e a bainha prostática, drena para as *veias ilíacas internas*. O plexo venoso prostático é contínuo superiormente com o *plexo venoso vesical* e comunica-se posteriormente com o *plexo venoso vertebral interno*.

GLÂNDULAS BULBOURETRAIS

As duas **glândulas bulbouretrais** (glândulas de Cowper), do tamanho de uma ervilha cada, situam-se posterolateralmente à parte membranácea da uretra, inseridas no músculo esfíncter externo da uretra (Figuras 6.30B, 6.34, 6.36 e 6.37). Os **ductos das glândulas bulbouretrais** atravessam a membrana do períneo com a parte membranácea da uretra e se abrem através de pequenas aberturas na região proximal da parte esponjosa da uretra no bulbo do pênis. Sua secreção mucosa entra na uretra durante a excitação sexual.

INERVAÇÃO DOS ÓRGÃOS GENITAIS INTERNOS DA PELVE MASCULINA

O ducto deferente, as glândulas seminais, os ductos ejaculatórios e a próstata são ricamente inervados por fibras nervosas simpáticas. As *fibras simpáticas pré-ganglionares* originam-se de corpos celulares na coluna intermédia de células dos segmentos T12–L2 (ou L3) da medula espinal. Atravessam os gânglios paravertebrais dos troncos simpáticos para se tornarem componentes dos nervos esplâncnicos lombares (abdominopélvicos) e dos plexos hipogástricos e pélvicos (ver Figura 6.29).

As *fibras parassimpáticas pré-ganglionares* dos segmentos S2 e S3 da medula espinal atravessam os *nervos esplâncnicos pélvicos*, que também se unem aos plexos hipogástricos/pélvicos inferiores. As sinapses com neurônios simpáticos e parassimpáticos pós-ganglionares ocorrem nos plexos, no trajeto para as vísceras pélvicas ou perto delas. Durante um orgasmo, o sistema simpático estimula a contração do músculo esfíncter interno da uretra para evitar a ejaculação retrógrada. Ao mesmo tempo, estimula contrações peristálticas rápidas do ducto deferente, e a contração e secreção associadas das glândulas seminais e da próstata que garantem o veículo (sêmen) e a força expulsiva para liberar os espermatozoides durante a ejaculação. A função da inervação parassimpática dos órgãos genitais internos é obscura. No entanto, as fibras parassimpáticas que atravessam o plexo nervoso prostático formam os *nervos cavernosos* que seguem até os corpos eréteis do pênis, responsáveis pela ereção peniana (ver Figura 6.64).

ANATOMIA CLÍNICA

ÓRGÃOS GENITAIS MASCULINOS INTERNOS

Esterilização masculina

O método comum de esterilização masculina é a *deferentectomia*, mais conhecida como *vasectomia*. Durante esse procedimento, parte do ducto deferente é ligada e/ou excisada por meio de uma incisão na parte superior do escroto (Figura B6.10). Portanto, o líquido ejaculado subsequentemente das glândulas seminais, próstata e glândulas bulbouretrais não contém espermatozoides. Os espermatozoides não expelidos degeneram no epidídimo e na parte proximal do ducto deferente.

Na maioria das vezes, a *reversão da vasectomia* é bem-sucedida em casos favoráveis (pacientes < 30 anos de idade e < 7 anos após a cirurgia). As extremidades dos ductos deferentes seccionados são reunidas com o auxílio de um microscópio cirúrgico.

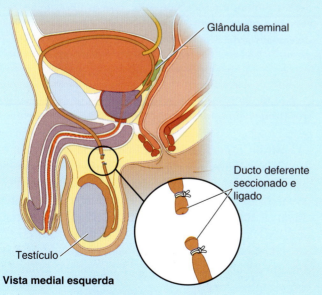

Figura B6.10 Vasectomia.

Abscessos nas glândulas seminais

Coleções localizadas de pus (abscessos) nas glândulas seminais podem se romper, permitindo a entrada de pus na cavidade peritoneal. As glândulas seminais podem ser palpadas durante um exame retal, sobretudo se estiverem aumentadas ou cheias. É mais fácil palpá-las quando a bexiga urinária está moderadamente cheia. Também podem ser massageadas para liberar suas secreções para exame microscópico a fim de detectar *gonococos* (os microrganismos causadores da gonorreia), por exemplo.

Hiperplasia da próstata

A próstata é de grande interesse médico porque o aumento ou *hiperplasia prostática benigna (HPB)* é comum após a meia-idade, afetando praticamente todos os homens que vivem por tempo suficiente. A próstata aumentada projeta-se na bexiga urinária e impede a micção, pois distorce (comprime) a parte prostática da uretra. O lóbulo médio geralmente aumenta mais e obstrui o óstio interno da uretra. Quanto mais força o indivíduo faz, mais a massa prostática semelhante a uma válvula obstrui a uretra.

A HPB é uma causa comum de obstrução uretral, causando *noctúria* (necessidade de urinar durante a noite), *disúria* (dificuldade e/ou dor durante a micção) e *urgência* (desejo súbito de urinar). A HPB também aumenta o risco de infecções vesicais (cistite) e de lesão renal.

A próstata é examinada à procura de aumento e tumores (massas focais ou assimetria) por *toque retal* (Figura B6.11). A capacidade de palpar a próstata depende do enchimento da bexiga urinária. A bexiga urinária cheia oferece resistência, mantendo a glândula no lugar e facilitando sua palpação. A próstata maligna tem consistência dura e muitas vezes é irregular. Em estágios avançados, as células cancerosas metastatizam por vias linfáticas (inicialmente para os linfonodos ilíacos internos e sacrais e depois para os linfonodos distantes)

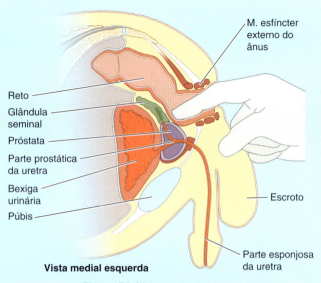

Figura B6.11 Exame da próstata.

e por vias venosas (através do plexo venoso vertebral interno, para vértebras e encéfalo).

Graças à proximidade entre a próstata e a parte prostática da uretra, as obstruções podem ser aliviadas por endoscopia. O instrumento é introduzido por via transuretral, através do óstio externo e da parte esponjosa da uretra, até a sua parte prostática. Toda a próstata ou parte dela, ou apenas a parte hipertrofiada, é removida (*ressecção transuretral da próstata; RTU*). Em casos mais graves, toda a próstata é removida junto com as glândulas seminais, os ductos ejaculatórios e as partes terminais dos ductos deferentes (*prostatectomia radical*).

A RTU e as técnicas aperfeiçoadas de cirurgia aberta tentam preservar os nervos e os vasos sanguíneos associados à cápsula da próstata que entram e saem do pênis, aumentando a possibilidade de os pacientes preservarem a função sexual após a cirurgia, além de restabelecerem o controle urinário normal.

Pontos-chave: Órgãos genitais masculinos internos

Ducto deferente: O ducto deferente, semelhante a um cordão, é o componente primário do funículo espermático, conduzindo espermatozoides do epidídimo para o ducto ejaculatório. ■ A parte distal do ducto é superficial no escroto (e, portanto, facilmente acessível para deferentectomia ou vasectomia) antes de penetrar a parede abdominal anterior através do canal inguinal. ■ A parte pélvica do ducto situa-se imediatamente externa ao peritônio, com sua parte terminal aumentando externamente enquanto seu lúmen torna-se tortuoso internamente, formando a ampola do ducto deferente.

Glândulas seminais, ductos ejaculatórios e próstata: As glândulas seminais oblíquas convergem na base da bexiga urinária, onde cada um dos seus ductos funde-se ao ducto deferente ipsilateral para formar um ducto ejaculatório. ■ Os dois ductos ejaculatórios penetram imediatamente na face posterior da próstata, seguindo paralelos através da glândula para se abrirem no colículo seminal. ■ Os dúctulos prostáticos abrem-se nos seios prostáticos, adjacentes ao colículo seminal. Assim, as principais secreções glandulares e os espermatozoides são levados à parte prostática da uretra. ■ As glândulas seminais e a próstata produzem, sem dúvida, a maior parte do líquido seminal, indispensável para o transporte e a liberação dos espermatozoides. ■ Esses órgãos genitais internos, localizados na parte anterior da pelve masculina, recebem sangue das artérias vesical inferior e retal média, que drenam para o plexo venoso prostático/vesical contínuo. ■ As fibras simpáticas dos níveis lombares estimulam a contração e a secreção, resultando em ejaculação. ■ A função das fibras parassimpáticas de S2–S4 para os órgãos genitais internos é obscura, mas as fibras que atravessam o plexo nervoso prostático para formar os nervos cavernosos produzem ereção.

Órgãos genitais femininos internos

Os órgãos genitais femininos internos incluem os ovários, as tubas uterinas, o útero e a vagina.

OVÁRIOS

Os **ovários** são as gônadas femininas com formato e tamanho semelhantes aos de uma amêndoa, nos quais se desenvolvem os *oócitos* (gametas ou células germinativas femininas). Também são glândulas endócrinas que produzem hormônios sexuais. Cada ovário é suspenso por uma curta prega peritoneal, o *mesovário* (Figura 6.39A). O mesovário é uma subdivisão de um meso maior do útero, o *ligamento largo*.

Nas mulheres pré-púberes, a cápsula de tecido conjuntivo (*túnica albugínea do ovário*) que forma a superfície do ovário é coberta por uma lâmina lisa de **mesotélio ovariano** ou **epitélio superficial** (**germinativo**), uma única camada de células cúbicas que confere à superfície uma aparência acinzentada, fosca, que contrasta com a superfície brilhante do mesovário peritoneal adjacente com o qual é contínua (Figura 6.39B). Depois da puberdade, há fibrose e distorção progressiva do epitélio superficial ovariano, em razão da repetida ruptura de folículos ovarianos e liberação de oócitos durante a oocitação. A fibrose é menor em usuárias de contraceptivos orais.

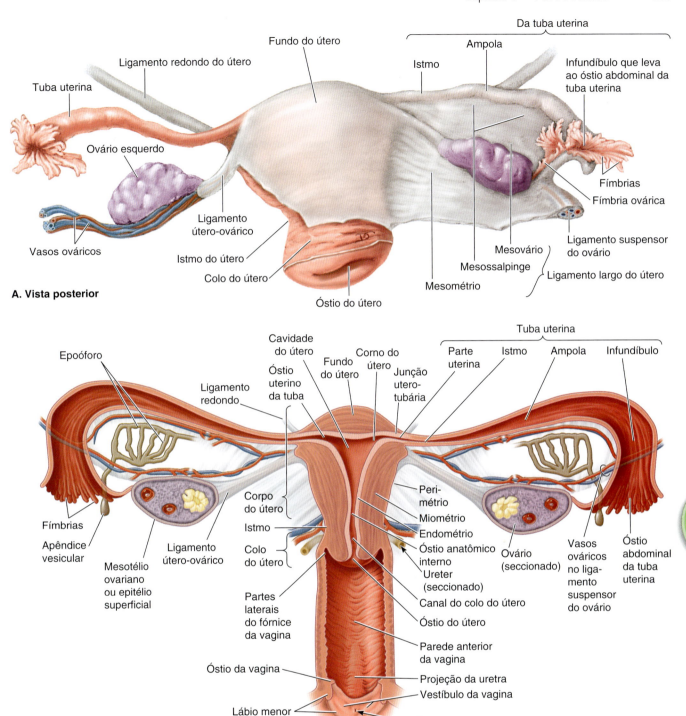

Figura 6.39 Órgãos genitais femininos internos. A. Partes do ligamento largo. O ligamento largo foi removido no lado esquerdo para que fossem mostrados o ovário e a tuba uterina. **B.** Estrutura interna dos órgãos genitais femininos. O epoóforo é uma coleção de túbulos rudimentares na mesossalpinge (meso da tuba uterina). O epoóforo e o apêndice vesicular são vestígios do mesonefro embrionário.

Os vasos sanguíneos e linfáticos e os nervos ovarianos cruzam a margem da pelve, entrando e saindo da face superolateral do ovário dentro de uma prega peritoneal, o **ligamento suspensor do ovário**, que se torna contínuo com o mesovário do ligamento largo. Medialmente no mesovário, um *ligamento útero-ovárico* curto fixa o ovário ao útero. Consequentemente, os ovários costumam ser encontrados lateralmente entre o útero e a parede lateral da pelve durante um exame manual ou ultrassonográfico da pelve (Figura 6.40). O ligamento útero-ovárico é um remanescente da parte superior do gubernáculo ovariano do feto (ver Figura 5.17B). O ligamento útero-ovárico une a

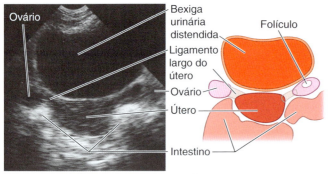

Figura 6.40 Os ovários e o útero são mostrados por ultrassonografia. O diagrama à direita é uma interpretação gráfica da imagem.

extremidade proximal (uterina) do ovário ao ângulo lateral do útero, imediatamente inferior à entrada da tuba uterina (Figura 6.39A). Como o ovário está suspenso na cavidade peritoneal e sua superfície não é coberta por peritônio, o oócito expelido na ovulação passa para a cavidade peritoneal. Entretanto, sua vida intraperitoneal é curta porque geralmente é aprisionado pelas fímbrias do infundíbulo da tuba uterina e conduzido para a ampola, onde pode ser fertilizado.

TUBAS UTERINAS

As **tubas uterinas** (antigamente chamadas de ovidutos ou trompas de Falópio) conduzem o oócito, que é liberado mensalmente de um ovário durante a vida fértil, da cavidade peritoneal periovariana para a cavidade uterina. Também são o local habitual de fertilização. As tubas estendem-se lateralmente a partir dos *cornos uterinos* e se abrem na cavidade peritoneal perto dos ovários (Figura 6.39A e B).

As tubas uterinas (cerca de 10 cm de comprimento) estão em um meso estreito, a **mesossalpinge**, que forma as margens livres anterossuperiores dos ligamentos largos. Na disposição "ideal", normalmente mostrada pelas ilustrações, as tubas estendem-se simetricamente em direção posterolateral até as paredes laterais da pelve, onde se curvam anterior e superiormente aos ovários no ligamento largo em posição horizontal. Na realidade, observadas à ultrassonografia, muitas vezes as tubas estão dispostas assimetricamente e uma delas está em posição superior e até mesmo posterior em relação ao útero.

As tubas uterinas podem ser divididas em quatro partes, da região lateral para a medial:

1. **Infundíbulo:** a extremidade distal afunilada da tuba que se abre na cavidade peritoneal através do **óstio abdominal**. Os processos digitiformes da extremidade fimbriada do infundíbulo (**fímbrias**) abrem-se sobre a face medial do ovário; uma grande **fímbria ovárica** está fixada ao polo superior do ovário
2. **Ampola:** a parte mais larga e mais longa da tuba, que começa na extremidade medial do infundíbulo; a fertilização do oócito geralmente ocorre na ampola
3. **Istmo:** a parte da tuba que tem parede espessa e entra no corno uterino
4. **Parte uterina:** o segmento intramural curto da tuba que atravessa a parede do útero e se abre, através do óstio uterino, para a cavidade do útero no corno do útero.

Irrigação arterial e drenagem venosa dos ovários e das tubas uterinas. As *artérias ováricas* originam-se da parte abdominal da aorta (ver Figura 6.16; Quadro 6.4) e descem ao longo da parede abdominal posterior. Na margem da pelve, cruzam sobre os vasos ilíacos externos e entram nos ligamentos suspensores (Figura 6.39A), aproximando-se das faces laterais dos ovários e das tubas uterinas. Os ramos ascendentes das *artérias uterinas* (ramos das artérias ilíacas internas) seguem ao longo das faces laterais do útero e se aproximam das faces mediais dos ovários e tubas uterinas (Figuras 6.18B e 6.41). Tanto a artéria ovárica quanto a artéria uterina ascendente terminam bifurcando-se em *ramos ováricos* e *tubários*, que irrigam ovários e tubas uterinas das extremidades opostas e anastomosam-se entre si, criando uma circulação colateral de origem abdominal e pélvica para ambas as estruturas.

As veias que drenam o ovário formam um **plexo venoso pampiniforme**, semelhante a uma trepadeira, no ligamento largo perto do ovário e da tuba uterina (Figura 6.41). As veias do plexo geralmente se fundem para formar uma única **veia ovárica**, que deixa a pelve menor com a artéria ovárica. A veia ovárica direita ascende e entra na *veia cava inferior*; a veia ovárica esquerda drena para a *veia renal esquerda* (ver Figura 6.19). As veias tubárias drenam para as *veias ováricas* e para o *plexo venoso uterino (uterovaginal)* (Figura 6.41).

Inervação dos ovários e das tubas uterinas. A inervação é derivada em parte do *plexo ovárico*, descendo com os vasos ováricos, e em parte do *plexo uterino (pélvico)* (Figura 6.42). Os ovários e as tubas uterinas são intraperitoneais e, portanto, estão localizados acima da linha de dor pélvica (ver Quadro 6.3). Assim, fibras de dor aferentes viscerais ascendem retrogradamente com as fibras simpáticas descendentes do plexo ovárico e dos nervos esplâncnicos lombares até os corpos celulares nos gânglios sensitivos de nervos espinais T11–L1. As fibras reflexas aferentes viscerais seguem as fibras parassimpáticas retrogradamente através dos plexos uterino (pélvico) e hipogástrico inferior e dos nervos esplâncnicos pélvicos até os corpos celulares nos gânglios sensitivos de nervos espinais S2–S4.

ÚTERO

O **útero** é um órgão muscular oco, piriforme, com paredes espessas. O embrião e o feto se desenvolvem no útero. As paredes musculares adaptam-se ao crescimento do feto e garantem a força para sua expulsão durante o parto. O útero não grávido geralmente está localizado na pelve menor, com o corpo sobre a bexiga urinária e o colo entre a bexiga urinária e o reto (Figura 6.43A).

O útero é uma estrutura muito dinâmica, cujas dimensões e proporções modificam-se durante as várias fases da vida (ver "Alterações da anatomia normal do útero com a idade" no boxe Anatomia clínica, mais adiante).

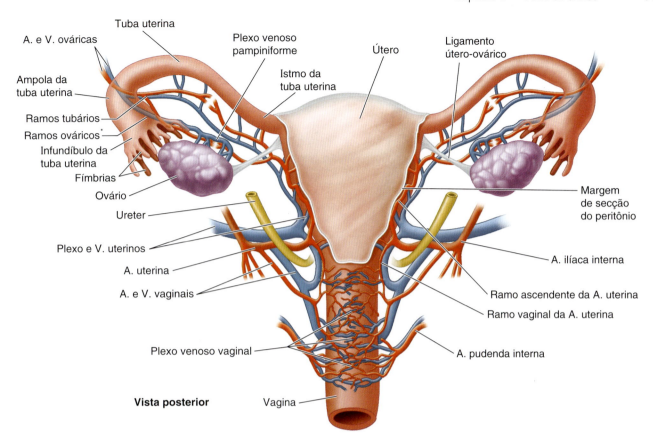

Figura 6.41 Vascularização e drenagem venosa do útero, da vagina e dos ovários. O ligamento largo do útero foi removido de cada lado para mostrar a anastomose dos ramos da artéria ovárica, originada na aorta, e da artéria uterina, originada na artéria ilíaca interna, que irrigam o ovário, a tuba uterina e o útero. As veias seguem um padrão semelhante, com fluxo contrário ao das artérias, mas são mais plexiformes, incluindo um plexo pampiniforme relacionado com o plexo ovárico e os plexos uterino e vaginal contínuos (coletivamente, o plexo uterovaginal).

Na mulher adulta, o útero geralmente encontra-se *antevertido* (inclinado anterossuperiormente em relação ao eixo da vagina) e *antefletido* (fletido ou curvado anteriormente em relação ao colo, criando o *ângulo de flexão*), de modo que sua massa fica sobre a bexiga urinária. Sendo assim, quando a bexiga urinária está vazia, o útero normalmente situa-se em um plano quase transversal (Figuras 6.43A e B e 6.44A). A posição do útero muda com o grau de enchimento da bexiga urinária (Figura 6.44B) e do reto, e também com a evolução da gravidez. Embora seu tamanho varie muito, o útero tem cerca de 7,5 cm de comprimento, 5 cm de largura e 2 cm de espessura e pesa cerca de 90 g. O útero pode ser dividido em duas partes principais (Figura 6.43B): o corpo e o colo.

O **corpo do útero**, que forma os dois terços superiores do órgão, inclui o **fundo do útero**, a parte arredondada situada superiormente aos óstios uterinos (Figura 3.39A). O corpo está situado entre as lâminas do ligamento largo e é livremente móvel (Figura 6.39A). Tem duas faces: anterior (relacionada com a bexiga urinária) e posterior (intestinal). O corpo do útero é separado do colo pelo **istmo do útero**, um segmento relativamente estreitado, com cerca de 1 cm de comprimento (Figuras 6.39A e B e 6.43B).

O **colo do útero** é o terço inferior cilíndrico e relativamente estreito do útero, que tem comprimento aproximado de 2,5 cm na mulher adulta não grávida. Para fins descritivos, é dividido em duas porções: uma **porção supravaginal** entre o istmo e a vagina, e uma **porção vaginal**, que se projeta para a parte superior da parede anterior da vagina (Figura 6.43B). A porção vaginal arredondada circunda o **óstio do útero** e, por sua vez, é circundada por um recesso estreito, o *fórnice da vagina* (Figuras 6.39A e B e 6.43A [detalhe]). A porção supravaginal é separada da bexiga urinária anteriormente por tecido conjuntivo frouxo e do reto posteriormente pela *escavação retouterina* (Figura 6.43A).

A **cavidade do útero**, semelhante a uma fenda, tem cerca de 6 cm de comprimento do óstio uterino até a parede do fundo do útero (Figura 6.39B). Os **cornos do útero** são as regiões superolaterais da cavidade do útero, onde penetram as tubas uterinas. A cavidade do útero continua inferiormente como o **canal do colo do útero**. O canal fusiforme estende-se de um estreitamento no interior do istmo do corpo do útero, o **óstio anatômico interno**, atravessa as porções supravaginal e vaginal do colo, comunicando-se com o lúmen da vagina através do óstio uterino. A cavidade do útero (em particular, o canal do colo do útero) e o lúmen da vagina juntos constituem o **canal de parto** que o feto atravessa ao fim da gestação.

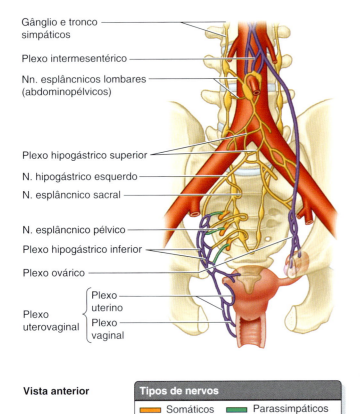

Figura 6.42 Inervação dos ovários e dos órgãos genitais femininos internos. Além das fibras autônomas (motoras viscerais), esses nervos conduzem fibras aferentes viscerais provenientes desses órgãos. A parte inferior da vagina não é mostrada porque recebe inervação somática.

A parede do corpo do útero é formada por três camadas:

1. **Perimétrio** – a túnica serosa ou revestimento seroso externo – consiste em peritônio sustentado por uma fina lâmina de tecido conjuntivo
2. **Miométrio** – a camada média de músculo liso – é muito distendido (mais extenso, porém muito mais fino) durante a gravidez. Os principais ramos dos vasos sanguíneos e nervos do útero estão localizados nessa camada. Durante o parto, a contração do miométrio é estimulada hormonalmente a intervalos cada vez menores para dilatar o óstio do colo do útero e expelir o feto e a placenta. Durante a menstruação, as contrações do miométrio podem causar cólica
3. **Endométrio** – a túnica mucosa interna – está firmemente aderido ao miométrio subjacente. O endométrio participa ativamente do ciclo menstrual, sofrendo modificações de sua estrutura a cada estágio do ciclo. Se houver concepção, o blastocisto implanta-se nessa camada; se não houver concepção, a face interna dessa camada é eliminada durante a menstruação.

A quantidade de tecido muscular no colo do útero é bem menor do que no corpo. O colo do útero é, em sua maior parte, fibroso e consiste principalmente em colágeno com uma pequena quantidade de músculo liso e elastina.

Ligamentos do útero. Externamente, o **ligamento útero-ovárico** fixa-se ao útero posteroinferiormente à junção uterotubária (Figura 6.39A e B). O **ligamento redondo do útero** fixa-se anteroinferiormente a essa junção. Esses dois ligamentos são vestígios do *gubernáculo ovárico*, relacionados com a mudança de posição da gônada de sua posição embrionária sobre a parede abdominal posterior (ver Figura 5.17A).

O **ligamento largo do útero** é uma dupla lâmina de peritônio que se estende das laterais do útero até as paredes laterais e o assoalho da pelve (Figura 6.39A). Esse ligamento ajuda a manter o útero em posição. As duas lâminas do ligamento largo são contínuas entre si em uma margem livre que circunda a tuba uterina. Lateralmente, o peritônio do ligamento largo é prolongado superiormente sobre os vasos como o *ligamento suspensor do ovário*. Entre as lâminas do ligamento largo de cada lado do útero, o *ligamento útero-ovárico* situa-se posterossuperiormente e o *ligamento redondo do útero* situa-se anteroinferiormente. A tuba uterina situa-se na margem livre anterossuperior do ligamento largo, dentro de um pequeno meso denominado *mesossalpinge*. Do mesmo modo, o ovário situa-se dentro de um pequeno meso denominado *mesovário* na face posterior do ligamento largo. A parte maior do ligamento largo, inferior à mesossalpinge e ao mesovário, que serve como meso para o próprio útero, é o **mesométrio**.

O útero é uma estrutura densa situada no centro da cavidade pélvica. As principais sustentações do útero que o mantêm nessa posição são passivas e ativas ou dinâmicas. A *sustentação dinâmica do útero* é propiciada pelo diafragma da pelve. Seu tônus nas posições sentada e de pé e a contração ativa durante períodos de aumento da pressão intra-abdominal (espirro, tosse etc.) são transmitidos através dos órgãos pélvicos adjacentes e da fáscia endopélvica que o cercam. A *sustentação passiva do útero* é proporcionada por sua posição – o modo como o útero normalmente *antevertido* e *antefletido* fica apoiado sobre o topo da bexiga urinária (Figura 6.43A). Quando a pressão intra-abdominal aumenta, o útero é pressionado contra a bexiga urinária. O colo do útero é a parte menos móvel do órgão em razão da sustentação passiva proporcionada por condensações de fáscia parietal da pelve (ligamentos) fixadas a ele, que também contém músculo liso (Figuras 6.13A e B e 6.14):

- *Ligamentos transversos do colo* (cardinais) estendem-se da porção supravaginal do colo e das partes laterais do fórnice da vagina até as paredes laterais da pelve (Figura 6.14)
- *Ligamentos uterossacros*[*] seguem superiormente e um pouco posteroinferiormente das laterais do colo do útero até o meio do sacro; são palpáveis ao toque retal.

---

[*]N.R.T.: O revisor técnico prefere utilizar a denominação "ligamento uterossacro", amplamente empregada no meio médico e entre anatomistas, embora não reconhecida pela T. A., que reconhece o termo "ligamento retouterino", que se mistura anteriormente com o uterossacro.

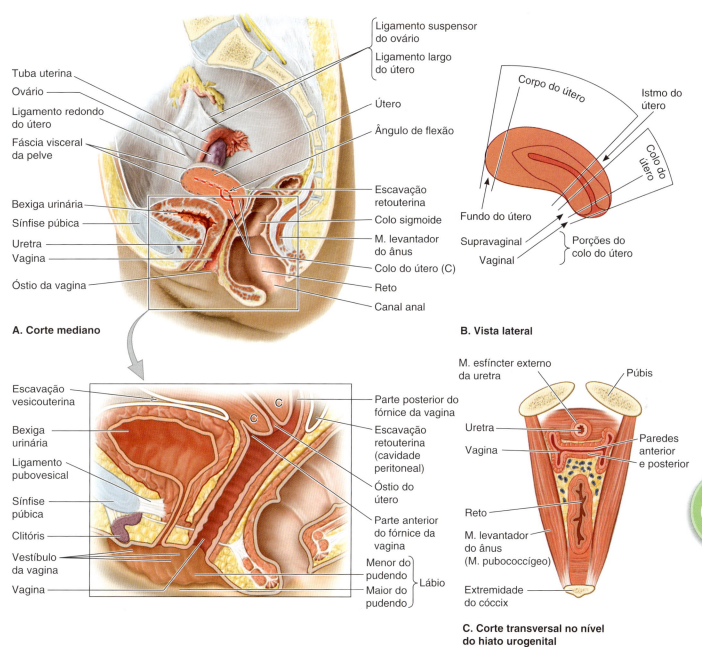

Figura 6.43 Útero e vagina. A. Disposição do útero. Observe que os eixos da uretra e da vagina estão paralelos e que a uretra adere à parede vaginal anterior. A colocação de um dedo, com a luva, na vagina pode ajudar a direcionar a inserção do cateter na bexiga urinária através da uretra. Quando a bexiga urinária está vazia, o útero típico encontra-se antevertido e antefletido. **B.** Parte do útero. As duas principais partes do útero, o corpo e o colo, são separadas pelo istmo. O conhecimento das outras subdivisões das partes principais é muito importante para, por exemplo, descrever a localização dos tumores e os locais de fixação da placenta. **C.** Corte transversal dos órgãos pélvicos femininos inferiores. Os órgãos penetram o assoalho pélvico através do hiato urogenital, aparecendo como a lacuna entre os lados direito e esquerdo do músculo levantador do ânus.

Juntas, essas sustentações passivas e ativas mantêm o útero centralizado na cavidade pélvica e resistem à tendência de que o útero caia, ou seja, empurrado através da vagina (ver "Posição do útero" no boxe Anatomia clínica, mais adiante).

Relações do útero. O peritônio cobre o útero anterior e superiormente, com exceção do colo do útero (Figura 6.39A). O peritônio é refletido anteriormente do útero sobre a bexiga urinária e posteriormente sobre a parte posterior do fórnice da vagina até o reto (Figura 6.43A). Anteriormente, o corpo do útero é separado da bexiga urinária pela **escavação vesicouterina**, onde o peritônio é refletido do útero sobre a margem posterior da face superior da bexiga urinária. Posteriormente, o corpo do útero e a porção supravaginal do colo são separados do colo sigmoide por uma lâmina de peritônio e da cavidade peritoneal e do

620 Moore Anatomia Orientada para a Clínica

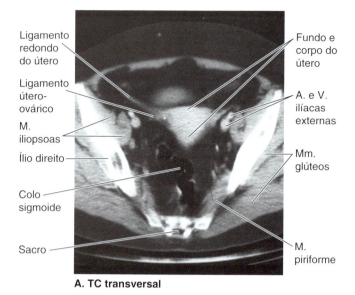

A. TC transversal

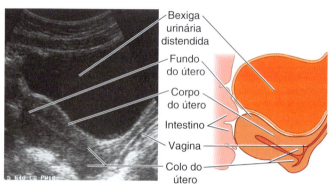

B. US longitudinal (mediana)

Figura 6.44 Exames de imagem das vísceras pélvicas femininas. **A.** Como o útero é quase horizontal quando está antevertido e antefletido sobre a bexiga urinária, a maior parte do corpo, inclusive o fundo, aparece nessa TC. **B.** Bexiga urinária distendida. Há retroversão e retroflexão temporárias quando a bexiga urinária completamente distendida causa retroversão temporária do útero e diminui seu ângulo de flexão. (Compare com a Figura 6.43A.)

reto pela *escavação retouterina*. Lateralmente, a artéria uterina cruza o ureter superiormente, perto do colo do útero (Figura 6.41).

Resumo das relações do útero (Figura 6.45):

- *Anteriormente* (anteroinferiormente em sua posição antevertida normal): a fossa supravesical e a escavação vesicouterina da cavidade peritoneal e a face superior da bexiga urinária. A porção supravaginal do colo tem relação com a bexiga urinária e é separada dela apenas por tecido conjuntivo fibroso
- *Posteriormente*: a escavação retouterina contendo alças de intestino delgado e a face anterior do reto. Apenas a fáscia visceral da pelve que une o reto e o útero nesse local resiste ao aumento da pressão intra-abdominal
- *Lateralmente*: o ligamento largo peritoneal ladeando o corpo do útero e os ligamentos transversos do colo, fasciais, de cada lado do colo do útero e da vagina. Na transição entre os dois ligamentos, os ureteres seguem anteriormente, um pouco superiores à parte lateral do fórnice da vagina e inferiores às artérias uterinas, em geral cerca de 2 cm laterais à porção supravaginal do colo (ver Figura 6.13A).

Irrigação arterial e drenagem venosa do útero. A vascularização do útero provém principalmente das *artérias uterinas*, com possível irrigação colateral das artérias ováricas (Figura 6.41). As *veias uterinas* penetram nos ligamentos largos com as artérias e formam um **plexo venoso uterino** de cada lado do colo. As veias do plexo uterino drenam para as veias ilíacas internas.

VAGINA

A **vagina**, um tubo musculomembranáceo distensível (7 a 9 cm de comprimento), estende-se do meio do colo do útero até o **óstio da vagina**, a abertura na sua extremidade inferior (Figuras 6.39B e 6.43A). O óstio da vagina, o óstio externo da uretra e os ductos da glândula vestibular maior e as glândulas vestibulares menores abrem-se no **vestíbulo da vagina**, a fenda entre os lábios menores do pudendo. A porção vaginal do colo do útero está localizada anteriormente na parte superior da vagina. A vagina:

- Serve como canal para o líquido menstrual
- Forma a parte inferior do canal de parto
- Recebe o pênis e o sêmen ejaculado durante a relação sexual
- Comunica-se superiormente com o canal do colo do útero e inferiormente com o vestíbulo da vagina.

A vagina geralmente encontra-se colapsada. O óstio da vagina costuma estar colapsado em direção à linha mediana, de modo que suas paredes laterais ficam em contato de cada lado de uma fenda anteroposterior. Superiormente ao óstio, porém, as paredes anterior e posterior estão em contato a cada lado de uma cavidade virtual transversal, que tem formato de H em corte transversal (Figura 6.43C), com exceção de sua extremidade superior, na qual o colo do útero as mantém afastadas. A vagina situa-se posteriormente à bexiga urinária e à uretra, sendo que esta se projeta ao longo da linha mediana de sua parede anteroinferior (Figura 6.39B). A vagina situa-se anteriormente ao reto, passando entre as margens mediais do músculo levantador do ânus (puborretal). O **fórnice da vagina**, o recesso ao redor do colo, tem *partes anterior*, *posterior* e *lateral* (Figuras 6.39A e 6.43A). A **parte posterior do fórnice da vagina** é a mais profunda e tem íntima relação com a escavação retouterina. Quatro músculos comprimem a vagina e atuam como esfíncteres: **pubovaginal**, *esfíncter externo da uretra*, **esfíncter uretrovaginal** e *bulboesponjoso* (Figura 6.46).

A vagina está relacionada (ver Figura 6.27B):

- Anteriormente com o fundo da bexiga e a uretra
- Lateralmente com o músculo levantador do ânus, a fáscia visceral da pelve e os ureteres
- Posteriormente (da parte inferior para a superior) com o canal anal, o reto e a escavação retouterina.

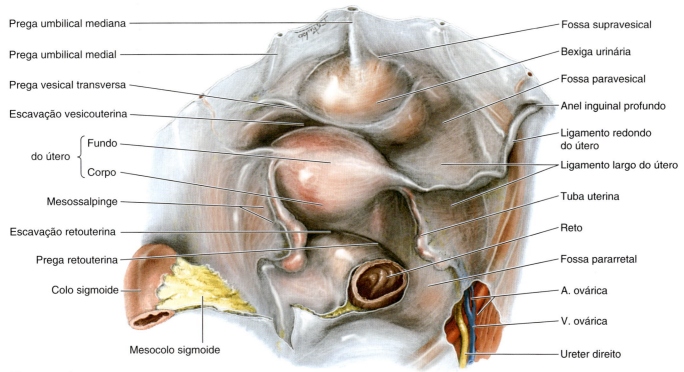

Vista superior

Figura 6.45 Relações das vísceras pélvicas femininas entre si. O peritônio está íntegro, revestindo a cavidade pélvica e cobrindo a face superior da bexiga urinária, o fundo e o corpo do útero, além de grande parte do reto. Neste cadáver em decúbito dorsal, a tuba uterina e a mesossalpinge de cada lado estão pendentes, encobrindo a visão dos ovários. A posição do útero é geralmente assimétrica, como aqui. O ligamento redondo do útero segue o mesmo trajeto subperitoneal que o ducto deferente do homem.

IRRIGAÇÃO ARTERIAL E DRENAGEM VENOSA DA VAGINA

As artérias que irrigam a parte superior da vagina originam-se das *artérias uterinas*. As artérias que suprem as partes média e inferior da vagina são ramos das *artérias vaginal* e *pudenda interna* (Figuras 6.18 e 6.41).

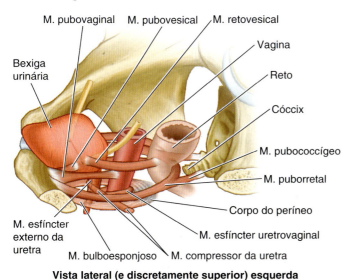

Vista lateral (e discretamente superior) esquerda

Figura 6.46 Músculos que comprimem a uretra e a vagina. Os músculos que comprimem a vagina e atuam como esfíncteres incluem o pubovaginal, o esfíncter externo da uretra (principalmente a parte do esfíncter uretrovaginal) e o bulboesponjoso. Os músculos compressor da uretra e esfíncter externo da uretra comprimem a uretra.

As veias vaginais formam **plexos venosos vaginais** ao longo das laterais da vagina e na túnica mucosa vaginal (Figura 6.41). Essas veias são contínuas com o *plexo venoso uterino*, formando o **plexo venoso uterovaginal**, e drenam para as veias ilíacas internas através da veia uterina. Esse plexo também se comunica com os plexos venosos vesical e retal.

INERVAÇÃO DA VAGINA E DO ÚTERO

Apenas os dois quintos inferiores da vagina têm inervação somática. A inervação dessa parte da vagina provém do *nervo perineal profundo*, um ramo do *nervo pudendo*, que conduz fibras aferentes simpáticas e viscerais, mas não fibras parassimpáticas (Figura 6.47). Apenas essa parte inervada somaticamente é sensível ao toque e à temperatura, embora as fibras aferentes somáticas e viscerais tenham seus corpos celulares nos mesmos gânglios sensitivos de nervos espinais (S2–S4).

A maior parte da vagina (três quartos a dois quintos superiores) tem inervação visceral. Os nervos para essa parte da vagina e para o útero são derivados do **plexo nervoso uterovaginal**, que segue com a artéria uterina na junção da base do ligamento largo (peritoneal) com a parte superior do ligamento transverso do colo (fascial). O plexo nervoso uterovaginal é um dos plexos pélvicos que se estendem do plexo hipogástrico inferior até as vísceras pélvicas. Fibras aferentes simpáticas, parassimpáticas e viscerais atravessam esse plexo.

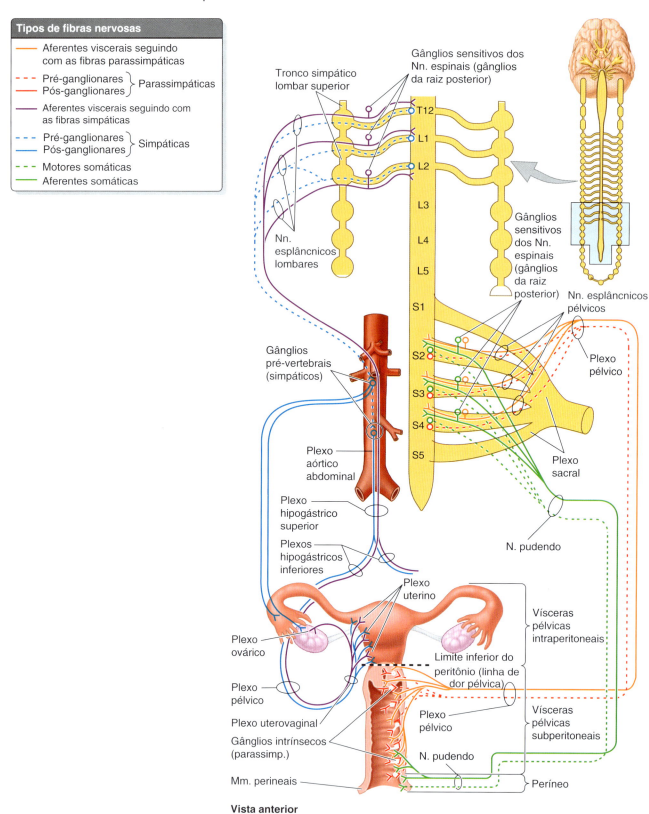

Vista anterior

Figura 6.47 Inervação dos órgãos genitais femininos internos. Os nervos esplâncnicos pélvicos, originados nos ramos anteriores de S2–S4, enviam fibras motoras parassimpáticas para o útero e a vagina (e fibras vasodilatadoras para o tecido erétil do clitóris e bulbo do vestíbulo; não mostrados). As fibras simpáticas pré-ganglionares atravessam o tronco simpático e os nervos esplâncnicos lombares e fazem sinapse nos gânglios pré-vertebrais com as fibras pós-ganglionares; estas últimas atravessam os plexos hipogástricos superior e inferior até chegar às vísceras pélvicas. As fibras aferentes viscerais que conduzem dor de estruturas intraperitoneais (como o corpo do útero) seguem com as fibras simpáticas até os gânglios sensitivos de nervos espinais T12–L2. As fibras aferentes viscerais que conduzem a dor proveniente de estruturas subperitoneais, como o colo do útero e a vagina (*i. e.*, o canal do parto), seguem com as fibras parassimpáticas para os gânglios sensitivos de nervos espinais S2–S4. A sensibilidade somática do óstio da vagina também segue para os gânglios sensitivos de nervos espinais S2–S4 pelo nervo pudendo. Além disso, as contrações musculares do útero são induzidas por hormônios.

A *inervação simpática* origina-se nos segmentos torácicos inferiores da medula espinal e atravessa os *nervos esplâncnicos lombares* e a série de plexos intermesentérico-hipogástrico-pélvicos. A *inervação parassimpática* origina-se nos segmentos S2–S4 da medula espinal e atravessa os nervos esplâncnicos pélvicos até o plexo hipogástrico inferior-uterovaginal. A *inervação aferente visceral* das partes superior (intraperitoneal; fundo e corpo) e inferior (subperitoneal; colo) do útero e da vagina diferem em termos de trajeto e destino. As fibras aferentes viscerais que conduzem impulsos de dor do fundo e do corpo do útero (acima da *linha de dor pélvica*) intraperitoneais seguem a inervação simpática retrógrada para chegar aos corpos celulares nos gânglios sensitivos de nervos espinais torácicos inferiores-lombares superiores. As fibras aferentes que conduzem impulsos de dor do colo do útero e da vagina (abaixo da linha de dor pélvica) subperitoneais seguem as fibras parassimpáticas retrogradamente através dos plexos uterovaginal e hipogástrico inferior e dos nervos esplâncnicos pélvicos para chegar aos corpos celulares nos gânglios sensitivos de nervos espinais S2–S4. As duas diferentes vias seguidas por fibras de dor visceral são clinicamente importantes porque propiciam às mães vários tipos de anestesia durante o parto (ver "Anestesia no parto" no boxe Anatomia clínica, mais adiante). Todas as fibras aferentes viscerais do útero e da vagina não relacionadas com a dor (aquelas que conduzem sensações inconscientes) também seguem a última via.

ANATOMIA CLÍNICA

ÓRGÃOS GENITAIS FEMININOS INTERNOS

Infecções do sistema genital feminino

Como o sistema genital feminino comunica-se com a cavidade peritoneal através dos óstios abdominais das tubas uterinas, as infecções da vagina, do útero e das tubas uterinas podem evoluir para *peritonite*. Inversamente, a inflamação da tuba uterina (*salpingite*) pode resultar de infecções que se disseminam da cavidade peritoneal. Uma importante causa de infertilidade em mulheres é a obstrução das tubas uterinas, com frequência consequente à salpingite.

Perviedade das tubas uterinas

HISTEROSSALPINGOGRAFIA

A perviedade das tubas uterinas pode ser determinada por um procedimento radiológico no qual se injeta um material radiopaco hidrossolúvel ou gás dióxido de carbono no útero e nas tubas uterinas através do óstio do útero (*histerossalpingografia*). O meio de contraste atravessa a cavidade uterina e as tubas (*pontas de seta* na Figura B6.12). O acúmulo de líquido radiopaco ou o surgimento de bolhas de gás na região das fossas (escavações) pararretais da cavidade peritoneal indica perviedade das tubas.

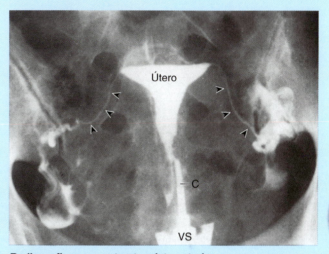

Radiografia com contraste, vista anterior

Figura B6.12 Histerossalpingografia. Radiografia com contraste. *Pontas de seta*, tubas uterinas; *C*, cateter no canal cervical; *VS*, espéculo vaginal.

ENDOSCOPIA

A perviedade das tubas uterinas também pode ser determinada por *histeroscopia*, o exame do interior das tubas com uso de um instrumento endoscópico estreito (*histeroscópio*), que é introduzido através da vagina e do útero.

Esterilização feminina

LAQUEADURA DAS TUBAS UTERINAS

A *laqueadura das tubas uterinas* é um método cirúrgico e permanente de controle de natalidade. Os oócitos que são liberados pelos ovários e entram nas tubas uterinas dessas pacientes degeneram e são logo absorvidos. A laqueadura cirúrgica das tubas uterinas é realizada por abordagem abdominal ou laparoscópica. A *laqueadura tubária abdominal a céu aberto* geralmente é realizada por meio de uma incisão suprapúbica curta na linha de implantação dos pelos pubianos e consiste na retirada de um segmento ou de toda a tuba uterina. Pode ser realizada no momento da cesariana se não forem desejados mais filhos. A *laqueadura tubária laparoscópica* é realizada com um laparoscópio de fibra óptica inserido por uma pequena incisão, em geral perto do umbigo (Figura B6.13). Nesse procedimento, a continuidade tubária é interrompida por cauterização, anéis ou grampos.

ESTERILIZAÇÃO HISTEROSCÓPICA

Um método não cirúrgico de esterilização consiste na colocação via histeroscopia de métodos de oclusão (implantes de níquel-titânio) nas aberturas das tubas uterinas. É formado um tecido fibrótico em torno dos implantes, obstruindo assim as tubas uterinas. Esse processo demora aproximadamente três meses para ser efetivo, embora possa demorar mais

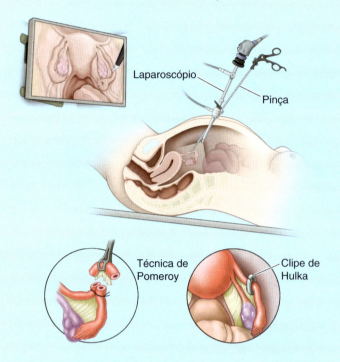

Figura B6.13 Laqueadura tubária laparoscópica.

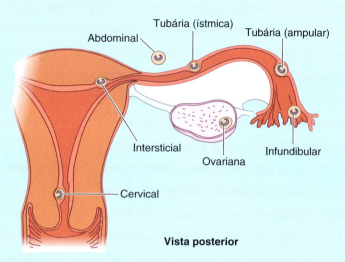

Figura B6.14 Locais de gravidez ectópica.

tempo. Três meses após o procedimento é realizada uma histerossalpingografia para se constatar a oclusão completa das tubas uterinas. Durante esse período é obrigatório o uso de um outro método de contracepção.

Gravidez ectópica tubária

A *gravidez tubária* é o tipo mais comum de *gestação ectópica* (implantação embrionária e iniciação de desenvolvimento gestacional fora do corpo do útero); ocorre em cerca de 1 a cada 250 gestações na América do Norte (Moore et al., 2020). Se não forem diagnosticadas precocemente, as gestações ectópicas tubárias podem resultar em ruptura da tuba uterina e hemorragia grave para a cavidade abdominopélvica durante as primeiras 8 semanas de gestação. A ruptura tubária e a hemorragia são uma ameaça à vida materna e causam a morte do embrião.

Em algumas mulheres, pode haver acúmulo de pus na tuba uterina (*piossalpinge*), que é parcialmente ocluída por aderências. Nesses casos, a mórula (primeiro estágio da embriogênese) pode não ser capaz de seguir ao longo da tuba até o útero, embora os espermatozoides evidentemente tenham feito isso. Quando o blastocisto se forma, ele se implanta na túnica mucosa da tuba uterina, causando uma gravidez ectópica tubária. Embora a implantação ectópica possa ocorrer em qualquer parte da tuba uterina, o local mais comum é a ampola (Figura B6.14). Gestações ectópicas também ocorrem idiopaticamente (sem motivo aparente ou explicável) nas mulheres, e há risco aumentado nos casos de laqueadura malsucedida das tubas uterinas.

No lado direito, muitas vezes o apêndice vermiforme está próximo do ovário e da tuba uterina. Essa proximidade explica por que uma *gravidez tubária rota* e a consequente peritonite podem ser erroneamente diagnosticadas como apendicite aguda. Nos dois casos, há inflamação do peritônio parietal na mesma área geral, e a dor é referida para o quadrante inferior direito do abdome.

Remanescentes dos ductos embrionários

Às vezes, a mesossalpinge entre a tuba uterina e o ovário contém resquícios embrionários (Figura 6.39B). O *epoóforo* forma-se a partir de resquícios dos túbulos mesonéfricos do *mesonefro*, o rim embrionário transitório (Moore et al., 2020). Também pode haver um *ducto longitudinal do epoóforo* (ducto de Gartner) persistente, um resquício do ducto mesonéfrico que forma o ducto deferente e o ducto ejaculatório no homem. Situa-se entre as lâminas do ligamento largo de cada lado do útero e/ou vagina. Às vezes, há um *apêndice vesicular* fixado ao infundíbulo da tuba uterina. É o remanescente da extremidade cranial do ducto mesonéfrico que forma o *ducto do epidídimo*. Embora essas estruturas vestigiais sejam de interesse principalmente embriológico e morfológico, às vezes acumulam líquido e formam cistos (p. ex., cistos do ducto de Gartner).

Útero bicórneo

A fusão incompleta dos ductos paramesonéfricos embrionários que dão origem ao útero acarreta diversas anomalias congênitas, que variam da formação de um útero unicorne (que recebe um ducto uterino apenas do lado direito ou esquerdo) à duplicação na forma de um útero bicórneo (Figura B6.15A), cavidades uterinas duplicadas ou útero totalmente duplo (*útero didelfo*).

Posição do útero

Normalmente, o útero está antevertido e antefletido de tal modo que o corpo do útero apoia-se na bexiga urinária vazia, uma das diversas formas de proporcionar sustentação passiva para o útero (Figura B6.16A). Entretanto, o útero pode adotar outras posições, inclusive a anteflexão

Capítulo 6 ■ Pelve e Períneo 625

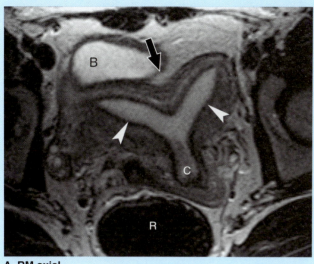

A. RM axial

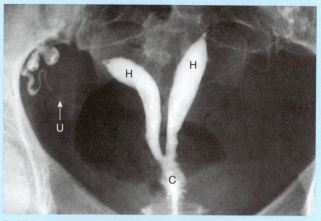

B. Histerossalpingografia de útero bicórneo

Figura B6.15 Útero bicórneo. *Seta preta*, superfície do fundo; *pontas de seta*, dois cornos do útero separados; *B*, bexiga urinária; *C*, colo do útero; *H*, cornos do útero; *R*, reto; *U*, tuba uterina.

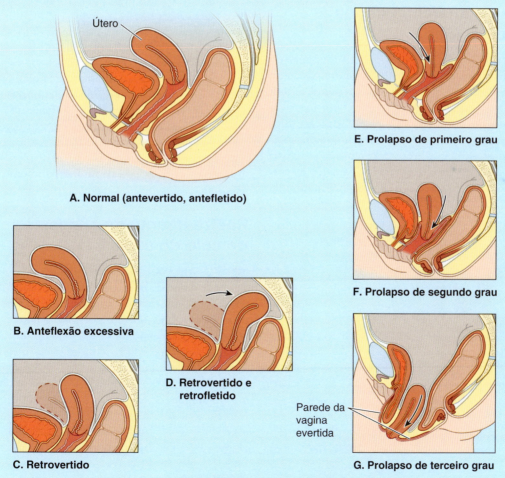

Figura B6.16 Disposição do útero.

excessiva (Figura B6.16B), anteflexão com retroversão (Figura B6.16C) e retroflexão com retroversão (Figura B6.16D). Já se acreditou que a retroversão e/ou retroflexão, quando acentuadas, fossem fatores predisponentes ao prolapso uterino ou representassem uma complicação potencial durante a gravidez; todavia, isso não foi comprovado.

Exame manual do útero

O tamanho e a disposição do útero podem ser avaliados por *palpação bimanual* (Figura B6.17A). Dois dedos enluvados da mão dominante do examinador são introduzidos superiormente na vagina, enquanto a outra mão exerce compressão inferoposterior sobre a região púbica da parede abdominal anterior. O tamanho e outras características do útero podem ser determinados dessa maneira (p. ex., se o útero estiver em sua posição antevertida normal). Quando há amolecimento do istmo do útero (*sinal de Hegar*), o colo do útero parece estar separado do corpo do útero. O amolecimento do istmo é um sinal precoce de gravidez. O útero pode ser ainda estabilizado pelo exame retovaginal, que é usado se o exame por via vaginal não apresentar achados claros (Figura B6.17B).

Alterações da anatomia normal do útero com a idade

Talvez o útero seja a estrutura mais dinâmica da anatomia humana (Figura B6.18). Por ocasião do nascimento, o útero é relativamente grande e tem proporções adultas (razão corpo:colo = 2:1) em razão da influência *pré-parto* dos hormônios maternos (Figura B6.18A). Algumas semanas *após o parto*, alcança dimensões e proporções infantis: o corpo e o colo têm comprimentos quase iguais (razão corpo:colo = 1:1) e o colo tem maior diâmetro (espessura) (Figura B6.18B). Em vista do pequeno tamanho da cavidade pélvica durante a infância, o útero é um órgão principalmente abdominal. O colo do útero permanece relativamente grande (cerca de 50% do útero) durante toda a infância. Durante a *puberdade*, o útero (principalmente seu corpo) cresce rapidamente, assumindo proporções adultas (Figura B6.18C). Na mulher pós-púbere, pré-menopáusica, não grávida, o corpo do útero é piriforme; os dois terços superiores do útero, com parede espessa, situam-se na cavidade pélvica (Figura B6.18D). Durante essa fase da vida, o útero sofre alterações mensais de tamanho, peso e densidade em relação ao ciclo menstrual.

Durante os nove meses de gravidez, o útero *grávido* se expande muito para acomodar o feto, tornando-se maior e com paredes cada vez mais finas (Figura B6.18G). Ao fim da gravidez (B6.18G, linha 10), o feto "desce", à medida que a cabeça se encaixa na pelve menor. O útero torna-se quase membranáceo, e o fundo cai abaixo de seu nível mais alto (atingido no 9º mês), quando se estende superiormente até a margem costal, ocupando a maior parte da cavidade abdominopélvica (Figura B6.18H).

Logo após o parto, o útero grande tem paredes espessas e edemaciadas (Figura B6.18I), mas seu tamanho diminui com rapidez. O útero não grávido de uma mulher *multípara* tem um corpo grande e nodular e geralmente estende-se até a parte mais baixa da cavidade abdominal, frequentemente causando pequena protrusão da parede abdominal inferior em mulheres magras (Figuras B6.18E e J e 6.73B).

Durante a *menopausa* (45 a 55 anos), o útero (mais uma vez, sobretudo o corpo) diminui de tamanho. *Após a menopausa*, o útero involui e regride a um tamanho muito menor, assumindo de novo proporções infantis (Figura B6.18F). Todos esses estágios representam a anatomia normal para a idade e o estado reprodutivo da mulher. Alterações no aspecto do colo do útero associadas ao parto continuam visíveis durante o resto da vida da mulher, embora provavelmente não tenham significado funcional.

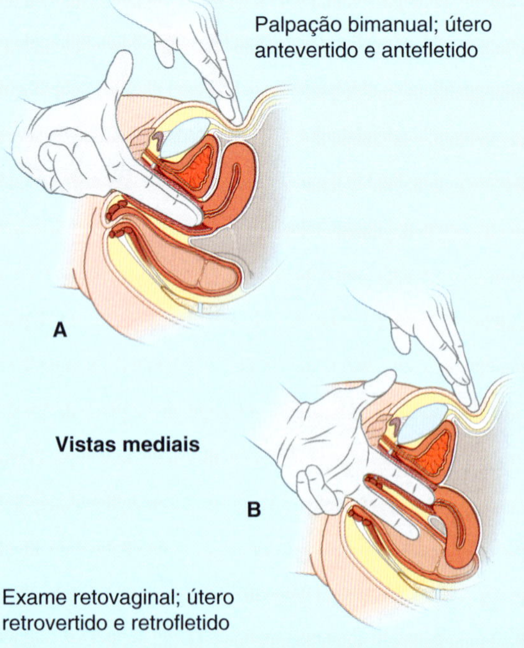

Rastreamento de câncer do colo do útero

Até 1940, o câncer do colo do útero era a principal causa de morte em mulheres na América do Norte (Krebs, 2000). O declínio da incidência e do número de mulheres que morrem por câncer do colo do útero está relacionado à acessibilidade do colo do útero à visualização direta e ao exame celular e histológico (inventado em 1946 pelo Dr. George Papanicolaou, daí esse exame ser chamado esfregaço de Papanicolaou) Este exame permite a detecção e o tratamento de condições pré-malignas do colo do útero (Hoffman et al., 2020). A vagina pode ser distendida com um *espéculo vaginal* para permitir a inspeção do colo do útero (Figura B6.19A e B). Uma espátula é "encostada" no óstio do útero (Figura B6.19A). A espátula é girada para raspar material celular da mucosa do colo (Figura B6.19C), isso é seguido pela inserção de uma escova citológica no canal do colo do útero, que é girada para colher material celular da mucosa da porção supravaginal do colo do útero. O material celular é, então, colocado em um líquido conservante para exame

A — Palpação bimanual; útero antevertido e antefletido

B — Exame retovaginal; útero retrovertido e retrofletido

Vistas mediais

Figura B6.17 Exame pélvico bimanual da posição do útero.

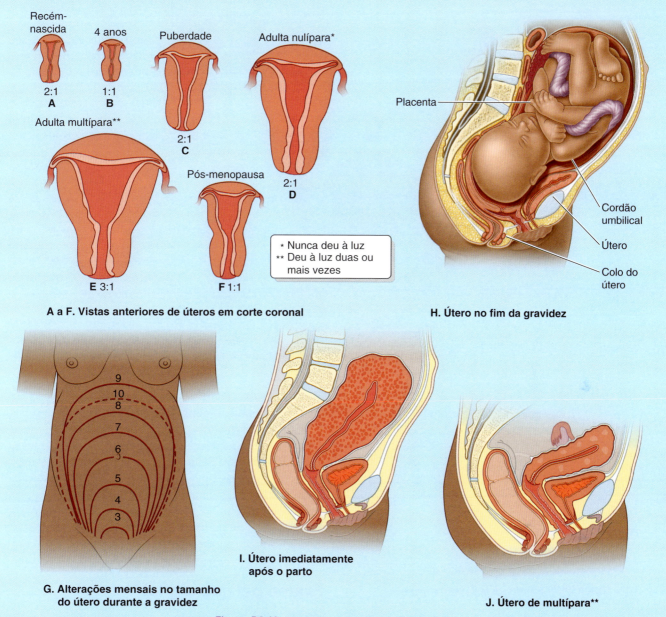

Figura B6.18 Alterações no útero ao longo da vida.

microscópico (Figura B6.19D). O rastreamento em mulheres de 30 a 65 anos para câncer do colo do útero preferido atualmente inclui citologia cervical e pesquisa de papilomavírus (HPV) a cada 5 anos. O HPV é a principal causa de câncer de colo de útero em mulheres. A pesquisa de HPV não é preconizada para mulheres com 21 a 29 anos de idade por causa da prevalência elevada de HPV nessa população. Para esse grupo de mulheres recomenda-se apenas citologia cervical a cada 3 anos.

Como não há peritônio entre a parte anterior do colo e a base da bexiga urinária, o câncer do colo do útero pode disseminar-se para a bexiga urinária por contiguidade. Também pode propagar-se por metástase linfogênica para os linfonodos ilíacos ou sacrais externos ou internos. Pode haver metástase hematogênica pelas veias ilíacas ou pelo plexo venoso vertebral interno.

Histerectomia

A histerectomia, excisão cirúrgica do útero, é um procedimento relativamente comum realizado principalmente no caso de doença uterina, tal como grandes miomas uterinos, endometriose ou câncer uterino. A incidência de histerectomia por motivos não cancerígenos tem diminuído acentuadamente e outros métodos têm sido realizados. O procedimento interrompe o sangramento uterino anormal, mas interrompe também os ciclos menstruais e a capacidade de conceber. O útero pode ser abordado cirurgicamente e removido através da parede abdominal anterior ("abordagem transabdominal") ou da vagina ("abordagem transvaginal") (Figura B6.20), por meio da cirurgia convencional ou com assistência robótica ou laparoscópica. Dependendo da localização, da extensão e da natureza da patologia,

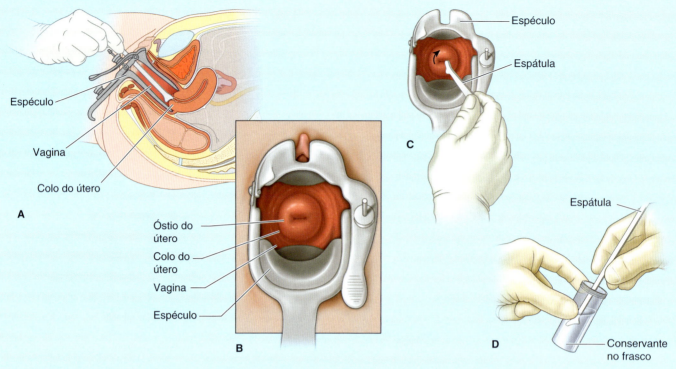

Figura B6.19 Citologia do colo do útero (esfregaço).

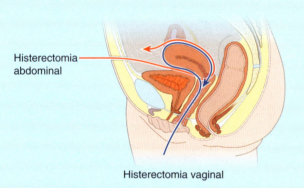

Figura B6.20 Vias cirúrgicas da histerectomia.

pode ser realizada uma histerectomia subtotal (supracervical ou cervical), total ou radical. A histerectomia radical inclui a remoção dos ovários além do útero. Na histerectomia subtotal, o útero é seccionado no istmo. Quando são realizadas histerectomias cervicais ou totais, os fórnices vaginais são incisados, circundando o colo do útero e, assim, separando o útero da vagina. A extremidade superior da vagina é então fechada por sutura. A ligadura da artéria uterina é realizada distalmente à artéria vaginal e aos ramos vaginais para possibilitar fluxo sanguíneo máximo para a extremidade superior da vagina para promover a cicatrização.

Distensão da vagina

A vagina da mulher adulta pode ser muito distendida, sobretudo na região da parte posterior do fórnice. Por exemplo, a distensão dessa parte possibilita a palpação do promontório da base do sacro durante um exame pélvico (ver "Diâmetros pélvicos" no boxe Anatomia clínica, anteriormente). A distensão também acomoda o pênis ereto durante a relação sexual.

A vagina é distendida principalmente pelo feto durante o parto, sobretudo na direção AP quando ocorre o delivramento dos ombros do feto (Figura B6.21). A distensão lateral é limitada pelas espinhas isquiáticas, que se projetam posteromedialmente, e os ligamentos sacroespinais que se estendem dessas espinhas até as margens laterais do sacro e cóccix. Assim, o canal de parto é profundo anteroposteriormente e estreito transversalmente nesse ponto, causando a rotação dos ombros do feto para o plano AP.

Exame pélvico digital

Por causa de suas paredes distensíveis, relativamente finas e da localização central na pelve, o colo do útero, as espinhas isquiáticas e o promontório da base do sacro podem ser palpados inserindo-se os dedos enluvados na vagina e/ou no reto (*exame pélvico manual*). As pulsações das artérias uterinas também podem ser palpadas através das partes laterais do fórnice, assim como irregularidades dos ovários, como cistos (Figura B6.22). Um transdutor de ultrassonografia pode ser inserida na vagina para visualizar estruturas adjacentes, como os ovários.

Fístulas vaginais

Em virtude da proximidade entre a vagina e os órgãos pélvicos adjacentes, o traumatismo obstétrico durante o trabalho de parto longo e difícil pode ocasionar fraquezas, necrose ou rupturas na parede da vagina e, às vezes, além. Radioterapia para câncer pélvico, complicações cirúrgicas e doença intestinal inflamatória ou diverticulite

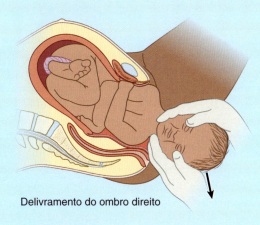

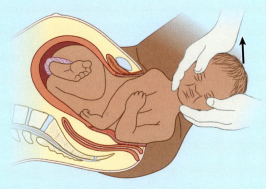

Delivramento do ombro direito

Delivramento do ombro esquerdo

Figura B6.21 Passagem do feto pela vagina. (*Setas*, direção da orientação manual).

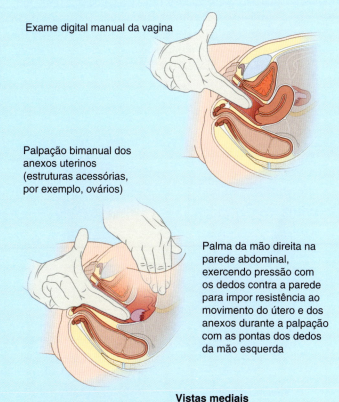

Exame digital manual da vagina

Palpação bimanual dos anexos uterinos (estruturas acessórias, por exemplo, ovários)

Palma da mão direita na parede abdominal, exercendo pressão com os dedos contra a parede para impor resistência ao movimento do útero e dos anexos durante a palpação com as pontas dos dedos da mão esquerda

Vistas mediais

Figura B6.22 Exame pélvico digital da vagina e dos anexos uterinos.

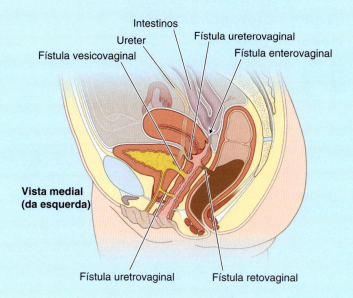

Figura B6.23 Fístulas vaginais.

também têm efeito na vagina. Estes distúrbios podem dar origem ou se transformar depois em trajetos anormais (*fístulas*) entre o lúmen vaginal e os lumens da bexiga urinária, do ureter, da uretra, do intestino ou do reto adjacentes (Figura B6.23). A urina entra na vagina a partir de *fístulas vesicovaginal*, *ureterovaginal* ou *uretrovaginal*. O fluxo é contínuo no caso de fístulas vesicovaginais e ureterovaginais, porém ocorre apenas durante a micção nas fístulas uretrovaginais. No caso de fístula *enterovaginal* ou *retovaginal*, pode haver eliminação de fezes ou gases pela vagina. As fístulas são reparadas por cirurgia.

Culdocentese

Um abscesso pélvico na escavação retouterina (fundo de saco de Douglas) pode ser drenado por meio de uma incisão feita na parte posterior do fórnice da vagina (*culdocentese*). Essa técnica também permite aspirar o líquido na cavidade peritoneal (p. ex., sangue) (Figura B6.24).

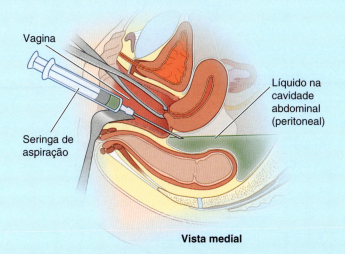

Figura B6.24 Culdocentese.

Exame laparoscópico das vísceras pélvicas

O exame visual das vísceras pélvicas é muito útil no diagnóstico de vários distúrbios que afetam essas vísceras, como os tumores e *cistos do ovário*, endometriose (existência de tecido endometrial ativo fora do útero) e gestações ectópicas. A *laparoscopia* inclui a inserção de um *laparoscópio* na cavidade peritoneal através de uma pequena incisão (aproximadamente 2 cm) abaixo do umbigo (Figura B6.25). A insuflação de dióxido de carbono inerte cria um pneumoperitônio para garantir espaço para visualização, e a pelve é elevada de modo que a gravidade puxe o intestino para o abdome. O útero pode ser manipulado externamente para facilitar a visualização, ou podem ser feitas aberturas adicionais para introduzir outros instrumentos para manipulação ou permitir outros procedimentos terapêuticos (p. ex., laqueadura das tubas uterinas).

Anestesia no parto

Existem várias opções para a diminuição da dor e do desconforto durante o parto. A *anestesia geral* é usada em procedimentos de emergência. A anestesia geral deixa a mulher inconsciente; ela não toma conhecimento do trabalho de parto e do parto. Os médicos monitoram e controlam a respiração materna e a função cardíaca, tanto materna quanto fetal. O parto ocorre passivamente sob o controle dos hormônios maternos com a ajuda de um obstetra.

Analgesia ou anestesia regional, tal como bloqueio peridural, raquianestesia ou bloqueio do pudendo, atuam em uma área do corpo. A intensidade da analgesia ou da anestesia depende do tipo de agente utilizado. No caso de analgesia regional, a gestante tem consciência das contrações uterinas e consegue "fazer força para baixo" e, assim, ajudar as contrações e a expelir o feto. A anestesia regional induz bloqueio completo da dor e das sensações e a gestante não auxilia o trabalho de parto.

O *bloqueio peridural* é uma opção popular para o parto participativo (A na Figura B6.26). O agente anestésico é administrado por um cateter de longa permanência no espaço peridural (um espaço preenchido por tecido adiposo) no nível das vértebras L III e L IV, o que possibilita a administração de mais agente anestésico para uma anestesia mais profunda ou mais prolongada, se necessário. O anestésico banha as raízes dos nervos espinais, inclusive as fibras de dor do colo do útero e da parte superior da vagina, e as fibras aferentes do nervo pudendo. Assim, há anestesia de todo o canal de parto, do assoalho pélvico e da maior parte do peritônio, mas os membros inferiores geralmente não são afetados. As fibras de dor do corpo do útero (acima da *linha de dor pélvica*) ascendem até os níveis torácico inferior e lombar superior. Estas e as fibras superiores a elas não são afetadas pelo anestésico, de modo que a mãe percebe as contrações uterinas. O espaço extradural espinal não continua até a cavidade craniana (ver Figura 8.28C no Capítulo 8, *Cabeça*), de modo que o agente anestésico não consegue ascender além do forame magno.

A *raquianestesia*, na qual o agente anestésico é introduzido através da dura-máter e da aracnoide-máter com uma agulha no espaço subaracnóideo espinal, no nível das vértebras L III e L IV (B na Figura B6.26), provoca anestesia completa aproximadamente abaixo do nível da cintura. O períneo, o assoalho pélvico e o canal do parto são anestesiados, e as funções motoras e sensitivas dos membros inferiores, bem como a sensação das contrações uterinas, são temporariamente bloqueadas. A raquianestesia é frequentemente utilizada para procedimentos de duração limitada, tais como a laqueadura pós-parto ou o parto por fórceps, ou para o segundo estágio do trabalho de parto. Dependendo do agente utilizado, seus efeitos duram de 30 a 250 minutos. Se o trabalho de parto for prolongado ou se

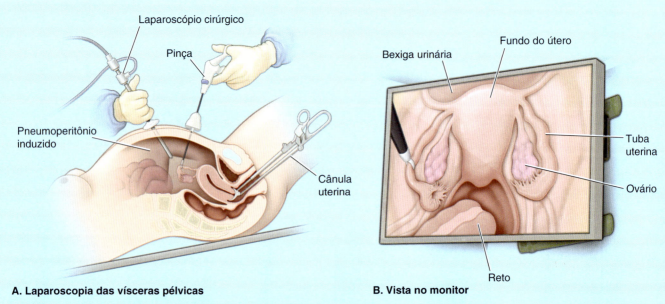

A. Laparoscopia das vísceras pélvicas
B. Vista no monitor

Figura B6.25 Exame laparoscópico.

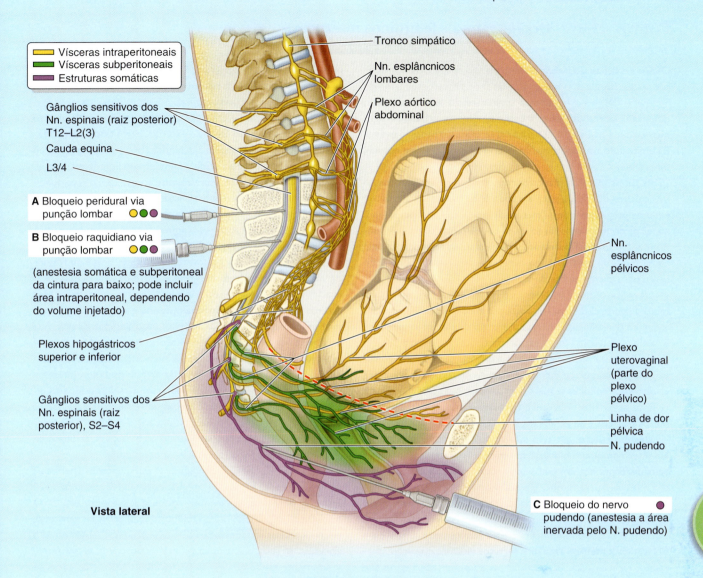

Figura B6.26 Anestesia obstétrica.

o nível da anestesia for inadequado, pode ser difícil ou impossível readministrar a anestesia. Como o agente anestésico é mais pesado do que o líquido cerebrospinal, permanece no espaço subaracnóideo espinal inferior enquanto a paciente estiver inclinada. O agente anestésico circula para o espaço subaracnóideo encefálico na cavidade craniana quando a paciente fica em posição horizontal após o parto. Consequentemente, "cefaleia" intensa é uma complicação potencial da raquianestesia, o que não ocorre na anestesia peridural.

Tanto com a anestesia peridural quanto com a raquianestesia, há um risco de extravasamento de líquido cerebrospinal do espaço subaracnóideo. Na anestesia peridural, isso só acontece quando a agulha perfura inadvertidamente a dura-máter e a aracnoide-máter. No bloqueio espinal, a agulha perfura deliberadamente a dura-máter e a aracnoide-máter. À medida que o líquido cerebrospinal extravasa, a pressão no canal diminui, o que pode levar a cefaleia intensa.

Em casos graves, a cefaleia pode ser tratada com coágulo autólogo, injetando um pequeno volume de sangue do paciente no espaço peridural para preencher o orifício feito pela agulha.

O *bloqueio do nervo pudendo* (nervo periférico) proporciona anestesia local nos dermátomos S2–S4 (a maior parte do períneo) e no quarto inferior da vagina (C na Figura B6.26). Não bloqueia a dor da parte superior do canal de parto (colo do útero e parte superior da vagina), de modo que a mãe consegue sentir as contrações uterinas. Pode ser readministrado; no entanto, isso implica o uso de um instrumento pontiagudo muito próximo da cabeça do feto. A base anatômica da administração de um bloqueio pudendo é apresentada no item "Bloqueios dos nervos pudendo e ilioinguinal", do boxe Anatomia clínica, mais adiante.

Os bloqueios peridurais caudais (canal sacral) não são mais usados com frequência.

Pontos-chave: Órgãos genitais femininos internos

Ovários e tubas uterinas: Os ovários são suspensos por duas pregas peritoneais: o mesovário da face posterossuperior do ligamento largo e o ligamento suspensor do ovário, vascular, da parede lateral da pelve. ■ Estão fixados ao útero pelo ligamento útero-ovárico. ■ O peritônio termina no próprio ovário. É substituído na superfície do ovário por um epitélio cúbico, mais fosco.

As tubas uterinas são os condutos e o local de fertilização dos oócitos liberados para a cavidade peritoneal. ■ Seguindo em uma prega peritoneal (mesossalpinge) que forma a margem superior do ligamento largo, cada tuba uterina tem um infundíbulo afunilado fimbriado, uma ampola larga, um istmo estreito e uma parte uterina curta que atravessa a parede do útero para entrar na cavidade.

Os ovários e as tubas uterinas recebem irrigação dupla (colateral) da parte abdominal da aorta por meio das artérias ováricas e das artérias ilíacas internas por meio das artérias uterinas. ■ Essa circulação colateral permite que os ovários sejam poupados para produzir estrogênio quando uma histerectomia exigir ligadura das artérias uterinas. ■ As fibras de dor aferentes viscerais e simpáticas seguem com os vasos ováricos. ■ As fibras reflexas aferentes viscerais e parassimpáticas atravessam os plexos pélvicos e os nervos esplâncnicos pélvicos.

Útero: O útero, que tem o formato de uma pera invertida, é o órgão no qual o blastocisto (embrião inicial) se implanta e se transforma em um embrião maduro e depois em um feto. ■ Embora seu tamanho e suas proporções modifiquem-se durante as várias fases da vida, o útero não grávido é formado por um corpo e um colo, separados por um istmo relativamente estreito. ■ O útero tem uma parede trilaminar que consiste em (1) um endométrio vascular e secretor interno, que sofre alterações cíclicas para se preparar para implantação e, na sua ausência, é eliminado com o fluxo menstrual; (2) um miométrio de músculo liso intermediário, estimulado hormonalmente, que dilata o canal do colo do útero (saída) e expele o feto durante o parto; e (3) um peritônio visceral (perimétrio), que cobre a maior parte do fundo e do corpo do útero (exceto por uma área nua que toca a bexiga urinária) e continua bilateralmente como o ligamento largo (mesométrio).

O útero normalmente encontra-se antevertido e antefletido, de modo que seu peso é sustentado principalmente pela bexiga urinária, embora também haja grande sustentação passiva pelos ligamentos transversos do colo e sustentação ativa pelos músculos do assoalho pélvico. ■ A artéria uterina irriga o útero e, durante a gravidez, a placenta. ■ As veias uterinas drenam para o plexo venoso uterovaginal.

Vagina: A vagina é uma passagem musculomembranácea que une a cavidade do útero ao exterior, permitindo a entrada/penetração do pênis, sêmen ejaculado, absorventes internos ou dedos do examinador e a saída de um feto ou líquido menstrual. ■ A vagina situa-se entre a uretra anteriormente e o reto posteriormente e está intimamente relacionada com essas estruturas, mas é separada do reto pela escavação retouterina peritoneal superiormente e o septo retovaginal fascial inferiormente. A vagina é entalhada (invaginada) anterossuperiormente pelo colo do útero, de modo que há formação de uma bolsa ou fórnice da vagina ao redor deste. ■ A maior parte da vagina está localizada na pelve, recebendo sangue pelos ramos pélvicos das artérias ilíacas internas (artérias uterina e vaginal), drenando diretamente para o plexo venoso uterovaginal e, por vias profundas (pélvicas), para os linfonodos ilíacos internos e externos e sacrais. ■ A parte mais inferior da vagina está localizada no períneo, recebe sangue da artéria pudenda interna e drena por vias superficiais (perineais) para os linfonodos inguinais superficiais. ■ A vagina consegue se distender bastante, permitindo o exame manual (palpação) dos pontos de referência pélvicos e vísceras (sobretudo os ovários) e também de estruturas patológicas (p. ex., cistos ovarianos).

Inervação do útero e da vagina: A parte inferior (perineal) da vagina recebe inervação somática pelo nervo pudendo (S2–S4) e é, portanto, sensível ao toque e à temperatura. ■ O restante da vagina e do útero tem localização pélvica e, portanto, visceral, recebendo inervação de fibras aferentes autônomas e viscerais. ■ Toda a sensação reflexa inconsciente segue retrogradamente ao longo de vias parassimpáticas até os gânglios sensitivos de nervos espinais S2–S4, assim como a sensação originada na parte subperitoneal do útero (basicamente o colo) e na vagina (inferior à linha de dor pélvica) isto é, no canal de parto. ■ No entanto, a sensibilidade pélvica do útero intraperitoneal (superior à linha de dor pélvica) segue retrogradamente ao longo da via simpática até os gânglios sensitivos de nervos espinais torácicos inferiores e lombares superiores. ■ A anestesia peridural é administrada para tirar vantagem da discrepância nas vias de dor a fim de facilitar métodos participativos de parto; a mulher sente as contrações uterinas, mas o canal de parto é anestesiado.

Drenagem linfática das vísceras pélvicas

Os vasos linfáticos da pelve, em sua maior parte, acompanham o sistema venoso, seguindo as tributárias da veia ilíaca interna até os linfonodos ilíacos internos, diretamente ou por intermédio dos linfonodos sacrais (Figura 6.48). No entanto, as estruturas localizadas superiormente na parte anterior da pelve drenam para os linfonodos ilíacos externos, uma via linfática que não é paralela à drenagem venosa. A linfa dos linfonodos ilíacos externos e internos flui através dos linfonodos ilíacos comuns e lombares (cavais/aórticos), drenando através dos troncos linfáticos lombares para a cisterna do quilo.

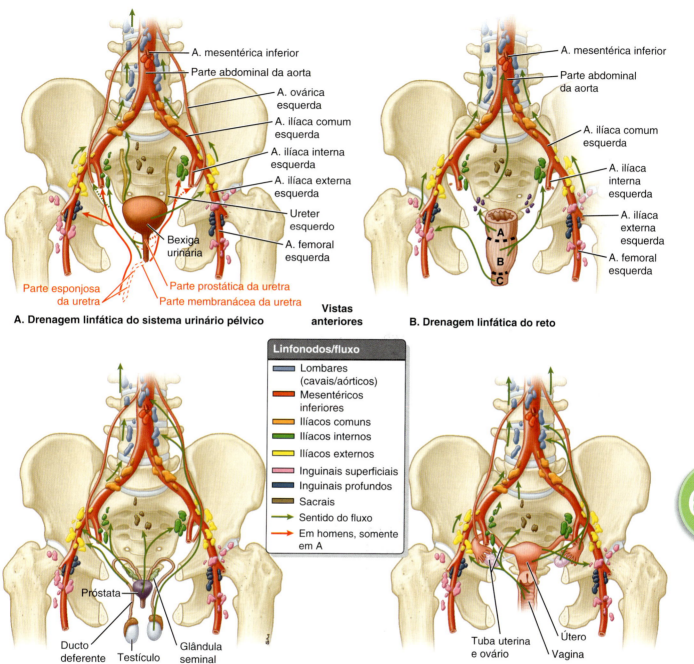

Figura 6.48 Drenagem linfática das vísceras pélvicas.

DRENAGEM LINFÁTICA DO SISTEMA URINÁRIO

A porção superior da parte pélvica dos ureteres drena principalmente para os linfonodos ilíacos externos, enquanto a porção inferior drena para os linfonodos ilíacos internos (Figura 6.48A; Quadro 6.7). Os vasos linfáticos das faces superolaterais da bexiga urinária seguem até os *linfonodos ilíacos externos*, enquanto aqueles do fundo e do colo da bexiga seguem até os *linfonodos ilíacos internos*. Alguns vasos do colo da bexiga drenam para os linfonodos sacrais ou ilíacos comuns. A maioria dos vasos linfáticos da uretra feminina e da parte proximal da uretra masculina segue até os *linfonodos ilíacos internos*. No entanto, alguns vasos da uretra feminina também drenam para os linfonodos sacrais e, da parte distal da uretra feminina, para os *linfonodos inguinais*.

DRENAGEM LINFÁTICA DO RETO

Os vasos linfáticos da parte superior do reto seguem até os *linfonodos mesentéricos inferiores* e, no caminho, muitos deles passam pelos **linfonodos pararretais** (situados diretamente sobre a camada muscular do reto) e/ou linfonodos

Quadro 6.7 Drenagem linfática das estruturas da pelve e do períneo.

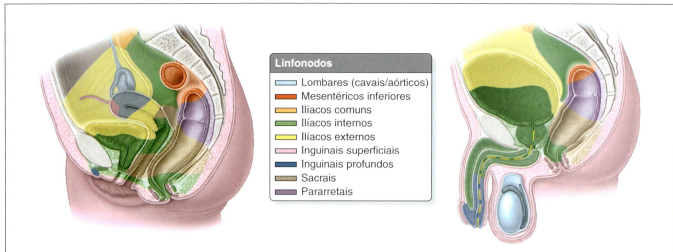

Zonas de órgãos pélvicos que drenam inicialmente para grupos específicos de linfonodos regionais

Grupo de linfonodos		Estruturas que normalmente drenam para esse grupo de linfonodos	
Lombar	*Mulher*: ao longo dos vasos ováricos	Gônadas e estruturas associadas; linfonodos ilíacos comuns	*Mulher*: ovário; tuba uterina (exceto istmo e partes intrauterinas); fundo do útero
	Homem: ao longo dos vasos testiculares		*Uretra masculina*: testículo; epidídimo
Mesentérico inferior		Parte superior do reto; colo sigmoide; colo descendente; linfonodos pararretais	
Ilíaco comum		Linfonodos ilíacos externos e internos	
Ilíaco interno		Estruturas pélvicas inferiores; estruturas profundas do períneo; linfonodos sacrais	*Mulher*: base da bexiga urinária; região inferior da parte pélvica do ureter; canal anal (acima da linha pectinada); parte inferior do reto; partes média e superior da vagina; colo do útero; corpo do útero
			Homem: parte prostática da uretra; próstata; base da bexiga urinária; região inferior da parte pélvica do ureter; parte inferior das glândulas seminais; corpos cavernosos; canal anal (acima da linha pectinada); parte inferior do reto
Ilíaco externo		Estruturas anterossuperiores da pelve; linfonodos inguinais profundos	*Mulher*: parte superior da bexiga urinária; região superior da parte pélvica do ureter; parte superior da vagina; colo do útero; parte inferior do corpo do útero
			Homem: parte superior da bexiga urinária; região superior da parte pélvica do ureter; parte superior da glândula seminal; parte pélvica do ducto deferente; partes membranácea e esponjosa da uretra (secundária)
Inguinal superficial		Membro inferior; drenagem superficial do quadrante inferolateral do tronco, incluindo a parede abdominal anterior inferior ao umbigo, região glútea e estruturas superficiais do períneo	*Mulher*: parte superolateral do útero (perto da fixação do ligamento redondo); pele do períneo incluindo o pudendo; óstio da vagina (inferior ao hímen); prepúcio do clitóris; pele perianal; canal anal inferior à linha pectinada
			Homem: pele do períneo, incluindo a pele e o prepúcio do pênis; escroto; pele perianal; canal anal inferior à linha pectinada
Inguinal profundo		Glande do clitóris ou pênis; linfonodos inguinais superficiais	*Mulher*: glande do clitóris
			Homem: glande do pênis; região distal da parte esponjosa da uretra
Sacral		Estruturas pélvicas posteroinferiores: parte inferior do reto; parte inferior da vagina	
Pararretal		Parte superior do reto	

sacrais (Figura 6.48B; Quadro 6.7). Os linfonodos mesentéricos inferiores drenam para os *linfonodos lombares (cavais/aórticos)*. Os vasos linfáticos da metade inferior do reto drenam diretamente para os linfonodos sacrais ou, sobretudo os da ampola distal, acompanham os vasos retais médios e drenam para os *linfonodos ilíacos internos*.

DRENAGEM LINFÁTICA DAS VÍSCERAS PÉLVICAS MASCULINAS

Os vasos linfáticos dos ductos deferentes, ductos ejaculatórios e partes inferiores das glândulas seminais drenam para os *linfonodos ilíacos externos* (Figura 6.48C; Quadro 6.7). Os vasos linfáticos das partes superiores das glândulas seminais e da próstata terminam principalmente nos *linfonodos ilíacos internos*, mas parte da drenagem destes últimos segue para os *linfonodos sacrais*.

DRENAGEM LINFÁTICA DAS VÍSCERAS PÉLVICAS FEMININAS

Os *vasos linfáticos dos ovários*, unidos aos vasos das tubas uterinas e à maioria dos vasos do fundo do útero, seguem as veias ováricas enquanto ascendem para os *linfonodos lombares (cavais/aórticos) direitos* e *esquerdos* (Figura 6.48D; Quadro 6.7).

Os *vasos linfáticos do útero* drenam em muitas direções, seguindo junto com os vasos sanguíneos que irrigam o órgão e também com os ligamentos fixados a ele:

- A maioria dos vasos linfáticos do fundo e da parte superior do corpo do útero segue ao longo dos vasos ováricos até os *linfonodos lombares (cavais/aórticos)*; mas alguns vasos do fundo do útero, sobretudo aqueles próximos da entrada das tubas uterinas e fixações dos ligamentos redondos, seguem ao longo do ligamento redondo do útero até os *linfonodos inguinais superficiais*
- Os vasos da maior parte do corpo do útero e alguns do colo seguem dentro do ligamento largo até os *linfonodos ilíacos externos*
- Os vasos do colo do útero também seguem ao longo dos vasos uterinos, dentro dos ligamentos transversos do colo, até os *linfonodos ilíacos internos*, e ao longo dos ligamentos uterossacros até os *linfonodos sacrais*.

Os *vasos linfáticos da vagina* drenam as partes da vagina do seguinte modo:

- Parte superior: para os linfonodos ilíacos internos e externos
- Parte média: para os linfonodos ilíacos internos
- Parte inferior: para os linfonodos ilíacos sacrais e comuns (Figura 6.48; Quadro 6.7)
- Óstio externo: para os linfonodos inguinais superficiais.

PERÍNEO

O **períneo** é um compartimento pouco profundo do corpo (*compartimento do períneo*) limitado pela abertura inferior da pelve e separado da cavidade pélvica pela fáscia que reveste a face inferior do diafragma da pelve, que é formado pelos músculos levantador do ânus e isquiococcígeo (Figura 6.49). Na posição anatômica, a superfície do períneo – a **região perineal** – é a região estreita entre as partes proximais das coxas. Entretanto, quando os membros inferiores são abduzidos, é uma área romboide que se estende do monte do púbis anteriormente em mulheres, das faces mediais (internas) das coxas lateralmente, e as pregas glúteas e a extremidade superior da fenda interglútea posteriormente (Figura 6.50).

As estruturas osteofibrosas que marcam os limites do períneo (compartimento perineal) (Figura 6.51A e B) são:

- *Sínfise púbica*, anteriormente
- **Ramos isquiopúbicos** (*ramos inferiores do púbis* e *ramos do ísquio* associados), anterolateralmente
- *Túberes isquiáticos* lateralmente
- *Ligamentos sacrotuberais*, posterolateralmente
- Parte inferior do *sacro* e *cóccix*, posteriormente.

Uma linha transversal que une as extremidades anteriores dos túberes isquiáticos divide o períneo romboide em dois triângulos, cujos planos oblíquos se cruzam na linha transversal (Figura 6.51A a C). A **região anal** situa-se posteriormente a essa linha. O canal anal e seu orifício, o ânus, são os principais

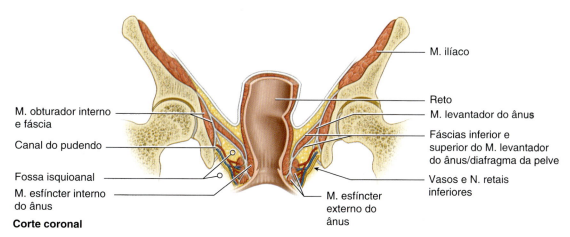

Figura 6.49 Limite de separação entre a pelve e o períneo. A fáscia inferior do diafragma da pelve (M. levantador do ânus) é a demarcação.

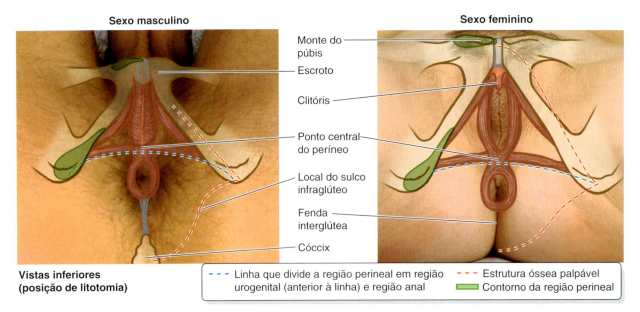

Figura 6.50 Regiões perineais masculina e feminina. Limites e pontos de referência superficiais da região perineal com projeções dos limites ósseos e dos músculos superficiais do períneo. O pênis e parte do escroto (parte da região perineal) foram rebatidos anteriormente e, portanto, não são mostrados.

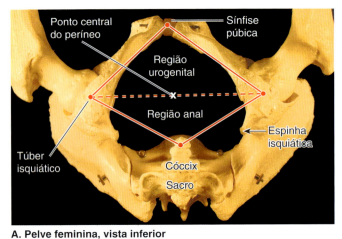

A. Pelve feminina, vista inferior

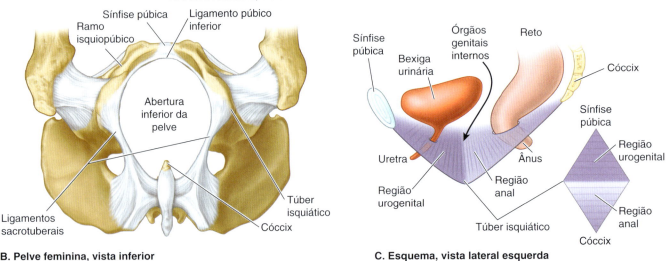

B. Pelve feminina, vista inferior

C. Esquema, vista lateral esquerda

Figura 6.51 Limites e disposição do períneo. A. Cíngulo do membro inferior mostrando pontos de referência ósseos que limitam o períneo. Os dois triângulos que formam o períneo romboide são superpostos. **B.** Estruturas osteofibrosas que limitam a abertura inferior da pelve e o períneo. Esta vista da pelve feminina é a que têm os obstetras quando a paciente está na mesa de exame. **C.** A região anal e a região urogenital que compõem o períneo não ocupam o mesmo plano. O plano entre a bexiga urinária e o reto é ocupado pelos órgãos genitais internos e por um septo formado durante o desenvolvimento embrionário quando o seio urogenital foi dividido em bexiga urinária e uretra anteriormente e anorreto posteriormente.

Capítulo 6 ■ Pelve e Períneo   637

pontos de referência profundo e superficial da região, situados no centro e circundados pelo corpo adiposo isquioanal. A **região urogenital** situa-se anteriormente a esta linha. Ao contrário da região anal, aberta, a região urogenital é "fechada" por uma fina lâmina de fáscia profunda e resistente, a **membrana do períneo**, que se estende entre os dois lados do arco púbico, cobrindo a parte anterior da abertura inferior da pelve (Figura 6.52C). Assim, a membrana do períneo ocupa a abertura anterior no diafragma da pelve (o hiato urogenital, Figura 6.52A), mas é perfurada pela uretra em ambos os sexos

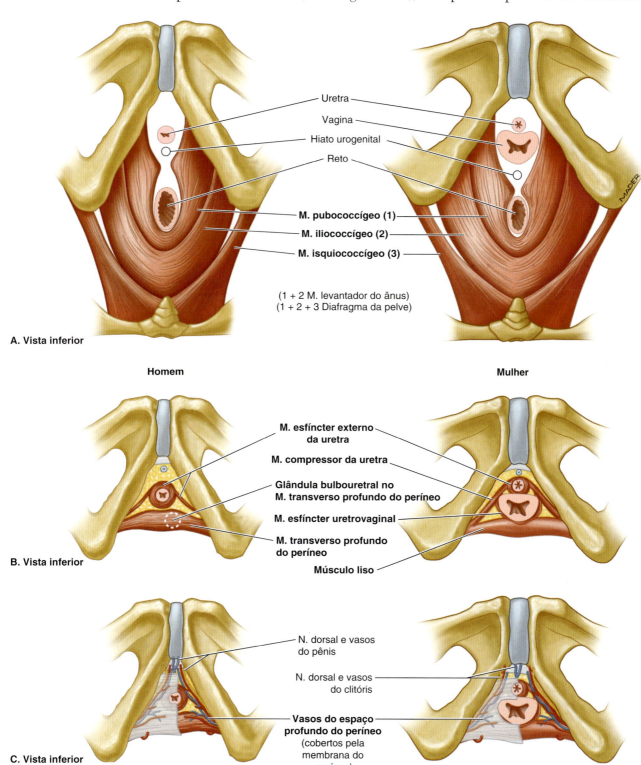

Figura 6.52 Camadas dos períneos masculino e feminino. As camadas do períneo são mostradas da mais profunda (**A**) para a mais superficial (**E**). **A.** A abertura inferior da pelve é quase fechada pelo diafragma da pelve (músculos levantador do ânus e isquiococcígeo), formando o assoalho da cavidade pélvica e, como visto aqui, o teto do períneo. A uretra (e a vagina nas mulheres) e o reto atravessam o hiato urogenital do diafragma da pelve. **B** e **C.** Os músculos esfíncter externo da uretra e transverso profundo do períneo cobrem a região do hiato urogenital, que é fechada inferiormente pela membrana do períneo que se estende entre os ramos isquiopúbicos. (*continua*)

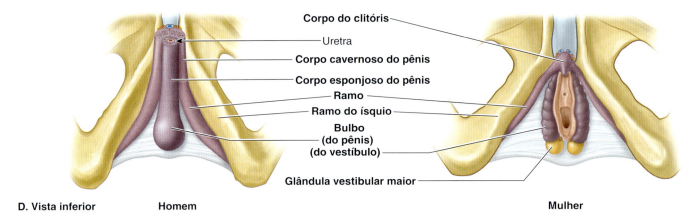

D. Vista inferior   Homem   Mulher

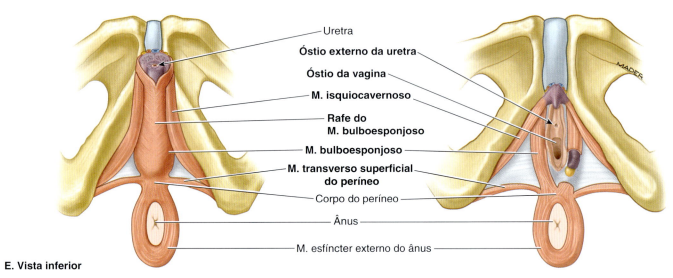

E. Vista inferior

Figura 6.52 (*Continuação*) **D** e **E**. Inferiormente à membrana do períneo, o espaço superficial do períneo contém os corpos eréteis e os músculos associados a eles.

e pela vagina na mulher. A membrana e os ramos isquiopúbicos aos quais se fixa proporcionam uma base para os corpos eréteis dos órgãos genitais externos – o pênis e escroto dos homens e o pudendo das mulheres – que são as características superficiais da região (Figura 6.50).

O ponto médio da linha que une os túberes isquiáticos é o **ponto central do períneo**. Essa é a localização do **corpo do períneo** (tendão central do períneo), que é uma massa irregular, com dimensões e consistência variáveis. Contém fibras colágenas e elásticas, músculos esquelético e liso (Figura 6.52E). O corpo do períneo situa-se profundamente à pele, com relativamente pouco tecido subcutâneo sobrejacente, posteriormente ao vestíbulo da vagina ou bulbo do pênis e anteriormente ao ânus e canal anal. O corpo do períneo é o local de convergência e entrelaçamento de fibras de vários músculos, inclusive:

- Bulboesponjoso
- Esfíncter externo do ânus
- Músculos transversos superficial e profundo do períneo
- Alças lisas e voluntárias dos músculos esfíncter externo da uretra e levantador do ânus e túnicas musculares do reto.

Anteriormente, o corpo do períneo funde-se com a margem posterior da membrana do períneo e superiormente com o septo retovesical ou retovaginal (Figura 6.53A e B).

Fáscias e espaços da região urogenital

FÁSCIAS DO PERÍNEO[2]

A fáscia do períneo tem camadas superficial e profunda. A **tela subcutânea do períneo**, como aquela da parede abdominal anteroinferior, consiste em um *panículo adiposo* superficial e uma *camada membranácea* profunda, o **estrato membranáceo** (fáscia de Colles).

---

[2] A terminologia usada nesta seção (em negrito) foi recomendada pela *Federative International Committee on Anatomical Terminology (Comissão Federativa Internacional de Terminologia Anatômica)* (FICAT) em 1998; no entanto, por haver diversos médicos habituados ao uso de epônimos em relação ao períneo, os autores optaram por citar termos usados com frequência entre parênteses, de modo que a terminologia da FICAT pudesse ser compreendida por todos os leitores.

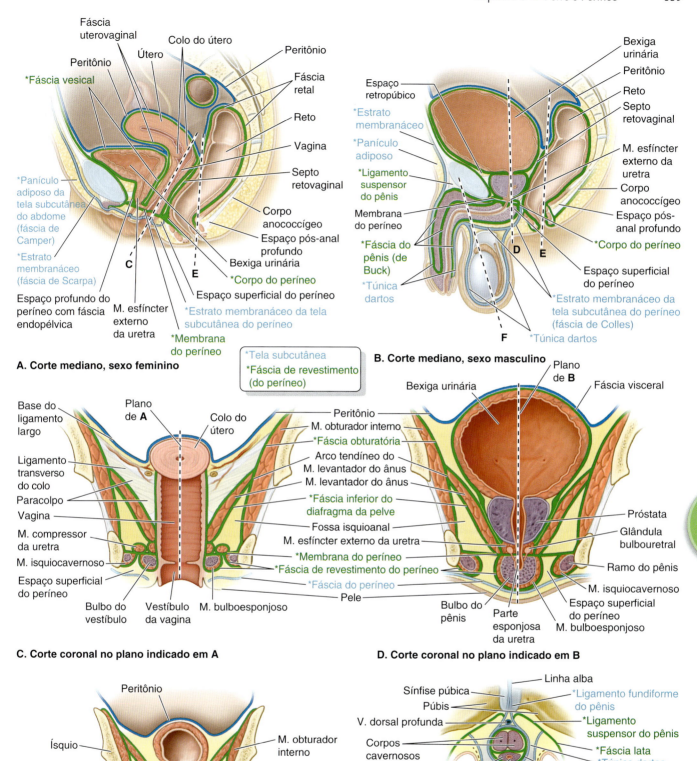

Figura 6.53 Fáscias do períneo. **A.** Sexo feminino. **B.** Sexo masculino. São indicados os planos dos cortes mostrados nas partes **C** a **F**. **C.** Corte coronal da região urogenital feminina no plano da vagina. São mostrados os componentes fibroareolares da fáscia parietal da pelve (ligamento transverso do colo e paracolpo). **D.** Corte coronal da região urogenital masculina no plano da parte prostática da uretra. **E.** Corte coronal da região anal no plano da parte inferior do reto e do canal anal. **F.** Tela subcutânea da parte proximal do pênis e do escroto. A Figura 6.61C mostra uma vista aumentada das camadas do pênis.

Nas mulheres, o **panículo adiposo da tela subcutânea do períneo** forma os lábios maiores do pudendo e o monte do púbis e é contínuo anterior e superiormente com o panículo adiposo da tela subcutânea do abdome (fáscia de Camper) (Figura 6.53A). Nos homens, o panículo adiposo é muito diminuído na região urogenital, sendo totalmente substituído no pênis e no escroto por músculo liso (dartos). É contínuo entre o pênis ou escroto e as coxas com o panículo adiposo da tela subcutânea do abdome (Figura 6.53B e F). Em homens e mulheres, o panículo adiposo da tela subcutânea do períneo é contínuo posteriormente com o corpo adiposo isquioanal na região anal (Figura 6.53E).

O **estrato membranáceo da tela subcutânea do períneo** não se estende até a região anal. Está inserido posteriormente à margem posterior da membrana do períneo e ao corpo do períneo (Figura 6.53A e B). Lateralmente, fixa-se à fáscia lata (fáscia dos músculos) da face medial superior da coxa (Figura 6.53C e E). Anteriormente, em homens, o estrato membranáceo da tela subcutânea é contínuo com a **túnica dartos** do pênis e escroto; entretanto, de cada lado e anteriormente ao escroto, o estrato membranáceo torna-se contínuo com o estrato membranáceo da tela subcutânea do abdome (fáscia de Scarpa) (Figura 6.53B). Nas mulheres, o estrato membranáceo passa superiormente ao panículo adiposo, formando os lábios maiores do pudendo, e torna-se contínuo com o estrato membranáceo da tela subcutânea do abdome (Figura 6.53A e C).

A **fáscia de revestimento do períneo** (fáscia de Gallaudet) reveste intimamente os músculos isquiocavernoso, bulboesponjoso e transverso superficial do períneo (Figura 6.53A e E). Também está fixada lateralmente aos ramos isquiopúbicos. Anteriormente, funde-se ao ligamento suspensor do pênis (ver Figura 6.63) e é contínua com a fáscia dos músculos que cobre o músculo oblíquo externo do abdome e a bainha do músculo reto do abdome. Nas mulheres, a fáscia superficial do períneo está fundida ao ligamento suspensor do clitóris e, como em homens, à fáscia profunda de revestimento do abdome.

ESPAÇO SUPERFICIAL DO PERÍNEO

O **espaço superficial do períneo** é um espaço virtual entre a fáscia do períneo e a membrana do períneo, limitado lateralmente pelos ramos isquiopúbicos (Figuras 6.52D e 6.53).

Nos homens, o espaço superficial do períneo contém:

- *Raiz* (bulbo e ramos) *do pênis* e músculos associados (*isquiocavernoso* e *bulboesponjoso*)
- Parte proximal (bulbar) da *parte esponjosa da uretra*
- *Mm. transversos superficiais do períneo*
- *Ramos perineais profundos* dos vasos pudendos internos e nervos pudendos.

Nas mulheres, o espaço superficial do períneo contém:

- *Clitóris* e músculos associados (isquiocavernoso)
- *Bulbos do vestíbulo* e músculo adjacente (bulboesponjoso)
- *Glândulas vestibulares maiores*
- *Mm. transversos superficiais do períneo*
- Vasos e nervos relacionados (*ramos perineais profundos* dos vasos pudendos internos e nervos pudendos).

As estruturas do espaço superficial do períneo serão discutidas com mais detalhes, específicos para cada sexo, mais adiante, neste capítulo.

ESPAÇO PROFUNDO DO PERÍNEO

O **espaço profundo do períneo** é limitado inferiormente pela membrana do períneo, superiormente pela fáscia inferior do diafragma da pelve, e lateralmente pela parte inferior da fáscia obturatória (cobrindo o músculo obturador interno) (Figura 6.53C e D). Inclui os recessos anteriores cheios de gordura das fossas isquioanais. O limite superior na região do hiato urogenital é indistinto.

Em ambos os sexos, o espaço profundo do períneo contém:

- Parte da uretra, centralmente
- A parte inferior do músculo esfíncter externo da uretra, acima do centro da membrana do períneo, circundando a uretra
- Extensões anteriores dos corpos adiposos isquioanais.

Nos homens, o espaço profundo do períneo contém:

- *Parte intermédia da uretra*, a parte mais estreita da uretra masculina
- *Músculos transversos profundos do períneo*, imediatamente superiores à membrana do períneo (em sua face superior), seguindo transversalmente ao longo de sua face posterior
- *Glândulas bulbouretrais*, inseridas na musculatura profunda do períneo
- Estruturas neurovasculares dorsais do pênis.

Nas mulheres, o espaço profundo do períneo contém:

- Parte proximal da *uretra*
- Massa de músculo liso no lugar dos músculos transversos profundos do períneo na margem posterior da membrana do períneo, associada ao corpo do períneo
- Rede neurovascular dorsal do clitóris.

Conceito antigo de espaço profundo do períneo e músculo esfíncter externo da uretra. Segundo a descrição tradicional, o *diafragma urogenital* triangular e trilaminar formava o espaço profundo do períneo. Embora as descrições clássicas pareçam justificadas quando se vê apenas a face superficial das estruturas que ocupam o espaço profundo (Figura 6.54A), o conceito antigo de um diafragma plano, essencialmente bidimensional, é errado. De acordo com esse conceito, o "diafragma urogenital" trilaminar consistia na membrana do períneo (fáscia inferior do diafragma urogenital) inferiormente, uma fáscia superior do diafragma urogenital superiormente, e os músculos transversos profundos do períneo entre eles. O espaço profundo era o espaço entre as duas membranas fasciais, ocupado por uma lâmina muscular aparentemente plana formada por um esfíncter da uretra discoide situado

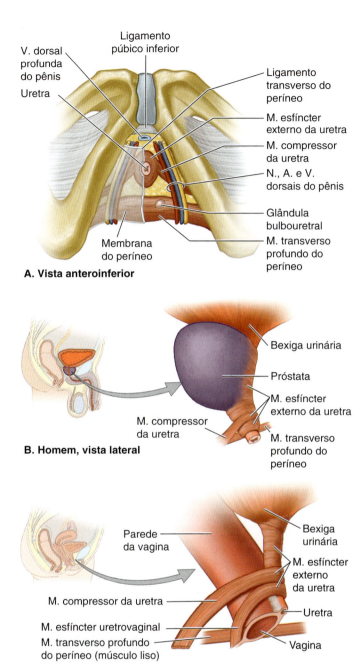

Figura 6.54 Espaço profundo do períneo e músculos esfíncteres externos da uretra no homem e na mulher. **A.** Espaço profundo do períneo. O espaço é visto através (*lado esquerdo*) da membrana do períneo e após sua remoção (*lado direito*). **B.** Complexo do músculo esfíncter da uretra masculino. As fibras escavadas do músculo esfíncter externo da uretra superior ascendem até o colo da bexiga como parte do istmo da próstata. O músculo esfíncter inferior tem uma parte cilíndrica e outra semelhante a uma alça (músculo compressor da uretra). **C.** Complexo do músculo esfíncter da uretra feminino.

anterior a, ou dentro de, um músculo transverso profundo do períneo igualmente bidimensional e com orientação transversal. Nos homens, as glândulas bulbouretrais também eram consideradas ocupantes do espaço. Apenas as descrições da membrana do períneo e dos músculos transversos profundos do períneo do homem (com as glândulas inseridas) parecem ser apoiadas por evidências, que incluem imagens de indivíduos vivos (Myers et al., 1998). Muitos textos, atlas e ilustrações médicas continuam a apresentar o modelo antigo, e os estudantes devem encontrar imagens e conceitos obsoletos no treinamento e na prática clínica e devem estar cientes das inexatidões a esse respeito.

Conceito atual do espaço profundo do períneo e músculo esfíncter externo da uretra. Na mulher, a margem posterior da membrana do períneo é normalmente ocupada por massa de músculo liso no lugar dos músculos transversos profundos do períneo (Wendell-Smith, 1995). Imediatamente superior à metade posterior da membrana do períneo, o músculo transverso profundo do períneo, plano, semelhante a uma lâmina, quando desenvolvido (em geral apenas em homens), oferece sustentação dinâmica para as vísceras pélvicas. Entretanto, segundo a descrição de Oelrich (1980), o músculo esfíncter da uretra não é uma estrutura plana e horizontal, e a única "fáscia superior" é a fáscia intrínseca do músculo esfíncter externo da uretra. As opiniões atuais consideram a *fáscia inferior do diafragma da pelve* o limite superior do espaço profundo (Figura 6.53C a E). Nas duas opiniões, a forte *membrana do períneo* é o limite inferior (assoalho) do espaço profundo, separando-o do espaço superficial. Na verdade, a membrana do períneo é, junto com o corpo do períneo, a sustentação passiva final das vísceras pélvicas.

O **músculo esfíncter externo da uretra** masculina assemelha-se mais a um tubo ou canal do que a um disco. No homem, apenas a parte inferior do músculo forma um revestimento circular (um esfíncter verdadeiro) para a parte intermédia da uretra inferior à próstata (Figura 6.54B). Sua maior parte, escavada, estende-se verticalmente até o colo da bexiga como parte do *istmo da próstata*, deslocando o tecido glandular e revestindo a parte prostática da uretra apenas nas regiões anterior e anterolateral (ver Figura 6.38). Aparentemente, o primórdio muscular é estabelecido ao redor de toda a extensão da uretra antes do desenvolvimento da próstata. À medida que a próstata se desenvolve a partir das glândulas uretrais, o músculo posterior e posterolateral atrofia ou é deslocado pela próstata. Há controvérsia se essa parte do músculo comprime ou dilata a parte prostática da uretra.

Na mulher, o **músculo esfíncter externo da uretra** é mais propriamente um "esfíncter urogenital" (Oelrich, 1983). Aqui, também, uma parte forma um esfíncter anular verdadeiro ao redor da uretra (Figura 6.54C), e várias outras partes estendem-se a partir dele: uma parte superior, que se estende até o colo da bexiga; uma subdivisão que se estende inferolateralmente até o ramo do ísquio de cada lado (o músculo compressor da uretra); e, ainda, outra parte semelhante a uma faixa, que circunda a vagina e a uretra (esfíncter uretrovaginal). Tanto nos homens quanto nas mulheres, a musculatura descrita situa-se perpendicularmente à membrana do períneo, e não em um plano paralelo a ela.

Características da região anal

FOSSAS ISQUIOANAIS

As **fossas isquioanais** de cada lado do canal anal são grandes espaços triangulares, revestidos por fáscia, entre a pele da região anal e o diafragma da pelve (Figuras 6.53E,

6.55A e B e 6.56). O ápice de cada fossa situa-se superiormente onde o músculo levantador do ânus origina-se da fáscia obturatória. As fossas isquioanais, largas inferiormente e estreitas superiormente, são preenchidas por gordura e tecido conjuntivo frouxo. As duas fossas isquioanais comunicam-se através do *espaço pós-anal profundo* sobre o *corpo anococcígeo*, massa fibrosa localizada entre o canal anal e a extremidade do cóccix (Figuras 6.53A e B e 6.55A).

Cada fossa isquioanal é limitada:

- Lateralmente pelo ísquio e parte inferior superposta do músculo obturador interno, coberto pela fáscia obturatória
- Medialmente pelo músculo esfíncter externo do ânus, com uma parede medial superior inclinada ou teto formado pelo músculo levantador do ânus quando desce para se fundir ao esfíncter; as duas estruturas circundam o canal anal
- Posteriormente pelo ligamento sacrotuberal e músculo glúteo máximo
- Anteriormente pelos corpos dos púbis, inferiormente à origem do músculo puborretal. Essas partes das fossas, que se estendem até a região urogenital superiormente à membrana do períneo (e à musculatura em sua face superior), são conhecidas como **recessos anteriores das fossas isquioanais** (Figura 6.55B).

Cada fossa isquioanal é preenchida por um **corpo adiposo da fossa isquioanal** (Figura 6.53E). Esses corpos adiposos sustentam o canal anal, mas são facilmente deslocados para permitir a descida e a expansão do canal anal durante a passagem das fezes. Os corpos adiposos são atravessados por faixas fibrosas e resistentes, e também por várias estruturas neurovasculares, inclusive os vasos e nervos retais inferiores e dois outros nervos cutâneos, o ramo perfurante de S2 e S3 e o ramo perineal do nervo S4 (Figura 6.49).

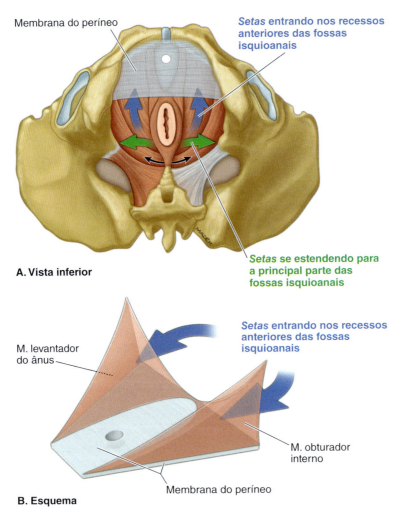

Figura 6.55 Diafragma da pelve e fossas isquioanais. A. Relações entre diafragma da pelve, membrana do períneo e fossas isquioanais. A fáscia que cobre a face inferior do diafragma da pelve (não mostrado) forma o teto das fossas. O ligamento sacroespinal esquerdo foi retirado para mostrar o músculo isquiococcígeo. Abscessos das fossas isquioanais direita ou esquerda podem estender-se até a fossa contralateral através do espaço profundo pós-anal (*seta de pontas duplas*). **B.** Esquema dos recessos anteriores das fossas isquioanais. Os recessos são grandes o suficiente para receber a ponta de um dedo durante a dissecção.

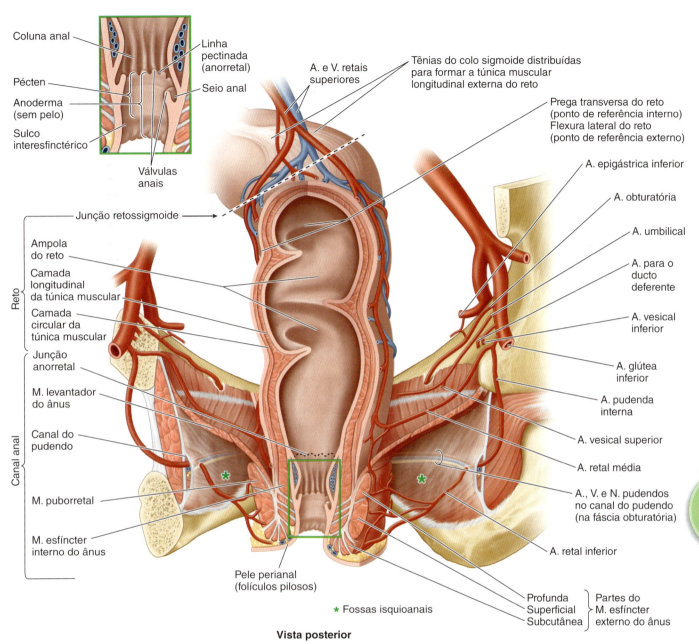

Figura 6.56 Reto e canal anal, músculo levantador do ânus e fossa isquioanal. O terço posterolateral esquerdo do reto e do canal anal foi retirado para mostrar as características do lúmen. Os vasos e nervos pudendos passam pelo canal do pudendo, um espaço na fáscia obturatória que cobre a face medial do músculo obturador interno, revestindo a parede lateral da fossa isquioanal.

CANAL DO PUDENDO E SEUS VASOS E NERVOS

O **canal do pudendo** (canal de Alcock) é uma passagem praticamente horizontal na fáscia obturatória que cobre a face medial do músculo obturador interno e reveste a parede lateral da fossa isquioanal (Figuras 6.49 e 6.56). A artéria e a veia pudendas internas, o nervo pudendo e o nervo para o músculo obturador interno entram no canal do pudendo na incisura isquiática menor, inferiormente à espinha isquiática. Os vasos pudendos internos e o nervo pudendo irrigam, drenam e inervam, respectivamente, a maior parte do períneo. Quando a artéria e o nervo entram no canal, dão origem à **artéria retal inferior** e ao **nervo anal inferior**, que seguem medialmente para suprir o músculo esfíncter externo do ânus e a pele perianal (Figuras 6.56 a 6.58; Quadro 6.8). Próximo à extremidade distal (anterior) do canal pudendo, a artéria e o nervo bifurcam-se, dando origem a *nervo* e *artéria perineais*, que são distribuídos principalmente para o espaço superficial (inferior à membrana do períneo), e *artéria* e *nervo dorsais do pênis ou clitóris*, que seguem no espaço profundo (superior à

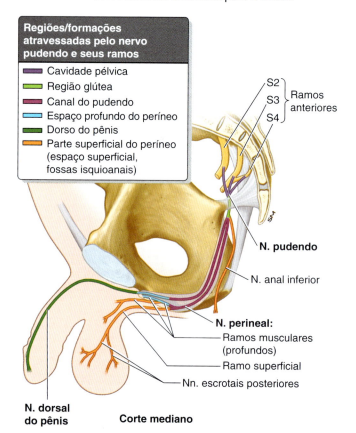

Figura 6.57 Distribuição do nervo pudendo. As cinco regiões atravessadas pelo nervo. O nervo pudendo supre a pele, os órgãos e os músculos do períneo; portanto, está relacionado com micção, defecação, ereção, ejaculação e, na mulher, parto. Embora o nervo pudendo seja mostrado aqui no homem, sua distribuição é semelhante na mulher porque as partes do períneo feminino são homólogas às do homem.

membrana). Quando essas últimas estruturas chegam ao dorso do pênis ou do clitóris, os nervos seguem distalmente na face lateral da continuação da artéria pudenda interna enquanto ambos prosseguem até a glande do pênis ou do clitóris.

O nervo perineal tem dois ramos: o **ramo perineal superficial** dá origem aos nervos escrotais ou labiais (cutâneos) posteriores, e o **ramo perineal profundo** supre os músculos dos espaços profundo e superficial do períneo, a pele do vestíbulo da vagina e a túnica mucosa da parte inferior da vagina. O nervo anal inferior comunica-se com os nervos escrotais ou labiais posteriores e com os nervos perineais. O **nervo dorsal do pênis** ou **clitóris** é o principal nervo sensitivo do órgão masculino ou feminino, sobretudo a glande sensível na extremidade distal.

CANAL ANAL

O **canal anal** é a parte terminal do intestino grosso e de todo o sistema digestório. Estende-se da face superior do diafragma da pelve até o **ânus** (Figura 6.56). O canal anal (2,5 a 3,5 cm de comprimento) começa onde a ampola do reto se estreita próximo ao nível da alça em formato de U formada pelo músculo puborretal (ver Figura 6.12). O canal anal termina no ânus, a abertura de saída do sistema digestório. O canal anal, circundado pelos músculos esfíncteres interno e externo do ânus, desce posteroinferiormente entre o corpo anococcígeo e o corpo do períneo. O canal apresenta-se colapsado, exceto durante a passagem de fezes. Os dois esfíncteres devem relaxar para que haja defecação.

O **músculo esfíncter interno do ânus** (Figuras 6.49 e 6.56) é um esfíncter involuntário que circunda os dois terços superiores do canal anal. É um espessamento da túnica muscular circular. Sua contração (tônus) é estimulada e mantida por fibras simpáticas dos plexos retal superior (periarterial) e hipogástrico. A contração é inibida por estimulação das fibras parassimpáticas, tanto intrinsecamente em relação à peristalse quanto extrinsecamente por fibras que passam via nervos esplâncnicos pélvicos. Na maior parte do tempo há contração tônica do esfíncter para evitar a perda de líquido ou flatos; no entanto, ele relaxa (é inibido) temporariamente em resposta à distensão da ampola do reto por fezes ou gases, o que exige a contração voluntária dos músculos puborretal e esfíncter externo do ânus para evitar defecação ou flatulência. A ampola do reto relaxa após a distensão inicial (quando a peristalse cessa) e o tônus retorna até a próxima peristalse ou até que haja um nível limiar de distensão, momento em que a inibição do esfíncter é contínua até o alívio da distensão.

O **músculo esfíncter externo do ânus** é um grande esfíncter voluntário que forma uma faixa larga de cada lado dos dois terços inferiores do canal anal (Figuras 6.52E, 6.55 e 6.56). Esse esfíncter está fixado anteriormente ao corpo do períneo e posteriormente ao cóccix por meio do corpo anococcígeo. Ele se funde superiormente ao músculo puborretal.

A descrição do músculo esfíncter externo do ânus divide-o em partes subcutânea, superficial e profunda; estas são zonas, e não ventres musculares, e muitas vezes são indistintas. O músculo esfíncter externo do ânus é suprido principalmente por S4 através do nervo anal inferior (Figura 6.57), embora sua parte profunda também receba fibras do nervo para o músculo levantador do ânus, em comum com o músculo puborretal, com o qual se contrai em uníssono para manter a continência quando o esfíncter interno está relaxado (exceto durante a defecação).

Internamente, a metade superior da túnica mucosa do canal anal é caracterizada por uma série de estrias longitudinais denominadas **colunas anais** (Figura 6.56), mais bem definidas nas crianças do que nos adultos. Essas colunas contêm os ramos terminais de artéria e veia retais superiores. A **junção anorretal**, indicada pelas extremidades superiores das colunas anais, é o local onde o reto se une ao canal anal. Nesse ponto, há um estreitamento abrupto da ampola do reto ampla ao atravessar o diafragma da pelve. **Válvulas anais** unem-se às extremidades inferiores das **colunas anais**. Superiormente às válvulas há pequenos recessos denominados **seios anais**. Quando comprimidos por fezes, os seios anais liberam muco, o que ajuda na evacuação de fezes do canal anal.

Capítulo 6 ■ Pelve e Períneo 645

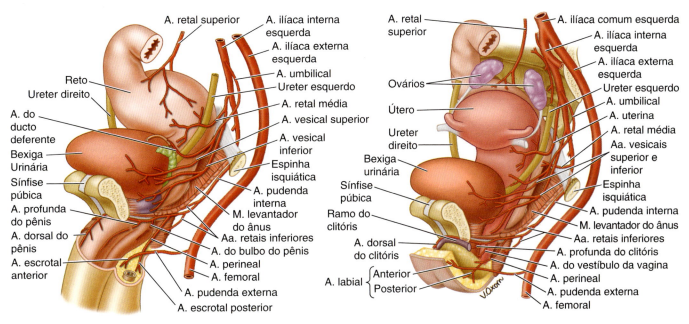

Figura 6.58 Artérias do períneo.

Quadro 6.8 Artérias do períneo.

Artéria	Origem	Trajeto	Distribuição no períneo
A. pudenda interna	Divisão anterior da A. ilíaca interna	Deixa a pelve através do forame isquiático maior; faz uma volta ao redor da espinha isquiática para entrar no períneo através do forame isquiático menor; entra no canal do pudendo	Principal artéria do períneo e órgãos genitais externos
A. retal inferior	A. pudenda interna	Origina-se na entrada do canal do pudendo; atravessa a fossa isquioanal até o canal anal	Canal anal inferior à linha pectinada; esfíncteres anais; pele perianal
A. perineal		Origina-se no canal do pudendo; segue até o espaço superficial do períneo na saída	Irriga os músculos superficiais do períneo e o escroto no homem/vestíbulo da vagina na mulher
A. escrotal (♂) ou labial (♀) superior	Ramos terminais da A. perineal	Segue na fáscia superficial da parte posterior do escroto ou lábios maiores do pudendo	Pele do escroto ou lábios maiores e menores
A. do bulbo do pênis (♂) ou do vestíbulo (♀)		Perfura a membrana do períneo para chegar ao bulbo do pênis ou vestíbulo da vagina	Irriga o bulbo do pênis (inclusive a parte bulbar da uretra) e a glândula bulbouretral (homem) ou bulbo do vestíbulo e glândula vestibular maior (mulher)
A. profunda do pênis (♂) ou clitóris (♀)	Ramos terminais da A. pudenda interna	Perfura a membrana do períneo para entrar nos ramos dos corpos cavernosos do pênis ou clitóris; os ramos seguem em sentido proximal e distal	Irriga a maior parte do tecido erétil dos corpos cavernosos do pênis ou clitóris através das artérias helicinas
A. dorsal do pênis (♂) ou clitóris (♀)		Segue até o espaço profundo do períneo; perfura a membrana do períneo e atravessa o ligamento suspensor do pênis ou clitóris para seguir ao longo do dorso do pênis ou clitóris até a glande	Espaço profundo do períneo; pele do pênis; fáscia do pênis ou clitóris; região distal do corpo esponjoso do pênis, inclusive a parte esponjosa da uretra; glande do pênis ou clitóris
A. pudenda externa, ramos superficiais e profundos	A. femoral	Segue medialmente a partir da coxa para chegar à face anterior da região urogenital do períneo	Face anterior do escroto e pele na raiz do pênis no homem; monte do púbis e face anterior dos lábios do pudendo na mulher

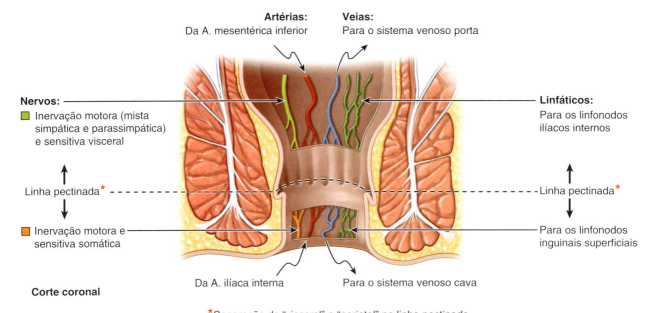

Figura 6.59 Transições que ocorrem na linha pectinada. Os vasos e nervos superiores à linha pectinada são viscerais; aqueles inferiores à linha pectinada são parietais ou somáticos. Essa transição reflete o desenvolvimento embriológico do anorreto.

O limite inferior das válvulas anais, que se assemelha a um pente, forma uma linha irregular, a **linha pectinada** (linha denteada) (Figura 6.59), que indica a junção da parte superior do canal anal (visceral; derivada do intestino posterior embrionário) com a parte inferior (somática; derivada do proctodeu embrionário).

As partes do canal anal superior e inferior à linha pectinada têm histologia, suprimento arterial, inervação e drenagem venosa e linfática distintos (Figura 6.59). Essas diferenças resultam das origens embriológicas distintas das partes superior e inferior do canal anal (Moore et al., 2020).

Irrigação arterial do canal anal. A *artéria retal superior* irriga o canal anal *acima da linha pectinada* (Figuras 6.32A e 6.59). As duas *artérias retais inferiores* irrigam a parte do canal anal *abaixo da linha pectinada*, bem como os músculos adjacentes e a pele perianal (Figuras 6.32, 6.58 e 6.59; Quadro 6.8). As *artérias retais médias* auxiliam a vascularização do canal anal formando anastomoses com as artérias retais superiores e inferiores.

Drenagem venosa e linfática do canal anal. O *plexo venoso retal interno* drena nas duas direções a partir do nível da linha pectinada. *Superiormente à linha pectinada*, o plexo retal interno drena principalmente para a *veia retal superior* (uma tributária da veia mesentérica inferior) e o sistema porta (Figuras 6.32B e 6.59). *Inferiormente à linha pectinada*, o plexo retal interno drena para as *veias retais inferiores* (tributárias do sistema venoso cava) ao redor da margem do músculo esfíncter externo do ânus. As *veias retais médias* (tributárias das veias ilíacas internas) drenam principalmente a túnica muscular externa da ampola do reto e formam anastomoses com as veias retais superiores e inferiores. Além das abundantes anastomoses venosas, os plexos retais recebem várias anastomoses arteriovenosas (AAV) das artérias retais superiores e médias.

A tela submucosa normal da junção anorretal apresenta espessamento acentuado, e ao corte tem o aspecto de um tecido cavernoso (erétil), por causa das veias saculadas do plexo venoso retal interno. A tela submucosa vascularizada é mais espessa nas posições lateral esquerda, anterolateral direita e posterolateral direita, formando *coxins anais*, no ponto de fechamento do canal anal. Como esses coxins contêm plexos de veias saculares capazes de receber sangue arterial diretamente através de várias AAV, têm flexibilidade e turgor variáveis e formam um tipo de válvula unidirecional que contribui para o fechamento normalmente hermético para gases e líquido do canal anal.

Superiormente à linha pectinada, os vasos linfáticos drenam profundamente para os *linfonodos ilíacos internos* e por meio deles para os linfonodos ilíacos comuns e lombares (Figuras 6.48B e 6.59; Quadro 6.7). *Inferiormente à linha pectinada*, os vasos linfáticos drenam superficialmente para os *linfonodos inguinais superficiais*, assim como a maior parte do períneo.

Inervação do canal anal. A inervação do canal anal *superior à linha pectinada* é a inervação visceral do *plexo hipogástrico inferior*, incluindo fibras aferentes simpáticas, parassimpáticas e viscerais (Figuras 6.33 e 6.59). As fibras simpáticas mantêm o tônus do músculo esfíncter interno do ânus. As fibras parassimpáticas inibem o tônus do músculo esfíncter interno do ânus e provocam contração peristáltica para defecação. A parte superior do canal anal, assim como o reto superior a ela, situa-se abaixo da *linha de dor pélvica* (ver Quadro 6.3). Todas as fibras aferentes viscerais seguem com as fibras parassimpáticas até os gânglios sensitivos de nervos espinais S2–S4. Superiormente à linha pectinada, o canal anal é sensível apenas à distensão, o que provoca sensações tanto em nível consciente quanto inconsciente (reflexo). Por exemplo, a distensão da ampola do reto inibe (relaxa) o tônus do esfíncter interno.

A inervação do canal anal *inferior à linha pectinada* é a inervação somática derivada dos *nervos anais inferiores*, ramos do nervo pudendo. Portanto, essa parte do canal anal é sensível à dor, ao toque e à temperatura. As fibras eferentes somáticas estimulam a contração do músculo esfíncter externo do ânus, que é voluntário.

ANATOMIA CLÍNICA

PERÍNEO

Transição de gênero

A transição para a apresentação de gênero feminino ou masculino consiste em um amplo espectro de opções que vão desde aconselhamento e mudanças de estilo de vida até procedimentos não invasivos e cirurgia de confirmação de gênero. É importante ressaltar que é feito o rastreamento com o indivíduo por profissionais da saúde para garantir que o consentimento informado possa ser dado ao percurso clínico escolhido. Antes de qualquer procedimento, o indivíduo geralmente se submete à terapia de reposição hormonal.

A cirurgia de confirmação de gênero é complexa e pode envolver a remoção de órgãos que definem a anatomia masculina ou feminina e um amplo espectro de procedimentos que remodelam a genitália em uma forma e aspecto que permitam a expressão do papel de gênero. A confirmação de gênero pode incluir (1) orquiectomia, penectomia, vaginoplastia, clitoroplastia, labioplastia, mamoplastia de aumento, cirurgia feminizante facial, cirurgia de elevação do tom de voz; (2) histerectomia, salpingo-ooforectomia, vaginectomia/colpectomia, uretroplastia, mastectomia/redução mamária, metoidioplastia, faloplastia, escrotoplastia e/ou colocação de prótese testicular.

Prolapso de órgão pélvico

Durante o parto vaginal pode ocorrer a distensão ou ruptura do músculo levantador do ânus e/ou da fáscia da pelve (discutido anteriormente; ver "Lesão do assoalho pélvico" no boxe Anatomia clínica, anteriormente), ou *ruptura do corpo do períneo*, removendo a sustentação do assoalho pélvico. O corpo do períneo é uma estrutura importante, sobretudo em mulheres, porque é a sustentação final das vísceras pélvicas, unindo músculos que se estendem através da abertura inferior da pelve, como feixes cruzados que sustentam o diafragma da pelve sobrejacente. A ruptura do corpo do períneo também pode ser causada por traumatismo (inclusive uma episiotomia inadequadamente reparada), doença inflamatória e infecção, que podem resultar na formação de uma fístula conectada ao vestíbulo da vagina (ver "Fístulas vaginais" no boxe Anatomia clínica, anteriormente).

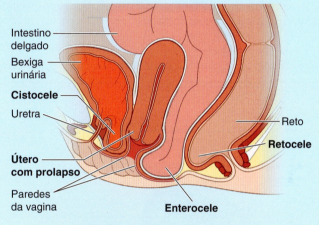

Figura B6.27 Prolapso de órgão pélvico.

Consequentemente, pode ocorrer *prolapso das vísceras pélvicas*. Pontos anatômicos que podem ser afetados pelo prolapso incluem os seguintes (Figura B6.27):

- *Uretrocele*: prolapso da parede anteroinferior da vagina que envolve apenas a uretra
- *Cistocele*: prolapso da parede anterior da vagina envolvendo a bexiga urinária (ver "Cistocele, uretrocele e incontinência urinária" no boxe Anatomia clínica, anteriormente)
- *Prolapso uterovaginal*: prolapso do útero, do colo do útero ou da parte superior da vagina
- *Retocele:* prolapso da parede posteroinferior da vagina envolvendo o reto
- *Enterocele*: prolapso da parede posterossuperior da vagina envolvendo a escavação retovaginal.

O sistema *Pelvic Organ Prolapse Quantification* (POP-Q) é usado para quantificar e descrever o prolapso de órgãos pélvicos. O POP-Q se baseia em medidas específicas de nove pontos definidos, e o ponto de referência é o anel himenal. De acordo com esse sistema, existem quatro graus de prolapso:

1. Prolapso do órgão a meio caminho do hímen
2. Prolapso do órgão até o hímen
3. Prolapso do órgão além do hímen
4. Descida máxima do órgão.

O tratamento de prolapso de órgãos pélvicos inclui exercícios do assoalho pélvico (p. ex., Kegel), pessários (dispositivos que são inseridos na vagina para sustentar os órgãos prolapsados) e diversas intervenções cirúrgicas.

Episiotomia

Durante a cirurgia vaginal e o trabalho de parto, pode-se fazer uma *episiotomia* (incisão cirúrgica do períneo e da parede posteroinferior da vagina) para aumentar o óstio da vagina, visando diminuir a laceração traumática excessiva do períneo e ruptura irregular descontrolada dos músculos do períneo. Antigamente as episiotomias eram realizadas rotineiramente; no entanto, hoje em dia, são realizadas menos comumente em partos vaginais nos EUA (Landon et al., 2021). Há consenso geral de que a episiotomia é indicada quando há interrupção ou atraso da descida do feto, quando é necessário o uso de instrumentos (p. ex., uso de fórceps obstétrico) ou para acelerar o parto quando há sinais de sofrimento fetal.

O corpo do períneo é a principal estrutura incisada durante uma *episiotomia mediana* (Figura B6.28A e B). A justificativa para a incisão mediana é que a cicatriz deixada pela ferida não será muito diferente do tecido fibroso ao seu redor. Como há apenas incisão parcial desse tecido fibroso, alguns médicos acreditam que é mais provável que haja autolimitação da incisão e resistência à ruptura adicional. No entanto, quando ocorre, a ruptura adicional se faz em direção ao ânus, com a possibilidade de sequelas como a lesão do esfíncter ou fístulas anovaginais. Estudos recentes indicam que as episiotomias medianas estão associadas a maior incidência de lacerações graves, associadas, por sua vez, a incidência aumentada de incontinência a longo prazo, prolapso pélvico e fístulas anovaginais.

As episiotomias mediolaterais (Figura B6.28A) parecem resultar em menor incidência de laceração grave e é menor o risco de lesão dos esfíncteres e do canal anal (ver Figura B6.5). Inicialmente, a incisão é mediana, que depois se desvia lateralmente no seu trajeto para trás, evitando o corpo do períneo e afastando-se do ânus.

Ruptura da uretra em homens e extravasamento de urina

As *fraturas do cíngulo do membro inferior*, sobretudo aquelas resultantes da separação da sínfise púbica e ligamentos puboprostáticos, muitas vezes causam *ruptura da parte membranácea da uretra*. A ruptura dessa parte da uretra resulta no *extravasamento de urina e sangue* para o espaço profundo do períneo (Figura B6.29A); pode haver passagem superior do líquido através do hiato urogenital e distribuição extraperitoneal ao redor da próstata e da bexiga urinária.

O local comum de *ruptura da parte esponjosa da uretra* e *extravasamento de urina* é o bulbo do pênis (Figura B6.29B). Essa lesão geralmente resulta de um golpe forte no períneo (*queda a cavaleiro*), como a queda sobre uma barra de metal ou, menos comumente, da introdução errada (*falso trajeto*) de um cateter ou dispositivo transuretral que não consegue transpor o ângulo da uretra no bulbo do pênis. A ruptura do corpo esponjoso e da parte esponjosa da uretra resulta em extravasamento de urina para o espaço superficial do períneo. As fixações do estrato membranáceo do períneo determinam a direção do fluxo da urina extravasada. A urina pode passar para o tecido conjuntivo frouxo no escroto, ao redor do pênis, e, superiormente, profundamente ao estrato membranáceo do tecido conjuntivo subcutâneo da parede abdominal anteroinferior.

A urina não chega às coxas porque o estrato membranáceo da tela subcutânea do períneo funde-se à fáscia lata, envolvendo os músculos da coxa, imediatamente distal ao ligamento inguinal. Além disso, a urina não pode seguir posteriormente para a região anal, pois as camadas superficial e profunda da fáscia do períneo são contínuas entre si ao redor dos músculos superficiais do períneo e com a margem posterior da membrana do períneo situada entre elas. A ruptura de um vaso sanguíneo para o espaço superficial do períneo causada por traumatismo resultaria em contenção semelhante do sangue no espaço.

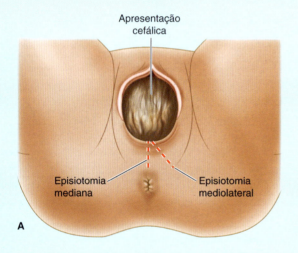
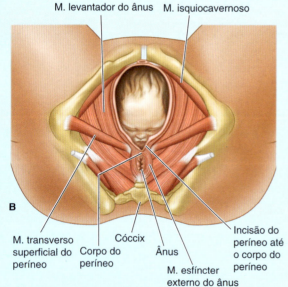

Vista inferior (posição de litotomia)

Figura B6.28 Episiotomia.

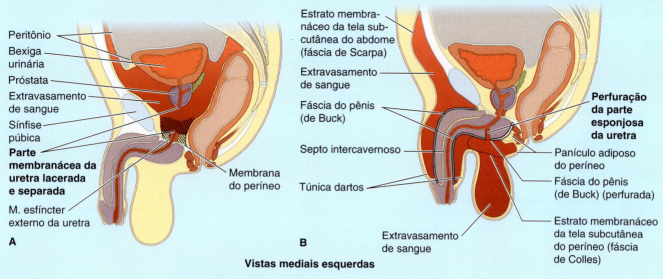

Vistas mediais esquerdas

Figura B6.29 Ruptura uretral com extravasamento.

Inanição e prolapso retal

Os corpos adiposos das fossas isquioanais estão entre as últimas reservas de tecido adiposo a desaparecerem na inanição. Na ausência da sustentação assegurada pela gordura isquioanal, o prolapso retal é relativamente comum.

Linha pectinada: marco clinicamente importante

A *linha pectinada* é um marco muito importante porque é visível e aproxima o nível de importantes alterações anatômicas relacionadas à transição da região visceral para a região parietal (ver Figura 6.59), afetando aspectos como os tipos de tumores que ocorrem e a direção na qual metastatizam.

Fissuras anais e abscessos isquioanais e perianais

Às vezes as fossas isquioanais são locais de infecção, o que pode resultar na formação de *abscessos isquioanais* (Figura B6.30A). Esses acúmulos de pus são dolorosos. As infecções podem atingir as fossas isquioanais de várias maneiras:

- Após *criptite* (inflamação dos seios anais)
- Extensão de um abscesso pelvirretal
- Após laceração na túnica mucosa anal
- A partir de uma ferida penetrante na região anal.

Os sinais diagnósticos de um abscesso isquioanal são volume e dor à palpação entre o ânus e o túber isquiático. Um abscesso perianal pode se romper espontaneamente, abrindo-se para o canal anal, reto ou pele perianal. Como as fossas isquioanais comunicam-se posteriormente através do *espaço pós-anal profundo*, um abscesso em uma fossa pode disseminar-se para a outra e formar um abscesso semicircular "em forma de ferradura" ao redor da face posterior do canal anal.

Em pessoas com constipação intestinal crônica, as válvulas e a túnica mucosa anal podem ser rompidas por fezes endurecidas. A *fissura anal* geralmente está localizada na linha mediana posterior, inferior às válvulas anais. É dolorosa porque essa região é suprida por fibras

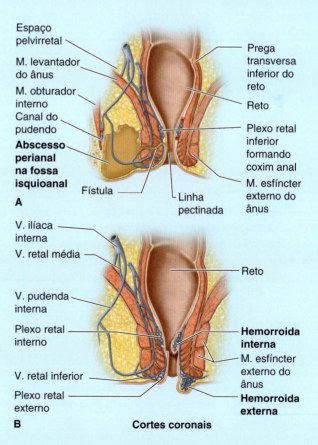

Cortes coronais

Figura B6.30 Hemorroidas.

sensitivas dos nervos anais inferiores. O *abscesso perianal* pode suceder a infecção da fissura anal, e a infecção pode propagar-se para as fossas isquioanais e formar abscessos isquioanais ou propagar-se para a pelve e formar um *abscesso pelvirretal*.

A *fístula anal* pode resultar da disseminação de infecção anal e criptite (inflamação de um seio anal). Uma extremidade desse canal anormal (fístula) abre-se no canal anal, e a outra extremidade abre-se em um abscesso na fossa isquioanal ou na pele perianal.

Hemorroidas

As *hemorroidas internas* são prolapsos da túnica mucosa retal (mais especificamente, dos "coxins anais") que contêm as veias normalmente dilatadas do *plexo venoso retal interno* (Figura B6.30B). As hemorroidas internas resultam de ruptura da muscular da mucosa, uma camada de músculo liso situada profundamente à túnica mucosa. As hemorroidas internas que prolapsam através do canal anal são muitas vezes comprimidas pelos esfíncteres contraídos, impedindo o fluxo sanguíneo. Consequentemente, tendem a estrangular e ulcerar. Por causa das anastomoses arteriovenosas abundantes, o sangramento de hemorroidas internas é caracteristicamente vermelho-vivo. A conduta atual é tratar apenas as hemorroidas internas ulceradas e com prolapso. As *hemorroidas externas* são trombos nas veias do *plexo venoso retal externo* e são cobertas por pele. Os fatores predisponentes para hemorroidas incluem gravidez, constipação intestinal crônica e permanência prolongada sentado no banheiro e esforço, além de qualquer distúrbio que impeça o retorno venoso, inclusive o aumento da pressão intra-abdominal.

As anastomoses entre as veias retais superiores, médias e inferiores formam comunicações clinicamente importantes entre os sistemas venosos porta e sistêmico (ver Figura 5.75A). A veia retal superior drena para a veia mesentérica inferior, enquanto as veias retais médias e inferiores drenam através da circulação sistêmica para a veia cava inferior. Qualquer aumento anormal da pressão no sistema porta sem válvulas ou nas veias do tronco pode causar dilatação das veias retais superiores, resultando em aumento do fluxo sanguíneo ou estase no plexo venoso retal interno. Na *hipertensão porta* que ocorre em consequência da *cirrose hepática*, a anastomose portocava entre as veias retais superiores e as veias retais médias e inferiores, juntamente com anastomoses portocavas em outras partes, pode tornar-se varicosa. É importante notar que as veias dos plexos retais *normalmente* parecem varicosas (dilatadas e tortuosas), mesmo em recém-nascidos, e que as hemorroidas internas são mais comuns na ausência de hipertensão porta.

Em relação à dor das hemorroidas e ao seu tratamento, é importante notar que o canal anal superior à linha pectinada é visceral; assim, é inervado por fibras de dor aferentes viscerais, de modo que a incisão ou inserção de agulha nessa região é indolor. As hemorroidas internas não são dolorosas e podem ser tratadas sem anestesia. Inferiormente à linha pectinada, o canal anal é somático, suprido pelos nervos anais inferiores que contêm fibras sensitivas somáticas. Portanto, é sensível a estímulos dolorosos (p. ex., à espetada com uma agulha hipodérmica). As hemorroidas externas podem ser dolorosas, mas não raro se resolvem em alguns dias.

Incontinência anorretal

O estiramento do(s) nervo(s) pudendo(s) durante um parto traumático pode resultar em *lesão do nervo pudendo* e *incontinência anorretal*.

Pontos-chave: Períneo e região perineal

O períneo é o compartimento romboide limitado perifericamente pela abertura inferior da pelve osteofibrosa e profundamente (superiormente) pelo diafragma da pelve. ■ A área de superfície sobre esse compartimento é a região do períneo. ■ A região urogenital (anteriormente) e a região anal (posteriormente) que formam essa área romboide situam-se em ângulos opostos. ■ Os planos cruzados definem a linha transversa (que se estende entre os túberes isquiáticos) que forma a base de cada região. ■ Centralmente, a região urogenital é perfurada pela uretra e, nas mulheres, pela vagina. ■ A região anal é perfurada pelo canal anal. ■ O corpo do períneo é uma massa musculofibrosa situada entre as estruturas que perfuram as regiões urogenital e anal, no ponto central do períneo.

Região urogenital: A tela subcutânea da região urogenital inclui um panículo adiposo superficial e um estrato membranáceo mais profundo (fáscia de Colles), que são contínuos com as camadas correspondentes da parede abdominal anteroinferior. ■ Nas mulheres, o panículo adiposo é espesso no monte do púbis e nos lábios maiores do pudendo, mas, em homens, é substituído pelo músculo liso dartos no pênis e escroto. ■ O estrato membranáceo do períneo é limitado à região urogenital, fundindo-se com a membrana do períneo na margem posterior (base) da região. ■ Nos homens, essa camada estende-se até o pênis e o escroto, onde está intimamente associada à pele frouxa e móvel dessas estruturas. ■ A membrana do períneo plana divide a região urogenital do períneo em espaços superficial e profundo do períneo. ■ O espaço superficial do períneo está entre o estrato membranáceo da tela subcutânea do períneo e a membrana do períneo, e é limitado lateralmente pelos ramos isquiopúbicos. ■ O espaço profundo do períneo está situado entre a membrana do períneo e a fáscia inferior do diafragma da

> **Pontos-chave:** (*continuação*)
>
> pelve, e é limitado lateralmente pela fáscia obturatória. ■ O espaço superficial contém os corpos eréteis dos órgãos genitais externos e os músculos associados, o músculo transverso superficial do períneo, os nervos e vasos perineais profundos e, nas mulheres, as glândulas vestibulares maiores. ■ O espaço profundo compreende os recessos anteriores das fossas isquioanais preenchidos por gordura (lateralmente), o músculo transverso profundo do períneo e a parte inferior do músculo esfíncter externo da uretra, a parte da uretra que atravessa a membrana do períneo (a parte membranácea da uretra nos homens), os nervos dorsais do pênis/clitóris e, nos homens, as glândulas bulbouretrais.
>
> **Região anal:** As fossas isquioanais são espaços cuneiformes, revestidos por fáscia, ocupados pelos corpos adiposos isquioanais. ■ Os corpos adiposos oferecem sustentação, podem ser comprimidos ou afastados para permitir a descida e a expansão temporárias do canal anal ou da vagina para a passagem de fezes ou de um feto. ■ Os corpos adiposos são atravessados pela rede neurovascular anal inferior. ■ O canal do pudendo é uma importante passagem na parede lateral da fossa, entre as lâminas da fáscia obturatória, para os nervos e vasos que entram e saem da região urogenital.
>
> **Canal anal:** O canal anal é a parte terminal do intestino grosso e do sistema digestório, sendo o ânus a saída para o meio externo. ■ O fechamento (e, portanto, a continência fecal) é mantido pela ação coordenada dos músculos esfíncteres interno (involuntário) e externo (voluntário) do ânus. ■ O tônus simpático do esfíncter interno mantém o fechamento, exceto durante o enchimento da ampola do reto e quando inibido durante uma contração peristáltica do reto estimulada pelo sistema parassimpático. ■ Durante esses momentos, o fechamento é mantido (exceto se for permitida a defecação) por contração voluntária dos músculos puborretal e esfíncter externo do ânus. ■ Internamente, a linha pectinada demarca a transição visceral para somática do suprimento e da drenagem neurovasculares. ■ O canal anal é circundado por plexos venosos superficial e profundo, cujas veias normalmente têm uma aparência varicosa. ■ As tromboses no plexo superficial e o prolapso da túnica mucosa, inclusive de partes do plexo profundo, formam hemorroidas externas dolorosas e hemorroidas internas insensíveis, respectivamente.

Região urogenital masculina

A **região urogenital masculina** inclui os órgãos genitais externos e os músculos do períneo. Os **órgãos genitais externos masculinos** incluem a parte distal da uretra, o escroto e o pênis.

PARTE DISTAL DA URETRA MASCULINA

A uretra masculina é subdividida em quatro partes: intramural (pré-prostática), prostática, membranácea e esponjosa. As partes intramural e prostática são descritas junto com a pelve (anteriormente neste capítulo). Os detalhes sobre as quatro partes da uretra masculina são apresentados e comparados no Quadro 6.6.

A **parte membranácea** (**intermédia**) **da uretra** começa no ápice da próstata e atravessa o espaço profundo do períneo, circundada pelo músculo esfíncter externo da uretra. Em seguida, penetra a membrana do períneo, terminando quando entra no bulbo do pênis (Figura 6.60). Posterolateralmente a essa parte da uretra estão as pequenas *glândulas bulbouretrais* e seus ductos finos, que se abrem na região proximal da parte esponjosa da uretra no bulbo do pênis.

A **parte esponjosa** (**"peniana"**) **da uretra** começa na extremidade distal da parte membranácea e termina no **óstio externo da uretra masculina**, que é ligeiramente mais estreito do que as outras partes da uretra. O lúmen da parte esponjosa da uretra tem cerca de 5 mm de diâmetro; entretanto, é expandido no bulbo do pênis para formar uma **dilatação intrabulbar** e na glande do pênis para formar a **fossa navicular**. De cada lado, os finos *ductos das glândulas bulbouretrais* se abrem na região proximal da parte esponjosa da uretra; os óstios desses ductos são extremamente pequenos. Também existem muitas aberturas diminutas dos ductos das **glândulas uretrais** secretoras de muco na parte esponjosa da uretra.

Irrigação arterial da parte distal da uretra masculina. A irrigação arterial das partes membranácea e esponjosa da uretra provém de ramos da *artéria dorsal do pênis* (ver Figuras 6.52C e 6.58; Quadro 6.8).

Drenagem venosa e linfática da parte distal da uretra masculina. As veias acompanham as artérias e têm nomes semelhantes. Os vasos linfáticos da parte membranácea da uretra drenam principalmente para os *linfonodos ilíacos internos* (Quadro 6.7; ver Figura 6.65), enquanto a maioria dos vasos da parte esponjosa da uretra segue até os *linfonodos inguinais profundos*, mas parte da linfa segue para os linfonodos ilíacos externos.

Inervação da parte distal da uretra masculina. A inervação da parte membranácea da uretra é igual à da parte prostática: inervação autônoma (eferente) através do *plexo nervoso prostático*, originado no *plexo hipogástrico inferior*. A *inervação simpática* provém dos níveis lombares da medula espinal através dos nervos esplâncnicos lombares, e a *inervação parassimpática* provém dos níveis sacrais através dos *nervos esplâncnicos pélvicos*. As fibras aferentes viscerais seguem as fibras parassimpáticas retrogradamente até os gânglios sensitivos de nervos espinais sacrais. O nervo dorsal do pênis, um ramo do *nervo pudendo*, é responsável pela inervação somática da parte esponjosa da uretra (Figura 6.57).

ESCROTO

O **escroto** é um saco fibromuscular cutâneo contendo os testículos e estruturas associadas. Situa-se posteroinferiormente ao pênis e abaixo da sínfise púbica. A formação

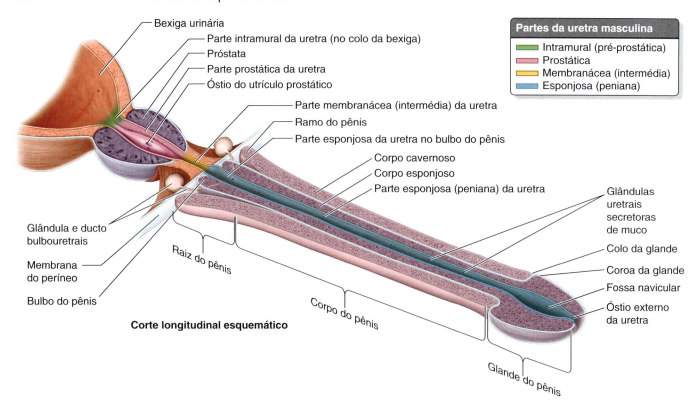

Figura 6.60 Uretra masculina e estruturas associadas. A uretra tem quatro partes: intramural (no colo da bexiga), prostática, membranácea (intermédia) e esponjosa. Os ductos das glândulas bulbouretrais abrem-se na região proximal da parte esponjosa da uretra. O calibre da uretra não é uniforme: o óstio externo da uretra e a parte membranácea são mais estreitos. A tentativa de usar essa posição em "linha reta" o máximo possível facilita a introdução de um cateter ou de outro instrumento transuretral.

embrionária bilateral do escroto é indicada pela **rafe do escroto** mediana (Figura 6.61A e E), que é contínua na face ventral do pênis com a **rafe do pênis** e posteriormente ao longo da linha mediana do períneo com a **rafe do períneo**. Na parte interna, profundamente a sua rafe, o escroto é dividido em dois compartimentos, um para cada testículo, por um prolongamento da túnica dartos, o **septo do escroto** (Figura 6.53F). Os testículos, epidídimos e seus revestimentos são descritos com o abdome (ver Capítulo 5, *Abdome*).

Irrigação arterial do escroto. As **artérias escrotais anteriores**, ramos terminais das **artérias pudendas externas** (da artéria femoral), irrigam a face anterior do escroto. As **artérias escrotais posteriores**, ramos terminais dos ramos perineais superficiais das *artérias pudendas internas*, irrigam a face posterior (ver Figura 6.58A; Quadro 6.8). O escroto também recebe ramos das artérias cremastéricas (ramos das artérias epigástricas inferiores).

Drenagem venosa e linfática do escroto. As *veias escrotais* acompanham as artérias, compartilhando os mesmos nomes, mas drenam principalmente para as *veias pudendas externas*. Os vasos linfáticos do escroto conduzem linfa para os *linfonodos inguinais superficiais* (Quadro 6.6).

Inervação do escroto. A *face anterior do escroto* é inervada por derivados do *plexo lombar*: **nervos escrotais anteriores**, derivados do nervo *ilioinguinal*, e o *ramo genital do nervo genitofemoral* (Quadro 6.10). A *face posterior do escroto* é inervada por derivados do plexo sacral: **nervos escrotais posteriores**, ramos dos *ramos perineais superficiais* do *nervo pudendo*, e o *ramo perineal do nervo cutâneo femoral posterior* (Figuras 6.57, 6.62A e 6.64). As fibras simpáticas conduzidas por esses nervos auxiliam a termorregulação dos testículos, estimulando a contração do músculo liso dartos em resposta ao frio ou estimulando as glândulas sudoríferas escrotais enquanto inibem a contração do músculo dartos em resposta ao calor excessivo.

PÊNIS

O **pênis** é o órgão masculino da cópula e, conduzindo a uretra, oferece a saída comum para a urina e o sêmen (Figuras 6.60, 6.61 e 6.62). O pênis consiste em *raiz*, *corpo* e *glande*. É formado por três corpos cilíndricos de tecido cavernoso erétil: dois **corpos cavernosos** dorsalmente e um **corpo esponjoso** ventralmente. Em posição anatômica, o pênis está ereto; quando o pênis está flácido, seu dorso está voltado anteriormente. Cada *corpo cavernoso* tem um revestimento fibroso externo ou cápsula, a **túnica albugínea** (Figura 6.61C). Superficialmente ao revestimento externo está a **fáscia do pênis** (fáscia de Buck), a continuação da fáscia profunda do períneo que forma um revestimento membranáceo forte dos corpos cavernosos e do corpo esponjoso, unindo-os (Figura 6.61C e D). O corpo esponjoso contém a *parte esponjosa da uretra*. Os corpos cavernosos estão fundidos um ao outro no plano mediano, exceto posteriormente, onde se separam para formar os **ramos do pênis**

Capítulo 6 ■ Pelve e Períneo   653

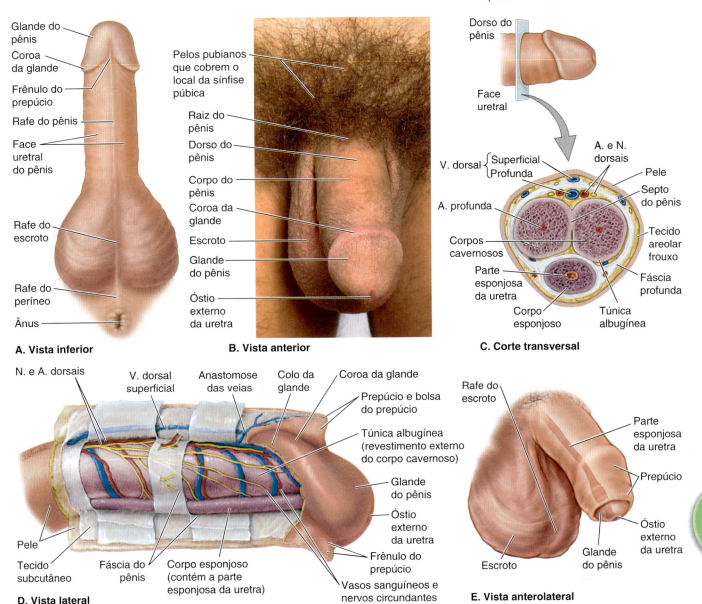

Figura 6.61 Pênis e escroto. A. Face uretral do pênis postectomizado. A parte esponjosa da uretra está situada profundamente à rafe do pênis. O escroto é dividido em metades direita e esquerda pela rafe do escroto, que é contínua com as rafes do pênis e do períneo. **B.** Dorso do pênis postectomizado e face anterior do escroto. O pênis consiste em raiz, corpo e glande. **C.** Corpos cavernosos e um corpo esponjoso. **D.** Dissecção. A pele do pênis estende-se distalmente como prepúcio, superpondo-se ao colo e à coroa da glande. **E.** Pênis não postectomizado. Compare com um pênis postectomizado em **A** e **B**.

(Figuras 6.60 e 6.62B). Internamente, o tecido cavernoso dos corpos é separado (em geral incompletamente) pelo **septo do pênis** (Figura 6.61C).

A **raiz do pênis**, a parte fixa, é formada pelos ramos, bulbo e músculos isquiocavernoso e bulboesponjoso (Figuras 6.60 e 6.62A e B). A raiz do pênis está localizada no espaço superficial do períneo, entre a membrana do períneo superiormente e a fáscia do períneo inferiormente (ver Figura 6.53B e D). Os **ramos** e o **bulbo do pênis** consistem em massas de tecido erétil. Cada ramo está fixado à parte inferior da face interna do ramo isquiático correspondente (ver Figura 6.52D), anteriormente ao túber isquiático. A parte posterior aumentada do bulbo do pênis é perfurada superiormente pela uretra, continuando a partir de sua parte membranácea (Figuras 6.60 e 6.62B).

O **corpo do pênis** é a parte pendular livre suspensa da sínfise púbica. Exceto por algumas fibras do músculo bulboesponjoso perto da raiz do pênis e do músculo isquiocavernoso que circundam os ramos, o corpo do pênis não tem músculos (Figura 6.62).

O pênis é formado por pele fina, tecido conjuntivo, vasos sanguíneos e linfáticos, fáscia, corpos cavernosos e corpo esponjoso contendo a parte esponjosa da uretra (Figura 6.61C). Na parte distal, o corpo esponjoso se expande para formar a **glande do pênis** cônica, ou cabeça do pênis (Figuras 6.61A, B e D e 6.62B). A margem da glande projeta-se além das extremidades dos corpos cavernosos para formar a **coroa da glande**. A coroa pende sobre uma constrição sulcada oblíqua, o **colo da glande**, que separa a glande do corpo do pênis. A abertura

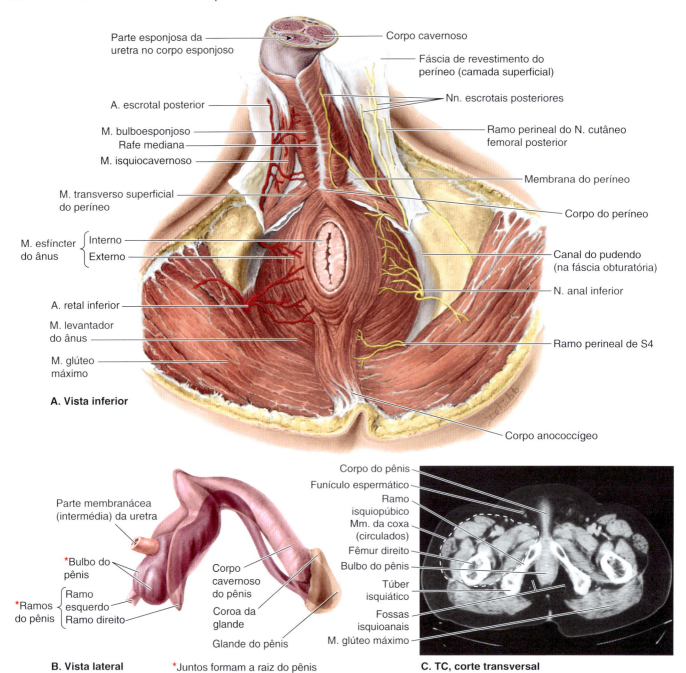

Figura 6.62 Períneo masculino e estrutura do pênis. **A.** Dissecção. O canal anal é circundado pelo músculo esfíncter externo do ânus, com uma fossa isquioanal de cada lado. O nervo anal inferior é um ramo do nervo pudendo originado na entrada para o canal do pudendo e, com o ramo perineal de S4, supre o músculo esfíncter externo do ânus. **B.** Estrutura do pênis. O corpo esponjoso foi separado dos corpos cavernosos. As flexuras naturais do pênis são preservadas. A glande do pênis encaixa-se como um capuz sobre as extremidades rombas dos corpos cavernosos. **C.** TC no nível do espaço superficial do períneo de um homem.

em fenda da parte esponjosa da uretra, o *óstio externo da uretra*, está localizada na extremidade da glande do pênis.

A pele do pênis é fina, com pigmentação escura em relação à pele adjacente, e unida à túnica albugínea por tecido conjuntivo frouxo. No colo da glande, a pele e a fáscia do pênis são prolongadas como uma dupla camada de pele, o prepúcio do pênis, que em homens não circuncidados cobre a glande em extensão variável (Figura 6.61E). O **frênulo do prepúcio** é uma prega mediana que vai da camada profunda do prepúcio até a face uretral da glande do pênis (Figura 6.61A e D).

O **ligamento suspensor do pênis** é uma condensação de fáscia superficial de revestimento que se origina na face anterior da sínfise púbica (Figura 6.63). O ligamento segue inferiormente e divide-se para formar uma alça que está fixada à fáscia profunda do pênis na junção de sua raiz e corpo. As fibras do ligamento suspensor são curtas e tensas, fixando os corpos eréteis do pênis à sínfise púbica.

O **ligamento fundiforme do pênis** é uma massa ou condensação irregular de colágeno e fibras elásticas do tecido subcutâneo que desce na linha mediana a partir da linha alba superior à sínfise púbica (ver Figura 6.53F). O ligamento divide-se para circundar o pênis e depois se une e se funde inferiormente à túnica dartos, formando o septo do escroto. As fibras do ligamento fundiforme são relativamente longas e frouxas e situam-se superficialmente (anteriormente) ao ligamento suspensor.

Irrigação arterial do pênis. O pênis é irrigado principalmente por *ramos das artérias pudendas internas* (ver Figura 6.58A; Quadro 6.8).

- **Artérias dorsais do pênis** seguem de cada lado da veia dorsal profunda no sulco dorsal entre os corpos cavernosos (Figuras 6.61C e D e 6.63), irrigando o tecido fibroso ao redor dos corpos cavernosos, o corpo esponjoso, a parte esponjosa da uretra e a pele do pênis
- **Artérias profundas do pênis** perfuram os ramos na parte proximal e seguem distalmente perto do centro dos corpos cavernosos, irrigando o tecido erétil nessas estruturas (Figuras 6.58A e 6.61C)
- **Artérias do bulbo do pênis** irrigam a parte posterior (bulbar) do corpo esponjoso e a uretra em seu interior, além da glândula bulbouretral (ver Figura 6.58A).

Além disso, os **ramos superficiais** e **profundos das artérias pudendas externas** irrigam a pele do pênis, anastomosando-se com ramos das artérias pudendas internas.

As *artérias profundas do pênis* são os principais vasos que irrigam os espaços cavernosos no tecido erétil dos corpos cavernosos e, portanto, participam da ereção do pênis. Elas emitem vários ramos que se abrem diretamente para os espaços cavernosos. Quando o pênis está flácido, essas artérias encontram-se espiraladas, restringindo o fluxo sanguíneo; são denominadas **artérias helicinas do pênis**.

Drenagem venosa do pênis. O sangue dos espaços cavernosos é drenado por um plexo venoso que se une à **veia dorsal profunda do pênis** na fáscia profunda (Figuras 6.61C e 6.63). Essa veia passa entre as lâminas do ligamento suspensor do pênis, inferiormente ao ligamento púbico inferior e anteriormente à membrana do períneo, para entrar na pelve, onde drena para o plexo venoso prostático. O sangue da pele e da tela subcutânea do pênis drena para a(s) **veia(s) dorsal(is) superficial(is)**, que drena(m) para a *veia pudenda externa superficial*. Parte do sangue também segue para a veia pudenda interna.

Inervação do pênis. Os nervos derivam dos segmentos S2–S4 da medula espinal e dos gânglios sensitivos de nervos espinais, atravessando os nervos esplâncnicos pélvicos e pudendos, respectivamente (Figura 6.64). A inervação

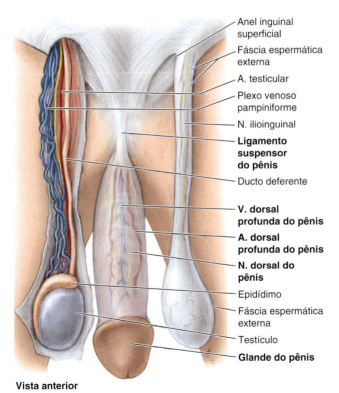

Vista anterior

Figura 6.63 Vasos e nervos no dorso do pênis e conteúdo do funículo espermático. A pele do pênis e do escroto foi retirada. A fáscia superficial (dartos) que recobre o pênis também foi removida para expor a veia dorsal profunda mediana ladeada por artérias e nervos dorsais bilaterais.

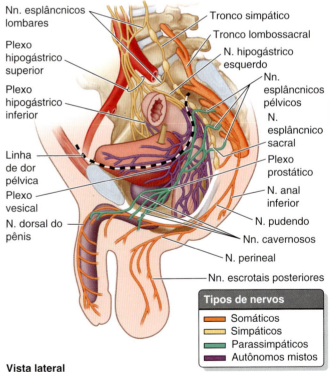

Vista lateral

Figura 6.64 Nervos do períneo. O nervo pudendo conduz a maioria das fibras sensitivas, simpáticas e motoras somáticas para o períneo. Embora tenham origem nos mesmos segmentos da medula espinal que o nervo pudendo, as fibras parassimpáticas dos nervos cavernosos seguem independentes do nervo pudendo. Com a exceção dos nervos cavernosos, não há fibras parassimpáticas fora da cabeça, do pescoço ou das cavidades do tronco. Os nervos cavernosos originam-se no plexo prostático em homens e no plexo vesical nas mulheres. Eles terminam nas anastomoses arteriovenosas e nas artérias helicinas dos corpos eréteis que, quando estimulados, causam ereção do pênis ou ingurgitamento do clitóris e do bulbo do vestíbulo em mulheres.

sensitiva e simpática é garantida principalmente pelo *nervo dorsal do pênis*, um ramo terminal do *nervo pudendo*, que tem origem no canal do pudendo e segue anteriormente até o espaço profundo do períneo. Depois, segue para o dorso do pênis, onde passa lateralmente à artéria dorsal (Figuras 6.61C e 6.63). Inerva a pele e a glande do pênis. O pênis é ricamente suprido por diversas terminações nervosas sensitivas, sobretudo a glande do pênis. Os ramos do *nervo ilioinguinal* suprem a pele na raiz do pênis. Os *nervos cavernosos*, que conduzem fibras parassimpáticas em separado do plexo nervoso prostático, inervam as artérias helicinas do tecido erétil.

DRENAGEM LINFÁTICA DO PERÍNEO MASCULINO

A linfa da pele de todas as partes do períneo, inclusive a pele sem pelos inferior à linha pectinada do anorreto, mas excluindo a glande do pênis, drena para os *linfonodos inguinais superficiais* (Figura 6.65).

Refletindo sua origem abdominal, a linfa dos testículos segue uma via independente da drenagem escrotal, ao longo das veias testiculares até a parte intermesentérica dos *linfonodos lombares (cavais/aórticos)* e *pré-aórticos*.

A drenagem linfática das partes membranácea e proximal da uretra e dos corpos cavernosos segue para os *linfonodos ilíacos internos*, enquanto a maioria dos vasos da parte esponjosa da uretra, distal, e da glande do pênis segue para os *linfonodos inguinais profundos*, mas parte da linfa segue para os linfonodos inguinais externos.

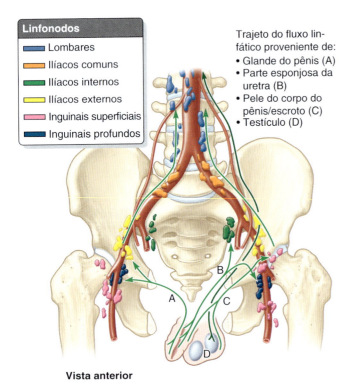

Figura 6.65 Drenagem linfática da região urogenital masculina: pênis, parte esponjosa da uretra, escroto e testículo. As *setas* indicam o sentido do fluxo linfático para os linfonodos.

MÚSCULOS DO PERÍNEO MASCULINO

Os **músculos superficiais do períneo**, situados no espaço superficial do períneo, incluem os músculos transverso superficial do períneo, bulboesponjoso e isquiocavernoso (Figuras 6.62A e 6.66). Os Quadros 6.9 e 6.10 apresentam detalhes sobre as fixações, inervação e ações desses músculos.

Os **músculos transversos superficiais do períneo** e bulboesponjosos unem-se ao músculo esfíncter externo do ânus na fixação central ao corpo do períneo. Eles cruzam a abertura inferior da pelve como feixes entrecruzados, sustentando o corpo do períneo para auxiliar o diafragma da pelve a sustentar as vísceras pélvicas. A contração simultânea dos músculos superficiais do períneo (mais o músculo transverso profundo do períneo) durante a ereção do pênis garante uma base mais firme para o pênis.

Os **músculos bulboesponjosos** formam um constritor que comprime o bulbo do pênis e o corpo esponjoso, assim ajudando no esvaziamento da urina e/ou sêmen residual da parte esponjosa da uretra. As fibras anteriores do músculo bulboesponjoso, que circundam a parte proximal do corpo do pênis, também auxiliam a ereção aumentando a pressão sobre o tecido erétil na raiz do pênis (Figura 6.62A). Ao mesmo tempo, comprimem a veia dorsal profunda do pênis, impedindo a drenagem venosa dos espaços cavernosos e ajudando a promover o aumento e o turgor do pênis.

Os **músculos isquiocavernosos** circundam os ramos na raiz do pênis. Eles forçam a passagem do sangue dos espaços cavernosos nos ramos para as partes distais dos corpos cavernosos, o que aumenta o turgor do pênis durante a ereção. A contração dos músculos isquiocavernosos também comprime as tributárias da veia dorsal profunda do pênis que deixa o ramo do pênis, assim restringindo a saída de sangue venoso do pênis e ajudando a manter a ereção.

Em vista de sua função durante a ereção e da atividade do músculo bulboesponjoso subsequente à micção e à ejaculação para expelir as últimas gotas de urina e sêmen, os músculos do períneo geralmente são mais desenvolvidos nos homens do que nas mulheres.

EREÇÃO, EMISSÃO, EJACULAÇÃO E REMISSÃO

Quando um homem é estimulado eroticamente, as anastomoses arteriovenosas, pelas quais o sangue normalmente é capaz de passar ao largo dos espaços potenciais "vazios" ou seios dos corpos cavernosos, se fecham. O músculo liso nas trabéculas fibrosas e nas artérias helicinas espiraladas relaxa (é inibido) por estimulação parassimpática (S2–S4 através dos nervos cavernosos do **plexo nervoso prostático**). Desse modo, as *artérias helicinas* são retificadas, aumentando seus lumens e permitindo a entrada de sangue e a dilatação dos espaços cavernosos nos corpos cavernosos do pênis.

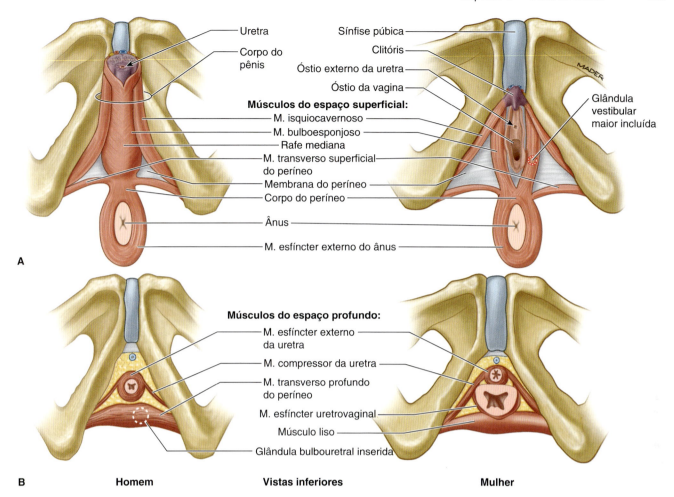

Figura 6.66 Músculos do períneo. **A.** Músculos do espaço superficial do períneo. **B.** Músculos do espaço profundo do períneo.

Quadro 6.9 Músculos do períneo.

Músculo	Origem	Trajeto e distribuição	Inervação	Principal ação
M. esfíncter externo do ânus	Pele e fáscia que circundam o ânus; cóccix via corpo anococcígeo	Passa ao redor das faces laterais do canal anal, inserção no corpo do períneo	N. anal inferior, um ramo do N. pudendo (S2–S4)	Constringe o canal anal durante a peristalse, resistindo à defecação; sustenta e fixa o corpo do períneo e o assoalho pélvico
M. bulboesponjoso	*Homem*: rafe mediana na face ventral do bulbo do pênis; corpo do períneo	*Homem*: circunda as faces laterais do bulbo do pênis e a parte mais proximal do corpo do pênis, inserindo-se na membrana do períneo, face dorsal dos corpos esponjoso e cavernosos, e fáscia do bulbo do pênis	Ramo muscular (profundo) do N. perineal, um ramo do N. pudendo (S2–S4)	*Homem*: sustenta e fixa o corpo do períneo/assoalho pélvico; comprime o bulbo do pênis para expelir as últimas gotas de urina/sêmen; auxilia a ereção comprimindo a saída pela V. perineal profunda e impelindo o sangue do bulbo para o corpo do pênis
	Mulher: corpo do períneo	*Mulher*: passa de cada lado da parte inferior da vagina, circundando o bulbo do vestíbulo e a glândula vestibular maior; insere-se no arco púbico e na fáscia dos corpos cavernosos do clitóris		*Mulher*: sustenta e fixa o corpo do períneo/assoalho pélvico; "esfíncter" da vagina; ajuda na ereção do clitóris (e talvez do bulbo do vestíbulo); comprime a glândula vestibular maior

(*continua*)

Quadro 6.9 Músculos do períneo. (*Continuação*)

Músculo	Origem	Trajeto e distribuição	Inervação	Principal ação
M. isquiocavernoso	Face interna do ramo isquiopúbico e túber isquiático	Circunda o ramo do pênis ou clitóris, inserindo-se nas faces inferior e medial do ramo e na membrana do períneo medial ao ramo	Ramo muscular (profundo) do N. perineal, um ramo do N. pudendo (S2–S4)	Auxilia a manutenção da ereção do pênis ou clitóris mediante compressão das veias e impulsão do sangue da raiz do pênis ou do clitóris para o corpo do pênis ou clitóris
M. transverso superficial do períneo		Segue ao longo da face inferior da margem posterior da membrana do períneo até o corpo do períneo		Sustenta e fixa o corpo do períneo/assoalho pélvico para sustentar as vísceras abdominopélvicas e resistir ao aumento da pressão intra-abdominal
M. transverso profundo do períneo		Segue ao longo da face superior da margem posterior da membrana do períneo até o corpo do períneo e o M. esfíncter externo do ânus: em mulheres, muitas vezes é substituído por músculo liso e se funde ao corpo do períneo		
M. esfíncter externo da uretra	(Apenas a parte do M. compressor da uretra)	Circunda a uretra superiormente à membrana do períneo; em homens, também ascende na face anterior da próstata; em mulheres, algumas fibras também circundam a vagina (M. esfíncter uretrovaginal)	N. dorsal do pênis ou clitóris, o ramo terminal do N. pudendo (S2–S4)	Comprime a uretra para manter a continência urinária; em mulheres, a parte uretrovaginal do músculo esfíncter também comprime a vagina

Os músculos bulboesponjoso e isquiocavernoso comprimem as veias que saem dos corpos cavernosos, impedindo o retorno de sangue venoso. Logo, os corpos cavernosos e o corpo esponjoso são ingurgitados por sangue com pressão quase arterial, causando turgor (aumento e rigidez) dos corpos eréteis e **ereção**.

Durante a **emissão**, o sêmen (espermatozoides e outras secreções glandulares) é levado à parte prostática da uretra através dos ductos ejaculatórios em consequência da peristalse dos ductos deferentes e glândulas seminais. O líquido prostático é adicionado ao líquido seminal quando o músculo liso na próstata se contrai. A emissão é uma resposta simpática (nervos L1–L2). Durante a **ejaculação**, o sêmen é expelido da uretra através do óstio externo da uretra.

A ejaculação resulta de:

- Fechamento do músculo esfíncter interno da uretra no colo da bexiga, *uma resposta simpática* (nervos L1–L2)
- Contração do músculo uretral, *uma resposta parassimpática* (nervos S2–S4)
- Contração dos músculos bulboesponjosos pelos nervos pudendos (S2–S4).

Após a ejaculação, o pênis retorna gradualmente ao estado de flacidez (**remissão**), ocasionado pela estimulação simpática, que causa constrição do músculo liso nas artérias helicinas espiraladas. Os músculos bulboesponjoso e isquiocavernoso relaxam, permitindo a drenagem de mais sangue dos espaços cavernosos nos corpos cavernosos para a veia dorsal profunda.

ANATOMIA CLÍNICA

REGIÃO UROGENITAL MASCULINA

Cateterização uretral

A *cateterização uretral* é realizada para remover urina de uma pessoa incapaz de urinar. Também é realizada para irrigar a bexiga urinária e obter uma amostra de urina não contaminada. Ao inserir cateteres e *sondas uretrais* (instrumentos ligeiramente cônicos para exploração e dilatação de uma uretra estreitada), devem-se considerar as curvas da uretra masculina. Imediatamente distal à membrana do períneo, a parte esponjosa da uretra é bem coberta inferior e posteriormente por tecido erétil do bulbo do pênis; entretanto, um segmento curto da parte membranácea da uretra fica desprotegido (Figura B6.31). Como a parede uretral é fina, considerando o ângulo que tem de ser transposto para chegar à porção intermédia da parte esponjosa da uretra, ela é vulnerável à ruptura durante a

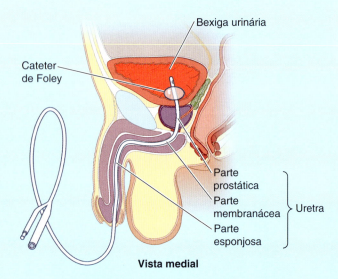

Figura B6.31 Cateterização utetral em homens.

inserção de cateteres e sondas uretrais. A parte membranácea, a menos distensível, segue anteroinferiormente ao atravessar o músculo esfíncter externo da uretra. Na porção proximal, a parte prostática faz uma pequena curva côncava anteriormente enquanto atravessa a próstata.

A *estenose uretral* pode resultar de traumatismo externo do pênis ou infecção da uretra. Nesses casos, são usadas sondas uretrais para dilatar a uretra estreitada. A parte esponjosa da uretra expande-se o suficiente para permitir a introdução de um instrumento com cerca de 8 mm de diâmetro. O óstio externo da uretra é a parte mais estreita e menos distensível da uretra; portanto, um instrumento que atravessa essa abertura normalmente atravessa todas as outras partes da uretra.

Distensão do escroto

O escroto é facilmente distendido. Em pessoas com grandes hérnias inguinais indiretas, por exemplo, o intestino pode entrar no escroto até deixá-lo do tamanho de uma bola de futebol. Da mesma maneira, a inflamação dos testículos (*orquite*), associada a parotidite, hemorragia na tela subcutânea ou obstrução linfática crônica (como ocorre na *filariose*), pode causar aumento do escroto.

Palpação dos testículos

A pele mole e flexível do escroto facilita a palpação dos testículos e das estruturas relacionadas a eles (p. ex., o epidídimo e o ducto deferente). A maioria dos profissionais da saúde concorda que o exame testicular deve ser parte de um exame físico de rotina. Alguns médicos recomendam que os homens realizem um autoexame de seus testículos mensalmente após a puberdade e relatem quaisquer alterações escrotais ou testiculares. É normal que um testículo seja discretamente maior do que o outro. O testículo esquerdo está situado, mais frequentemente, em nível inferior ao direito.

De acordo com a American Cancer Society, embora o câncer de testículo possa ocorrer em qualquer idade, cerca de 50% de todos os casos ocorrem entre 20 e 34 anos. O risco de desenvolvimento de câncer de testículo é 1 em 263, tornando-se um tipo de câncer relativamente incomum. O risco de morrer de câncer de testículo é cerca de 1 em 5.000. O câncer de testículo pode ser tratado e, geralmente, curado, sobretudo quando detectado em estágio precoce.

Hipospadia

A *hipospadia* é uma anomalia congênita comum do pênis, que ocorre em 1 a cada 300 recém-nascidos. Na forma mais simples e mais comum, a *hipospadia glandular*, o óstio externo da uretra está na face ventral da glande. Em outros recém-nascidos, o defeito está no corpo do pênis (*hipospadias penianas*) (Figura B6.32A), ou no períneo (*hipospadias penoescrotais* ou *escrotais*) (Figura B6.32B). Portanto, o óstio externo da uretra está na face uretral do pênis. A base embriológica da hipospadia peniana e penoescrotal é a ausência de fusão das *pregas urogenitais* na face ventral do pênis, concluindo a formação da parte esponjosa da uretra. Acredita-se que a hipospadia

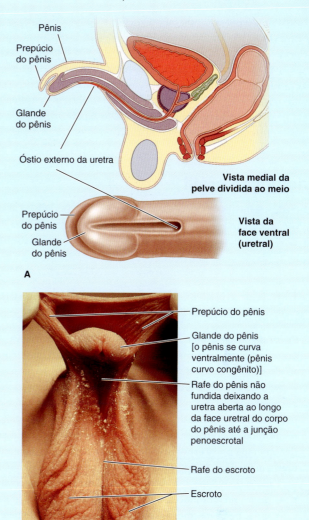

Figura B6.32 Hipospadias do pênis.

esteja associada à produção inadequada de androgênios pelos testículos fetais. Diferenças na cronologia e no grau de insuficiência hormonal provavelmente são responsáveis pelos diferentes tipos de hipospadia (Moore et al., 2020).

Fimose, parafimose e postectomia

 Em um pênis que não sofreu postectomia (circuncisão), o prepúcio cobre toda a glande do pênis ou a maior parte dela (ver Figura 6.61E). Em geral, o prepúcio é suficientemente elástico para ser retraído sobre a glande. Em alguns homens, encaixa-se firmemente sobre a glande e a retração é difícil ou impossível (*fimose*). Como há glândulas sebáceas modificadas no prepúcio, suas secreções oleosas (*esmegma*), de consistência semelhante à do queijo, acumulam-se na **bolsa do prepúcio**, localizada entre a glande e o prepúcio, e causam irritação.

Em alguns homens, a retração do prepúcio sobre a glande do pênis causa tamanha constrição do colo da glande que interfere na drenagem de sangue e líquido tecidual. Nos homens com esse distúrbio (*parafimose*), a glande pode aumentar de tal modo que se torna impossível cobri-la com o prepúcio. Nesses casos, costuma-se realizar a postectomia.

A *postectomia*, excisão cirúrgica do prepúcio, é a pequena cirurgia mais frequente em lactentes do sexo masculino. Após a operação, a glande do pênis fica exposta (ver Figura 6.61B). Embora a circuncisão seja uma prática religiosa no islamismo e no judaísmo, muitas vezes é realizada rotineiramente por motivos não religiosos (uma preferência geralmente explicada pela tradição ou higiene) na América do Norte. Em adultos, a postectomia costuma ser realizada em caso de fimose ou parafimose.

Disfunção erétil

A incapacidade de obter uma ereção pode ter várias causas. Quando uma lesão do plexo prostático ou dos nervos cavernosos acarreta a incapacidade de atingir uma ereção, uma prótese peniana semirrígida ou inflável, implantada cirurgicamente, pode assumir o papel dos corpos eréteis, garantindo a rigidez necessária para introduzir e movimentar o pênis na vagina durante a relação sexual.

A *disfunção erétil* (DE) pode ocorrer na ausência de lesão do nervo, por várias outras causas. O sistema nervoso central (hipotalâmico) e os distúrbios endócrinos (hipofisários ou testiculares) podem causar redução da secreção de testosterona (hormônio masculino). As fibras nervosas podem não estimular os tecidos eréteis ou a sensibilidade dos vasos sanguíneos à estimulação autônoma pode ser insuficiente. Em muitos desses casos, a ereção pode ser alcançada com o auxílio de medicamentos orais ou injeções que aumentam o fluxo sanguíneo para os sinusoides cavernosos mediante relaxamento do músculo liso.

Pontos-chave: Região urogenital masculina

Parte distal da uretra masculina: A parte membranácea da uretra é a parte mais curta e mais estreita da uretra masculina, sendo o limite de sua distensão normalmente igual ao do óstio externo da uretra. ■ É circundada por músculo voluntário da parte inferior do músculo esfíncter externo da uretra antes de perfurar a membrana do períneo. ■ Imediatamente inferior à membrana, a uretra entra no corpo esponjoso e passa a ser denominada parte esponjosa da uretra, a parte mais longa da uretra masculina. ■ A parte esponjosa da uretra tem expansões em cada extremidade, intrabulbar e navicular (fossa navicular). ■ As partes membranácea e esponjosa da uretra são irrigadas e drenadas pelos mesmos vasos (sanguíneos) dorsais do pênis, mas têm inervação e drenagem linfática diferentes. A parte membranácea segue trajetos viscerais e a parte esponjosa segue trajetos somáticos.

Escroto: O escroto é um saco fibromuscular cutâneo dinâmico para os testículos e epidídimos. ■ Sua subdivisão interna por um septo de túnica dartos é demarcada externamente por uma rafe do escroto mediana. ■ A face anterior do escroto é suprida por vasos sanguíneos e nervos escrotais anteriores, continuações dos vasos sanguíneos pudendos externos e ramos do plexo nervoso lombar. ■ A face posterior do escroto é suprida por vasos sanguíneos e nervos escrotais posteriores, continuações dos vasos sanguíneos pudendos internos e ramos do plexo nervoso sacral. ■ A inervação simpática do músculo liso dartos e das glândulas sudoríferas ajuda na termorregulação dos testículos.

Pênis: O pênis é um órgão de cópula e excreção de urina e sêmen. ■ É formado principalmente por pele fina e móvel que cobre três corpos cilíndricos de tecido cavernoso erétil, os dois corpos cavernosos e um corpo esponjoso que contém a parte esponjosa da uretra. ■ Os corpos eréteis são unidos pela fáscia profunda do pênis, exceto na raiz, onde se separam nos ramos e no bulbo do pênis. ■ Os ramos se fixam aos ramos isquiopúbicos, mas todas as partes da raiz estão fixadas à membrana do períneo. ■ Na junção da raiz e do corpo, o pênis está fixado à sínfise púbica pelo ligamento suspensor do pênis. ■ Os músculos isquiocavernosos envolvem os ramos, e o músculo bulboesponjoso envolve o bulbo, com suas fibras anteriores circundando a parte proximal do corpo do pênis e os vasos dorsais profundos. ■ A glande do pênis é uma expansão distal do corpo esponjoso, que tem o óstio externo da uretra em sua extremidade e uma coroa que se projeta do colo da glande. ■ O prepúcio, se não for removido por postectomia, cobre o colo.

Com exceção da pele próxima da raiz, o pênis é irrigado principalmente por ramos das artérias pudendas internas. ■ As artérias dorsais irrigam a maior parte do corpo e da glande. ■ As artérias profundas irrigam o tecido cavernoso. As artérias helicinas terminais abrem-se para encher os seios de sangue sob pressão arterial, ocasionando a ereção do pênis. ■ As estruturas superficiais drenam pela veia dorsal superficial para as veias pudendas externas, enquanto os corpos eréteis drenam pela veia dorsal profunda para o plexo venoso prostático. ■ As inervações sensitiva e simpática são propiciadas principalmente pelo nervo dorsal do pênis, mas as artérias helicinas que causam ereção são supridas por nervos cavernosos, extensões do plexo nervoso prostático.

Músculos do períneo: Além de suas origens ósseas, os músculos superficiais e profundos do períneo, que são voluntários, também estão fixados à membrana do períneo (pela qual são separados) e ao corpo do períneo. ■ Além das funções esfincterianas dos músculos esfíncteres externos do ânus e da uretra para manutenção da continência fecal e urinária, os músculos do períneo masculino atuam em grupo para oferecer uma base para o pênis e sustentação para o corpo do períneo (que, por sua vez, sustenta o diafragma da pelve). ■ Os músculos isquiocavernoso e bulboesponjoso estreitam as veias que saem dos corpos eréteis para ajudar na ereção e, ao mesmo tempo, empurram o sangue da raiz do pênis para o corpo. ■ Além disso, o músculo bulboesponjoso constringe o bulbo do pênis para ejetar as gotas finais de urina ou sêmen. ■ Em decorrência dessas várias funções, em geral os músculos do períneo são relativamente bem desenvolvidos em homens. Os músculos do períneo são inervados por ramos musculares do nervo pudendo.

Região urogenital feminina

A **região urogenital feminina** compreende os órgãos genitais femininos externos, os músculos do períneo e o canal anal.

ÓRGÃOS GENITAIS FEMININOS EXTERNOS

Os **órgãos genitais femininos externos** (Figura 6.67) são o monte do púbis, os lábios maiores do pudendo (que circundam a rima do pudendo), os lábios menores do pudendo (que circundam o vestíbulo da vagina), o clitóris, os bulbos do vestíbulo e as glândulas vestibulares maiores e menores. Os sinônimos **vulva** e **pudendo** incluem todas essas partes; o termo *vulva* é usado com frequência na clínica. O pudendo feminino serve:

- Como tecido sensitivo e erétil para excitação e relação sexual
- Para direcionar o fluxo de urina
- Para evitar a entrada de material estranho nos sistemas genital e urinário.

Monte do púbis. O **monte do púbis** é a eminência adiposa, arredondada, anterior à sínfise púbica, tubérculos púbicos e ramo superior do púbis. A eminência é formada por massa de tecido adiposo subcutâneo. A quantidade de

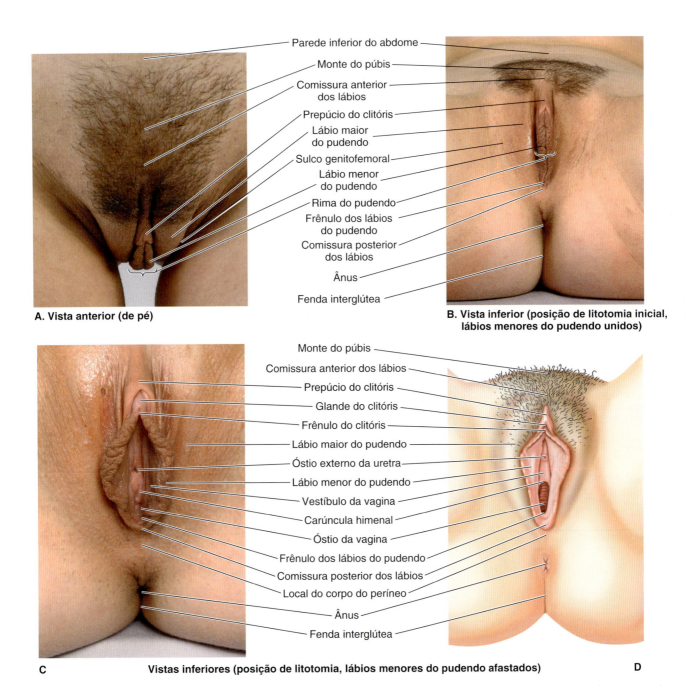

Figura 6.67 Órgãos genitais femininos externos. A a **C**. Anatomia de superfície da vulva (pudendo feminino) e da vagina mostrada em três posições. **D**. Ilustração do pudendo feminino, semelhante a **C**. Normalmente, a umidade mantém os lábios menores do pudendo em aposição passiva e o vestíbulo da vagina fechado (**B**), exceto se afastados como em **C**.

tecido adiposo aumenta na puberdade e diminui após a menopausa. A superfície do monte é contínua com a parede anterior do abdome. Após a puberdade, o monte do púbis é coberto por pelos pubianos encrespados.

Lábios maiores do pudendo. Os **lábios maiores do pudendo** são pregas cutâneas proeminentes que proporcionam proteção indireta para o clitóris e para os óstios da uretra e da vagina (Figura 6.67). Cada lábio maior do pudendo é preenchido principalmente por um "prolongamento digital" de tecido subcutâneo frouxo contendo músculo liso e a extremidade do ligamento redondo do útero (Figura 6.68). Os lábios maiores do pudendo seguem em sentido inferoposterior a partir do monte do púbis em direção ao ânus (Figura 6.67D).

Os lábios maiores situam-se nas laterais de uma depressão central (uma fenda estreita quando as coxas são aduzidas – Figura 6.67A), a **rima do pudendo**, no interior da qual estão os lábios menores do pudendo e o vestíbulo da vagina (Figura 6.67C e D). As faces externas dos lábios maiores da mulher adulta são cobertas por pele pigmentada contendo muitas glândulas sebáceas e por pelos pubianos encrespados. As faces internas dos lábios são lisas, rosadas e não têm pelos.

Os lábios maiores do pudendo são mais espessos anteriormente, onde se unem para formar a **comissura anterior**. Posteriormente, em mulheres nulíparas (que nunca tiveram filhos), fundem-se para formar uma crista, a **comissura posterior**, que está situada sobre o corpo do períneo e é o limite posterior do pudendo feminino. Essa comissura geralmente desaparece após o primeiro parto vaginal.

Lábios menores do pudendo. Os **lábios menores do pudendo** são pregas arredondadas de pele sem pelos e sem tecido adiposo. Estão situados na rima do pudendo, circundam imediatamente e fecham o *vestíbulo da vagina*,

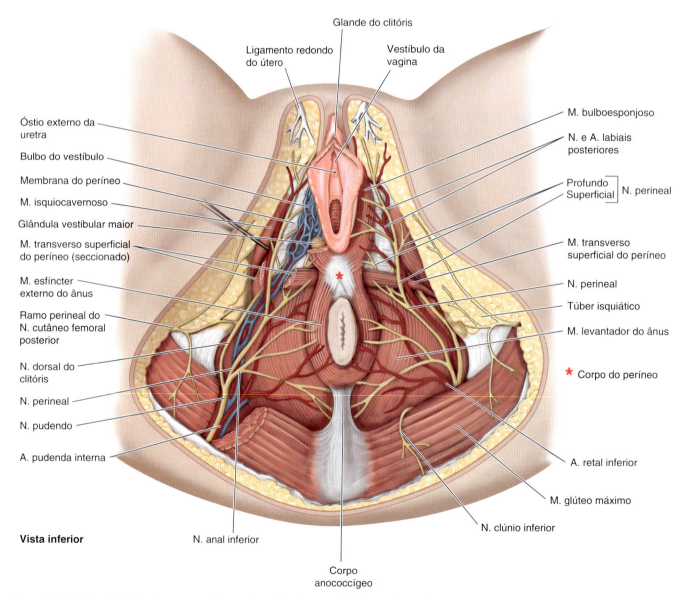

Figura 6.68 Períneo feminino. Foram removidas a pele, a tela subcutânea (inclusive a fáscia do períneo e os corpos adiposos da fossa isquioanal) e a fáscia de revestimento dos músculos. No lado direito, o músculo bulboesponjoso foi ressecado para mostrar o bulbo do vestíbulo. A dissecção profunda do espaço superficial (*lado direito*) mostra os bulbos do vestíbulo e as glândulas vestibulares maiores.

no qual se abrem os óstios externo da uretra e da vagina. Eles têm um núcleo de tecido conjuntivo esponjoso contendo tecido erétil em sua base e muitos pequenos vasos sanguíneos. Anteriormente, os lábios menores formam duas lâminas. As lâminas mediais de cada lado se unem e formam o **frênulo do clitóris**. As lâminas laterais unem-se anteriormente à glande do clitóris (ou muitas vezes anterior e inferiormente, assim superpondo-se à glande e encobrindo-a), e formam o **prepúcio do clitóris**. Nas mulheres jovens, sobretudo as virgens, os lábios menores estão unidos posteriormente por uma pequena prega transversal, o **frênulo dos lábios do pudendo**. Embora a face interna de cada lábio menor seja formada por pele fina e úmida, tem a cor rosa típica da túnica mucosa e contém muitas glândulas sebáceas e terminações nervosas sensitivas (ver "Circuncisão feminina" no boxe Anatomia clínica, mais adiante).

Clitóris. O **clitóris** é um órgão erétil localizado no ponto de encontro dos lábios menores do pudendo anteriormente (Figuras 6.67, 6.68 e 6.69A). O clitóris consiste em uma raiz, um corpo pequeno e cilíndrico, e a glande do clitóris, a ponta do corpo (Fig. 6.69B e D). A raiz é composta de duas porções proximais afuniladas e separadas, ou ramos dos corpos eréteis, os corpos cavernosos. Os ramos fixam-se firmemente aos ramos inferiores do púbis e à membrana do períneo e são cobertos inferiormente por músculo (isquiocavernoso) profundamente aos lábios (Figura 6.69B). Os ramos se unem uns aos outros formando um *ângulo* agudo profundo em relação à pele, inferior ao monte do púbis, para se tornar o corpo pendular (Figura 6.69A e D). O ângulo e o corpo

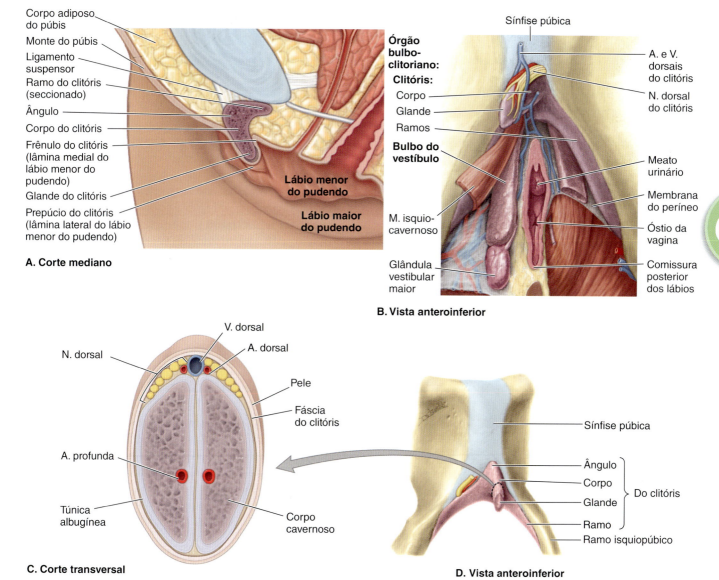

Figura 6.69 Clitóris. A. Clitóris em relação com o pudendo feminino. **B.** Dissecção profunda da região urogenital. São mostrados componentes do órgão bulboclitoriano erétil. **C.** Corte transversal do corpo do clitóris, como indicado em **D**. Os corpos cavernosos aparecem ovoides com estruturas neurovasculares, incluindo os grandes nervos dorsais fasciculados, estendendo-se ao longo do dorso. **D.** Clitóris isolado. Os tecidos moles adjacentes foram removidos para mostrar as partes do clitóris.

proximal estão fixados à sínfise púbica por um ligamento *suspensor*. A união dos ramos também é acompanhada por extensões anteriores dos bulbos do vestíbulo, formando coletivamente um **órgão erétil bulboclitoriano** (Di Marino & Lepidi, 2014) (Figura 6.69B). Dentro do corpo, os corpos são ovoides no corte transversal com suas superfícies opostas formando um septo central (Figura 6.69C). Eles são ligados pela *fáscia clitoriana* circundante. O corpo distal e a glande são comumente cobertos por uma prega frouxa de pele, o prepúcio (Kelling et al., 2020) (Figuras 6.67, 6.68 e 6.69A). Juntos, o corpo e a glande do clitóris têm cerca de 2 cm de comprimento e < 1 cm de diâmetro. As artérias dorsais e os grandes nervos dorsais fasciculados do clitóris passam distalmente ao longo do dorso do corpo até a pele da glande, flanqueando uma grande veia dorsal central (Figura 6.69B e C).

Ao contrário do pênis, o clitóris não tem relação funcional com a uretra ou a micção. Atua apenas como órgão de excitação sexual. O clitóris é muito sensível e aumenta de tamanho à estimulação tátil. A glande do clitóris é a parte mais inervada do clitóris e tem densa provisão de terminações sensitivas.

Vestíbulo da vagina. O **vestíbulo da vagina** é o espaço circundado pelos lábios menores do pudendo no qual se abrem os óstios da uretra e da vagina e os ductos das glândulas vestibulares maiores e menores (Figuras 6.67C e D e 6.68). O *óstio externo da uretra* está localizado 2 a 3 cm posteroinferiormente à glande do clitóris e anteriormente ao óstio da vagina. De cada lado do óstio externo da uretra há aberturas dos **ductos das glândulas uretrais**. As *aberturas dos ductos das glândulas vestibulares maiores* estão localizadas nas faces mediais superiores dos lábios menores do pudendo, nas posições de 5 e 7 horas em relação ao óstio da vagina na posição de litotomia.

O tamanho e o aspecto do **óstio da vagina** variam com a condição do **hímen**, uma prega anular fina de túnica mucosa, que proporciona oclusão parcial ou total do óstio da vagina. Após a ruptura do hímen, são visíveis as **carúnculas himenais** remanescentes (Figura 6.67C e D). Esses remanescentes delimitam a vagina e o vestíbulo. O hímen não tem função fisiológica estabelecida. É considerado basicamente um vestígio do desenvolvimento. No entanto, sua condição (e a do frênulo dos lábios do pudendo) muitas vezes oferece dados decisivos em casos de abuso de crianças e de estupro.

Bulbos do vestíbulo. Os **bulbos do vestíbulo** são duas massas de tecido erétil alongado, com cerca de 3 cm de comprimento (Figura 6.68). Os bulbos do vestíbulo situam-se lateralmente ao longo do óstio da vagina, superior ou profundamente aos lábios menores do pudendo (não dentro), imediatamente inferiores à membrana do períneo (ver Figura 6.52D e E). São cobertos inferior e lateralmente pelos músculos bulboesponjosos que se estendem ao longo de seu comprimento. Os bulbos do vestíbulo são homólogos ao bulbo do pênis.

Glândulas vestibulares. As **glândulas vestibulares maiores** (glândulas de Bartholin), com cerca de 0,5 cm de diâmetro, estão situadas no espaço superficial do períneo. Situam-se de cada lado do vestíbulo da vagina, posterolateralmente ao óstio da vagina e inferiormente à membrana do períneo; assim, estão no espaço superficial do períneo (Figura 6.52D). As glândulas vestibulares maiores são redondas ou ovais, sendo parcialmente superpostas posteriormente pelos *bulbos do vestíbulo*. Como os bulbos, são parcialmente circundadas pelos músculos bulboesponjosos. Os ductos delgados dessas glândulas seguem profundamente aos bulbos do vestíbulo e se abrem no vestíbulo de cada lado do óstio vaginal. Essas glândulas secretam muco para o vestíbulo da vagina durante a excitação sexual (ver "Infecção das glândulas vestibulares maiores" no boxe Anatomia clínica, mais adiante).

As **glândulas vestibulares menores** são pequenas glândulas de cada lado do vestíbulo da vagina que se abrem nele entre os óstios da uretra e da vagina. Essas glândulas secretam muco para o vestíbulo da vagina, o que umedece os lábios do pudendo e o vestíbulo da vagina.

Irrigação arterial e drenagem venosa do pudendo. A irrigação abundante do pudendo provém das *artérias pudendas externa e interna* (Figura 6.68; ver também Figura 6.58B; Quadro 6.8). A *artéria pudenda interna* irriga a maior parte da pele, os órgãos genitais externos e os músculos do períneo. As artérias labiais e do clitóris são ramos da artéria pudenda interna.

As veias labiais são tributárias das *veias pudendas internas* e veias acompanhantes da artéria pudenda interna. O ingurgitamento do tecido erétil durante a fase de excitação da resposta sexual causa aumento do tamanho e consistência do clitóris e dos bulbos do vestíbulo da vagina.

Inervação do pudendo. A face anterior do pudendo (monte do púbis, parte anterior dos lábios do pudendo) é inervada por derivados do plexo lombar: os **nervos labiais anteriores**, derivados do *nervo ilioinguinal*, e o *ramo genital do nervo genitofemoral*.

A face posterior do pudendo é inervada por derivados do plexo sacral: o *ramo perineal do nervo cutâneo femoral posterior* lateralmente e o *nervo pudendo* centralmente (Figuras 6.68 e 6.70). Este último é o principal nervo do períneo. Seus **nervos labiais posteriores** (*ramos superficiais terminais do nervo perineal*) suprem os lábios do pudendo. Os *ramos profundos e musculares do nervo perineal* suprem o óstio da vagina e os músculos superficiais do períneo. O *nervo dorsal do clitóris* supre os músculos profundos do períneo e são responsáveis pela sensibilidade do clitóris (ver "Bloqueios dos nervos pudendo e ilioinguinal" no boxe Anatomia clínica, mais adiante).

O bulbo do vestíbulo e os corpos eréteis do clitóris recebem fibras parassimpáticas via *nervos cavernosos* do *plexo nervoso uterovaginal*. A estimulação parassimpática provoca aumento das secreções vaginais, ereção do clitóris e ingurgitamento do tecido erétil nos bulbos do vestíbulo.

Capítulo 6 ■ Pelve e Períneo   665

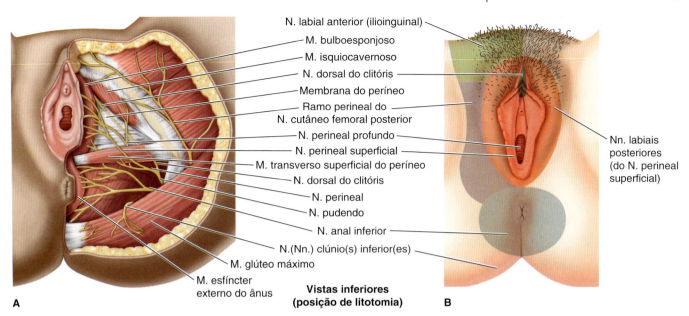

Figura 6.70 Nervos do períneo feminino. **A.** Dissecção dos nervos perineais. Foram removidos a pele, a tela subcutânea e os corpos adiposos da fossa isquioanal. A maior parte da área e a maioria das estruturas do períneo são inervadas por ramos do nervo pudendo (S2–S4). **B.** Zonas cutâneas de inervação.

Quadro 6.10 Nervos do períneo.

Nervo	Origem	Trajeto	Distribuição
Nn. labiais anteriores (♀); **escrotais anteriores** (♂)	Parte terminal do N. ilioinguinal (L1)	Originam-se quando o N. ilioinguinal sai do anel inguinal superficial; seguem anterior e inferiormente	*Nas mulheres*, sensitivos para o monte do púbis e a parte anterior do lábio maior do pudendo; *nos homens*, sensitivos para a região púbica, pele da parte proximal do pênis e face anterior do escroto e parte adjacente da coxa
Ramo genital do N. genitofemoral	N. genitofemoral (L1 e L2)	Emerge através do anel inguinal superficial ou perto dele	*Nas mulheres*, sensitivo para a parte anterior dos lábios maiores do pudendo; *nos homens*, motor para o M. cremaster, sensitivo para a face anterior do escroto e parte adjacente da coxa
Ramo perineal do N. cutâneo femoral posterior	N. cutâneo femoral posterior (S1–S3)	Origina-se profundamente à margem inferior do M. glúteo máximo; segue medialmente sobre o ligamento sacrotuberal para acompanhar o ramo isquiopúbico	Sensitivo para a região lateral do períneo (lábios maiores do pudendo em ♀, escroto em ♂), sulco genitofemoral e parte superomedial da coxa; pode superpor-se às partes laterais do períneo supridas pelo N. pudendo
Nn. clúnios inferiores	N. cutâneo femoral posterior (S1–S3)	Originam-se profundamente à margem inferior do M. glúteo máximo e emergem dela, ascendendo na tela subcutânea	Pele das partes inferior e inferolateral da região glútea (nádegas) – prega glútea e área superior a ela
N. pudendo (S2–S4)	Plexo sacral (ramos anteriores de S2–S4)	Sai da pelve através do forame isquiático maior inferiormente ao músculo piriforme; segue posterior ao ligamento sacroespinal; entra no períneo através do forame isquiático menor, ramificando-se imediatamente ao entrar no canal do pudendo	Motor para os músculos do períneo e sensitivo para a maior parte da região do períneo via seus ramos, os Nn. anais inferiores e perineais, e o N. dorsal do clitóris ou pênis
N. anal inferior	N. pudendo (S3–S4)	Segue medialmente a partir da área da espinha isquiática (entrada no canal do pudendo), atravessando o corpo adiposo da fossa isquioanal	M. esfíncter externo do ânus; participa da inervação das partes inferior e medial do músculo levantador do ânus (puborretal); sensitivo para o canal anal inferiormente à linha pectinada e pele vizinha ao ânus
N. perineal	N. pudendo	Origina-se perto da entrada do canal do pudendo, acompanha o nervo de origem até o fim do canal e depois segue medialmente	Divide-se em ramos superficial e profundo, N. labial ou escrotal posterior e N. profundo do períneo
Nn. labiais anteriores (♀); **escrotais anteriores** (♂)	Ramo terminal superficial do N. perineal	Originam-se na extremidade anterior (terminal) do canal do pudendo, seguindo medial e superficialmente	*Nas mulheres*, lábios menores do pudendo e toda a região dos lábios maiores do pudendo com exceção da parte anterior; *nos homens*, face posterior do escroto
N. perineal profundo	Ramo terminal profundo do N. perineal	Origina-se na extremidade anterior (terminal) do canal do pudendo, seguindo medialmente e, depois, profundamente no espaço superficial do períneo	Motor para músculos do espaço superficial do períneo (Mm. isquiocavernoso, bulboesponjoso e transverso superficial do períneo); *nas mulheres*, sensitivo para o vestíbulo da vagina e parte inferior da vagina

DRENAGEM LINFÁTICA DO PERÍNEO FEMININO

O pudendo contém uma rica rede de vasos linfáticos. A linfa da pele do períneo, inclusive da anoderme inferior à linha pectinada do anorreto e da parte inferior da vagina, óstio da vagina e vestíbulo drena inicialmente para os *linfonodos inguinais superficiais*. A linfa do clitóris, do bulbo do vestíbulo e da parte anterior dos lábios menores do pudendo drena para os *linfonodos inguinais profundos* ou diretamente para os *linfonodos ilíacos internos*, e a linfa da uretra drena para os *linfonodos ilíacos internos* ou *sacrais* (Figura 6.71; Quadro 6.7).

MÚSCULOS DO PERÍNEO FEMININO

Os *músculos superficiais do períneo* incluem os *músculos transverso superficial do períneo*, **isquiocavernoso** e *bulboesponjoso* (Figura 6.66A e B). Os detalhes de suas fixações, inervação e ação são apresentados no Quadro 6.9 (ver "Exercícios para fortalecimento dos músculos perineais femininos" e "Vaginismo" no boxe Anatomia clínica, a seguir).

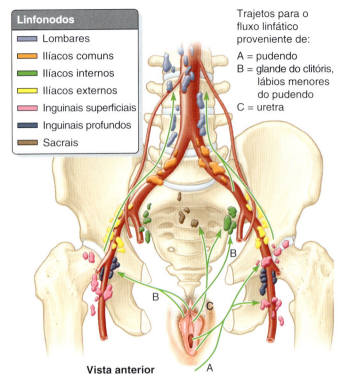

Figura 6.71 Drenagem linfática do pudendo. As *setas* indicam o sentido do fluxo linfático para os linfonodos.

ANATOMIA CLÍNICA

REGIÃO UROGENITAL FEMININA

Circuncisão feminina

Embora seja ilegal e hoje esteja sendo ativamente desestimulada na maioria dos países, a *mutilação genital feminina (incluindo a circuncisão)* ainda é uma prática frequente em algumas culturas. A cirurgia, geralmente realizada na infância, retira o prepúcio do clitóris, e muitas vezes também retira parcial ou totalmente o clitóris e os lábios menores do pudendo, podendo ainda incluir a sutura do óstio vaginal. Há uma falsa crença de que esse procedimento desfigurante iniba a excitação e o prazer sexuais.

Traumatismo vulvar

Os bulbos do vestíbulo, bem vascularizados, são suscetíveis à ruptura vascular por traumatismo (p. ex., lesões atléticas como salto de obstáculos, violência sexual e lesão obstétrica). Muitas vezes essas lesões resultam em dor intensa, *hematomas* (acúmulo localizado de sangue) *vulvares* nos lábios maiores do pudendo, fibrose e, em alguns casos, provocam futura obstrução no trabalho de parto ou a formação de uma fístula.

Infecção das glândulas vestibulares maiores

As glândulas vestibulares maiores geralmente não são palpáveis, mas tornam-se palpáveis quando infectadas. A oclusão do ducto da glândula vestibular pode predispor o indivíduo à *infecção das glândulas vestibulares maiores*. A glândula é o local de origem da maioria dos adenocarcinomas vulvares. A *bartolinite*, inflamação das glândulas vestibulares maiores (de Bartholin), pode ser causada por vários organismos patogênicos. As glândulas infectadas podem aumentar até um diâmetro de 4 a 5 cm e invadir a parede do reto. A oclusão do ducto da glândula vestibular sem infecção pode resultar no acúmulo de mucina (*cisto da glândula [de Bartholin]*) (Figura B6.33).

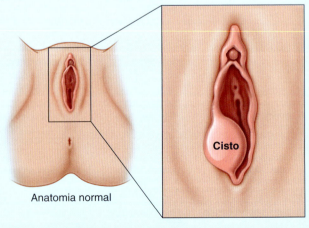

Figura B6.33 Cisto da glândula de Bartholin.

Bloqueios dos nervos pudendo e ilioinguinal

O alívio da dor no períneo durante o parto pode ser feito pela *anestesia por bloqueio do nervo pudendo*, injetando-se um anestésico local nos tecidos adjacentes ao nervo pudendo (Figura B6.34). A injeção é aplicada no local onde o nervo pudendo cruza a face lateral do ligamento sacroespinal, perto de sua fixação à espinha isquiática ou na parte inicial do canal do pudendo. A agulha é introduzida na pele sobrejacente (conforme ilustrado) ou, o que talvez seja mais comum, através da vagina (ver Figura B6.26) paralelamente ao dedo que palpa. Como nesse estágio a cabeça do feto geralmente está parada na pelve menor, é importante que o dedo do médico sempre esteja posicionado entre a extremidade da agulha e a cabeça do bebê durante o procedimento.

Para abolir a sensibilidade da parte anterior do períneo, é realizado um *bloqueio do nervo ilioinguinal*. Quando as pacientes continuam a se queixar de dor após administração apropriada de um bloqueio do nervo pudendo ou dos nervos pudendo e ilioinguinal, geralmente é consequência da inervação superposta pelo ramo perineal do nervo cutâneo femoral posterior. Outros tipos de anestesia para o parto são explicados e comparados em "Anestesia no parto" no boxe Anatomia clínica, anteriormente.

Exercícios para fortalecimento dos músculos perineais femininos

Os músculos transverso superficial do períneo, bulboesponjoso e esfíncter externo do ânus, por meio de sua inserção comum ao corpo do períneo, formam feixes cruzados sobre a abertura inferior da pelve para sustentar o corpo do períneo e o diafragma da pelve, como nos homens. Como as mulheres não têm as demandas funcionais relacionadas com micção, ereção peniana e ejaculação dos homens, esses músculos são relativamente pouco desenvolvidos nelas. Entretanto, quando desenvolvidos, contribuem para a sustentação das vísceras pélvicas e ajudam a evitar a incontinência urinária de esforço e o prolapso pós-parto das vísceras pélvicas. Portanto, muitos ginecologistas e cursos pré-parto para o parto participativo recomendam que as mulheres pratiquem os *exercícios de Kegel* (assim denominados em homenagem a A. H. Kegel, um ginecologista norte-americano do século XX) usando os músculos do períneo, como a interrupção sucessiva do fluxo de urina durante a micção. Alguns cursos pré-parto enfatizam que, ao aprenderem a contrair e relaxar voluntariamente os músculos do períneo, as mulheres podem ser capazes de resistir à tendência de contrair a musculatura durante as contrações uterinas, desobstruindo a passagem para o feto e reduzindo a probabilidade de ruptura dos músculos do períneo. A eficácia disso é controversa.

Vaginismo

O vaginismo é definido como espasmos musculares involuntários (reflexos) que ocorrem quando há tentativa de penetração vaginal (quando os músculos do períneo estão distendidos). Pode ser limitado a situações específicas (p. ex., relação sexual) ou em todas as situações em que seja tentada penetração vaginal (uso de absorvente interno, exames ginecológicos). Pode causar *dispareunia* (dor durante a relação sexual); nas formas graves, impede a penetração vaginal. O vaginismo é um distúrbio físico que, em algumas mulheres, tem um componente psicológico, como medo antecipado de dor à penetração. Em outras, o vaginismo pode estar ligado a um distúrbio ginecológico, uma condição clínica ou um medicamento. O tratamento envolve, com frequência, técnicas de relaxamento muscular e dessensibilização com o uso de dilatadores vaginais de diâmetro crescente.

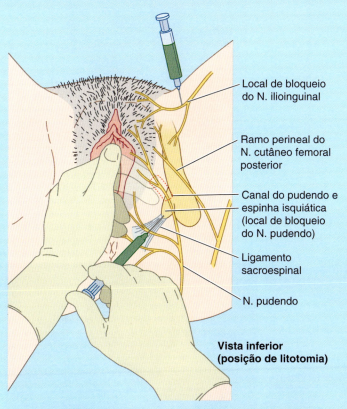

Figura B6.34 Bloqueio dos nervos ilioinguinal e pudendo.

IMAGENS SECCIONAIS DA PELVE E DO PERÍNEO

Ressonância magnética

A RM proporciona excelente avaliação das estruturas pélvicas em qualquer plano (Figura 6.72) e permite excelente delimitação do útero e dos ovários (Figura 6.73). Também permite a identificação de tumores (p. ex., um mioma, ou neoplasia benigna) e de anomalias congênitas (p. ex., útero bicórneo; Figura B6.15).

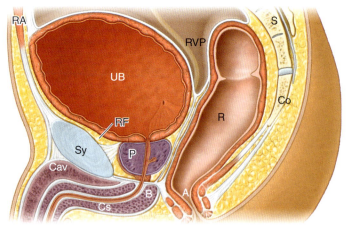
A. Corte anatômico mediano

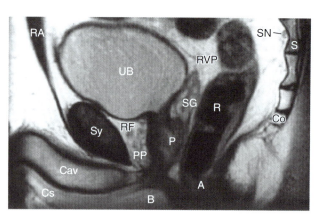
B. RM no plano mediano

A	Ânus	R	Reto
Ad	Mm. adutores	RA	M. reto do abdome
B	Bulbo do pênis	RF	Gordura retropúbica
Cav	Corpo cavernoso do pênis	RVP	Escavação retovesical
Co	Cóccix	S	Sacro
Cs	Corpo esponjoso do pênis	SC	Funículo espermático
IM	M. ilíaco	Sep	Septo do escroto
In	Intestino delgado	SG	Glândulas seminais
IR	N. anal inferior e A e V. retais	Sig	Colo sigmoide
LA	M. levantador do ânus	Sk	Pele
LS	Tronco lombossacral	SN	Nn. sacrais
OI	M. obturador interno	Sy	Sínfise púbica
P	Próstata	T	Testículo
Pam	Plexo pampiniforme	U	Uretra
PP	Plexo venoso prostático	UB	Bexiga urinária
Pec	M. pectíneo		
Pu	Púbis		

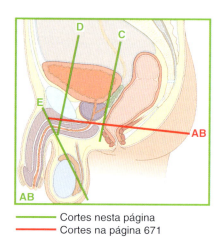

— Cortes nesta página
— Cortes na página 671

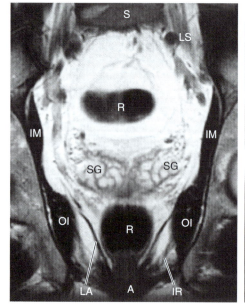
C. RM no plano coronal

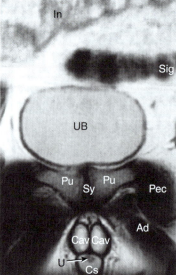
D. RM no plano coronal

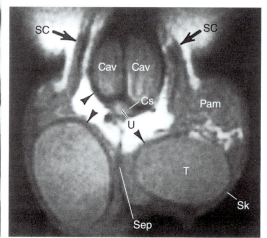
E. Corte coronal; *pontas de seta*, túnica albugínea do corpo cavernoso e testículo

Figura 6.72 RM da pelve masculina.

Capítulo 6 ■ Pelve e Períneo 669

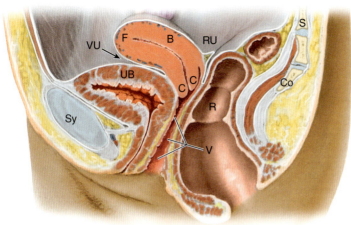

A. Corte anatômico mediano

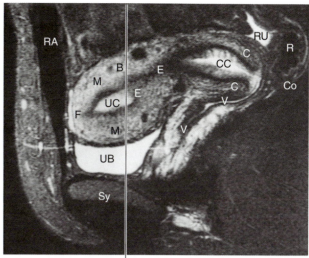

B. RM no plano mediano ← Plano de corte coronal (abaixo)

B	Corpo do útero	R	Reto
C	Colo do útero	RA	M. reto do abdome
CC	Canal do colo do útero	RU	Escavação retouterina
Co	Cóccix	S	Sacro
E	Endométrio	SB	Intestino delgado
F	Fundo do útero	Sy	Sínfise púbica
M	Miométrio	UB	Bexiga urinária
Oe	M. obturador externo	UC	Cavidade do útero
Ov	Ovário	V	Vagina
PB	Púbis	VU	Escavação vesicouterina

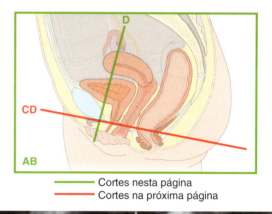

Cortes nesta página
Cortes na próxima página

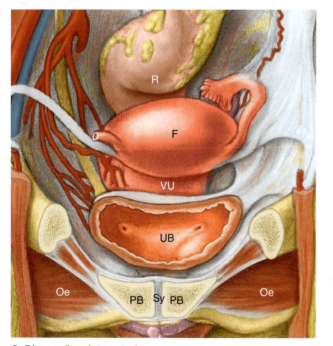

C. Dissecção, vista anterior

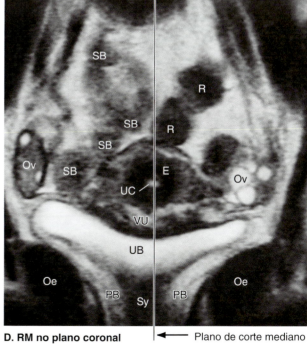

D. RM no plano coronal ← Plano de corte mediano (acima)

Figura 6.73 RM da pelve feminina.

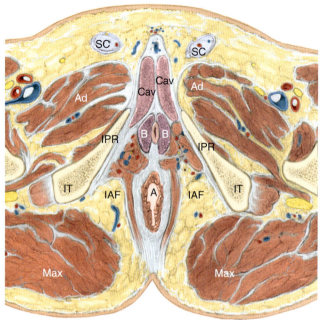

A. Corte anatômico transversal, períneo masculino

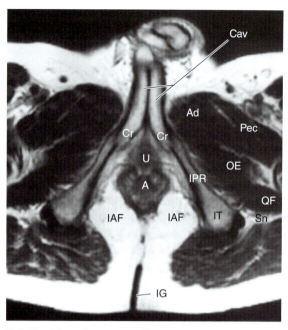

B. RM axial, períneo masculino

A/AC	Canal anal	IPR	Ramo isquiopúbico	PR	M. puborretal
Ad	Mm. adutores	IT	Túber isquiático	QF	M. quadrado femoral
B	Bulbo do pênis	LM	Lábio maior do pudendo	SC	Funículo espermático
Cav	Corpo cavernoso	Max	M. glúteo máximo	Sn	N. isquiático
CC	Ramo do clitóris	OE	M. obturador externo	U/Ur	Uretra
Cr	Ramo do pênis	OI	M. obturador interno	V	Vagina
IAF	Fossa isquioanal	Pec	M. pectíneo	Ve	Vestíbulo da vagina
IG	Fenda interglútea	Pm	Membrana do períneo		

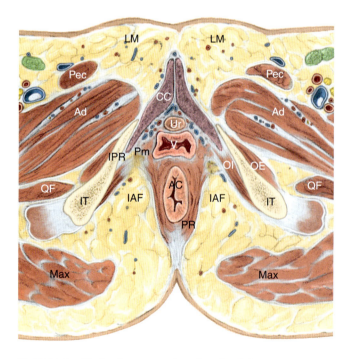

C. Corte anatômico transversal, períneo feminino

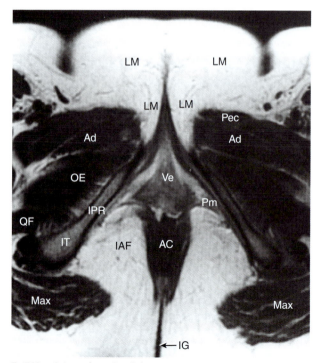

D. RM axial, períneo feminino

Figura 6.74 RM do períneo masculino e feminino.

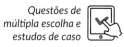

Questões de múltipla escolha e estudos de caso

7 Membro Inferior

CONSIDERAÇÕES GERAIS SOBRE O MEMBRO INFERIOR, 672
DESENVOLVIMENTO DO MEMBRO INFERIOR, 673
OSSOS DO MEMBRO INFERIOR, 673
Disposição dos ossos do membro inferior, 675
Osso do quadril, 676
Fêmur, 679
Patela, 683
Tíbia e fíbula, 683
Ossos do pé, 686
   ANATOMIA CLÍNICA: Ossos do membro inferior, 689
FÁSCIA DO MEMBRO INFERIOR, 695
Tela subcutânea, 695
Fáscia profunda, 695
VISÃO GERAL DOS VASOS E NERVOS DO MEMBRO INFERIOR, 697
Suprimento arterial do membro inferior, 697
Drenagem venosa do membro inferior, 697
Drenagem linfática do membro inferior, 701
Inervação cutânea do membro inferior, 702
   QUADRO 7.1 Nervos cutâneos do membro inferior, 702
Inervação motora do membro inferior, 702
Nervos periféricos do membro inferior, 702
   ANATOMIA CLÍNICA: Visão geral dos vasos e nervos do membro inferior, 708

POSTURA E MARCHA, 710
Posição ortostática relaxada, 710
Caminhada: o ciclo da marcha, 710
   QUADRO 7.2 Ação muscular durante o ciclo da marcha, 711
COMPARTIMENTOS ANTERIOR E MEDIAL DA COXA, 712
Organização da parte proximal do membro inferior, 712
Músculos anteriores da coxa, 713
   QUADRO 7.3.I Músculos anteriores da coxa que agem na articulação do quadril, 713
   QUADRO 7.3.II Músculos anteriores da coxa que agem na articulação do joelho, 714
Músculos mediais da coxa, 716
   QUADRO 7.4 Músculos anteriores da coxa, 717
Estruturas neurovasculares e relações no compartimento anteromedial da coxa, 719
   QUADRO 7.5 Artérias anteriores e mediais da coxa, 723
Anatomia de superfície das regiões anterior e medial da coxa, 724
   ANATOMIA CLÍNICA: Compartimentos anterior e medial da coxa, 726
REGIÕES GLÚTEA E FEMORAL POSTERIOR, 730
Região glútea: nádegas e região do quadril, 730
Músculos da região glútea, 731
   QUADRO 7.6 Músculos da região glútea: abdutores e rotadores da coxa, 732

SIGNIFICADO DOS ÍCONES

 Variações anatômicas

 Procedimentos diagnósticos

 Ciclo de vida

 Procedimentos cirúrgicos

 Traumatismo

 Patologia

Região femoral posterior, 737

QUADRO 7.7 Músculos posteriores da coxa: extensores do quadril e flexores do joelho, 738

Estruturas neurovasculares das regiões glútea e femoral posterior, 740

QUADRO 7.8 Nervos das regiões glútea e femoral posterior, 741

QUADRO 7.9 Artérias das regiões glútea e femoral posterior, 744

Anatomia de superfície das regiões glútea e femoral posterior, 745

ANATOMIA CLÍNICA: Regiões glútea e femoral posterior, 749

FOSSA POPLÍTEA E PERNA, 751

Região genicular posterior, 751

Compartimento anterior da perna, 755

QUADRO 7.10 Músculos dos compartimentos anterior e lateral da perna, 759

Compartimento lateral da perna, 760

QUADRO 7.11 Nervos da perna, 761

QUADRO 7.12 Artérias da perna, 762

Compartimento posterior da perna, 764

QUADRO 7.13.I Músculos superficiais do compartimento posterior da perna, 765

QUADRO 7.13.II Músculos profundos do compartimento posterior da perna, 766

Anatomia de superfície da perna, 771

ANATOMIA CLÍNICA: Fossa poplítea e perna, 772

PÉ, 777

Pele e fáscia do pé, 778

Músculos do pé, 778

QUADRO 7.14.I Músculos do pé: 1ª e 2ª camadas da planta, 780

QUADRO 7.14.II Músculos do pé: 3ª e 4ª camadas da planta, 781

QUADRO 7.14.III Músculos do pé: dorso do pé, 782

Estruturas neurovasculares e relações no pé, 782

QUADRO 7.15 Nervos do pé, 786

Anatomia de superfície das regiões talocrural e do pé, 790

ANATOMIA CLÍNICA: Pé, 792

ARTICULAÇÕES DO MEMBRO INFERIOR, 794

Articulação do quadril, 794

Articulação do joelho, 802

QUADRO 7.16 Movimentos da articulação do joelho e músculos responsáveis, 811

Articulações tibiofibulares, 811

QUADRO 7.17 Bolsas ao redor da articulação do joelho, 814

Articulação talocrural, 815

Articulações do pé, 817

QUADRO 7.18 Articulações do pé, 820

QUADRO 7.19 Movimento das articulações do antepé e músculos responsáveis, 821

Anatomia de superfície das articulações do joelho, talocrural e do pé, 825

ANATOMIA CLÍNICA: Articulações do membro inferior, 827

CONSIDERAÇÕES GERAIS SOBRE O MEMBRO INFERIOR

Os **membros inferiores** são extensões do tronco especializadas para sustentação do peso do corpo, *locomoção* (a capacidade de se deslocar de um lugar para outro) e manutenção do equilíbrio.

O membro inferior tem seis regiões principais (Figura 7.1):

1. A **região glútea** é a região de transição entre o tronco e os membros inferiores. Inclui duas partes do membro inferior: a região posterior arredondada e proeminente, as **nádegas**, e a **região do quadril** lateral, geralmente menos proeminente, que se superpõe à articulação do quadril e ao trocanter maior do fêmur. A "largura do quadril" na terminologia comum é uma referência às dimensões transversais no nível dos trocanteres maiores. A região glútea é limitada superiormente pela crista ilíaca, medialmente pela *fenda interglútea* e inferiormente pela prega cutânea subjacente às nádegas, o **sulco infraglúteo**. O volume da região se deve aos músculos glúteos, que recobrem o cíngulo do membro inferior

2. A **região femoral** é a parte livre do membro inferior situada entre as regiões glútea, abdominal e perineal na parte proximal e o joelho na parte distal. Inclui a maior parte do *fêmur*. A transição do tronco para o membro inferior é abrupta na *região inguinal* ou *virilha*. O limite entre as regiões abdominal e perineal e a região femoral é demarcado pelo *ligamento inguinal* anteriormente e o ramo isquiopúbico do *osso do quadril* (parte do *cíngulo do membro inferior* ou esqueleto da pelve) medialmente. Posteriormente, o sulco infraglúteo separa as regiões glútea e femoral (ver Figura 7.49A)

3. A **região do joelho** inclui as proeminências (côndilos) da parte distal do fêmur e da parte proximal da tíbia, a cabeça da fíbula e a *patela* (situada anteriormente à extremidade distal do fêmur), bem como as articulações entre essas estruturas ósseas. A **região genicular posterior** tem uma cavidade bem definida, cheia de gordura, que

Capítulo 7 ■ Membro Inferior 673

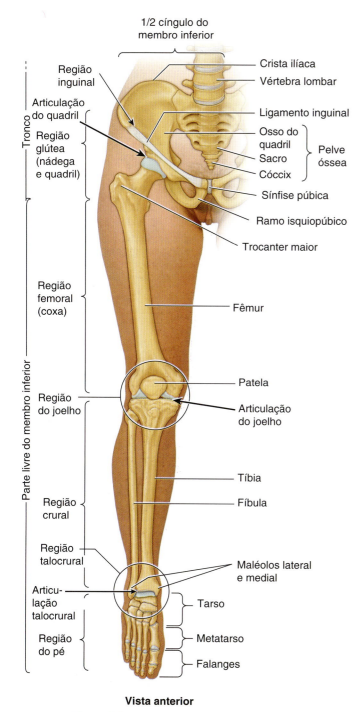

Figura 7.1 Regiões e ossos do membro inferior.

dá passagem a estruturas neurovasculares, denominada *fossa poplítea*

4. A **região crural** é a parte situada entre o joelho e a região talocrural. Inclui a maior parte da *tíbia* e *fíbula*. A **perna** une o joelho ao pé. Muitas pessoas leigas chamam de "perna" todo o membro inferior
5. A **região talocrural** (*tornozelo*) inclui as proeminências medial e lateral (*maléolos*) que ladeiam a articulação talocrural
6. O *pé* ou **região do pé** é a parte distal do membro inferior que contém o *tarso*, o *metatarso* e as *falanges*. Os

artelhos* são os **dedos do pé**. O **hálux**, como o polegar, tem apenas duas *falanges*; os outros dedos têm três falanges.

DESENVOLVIMENTO DO MEMBRO INFERIOR

O desenvolvimento do membro inferior é ilustrado, explicado e comparado ao desenvolvimento do membro superior na Figura 7.2. Inicialmente, o desenvolvimento do membro inferior é semelhante ao do membro superior, embora ocorra cerca de 1 semana depois. Durante a 5ª semana, surgem **brotos do membro inferior** na face lateral dos segmentos L2–S2 do tronco (uma base mais larga que a dos membros superiores) (Figura 7.2A). Inicialmente, os membros superiores e inferiores originam-se do tronco com o polegar e o hálux em desenvolvimento voltados para cima e as palmas e plantas voltadas anteriormente. Os dois membros então giram em torno de seus eixos longitudinais, mas em sentidos opostos (Figura 7.2B a D).

A rotação medial e a pronação permanente do membro inferior explicam como:

- O joelho, ao contrário das articulações superiores a ele, faz extensão anteriormente e flexão posteriormente, do mesmo modo que as articulações inferiores ao joelho (p. ex., articulações interfalângicas dos dedos dos pés)
- O pé está orientado com o hálux na face medial (Figura 7.2D), enquanto a mão (em posição anatômica) está orientada com o polegar na face lateral
- Desenvolve-se o padrão espiral da inervação segmentar da pele (dermátomos) do membro inferior (ver "Inervação cutânea do membro inferior").

A torção e a rotação do membro inferior ainda estão ocorrendo ao nascimento (observe que as plantas tendem a se tocar quando os pés dos recém-nascidos/lactentes são aproximados, como ao bater as plantas como se fossem palmas). A conclusão do processo coincide com o domínio da habilidade para andar.

OSSOS DO MEMBRO INFERIOR

O esqueleto do membro inferior (esqueleto apendicular inferior) pode ser dividido em dois componentes funcionais: o cíngulo do membro inferior e os ossos da parte livre do membro inferior (Figura 7.1). O **cíngulo do membro inferior** (pelve óssea) é um anel formado pelo sacro e pelos ossos do quadril direito e esquerdo unidos anteriormente na sínfise púbica.

O cíngulo do membro inferior conecta o membro inferior livre ao esqueleto axial, sendo o sacro comum ao esqueleto axial e ao cíngulo do membro inferior. O cíngulo do membro inferior também forma o esqueleto da parte inferior do tronco. Suas funções de proteção e suporte servem ao abdome, à pelve

---
*N.R.T.: A Terminologia Anatômica não contempla o termo "artelho".

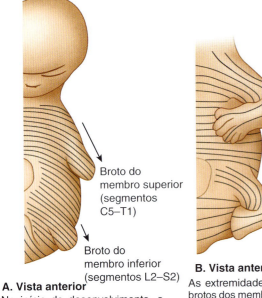
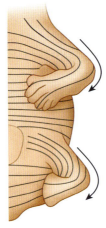
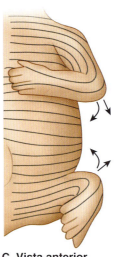
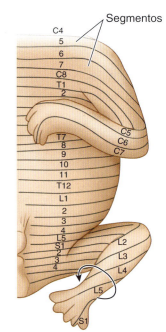

A. Vista anterior
No início do desenvolvimento, o tronco é dividido em segmentos (metâmeros) que correspondem aos segmentos relacionados da medula espinal e recebem inervação deles. Durante a 4ª semana de desenvolvimento, os brotos dos membros superiores aparecem como elevações dos segmentos C5–T1 da parede anterolateral do corpo. Seguindo o padrão craniocaudal de desenvolvimento comum a outros sistemas, os brotos dos membros inferiores surgem cerca de 1 semana depois (5ª semana). Os brotos dos membros inferiores crescem lateralmente a partir de bases mais largas formadas pelos segmentos L2–S2.

B. Vista anterior
As extremidades distais dos brotos dos membros achatam-se formando as placas da mão e do pé, semelhantes a pás, alongadas no eixo craniocaudal. Inicialmente, tanto o polegar quanto o hálux estão situados nas faces craniais da mão e do pé em desenvolvimento, voltados superiormente, com as palmas das mãos e plantas dos pés voltados anteriormente. As flexuras ocorrem onde surgem espaços entre os precursores dos ossos longos [ver (**E**)]. Primeiro, os membros curvam-se anteriormente, de modo que o cotovelo e o joelho estão voltados lateralmente, causando direcionamento medial da palma da mão e da planta do pé (para o tronco).

C. Vista anterior
No fim da 7ª semana, as partes proximais dos membros superiores e inferiores sofrem rotação de 90° em torno de seus eixos longitudinais, mas em sentidos opostos, de modo que o cotovelo fica voltado em sentido caudal e o joelho, em sentido cranial.

D. Vista anterior
No membro inferior, a torção da parte proximal do membro é acompanhada por pronação (rotação) permanente da perna, de modo que o pé fica orientado com o hálux na face medial.

*Modelos cartilagíneos dos ossos indicados

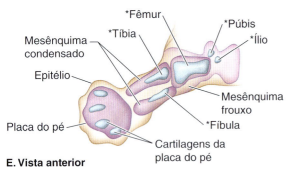
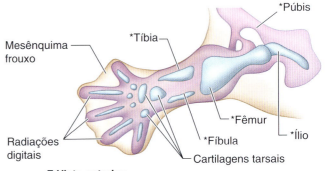

E. Vista anterior
Quando os brotos dos membros crescem, o mesênquima frouxo no seu interior condensa-se centralmente e surgem modelos cartilaginosos dos ossos dos membros. As extremidades distais dos brotos dos membros achatam-se formando as placas da mão e do pé, semelhantes a pás, alongadas no eixo craniocaudal. Aparecem espaços entre os precursores dos ossos longos, onde surgirão flexuras (futuras articulações do cotovelo e do joelho).

F. Vista anterior
Durante a 7ª semana, surgem as radiações digitais, a primeira indicação de futuros dedos. O tecido mais fino entre as radiações digitais sofre apoptose (morte celular programada), causando o surgimento de depressões, de maneira que as radiações logo aparecem como dedos unidos por membranas. À medida que ocorre a fragmentação tecidual, são formados dedos separados até o final da 8ª semana (Moore et al., 2016).

Figura 7.2 Desenvolvimento dos membros inferiores. A a **D.** Visão geral. Os membros superiores e inferiores desenvolvem-se a partir de brotos que surgem na parede lateral do corpo durante as 4ª e 5ª semanas, respectivamente. Eles então se alongam, desenvolvem flexuras e giram em sentidos opostos. A inervação segmentar é mantida, e o padrão de dermátomos reflete o alongamento e o espiralamento do membro. **E** e **F.** Estágio cartilagíneo do desenvolvimento do osso. Os futuros ossos desenvolvem-se de modelos cartilagíneos, demonstrados ao fim da 6ª semana (**E**) e início da 7ª semana (**F**).

e ao períneo, bem como aos membros inferiores. Os *ossos da parte livre do membro inferior* estão contidos naquela parte do membro e servem especificamente a ela.

Disposição dos ossos do membro inferior

O peso corporal é transferido da coluna vertebral para o cíngulo do membro inferior, através das *articulações sacroilíacas*, e do cíngulo do membro inferior para os *fêmures* através das articulações do quadril (Figura 7.3A). Para sustentar melhor a postura bípede ereta, os fêmures são oblíquos (direcionados inferomedialmente) nas coxas, de modo que, na posição ortostática, os joelhos estão adjacentes e diretamente inferiores ao tronco, devolvendo o centro de gravidade para as linhas verticais dos membros inferiores e dos pés (Figuras 7.1, 7.3 e 7.4). Compare a posição oblíqua dos fêmures com a posição dos quadrúpedes, nos quais os fêmures são verticais e os joelhos estão afastados, com a massa do tronco suspensa entre os membros (Figura 7.3B).

Os fêmures das mulheres são um pouco mais oblíquos que os dos homens, em consequência da maior largura de suas pelves. Nos joelhos, a extremidade distal de cada fêmur articula-se com a patela e a tíbia da perna correspondente. O peso é transferido da articulação do joelho para a articulação talocrural pela tíbia. A fíbula não se articula com o fêmur e, portanto, não sustenta nem transfere peso. A função da fíbula é proporcionar inserção muscular e contribuir para a formação da articulação talocrural.

Na região talocrural, o peso sustentado pela tíbia é transferido para o *tálus* (Figura 7.4). O tálus é o elemento fundamental de um arco longitudinal formado pelos ossos tarsais e metatarsais de cada pé, que distribui o peso uniformemente entre o calcanhar e a parte anterior do pé (antepé) na posição ortostática, criando uma plataforma óssea flexível, porém estável, para sustentar o corpo.

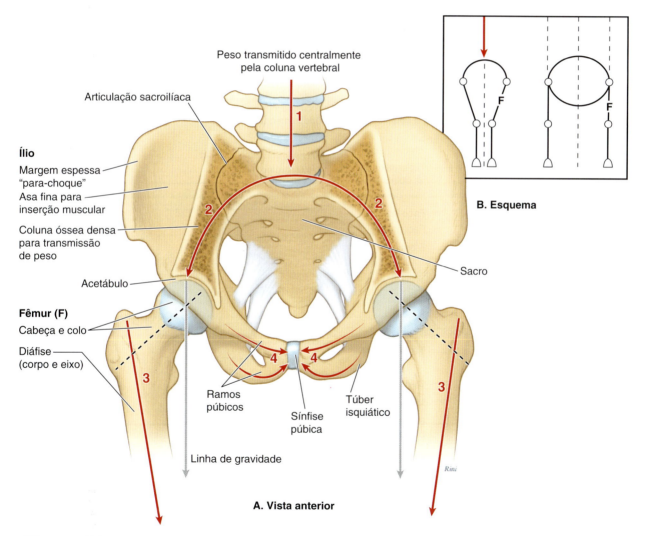

Figura 7.3 Cíngulo do membro inferior e articulações correlatas, mostrando a transferência de peso. **A.** Transferência de peso da coluna vertebral para os membros inferiores. O peso da parte superior do corpo, transmitido centralmente através da coluna vertebral (*1*), é dividido e direcionado lateralmente por meio do arco ósseo formado pelo sacro e pelos ílios (*2*). Partes espessas dos ílios transferem o peso para os fêmures (*3*). Os ramos púbicos formam "suportes" que ajudam a manter a integridade do arco (*4*). **B.** Disposição dos ossos em bípedes e quadrúpedes. Comparação entre a disposição do membro inferior dos bípedes e quadrúpedes. A disposição diagonal do fêmur reposiciona o suporte diretamente inferior ao tronco (massa do corpo) para tornar a postura bípede mais eficiente e para permitir a marcha bípede, na qual todo o peso é sustentado alternadamente por cada membro. Em quadrúpedes, o tronco é suspenso basicamente entre membros verticais, exigindo o suporte simultâneo de cada lado.

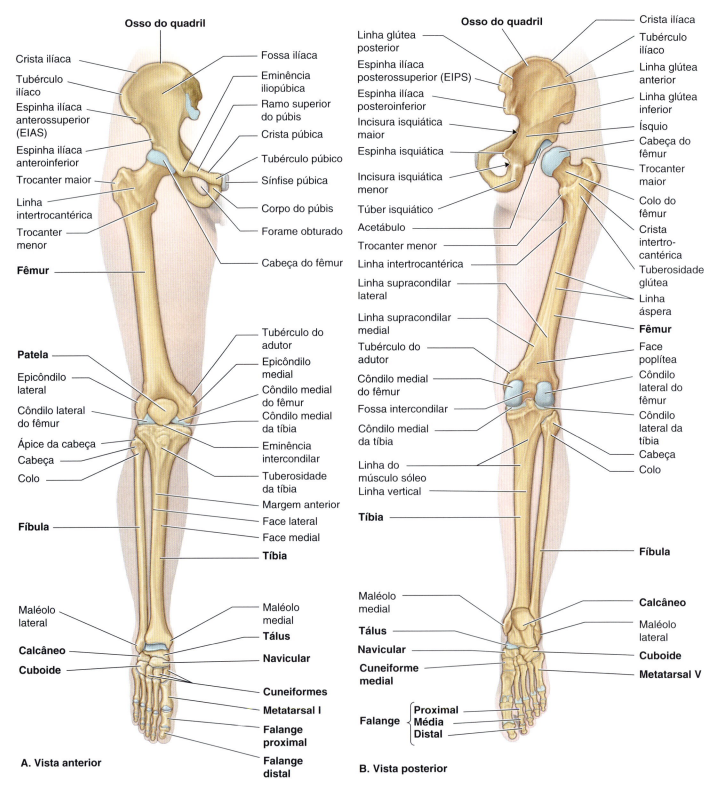

Figura 7.4 Ossos do membro inferior. A e **B**. Identificação de ossos individuais e formações ósseas. O pé está em flexão plantar completa. A articulação do quadril foi desarticulada (**B**) para mostrar o acetábulo do osso do quadril, que recebe a cabeça do fêmur.

Osso do quadril

O **osso do quadril** maduro é o grande osso pélvico plano formado pela fusão de três ossos primários – *ílio*, *ísquio* e *púbis* – no fim da adolescência. Cada um dos três ossos é formado a partir de seu próprio centro primário de ossificação; mais tarde surgem cinco centros secundários de ossificação.

Ao nascimento, os três ossos primários são unidos por cartilagem hialina; em crianças, eles estão incompletamente ossificados (Figura 7.5). Na puberdade, os três ossos ainda estão separados por uma **cartilagem trirradiada**

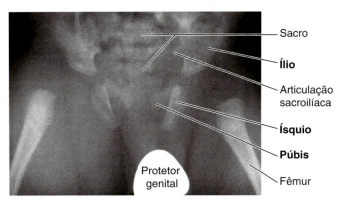

A. Radiografia, vista anterior

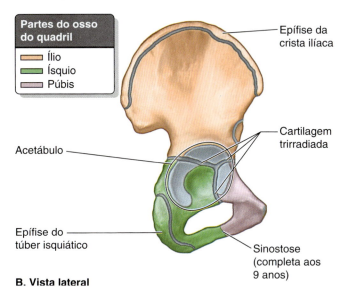

B. Vista lateral

Figura 7.5 Partes dos ossos do quadril. **A.** Radiografia dos quadris de um lactente. Esta radiografia mostra as três partes dos ossos do quadril incompletamente ossificadas (ílio, ísquio e púbis). **B.** Osso do quadril de uma criança de 13 anos. Observe a cartilagem trirradiada em formato de Y.

em forma de Y centralizada no acetábulo, embora as duas partes dos ramos isquiopúbicos se fundam até os 9 anos (Figura 7.5B). Os ossos começam a se fundir entre 15 e 17 anos; a fusão está completa entre 20 e 25 anos. Nos adultos idosos as linhas de fusão dos ossos primários são pouco visíveis ou invisíveis (Figura 7.6). Embora haja rígida fusão dos componentes ósseos, seus nomes ainda são usados em adultos para descrever as três partes do osso do quadril.

Como grande parte da face medial dos ossos do quadril/pelve óssea está relacionada principalmente com as estruturas e funções pélvicas e do períneo (Capítulo 6, *Pelve e Períneo*) ou com a união com a coluna vertebral (Capítulo 2, *Dorso*), ela é descrita em mais detalhes nesses capítulos. As características dos ossos do quadril relacionadas com as estruturas e funções do membro inferior, envolvendo principalmente suas faces laterais, são descritas neste capítulo.

ÍLIO

O **ílio** forma a maior parte do osso do quadril e contribui para formar a parte superior do acetábulo (Figura 7.5B). O ílio tem partes mediais espessas (colunas) para sustentação de peso e partes posterolaterais finas, as **asas**, que proporcionam superfícies largas para a inserção carnosa dos músculos (Figura 7.3).

O **corpo do ílio** se une ao púbis e ao ísquio para formar o acetábulo. Anteriormente, o ílio tem **espinhas ilíacas anterossuperiores** e **anteroinferiores** firmes, que propiciam inserção para ligamentos e tendões dos músculos do membro inferior (Figura 7.6).

Começando na espinha ilíaca anterossuperior (EIAS), a margem superior curva longa e espessa da asa do ílio, a **crista ilíaca**, estende-se posteriormente, terminando na **espinha ilíaca posterossuperior** (EIPS). A crista ilíaca serve como "para-choque" e é um local importante para inserção aponeurótica de músculos finos, laminares, e da fáscia muscular. Uma proeminência no lábio externo da crista ilíaca, o **tubérculo ilíaco**, está situada 5 a 6 cm posterior à EIAS. A **espinha ilíaca posteroinferior** marca a extremidade superior da *incisura isquiática maior*.

A face lateral da asa do ílio tem três linhas curvas e ásperas – as **linhas glúteas** posterior, anterior e inferior –, que demarcam as inserções proximais dos três grandes músculos glúteos. Medialmente, cada asa do ílio tem uma depressão grande e lisa, a **fossa ilíaca** (Figura 7.6B), que é o local de inserção proximal do músculo ilíaco. O osso que forma a parte superior dessa fossa pode tornar-se fino e translúcido, sobretudo em mulheres idosas com osteoporose.

Posteriormente, a face medial do ílio tem uma **área articular** áspera, auriculiforme, denominada face auricular e uma **tuberosidade ilíaca** ainda mais áspera, superior a ela, para articulação sinovial e sindesmótica com as faces recíprocas do sacro na articulação sacroilíaca.

ÍSQUIO

O **ísquio** forma a parte posteroinferior do osso do quadril. A parte superior do **corpo do ísquio** funde-se ao púbis e ao ílio, formando a face posteroinferior do acetábulo. O **ramo do ísquio** une-se ao *ramo inferior do púbis* para formar uma barra de osso, o **ramo isquiopúbico** (Figura 7.6A), que constitui o limite inferomedial do *forame obturado*. A margem posterior do ísquio forma a margem inferior de um entalhe profundo denominado **incisura isquiática maior**. A grande **espinha isquiática** triangular na margem inferior desse entalhe é um local de inserção de ligamentos. Essa nítida demarcação separa a incisura isquiática maior de um entalhe inferior, menor, arredondado e com superfície lisa, a **incisura isquiática menor**. A incisura isquiática menor atua como tróclea ou polia para um músculo que emerge da pelve óssea. A projeção óssea áspera na junção da extremidade inferior do corpo do ísquio e seu ramo é o grande **túber isquiático**. Na posição sentada, o peso do corpo fica apoiado sobre essa tuberosidade, que é o local de inserção tendínea proximal dos músculos posteriores da coxa.

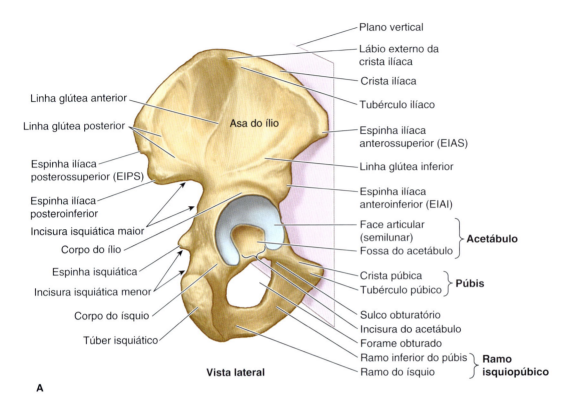
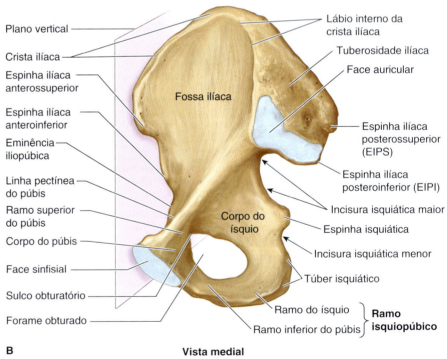

Figura 7.6 Osso do quadril direito de um adulto em posição anatômica. Nesta posição, a espinha ilíaca anterossuperior (EIAS) e a face anterior do púbis estão no mesmo plano frontal (*azul*). **A.** Face lateral. O grande osso do quadril estreita-se no meio e expande-se em suas extremidades superior e inferior. **B.** Face medial. A face sinfisial do púbis articula-se com a face correspondente do osso do quadril contralateral. A face auricular do ílio articula-se com uma face correspondente do sacro para formar a articulação sacroilíaca.

PÚBIS

O **púbis** forma a parte anteromedial do osso do quadril, contribuindo para a parte anterior do acetábulo, e é o local de inserção proximal dos músculos mediais da coxa. O púbis é dividido em um **corpo** achatado e medial e dois **ramos, superior** e **inferior**, que se projetam lateralmente a partir do corpo (Figura 7.6).

Na parte medial, a **face sinfisial** do corpo do púbis articula-se com a face correspondente do corpo do púbis contralateral por meio da *sínfise púbica* (Figura 7.3A). A margem anterossuperior dos corpos do púbis unidos e da sínfise púbica forma a **crista púbica**, que é um local de inserção de músculos abdominais.

Pequenas projeções nas extremidades laterais dessa crista, os **tubérculos púbicos**, são pontos de referência importantes das regiões inguinais (Figura 7.6). Os tubérculos são o local de inserção da principal parte do ligamento inguinal e, portanto, de inserção muscular indireta. A margem posterior do ramo superior do púbis tem uma elevação nítida, a **linha pectínea do púbis**, que forma parte da abertura superior da pelve (ver Capítulo 6, *Pelve e Períneo*).

FORAME OBTURADO

O **forame obturado** é uma grande abertura oval ou triangular irregular no osso do quadril. É limitado pelo púbis e ísquio e seus ramos. Exceto por uma pequena passagem para o nervo e vasos obturatórios (o *canal obturatório*), o forame obturado é fechado pela *membrana obturadora*, que é fina e forte. O forame obturado minimiza a massa óssea (peso) enquanto seu fechamento pela membrana obturadora propicia extensa superfície de ambos os lados para inserção muscular.

ACETÁBULO

O **acetábulo** é a grande cavidade caliciforme na face lateral do osso do quadril que se articula com a cabeça do fêmur para formar a articulação do quadril (Figura 7.6A). Os três ossos primários que constituem o osso do quadril contribuem para a formação do acetábulo (Figura 7.5).

O limbo do acetábulo é incompleto inferiormente na **incisura do acetábulo**, o que torna a fossa semelhante a um cálice em que falta um pedaço da borda (Figura 7.6A). A depressão áspera no assoalho do acetábulo que se estende superiormente a partir da incisura do acetábulo é a **fossa do acetábulo**. A incisura e a fossa do acetábulo também criam um defeito na lisa **face semilunar do acetábulo**, a face articular que recebe a cabeça do fêmur.

POSIÇÃO ANATÔMICA DO OSSO DO QUADRIL

As faces, margens e relações do osso do quadril são descritas pressupondo-se que o corpo está em *posição anatômica*. Para colocar um osso do quadril isolado ou a pelve óssea nessa posição, deve-se situá-lo de modo que:

- As EIASs e a face anterossuperior do púbis estejam no mesmo plano frontal

- A face sinfisial do púbis esteja vertical, paralela ao plano mediano (Figura 7.6).

Na posição anatômica:

- O acetábulo está voltado em sentido inferolateral, e a incisura do acetábulo está voltada inferiormente
- O forame obturado situa-se inferomedialmente ao acetábulo
- A face interna do corpo do púbis está voltada em sentido quase diretamente superior (forma basicamente um assoalho sobre o qual está apoiada a bexiga urinária)
- A abertura superior da pelve é mais vertical do que horizontal; na vista anteroposterior (AP), a extremidade do cóccix está perto de seu centro (Figura 7.3).

Fêmur

O **fêmur** é o osso mais longo e mais pesado do corpo. Transmite o peso do corpo do osso do quadril para a tíbia quando a pessoa está de pé (Figura 7.4). Seu comprimento corresponde a aproximadamente 25% da altura da pessoa. O fêmur tem um **corpo** e duas extremidades, superior ou proximal e inferior ou distal (Figura 7.7).

A extremidade superior (proximal) do fêmur é dividida em cabeça, colo e dois trocanteres (maior e menor). A **cabeça do fêmur** redonda representa dois terços de uma esfera coberta por cartilagem articular, exceto por uma depressão medial, a **fóvea da cabeça do fêmur**. No início da vida, o ligamento dá passagem a uma artéria que irriga a epífise da cabeça. O **colo do fêmur** é trapezoide, sua extremidade estreita sustenta a cabeça e a base mais larga é contínua com o corpo. Seu diâmetro médio corresponde a três quartos do diâmetro da cabeça do fêmur.

A região proximal do fêmur é "curva" (em forma de L) de modo que o eixo longitudinal da cabeça e do colo projeta-se superomedialmente e forma um ângulo oblíquo com o eixo do corpo (Figura 7.7A e B). Esse **ângulo de inclinação** obtuso é maior (quase formando uma linha reta) ao nascimento e diminui gradualmente (torna-se mais agudo) até ser alcançado o ângulo do adulto (115 a 140°, média de 126°) (Figura 7.7C a E).

O ângulo de inclinação é menor nas mulheres por causa da maior largura entre os acetábulos (consequência da pelve menor mais larga) e da maior obliquidade do corpo do fêmur. O ângulo de inclinação permite maior mobilidade do fêmur na articulação do quadril porque coloca a cabeça e o colo mais perpendiculares ao acetábulo na posição neutra. Os músculos abdutores e rotadores da coxa fixam-se principalmente ao ápice do ângulo (o *trocanter maior*), de maneira que puxam uma alavanca (o ramo curto do L) orientada mais lateral do que verticalmente. Isso aumenta a alavancagem dos músculos abdutores e rotadores da coxa e possibilita que a considerável massa dos músculos abdutores da coxa seja posicionada superiormente ao fêmur (na região glútea), e não lateralmente a ele, liberando a face lateral do corpo do fêmur para aumentar a área de inserção dos músculos extensores do joelho.

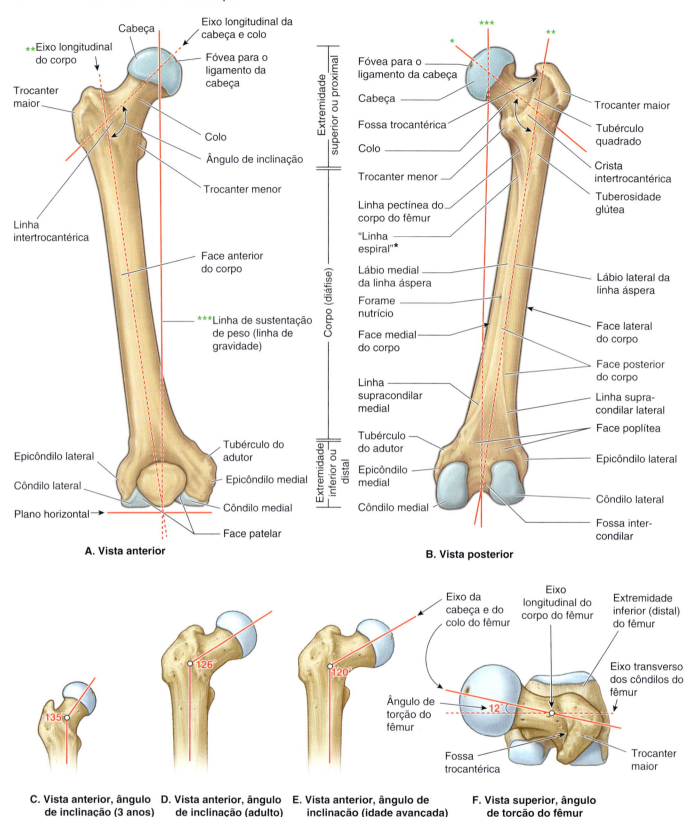

Figura 7.7 Fêmur direito. **A** e **B**. Acidentes do fêmur de um adulto. Do ponto de vista funcional e morfológico, o osso tem as extremidades superior e inferior muito modificadas e um corpo cilíndrico interposto. **C** a **E**. Ângulo de inclinação. O fêmur é "curvo", de modo que o eixo longitudinal da cabeça e do colo forma um ângulo (ângulo de inclinação) com o eixo longitudinal do corpo. Quando os grandes côndilos do fêmur apoiam-se sobre uma superfície horizontal, o fêmur assume sua posição anatômica oblíqua, na qual o centro da cabeça do fêmur redonda situa-se diretamente superior à fossa intercondilar. O ângulo de inclinação diminui (torna-se mais agudo) com a idade, o que aumenta o estresse em um período de redução da massa óssea. **F**. Ângulo de torção. Quando o fêmur é visto ao longo do eixo longitudinal do próprio corpo, de modo que a extremidade proximal esteja superposta à extremidade distal, pode-se notar que o eixo da cabeça e do colo do fêmur forma um ângulo de 12° com o eixo transverso dos côndilos do fêmur (ângulo de torção). *N.R.T.: A T.A. não menciona essa estrutura (linha espiral); contudo, ela é descrita em vários textos de anatomia como um prolongamento da linha intertrocantérica na face anterior do fêmur.

O ângulo de inclinação também assegura a obliquidade do fêmur na coxa, o que permite que os joelhos situem-se adjacentes e inferiores ao tronco, como já foi explicado. Tudo isso é vantajoso para a marcha bípede; no entanto, impõe tensão considerável ao colo do fêmur. Consequentemente, um pequeno tropeço pode causar fratura do colo do fêmur em pessoas idosas se o colo estiver enfraquecido por osteoporose (redução patológica da massa óssea).

A torção da região proximal do membro inferior (fêmur) ocorrida durante o desenvolvimento não termina com o eixo longitudinal da extremidade superior do fêmur (cabeça e colo) paralelo ao eixo transversal da extremidade inferior (côndilos do fêmur). Quando o fêmur é visto superiormente (quando se olha ao longo do eixo longitudinal do corpo), nota-se que os dois eixos formam um ângulo (o **ângulo de torção**, ou **ângulo de declinação ou anteversão**), cuja média é 7° em homens e 12° em mulheres. O ângulo de torção, associado ao ângulo de inclinação, permite que os movimentos giratórios da cabeça do fêmur no acetábulo obliquamente posicionado sejam convertidos em flexão e extensão, abdução e adução, e movimentos rotatórios da coxa.

No local onde o colo se une ao corpo do fêmur há duas grandes elevações arredondadas chamadas trocanteres (Figura 7.7A, B e F). O **trocanter menor** abrupto, cônico e arredondado estende-se medialmente da parte posteromedial da junção do colo com o corpo do fêmur e serve de local de inserção tendínea para o flexor primário da coxa (músculo iliopsoas).

O **trocanter maior** é uma grande massa óssea, posicionada lateralmente, que se projeta superior e posteriormente onde o colo se une ao corpo do fêmur, oferecendo inserção e alavanca para os músculos abdutores e rotadores da coxa. O local de união do colo e do corpo é indicado pela **linha intertrocantérica**, uma estria áspera formada pela inserção de um ligamento forte (ligamento iliofemoral). A linha intertrocantérica se inicia no trocanter maior, espirala-se ao redor do trocanter menor e continua em sentido posterior e inferior como uma estria menos distinta, estreita e irregular, a **"linha espiral"**.

Uma crista semelhante, porém mais lisa e mais proeminente, a **crista intertrocantérica**, une-se aos trocanteres posteriormente. A elevação arredondada na crista é o **tubérculo quadrado**. Nas vistas anterior e posterior (Figura 7.7A e B), o trocanter maior está alinhado com o corpo do fêmur. Nas vistas posterior e superior (Figura 7.7B e F), projeta-se sobre uma depressão profunda medialmente, a **fossa trocantérica**.

O **corpo do fêmur** é um pouco curvo (convexo) anteriormente. Essa convexidade pode aumentar muito, prosseguindo lateral e anteriormente, se o corpo estiver enfraquecido por perda de cálcio, como ocorre no *raquitismo* (uma doença causada por deficiência de vitamina D). A maior parte do corpo é arredondada e lisa, e é o local de origem dos músculos extensores do joelho, exceto posteriormente, onde uma linha larga e rugosa, a **linha áspera**, proporciona inserção aponeurótica para os músculos adutores da coxa. Essa estria vertical é mais proeminente no terço médio do corpo do fêmur, onde tem **lábios** (margens) **medial** e **lateral**. Superiormente, o lábio lateral funde-se à **tuberosidade glútea** larga e áspera, e o lábio medial continua como a **linha espiral**.

Uma crista intermediária proeminente, a **linha pectínea**, estende-se da parte central da linha áspera até a base do trocanter menor. Inferiormente, a linha áspera divide-se em **linhas supracondilares** medial e lateral, que levam aos côndilos medial e lateral (Figura 7.7B).

Os **côndilos medial** e **lateral** formam quase toda a extremidade inferior (distal) do fêmur. Os dois côndilos estão no mesmo nível horizontal quando o osso está em sua posição anatômica, de modo que se um fêmur isolado for colocado em posição vertical com os dois côndilos tocando o solo ou o tampo da mesa, o corpo do fêmur assume a mesma posição oblíqua que ocupa no corpo vivo (cerca de 9° em relação ao eixo vertical em homens e um pouco mais em mulheres).

Os côndilos do fêmur articulam-se com os meniscos (lâminas de cartilagem em forma de meia-lua) e os côndilos da tíbia para formar a articulação do joelho (Figura 7.4). Os meniscos e os côndilos da tíbia deslizam como uma unidade através das faces inferior e posterior dos côndilos do fêmur durante a flexão e a extensão. A convexidade da face articular dos côndilos aumenta à medida que desce na face anterior, cobrindo a extremidade inferior, e depois ascende posteriormente. Os côndilos são separados posterior e inferiormente por uma **fossa intercondilar**, mas se fundem anteriormente, formando uma depressão longitudinal rasa, a **face patelar** (Figura 7.7), que se articula com a patela. A face lateral do côndilo lateral tem uma projeção central denominada *epicôndilo lateral*. A face medial do côndilo medial tem um *epicôndilo medial* maior e mais proeminente, superiormente ao qual se forma outra elevação, o **tubérculo do adutor**, em relação a uma inserção tendínea. Os epicôndilos são os locais de inserção proximal dos ligamentos colaterais medial e lateral da articulação do joelho.

ANATOMIA DE SUPERFÍCIE DO CÍNGULO DO MEMBRO INFERIOR E DO FÊMUR

Os pontos de referência ósseos são úteis durante o exame físico e a cirurgia porque podem ser usados para avaliar o desenvolvimento normal, detectar e avaliar fraturas e luxações e localizar estruturas como nervos e vasos sanguíneos.

Ao colocar as mãos nos quadris, elas se apoiam nas *cristas ilíacas* (Figura 7.8A, D e E). O terço anterior das cristas é facilmente palpado porque as cristas são subcutâneas. É mais difícil palpar os dois terços posteriores das cristas porque geralmente são cobertos por gordura. A crista ilíaca termina anteriormente na EIAS (espinha ilíaca anterossuperior) arredondada, facilmente palpada quando se acompanha a crista ilíaca anteroinferiormente. A EIAS costuma ser visível em indivíduos magros. Em pessoas obesas essas espinhas são cobertas por gordura e sua localização pode ser difícil; entretanto, é mais fácil palpá-las quando a pessoa está sentada e os músculos inseridos nelas estão relaxados.

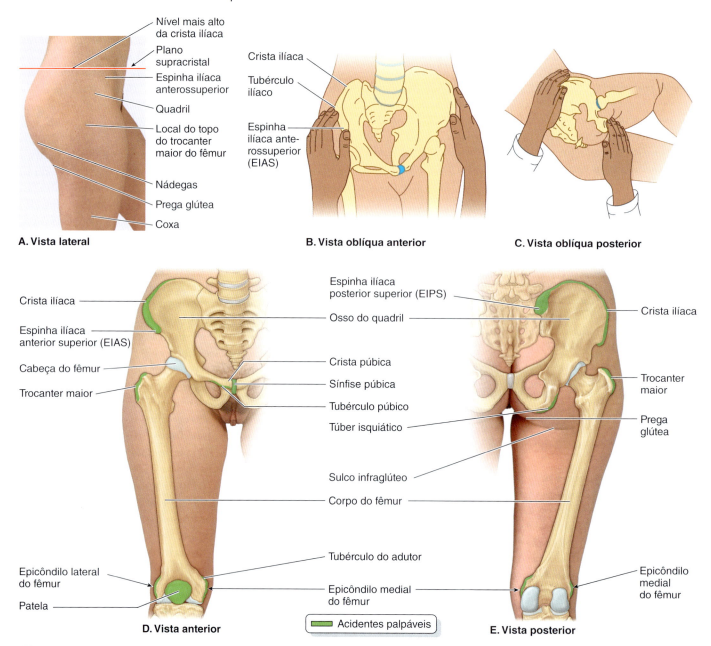

Figura 7.8 Anatomia de superfície do osso do quadril e do fêmur. **A.** Pontos de referência superficiais. **B.** Palpação bimanual da espinha ilíaca anterossuperior. Essa técnica é usada para determinar a posição da pelve (inclinação pélvica). **C.** Palpação do túber isquiático. **D** e **E.** Projeção na superfície dos acidentes palpáveis do osso do quadril e do fêmur.

O *tubérculo ilíaco*, 5 a 6 cm posterior à EIAS, marca o ponto mais largo da crista ilíaca. Para palpar o tubérculo ilíaco, coloque o polegar sobre a EIAS e desloque os dedos posteriormente ao longo do lábio externo da crista ilíaca (Figura 7.8B). O tubérculo ilíaco situa-se no nível do processo espinhoso da vértebra L V.

Aproximadamente quatro dedos abaixo do umbigo, podem ser palpados os *ossos púbicos* e a *sínfise púbica* (Figura 7.8D). O *tubérculo púbico* pode ser palpado a cerca de 2 cm da sínfise púbica na extremidade anterior da *crista púbica*. A crista ilíaca termina posteriormente na EIPS (espinha ilíaca posterossuperior) aguda (Figura 7.8E), que pode ser difícil palpar; entretanto, é fácil localizar sua posição porque está situada no fundo de uma depressão cutânea, cerca de 4 cm lateralmente à linha mediana. A depressão existe porque a pele e a fáscia subjacente fixam-se à EIPS. As depressões cutâneas são pontos de referência úteis ao palpar a área das articulações sacroilíacas em busca de edema ou dor à palpação local. Essas depressões também indicam a extremidade das cristas ilíacas das quais podem ser obtidos medula óssea e pedaços de osso para enxertos (p. ex., para reparar uma fratura da tíbia).

O *túber isquiático* é palpado com facilidade na parte inferior das nádegas quando a coxa é fletida (Figura 7.8C). As nádegas revestem e encobrem o túber quando a coxa é estendida (Figura 7.8E). O *sulco infraglúteo* coincide com o corpo adiposo associado à margem inferior do músculo glúteo máximo e indica a separação entre as nádegas e a coxa.

O centro da *cabeça do fêmur* pode ser palpado profundamente a um ponto cerca de um dedo inferior ao ponto médio do ligamento inguinal, uma vez que se estende entre a EIAS e o tubérculo púbico (Figura 7.8D). O *corpo do fêmur* é coberto por músculos e geralmente não é palpável. Apenas as extremidades superior e inferior do fêmur são palpáveis.

O *trocanter maior*, posicionado lateralmente, projeta-se superiormente à junção do corpo com o colo do fêmur e pode ser palpado na face lateral da coxa, cerca de 10 cm abaixo da crista ilíaca (Figura 7.8A, D e E). O *trocanter maior* forma uma proeminência anterior à cavidade na face lateral das nádegas. As proeminências dos trocanteres maiores normalmente são responsáveis pela largura da pelve do adulto. A margem posterior do trocanter maior é relativamente descoberta e palpada com mais facilidade quando o membro não está sustentando peso. Não é fácil palpar as partes anterior e lateral do trocanter porque são cobertas por fáscia e músculo. Como se situa perto da pele, o trocanter maior causa desconforto na posição de decúbito lateral sobre uma superfície rígida. Na posição anatômica, uma linha que une as extremidades dos trocanteres maiores normalmente atravessa os tubérculos púbicos e o centro das cabeças dos fêmures. O *trocanter menor* é indistintamente palpável superiormente à extremidade lateral da prega glútea.

Os *côndilos do fêmur* são subcutâneos e facilmente palpados quando o joelho é fletido ou estendido (Figura 7.8D e E). No centro da face lateral de cada côndilo há um *epicôndilo* proeminente facilmente palpável. A face patelar do fêmur é o local onde a *patela* desliza durante a flexão e a extensão da perna na articulação do joelho. As margens lateral e medial da face patelar podem ser palpadas quando a perna é fletida. O *tubérculo do adutor*, uma pequena proeminência óssea, pode ser palpado na parte superior do côndilo medial do fêmur empurrando-se o polegar inferiormente ao longo da face medial da coxa até encontrar o tubérculo.

Patela

A **patela** é um grande osso sesamoide formado no tendão do músculo quadríceps femoral após o nascimento. Esse osso triangular, localizado anteriormente à região mediocondilar do fêmur, articula-se com a *face patelar do fêmur* (Figura 7.9). A face anterior subcutânea da patela é convexa. A **base** (margem superior) espessa da base da patela se inclina anteroinferiormente e as **margens** medial e lateral convergem inferiormente para formar o **ápice**. A **face articular** posterior é lisa, recoberta por uma camada excepcionalmente espessa de cartilagem articular, e dividida por uma crista vertical em face articular medial (mais estreita) e face articular lateral (mais larga). A crista vertical e a tração equilibrada dos músculos vastos mantêm a patela centrada no sulco intercondilar do fêmur porque isso confere vantagem mecânica ao músculo quadríceps femoral durante a extensão do membro inferior no joelho.

Tíbia e fíbula

A tíbia e a fíbula são os ossos da perna (Figuras 7.4 e 7.10). A *tíbia* articula-se com os côndilos do fêmur superiormente e o tálus inferiormente e, assim, transmite o peso do corpo. A *fíbula* atua principalmente como inserção para músculos, mas também é importante para a estabilidade da articulação

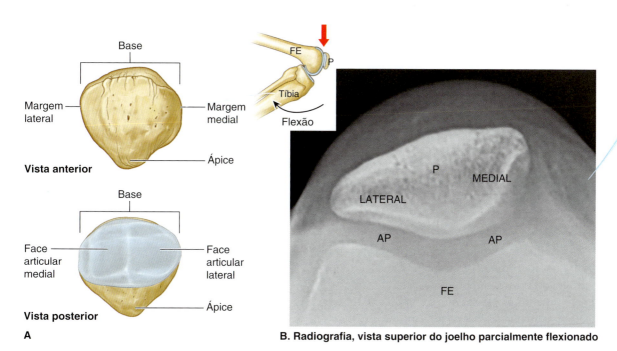

Figura 7.9 Patela. **A.** Faces. **B.** Incidência do nascente (de Merchant) do joelho parcialmente flexionado. *P*, Patela; *FE*, fêmur; *AP*, "espaço articular" patelofemoral (na verdade, uma cartilagem articular espessa, principalmente na patela posterior, mas também nos côndilos femorais); *seta vermelha*, direção do feixe.

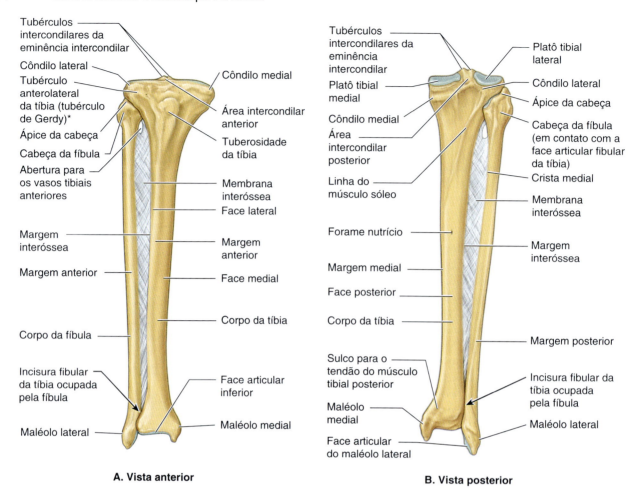

Figura 7.10 Características da tíbia e fíbula direitas. As sindesmoses tibiofibulares, inclusive a membrana interóssea densa, unem firmemente a tíbia e a fíbula. A membrana interóssea também garante área de superfície suplementar para inserção muscular. Os vasos tibiais anteriores atravessam a abertura na membrana para entrar no compartimento anterior da perna. *N.R.T.: O tubérculo de Gerdy é a proeminência na face lateral da parte proximal da tíbia onde se inserem o trato iliotibial e o músculo tibial anterior. Ele não é mencionado na Terminologia Anatômica (ver PACHECO, J. P. & LIZAMA, P. R. Gerdy's Tubercle. A forgotten structure in the International Anatomical Terminology. Int. J. Morphol., 37(4):1305-1309, 2019.)

do tornozelo. Os corpos da tíbia e da fíbula são unidos por uma **membrana interóssea** densa formada por fibras oblíquas fortes que descem da tíbia para a fíbula.

TÍBIA

A **tíbia** está localizada na face anteromedial da perna, quase paralela à fíbula. É o segundo maior osso do corpo. Alarga-se externamente nas duas extremidades e propicia maior área para articulação e transferência de peso. A extremidade superior (proximal) alarga-se para formar **côndilos medial e lateral** que pendem sobre o corpo medial, lateral e posteriormente, formando uma **face articular superior** relativamente plana, ou *platô tibial*. Esse platô é formado por duas faces articulares lisas (a medial, ligeiramente côncava, e a lateral, ligeiramente convexa) que se articulam com os grandes côndilos do fêmur. As faces articulares são separadas por uma **eminência intercondilar** formada por dois **tubérculos intercondilares** (medial e lateral) ladeados por **áreas intercondilares anterior** e **posterior** relativamente irregulares.

Os tubérculos encaixam-se na **fossa intercondilar** entre os côndilos do fêmur (Figura 7.7B). Os tubérculos e áreas intercondilares são locais de inserção dos meniscos e ligamentos principais do joelho, que mantêm o fêmur e a tíbia juntos, assegurando o contato entre suas faces articulares.

A face anterolateral do côndilo lateral da tíbia tem uma **projeção anterolateral** ("tubérculo de Gerdy") inferior à face articular (Figura 7.10A), que é o local de inserção distal de um espessamento denso da fáscia que cobre a região lateral da coxa, aumentando a estabilidade da articulação do joelho. O côndilo lateral também tem uma **face articular fibular** posterolateral em sua face inferior para a cabeça da fíbula.

Ao contrário do fêmur, o **corpo da tíbia** está realmente em posição vertical na perna (Figuras 7.4 e 7.10). Tem formato aproximadamente triangular ao corte transversal e tem três faces (medial, lateral e posterior) e três margens (anterior, medial e interóssea).

A **margem anterior da tíbia** é a mais proeminente. Essa margem e a **face medial** adjacente são subcutâneas em toda a extensão e conhecidas pelos leigos como "canela". Seu revestimento periosteal e a pele sobrejacente são vulneráveis à formação de equimoses. Na extremidade superior da margem anterior, uma **tuberosidade da tíbia** alongada e larga é o local de inserção distal do *ligamento da patela*, que se estende entre a margem inferior da patela e a tuberosidade da tíbia.

O corpo da tíbia é mais fino na junção de seus terços médio e distal. A extremidade distal é menor do que a proximal, alargando-se apenas medialmente. A expansão medial estende-se inferiormente ao restante do corpo da tíbia como o **maléolo medial**. A face inferior do corpo e a face lateral do maléolo medial se articulam com o tálus e são cobertas por cartilagem articular (ver Figuras 7.4 e 7.97A).

A **margem interóssea** da tíbia é aguda no local de inserção da *membrana interóssea* que une os dois ossos da perna (Figura 7.10). Inferiormente, a margem aguda é substituída por um sulco, a **incisura fibular**, que acomoda e garante a inserção fibrosa na extremidade distal da fíbula.

Na face posterior da parte proximal do corpo da tíbia há uma crista diagonal áspera, chamada **linha do músculo sóleo**, que segue em sentido inferomedial até a margem medial. Essa linha é formada em relação à origem aponeurótica do músculo sóleo aproximadamente um terço abaixo no trajeto descendente do corpo. Imediatamente distal à linha do músculo sóleo há um sulco vascular oblíquo, que leva a um grande **forame nutrício** para passagem da artéria principal que irriga a extremidade proximal do osso e sua medula óssea. A partir dele, o canal nutrício segue inferiormente na tíbia antes de se abrir na cavidade medular.

FÍBULA

A **fíbula** delgada situa-se posterolateralmente à tíbia e está firmemente fixada a ela pela *sindesmose tibiofibular*, que inclui a *membrana interóssea* (Figura 7.10). A fíbula não tem função de sustentação de peso. Sua função principal é a inserção muscular, sendo o local de inserção distal (inserção) de um músculo e inserção proximal (origem) de oito músculos. As fibras da sindesmose tibiofibular são organizadas para resistir à tração descendente final da fíbula.

A extremidade distal se alarga e é prolongada lateral e inferiormente como o **maléolo lateral**. Os maléolos formam as paredes externas de um encaixe retangular, que é o componente superior da articulação talocrural (Figura 7.4A), e são o local de inserção dos ligamentos que estabilizam a articulação. O maléolo lateral é mais proeminente e posterior do que o maléolo medial e estende-se cerca de 1 cm mais distalmente.

A extremidade proximal da fíbula consiste em uma **cabeça** aumentada superior a um pequeno **colo** (Figura 7.10). A cabeça tem um **ápice** pontiagudo e articula-se com a face fibular na face inferior posterolateral do côndilo lateral da tíbia. O **corpo da fíbula** é torcido e marcado pelos locais de inserção muscular. Assim como o corpo da tíbia, é triangular ao corte transversal, tem três margens (anterior, interóssea e posterior) e três faces (medial, posterior e lateral).

ANATOMIA DE SUPERFÍCIE DA TÍBIA E DA FÍBULA

A *tuberosidade da tíbia*, uma elevação oval na face anterior da tíbia, é facilmente palpada cerca de 5 cm distalmente ao ápice da patela (Figura 7.11A). Também é fácil palpar a *face anteromedial da tíbia* plana e subcutânea. A pele que cobre essa face é livremente móvel. Os *côndilos da tíbia* podem ser palpados anteriormente nas laterais do ligamento da patela, sobretudo quando o joelho é fletido.

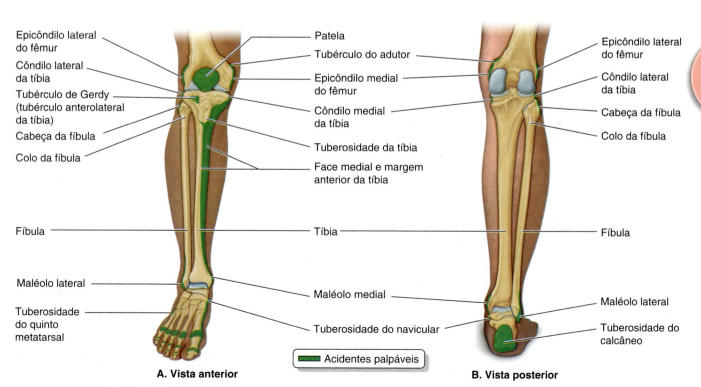

Figura 7.11 Projeção superficial e acidentes ósseos palpáveis da perna, da região talocrural e do calcanhar.

A *cabeça da fíbula* é proeminente no nível da parte superior da tuberosidade da tíbia porque a cabeça semelhante a um botão é subcutânea na face posterolateral do joelho. O *colo da fíbula* pode ser palpado imediatamente distal à face lateral da cabeça da fíbula. Isso pode provocar sensação discretamente desagradável devido ao nervo que passa nesse local.

O *maléolo medial*, a proeminência na face medial da região talocrural, também é subcutâneo e proeminente. Observe que sua extremidade inferior é arredondada e não se estende distalmente até o maléolo lateral. O maléolo medial situa-se aproximadamente 1,25 cm proximal ao nível da extremidade do maléolo lateral (Figura 7.11A e B).

Apenas o quarto distal do corpo da fíbula é palpável. Palpe o *maléolo lateral*, observando que é subcutâneo e que sua extremidade inferior é pontiaguda. Observe também que a extremidade do maléolo lateral estende-se ainda mais distal e posteriormente do que a extremidade do maléolo medial.

Ossos do pé

Os ossos do pé são *os tarsais, os metatarsais* e *as falanges*. Existem 7 ossos tarsais, 5 ossos metatarsais e 14 falanges (Figuras 7.1, 7.4 e 7.12). Embora seja necessário conhecer as características de ossos individualmente para compreender a estrutura do pé, é importante estudar o esqueleto do pé como um todo e identificar os principais pontos de referência ósseos no pé de uma pessoa viva (ver "Anatomia de superfície dos ossos do pé" e "Anatomia de superfície das regiões talocrural e do pé" neste capítulo).

TARSO

O tarso (parte posterior ou proximal do pé; *retropé + mediopé* – Figura 7.12C) tem sete ossos (Figura 7.12A e B): tálus, calcâneo, cuboide, navicular e três cuneiformes. Só um osso, o tálus, articula-se com os ossos da perna.

O **tálus** tem corpo, colo e cabeça (Figura 7.12D). A face superior, ou **tróclea do tálus**, é segura pelos dois maléolos (Figura 7.4) e recebe o peso do corpo através da tíbia. Por sua vez, transmite esse peso, dividindo-o entre o *calcâneo*, sobre o qual está apoiado o **corpo do tálus**, e a parte anterior do pé, por intermédio de uma "rede" osteoligamentar que recebe a **cabeça do tálus** arredondada e direcionada anteromedialmente. A rede (ligamento calcaneonavicular plantar) fica suspensa através de uma lacuna entre o sustentáculo do tálus (uma projeção medial do calcâneo semelhante a uma prateleira) e o navicular, situado anteriormente (Figura 7.12B e E).

O tálus é o único osso tarsal que não tem inserções musculares ou tendíneas. A maior parte de sua superfície é coberta por cartilagem articular. O corpo do tálus sustenta a tróclea superiormente e se estreita em um *processo posterior* que tem um **sulco para o tendão do músculo flexor longo do hálux** (Figura 7.12E), ladeado por um **tubérculo lateral** proeminente e um **tubérculo medial** menos proeminente (Figura 7.12A e D).

O **calcâneo** é o maior e mais forte osso do pé (Figura 7.12). Na posição de pé, o calcâneo transmite a maior parte do peso do corpo do tálus para o solo. Os dois terços anteriores da face superior do calcâneo articulam-se com o tálus e a face anterior articula-se com o cuboide.

A face lateral do calcâneo tem uma crista oblíqua (Figura 7.12D), a **tróclea fibular**, situada entre os tendões dos músculos fibulares longo e curto. A tróclea é o local de inserção de uma polia tendínea para os eversores do pé (músculos que afastam a planta do pé do plano mediano). O **sustentáculo do tálus**, o apoio da cabeça do tálus, semelhante a uma prateleira, projeta-se da margem superior da face medial do calcâneo (Figura 7.12B e E). A parte posterior do calcâneo tem uma proeminência grande, de sustentação de peso, a **tuberosidade do calcâneo**, que tem **tubérculos medial**, **lateral** e **anterior**. Só o tubérculo medial toca o solo na posição de pé.

O **navicular** é um osso achatado, em forma de barco, situado entre a cabeça do tálus posteriormente e os três cuneiformes anteriormente (Figura 7.12). A face medial do navicular projeta-se inferiormente para formar a **tuberosidade do navicular**, um local importante para inserção tendínea porque a margem medial do pé não se apoia no solo, como faz a margem lateral. Em vez disso, forma o *arco longitudinal do pé*, que deve ser sustentado centralmente. Se essa tuberosidade for proeminente demais, pode ser pressionada contra a parte medial do sapato, o que causa dor no pé.

O **cuboide**, cujo formato é aproximadamente cúbico, é o osso mais lateral na fileira distal do tarso (Figura 7.12A e D). Anteriormente à **tuberosidade do cuboide**, nas faces lateral e inferior do osso, está o **sulco do tendão do músculo fibular longo**.

Os três cuneiformes (Figura 7.12A, D e E) são o medial, o intermédio e o lateral. O maior deles é o **cuneiforme medial** e o menor, o **cuneiforme intermédio**. Cada cuneiforme articula-se com o navicular posteriormente e com a base de seu metatarsal apropriado anteriormente. O **cuneiforme lateral** também se articula com o cuboide.

METATARSO

O **metatarso** (parte anterior ou distal do pé, antepé – Figura 7.12C) consiste em cinco ossos metatarsais, numerados a partir da face medial do pé (Figura 7.12A). No esqueleto articulado do pé (Figuras 7.1, 7.4 e 7.12), as articulações tarsometatarsais formam uma **linha tarsometatarsal** oblíqua que une os pontos médios das margens medial e lateral (mais curta) do pé. Assim, os metatarsais e as falanges estão localizados na metade anterior (antepé) e os tarsais estão na metade posterior (retropé) (Figura 7.12A e C).

O **metatarsal I** é mais curto e mais forte do que os outros. O **metatarsal II** é o mais longo. Cada metatarsal tem uma base proximal, um corpo e uma cabeça distal (Figura 7.12C). A base de cada metatarsal é a extremidade proximal, maior. As bases dos metatarsais articulam-se com o cuneiforme e o cuboide, e as cabeças articulam-se com as falanges proximais. As bases dos metatarsais I e V têm grandes tuberosidades que permitem a inserção de tendão;

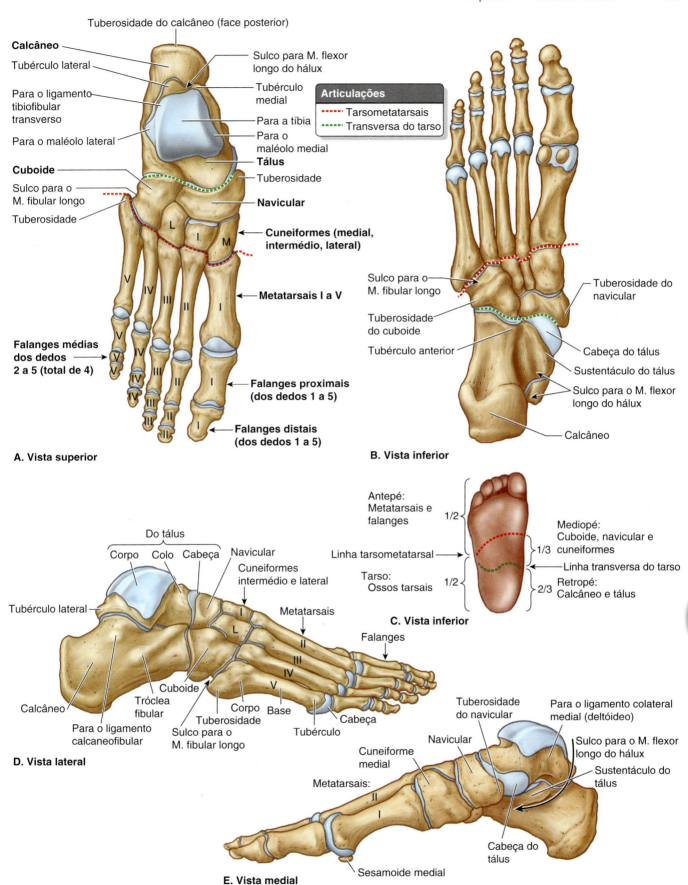

Figura 7.12 Características dos ossos do pé direito. **A.** Dorso do pé. **B.** Face plantar do pé. **C.** Zonas do pé. Os sete ossos do tarso formam a metade posterior do pé. O tálus e o calcâneo ocupam os dois terços posteriores do tarso, ou do retropé, e o cuboide, o navicular e os cuneiformes medial, lateral e intermédio ocupam o terço anterior, ou mediopé. O metatarso une o tarso posteriormente às falanges anteriormente. Juntos, o metatarso e as falanges representam a metade anterior do pé (antepé). **D.** Face lateral. **E.** Face medial.

a **tuberosidade do metatarsal V** projeta-se lateralmente sobre o cuboide (Figura 7.12A e D). Na face plantar da cabeça do metatarsal I há **ossos sesamoides medial** e **lateral** proeminentes (Figuras 7.12B e E e 7.13B); estão inseridos nos tendões que passam ao longo da planta do pé (ver "Anatomia de superfície dos ossos do pé" neste capítulo).

FALANGES

As 14 **falanges** dos membros inferiores são as seguintes: o hálux (primeiro dedo do pé) tem duas falanges (proximal e distal); os outros quatro dedos têm três falanges cada: proximal, média e distal (Figura 7.12A e D). Cada **falange** tem uma **base** (proximal), um **corpo** e uma **cabeça** (distal). As falanges do hálux são curtas, largas e fortes. Em pessoas idosas, pode haver fusão das falanges média e distal do dedo mínimo.

ANATOMIA DE SUPERFÍCIE DOS OSSOS DO PÉ

A *cabeça do tálus* é palpável anteromedialmente à parte proximal do maléolo lateral, quando o pé é invertido, e anteriormente ao maléolo medial, quando o pé é evertido (Figura 7.13A). A eversão do pé torna a cabeça do tálus mais proeminente enquanto se afasta do navicular. A cabeça do tálus ocupa o espaço entre o sustentáculo do tálus e a tuberosidade do navicular. Se for difícil palpar a cabeça do tálus, trace uma linha da extremidade do maléolo medial até a tuberosidade do navicular; a cabeça do tálus situa-se profundamente ao centro dessa linha. Quando se faz a flexão plantar, a face superior do corpo do tálus pode ser palpada na face anterior da região talocrural, anteriormente à extremidade inferior da tíbia.

O *tubérculo medial do calcâneo*, que sustenta peso, na planta do pé, é largo e grande (Figura 7.13D), mas frequentemente não é palpável por causa da pele e do tecido subcutâneo sobrejacentes. O *sustentáculo do tálus* é a única parte da face medial do calcâneo que pode ser palpada como uma pequena proeminência, cerca de um dedo distal à extremidade do maléolo medial (Figura 7.13B). Toda a face lateral do calcâneo é subcutânea. A *tróclea fibular*, uma pequena extensão lateral do calcâneo, pode ser detectável como um pequeno tubérculo na face lateral do calcâneo, anteroinferiormente à extremidade do maléolo lateral (Figura 7.13C).

Em geral, a palpação de proeminências ósseas na planta do pé é difícil em razão da espessura da pele, fáscia e coxins de gordura. Pode-se perceber o deslizamento dos *ossos sesamoides* medial e lateral, inferiores à cabeça do metatarsal I, durante a movimentação passiva do hálux. As *cabeças dos metatarsais*

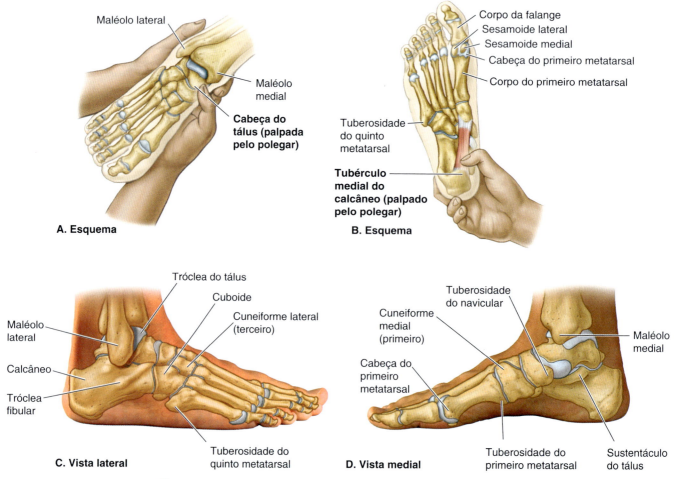

Figura 7.13 Projeção na superfície e palpação das proeminências ósseas do pé.

podem ser palpadas colocando-se o polegar sobre suas faces plantares e o dedo indicador sobre suas faces dorsais. A presença de *calosidades*, espessamentos da camada de queratina da epiderme, dificulta a palpação das cabeças dos metatarsais.

A *tuberosidade do metatarsal V* é um ponto de referência proeminente na face lateral do pé (Figura 7.13C e D), que pode ser facilmente palpada no ponto médio da margem lateral do pé. Os *corpos dos metatarsais e falanges* podem ser palpados no dorso do pé entre os tendões dos músculos extensores.

O *cuboide* pode ser palpado na face lateral do pé, posteriormente à base do metatarsal V. O *cuneiforme medial (I)* pode ser palpado entre a tuberosidade do navicular e a base do metatarsal I (Figura 7.13B). A *cabeça do metatarsal I* forma uma proeminência na face medial do pé. A *tuberosidade do navicular* é facilmente observada e palpada na face medial do pé (Figura 7.13B), inferoanteriormente à extremidade do maléolo medial. É difícil identificar individualmente o cuboide e os cuneiformes à palpação.

ANATOMIA CLÍNICA

OSSOS DO MEMBRO INFERIOR

Lesões do membro inferior

As lesões do joelho, da perna e do pé são as mais comuns do membro inferior. As lesões dos quadris representam menos de 3% das lesões do membro inferior. Em geral, a maioria é causada por traumatismo agudo durante esportes de contato, como hóquei e futebol americano, e pelo desgaste durante esportes de resistência, como as corridas de maratona.

Os adolescentes são mais vulneráveis a essas lesões por causa das demandas dos esportes sobre sistemas musculoesqueléticos em amadurecimento. Os modelos cartilagíneos dos ossos nos membros inferiores em desenvolvimento são transformados em osso por ossificação endocondral (Figura 7.2E e F). Como o processo não se completa até o indivíduo se tornar um adulto jovem, ainda há cartilagens epifisiais durante a adolescência, quando a atividade física costuma alcançar o auge e a prática de esportes competitivos é comum.

As **lâminas epifisiais** são discos de cartilagem hialina existentes entre a metáfise e a epífise de um osso longo maduro que permitem o crescimento do osso em comprimento. Durante os períodos de estirão, os ossos crescem mais rápido do que o músculo inserido. A associação do estresse nas lâminas epifisiais resultante da atividade física e do rápido crescimento pode provocar irritação e lesão das lâminas epifisiais e do osso em desenvolvimento (*osteocondrose*).

Lesões do osso do quadril

As fraturas do osso do quadril são denominadas *fraturas pélvicas* (ver "Fraturas pélvicas" no boxe Anatomia clínica no Capítulo 6, *Pelve e Períneo*). O termo *fratura do quadril* é mais frequentemente aplicado (infelizmente) às fraturas da cabeça, do colo ou dos trocanteres do fêmur.

As *fraturas por avulsão do osso do quadril* podem ocorrer durante a prática de esportes que exijam forças de aceleração ou desaceleração súbitas, como corrida de velocidade ou chutes no futebol americano, futebol, salto de obstáculos, basquetebol e artes marciais (Figura B7.1). Há "avulsão" de uma pequena parte de osso com um pedaço de tendão ou

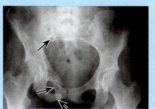
A. Radiografia, vista anterior, fratura pélvica

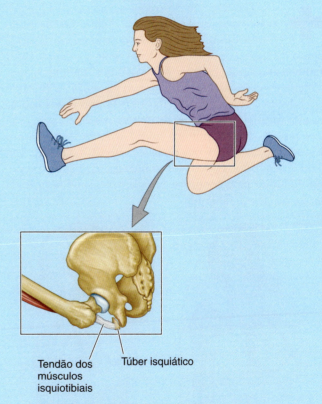
B. Avulsão do tendão

Figura B7.1 Fraturas da pelve e do quadril.

ligamento fixado. Essas fraturas ocorrem nas **apófises** (projeções ósseas que não têm centros de ossificação secundária). As fraturas por avulsão ocorrem nos locais de inserção dos músculos ou ligamentos. As áreas comuns de fraturas por avulsão do osso do quadril incluem as espinhas ilíacas anterossuperiores e anteroinferiores, os túberes isquiáticos e os ramos isquiopúbicos.

Coxa vara e coxa valga

O ângulo de inclinação entre o eixo longitudinal do colo do fêmur e o corpo do fêmur (ver Figura 7.7C a E) varia com a idade, o sexo e o desenvolvimento do fêmur (p. ex., um defeito congênito na ossificação do colo do fêmur). Também pode modificar-se com qualquer processo patológico que enfraqueça o colo do fêmur (p. ex., raquitismo). Quando o ângulo de inclinação é reduzido, a condição é denominada *coxa vara* (Figura B7.2A); quando está aumentado, é denominada *coxa valga* (Figura B7.2B). O termo "varo" ou "vara" descreve qualquer osso ou articulação de um membro que tenha sofrido deformação que cause desvio distal do elemento (neste caso, o corpo do fêmur em relação ao colo) em direção à linha mediana. Em contrapartida, o termo "valgo" ou "valga" descreve um osso ou articulação em um membro cuja deformação afaste distalmente o elemento da linha mediana. A coxa vara causa leve encurtamento do membro inferior e limita a abdução passiva do quadril.

Luxação da epífise da cabeça do fêmur

Em crianças maiores e adolescentes (10 a 17 anos), pode haver deslizamento da epífise da cabeça do fêmur em relação ao colo devido ao enfraquecimento da lâmina epifisial. Essa lesão pode ser causada por traumatismo agudo ou microtraumatismos repetitivos, que aumentam o estresse de cisalhamento na epífise, sobretudo na abdução e rotação lateral da coxa. Muitas vezes ocorre luxação (deslizamento) lenta da epífise, resultando em coxa vara progressiva. O sintoma inicial comum da lesão é o desconforto do quadril que pode ser referido no joelho. Em geral, é necessário exame radiográfico da extremidade superior do fêmur para confirmar um diagnóstico de luxação da epífise da cabeça do fêmur.

Fraturas do fêmur

Apesar do grande tamanho e da força do fêmur, sua fratura é comum. Muitas vezes o tipo de fratura está relacionado à idade e até mesmo ao sexo. O colo do fêmur é fraturado com maior frequência porque é a parte mais estreita e mais fraca do osso e faz um ângulo acentuado com a linha de sustentação de peso (tração da gravidade). Torna-se cada vez mais vulnerável com o envelhecimento, sobretudo em mulheres, devido à *osteoporose*.

As fraturas da parte proximal do fêmur ocorrem em vários locais; dois exemplos são a fratura do colo e a fratura intertrocantérica (Figura B7.3). Em geral, essas fraturas são causadas por traumatismo indireto (tropeção ou descida rápida, como de um meio-fio ou degrau). Em razão do ângulo de inclinação, essas fraturas são inerentemente instáveis e há *impactação* (cavalgamento de fragmentos que resulta em encurtamento do membro). O espasmo muscular também contribui para o encurtamento do membro.

As *fraturas intracapsulares* (que ocorrem dentro da cápsula articular do quadril) são complicadas por degeneração da cabeça do fêmur causadas por traumatismo vascular (ver "Fraturas do colo do fêmur" e "Artroplastia do quadril" no boxe Anatomia clínica, mais adiante).

Em geral, as *fraturas do trocanter maior e do corpo do fêmur* resultam de traumatismo direto (golpes diretos no osso causados por quedas ou pancadas) e são mais comuns durante os anos de maior atividade. Não raro ocorrem durante acidentes automobilísticos e na prática de esportes como esqui e escalada. Em alguns casos, há uma *fratura espiral* do corpo do fêmur, que resulta em encurtamento quando há superposição dos fragmentos, ou uma fratura cominutiva (vários fragmentos), com deslocamento dos fragmentos em várias direções em virtude da tração muscular e dependendo do nível da fratura. A consolidação desse tipo grave de fratura pode levar até 1 ano.

As *fraturas da parte distal ou inferior do fêmur* podem ser complicadas por separação dos côndilos, resultando em desalinhamento das faces articulares do joelho, ou por hemorragia da calibrosa artéria poplítea que segue diretamente na face posterior do osso. Essa fratura compromete a irrigação sanguínea da perna (uma ocorrência que sempre deve ser cogitada em fraturas ou luxações do joelho).

Fraturas da tíbia

O corpo da tíbia é mais estreito na junção de seus terços médio e inferior, que é o local mais frequente de fratura. Infelizmente, essa área do osso também tem a menor vascularização. Como sua face anterior é subcutânea, o corpo da tíbia é o local mais comum de uma *fratura exposta* (Figura B7.4A). As fraturas expostas da tíbia também podem ser causadas por traumatismo direto (p. ex., uma "fratura por para-choque" causada quando o para-choque de um carro bate na perna). A fratura da tíbia através do canal nutrício predispõe o paciente à não consolidação dos fragmentos ósseos em razão da lesão da artéria nutrícia.

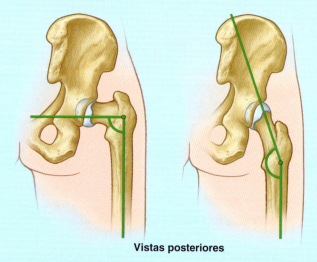

Vistas posteriores

A. Coxa vara (ângulo de inclinação diminuído)
B. Coxa valga (ângulo de inclinação aumentado)

Figura B7.2 Coxa vara e coxa valga.

Capítulo 7 ■ Membro Inferior   691

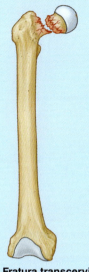
A. Fratura transcervical do colo do fêmur

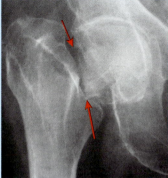
Radiografia, vista anterior
B. Fratura transcervical do colo do fêmur

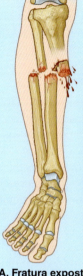
A. Fratura exposta e composta com sangramento externo

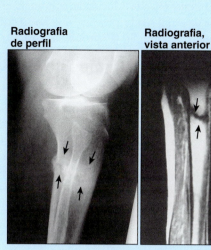
Radiografia de perfil | Radiografia, vista anterior
B. Fratura de marcha (estresse) (*setas*), mais visível na RM à direita

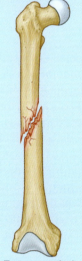
C. Fratura espiral

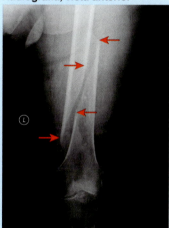
Radiografia, vista anterior
D. Fratura espiral com cavalgamento de fragmentos fraturados

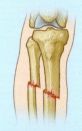
C. Fratura diagonal com encurtamento

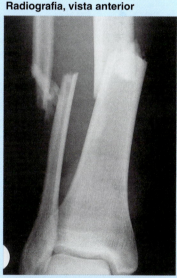
Radiografia, vista anterior
E. Fratura transversa baixa com encurtamento causado pelo cavalgamento dos fragmentos de fratura

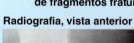
D. Fratura transversa baixa

Figura B7.4 Fraturas da tíbia e da fíbula.

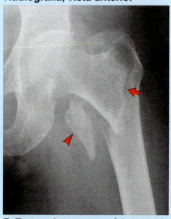
E. Fratura intertrocantérica

F. Fratura intertrocantérica cominutiva da parte proximal do fêmur esquerdo. *Seta*, fratura em linha intertrocantérica; *ponta de seta*, fragmento do trocanter menor separado

Figura B7.3 Fraturas do fêmur.

As *fraturas transversais por marcha (estresse)* do terço inferior da tíbia (Figura B7.4B) são comuns em pessoas que fazem longas caminhadas antes de estarem preparadas para essa atividade. A sobrecarga pode fraturar o córtex anterior da tíbia. A violência indireta aplicada ao corpo da tíbia quando o osso gira com o pé fixo durante uma queda pode causar fratura (p. ex., quando uma pessoa é derrubada no futebol americano).

Além disso, a torção grave ao esquiar pode causar uma *fratura diagonal* (Figura B7.4C) do corpo da tíbia na junção dos terços médio e inferior, além de uma *fratura da fíbula*. Muitas vezes as fraturas diagonais estão associadas a encurtamento do membro causado por cavalgamento das extremidades fraturadas. Com frequência, durante a prática de esqui, a queda para a frente em alta velocidade, com angulação da perna sobre a bota de esqui rígida, provoca uma fratura transversa baixa do complexo tibiofibular (Figura B7.4D e E).

Fraturas das lâminas epifisiais

  O centro de ossificação primário da extremidade superior da tíbia aparece logo após o nascimento e se une ao corpo do osso durante a adolescência (geralmente aos 16 a 18 anos). As fraturas da tíbia em crianças são mais graves quando incluem as lâminas epifisiais, porque pode haver risco para o crescimento normal contínuo do osso. A tuberosidade da tíbia geralmente se forma por crescimento ósseo inferior a partir do centro epifisial superior por volta dos 10 anos, mas pode surgir um centro separado para a tuberosidade da tíbia com cerca de 12 anos. A ruptura da lâmina epifisial na tuberosidade da tíbia pode causar inflamação da tuberosidade e dor recorrente crônica durante a adolescência (*doença de Osgood-Schlatter*), sobretudo em atletas jovens (Figura B7.5).

Fraturas da fíbula

As *fraturas da fíbula* costumam ocorrer 2 a 6 cm acima da extremidade distal do maléolo lateral e, com frequência, estão associadas a *fraturas–luxações da articulação talocrural*, que são associadas a fraturas da tíbia (Figura B7.6A). Quando uma pessoa escorrega e há inversão excessiva forçada do pé, os ligamentos região talocrural (tornozelo) se rompem, inclinando vigorosamente o tálus contra o maléolo lateral, podendo arrancá-lo (Figura B7.6B).

As *fraturas dos maléolos lateral e medial* são relativamente comuns em jogadores de futebol e basquete. As fraturas da fíbula podem ser dolorosas por causa da ruptura das inserções musculares. A marcha é comprometida por causa do papel desse osso na estabilidade do tornozelo.

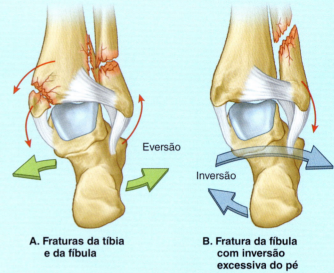

Vistas posteriores

Figura B7.6 Fraturas dos maléolos medial e lateral. *Setas vermelhas*, forças que atuam no osso em processo de fratura.

Enxertos ósseos

Se uma parte de um osso de suporte de peso for destruída por lesão ou doença, o membro torna-se inútil. A substituição do segmento afetado por um transplante ósseo pode evitar amputação. A fíbula é uma fonte comum de osso para enxerto. Mesmo depois da retirada de um segmento do corpo da fíbula, a caminhada, a corrida e o salto podem ser normais.

Retalhos livres vascularizados da fíbula foram usados para restabelecer a integridade óssea dos membros superiores e inferiores em caso de defeitos ósseos congênitos e para substituir segmentos de osso após traumatismo ou excisão de um tumor maligno (Figura B7.7). Em geral, as

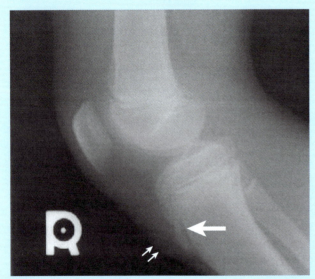

Radiografia, face medial

Figura B7.5 Doença de Osgood-Schlatter. Tuberosidade da tíbia alongada e fragmentada (*seta única*) com edema dos tecidos moles sobrejacentes (*seta dupla*).

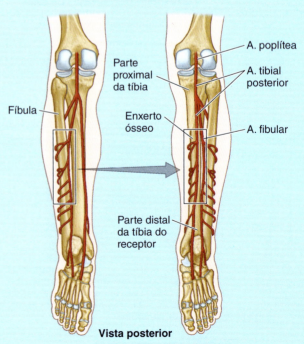

Vista posterior

Figura B7.7 Enxertos ósseos.

partes remanescentes da fíbula não se regeneram porque o periósteo e a artéria nutrícia costumam ser removidos com o fragmento de osso, de modo que o enxerto permaneça vivo e cresça quando transplantado para outro local. Em sua nova posição, o segmento de fíbula restabelece a vascularização do osso ao qual está agora fixado. A consolidação prossegue como se a fratura tivesse ocorrido em cada uma de suas extremidades.

O conhecimento da localização do forame nutrício na fíbula é importante ao se realizarem transferências de retalhos livres vascularizados da fíbula. Como na maioria dos casos o forame nutrício está localizado no terço médio da fíbula (ver Figura 7.68), esse segmento do osso é usado para transplante quando é preciso que o enxerto inclua vascularização para a cavidade medular e também para o osso compacto da superfície (via periósteo).

Por causa de sua extensa localização subcutânea, a parte anterior da tíbia é acessível para a coleta de fragmentos de osso para enxerto em crianças; também é usada como local de *infusão intraóssea* em crianças desidratadas ou em choque.

Infusão intraóssea

A infusão intraóssea (IO) é um método de administração de soluções, sangue e medicamentos diretamente na cavidade medular de um osso quando um acesso venoso periférico for difícil ou impossível. A infusão IO é usada basicamente nos casos de choque traumático e em crianças com colapso circulatório. O local mais comum para infusão IO é a parte proximal da tíbia por causa da espessura mínima de pele e da existência de acidentes ósseos que auxiliam na inserção correta da agulha IO na cavidade medular sem atravessar a lâmina epifisial. Outros locais para infusão IO incluem a parte distal do fêmur, da tíbia ou da fíbula, parte proximal do úmero e o manúbrio do esterno. A agulha é inserida na área plana do osso cerca de 2 cm distalmente e discretamente medial à tuberosidade da tíbia (Figura B7.8). Agulhas especiais criadas para inserção manual são usadas, mas também existem dispositivos alimentados com baterias ou impulsionados por impacto para ajudar a inserção. Por causa do risco de osteomielite, a infusão IO tem de ser substituída por acesso central ou venoso periférico em 24 horas.

Fraturas do calcâneo

Uma queda com força sobre o calcanhar, de uma escada, por exemplo, pode fraturar o calcâneo em vários fragmentos, causando uma *fratura cominutiva* (Figura B7.9A). A fratura do calcâneo geralmente é incapacitante porque rompe a articulação talocalcânea, no local onde o tálus articula-se com o calcâneo.

Fraturas do colo do tálus

As fraturas do colo do tálus (Figura B7.9B) podem ocorrer durante a dorsiflexão forçada do tornozelo (p. ex., quando uma pessoa está apertando com muita força o pedal do freio de um veículo durante uma colisão frontal). Em alguns casos, há luxação posterior do corpo do tálus.

Fraturas dos ossos metatarsais

As fraturas dos ossos metatarsais ocorrem quando um objeto pesado cai sobre o pé, por exemplo, ou quando um objeto pesado como uma roda de metal (Figura B7.9C e D) passa por cima do pé. As fraturas dos ossos metatarsais também são comuns em dançarinos, sobretudo em bailarinas que usam a técnica da meia-ponta. A *fratura do dançarino* geralmente decorre da perda de equilíbrio, quando todo o peso do corpo é colocado sobre o metatarsal e há fratura do osso. As *fraturas por fadiga dos ossos*

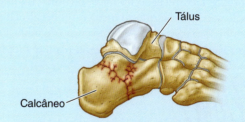

A. Vista lateral, fraturas cominutivas do calcâneo

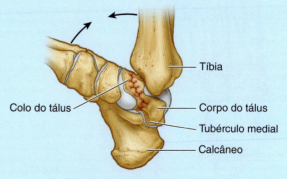

B. Vista medial, fratura do colo do tálus

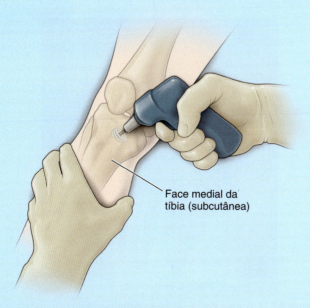

Figura B7.8 Infusão intraóssea.

Figura B7.9 Fraturas dos ossos do pé. As *setas pretas* indicam dorsiflexão do tornozelo. (*continua*)

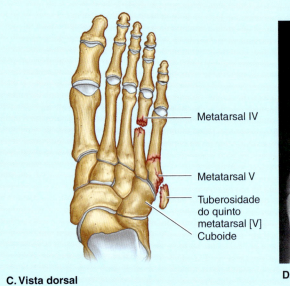
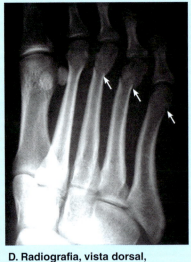
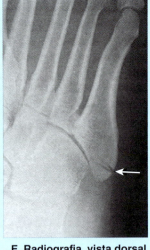

C. Vista dorsal — Fraturas dos metatarsais

D. Radiografia, vista dorsal, fraturas dos metatarsais III a V

E. Radiografia, vista dorsal, fratura por avulsão do metatarsal V

Figura B7.9 *(Continuação)* **Fraturas dos ossos do pé.**

metatarsais podem resultar de caminhada prolongada. Essas fraturas, geralmente transversais, decorrem do estresse repetido sobre os ossos metatarsais.

Quando há inversão súbita e violenta do pé, a tuberosidade do metatarsal V pode ser avulsionada pelo tendão do músculo fibular curto. As *fraturas por avulsão da tuberosidade do metatarsal V* (Figura B7.9C e E) são comuns em jogadores de basquete e tênis. Essa lesão provoca dor e edema na base do metatarsal V e pode estar associada a entorse grave do tornozelo.

Osso trígono

Durante a ossificação do tálus, o centro de ossificação secundária, que se torna o tubérculo lateral do tálus, às vezes não se une ao corpo do tálus. Essa falha pode ser causada por estresse (flexão plantar forçada) no início da adolescência. Às vezes, um centro cuja ossificação é parcial, ou mesmo completa, pode sofrer fratura e não haver consolidação. Qualquer uma dessas situações pode resultar no surgimento de um ossículo acessório conhecido como **osso trígono**, que ocorre em 14 a 25% dos adultos, na maioria das vezes bilateralmente (Figura B7.10). A prevalência é maior em jogadores de futebol e bailarinos.

Fratura dos ossos sesamoides

Os ossos sesamoides do hálux (ver Figura 7.13D) no tendão do músculo flexor curto do hálux sustentam o peso do corpo, sobretudo durante a última parte da fase de apoio da marcha. Os ossos sesamoides desenvolvem-se antes do nascimento e começam a ossificar no fim da infância. A *fratura dos ossos sesamoides* pode ser causada por esmagamento (Figura B7.11).

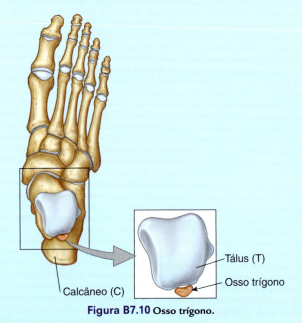

Figura B7.10 **Osso trígono.**

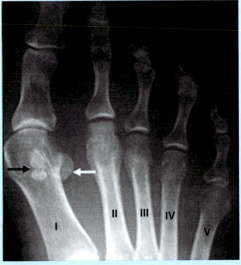

Radiografia, vista dorsal.

Figura B7.11 **Fratura dos ossos sesamoides.** *Seta preta*, osso sesamoide fraturado; *seta branca*, osso sesamoide normal. *I a V*, metatarsais.

Pontos-chave: Ossos do membro inferior

Osso do quadril: Formados pela união de três ossos primários (ílio, ísquio e púbis), os ossos do quadril unem-se ao sacro posteriormente, e um ao outro anteriormente (na sínfise púbica) para formar o cíngulo do membro inferior. ■ Cada osso do quadril é especializado para receber metade do peso da parte superior do corpo na posição de pé, e todo o peso periodicamente durante a marcha. ■ As partes espessas do osso transferem peso para o fêmur. ■ As partes finas do osso proporcionam uma superfície larga para inserção de músculos fortes que movimentam o fêmur. ■ O cíngulo do membro inferior circunda e protege as vísceras pélvicas, sobretudo os órgãos genitais.

Fêmur: Durante o desenvolvimento, o maior osso do corpo, o fêmur, desenvolve uma curvatura (ângulo de inclinação) e gira (rotação medial e torção, de modo que o joelho e todas as articulações inferiores a ele têm flexão posterior) para acomodar a postura ereta e permitir a marcha e a corrida bípede. ■ O ângulo de inclinação e a inserção dos abdutores e rotadores ao trocanter maior permitem aumento da alavanca, posicionamento superior dos abdutores e orientação oblíqua do fêmur na coxa. ■ Associados ao ângulo de torção, os movimentos giratórios oblíquos na articulação do quadril são convertidos em movimentos de flexão–extensão e abdução–adução (nos planos sagital e frontal, respectivamente) e também de rotação.

Patela: A patela é um osso triangular que se articula posteriormente com a parte distal do fêmur. ■ Trata-se de um osso sesamoide no tendão do músculo quadríceps femoral, proporcionando ao músculo vantagem mecânica durante a extensão do joelho.

Tíbia e fíbula: O segundo maior osso do corpo, a tíbia, é uma coluna vertical que sustenta todo o peso acima dela. ■ A fíbula, um osso delgado, não sustenta peso mas, juntamente com a membrana interóssea que a une à tíbia, auxilia a tíbia, proporcionando uma área de superfície suplementar para inserção muscular e ajudando a formar o encaixe da articulação talocrural. ■ Durante o desenvolvimento, há pronação permanente dos dois ossos para proporcionar estabilidade na posição parada e facilitar a locomoção.

Ossos do pé: Os muitos ossos do pé formam uma unidade funcional que permite a distribuição do peso sobre uma larga plataforma a fim de manter o equilíbrio na posição de pé, permitir a adaptação e o ajuste às variações do terreno, e absorver o choque. ■ Eles também transferem o peso do calcanhar para a parte anterior do pé, conforme é necessário na marcha e na corrida.

FÁSCIA DO MEMBRO INFERIOR

Tela subcutânea

A **tela subcutânea** situa-se profundamente à pele (Figura 7.14) e consiste em tecido conjuntivo frouxo que contém uma quantidade variável de gordura, nervos cutâneos, veias superficiais (veias safenas magna e parva e suas tributárias), vasos linfáticos e linfonodos.

A tela subcutânea do quadril e da coxa é contínua com aquela da parte inferior da parede anterolateral do abdome e das nádegas. No joelho, a tela subcutânea perde gordura anterior e lateralmente e funde-se à fáscia muscular, mas a gordura está novamente presente distal ao joelho na tela subcutânea da perna.

Fáscia profunda

A **fáscia muscular do membro inferior** é muito forte e reveste o membro como uma meia elástica (Figura 7.14A e B). Essa fáscia limita a expansão externa dos músculos que se contraem, o que aumenta a eficiência da contração muscular na compressão das veias para empurrar o sangue em direção ao coração.

FÁSCIA LATA

A fáscia muscular da coxa é denominada **fáscia lata**. Superiormente, a fáscia lata fixa-se às seguintes estruturas, com as quais é contínua:

- Ligamento inguinal, arco púbico, corpo do púbis e tubérculo púbico anteriormente
- O estrato membranáceo da tela subcutânea (fáscia de Scarpa) da parede abdominal inferior; esta camada se fixa à fáscia lata aproximadamente um dedo abaixo do ligamento inguinal
- Crista ilíaca lateral e posteriormente
- Sacro, cóccix, ligamento sacrotuberal e túber isquiático/ramo isquiopúbico posterior e medialmente.

Inferiormente, a fáscia lata fixa-se às seguintes estruturas, com as quais é contínua:

- Partes expostas de ossos ao redor do joelho
- Fáscia muscular da perna, inferiormente ao joelho.

A fáscia lata tem grandes dimensões porque encerra os grandes músculos da coxa, sobretudo lateralmente, onde é espessada e fortalecida por outras fibras longitudinais de reforço para formar o **trato iliotibial** (Figura 7.14B). Essa faixa larga de fibras é a aponeurose conjunta dos músculos tensor da fáscia lata e glúteo máximo. O trato iliotibial estende-se do tubérculo ilíaco até o **côndilo lateral da tíbia** (especificamente para o *tubérculo de Gerdy*).

Os músculos da coxa são separados em três compartimentos – anterior, medial e posterior. As paredes desses compartimentos são formadas pela fáscia lata e por três septos intermusculares fasciais que se originam de sua face profunda e se fixam à linha áspera do fêmur (Figura 7.14D). O **septo intermuscular lateral** é bastante forte; os outros dois são relativamente fracos. O septo intermuscular lateral estende-se profundamente desde o trato iliotibial até o lábio lateral da linha áspera e a linha supracondilar lateral do fêmur. Esse septo garante um *plano internervoso* para cirurgiões que precisam de ampla exposição do fêmur.

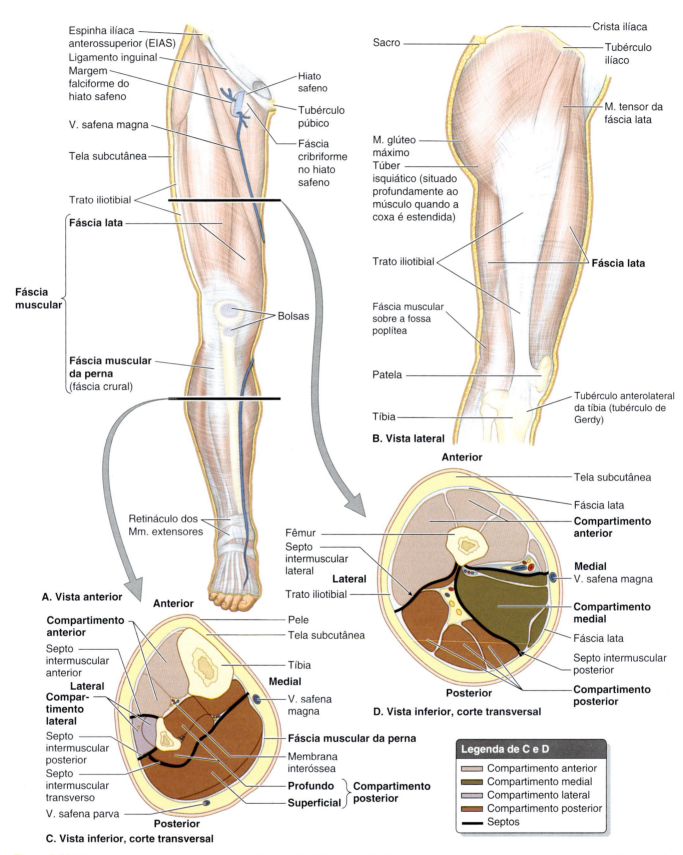

Figura 7.14 Fáscia, septos intermusculares e compartimentos fasciais do membro inferior. **A.** Visão geral. A pele e a tela subcutânea da face anterior foram removidas para mostrar a fáscia muscular da coxa. **B.** Fáscia lata. A fáscia lata é reforçada lateralmente pelas fibras longitudinais do trato iliotibial, o tendão aponeurótico comum dos músculos glúteo máximo e tensor da fáscia lata. **C.** Compartimentos fasciais da perna. **D.** Compartimentos fasciais da coxa.

O **hiato safeno** na fáscia lata (Figura 7.14A) é uma abertura ou hiato na fáscia lata inferior à parte medial do ligamento inguinal, cerca de 4 cm inferolateralmente ao tubérculo púbico. Em geral, o hiato safeno tem por volta de 3,75 cm de comprimento e 2,5 cm de largura, e seu eixo longitudinal é vertical. A margem medial é lisa, mas as margens superior, lateral e inferior têm um formato de meia-lua bem nítido, a **margem falciforme**. A **fáscia cribriforme** é um estrato membranáceo localizado de tela subcutânea que se estende sobre o hiato safeno, fechando-o. O tecido conjuntivo é perfurado por várias aberturas (daí seu nome) para a passagem de vasos linfáticos eferentes dos linfonodos inguinais superficiais, e pela veia safena magna e suas tributárias. Depois de atravessar o hiato safeno e a fáscia cribriforme, a veia safena magna entra na veia femoral (Figura 7.14A). Os vasos linfáticos entram nos linfonodos inguinais profundos.

FÁSCIA MUSCULAR DA PERNA

A **fáscia muscular da perna** fixa-se às margens anterior e medial da tíbia, onde é contínua com o periósteo da tíbia. A fáscia muscular da perna é espessa na parte proximal da face anterior da perna, onde forma parte das inserções proximais dos músculos subjacentes. Embora seja mais fina na região distal, a fáscia muscular da perna forma faixas espessas superiores e anteriores à articulação talocrural, os **retináculos dos músculos extensores** (Figura 7.14A).

Septos intermusculares anteriores e **posteriores** partem da face profunda da fáscia muscular lateral da perna e fixam-se às margens correspondentes da fíbula. A *membrana interóssea* e os septos intermusculares dividem a perna em três compartimentos: anterior (dorsiflexor), lateral (fibular) e posterior (flexor plantar) (Figura 7.14C). O compartimento posterior é subdividido pelo **septo intermuscular transverso**, que separa os músculos flexores plantares superficiais e profundos.

VISÃO GERAL DOS VASOS E NERVOS DO MEMBRO INFERIOR

Suprimento arterial do membro inferior

O suprimento sanguíneo para os membros inferiores começa com os dois ramos terminais das *artérias ilíacas comuns* (Figura 7.15A). A *artéria ilíaca interna*, embora amplamente envolvida no suprimento sanguíneo das vísceras pélvicas, supre a musculatura do membro inferior oriunda do cíngulo do membro inferior, incluindo a região glútea, a fossa ilíaca e a parte mais proximal da coxa medial (Figura 7.15A e F). A *artéria ilíaca externa* torna-se a *artéria femoral*, artéria primária da parte livre do membro inferior, ao passar profundamente ao ligamento inguinal para entrar na coxa. Logo após entrar na coxa, a artéria femoral dá origem ao seu maior ramo, a *artéria femoral profunda*, que suprirá as faces posterior e lateral da maior parte da coxa. A artéria femoral continua medial ao fêmur, suprindo a maior parte das faces medial e anterior da coxa. Proximal ao joelho, passa por uma abertura entre as inserções do músculo adutor magno, o hiato dos adutores, e muda seu nome para *artéria poplítea*. A artéria poplítea segue posteriormente e supre as estruturas da articulação do joelho. Ao entrar na perna, a artéria poplítea se bifurca nas artérias tibiais anterior e posterior. A *artéria tibial anterior* passa entre os ossos da perna para suprir o compartimento anterior da perna e o dorso do pé. A *artéria tibial posterior* logo dá origem à *artéria fibular* para a face lateral da perna e continua na face posterior da perna (Figura 7.15F). Depois de passar o maléolo medial, a artéria tibial posterior se bifurca nas *artérias plantares medial e lateral* suprindo as faces medial e lateral da planta do pé. A pulsação das artérias do membro inferior pode ser detectada durante o exame físico em locais específicos ilustrados na Figura 7.15B a E. Detalhes sobre essas artérias, seus ramos e anastomoses são descritos em cada parte do membro inferior.

Drenagem venosa do membro inferior

O membro inferior tem veias superficiais e profundas: as veias superficiais estão situadas na tela subcutânea e seguem independentemente das artérias identificadas. As veias profundas situam-se sob a fáscia muscular e acompanham todas as grandes artérias. As veias superficiais e profundas têm válvulas, que são mais numerosas nas veias profundas.

VEIAS SUPERFICIAIS DO MEMBRO INFERIOR

As duas principais veias superficiais no membro inferior são as *veias safenas magna e parva* (Figura 7.16A e B). A maioria das tributárias não tem nome.

A **veia safena magna** é formada pela união da *veia dorsal do hálux* e o *arco venoso dorsal do pé* (Figuras 7.16A e 7.17A). A veia safena magna:

- Ascende anteriormente até o maléolo medial
- Segue posteriormente ao côndilo medial do fêmur (cerca de cinco dedos transversos posteriormente à margem medial da patela)
- Anastomosa-se livremente com a veia safena parva
- Atravessa o hiato safeno na fáscia lata
- Desemboca na veia femoral.

A veia safena magna tem 10 a 12 válvulas, que são mais numerosas na perna do que na coxa (Figura 7.16B e E). Essas válvulas geralmente estão localizadas logo abaixo das veias perfurantes. As veias perfurantes também têm válvulas.

As **válvulas venosas** são projeções de endotélio com *seios valvulares* caliciformes cujo enchimento vem de cima. Quando os seios estão cheios, as válvulas ocluem o lúmen da veia, evitando, assim, o refluxo distal de sangue e tornando o fluxo unidirecional. O mecanismo valvular também divide a coluna de sangue na veia safena em segmentos menores, reduzindo a pressão retrógrada. Os dois efeitos facilitam o

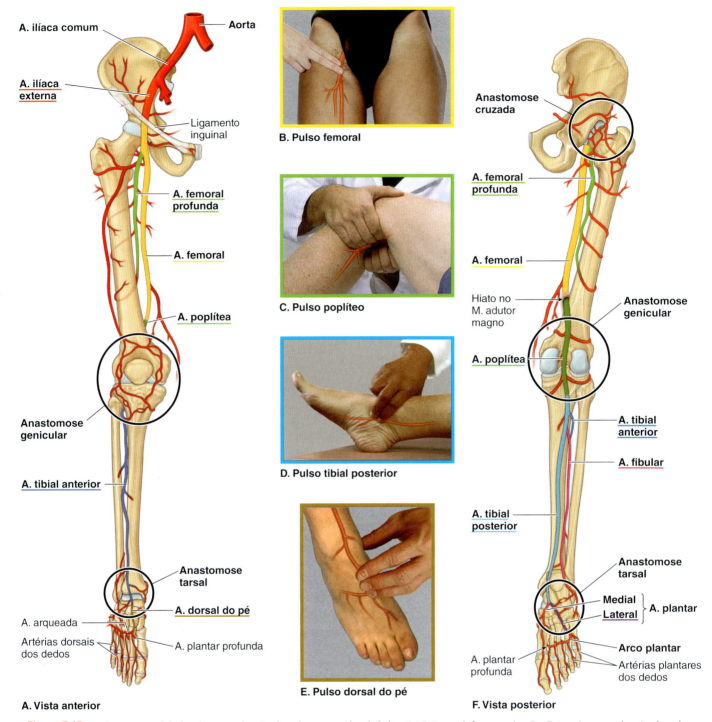

Figura 7.15 Suprimento arterial e locais para palpação do pulso no membro inferior. **A.** Visão geral, face anterior. **B** a **E**. Locais para palpação do pulso. **F.** Visão geral, face posterior.

trabalho da *bomba musculovenosa* (analisado no Capítulo 1, *Visão Geral e Conceitos Básicos*) para superar a força da gravidade e reconduzir o sangue ao coração.

Enquanto ascende na perna e na coxa, a veia safena magna recebe várias tributárias e comunica-se em vários locais com a veia safena parva. As tributárias das faces medial e posterior da coxa costumam se unir para formar uma **veia safena acessória** (Figura 7.16A). Quando existente, essa veia é a principal comunicação entre as veias safenas magna e parva.

Além disso, vasos bem grandes, as **veias cutâneas lateral** e **anterior**, originam-se de redes venosas na parte inferior da coxa e entram na veia safena magna superiormente, logo antes de sua entrada na veia femoral. Perto de seu fim, a veia safena magna também recebe as veias circunflexa ilíaca superficial, epigástrica superficial e pudenda externa (Figura 7.16B).

A **veia safena parva** origina-se na face lateral do pé, a partir da *união da veia dorsal do quinto dedo* com o

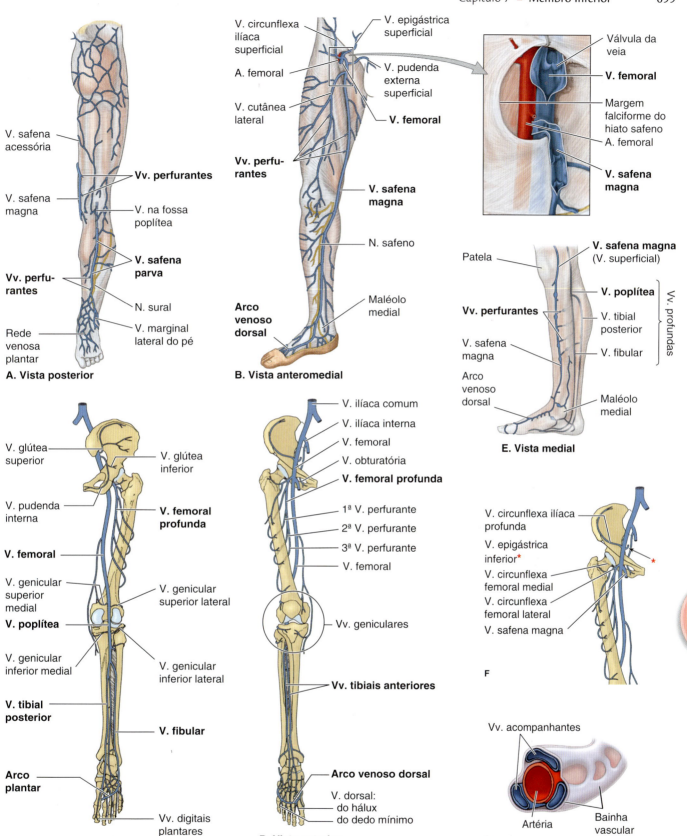

Figura 7.16 Veias. A e **B.** Veias superficiais. Essas veias geralmente não estão acompanhadas e seguem no tecido subcutâneo. **B** (*detalhe*). As extremidades proximais das veias femoral e safena magna foram abertas e afastadas para mostrar as válvulas. **C** e **D.** Veias profundas. As veias profundas são internas à fáscia profunda e geralmente cursam com as artérias. Embora representadas aqui como veias únicas, as veias profundas ocorrem como veias múltiplas. **E.** Veias perfurantes. Essas veias perfuram a fáscia profunda para desviar o sangue das veias superficiais para as veias profundas. **F.** Veias profundas da região do quadril. **G.** Veias acompanhantes. As veias profundas geralmente seguem como veias duplicadas ou múltiplas acompanhantes.

700 Moore Anatomia Orientada para a Clínica

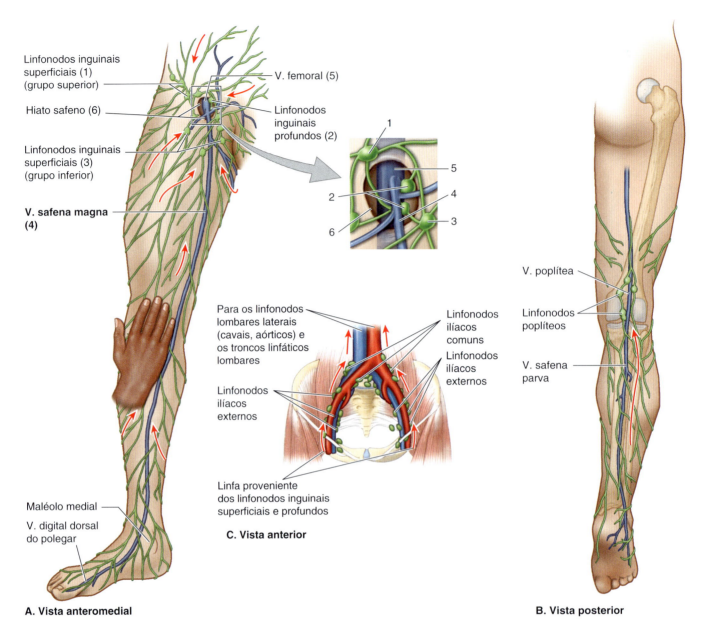

Figura 7.17 Veias superficiais e vasos linfáticos do membro inferior. A. Faces anterior e medial do membro inferior. Os vasos linfáticos superficiais convergem em direção à veia safena magna e acompanham-na, drenando para o grupo inferior (vertical) de linfonodos inguinais superficiais. A veia safena magna segue anteriormente ao maléolo medial, e passa cerca de quatro dedos posteriormente à patela. **B.** Face posterior do membro inferior. Os vasos linfáticos superficiais da parte lateral do pé e posterolateral da perna acompanham a veia safena parva e drenam inicialmente para os linfonodos poplíteos. Os vasos eferentes desses linfonodos unem-se a outros vasos linfáticos profundos, que acompanham os vasos femorais e drenam nos linfonodos inguinais profundos. **C.** Drenagem de linfonodos inguinais. As *setas* representam a continuação da drenagem linfática do membro inferior através dos linfonodos inguinais e ilíacos superficiais.

arco venoso dorsal (Figura 7.16B e D). A veia safena parva:

- Ascende posteriormente ao maléolo lateral como uma continuação da veia marginal lateral
- Segue ao longo da margem lateral do tendão do calcâneo
- Inclina-se em direção à linha mediana da fíbula e penetra na fáscia muscular
- Ascende entre as cabeças do músculo gastrocnêmio
- Drena para a veia poplítea na fossa poplítea.

Embora as veias safenas recebam muitas tributárias, seus diâmetros se mantêm razoavelmente constantes no trajeto de ascensão no membro. Isso é possível porque o sangue recebido pelas veias safenas é continuamente desviado dessas veias superficiais na tela subcutânea para as veias profundas, situadas internamente à fáscia muscular, através de muitas veias perfurantes.

As **veias perfurantes** penetram na fáscia muscular perto do local onde se originam das veias superficiais e têm válvulas que permitem o fluxo sanguíneo apenas das veias superficiais para as veias profundas (Figura 7.16A, B e E). As veias perfurantes atravessam a fáscia muscular em um ângulo oblíquo, de modo que, quando os músculos se contraem e a pressão aumenta no interior da fáscia muscular, as veias perfurantes são comprimidas. A compressão também impede o fluxo sanguíneo das veias profundas para as veias superficiais. Esse padrão de fluxo sanguíneo venoso – da região superficial para a profunda – é importante para o retorno venoso apropriado do membro inferior, porque permite que as contrações musculares impulsionem o sangue em direção ao coração contra a força da gravidade (**bomba musculovenosa** – ver Figura 1.26, no Capítulo 1, *Visão Geral e Conceitos Básicos*).

VEIAS PROFUNDAS DO MEMBRO INFERIOR

As veias profundas acompanham todas as grandes artérias e seus ramos (Figuras 7.16C a F). Em vez de ocorrerem como uma veia única nos membros (embora muitas vezes sejam ilustradas e denominadas como uma veia única), as **veias acompanhantes** geralmente são pares, muitas vezes interconectadas, situadas ao lado da artéria que acompanham (Figura 7.16G). *Estão contidas na bainha vascular com a artéria*, cujas pulsações também ajudam a comprimir e deslocar o sangue nas veias.

Embora o *arco venoso dorsal* drene basicamente pelas veias safenas, as veias perfurantes penetram na fáscia muscular, formando e suprindo continuamente uma **veia tibial anterior** no compartimento anterior da perna. As **veias plantares medial** e **lateral** da face plantar do pé formam as **veias tibiais posteriores** e **fibulares**, situadas posteriormente aos maléolos medial e lateral (Figura 7.16C a E). As três veias profundas da perna fluem para a veia poplítea, posterior ao joelho, que se torna a veia femoral na coxa. As veias que acompanham os ramos perfurantes da artéria femoral profunda drenam sangue dos músculos da coxa e terminam na *veia femoral profunda*, que se une à parte terminal da veia femoral (Figura 7.16C e D). A veia femoral segue profundamente ao ligamento inguinal para se tornar a veia ilíaca externa.

Em vista do efeito da gravidade, o fluxo sanguíneo é mais lento quando uma pessoa fica parada de pé. Durante o exercício, o sangue recebido pelas veias profundas proveniente das veias superficiais é impulsionado por contração muscular para as veias femorais e, depois, para as veias ilíacas externas. As válvulas competentes impedem o refluxo. As veias profundas são mais variáveis e se anastomosam muito mais frequentemente do que as artérias que acompanham. Tanto as veias superficiais quanto as veias profundas podem ser ligadas, se necessário.

Drenagem linfática do membro inferior

O membro inferior tem vasos linfáticos superficiais e profundos. Os **vasos linfáticos superficiais** convergem e acompanham as veias safenas e suas tributárias (Figura 7.17A). Os vasos linfáticos que acompanham a veia safena magna terminam no grupo vertical de **linfonodos inguinais superficiais**. A maior parte da linfa desses linfonodos segue diretamente para os *linfonodos ilíacos externos*, situados ao longo da veia ilíaca externa. Uma parte também segue para os **linfonodos inguinais profundos**, situados sob a fáscia muscular na face medial da veia femoral. Os vasos linfáticos que acompanham a veia safena parva entram nos **linfonodos poplíteos**, que circundam a veia poplítea na gordura da fossa poplítea (Figura 7.17B).

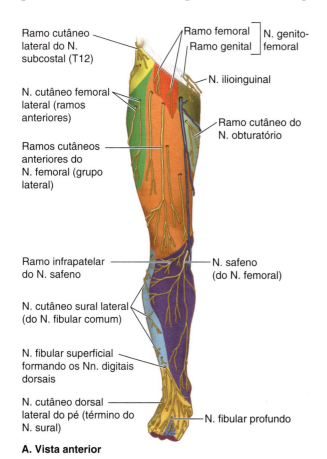
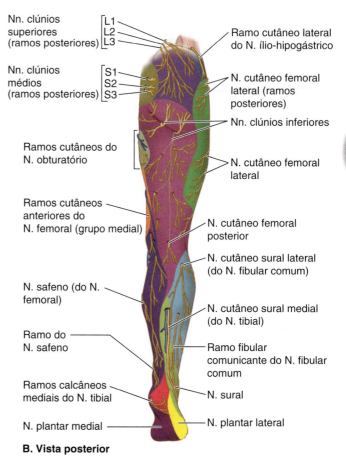

A. Vista anterior

B. Vista posterior

Figura 7.18 Nervos cutâneos do membro inferior.

Os *vasos linfáticos profundos* da perna acompanham veias profundas e também entram nos linfonodos poplíteos. A maior parte da linfa desses linfonodos ascende através de vasos linfáticos profundos até os *linfonodos inguinais profundos*. A linfa dos linfonodos profundos segue até os linfonodos ilíacos externos e comuns e, em seguida, chega aos *troncos linfáticos lombares* (Figura 7.17C).

Inervação cutânea do membro inferior

Os nervos cutâneos na tela subcutânea suprem a pele do membro inferior (Figura 7.18; Quadro 7.1). Esses nervos, exceto alguns nervos unissegmentares proximais originados dos nervos espinais T12 ou L1, são ramos dos *plexos lombar* e *sacral*. As áreas de pele supridas pelos nervos espinais individuais, inclusive por aqueles que formam os plexos, são denominadas *dermátomos*. O padrão em dermátomos (segmentar) da inervação cutânea é mantido durante toda a vida, mas é distorcido pelo crescimento do membro e pela torção do membro que ocorre durante o desenvolvimento (Figuras 7.2 e 7.19).

Embora sejam simplificados em zonas distintas nos mapas de dermátomos, os dermátomos adjacentes se superpõem, exceto na **linha axial**, a linha de junção de dermátomos supridos por níveis espinais descontínuos. Os nervos cutâneos do membro inferior são ilustrados na Figura 7.18, e sua origem (inclusive os nervos espinais que contribuem para eles), trajeto e distribuição são apresentados no Quadro 7.1.

Inervação motora do membro inferior

As fibras motoras somáticas (eferentes somáticas gerais) presentes nos mesmos nervos periféricos mistos que conduzem fibras sensitivas para os nervos cutâneos transmitem impulsos para os músculos voluntários do membro inferior. A massa muscular embriológica unilateral que é inervada por um único segmento da medula espinal ou nervo espinal constitui um *miótomo*. Em geral, os músculos dos membros inferiores recebem fibras motoras de vários segmentos ou nervos da medula espinal. Assim, a maioria dos músculos é formada por mais de um miótomo e, mais frequentemente, vários segmentos da medula espinal participam do movimento do membro inferior (Figura 7.20).

Nervos periféricos do membro inferior

Os nervos periféricos que fornecem inervação sensitiva e motora ao membro inferior são os nervos femoral e obturatório, que se originam do plexo lombar, e o nervo isquiático, que se origina como um nervo único – o maior do corpo – do plexo sacral, mas tem dois componentes principais, os nervos fibulares tibial e comum. Na parte principal, os nomes dos ramos cutâneos desses nervos descrevem a sua área de distribuição.

O *nervo femoral* transporta fibras dos nervos/segmentos L2–L4 da medula espinal para músculos flexores da articulação do quadril e músculos extensores da articulação do joelho, localizados principalmente no compartimento anterior

Quadro 7.1 Nervos cutâneos do membro inferior.

Nervo	Origem (nervos espinais contribuintes)	Trajeto	Distribuição no membro inferior
N. subcostal	Ramo anterior de T12	Segue ao longo da margem inferior da costela XII. O ramo cutâneo lateral desce sobre a crista ilíaca	O ramo cutâneo lateral supre a pele da região do quadril inferior à parte anterior da crista ilíaca e anterior ao trocanter maior
N. ílio-hipogástrico	Plexo lombar (L1; às vezes T12)	Paralelo à crista ilíaca; divide-se em ramos cutâneos lateral e anterior	O ramo cutâneo lateral supre o quadrante superolateral das nádegas
N. ilioinguinal	Plexo lombar (L1; às vezes T12)	Atravessa o canal inguinal; divide-se em ramos femoral e escrotal ou labial	O ramo femoral supre a pele sobre o trígono femoral medial
N. genitofemoral	Plexo lombar (L1–L2)	Desce a face anterior do M. psoas maior; divide-se em ramos genital e femoral	O ramo femoral supre a pele sobre o trígono femoral lateral; o ramo genital supre o escroto anterior ou os lábios maiores do pudendo
N. cutâneo femoral lateral	Plexo lombar (L2–L3)	Segue profundamente ao ligamento inguinal, 2 a 3 cm medial à espinha ilíaca anterossuperior	Supre a pele nas faces anterior e lateral da coxa
Ramos cutâneos anteriores	Plexo lombar via N. femoral (L2–L4)	Originam-se no trígono femoral; perfuram a fáscia lata ao longo do trajeto do M. sartório	Suprem a pele das faces anterior e medial da coxa
Ramo cutâneo do N. obturatório	Plexo lombar via N. obturatório, ramo anterior (L2–L4)	Acompanhando sua descida entre os Mm. adutores longo e curto, a divisão anterior do N. obturatório perfura a fáscia lata para chegar à pele da coxa	Pele da parte média da região medial da coxa
N. cutâneo femoral posterior	Plexo sacral (S1–S3)	Entra na região glútea através da parte infrapiriforme do forame isquiático maior profundamente ao M. glúteo máximo; depois desce profundamente à fáscia lata	Ramos terminais perfuram a fáscia lata para suprir a pele da região femoral posterior e fossa poplítea

Quadro 7.1 Nervos cutâneos do membro inferior. (*Continuação*)

Nervo	Origem (nervos espinais contribuintes)	Trajeto	Distribuição no membro inferior
N. safeno	Plexo lombar via N. femoral (L3–L4)	Atravessa o canal dos adutores, mas não atravessa o hiato dos adutores; cruza a face medial do joelho profundamente ao tendão do M. sartório	Pele na face medial da perna e do pé
N. fibular superficial	N. fibular comum (L4–S1)	Atravessa o compartimento lateral da perna; após suprir os Mm. fibulares, perfura a fáscia crural	Pele da face anterolateral da perna e dorso do pé, excluindo a pele entre o hálux e o 2º dedo
N. fibular profundo	N. fibular comum (L5)	Após suprir os músculos no dorso do pé, perfura a fáscia muscular superiormente às cabeças dos metatarsais I e II	Pele entre o hálux e o 2º dedo
N. sural	Nn. tibial e fibular comum (S1–S2)	O ramo cutâneo sural medial do N. tibial e o ramo fibular comunicante do N. fibular fundem-se em níveis variáveis no compartimento posterior da perna	Pele da face posterolateral da perna e margem lateral do pé
N. plantar medial	N. tibial (L4–L5)	Segue entre a primeira e a segunda camadas de músculos plantares; depois, entre os músculos mediais e intermédios da primeira camada	Pele na face medial da planta e face plantar, laterais e leitos ungueais de 3 1/2 dedos mediais
N. plantar lateral	N. tibial (S1–S2)	Segue entre a primeira e a segunda camadas dos músculos plantares; depois entre os músculos mediais e laterais da primeira camada	Pele na face lateral da planta, face plantar, laterais e leitos ungueais de 1 1/2 dedo lateral
Nn. calcâneos	Nn. tibial e sural (S1–S2)	Ramos lateral e medial dos Nn. tibial e sural, respectivamente, sobre a tuberosidade do calcâneo	Pele do calcanhar
Nn. clúnios superiores	Ramos posteriores de L1–L3	Penetram a fáscia toracodorsal; seguem lateral e inferiormente na tela subcutânea	Pele sobre as partes superior e central das nádegas
Nn. clúnios médios	Ramos posteriores de S1–S3	Emergem dos forames sacrais dorsais; entram diretamente na tela subcutânea sobrejacente	Pele da face medial das nádegas e fenda interglútea
Nn. clúnios inferiores	N. cutâneo femoral posterior (S2–S3)	Originam-se profundamente ao M. glúteo máximo; emergem da região sob a margem inferior do músculo	Pele da região inferior das nádegas (prega glútea sobrejacente)

da coxa (Figura 7.21A e D). Dá origem a vários nervos cutâneos anteriores da coxa (Figura 7.21C). O ramo mais longo do nervo femoral, o nervo safeno, supre a pele da parte anteromedial da perna e a face medial da região talocrural e do pé.

O *nervo obturatório* transporta fibras dos mesmos nervos/segmentos L2–L4 da medula espinal para músculos adutores da articulação do quadril localizados no compartimento medial da coxa (Figura 7.21B e D) e uma área variável de pele na parte medial da coxa, acima do joelho (Figura 7.21C).

O *nervo isquiático* transporta fibras de todos os nervos/segmentos espinais que contribuem para o plexo sacral (L4–S3) (Figura 7.21E). Ele desce no compartimento posterior da coxa, separando-se em seus dois componentes proximais para o joelho. O seu componente *nervo tibial* supre o músculo extensor da articulação do quadril, flexores da articulação do joelho (com uma exceção) e flexores plantares da articulação talocrural localizados nos compartimentos posteriores da coxa e da perna (Figura 7.21E e H). Imediatamente distal ao maléolo medial, divide-se em *nervos plantares medial e lateral* que suprem a pele e os músculos da planta do pé (Figura 7.21I e K). O componente *nervo fibular comum* do nervo isquiático supre a cabeça curta do músculo bíceps femoral no compartimento posterior da coxa (Figura 7.21E). Ele gira ao redor do colo da fíbula, dividindo-se em (1) *nervo fibular superficial*, que supre os eversores do pé no compartimento lateral da perna e a pele da parte distal da lateral da perna e do dorso do pé (Figura 7.21F e G); e (2) *nervo fibular profundo*, que supre os dorsiflexores da articulação do talocrural localizada no compartimento anterior da perna, os músculos do dorso do pé e a pele da membrana entre o hálux e o segundo dedo.

Os nervos tibial e fibular comum formam um nervo cutâneo comum, o nervo sural (Figura 7.21E). Antes da fusão de seus ramos, o *nervo sural medial* (tibial) supre a pele da parte posterior da perna, o *nervo sural lateral* (fibular) supre a pele da lateral da perna e do dorso do pé e o *nervo sural comum* supre a pele das regiões talocrural posterior e calcânea (Figura 7.21E a G, J e K).

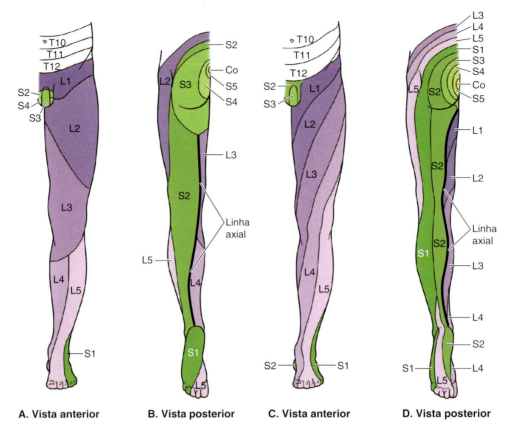

Figura 7.19 Dermátomos do membro inferior. O padrão em dermátomos ou segmentar de distribuição de fibras nervosas sensitivas persiste apesar da fusão de nervos espinais na formação de plexos durante o desenvolvimento. Dois mapas diferentes de dermátomos são usados com frequência. **A** e **B.** O padrão de dermátomos do membro inferior de Foerster (1933) é preferido por muitos devido à sua correlação com os achados clínicos. **C** e **D.** O padrão de dermátomos do membro inferior de Keegan e Garrett (1948) é preferido por outros por sua uniformidade estética e correlação óbvia com o desenvolvimento. Embora sejam representados como zonas distintas, os dermátomos adjacentes superpõem-se consideravelmente, exceto ao longo da linha axial.

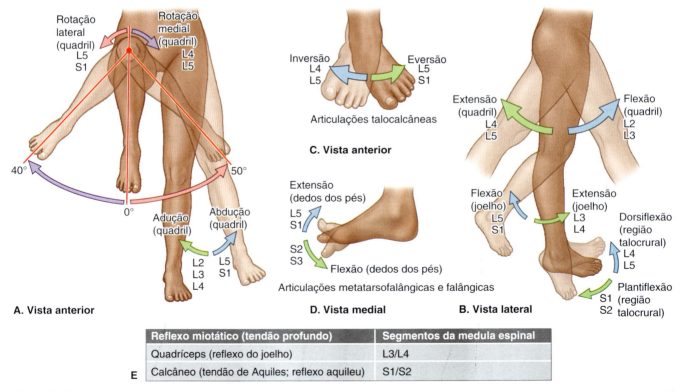

Figura 7.20 Miótomos e reflexos tendíneos profundos. Miótomos são a inervação segmentar de grupos musculares e movimentos do membro inferior. O nível de uma lesão da medula espinal ou o impacto sobre o nervo pode ser determinado pela força e capacidade de realizar movimentos específicos.

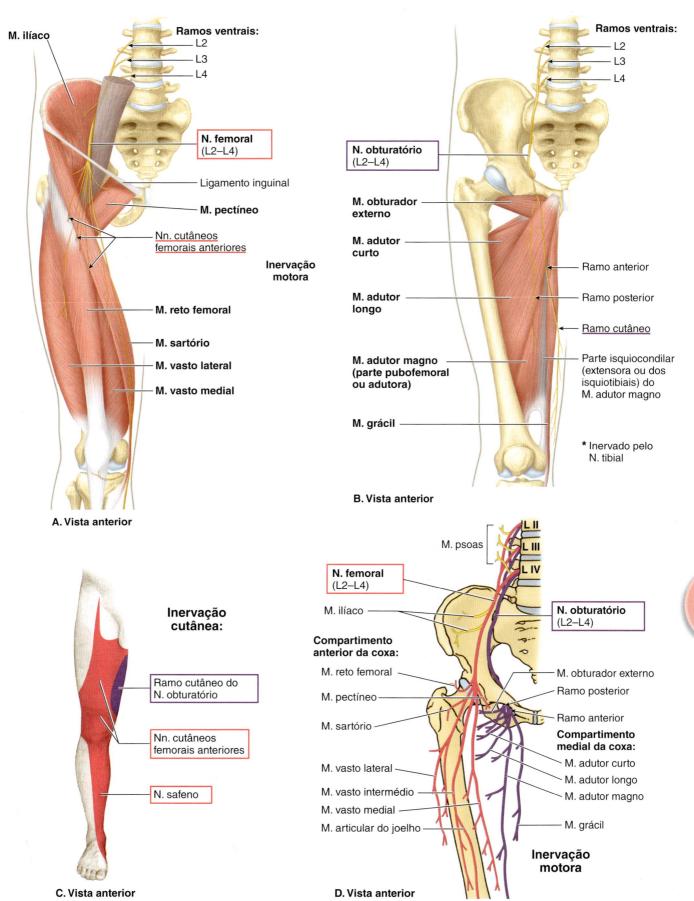

Figura 7.21 Visão geral dos nervos periféricos que fornecem inervação cutânea e motora do membro inferior. **A.** Distribuição motora do nervo femoral. **B.** Distribuição motora do nervo obturatório. **C.** Distribuição cutânea dos nervos femoral e obturatório. **D.** Visão geral dos ramos motores dos nervos femoral e obturatório. (*continua*)

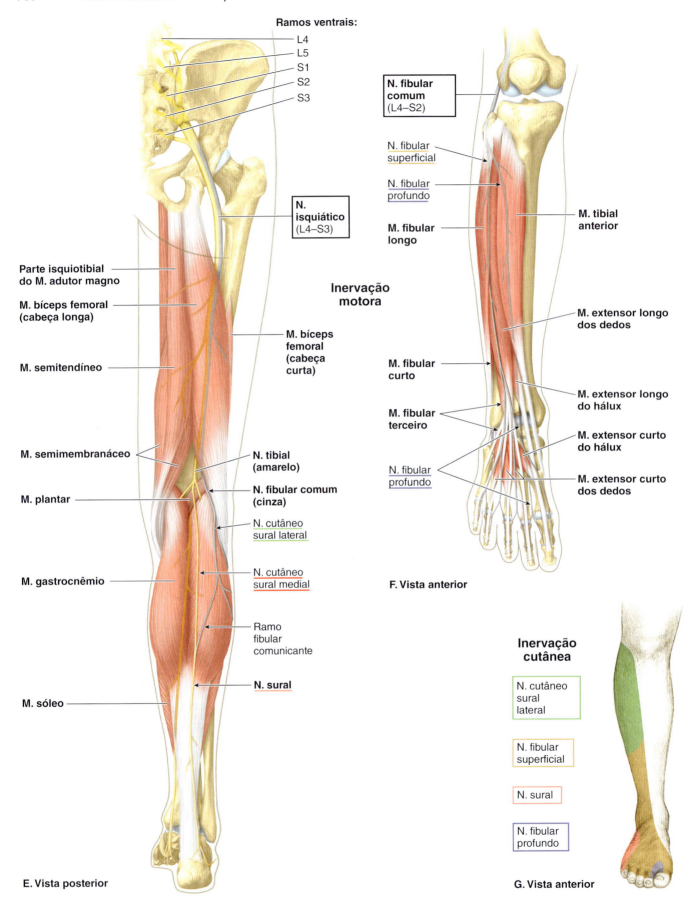

Figura 7.21 (*Continuação*). **E.** Visão geral do nervo isquiático. **F.** Distribuição motora dos nervos fibulares superficiais e profundos. **G.** Distribuição cutânea dos nervos fibulares superficiais e profundos. (*continua*)

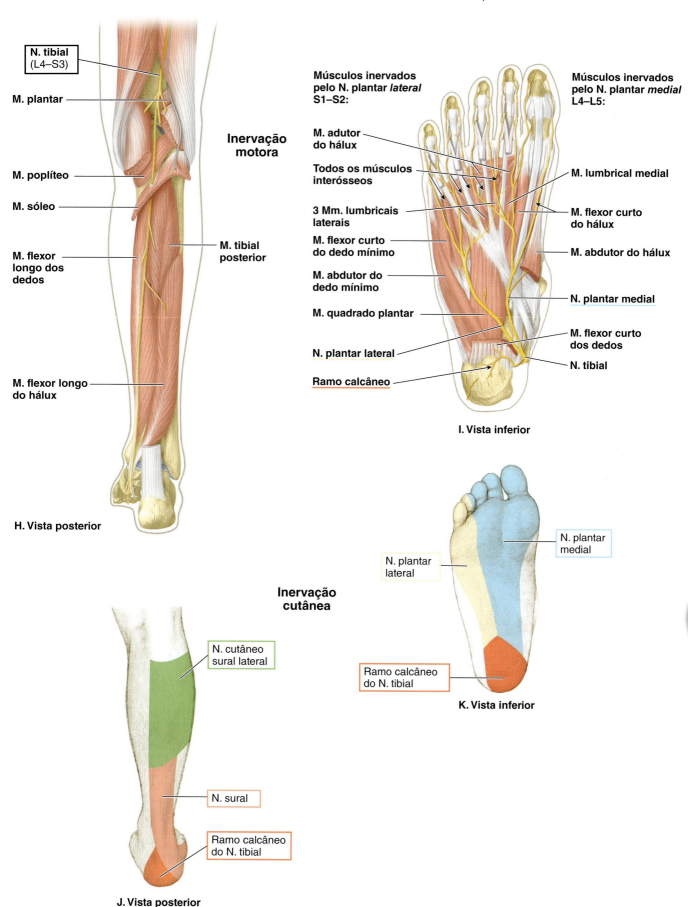

Figura 7.21 (*Continuação*). **H.** Distribuição motora do nervo tibial. **I.** Inervação motora dos nervos plantares medial e lateral. **J.** Distribuição cutânea do nervo tibial. **K.** Distribuição cutânea dos nervos plantares medial e lateral.

ANATOMIA CLÍNICA

VISÃO GERAL DOS VASOS E NERVOS DO MEMBRO INFERIOR

Síndromes compartimentais e fasciotomia

  Os compartimentos fasciais dos membros inferiores são geralmente espaços fechados, que terminam proximal e distalmente nas articulações. O traumatismo dos músculos e/ou vasos nos compartimentos decorrente de queimaduras, uso intenso e prolongado dos músculos ou traumatismo não penetrante pode causar hemorragia, edema e inflamação dos músculos. Como os septos e a fáscia muscular da perna, que formam os limites dos compartimentos da perna, são fortes, o aumento do volume em consequência de um desses processos eleva a pressão no interior do compartimento.

A pressão pode atingir níveis suficientemente altos para comprimir bastante as estruturas no(s) compartimento(s) acometido(s). Os pequenos vasos dos músculos e nervos (*vasa nervorum*) são especialmente vulneráveis à compressão. As estruturas distais à área comprimida podem tornar-se isquêmicas e sofrer lesão permanente (p. ex., perda da função motora nos músculos cuja vascularização e/ou inervação é comprometida). O aumento da pressão em um espaço anatômico fechado prejudica a circulação e ameaça a função e a viabilidade do tecido contido nele ou em região distal, o que constitui as síndromes compartimentais.

O desaparecimento dos pulsos distais da perna é um sinal óbvio de compressão arterial, assim como a redução da temperatura dos tecidos distais à compressão. Pode-se realizar uma fasciotomia (incisão da fáscia sobrejacente ou de um septo) para aliviar a pressão no(s) compartimento(s) acometido(s).

Varizes, trombose e tromboflebite

Muitas vezes, a veia safena magna e suas tributárias tornam-se varicosas (tão dilatadas que as válvulas não se fecham). As varizes são comuns nas partes posteromediais do membro inferior e causam desconforto (Figura B7.12A). Na veia saudável, as válvulas possibilitam o fluxo sanguíneo em direção ao coração (Figura B7.12B) e impedem o fluxo retrógrado (Figura B7.12C). Nas varizes (Figura B7.12D), as válvulas são incompetentes por causa de dilatação ou rotação e não funcionam mais adequadamente. Consequentemente, o sangue flui em sentido inferior nas veias, provocando o surgimento de varizes.

A trombose venosa profunda (TVP) de uma ou mais veias profundas do membro inferior é caracterizada por edema, calor e eritema (inflamação e infecção). A estase (estagnação) venosa é uma causa importante de formação de trombo. A estase venosa pode ser causada por:

- Fáscia frouxa, incompetente, que não resiste à expansão muscular, diminuindo a efetividade da bomba musculovenosa (ver Figura 1.26)

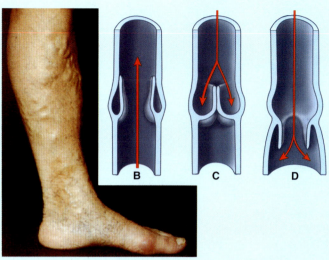

A. Vista medial

Figura B7.12 Varizes.

- Pressão externa sobre as veias decorrente de longo período acamado no hospital ou de um aparelho gessado ou atadura apertada
- Inatividade muscular (p. ex., durante um longo voo internacional).

Pode ocorrer TVP com inflamação ao redor das veias acometidas (tromboflebite). Um grande trombo que se desprende de uma veia do membro inferior pode ir até os pulmões, causando tromboembolismo pulmonar (obstrução de uma artéria pulmonar). Um êmbolo grande pode obstruir uma artéria pulmonar principal e levar à morte.

Enxertos de veia safena

 Muitas vezes, a veia safena magna é usada na revascularização do miocárdio porque (1) é facilmente acessível, (2) há distância suficiente entre as tributárias e as veias perfurantes, o que permite retirar segmentos de comprimento útil, e (3) sua parede contém maior porcentagem de fibras musculares e elásticas do que outras veias superficiais.

Os enxertos de veia safena são usados para superar obstruções nos vasos sanguíneos (p. ex., em um trombo intracoronariano). Quando parte da veia safena magna é removida e depois usada para fazer uma derivação, a veia é invertida ou um instrumento é passado pelas veias para tornar as válvulas incompetentes de modo que elas não obstruam o fluxo sanguíneo no enxerto venoso. Como há muitas outras veias no membro inferior, a retirada da veia safena magna raramente causa um problema importante ou afeta muito a circulação do membro inferior, desde que as veias profundas estejam intactas. Na verdade, a retirada dessa veia pode facilitar o padrão de drenagem da região superficial para a região profunda, tirando vantagem da bomba musculovenosa.

Dissecção da veia safena e lesão do nervo safeno

  Mesmo quando não é visível em recém-nascidos/lactentes, em pessoas obesas ou em pacientes em choque cujas veias estejam colapsadas, a veia safena magna sempre pode ser localizada por uma incisão cutânea anterior ao maléolo medial (ver Figura 7.16B). Esse procedimento, chamado dissecção da veia safena, é usado para introduzir uma cânula para administração prolongada de sangue, expansores plasmáticos, eletrólitos ou fármacos.

O nervo safeno acompanha a veia safena magna anteriormente ao maléolo medial. Caso seja seccionado durante a dissecção da veia safena ou preso em uma sutura durante o fechamento da incisão, o paciente pode queixar-se de dor ou dormência ao longo da margem medial do pé.

Linfadenopatia inguinal

Os linfonodos aumentam de tamanho em caso de doença. Escoriações e sepse leve, causadas por microrganismos patogênicos ou suas toxinas no sangue ou em outros tecidos, podem ocasionar aumento moderado dos linfonodos inguinais superficiais (linfadenopatia) em pessoas saudáveis. Como esses linfonodos aumentados estão localizados na tela subcutânea, geralmente é fácil palpá-los.

Quando os linfonodos inguinais estão aumentados, deve-se examinar todo o campo de drenagem – desde o tronco inferior ao umbigo, inclusive o períneo, além de todo o membro inferior – para determinar a causa do aumento. Nas mulheres, também deve ser considerada a possibilidade relativamente remota de metástase de câncer do útero porque parte da drenagem linfática do fundo do útero flui pelos vasos linfáticos que acompanham o ligamento redondo do útero através do canal inguinal até chegar aos linfonodos inguinais superficiais. Também devem ser examinados todos os linfonodos palpáveis.

Bloqueios nervosos regionais dos membros inferiores

A interrupção da condução de impulsos em nervos periféricos (bloqueio nervoso) pode ser obtida com injeções perineurais de anestésicos perto dos nervos cuja condutividade deve ser bloqueada.

O nervo femoral (L2–L4) pode ser bloqueado 2 cm inferiormente ao ligamento inguinal, cerca de um dedo lateral à artéria femoral. A parestesia (formigamento, queimação, comichão) irradia-se para o joelho e pela face medial da perna se o nervo safeno (ramo terminal do nervo femoral) for afetado.

Anormalidades da função sensitiva

Na maioria dos casos, um nervo periférico responsável pela sensibilidade de uma área de pele representa mais de um segmento da medula espinal. Portanto, para interpretar anormalidades da função sensitiva periférica, a distribuição periférica dos principais nervos cutâneos tem de ser interpretada como anatomicamente diferente da distribuição de dermátomos dos segmentos da medula espinal (Figura 7.19). Pode haver superposição de dermátomos adjacentes.

A sensibilidade à dor é avaliada usando-se um objeto pontiagudo e perguntando ao paciente se está sentindo dor. Se não houver sensibilidade, pode-se identificar o(s) segmento(s) da medula espinal envolvido(s).

Pontos-chave: Fáscia, vasos eferentes e nervos cutâneos do membro inferior

Fáscia: O membro inferior é revestido pela tela subcutânea e fáscia muscular. ■ A primeira isola, armazena gordura e permite a passagem dos nervos cutâneos e vasos superficiais (linfáticos e veias). ■ As fáscias musculares da coxa (fáscia lata) e da perna (fáscia crural) (1) circundam a coxa e a perna, respectivamente, limitando a saliência externa dos músculos e facilitando o retorno venoso nas veias profundas; (2) separam em compartimentos músculos com funções e inervação semelhantes; e (3) circundam músculos individualmente, permitindo ação independente. ■ As modificações da fáscia muscular incluem aberturas que permitem a passagem de estruturas neurovasculares (p. ex., o hiato safeno) e espessamentos que mantêm os tendões perto das articulações sobre as quais atuam (retináculos).

Veias: As veias do membro inferior são superficiais (na tela subcutânea) e profundas (internamente à fáscia muscular). ■ As veias safenas magna e parva, superficiais, drenam principalmente o tegumento comum ou pele e, por intermédio de muitas veias perfurantes, garantem o desvio contínuo de sangue para as veias profundas que acompanham as artérias. ■ As veias profundas se beneficiam da compressão muscular (bomba musculovenosa) para auxiliar o retorno venoso. ■ Todas as veias dos membros inferiores têm válvulas para vencer os efeitos da gravidade.

Vasos linfáticos: A maior parte da linfa do membro inferior drena por vasos linfáticos que seguem as veias superficiais (p. ex., as veias safenas) até os linfonodos inguinais superficiais. ■ Alguns vasos linfáticos seguem as veias profundas até os linfonodos inguinais profundos. Em seguida, a drenagem linfática do membro inferior segue profundamente até os linfonodos ilíacos externos e ilíacos comuns do tronco.

Nervos cutâneos: A inervação cutânea do membro inferior reflete tanto a inervação segmentar original da pele, por nervos espinais separados em padrão de dermátomos, quanto o resultado da formação de plexos na distribuição de nervos periféricos multissegmentares. ■ A maior parte da inervação da coxa é feita pelos nervos cutâneos femorais lateral e posterior e ramos cutâneos anteriores do nervo femoral, cujos nomes descrevem sua distribuição. Esses últimos ramos também suprem a maior parte da face medial da coxa. ■ A inervação da perna e do dorso do pé é feita pelos nervos safeno (região anteromedial da perna), sural (região posterolateral da perna) e fibular (região anterolateral da perna e dorso do pé). ■ A planta do pé é inervada por ramos calcâneos dos nervos tibial e sural (região do calcanhar) e pelos nervos plantares medial e lateral; as áreas de distribuição dos últimos são demarcadas por uma linha que divide ao meio o 4º dedo do pé.

POSTURA E MARCHA

A principal função dos membros inferiores é permitir que a pessoa fique de pé e caminhe. Normalmente, as descrições dos músculos dos membros inferiores são feitas como se o músculo atuasse isoladamente, o que raramente ocorre. Neste livro, inclusive nos comentários nos quadros, o papel de cada músculo (ou do grupo funcional a que pertence) é descrito em atividades comuns, sobretudo de pé e durante a marcha. É importante estar familiarizado com os movimentos dos membros inferiores e as contrações concêntricas e excêntricas dos músculos e ter conhecimento básico dos processos da postura de pé e da marcha. Sugerimos a leitura desta seção como uma "prévia" para obter um contexto para o estudo dos músculos e grupos musculares individuais; depois, retorne a esta seção para aprender as informações em profundidade, sintetizando-as em uma base funcional.

Posição ortostática relaxada

Quando uma pessoa está em posição ortostática, relaxada, com os pés um pouco afastados e girados lateralmente, de modo que os dedos apontem para fora, apenas alguns músculos do dorso e do membro inferior estão ativos (Figura 7.22). A disposição mecânica das articulações e dos músculos é tal que é necessário um mínimo de atividade muscular para evitar a queda. Na posição ortostática relaxada, as articulações do quadril e do joelho estão estendidas e em suas posições mais estáveis (contato máximo das faces articulares para transferência de peso, com tensão dos ligamentos de sustentação).

A articulação talocrural é menos estável do que as articulações do quadril e do joelho, e a linha de gravidade está situada entre os dois membros, logo anterior ao eixo de rotação das articulações talocrurais. Sendo assim, a tendência a cair para a frente (*oscilação para a frente*) tem de ser periodicamente contrabalançada por contração bilateral dos músculos da sura (panturrilha) (flexão plantar). O afastamento ou a angulação dos pés aumenta a estabilidade lateral. A eventual *oscilação lateral*, porém, é neutralizada pelos músculos abdutores do quadril (que agem via trato iliotibial). O ligamento colateral fibular da articulação do joelho e os músculos eversores de um lado atuam com os músculos adutores da coxa, o ligamento colateral tibial e os músculos inversores contralaterais.

Caminhada: o ciclo da marcha

A locomoção é uma função complexa. Os movimentos dos membros inferiores durante a marcha em superfície plana podem ser divididos em fases alternadas de balanço e de apoio, ilustradas na Figura 7.23 e descritas no Quadro 7.2. O **ciclo da marcha** consiste em apenas um ciclo de balanço e apoio por membro. A **fase de apoio** começa com o toque do calcâneo (Figura 7.23A), quando o **calcâneo toca** o solo e começa a sustentar todo o peso do corpo (resposta à carga), e termina com a *saída da parte anterior* do pé (propulsão) (Figura 7.23G) – resultante da flexão plantar. (Ver "Ausência de flexão plantar" no boxe Anatomia clínica, mais adiante.)

A **fase de balanço** começa depois da propulsão, quando os dedos saem do solo, e termina quando o calcanhar toca o solo. A fase de balanço ocupa cerca de 40% do ciclo da marcha e a fase de apoio, 60%. A fase de apoio da marcha é mais longa do que a fase de balanço, porque começa e termina com períodos relativamente curtos (cada um, 10% do ciclo) de apoio duplo (ambos os pés em contato com o solo), enquanto o peso é transferido de um lado para o outro, com um período mais longo de apoio único (apenas um pé no solo sustenta todo o peso do corpo) intermediário, enquanto o membro contralateral avança. Na **corrida**, não há período de apoio duplo; consequentemente, o tempo e o percentual do ciclo da marcha representados pela fase de apoio são reduzidos.

A marcha é uma atividade muito eficiente que tira vantagem da gravidade e do impulso (*momentum*), de modo a exigir um mínimo de esforço físico. É usada mais energia (1) na contração

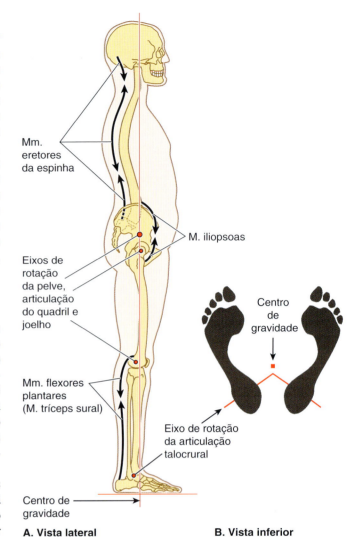

Figura 7.22 Postura de pé relaxada. A. Alinhamento do corpo em relação ao centro de gravidade. Relação entre a linha de gravidade e os eixos de rotação transversais da pelve e membro inferior na posição de pé relaxada. São necessários apenas pequenos ajustes posturais, principalmente pelos músculos extensores do dorso e flexores plantares da região talocrural, para manter a posição, porque os ligamentos do quadril e do joelho estão sendo tensionados para proporcionar suporte passivo. **B.** Plataforma bípede formada pelos pés. Os pés formam uma plataforma bípede durante a posição de pé relaxada. O peso do corpo é simetricamente distribuído em torno do centro de gravidade, situado no terço posterior de um plano mediano entre os pés um pouco afastados e rodados lateralmente, anteriormente aos eixos de rotação das articulações talocrurais.

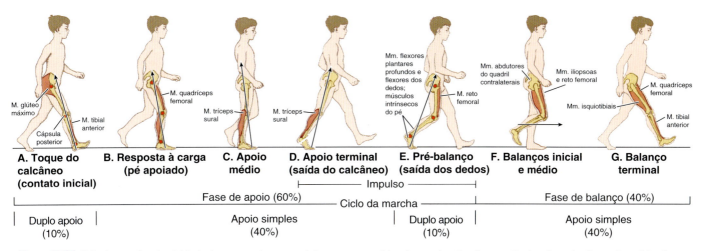

Figura 7.23 Ciclo da marcha. A atividade de um membro entre dois eventos repetidos de marcha. Geralmente são descritas oito fases; duas delas foram associadas em (**F**) para simplificar.

Quadro 7.2 Ação muscular durante o ciclo da marcha.

	Fase da marcha	Objetivos mecânicos	Grupos musculares ativos	Exemplos
FASE DE APOIO	**Toque do calcâneo** (contato inicial)	Tocar o solo com a parte anterior do pé	Dorsiflexores da articulação talocrural (contração excêntrica)	**M. tibial anterior**
		Desaceleração contínua (reverter o avanço)	Extensores da articulação do quadril	M. glúteo máximo
		Preservar o arco longitudinal do pé	Músculos intrínsecos do pé	M. flexor curto dos dedos
			Tendões longos do pé	M. tibial anterior
	Resposta à carga (pé apoiado)	**Aceitar o peso**	Extensores da articulação do joelho	**M. quadríceps femoral**
		Desacelerar a massa (retardar a dorsiflexão)	Flexores plantares da articulação talocrural	M. tríceps sural (sóleo e gastrocnêmio)
		Estabilizar a pelve	Abdutores da articulação do quadril	**Mm. glúteos médio e mínimo; tensor da fáscia lata**
		Preservar o arco longitudinal do pé	Músculos intrínsecos do pé	M. flexor curto dos dedos
			Tendões longos do pé	M. tibial posterior; Mm. flexores longos dos dedos
	Apoio médio	Estabilizar o joelho	Extensores da articulação do joelho	M. quadríceps femoral
		Controlar a dorsiflexão (preservar o momento)	Flexores plantares da articulação talocrural (contração excêntrica)	M. tríceps sural (sóleo e gastrocnêmio)
		Estabilizar a pelve	Abdutores da articulação do quadril	**Mm. glúteos médio e mínimo; M. tensor da fáscia lata**
		Preservar o arco longitudinal do pé	Músculos intrínsecos do pé	M. flexor curto dos dedos
			Tendões longos do pé	M. tibial posterior; Mm. flexores longos dos dedos
	Apoio terminal (saída do calcâneo)	**Acelerar a massa**	Flexores plantares da articulação talocrural (contração concêntrica)	**M. tríceps sural (M. sóleo e M. gastrocnêmio)**
		Estabilizar a pelve	Abdutores da articulação do quadril	**Mm. glúteos médio e mínimo; M. tensor da fáscia lata**
		Preservar os arcos do pé; fixar a parte anterior do pé	Músculos intrínsecos do pé	M. adutor do hálux
			Tendões longos do pé	M. tibial posterior; Mm. flexores longos dos dedos
	Pré-balanço (saída dos dedos)	Acelerar a massa	Flexores longos dos dedos	M. flexor longo do hálux; M. flexor longo dos dedos
		Preservar os arcos do pé; fixar a parte anterior do pé	Músculos intrínsecos do pé	M. adutor do hálux
			Tendões longos do pé	M. tibial posterior; Mm. flexores longos dos dedos
		Desacelerar a coxa; preparar para o balanço	Flexor da articulação do quadril (contração excêntrica)	M. iliopsoas; M. reto femoral

(continua)

Quadro 7.2 Ação muscular durante o ciclo da marcha. (*Continuação*)

	Fase da marcha	Objetivos mecânicos	Grupos musculares ativos	Exemplos
FASE DE BALANÇO	Balanço inicial	Acelerar a coxa; variar a cadência	Flexores da articulação do quadril (contração concêntrica)	M. iliopsoas; M. reto femoral
		Elevar o pé	Dorsiflexores da articulação talocrural	M. tibial anterior
	Balanço médio	Elevar o pé	Dorsiflexores da articulação talocrural	M. tibial anterior
	Balanço terminal	Desacelerar a coxa	Extensores da articulação do quadril (contração excêntrica)	M. glúteo máximo; Mm. isquiotibiais
		Desacelerar a perna	Flexores da articulação do joelho (contração excêntrica)	Mm. isquiotibiais
		Posicionar o pé	Dorsiflexores da articulação talocrural	M. tibial anterior
		Estender o joelho para posicionar o pé (controlar a passada); preparar para contato	Extensores da articulação do joelho	M. quadríceps femoral

excêntrica dos músculos dorsiflexores no início (**resposta de carga**) da fase de apoio (Figura 7.23B) enquanto o calcanhar é abaixado até o solo e depois toca o solo e (2) principalmente no fim da fase de apoio (**apoio terminal**; Figura 7.23D), quando há contração concêntrica dos músculos flexores plantares, empurrando a parte anterior do pé (metatarsais e falanges) para baixo, a fim de permitir a saída, proporcionando, dessa forma, a maior parte da força propulsiva.

Durante a última parte da fase de apoio (**propulsão** ou *saída dos dedos*, Figura 7.23E), os dedos dos pés são flexionados para se fixarem ao solo e potencializarem a propulsão iniciada na região da planta subjacente às cabeças dos dois metatarsais mediais. Os músculos flexores longos e intrínsecos do pé estabilizam a parte anterior do pé e os dedos de modo a maximizar o efeito da flexão plantar na região talocrural e a flexão dos dedos.

A fase de balanço também exige flexão do quadril para que a aceleração do membro livre seja maior do que o movimento anterior do corpo. Durante o **balanço inicial** (Figura 7.23F), há flexão quase simultânea do joelho, em razão do impulso (sem gasto energético), seguida por dorsiflexão (elevação da parte anterior do pé) na articulação talocrural. Os dois últimos movimentos encurtam o membro livre, de modo que ele saia do solo enquanto avança. No **balanço médio**, a extensão do joelho se soma à flexão e ao impulso da coxa para realizar o balanço anterior completo.

Há contração excêntrica dos músculos extensores do quadril e dos flexores do joelho no fim da fase de balanço (**balanço terminal**; Figura 7.23G) para desacelerar o avanço, enquanto os músculos extensores do joelho (músculo quadríceps femoral) contraem-se o necessário para estender a perna até o comprimento desejado da passada e para posicionar o pé (apresentação do calcanhar) para o contato inicial do calcâneo.

A contração dos músculos extensores do joelho é mantida durante o contato inicial do calcâneo até a fase de carga para absorver o choque e evitar a deformação do joelho até que haja extensão completa. Como o lado não sustentado do quadril tende a cair durante a fase de balanço (o que anularia o efeito de encurtamento do membro), os músculos abdutores no lado de apoio contraem-se fortemente durante a subfase de apoio único (Figura 7.23F e G), tracionando o fêmur fixo para resistir à inclinação e manter a pelve nivelada. Esses mesmos músculos também giram (avançam) o outro lado da pelve para a frente, ao mesmo tempo que ocorre o balanço do membro livre.

Evidentemente, todas essas ações alternam-se entre os lados a cada passo. Os músculos extensores do quadril normalmente contribuem pouco para a marcha no plano. Basicamente, o quadril é submetido à extensão passiva pelo *momentum* durante o apoio, exceto na aceleração ou marcha rápida, e torna-se cada vez mais ativo com o aumento da inclinação durante a marcha em aclive ou ao subir escadas. A flexão concêntrica do quadril e a extensão do joelho são usadas durante a fase de balanço da marcha em superfície plana e, portanto, não são ações de sustentação de peso; entretanto, são afetadas pelo peso do corpo quando a contração excêntrica é necessária para desaceleração ou na marcha em declive ou descida de escadas.

Estabilização e resiliência são importantes durante a locomoção. Os músculos inversores e eversores do pé são os principais estabilizadores do pé durante a fase de apoio. Seus tendões longos, junto com os tendões dos músculos flexores dos dedos, também ajudam a sustentar os arcos do pé durante a fase de apoio, auxiliando os músculos intrínsecos da planta.

COMPARTIMENTOS ANTERIOR E MEDIAL DA COXA

Organização da parte proximal do membro inferior

Durante a evolução, o desenvolvimento de uma região glútea proeminente está intimamente associado à presunção de bipedalismo e posição ortostática. A região glútea proeminente é exclusiva dos seres humanos. A modificação do formato do fêmur necessária para a marcha bípede e a corrida (especificamente o "encurvamento" do osso, que cria o ângulo de inclinação e os trocanteres) permite o posicionamento superior dos músculos abdutores da coxa na região glútea.

Os demais músculos da coxa são organizados em três compartimentos por septos intermusculares que seguem profundamente entre os grupos musculares, da face interna da fáscia lata até a linha áspera do fêmur (Figura 7.14D). Os compartimentos são *anterior* ou *extensor*, *medial* ou *adutor*, e *posterior* ou *flexor*, denominados de acordo com a localização ou ação na articulação do joelho. Em geral, o grupo anterior é suprido pelo nervo femoral, o grupo medial pelo nervo obturatório e o grupo posterior pela parte tibial do nervo isquiático. Embora os compartimentos variem em tamanho (absoluto e relativo) dependendo do nível, o compartimento anterior é o maior, de modo geral, e inclui o fêmur.

Para facilitar a continuidade e seguir uma abordagem comum em aulas de dissecção, são abordados primeiro os compartimentos anterior e medial da coxa, seguidos pelo exame da face posterior da parte proximal do membro: região glútea e compartimento posterior da coxa. Em seguida, são apresentadas a fossa poplítea e a perna.

Músculos anteriores da coxa

O **grande compartimento anterior da coxa** contém os **músculos anteriores da coxa**, os *flexores do quadril* (Figura 7.24A a D) e os *extensores do joelho* (Figura 7.24E a I).

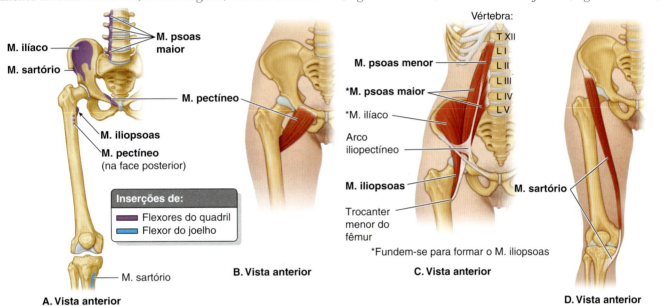

Figura 7.24 Músculos anteriores da coxa. A. Inserções dos flexores da articulação do quadril. **B.** Músculo pectíneo. **C.** Músculo iliopsoas. **D.** Músculo sartório. (*continua*)

Quadro 7.3.I Músculos anteriores da coxa que agem na articulação do quadril.

Músculo	Inserção proximal[a]	Inserção distal	Inervação[b]	Principal(is) ação(ões)
M. pectíneo	Ramo superior do púbis	Linha pectínea do fêmur, imediatamente inferior ao trocanter menor	N. femoral (**L2**, L3); pode receber um ramo do N. obturatório	Aduz e flete levemente a articulação do quadril; auxilia na rotação lateral
M. iliopsoas M. psoas maior	Laterais das vértebras T XII a L V e discos situados entre elas; processos transversos de todas as vértebras lombares	Trocanter menor do fêmur	Ramos anteriores dos Nn. lombares (**L1, L2**, L3)	Atuam conjuntamente na flexão da coxa na articulação do quadril e na estabilização dessa articulação[c]
M. psoas menor	Laterais das vértebras T XII a L I e discos intervertebrais	Linha pectínea e eminência iliopúbica através do arco iliopectíneo	Ramos anteriores dos Nn. lombares (L1, L2)	
M. ilíaco	Crista ilíaca, fossa ilíaca, asa do sacro e ligamentos sacroilíacos anteriores	Tendão do M. psoas maior, trocanter menor e parte do fêmur distal a ele	N. femoral (**L2**, L3)	
M. sartório	Espinha ilíaca anterossuperior e parte superior da incisura inferior a ela	Parte superior da face medial da tíbia	N. femoral (L2, L3)	Flete, abduz e gira lateralmente a articulação do quadril; flete a articulação do joelho (faz a rotação medial da perna quando a articulação do joelho está fletida)[d]

[a]Os termos "inserção proximal" e "inserção distal" são equivalentes, respectivamente, a "origem" e "inserção".
[b]É indicada a inervação segmentar da medula espinal (p. ex., "L1, L2, L3" significa que os nervos que suprem o M. psoas maior são derivados dos três primeiros segmentos lombares da medula espinal). Os números em negrito (**L1, L2**) indicam a inervação segmentar principal. A lesão de um ou mais dos segmentos da medula espinal relacionados ou das raízes nervosas motoras originadas deles resulta em paralisia dos músculos associados.
[c]O M. psoas maior também é um músculo postural que ajuda a controlar o desvio do tronco e é ativo na posição de pé.
[d]As quatro ações do M. sartório (do latim *sartor*, alfaiate) têm como resultado a posição sentada de pernas cruzadas usada antigamente pelos alfaiates, daí seu nome.

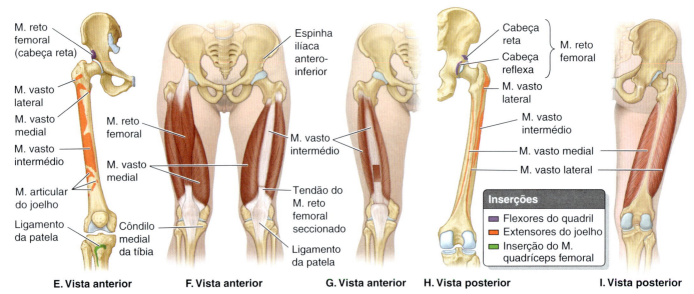

Figura 7.24 (*Continuação*) **E.** Inserções anteriores dos músculos extensores do joelho. **F.** Músculo quadríceps femoral. **G.** Músculo vasto intermédio. **H.** Fixações posteriores dos músculos extensores de joelho. **I.** Músculos vastos medial e lateral.

Quadro 7.3.II Músculos anteriores da coxa que agem na articulação do joelho.

Músculo	Inserção proximal[a]	Inserção distal	Inervação[b]	Principal(is) ação(ões)
M. quadríceps femoral				
M. reto femoral	Espinha ilíaca anteroinferior e ílio superior ao acetábulo	Por inserções tendíneas comuns (tendão do M. quadríceps femoral) e independentes à base da patela; indiretamente pelo ligamento da patela à tuberosidade da tíbia; os Mm. vastos medial e lateral também se fixam à tíbia e à patela por aponeuroses (retináculos medial e lateral da patela)	Nervo femoral (L2, **L3, L4**)	Estende a articulação do joelho; o M. reto femoral também estabiliza a articulação do quadril e ajuda o M. iliopsoas a fletir a articulação do quadril
M. vasto lateral	Trocanter maior e lábio lateral da linha áspera do fêmur			
M. vasto medial	Linha intertrocantérica e lábio medial da linha áspera do fêmur			
M. vasto intermédio	Faces anterior e lateral do corpo do fêmur			

[a]É indicada a inervação segmentar da medula espinal (p. ex., "L1, L2, L3" significa que os nervos que suprem o M. quadríceps femoral são derivados dos três primeiros segmentos lombares da medula espinal). Os números em negrito (**L3, L4**) indicam a inervação segmentar principal. A lesão de um ou mais dos segmentos da medula espinal relacionados ou das raízes nervosas motoras originadas deles resulta em paralisia dos músculos associados.

As inserções, a inervação e as principais ações desses músculos são apresentadas no Quadros 7.3.I e 7.3.II. Os músculos anteriores da coxa são pectíneo, iliopsoas, sartório e quadríceps femoral.[1]

Os principais músculos do compartimento anterior tendem a atrofiar rapidamente com a doença e, muitas vezes, há necessidade de fisioterapia para restabelecer a força, o tônus e a simetria com o membro oposto após imobilização da coxa ou perna.

MÚSCULO PECTÍNEO

O **músculo pectíneo** é quadrangular e plano e está localizado na parte anterior da face superomedial da coxa (Figura 7.24A e B; Quadro 7.3.I). Com frequência, parece ser formado por duas camadas, superficial e profunda, em geral supridas por dois nervos diferentes. Devido à inervação dupla e às ações (o músculo pectíneo aduz, flete e auxilia na rotação medial da coxa), é, na verdade, um músculo de transição entre os compartimentos anterior e medial.

MÚSCULO ILIOPSOAS

O **músculo iliopsoas**, o principal flexor da coxa, é o mais forte dos flexores do quadril, com a maior amplitude. Embora seja um dos músculos mais fortes do corpo, fica relativamente oculto, estando a maior parte de sua massa localizada na parede posterior do abdome e na pelve maior. A parte lateral larga, o **músculo ilíaco**, e sua parte medial longa, o **músculo psoas maior**, originam-se da fossa ilíaca e das vértebras lombares, respectivamente (Figura 7.24C; Quadro 7.3.I). Sendo assim, é o único músculo que está fixado à coluna vertebral, à pelve e ao fêmur. Está em uma

---
[1]Em decorrência de sua posição anterior, o músculo tensor da fáscia lata costuma ser estudado com os músculos anteriores da coxa (*i. e.*, quando o cadáver está em decúbito dorsal); entretanto, na verdade, faz parte do grupo glúteo, e é descrito com esse grupo neste livro.

posição especial, não só para produzir movimento, mas também para estabilizar. Entretanto, também pode perpetuar e até mesmo contribuir para a deformidade e a incapacidade em caso de malformação (sobretudo se estiver encurtado), disfunção ou doença.

A contração concêntrica do músculo iliopsoas costuma movimentar a parte livre do membro, produzindo flexão no quadril para elevar o membro e iniciar seu balanço para a frente durante a marcha (*i. e.*, durante as fases de pré-balanço e de balanço inicial), enquanto o membro oposto recebe o peso (Figura 7.23E e F) ou para elevar o membro durante a escalada. Todavia, também consegue movimentar o tronco. A contração bilateral dos músculos iliopsoas inicia a flexão do tronco no quadril sobre a coxa fixa – como ocorre ao se fazerem (incorretamente) exercícios abdominais – e aumenta a lordose lombar da coluna vertebral. É ativo durante a caminhada em declive, quando sua contração excêntrica resiste à aceleração.

O músculo iliopsoas também é um músculo postural, ativo durante a postura ortostática, mantendo a lordose lombar normal (e indiretamente a cifose torácica compensatória; ver Capítulo 2, *Dorso*) e resistindo à hiperextensão da articulação do quadril (Figura 7.22).

MÚSCULO SARTÓRIO

O **músculo sartório** é longo e semelhante a uma fita. Segue em sentido lateral e medial através da parte anterossuperior da coxa (Figura 7.24D; Quadro 7.3.I). O músculo sartório está em posição superficial no compartimento anterior, dentro de sua própria bainha fascial relativamente distinta. Desce até a face medial do joelho.

O músculo sartório, o músculo mais longo do corpo, atua em duas articulações. Flete a articulação do quadril e participa da flexão do joelho. Também realiza abdução fraca e rotação lateral da coxa. As ações dos músculos sartórios colocam os membros inferiores na posição sentada com as pernas cruzadas. Nenhuma das ações do M. sartório é forte; portanto, é principalmente um sinergista, que atua com outros músculos da coxa que produzem esses movimentos.

MÚSCULO QUADRÍCEPS FEMORAL

O **músculo quadríceps femoral** representa o principal volume dos músculos anteriores da coxa e, no todo, é o maior e um dos mais fortes músculos do corpo. Cobre quase toda a face anterior e as laterais do fêmur (Figura 7.24E a I). O músculo quadríceps femoral tem quatro partes: (1) músculo reto femoral, (2) músculo vasto lateral, (3) músculo vasto intermédio e (4) músculo vasto medial. Como um todo, o músculo quadríceps femoral é biarticular, capaz de produzir movimento no quadril e no joelho.

O músculo quadríceps femoral é o grande extensor da perna. A contração concêntrica desse músculo para estender o joelho contra a gravidade é importante para se levantar a partir da posição sentada ou agachada, ao escalar e subir escadas, e para o movimento de aceleração e projeção (correr e saltar) quando se está levantando ou deslocando o peso do corpo. Desse modo, pode ser três vezes mais forte do que os antagonistas, os músculos isquiotibiais.

Na marcha em superfície plana, o músculo quadríceps femoral torna-se ativo no fim da fase de balanço, preparando o joelho para aceitar o peso (Figura 7.23G; Quadro 7.2). O músculo quadríceps femoral é responsável basicamente pela absorção do choque do impacto do calcanhar, e sua atividade continua à medida que sustenta o peso no início da fase de apoio (resposta à carga). Também atua na maior parte do tempo como fixador durante esportes que exigem flexão do joelho, como esqui e tênis, e contrai-se excentricamente durante a marcha em declive e ao descer escadas.

Os tendões das quatro partes do músculo quadríceps femoral unem-se na parte distal da coxa para formar um **tendão** único, forte e largo (Figura 7.24F). O **ligamento da patela** é a continuação do tendão do músculo quadríceps femoral no qual a patela, o maior osso sesamoide no corpo, está integrada. Na região distal, o ligamento da patela está inserido na tuberosidade tibial.

Os músculos vastos medial e lateral também têm inserção independente à patela e formam aponeuroses, os **retináculos medial** e **lateral da patela**, que reforçam a cápsula articular do joelho de cada lado da patela no trajeto até a inserção na margem anterior do platô tibial. Os retináculos também ajudam a manter a patela alinhada sobre a face articular patelar do fêmur.

A **patela** tem uma superfície óssea capaz de resistir à compressão do tendão do músculo quadríceps femoral quando a pessoa se ajoelha e ao atrito que ocorre quando o joelho é fletido e estendido durante a corrida. A patela também proporciona alavanca suplementar para o músculo quadríceps femoral mediante posicionamento anterior do tendão, mais distante do eixo articular, causando sua aproximação da tíbia a partir de uma posição que propicia maior vantagem mecânica. O ápice da patela voltado para baixo indica o nível do plano articular do joelho quando a perna é estendida e o ligamento da patela está tenso (Figura 7.25C).

O *teste do quadríceps*[2] é realizado com a pessoa em decúbito dorsal e flexão parcial do joelho. A pessoa estende o joelho contra resistência. Durante o teste, a contração do músculo reto femoral deve ser observável e palpável se o músculo estiver agindo normalmente, o que indica que seu suprimento nervoso está intacto.

Músculo reto femoral. O **músculo reto femoral** tem esse nome porque desce reto na coxa. Por causa de suas inserções ao osso do quadril e à tíbia pelo ligamento da patela (Figura 7.24E e F), *cruza duas articulações*; portanto, é capaz de fletir a coxa na articulação do quadril e estender a perna na articulação do joelho. O músculo reto femoral é a única parte do músculo quadríceps femoral que cruza a articulação do quadril e, como flexor do quadril, atua com o músculo iliopsoas durante as fases de pré-balanço e balanço inicial da marcha (Figura 7.24F; Quadro 7.2).

---

[2]Há livros dedicados à avaliação dos músculos. Nós estamos apresentando apenas alguns exemplos importantes e úteis para profissionais de atenção primária à saúde.

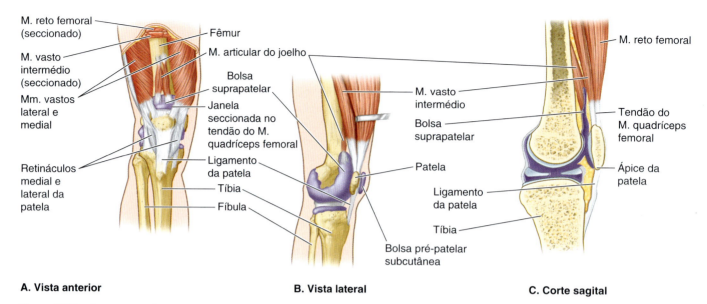

Figura 7.25 Bolsa suprapatelar e músculo articular do joelho. A bolsa suprapatelar, normalmente um espaço potencial entre o músculo quadríceps femoral e o fêmur. Nesta figura, o espaço está exagerado, como se tivesse sido injetado látex na articulação do joelho.

A capacidade do músculo reto femoral de estender o joelho é comprometida durante a flexão do quadril, mas contribui para a força de extensão durante a fase de saída dos dedos, quando a coxa é estendida. É eficiente, sobretudo em movimentos que associam extensão do joelho e flexão do quadril a partir de uma posição de hiperextensão do quadril e flexão do joelho, como na posição preparatória para chutar uma bola de futebol. O músculo reto femoral é suscetível a lesão e avulsão da espinha ilíaca anteroinferior durante o chute. A perda de função do músculo reto femoral pode reduzir em até 17% a força de flexão da coxa.

Músculos vastos. Os nomes dos três grandes **músculos vastos** indicam sua posição em torno do corpo do fêmur (Figura 7.24E a I; Quadro 7.3.II):

- **Músculo vasto lateral**, o maior componente do músculo quadríceps femoral situa-se na face lateral da coxa
- **Músculo vasto medial** cobre a face medial da coxa
- **Músculo vasto intermédio** situa-se profundamente ao músculo reto femoral, entre o músculo vasto medial e o músculo vasto lateral.

É difícil isolar a função dos três músculos vastos.

O pequeno e plano **músculo articular do joelho**, um derivado do músculo vasto intermédio, geralmente tem número variável de alças musculares que se fixam superiormente à parte inferior da face anterior do fêmur e inferiormente à membrana sinovial da articulação do joelho e à parede da *bolsa suprapatelar* (Figuras 7.24E e 7.25). O músculo articular do joelho traciona a membrana sinovial superiormente durante a extensão da perna, evitando, assim, que pregas da membrana sejam comprimidas entre o fêmur e a patela na articulação do joelho.

Músculos mediais da coxa

Os músculos do compartimento medial da coxa formam o **grupo adutor**, que inclui o músculo adutor longo, o músculo adutor curto, o músculo adutor magno, o músculo grácil e o músculo obturador externo (Figura 7.26). Em geral, há inserção proximal na face anteroinferior externa da pelve óssea (púbis, ramo isquiopúbico e túber isquiático) e na membrana obturadora adjacente, e distal à linha áspera do fêmur (Figura 7.26A; Quadro 7.4).

Todos os músculos adutores, exceto a parte isquiática do músculo adutor magno e parte do músculo pectíneo, são supridos pelo *nervo obturatório* (L2–L4). A parte do músculo adutor magno associada aos Mm. isquiotibiais é inervada pela parte tibial do nervo isquiático (L4). O Quadro 7.4 apresenta os detalhes sobre a inserção, a inervação e as ações dos músculos.

MÚSCULO ADUTOR LONGO

O **músculo adutor longo** é grande, em forma de leque, e é o mais anterior do grupo adutor. O músculo adutor longo triangular origina-se por um tendão forte da face anterior do corpo do púbis imediatamente inferior ao tubérculo púbico (ápice do triângulo) e expande-se para se fixar à linha áspera do fêmur (base do triângulo) (Figura 7.26A e B); ao fazê-lo, cobre as faces anteriores do músculo adutor curto e a face média do músculo adutor magno.

MÚSCULO ADUTOR CURTO

O **músculo adutor curto** situa-se profundamente aos músculos pectíneo e adutor longo, onde se origina do corpo e do ramo inferior do púbis. Alarga-se enquanto segue distalmente para se fixar à parte superior da linha áspera (Figura 7.26A, C e D).

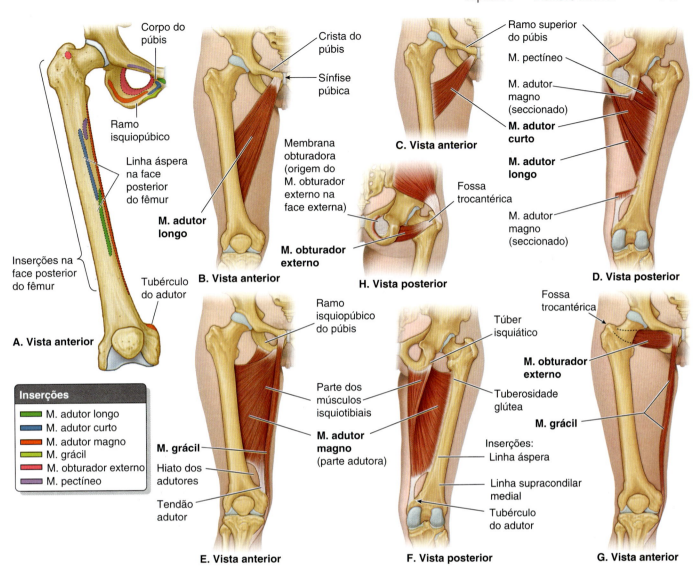

Figura 7.26 Músculos mediais da coxa. **A.** Inserções. **B.** Músculo adutor longo. **C.** Músculo adutor curto. **D.** Músculos adutores longo e curto. **E** e **F.** Músculo adutor magno. **G.** Músculos grácil e obturador externo.

Quadro 7.4 Músculos mediais da coxa.

Músculo[a]	Inserção proximal	Inserção distal	Inervação[b]	Principal ação
M. adutor longo	Corpo do púbis inferior à crista púbica	Terço médio da linha áspera do fêmur	N. obturatório, ramo da divisão anterior (L2, **L3**, L4)	Aduz a articulação do quadril
M. adutor curto	Corpo e ramo inferior do púbis	Linha pectínea e parte proximal da linha áspera do fêmur		Aduz a articulação do quadril e flete-a parcialmente
M. adutor magno	Parte adutora: ramo inferior do púbis, ramo do ísquio Parte associada aos músculos isquiotibiais: túber isquiático	Parte adutora: tuberosidade glútea, linha áspera, linha supracondilar medial Parte associada aos músculos isquiotibiais: tubérculo adutor do fêmur	Parte adutora: N. obturatório (L2, **L3**, L4), ramos da divisão anterior Parte associada aos músculos isquiotibiais: parte tibial do N. isquiático (**L4**)	Aduz a articulação do quadril Parte adutora: flete a articulação do quadril Parte associada aos músculos isquiotibiais: estende a articulação do quadril
M. grácil	Corpo e ramo inferior do púbis	Parte superior da face medial da tíbia (como parte da pata de ganso)	N. obturatório (**L2**, L3)	Aduz a articulação do quadril; flete a articulação do joelho, girando-a medialmente quando fletida
M. obturador externo	Margens do forame obturado e membrana obturadora	Fossa trocantérica do fêmur	N. obturatório (L3, **L4**)	Roda lateralmente a articulação do quadril; estabiliza a articulação do quadril

[a]Coletivamente, quatro dos cinco músculos relacionados são os adutores da coxa, mas suas ações são mais complexas (p. ex., agem como flexores da articulação do quadril durante a flexão da articulação do joelho e são ativos durante a marcha). Ver a seção "Postura e marcha" neste capítulo.
[b]É indicada a inervação segmentar da medula espinal (p. ex., "L2, L3, L4" significa que os nervos que suprem o adutor longo são derivados do segundo ao quarto segmentos lombares da medula espinal). Os números em negrito (**L3**) indicam a inervação segmentar principal.

Quando emerge do canal obturatório para entrar no compartimento medial da coxa, o nervo obturatório dá origem a uma divisão anterior e outra posterior. As duas divisões seguem anterior e posteriormente ao músculo adutor curto. Essa relação especial ajuda a identificar o músculo na dissecção e em cortes transversais anatômicos.

MÚSCULO ADUTOR MAGNO

O **músculo adutor magno** é o maior, mais forte e posterior no grupo adutor. É um músculo triangular composto por uma margem espessa e medial que tem uma *parte adutora* e uma *parte associada aos músculos isquiotibiais*. As duas partes diferem em suas inserções, inervação e principais ações (Quadro 7.4).

A parte adutora abre-se em leque para inserção distal aponeurótica ao longo de toda a extensão da linha áspera do fêmur, estendendo-se em sentido inferior até a crista supracondilar medial (Figura 7.26A, E e F). A parte isquiática tem uma inserção distal tendínea no tubérculo adutor, que não cruza a articulação do joelho como os outros músculos isquiotibiais "verdadeiros" (ver "Região femoral posterior" neste capítulo).

MÚSCULO GRÁCIL

O **músculo grácil** é longo, em forma de correia, e o mais medial na coxa (Figura 7.26E e G). É o músculo mais superficial do grupo adutor e o mais fraco. É o único do grupo a cruzar as articulações do joelho e do quadril. O músculo grácil une-se a dois outros músculos biarticulares dos outros dois compartimentos (os *músculos sartório e semitendíneo*) (Figura 7.27A). Assim, os três músculos são supridos por três diferentes nervos. Eles têm uma inserção tendínea comum, a **pata de ganso**, na parte superior da face medial da tíbia.

O músculo grácil é sinergista na adução da coxa, flexão do joelho e rotação medial da perna quando o joelho está fletido. Atua com os outros dois músculos da "pata de ganso" para aumentar a estabilidade da face medial do joelho estendido, muito semelhante à ação dos músculos glúteo máximo e tensor da fáscia lata, através do trato iliotibial, na face lateral.

MÚSCULO OBTURADOR EXTERNO

O **músculo obturador externo** é plano, relativamente pequeno, em forma de leque, em posição profunda na parte superomedial da coxa. Estende-se da face externa da membrana obturadora e osso adjacente da pelve até a face posterior do trocanter maior, seguindo diretamente sob o acetábulo e colo do fêmur (Figura 7.26G).

AÇÕES DO GRUPO DE MÚSCULOS ADUTORES

A partir da posição anatômica, a principal ação do grupo de músculos adutores é tracionar a coxa medialmente, em direção ao plano mediano, ou além dele. Três músculos adutores (longo, curto e magno) são usados em todos os movimentos de adução das coxas (p. ex., pressão ao cavalgar).

Também atuam na estabilização na postura ortostática apoiada nos dois pés, na correção do balanço lateral do tronco ou quando há desvio lateral da superfície sobre a qual a pessoa está de pé (um barco balançando ou uma prancha de equilíbrio). Esses músculos também são usados para chutar com a face medial do pé no futebol e para nadar. Por fim, contribuem para a flexão da coxa estendida e a extensão da coxa fletida durante corrida ou contra resistência.

Os adutores como grupo têm uma grande massa muscular. Embora sejam importantes em muitas atividades, foi demonstrado que a redução de até 70% de sua função acarreta apenas comprometimento leve a moderado da função do quadril (Markhede & Stener, 1981).

A *avaliação dos músculos mediais da coxa* é realizada com a pessoa em decúbito dorsal com o joelho retificado. O indivíduo aduz a coxa contra resistência e, se os adutores forem normais, é possível palpar com facilidade as extremidades proximais dos músculos grácil e adutor longo.

HIATO DOS ADUTORES

O **hiato dos adutores** é uma abertura entre a inserção distal aponeurótica da parte adutora do músculo adutor magno e a inserção distal tendínea da parte isquiática (Figura 7.26E). Dá passagem a artéria e veia femorais provenientes do canal dos adutores na coxa até a fossa poplítea, posterior ao joelho. A abertura está localizada imediatamente lateral e superior ao tubérculo do adutor do fêmur.

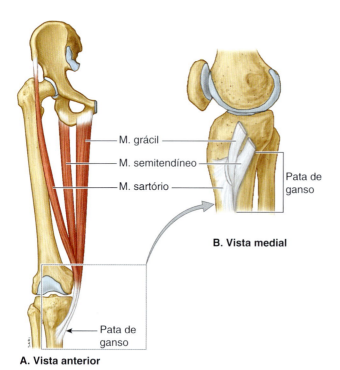

Figura 7.27 Pata de ganso. A. Músculos constituintes. **B.** Formação da pata de ganso (*pes anserinus*) por tendões convergentes.

Estruturas neurovasculares e relações no compartimento anteromedial da coxa

TRÍGONO FEMORAL

O **trígono femoral**, um espaço subfascial, é um ponto de referência triangular útil na dissecção e na compreensão das relações na região inguinal (Figura 7.28A e B). Em pessoas vivas apresenta-se como uma depressão triangular inferior ao ligamento inguinal quando se faz a flexão, abdução e rotação lateral da coxa (Figura 7.28A). O trígono femoral é limitado (Figura 7.28B):

- Superiormente, pelo *ligamento inguinal* (a margem inferior espessa da aponeurose do músculo oblíquo externo do abdome) que forma a *base do trígono femoral*
- Medialmente, pela margem lateral do músculo adutor longo
- Lateralmente, pelo músculo sartório; o *ápice* do trígono femoral é o ponto onde a margem medial do músculo sartório cruza a margem lateral do músculo adutor longo.

O *assoalho do trígono femoral*, muscular, é formado pelo músculo iliopsoas lateralmente e pelo músculo pectíneo medialmente. O *teto do trígono femoral* é formado por fáscia lata e fáscia cribriforme, tela subcutânea e pele.

Na verdade, o ligamento inguinal atua como retináculo dos flexores, contendo estruturas que passam anteriormente à articulação do quadril contra a articulação durante a flexão da coxa. Profundamente ao ligamento inguinal, o **espaço retroinguinal** (criado quando o ligamento inguinal atravessa o espaço entre as duas proeminências ósseas às quais se fixa, a EIAS e o tubérculo púbico) é uma importante passagem que une o tronco/cavidade abdominopélvica ao membro inferior (Figura 7.29A e B).

O espaço retroinguinal é dividido em dois compartimentos por um espessamento da fáscia iliopsoas, o **arco iliopectíneo**, que passa entre a face profunda do ligamento inguinal e a *eminência iliopúbica* (ver Figura 7.6B). Lateralmente ao arco iliopectíneo há o **compartimento muscular do espaço retroinguinal**, atravessado pelo músculo iliopsoas e nervo femoral no trajeto entre a pelve maior e o compartimento anterior da coxa (Figura 7.29A e B). Medial ao arco iliopectíneo, o **compartimento vascular do espaço retroinguinal** dá passagem às principais estruturas vasculares (veias, artéria e vasos linfáticos) entre a pelve maior e o trígono femoral do compartimento anterior da coxa. Ao entrarem no trígono femoral, os nomes dos vasos mudam de *ilíacos externos* para *femorais*.

O conteúdo do trígono femoral, da região lateral para a medial, é (Figuras 7.29B e 7.30A e B):

- Nervo femoral e seus ramos (terminais)
- Bainha femoral e seu conteúdo:
  - Artéria femoral e vários de seus ramos
  - Veia femoral e suas tributárias proximais (p. ex., as veias safena magna e femoral profunda)
  - Linfonodos inguinais profundos e vasos linfáticos associados.

O trígono femoral é dividido ao meio por artéria e veia femorais, que entram e saem do canal dos adutores inferiormente no ápice do trígono (Figura 7.30A). O **canal dos adutores** é uma passagem intermuscular, situada profundamente ao músculo sartório, pela qual o feixe neurovascular principal da coxa atravessa o terço médio da coxa (Figuras 7.30B e 7.33).

NERVO FEMORAL

O **nervo femoral** (L2–L4) é o maior ramo do plexo lombar. O nervo origina-se no abdome dentro do músculo psoas maior e desce em sentido posterolateral através da pelve até aproximadamente o ponto médio do ligamento inguinal (Figuras 7.29B e 7.30A). Depois, segue profundamente a esse ligamento e penetra no trígono femoral, lateralmente aos vasos femorais.

Depois de entrar no trígono femoral, o nervo femoral divide-se em vários ramos para os músculos anteriores da coxa. Também envia ramos articulares para as articulações do quadril e do joelho e provê vários ramos cutâneos para a face anteromedial da coxa (Quadro 7.1).

O ramo cutâneo terminal do nervo femoral, o **nervo safeno**, desce através do trígono femoral, lateralmente à bainha femoral contendo os vasos femorais (Figuras 7.29B e

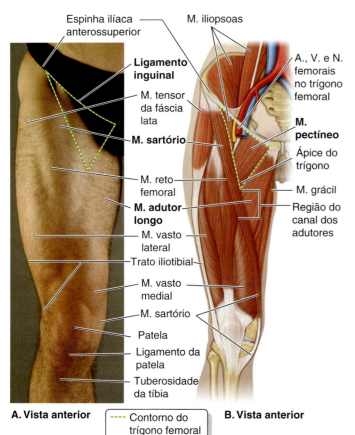

Figura 7.28 Anatomia de superfície do trígono femoral. **A.** Anatomia de superfície. **B.** Estruturas subjacentes.

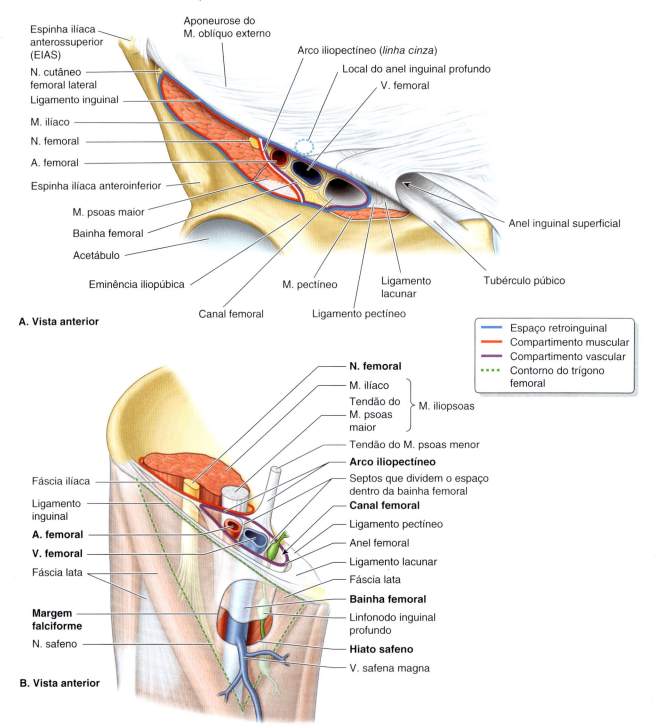

Figura 7.29 Espaço retroinguinal; estrutura e conteúdo da bainha femoral. A. Espaço retroinguinal. Compartimentos do espaço retroinguinal e estruturas que o atravessam para entrar no trígono femoral. **B.** Conteúdo do trígono femoral. Esta ilustração da extremidade superior da face anterior da coxa direita mostra a continuação distal das estruturas seccionadas em **A**. Observe os compartimentos na bainha femoral. A extremidade proximal (abertura abdominal) do canal femoral é o anel femoral.

7.30B; Quadro 7.1) O nervo safeno acompanha artéria e veia femorais através do canal dos adutores e torna-se superficial, passando entre os músculos sartório e grácil quando os vasos femorais atravessam o hiato dos adutores na extremidade distal do canal. Segue em sentido anteroinferior para suprir a pele e a fáscia nas faces anteromediais do joelho, da perna e do pé.

BAINHA FEMORAL

A **bainha femoral** é um tubo fascial afunilado de comprimento variável (geralmente 3 a 4 cm) que passa profundamente ao ligamento inguinal e reveste o compartimento vascular do espaço retroinguinal (Figura 7.31). Termina inferiormente fundindo-se à túnica adventícia dos vasos femorais

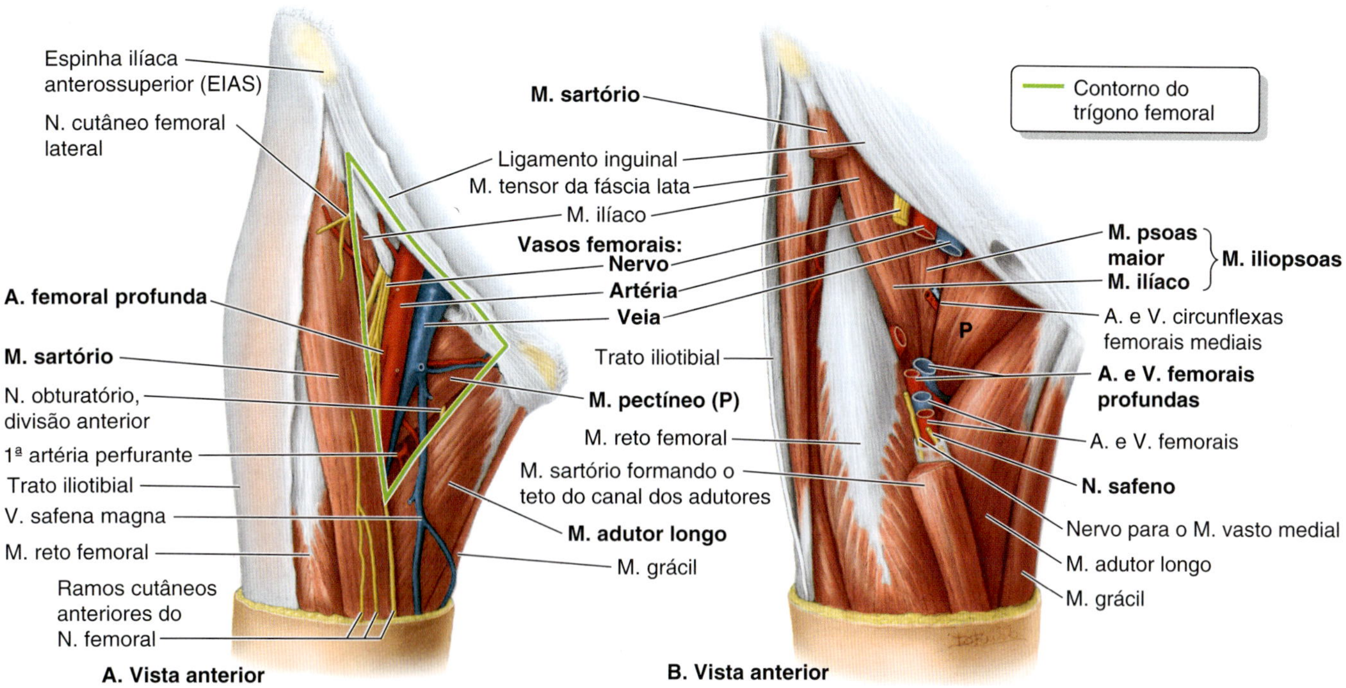

Capítulo 7 ■ Membro Inferior   721

Figura 7.30 Estruturas do trígono femoral. A. Limites e conteúdo do trígono femoral. O trígono é limitado pelo ligamento inguinal superiormente, o músculo adutor longo medialmente e o músculo sartório lateralmente. O nervo e os vasos femorais entram na base do trígono superiormente e saem de seu ápice inferiormente. **B.** Nessa dissecção mais profunda, foram removidas partes do músculo sartório e dos vasos e nervo femorais. Observe os músculos que formam o assoalho do trígono femoral: o músculo iliopsoas lateralmente e o músculo pectíneo medialmente. Das estruturas neurovasculares no ápice do trígono femoral, os dois vasos anteriores (artéria e veia femorais) e os dois nervos entram no canal dos adutores (anterior ao músculo adutor longo), e os dois vasos posteriores (artéria e veia femorais profundas) seguem profundamente (posteriores) ao músculo adutor longo.

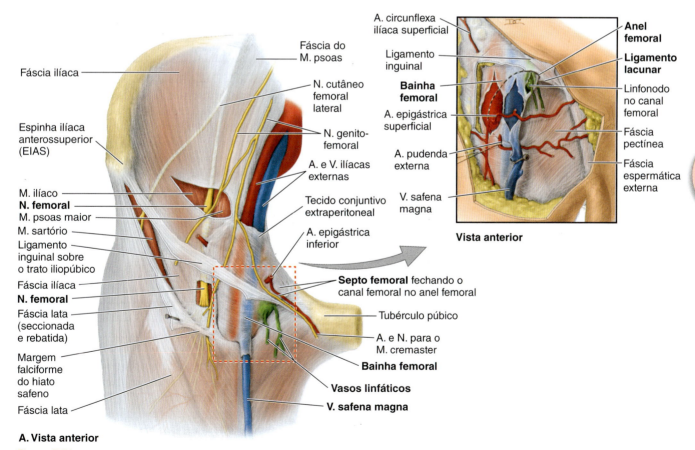

Figura 7.31 Dissecção da bainha femoral no trígono femoral. A. Fáscia ilíaca e fáscia lata. A fáscia lata inferior ao ligamento inguinal, inclusive a margem falciforme do hiato safeno, é seccionada e rebatida inferiormente, de modo que se possa observar a continuação inferior da fáscia ilíaca. O nervo femoral, observado através de uma janela na fáscia ilíaca, situa-se externamente e lateral à bainha femoral. **B.** Artéria e veia femorais na bainha femoral. A bainha femoral foi incisada.

e reveste as partes proximais dos vasos femorais, criando o canal femoral medialmente a eles (Figuras 7.29B e 7.31B).

Formada por um prolongamento inferior das fáscias transversal e do iliopsoas do abdome, a bainha femoral não reveste o nervo femoral porque este atravessa o compartimento muscular. Quando há uma bainha femoral longa (estende-se mais distalmente), sua parede medial é perfurada pela veia safena magna e por vasos linfáticos (Figura 7.31).

A bainha femoral permite que artéria e veia femorais deslizem profundamente ao ligamento inguinal durante movimentos da articulação do quadril.

A bainha femoral que reveste o compartimento vascular é subdividida internamente em três compartimentos menores por septos verticais de tecido conjuntivo extraperitoneal que se estendem do abdome ao longo dos vasos femorais (Figuras 7.29B e 7.31B). Os compartimentos da bainha femoral são:

- *Compartimento lateral* para a artéria femoral
- *Compartimento intermédio* para a veia femoral
- *Compartimento medial*, que é o canal femoral.

O **canal femoral** é o menor dos três compartimentos da bainha femoral. É cônico, curto (aproximadamente 1,25 cm) e situa-se entre a margem medial da bainha femoral e a veia femoral. O canal femoral:

- Estende-se em sentido distal até o nível da margem proximal do hiato safeno
- Permite que a veia femoral se expanda quando o retorno venoso do membro inferior aumenta, ou quando o aumento da pressão intra-abdominal causa estase venosa temporária (como durante a *manobra de Valsalva*, isto é, inspiração seguida por interrupção da respiração, frequentemente enquanto se faz força para baixo)
- Contém tecido conjuntivo frouxo, gordura, alguns vasos linfáticos e, às vezes, um linfonodo inguinal profundo (linfonodo lacunar).

A *base do canal femoral* é o **anel femoral** oval formado pela abertura proximal pequena (cerca de 1 cm de largura) em sua extremidade abdominal. Essa abertura é fechada por tecido adiposo extraperitoneal que forma o **septo femoral** orientado transversalmente (Figura 7.31A). A face abdominal do septo é coberta por peritônio parietal. O septo femoral é perfurado por vasos linfáticos que conectam os linfonodos inguinais e ilíacos externos.

Os *limites do anel femoral* são (Figura 7.29B):

- *Lateralmente*, o septo vertical entre o canal femoral e a veia femoral
- *Posteriormente*, o ramo superior do púbis coberto pelo músculo pectíneo e sua fáscia
- *Medialmente*, o ligamento lacunar
- *Anteriormente*, a parte medial do ligamento inguinal.

ARTÉRIA FEMORAL

Os detalhes acerca da origem, do trajeto e da distribuição das artérias da coxa são ilustrados na Figura 7.32 e descritos no Quadro 7.5.

A **artéria femoral**, a continuação da artéria ilíaca externa distal ao ligamento inguinal, é a principal artéria do membro inferior (Figuras 7.15, 7.29 a 7.32; Quadro 7.5). Penetra no *trígono femoral* profundamente ao ligamento inguinal no ponto médio entre a EIAS e a sínfise púbica, entre o nervo femoral lateralmente e a veia femoral medialmente (Figura 7.33A). As pulsações da artéria femoral são palpáveis no trígono femoral por causa de sua posição relativamente superficial, profunda (posterior) em relação à fáscia lata. A artéria femoral está situada sobre as margens adjacentes dos músculos iliopsoas e pectíneo, que formam o assoalho do trígono, e desce sobre elas. A artéria epigástrica superficial, as artérias circunflexas ilíacas superficiais (e às vezes as profundas) e as artérias pudendas externas superficiais e profundas originam-se na face anterior da parte proximal da artéria femoral.

A **artéria femoral profunda** é o maior ramo da artéria femoral e a principal artéria da coxa (Figura 7.32). Origina-se da face lateral ou posterior da artéria femoral no trígono femoral. No terço médio da coxa, onde está separada de artéria e veia femorais pelo músculo adutor longo (Figuras 7.30B e 7.33B), emite 3 a 4 *artérias perfurantes* que se enroscam em torno da face posterior do fêmur (Figura 7.32; Quadro 7.5). As artérias perfurantes suprem músculos dos três compartimentos fasciais (Mm. adutor magno, isquiotibiais e vasto lateral).

As **artérias circunflexas femorais** circundam a parte superior do corpo do fêmur e se anastomosam entre si e com outras artérias, que suprem os músculos da coxa e a extremidade superior (proximal) do fêmur. A **artéria circunflexa femoral medial** é muito importante, porque é responsável pela maior parte da vascularização para a cabeça e o colo do fêmur através de seus ramos, as **artérias retinaculares posteriores**.* As artérias retinaculares costumam ser laceradas quando há fratura do colo do fêmur ou luxação da articulação do quadril. A **artéria circunflexa femoral lateral**, com menos capacidade para suprir a cabeça e o colo do fêmur quando passa lateralmente através da parte mais espessa da cápsula articular do quadril, supre principalmente os músculos na face lateral da coxa.

Artéria obturatória. A **artéria obturatória** ajuda a artéria femoral profunda a suprir os músculos adutores através dos ramos anteriores e posteriores, que se anastomosam. O ramo posterior emite um ramo acetabular que supre a cabeça do fêmur.

VEIA FEMORAL

A **veia femoral** é a continuação da veia poplítea proximal ao hiato dos adutores. Em sua ascensão através do canal dos adutores, a veia femoral situa-se posterolateral e depois posteriormente à artéria femoral (Figuras 7.29B e 7.30A e B). A veia femoral entra na bainha femoral lateralmente ao canal femoral e termina posteriormente ao ligamento inguinal, onde se torna a veia ilíaca externa.

Na parte inferior do trígono femoral, a veia femoral recebe a veia femoral profunda, a veia safena magna e outras tributárias. A **veia femoral profunda**, formada pela união de três

---

*N.R.T.: As artérias retinaculares não constam da Terminologia Anatômica, mas são mencionadas com frequência em livros de traumato-ortopedia.

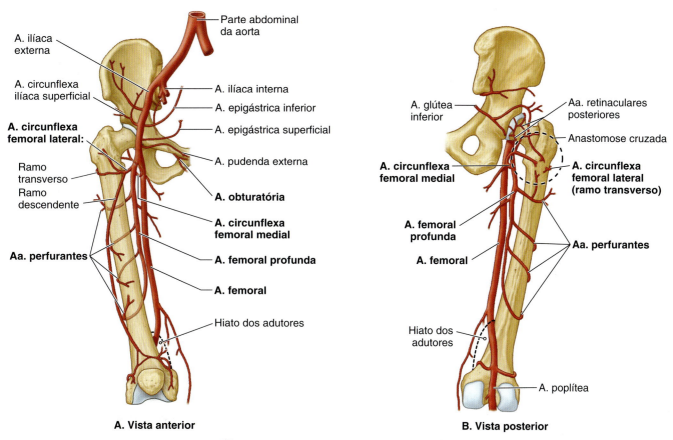

Figura 7.32 Artérias anteriores e mediais da coxa.

Quadro 7.5 Artérias anteriores e mediais da coxa.

Artéria	Origem	Trajeto	Distribuição
A. femoral	Continuação da A. ilíaca externa distal ao ligamento inguinal	Desce através do trígono femoral, dividindo-o ao meio; depois atravessa o canal dos adutores; termina quando atravessa o hiato dos adutores, onde passa a se chamar A. poplítea	Ramos suprem as faces anteriores e anteromedial da coxa
A. femoral profunda	A. femoral 1 a 5 cm inferiormente ao ligamento inguinal	Segue profundamente entre os Mm. pectíneo e adutor longo; descendo posteriormente a este último na face medial do fêmur	Três a quatro artérias perfurantes atravessam o músculo adutor magno, espiralando-se ao redor do fêmur para suprir músculos nas partes medial, posterior e lateral dos compartimentos anteriores
A. circunflexa femoral medial	A. femoral profunda; pode originar-se da A. femoral	Segue medial e posteriormente entre os Mm. pectíneo e iliopsoas; entra na região glútea e dá origem às Aa. retinaculares posteriores; depois termina dividindo-se em ramos transverso e ascendente	Supre a maior parte do sangue para cabeça e colo do fêmur; o ramo transverso participa da anastomose cruzada da coxa; o ramo ascendente une-se à A. glútea inferior
A. circunflexa femoral lateral		Segue em sentido lateral, profundamente aos Mm. sartório e reto femoral, dividindo-se em ramos ascendente, transverso e descendente	O ramo ascendente supre a parte anterior da região glútea; o ramo transverso espirala-se ao redor do fêmur; o ramo descendente une-se à rede articular do joelho
A. obturatória	A. ilíaca interna ou (em aproximadamente 20%) como uma A. obturatória acessória ou substituta da A. epigástrica inferior	Atravessa o forame obturado; entra no compartimento medial da coxa e divide-se em ramos anterior e posterior, que seguem para os respectivos lados do M. adutor curto	O ramo anterior supre os Mm. obturador externo, pectíneo, adutores da coxa e grácil; o ramo posterior supre os músculos fixados ao túber isquiático

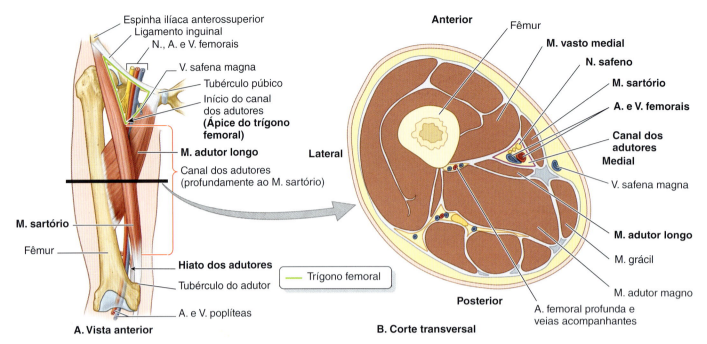

Figura 7.33 Canal dos adutores. A. Desenho de orientação. O canal dos adutores e o nível do corte de B. **B.** Corte transversal do canal dos adutores. Os músculos que delimitam o canal dos adutores e seu conteúdo neurovascular são mostrados.

ou quatro veias perfurantes, entra na veia femoral cerca de 8 cm abaixo do ligamento inguinal e cerca de 5 cm antes do término da veia safena magna.

CANAL DOS ADUTORES

O **canal dos adutores** (canal de Hunter) é uma passagem longa (cerca de 15 cm) e estreita que se estende do ápice do trígono femoral, onde o músculo sartório cruza sobre o músculo adutor longo, até o *hiato dos adutores* no tendão do músculo adutor magno (Figura 7.33A).

O canal dos adutores proporciona uma *passagem intermuscular* para artéria e veia femorais, nervo safeno e nervo ligeiramente maior para o músculo vasto medial, levando os vasos femorais até a fossa poplítea, onde se tornam os vasos poplíteos.

O *canal dos adutores é limitado* (Figura 7.33B):

- Anterior e lateralmente pelo músculo vasto medial
- Posteriormente pelos músculos adutores longo e magno
- Medialmente pelo músculo sartório, situado sobre o sulco entre os músculos acima, formando o teto do canal.

No terço inferior até a metade do canal, uma fáscia subsartorial ou vastoadutora resistente estende-se entre os músculos adutor longo e vasto medial, formando a parede anterior do canal situado profundamente ao músculo sartório. Como essa fáscia tem margem superior distinta, pessoas inexperientes que dissecam essa área frequentemente supõem, ao ver os vasos femorais passando profundamente à fáscia, que estão atravessando o hiato dos adutores. Entretanto, o hiato dos adutores está localizado em um nível inferior, imediatamente proximal à crista supracondilar medial. Esse hiato é uma abertura entre as inserções aponeuróticas e as inserções tendíneas isquiotibiais do músculo adutor magno (ver Figura 7.26E).

Anatomia de superfície dos compartimentos anterior e medial da coxa

Em indivíduos muito musculosos, podem-se observar alguns músculos volumosos do compartimento anterior da coxa. Os músculos proeminentes são o *quadríceps femoral* e o *sartório*, enquanto lateralmente o músculo tensor da fáscia lata é palpável, assim como o *trato iliotibial* no qual esse músculo está inserido (Figura 7.34A).

Três das quatro partes do *músculo quadríceps femoral* são visíveis ou podem ser avaliadas de modo aproximado (Figura 7.34A e B). A quarta parte (músculo vasto intermédio) está situada profundamente e quase oculta pelos outros músculos e não pode ser palpada.

O *músculo reto femoral* pode ser facilmente observado como uma crista que desce pela coxa quando o membro inferior é elevado do solo na posição sentada. Observe as grandes saliências formadas pelos músculos vastos lateral e medial no joelho (Figura 7.34B). O *ligamento da patela* é facilmente observado, sobretudo em pessoas magras, como uma faixa espessa que vai da patela até a tuberosidade da tíbia. Também é possível palpar os *corpos adiposos infrapatelares*, as massas de tecido adiposo frouxo situadas de cada lado do ligamento da patela.

Na face medial da parte inferior da coxa, os músculos *grácil* e *sartório* formam uma proeminência bem marcada, que é separada por uma depressão da grande saliência formada pelo *músculo vasto medial* (Figura 7.34A e B). Profundamente nessa área deprimida, o *grande tendão do músculo adutor magno* pode ser palpado enquanto segue até sua inserção no tubérculo adutor do fêmur.

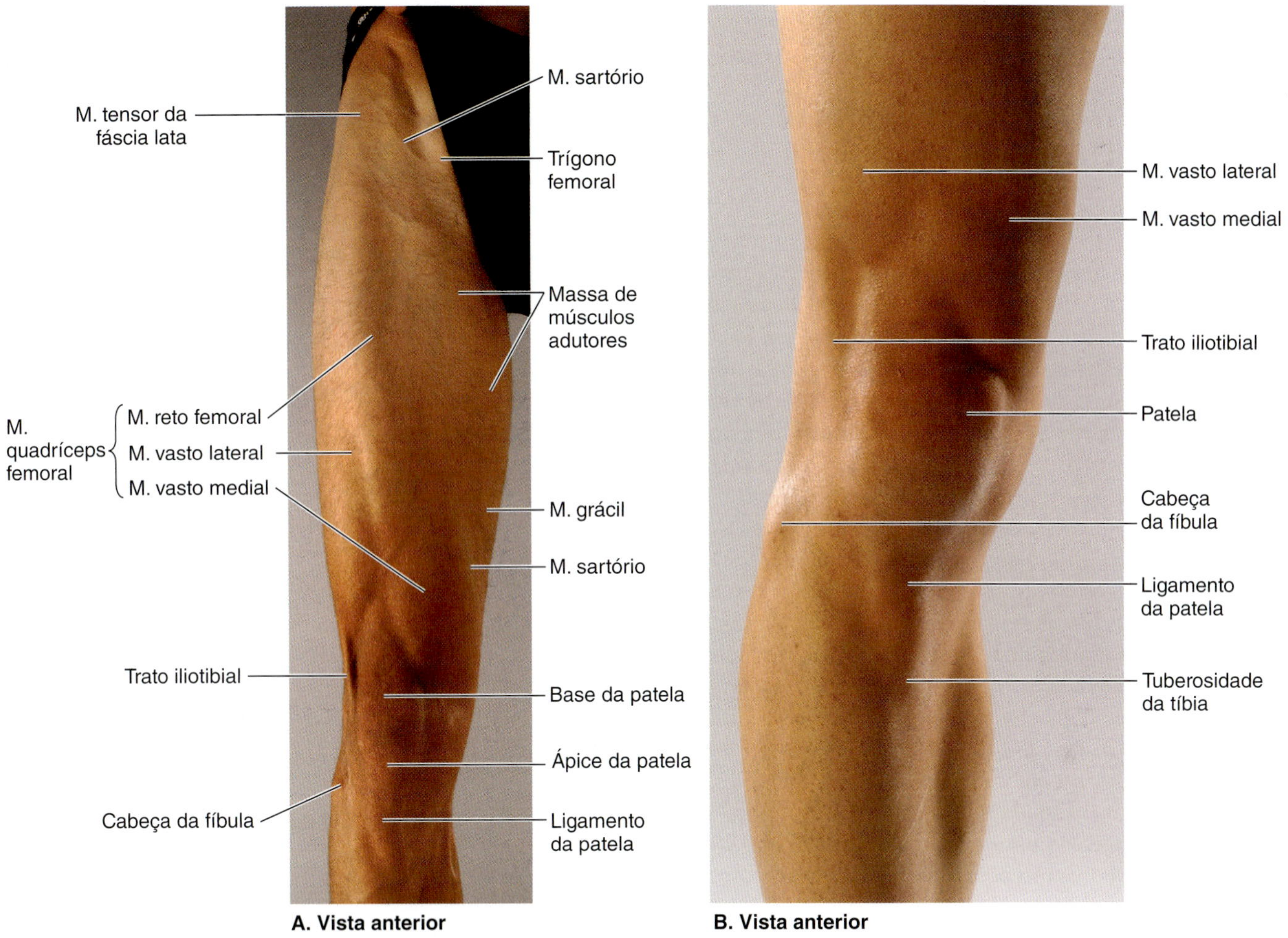

Figura 7.34 Anatomia de superfície anterior e medial da coxa.

São feitas medidas do membro inferior para detectar encurtamento (p. ex., resultante de uma fratura do fêmur). Para fazer essas medidas, o membro afetado deve ser comparado com o membro contralateral. O encurtamento real do membro é detectado comparando-se as medidas da EIAS à extremidade distal do maléolo medial de ambos os lados.

Para determinar se o encurtamento é na coxa, a medida é feita desde o ponto mais alto da EIAS até a margem distal do côndilo lateral do fêmur nos dois lados. Tenha em mente que pequenas diferenças entre os dois lados – como uma diferença de 1,25 cm no comprimento total do membro – podem ser normais.

Os dois terços proximais de uma linha traçada do ponto médio do ligamento inguinal até o *tubérculo do adutor* quando a coxa está fletida, abduzida e rodada lateralmente representam o trajeto da *artéria femoral* (Figura 7.33A). O terço proximal da linha representa essa artéria quando atravessa o *trígono femoral*, enquanto o terço médio representa a artéria quando está no *canal dos adutores*. Aproximadamente 3,75 cm ao longo dessa linha, distal ao ligamento inguinal, a artéria femoral profunda origina-se da artéria femoral.

A *veia femoral* situa-se (Figuras 7.29B e 7.30A).

- Medialmente à artéria femoral, na base do trígono femoral (indicada pelo ligamento inguinal)
- Posteriormente à artéria femoral, no ápice do trígono femoral
- Posterolateralmente à artéria no canal dos adutores.

O *trígono femoral*, na face anterossuperior da coxa, não é uma característica de superfície proeminente na maioria das pessoas. Quando algumas pessoas sentam-se com as pernas cruzadas, os músculos sartório e adutor longo tornam-se proeminentes, delimitando o trígono femoral. A anatomia de superfície do trígono femoral é clinicamente importante em razão de seu conteúdo (Figura 7.29B).

A *artéria femoral* pode ser palpada pulsando imediatamente inferior para o ponto medioinguinal. Ao se palpar o pulso femoral, a *veia femoral* está logo medial, o nervo femoral está situado quatro dedos lateral, e a *cabeça do fêmur* está logo posterior. A artéria femoral segue um trajeto superficial de 5 cm através do trígono femoral antes de ser coberta pelo músculo sartório no canal dos adutores.

A *veia safena magna* entra na coxa posteriormente ao côndilo medial do fêmur e segue superiormente ao longo de uma linha que vai do tubérculo do adutor até o *hiato safeno*. O ponto central dessa abertura, onde a veia safena magna entra na veia femoral, está localizado 3,75 cm inferiormente e 3,75 cm lateralmente ao tubérculo púbico (Figura 7.30A).

ANATOMIA CLÍNICA

COMPARTIMENTOS ANTERIOR E MEDIAL DA COXA

Contusões do quadril e da coxa

Os locutores esportivos e treinadores costumam se referir à "contusão do quadril", que é uma *contusão da crista ilíaca* que geralmente ocorre em sua parte anterior (p. ex., no local de inserção do músculo sartório na EIAS). Essa é uma das lesões mais comuns da região do quadril, e geralmente está associada a esportes de contato, como as várias formas de futebol, hóquei no gelo e voleibol.

As *contusões* causam hemorragia por ruptura dos capilares e infiltração de sangue nos músculos, tendões e outros tecidos moles. O termo *contusão do quadril* também pode se referir à avulsão de locais ósseos de inserções musculares, por exemplo, dos músculos sartório ou reto femoral às espinhas ilíacas anterossuperior e anteroinferior, respectivamente, ou dos músculos isquiotibiais ao ísquio (ver Figura B7.1B). Entretanto, essas lesões devem ser chamadas *fraturas por avulsão*.

Outro termo usado com frequência é "cãibra muscular", que pode se referir à cãibra de um músculo individual da coxa causada por isquemia ou contusão e ruptura de vasos sanguíneos suficientes para formar um *hematoma*. A lesão geralmente é consequência da ruptura de fibras do músculo reto femoral; às vezes também há ruptura parcial do tendão do músculo quadríceps femoral. O local mais comum de um hematoma da coxa é no músculo quadríceps femoral. A cãibra muscular está associada a dor localizada e/ou rigidez muscular e muitas vezes sucede o traumatismo direto (p. ex., um golpe de bastão de hóquei ou ao ser derrubado no futebol americano).

Abscesso do músculo psoas

O músculo psoas maior origina-se no abdome a partir dos discos intervertebrais, partes laterais das vértebras T XII a L V e seus processos transversos (ver Figura B5.38, no Capítulo 5). O ligamento arqueado medial do diafragma curva-se obliquamente sobre a parte proximal do músculo psoas maior. A fáscia transversal na parede abdominal interna é contínua com a fáscia do músculo psoas, onde forma um revestimento fascial para o músculo psoas maior que acompanha o músculo até a região femoral anterior.

A tuberculose está ressurgindo na África, Ásia e outros lugares. Uma *infecção piogênica* (formadora de pus) retroperitoneal no abdome ou na pelve maior, que caracteristicamente ocorre associada à tuberculose da coluna vertebral, ou secundariamente à enterite regional do íleo (*doença de Crohn*), pode resultar na formação de um *abscesso do músculo psoas*. Quando o abscesso segue entre o músculo psoas e sua fáscia até as regiões inguinal e proximal da coxa, pode haver dor intensa referida para o quadril, a coxa ou o joelho. O abscesso do músculo psoas sempre deve ser cogitado quando houver edema na parte proximal da coxa. Esse abscesso pode ser palpado ou observado na região inguinal, imediatamente inferior ou superior ao ligamento inguinal, e pode ser confundido com uma hérnia inguinal indireta ou uma hérnia femoral, linfadenopatia inguinal, ou uma variz safena. A margem lateral do músculo psoas costuma ser visível em radiografias do abdome; o desaparecimento dessa margem é um sinal de doença abdominal.

Paralisia do músculo quadríceps femoral

Uma pessoa com *paralisia do músculo quadríceps femoral* não consegue estender o membro inferior contra resistência. Com frequência, a pessoa caminha inclinando-se para frente e pressiona a extremidade distal da coxa com a mão durante a marcha para evitar flexão inadvertida do joelho.

A fraqueza dos músculos vastos medial ou lateral, resultante de artrite ou traumatismo da articulação do joelho, pode resultar em movimento anormal da patela e perda da estabilidade articular.

Condromalacia patelar

A *condromalacia patelar* (perda da cartilagem articular da patela ou "joelho de corredor") é um problema comum em maratonistas. Essa sobrecarga do joelho também pode ocorrer em esportes que incluem corrida como o basquete. A sensibilidade e a dor ao redor ou sob a patela muitas vezes resultam do *desequilíbrio de músculo quadríceps femoral*. A condromalacia patelar também pode ser causada por um golpe na patela ou flexão extrema do joelho (p. ex., durante o agachamento ao levantar peso).

Fraturas da patela

Um golpe direto na patela pode fraturá-la em dois ou mais fragmentos (Figura B7.13). As *fraturas transversas da patela* podem resultar de um golpe

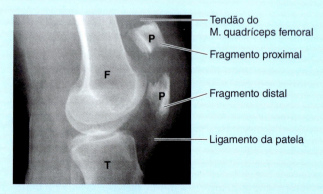

Figura B7.13 Fratura patelar. *F*, fêmur; *P*, patela; *T*, tíbia.

no joelho ou contração súbita do músculo quadríceps femoral (p. ex., quando uma pessoa escorrega e tenta evitar uma queda de costas). O fragmento proximal é tracionado para cima com o tendão do quadríceps femoral, e o fragmento distal permanece com o ligamento da patela.

Ossificação anormal da patela

 Ao nascimento, a patela é cartilagínea. A ossificação ocorre durante os 3 a 6 anos, frequentemente a partir de mais de um centro de ossificação. Embora geralmente haja coalescência desses centros e formação de um único osso, eles podem permanecer separados de um ou ambos os lados, dando origem a uma *patela bipartida ou tripartida* (Figura B7.14). Um observador incauto poderia interpretar essa situação em uma radiografia ou TC como uma fratura da patela. As *anormalidades da ossificação* são quase sempre bilaterais; portanto, as imagens diagnósticas devem ser examinadas de ambos os lados. Se forem bilaterais, os defeitos provavelmente são anormalidades da ossificação.

Reflexo patelar

 A percussão do ligamento da patela com um martelo de reflexo (Figura B7.15) normalmente produz o *reflexo patelar*. Esse reflexo miotático (tendíneo profundo) é avaliado rotineiramente durante o exame físico, colocando-se a pessoa sentada com as pernas pendentes. Um golpe firme sobre o ligamento, com um martelo de reflexo, geralmente causa extensão da perna. Se o reflexo for normal, a mão sobre o músculo quadríceps femoral da pessoa deve sentir a contração do músculo. Esse reflexo tendíneo avalia a integridade do nervo femoral e dos segmentos espinais L2–L4.

A percussão do ligamento ativa fusos musculares no músculo quadríceps femoral. Os impulsos aferentes dos fusos seguem no nervo femoral até os segmentos L2–L4 da medula espinal. A partir daí, os impulsos eferentes são transmitidos por fibras motoras no nervo femoral até o músculo quadríceps femoral, resultando em contração muscular espasmódica e extensão da perna na articulação do joelho.

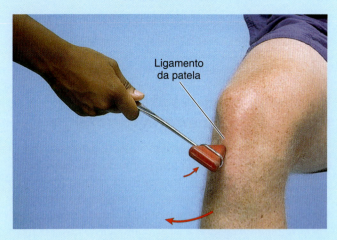

Figura B7.15 Reflexo patelar.

A *diminuição ou a ausência do reflexo patelar* pode resultar de qualquer lesão que interrompa a inervação do músculo quadríceps femoral (p. ex., doença do nervo periférico).

Transplante do músculo grácil

 Como o músculo grácil é um membro relativamente fraco do grupo de músculos adutores, pode ser removido sem perda notável de suas ações sobre a perna. Os cirurgiões costumam transplantar o músculo grácil, ou parte dele, com seu nervo e seus vasos sanguíneos para substituir um músculo lesionado na mão, por exemplo. Depois do transplante do músculo, logo são obtidas boas flexão e extensão dos dedos.

Liberado de sua inserção distal, o músculo também pode ser transferido e reposicionado para substituir um músculo esfíncter externo do ânus não funcional.

Distensão da virilha

 Locutores esportivos referem-se à "distensão da virilha" ou "lesão da virilha". Esses termos significam que houve distensão, estiramento e, provavelmente, alguma ruptura das inserções proximais dos músculos anteromediais da coxa. A lesão geralmente acomete os músculos flexores e adutores da coxa. As inserções proximais desses músculos estão na região inguinal (virilha), a junção da coxa com o tronco.

A *distensão da virilha* geralmente ocorre em esportes que exigem partidas rápidas (p. ex., corrida de curta distância, roubo de base no beisebol) ou alongamento extremo (p. ex., ginástica).

Lesão do músculo adutor longo

 As *distensões do músculo adutor longo* costumam ocorrer em atividades desportivas que exigem aceleração, desaceleração e alterações rápidas de direção. Os exemplos incluem hóquei no gelo, críquete, natação (de peito), futebol americano e rúgbi. Essa lesão pode também acometer cavaleiros e provoca dor. Às vezes há ossificação

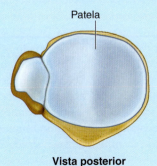

Figura B7.14 Patela bipartida.

nos tendões desses músculos porque os cavaleiros aduzem ativamente as coxas para não caírem dos animais. Em algumas ocasiões, os tendões ossificados são erroneamente denominados "ossos dos cavaleiros".

Palpação, compressão e canulação da artéria femoral

A parte inicial da artéria femoral, proximal à ramificação da artéria femoral profunda, tem localização superficial, tornando-a bastante acessível e útil para vários procedimentos clínicos. Alguns cirurgiões vasculares referem-se a essa parte da artéria femoral como a *artéria femoral comum* e à sua continuação distal como a *artéria femoral superficial*. Essa terminologia não é recomendada pelo Federative International Program on Anatomical Terminology (Programa Federativo Internacional de Terminologia Anatômica), porque é uma artéria profunda. O termo não é usado neste livro porque pode dar margem a mal-entendidos.

Com a pessoa em decúbito dorsal, o *pulso femoral* é palpado no ponto médio entre a EIAS e a sínfise púbica (Figura B7.16A e B). Colocando-se a ponta do dedo mínimo (da mão esquerda ao examinar o lado direito) sobre a EIAS e a ponta do polegar sobre o tubérculo púbico, o pulso femoral pode ser palpado com a região média da palma logo inferior ao ponto médio do ligamento inguinal mediante compressão firme. Ver na Figura 7.15B a palpação do pulso femoral na posição vertical. Normalmente, o pulso é forte; entretanto, a oclusão parcial das artérias ilíacas comum ou externa causa diminuição do pulso.

A *compressão da artéria femoral* também pode ser feita nesse local mediante compressão direta em sentido posterior contra o ramo superior do púbis, o músculo psoas maior e a cabeça do fêmur (Figura B7.16C). A compressão nesse ponto reduzirá o fluxo sanguíneo pela artéria femoral e por seus ramos, como a artéria femoral profunda.

A artéria femoral pode ser canulada imediatamente inferior ao ponto médio do ligamento inguinal. Na *angiografia cardíaca esquerda*, um cateter longo e delgado é inserido na artéria, passando pela artéria ilíaca externa, artéria ilíaca comum e aorta até o ventrículo esquerdo do coração. A mesma técnica é usada para visualizar as artérias coronárias na *arteriografia coronariana*.

Também se pode colher sangue da artéria femoral para *gasometria arterial* (a determinação das concentrações e pressões de oxigênio e dióxido de carbono e do pH do sangue).

Laceração da artéria femoral

A posição superficial da artéria femoral no trígono femoral também a torna vulnerável à lesão traumática, sobretudo à laceração (ver Figura 7.31A e B). Muitas vezes, há laceração de artéria e veia femorais em feridas anteriores da coxa porque estão próximas. Em alguns casos, ocorre *shunt arteriovenoso* em virtude da comunicação entre os vasos lesionados.

Quando é necessário ligar a artéria femoral, a anastomose de ramos da artéria femoral com outras artérias que cruzam a articulação do quadril pode suprir o membro inferior. A *anastomose cruzada* é um encontro comum tetradirecional, posteriormente ao fêmur, das artérias circunflexas femorais medial e lateral com a artéria glútea inferior superiormente e a primeira artéria perfurante inferiormente (ver Figura 7.32; Quadro 7.5); é menos comum do que indica sua frequente menção.

Erro de nomenclatura que pode ser fatal

Alguns profissionais da saúde, laboratórios vasculares e livros-texto e de consulta usam o termo "veia femoral superficial" ao se referirem à veia femoral antes de se unir às veias femorais profundas. Alguns médicos do atendimento primário podem não ter aprendido e/ou podem não perceber que a denominada veia femoral superficial é, na verdade, uma veia profunda e que a trombose aguda desse vaso é potencialmente fatal. O adjetivo *superficial* não deve ser usado nem para a veia femoral nem para a artéria femoral porque implica que estariam localizadas na tela subcutânea (Benninger, 2014). A maioria dos *êmbolos pulmonares* origina-se em veias profundas, não em veias superficiais. O risco de embolia pode ser muito reduzido por tratamento anticoagulante. O uso de linguagem imprecisa cria a possibilidade de uma trombose aguda desse vaso, cuja localização é na verdade profunda, não ser considerada uma condição clínica aguda, criando assim uma situação potencialmente fatal.

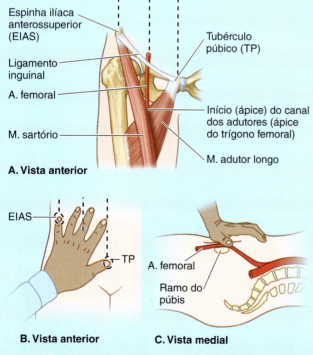

Figura B7.16 Localização da artéria femoral.

Variz safena

Uma dilatação localizada da parte terminal da veia safena magna, denominada *variz safena*, pode causar edema no trígono femoral. Uma variz da veia safena pode ser confundida com outras tumefações como abscesso do músculo psoas; mas deve-se considerar o diagnóstico da variz quando houver veias varicosas em outras partes do membro inferior.

Localização da veia femoral

A veia femoral geralmente não é palpável, mas pode-se identificar sua posição inferior ao ligamento inguinal palpando-se as pulsações da artéria femoral, que está situada imediatamente lateral à veia. Em pessoas magras, a veia femoral está próxima à superfície e pode ser confundida com a veia safena magna. Portanto, é importante saber que a veia femoral não tem tributárias nesse nível, exceto a veia safena magna, que se une a ela aproximadamente 3 cm inferiormente ao ligamento inguinal. Nas *cirurgias de varizes*, evidentemente é importante a identificação correta da veia safena magna para não se ligar a veia femoral por engano.

Canulação da veia femoral

Para colher amostras de sangue e fazer registros da pressão das câmaras do lado direito do coração e/ou da artéria pulmonar e para realizar *angiografia cardíaca direita*, um cateter longo e fino é introduzido na veia femoral em sua passagem através do trígono femoral. Sob controle fluoroscópico, o cateter é avançado superiormente pelas veias ilíacas externa e comum até a veia cava inferior e o átrio direito do coração. A *punção da veia femoral* também pode ser usada para a administração de líquido.

Hérnias femorais

O anel femoral é uma área fraca na parede anterior do abdome que normalmente tem tamanho suficiente para permitir a introdução do dedo mínimo (Figura B7.17). O anel femoral é o local de origem habitual de uma *hérnia femoral*, uma protrusão das vísceras abdominais (frequentemente uma alça de intestino delgado) através do anel femoral para o canal femoral. A hérnia femoral apresenta-se como massa, com frequência dolorosa, no trígono femoral, inferolateral ao tubérculo púbico.

A hérnia é limitada pela veia femoral lateralmente e pelo ligamento lacunar medialmente. O saco herniário comprime o conteúdo do canal femoral (tecido conjuntivo frouxo, gordura e vasos linfáticos) e distende a parede do canal. Inicialmente, a hérnia é pequena porque está contida no canal, mas pode aumentar seguindo para baixo através do hiato safeno até a tela subcutânea da coxa.

As hérnias femorais são mais comuns em mulheres por causa de suas pelves mais largas e seus canais e anéis inguinais menores. Esse tipo de hérnia também pode ocorrer após múltiplas gestações por causa da dilatação do anel femoral com o tempo em decorrência de aumento da pressão intra-abdominal que "empurra" gordura no canal femoral. As hérnias femorais podem causar dor no abdome ou no quadril. Pode ocorrer *estrangulamento de uma hérnia femoral* devido aos limites rígidos e bem definidos do anel femoral, sobretudo a margem côncava do ligamento lacunar. O estrangulamento de uma hérnia femoral interfere na vascularização do intestino herniado. Esse comprometimento vascular pode resultar em *necrose*.

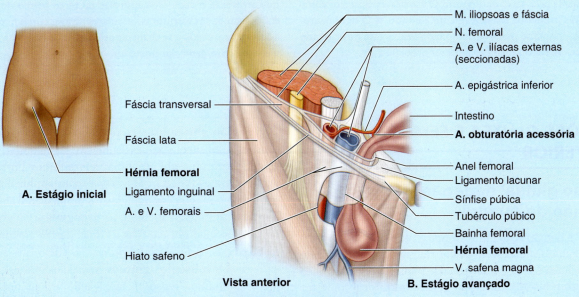

Figura B7.17 Hérnia femoral.

Artéria obturatória substituta ou acessória

Um ramo púbico aumentado da artéria epigástrica inferior assume o lugar da artéria obturatória (artéria obturatória substituta) ou une-se a ela como uma artéria obturatória acessória em cerca de 20% das pessoas (Figura B7.18). Essa artéria segue próximo do anel femoral, ou através dele, para chegar ao forame obturado e pode estar muito próxima ao colo de uma hérnia femoral. Consequentemente, poderia ser comprometida por uma *hérnia femoral estrangulada*. Os cirurgiões que colocam grampos durante o reparo endoscópico de hérnias inguinais e femorais também precisam estar atentos à possível existência dessa variante arterial comum.

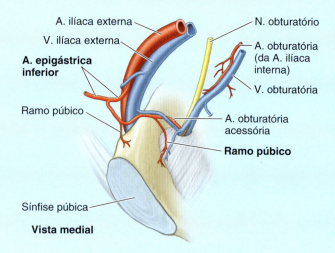

Figura B7.18 Artéria obturatória acessória.

Pontos-chave: Compartimentos anterior e medial da coxa

Compartimento anterior: O grande compartimento anterior da coxa inclui os músculos flexores do quadril e extensores do joelho, sendo a maioria dos músculos supridos pelo nervo femoral. ■ O músculo quadríceps femoral representa a maior parte da massa desse compartimento. Ele circunda três lados do fêmur e tem um tendão comum de inserção na tíbia, que inclui a patela como osso sesamoide. ■ Os grandes músculos desse compartimento sofrem rápida atrofia em caso de doença ou desuso, exigindo fisioterapia para preservar ou restaurar a função.

Compartimento medial: O local de inserção proximal dos músculos do compartimento medial da coxa é a pelve óssea anteroinferior e o local de inserção distal é a linha áspera do fêmur. ■ Esses músculos são adutores da coxa, inervados principalmente pelo nervo obturatório. O uso desses músculos como motores primários é relativamente limitado. ■ O feixe neurovascular primário da coxa, como o do braço, está posicionado na face medial do membro para ser protegido.

Estruturas neurovasculares e relações na região anteromedial da coxa: No terço superior da coxa, o feixe neurovascular é mais superficial quando entra profundamente ao ligamento inguinal. Essa posição relativamente superficial é importante para procedimentos clínicos. ■ Embora sejam praticamente adjacentes, o nervo femoral atravessa as lacunas musculares do espaço retroinguinal, enquanto os vasos femorais atravessam as lacunas vasculares na bainha femoral. ■ Os vasos femorais dividem o trígono femoral ao meio, onde os vasos principais da coxa, artéria e veia femorais profundas, começam e terminam, respectivamente. ■ O nervo femoral propriamente dito termina dentro do trígono femoral. Entretanto, dois de seus ramos, um ramo motor (nervo para o músculo vasto medial) e um ramo sensitivo (nervo safeno), fazem parte do feixe neurovascular que atravessa o canal dos adutores no terço médio da coxa. ■ Em seguida, as estruturas vasculares atravessam o hiato dos adutores, passando a se chamar poplíteas, localizadas na região distal da coxa/genicular posterior.

REGIÕES GLÚTEA E FEMORAL POSTERIOR

Região glútea: nádegas e região do quadril

Embora a demarcação entre tronco e membro inferior seja abrupta anteriormente no ligamento inguinal, posteriormente a região glútea é uma grande zona de transição entre o tronco e o membro inferior. A região glútea, que fisicamente faz parte do tronco, do ponto de vista funcional é definitivamente parte do membro inferior.

A **região glútea** é a área proeminente posterior à pelve e inferior ao nível das cristas ilíacas (as nádegas), que se estende lateralmente até a margem anterior do trocanter maior (Figura 7.33). A *região do quadril* está sobre o trocanter maior lateralmente, estendendo-se anteriormente até a EIAS. Algumas definições incluem as nádegas e o quadril como parte da região glútea, mas as duas partes costumam ser distinguidas. A *fenda interglútea* é o sulco que separa as nádegas. Os **músculos glúteos** (músculos glúteos máximo, médio e mínimo e tensor da fáscia lata) formam o volume da região. O *sulco infraglúteo* demarca o limite inferior das nádegas e o limite superior da coxa.

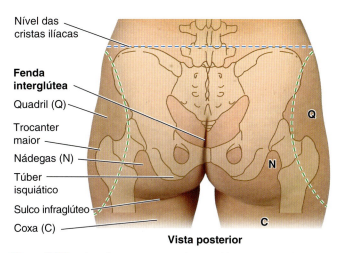

Figura 7.35 Região glútea. Compreende as nádegas e a região do quadril.

Pode-se pensar no forame isquiático maior como a "porta" através da qual todas as artérias e nervos dos membros inferiores deixam a pelve e entram na região glútea. O *músculo piriforme* (Figura 7.37D a G; Quadro 7.6) também entra na região glútea através do forame isquiático maior e quase o preenche.

Músculos da região glútea

Os **músculos da região glútea** (Figura 7.38) localizam-se em um mesmo compartimento, mas são organizados em duas camadas, superficial e profunda:

1. A *camada superficial dos músculos da região glútea* consiste nos três grandes músculos glúteos (máximo, médio e mínimo) superpostos e no músculo tensor da fáscia lata (Figuras 7.37A, C a E, J e 7.38). O local de inserção proximal de todos esses músculos é a face posterolateral (externa) e as margens das asas do ílio e são principalmente extensores, abdutores e rotadores mediais da coxa
2. A *camada profunda* consiste em músculos menores (piriforme, obturador interno, gêmeos superior e inferior e quadrado femoral) cobertos pela metade inferior do músculo glúteo máximo (Figuras 7.37F a I e 7.38). O local de inserção distal desses músculos é a crista intertrocantérica do fêmur ou regiões adjacentes a ela. Esses músculos são rotadores laterais da coxa, mas também estabilizam a articulação do quadril, atuando com os fortes ligamentos da articulação do quadril para estabilizar a cabeça do fêmur no acetábulo.

A Figura 7.37A a J mostra as inserções dos músculos da região glútea, e o Quadro 7.6 descreve a inervação e as principais ações.

LIGAMENTOS DA REGIÃO GLÚTEA

As partes da pelve óssea – ossos do quadril, sacro e cóccix – são limitadas por ligamentos densos (Figura 7.36). O **ligamento sacroilíaco posterior** é contínuo inferiormente com o ligamento sacrotuberal. O **ligamento sacrotuberal** estende-se através da incisura isquiática do osso do quadril, convertendo-a em um forame que é subdividido pelo **ligamento sacroespinal** e *espinha isquiática*, criando os forames isquiáticos maior e menor. O **forame isquiático maior** é a via de passagem das estruturas que entram ou saem da pelve (p. ex., nervo isquiático), enquanto o **forame isquiático menor** é a via de passagem das estruturas que entram ou saem do períneo (p. ex., nervo pudendo).

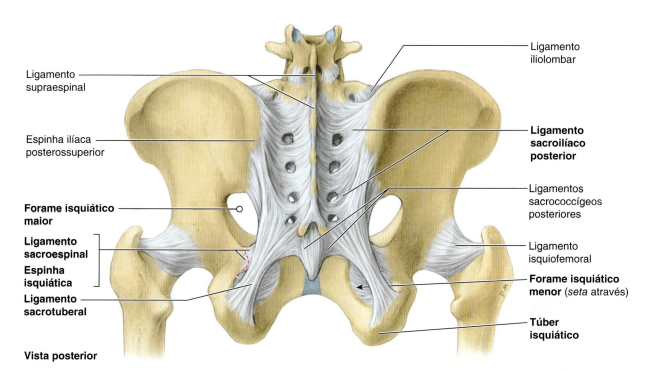

Figura 7.36 Ligamentos do cíngulo do membro inferior. Os ligamentos sacrotuberal e sacroespinal convertem as incisuras isquiáticas maior e menor em forames.

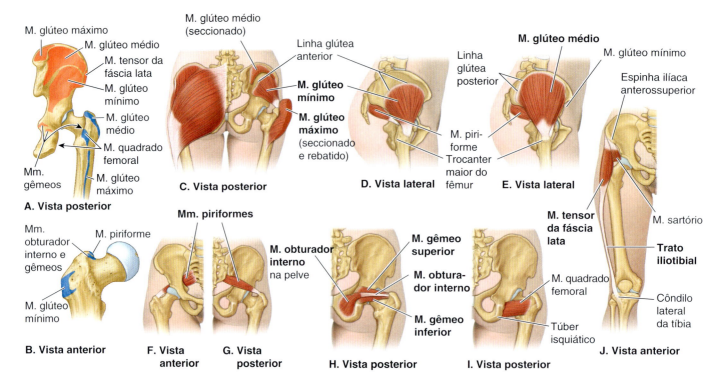

Figura 7.37 Músculos da região glútea. **A** e **B.** Inserções. **C.** Músculos glúteos. **D.** Músculo glúteo mínimo. **E.** Músculo glúteo médio. **F** e **G.** Músculo piriforme. **H.** Músculos gêmeos. **I.** Músculo quadrado femoral. **J.** Músculos tensor da fáscia lata.

Quadro 7.6 Músculos da região glútea: abdutores e rotadores da coxa.[d]

Músculo	Inserção proximal	Inserção distal	Inervação[a]	Principal ação
M. glúteo máximo	Ílio posterior à linha glútea posterior; face dorsal do sacro e cóccix; ligamento sacrotuberal	A maioria das fibras termina no trato iliotibial, que se insere no côndilo lateral da tíbia; algumas fibras inserem-se na tuberosidade glútea	N. glúteo inferior (L5, **S1, S2**)	Estende a articulação do quadril (principalmente a partir da posição fletida) e ajuda na rotação lateral; fixa a articulação do quadril e ajuda no levantamento a partir da posição sentada
M. glúteo médio	Face externa do ílio entre as linhas glúteas anterior e posterior	Face lateral do trocanter maior do fêmur	N. glúteo superior (**L5**, S1)	Abduz e roda medialmente a articulação do quadril; mantém o nível da pelve quando o membro ipsilateral está sustentando peso e avança o lado oposto (não sustentado) durante a fase de balanço
M. glúteo mínimo	Face externa do ílio entre as linhas glúteas anterior e inferior	Face anterior do trocanter maior do fêmur		
M. tensor da fáscia lata	Espinha ilíaca anterossuperior; parte anterior da crista ilíaca	Trato iliotibial, que se fixa ao côndilo lateral da tíbia		
M. piriforme	Face anterior do sacro; ligamento sacrotuberal	Margem superior do trocanter maior do fêmur	Ramificações dos ramos anteriores de **S1** e S2	Rodam lateralmente a articulação do quadril e abduzem a articulação do quadril quando fletida; estabilizam a articulação do quadril
M. obturador interno	Face pélvica da membrana obturadora e ossos adjacentes	Face medial do trocanter maior (fossa trocantérica) do fêmur[b]	Nervo para o M. obturador interno (L5, **S1**)	
Mm. gêmeos superior e inferior	Superior: espinha isquiática Inferior: túber isquiático	Face medial do trocanter maior (fossa trocantérica) do fêmur[b]	M. gêmeo superior: mesma inervação que o M. obturador interno M. gêmeo inferior: mesma inervação que o M. quadrado femoral	
M. quadrado femoral	Margem lateral do túber isquiático	Tubérculo quadrado na crista intertrocantérica do fêmur e na área inferior a ele	Nervo para o M. quadrado femoral (L5, S1)	Roda lateralmente a articulação do quadril;[c] estabiliza a articulação do quadril

[a]É indicada a inervação segmentar da medula espinal (p. ex., "S1, S2" significa que os nervos que suprem o M. piriforme são derivados dos dois primeiros segmentos sacrais da medula espinal). Os números em negrito (**S1**) indicam a inervação segmentar principal. A lesão de um ou mais dos segmentos da medula espinal relacionados ou das raízes nervosas motoras originadas deles resulta em paralisia dos músculos associados.
[b]Os músculos gêmeos fundem-se (e compartilham) ao tendão do M. obturador interno na sua inserção ao trocanter maior do fêmur, formando em conjunto o "M. tríceps do quadril".
[c]Há seis rotadores laterais da coxa; Mm. piriforme, obturador interno, gêmeos superior e inferior, quadrado femoral e obturador externo. Esses músculos também estabilizam a articulação do quadril.
[d]Coletivamente, os músculos são listados como abdutores e rotadores da articulação do quadril, mas suas ações são mais complexas; ver seção "Postura e marcha".

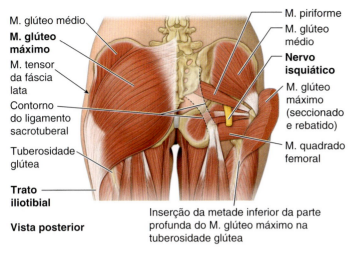

Figura 7.38 Músculos da região glútea: dissecções superficial e profunda.

MÚSCULO GLÚTEO MÁXIMO

O **músculo glúteo máximo** é o músculo glúteo mais superficial (Figuras 7.37C e 7.38). É o músculo maior, mais pesado e com fibras mais grossas do corpo. O músculo glúteo máximo cobre todos os outros músculos glúteos, com exceção do terço anterossuperior do músculo glúteo médio.

O *túber isquiático* pode ser percebido à palpação profunda através da parte inferior do músculo, imediatamente superior à parte medial da prega glútea (Figura 7.35). Quando a coxa é fletida, a margem inferior do músculo glúteo máximo desloca-se para cima, deixando o túber isquiático em posição subcutânea. Não sentamos sobre o músculo glúteo máximo, mas sim sobre o tecido fibroadiposo e a bolsa isquiática situados entre o túber isquiático e a pele.

O músculo glúteo máximo inclina-se em sentido inferolateral em um ângulo de 45° da pelve até as nádegas. As fibras da parte superior e maior do músculo glúteo máximo e as fibras superficiais de sua parte inferior se inserem no *trato iliotibial* e, indiretamente, através do septo intermuscular lateral, na linha áspera do fêmur (Figura 7.39A e B). Algumas fibras profundas da parte inferior do músculo (aproximadamente os quartos anterior e inferior profundos) fixam-se à *tuberosidade glútea* do fêmur.

O nervo e os vasos glúteos inferiores entram na face profunda do músculo glúteo máximo em seu centro. É suprido pelas artérias glúteas inferior e superior. Na parte superior de seu trajeto, o *nervo isquiático* segue profundamente ao músculo glúteo máximo (Figura 7.38).

As principais ações do músculo glúteo máximo são extensão e rotação lateral da coxa. Quando o músculo glúteo máximo está fixo na região distal, estende o tronco sobre o membro inferior. Embora seja o extensor mais forte do quadril, atua principalmente quando há necessidade de força (movimento rápido ou movimento contra resistência). O músculo glúteo máximo atua principalmente entre as posições fletida e reta da coxa, como ao se levantar da posição sentada, assumir a

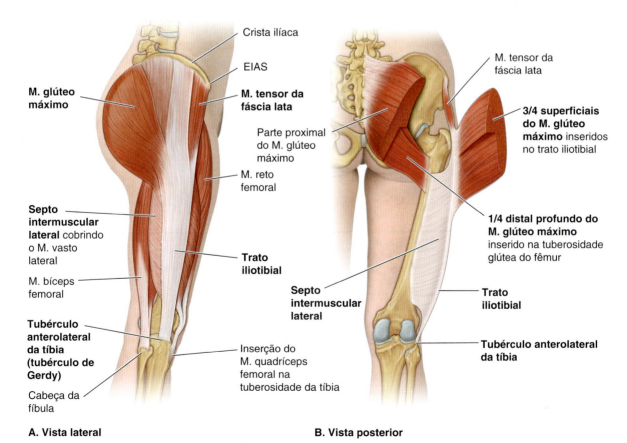

A. Vista lateral **B. Vista posterior**

Figura 7.39 Músculos glúteo máximo e tensor da fáscia lata. **A.** Vista superficial. Observe o complexo musculofibroso lateral formado pelos músculos tensor da fáscia lata e glúteo máximo e seu tendão aponeurótico comum, o trato iliotibial. **B.** Vista posterior profunda com o músculo glúteo máximo parcialmente rebatido. O trato iliotibial é contínuo posterior e profundamente com o septo intermuscular lateral denso.

postura ortostática a partir de uma posição inclinada, caminhar em aclives, subir escadas e correr. É usado brevemente durante a marcha casual e, em geral, não é usado quando a pessoa permanece de pé imóvel.

A *paralisia do músculo glúteo máximo* não afeta seriamente a marcha em superfície plana. Verifique isso colocando a mão sobre as nádegas ao caminhar devagar. O músculo glúteo máximo contrai rapidamente apenas durante a parte inicial da fase de apoio (desde o toque do calcâneo até o apoio completo do pé no solo, para resistir à flexão adicional quando o peso é assumido pelo membro parcialmente fletido) (Figura 7.23A e Quadro 7.2). Ao subir escadas com as mãos sobre as nádegas, pode-se perceber a forte contração do músculo glúteo máximo.

Como o trato iliotibial cruza o joelho e se insere no côndilo lateral da tíbia (especificamente no tubérculo de Gerdy) (Figuras 7.37J e 7.39A e B), os músculos glúteo máximo e tensor da fáscia lata juntos também ajudam a estabilizar o joelho estendido, mas isso não costuma ser necessário durante a posição de pé normal. Como o trato iliotibial se insere ao fêmur via septo intermuscular lateral, não tem a liberdade necessária para produzir movimento no joelho.

A *avaliação do músculo glúteo máximo* é realizada com o paciente em decúbito ventral e o membro inferior retificado. A pessoa contrai as nádegas e estende a articulação do quadril enquanto o examinador observa e palpa o músculo glúteo máximo.

Bolsas da região glútea. Separam o músculo glúteo máximo das estruturas adjacentes (Figura 7.40). As bolsas são estruturas saculares membranáceas revestidas por uma membrana sinovial, contendo uma camada capilar de líquido lubrificante, semelhante à clara de ovo. As bolsas estão situadas em áreas sujeitas a atrito (p. ex., no local onde o trato iliotibial cruza o trocanter maior). Seu objetivo é reduzir o atrito e permitir a liberdade do movimento. Em geral, há três bolsas associadas ao músculo glúteo máximo:

1. A **bolsa trocantérica** separa fibras superiores do músculo glúteo máximo do trocanter maior do fêmur. Essa bolsa é, frequentemente, a maior das bolsas formadas em relação às proeminências ósseas e já existe por ocasião do nascimento. Outras bolsas parecem se formar em virtude do movimento pós-natal
2. A **bolsa isquiática** separa a parte inferior do músculo glúteo máximo do túber isquiático; muitas vezes não existe.
3. A **bolsa gluteofemoral** separa o trato iliotibial da parte superior da inserção proximal do músculo vasto lateral.

Ver "Bursite trocantérica" e "Bursite isquiática" no boxe Anatomia clínica, mais adiante.

MÚSCULOS GLÚTEO MÉDIO E GLÚTEO MÍNIMO

Os músculos glúteos menores, **glúteo médio** e **glúteo mínimo**, têm forma de leque, e suas fibras convergem da mesma forma praticamente em direção ao mesmo alvo (Figuras 7.37C a E, 7.38, 7.40 e 7.41). Têm as mesmas ações e inervação (Quadro 7.6) e são supridos pelo mesmo vaso sanguíneo, a artéria glútea superior. O músculo glúteo mínimo e a maior parte do músculo glúteo médio situam-se profundamente ao músculo glúteo máximo na face externa do ílio. Os músculos glúteos médio e mínimo abduzem a coxa quando o pé ipsilateral está fora do solo e estabilizam (fixam) a pelve e giram-na medialmente quando o pé contralateral está fora do solo (Figuras 7.23F e 7.42; Quadro 7.2).

A *avaliação dos músculos glúteos médio e mínimo* é realizada com o paciente em decúbito lateral, com o membro a ser avaliado por cima, e flexão no quadril e no joelho do membro do lado voltado para baixo para proporcionar estabilidade. A pessoa abduz a coxa sem flexão nem rotação contra resistência direta para baixo. O músculo glúteo médio pode ser palpado inferiormente à crista ilíaca, posteriormente ao músculo tensor da fáscia lata, que também se contrai durante a abdução da coxa.

MÚSCULO TENSOR DA FÁSCIA LATA

O **músculo tensor da fáscia lata** é fusiforme, tem cerca de 15 cm de comprimento e está envolto por duas camadas de fáscia lata (Figuras 7.37C, J, 7.39 e 7.40). O Quadro 7.6 apresenta suas inserções, inervação e ação.

O músculo tensor da fáscia lata e a parte superficial e anterior do músculo glúteo máximo têm uma inserção distal comum no *côndilo lateral da tíbia* via *trato iliotibial*, que atua como uma aponeurose longa para os músculos. Entretanto, ao contrário do glúteo máximo, o músculo tensor da fáscia lata é servido pelo feixe neurovascular glúteo superior. Apesar de sua inervação glútea e inserção compartilhada, o músculo tensor da fáscia lata é basicamente flexor da coxa por causa da localização anterior; mas, em geral, não tem ação independente.

Para causar flexão, o músculo tensor da fáscia lata atua em conjunto com os músculos iliopsoas e reto femoral. Na paralisia do músculo iliopsoas, o músculo tensor da fáscia lata hipertrofia na tentativa de compensar essa paralisia. Também atua em conjunto com outros músculos abdutores/

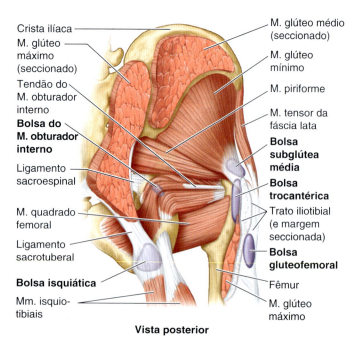

Figura 7.40 Músculos e bolsas da região glútea. Três bolsas (trocantérica, intermuscular dos músculos glúteos e isquiática) geralmente separam o músculo glúteo máximo das proeminências ósseas subjacentes. A bolsa do músculo obturador interno está sob o tendão desse músculo.

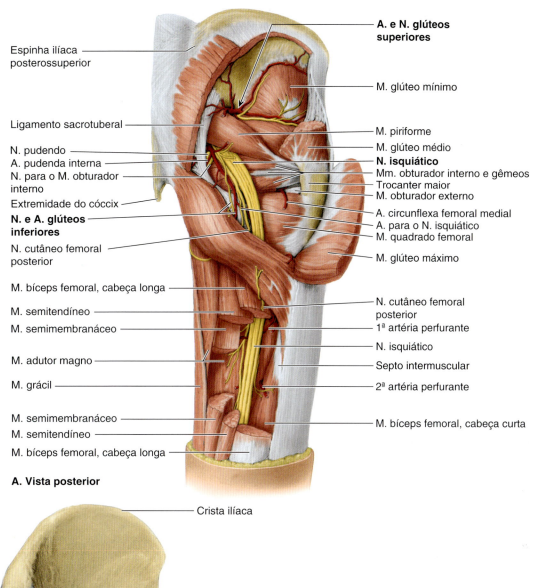
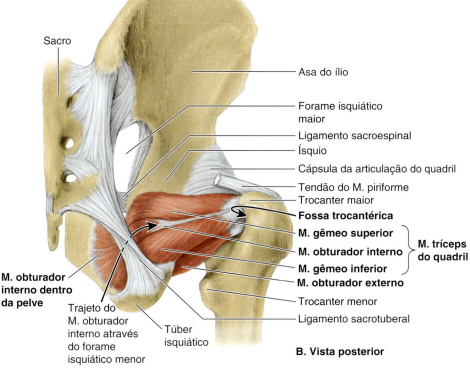

Figura 7.41 Regiões glútea e femoral posterior. A. Dissecção. A maior parte dos músculos glúteos máximo e médio foi removida e segmentos dos músculos isquiotibiais foram excisados para mostrar as estruturas neurovasculares da região glútea e da parte proximal da região femoral posterior. O nervo isquiático segue profundamente (anterior) ao músculo glúteo máximo sobrejacente inicialmente e, depois, ao músculo bíceps femoral, sendo protegido por eles. **B.** Músculos obturadores interno e externo. Esta dissecção mostra alguns rotadores laterais da coxa. Os componentes do músculo "tríceps do quadril" têm uma inserção comum na fossa trocantérica adjacente à do músculo obturador externo.

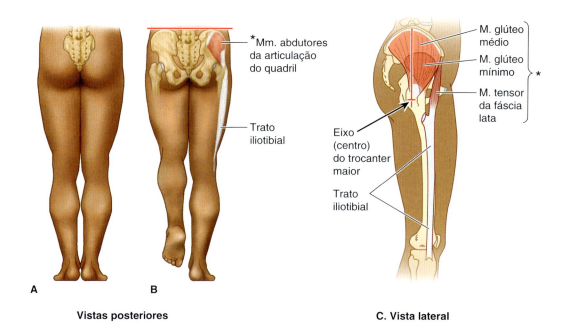

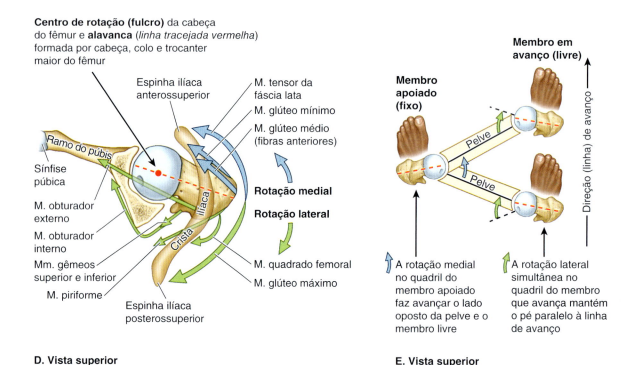

Figura 7.42 Ação dos abdutores/rotadores mediais da articulação do quadril ao caminhar. A e B. A função dos abdutores da articulação do quadril. Quando o peso está apoiado nos dois pés (**A**), há sustentação uniforme da pelve, que não se inclina. Quando o peso é sustentado por um membro (**B**), os músculos no lado sustentado fixam a pelve, de modo que ela não pende em direção ao lado não sustentado. A manutenção do nível da pelve permite que o membro que não está sustentando peso saia do solo enquanto avança durante a fase de balanço. **C** e **D**. Observe que a maioria dos abdutores – os músculos tensor da fáscia lata, glúteo mínimo, e a maior parte (as fibras anteriores) do glúteo médio – situa-se anteriormente à alavanca produzida pelo eixo de cabeça, colo e trocanter maior do fêmur para girar a coxa em torno do eixo vertical que atravessa a cabeça do fêmur. A vista superior da articulação do quadril direita (**D**) inclui o ramo superior do púbis, acetábulo e crista ilíaca; a parte inferior do ílio foi removida para mostrar a cabeça e o colo do fêmur. As linhas de tração dos rotadores do quadril são indicadas por *setas*, demonstrando a relação antagonista resultante de suas posições em relação à alavanca e ao centro de rotação (fulcro). Os rotadores mediais tracionam o trocanter maior anteriormente e os rotadores laterais tracionam o trocanter posteriormente, o que resulta em rotação da coxa em torno do eixo vertical. Observe que todos esses músculos também tracionam a cabeça e o colo do fêmur medialmente em direção ao acetábulo, reforçando a manutenção da articulação. **E**. Função na marcha. Na marcha, os mesmos músculos que atuam unilateralmente durante a fase de apoio (membro fixo) para manter o nível da pelve por meio da abdução podem, simultaneamente, produzir rotação medial da articulação do quadril, avançando o lado oposto não sustentado da pelve (aumentando o avanço da parte livre do membro). Os rotadores laterais do membro em avanço (livre) atuam durante a fase de balanço para manter o pé paralelo à direção (linha) de avanço.

rotadores mediais (músculos glúteos médio e mínimo) (Figura 7.42). Sua posição é anterior demais para que seja um forte abdutor e, portanto, provavelmente sua principal contribuição seja como sinergista ou fixador.

O músculo tensor da fáscia lata tensiona a fáscia lata e o trato iliotibial. Como o trato iliotibial está fixado ao fêmur pelo septo intermuscular lateral, o músculo tensor da fáscia lata movimenta pouco, ou não movimenta, a perna (Figura 7.39B). Mas quando há extensão completa do joelho, contribui para (potencializa) a força de extensão, aumentando a estabilidade e, na posição de pé, auxilia na sustentação do fêmur sobre a tíbia se houver oscilação lateral. Quando o joelho é fletido por outros músculos, o músculo tensor da fáscia lata pode aumentar sinergicamente a flexão e a rotação lateral da perna.

Os músculos abdutores/rotadores mediais da articulação do quadril são essenciais durante a locomoção, avançando e evitando a queda do lado não sustentado da pelve durante a marcha, conforme ilustrado e explicado na Figura 7.42. As funções de sustentação e produção de ação dos músculos abdutores/rotadores mediais dependem da normalidade da:

- Atividade muscular e inervação pelo nervo glúteo superior
- Articulação dos componentes da articulação do quadril
- Resistência e angulação do colo do fêmur.

MÚSCULO PIRIFORME

O **músculo piriforme** está localizado, em parte, na parede posterior da pelve menor e, em parte, posterior à articulação do quadril (Figuras 7.37F e G, 7.38 e 7.40; Quadro 7.6). O músculo piriforme deixa a pelve através do *forame isquiático maior*, ocupando-o quase totalmente, até chegar à sua inserção na margem superior do *trocanter maior do fêmur*.

Por causa de sua posição fundamental nas nádegas, o *músculo piriforme é o ponto de referência da região glútea*. O músculo piriforme é crucial para a compreensão das relações na região glútea porque determina os nomes dos vasos sanguíneos e nervos (Figura 7.41A):

- Os vasos e nervo glúteos superiores emergem superiormente a ele
- Os vasos e nervo glúteos inferiores emergem inferiormente a ele.

Ver "Lesão do nervo isquiático" no boxe Anatomia clínica, mais adiante.

MÚSCULOS OBTURADOR INTERNO E GÊMEOS

Os **músculos obturador interno** e **gêmeos superior** e **inferior** formam um músculo com três cabeças ("tríceps do quadril")* que ocupa a abertura entre os músculos piriforme e quadrado femoral (Figuras 7.37H e 7.41A e B). O tendão comum desses músculos situa-se horizontalmente nas nádegas enquanto segue até o trocanter maior do fêmur.

O Quadro 7.6 descreve suas inserções, inervação e ação. O *músculo obturador interno* está parcialmente localizado na pelve, onde recobre a maior parte da parede lateral da pelve menor (Figura 7.41B). Deixa a pelve através do *forame isquiático menor*, faz um ângulo reto (Figuras 7.41B e 7.42D),

torna-se tendíneo e recebe as inserções distais dos músculos gêmeos antes de se fixar à face medial do trocanter maior (fossa trocantérica) do fêmur.

Os pequenos *músculos gêmeos* são reforços extrapélvicos triangulares e estreitos do músculo obturador interno. Embora o músculo gêmeo inferior receba inervação separada do nervo para o músculo quadrado femoral, é mais realista considerar esses três músculos como uma unidade (i. e., como o *tríceps do quadril*) porque não têm ação independente.

A **bolsa isquiática do músculo obturador interno** permite livre movimento do músculo sobre a margem posterior do ísquio, onde a margem forma a incisura isquiática menor e a tróclea sobre a qual o tendão desliza quando faz a volta (Figura 7.40).

MÚSCULO QUADRADO FEMORAL

O **músculo quadrado femoral** é quadrangular, plano, curto e localizado inferiormente aos músculos obturador interno e gêmeos (Figuras 7.37H, 7.38, 7.40 e 7.41A). Fiel ao seu nome, o músculo quadrado femoral é retangular e um forte rotador lateral da coxa (Figura 7.42D).

MÚSCULO OBTURADOR EXTERNO

Com base em sua localização (posterior ao músculo pectíneo e às extremidades superiores dos músculos adutores) e sua inervação (*nervo obturatório*), o músculo obturador externo foi descrito antes neste capítulo juntamente com os músculos mediais da coxa (Figura 7.26H; Quadro 7.4). Entretanto, atua como rotador lateral da coxa (Figura 7.42D), e sua inserção distal só é visível durante a dissecção da região glútea (Figura 7.41B) ou da articulação do quadril. Por isso, é mencionado de novo.

O ventre do músculo obturador externo situa-se profundamente na região proximal da coxa e seu tendão passa inferiormente ao colo do fêmur e profundamente ao músculo quadrado femoral no trajeto até a inserção na *fossa trocantérica do fêmur* (Figuras 7.41B e 7.42D). O músculo obturador externo, com outros músculos curtos ao redor da articulação do quadril, estabiliza a cabeça do fêmur no acetábulo. É mais efetivo como rotador lateral da coxa quando a articulação do quadril é fletida.

Região femoral posterior

A Figura 7.43 ilustra os **músculos posteriores da coxa** e suas inserções, e o Quadro 7.7 descreve suas inserções, inervação e ações.

Três dos quatro músculos na face posterior da coxa são os músculos *isquiotibiais*. Os **músculos isquiotibiais** (Figuras 7.43E a G e 7.44B) são (1) *semitendíneo*, (2) *semimembranáceo* e (3) *bíceps femoral* (cabeça longa). Os músculos isquiotibiais têm as seguintes características em comum:

- Inserção proximal no túber isquiático profundamente ao músculo glúteo máximo (Figura 7.43A e E a G)
- Inserção distal nos ossos da perna (Figura 7.43B a G)
  - Assim, transpõem e atuam em duas articulações, produzindo extensão na articulação do quadril e flexão na articulação do joelho
- Inervação pela divisão tibial do nervo isquiático (Figura 7.44A).

---

*N.R.T.: A Terminologia Anatômica não contempla o músculo tríceps do quadril, citando apenas os músculos gêmeos e obturador interno.

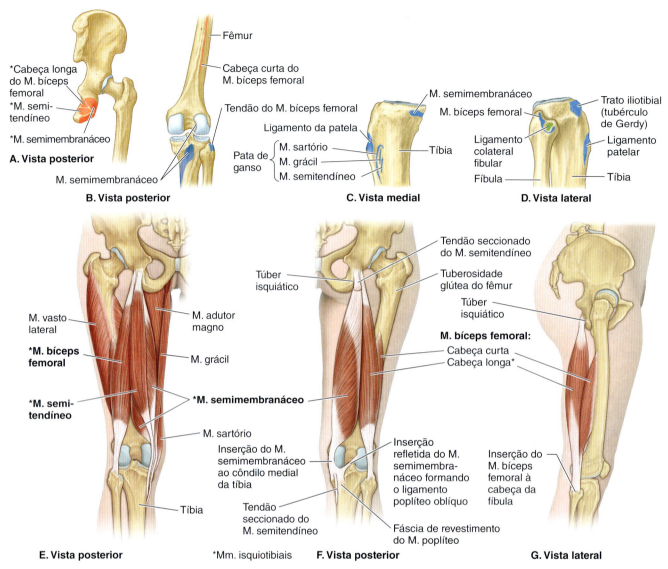

Figura 7.43 Músculos posteriores da coxa. **A** a **D**. Inserções. **E**. Músculos isquiotibiais. **F**. Músculos semimembranáceo e bíceps femoral. **G**. Músculo bíceps femoral.

Quadro 7.7 Músculos posteriores da coxa: extensores do quadril e flexores do joelho.

Músculo[a]	Inserção proximal	Inserção distal	Inervação[b]	Principal ação[c]
M. semitendíneo	Túber isquiático	Parte superior da face medial da tíbia (como parte da pata de ganso)	Divisão tibial do N. isquiático, parte da tíbia (**L5, S1**, S2)	Estendem a articulação do quadril; flexionam a articulação do joelho e rodam-na medialmente quando flexionada. Quando as articulações do quadril e do joelho são flexionadas (como na posição sentada), esses músculos podem estender o tronco na articulação do quadril (para levantar)
M. semi-membranáceo	Túber isquiático	Parte posterior do côndilo medial da tíbia. A inserção rebatida forma o ligamento poplíteo oblíquo (para o côndilo lateral do fêmur)		
M. bíceps femoral	Cabeça longa: túber isquiático Cabeça curta: linha áspera e linha supracondilar lateral do fêmur	Face lateral da cabeça da fíbula. O tendão é dividido nesse local pelo ligamento colateral fibular do joelho	Cabeça longa: divisão tibial do N. isquiático (L5, **S1**, S2) Cabeça curta: divisão fibular comum do N. isquiático (L5, **S1**, S2)	Flete a articulação do joelho e a roda lateralmente quando flexionada; a cabeça longa estende a articulação do quadril (p. ex., acelerando a massa durante a primeira etapa da marcha e ao levantar da posição sentada)

[a]Coletivamente, esses três músculos são conhecidos como músculos isquiotibiais.
[b]É indicada a inervação segmentar da medula espinal (p. ex., "L5, S1, S2" significa que os nervos que suprem o M. semitendíneo são derivados do quinto segmento lombar e dos dois primeiros segmentos sacrais da medula espinal). Os números em negrito (**L5, S1**) indicam a inervação segmentar principal. A lesão de um ou mais dos segmentos da medula espinal relacionados ou das raízes nervosas motoras originadas deles resulta em paralisia dos músculos associados.
[c]Coletivamente, os músculos são listados como extensores da articulação do quadril e flexores da articulação do joelho, mas suas ações são mais complexas; ver seção "Postura e marcha" neste capítulo.

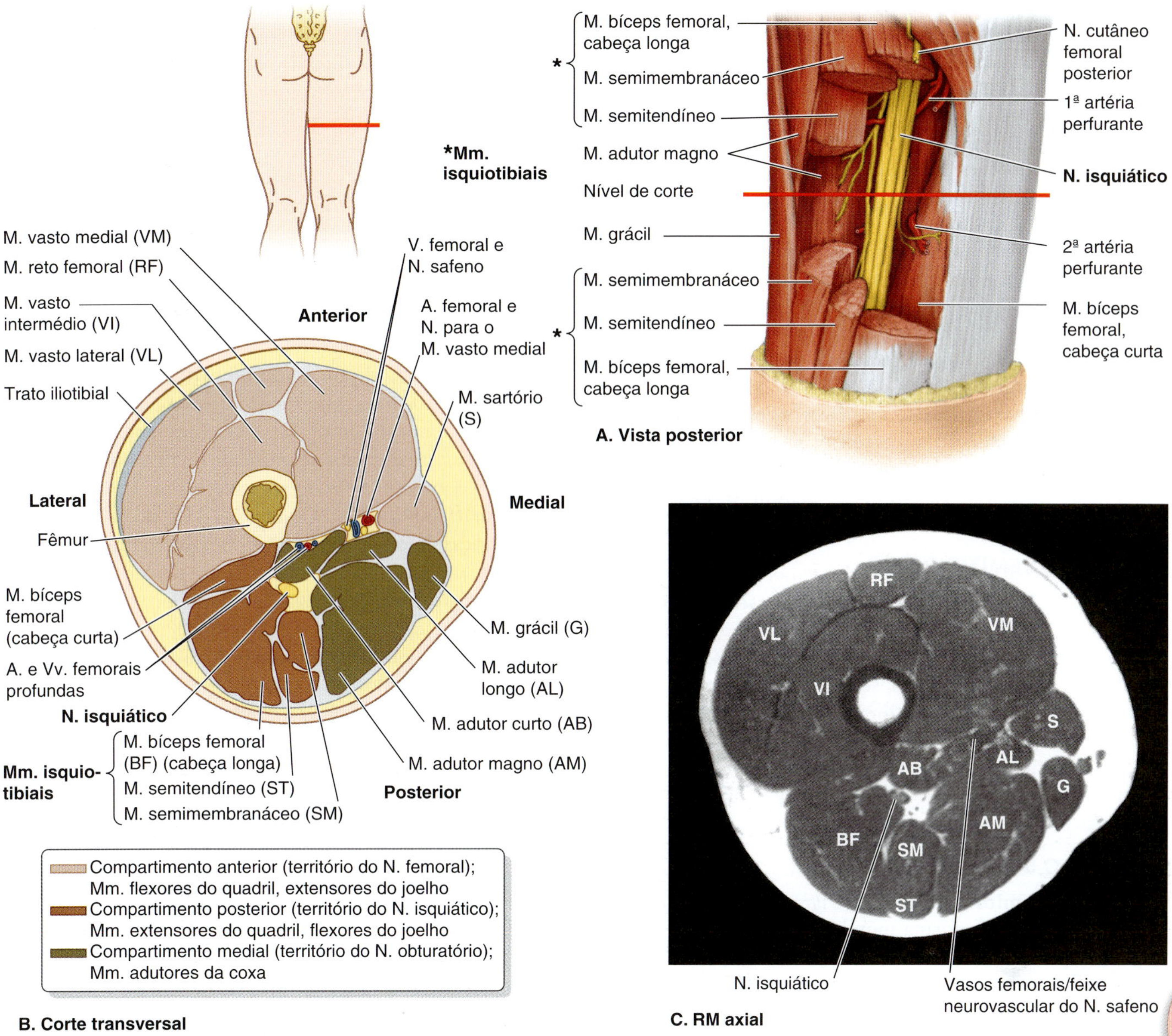

A. Vista posterior

Labels: M. bíceps femoral, cabeça longa; M. semimembranáceo; M. semitendíneo; M. adutor magno; Nível de corte; M. grácil; M. semimembranáceo; M. semitendíneo; M. bíceps femoral, cabeça longa; N. cutâneo femoral posterior; 1ª artéria perfurante; N. isquiático; 2ª artéria perfurante; M. bíceps femoral, cabeça curta.

*Mm. isquiotibiais

B. Corte transversal

Anterior:
- M. vasto medial (VM)
- M. reto femoral (RF)
- M. vasto intermédio (VI)
- M. vasto lateral (VL)
- Trato iliotibial
- V. femoral e N. safeno
- A. femoral e N. para o M. vasto medial
- M. sartório (S)

Lateral / Medial / Posterior:
- Fêmur
- M. bíceps femoral (cabeça curta)
- A. e Vv. femorais profundas
- N. isquiático
- Mm. isquiotibiais:
  - M. bíceps femoral (BF) (cabeça longa)
  - M. semitendíneo (ST)
  - M. semimembranáceo (SM)
- M. grácil (G)
- M. adutor longo (AL)
- M. adutor curto (AB)
- M. adutor magno (AM)

Compartimento anterior (território do N. femoral); Mm. flexores do quadril, extensores do joelho
Compartimento posterior (território do N. isquiático); Mm. extensores do quadril, flexores do joelho
Compartimento medial (território do N. obturatório); Mm. adutores da coxa

C. RM axial

Labels: RF, VL, VM, VI, S, AB, AL, G, BF, SM, AM, ST; N. isquiático; Vasos femorais/feixe neurovascular do N. safeno.

Figura 7.44 Músculos e compartimentos fasciais da coxa. A. Dissecção. Segmentos dos músculos isquiotibiais são excisados para mostrar o nervo isquiático. É indicado o nível dos cortes mostrados nas partes **B** e **C**. **B.** Corte transversal da região média da coxa, 10 a 15 cm inferior ao ligamento inguinal. Os três compartimentos da coxa são mostrados em tons diferentes de cores. Observe que cada um deles tem sua própria inervação e grupo(s) funcional(is) de músculos. **C.** RM transversal da coxa direita correspondente a **B**.

A cabeça longa do músculo bíceps femoral atende a todas essas condições, mas sua cabeça curta, sendo o quarto músculo do compartimento posterior, não atende a nenhuma delas. A parte "isquiotibial" do músculo adutor magno (compartimento medial) atende a três dessas condições, mas não abrange a articulação do joelho.

Os músculos isquiotibiais podem ser vistos na Figura 7.43E e F.

As duas ações dos músculos isquiotibiais não podem ser realizadas de modo máximo ao mesmo tempo. A flexão completa do joelho exige tamanho encurtamento dos isquiotibiais que impede a contração complementar que seria necessária para a extensão completa simultânea da coxa. Da mesma maneira, a extensão completa do quadril encurta os músculos isquiotibiais, de modo que eles não conseguem se contrair mais para atuar plenamente sobre o joelho. Quando as coxas e as pernas estão fixas, os músculos isquiotibiais podem ajudar a estender o tronco na articulação do quadril.

Os músculos isquiotibiais são ativos na extensão da coxa em todas as situações, com exceção da flexão completa do joelho, inclusive na manutenção da posição ortostática relaxada. Uma pessoa com paralisia dos músculos isquiotibiais tende a cair para frente porque os músculos glúteos máximos não conseguem manter o tônus necessário para a posição ortostática.

Os músculos isquiotibiais são os extensores do quadril que atuam na caminhada em superfície plana, quando a atividade do glúteo máximo é mínima. Entretanto, em vez de produzir extensão do quadril ou flexão do joelho durante a marcha normal, os músculos isquiotibiais têm maior atividade durante a contração excêntrica, resistindo (desacelerando) à flexão do quadril e à extensão do joelho durante o balanço terminal (entre o balanço médio e o toque do calcâneo) (ver Figura 7.23G; Quadro 7.2).

O comprimento dos músculos isquiotibiais varia, mas em geral é uma questão de condicionamento. Em algumas pessoas, não são suficientemente longos para permitir que toquem seus dedos dos pés com os joelhos estendidos. A prática rotineira de exercícios de alongamento consegue alongar esses músculos e tendões.

Para testar os músculos isquiotibiais, a pessoa flete a perna contra resistência. Normalmente, esses músculos – principalmente seus tendões de cada lado da fossa poplítea – devem se tornar proeminentes quando fletem o joelho (ver Figura 7.51C).

MÚSCULO SEMITENDÍNEO

Como indica o nome, metade do **músculo semitendíneo** é tendínea (Figura 7.43E). O músculo tem um ventre fusiforme, que geralmente é interrompido por uma intersecção tendínea e um tendão longo, semelhante a um cordão, que começa após cerca de dois terços do trajeto de descida na coxa. Na parte distal, o tendão fixa-se à face medial da parte superior da tíbia como parte da *pata de ganso* em conjunto com as inserções tendíneas dos músculos sartório e grácil (Figuras 7.27 e 7.43C).

MÚSCULO SEMIMEMBRANÁCEO

O **músculo semimembranáceo** é largo e seu nome é apropriado por causa da forma membranácea achatada de sua inserção proximal no túber isquiático (Figura 7.43E e F; Quadro 7.7). O tendão do músculo semimembranáceo forma-se aproximadamente no meio da coxa e desce até a parte posterior do côndilo medial da tíbia.

O tendão do músculo semimembranáceo divide-se em três partes na porção distal: (1) uma inserção direta na face posterior do côndilo medial da tíbia, (2) uma parte que se funde à fáscia poplítea e (3) uma parte refletida que reforça a parte intercondilar da cápsula articular do joelho como o **ligamento poplíteo oblíquo** (Figura 7.43F; ver também Figura 7.90B).

Quando o joelho é fletido a 90°, os tendões mediais isquiotibiais (semitendíneo e semimembranáceo) seguem até a face medial da tíbia. Nessa posição, a contração dos músculos isquiotibiais mediais (e dos sinergistas, inclusive os músculos grácil, sartório e poplíteo) produz um grau limitado (cerca de 10°) de rotação medial da tíbia no joelho. Os dois músculos isquiotibiais mediais não são tão ativos quanto o lateral, o músculo bíceps femoral, que é o "burro de carga" de extensão no quadril (Hamill et al., 2022).

MÚSCULO BÍCEPS FEMORAL

O **músculo bíceps femoral** é fusiforme e, como indica seu nome, tem duas cabeças: uma *cabeça longa* e uma *cabeça curta* (Figura 7.43E a G). Na parte inferior da coxa, a cabeça longa torna-se tendínea e se une à cabeça curta. O tendão comum arredondado dessas cabeças fixa-se à cabeça da fíbula e pode ser facilmente visto e palpado quando segue até o joelho, sobretudo quando o joelho é fletido contra resistência.

A **cabeça longa do músculo bíceps femoral** cruza para o outro lado e oferece proteção para o nervo isquiático depois de descer da região glútea até a face posterior da coxa (Figuras 7.41A e 7.44A a C). Quando o nervo isquiático divide-se em ramos terminais, o ramo lateral (nervo fibular comum) mantém essa relação, seguindo com o tendão do músculo bíceps femoral.

A **cabeça curta do músculo bíceps femoral** origina-se do lábio lateral do terço inferior da linha áspera e crista supracondilar do fêmur (Figura 7.43B e G). Enquanto os músculos isquiotibiais têm inervação comum da divisão tibial do nervo isquiático, *a cabeça curta do músculo bíceps femoral é inervada pela divisão fibular* (Quadro 7.7). Como cada uma das duas cabeças do músculo bíceps femoral tem uma inervação diferente, uma ferida na região femoral posterior com lesão do nervo pode causar paralisia de uma cabeça e não paralisar a outra.

Quando o joelho é fletido a 90°, o tendão lateral do músculo bíceps femoral e o trato iliotibial seguem até a face lateral da tíbia. Nessa posição, a contração dos músculos bíceps femoral e tensor da fáscia lata produz rotação lateral de cerca de 40° da tíbia no joelho. A rotação do joelho fletido é ainda mais importante para esquiar na neve.

Estruturas neurovasculares das regiões glútea e femoral posterior

Vários nervos importantes originam-se do *plexo sacral* e suprem a região glútea (p. ex., nervos glúteos superior e inferior) ou atravessam-na para suprir o períneo e a coxa (p. ex., os nervos pudendo e isquiático, respectivamente). A Figura 7.45 mostra os nervos das regiões glútea e femoral posterior, e o Quadro 7.8 descreve sua origem, trajeto e distribuição.

NERVOS CLÚNIOS

A pele da região glútea é ricamente suprida pelos **nervos clúnios superiores**, **médios** e **inferiores**. Esses nervos superficiais suprem a pele sobre a crista ilíaca, entre as espinhas ilíacas posterossuperiores e sobre os tubérculos ilíacos. Desse modo, esses nervos são vulneráveis à lesão durante a retirada de osso do ílio para enxerto.

NERVOS GLÚTEOS PROFUNDOS

Os *nervos glúteos profundos* são os nervos glúteos superior e inferior, nervo isquiático, nervo para o músculo quadrado femoral, nervo cutâneo femoral posterior, nervo para o músculo obturador interno e nervo pudendo (Figuras 7.41A e 7.45; Quadro 7.8). Todos esses nervos são ramos do plexo sacral e saem da pelve através do forame isquiático maior. Com exceção do nervo glúteo superior, eles também emergem inferiormente ao músculo piriforme.

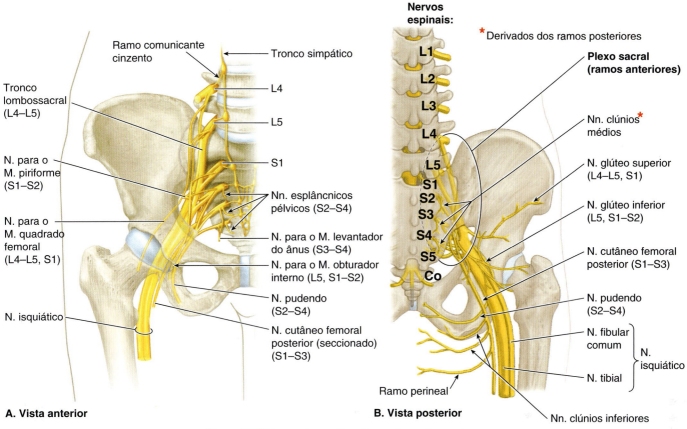

Figura 7.45 Nervos das regiões glútea e femoral posterior.

Quadro 7.8 Nervos das regiões glútea e femoral posterior.

Nervo	Origem	Trajeto	Distribuição
Nn. clúnios Superiores	Como ramos cutâneos laterais dos ramos posteriores dos Nn. espinais L1–L3	Seguem em sentido inferolateral através da crista ilíaca	Suprem a pele da região superior das nádegas até o tubérculo da crista ilíaca
Médios	Como ramos cutâneos laterais dos ramos posteriores dos Nn. espinais S1–S3	Saem através dos forames sacrais posteriores e seguem lateralmente até a região glútea	Suprem a pele sobre o sacro e a área adjacente das nádegas
Inferiores	N. cutâneo femoral posterior (ramos anteriores dos Nn. espinais S2–S3)	Emergem da margem inferior do M. glúteo máximo e ascendem superficialmente a ele	Suprem a pele da metade inferior das nádegas até o trocanter maior
Isquiático	Plexo sacral (divisões anterior e posterior dos ramos anteriores dos Nn. espinais L4–S3)	Entra na região glútea através do forame isquiático maior, inferiormente ao M. piriforme e profundamente ao M. glúteo máximo; desce na parte posterior da coxa profundamente ao M. bíceps femoral; bifurca-se nos Nn. tibial e fibular comum no ápice da fossa poplítea	Não supre músculos na região glútea; supre todos os músculos do compartimento femoral posterior (a divisão tibial supre todos, exceto a cabeça curta do M. bíceps femoral, que é suprida pela divisão fibular comum)
N. cutâneo femoral posterior	Plexo sacral (divisões anterior e posterior dos ramos anteriores dos Nn. espinais S1–S3)	Entra na região glútea através do forame isquiático maior, inferiormente ao M. piriforme e profundamente ao M. glúteo máximo, emergindo da margem inferior deste último; desce na parte posterior da coxa profundamente à fáscia lata	Supre a pele da metade inferior das nádegas (via Nn. clúnios inferiores), pele sobre a face posterior da coxa e fossa poplítea e pele da região lateral do períneo e região média superior da coxa (através de seu ramo perineal)
N. glúteo superior	Plexo sacral (divisões posteriores dos ramos anteriores dos Nn. espinais L4–S1)	Entra na região glútea através do forame isquiático maior, superiormente ao M. piriforme; segue lateralmente entre os Mm. glúteos médio e mínimo até o M. tensor da fáscia lata	Inerva os Mm. glúteo médio, glúteo mínimo e tensor da fáscia lata

(continua)

Quadro 7.8 Nervos das regiões glútea e femoral posterior. (*Continuação*)

Nervo	Origem	Trajeto	Distribuição
N. glúteo inferior	Plexo sacral (divisões posteriores dos ramos anteriores dos Nn. espinais L5–S2)	Entra na região glútea através do forame isquiático maior, inferiormente ao M. piriforme e profundamente à parte inferior do M. glúteo máximo, dividindo-se em vários ramos	Supre o M. glúteo máximo
N. para o M. quadrado femoral	Plexo sacral (divisões anteriores dos ramos anteriores dos Nn. espinais L4–S1)	Entra na região glútea através do forame isquiático maior inferiormente ao M. piriforme, profundamente (anterior) ao N. isquiático	Inerva a articulação do quadril, Mm. gêmeo inferior e quadrado femoral
N. pudendo	Plexo sacral (divisões anteriores dos ramos anteriores dos Nn. espinais S2–S4)	Sai da pelve através do forame isquiático maior, inferiormente ao M. piriforme; desce posteriormente ao ligamento sacroespinal; entra no períneo através do forame isquiático menor	Não supre estruturas na região glútea ou parte posterior da coxa (nervo principal para o períneo)
N. para o M. obturador interno	Plexo sacral (divisões posteriores dos ramos anteriores dos Nn. espinais L5–S2)	Sai da pelve através do forame isquiático maior, inferiormente ao M. piriforme; desce posteriormente ao ligamento sacroespinal; entra no períneo através do forame isquiático menor	Supre os Mm. gêmeo superior e obturador interno

Nervo glúteo superior. O **nervo glúteo superior** segue lateralmente entre os músculos glúteos médio e mínimo com o ramo profundo da artéria glútea superior. Divide-se em um ramo superior que supre o músculo glúteo médio e um ramo inferior que continua entre os músculos glúteos médio e mínimo para suprir os dois músculos e o tensor da fáscia lata.

Ver "Lesão do nervo glúteo superior" no boxe Anatomia clínica, mais adiante.

Nervo glúteo inferior. O **nervo glúteo inferior** sai da pelve através do forame isquiático maior, abaixo do músculo piriforme e superficial ao nervo isquiático, acompanhado por vários ramos de artéria e veia glúteas inferiores. Também se divide em vários ramos, que oferecem inervação motora ao músculo glúteo máximo sobrejacente.

Nervo isquiático. O **nervo isquiático** é o maior nervo do corpo e é a continuação da principal parte do *plexo sacral*. Os ramos convergem na margem inferior do músculo piriforme para formar o nervo isquiático, uma faixa espessa e achatada com cerca de 2 cm de largura. O nervo isquiático é a estrutura mais lateral que emerge através do forame isquiático maior inferiormente ao músculo piriforme.

Em posição medial a ele estão o nervo e os vasos glúteos inferiores, os vasos pudendos internos e o nervo pudendo. O nervo isquiático segue em sentido inferolateral sob o revestimento do músculo glúteo máximo, a meio caminho entre o trocanter maior e o túber isquiático. O nervo repousa sobre o ísquio e depois segue posteriormente aos músculos obturador interno, quadrado femoral e adutor magno. O nervo isquiático é tão grande que recebe da artéria glútea inferior um ramo que tem nome próprio, a **artéria para o nervo isquiático**.

O nervo isquiático não supre estruturas na região glútea. Supre os músculos posteriores da coxa, todos os músculos da perna e do pé e a pele da maior parte da perna e do pé. Também envia ramos articulares para todas as articulações do membro inferior. O nervo isquiático consiste, na verdade, em dois nervos, o *nervo tibial*, derivado de divisões anteriores (pré-axiais) dos ramos anteriores, e o *nervo fibular comum*, derivado de divisões posteriores (pós-axiais) dos ramos anteriores, que são frouxamente unidos na mesma bainha de tecido conjuntivo (Figuras 7.45 e 7.46A).

Em geral, os nervos tibial e fibular comum separam-se na parte distal da coxa (Figura 7.45B); entretanto, em cerca de 12% das pessoas, os nervos separam-se quando deixam a pelve (Figura 7.46A). Nesses casos, o nervo tibial segue abaixo do músculo piriforme, e o nervo fibular comum perfura esse músculo ou passa acima dele (Figura 7.46B e C).

Nervo para o músculo quadrado femoral. O **nervo para o músculo quadrado femoral** deixa a pelve anteriormente ao nervo isquiático e ao músculo obturador interno e segue sobre a face posterior da articulação do quadril (Figura 7.45). Envia um ramo articular para o quadril e inerva os músculos gêmeo inferior e quadrado femoral.

Nervo cutâneo femoral posterior. O **nervo cutâneo femoral posterior** inerva uma porção maior de pele do que qualquer outro nervo cutâneo (Figuras 7.19 e 7.45; Quadro 7.1). Suas fibras originadas nas divisões anteriores de S2 e S3 suprem a pele do períneo por seu *ramo perineal*. Algumas fibras das divisões posteriores dos ramos anteriores de S1 e S2 suprem a pele da parte inferior das nádegas (via *nervos clúnios inferiores*). Outras fibras continuam em sentido inferior, em ramos que inervam a pele da face posterior da coxa e a parte proximal da perna. Ao contrário da maioria dos nervos que têm o nome *cutâneo*, a parte principal desse nervo situa-se profundamente à fáscia muscular (fáscia lata), e apenas seus ramos terminais penetram a tela subcutânea para distribuição cutânea.

Nervo pudendo. O *nervo pudendo* é a estrutura mais medial a sair da pelve através do forame isquiático maior. Desce inferiormente ao músculo piriforme, posterolateralmente ao ligamento sacroespinal, e entra no períneo através do forame isquiático menor para suprir estruturas nessa região. O nervo pudendo não supre estruturas na região glútea nem na região femoral posterior; é discutido em detalhes no Capítulo 6, *Pelve e Períneo*.

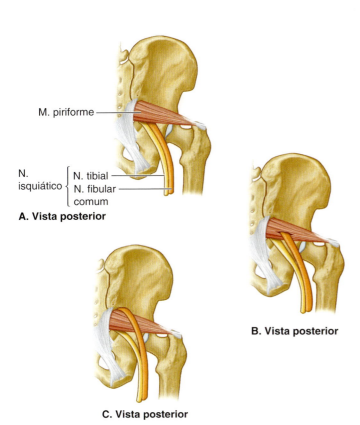

Figura 7.46 Relação entre o nervo isquiático e o músculo piriforme. **A.** Inferior ao músculo piriforme. O nervo isquiático geralmente emerge do forame isquiático maior abaixo do músculo piriforme. **B.** Divisão fibular comum perfurando o músculo piriforme. Em 12,2% dos 640 membros estudados pelo Dr. J. C. B. Grant, o nervo isquiático se dividiu antes de sair pelo forame isquiático maior; a divisão fibular comum (*amarela*) atravessava o músculo piriforme. **C.** Divisão fibular comum superior ao músculo piriforme. Em 0,5% dos casos, a divisão fibular comum passava superiormente ao músculo, onde é bastante vulnerável à lesão por injeções intraglúteas.

Nervo para o músculo obturador interno. O **nervo para o músculo obturador interno** origina-se das divisões anteriores dos ramos anteriores dos nervos L5–S2 e acompanha o trajeto do nervo pudendo (Figura 7.45A). Enquanto passa ao redor da base da espinha isquiática, o nervo supre o músculo gêmeo superior. Depois de entrar no períneo através do forame isquiático menor, o nervo supre o músculo obturador interno.

ARTÉRIAS DAS REGIÕES GLÚTEA E FEMORAL POSTERIOR

As **artérias da região glútea** originam-se, direta ou indiretamente, das *artérias ilíacas internas*, mas os padrões de origem das artérias são variáveis (Figuras 7.41A e 7.47; Quadro 7.9). Os principais ramos da artéria ilíaca interna que suprem ou atravessam a região glútea são (1) artéria glútea superior, (2) artéria glútea inferior e (3) artéria pudenda interna. O compartimento posterior da coxa não tem uma grande artéria exclusiva; recebe sangue de várias fontes: artérias glútea inferior, circunflexa femoral medial, perfurantes e poplítea.

Artéria glútea superior. A **artéria glútea superior** é o maior ramo da artéria ilíaca interna e segue posteriormente entre o tronco lombossacral e o nervo S1. Essa artéria sai da pelve através do forame isquiático maior, superiormente ao músculo piriforme, e divide-se imediatamente em ramos superficial e profundo. O *ramo superficial* irriga o músculo glúteo máximo e a pele sobre a inserção proximal desse músculo. O *ramo profundo* irriga os músculos glúteo médio, glúteo mínimo e tensor da fáscia lata. A artéria glútea superior anastomosa-se com as artérias glútea inferior e circunflexa femoral medial.

Artéria glútea inferior. A **artéria glútea inferior** origina-se da artéria ilíaca interna e segue posteriormente através da fáscia pélvica parietal, entre os nervos S1 e S2 (ou S2 e S3). A artéria glútea inferior sai da pelve através do forame isquiático maior, inferiormente ao músculo piriforme. Entra na região glútea profundamente ao músculo glúteo máximo e desce medialmente ao nervo isquiático.

A artéria glútea inferior supre os músculos glúteo máximo, obturador interno, quadrado femoral e as partes superiores dos músculos isquiotibiais. Anastomosa-se com a artéria glútea superior e, com frequência, mas nem sempre, participa da *anastomose cruzada da coxa*, que inclui as primeiras artérias perfurantes da artéria femoral profunda e as artérias circunflexas femorais medial e lateral (Quadro 7.5). Todos esses vasos participam da irrigação das estruturas da parte proximal posterior da coxa.

Antes do nascimento, a artéria glútea inferior é a principal artéria do compartimento posterior, atravessando sua extensão e tornando-se contínua com a artéria poplítea. Entretanto, essa parte da artéria diminui, persistindo após o nascimento como a *artéria para o nervo isquiático*.

Artéria pudenda interna. A **artéria pudenda interna** origina-se da artéria ilíaca interna e situa-se anteriormente à artéria glútea inferior. Segue paralelamente ao nervo pudendo, entrando na região glútea através do forame isquiático maior abaixo do músculo piriforme (Figura 7.47A). A artéria pudenda interna deixa a região glútea imediatamente, cruzando a espinha isquiática/ligamento sacroespinal, e entra no períneo através do forame isquiático menor. Como o nervo pudendo, supre a pele, os órgãos genitais externos e os músculos na região do períneo. Não supre nenhuma estrutura nas regiões glútea ou femoral posterior.

Artérias perfurantes. Em geral, a artéria femoral profunda emite quatro **artérias perfurantes**, três originam-se no compartimento anterior e a quarta é o ramo terminal da própria artéria profunda (Figura 7.45; Quadro 7.9). As artérias perfurantes são grandes vasos, incomuns nos membros por seu trajeto intercompartimental, transversal.

Os cirurgiões que operam o compartimento posterior têm cuidado para identificá-las e evitar lesão inadvertida. Elas perfuram a parte aponeurótica da inserção distal do músculo adutor magno e entram no compartimento posterior. No compartimento posterior, dão origem a ramos musculares para os músculos isquiotibiais e ramos anastomóticos que sobem ou descem para se unir aos ramos originados superior ou inferiormente das outras artérias perfurantes ou das artérias glútea inferior e poplítea.

Assim, uma cadeia anastomótica contínua estende-se da região glútea para a região genicular posterior, o que dá

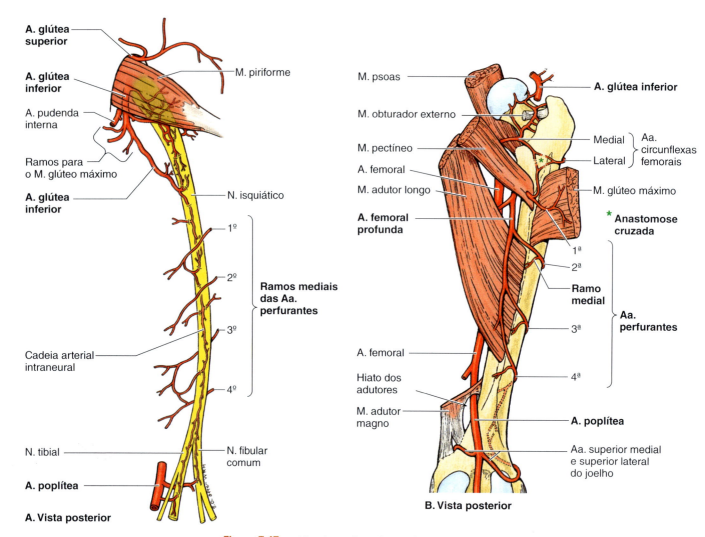

Figura 7.47 Artérias das regiões glútea e femoral posterior.

Quadro 7.9 Artérias das regiões glútea e femoral posterior.

Artéria[a]	Trajeto	Distribuição
A. glútea superior	Entra na região glútea através do forame isquiático maior, superiormente ao M. piriforme; divide-se em ramos superficial e profundo; anastomosa-se com as Aa. glútea inferior e circunflexa medial (não mostradas na Figura 7.47)	Ramo superficial: supre o M. glúteo máximo. Ramo profundo: segue entre os Mm. glúteos médio e mínimo, suprindo ambos e o M. tensor da fáscia lata
A. glútea inferior	Entra na região glútea através do forame isquiático maior, inferiormente ao M. piriforme; desce na face medial do N. isquiático (não mostrado na Figura 7.47); anastomosa-se com a A. glútea superior e participa na anastomose cruzada da coxa, junto com a primeira artéria perfurante da A. femoral profunda e as Aa. circunflexas medial e lateral	Supre os Mm. glúteo máximo, obturador interno, quadrado femoral e as partes superiores dos músculos isquiotibiais
A. pudenda interna	Entra na região glútea através do forame isquiático maior; desce posteriormente à espinha isquiática; entra no períneo através do forame isquiático menor	Supre os órgãos genitais externos e os músculos na região perineal; não supre a região glútea
A. perfurante	Entra no compartimento posterior perfurando a parte aponeurótica da inserção do M. adutor magno e o septo intermuscular medial; após emitir ramos musculares para os Mm. isquiotibiais, continua até o compartimento anterior perfurando o septo intermuscular lateral	Supre a maior parte (partes centrais) dos músculos isquiotibiais, depois continua e supre o M. vasto lateral no compartimento anterior

[a]Todas essas artérias originam-se da artéria ilíaca interna (a Figura 7.32A mostra uma vista anterior).

origem a outros ramos para músculos e para o nervo isquiático. Depois de emitirem seus ramos do compartimento posterior, as artérias perfurantes atravessam o septo intermuscular lateral e entram no compartimento anterior, onde suprem o músculo vasto lateral.

VEIAS DAS REGIÕES GLÚTEA E FEMORAL POSTERIOR

As **veias glúteas** são tributárias das veias ilíacas internas que drenam sangue da região glútea. As **veias glúteas superiores e inferiores** acompanham as artérias correspondentes através do forame isquiático maior, superior e inferiormente ao músculo piriforme, respectivamente (Figura 7.48A). Elas se comunicam com tributárias da veia femoral, oferecendo, assim, vias alternativas para o retorno do sangue do membro inferior (p. ex., se a veia femoral estiver ocluída ou se for necessário ligá-la).

As **veias pudendas internas** acompanham as artérias pudendas internas e unem-se para formar uma única veia que entra na veia ilíaca interna. Essas veias drenam sangue dos órgãos genitais externos ou pudendo. As *veias perfurantes* acompanham as artérias do mesmo nome e drenam sangue do compartimento posterior da coxa para a *veia femoral profunda*. Em geral, as veias perfurantes, como as artérias, também se comunicam inferiormente com a veia poplítea e superiormente com a veia glútea inferior.

DRENAGEM LINFÁTICA DAS REGIÕES GLÚTEA E FEMORAL

A linfa dos tecidos profundos das nádegas segue os vasos glúteos até os **linfonodos glúteos superiores** e **inferiores** e deles para os *linfonodos ilíacos internos, externos e comuns* (Figura 7.48A) e daí para os *linfonodos laterais lombares (aórticos/cavais)*.

A linfa dos tecidos superficiais da região glútea entra nos *linfonodos inguinais superficiais*, que também recebem linfa da coxa (Figura 7.48A e B). Todos os linfonodos inguinais superficiais enviam vasos linfáticos eferentes para os linfonodos ilíacos externos.

Em termos de irrigação do membro inferior como um todo, a maior parte do sangue arterial que chega ao membro e a maior parte do sangue venoso e da linfa que sai dele seguem ao longo da face anteromedial mais protegida do membro.

Os músculos flexores geralmente são mais bem protegidos do que os músculos extensores, estando estes últimos expostos e, portanto, vulneráveis na posição fletida, de defesa (fetal) (coluna vertebral e membros fletidos).

Anatomia de superfície das regiões glútea e femoral posterior

A pele da região glútea geralmente é espessa e grosseira, sobretudo em homens, enquanto a pele da coxa é relativamente fina e está frouxamente fixada à tela subcutânea subjacente. Uma linha que une os *pontos mais altos das cristas ilíacas* (Figura 7.49A) cruza o disco entre L IV e L V e é um ponto de referência útil quando é realizada uma *punção lombar espinal* (ver Capítulo 2, *Dorso*), indicando o meio da *cisterna lombar*.

A *fenda interglútea*, que começa inferiormente ao ápice do sacro, é o sulco profundo entre as nádegas. Estende-se superiormente até S III ou S IV. O *cóccix* é palpável na parte superior da fenda interglútea.

As *espinhas ilíacas posterossuperiores (EIPS)* estão situadas nas extremidades posteriores das cristas ilíacas e pode ser difícil palpá-las; entretanto, sua posição sempre pode ser localizada na base das depressões cutâneas permanentes, distantes em torno de 3,75 cm da linha mediana (Figura 7.49B). Uma linha que une essas depressões, em geral mais visível em mulheres do que em homens, atravessa o processo espinhoso de S II, indicando o nível do limite inferior do *saco dural* (ver Figuras 2.41 e B2.25), o meio das articulações

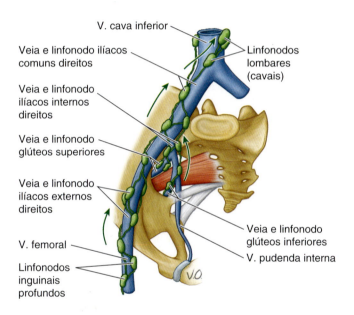

A. Vista anterior

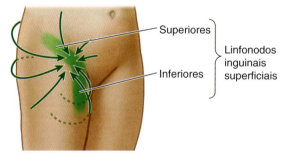

B. Vista anterolateral

Figura 7.48 Drenagem linfática das regiões glútea e femoral. **A.** Drenagem venosa profunda. A linfa dos tecidos profundos da região glútea entra na pelve ao longo das veias glúteas, drenando para os linfonodos glúteos superiores e inferiores; a partir daí, segue até os linfonodos ilíacos e lombares laterais (cavais/aórticos). **B.** Drenagem linfática superficial. A linfa dos tecidos superficiais da região glútea segue inicialmente até os linfonodos inguinais superficiais, que também recebem linfa da coxa. A linfa de todos os linfonodos inguinais superficiais segue através de vasos linfáticos eferentes até os linfonodos ilíacos externos, ilíacos comuns, lombares direitos e esquerdos (cavais/aórticos), drenando através dos troncos linfáticos lombares até a cisterna do quilo e o ducto torácico.

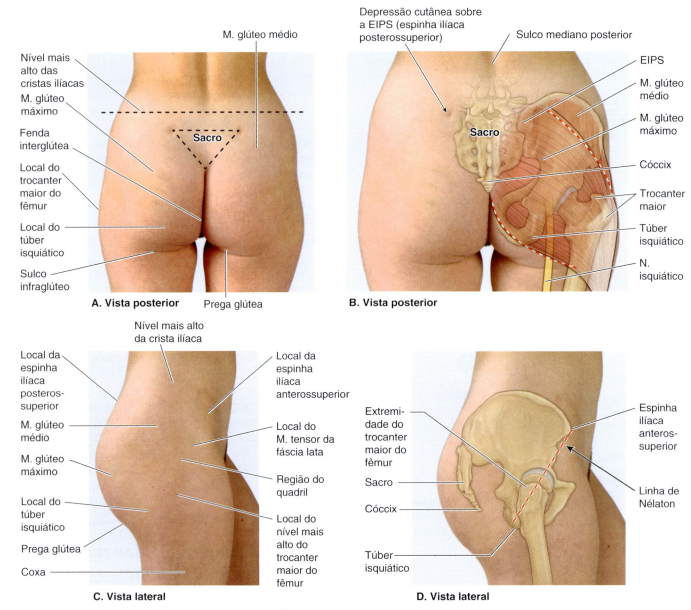

Figura 7.49 Anatomia de superfície da região glútea.

sacroilíacas e a bifurcação das artérias ilíacas comuns (Figura 7.15A).

Pode-se observar a localização de apenas dois músculos glúteos. Pode-se perceber a contração do *músculo glúteo máximo*, que cobre a maioria das estruturas na região glútea, ao se passar da posição curvada para frente para a posição ortostática. A margem inferior desse grande músculo está situada imediatamente superior ao *sulco infraglúteo*, que contém uma quantidade variável de gordura subcutânea (Figura 7.49A e C). O sulco infraglúteo desaparece durante a flexão do quadril. O grau de proeminência do sulco infraglúteo muda em algumas situações anormais, como a *atrofia do músculo glúteo máximo*. Uma linha imaginária traçada do cóccix até o túber isquiático indica a margem inferior do músculo glúteo máximo (Figura 7.49B). Outra linha traçada da EIPS até um ponto ligeiramente superior ao trocanter maior indica a margem superior desse músculo.

O **sulco infraglúteo**, uma prega cutânea, é o limite entre as nádegas e a face posterior da coxa (Figura 7.49A e B). Quando a coxa está estendida como mostram as figuras, o *túber isquiático* é coberto pela parte inferior do músculo glúteo máximo; no entanto, é fácil palpar o túber quando a coxa está fletida, porque o músculo glúteo máximo desliza superiormente, afastando-se do túber e deixando-o em posição subcutânea. Palpe o túber isquiático ao se curvar para sentar.

A parte superior do *músculo glúteo médio* pode ser palpada entre a parte superior do músculo glúteo máximo e a crista ilíaca (Figuras 7.49B e 7.50A e B). O músculo glúteo médio de uma nádega pode ser palpado quando todo o peso do corpo é desviado sobre o membro ipsilateral (do mesmo lado).

O *trocanter maior*, o ponto ósseo mais lateral na região glútea, pode ser palpado na face lateral do quadril, sobretudo sua parte inferior (Figura 7.49A a C). É mais fácil

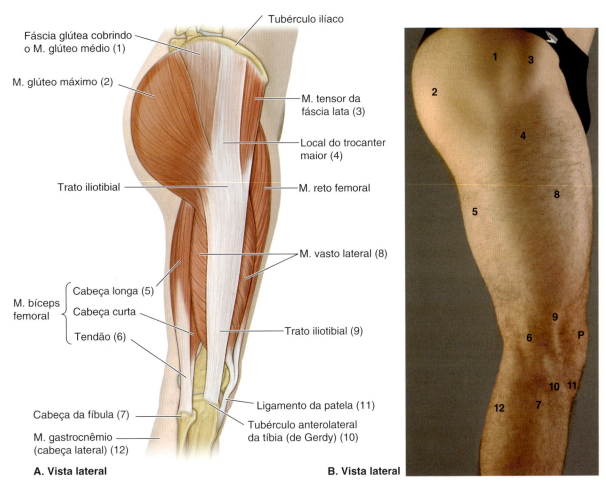

Figura 7.50 Anatomia de superfície das regiões do quadril e lateral da coxa. *P*, patela.

palpar durante a abdução passiva do membro inferior para relaxar os músculos glúteos médio e mínimo. A parte superior do trocanter maior situa-se aproximadamente quatro dedos inferiormente ao *tubérculo da crista ilíaca* (Figura 7.50).

A proeminência do trocanter aumenta quando a luxação do quadril causa atrofia dos músculos glúteos e deslocamento do trocanter. Uma linha traçada desde a EIAS até o túber isquiático (*linha de Nélaton*) passa normalmente sobre o topo do trocanter maior do fêmur ou perto dele (Figura 7.49D). O trocanter do fêmur pode ser palpado superiormente a essa linha em uma pessoa com luxação do quadril ou fratura do colo do fêmur. O *trocanter menor do fêmur* é palpável com dificuldade na face posterior quando a coxa é estendida e rodada medialmente.

O ponto de referência superficial da margem superior do *músculo piriforme* é indicado por uma linha que une a depressão cutânea formada pela espinha ilíaca posterossuperior à margem superior do trocanter maior do fêmur (Figura 7.51A).

O *nervo isquiático*, a estrutura mais importante inferiormente ao músculo piriforme, se localiza no ponto médio de uma linha que se estende entre o trocanter maior do fêmur e o túber isquiático (Figura 7.51A), no meio da face posterior da coxa (Figura 7.51B). O nível da bifurcação do nervo isquiático em nervos tibial e fibular comum varia. A separação geralmente ocorre entre os terços médio e inferior da coxa. Com menor frequência, a divisão do nervo isquiático ocorre quando este atravessa o forame isquiático maior (Figura 7.46C). O nervo isquiático é distendido quando a coxa é fletida e o joelho é estendido, e relaxa quando a coxa é estendida e o joelho é fletido.

O *nervo tibial* divide a fossa poplítea ao meio. O *nervo fibular comum* segue o tendão do músculo bíceps femoral.

Os *músculos isquiotibiais* podem ser palpados como um grupo, pois originam-se do túber isquiático e se estendem ao longo das faces lateral e posterior da coxa (Figura 7.51B e C). O *trato iliotibial*, a faixa fibrosa que reforça a fáscia lata lateralmente, pode ser observado na face lateral da coxa quando segue até o *côndilo lateral da tíbia* (Figura 7.50A e B).

Na posição sentada com o membro inferior estendido, levante o calcanhar do solo e palpe a margem anterior do trato iliotibial, que passa quatro dedos posteriormente à margem lateral da patela. Observe que o trato iliotibial é proeminente e tenso quando o calcanhar é elevado, e indistinto quando o calcanhar é abaixado.

Os *tendões dos músculos isquiotibiais* podem ser observados e palpados nas margens da *fossa poplítea*, a depressão entre os tendões no dorso do joelho fletido (Figura 7.51B e C). O *tendão do músculo bíceps femoral* está na face lateral

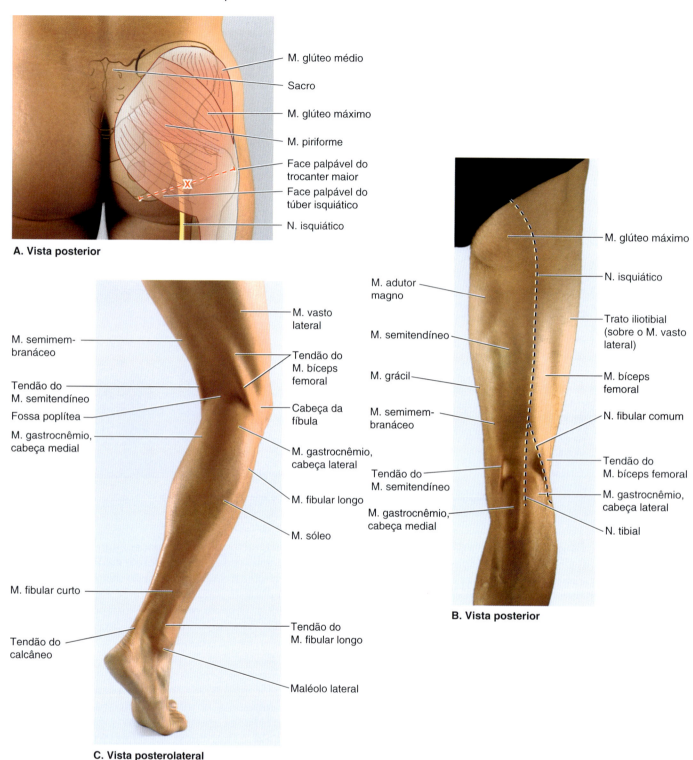

Figura 7.51 Anatomia de superfície das regiões glútea e femoral posterior. A. Projeção superficial do músculo piriforme e do nervo isquiático. **B.** Músculos isquiotibiais. As articulações do quadril e do joelho são estendidas com músculos tensionados ativamente depois do exercício, para garantir a definição muscular. **C.** Fossa poplítea e perna. O peso está sendo sustentado pelo membro direito, com as articulações do quadril, joelho e metatarsofalângicas flexionadas.

da fossa. O tendão mais lateral na face medial quando o joelho é fletido contra resistência é o *tendão do músculo semimembranáceo*.

Sentado em uma cadeira com o joelho fletido, pressione o calcanhar contra a perna da cadeira, palpe o tendão do músculo bíceps femoral lateralmente e acompanhe-o até a cabeça da fíbula. Palpe também o *tendão do músculo semitendíneo* estreito e mais proeminente medialmente, que se afasta do tendão do músculo semimembranáceo fixado à parte superomedial da tíbia.

Ver "Lesões dos músculos isquiotibiais" no boxe Anatomia clínica, a seguir.

ANATOMIA CLÍNICA

REGIÕES GLÚTEA E FEMORAL POSTERIOR

Bursite trocantérica

A *bursite trocantérica*, inflamação das bolsas trocantéricas (ver Figura 7.40), pode resultar de ações repetitivas como subir escadas carregando objetos pesados ou correr em uma esteira rolante com inclinação acentuada. Esses movimentos incluem o músculo glúteo máximo e movimentam as fibras tendíneas superiores repetidas vezes para a frente e para trás sobre as bolsas do trocanter maior. A bursite trocantérica causa dor difusa profunda na região lateral da coxa.

Esse tipo de *bursite por atrito* é caracterizado por dor à palpação no ponto sobre o trocanter maior; entretanto, a dor se irradia ao longo do trato iliotibial que se estende do tubérculo ilíaco até a tíbia (ver Figuras 7.39 e 7.50). Esse espessamento da fáscia lata recebe reforços tendíneos dos músculos tensor da fáscia lata e glúteo máximo. A dor causada pela inflamação da bolsa trocantérica, em geral localizada imediatamente posterior ao trocanter maior, costuma ser suscitada por resistência manual à abdução e rotação lateral da coxa enquanto a pessoa está deitada sobre o lado não afetado.

Bursite isquiática

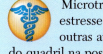

Microtraumatismos recorrentes resultantes de estresse repetitivo (p. ex., no ciclismo, remo ou outras atividades que incluam extensão repetitiva do quadril na posição sentada) podem sobrepujar a capacidade da bolsa isquiática (ver Figura 7.40) de dispersar o estresse aplicado. O traumatismo recorrente resulta em inflamação da bolsa (*bursite isquiática*).

A bursite isquiática é uma *bursite por atrito* resultante do atrito excessivo entre as bolsas isquiáticas e os túberes isquiáticos. A dor localizada ocorre sobre a bolsa, e a dor aumenta com o movimento do músculo glúteo máximo. Na bursite crônica pode haver calcificação na bolsa. Como os túberes isquiáticos sustentam o peso do corpo na posição sentada, esses pontos de pressão podem causar *lesões por pressão* em pessoas debilitadas, sobretudo paraplégicos sem cuidados de enfermagem adequados.

Lesões dos músculos isquiotibiais

As *distensões dos músculos isquiotibiais* (distensão e/ou ruptura) são comuns em indivíduos que correm e/ou chutam forte (p. ex., na corrida, salto e esportes de partida rápida como beisebol, basquete, futebol americano e futebol). O esforço muscular violento necessário para ter êxito nesses esportes pode causar avulsão de parte das inserções tendíneas proximais dos músculos isquiotibiais ao túber isquiático. As distensões dos músculos isquiotibiais são duas vezes mais comuns que as distensões do músculo quadríceps femoral.

Em geral, as distensões da coxa são acompanhadas por contusão e ruptura das fibras musculares, resultando em ruptura dos vasos sanguíneos que irrigam os músculos. O *hematoma* resultante é contido pela fáscia lata densa, semelhante a uma meia.

A *ruptura das fibras dos músculos isquiotibiais* costuma ser tão dolorosa quando o atleta move ou estende a perna que ele cai e se contorce de dor. Muitas vezes essas lesões resultam de aquecimento inadequado antes do treinamento ou competição.

A *avulsão do túber isquiático* na inserção proximal dos músculos bíceps femoral e semitendíneo pode resultar de flexão forçada do quadril com o joelho estendido (p. ex., chutar uma bola de futebol americano). (Ver Figura B7.1 e "Lesões do osso do quadril" no boxe Anatomia clínica, anteriormente.)

Lesão do nervo glúteo superior

A lesão desse nervo acarreta perda motora característica, com *claudicação do músculo glúteo médio* incapacitante, para compensar o enfraquecimento da abdução da coxa pelos músculos glúteos médio e mínimo, e/ou *marcha glútea*, uma inclinação compensatória do corpo para o lado em que o glúteo está enfraquecido. Essa compensação coloca o centro de gravidade sobre o membro inferior que sustenta o peso. Também há comprometimento acentuado da rotação medial da coxa. Quando uma pessoa é instruída a ficar de pé sobre uma perna só, os músculos glúteos médio e mínimo normalmente se contraem assim que o outro pé deixa o solo, evitando inclinação da pelve para o lado sem apoio (Figura B7.19A e B).

Quando uma pessoa que sofreu uma lesão do nervo glúteo superior é instruída a ficar de pé sobre uma perna, há queda da pelve sobre o lado sem apoio (Figura B7.19C), indicando fraqueza ou inatividade dos músculos glúteos médio e mínimo no lado apoiado. Na clínica, esse sinal é denominado *teste de*

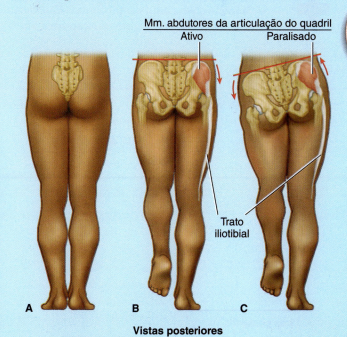

Figura B7.19 Paralisia dos músculos abdutores da articulação do quadril.

Trendelenburg positivo. Outras causas desse sinal incluem fratura do *trocanter maior* (a inserção distal do músculo glúteo médio) e *luxação da articulação do quadril*.

Quando a pelve desce no lado sem sustentação, o membro inferior torna-se, na verdade, muito longo e não sai do solo quando o pé é avançado na fase de balanço da marcha. Para compensar, o indivíduo inclina-se para o lado com apoio, elevando a pelve a fim de dar espaço para que o pé saia do solo durante o avanço. Isso resulta em um "gingado" característico ou *marcha glútea*.

Outras formas de compensação são levantar o pé mais alto durante o avanço, o que resulta na *marcha escarvante*, ou balançar o pé lateralmente, a denominada *marcha com balanço lateral*. Essas mesmas marchas são adotadas para compensar o *pé em gota* decorrente da paralisia do nervo fibular comum. (Ver a ilustração dessas marchas anormais na Figura B7.21, no item "Lesão do nervo fibular comum e pé em gota" do boxe Anatomia clínica, mais adiante.)

Anestesia regional do nervo isquiático

A sensibilidade conduzida pelo nervo isquiático e pelos nervos cutâneos femorais posteriores adjacentes pode ser bloqueada pela injeção de um agente anestésico alguns centímetros abaixo do ponto médio da linha que une a espinha ilíaca posterossuperior (EIPS) e a margem superior do trocanter maior. A área resultante da anestesia (dormência à dor) inclui a face posterior da coxa, as faces anterior e posterolateral da perna e a planta do pé, uma vez que o nervo isquiático dá origem aos nervos fibular e tibial (e plantar derivado).

Lesão do nervo isquiático

A dor na nádega pode resultar da compressão do nervo isquiático pelo músculo piriforme (*síndrome do piriforme*). Os praticantes de esportes que exigem o uso excessivo dos músculos glúteos (p. ex., patinadores no gelo, ciclistas e alpinistas) e as mulheres são mais propensos a desenvolver essa síndrome. Em aproximadamente 50% dos casos, os relatos indicam traumatismo da nádega associado a hipertrofia e *espasmo do músculo piriforme*. Em cerca de 12% das pessoas nas quais a divisão fibular comum do nervo isquiático atravessa o músculo piriforme (ver Figura 7.46B), esse músculo pode comprimir o nervo.

A *secção completa do nervo isquiático* é rara; entretanto, quando ocorre, o membro inferior torna-se inútil porque há comprometimento da extensão do quadril e também da flexão da perna. Há perda ainda de todos os movimentos do tornozelo e do pé.

A *secção incompleta do nervo isquiático* (p. ex., por feridas perfurocortantes) também pode acometer os nervos glúteo inferior e/ou cutâneo femoral posterior. A recuperação de uma lesão do nervo isquiático é lenta e, em geral, incompleta.

Em relação ao nervo isquiático, as nádegas têm um *lado de segurança* (a região lateral) e um *lado de risco* (a região medial). As feridas ou a cirurgia na região medial das nádegas podem lesar o nervo isquiático e seus ramos para os músculos isquiotibiais (semitendíneo, semimembranáceo e bíceps femoral) na face posterior da coxa. A paralisia desses músculos compromete a extensão da coxa e a flexão da perna.

Injeções intraglúteas

A região glútea (nádegas) é um local comum de injeção intramuscular (IM) de medicamentos. As *injeções IM glúteas* penetram na pele, na fáscia e nos músculos. A região glútea é um local comum de injeção porque os músculos são espessos e grandes; consequentemente, há um bom volume para absorção das substâncias injetadas pelas veias intramusculares. É importante conhecer a extensão da região glútea e a região segura para administrar injeções. Algumas pessoas restringem a área das nádegas à parte mais proeminente. Esse erro pode ser perigoso porque o nervo isquiático está situado profundamente nessa área (Figura B7.20A).

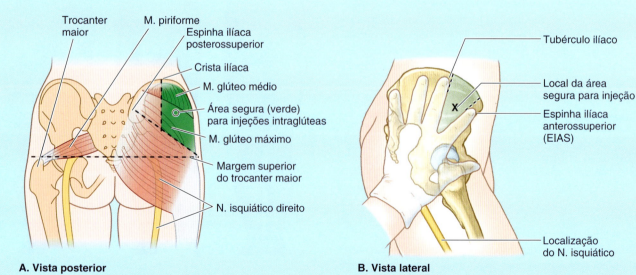

Figura B7.20 Área segura para a injeção intraglútea.

As injeções na nádega só são seguras no quadrante superolateral ou acima de uma linha que se estende da EIPS até a margem superior do trocanter maior (aproximando-se da margem superior do músculo glúteo máximo).

As injeções IM também podem ser administradas com segurança na parte anterolateral da coxa, onde a agulha penetra no músculo glúteo médio ou no músculo tensor da fáscia lata (ver Figura 7.50A) que se estende distalmente a partir da crista ilíaca e EIAS. O dedo indicador é colocado sobre a EIAS, e os dedos são abertos em sentido posterior, ao longo da crista ilíaca, até que o dedo médio encontre o tubérculo da crista (Figura B7.20B). A injeção IM pode ser administrada com segurança na área triangular entre os dedos (imediatamente anterior à articulação proximal do dedo médio) porque está superior ao nervo isquiático. As complicações associadas à técnica imprópria incluem lesão do nervo, hematoma e formação de abscesso.

Pontos-chave: Regiões glútea e femoral posterior

Região glútea: O fêmur é curvo no ângulo de inclinação, criando uma alavanca relativamente transversal formada pela parte proximal do fêmur. ■ Isso permite posicionamento superior dos músculos abdutores da coxa e assegura uma vantagem mecânica para os músculos rotadores mediais e laterais profundos da coxa, fundamental para a locomoção bípede. ■ Apesar de suas designações, os abdutores/rotadores mediais (os músculos glúteos superficiais) são mais ativos durante a fase de apoio quando há elevação e avanço simultâneos da metade contralateral da pelve, sem suporte, durante a deambulação. ■ Os rotadores laterais (músculos glúteos profundos) do lado não sustentado giram a parte livre do membro durante a fase de balanço, de modo que o pé permanece paralelo à linha de avanço.

Região femoral posterior: Embora tenham apenas cerca de dois terços da força do músculo glúteo máximo, os músculos isquiotibiais são os principais extensores do quadril usados na marcha normal. ■ Os músculos isquiotibiais são biarticulares, e sua contração concêntrica produz extensão do quadril ou flexão do joelho. ■ Entretanto, na marcha são mais ativos na contração excêntrica para desacelerar a flexão do quadril e a extensão do joelho durante o balanço terminal. ■ Os músculos isquiotibiais também giram a tíbia quando o joelho está fletido. ■ Se houver aumento da resistência à extensão do quadril, ou se for necessária extensão mais vigorosa, o músculo glúteo máximo entra em ação.

Estruturas neurovasculares das regiões glútea e femoral posterior: Como está situada sobre a principal abertura (forame isquiático maior) pela qual os derivados do plexo sacral saem da pelve óssea, a região glútea inclui um número desproporcional de nervos de todos os tamanhos, motores e sensitivos. ■ Felizmente, a maioria está localizada no quadrante inferomedial; assim, injeções IM administradas com técnica adequada evitam essas estruturas. ■ Como o nervo isquiático inclui fibras dos nervos espinais L4–S3, é afetado pelas síndromes de compressão nervosa mais comuns (p. ex., radiculopatias dos nervos espinais L4 e L5; ver Capítulo 2, *Dorso*). ■ Embora ocorram fora do membro inferior propriamente dito, essas síndromes provocam dor isquiática – que se irradia para baixo no membro inferior ao longo do trajeto do nervo isquiático e de seus ramos terminais. ■ A dor no membro inferior não é obrigatoriamente causada por um problema no membro! ■ As artérias e veias que servem a região glútea e a parte proximal do compartimento posterior da coxa são ramos e tributárias de artéria e veia ilíacas internas que entram e saem da região através do forame isquiático maior. ■ Todas, com exceção dos vasos glúteos superiores, saem do forame inferiormente ao músculo piriforme. ■ Embora os vasos pudendos sigam o mesmo trajeto, eles atravessam a região glútea brevemente no trajeto de entrada e saída do períneo através do forame isquiático menor. ■ Não há uma grande artéria que atravesse o compartimento posterior da coxa e seja a principal responsável pelo compartimento. Em vez disso, a irrigação provém de ramos de diversas artérias situadas em outros compartimentos.

FOSSA POPLÍTEA E PERNA

Região genicular posterior

A fossa poplítea é um compartimento do membro inferior preenchido principalmente por gordura. Superficialmente, quando o joelho é fletido, a fossa poplítea apresenta-se como uma depressão em forma de losango posterior à articulação do joelho (Figura 7.52). Entretanto, as dimensões da lacuna entre os músculos isquiotibiais e gastrocnêmio induz a erro em relação às dimensões e extensão reais da fossa poplítea. Profundamente, é muito maior do que indica a depressão superficial porque as cabeças do músculo gastrocnêmio que formam o limite inferior superficialmente formam um teto sobre a metade inferior da parte profunda. Quando o joelho é estendido, a gordura na fossa salienta-se através da abertura entre os músculos, produzindo uma elevação arredondada ladeada por sulcos longitudinais superficiais sobre os tendões dos músculos isquiotibiais. Na dissecção, a separação e o rebatimento das cabeças do músculo gastrocnêmio (Figura 7.53) revelam um espaço muito maior.

Superficialmente, a fossa poplítea é limitada:

- Na parte superolateral, pelo músculo bíceps femoral (margem superolateral)
- Na parte superomedial, pelo músculo semimembranáceo, lateralmente ao qual está o músculo semitendíneo (margem superomedial)

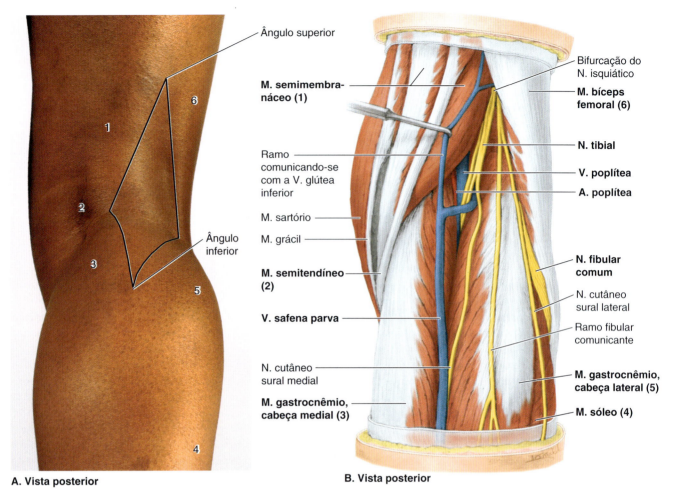

Figura 7.52 **Região genicular posterior superficial. A.** Anatomia de superfície. Os *números* na anatomia de superfície referem-se às estruturas identificadas na parte **B**. É delimitada a abertura em forma de losango no teto da fossa poplítea, formada pelos músculos sobrejacentes. **B.** Dissecção superficial. Os músculos que cobrem a maior parte da fossa poplítea.

- Nas partes inferolateral e inferomedial, pelas cabeças lateral e medial do músculo gastrocnêmio, respectivamente (margens inferolateral e inferomedial)
- Na parte posterior, pela pele e *fáscia poplítea* (teto).

Profundamente, os limites superiores são formados pelas linhas supracondilares medial e lateral do fêmur, que são divergentes. O limite inferior é formado pela linha para o músculo sóleo da tíbia (ver Figura 7.4B). Esses limites circundam um assoalho em forma de losango, relativamente grande (parede anterior), formado pela **face poplítea do fêmur** superiormente, a face posterior da cápsula articular do joelho centralmente, e a **fáscia de revestimento poplítea** que cobre o músculo poplíteo inferiormente (Figura 7.54).

O *conteúdo da fossa poplítea* (Figuras 7.52B, 7.53 e 7.54) inclui:

- Extremidade da veia safena parva
- Artérias e veias poplíteas e seus ramos e tributárias
- Nervos tibial e fibular comum
- Nervo cutâneo femoral posterior (ver Figura 7.45B)
- Linfonodos e vasos linfáticos poplíteos (ver Figura 7.18B).

FÁSCIA DA FOSSA POPLÍTEA

A *tela subcutânea* que cobre a fossa poplítea pode conter a veia safena parva (Figura 7.14B) (exceto se tiver penetrado a fáscia muscular da perna em um nível inferior), e até três nervos cutâneos: o(s) ramo(s) terminal(is) do *nervo cutâneo femoral posterior* e os *nervos cutâneos surais medial* e *lateral* (Figura 7.52B).

A **fáscia poplítea** é uma lâmina forte de fáscia muscular, contínua superiormente com a *fáscia lata* e inferiormente com a *fáscia muscular da perna* (Figura 7.14B). A fáscia poplítea forma um revestimento protetor para estruturas neurovasculares que partem da coxa, atravessam a fossa poplítea e seguem até a perna, e um "retináculo" de contenção relativamente frouxo, mas funcional para os tendões dos músculos isquiotibiais. Muitas vezes, a fáscia é perfurada pela veia safena parva.

Quando a perna é estendida, a gordura na fossa é relativamente comprimida, enquanto a fáscia poplítea é tensionada, e o músculo semimembranáceo move-se lateralmente, oferecendo proteção adicional ao conteúdo da fossa poplítea.

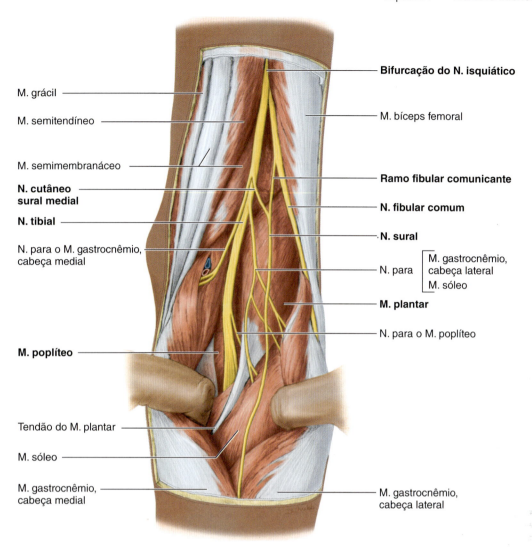

Figura 7.53 Dissecção dos nervos da fossa poplítea. As duas cabeças do músculo gastrocnêmio foram separadas e estão sendo afastadas. O nervo isquiático separa-se em seus componentes no ápice da fossa poplítea. O nervo fibular comum segue ao longo da margem medial do músculo bíceps femoral. Todos os ramos motores originados do nervo tibial, exceto um, originam-se da face lateral; consequentemente, a exploração cirúrgica é mais segura na face medial. O nível em que os nervos surais medial e lateral se fundem para formar o nervo sural – em posição alta aqui – varia muito; pode ocorrer até mesmo no nível da região talocrural.

O conteúdo, sendo os mais importantes a artéria poplítea e os linfonodos, é palpado mais facilmente com o joelho em semiflexão. Em razão do teto fascial profundo e do assoalho osteofibroso, a fossa é um espaço relativamente limitado. Muitos distúrbios causam edema da fossa, tornando dolorosa a extensão do joelho. (Ver "Abscesso e tumor poplíteos", "Aneurisma e hemorragia poplíteos" e "Cistos poplíteos" nos boxes Anatomia clínica, mais adiante.)

ESTRUTURAS NEUROVASCULARES E RELAÇÕES NA FOSSA POPLÍTEA

Todas as estruturas neurovasculares importantes que seguem da coxa até a perna atravessam a fossa poplítea. Progredindo da região superficial para a região profunda (posterior para anterior) da fossa, como na dissecção, primeiro são encontrados os nervos e depois as veias. As artérias são as mais profundas, diretamente na face poplítea do fêmur, cápsula articular e *fáscia poplítea*, formando o assoalho da fossa (Figura 7.54).

Nervos na fossa poplítea. O *nervo isquiático* geralmente termina no ângulo superior da fossa poplítea, dividindo-se em nervos tibial e fibular comum (Figuras 7.52B, 7.53 e 7.54).

O **nervo tibial** é o maior ramo terminal, medial do nervo isquiático, derivado de divisões anteriores (pré-axiais) dos ramos anteriores dos nervos espinais L4–S3. *O nervo tibial é o mais superficial dos três principais componentes centrais da fossa poplítea (i. e.*, nervo, veia e artéria); entretanto, ainda está em posição profunda e protegida. O nervo tibial divide a fossa ao meio enquanto segue do seu ângulo superior até o ângulo inferior.

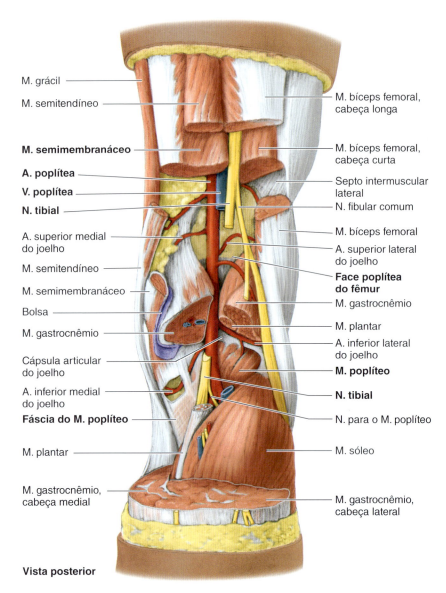

Figura 7.54 **Dissecção profunda da fossa poplítea.** A artéria poplítea segue no assoalho da fossa, formado pela face poplítea do fêmur, a cápsula articular do joelho e a fáscia poplítea.

Enquanto está na fossa poplítea, o nervo tibial emite ramos para os músculos sóleo, gastrocnêmio, plantar e poplíteo. O **nervo cutâneo sural medial** também é derivado do nervo tibial na fossa poplítea. A ele se une o **ramo fibular comunicante do nervo fibular comum** em nível muito variável para formar o *nervo sural*. Esse nervo irriga a face lateral da perna e da região talocrural.

O **nervo fibular comum** é o menor ramo terminal, lateral do nervo isquiático, derivado de divisões posteriores (pós-axiais) dos ramos anteriores dos nervos espinais L4–S2. Esse nervo começa no ângulo superior da fossa poplítea e acompanha de perto a margem medial do músculo bíceps femoral e seu tendão ao longo do limite superolateral da fossa. O nervo fibular comum deixa a fossa poplítea, passando superficialmente à cabeça lateral do músculo gastrocnêmio, e, depois, passa sobre a face posterior da cabeça da fíbula. O *nervo fibular comum espirala-se ao redor do colo da fíbula* e divide-se em seus ramos terminais.

Os ramos mais inferiores do *nervo cutâneo femoral posterior* suprem a pele sobrejacente à fossa poplítea (ver Figura 7.45B). O nervo atravessa a maior parte do comprimento do compartimento posterior da coxa profundamente à fáscia lata; apenas seus ramos entram na tela subcutânea como nervos cutâneos.

Vasos sanguíneos na fossa poplítea. A **artéria poplítea**, a continuação da artéria femoral (Figuras 7.54 e 7.55), começa quando esta atravessa o hiato dos adutores (ver Figuras 7.15A e F, 7.32A e B e 7.47A). A artéria poplítea segue em sentido inferolateral através da fossa poplítea e termina na margem inferior do músculo poplíteo, dividindo-se nas *artérias tibiais anterior* e *posterior*. A estrutura mais profunda (anterior) na fossa, a artéria poplítea, segue bem

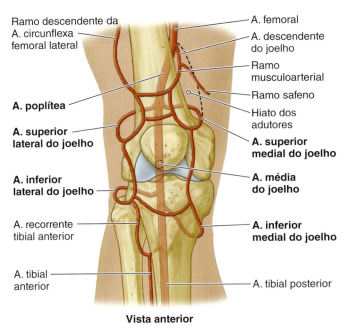

Figura 7.55 Rede articular do joelho. As muitas artérias que formam a rede articular do joelho garantem circulação colateral importante, que permite o fluxo ao largo da artéria poplítea quando o joelho é mantido por muito tempo em posição de flexão completa ou quando há estreitamento ou oclusão dos vasos.

próximo da cápsula articular do joelho e se estende sobre a fossa intercondilar.

Cinco *ramos geniculares da artéria poplítea* suprem a cápsula e os ligamentos da articulação do joelho. As artérias do joelho são as **artérias superior lateral, superior medial, média, inferior lateral** e **inferior medial do joelho** (Figura 7.55). Elas participam na formação da **rede articular do joelho** periarticular, uma rede de vasos que circundam o joelho e garantem circulação colateral capaz de manter a vascularização da perna durante a flexão completa do joelho, o que pode causar acotovelamento da artéria poplítea. Outras artérias que contribuem para essa importante rede no joelho são:

- **Artéria descendente do joelho**, um ramo superomedial da artéria femoral
- **Ramo descendente da artéria circunflexa femoral lateral**, superolateral
- **Artéria recorrente tibial anterior**, ramo da artéria tibial anterior, inferolateral.

Os ramos musculares da artéria poplítea suprem os músculos isquiotibiais, gastrocnêmio, sóleo e plantar. Os ramos musculares superiores da artéria poplítea fazem anastomoses clinicamente importantes com a parte terminal das artérias femoral profunda e glútea.

A **veia poplítea** começa na margem distal do músculo poplíteo como uma continuação da *veia tibial posterior* (Figura 7.54). Em todo o seu trajeto, a veia situa-se perto da artéria poplítea, superficial a ela e na mesma bainha fibrosa. Inicialmente, a veia poplítea situa-se posteromedialmente à artéria e lateralmente ao nervo tibial. Mais acima, a veia poplítea situa-se posteriormente à artéria, entre esse vaso e o nervo tibial sobrejacente. Na parte superior, a veia poplítea, que tem várias válvulas, torna-se a *veia femoral* quando atravessa o hiato dos adutores. A *veia safena parva* segue da face posterior do maléolo lateral até a fossa poplítea, onde perfura a fáscia muscular poplítea e entra na veia poplítea.

Linfonodos na fossa poplítea. Os **linfonodos poplíteos superficiais** geralmente são pequenos e situam-se na tela subcutânea. Um linfonodo situa-se na extremidade da veia safena parva e recebe linfa dos vasos linfáticos que acompanham essa veia (ver Figura 7.17B). Os **linfonodos poplíteos profundos** circundam os vasos e recebem linfa da cápsula articular do joelho e dos vasos linfáticos que acompanham as veias profundas da perna. Os vasos linfáticos dos linfonodos poplíteos seguem os vasos femorais até os *linfonodos inguinais profundos*.

Compartimento anterior da perna

ORGANIZAÇÃO DA PERNA

Os ossos da perna (*tíbia* e *fíbula*) que conectam o joelho e a região talocrural, e os três compartimentos fasciais (*compartimentos anterior, lateral* e *posterior da perna*), formados pelos *septos intermusculares anterior* e *posterior*, a *membrana interóssea* e os dois ossos da perna aos quais se fixam, foram discutidos no início deste capítulo e são ilustrados em corte transversal na Figura 7.56. Os músculos de cada compartimento têm função e inervação iguais.

O **compartimento anterior da perna**, ou *compartimento dorsiflexor* (extensor), está localizado anteriormente à *membrana interóssea*, entre a face lateral do corpo da tíbia e a face medial do corpo da fíbula.

O compartimento anterior é limitado anteriormente pela *fáscia muscular da perna* e a pele. A fáscia muscular da perna sobre o compartimento anterior é densa superiormente, sendo responsável por parte da inserção proximal do músculo imediatamente profundo a ela. Com estruturas firmes nos três lados (os dois ossos e a membrana interóssea) e uma fáscia densa no outro lado, o compartimento anterior relativamente pequeno é bastante confinado e, portanto, mais suscetível às *síndromes de compartimento* (ver "Contenção e disseminação de infecções nos compartimentos da perna" no boxe Anatomia clínica, mais adiante).

Inferiormente, dois espessamentos da fáscia, semelhantes a faixas, formam **retináculos** que unem os tendões dos músculos do compartimento anterior antes e depois de cruzarem a articulação talocrural, impedindo o estrangulamento anterior durante a dorsiflexão da articulação (Figura 7.57):

1. O **retináculo superior dos músculos extensores** é uma faixa forte e larga de fáscia muscular, que segue da fíbula até a tíbia, proximal aos maléolos
2. O **retináculo inferior dos músculos extensores**, uma faixa de fáscia muscular em forma de Y, fixa-se lateralmente à face anterossuperior do calcâneo. Forma uma alça forte ao redor dos tendões dos músculos fibular terceiro e extensor longo dos dedos.

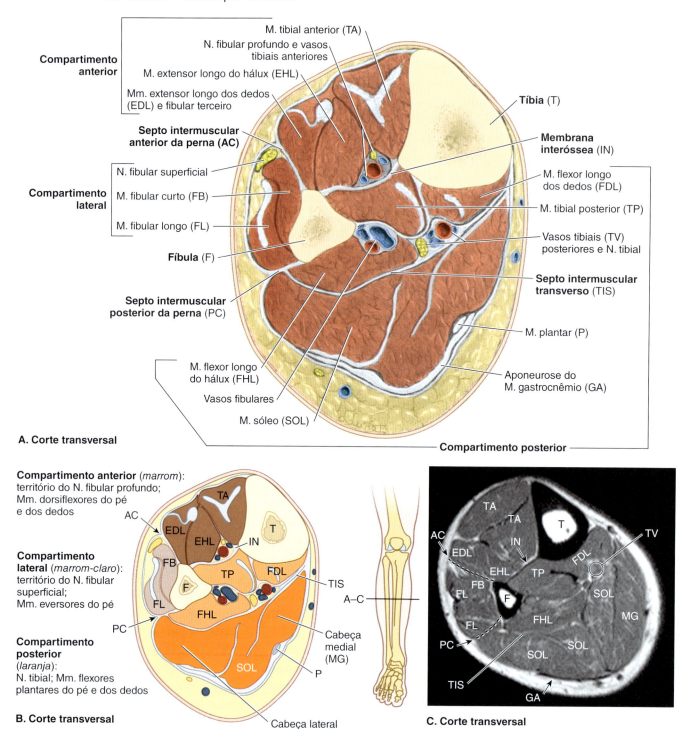

Figura 7.56 Compartimentos da perna. A. Corte transversal anatômico. O compartimento anterior (dorsiflexor ou extensor) contém quatro músculos (o fibular terceiro situa-se inferiormente ao nível desse corte). O compartimento lateral (fibular) contém dois músculos eversores. O compartimento posterior (flexor plantar ou flexor), contendo sete músculos, é subdividido por um septo intermuscular transverso intracompartimental em um grupo superficial de três (dois dos quais costumam ser tendíneos/aponeuróticos nesse nível) e um grupo profundo de quatro. O músculo poplíteo (parte do grupo profundo) situa-se superiormente no nível desse corte. **B.** Visão geral dos compartimentos da perna. **C.** RM da perna. As abreviaturas são indicadas nas partes **A** e **B**.

MÚSCULOS DO COMPARTIMENTO ANTERIOR DA PERNA

Os quatro músculos no compartimento anterior da perna são *tibial anterior, extensor longo dos dedos, extensor longo do hálux* e *fibular terceiro* (Figuras 7.56A e B e 7.58; Quadro 7.10). Esses músculos seguem, e se inserem, em posição anterior ao eixo transverso da articulação talocrural e, portanto, são **dorsiflexores da articulação talocrural**, elevando a parte anterior do pé e abaixando o calcanhar. Os extensores longos também seguem ao longo da face dorsal dos dedos, e se inserem nela; portanto, são extensores (elevadores) dos dedos.

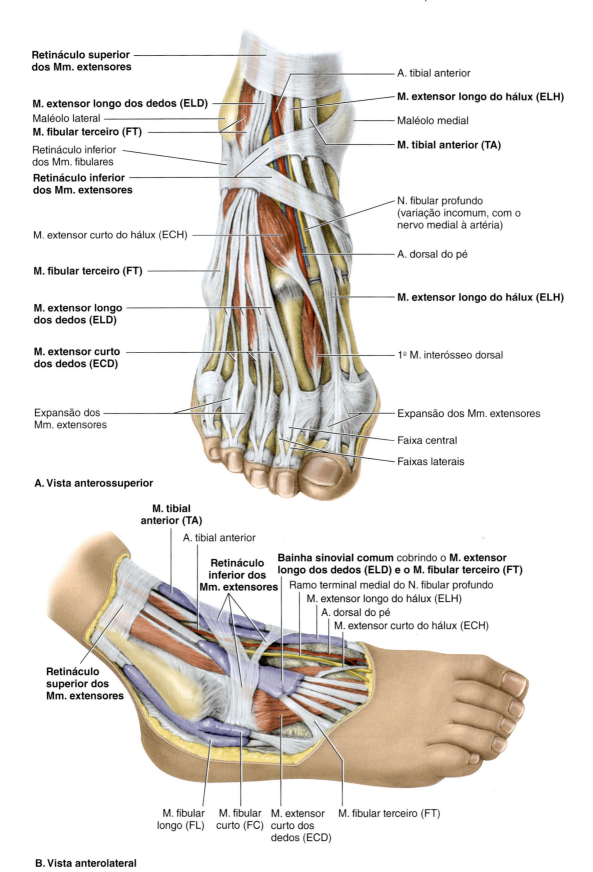

Figura 7.57 Dissecções do pé. Essas dissecções mostram a continuação dos músculos anteriores e laterais da perna até o pé. As partes mais finas da fáscia muscular da perna foram removidas, deixando as partes mais espessas que formam os retináculos dos músculos extensores e fibulares, que contêm os tendões quando estes cruzam a região talocrural. **A.** Dorso do pé. Os vasos e nervos foram seccionados curtos. Na região talocrural, os vasos e o nervo fibular profundo situam-se a meio caminho entre os maléolos e entre os tendões dos extensores longos dos dedos. **B.** Bainhas sinoviais. As bainhas sinoviais circundam os tendões em sua passagem sob os retináculos da região talocrural.

Embora seja um movimento relativamente fraco e curto – cerca de um quarto apenas da força da flexão plantar (Soderberg, 1997), com uma amplitude aproximada de 20° em relação à posição neutra – a dorsiflexão é usada ativamente na fase de balanço da marcha, quando a contração concêntrica mantém a parte anterior do pé elevada para sair do solo quando o membro livre avança (ver Figura 7.23F e G e Quadro 7.2). Logo depois, na fase de apoio, a contração excêntrica do músculo tibial anterior controla a descida da parte anterior do pé até o assoalho após o toque do calcâneo (ver Figura 7.23A e Quadro 7.2). Essa última é importante para a marcha uniforme e para a desaceleração (freada) em relação à corrida e à marcha em declive. Na posição de pé, os dorsiflexores puxam reflexamente a perna (e, portanto, o centro de gravidade) anteriormente sobre o pé fixo quando o corpo começa a se inclinar (o centro de gravidade começa a se desviar muito) posteriormente. Na marcha em declive, principalmente se a superfície for mole (areia, cascalho ou neve), a dorsiflexão é usada para "entrincheirar" o calcanhar.

Tibial anterior. O **músculo tibial anterior**, o dorsiflexor mais medial e superficial, é um músculo delgado situado contra a face lateral da tíbia (Figuras 7.56 e 7.59). O tendão longo do músculo tibial anterior começa na metade da perna e desce ao longo da face anterior da tíbia. O tendão segue em sua própria bainha sinovial, profundamente aos retináculos superior e inferior dos músculos extensores (Figura 7.57) até sua inserção na face medial do pé. Desse modo, o tendão está localizado mais distante do eixo da articulação talocrural, conferindo-lhe a máxima vantagem mecânica e tornando-o o dorsiflexor mais forte. Embora sejam antagonistas na articulação talocrural, os músculos tibial anterior e tibial posterior (do compartimento posterior) cruzam as articulações talocalcânea e transversa do tarso para se fixarem à margem medial do pé. Assim, eles têm ação sinérgica na inversão do pé.

Para testar o músculo tibial anterior, a pessoa é instruída a ficar de pé apoiada nos calcanhares ou a dorsifletir o pé contra resistência; se o músculo for normal, pode-se ver e palpar seu tendão.

Músculo extensor longo dos dedos. O **músculo extensor longo dos dedos** (**ELD**) é o mais lateral dos músculos anteriores da perna (Figuras 7.56 a 7.59). O local de inserção proximal de uma pequena parte do músculo é o côndilo lateral da tíbia; entretanto, a maior parte se insere na face medial da fíbula e na parte superior da face anterior da membrana interóssea (Figura 7.58A; Quadro 7.10).

O músculo ELD se torna tendíneo acima da região talocrural, formando quatro tendões que se inserem nas falanges dos quatro dedos laterais. Uma bainha sinovial comum circunda os quatro tendões do músculo ELD (mais o tendão do músculo fibular terceiro) quando divergem no dorso do pé e seguem até suas inserções distais (Figura 7.57B).

Cada tendão do músculo ELD forma uma *expansão extensora* membranácea (aponeurose dorsal) sobre o dorso da falange proximal do dedo do pé, que se divide em duas faixas laterais e uma faixa central (Figura 7.57A). A faixa central insere-se na base da falange média, e as alças laterais convergem para se inserirem na base da falange distal.

Para testar o músculo ELD, os quatro dedos laterais são dorsifletidos contra resistência; é possível ver e palpar os tendões quando sua função é normal.

Músculo fibular terceiro. O **músculo fibular terceiro** (**FT**) é uma parte separada do músculo ELD, que compartilha sua bainha sinovial (Figuras 7.57 e 7.59). Na parte proximal, as inserções e as partes carnosas dos músculos ELD e FT são contínuas; entretanto, na parte distal, o tendão do músculo FT é separado e se insere no metatarsal V, não a uma falange (Figura 7.58F; Quadro 7.10). Embora o músculo FT contribua (pouco) para a dorsiflexão, também atua nas articulações talocalcânea e transversa do tarso, contribuindo para a eversão (pronação) do pé. Pode ter um papel proprioceptivo especial na percepção da inversão súbita, à qual responde com contração reflexa para proteger o ligamento tibiofibular anterior, o ligamento do corpo distendido com maior frequência. O músculo FT nem sempre está presente.

Músculo extensor longo do hálux. O **músculo extensor longo do hálux** (**ELH**) é fino e está situado profundamente entre os músculos TA e ELD em sua inserção superior na metade média da fíbula e na membrana interóssea (Figura 7.58E; Quadro 7.10). O músculo ELH eleva-se até a superfície no terço distal da perna, passando profundamente aos retináculos dos músculos extensores (Figuras 7.57 e 7.59). Segue distalmente ao longo da crista do dorso do pé até o hálux.

Para testar o músculo ELH, o hálux é dorsifletido contra resistência; é possível ver e palpar todo o seu tendão quando sua ação é normal.

NERVO DO COMPARTIMENTO ANTERIOR DA PERNA

O **nervo fibular profundo** é o **nervo** do compartimento anterior (Figuras 7.56A, 7.59B e 7.60A; Quadro 7.11). É um dos dois ramos terminais do nervo fibular comum e se origina entre o músculo fibular longo e o colo da fíbula. Depois de sua entrada no compartimento anterior, o nervo fibular profundo acompanha a artéria tibial anterior, primeiro entre os músculos TA e ELD, depois entre os músculos TA e ELH. Depois sai do compartimento e continua através da articulação talocrural para suprir músculos intrínsecos (extensor curto dos dedos e extensor curto do hálux) e uma pequena área da pele do pé. A lesão desse nervo provoca a incapacidade de dorsiflexão (pé em gota).

ARTÉRIA NO COMPARTIMENTO ANTERIOR DA PERNA

A **artéria tibial anterior** irriga estruturas no compartimento anterior (Figuras 7.56A, 7.61B e 7.62; Quadro 7.12). O menor ramo terminal da artéria poplítea, a artéria tibial anterior, inicia-se na margem inferior do músculo poplíteo (*i. e.*, quando a artéria poplítea passa profundamente ao arco tendíneo do músculo sóleo). Imediatamente, a artéria segue em direção anterior através de uma abertura na parte superior da membrana interóssea para descer na face anterior dessa membrana entre os músculos TA e ELD. Na articulação talocrural, a meio caminho entre os maléolos, a artéria tibial anterior muda de nome, tornando-se a *artéria dorsal do pé*.

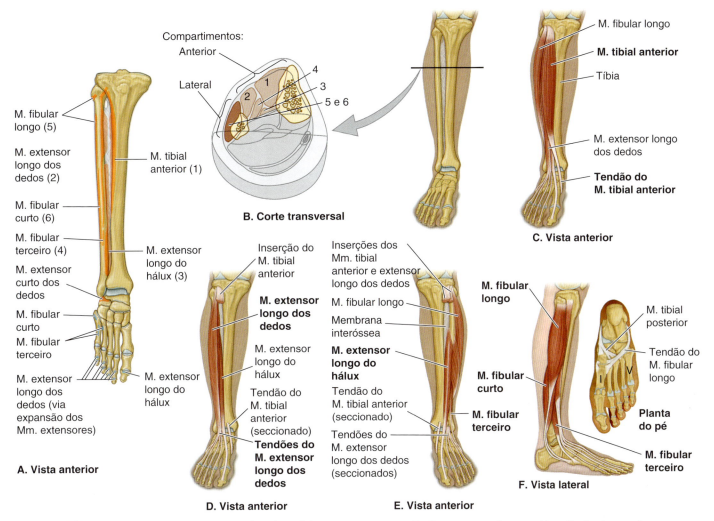

Figura 7.58 Músculos dos compartimentos anterior e lateral da perna. **A.** Inserções. **B.** Corte transversal esquemático. Os algarismos referem-se ao Quadro 7.10. **C** e **D.** Compartimento anterior. **E** e **F.** Compartimento lateral.

Quadro 7.10 Músculos dos compartimentos anterior e lateral da perna.

Músculo[a]	Inserção proximal	Inserção distal	Inervação[b]	Principal ação[c]
Compartimento anterior M. tibial anterior (1)	Côndilo lateral e metade superior da face lateral da tíbia e membrana interóssea	Faces medial e inferior do cuneiforme medial e base do metatarsal I	N. fibular profundo (**L4**, L5)	Flexão dorsal da articulação talocrural e inversão da articulação talocalcânea
M. extensor longo dos dedos (2)	Côndilo lateral da tíbia e três quartos superiores da face medial da fíbula e membrana interóssea	Falanges média e distal dos quatro dedos laterais	N. fibular profundo (L5, S1)	Estende os quatro dedos laterais e faz a dorsiflexão da articulação talocrural
M. extensor longo do hálux (3)	Parte média da face anterior da fíbula e membrana interóssea	Face dorsal da base da falange distal do hálux		Estende o hálux e faz a dorsiflexão da articulação talocrural
M. fibular terceiro (4)	Terço inferior da face anterior da fíbula e membrana interóssea	Dorso da base do metatarsal V		Flexão dorsal da articulação talocrural e auxiliar na inversão da articulação talocalcânea
Compartimento lateral M. fibular longo (5)	Cabeça e dois terços superiores da face lateral da fíbula	Base do metatarsal I e cuneiforme medial	N. fibular superficial (L5, **S1**, S2)	Eversão da articulação talocalcânea e flexão plantar fraca da articulação talocrural
M. fibular curto (6)	Dois terços inferiores da face lateral da fíbula	Face dorsal da tuberosidade na face lateral da base do metatarsal V		

[a]Os números referem-se à Figura 7.58A e B.
[b]É indicada a inervação segmentar da medula espinal (p. ex., "L4, L5" significa que os nervos que suprem o M. tibial anterior são derivados do quarto ao quinto segmentos lombares da medula espinal). Os números em negrito (**L4**) indicam a inervação segmentar principal. A lesão de um ou mais segmentos da medula espinal listados ou das raízes nervosas motoras originadas deles causa paralisia dos músculos relacionados.
[c]Coletivamente, os músculos são listados como dorsiflexores da articulação talocrural e extensores dos dedos, mas suas ações são mais complexas; ver seção "Postura e marcha" neste capítulo.

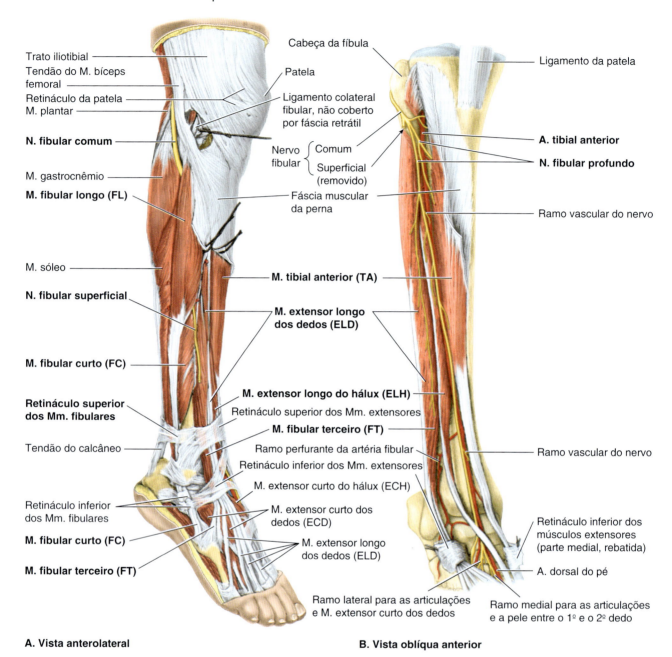

Figura 7.59 Dissecções dos compartimentos anterior e lateral da perna. **A.** Dissecção superficial. Esta dissecção mostra os músculos da região anterolateral da perna e do dorso do pé. O nervo fibular comum, que segue na tela subcutânea através da face lateral da cabeça e do colo da fíbula, é o nervo periférico lesionado com maior frequência. **B.** Nessa dissecção mais profunda do compartimento anterior, os músculos e o retináculo inferior dos músculos extensores foram rebatidos para exibir as artérias e os nervos.

Compartimento lateral da perna

O **compartimento lateral da perna**, ou *compartimento eversor*, é o menor (mais estreito) dos compartimentos da perna. É limitado pela face lateral da fíbula, os septos intermusculares anterior e posterior, e a fáscia muscular da perna (Figura 7.56A e B; Quadro 7.10). O compartimento lateral termina inferiormente no **retináculo superior dos músculos fibulares**, que se estende entre a extremidade distal da fíbula e o calcâneo (Figura 7.59A). Aí os tendões dos dois músculos do compartimento lateral (fibulares longo e curto) entram em uma *bainha sinovial comum* para passar entre o retináculo superior dos músculos fibulares e o maléolo lateral, usando este último como tróclea enquanto cruzam a articulação talocrural (Figura 7.57B).

MÚSCULOS NO COMPARTIMENTO LATERAL DA PERNA

O compartimento lateral contém os *músculos fibulares longo e curto*. Esses músculos têm seus ventres carnosos no compartimento lateral, mas são tendíneos quando saem do compartimento na bainha sinovial comum profundamente

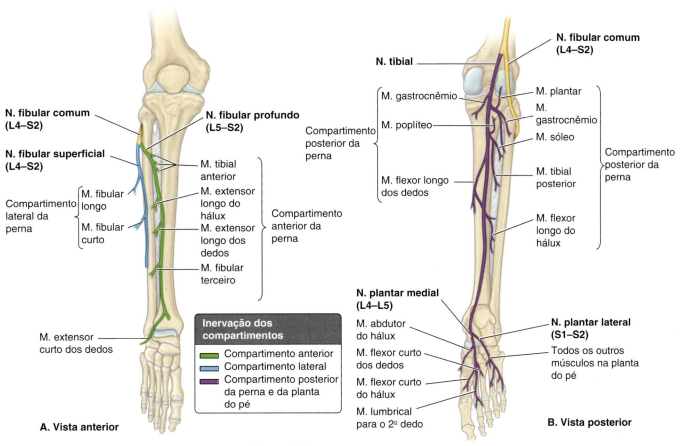

Figura 7.60 Nervos motores da perna.

Quadro 7.11 Nervos da perna.

Nervo	Origem	Trajeto	Distribuição na perna
N. safeno	N. femoral	Desce com os vasos femorais através do trígono femoral e do canal dos adutores, e depois desce com a V. safena magna	Supre a pele na face medial da região talocrural e do pé
N. sural	Geralmente origina-se dos Nn. tibial e fibular comum	Desce entre as cabeças do M. gastrocnêmio e torna-se superficial no meio da perna; desce com a V. safena parva e segue inferiormente ao maléolo lateral até a face lateral do pé	Supre a pele nas faces posterior e lateral da perna e na face lateral do pé
N. tibial	N. isquiático	É formado quando o N. isquiático bifurca-se no ápice da fossa poplítea; desce através da fossa poplítea e situa-se sobre o M. poplíteo; segue inferiormente sobre o M. tibial posterior com os vasos tibiais posteriores; termina sob o retináculo dos Mm. flexores dividindo-se nos Nn. plantares medial e lateral	Supre os Mm. posteriores da perna e da articulação do joelho
N. fibular comum	N. isquiático	Forma-se quando o N. isquiático bifurca-se no ápice da fossa poplítea e segue a margem medial do M. bíceps femoral e seu tendão; passa sobre a face posterior da cabeça da fíbula e depois espirala-se ao redor do colo da fíbula profundamente ao M. fibular longo, onde se divide em Nn. fibulares profundo e superficial	Supre a pele na parte lateral da face posterior da perna através do N. cutâneo sural lateral; também supre a articulação do joelho via seu ramo articular
N. fibular superficial	N. fibular comum	Origina-se entre o M. fibular longo e o colo da fíbula e desce no compartimento lateral da perna; perfura a fáscia muscular no terço distal da perna para se tornar subcutâneo	Supre os Mm. fibulares longo e curto e a pele no terço distal da face anterior da perna e dorso do pé
N. fibular profundo	N. fibular comum	Origina-se entre o M. fibular longo e o colo da fíbula; atravessa o M. extensor longo dos dedos e desce na membrana interóssea; cruza a extremidade distal da tíbia e entra no dorso do pé	Supre os Mm. anteriores da perna, dorso do pé e a pele da primeira fenda interdigital; envia ramos articulares para as articulações que cruza

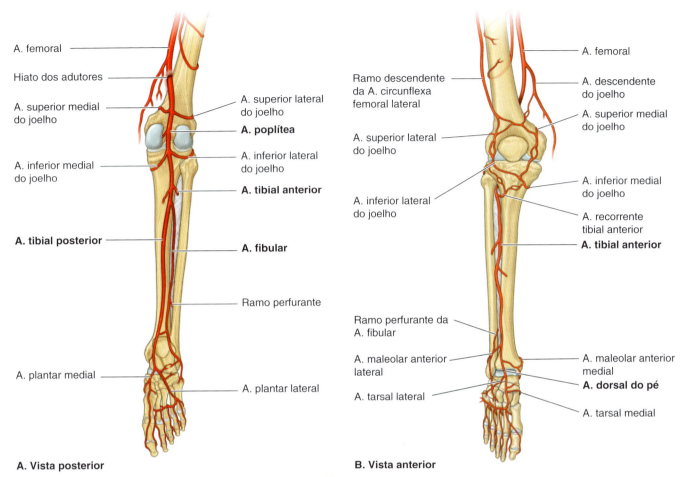

Figura 7.61 Artérias da perna.

Quadro 7.12 Artérias da perna.

Artéria	Origem	Trajeto	Distribuição na perna
A. poplítea	Continuação da A. femoral no hiato dos adutores no M. adutor magno	Atravessa a fossa poplítea até a perna; termina na margem inferior do M. poplíteo dividindo-se em Aa. tibiais anterior e posterior	Aa. superior, média e inferior do joelho para as faces lateral e medial do joelho
A. tibial anterior	A. poplítea	Passa entre a tíbia e a fíbula e entra no compartimento anterior através da abertura na parte superior da membrana interóssea, desce ao longo dessa membrana entre os Mm. tibial anterior e extensor longo dos dedos	Compartimento anterior da perna
A. dorsal do pé	Continuação da A. tibial anterior distal ao retináculo inferior dos Mm. extensores	Desce em sentido anteromedial até o primeiro espaço interósseo e divide-se em Aa. plantar e arqueada	Músculos no dorso do pé; perfura os primeiros Mm. interósseos dorsais como a A. plantar profunda e contribui para a formação do arco plantar profundo
A. tibial posterior	A. poplítea	Atravessa o compartimento posterior da perna e termina distalmente ao retináculo dos Mm. flexores dividindo-se em Aa. plantares medial e lateral	Compartimentos anterior e lateral da perna. O ramo circunflexo fibular une-se a anastomoses ao redor do joelho. A artéria nutrícia segue até a tíbia
A. fibular	A. tibial posterior	Desce no compartimento posterior adjacente ao septo intermuscular posterior	Compartimento posterior da perna; ramos perfurantes irrigam o compartimento lateral da perna

Capítulo 7 ■ Membro Inferior   763

ao retináculo superior dos músculos fibulares. Ambos são **eversores do pé**, elevando a margem lateral do pé. Durante o desenvolvimento, os músculos fibulares são músculos pós-axiais e recebem inervação das divisões posteriores dos nervos espinais, que contribuem para o nervo isquiático. Entretanto, como os músculos fibulares longo e curto seguem posteriormente ao eixo transverso da articulação talocrural, contribuem para a flexão plantar na região talocrural – ao contrário dos músculos pós-axiais do compartimento anterior (entre eles o fibular terceiro), que são flexores dorsais.

Como eversores, os músculos fibulares atuam nas articulações talocalcânea e transversa do tálus. A partir da posição neutra, é possível realizar eversão de apenas alguns graus. Na prática, a função primária dos músculos eversores do pé não é elevar a margem lateral do pé (a descrição comum de eversão), mas deprimir ou fixar a margem medial do pé na sustentação da fase de saída dos dedos da marcha e, sobretudo, na corrida e resistir à inversão acidental ou excessiva do pé em flexão plantar (a posição na qual a região talocrural é mais vulnerável à lesão). Na posição de pé (e sobretudo na fase de balanço sobre um pé), os músculos fibulares contraem-se para resistir ao balanço medial (para recentralizar uma linha de gravidade, que sofreu desvio medial) por tração lateral da perna enquanto deprime a margem medial do pé.

Para testar os músculos fibulares longo e curto, o pé é fortemente evertido contra resistência; é possível ver e palpar os tendões musculares inferiormente ao maléolo lateral quando sua ação é normal.

Músculo fibular longo. O **músculo fibular longo** (**FL**) é o mais longo e mais superficial dos dois músculos fibulares, originando-se bem mais acima no corpo da fíbula (Figuras 7.56, 7.58F e 7.59A; Quadro 7.10). O músculo FL estreito estende-se da cabeça da fíbula até a planta do pé. Seu tendão pode ser palpado e observado proximal e posteriormente ao maléolo lateral (Figura 7.63B).

Distalmente ao retináculo superior dos músculos fibulares, a bainha comum compartilhada pelos músculos fibulares se divide e estende através de compartimentos separados

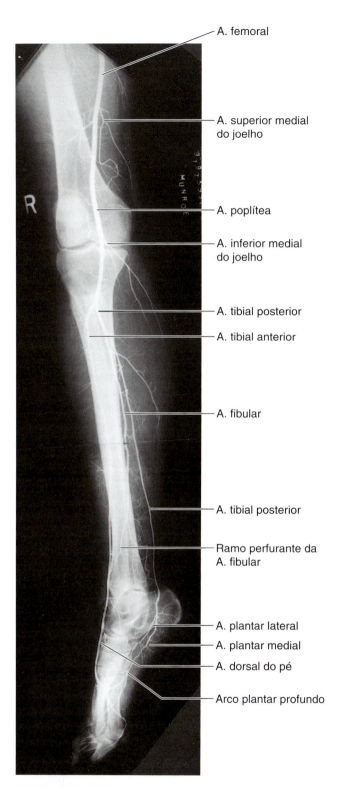

Arteriografia oblíqua

Figura 7.62 Arteriografia poplítea. A artéria poplítea começa no local do hiato dos adutores (onde pode ser comprimida) e passa sucessivamente pela extremidade distal do fêmur, cápsula articular do joelho e músculo poplíteo (não visível) antes de se dividir nas artérias tibiais anterior e posterior no ângulo inferior da fossa poplítea. Nesse local está sujeita à compressão quando passa sob o arco tendíneo do músculo sóleo.

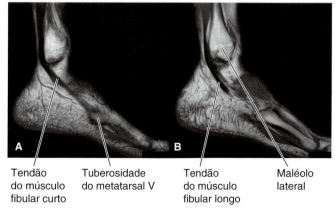

Figura 7.63 RMs sagitais da face lateral da região talocrural. **A.** Músculo fibular curto. **B.** Músculo fibular longo.

profundamente ao **retináculo inferior dos músculos fibulares** (Figuras 7.57A e 7.59). O músculo FL atravessa o compartimento inferior – abaixo da *tróclea fibular* sobre o calcâneo – e entra em um sulco na face anteroinferior do osso cuboide (Figura 7.12D). Em seguida, cruza a planta do pé e segue em sentido oblíquo e distal até o local de inserção no *metatarsal I e no cuneiforme medial* (ver Figura 7.72F). Quando uma pessoa fica apoiada em um só pé, o músculo FL ajuda a estabilizar a perna sobre o pé.

Músculo fibular curto. O **músculo fibular curto** (**FC**) é fusiforme e está situado profundamente ao músculo FL e, como indica seu nome, é mais curto do que seu parceiro no compartimento lateral (Figuras 7.56, 7.58F e 7.59A; Quadro 7.10). O tendão largo faz um sulco na face posterior do maléolo lateral e pode ser palpado inferiormente a ele. O tendão mais estreito do músculo FL situa-se posteriormente ao tendão do músculo FC e não toca o maléolo lateral (Figura 7.63B). O tendão do músculo FC atravessa o compartimento superior do retináculo inferior dos músculos fibulares e segue superiormente à tróclea fibular do calcâneo, podendo ser facilmente acompanhado até sua inserção distal na *base do metatarsal V* (Figura 7.63A, ver também Figura 7.12D). Com frequência, o tendão do *músculo fibular terceiro*, uma alça de músculo do extensor longo dos dedos, funde-se ao tendão do músculo FC (Figura 7.59A). Às vezes, porém, o músculo fibular terceiro segue anteriormente até o local de inserção direta na falange proximal do 5º dedo.

NERVOS NO COMPARTIMENTO LATERAL DA PERNA

O **nervo fibular superficial**, um ramo terminal do nervo fibular comum, é o nervo do compartimento lateral (Figuras 7.56A, 7.59A e 7.60A; Quadro 7.11). Depois de suprir os músculos FL e FC, o nervo fibular superficial continua como um nervo cutâneo, suprindo a pele na parte distal da face anterior da perna e quase todo o dorso do pé.

VASOS SANGUÍNEOS NO COMPARTIMENTO LATERAL DA PERNA

O compartimento lateral não é atravessado por uma artéria. Em vez disso, *ramos perfurantes* e veias acompanhantes vascularizam e drenam sangue do compartimento. Na parte proximal, os **ramos perfurantes da artéria tibial anterior** penetram o septo intermuscular anterior. Na parte inferior, os **ramos perfurantes da artéria fibular** penetram o septo intermuscular posterior, juntamente com suas *veias acompanhantes* (Figuras 7.61 e 7.62; Quadro 7.12).

Compartimento posterior da perna

O **compartimento posterior da perna** (compartimento flexor plantar) é o maior dos três compartimentos da perna (Figura 7.56A a C). O compartimento posterior e os músculos no seu interior são divididos em partes/grupos musculares superficiais e profundos pelo *septo intermuscular transverso*. O nervo tibial e os vasos tibiais posteriores e fibulares suprem as duas partes do compartimento posterior, mas seguem na parte profunda, profundamente (anteriormente) ao septo intermuscular transverso.

A **parte superficial**, maior, é a menos confinada. A **parte profunda**, menor, como o compartimento anterior, é limitada pelos dois ossos da perna e a *membrana interóssea* que os une, mais o septo intermuscular transverso. Portanto, a parte profunda é bastante confinada. Como o nervo e os vasos sanguíneos que suprem todo o compartimento posterior e a planta do pé atravessam a parte profunda, quando há edema ocorre uma síndrome compartimental com consequências graves, como necrose muscular e paralisia.

Na parte inferior, a parte profunda afila-se à medida que os músculos contidos se tornam tendíneos. O septo intermuscular transverso termina como fibras transversas de reforço que se estendem entre a extremidade do maléolo medial e o calcâneo para formar o **retináculo dos músculos flexores** (ver Figura 7.65). O retináculo é subdividido na parte profunda, formando compartimentos separados para cada tendão do grupo de músculos profundos, e também para o nervo tibial e a artéria tibial posterior enquanto se curvam ao redor do maléolo medial.

Os músculos do compartimento posterior produzem *flexão plantar* na articulação talocrural, *inversão* nas articulações talocalcânea e transversa do tarso, além de *flexão* dos dedos. A **flexão plantar** é um movimento forte (quatro vezes mais forte do que a flexão dorsal) produzido em uma amplitude relativamente grande (cerca de 50° em relação à posição neutra) por músculos que seguem posteriormente ao eixo transverso da articulação talocrural. A flexão plantar gera impulso, aplicado basicamente na região do arco transverso do metatarso, que é usado para impulsionar o corpo para a frente e para cima e é o principal componente das forças geradas durante as subfases de saída (saída do calcâneo e dos dedos) da fase de apoio da marcha e corrida (ver Figura 7.23D e E; Quadro 7.2).

GRUPO DE MÚSCULOS SUPERFICIAIS NO COMPARTIMENTO POSTERIOR

O *grupo superficial de músculos da panturrilha* inclui os músculos *gastrocnêmio, sóleo* e *plantar*. A Figura 7.64A a D e o Quadro 7.13.I apresentam os detalhes de suas inserções, inervação e ações. Os músculos gastrocnêmio e sóleo têm um tendão comum, o *tendão do calcâneo*, que se fixa ao calcâneo. Juntos, esses dois músculos formam o **músculo tríceps sural**, que tem três cabeças (Figuras 7.64C e D e 7.65A). Essa potente massa muscular traciona a alavanca propiciada pela tuberosidade do calcâneo, elevando o calcanhar e abaixando a parte anterior do pé, o que gera até 93% da força de flexão plantar.

O grande tamanho dos músculos gastrocnêmio e sóleo é uma característica humana diretamente relacionada à postura vertical. Esses músculos são fortes e pesados porque

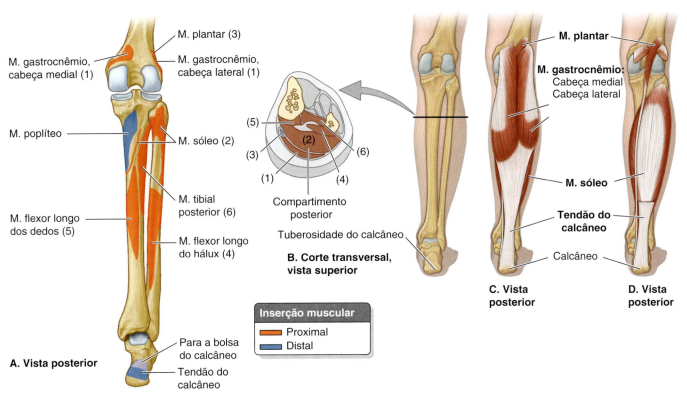

Figura 7.64 Músculos do compartimento posterior da perna. **A.** Inserções. **B.** Esquema, corte transversal. Os *números* referem-se ao Quadro 7.13. **C** e **D.** Músculos superficiais. (*continua*)

Quadro 7.13.I Músculos superficiais do compartimento posterior da perna.

Músculo[a]	Inserção proximal	Inserção distal	Inervação[b]	Principal ação
M. gastrocnêmio (1)	Cabeça lateral: face lateral do côndilo lateral do fêmur	Face posterior do calcâneo através do tendão do calcâneo	N. tibial (S1, S2)	Faz a flexão plantar da articulação talocrural quando a articulação do joelho é estendida; eleva o calcanhar durante a marcha; flete a perna na articulação do joelho
	Cabeça medial: face poplítea do fêmur, superior ao côndilo medial			
M. sóleo (2)	Face posterior da cabeça e quarto superior da face posterior da fíbula; linha para o M. sóleo e terço médio da margem medial da tíbia; e arco tendíneo que se estende entre as inserções ósseas			Realiza a flexão plantar da articulação talocrural independentemente da posição do joelho; estabiliza a articulação talocrural
M. plantar (3)	Extremidade inferior da linha supracondilar lateral do fêmur; ligamento poplíteo oblíquo			Auxilia fracamente o M. gastrocnêmio na flexão plantar da articulação talocrural

[a]Os números referem-se à Figura 7.64B.
[b]É indicada a inervação segmentar da medula espinal (p. ex., "S1, S2" significa que os nervos que suprem esses músculos são derivados dos primeiro e segundo segmentos sacrais da medula espinal). A lesão de um ou mais dos segmentos da medula espinal relacionados ou das raízes nervosas motoras originadas deles resulta em paralisia dos músculos associados.

levantam, impulsionam e aceleram o peso do corpo durante a marcha, corrida, salto ou posição de pé nas pontas dos pés.

O **tendão do calcâneo** (tendão de Aquiles) é o mais poderoso (mais espesso e mais forte) tendão do corpo. Com cerca de 15 cm de comprimento, é uma continuação da aponeurose plana, formada a partir da metade da sura, onde terminam os ventres do músculo gastrocnêmio (Figuras 7.64C e D e 7.65). Na parte proximal, a aponeurose recebe fibras carnosas do músculo sóleo diretamente em sua face profunda, mas as fibras do músculo sóleo tornam-se tendíneas distalmente. Assim, o tendão torna-se mais espesso (mais profundo), porém mais estreito na sua descida, até que se torna praticamente redondo ao corte transversal superiormente ao calcâneo. A seguir, se expande na região de inserção na face posterior da *tuberosidade do calcâneo*. Normalmente, o tendão do calcâneo espirala-se um quarto de volta (90°) durante a descida, de modo que as fibras do músculo gastrocnêmio fixam-se lateralmente e as fibras do músculo sóleo fixam-se medialmente. Acredita-se que essa organização seja importante para a capacidade elástica do tendão de absorver energia (impacto) e se retrair, liberando a energia como parte da força propulsiva que exerce. Embora tenham um tendão comum, os dois músculos do tríceps sural são capazes de agir sozinhos e fazem isso com frequência: "Você passeia com o músculo sóleo, mas ganha a competição de salto em distância com o gastrocnêmio."

Para testar o músculo tríceps sural, realiza-se flexão plantar contra resistência (p. ex., "ficando na ponta dos pés", caso em que o peso do corpo [gravidade] oferece resistência). Se

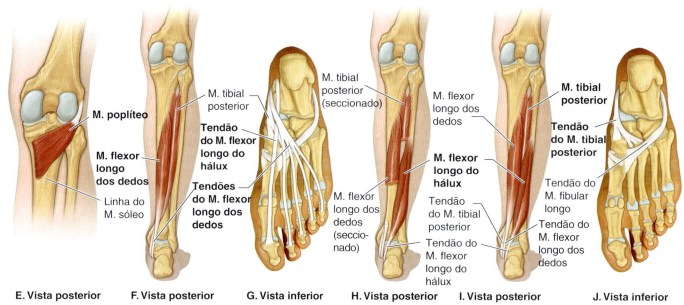

Figura 7.64 (*Continuação*) **E** a **J**. Músculos profundos.

Quadro 7.13.II Músculos profundos do compartimento posterior da perna.

Músculo[a]	Inserção proximal	Inserção distal	Inervação[b]	Principal ação
M. poplíteo (recesso poplíteo)	Face lateral do côndilo lateral do fêmur e menisco lateral	Face posterior da tíbia, superiormente à linha para o M. sóleo	N. tibial (L4, L5, S1)	Flete fracamente a articulação do joelho e "destrava-o" girando o fêmur 5° sobre a tíbia fixa; gira medialmente a tíbia do membro não apoiado
M. flexor longo do hálux (4)	Dois terços inferiores da face posterior da fíbula; parte inferior da membrana interóssea	Base da falange distal do hálux	N. tibial (S2, S3)	Flete o hálux em todas as articulações; faz a flexão plantar fraca da articulação talocrural; sustenta o arco longitudinal medial do pé
M. flexor longo dos dedos (5)	Parte medial da face posterior da tíbia inferiormente à linha para o M. sóleo; por um tendão largo à fíbula	Bases das falanges distais dos dedos 2 a 5		Flete os quatro dedos laterais; faz a flexão plantar da articulação talocrural; sustenta os arcos longitudinais do pé
M. tibial posterior (6)	Membrana interóssea; face posterior da tíbia inferior à linha para o M. sóleo; face posterior da fíbula	Tuberosidade do navicular, cuneiforme, cuboide e sustentáculo do tálus; bases dos metatarsais II, III e IV	N. tibial (L4, L5)	Faz a flexão plantar da articulação talocrural; inverte o pé e suporta o arco longitudinal medial

[a]Os números referem-se à Figura 7.64B.
[b]É indicada a inervação segmentar da medula espinal (p. ex., "S2, S3" significa que os nervos que suprem o M. flexor longo do hálux são derivados dos segundo e terceiro segmentos sacrais da medula espinal). A lesão de um ou mais dos segmentos da medula espinal relacionados ou das raízes nervosas motoras originadas deles resulta em paralisia dos músculos associados.

estiver normal, é possível observar e palpar o tendão do calcâneo e o músculo tríceps sural.

A *bolsa subcutânea calcânea*, situada entre a pele e o tendão do calcâneo, permite o movimento da pele sobre o tendão tenso. A *bolsa tendínea calcânea* (bolsa retrocalcânea), profunda, situada entre o tendão e o calcâneo, permite o deslizamento do tendão sobre o osso.

Músculo gastrocnêmio. O **músculo gastrocnêmio** é o mais superficial no compartimento posterior e forma a parte proximal, mais proeminente da sura (Figuras 7.64A e C e 7.65A; Quadro 7.13.I). É um músculo fusiforme, com duas cabeças, biarticular, cuja cabeça medial é um pouco maior e se estende mais distalmente do que a cabeça lateral. As cabeças se unem na margem inferior da fossa poplítea, onde formam os limites inferolateral e inferomedial dessa fossa. Como a maioria de suas fibras é do tipo branco, de contração rápida (tipo 2), as contrações do músculo gastrocnêmio produzem movimentos rápidos durante a corrida e o salto. O recrutamento de sua ação é intermitente durante a posição de pé simétrica.

O músculo gastrocnêmio cruza as articulações do joelho e talocrural e atua sobre elas; entretanto, não consegue exercer toda a sua força sobre as duas articulações ao mesmo tempo. É mais efetivo quando o joelho está estendido (e é ativado ao máximo quando a extensão do joelho é associada à dorsiflexão, como na partida de uma corrida). É incapaz de produzir flexão plantar quando o joelho está completamente fletido.

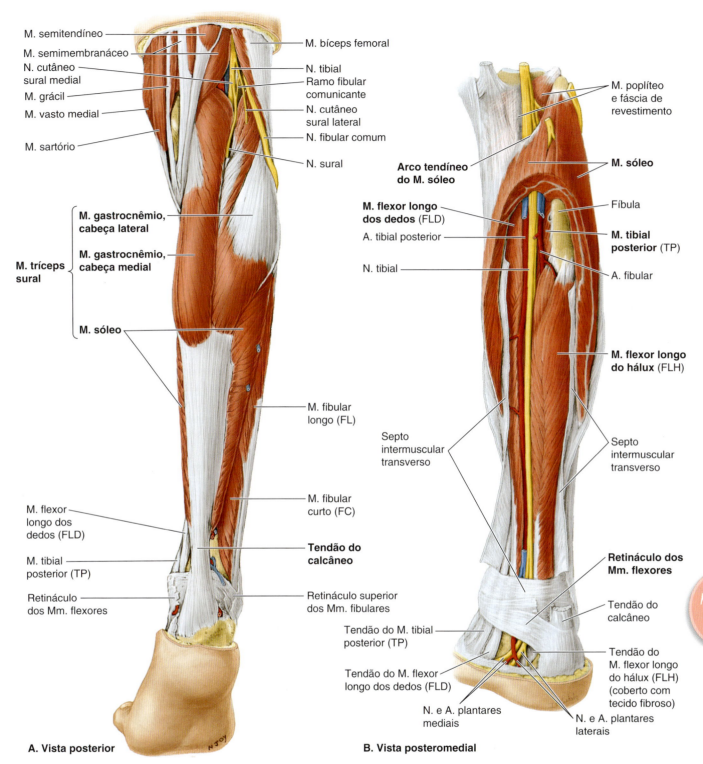

Figura 7.65 Dissecções da face posterior da perna. **A.** Dissecção superficial. Com exceção dos retináculos na região talocrural, a fáscia muscular foi removida para mostrar os nervos e músculos. As três cabeças do músculo tríceps sural fixam-se distalmente ao calcâneo através das fibras espiraladas do tendão do calcâneo. **B.** Dissecção profunda. O músculo gastrocnêmio e a maior parte do músculo sóleo foram removidos, deixando apenas uma parte do sóleo, cortado em forma de ferradura, perto de suas inserções proximais e a parte distal do tendão do calcâneo. O septo intermuscular transverso foi dividido para mostrar os músculos, vasos e nervos profundos.

Músculo sóleo. O **músculo sóleo** está localizado profundamente ao músculo gastrocnêmio e é considerado o "burro de carga" da flexão plantar (Figuras 7.64B e D e 7.65A e B; Quadro 7.13.I). É um grande músculo, mais plano do que o gastrocnêmio, que é assim denominado por sua semelhança com o linguado (gênero *Solea*). O músculo sóleo tem uma inserção proximal contínua no formato de U invertido nas faces posteriores da fíbula e tíbia e em um arco tendíneo entre elas, o **arco tendíneo do músculo sóleo** (Figuras 7.64A e 7.65B). A artéria poplítea e o nervo tibial saem da fossa poplítea atravessando esse arco, a artéria poplítea bifurca-se simultaneamente em seus ramos terminais, as artérias tibiais anterior e posterior.

O músculo sóleo pode ser palpado de cada lado do músculo gastrocnêmio quando o indivíduo está na "ponta dos pés" (peso apoiado no antepé com flexão plantar na articulação talocrural, conforme mostrado na Figura 7.65A). O músculo sóleo pode agir com o músculo gastrocnêmio na flexão plantar da articulação talocrural; não atua sobre a articulação do joelho e atua sozinho para produzir flexão plantar quando o joelho é fletido (p. ex., fazendo agachamento ou caminhada agachada). O músculo sóleo tem muitas partes, cada uma com feixes de fibras que seguem diferentes direções.

Quando o pé está apoiado no solo, ele traciona os ossos da perna para trás. Isso é importante para a posição ortostática porque a linha de gravidade passa anteriormente ao eixo ósseo da perna (ver Figura 7.22A). Assim, o músculo sóleo tem ação antigravitacional (o flexor plantar predominante para ficar de pé e caminhar) e se contrai de modo antagonista, mas cooperativo (alternadamente) com os músculos dorsiflexores da perna para manter o equilíbrio. Formado principalmente por fibras musculares vermelhas, resistentes à fadiga, de contração lenta (tipo 1), é um flexor plantar forte, mas relativamente lento da articulação talocrural, capaz de manter a contração. Estudos de eletromiografia (EMG) mostram que, durante a posição de pé simétrica, o músculo sóleo encontra-se em atividade contínua.

Músculo plantar. O **músculo plantar** é pequeno, tem um ventre curto e um tendão longo (Figuras 7.53, 7.54, 7.56A e B e 7.64A, C e D; Quadro 7.13.I). Esse músculo vestigial não é encontrado em 5 a 10% das pessoas e, quando é encontrado, seu tamanho e formato variam muito (na maioria das vezes uma alça que se afila até ficar do tamanho aproximado do dedo mínimo). Atua com o músculo gastrocnêmio, mas é insignificante como flexor do joelho ou flexor plantar na articulação talocrural.

O músculo plantar foi considerado um órgão de propriocepção para os flexores plantares maiores, pois tem alta densidade de fusos musculares (receptores de propriocepção). Seu tendão longo e delgado é facilmente confundido com um nervo (e, portanto, denominado por alguns de "nervo de calouro").

O tendão do músculo plantar segue distalmente entre os músculos gastrocnêmio e sóleo (Figuras 7.56A e 7.64B) e, às vezes, se rompe subitamente com um *estalido* doloroso durante atividades como esportes com raquete. Em virtude de seu papel pequeno, o tendão do músculo plantar pode ser removido e usado em enxertos (p. ex., durante cirurgia de reconstrução dos tendões da mão) sem causar incapacidade.

GRUPO DE MÚSCULOS PROFUNDOS NO COMPARTIMENTO POSTERIOR

Quatro músculos formam o grupo profundo no compartimento posterior da perna (Figuras 7.56, 7.64A e B, E a I, 7.65B a 7.68; Quadro 7.13.II): *poplíteo, flexor longo dos dedos, flexor longo do hálux* e *tibial posterior*. O músculo poplíteo atua sobre a articulação do joelho, enquanto os outros músculos fazem a flexão plantar na articulação talocrural, sendo que dois deles continuam e fletem os dedos. Mas, em razão de seu menor tamanho e da proximidade entre seus tendões e o eixo da articulação talocrural, os flexores plantares, com exceção do músculo tríceps sural, produzem juntos apenas cerca de 7% da força total de flexão plantar, sendo mais significativos para essa ação os músculos do compartimento lateral, os músculos fibulares longo e curto. Quando há ruptura do tendão do calcâneo, esses músculos não conseguem gerar a força necessária para levantar o peso do corpo (i. e., ficar na ponta dos pés).

Os dois músculos do compartimento posterior que seguem até os dedos são cruzados – isto é, o músculo que se fixa medialmente ao hálux (flexor longo do hálux) tem origem lateral (na fíbula) na parte profunda, e o músculo que se fixa aos quatro dedos laterais (flexor longo dos dedos) tem origem medial (na tíbia) (Figuras 5.64A, G e I; e 5.67B). Os tendões cruzam-se na planta do pé.

Músculo poplíteo. O **músculo poplíteo** é fino e triangular e forma a parte inferior do assoalho da fossa poplítea (Figuras 7.53, 7.54, 7.64A e E e 7.66; Quadro 7.13.II). Na parte proximal, sua inserção tendínea na face lateral do côndilo lateral do fêmur e sua inserção mais larga no menisco lateral ocorrem entre a membrana fibrosa e a membrana sinovial da cápsula articular do joelho. O ápice de seu ventre carnoso emerge da cápsula articular da articulação do joelho. Tem uma inserção distal carnosa na tíbia, que é coberta pela **fáscia do músculo poplíteo** reforçada por uma expansão fibrosa do músculo semimembranáceo (Figuras 7.66 e 7.93E).

O músculo poplíteo é insignificante como flexor da articulação do joelho propriamente dita; mas durante a flexão, ele ajuda a tracionar o menisco lateral posteriormente, um movimento produzido passivamente por compressão (como ocorre com o menisco medial). Quando uma pessoa está de pé com o joelho parcialmente fletido, o músculo poplíteo

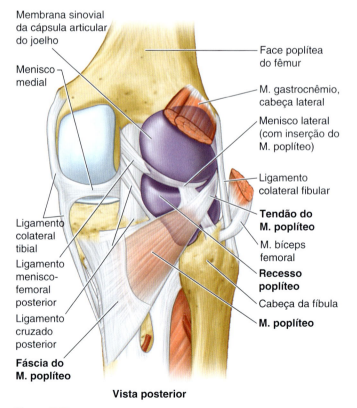

Figura 7.66 Dissecção profunda da fossa poplítea e da região genicular posterior.

contrai para ajudar o ligamento cruzado posterior (LCP) na prevenção do deslocamento anterior do fêmur sobre o platô tibial inclinado (ver Figura 7.93D e E).

A **bolsa do músculo poplíteo** situa-se profundamente ao tendão do músculo poplíteo (Figura 7.66). Na posição de pé com os joelhos travados em extensão completa, o músculo poplíteo faz a rotação lateral do fêmur de 5° sobre os platôs tibiais, liberando o joelho da posição "travada" para permitir a flexão. Quando o pé está fora do solo e o joelho está fletido, o músculo poplíteo pode auxiliar os músculos isquiotibiais mediais (os "músculos semi") a girar a tíbia medialmente sob os côndilos do fêmur.

Músculo flexor longo do hálux. O músculo **flexor longo do hálux** (FLH) é um potente flexor de todas as articulações do hálux (Figura 7.67A e B). Logo depois que o músculo tríceps sural dá o impulso da flexão plantar para a *parte proeminente da planta do pé* abaixo das cabeças dos metatarsais I e II, o músculo FLH dá um impulso final através da flexão do hálux para a fase de pré-balanço (saída dos dedos) do ciclo da marcha (ver Figura 7.23E; Quadro 7.2). Quando descalço, esse impulso é dado pelo hálux; mas durante o uso de calçados, torna-se parte do impulso da flexão plantar propiciado pela parte anterior do pé.

O tendão do músculo FLH segue posteriormente à extremidade distal da tíbia e ocupa um sulco superficial na face posterior do tálus, que é contínuo com o sulco na face plantar do sustentáculo do tálus (Figuras 7.64G a J e 7.67; Quadro 7.13.II). A seguir, o tendão cruza profundamente ao tendão do músculo flexor longo dos dedos na planta do pé. Quando segue até a falange distal do hálux, o tendão do músculo FLH segue entre dois *ossos sesamoides* nos tendões do flexor curto do hálux (Figura 7.67B). Esses ossos protegem o tendão da pressão da cabeça do osso metatarsal I.

Para testar o músculo FLH, a falange distal do hálux é fletida contra resistência; se normal, o tendão pode ser visto e palpado na face plantar do hálux enquanto cruza as articulações do dedo.

Músculo flexor longo dos dedos. O músculo **flexor longo dos dedos** (FLD) é menor do que o músculo FLH, embora movimente quatro dedos (Figuras 7.64G e I, 7.65B e 7.67B; Quadro 7.13.II). Segue diagonalmente até a planta do pé, superficialmente ao tendão do músculo FLH. Mas sua direção de tração é realinhada pelo *músculo quadrado plantar*, que se fixa à face posterolateral do tendão do FLD quando se divide em quatro tendões (Figuras 7.64G e 7.67B), que, por sua vez, seguem até as falanges distais dos quatro dedos laterais.

Para testar o músculo FLD, as falanges distais dos quatro dedos laterais são fletidas contra resistência; é possível ver e palpar os tendões dos dedos quando a função é normal.

Músculo tibial posterior. O músculo **tibial posterior** (TP), o mais profundo (mais anterior) no compartimento posterior, situa-se entre os músculos FLD e FLH no mesmo plano que a tíbia e a fíbula na parte profunda (Figuras 7.64B, F a J e 7.67A e B; Quadro 7.13.II). Distalmente, o músculo TP se insere basicamente no navicular (bem próximo do ponto alto do arco longitudinal medial do pé), mas também se insere em outros ossos tarsais e metatarsais.

O músculo TP é tradicionalmente descrito como um inversor do pé. Na verdade, quando o pé está fora do solo, consegue exercer ação sinérgica à do músculo tibial

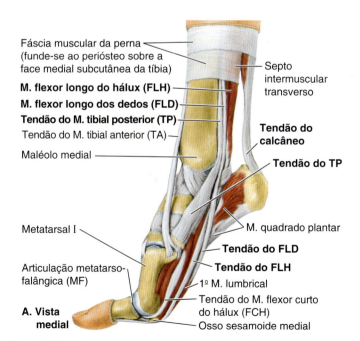
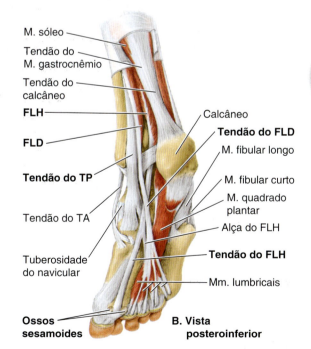

Figura 7.67 A dissecção mostra a continuação dos tendões dos músculos flexores plantares para a planta do pé. **A.** Relação dos tendões com o maléolo lateral. O pé está elevado, como na fase de saída da marcha, mostrando a posição dos tendões dos músculos flexores plantares através da região talocrural. Observe a ação do osso sesamoide como "apoio" para o metatarsal I, aumentando sua altura e protegendo o tendão do músculo flexor longo do hálux. **B.** Tendões da planta do pé.

anterior para inverter o pé, com anulação mútua de suas funções normalmente antagonistas. Entretanto, o principal papel do músculo TP é sustentar ou manter o arco longitudinal medial durante a sustentação de peso; sendo assim, há contração estática do músculo durante toda a fase de apoio da marcha (ver Figura 7.23A a E; Quadro 7.2). Assim, tem ação independente do músculo tibial anterior porque, quando o pé está todo apoiado no solo depois do toque de calcâneo, o músculo está relaxado durante a fase de apoio (a dorsiflexão que ocorre quando o corpo passa sobre o pé apoiado é passiva), exceto se a frenagem exigir contração excêntrica.

Na posição ortostática (sobretudo com apoio em um pé só), porém, os dois músculos cooperam para abaixar a face lateral do pé e tracionar medialmente a perna quando necessário para neutralizar a inclinação lateral e manter o equilíbrio.

Para testar o músculo TP, o pé é invertido contra resistência em flexão plantar leve; se for normal, é possível ver e palpar o tendão posterior ao maléolo medial.

NERVOS NO COMPARTIMENTO POSTERIOR

O *nervo tibial* (L4, L5 e S1–S3) é o maior dos dois ramos terminais do *nervo isquiático* (Figura 7.60B; Quadro 7.11). Segue trajeto vertical através da fossa poplítea, junto com a artéria poplítea, passa entre as cabeças do músculo gastrocnêmio, e os dois saem da fossa passando profundamente ao arco tendíneo do músculo sóleo (Figura 7.65B).

O nervo tibial supre todos os músculos no compartimento posterior da perna (Figuras 7.56A e 7.65B; Quadro 7.11) Na região talocrural, o nervo situa-se entre os tendões do FLH e do FLD. Na posição posteroinferior ao maléolo medial, o nervo tibial divide-se em nervos plantares medial e lateral. Um ramo do nervo tibial, o *nervo cutâneo sural medial*, geralmente se une ao *ramo fibular comunicante do nervo fibular comum* do compartimento posterior para formar o *nervo sural superficial* (ver Figuras 7.52B, 7.53 e 7.78D; Quadro 7.11). Esse nervo sural supre a pele das partes lateral e posterior do terço inferior da perna e da região lateral do pé. Os ramos articulares do nervo tibial suprem a articulação do joelho, e ramos calcâneos mediais suprem a pele do calcanhar.

ARTÉRIAS NO COMPARTIMENTO POSTERIOR

A **artéria tibial posterior**, o maior e mais direto ramo terminal da *artéria poplítea*, é responsável pela vascularização do compartimento posterior da perna e do pé (Figuras 7.56A, 7.61, 7.65B e 7.68; Quadro 7.12). Começa na margem distal do músculo poplíteo quando a artéria poplítea passa profundamente ao arco tendíneo do músculo sóleo e, ao mesmo tempo, bifurca-se em seus ramos terminais. Perto de sua origem, a artéria tibial posterior dá origem a seu maior ramo, a *artéria fibular*, que segue lateral e paralelamente a ela, também dentro da parte profunda.

Durante sua descida, a artéria tibial posterior é acompanhada por nervo e veias tibiais. A artéria segue posteriormente ao maléolo medial, do qual está separada pelos tendões do TP e do FLD (Figura 7.65B). Inferiormente ao maléolo medial, segue entre os tendões dos músculos FLH e FLD. Profundamente ao retináculo dos músculos flexores e à

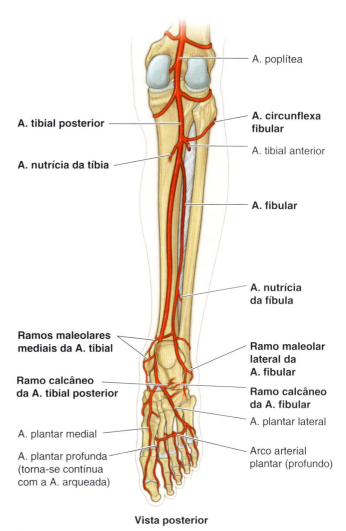

Figura 7.68 Artérias do joelho, compartimento posterior da perna e planta do pé. O pé está em flexão plantar.

origem do músculo abdutor do hálux, a artéria tibial posterior divide-se em *artérias plantares medial e lateral*, as artérias da planta do pé.

A **artéria fibular**, o maior e *mais importante ramo da artéria tibial posterior*, origina-se inferiormente à margem distal do músculo poplíteo e ao arco tendíneo do músculo sóleo (Figuras 7.61A, 7.65B e 7.68; Quadro 7.12). Desce obliquamente em direção à fíbula e segue ao longo de sua face medial, em geral dentro do músculo FLH. A artéria fibular emite ramos musculares para o músculo poplíteo e para outros músculos nos compartimentos posterior e lateral da perna. Também dá origem à **artéria nutrícia da fíbula** (Figura 7.68).

Na parte distal, a artéria fibular dá origem a um ramo perfurante e aos ramos terminais maleolar lateral e ramo do calcâneo. O ramo perfurante atravessa a *membrana interóssea* e segue até o dorso do pé, onde se anastomosa com a artéria arqueada. Os *ramos calcâneos laterais* suprem o calcanhar, e o *ramo maleolar* lateral une-se a outros ramos maleolares para formar uma *anastomose arterial da articulação talocrural*, periarticular.

A **artéria circunflexa fibular** inicia-se na origem da artéria tibial anterior ou posterior no joelho e segue lateralmente sobre o colo da fíbula até as anastomoses ao redor do joelho.

A **artéria nutrícia da tíbia**, a maior artéria nutrícia do corpo, emerge da origem da artéria tibial anterior ou posterior. Perfura o músculo tibial posterior, para o qual envia ramos, e entra no forame nutrício no terço proximal da face posterior da tíbia (ver Figura 7.10B).

Anatomia de superfície da perna

A *tuberosidade da tíbia* é uma elevação facilmente palpável na face anterior da parte proximal da tíbia, cerca de 5 cm distal ao ápice da patela (Figura 7.69A e B). Essa elevação oval indica o nível da cabeça da fíbula e a bifurcação da artéria poplítea em artérias tibiais anterior e posterior.

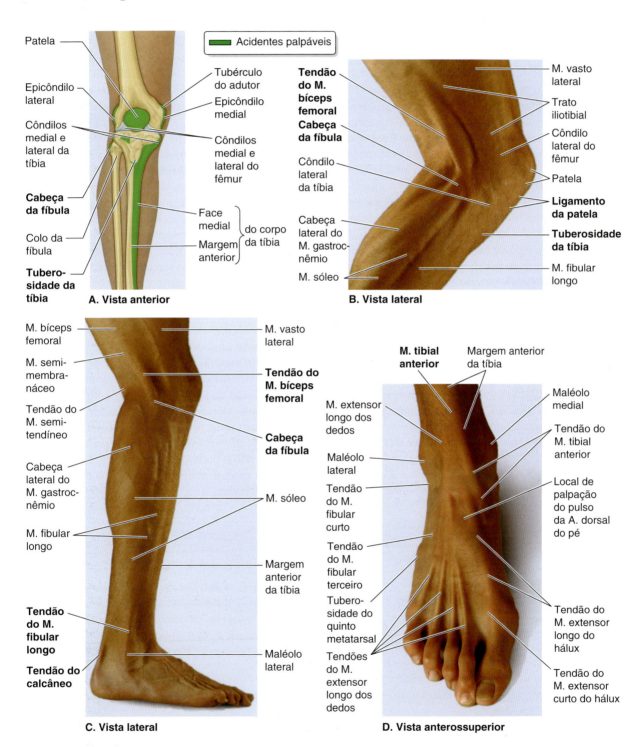

Figura 7.69 Anatomia de superfície da perna. **A.** Ossos. **B.** Face lateral do joelho. Flexão do joelho durante sustentação de peso. **C.** Face lateral da perna e do pé. **D.** Dorso do pé. Contração simultânea dos músculos extensores e flexores dos dedos, mostrando os tendões dos músculos extensores sem levantar os dedos do chão.

O *ligamento da patela* pode ser palpado quando se estende a partir da margem inferior do ápice da patela. É palpado mais facilmente quando o joelho é estendido. Quando o joelho está fletido em um ângulo reto, pode-se palpar uma depressão de cada lado do ligamento da patela. A cavidade articular é superficial nessas depressões.

A *cabeça da fíbula* é subcutânea e pode ser palpada na face posterolateral do joelho, no nível da tuberosidade da tíbia (Figura 7.69B e C). O colo da fíbula pode ser palpado imediatamente distal à cabeça.

O *tendão do músculo bíceps femoral* pode ser acompanhado palpando-se sua inserção distal até a face lateral da cabeça da fíbula. Esse tendão, a cabeça e o colo da fíbula guiam o dedo do examinador até o *nervo fibular comum* (Figura 7.65A). O nervo é indicado por uma linha ao longo do tendão do músculo bíceps femoral, posterior à cabeça da fíbula, e ao redor da face lateral do colo da fíbula até sua face anterior, logo distal à cabeça da fíbula. Nesse local pode ser rolado contra o colo da fíbula com as pontas dos dedos.

A *margem anterior da tíbia* é aguda, subcutânea e facilmente acompanhada em sentido distal por palpação desde a tuberosidade da tíbia até o maléolo medial (Figura 7.69A a D). A *face medial do corpo da tíbia* também é subcutânea, exceto em sua extremidade proximal. Seu terço inferior é cruzado obliquamente pela veia safena magna no seu trajeto proximal até a face medial do joelho.

O *músculo tibial anterior* (TA) é superficial e pode ser palpado com facilidade logo lateral à margem anterior da tíbia (Figura 7.69D). Quando o pé é invertido e dorsifletido, pode-se ver e palpar o grande *tendão do músculo tibial anterior* em seu trajeto distal e um pouco medial sobre a face anterior da articulação talocrural até a face medial do pé. Se o hálux for dorsifletido, o *tendão do músculo ELH* pode ser palpado imediatamente lateral ao tendão do músculo tibial anterior. O *tendão do músculo ECH* também pode ser visível.

Quando os dedos estão estendidos, os *tendões do músculo ELD* podem ser palpados lateralmente ao extensor longo do hálux e acompanhados até os quatro dedos laterais. O *tendão do músculo FT* pode ser palpável lateralmente aos tendões do músculo ELD, sobretudo quando o pé é dorsifletido e evertido.

O *corpo da fíbula* é subcutâneo apenas em sua parte distal, proximal ao maléolo lateral; essa parte é o local comum de fraturas. Os *maléolos medial* e *lateral* são subcutâneos e proeminentes. Palpe-os, observando que a extremidade do maléolo lateral estende-se ainda mais distal e posteriormente do que o maléolo medial.

O *músculo fibular longo (FL)* é subcutâneo em todo o seu trajeto (Figura 7.69C). Os tendões desse músculo e do *músculo fibular curto (FC)* são palpáveis com o pé em eversão, quando passam ao redor da face posterior do maléolo lateral. Esses tendões podem ser acompanhados anteriormente ao longo da face lateral do pé. O tendão do músculo FL segue anteriormente até o cuboide e, depois, desaparece entrando na planta do pé. O *tendão do músculo FC* pode ser acompanhado até sua inserção na base do metatarsal V.

O *tendão do calcâneo* pode ser facilmente acompanhado até sua inserção na tuberosidade do calcâneo, na parte posterior do calcâneo. A articulação talocrural é bastante superficial na depressão existente de cada lado do tendão do calcâneo. As *cabeças do músculo gastrocnêmio* são facilmente reconhecíveis na parte superior da sura (Figura 7.69B e C). O *músculo sóleo* pode ser palpado profundamente à parte superior do tendão do calcâneo e nas suas laterais. É fácil palpar o *músculo tríceps sural* (sóleo e gastrocnêmio) quando o indivíduo está na ponta dos pés. O músculo sóleo pode ser distinguido do músculo gastrocnêmio na posição agachada (fletindo os joelhos apoiado na ponta dos pés) porque a flexão do joelho até cerca de 90° torna o músculo gastrocnêmio flácido; a flexão plantar nessa posição é mantida pelo músculo sóleo. Os músculos profundos do compartimento posterior não são palpados com facilidade, mas seus tendões podem ser observados logo posteriormente ao maléolo medial, sobretudo quando o pé é invertido e os dedos são fletidos.

ANATOMIA CLÍNICA

FOSSA POPLÍTEA E PERNA

Abscesso e tumor poplíteos

Como a fáscia poplítea é forte e limita a expansão, a dor causada por um abscesso ou tumor na fossa poplítea costuma ser intensa. Os *abscessos poplíteos* tendem a disseminar-se superior e inferiormente em razão da resistência da fossa poplítea.

Pulso poplíteo

Como a artéria poplítea é profunda, pode ser difícil palpar o *pulso poplíteo*. A palpação desse pulso costuma ser realizada com a pessoa em decúbito ventral com o joelho fletido para relaxar a fáscia poplítea e os músculos isquiotibiais. O melhor local para palpar as pulsações é na parte inferior da fossa, onde a artéria poplítea está relacionada com a tíbia. A diminuição ou o desaparecimento do pulso poplíteo é um sinal de obstrução da artéria femoral.

Aneurisma e hemorragia poplíteos

O *aneurisma poplíteo* (dilatação anormal de toda a artéria poplítea ou de parte dela) geralmente causa edema e dor na fossa poplítea. O aneurisma poplíteo pode ser distinguido de outras massas por pulsações palpáveis (*frêmitos*) e sons arteriais anormais (*sopros*) detectáveis com um estetoscópio. Como a artéria situa-se profundamente ao nervo tibial, um aneurisma pode distender o nervo ou comprimir sua vascularização (*vasa nervorum*). A dor causada por essa compressão do nervo geralmente é referida, nesse caso, para a pele sobrejacente à face medial da panturrilha, tornozelo ou pé.

Como a artéria poplítea se apoia na face poplítea do fêmur e na cápsula articular (ver Figura 7.62), as fraturas da região distal do fêmur ou luxações do joelho podem romper a artéria, provocando hemorragia. Além disso, por causa de sua proximidade e confinamento na fossa, a lesão da artéria e da veia pode resultar em uma *fístula arteriovenosa* (comunicação entre uma artéria e uma veia). A ausência de reconhecimento dessas ocorrências e de ação imediata pode resultar na perda da perna e do pé.

Se for necessário ligar a artéria femoral, o sangue consegue passar ao largo da oclusão através da rede articular do joelho e chegar à artéria poplítea distalmente à ligadura (ver Figura 7.55).

Lesão do nervo tibial

A lesão do nervo tibial é rara devido à sua posição profunda e protegida na fossa poplítea; entretanto, pode haver lesão do nervo nas lacerações profundas da fossa poplítea. A *luxação posterior da articulação do joelho* também pode lesionar o nervo tibial. A *secção do nervo tibial* causa paralisia dos músculos flexores da perna e dos músculos intrínsecos na planta do pé. As pessoas com lesão do nervo tibial não conseguem realizar flexão plantar do tornozelo nem fletir os dedos dos pés. Também há perda da sensibilidade na planta do pé.

Contenção e disseminação de infecções nos compartimentos da perna

Os compartimentos fasciais dos membros inferiores geralmente são espaços fechados, que terminam nas articulações proximal e distal. Como os septos e a fáscia muscular da perna que formam os limites dos compartimentos da perna são fortes, o aumento do volume decorrente de infecção com *supuração* aumenta a pressão intracompartimental. A disseminação de processos inflamatórios nos compartimentos anterior e posterior da perna ocorre principalmente em sentido distal; mas uma infecção purulenta no compartimento lateral da perna pode ascender em sentido proximal até a fossa poplítea, provavelmente ao longo do trajeto do nervo fibular. A *fasciotomia* pode ser necessária para aliviar a pressão e desbridar bolsas de infecção.

Síndrome de estresse tibial medial

A *síndrome de estresse tibial medial* – edema e dor na área dos dois terços distais da tíbia – é causada por microtraumatismo repetitivo do músculo tibial anterior (Figura 7.59A), que provoca pequenas rupturas no periósteo que cobre o corpo da tíbia e/ou de inserções carnosas à fáscia muscular sobrejacente da perna. É uma forma leve da síndrome do compartimento anterior.

A síndrome de estresse tibial é comum em traumatismos ou na sobrecarga atlética dos músculos no compartimento anterior, sobretudo o músculo tibial anterior, por pessoas não treinadas. Muitas vezes, as pessoas sedentárias têm síndrome de estresse tibial quando participam de caminhadas de longa distância.

Isso também ocorre em corredores treinados que não respeitam o período de aquecimento e de recuperação. Os músculos no compartimento anterior apresentam edema pelo uso excessivo súbito, e o edema e a inflamação do músculo–tendão reduzem o fluxo sanguíneo para os músculos. Há dor espontânea ou à pressão nos músculos edemaciados.

Músculos fibulares e evolução do pé humano

Enquanto os pés dos antropoides (primatas superiores) são invertidos, de modo que eles caminham sobre a margem externa do pé, os pés dos seres humanos apresentam eversão relativa (pronação), de modo que as plantas dos pés se apoiam de maneira mais completa no solo. Essa pronação é causada, ao menos em parte, pela migração medial da inserção distal do músculo fibular longo através da planta do pé (Figura 7.64J) e o desenvolvimento de um músculo fibular terceiro que está fixado à base do metatarsal V. Essas características são exclusivas do pé humano.

Lesão do nervo fibular comum e pé em gota

Em virtude de sua posição superficial, o *nervo fibular comum é o nervo lesionado com maior frequência no membro inferior*, principalmente porque se espirala sob a pele ao redor do colo da fíbula, o que o deixa vulnerável ao traumatismo direto (ver Figura 7.60A). Esse nervo também pode ser seccionado durante a fratura do colo da fíbula ou muito distendido quando há lesão ou luxação da articulação do joelho. A *secção do nervo fibular comum* resulta em paralisia flácida de todos os músculos nos compartimentos anterior e lateral da perna (dorsiflexores do tornozelo e eversores do pé). A perda da dorsiflexão do tornozelo causa o *pé em gota*, que é ainda mais exacerbado pela inversão do pé sem oposição. Isso tem o efeito de tornar o membro "muito longo": os dedos do pé não saem do solo durante a fase de balanço da marcha (Figura B7.21A e E).

Existem várias outras situações que podem resultar em um membro inferior "muito longo" funcionalmente, por exemplo, inclinação pélvica (ver Figura B7.19C) e paralisia espástica ou contração do músculo sóleo. Existem pelo menos três maneiras de compensar esse problema:

1. A *marcha cambaleante*, na qual o indivíduo se inclina para o lado oposto ao do membro longo, "fazendo subir" o quadril (Figura B7.21B)
2. A *marcha com balanço lateral*, na qual o membro longo balança lateralmente (é abduzido) para permitir que os dedos saiam do solo (Figura B7.21C)

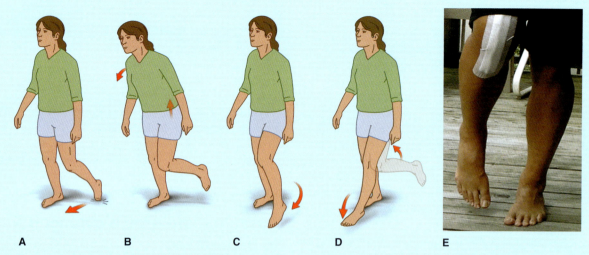

Figura B7.21 Pé em gota.

3. A *marcha escarvante*, com elevação demasiada do membro inferior, na qual há flexão exagerada do quadril e do joelho para levantar o pé o suficiente para evitar que os dedos toquem o solo (Figura B7.21D e E).

Como o pé em gota dificulta tocar primeiro com o calcanhar no solo como na marcha normal, a marcha escarvante costuma ser observada no caso de paralisia flácida. Às vezes é acrescentado um "chute" extra durante o avanço do membro livre, na tentativa de levantar o antepé, logo antes de abaixar o pé.

No pé em gota da paralisia flácida também há perda da ação de frenagem normalmente produzida por contração excêntrica dos músculos dorsiflexores. Portanto, o pé não é abaixado até tocar o solo de maneira controlada depois do toque do calcâneo, mas bate subitamente no solo, emitindo um *"clop"* característico e aumentando muito o choque recebido pela parte anterior do pé e o choque transmitido pela tíbia para o joelho. Os indivíduos com lesão do nervo fibular também podem apresentar perda variável de sensibilidade na face anterolateral da perna e no dorso do pé.

Compressão do nervo fibular profundo

O uso excessivo de músculos supridos pelo nervo fibular profundo (p. ex., na prática de esqui, corrida e dança) pode resultar em lesão muscular e edema no compartimento anterior. Essa compressão do nervo fibular profundo pode causar dor no compartimento anterior.

A compressão do nervo fibular profundo por botas de esqui apertadas, por exemplo, pode ocorrer no local onde o nervo passa profundamente ao retináculo inferior dos músculos extensores e ao músculo extensor curto do hálux (ver Figura 7.57A). Há dor no dorso do pé, que geralmente se irradia para o espaço interdigital entre o hálux e o 2º dedo. Como as botas de esqui são uma causa comum desse tipo de compressão do nervo, o distúrbio foi denominado "síndrome da bota de esqui"; entretanto, a síndrome também ocorre em jogadores de futebol e corredores e pode ser causada por sapatos apertados.

Compressão do nervo fibular superficial

As *entorses crônicas do tornozelo* podem causar estiramento recorrente do nervo fibular superficial, o que pode provocar dor na face lateral da perna e no dorso do tornozelo e do pé. Pode haver dormência e *parestesia* (agulhadas ou formigamento), que se intensificam com a atividade.

Fabela no músculo gastrocnêmio

Perto de sua inserção proximal, a cabeça lateral do músculo gastrocnêmio pode conter um osso sesamoide, a **fabela**, que se articula com o côndilo lateral do fêmur. A fabela é visível em radiografias laterais do joelho em 3 a 5% das pessoas (Figura B7.22).

Tendinite do calcâneo

A inflamação do tendão do calcâneo constitui 9 a 18% das lesões em corridas. Rupturas microscópicas das fibras colágenas no tendão, principalmente logo

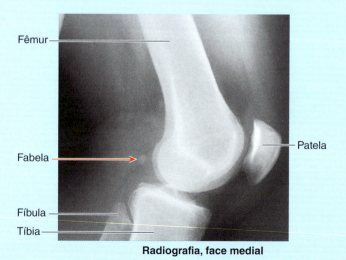

Radiografia, face medial

Figura B7.22 Fabela.

acima da sua inserção no calcâneo, resultam em *tendinite*, o que causa dor durante a caminhada, sobretudo ao usar sapatos com solado rígido. A tendinite do calcâneo é frequente durante atividades repetitivas, principalmente em pessoas que começam a correr após longo período de inatividade ou que aumentam subitamente a intensidade do treinamento, mas também pode ser causada por calçados ou superfícies de treinamento inadequados.

Ruptura do tendão do calcâneo

A *ruptura do tendão do calcâneo* ocorre frequentemente em pessoas mal condicionadas com história pregressa de *tendinite do calcâneo*. A lesão normalmente cursa com um estalido audível durante um impulso forçado (flexão plantar com o joelho estendido), seguido imediatamente por dor súbita na panturrilha e dorsiflexão forçada do pé em flexão plantar. Na ruptura completa do tendão, há uma depressão palpável, geralmente 1 a 5 cm proximal à inserção do calcâneo. Os músculos afetados são o gastrocnêmio, o sóleo e o plantar.

A ruptura do tendão do calcâneo é, provavelmente, a condição muscular aguda mais grave da perna. Indivíduos com essa lesão não conseguem realizar flexão plantar contra resistência (não conseguem elevar o calcanhar do solo ou apoiar o pé sobre o lado afetado) e a dorsiflexão passiva (geralmente limitada a 20° em relação à posição neutra) é excessiva.

A deambulação só é possível quando o membro está em rotação lateral (externa), girando sobre o pé posicionado transversalmente durante a fase de apoio sem impulso. Há equimose na região maleolar, e geralmente surge massa na panturrilha causada pela retração do músculo tríceps sural. Em pessoas idosas ou não atléticas, os tratamentos não cirúrgicos são com frequência adequados, mas geralmente é aconselhada a intervenção cirúrgica para aqueles que têm estilo de vida ativo (p. ex., jogadores de tênis).

Reflexo aquileu

O reflexo aquileu é um *reflexo do tendão do calcâneo*. Trata-se de um reflexo miotático induzido enquanto as pernas do paciente estão pendentes na lateral da mesa de exame. O tendão do calcâneo é golpeado rapidamente com um martelo de reflexo na parte logo proximal ao calcâneo (Figura B7.23). O resultado normal é a flexão plantar da articulação talocrural. *O reflexo aquileu testa as raízes dos nervos S1 e S2.* A lesão ou compressão da raiz do nervo S1 praticamente abole esse reflexo.

Ausência de flexão plantar

Em caso de paralisia dos músculos da panturrilha, ruptura do tendão do calcâneo ou impulso normal doloroso, a pessoa ainda consegue impulsionar o pé a partir da parte média, de modo muito menos efetivo e eficiente, graças às ações dos músculos glúteo máximo e isquiotibiais na extensão da coxa na articulação do quadril e do músculo quadríceps femoral na extensão do joelho. Como o impulso da parte anterior do pé não é possível (na verdade, há dorsiflexão passiva do tornozelo enquanto o peso do corpo se move anteriormente ao pé), as pessoas que tentam caminhar na ausência de flexão plantar costumam rodar o pé o máximo possível lateralmente (externamente) durante a fase de apoio para evitar a dorsiflexão passiva e permitir um movimento mais efetivo por meio de extensão do quadril e do joelho exercida na parte média do pé.

Distensão do músculo gastrocnêmio

A *distensão do músculo gastrocnêmio* (perna do tenista) é uma lesão aguda dolorosa resultante da ruptura parcial do ventre medial do músculo gastrocnêmio na sua junção musculotendínea, ou perto dela, comumente observada em indivíduos com mais de 40 anos. É causada por hiperestiramento do músculo por extensão completa concomitante do joelho e dorsiflexão da articulação talocrural. Em geral, a dor aguda em caráter de punhalada é seguida por edema e espasmo do músculo gastrocnêmio.

Bursite do calcâneo

A *bursite do calcâneo* é causada pela *inflamação da bolsa tendínea calcânea* situada entre o tendão do calcâneo e a parte superior da face posterior do calcâneo (Figura B7.24). A bursite do calcâneo causa dor posterior ao calcanhar e ocorre comumente durante corridas de longa distância, basquete e tênis. É causada pelo atrito excessivo na bolsa quando o tendão desliza continuamente sobre ela.

Retorno venoso da perna

Um plexo venoso situado profundamente ao músculo tríceps sural participa do retorno do sangue da perna. Quando uma pessoa está em posição ortostática, o retorno venoso dos membros inferiores depende

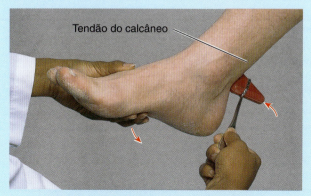

Figura B7.23 Reflexo do tendão do calcâneo.

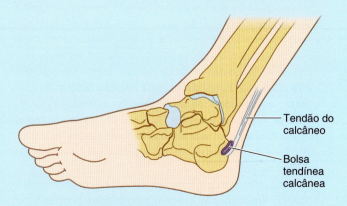

Figura B7.24 Bolsa calcânea profunda.

principalmente da atividade do músculo tríceps sural (ver "Drenagem venosa do membro inferior", neste capítulo). A contração dos músculos da panturrilha bombeia o sangue para cima nas veias profundas. A *bomba musculovenosa da panturrilha* é aumentada pela fáscia muscular que reveste os músculos como uma meia elástica.

Músculo sóleo acessório

Cerca de 3% das pessoas têm um músculo sóleo acessório (Figura B7.25). O músculo acessório geralmente é observado como um ventre distal medial ao tendão do calcâneo. Clinicamente, o músculo sóleo acessório pode estar associado a dor e edema durante o exercício prolongado.

Pulso tibial posterior

O *pulso tibial posterior* geralmente é palpado entre a face posterior do maléolo medial e a margem medial do tendão do calcâneo (Figura B7.26). Como a artéria tibial posterior segue profundamente ao retináculo dos músculos flexores, é importante, ao palpar esse pulso, solicitar que a pessoa inverta o pé para relaxar o retináculo. Quando esse cuidado não é observado, pode haver conclusão errônea de ausência do pulso.

As duas artérias (os dois lados) são examinadas simultaneamente para comparar a força. A palpação dos pulsos tibiais posteriores é essencial no exame de pacientes com *doença arterial periférica oclusiva*. Embora os pulsos tibiais posteriores estejam ausentes em cerca de 15% das pessoas jovens normais, a ausência de pulsos tibiais posteriores é um sinal de doença arterial periférica oclusiva em pessoas com mais de 60 anos. Pode haver, por exemplo, a *claudicação intermitente*, caracterizada por dor e cãibras nas pernas, que ocorre durante a marcha e desaparece após repouso. Esses distúrbios resultam de isquemia dos músculos da perna causada por estreitamento ou oclusão das artérias da perna.

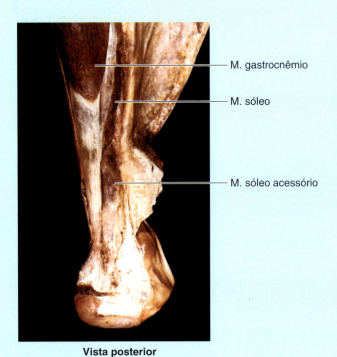

Vista posterior

Figura B7.25 Músculo sóleo acessório.

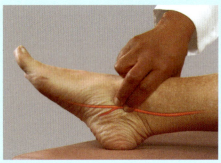

Vista medial

Figura B7.26 Pulso tibial posterior.

Pontos-chave: Fossa poplítea e perna

Fossa poplítea: A fossa poplítea é um compartimento preenchido por gordura e relativamente limitado, posterior ao joelho, que é atravessado por todas as estruturas neurovasculares que passam entre a coxa e a perna. ■ O nervo isquiático bifurca-se no ápice da fossa, com o nervo fibular comum seguindo lateralmente ao longo do tendão do músculo bíceps femoral. ■ O nervo tibial, a veia poplítea e artéria poplítea dividem ao meio a fossa – nessa ordem, da região superficial (posterior) para a região profunda (anterior). ■ Os ramos do joelho da artéria poplítea formam uma rede articular do joelho, garantindo circulação colateral para manter o fluxo sanguíneo em todas as posições do joelho.

Compartimento anterior da perna: O compartimento anterior, limitado por ossos e membranas resistentes, é suscetível a síndromes do compartimento. ■ Os músculos contidos são dorsiflexores na articulação talocrural/extensores dos dedos, ativos na caminhada quando (1) se contraem concentricamente para elevar a parte anterior do pé e sair do solo durante a fase de balanço do ciclo da marcha e (2) se contraem excentricamente para abaixar a parte anterior do pé até o solo após o toque do calcâneo da fase de apoio. ■ O nervo fibular profundo e a artéria tibial anterior suprem o compartimento anterior e seguem dentro dele. ■ A lesão dos nervos fibulares comum ou profundo causa o **pé em gota**.

Compartimento lateral da perna: O pequeno compartimento lateral contém os músculos eversores primários do pé e o nervo fibular superficial que os supre. ■ Como nenhuma artéria segue dentro desse compartimento, os ramos

Pontos-chave: (*continuação*)

perfurantes das artérias tibial anterior e fibular (e suas veias acompanhantes) penetram os septos intermusculares para suprirem (e drenarem) o sangue. ■ A eversão é usada para sustentar/abaixar a parte medial do pé durante a saída dos dedos na fase de apoio e para resistir à inversão inadvertida, evitando lesão.

Compartimento posterior da perna: O compartimento posterior ou flexor plantar é subdividido pelo septo intermuscular transverso em partes superficial e profunda. ■ Na parte superficial, os músculos gastrocnêmio e sóleo (tríceps sural) têm um tendão comum (o tendão do calcâneo, o mais forte do corpo).

■ O músculo tríceps sural é responsável pela força da flexão plantar que impulsiona o corpo na marcha e tem um papel importante na corrida e no salto mediante impulso. ■ Os músculos profundos no compartimento posterior potencializam a ação de flexão plantar através da flexão dos dedos e sustentação dos arcos longitudinais do pé. ■ O conteúdo do compartimento posterior é suprido pelo nervo tibial e por duas artérias, tibial posterior (medial) e fibular. ■ As três estruturas (nervo tibial e duas artérias) seguem na parte profunda limitada do compartimento, cujo edema pode afetar todo o compartimento posterior, a parte distal do compartimento lateral e o pé.

PÉ

A importância clínica do *pé* é indicada pelo tempo considerável que médicos de atenção primária dedicam aos seus problemas. A *podologia* é a área especializada no estudo e nos cuidados dos pés.

A região talocrural (*tornozelo*) é formada pelas partes estreita e maleolar da região crural distal, proximal ao dorso do pé e calcanhar, e inclui a articulação talocrural. O pé, distal à região talocrural, é uma plataforma para sustentação do corpo de pé e tem papel importante na locomoção.

O *esqueleto do pé* é formado por *7 ossos tarsais*, *5 metatarsais* e *14 falanges* (Figura 7.70). O pé e seus ossos podem ser divididos em três partes anatômicas e funcionais (ver Figura 7.12C):

- A **parte posterior do pé (retropé)**: tálus e calcâneo
- A **parte média do pé (mediopé)**: navicular, cuboide e cuneiformes
- A **parte anterior do pé (antepé)**: metatarsais e falanges.

A parte/região do pé que toca o solo é a **planta** ou *região plantar*. A parte voltada para cima é o *dorso do pé* ou **região**

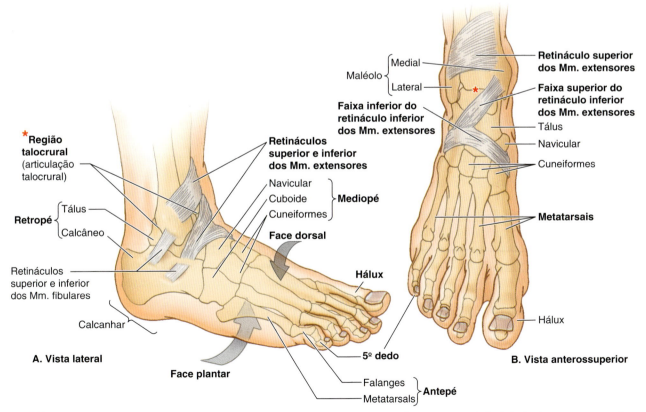

Figura 7.70 Faces, partes, ossos e retináculos da região talocrural e do pé. **A.** Antepé, mediopé e retropé. **B.** Retináculo dos extensores no dorso do pé. Disposição dos ossos do pé e dos retináculos superior e inferior dos músculos extensores e dos músculos fibulares em relação aos pontos de referência superficiais.

dorsal do pé. A parte da planta do pé subjacente ao calcâneo é o *calcanhar* ou **região calcânea**, e parte da planta subjacente às cabeças dos dois metatarsais mediais é a **parte proeminente da planta do pé**. O **hálux** é o **1º dedo**, e o **dedo mínimo** também é o **5º dedo**.

Pele e fáscia do pé

Há variações acentuadas em espessura (resistência) e textura da pele, da tela subcutânea e da fáscia muscular em relação à sustentação e à distribuição de peso, ao contato com o solo e à necessidade de contenção ou compartimentalização.

PELE E TELA SUBCUTÂNEA

A *pele do dorso do pé* é muito mais fina e menos sensível do que a pele na maior parte da planta. A *tela subcutânea* é frouxa profundamente à pele dorsal; portanto, o *edema* é mais acentuado sobre essa superfície, principalmente anteriormente ao maléolo medial e ao seu redor. A pele sobre as principais áreas de sustentação de peso da planta – calcanhar, margem lateral e parte proeminente da planta do pé – é espessa. A tela subcutânea na planta é mais fibrosa do que em outras áreas do pé.

Septos fibrosos – *ligamentos cutâneos* muito desenvolvidos (retináculos da pele) – dividem esse tecido em áreas cheias de gordura, tornando-o um corpo de absorção de choque, principalmente sobre o calcanhar. Os ligamentos cutâneos também fixam a pele à fáscia muscular subjacente (aponeurose plantar), melhorando a "inserção" da planta. A pele da planta não tem pelos e há muitas glândulas sudoríparas; toda a planta é sensível (sente cócegas), sobretudo a área de pele mais fina subjacente ao arco.

FÁSCIA MUSCULAR DO PÉ

A *fáscia muscular do dorso do pé* é fina no local onde é contínua na parte proximal com o *retináculo inferior dos músculos extensores* (Figura 7.71A). Nas faces lateral e posterior do pé, a fáscia muscular é contínua com a **fáscia plantar**, a fáscia muscular da planta (Figura 7.71B e C). A fáscia plantar tem uma parte central espessa e partes medial e lateral mais fracas.

A parte central e espessa da fáscia plantar forma a forte *aponeurose plantar*, feixes longitudinais de tecido conjuntivo fibroso denso que revestem os músculos plantares centrais. Assemelha-se à aponeurose palmar da mão, porém é mais resistente, mais densa e alongada.

A fáscia plantar mantém unidas as partes do pé, protege a planta contra lesões e ajuda a sustentar os arcos longitudinais do pé.

A **aponeurose plantar** origina-se posteriormente do calcâneo e tem a função de um ligamento superficial. Na parte distal, os feixes longitudinais de fibras de colágeno da aponeurose dividem-se em cinco faixas contínuas com as **bainhas fibrosas dos dedos** que revestem os tendões flexores que seguem até os dedos. Na extremidade anterior da planta, inferiormente às cabeças dos metatarsais, a aponeurose é reforçada por fibras transversais que formam o **ligamento metatarsal transverso superficial**.

Nas partes média e anterior do pé, *septos intermusculares* verticais estendem-se profundamente (superiormente) das margens da aponeurose plantar em direção aos metatarsais I a V, formando os três *compartimentos da planta* (Figura 7.71C):

1. O **compartimento medial da planta** é coberto superficialmente pela *fáscia plantar medial* mais fina. Contém os músculos abdutor do hálux e flexor curto do hálux, o tendão do músculo flexor longo do hálux e o nervo e vasos plantares mediais
2. O **compartimento central da planta** é coberto superficialmente pela *aponeurose plantar* densa. Contém o músculo flexor curto dos dedos, os tendões dos músculos flexor longo do hálux e flexor longo dos dedos, além dos músculos associados a este último, quadrado plantar e lumbricais, e o músculo adutor do hálux. O nervo e os vasos plantares laterais também estão nesse local
3. O **compartimento lateral da planta** é coberto superficialmente pela *fáscia plantar lateral* mais fina e contém os músculos abdutor e flexor curto do dedo mínimo.

Apenas na parte anterior do pé, um quarto compartimento, o **compartimento interósseo do pé**, é circundado pelas fáscias interósseas plantar e dorsal. Contém os ossos metatarsais, os músculos interósseos dorsais e plantares e os vasos plantares profundos e metatarsais. Enquanto os vasos interósseos plantares e metatarsais plantares são distintamente plantares, as demais estruturas do compartimento estão localizadas em posição intermediária entre as faces plantar e dorsal do pé.

Um quinto compartimento, o **compartimento dorsal do pé**, situa-se entre a fáscia dorsal do pé e os ossos tarsais e a fáscia interóssea dorsal do mediopé e antepé. Contém os músculos (extensor curto do hálux e extensor curto dos dedos) e estruturas neurovasculares do dorso do pé.

Músculos do pé

Dos 20 músculos individuais do pé, 14 estão localizados na face plantar, 2 estão na face dorsal e 4 são intermediários. Partindo da face plantar, os músculos da planta estão organizados em quatro camadas dentro de quatro compartimentos. As Figuras 7.72A a J e 7.73 mostram os músculos do pé e o Quadro 7.14 descreve as inserções, a inervação e as ações.

Apesar de sua organização em compartimentos e em camadas, os músculos plantares atuam basicamente como um grupo durante a fase de suporte do apoio, mantendo os arcos do pé (ver Figura 7.23B a E; Quadro 7.2). Basicamente, eles resistem às forças que tendem a reduzir o arco longitudinal quando o peso é recebido pelo calcanhar (extremidade posterior do arco) e transferido para a parte proeminente da planta do pé e para o hálux (extremidade anterior do arco).

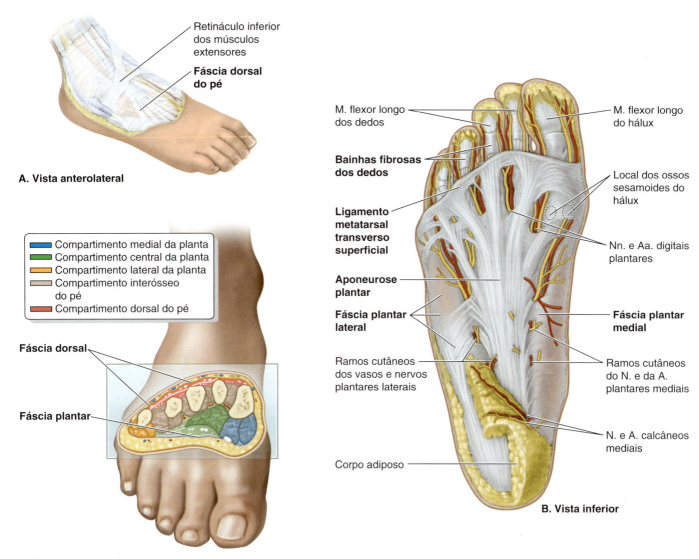

Figura 7.71 Fáscia e compartimentos do pé. A. Fáscia profunda da perna e do dorso do pé. **B.** Fáscia plantar profunda. A fáscia consiste na aponeurose plantar espessa e na fáscia plantar medial e lateral, que é mais fina. As partes mais finas da fáscia plantar foram removidas, revelando os vasos e nervos digitais plantares. **C.** Compartimentos do pé. Os ossos e músculos do pé são circundados pela fáscia muscular dorsal e plantar. Septos intermusculares que se estendem profundamente a partir da aponeurose plantar criam um grande compartimento central e compartimentos medial e lateral menores na planta.

Os músculos tornam-se mais ativos na última parte do movimento para estabilizar o pé para propulsão (saída), um momento em que as forças também tendem a achatar o arco transverso do pé. Simultaneamente, também são capazes de refinar ainda mais os esforços dos músculos longos, produzindo supinação e pronação para permitir que a plataforma do pé se ajuste ao solo irregular.

Os músculos do pé são pouco importantes individualmente porque o controle fino dos dedos dos pés não é importante para a maioria das pessoas. Em vez de produzirem movimento real, são mais ativos na inserção do pé ou no aumento da pressão aplicada contra o solo por várias áreas da planta ou dos dedos para manter o equilíbrio.

Embora o músculo adutor do hálux assemelhe-se a um músculo da palma que aduz o polegar, é, apesar do seu nome, provavelmente o músculo mais ativo durante a fase de saída do apoio na tração dos quatro metatarsais laterais em direção ao hálux, inserção do arco transverso do pé e resistência às forças que afastariam as cabeças dos metatarsais quando há aplicação de peso e força à parte anterior do pé (Quadro 7.2).

No Quadro 7.14, observe que:

- Os músculos interósseos **P**lantares **AD**uzem (**PAD**) e originam-se de um único metatarsal como músculos semipeniformes
- Os músculos interósseos **D**orsais **AB**duzem (**DAB**) e originam-se de dois metatarsais como músculos peniformes.

Os movimentos de abdução e adução dos dedos do pé estão ilustrados na Figura 7.104.

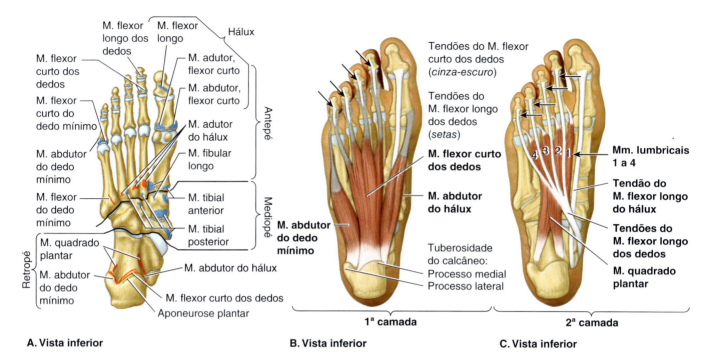

Figura 7.72 Músculos do pé. **A.** Inserções dos músculos das 1ª e 2ª camadas da planta do pé. **B.** Músculos da 1ª camada da planta do pé. **C.** Músculos da 2ª camada da planta do pé. (*continua*)

Quadro 7.14.I Músculos do pé: 1ª e 2ª camadas da planta.

Músculo	Inserção proximal	Inserção distal	Inervação[a]	Principal ação[b]
1ª camada				
M. abdutor do hálux	Tubérculo medial da tuberosidade do calcâneo; retináculo dos músculos flexores; aponeurose plantar	Face medial da base da falange proximal do 1º dedo	N. plantar medial (L5, S1)	Abduz e flete o hálux (1º dedo) nas articulações metatarsofalângica (MTF) e interfalângica (IF)
M. flexor curto dos dedos	Tubérculo medial da tuberosidade do calcâneo; aponeurose plantar; septos intermusculares	Os dois lados das falanges médias dos quatro dedos laterais	N. plantar medial (L5, S1)	Flete os dedos 2 a 5 nas articulações MTF e IF
M. abdutor do dedo mínimo	Tubérculos medial e lateral da tuberosidade do calcâneo; aponeurose plantar; septos intermusculares	Face lateral da base da falange proximal do dedo mínimo	N. plantar lateral (S1–S3)	Abduz e flete o dedo mínimo (5º dedo) nas articulações MTF e IF
2ª camada				
M. quadrado plantar	Face medial e margem lateral da face plantar do calcâneo	Margem posterolateral do tendão do M. flexor longo dos dedos	N. plantar lateral (S1–S3)	Ajuda o M. flexor longo dos dedos a fletir os quatro dedos laterais nas articulações MTF e IF
Mm. lumbricais	Tendões do M. flexor longo dos dedos	Face medial da expansão sobre os quatro dedos laterais	Um medial: N. plantar medial (L5–S1) Três laterais: N. plantar lateral (S1–S3)	Fletem as articulações IF proximais, estendem as articulações IF média e distal dos quatro dedos laterais

[a] É indicada a inervação segmentar da medula espinal (p. ex., "S2, S3" significa que os nervos que suprem o M. abdutor do hálux são derivados dos segundo e terceiro segmentos sacrais da medula espinal). A lesão de um ou mais dos segmentos da medula espinal relacionados ou das raízes nervosas motoras originadas deles resulta em paralisia dos músculos associados.
[b] Apesar das ações individuais, a função básica dos músculos intrínsecos da planta do pé é resistir à retificação do arco do pé ou manter esse arco.

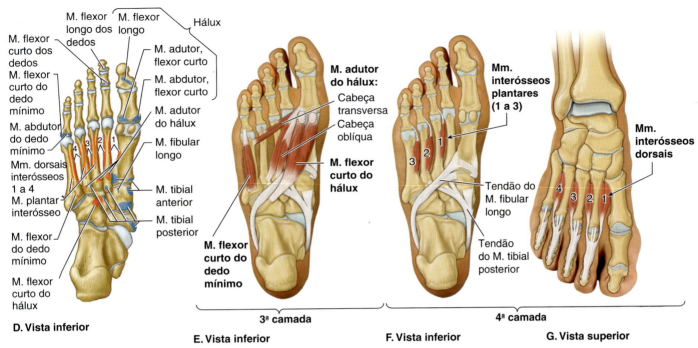

Figura 7.72 (*Continuação*) **D.** Inserções dos músculos das 3ª e 4ª camadas da planta do pé. **E.** Músculos da 3ª camada da planta do pé. **F e G.** Músculos da 4ª camada da planta do pé. (*continua*)

Quadro 7.14.II Músculos do pé: 3ª e 4ª camadas da planta.

Músculo	Inserção proximal	Inserção distal	Inervação[a]	Principal ação[b]
3ª camada				
M. flexor curto do hálux	Faces plantares do cuboide e cuneiformes laterais	Os dois lados da base da falange proximal do 1º dedo	N. plantar medial (L5, S1)	Flete a articulação interfalângica (IF) proximal do 1º dedo
M. adutor do hálux	Cabeça oblíqua: bases dos metatarsais II a IV	Os tendões de ambas as cabeças se inserem na face lateral da base da falange proximal do 1º dedo	Ramo profundo do N. plantar lateral (S1–S3)	Tradicionalmente é considerado adutor do 1º dedo; auxilia na manutenção do arco transverso do pé pela tração dos metatarsais medialmente
	Cabeça transversa: ligamentos plantares das articulações metatarsofalângicas (MTF)			
M. flexor curto do dedo mínimo	Base do metatarsal V	Base da falange proximal do 5º dedo	Ramo superficial do N. plantar lateral (S1–S3)	Flete a articulação IF proximal do 5º dedo, ajudando, assim, na sua flexão
4ª camada				
Mm. interósseos plantares (três músculos)	Faces plantar e mediais dos metatarsais III a V	Faces mediais das bases das falanges do 3º ao 5º dedo	N. plantar lateral (S1–S3)	Aduz e flete os dedos 3 a 5 nas articulações metatarsofalângicas (MTF)
Mm. interósseos dorsais (quatro músculos)	Faces adjacentes dos metatarsais I a V	1º: face medial da falange proximal do 2º dedo		Abduz e flete os dedos 2 a 4 nas articulações MTF
		2º a 4º: faces laterais do 2º ao 4º dedo		

[a] É indicada a inervação segmentar da medula espinal (p. ex., "S2, S3" significa que os nervos que suprem o M. flexor curto do hálux são derivados dos segundo e terceiro segmentos sacrais da medula espinal). A lesão de um ou mais dos segmentos da medula espinal relacionados ou das raízes nervosas motoras originadas deles resulta em paralisia dos músculos associados.
[b] Apesar das ações individuais, a função básica dos músculos intrínsecos da planta do pé é resistir à retificação do arco do pé ou manter esse arco.

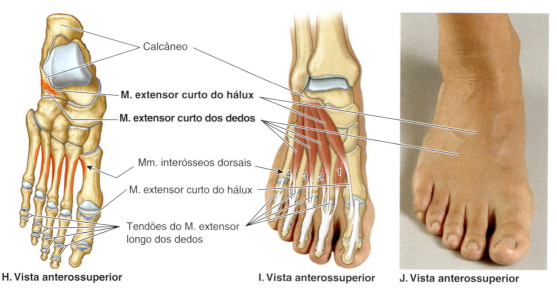

Figura 7.72 (*Continuação*) H a J. Inserções e músculos do dorso do pé.

Quadro 7.14.III Músculos do pé: dorso do pé.

Músculo	Inserção proximal	Inserção distal	Inervação[a]	Principal ação
M. extensor curto dos dedos	Calcâneo (assoalho do seio do tarso); ligamento talocalcâneo interósseo; raiz do retináculo inferior dos músculos extensores	Tendões do M. extensor longo do 2º ao 4º dedo	N. fibular profundo (L5 ou S1, ou ambos)	Ajuda o músculo extensor longo dos dedos a estender do 2º ao 4º dedo nas articulações metatarsofalângicas (MTF) e interfalângicas
M. extensor curto do hálux	Em comum com o extensor curto dos dedos (acima)	Face dorsal da base da falange proximal do hálux (1º dedo)		Ajuda o M. extensor longo do hálux a estender o hálux na articulação MTF

[a]É indicada a inervação segmentar da medula espinal (p. ex., "L5 ou S1" significa que a inervação do M. extensor curto dos dedos provém do quinto segmento lombar ou do primeiro segmento sacral da medula espinal). A lesão de um ou mais dos segmentos da medula espinal relacionados ou das raízes nervosas motoras originadas deles resulta em paralisia dos músculos associados.

Existem dois planos neurovasculares entre as camadas musculares da planta do pé (Figuras 7.73 e 7.74B): (1) um superficial, entre a 1ª e a 2ª camadas musculares, e (2) um profundo, entre a 3ª e a 4ª camadas musculares. O *nervo tibial* divide-se, posteriormente ao maléolo medial, em *nervos plantares medial e lateral* (Figuras 7.60B, 7.73 e 7.75; Quadro 7.15). Esses nervos suprem os músculos intrínsecos da face plantar do pé.

O nervo plantar medial segue dentro do compartimento medial da planta, entre a 1ª e a 2ª camada muscular. Inicialmente, artéria e nervo plantares laterais seguem lateralmente entre os músculos das 1ª e 2ª camadas de músculos plantares (Figuras 7.73C e 7.74B). Em seguida, seus ramos profundos seguem medialmente entre os músculos das 3ª e 4ª camadas (Figura 7.74B).

Dois músculos intimamente relacionados no dorso do pé são o **extensor curto dos dedos** (**ECD**) e o **extensor curto do hálux** (**ECH**) (Figuras 7.58A e B e 7.59A). Na verdade, o músculo ECH faz parte do músculo ECD. Esses músculos finos e largos formam uma massa carnosa na parte lateral do dorso do pé, anterior ao maléolo lateral. Seu pequeno ventre carnoso pode ser palpado quando os dedos são estendidos.

Estruturas neurovasculares e relações no pé

NERVOS DO PÉ

A *inervação cutânea do pé* é feita (Figura 7.76; Quadro 7.15):

- Na parte medial, pelo *nervo safeno*, que se estende distalmente até a cabeça do metatarsal I
- Na parte superior (dorso do pé), *pelos nervos fibulares superficial* (principal) e *profundo*
- Na parte inferior (planta do pé), pelos *nervos plantares medial e lateral*; a margem comum de sua distribuição estende-se ao longo do 4º metacarpal e do dedo (isso é semelhante ao padrão de inervação da palma da mão)
- Na parte lateral, pelo *nervo sural*, inclusive parte do calcanhar
- Na parte posterior (calcanhar), por *ramos calcâneos medial e lateral* dos nervos tibial e sural, respectivamente.

Nervo safeno. O *nervo safeno* é o ramo cutâneo do nervo femoral mais longo e com distribuição mais ampla; é o único ramo que se estende além do joelho (Figura 7.76A;

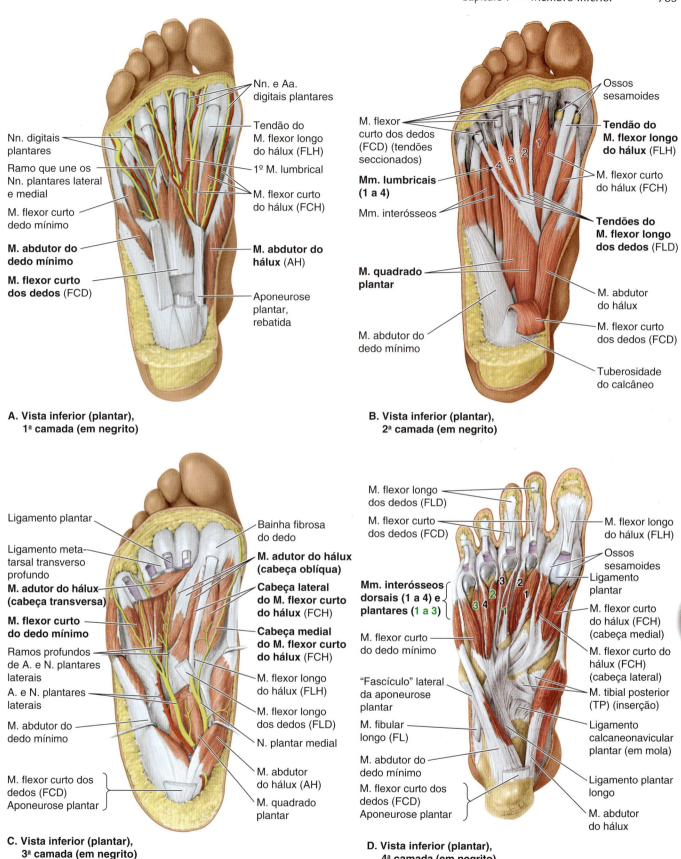

Figura 7.73 Camadas de músculos da planta. A. A 1ª camada é formada pelos músculos abdutores do hálux e do dedo mínimo, além do músculo flexor curto dos dedos. **B.** A 2ª camada contém os tendões dos músculos flexores longos e músculos associados: quatro lumbricais e o quadrado plantar. **C.** A 3ª camada é formada pelos músculos flexor do dedo mínimo, flexor curto do hálux e adutor do hálux. Também são mostradas as estruturas neurovasculares que seguem em um plano entre a 1ª e a 2ª camada. **D.** A 4ª camada consiste nos músculos interósseos dorsais e plantares.

784 Moore Anatomia Orientada para a Clínica

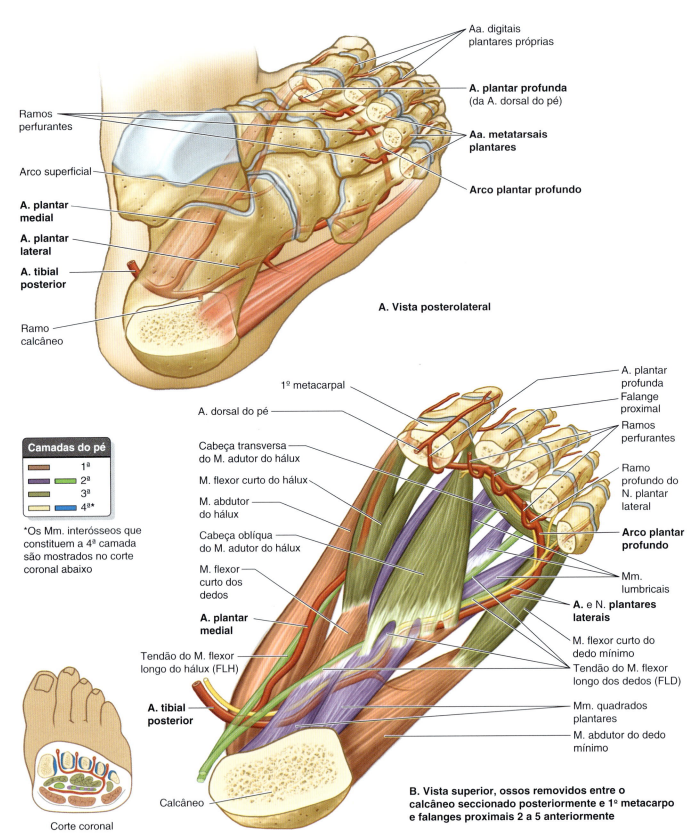

Figura 7.74 Artérias e camadas musculares do pé. A. Visão geral. A artéria tibial posterior termina quando entra no pé dividindo-se em artérias plantares medial e lateral. Observe as anastomoses distais desses vasos com a artéria plantar profunda, que é ramo da artéria dorsal do pé, e os ramos perfurantes até a artéria arqueada no dorso do pé. **B.** Relação das artérias plantares com as camadas musculares da planta do pé. Observe que as artérias plantares entram e seguem no plano entre a 1ª e a 2ª camada, com a artéria plantar lateral seguindo da região medial para a lateral. Os ramos profundos da artéria seguem da região lateral para a região medial entre a 3ª e a 4ª camada.

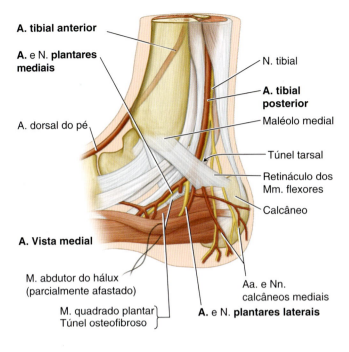

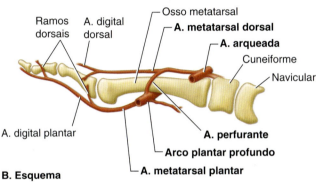

Figura 7.75 Artérias do pé: ramificação e comunicação. **A.** Artéria tibial posterior. Ramificação das estruturas neurovasculares originais que dão origem aos vasos e nervos plantares. **B.** Artérias digitais plantares. As artérias do mediopé e do antepé assemelham-se às da mão já que (1) arcos nas duas faces dão origem às artérias metatarsais (metacarpais), que, por sua vez, dão origem às artérias digitais; (2) as artérias dorsais esgotam-se antes de chegar às extremidades dos dedos, de modo que as artérias digitais plantares (palmares) enviam ramos dorsais para irrigar as faces dorsais distais dos dedos, inclusive os leitos ungueais; e (3) ramos perfurantes estendem-se entre os metatarsais (metacarpais), formando anastomoses entre os arcos de cada lado.

Quadro 7.15; ver também Figura 7.78C). Além de suprir a pele e a fáscia na face anteromedial da perna, o nervo safeno segue anteriormente ao maléolo medial até o dorso do pé, onde envia ramos articulares para a articulação talocrural e prossegue para suprir a pele ao longo da face medial do pé anteriormente até a cabeça do metatarsal I.

Nervos fibulares superficial e profundo. Depois de passar entre os músculos fibulares no compartimento lateral da perna e supri-los, o *nervo fibular superficial* emerge como um nervo cutâneo abaixo do segundo terço do comprimento da perna. Em seguida, supre a pele na face anterolateral da perna e divide-se em **nervos cutâneos dorsais medial** e **intermediário**, que prosseguem através da região talocrural para suprir a maior parte da pele no dorso do pé. Seus ramos terminais são os nervos digitais dorsais (comum e próprio) que suprem a pele da face proximal da metade medial do hálux e dos três dedos e meio laterais.

Depois de suprir os músculos do compartimento anterior da perna, o *nervo fibular profundo* segue profundamente ao retináculo dos músculos extensores e supre os músculos intrínsecos no dorso do pé (extensores dos dedos e extensor longo do hálux) e as articulações tarsais e tarsometatarsais. Quando finalmente emerge como um nervo cutâneo, sua posição no pé é tão distal que resta apenas uma pequena área de pele para inervação: a pele situada entre e contígua às faces do 1º e 2º dedos. Ele inerva essa área como o **1º nervo digital dorsal comum (e depois nervo dorsal próprio)**.

Nervo plantar medial. O **nervo plantar medial**, o maior e mais anterior dos dois ramos terminais do nervo tibial, origina-se profundamente ao retináculo dos músculos flexores. Entra na planta do pé passando profundamente ao músculo abdutor do hálux (AH) (Figuras 7.73C e 7.75A). Depois, segue anteriormente entre os músculos AH e flexor curto dos dedos (FCD), suprindo ambos com ramos motores na face lateral da artéria plantar medial (Figura 7.73A e C). Depois de enviar ramos motores para o músculo flexor curto do hálux (FCH) e o 1º músculo lumbrical, o nervo plantar medial termina perto das bases dos metatarsais dividindo-se em três ramos sensitivos (*nervos digitais plantares comuns*). Esses ramos suprem a pele dos três dedos e meio mediais (inclusive a pele dorsal e os leitos ungueais de suas falanges distais), e a pele da planta proximal a eles. Em comparação com o outro ramo terminal do nervo tibial, o nervo plantar medial supre maior área cutânea, porém menos músculos. Sua distribuição na pele e nos músculos do pé é comparável à do nervo mediano na mão.

Nervo plantar lateral. O **nervo plantar lateral**, o menor e mais posterior dos dois ramos terminais do nervo tibial, também segue profundamente ao músculo AH (Figura 7.75A), mas segue em sentido anterolateral entre a 1ª e a 2ª camada de músculos plantares, na face medial da artéria plantar lateral (Figura 7.71B). O nervo plantar lateral termina quando chega ao compartimento lateral, dividindo-se em ramos superficial e profundo (Figura 7.76B; Quadro 7.15).

Por sua vez, o *ramo superficial* divide-se em dois **nervos digitais plantares** (um comum e um próprio) que suprem a pele das faces plantares do dedo e meio laterais, a pele dorsal e os leitos ungueais de suas falanges distais e a pele da planta proximal a eles. O *ramo profundo do nervo plantar lateral* segue juntamente com o arco arterial plantar entre a 3ª e a 4ª camada muscular.

Os ramos superficiais e profundos do nervo plantar lateral inervam todos os músculos da planta não supridos pelo nervo plantar medial. Em comparação com o nervo plantar medial, o nervo plantar lateral supre uma área cutânea menor, porém mais músculos individuais. Sua distribuição na pele e nos

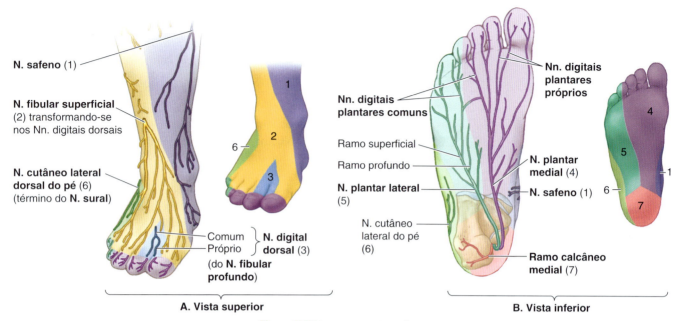

Figura 7.76 Inervação cutânea do pé.

Quadro 7.15 Nervos do pé.

Nervo[a]	Origem	Trajeto	Distribuição no pé
N. safeno (1)	N. femoral	Origina-se no trígono femoral e desce através da coxa e perna; acompanha a V. safena magna anteriormente ao maléolo medial; termina na face medial do pé	Supre a pele na face medial do pé anteriormente, até a cabeça do metatarsal I
N. fibular superficial (2)	N. fibular comum	Perfura a fáscia muscular no terço distal da perna para tornar-se cutâneo; depois envia ramos para o pé e os dedos	Inerva a pele no dorso do pé e todos os dedos, exceto a face lateral do 5º dedo e as faces adjacentes dos 1º e 2º dedos
N. fibular profundo (3)		Segue profundamente ao retináculo dos Mm. extensores e entra no dorso do pé	Supre o M. extensor curto dos dedos e a pele nas faces contíguas dos 1º e 2º dedos
N. plantar medial (4)	Maior ramo terminal do N. tibial	Segue distalmente no pé entre os Mm. abdutor do hálux e flexor curto dos dedos; divide-se em ramos musculares e cutâneos	Supre a pele da face medial da planta do pé e as laterais dos três primeiros dedos; também supre os Mm. abdutor do hálux, flexor curto dos dedos, flexor curto do hálux e primeiro lumbrical
N. plantar lateral (5)	Menor ramo terminal do N. tibial	Segue lateralmente no pé entre os Mm. quadrado plantar e flexor curto dos dedos; divide-se em ramos superficial e profundo	Supre os Mm. quadrado plantar, abdutor do dedo mínimo, flexor curto do dedo mínimo; o ramo profundo supre os Mm. interósseos plantares e dorsais, três Mm. lumbricais laterais e M. adutor do hálux; supre a pele na planta, lateralmente a uma linha que divide o 4º dedo
N. sural (6)	Geralmente origina-se dos Nn. tibial e fibular comum	Segue inferiormente ao maléolo lateral para a face lateral do pé	Face lateral das partes posterior e média do pé
Ramos calcâneos (7)	Nn. tibial e sural	Seguem da parte distal da face posterior da perna até a pele no calcanhar	Pele do calcanhar

[a]Os números referem-se à Figura 7.76.

músculos do pé é comparável à do nervo ulnar na mão (Capítulo 3, *Membro Superior*). Os nervos plantares medial e lateral também inervam as faces plantares de todas as articulações do pé.

Nervo sural. O **nervo sural** é formado pela união do *nervo cutâneo sural medial* (do nervo tibial) e do *ramo comunicante sural do nervo fibular comum*, respectivamente (ver Figura 7.53; Quadro 7.11). O nível de junção desses ramos é variável; pode ser alto (na fossa poplítea) ou baixo (proximal ao calcanhar). Às vezes os ramos não se unem e, portanto, não há formação de um nervo sural. Nessas pessoas, a pele normalmente inervada pelo nervo sural é suprida pelos ramos cutâneos surais medial e lateral. O nervo sural acompanha a veia safena parva e entra no pé posteriormente ao maléolo lateral para suprir a articulação talocrural e a pele ao longo da margem lateral do pé (Figura 7.76A; Quadro 7.15).

ARTÉRIAS DO PÉ

As artérias do pé são ramos terminais das artérias tibiais anterior e posterior (Figuras 7.75A e 7.77), respectivamente: artérias dorsal do pé e plantar.

Artéria dorsal do pé. A **artéria dorsal do pé**, que costuma ser importante na vascularização da parte anterior do pé (p. ex., durante longos períodos de pé), é a continuação direta da *artéria tibial anterior*. A artéria dorsal do pé começa a meio caminho entre os maléolos e segue em sentido anteromedial, profundamente ao retináculo inferior dos músculos extensores, entre os tendões dos músculos extensor longo do hálux e extensor longo dos dedos no dorso do pé.

A artéria dorsal do pé segue até o primeiro espaço interósseo, onde se divide e dá origem à *1ª artéria metatarsal dorsal* e a uma **artéria plantar profunda**. Esta segue profundamente entre as cabeças do primeiro músculo interósseo dorsal e entra na planta do pé, onde se une à artéria plantar lateral para formar o *arco plantar profundo*. O trajeto e o destino da artéria dorsal e sua principal continuação, a artéria plantar profunda, são comparáveis à artéria radial da mão, que completa um arco arterial profundo na palma.

A **artéria tarsal lateral**, um ramo da artéria dorsal do pé, segue lateralmente em um trajeto curvo sob o músculo ECD para irrigar esse músculo e os ossos tarsais e as articulações subjacentes. Anastomosa-se com outros ramos, como a artéria arqueada.

A **1ª artéria metatarsal dorsal** divide-se em ramos que suprem os dois lados do hálux e a face medial do 2º dedo.

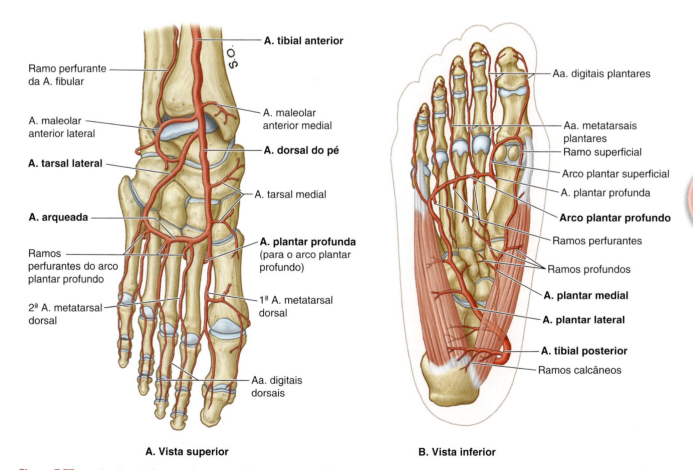

A. Vista superior **B. Vista inferior**

Figura 7.77 Artérias do pé: visão geral. **A.** Dorso do pé. A artéria tibial anterior torna-se a artéria dorsal do pé quando cruza a articulação talocrural. **B.** Face plantar do pé. As artérias plantares medial e lateral são ramos terminais da artéria tibial posterior. A artéria plantar profunda e os ramos perfurantes do arco plantar profundo propiciam anastomoses entre as artérias dorsais e plantares.

A **artéria arqueada** segue lateralmente através das bases dos quatro metatarsais laterais, profundamente aos tendões dos músculos extensores, até chegar à face lateral do antepé, onde pode anastomosar-se à artéria tarsal lateral para formar uma alça arterial. A artéria arqueada dá origem às **2ª, 3ª e 4ª artérias metatarsais dorsais**. Esses vasos seguem distalmente até as fendas dos dedos e são unidos ao arco plantar e às artérias metatarsais plantares por *ramos perfurantes* (Figuras 7.74, 7.75B e 7.77A e B). Na parte distal, cada artéria metatarsal dorsal divide-se em duas **artérias digitais dorsais** para a face dorsal das laterais dos dedos adjacentes (Figura 7.77A); entretanto, essas artérias geralmente terminam proximais à articulação interfalângica distal (Figura 7.75B) e são substituídas ou reabastecidas por ramos dorsais das artérias digitais plantares.

ARTÉRIAS DA PLANTA DO PÉ

A planta do pé tem vascularização abundante derivada da artéria tibial posterior, que se divide profundamente ao retináculo dos músculos flexores (Figuras 7.73A, 7.75A e 7.77B). Os ramos terminais seguem profundamente ao *músculo abdutor do hálux* (AH) como as artérias plantares medial e lateral, que acompanham os nervos de nomes semelhantes.

Artéria plantar medial. A **artéria plantar medial** é o menor ramo terminal da artéria tibial posterior. Dá origem a um ou mais ramos profundos que suprem principalmente os músculos do hálux. O ramo superficial maior da artéria plantar medial supre a pele na face medial da planta e tem ramos digitais que acompanham ramos digitais do nervo plantar medial; e os ramos mais laterais anastomosam-se com as artérias metatarsais plantares mediais. Às vezes, forma-se um **arco plantar superficial** quando o ramo superficial anastomosa-se com a artéria plantar lateral ou o arco plantar profundo (Figura 7.77B).

Artéria plantar lateral. A **artéria plantar lateral**, muito maior do que a artéria plantar medial, origina-se com o nervo do mesmo nome e o acompanha (Figuras 7.73C, 7.74B, 7.75A e 7.77B). Segue em sentido lateral e anterior, de início profundamente ao músculo AH e, depois, entre músculos FCD e quadrado plantar.

A artéria plantar lateral curva-se medialmente através do pé com o ramo profundo do nervo plantar lateral para formar o **arco plantar profundo**, que é completado pela união com a *artéria plantar profunda*, um ramo da artéria dorsal do pé. Quando atravessa o pé, o arco plantar profundo dá origem às quatro **artérias metatarsais plantares**; três **ramos perfurantes**; e muitos ramos para pele, fáscia e músculos na planta. As artérias metatarsais plantares dividem-se perto da base das falanges proximais para formar as **artérias digitais plantares**, que suprem os dedos adjacentes; ramos digitais superficiais da artéria plantar medial unem-se às artérias metatarsais mais mediais. Normalmente, as artérias digitais plantares fornecem a maior parte do sangue que chega à região distal dos dedos, inclusive ao leito ungueal, através dos ramos perfurantes e dorsais (Figuras 7.75B e 7.77) – uma distribuição que também é observada nos dedos das mãos.

DRENAGEM VENOSA DO PÉ

Como o resto do membro inferior, o pé tem *veias superficiais e profundas* (Figura 7.78). As veias profundas assumem a forma de pares de veias que se anastomosam, acompanhando todas as artérias internas à fáscia muscular. As *veias superficiais* são subcutâneas e não acompanhadas por artérias.

As **veias perfurantes** iniciam o desvio unidirecional de sangue das veias superficiais para as veias profundas, um padrão essencial para operação da *bomba musculovenosa*, proximal à articulação talocrural.

Drenagem venosa profunda. A drenagem profunda do pé é substancialmente aumentada pela deambulação (compressão e atividade dos músculos intrínsecos do pé) com promoção do fluxo do arco plantar profundo para a veia tibial posterior (Figura 7.78A). Dispositivos de compressão intermitente são utilizados durante e depois de cirurgia e durante repouso prolongado no leito para promover esse fluxo e reduzir o risco de trombose venosa profunda.

Drenagem venosa superficial. As veias digitais dorsais continuam em sentido proximal como **veias metatarsais dorsais**, que também recebem ramos das **veias digitais plantares** (Figura 7.78B e C). Essas veias drenam para o **arco venoso dorsal do pé**, e proximal a este uma **rede venosa dorsal** cobre o restante do dorso do pé. Tanto o arco venoso dorsal quanto a rede venosa dorsal estão localizados na tela subcutânea.

Na parte principal, as veias superficiais de uma **rede venosa plantar** drenam ao redor da margem medial do pé e convergem para a parte medial do arco e da rede venosa dorsal a fim de formar uma **veia marginal medial**, que se torna a *veia safena magna*, ou drenam ao redor da margem lateral e convergem para a parte lateral do arco e da rede venosa dorsal a fim de formar a **veia marginal lateral**, que se torna a *veia safena parva* (Figura 7.78C e D).

As veias perfurantes das veias safenas magna e parva desviam sangue continuamente para a região profunda enquanto ascendem para tirar vantagem da bomba musculovenosa.

DRENAGEM LINFÁTICA DO PÉ

Os vasos linfáticos do pé começam em plexos subcutâneos. Os vasos coletores consistem nos vasos linfáticos superficiais e profundos que acompanham as veias superficiais e os principais feixes vasculares, respectivamente.

Os *vasos linfáticos superficiais* são mais numerosos na planta do pé (Figura 7.79). Os *vasos linfáticos superficiais mediais*, maiores e mais numerosos do que os laterais, drenam a face medial do dorso e da planta do pé (Figura 7.79A). Esses vasos convergem para a *veia safena magna* e acompanham-na até o grupo vertical de *linfonodos inguinais superficiais*, localizados ao longo do término da veia, e daí para os *linfonodos inguinais profundos*, ao longo da veia femoral proximal (ver Figura 7.48A e B). Os *vasos linfáticos superficiais laterais* drenam a face lateral do dorso e da planta do pé. A maioria desses vasos segue posteriormente ao maléolo lateral e acompanha a veia safena parva até a fossa poplítea, entrando nos *linfonodos poplíteos* (Figura 7.79B).

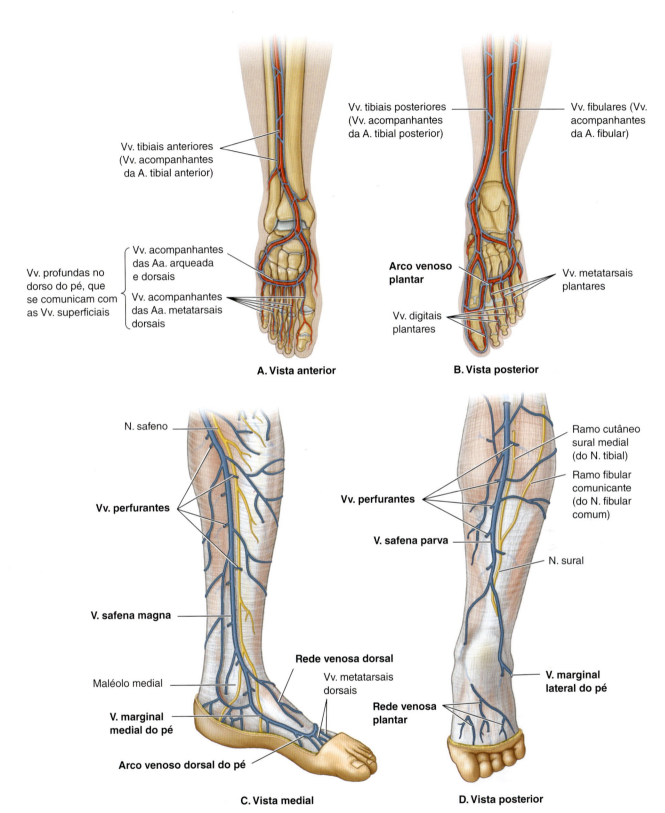

Figura 7.78 Veias da perna e do pé. **A** e **B.** Veias profundas da perna e do pé. As veias profundas acompanham as artérias e seus ramos; elas se anastomosam com frequência e têm muitas válvulas. **C** e **D.** Veias superficiais da perna e do pé. As principais veias superficiais drenam, através de veias perfurantes, para as veias profundas que ascendem no membro, de modo que a compressão muscular impulsione o sangue em direção ao coração contra a força da gravidade. A parte distal da veia safena magna é acompanhada pelo nervo safeno e a veia safena parva é acompanhada pelo nervo sural e sua raiz medial (nervo cutâneo sural medial).

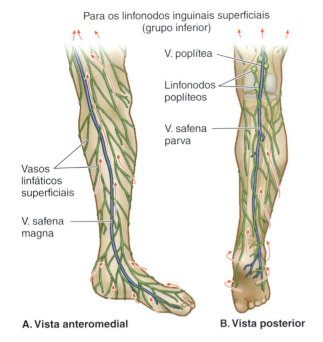

Figura 7.79 Drenagem linfática superficial do pé e da perna. A. Face medial. Vasos linfáticos superficiais da região medial do pé unem-se aos da região anteromedial da perna, drenando para os linfonodos inguinais superficiais através de linfáticos que acompanham a veia safena magna. **B.** Planta do pé e face posterior da perna. A drenagem linfática da planta drena dorsal e proximalmente. Os vasos linfáticos superficiais da região lateral do pé unem-se aos da região posterolateral da perna, convergem para os vasos que acompanham a veia safena parva e drenam para os linfonodos poplíteos.

Os *vasos linfáticos profundos* do pé seguem os principais vasos sanguíneos: veias fibular, tibiais anterior e posterior, poplítea e femoral. Os vasos profundos do pé também drenam para os linfonodos poplíteos. Os vasos linfáticos que saem deles acompanham os vasos femorais, transportando a linfa até os linfonodos inguinais profundos. Dos linfonodos inguinais profundos, toda a linfa do membro inferior segue profundamente ao ligamento inguinal até os *linfonodos ilíacos* (ver Figura 7.48A).

Anatomia de superfície das regiões talocrural e do pé

Os tendões da região talocrural só podem ser identificados satisfatoriamente durante a ação de seus músculos. A inversão ativa do pé permite palpar o *tendão do músculo tibial posterior*, que segue posterior e distalmente ao maléolo medial, depois superiormente ao sustentáculo do tálus, para chegar à sua inserção na tuberosidade do navicular (Figura 7.80A, B e E). Portanto, o tendão do músculo tibial posterior é o guia para encontrar o navicular. O tendão do músculo tibial posterior também indica o local para palpação do *pulso tibial posterior* (a meio caminho entre o maléolo medial e o tendão do calcâneo; ver Figura B7.26).

Os tendões dos músculos fibulares longo e curto podem ser acompanhados distalmente, posterior e inferiormente ao maléolo lateral, e depois anteriormente ao longo da face lateral do pé (Figura 7.80D e E). O *tendão do músculo*

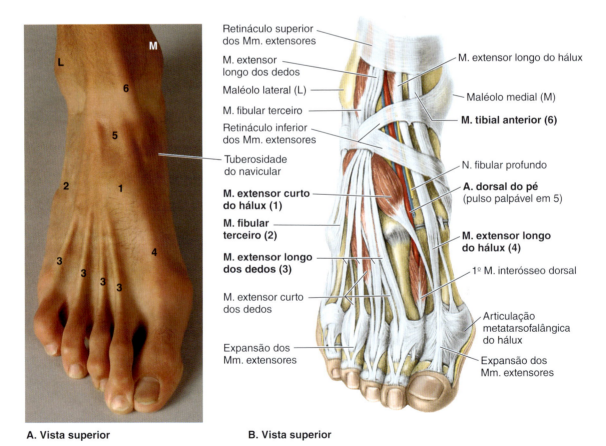

Figura 7.80 Anatomia de superfície do pé. A. Características do dorso do pé. **B.** Estruturas subjacentes no dorso do pé. (*continua*)

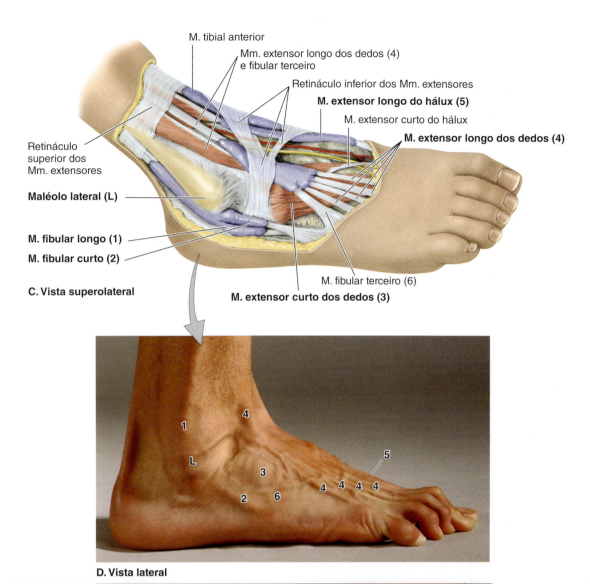

C. Vista superolateral

D. Vista lateral

Legenda de E
1. M. abdutor do hálux
2. Parte proeminente da planta do pé
3. Tendão do calcâneo
4. Tendão do M. extensor longo do hálux
5. Maléolo medial
6. Arco longitudinal medial do pé
7. Tuberosidade do navicular
8. Sustentáculo do tálus
9. Tendão do M. tibial anterior
10. Tendão do M. tibial posterior
11. Cabeça do metatarsal I

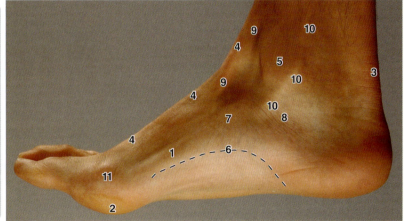

E. Vista medial

Figura 7.80 (*Continuação*) **C.** Estruturas subjacentes na face lateral do pé. Os *números* entre parênteses em **C** referem-se a estruturas identificadas em **D**. **D.** Características da face lateral do pé. **E.** Características da face medial do pé. As estruturas numeradas são identificadas na legenda.

fibular longo pode ser palpado até o cuboide, e depois desaparece quando entra na planta. O *tendão do músculo fibular curto* pode ser facilmente acompanhado até sua inserção na face dorsal da tuberosidade na base do metatarsal V. Essa tuberosidade está localizada no meio da margem lateral do pé. Com os dedos em extensão ativa, o pequeno *ventre carnoso do* **músculo extensor curto dos dedos** pode ser visto e palpado anteriormente ao maléolo lateral. Sua posição deve ser observada e palpada, para que não seja confundido depois com edema anormal.

Os tendões na face anterior da região talocrural (da região medial até a região lateral) são facilmente palpados na dorsiflexão do pé (Figura 7.80A a C):

- O grande *tendão do músculo tibial anterior* deixa o revestimento do tendão superior dos músculos extensores e, a partir desse nível, o tendão é revestido por uma bainha sinovial contínua; o tendão pode ser acompanhado até a inserção no 1º cuneiforme e na base do metatarsal I
- O *tendão do músculo extensor longo do hálux*, evidente quando o hálux é estendido contra resistência, pode ser acompanhado até sua inserção na base da falange distal do hálux
- Os *tendões do músculo extensor longo dos dedos* podem ser acompanhados facilmente até suas inserções nos quatro dedos laterais
- O *tendão do músculo fibular terceiro* também pode ser acompanhado até sua inserção na base do metatarsal V. Esse músculo tem pequena importância e pode estar ausente.

ANATOMIA CLÍNICA

PÉ

Fasciite plantar

A inflamação da fáscia plantar – *fasciite plantar* – costuma ser causada por esforço repetitivo. Pode ser provocada por corrida e por exercícios aeróbicos de alto impacto, sobretudo quando se usa calçado impróprio. A fasciite plantar é o problema mais comum da parte posterior do pé em corredores. Causa dor na face plantar do pé e no calcanhar. Muitas vezes a dor é mais intensa depois de a pessoa sentar e ao começar a caminhar de manhã. Em geral, desaparece depois de 5 a 10 minutos de atividade e reaparece após o repouso.

Há dor à palpação no local de inserção proximal da aponeurose no tubérculo medial do calcâneo e na face medial desse osso. A dor piora com a extensão passiva do hálux e pode ser ainda mais exacerbada por dorsiflexão do tornozelo e/ou sustentação de peso.

Se houver um *esporão (processo ósseo anormal) do calcâneo* que se saliente do tubérculo medial, a fasciite plantar tende a causar dor na face medial do pé ao caminhar (Figura B7.27). Em geral, há surgimento de uma bolsa na extremidade do esporão que também pode se tornar inflamada e dolorida.

Infecções do pé

Infecções profundas do pé são comuns, sobretudo em estações, climas e culturas em que os calçados são menos usados. Uma ferida puntiforme negligenciada pode causar infecção profunda extensa, resultando em edema, dor e febre.

As infecções profundas do pé costumam localizar-se nos compartimentos entre as camadas musculares (ver Figura 7.74B). Uma infecção bem estabelecida em um dos espaços fasciais ou musculares fechados geralmente requer incisão cirúrgica e drenagem. Quando possível, a incisão é feita na face medial do pé, seguindo superiormente ao

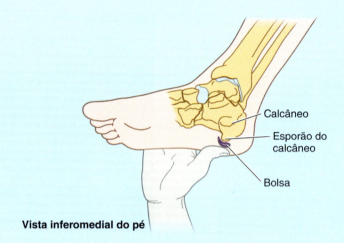

Vista inferomedial do pé

Figura B7.27 Esporão do calcâneo.

músculo abdutor do hálux para permitir visualização de estruturas neurovasculares críticas e evitar a produção de uma cicatriz dolorosa em uma área de sustentação de peso.

As infecções superficiais, que também podem ser de risco aos membros, são mais problemáticas globalmente em pacientes com diabetes ou doenças vasculares.

Contusão do músculo extensor curto dos dedos

Do ponto de vista funcional, os músculos ECD e ECH não têm grande importância. Clinicamente, é importante conhecer a localização do ventre do ECD para distingui-lo de edema anormal. A contusão e a ruptura das fibras musculares e dos vasos sanguíneos associados resultam em *hematoma*, que provoca edema anteromedial ao maléolo lateral. A maioria das pessoas que não notou essa inflamação muscular acredita ter sofrido entorse grave do tornozelo.

Enxertos do nervo sural

Segmentos do nervo sural são usados com frequência para enxerto em procedimentos como o reparo de defeitos de nervos resultantes de feridas. O cirurgião geralmente é capaz de localizar esse nervo em relação à veia safena parva (ver Figura 7.78B). Devido às variações no nível de formação do nervo sural, o cirurgião pode precisar fazer incisões nas duas pernas, e depois selecionar a melhor amostra.

Anestesia regional do nervo fibular superficial

Depois que o nervo fibular superficial perfura a fáscia muscular para se tornar um nervo cutâneo, divide-se em nervos cutâneos medial e intermédio (ver Figura 7.76A). Em pessoas magras, esses ramos frequentemente podem ser vistos ou palpados como cristas sob a pele quando se faz a flexão plantar do pé. Injeções de um agente anestésico ao redor desses ramos na região talocrural, anterior à parte palpável da fíbula, anestesiam a pele no dorso do pé (exceto a região entre o 1º e o 2º dedo e as superfícies adjacentes) de maneira mais ampla e eficaz do que injeções mais locais no dorso do pé para cirurgia superficial.

Reflexo plantar

O **reflexo plantar** (raízes dos nervos L4, L5, S1 e S2) é um reflexo miotático (tendíneo profundo) avaliado durante exames neurológicos de rotina. A face lateral da planta do pé é estimulada com um objeto rombo, como um abaixador de língua, começando no calcanhar e cruzando até a base do hálux. O movimento é firme e contínuo, mas não é doloroso nem causa cócegas. A flexão dos dedos é uma resposta normal. O leve afastamento em leque dos quatro dedos laterais e a extensão do hálux são respostas anormais (*sinal de Babinski*), indicativas de lesão encefálica ou doença cerebral, exceto em recém-nascidos/lactentes. Como os tratos corticospinais não estão completamente desenvolvidos em recém-nascidos, o sinal de Babinski pode persistir até que as crianças completem 4 anos (exceto em lactentes com lesão encefálica ou doença cerebral).

Compressão do nervo plantar medial

A irritação por compressão do nervo plantar medial à medida que passa profundamente ao retináculo dos músculos flexores ou ao curvar-se profundamente ao abdutor do hálux pode causar dor, queimação, dormência e formigamento (parestesia) na face medial da planta do pé e na região da tuberosidade do navicular. Pode haver compressão do *nervo plantar medial* durante a eversão repetitiva do pé (p. ex., durante ginástica e corrida). Em virtude de sua frequência nos corredores, esses sintomas foram denominados "pé do corredor".

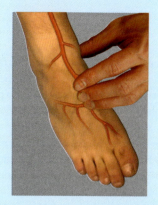

Figura B7.28 Pulso da artéria dorsal do pé.

Palpação da artéria dorsal do pé

O **pulso da artéria dorsal do pé** é avaliado durante o exame físico do sistema vascular periférico. Os pulsos arteriais podem ser palpados com os pés em ligeira dorsiflexão. Em geral, a palpação é fácil porque as artérias dorsais do pé são subcutâneas e seguem ao longo do dorso do pé lateral e paralelo ao tendão do ELH (Figura B7.28). Diminuição ou ausência do pulso dorsal do pé geralmente sugerem insuficiência vascular decorrente de doença arterial. Os cinco *P da oclusão arterial aguda* são dor (**p**ain), **p**alidez, **p**arestesia, **p**aralisia e **p**ulso ausente. Alguns adultos saudáveis (e até mesmo crianças) têm *pulsos dorsais impalpáveis congênitos*; a variação geralmente é bilateral. Nesses casos, a artéria dorsal do pé é substituída por uma artéria fibular perfurante de menor calibre que a artéria dorsal do pé típica, mas que tem a mesma localização.

Feridas hemorrágicas da planta do pé

As feridas perfurantes da planta do pé que afetam o arco plantar profundo e seus ramos costumam acarretar hemorragia grave, normalmente nas duas extremidades da artéria seccionada em razão das anastomoses abundantes. A ligadura do arco profundo é difícil por causa de sua profundidade e das estruturas que o circundam.

Linfadenopatia

As infecções do pé podem disseminar-se em sentido proximal, causando aumento dos linfonodos poplíteos e inguinais (*linfadenopatia*). As infecções na face lateral do pé inicialmente causam *linfadenopatia poplítea*; mais tarde, pode ocorrer linfadenopatia inguinal superficial.

A *linfadenopatia inguinal* sem linfadenopatia poplítea pode resultar de infecção da face medial do pé, perna ou coxa; entretanto, o aumento desses linfonodos também pode resultar de uma infecção ou tumor no pudendo feminino (vulva), pênis, escroto, períneo e região glútea e das partes terminais da uretra, canal anal e vagina.

> **Pontos-chave: Pé**
>
> **Músculos do pé:** Os músculos intrínsecos da face plantar do pé são organizados em quatro camadas e divididos em quatro compartimentos fasciais. ■ Uma aponeurose plantar resistente está situada sobre o compartimento central, contribuindo passivamente para a manutenção do arco e, junto com a gordura firmemente unida a ela, protegendo os vasos e nervos contra compressão. ■ Há semelhança com a organização dos músculos na palma da mão, mas os músculos do pé geralmente respondem como um grupo, e não individualmente, mantendo o arco longitudinal do pé ou empurrando uma parte dele com mais força contra o solo para manter o equilíbrio. ■ Os movimentos de abdução e adução produzidos pelos músculos interósseos são de aproximação ou afastamento em relação ao 2º dedo. ■ O pé tem dois músculos intrínsecos em seu dorso que potencializam a ação dos músculos extensores longos. ■ Os músculos intrínsecos plantares atuam durante a fase de apoio da marcha, desde o toque do calcâneo até a saída dos dedos, resistindo às forças que tendem a afastar os arcos do pé. ■ Esses músculos são especialmente ativos na inserção da região medial do antepé para o impulso propulsivo.
>
> **Nervos do pé:** Os músculos intrínsecos plantares são inervados pelos nervos plantares medial e lateral, enquanto os músculos dorsais são supridos pelo nervo fibular profundo. ■ A maior parte do dorso do pé recebe inervação cutânea do nervo fibular superficial, sendo a exceção a pele da região entre o 1º e o 2º dedo, e as regiões adjacentes. Estas recebem inervação do nervo fibular profundo depois de suprir os músculos no dorso do pé. ■ A pele das faces medial e lateral do pé é suprida pelos nervos safeno e sural, respectivamente. ■ A face plantar do pé é inervada pelos nervos plantares medial, que é maior, e lateral, menor. ■ O nervo plantar medial supre mais pele (a face plantar dos três dedos e meio mediais e a planta adjacente), mas menos músculos (apenas a região medial do hálux e o 1º músculo lumbrical) que o nervo plantar lateral. ■ O nervo plantar lateral supre os demais músculos e a pele da face plantar. ■ A distribuição dos nervos plantares medial e lateral é comparável à dos nervos mediano e ulnar na palma da mão.
>
> **Artérias do pé:** As artérias dorsais e plantares do pé são ramos terminais das artérias tibiais anterior e posterior, respectivamente. ■ A artéria dorsal do pé supre todo o dorso do pé e, por intermédio da artéria arqueada, a face dorsal proximal dos dedos. Também contribui para a formação do arco plantar profundo através de sua artéria plantar profunda terminal. ■ A artéria plantar medial, que é maior, e a artéria plantar lateral, menor, suprem a face plantar do pé, sendo que esta última segue nos planos vasculares entre a 1ª e a 2ª camada e, depois, como o arco plantar, entre a 3ª e a 4ª camada dos músculos intrínsecos. ■ As anastomoses entre as artérias dorsal do pé e plantar são abundantes e importantes para a saúde do pé. ■ Exceto pela ausência de um arco plantar superficial, o padrão arterial do pé é semelhante ao da mão.
>
> **Vasos eferentes do pé:** A drenagem venosa do pé segue principalmente uma via superficial, drenando para o dorso do pé e depois, medialmente, por meio da veia safena magna, ou lateralmente, através da veia safena parva. ■ A partir dessas veias, o sangue é desviado por veias perfurantes para as veias profundas da perna e coxa que participam da bomba musculovenosa. ■ Os vasos linfáticos que conduzem linfa do pé drenam em direção às veias superficiais que drenam o pé e, depois, ao longo dessas veias. ■ A linfa da região medial do pé segue a veia safena magna e drena diretamente para os linfonodos inguinais superficiais. ■ A linfa da região lateral do pé acompanha a veia safena parva e drena inicialmente para os linfonodos poplíteos, e depois por vasos linfáticos profundos para os linfonodos inguinais profundos.

ARTICULAÇÕES DO MEMBRO INFERIOR

As articulações do membro inferior incluem as articulações do cíngulo do membro inferior – articulações lombossacrais, articulações sacroilíacas e sínfise púbica, que são apresentadas no Capítulo 6, *Pelve e Períneo*. As outras articulações do membro inferior são a articulação do quadril, articulações do joelho, articulações tibiofibulares, articulação talocrural e articulações do pé (Figura 7.81).

Articulação do quadril

A **articulação do quadril** é a conexão entre a parte livre do membro inferior e seu cíngulo (Figura 7.81A). É uma *articulação sinovial esferóidea multiaxial* forte e estável. A cabeça do fêmur é a esfera e o acetábulo é a cavidade (Figura 7.82). A articulação do quadril destina-se a garantir estabilidade em uma grande amplitude de movimentos. Depois da articulação do ombro, é a mais móvel de todas as articulações. Na posição de pé, todo o peso da parte superior do corpo é transmitido através dos ossos do quadril para as cabeças e os colos dos fêmures.

FACES ARTICULARES DA ARTICULAÇÃO DO QUADRIL

A cabeça redonda do fêmur articula-se com o acetábulo caliciforme do osso do quadril (Figuras 7.81 a 7.85). A *cabeça do fêmur* forma cerca de dois terços de uma esfera. Exceto pela *fóvea da cabeça do fêmur*, toda a cabeça do fêmur é coberta por cartilagem articular, que é mais espessa nas áreas de sustentação de peso.

O *acetábulo*, uma cavidade semiesférica na face lateral do osso do quadril, é formado pela fusão de três partes ósseas (ver

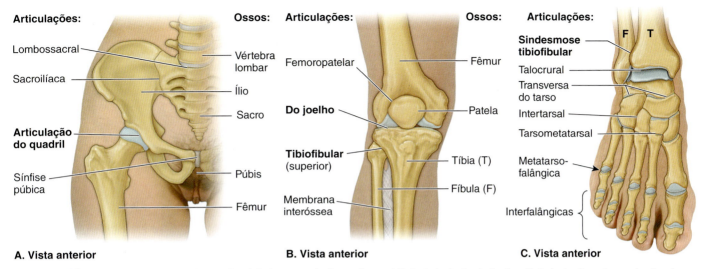

Figura 7.81 Ossos das articulações do membro inferior. A. Articulação do quadril. **B.** Articulação do joelho. **C.** Articulações talocrural e do pé.

Figura 7.5). O **limbo do acetábulo**, proeminente e forte, tem uma parte articular semilunar coberta por cartilagem articular, a *face semilunar do acetábulo* (Figuras 7.82 a 7.85). O limbo do acetábulo e a face semilunar formam aproximadamente três quartos de um círculo; o segmento inferior ausente do círculo é a *incisura do acetábulo*.

O **lábio do acetábulo** é uma orla fibrocartilaginosa fixada ao limbo do acetábulo que aumenta em quase 10% a área articular do acetábulo. O **ligamento transverso do acetábulo**, uma continuação do lábio, transpõe a incisura do acetábulo (Figuras 7.82 e 7.83C). Em razão da altura do limbo e do lábio, mais da metade da cabeça do fêmur encaixa-se no acetábulo (Figuras 7.83C e 7.84). Assim, durante a dissecção, a cabeça do fêmur tem de ser separada do limbo do acetábulo para permitir a desarticulação. No centro, uma parte não articular profunda, denominada *fossa do acetábulo*, é formada principalmente pelo ísquio (Figuras 7.82, 7.83C e 7.84). Essa fossa tem paredes finas (frequentemente translúcidas) e é contínua na parte inferior com a incisura do acetábulo.

As faces articulares do acetábulo e da cabeça do fêmur são mais congruentes quando o quadril está fletido a 90°,

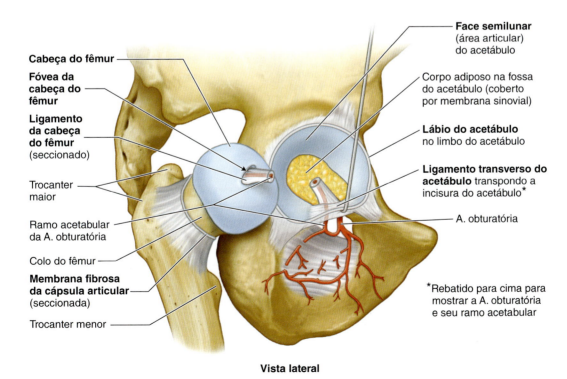

Figura 7.82 Faces articulares da articulação do quadril. O quadril foi desarticulado seccionando-se o ligamento da cabeça do fêmur e afastando a cabeça do acetábulo. O ligamento transverso do acetábulo foi rebatido superiormente para mostrar o canal obturatório, que dá passagem ao nervo e aos vasos obturatórios da cavidade pélvica para a região medial da coxa.

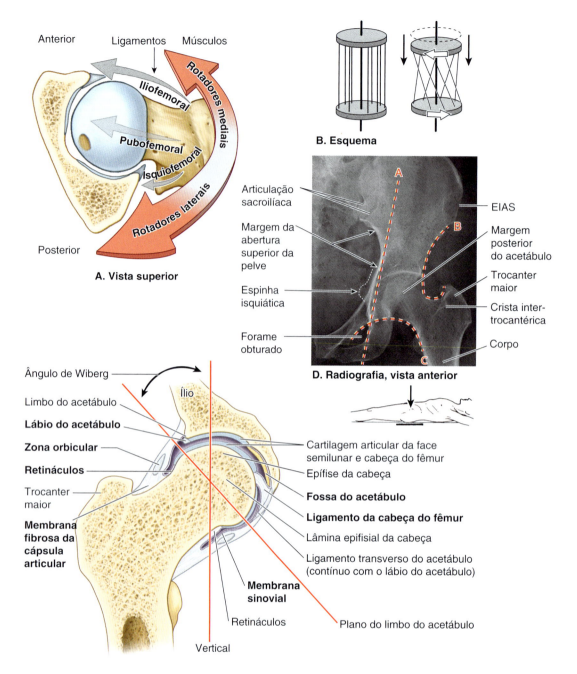

Figura 7.83 Fatores que aumentam a estabilidade da articulação do quadril. **A.** Músculos periarticulares e ligamentos intrínsecos. A tração medial e recíproca dos músculos periarticulares (rotadores medial e lateral; *setas marrom-avermelhadas*) e ligamentos intrínsecos da articulação do quadril (*setas cinza*) sobre o fêmur. As resistências relativas são indicadas pela largura da seta: anteriormente, os músculos são menos abundantes, mas os ligamentos são robustos; posteriormente, predominam os músculos. **B.** Camada fibrosa da cápsula articular. Fibras paralelas que unem dois discos assemelham-se àquelas que formam a membrana fibrosa tubular da cápsula articular do quadril. Quando um disco (o fêmur) gira em relação ao outro (o acetábulo), as fibras tornam-se cada vez mais oblíquas e aproximam os discos. Do mesmo modo, a extensão da articulação do quadril espirala as fibras da membrana fibrosa (aumenta sua obliquidade), tracionando firmemente a cabeça e o colo do fêmur para o acetábulo, o que aumenta a estabilidade da articulação. A flexão retifica as fibras da cápsula. **C.** Lábio do acetábulo e ligamento transverso do acetábulo. Neste corte frontal da articulação do quadril, o lábio do acetábulo e o ligamento transverso do acetábulo, transpondo a incisura do acetábulo, estendem o limbo do acetábulo e formam uma cavidade completa. Assim, o complexo do acetábulo envolve a cabeça do fêmur. A epífise da cabeça do fêmur está totalmente dentro da cápsula articular. O osso espesso do ílio, que sustenta o peso, normalmente situa-se diretamente superior à cabeça do fêmur para transferência eficiente de peso para o fêmur (Figura 7.3). O ângulo de Wiberg (ver texto) é usado para determinar, em radiografias, o grau de superposição do acetábulo à cabeça do fêmur. **D.** Linhas e curvaturas radiograficamente relevantes do fêmur e da pelve. Diversas linhas e curvaturas são usadas para detectar anormalidades do quadril (luxações, fraturas ou deslizamento das epífises). Normalmente, a linha de Kohler (*A vermelho*) é tangencial à abertura superior da pelve e ao forame obturado. A posição da fossa do acetábulo deve ser lateral a essa linha. Uma fossa que cruze a linha sugere fratura do acetábulo com deslocamento interno. A linha iliofemoral (*B vermelho*) e a linha de Shenton (*C vermelho*) devem aparecer em uma radiografia AP normal como linhas uniformes e contínuas que têm simetria bilateral. A linha de Shenton é uma indicação radiográfica do ângulo de inclinação (EIAS, espinha ilíaca anterossuperior).

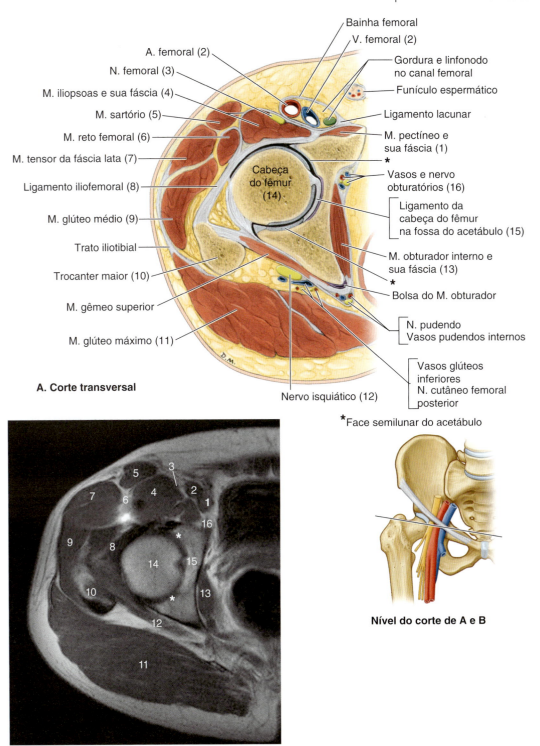

Figura 7.84 Anatomia seccional e radiográfica da região glútea e da região femoral anterior proximal no nível da articulação do quadril. **A.** Corte anatômico. Os *números* entre parênteses em **A** referem-se às estruturas identificadas em **B**. **B.** RM axial (transversal).

abduzido a 5° e rodado lateralmente 10° (a posição na qual o eixo do acetábulo e o eixo da cabeça e colo do fêmur estão alinhados), que é a posição quadrúpede!

Em outras palavras, ao adotar a posição ortostática, sacrificou-se um grau relativamente pequeno de estabilidade articular para maximizar a sustentação de peso. Mesmo assim, a articulação do quadril é nossa articulação mais estável, graças também à sua arquitetura esferóidea completa (profundidade da cavidade); à resistência de sua cápsula; e às inserções dos músculos que cruzam a articulação, muitos dos quais estão localizados a alguma distância do centro de movimento (Soames & Palastanga, 2019).

CÁPSULA DA ARTICULAÇÃO DO QUADRIL

As articulações do quadril são revestidas por *cápsulas articulares* fortes, formadas por uma membrana fibrosa externa frouxa e uma *membrana sinovial* interna (Figura 7.83C). Na parte proximal, a membrana fibrosa fixa-se ao acetábulo, na região imediatamente periférica ao limbo do acetábulo, no qual se fixa o lábio, e ao ligamento transverso do acetábulo (Figuras 7.83C e 7.85A, C e D). Na região distal, a membrana fibrosa fixa-se no colo do fêmur apenas anteriormente na *linha intertrocantérica* e na raiz do trocanter maior (Figura 7.85B). Na parte posterior, a membrana fibrosa cruza o colo proximal à *crista intertrocantérica*, mas não está fixada nela.

A maioria das fibras da membrana fibrosa da cápsula segue um trajeto espiral do osso do quadril até a linha intertrocantérica, mas algumas fibras profundas seguem circularmente ao redor do colo, formando a **zona orbicular** (Figuras 7.83C e 7.85D). Partes espessas da membrana fibrosa formam os **ligamentos da articulação do quadril**, que seguem em trajeto espiral da pelve até o fêmur (Figura 7.85A, C e D). A extensão espirala ainda mais os ligamentos e fibras espirais, constringindo a cápsula e aproximando a cabeça do fêmur do acetábulo (Figura 7.83B). A membrana fibrosa ajustada aumenta a estabilidade da articulação, mas restringe a extensão da articulação a 10 a 20° em relação à posição vertical. A flexão retifica cada vez mais os ligamentos e fibras espiralados. Isso permite considerável flexão da articulação do quadril com mobilidade crescente.

Dos três *ligamentos intrínsecos da cápsula articular* abaixo, é o primeiro que reforça e fortalece a articulação:

1. *Anterior e superiormente*, há o forte **ligamento iliofemoral** em forma de Y, que se fixa à espinha ilíaca anteroinferior e ao limbo do acetábulo na parte proximal e à linha intertrocantérica na parte distal (Figura 7.85A e C). Considerado o mais forte do corpo, o ligamento iliofemoral impede especificamente a hiperextensão da articulação do quadril durante a postura ereta, atarraxando a cabeça do fêmur no acetábulo pelo mecanismo descrito anteriormente. É ainda reforçado pelos tendões sobrejacentes dos músculos reto femoral e iliopsoas (Figura 7.85B e C)
2. *Anterior e inferiormente*, há o **ligamento pubofemoral**, que se origina da crista obturatória do púbis, segue em sentido lateral e inferior e se une à membrana fibrosa da cápsula articular (Figura 7.85A). Esse ligamento une-se à parte medial do ligamento iliofemoral e é tensionado durante a extensão e a abdução da articulação do quadril. O ligamento pubofemoral impede a abdução excessiva da articulação do quadril
3. *Posteriormente*, há o **ligamento isquiofemoral**, que se origina da parte isquiática do limbo do acetábulo (Figura 7.85D). O mais fraco dos três ligamentos, espirala-se em sentido superolateral até o colo do fêmur, medial à base do trocanter maior.

A Figura 7.83A apresenta o tamanho relativo, a resistência e as posições dos três ligamentos da articulação do quadril. Os ligamentos e músculos periarticulares (os rotadores medial e lateral da coxa) têm um papel fundamental na manutenção da integridade estrutural da articulação.

Os músculos e ligamentos puxam a cabeça do fêmur medialmente em direção ao acetábulo e, desse modo, alcançam um equilíbrio mútuo. Os flexores mediais, em posição anterior, existem em menor número, são mais fracos e têm menor vantagem mecânica, enquanto os ligamentos anteriores são mais fortes. Em contraposição, os ligamentos são mais fracos posteriormente, onde os rotadores mediais são abundantes, mais fortes e têm maior vantagem mecânica.

Em todas as articulações sinoviais, a membrana sinovial reveste a face interna da membrana fibrosa e também todas as faces ósseas intracapsulares não revestidas por cartilagem articular. Assim, na articulação do quadril, onde a membrana fibrosa se fixa ao fêmur distante da cartilagem articular que cobre a cabeça do fêmur, a **membrana sinovial da articulação do quadril** é refletida proximalmente ao longo do colo do fêmur até a margem da cabeça do fêmur. Existem pregas sinoviais (*retináculos*) longitudinais na membrana que cobre o colo do fêmur (Figura 7.83C). As **artérias retinaculares** subsinoviais (ramos da artéria circunflexa femoral medial, e algumas da artéria circunflexa femoral lateral) que irrigam a cabeça e o colo do fêmur seguem dentro das pregas sinoviais (Figura 7.86).

O **ligamento da cabeça do fêmur** (Figuras 7.82, 7.83C, 7.84 e 7.86), basicamente uma prega sinovial que conduz um vaso sanguíneo, é fraco e tem pouca importância no fortalecimento da articulação do quadril. A extremidade larga fixa-se nas margens da incisura do acetábulo e no ligamento transverso do acetábulo; a extremidade estreita fixa-se na *fóvea da cabeça do fêmur*.

Em geral, o ligamento contém uma pequena artéria para a cabeça do fêmur. Um *corpo adiposo* preenche a parte da fossa do acetábulo não ocupada pelo ligamento da cabeça do fêmur (Figura 7.82). Tanto o ligamento quanto o corpo adiposo são cobertos por membrana sinovial. A natureza maleável do corpo adiposo permite que mude de formato para acomodar as variações na congruência da cabeça do fêmur e do acetábulo, bem como alterações na posição do ligamento da cabeça durante os movimentos articulares. A *protrusão sinovial* além da margem livre da cápsula articular até a face posterior do colo do fêmur forma uma bolsa para o tendão do músculo obturador externo (Figura 7.85D).

MOVIMENTOS DA ARTICULAÇÃO DO QUADRIL

Os movimentos do quadril são flexão–extensão, abdução–adução, rotação medial–lateral e circundução (Figura 7.87). Os movimentos do tronco nas articulações do quadril também são importantes, como aqueles que ocorrem quando a pessoa levanta o tronco partindo da posição de decúbito dorsal durante exercícios abdominais ou quando mantém a pelve nivelada tendo um pé fora do solo.

O grau de flexão e extensão possível na articulação do quadril depende da posição do joelho. Se o joelho estiver fletido, relaxando os músculos isquiotibiais, a articulação do quadril pode ser ativamente fletida até a coxa quase alcançar a parede abdominal anterior, e pode chegar até ela por meio de flexão passiva adicional. Nem todo esse movimento ocorre na articulação do quadril; parte dele resulta da flexão da coluna vertebral. Durante a extensão da articulação do quadril, a membrana fibrosa da cápsula articular e os ligamentos capsulares, sobretudo o ligamento iliofemoral, estão

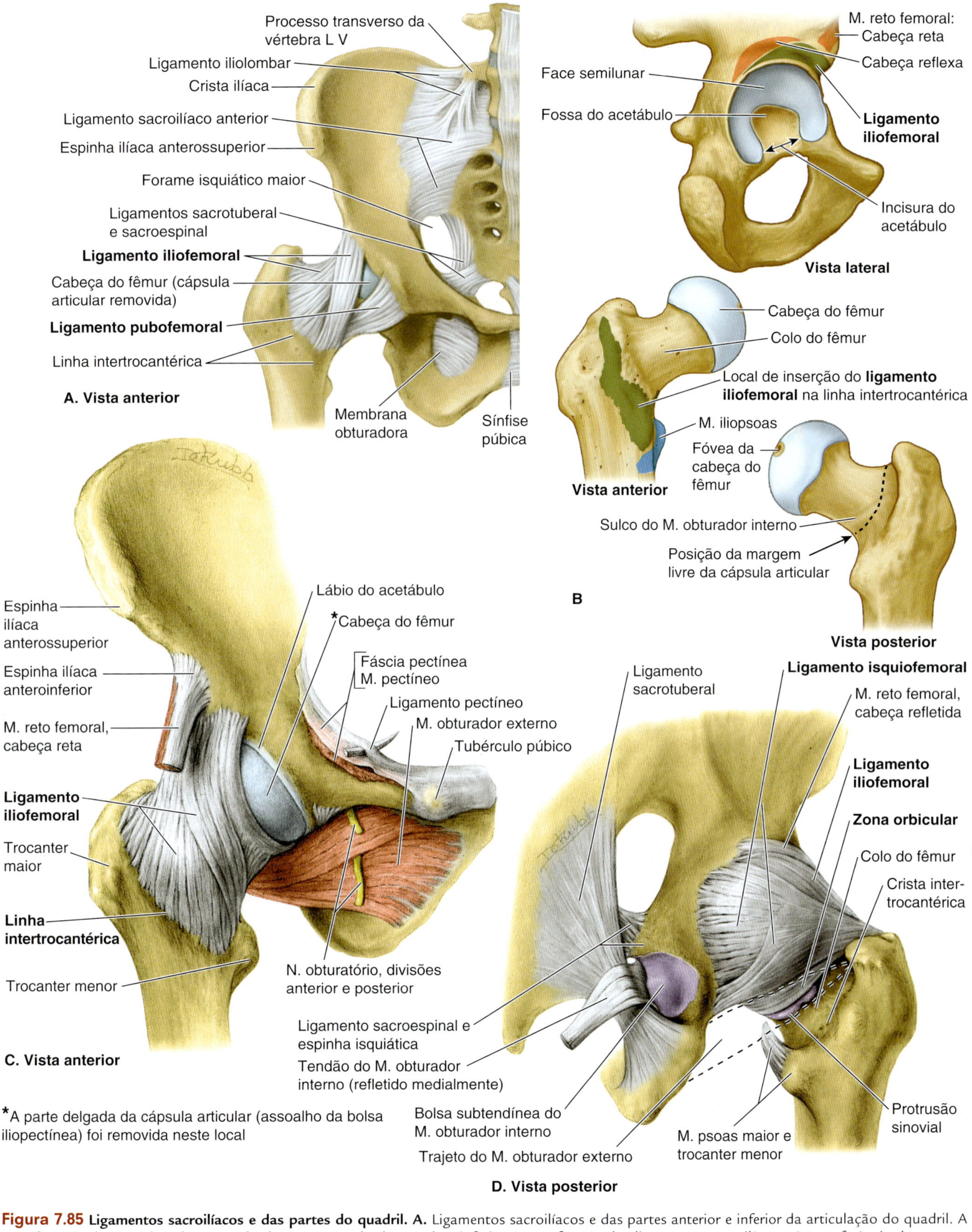

Figura 7.85 Ligamentos sacroilíacos e das partes do quadril. A. Ligamentos sacroilíacos e das partes anterior e inferior da articulação do quadril. A transferência de peso da coluna vertebral para o cíngulo do membro inferior é uma função dos ligamentos sacroilíacos. A transferência de peso na articulação do quadril é garantida principalmente pela disposição dos ossos, enquanto os ligamentos limitam a amplitude de movimento e aumentam a estabilidade. **B.** Locais de inserção e relações tendíneas dos ligamentos iliofemorais e cápsula articular. **C.** Ligamento iliofemoral. **D.** Ligamento isquiofemoral. Como a cápsula articular não se insere na face posterior do fêmur, a membrana sinovial salienta-se em relação à cápsula articular, formando a bolsa do músculo obturador externo para facilitar o movimento do tendão desse músculo (mostrado na parte **C**) sobre o osso.

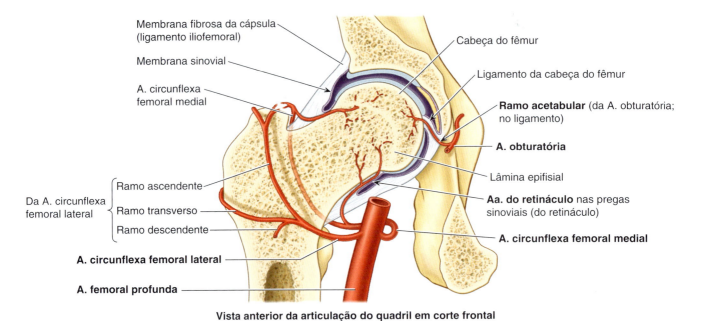

Figura 7.86 Vascularização da cabeça e do colo do fêmur. Ramos das artérias circunflexas femorais medial e lateral, ramos da artéria femoral profunda e ramo acetabular da artéria obturatória suprem a cabeça e o colo do fêmur. No adulto, a artéria circunflexa femoral medial é a fonte mais importante de sangue para a cabeça do fêmur e colo adjacente (proximal).

tensos; portanto, o quadril geralmente só pode ser estendido um pouco além do eixo vertical, exceto pelo movimento da pelve óssea (flexão das vértebras lombares).

A partir da posição anatômica, a amplitude de abdução da articulação do quadril geralmente é um pouco maior do que a de adução. É possível obter 60° de abdução quando a coxa está estendida na articulação do quadril, e mais ainda quando está fletida. A rotação lateral é muito mais forte do que a rotação medial.

Os principais músculos que movimentam a articulação do quadril são apresentados na Figura 7.87B. Observe que:

1. O *músculo iliopsoas* é o mais forte flexor do quadril
2. Além de sua função como adutor, o *músculo adutor magno* também atua como flexor (parte anterior ou aponeurótica) e extensor (parte posterior)
3. Vários músculos participam da flexão e adução (*músculos pectíneo* e *grácil*, bem como os três "adutores")
4. Além de abdução, as partes anteriores dos *músculos glúteos médio* e *mínimo* também fazem rotação medial
5. O *músculo glúteo máximo* atua como extensor primário da posição fletida para a posição ereta (de pé), e a partir desse ponto em sentido posterior, a extensão é feita principalmente pelos músculos isquiotibiais. O músculo glúteo máximo também é um rotador lateral.

VASCULARIZAÇÃO DA ARTICULAÇÃO DO QUADRIL

As artérias que suprem a articulação do quadril (Figura 7.86) são:

- As *artérias circunflexas femorais mediais* e *laterais*, que geralmente são ramos da *artéria femoral profunda*, mas às vezes são ramos da *artéria femoral*
- O **ramo acetabular da artéria obturatória** de tamanho variável; atravessa o ligamento da cabeça do fêmur.

A principal vascularização da articulação do quadril provém das *artérias retinaculares* que são ramos das artérias circunflexas femorais. As artérias retinaculares originadas da artéria circunflexa femoral medial são mais abundantes, levando mais sangue para a cabeça e o colo do fêmur porque podem passar sob a margem posterior não fixada da cápsula articular. As artérias retinaculares originadas da artéria circunflexa femoral lateral precisam atravessar o espesso ligamento iliofemoral e são menores em tamanho e número.

INERVAÇÃO DA ARTICULAÇÃO DO QUADRIL

A *lei de Hilton* afirma que os nervos responsáveis pela inervação dos músculos que transpõem determinada articulação e nela atuam também inervam essa articulação. Os ramos articulares originam-se de ramificações intramusculares dos ramos musculares e diretamente dos nervos nomeados. O conhecimento da inervação dos músculos e de sua relação com as articulações permite deduzir a inervação de muitas articulações. As possíveis deduções sobre a articulação do quadril e suas relações musculares são (Figura 7.87):

- Os músculos flexores inervados pelo nervo femoral passam anteriormente à articulação do quadril; a face anterior da articulação do quadril é inervada pelo nervo femoral
- Os músculos rotadores laterais seguem inferior e posteriormente à articulação do quadril; a face inferior da articulação é suprida pelo nervo obturatório e a face posterior é suprida por ramos do nervo para o músculo quadrado femoral
- Os músculos abdutores supridos pelo nervo glúteo superior passam superiormente à articulação do quadril; a face superior da articulação é inervada pelo nervo glúteo superior.

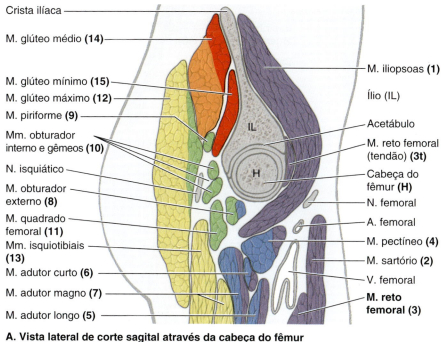
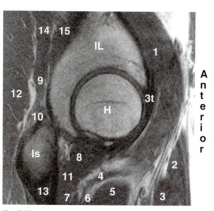
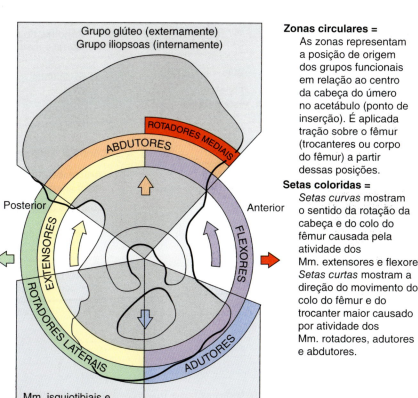

Figura 7.87 Relações entre a articulação do quadril e os músculos que movimentam a articulação. **A.** Músculos, vasos e nervos relacionados com a articulação do quadril. Os músculos são identificados por cores para indicar sua(s) função(ões). Aplicando a lei de Hilton, é possível deduzir a inervação da articulação do quadril conhecendo os músculos que cruzam diretamente a articulação e atuam sobre ela e sua inervação. **B.** RM da articulação do quadril correspondente a **A**. *Is*, ísquio. **C.** Posições e movimentos de grupos musculares funcionais da articulação do quadril.

A dor percebida como proveniente da articulação do quadril pode induzir a erro porque pode ser dor referida da coluna vertebral.

Articulação do joelho

A **articulação do joelho** é a maior articulação e a mais superficial. É basicamente uma articulação sinovial do tipo gínglimo, que permite flexão e extensão; entretanto, os movimentos de dobradiça são associados a deslizamento e rolamento e à rotação em torno de um eixo vertical. Embora a articulação do joelho seja bem construída, é comum o comprometimento de sua função quando é hiperestendida (p. ex., em esportes de contato, como hóquei no gelo e futebol).

ARTICULAÇÕES, FACES ARTICULARES E ESTABILIDADE DA ARTICULAÇÃO DO JOELHO

Os detalhes anatômicos relevantes sobre os ossos relacionados, inclusive suas faces articulares, foram apresentados em "Ossos do membro inferior". As faces articulares do joelho são caracterizadas pelas grandes dimensões e formatos complexos e incongruentes. A articulação do joelho é formada por três articulações (Figuras 7.88 e 7.89):

- Duas **articulações femorotibiais** (**lateral** e **medial**) entre os côndilos laterais e mediais do fêmur e da tíbia
- Uma **articulação patelofemoral*** intermediária (Figura 7.93B e C).

A fíbula não participa da articulação do joelho.

A articulação do joelho é relativamente fraca do ponto de vista mecânico em razão da incongruência de suas faces articulares, que foi comparada a duas bolas sobre um tampo de mesa empenado. A estabilidade da articulação do joelho depende (1) da força e das ações dos músculos adjacentes e seus tendões e (2) dos ligamentos que unem o fêmur e a tíbia. Os músculos são os mais importantes entre essas sustentações; portanto, muitas lesões sofridas durante a prática de esportes podem ser evitadas mediante condicionamento e treinamento apropriado.

O músculo mais importante na estabilidade da articulação do joelho é o grande *músculo quadríceps femoral*, sobretudo as fibras inferiores dos músculos vastos medial e lateral (Figura 7.90A). Se o músculo quadríceps femoral estiver bem condicionado, a articulação do joelho funciona surpreendentemente bem após distensão do ligamento.

A posição ereta e estendida é a mais estável da articulação do joelho. Nessa posição, as faces articulares são mais congruentes (o contato é minimizado em todas as outras posições); os ligamentos primários da articulação (ligamentos colaterais e cruzados) encontram-se tensos e os muitos tendões que circundam a articulação proporcionam um efeito de imobilização.

CÁPSULA ARTICULAR DO JOELHO

A **cápsula articular do joelho** é típica por consistir em uma *membrana fibrosa* externa e uma *membrana sinovial* interna

*N.R.T.: A Terminologia Anatômica não menciona a articulação patelofemoral.

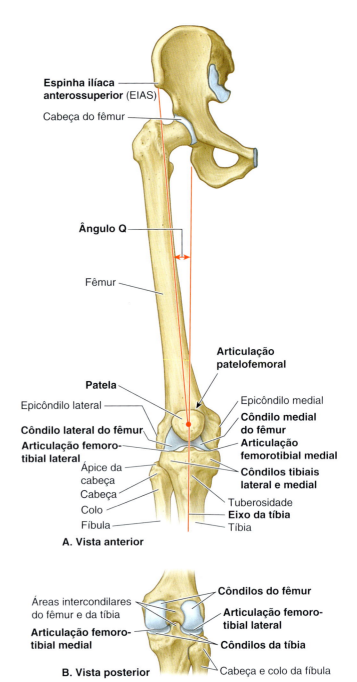

Figura 7.88 Ossos da articulação do joelho. **A.** Características da face anterior do articulação do joelho. O osso do quadril e a parte proximal do fêmur são incluídos para mostrar o ângulo Q, determinado durante o exame físico para indicar o alinhamento do fêmur e da tíbia e para avaliar o estresse em valgo ou varo no joelho. **B.** Características da face posterior da articulação do joelho.

que reveste todas as faces internas da cavidade articular não recobertas por cartilagem articular (Figura 7.91B). A membrana fibrosa tem algumas partes espessas que formam ligamentos intrínsecos, mas é fina em sua maior parte e, na verdade, incompleta em algumas áreas (Figura 7.90B). A parte superior da membrana fibrosa fixa-se no fêmur, logo proximal às margens articulares dos côndilos. Na parte posterior, a membrana fibrosa envolve os côndilos e a *fossa*

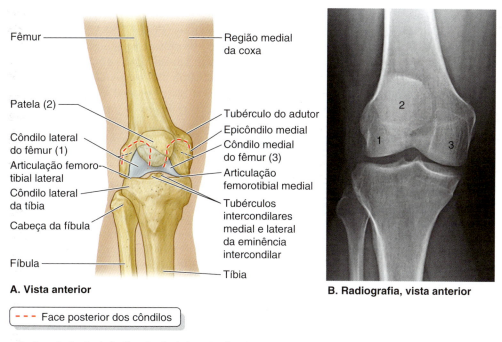

Figura 7.89 Radiografia da articulação do joelho. A e B. O desenho de orientação representa as estruturas visíveis na radiografia anterior da articulação do joelho direito.

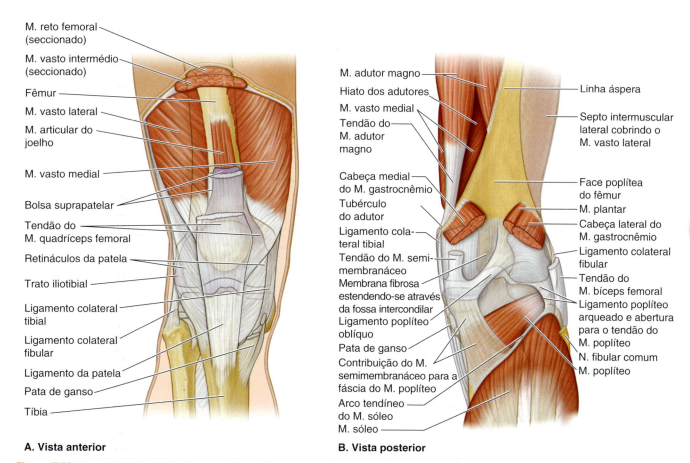

Figura 7.90 Cápsula articular do joelho. A membrana fibrosa da cápsula articular é relativamente fina em alguns lugares e mais espessa em outros para formar ligamentos intrínsecos (capsulares) de reforço. **A.** Face anterior. A camada fibrosa inclui os retináculos da patela, que se fixam às laterais do tendão do músculo quadríceps femoral, patela e ligamento da patela, e a incorporação do trato iliotibial (lateralmente) e do ligamento colateral medial (medialmente). **B.** Face posterior. Os músculos isquiotibiais, o músculo gastrocnêmio e o septo intermuscular posterior foram seccionados e removidos para expor o músculo adutor magno, o septo intermuscular lateral e o assoalho da fossa poplítea. Posteriormente a camada fibrosa inclui os ligamentos poplíteos oblíquos e arqueados e uma perfuração inferior ao ligamento poplíteo arqueado para permitir a passagem do tendão do músculo poplíteo.

intercondilar. A membrana fibrosa tem uma abertura posterior ao côndilo lateral da tíbia para permitir que o tendão do músculo poplíteo saia da cápsula articular e se fixe na tíbia (Figura 7.91B). Na parte inferior, a membrana fibrosa fixa-se na margem da face articular superior da tíbia (platô tibial), exceto no lugar onde o tendão do músculo poplíteo cruza o osso (Figuras 7.90A e B e 7.91B). O tendão do músculo quadríceps femoral, a patela e o ligamento da patela substituem a membrana fibrosa anteriormente – isto é, a membrana fibrosa é contínua com as margens lateral e medial dessas estruturas, e não há membrana fibrosa distinta na região dessas estruturas (Figuras 7.90A e 7.91B).

A extensa *membrana sinovial da cápsula* reveste todas as superfícies que limitam a cavidade articular (o espaço que contém líquido sinovial) e não são cobertas por cartilagem articular (Figura 7.91A e B). Assim, fixa-se na periferia da cartilagem articular que cobre os côndilos do fêmur e da tíbia; na face posterior da patela; e nas margens dos *meniscos*, os discos fibrocartilagíneos existentes entre as faces articulares da tíbia e do fêmur. A membrana sinovial reveste a face interna da membrana fibrosa lateral e medialmente, mas separa-se da membrana fibrosa na parte central.

A partir da face posterior da articulação, a membrana sinovial reflete-se anteriormente para a região intercondilar, cobrindo os ligamentos cruzados e o **corpo adiposo infrapatelar**, excluindo-os da cavidade articular. Isso cria uma **prega sinovial infrapatelar** mediana, uma prega vertical de membrana sinovial que se aproxima da face posterior da patela, ocupando toda a região intercondilar, exceto a parte mais anterior. Assim, quase divide a cavidade articular em cavidades articulares femorotibiais direita e esquerda; na verdade, é assim que os cirurgiões artroscópicos consideram a cavidade articular. **Pregas alares laterais** e **mediais** preenchidas por gordura cobrem a face interna dos corpos adiposos que ocupam o espaço de cada lado do ligamento da patela internamente à membrana fibrosa.

Superiormente à patela, a cavidade articular do joelho estende-se profundamente ao músculo vasto intermédio como a *bolsa suprapatelar* (Figuras 7.90A e 7.91A e B). A membrana sinovial da cápsula articular é contínua com o revestimento sinovial da bolsa. Essa grande bolsa geralmente estende-se cerca de 5 cm acima da patela; entretanto, pode estender-se até a metade da face anterior do fêmur. Alças musculares situadas profundamente ao músculo vasto intermédio formam o *músculo articular do joelho*, que se fixa à membrana sinovial e retrai a bolsa durante a extensão do joelho (Figuras 7.25 e 7.90A).

LIGAMENTOS EXTRACAPSULARES DA ARTICULAÇÃO DO JOELHO

A cápsula articular é reforçada por cinco ligamentos extracapsulares ou capsulares (intrínsecos): ligamento da patela, ligamento colateral fibular, ligamento colateral tibial, ligamento poplíteo oblíquo e ligamento poplíteo arqueado (Figura 7.90A e B). Às vezes são chamados de *ligamentos externos* para diferenciá-los dos ligamentos internos, como os ligamentos cruzados.

O *ligamento da patela*, a parte distal do tendão do quadríceps femoral, é uma faixa fibrosa espessa e forte que segue do ápice e das margens adjacentes da patela até a tuberosidade da tíbia (Figura 7.88A). O ligamento da patela é o ligamento anterior da articulação do joelho. As suas margens medial e lateral recebem os *retináculos medial* e *lateral*, respectivamente, *da patela*, expansões aponeuróticas dos músculos vastos medial e lateral e fáscia muscular sobrejacente. Os retináculos formam a cápsula articular do joelho de cada lado da patela (Figuras 7.90A e 7.91B) e são importantes na manutenção do alinhamento da patela em relação à face articular patelar do fêmur. O posicionamento oblíquo do fêmur e/ou a linha de tração do músculo quadríceps femoral em relação ao eixo do tendão patelar e da tíbia, clinicamente chamado de *ângulo Q*, favorece o deslocamento lateral da patela (Figura 7.88).

Os *ligamentos colaterais do joelho* encontram-se tensos na posição de extensão completa do joelho, contribuindo para a estabilidade na posição de pé (Figura 7.92A e D). Durante a flexão, eles se tornam cada vez mais frouxos, permitindo e limitando (atuando como ligamentos de contenção para) a rotação no joelho.

O **ligamento colateral fibular** (**LCF**), um ligamento extracapsular semelhante a um cordão, é forte. Estende-se inferiormente a partir do epicôndilo lateral do fêmur até a face lateral da cabeça da fíbula (Figura 7.92A e C). O tendão do músculo poplíteo passa profundamente ao LCF, separando-o do menisco lateral. O tendão do músculo bíceps femoral é dividido em duas partes pelo LCF (Figura 7.92A).

O **ligamento colateral tibial** (**LCT**) é uma faixa forte, plana, intrínseca (capsular) que se estende do epicôndilo medial do fêmur ao côndilo medial e parte superior da face medial da tíbia (Figura 7.92D e E). Em seu ponto médio, as fibras profundas do LCT estão firmemente fixadas no menisco medial. O LCT é mais fraco do que o LCF; portanto, em esportes de contato, como futebol e hóquei, ele é comumente rompido, junto com o menisco medial anexado a ele.

O **ligamento poplíteo oblíquo** é uma expansão recorrente do tendão do músculo semimembranáceo que reforça a cápsula articular posteriormente quando transpõe a fossa intercondilar (Figura 7.88B). O ligamento origina-se posteriormente ao côndilo medial da tíbia e segue em sentido superolateral em direção ao côndilo lateral do fêmur, fundindo-se com a parte central da face posterior da cápsula articular.

O **ligamento poplíteo arqueado** também fortalece a parte posterolateral da cápsula articular. Origina-se da face posterior da cabeça da fíbula, segue em sentido superomedial sobre o tendão do músculo poplíteo, e estende-se sobre a face posterior da articulação do joelho. Seu desenvolvimento parece estar inversamente relacionado com a presença e o tamanho de uma *fabela* na inserção proximal da cabeça lateral do músculo gastrocnêmio (ver "Fabela no músculo gastrocnêmio"; Figura B7.22, no boxe Anatomia clínica, anteriormente). Acredita-se que as duas estruturas contribuam para a estabilidade posterolateral do joelho.

LIGAMENTOS INTRA-ARTICULARES DO JOELHO

Os ligamentos intra-articulares do joelho consistem nos ligamentos cruzados e meniscos. O tendão poplíteo também é intra-articular durante parte de seu trajeto.

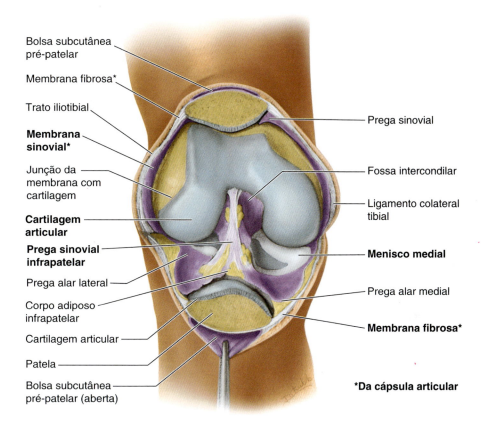

A. Vista anterior

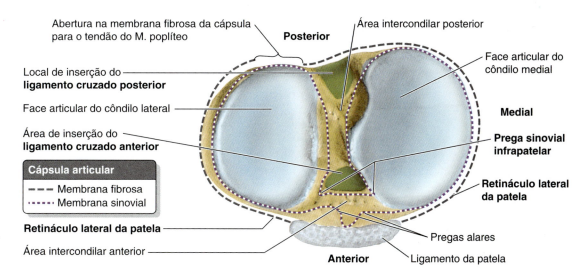

B. Vista superior

Figura 7.91 Articulação interna do joelho. A. Dissecção com a articulação do joelho flexionada. A cápsula articular foi aberta transversalmente, a patela foi serrada e, depois, o joelho foi fletido, abrindo a cavidade articular. A prega infrapatelar de membrana sinovial reveste os ligamentos cruzados, excluindo-os da cavidade articular. Todas as faces internas que não são recobertas nem formadas por cartilagem articular (*azul* ou *cinza* no caso dos meniscos) são revestidas por membrana sinovial (principalmente *roxa*, mas transparente e incolor nos locais onde cobre faces não articulares do fêmur). **B.** Face articular superior da tíbia. Inserções da membrana fibrosa e da membrana sinovial à tíbia. Observe que, embora sejam adjacentes de cada lado, separam-se no centro para acomodar estruturas intercondilares e infrapatelares que são intracapsulares (situadas dentro da membrana fibrosa), mas extra-articulares (excluídas da cavidade articular pela membrana sinovial).

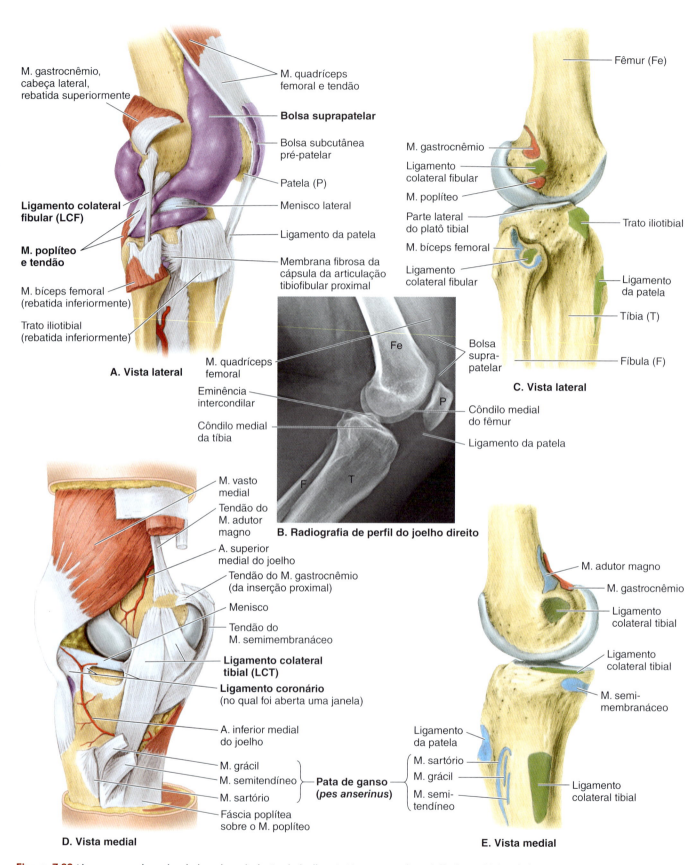

Figura 7.92 Ligamentos colaterais e bolsas da articulação do joelho. **A.** Ligamento colateral fibular. Foi injetado látex roxo para mostrar a cavidade articular extensa e complexa. A cavidade/membrana sinovial estende-se em sentido superior, profundamente ao músculo quadríceps femoral, formando a bolsa suprapatelar. **B.** Artrografia da articulação do joelho em leve flexão. A bolsa suprapatelar é inflada com dióxido de carbono. **C.** Inserções laterais de ligamentos e músculos. Locais de inserção do ligamento colateral fibular (*verde*) e músculos relacionados (*vermelho*, proximal; *azul*, distal). **D.** Ligamento colateral tibial. Isolado da camada fibrosa da cápsula articular, da qual faz parte. **E.** Inserções mediais de ligamentos e músculos.

Os **ligamentos cruzados** cruzam-se dentro da cápsula articular, mas fora da cavidade sinovial (Figuras 7.93A e B e 7.94). Os ligamentos cruzados estão localizados no centro da articulação e cruzam-se obliquamente, como a letra X. Durante a rotação medial da tíbia sobre o fêmur, os ligamentos cruzados espiralam-se ao redor um do outro; assim, o grau de rotação medial possível é limitado a cerca de 10°.

Como eles se desenrolam durante a rotação lateral, é possível realizar quase 40° de rotação lateral quando o joelho é fletido a cerca de 90°, sendo o movimento finalmente limitado pelo LCT. O quiasma (ponto de cruzamento) dos ligamentos cruzados é o eixo para movimentos giratórios no joelho. Por causa de sua orientação oblíqua, em todas as posições um ligamento cruzado, ou partes de um ou de ambos os

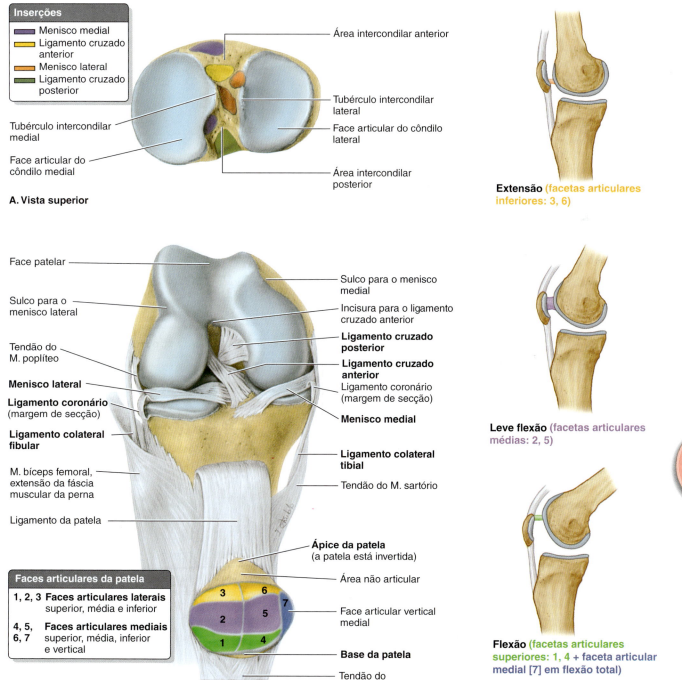

Figura 7.93 Faces articulares, ligamentos cruzados e cavidade sinovial da articulação do joelho. **A.** Inserções dos ligamentos cruzados e meniscos. **A.** Face superior da face articular superior da tíbia (platô tibial) mostrando os côndilos medial e lateral (faces articulares) e a eminência intercondilar entre eles. Os locais de inserção dos ligamentos cruzados são coloridos de *verde* ou *amarelo*; aqueles do menisco medial, de *roxo*; e os do menisco lateral, *laranja*. **B.** Dissecção dos ligamentos cruzados. O tendão do músculo quadríceps femoral foi seccionado e a patela (dentro do tendão e sua continuação, o ligamento da patela) foi rebatida inferiormente. **C.** Articulação patelofemoral. O contato ocorre entre as facetas 2 e 3 das 7 facetas articulares da patela e a face patelar do fêmur, dependendo da posição da articulação. (*continua*)

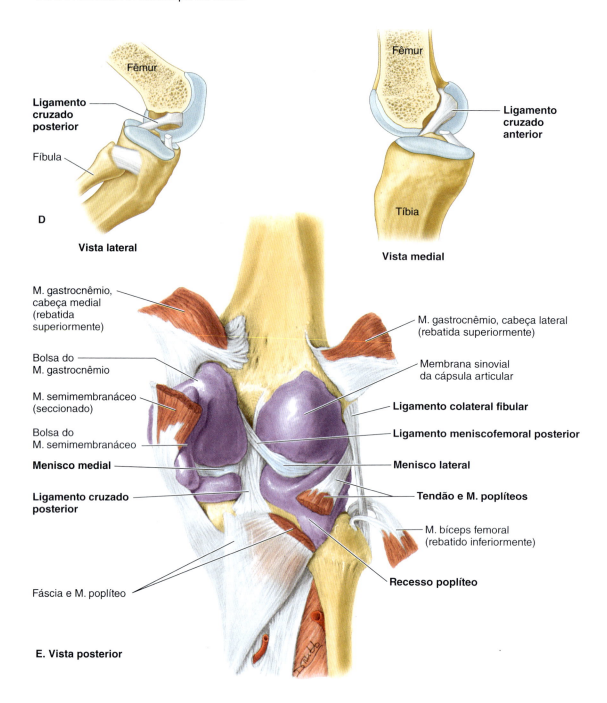

Figura 7.93 (*Continuação*) **D.** Ligamentos cruzados posterior e anterior. Nestas vistas lateral e medial, o fêmur foi seccionado longitudinalmente e foi removida quase a metade dele com a parte proximal do ligamento cruzado correspondente. A vista lateral mostra como o ligamento cruzado posterior resiste ao deslocamento anterior do fêmur sobre o platô tibial. A vista medial mostra como o ligamento cruzado anterior resiste ao deslocamento posterior do fêmur sobre o platô tibial. **E.** Dissecção do aspecto posterior da articulação do joelho. As duas cabeças do músculo gastrocnêmio foram rebatidas superiormente, e o músculo bíceps femoral foi rebatido inferiormente. A cavidade articular foi preenchida com látex roxo para mostrar sua continuidade com as várias bolsas e as reflexões e inserções da complexa membrana sinovial.

ligamentos, está tenso. Os ligamentos cruzados mantêm contato com as faces articulares do fêmur e da tíbia durante a flexão do joelho.

O **ligamento cruzado anterior** (**LCA**), o mais fraco dos dois ligamentos cruzados, origina-se na área intercondilar anterior da tíbia, imediatamente posterior à inserção do menisco medial (Figura 7.93A e B). O LCA tem vascularização relativamente pobre. Estende-se em sentido superior, posterior e lateral e se fixa na parte posterior da face medial do côndilo lateral do fêmur (Figura 7.93D). Limita a rolagem posterior dos côndilos do fêmur sobre o platô tibial durante a flexão, convertendo-o em rotação (sem sair do lugar). Também impede o deslocamento posterior do fêmur sobre a tíbia e a hiperextensão da articulação do joelho. Quando a articulação é fletida em ângulo reto, a tração anterior da tíbia não é possível (como ao puxar uma gaveta) porque é segura

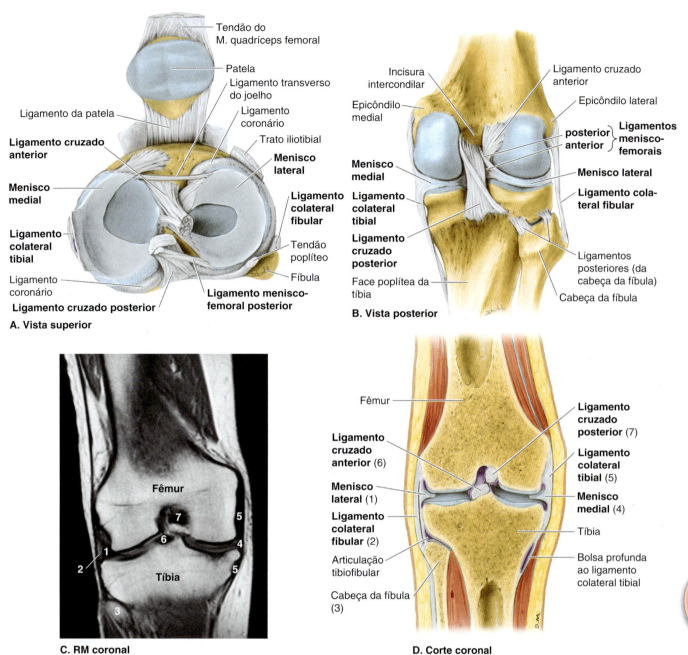

Figura 7.94 Meniscos da articulação do joelho. **A.** Meniscos medial e lateral da tíbia. O tendão do músculo quadríceps femoral foi seccionado, e a patela e o ligamento da patela foram rebatidos inferior e anteriormente. Podem-se ver os meniscos, suas inserções à área intercondilar da tíbia e as inserções tibiais dos ligamentos cruzados. **B.** Dissecção da face posterior da articulação do joelho para mostrar ligamentos e meniscos. O ligamento colateral tibial, semelhante a uma faixa, está fixado ao menisco medial. O ligamento colateral fibular, semelhante a um cordão, está separado do menisco lateral. O ligamento meniscofemoral posterior fixa o menisco lateral no côndilo medial do fêmur. **C.** Varredura de RM mostrando meniscos e ligamentos. Os algarismos na imagem de RM referem-se às estruturas identificadas no corte coronal (frontal) anatômico correspondente. **D.** Corte coronal anatômico da articulação do joelho.

pelo LCA. O LCA tem um suprimento sanguíneo relativamente baixo.

O **ligamento cruzado posterior** (**LCP**), o mais forte dos dois ligamentos cruzados, origina-se da área intercondilar posterior da tíbia (Figura 7.93A e E). O LCP segue em sentido superior e anterior na face medial do LCA para se fixar à parte anterior da face lateral do côndilo medial do fêmur (Figura 7.93B e D). O LCP limita a rolagem anterior do fêmur sobre o platô tibial durante a extensão, convertendo-a em rotação. Também impede o deslocamento anterior do fêmur sobre a tíbia ou o deslocamento posterior da tíbia sobre o fêmur e ajuda a evitar a hiperflexão da articulação do joelho. No joelho fletido com sustentação de peso, o LCP é o principal fator estabilizador do fêmur (p. ex., ao caminhar em um declive).

Os **meniscos da articulação do joelho** são lâminas em forma de meia-lua de fibrocartilagem na face articular da tíbia que aprofundam a superfície e absorvem o choque (Figuras 7.91 e 7.92). Os *meniscos* são mais espessos em suas margens externas e afilam-se até formarem margens finas, não fixadas no interior da articulação. Os meniscos, que têm formato de cunha em corte transversal, estão firmemente fixados em suas extremidades na *área intercondilar da tíbia* (Figura 7.91A). As margens externas fixam-se à cápsula articular do joelho. Os **ligamentos coronários** são partes da cápsula articular que se estendem entre as margens dos meniscos e a maior parte da periferia dos côndilos da tíbia (Figuras 7.93B e 7.94A). Uma faixa fibrosa delgada, o **ligamento transverso do joelho,** une-se às margens anteriores dos meniscos, cruzando a área intercondilar anterior (Figura 7.10A) e fixando os meniscos um ao outro durante movimentos do joelho.

O **menisco medial** tem formato de C, é mais largo na parte posterior do que na anterior (Figura 7.94A). Sua extremidade (corno) anterior está fixada à área intercondilar anterior da tíbia, anteriormente à inserção do LCA (Figuras 7.93A e B e 7.94A). A extremidade posterior está fixada à área intercondilar posterior, anteriormente à inserção do LCP (Figura 7.93E). O menisco medial adere firmemente à face profunda do LCT (Figuras 7.92D e 7.94A a D). Em razão de suas inserções amplas laterais na área intercondilar tibial e mediais no LCT, o menisco medial é menos móvel sobre o platô tibial do que o menisco lateral.

O **menisco lateral** é quase circular, menor e tem mais mobilidade do que o menisco medial (Figura 7.92A). O **tendão do músculo poplíteo** tem duas partes na região proximal. Uma parte fixa-se no epicôndilo lateral do fêmur e segue entre o menisco lateral e a parte inferior da face epicondilar lateral do fêmur (sobre a face medial do tendão) e o LCF que se situa na sua face lateral (Figuras 7.92A e 7.93B e E). A outra parte mais medial do tendão do músculo poplíteo fixa-se no ramo posterior do menisco lateral. Uma alça tendínea forte, o ligamento meniscofemoral posterior, une o menisco lateral à face posterior do LCP e ao côndilo femoral medial (Figuras 7.93D e 7.94A e B). Ocasionalmente, também há um ligamento meniscofemoral anterior (Figura 7.94B).

MOVIMENTOS DA ARTICULAÇÃO DO JOELHO

A flexão e a extensão são os principais movimentos do joelho; há alguma rotação quando o joelho está fletido. A Figura 7.95 ilustra os principais movimentos da articulação do joelho, e o Quadro 7.16 apresenta os músculos responsáveis e detalhes relevantes.

Quando está completamente estendido com o pé apoiado no solo, o joelho "trava" passivamente por causa da rotação medial dos côndilos do fêmur sobre o platô tibial (o "mecanismo de aparafusamento"). Essa posição torna o membro inferior uma sólida coluna e mais adaptado para sustentação de peso. Quando o joelho é "travado", os músculos da coxa e da perna podem relaxar rapidamente sem tornarem o joelho instável demais. Para "destravar" o joelho, o músculo poplíteo se contrai, girando o fêmur lateralmente cerca de 5° sobre o platô tibial, o que permite a flexão do joelho.

Movimentos dos meniscos. Embora o movimento de rolamento dos côndilos do fêmur durante a flexão e a extensão seja limitado (convertido em rotação) pelos ligamentos cruzados, há algum rolamento, e o ponto de contato entre o fêmur e a tíbia move-se posteriormente com a flexão e retorna anteriormente com a extensão. Além disso, durante a rotação do joelho, um côndilo femoral move-se anteriormente sobre o côndilo da tíbia correspondente enquanto o outro côndilo do fêmur move-se posteriormente, girando em torno dos ligamentos cruzados. Os meniscos devem ser capazes de migrar sobre o platô tibial quando os pontos de contato entre o fêmur e a tíbia se modificam.

VASCULARIZAÇÃO DA ARTICULAÇÃO DO JOELHO

As artérias que suprem a articulação do joelho são os 10 vasos que formam a **rede articular** do joelho: os ramos geniculares dos ramos femoral, poplíteo e recorrentes anterior e posterior das artérias recorrente tibial anterior e circunflexa fibular (Figuras 7.96 e 7.97B). Os ramos geniculares médios da artéria poplítea penetram a membrana fibrosa da cartilagem articular e suprem os ligamentos cruzados, a membrana sinovial e as margens periféricas dos meniscos.

INERVAÇÃO DA ARTICULAÇÃO DO JOELHO

Refletindo a lei de Hilton, os nervos que suprem os músculos que cruzam (atuam sobre) a articulação do joelho também suprem a articulação (Figura 7.97D); assim, os ramos articulares dos nervos femoral, tibial e fibular comum suprem suas faces anterior, posterior e lateral, respectivamente. Além disso, o nervo safeno (cutâneo) envia ramos articulares complementares para sua face medial.

BOLSAS AO REDOR DA ARTICULAÇÃO DO JOELHO

Existem pelo menos 12 bolsas ao redor da articulação do joelho, porque a maioria dos tendões segue paralelamente aos ossos e traciona a articulação no sentido longitudinal durante movimentos do joelho. As principais bolsas do joelho são ilustradas na Figura 7.98 e descritas no Quadro 7.17.

As **bolsas subcutâneas pré-patelar** e **infrapatelar** estão localizadas na face convexa da articulação, permitindo que a pele seja capaz de se movimentar livremente durante movimentos do joelho (Figuras 7.91A e 7.92A).

Quatro bolsas comunicam-se com a cavidade sinovial da articulação do joelho: bolsa suprapatelar (profundamente à parte distal do músculo quadríceps femoral), bolsa do músculo poplíteo, bolsa anserina (profundamente às inserções tendíneas distais dos músculos sartório, grácil e semitendíneo) e bolsa do músculo gastrocnêmio (Figuras 7.92A e 7.93E). A grande **bolsa suprapatelar** (Figuras 7.90A e 7.92A) tem importância especial porque uma infecção nela pode se disseminar para a cavidade articular do joelho. Embora se desenvolva separadamente da articulação do joelho, a bolsa torna-se contínua com ela.

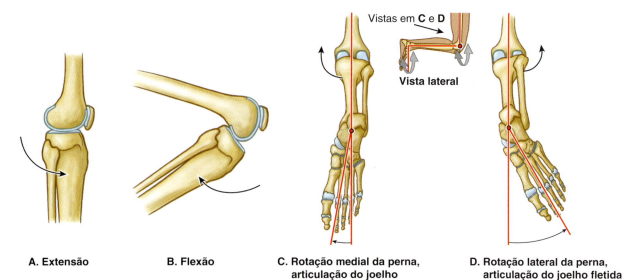

Figura 7.95 Movimentos da articulação do joelho.

Quadro 7.16 Movimentos da articulação do joelho e músculos responsáveis.

Movimento	Graus possíveis	Músculos que produzem movimento Primários	Músculos que produzem movimento Secundários	Fatores limitantes (controladores) do movimento	Comentários
Extensão	Joelhos saudáveis estendem-se até 0° (alinhamento reto dos eixos da tíbia e do fêmur)[a]	M. quadríceps femoral	Fracamente: M. tensor da fáscia lata	A margem anterior do menisco lateral toca o sulco superficial entre as faces tibial e patelar dos côndilos do fêmur; o ligamento cruzado anterior toca o sulco na fossa intercondilar	A capacidade de o M. quadríceps femoral produzir extensão é maior quando a articulação do quadril está estendida; a flexão diminui sua eficiência
Flexão	120° (quadril estendido); 140° (quadril fletido); 160° passivamente	Mm. isquiotibiais (M. semitendíneo, M. semimembranáceo, cabeça longa do M. bíceps femoral); cabeça curta do M. bíceps femoral	Mm. grácil, sartório, gastrocnêmio e poplíteo	A sura (panturrilha) toca a coxa; o comprimento dos músculos isquiotibiais também é importante – é possível realizar maior flexão do joelho quando a articulação do quadril está fletida. Não é possível realizar flexão total do joelho quando o quadril está estendido	Normalmente, o papel do M. gastrocnêmio é mínimo, mas quando existe fratura supracondilar, ele gira (flete) o fragmento distal do fêmur
Rotação medial	10° com o joelho fletido; 5° com o joelho estendido	Mm. semitendíneo e semimembranáceo quando o joelho está fletido; M. poplíteo quando o joelho que não sustenta o peso está estendido	Mm. grácil e sartório	Ligamentos colaterais, frouxos durante a flexão sem rotação, tornam-se tensos nos limites da rotação	Quando o joelho estendido está sustentando peso, a ação do M. poplíteo provoca rotação lateral do fêmur; quando não está sustentando peso, o M. poplíteo gira a perna (tíbia) medialmente
Rotação lateral	30 a 40°, quando o joelho é fletido a 90°	M. bíceps femoral quando o joelho está fletido		Os ligamentos colaterais tornam-se tensos; o ligamento cruzado anterior espirala-se ao redor do ligamento cruzado posterior	No fim da rotação, sem oposição, o M. tensor da fáscia lata pode ajudar a manter a posição

[a]O alinhamento reto do eixo da tíbia com o eixo do fêmur é de 0°; a faixa normal de variação estende-se a –3° (3° de hiperextensão).

Articulações tibiofibulares

A tíbia e a fíbula estão unidas por duas articulações: a *articulação sinovial-tibiofibular* e a *sindesmose tibiofibular*. Além disso, uma *membrana interóssea* une os corpos da tíbia e fíbula (Figura 7.97A). As fibras da membrana interóssea e todos os ligamentos das duas articulações tibiofibulares seguem em sentido inferior da tíbia até a fíbula. Assim, a membrana e os ligamentos resistem fortemente à tração inferior da fíbula por oito dos nove músculos fixados a ela (Figura 7.97C). Entretanto, permitem pequeno movimento superior da fíbula que ocorre quando a extremidade larga (anterior) da tróclea do tálus está encunhada entre os maléolos durante a dorsiflexão na articulação talocrural. O movimento na articulação tibiofibular superior é impossível sem movimento na sindesmose tibiofibular inferior.

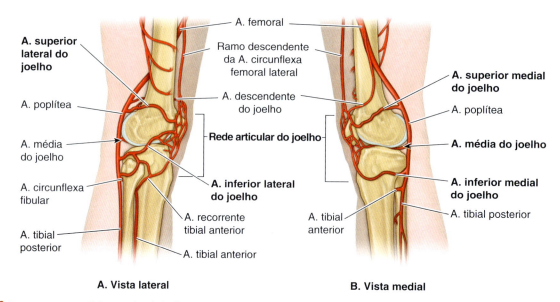

Figura 7.96 Anastomoses arteriais ao redor do joelho. Além de garantir a circulação colateral, as artérias da rede articular do joelho suprem as estruturas que circundam a articulação e a própria articulação (p. ex., sua articulação ou cápsula articular).

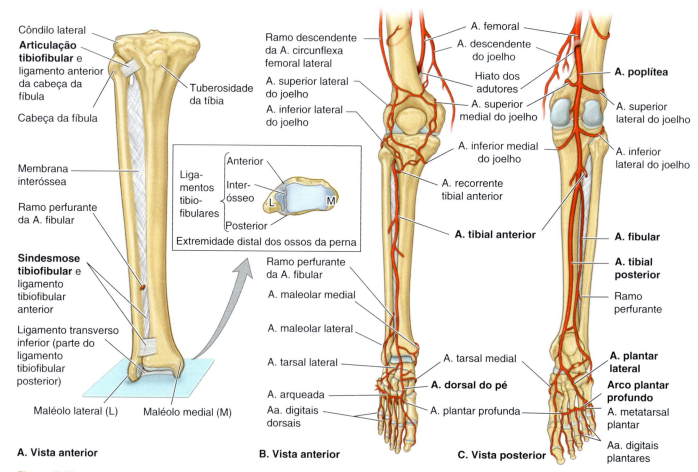

Figura 7.97 Visão geral das articulações e estruturas neurovasculares da perna e do pé. A. Articulações tibiofibulares. Estas incluem a articulação tibiofibular sinovial e a sindesmose tibiofibular; esta última é formada pela membrana interóssea da perna e os ligamentos tibiofibulares anterior e posterior. A direção oblíqua das fibras da membrana interóssea, que se estendem principalmente no sentido inferolateral a partir da tíbia, permite pequeno movimento da fíbula para cima, mas resiste à sua tração para baixo. **B** e **C.** Irrigação arterial das articulações da perna e do pé. Anastomoses periarticulares circundam o joelho e a articulação talocrural. (*continua*)

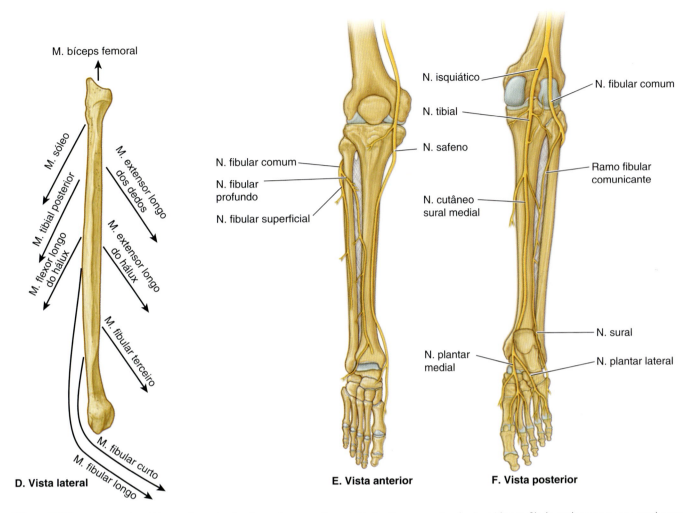

Figura 7.97 (*Continuação*) **D.** Direção dos músculos de tração que se ligam à fíbula. Dos nove músculos inseridos na fíbula, todos, exceto um, tracionam a fíbula para baixo. **E** e **F.** Inervação da perna e do pé. A partir do joelho e progredindo distalmente no membro, os nervos cutâneos participam cada vez mais da inervação das articulações, assumindo-a por completo na região distal do pé e nos dedos.

Os vasos tibiais anteriores atravessam um hiato na extremidade superior da membrana interóssea (Figura 7.97A e B). Na extremidade inferior da membrana há um hiato menor atravessado pelo ramo perfurante da artéria fibular.

ARTICULAÇÃO TIBIOFIBULAR

A **articulação tibiofibular** é uma articulação sinovial plana entre a face articular plana na cabeça da fíbula e uma face articular semelhante em posição posterolateral no côndilo lateral da tíbia (Figuras 7.94B e D e 7.97A). Uma cápsula articular tensa circunda a articulação e fixa-se nas margens das faces articulares da fíbula e da tíbia. A cápsula articular é reforçada pelos *ligamentos anterior* e *posterior da cabeça da fíbula*, que seguem em sentido superomedial desde a cabeça da fíbula até o côndilo lateral da tíbia (Figura 7.94B). A articulação é cruzada posteriormente pelo tendão do músculo poplíteo. Uma bolsa de membrana sinovial da articulação do joelho, o *recesso poplíteo* (Figura 7.98; Quadro 7.17), passa entre o tendão do músculo poplíteo e o côndilo lateral da tíbia. Em cerca de 20% dos casos, a bolsa também se comunica com a cavidade sinovial da articulação tibiofibular, permitindo a transmigração de processos inflamatórios entre as duas articulações.

Movimento. Há pequeno movimento da articulação durante a dorsiflexão do pé em virtude do encunhamento da tróclea do tálus entre os maléolos (ver "Faces articulares da articulação talocrural" adiante neste capítulo).

Vascularização. As artérias da articulação tibiofibular superior originam-se das artérias inferior lateral do joelho e recorrente tibial anterior (Figuras 7.96A e 7.97B).

Inervação. Os nervos da articulação tibiofibular provêm do nervo fibular comum e do nervo para o músculo poplíteo (Figura 7.97D).

SINDESMOSE TIBIOFIBULAR

A **sindesmose tibiofibular** é uma articulação fibrosa composta. É a união fibrosa da tíbia e da fíbula por meio da *membrana interóssea* (que une os corpos) e os *ligamentos tibiofibulares anterior, interósseo* e *posterior* (estes últimos formam a parte inferior da **articulação tibiofibular**, que

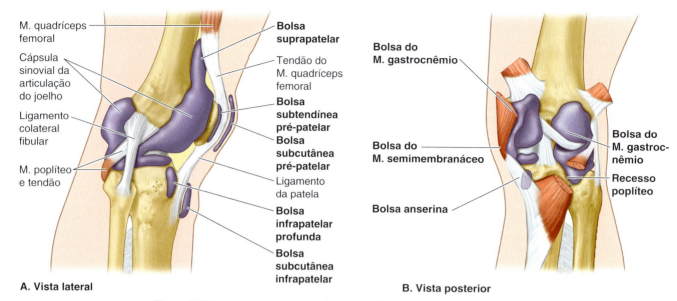

Figura 7.98 Bolsas ao redor da articulação do joelho e na parte proximal da perna.

Quadro 7.17 Bolsas ao redor da articulação do joelho.

Bolsas	Localizações	Comentários
Suprapatelar	Entre o fêmur e o tendão do M. quadríceps femoral	Mantida em posição pelos músculos articulares do joelho; comunica-se livremente com a (extensão superior da) cavidade sinovial da articulação do joelho
Do músculo poplíteo (recesso poplíteo)	Entre o tendão do M. poplíteo e o côndilo lateral da tíbia	Abre-se na cavidade sinovial da articulação do joelho inferiormente ao menisco lateral
Anserina	Separa os tendões dos Mm. sartório, grácil e semitendíneo da tíbia e do ligamento colateral tibial	Distribuição dos tendões desses músculos em sua área de inserção na tíbia; assemelha-se a uma pata de ganso
Do músculo gastrocnêmio	Profundamente à inserção proximal do tendão da cabeça medial do M. gastrocnêmio	Uma extensão da membrana sinovial da cápsula da articulação do joelho
Do músculo semimembranáceo	Entre a cabeça medial do M. gastrocnêmio e o tendão do M. semimembranáceo	Relacionada à inserção distal do M. semimembranáceo
Subcutânea pré-patelar	Entre a pele e a face anterior da patela	Permite o livre movimento da pele sobre a patela durante movimentos da perna
Subcutânea infrapatelar	Entre a pele e a tuberosidade da tíbia	Ajuda o joelho a resistir à pressão ao ajoelhar-se
Infrapatelar profunda	Entre o ligamento da patela e a face anterior da tíbia	Separada da articulação do joelho pelo corpo adiposo infrapatelar

une as extremidades distais dos ossos). A integridade da sindesmose tibiofibular é essencial para a estabilidade da articulação talocrural porque mantém o maléolo lateral firmemente contra a face lateral do tálus.

Faces articulares e ligamentos. A área articular triangular áspera na face medial da extremidade inferior da fíbula articula-se com uma face na extremidade inferior da tíbia (Figura 7.97A e 7.99B). O forte **ligamento tibiofibular interósseo** profundo, contínuo superiormente com a membrana interóssea, forma a principal conexão entre a tíbia e a fíbula. A articulação também é reforçada nas partes anterior e posterior pelos fortes **ligamentos tibiofibulares anterior** e **posterior** externos. A continuação profunda distal do ligamento tibiofibular posterior, o **ligamento transverso (tibiofibular) inferior**, forma uma forte conexão entre as extremidades distais da tíbia (maléolo medial) e a fíbula (maléolo lateral). Toca o tálus e forma a "parede" posterior de um encaixe quadrado (com três paredes profundas e uma parede anterior rasa ou aberta), o **encaixe maleolar**, para a tróclea do tálus. As paredes lateral e medial do encaixe são formadas pelos respectivos maléolos (Figura 7.99).

Movimento. Há pequeno movimento da articulação para acomodar o encunhamento da parte larga da tróclea do tálus entre os maléolos durante a dorsiflexão do pé.

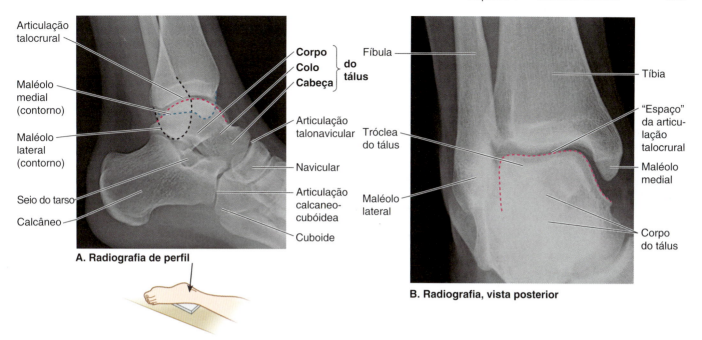

Figura 7.99 Imagem radiológica da articulação talocrural. **A.** Características da incidência de perfil. **B.** Articulação talocrural de um menino de 14 anos. As lâminas epifisiais são evidentes nessa idade.

Vascularização. As artérias originam-se do ramo perfurante da artéria fibular e dos ramos maleolares mediais das artérias tibiais anterior e posterior (Figura 7.97B).

Inervação. Os nervos para a sindesmose provêm dos nervos fibular profundo, tibial e safeno (Figura 7.97D).

Articulação talocrural

A **articulação talocrural** (articulação do tornozelo) é sinovial do tipo gínglimo. Está localizada entre as extremidades distais da tíbia e da fíbula e a parte superior do tálus (Figuras 7.99 e 7.100). A articulação talocrural pode ser palpada entre os tendões na face anterior da região talocrural como uma pequena depressão, cerca de 1 cm proximal ao nível da extremidade do maléolo medial.

FACES ARTICULARES DA ARTICULAÇÃO TALOCRURAL

As extremidades distais da tíbia e da fíbula (junto com a parte transversal inferior do ligamento tibiofibular posterior) (Figura 7.97A) formam um *encaixe maleolar* no qual se encaixa a *tróclea do tálus*, que tem formato de polia (Figuras 7.99B e 7.100). A tróclea é a face articular superior arredondada do tálus (ver Figura 7.103C). A face medial do maléolo lateral articula-se com a face lateral da tróclea do tálus. A tíbia articula-se com o tálus em dois lugares:

1. A face inferior forma o teto do encaixe maleolar, transferindo o peso do corpo para o tálus
2. O maléolo medial articula-se com a face medial da tróclea do tálus.

Os maléolos seguram o tálus firmemente quando este gira no encaixe durante os movimentos da articulação. A preensão dos maléolos na tróclea é mais forte durante a dorsiflexão do pé (quando uma pessoa "se apoia no calcanhar" ao descer uma ladeira íngreme ou no cabo de guerra) porque esse movimento força a parte anterior, mais larga, da tróclea posteriormente entre os maléolos, afastando um pouco a tíbia e a fíbula. Esse afastamento é limitado principalmente pelo forte ligamento tibiofibular interósseo e também pelos ligamentos tibiofibulares anterior e posterior que unem a tíbia e a fíbula (Figuras 7.100 e 7.101).

O *ligamento interósseo* está posicionado profundamente entre as faces quase congruentes da tíbia e da fíbula; embora seja mostrado no detalhe da Figura 7.97A, o ligamento só pode ser realmente observado quando roto ou em corte transversal.

A articulação talocrural é relativamente instável durante a flexão plantar porque a tróclea é mais estreita na parte posterior e, portanto, está relativamente frouxa no encaixe. É durante a flexão plantar que ocorre a maioria das lesões do tornozelo (geralmente em virtude da inversão súbita, inesperada – e, portanto, sem resistência adequada – do pé).

CÁPSULA DA ARTICULAÇÃO TALOCRURAL

A **cápsula da articulação talocrural** é fina nas partes anterior e posterior, mas é sustentada de cada lado pelos fortes *ligamentos colaterais medial* e *lateral* (Figuras 7.101 e 7.102; áreas finas da cápsula foram removidas na Figura 7.101, deixando apenas as partes reforçadas – os ligamentos – e uma prega sinovial). A membrana fibrosa está fixada superiormente às margens das faces articulares da tíbia e maléolos, e inferiormente ao tálus. A membrana sinovial é frouxa e reveste a membrana fibrosa da cápsula.

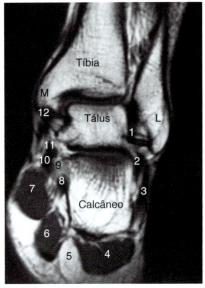
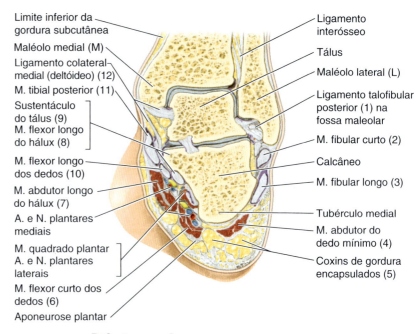
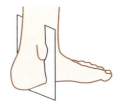

Figura 7.100 Anatomia seccional da região talocrural. A. RM da região talocrural. O desenho de orientação representa as estruturas visíveis na RM da região talocrural. **B.** Corte coronal anatômico.

A cavidade sinovial costuma estender-se superiormente entre a tíbia e a fíbula até o ligamento tibiofibular interósseo.

LIGAMENTOS DA ARTICULAÇÃO TALOCRURAL

A articulação talocrural é reforçada lateralmente pelo **ligamento colateral lateral**, uma estrutura composta formada por três ligamentos completamente separados (Figura 7.101A e B).

1. **Ligamento talofibular anterior**, uma faixa plana e fraca que se estende em sentido anteromedial do maléolo lateral até o colo do tálus
2. **Ligamento talofibular posterior**, uma faixa espessa, bastante forte, que segue em trajeto horizontal, em sentido medial e ligeiramente posterior a partir da fossa do maléolo da fíbula até o tubérculo lateral do tálus (Figuras 7.100 e 7.101B)
3. **Ligamento calcaneofibular**, um cordão redondo que segue em sentido posteroinferior da extremidade do maléolo lateral até a face lateral do calcâneo (Figura 7.101A e B).

A cápsula articular é reforçada medialmente pelo grande e forte **ligamento colateral medial** (ligamento deltóideo) cuja inserção proximal é no maléolo medial (Figura 7.102). O ligamento colateral medial abre-se em leque a partir do maléolo, fixando-se distalmente ao tálus, calcâneo e navicular por meio de quatro partes adjacentes e contínuas: a **parte tibionavicular**, a **parte tibiocalcânea** e as **partes tibiotalares anterior** e **posterior**. O ligamento colateral medial estabiliza a articulação talocrural durante a eversão e impede sua subluxação.

MOVIMENTOS DA ARTICULAÇÃO TALOCRURAL

Os principais movimentos da articulação talocrural são dorsiflexão e flexão plantar do pé, que ocorrem em torno de um eixo transversal que passa pelo tálus (Figura 7.103B). Como a extremidade estreita da tróclea do tálus situa-se frouxamente entre os maléolos quando o pé se encontra em flexão plantar, é possível alguma "oscilação" (pequenos graus de abdução, adução, inversão e eversão) nessa posição instável.

- A *dorsiflexão na articulação talocrural* é produzida pelos músculos no compartimento anterior da perna (ver Quadro 7.10). A dorsiflexão geralmente é limitada pela resistência passiva do músculo tríceps sural ao estiramento e por tensão nos ligamentos colaterais medial e lateral
- A *flexão plantar na articulação talocrural* é produzida pelos músculos no compartimento posterior da perna (ver Quadro 7.13). Quando os bailarinos dançam na ponta dos pés, por exemplo, o dorso do pé está alinhado com a face anterior da perna.

Capítulo 7 ■ Membro Inferior   817

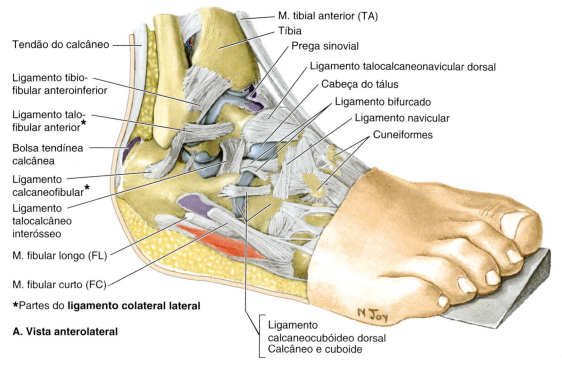

A. Vista anterolateral

*Partes do **ligamento colateral lateral**

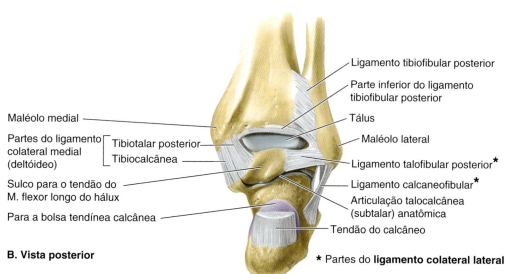

B. Vista posterior

* Partes do **ligamento colateral lateral**

Figura 7.101 Dissecção da articulação talocrural e das articulações onde ocorrem inversão e eversão. **A.** Dissecção. O pé foi invertido (colocando-se uma cunha sob ele) para mostrar as faces articulares e tensionar os ligamentos laterais. **B.** Ligamentos da face posterior da articulação talocrural.

VASCULARIZAÇÃO DA ARTICULAÇÃO TALOCRURAL

As artérias são derivadas de ramos maleolares das artérias fibular e tibiais anterior e posterior (Figura 7.97B).

INERVAÇÃO DA ARTICULAÇÃO TALOCRURAL

Os nervos provêm dos nervos safeno, tibial, sural e fibulares superficial e profundo. Os nervos fibulares superficial e profundo são ramos do nervo fibular comum (Figura 7.97D).

Articulações do pé

As muitas articulações do pé envolvem os ossos tarsais, os metatarsais e as falanges (Figura 7.103; Quadro 7.18). As articulações intertarsais importantes são a *articulação talocalcânea (subtalar)* e a *articulação transversa do tarso (articulações calcaneocubóidea e talocalcaneonavicular)*. A inversão e a eversão do pé são os principais movimentos dessas articulações. As outras articulações intertarsais (p. ex., *articulações intercuneiformes*) e as *articulações*

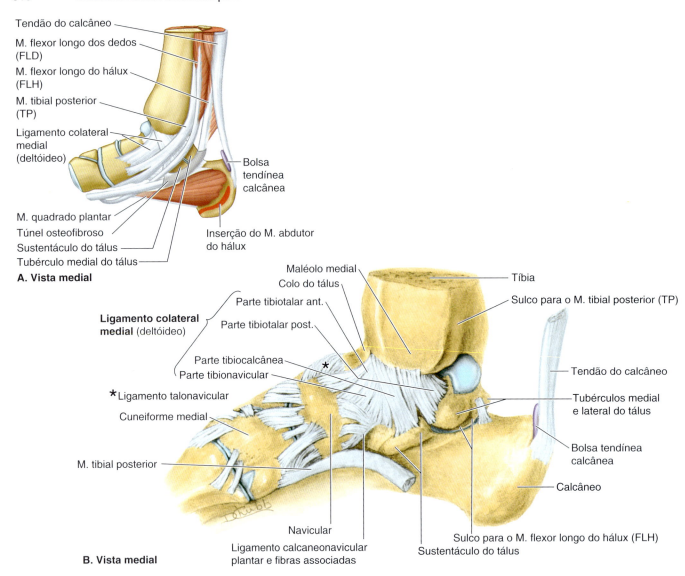

Figura 7.102 Tendões e ligamentos na face medial da região talocrural e do pé. **A.** Relações entre os tendões dos músculos flexores, o maléolo medial e o sustentáculo do tálus. O retináculo dos músculos flexores foi removido, com exceção da parte que aprisiona o tendão do músculo flexor longo do hálux. **B.** Partes do ligamento colateral medial (deltóideo) da região talocrural.

tarsometatarsais e *intermetatarsais* são relativamente pequenas e estão unidas tão firmemente por ligamentos que só há pequenos movimentos entre elas. No pé, a flexão e a extensão ocorrem no antepé, nas articulações metatarsofalângicas e interfalângicas (Figura 7.104A e B; Quadro 7.19). A inversão é potencializada por flexão dos dedos (sobretudo o hálux e o 2º dedo), e a eversão por sua extensão (sobretudo dos dedos laterais). Todos os ossos do pé proximais às articulações metatarsofalângicas são unidos pelos ligamentos dorsais e plantares. Os ossos das articulações metatarsofalângicas e interfalângicas são unidos pelos ligamentos colaterais lateral e medial.

A **articulação talocalcânea** situa-se no local onde o tálus se apoia e articula com o calcâneo. A *articulação talocalcânea anatômica* é uma articulação sinovial única entre a face articular calcânea posterior do tálus, ligeiramente côncava, e a face articular posterior convexa do calcâneo (Figuras 7.100B e 7.101B). A cápsula articular é fraca, mas é sustentada por *ligamentos talocalcâneos* medial, lateral, posterior e interósseo (Figuras 7.100B e 7.101A). O **ligamento talocalcâneo interósseo** situa-se dentro do *seio tarsal*, que separa as articulações talocalcânea e talocalcaneonavicular e é bastante forte. Os ortopedistas usam o termo *articulação talocalcânea* para designar a articulação funcional composta formada pela articulação talocalcânea anatômica mais a **parte talocalcânea da articulação talocalcaneonavicular**. Os dois elementos separados da *articulação talocalcânea clínica* "cavalgam" o ligamento interósseo talocalcâneo. Estruturalmente, a definição anatômica é lógica porque a articulação talocalcânea anatômica é uma articulação distinta, que tem suas próprias cápsula e cavidade articulares. Do ponto de vista funcional, porém, a

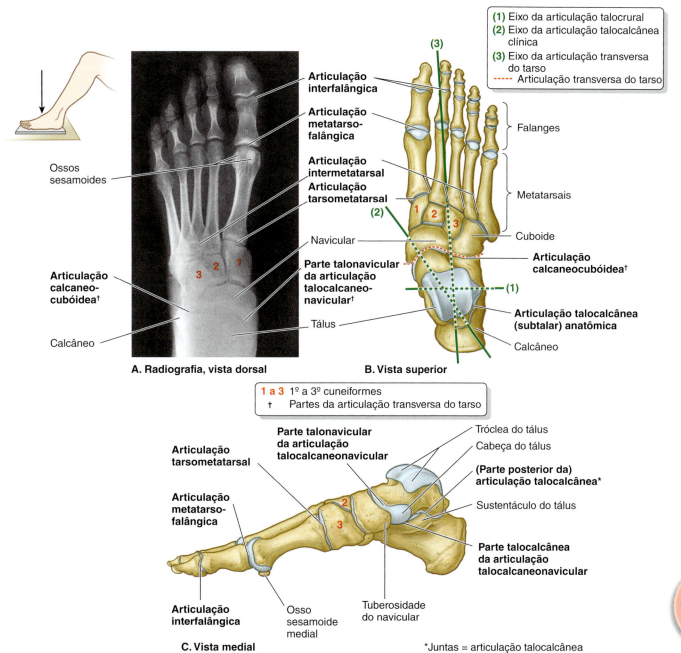

Figura 7.103 Articulações do pé.

definição clínica é lógica, porque as duas partes da articulação composta funcionam como uma unidade; seu funcionamento independente é impossível. A articulação talocalcânea (por qualquer definição) é o local onde ocorre a maior parte da inversão e eversão, ao redor de um eixo que é oblíquo.

A **articulação transversa do tarso** é uma articulação composta formada por duas articulações separadas alinhadas transversalmente: a **parte talonavicular da articulação talocalcaneonavicular** e a **articulação calcaneocubóidea** (Figura 7.103A e B). Nessa articulação, as partes média e anterior do pé giram como uma unidade sobre a parte posterior do pé, em torno de um eixo longitudinal (AP), aumentando os movimentos de inversão e eversão que ocorrem na articulação talocalcânea clínica. A transecção da articulação transversa é um método padronizado para *amputação cirúrgica do pé*.

PRINCIPAIS LIGAMENTOS DO PÉ

Os principais ligamentos da face plantar do pé (Figura 7.105) são:

- **Ligamento calcaneonavicular planta**r, que atravessa e preenche um espaço cuneiforme entre o sustentáculo do

Quadro 7.18 Articulações do pé.

Articulação	Tipo	Faces articulares	Cápsula articular	Ligamentos	Movimentos	Vascularização	Inervação
Art. talocalcânea	Articulação sinovial plana	Face inferior do corpo do tálus (face articular calcânea posterior) articula-se com a face superior (face articular talar posterior) do calcâneo	A membrana fibrosa da cápsula articular está fixada às margens das faces articulares	Ligamentos talocalcâneos medial, lateral e posterior sustentam a cápsula; o ligamento talocalcâneo interósseo une os ossos	Inversão e eversão do pé	Aa. tibial posterior e fibular	Face plantar: N. plantar medial ou lateral Face dorsal: N. fibular profundo
Art. talocalcaneo-navicular	Articulação sinovial; a parte talonavicular é do tipo esferóidea	A cabeça do tálus articula-se com o calcâneo e o navicular	A cápsula articular envolve incompletamente a articulação	O ligamento calcaneonavicular plantar ("em mola") sustenta a cabeça do tálus	São possíveis movimentos de deslizamento e rotatórios	A. tibial anterior via A. tarsal lateral, um ramo da A. dorsal do pé	
Art. calcaneo-cubóidea	Articulação sinovial plana	A extremidade anterior do calcâneo articula-se com a face posterior do cuboide	A cápsula articular envolve a articulação	Ligamentos calcaneocubóideo dorsal, calcaneocubóideo plantar e plantar longo sustentam a cápsula articular	Inversão e eversão do pé; circundução		
Art. cuneonavicular		A face anterior do navicular articula-se com as faces posteriores dos cuneiformes	Uma cápsula comum envolve as articulações	Ligamentos cuneonaviculares dorsal e plantar	Há pouco movimento		
Art. tarsometa-tarsal		Ossos tarsais anteriores articulam-se com as bases dos ossos metatarsais	Cápsulas articulares separadas envolvem cada articulação	Os ligamentos tarsometatarsais dorsais, plantares e interósseos unem os ossos	Deslizamento		N. fibular profundo; Nn. plantares medial e lateral; N. sural
Art. intermeta-tarsal	Articulação sinovial plana	As bases dos ossos metatarsais articulam-se entre si		Os ligamentos metatarsais dorsais, plantares e interósseos unem os quatro ossos metatarsais laterais	Há pouco movimento individual	A. tarsal lateral (um ramo da A. dorsal do pé)	
Artt. metatarso-falângicas	Articulação sinovial elipsóidea	As cabeças dos ossos metatarsais articulam-se com as bases das falanges proximais	Cápsulas articulares separadas envolvem cada articulação	Os ligamentos colaterais sustentam a cápsula de cada lado; o ligamento plantar sustenta a parte plantar da cápsula	Flexão, extensão e alguma abdução, adução e circundução		Nn. digitais
Art. interfalângica	Articulação sinovial do tipo gínglimo	A cabeça de uma falange articula-se com a base da outra distalmente		Ligamentos colaterais e plantares sustentam as articulações	Flexão e extensão	Ramos digitais do arco plantar	

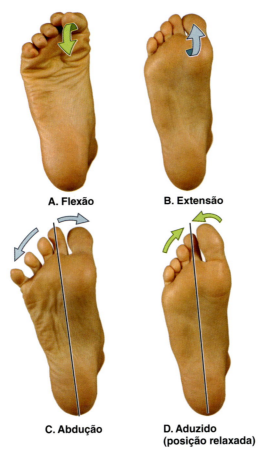

Figura 7.104 Movimentos das articulações do antepé.

Quadro 7.19 Movimento das articulações do antepé e músculos responsáveis.

Movimento (as letras referem-se à Figura 7.104)	Músculos[a]
Articulações metatarsofalângicas	
Flexão (A)	**M. flexor curto dos dedos** **Mm. lumbricais** **Mm. interósseos** **M. flexor curto do hálux** **M. flexor longo do hálux** M. flexor curto do dedo mínimo M. flexor longo dos dedos
Extensão (B)	**M. extensor longo do hálux** **M. extensor longo dos dedos** **M. extensor curto dos dedos**
Abdução (C) (afastando os dedos do eixo longitudinal do 2º dedo do pé)	**M. abdutor do hálux** **M. abdutor do dedo mínimo** **Mm. interósseos dorsais**
Adução (D) (trazendo os dedos em direção ao eixo longitudinal do 2º dedo do pé)	**M. adutor do hálux** **Mm. interósseos plantares**
Articulações interfalângicas	
Flexão (A)	**M. flexor longo do hálux** **M. flexor longo dos dedos** **M. flexor curto dos dedos** M. quadrado plantar
Extensão (B)	**M. extensor longo do hálux** **M. extensor longo dos dedos** **M. extensor curto dos dedos**

[a]Os músculos em negrito são os principais responsáveis pelo movimento; os outros músculos são seus auxiliares.

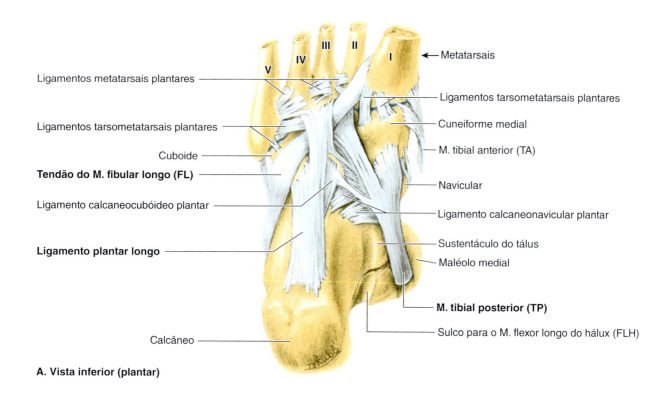

A. Vista inferior (plantar)

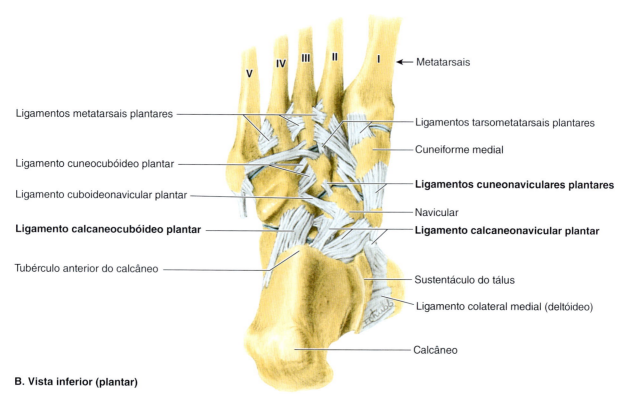

B. Vista inferior (plantar)

Figura 7.105 Ligamentos plantares. A. Dissecção superficial. B. Dissecção profunda.

tálus e a margem inferior da face articular posterior do navicular (Figura 7.105A e B). O ligamento calcaneonavicular plantar sustenta a cabeça do tálus e tem papéis importantes na transferência de peso do tálus e na manutenção do arco longitudinal do pé, do qual é o elemento fundamental (elemento superior)

- **Ligamento plantar longo**, que segue da face plantar do calcâneo até o sulco no cuboide. Algumas de suas fibras estendem-se até as bases dos metatarsais, formando, assim, um túnel para o tendão do músculo fibular longo (Figura 7.105A). O ligamento plantar longo é importante para manter o arco longitudinal do pé
- O **ligamento calcaneocubóideo plantar**, que está situado em um plano entre os ligamentos calcaneonavicular plantar e plantar longo (Figura 7.105B). Estende-se da face inferior e anterior do calcâneo até a face inferior do cuboide. Também participa na manutenção do arco longitudinal do pé.

ARCOS DO PÉ

Se os pés fossem estruturas mais rígidas, cada impacto no solo produziria forças enormes de curta duração (choques) que seriam propagadas através do sistema esquelético. Como o pé é formado por muitos ossos unidos por ligamentos, tem considerável flexibilidade, o que permite sua deformação a cada contato com o solo e a absorção de grande parte do choque. Além disso, os ossos tarsais e metatarsais são dispostos em arcos longitudinais e transversos sustentados passivamente e contidos ativamente por tendões flexíveis que aumentam a capacidade de sustentação de peso e a resiliência do pé. Desse modo, forças musculares muito menores e de maior duração são transmitidas através do sistema esquelético.

Os arcos distribuem o peso sobre o pé, agindo não apenas na absorção de choque, mas também como trampolins para impulsioná-lo durante a marcha, a corrida e o salto. Os arcos resilientes aumentam a capacidade do pé de se adaptar a alterações no contorno da superfície. O peso do corpo é transmitido da tíbia para o tálus. Então, é transmitido posteriormente ao calcâneo e anteriormente à parte proeminente da planta do pé (os ossos sesamoides do metatarsal I e a cabeça do metatarsal II), e o peso/pressão é compartilhado lateralmente com as cabeças dos metatarsais III a V quando necessário para equilíbrio e conforto (Figura 7.106). Entre esses pontos de sustentação de peso estão os arcos relativamente elásticos do pé, que são discretamente achatados pelo peso do corpo na posição de pé. Normalmente retomam sua curvatura quando não estão sustentando o peso do corpo.

O **arco longitudinal do pé** é formado pelas partes medial e lateral (Figura 7.107). Do ponto de vista funcional, as duas partes atuam como uma unidade com o arco

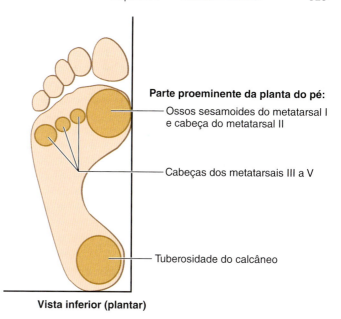

Figura 7.106 Áreas de sustentação de peso do pé. O peso do corpo é dividido de modo aproximadamente igual entre a parte posterior do pé (calcâneo) e a parte anterior do pé (cabeças dos metatarsais). A parte anterior do pé tem cinco pontos de contato com o solo: um ponto grande medial, que inclui os dois ossos sesamoides associados à cabeça do metatarsal I, e as cabeças dos quatro metatarsais laterais. O metatarsal I sustenta a maior parte do peso, e a região lateral da parte anterior proporciona equilíbrio.

transverso do pé, distribuindo o peso em todas as direções. O **arco longitudinal medial** é mais alto e mais importante do que o arco longitudinal lateral (Figura 7.107A e B). O arco longitudinal medial é formado por calcâneo, tálus, navicular, três cuneiformes e três metatarsais. *A cabeça do tálus é o elemento principal do arco longitudinal medial.* O músculo tibial anterior, que se fixa ao metatarsal I e ao cuneiforme medial, ajuda a fortalecer o arco longitudinal medial. O tendão do músculo fibular longo, que segue da região lateral para a medial, também ajuda a sustentar esse arco (Figura 7.107C e E). O **arco longitudinal lateral** é muito mais plano do que a parte medial do arco e apoia-se no solo na posição de pé (Figura 7.107B e D). É formado pelo calcâneo, pelo cuboide e pelos dois metatarsais laterais.

O **arco transverso do pé** segue de um lado ao outro (Figura 7.107C). É formado pelo cuboide, cuneiformes e bases dos metatarsais. As partes medial e lateral do arco longitudinal atuam como pilares para o arco transverso. Os tendões dos músculos fibular longo e tibial posterior, que cruzam sob a planta do pé como um estribo (Figura 7.107C), ajudam a manter a curvatura do arco transverso. A integridade dos arcos ósseos do pé é mantida por fatores passivos e suportes dinâmicos (Figura 7.107E).

824 Moore Anatomia Orientada para a Clínica

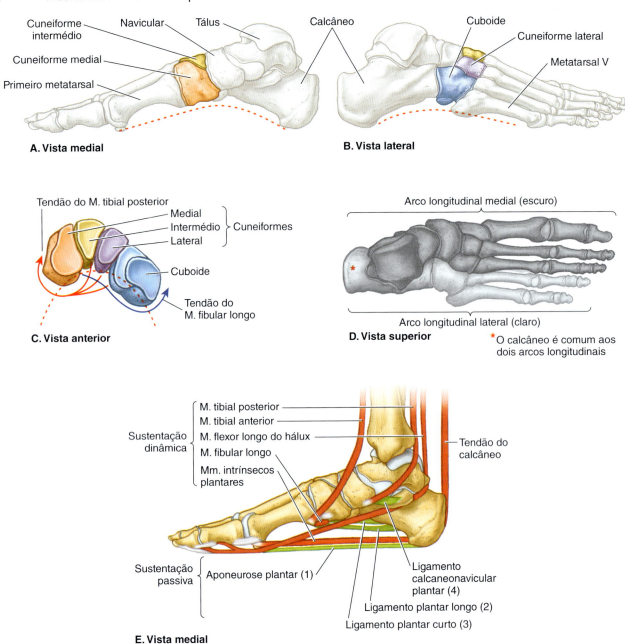

Figura 7.107 Arcos do pé. A. Arco longitudinal medial. **B.** Arco longitudinal lateral. O arco longitudinal medial é mais alto do que o arco longitudinal lateral, que pode tocar o solo na postura ereta. **C.** O arco transverso é mostrado no nível dos cuneiformes, recebendo sustentação, semelhante a um estribo, de um importante inversor (músculo tibial posterior) e eversor (músculo fibular longo). **D.** Componentes dos arcos longitudinais medial (*cinza-escuro*) e lateral (*cinza-claro*). O calcâneo (*cinza-médio*) é comum a ambos. O arco medial é o principal a sustentar o peso, enquanto o arco lateral propicia equilíbrio. **E.** Estruturas de suporte ativo e passivo de arcos. Sustentações ativa (*linhas vermelhas*) e passiva (*verde*) dos arcos longitudinais. Existem quatro camadas de sustentação passiva (*1 a 4*). *Linhas tracejadas vermelhas*, arcos do pé.

Os fatores passivos que participam da formação e manutenção dos arcos do pé são:

- O formato dos ossos unidos (os dois arcos, mas principalmente o arco transverso)
- Quatro camadas sucessivas de tecido fibroso que contêm o arco longitudinal (da região superficial para a profunda):
  1. Aponeurose plantar
  2. Ligamento plantar longo
  3. Ligamento calcaneocubóideo plantar
  4. Ligamento calcaneonavicular plantar.

As sustentações dinâmicas que contribuem para a manutenção dos arcos do pé são:

- Ação de sustentação ativa (reflexa) dos músculos intrínsecos do pé (arco longitudinal)
- Contração ativa e tônica dos músculos com tendões longos que se estendem até o pé:
  - Flexores longos do hálux e dos dedos para o arco longitudinal
  - Fibular longo e tibial posterior para o arco transverso.

Desses fatores, os ligamentos plantares e a aponeurose plantar suportam a maior tensão e são mais importantes na manutenção dos arcos do pé.

Anatomia de superfície das articulações do joelho, talocrural e do pé

A região do joelho está situada entre a coxa e a perna (Figura 7.108A). Acima dela estão as grandes saliências formadas pelos *músculos vastos lateral e medial*. Na região superolateral ao joelho está o *trato iliotibial*, que pode ser acompanhado em sentido inferior até o *"tubérculo anterolateral da tíbia" (tubérculo de Gerdy)*. A *patela*, que é palpada com facilidade e tem mobilidade lateral durante a extensão, situa-se anteriormente aos *côndilos do fêmur* (palpáveis de cada lado da patela). Estendendo-se a partir do *ápice da patela*, o *ligamento da patela* é facilmente visível, sobretudo em pessoas magras, como uma faixa espessa fixada na proeminente *tuberosidade da tíbia*. O *plano da articulação do joelho*, entre os côndilos do fêmur e o platô tibial, pode ser palpado de cada lado da junção do ápice da patela com o ligamento da patela quando o joelho está estendido. Na parte lateral, a *cabeça da fíbula* é facilmente localizada acompanhando-se o *tendão do músculo bíceps femoral* em sentido inferior. Esse tendão é bastante proeminente na posição de flexão parcial do joelho (Figura 7.108B). O *ligamento colateral fibular* pode ser palpado como uma estrutura semelhante a um cordão, superior à cabeça da fíbula e anterior ao tendão do músculo bíceps femoral, quando há flexão completa do joelho.

As proeminências dos *maléolos lateral e medial* permitem determinar aproximadamente o *eixo da articulação talocrural* (Figura 7.108C a E). Quando a articulação talocrural está em posição de flexão plantar, a margem *anterior* da extremidade distal da tíbia é palpável proximal aos maléolos, indicando o plano da articulação talocrural. É mais fácil palpar o *sustentáculo do tálus*, situado cerca de 2 cm distal à extremidade do maléolo medial, por baixo, onde é um pouco encoberto pelo *tendão do músculo flexor longo dos dedos*, que o cruza. Na face lateral, quando o pé é invertido, a margem lateral da **face anterior do calcâneo** fica descoberta e é palpável. Isso indica o local da *articulação calcaneocubóidea*. Quando o pé encontra-se em flexão plantar, há exposição da *cabeça do tálus*. Palpe-a na região dorsal ao local onde é palpada a face anterior do calcâneo. O *tendão do calcâneo* na face posterior da região talocrural é facilmente palpado e acompanhado até sua inserção na *tuberosidade do calcâneo*. Na depressão de cada lado do tendão, a articulação talocrural é superficial. Quando a articulação está excessivamente cheia de líquido, essas depressões podem ser obliteradas. A *articulação transversa do tarso* é indicada por uma linha que vai da face posterior da tuberosidade do navicular até um ponto a meio caminho entre o maléolo lateral e a tuberosidade do metatarsal V.

A **articulação metatarsofalângica do hálux** situa-se distal à protuberância formada pela cabeça do metatarsal I. A *gota*, um distúrbio metabólico, costuma causar edema e dor à palpação dessa articulação, assim como a *osteoartrite* (doença articular degenerativa). A dor intensa na 1ª articulação metatarsofalângica é denominada *podagra*. Não raro, a 1ª articulação metatarsofalângica é a primeira afetada por artrite.

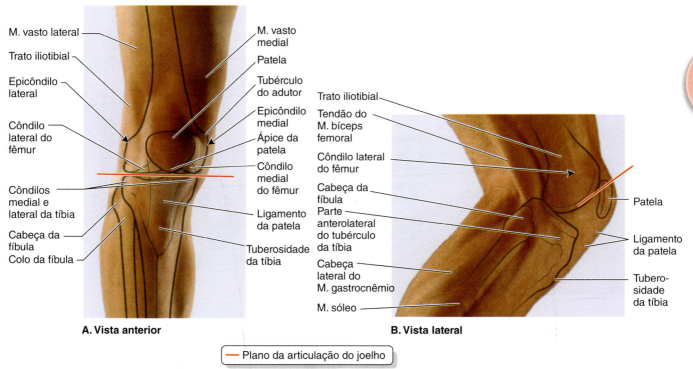

Figura 7.108 Anatomia de superfície das articulações do joelho, da perna, da região talocrural e do pé. **A.** Face anterior com o joelho estendido. **B.** Face lateral com o joelho parcialmente flexionado. *(continua)*

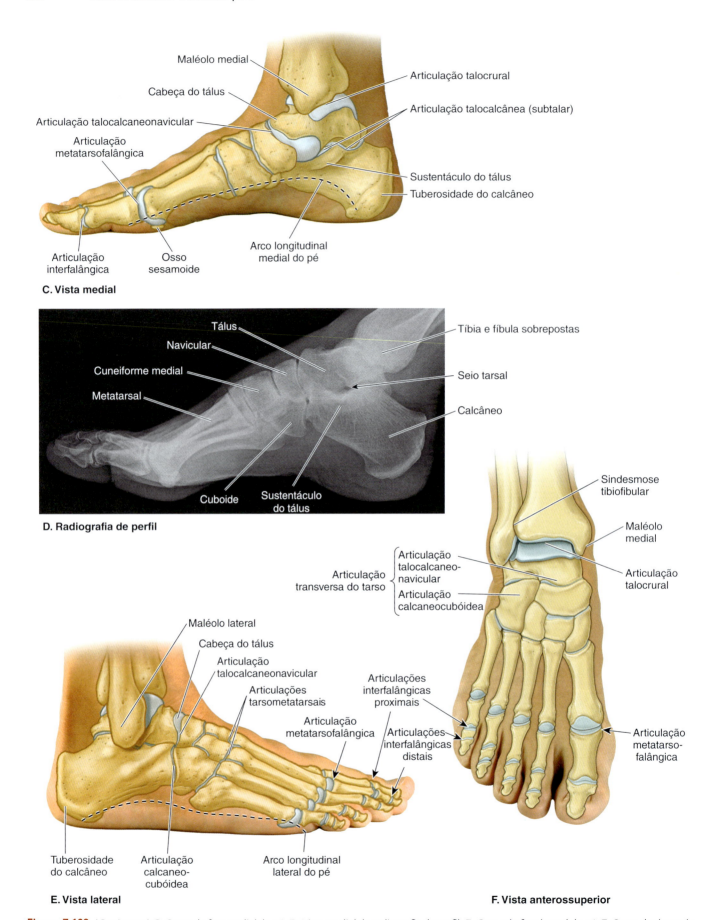

Figura 7.108 (*Continuação*) **C.** Ossos da face medial do pé. **D.** Vista medial da radiografia de perfil. **E.** Ossos da face lateral do pé. **F.** Ossos do dorso do pé.

ANATOMIA CLÍNICA

ARTICULAÇÕES DO MEMBRO INFERIOR

Bipedalismo e congruência das faces articulares do quadril

O acetábulo está voltado em direção inferior, lateral e anterior em seres humanos. A parte ilíaca do limbo do acetábulo, que sustenta o peso, situa-se sobre a cabeça do fêmur, o que é importante para transferência de peso para o fêmur na posição ereta (de pé/durante a marcha) (ver Figuras 7.3 e 7.83C).

Por conseguinte, entre as posições habituais assumidas pelo ser humano, a estabilidade mecânica da articulação do quadril é maior quando a pessoa está sustentando peso, como ao levantar um objeto pesado, por exemplo. Diminuições no ângulo de superposição do ílio à cabeça do fêmur (detectadas nas radiografias como o *ângulo de Wiberg* – Figura 7.83C e D) podem indicar instabilidade articular.

Em razão da direção anterior do eixo do acetábulo e da direção posterior do eixo da cabeça e do colo do fêmur quando se estende lateralmente (por causa do ângulo de torção – já discutido anteriormente), há um ângulo de 30 a 40° entre seus eixos (Figura B7.29). Logo, não há congruência total das faces articulares da cabeça e do acetábulo na postura ortostática (bípede). A parte anterior da cabeça do fêmur é "exposta" e articula-se principalmente com a cápsula articular (ver Figuras 7.83C, 7.84, 7.85A e C e 7.88). Raramente mais de 40% da face articular disponível da cabeça do fêmur estão em contato com a superfície do acetábulo em qualquer posição.

Comparada a outras articulações e em razão do grande tamanho da articulação do quadril, esse contato é extenso, contribuindo bastante para a grande estabilidade da articulação.

Fraturas do colo do fêmur

As *fraturas do colo do fêmur* (infelizmente chamadas de "fraturas do quadril", sugerindo que haja fratura do osso do quadril) são raras na maioria dos esportes de contato, porque os participantes costumam ser jovens e o colo do fêmur é forte nas pessoas que têm menos de 40 anos. Quando ocorrem nessa faixa etária, geralmente são causadas por impactos fortes (p. ex., durante acidentes em corridas automobilísticas, com esqui, com trampolins e em eventos hípicos) quando o membro inferior é estendido e a força do impacto é transmitida à articulação do quadril, mesmo se aplicado a alguma distância da articulação. Por exemplo, se o pé estiver firmemente apoiado contra o assoalho do carro com o joelho travado, ou se o joelho estiver apoiado contra o painel durante uma colisão frontal, a força do impacto pode ser transmitida superiormente e causar a fratura do colo do fêmur. Essas fraturas são bastante comuns em indivíduos acima de 60 anos, sobretudo nas mulheres, porque os colos dos fêmures são mais fracos e se quebram com facilidade em virtude da *osteoporose* (Figura B7.30). Em geral, as fraturas do colo do fêmur são intracapsulares, e o realinhamento dos fragmentos do colo exige fixação óssea interna.

As fraturas do colo do fêmur causam rotação lateral do membro inferior. Muitas vezes, essas fraturas interrompem a vascularização para a cabeça do fêmur. A maior parte do sangue para a cabeça e o colo do fêmur provém da artéria circunflexa femoral medial (Figura 7.86). As artérias do retináculo originadas dessa artéria costumam se romper quando há fratura do colo do fêmur ou luxação da articulação do quadril. Após algumas fraturas do colo do fêmur, a artéria para o ligamento da cabeça do fêmur pode ser a única fonte remanescente de

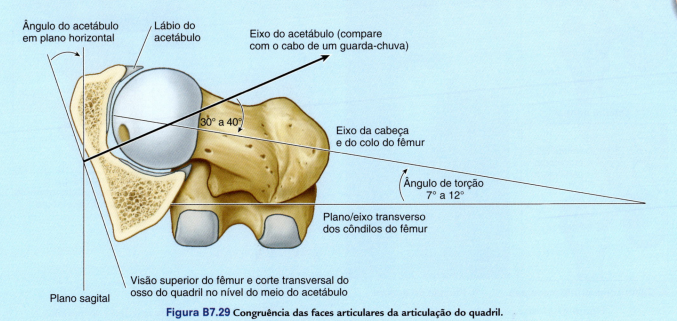

Figura B7.29 Congruência das faces articulares da articulação do quadril.

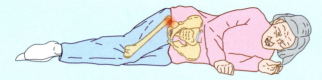

Figura B7.30 Fratura do colo do fêmur.

sangue para o fragmento proximal. Frequentemente, essa artéria é inadequada para manter a cabeça do fêmur; logo, o fragmento pode sofrer *necrose vascular asséptica*.

Artroplastia do quadril

Embora a articulação do quadril seja forte e estável, está sujeita a lesão traumática grave e doença degenerativa. A *osteoartrite da articulação do quadril*, caracterizada por dor, edema, limitação do movimento e erosão da cartilagem articular, é uma causa comum de incapacidade (Figura B7.31A). Durante a artroplastia do quadril, a cabeça e o colo do fêmur são substituídos por uma prótese metálica fixada ao fêmur por cimento ósseo (Figura B7.31B). Uma cavidade plástica cimentada ao osso do quadril substitui o acetábulo.

Necrose da cabeça do fêmur em crianças

Em crianças, as luxações traumáticas da articulação do quadril rompem a artéria para a cabeça do fêmur. As fraturas que resultam em separação da epífise superior do fêmur (a placa de crescimento entre a cabeça e o colo do fêmur) também tendem a resultar em vascularização inadequada para a cabeça do fêmur e em *necrose avascular pós-traumática da cabeça do fêmur*. Desse modo, há incongruência das faces articulares, e o crescimento na epífise é retardado. Esses distúrbios, mais comuns em crianças com 3 a 9 anos, causam dor no quadril que pode se irradiar para o joelho.

Luxação da articulação do quadril

A *luxação congênita da articulação do quadril* é comum, e acomete aproximadamente 1,5 por 1.000 neonatos; é bilateral em cerca de metade dos casos. A incidência em meninas é no mínimo oito vezes maior do que em meninos (Salter, 1999). A luxação ocorre quando a cabeça do fêmur não está bem localizada no acetábulo. A incapacidade de abduzir a coxa é característica da luxação congênita. Além disso, o membro afetado parece (e funciona como se fosse) mais curto porque a cabeça do fêmur deslocada está situada mais alto do que no lado normal, resultando em um *sinal de Trendelenburg* positivo (o quadril parece cair de um lado durante a marcha). Cerca de 25% dos casos de artrite do quadril em adultos são consequência direta de defeitos residuais da luxação congênita do quadril.

A *luxação adquirida da articulação do quadril* é rara porque essa articulação é muito forte e estável. Todavia, a luxação pode ocorrer durante um acidente automobilístico quando o quadril está em posição de flexão, adução e rotação medial, a posição habitual do membro inferior quando uma pessoa está guiando um veículo.

As *luxações posteriores da articulação do quadril* são mais comuns. Uma colisão frontal que cause o choque do joelho contra o painel pode provocar luxação do quadril quando a cabeça do fêmur é forçada a sair do acetábulo (Figura B7.32A).

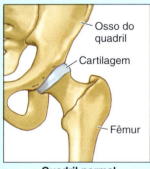

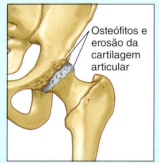

A. Quadril com artrite moderada   B. Prótese do quadril

Figura B7.31 Necrose da cabeça do fêmur.

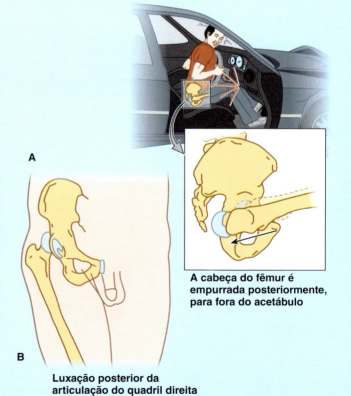

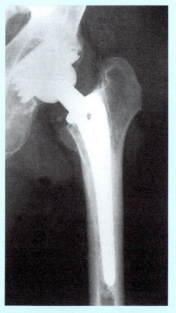

Figura B7.32 Luxação da articulação do quadril.

A cápsula articular se rompe nas partes inferior e posterior, a cabeça do fêmur atravessa a ruptura e passa sobre a margem posterior do acetábulo até a face lateral do ílio, com encurtamento e rotação medial do membro afetado (Figura B7.32B).

Em vista de sua proximidade com a articulação do quadril (ver Figura 7.84A), o *nervo isquiático* pode ser lesionado (estirado e/ou comprimido) durante luxações posteriores ou fraturas–luxações dessa articulação. Esse tipo de lesão pode resultar em paralisia dos músculos isquiotibiais e dos músculos distais ao joelho supridos pelo nervo isquiático. Também pode haver alterações sensitivas na pele sobre as faces posterolaterais da perna e sobre grande parte do pé em virtude da lesão dos ramos sensitivos do nervo isquiático.

A *luxação anterior da articulação do quadril* resulta de uma lesão violenta que força a extensão, a abdução e a rotação lateral do quadril (p. ex., ao se chocar na extremidade do esqui ao esquiar na neve). Nesses casos, a cabeça do fêmur situa-se inferiormente ao acetábulo. Com frequência, há fratura do limbo do acetábulo, com consequente *fratura–luxação da articulação do quadril*. A cabeça do fêmur, ao sofrer luxação, costuma levar consigo o fragmento ósseo do acetábulo e o lábio do acetábulo. Essas lesões também ocorrem nas luxações posteriores.

Joelhos valgo e varo

A posição do fêmur na coxa é diagonal, enquanto a posição da tíbia na perna é quase vertical, criando, no joelho, um ângulo entre os eixos longitudinais desses ossos (Figura B7.33A). O ângulo entre os dois ossos, clinicamente designado **ângulo Q**, é avaliado traçando-se uma linha que vai da EIAS até o meio da patela e uma segunda linha (vertical) que atravessa o meio da patela e a tuberosidade da tíbia (ver Figura 7.88). Normalmente, o ângulo Q é maior em mulheres adultas, porque suas pelves são mais largas. Quando normal, o ângulo do fêmur na coxa situa o meio da articulação do joelho diretamente inferior à cabeça do fêmur na posição de pé, centralizando a linha de sustentação de peso na região intercondilar do joelho (Figura B7.33A).

O desvio medial da perna em relação à coxa, na qual o fêmur é anormalmente vertical e o ângulo Q é pequeno, é uma deformidade denominada *joelho varo* (pernas arqueadas) que acarreta a sustentação desigual do peso: a linha de sustentação de peso situa-se medialmente ao centro do joelho (Figura B7.33B). Há pressão excessiva sobre a face medial da articulação do joelho, o que resulta em *artrose* (destruição das cartilagens do joelho), e o ligamento colateral fibular é submetido à tensão exagerada (Figura B7.33D). O desvio lateral da perna (ângulo Q grande, > 17°) em relação à coxa (exagero do ângulo do joelho) é chamada de *joelho valgo* (Figura B7.33C). Em virtude do ângulo exagerado do joelho no joelho valgo, a linha de sustentação de peso situa-se lateralmente ao centro do joelho. Assim, o ligamento colateral tibial é hiperdistendido e há tensão excessiva no menisco lateral e nas cartilagens dos côndilos laterais do fêmur e da tíbia. A patela, normalmente tracionada em sentido lateral pelo tendão do músculo vasto lateral, é puxada ainda mais para o lado quando a perna é estendida no joelho valgo, sendo sua articulação com o fêmur anormal.

Muitas vezes as crianças parecem ter joelho varo por 1 a 2 anos depois que começam a andar, sendo o joelho valgo frequente nas crianças com 2 a 4 anos. A persistência desses ângulos anormais do joelho no fim da infância geralmente é um sinal de deformidades congênitas, que podem exigir correção. Qualquer irregularidade de uma articulação acaba resultando em desgaste (artrose) das cartilagens articulares e em alterações articulares degenerativas (*osteoartrite [artrose]*)(Figura B7.33D).

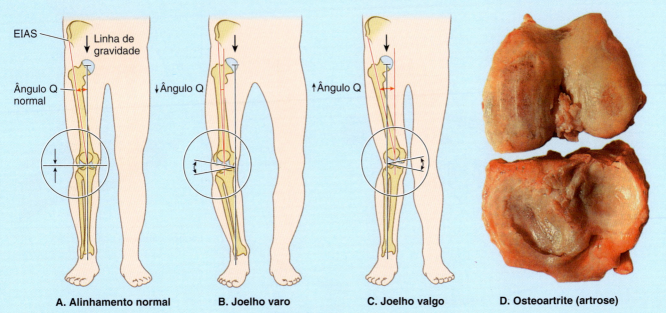

A. Alinhamento normal **B.** Joelho varo **C.** Joelho valgo **D.** Osteoartrite (artrose)

Figura B7.33 Joelhos varo e valgo.

Luxação da patela

Quando ocorre *luxação da patela*, esta é quase sempre lateral. É mais comum em mulheres, provavelmente por causa do maior ângulo Q, que, além de representar a posição oblíqua do fêmur em relação à tíbia, representa o ângulo de tração do músculo quadríceps femoral em relação ao eixo da patela e da tíbia (o termo *ângulo Q* foi cunhado como referência ao ângulo de tração do músculo quadríceps femoral). A tendência à luxação lateral normalmente é neutralizada pela tração medial e mais horizontal do poderoso músculo vasto medial. Além disso, a projeção anterior do côndilo lateral do fêmur e a inclinação mais profunda para a face patelar lateral maior constituem um impedimento mecânico à luxação lateral. Um desequilíbrio da tração lateral e os mecanismos que resistem a ela resultam em trajeto anormal da patela na face patelar e dor patelar crônica, mesmo quando não há luxação real.

Síndrome patelofemoral

A dor profundamente à patela costuma ser causada pela corrida excessiva, principalmente em declives; portanto, esse tipo de dor costuma ser chamado de "joelho do corredor". A dor é causada por microtraumatismos repetitivos provocados pelo trajeto anormal da patela em relação à face patelar do fêmur, um distúrbio conhecido como *síndrome patelofemoral*. Essa síndrome também pode resultar de traumatismo mecânico direto na patela e de *osteoartrite do compartimento patelofemoral* (desgaste degenerativo das cartilagens articulares). Em alguns casos, o fortalecimento do músculo vasto medial corrige a *disfunção patelofemoral*. Esse músculo tende a evitar a luxação lateral da patela resultante do ângulo Q, porque o músculo vasto medial se fixa na margem medial da patela e a traciona. Desse modo, a fraqueza do músculo vasto medial predispõe o indivíduo à disfunção patelofemoral e à luxação da patela.

Lesões da articulação do joelho

As lesões do joelho são comuns porque essa é uma articulação baixa, móvel, que sustenta peso e serve como fulcro entre duas alavancas longas (coxa e perna). Sua estabilidade depende quase totalmente dos ligamentos associados e dos músculos adjacentes.

A articulação do joelho é essencial para atividades diárias como ficar de pé, caminhar e subir escadas. Também é uma articulação importante nos esportes que incluem corrida, salto, chute e mudanças de direção. Para realizar essas atividades, a articulação do joelho deve ser móvel; entretanto, sua mobilidade a torna suscetível a lesões.

A lesão mais comum do joelho em esportes de contato é a *distensão dos ligamentos*, que ocorre quando o pé está fixo no solo (Figura B7.34A). A aplicação de uma força contra o joelho quando o pé estiver impedido de se mover tende a causar lesões dos ligamentos. Os ligamentos colaterais tibial e fibular (LCT e LCF) são muito estirados quando a perna é estendida, o que normalmente impede a ruptura das partes laterais da articulação do joelho.

A firme inserção do LCT no menisco medial tem grande significado clínico, pois a ruptura desse ligamento costuma resultar em ruptura concomitante do menisco medial. Com frequência, a lesão é causada por um golpe na face lateral do joelho estendido ou por torção lateral excessiva do joelho

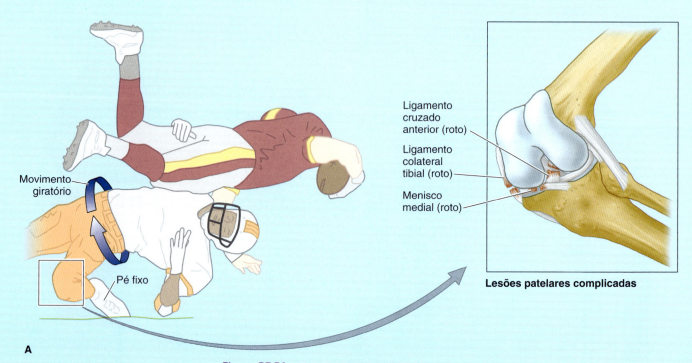

Figura B7.34 Lesões da articulação do joelho. *(continua)*

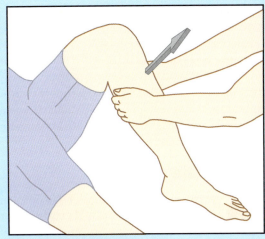

B. Sinal da gaveta anterior (LCA)

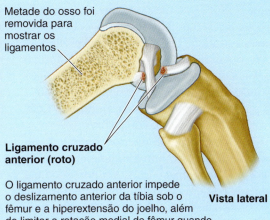

Metade do osso foi removida para mostrar os ligamentos

Ligamento cruzado anterior (roto)

Vista lateral

O ligamento cruzado anterior impede o deslizamento anterior da tíbia sob o fêmur e a hiperextensão do joelho, além de limitar a rotação medial do fêmur quando o pé está apoiado no solo e a perna está fletida.

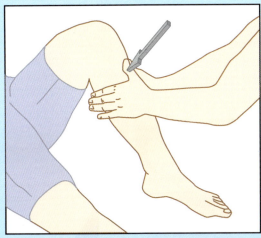

C. Sinal da gaveta posterior (LCP)

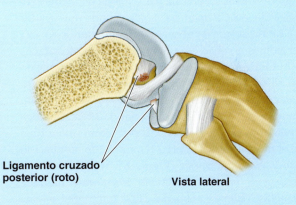

Ligamento cruzado posterior (roto)

Vista lateral

O ligamento cruzado posterior impede o deslizamento posterior da tíbia sob o fêmur, sobretudo quando o joelho está fletido.

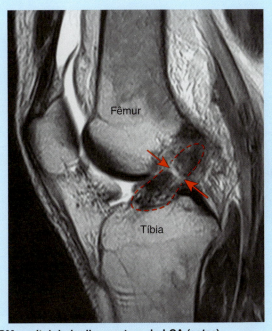

D. RM sagital do joelho, ruptura do LCA (*setas*)

Figura B7.34 (*Continuação*)

fletido que rompe o LCT e, ao mesmo tempo, rompe e/ou separa o menisco medial da cápsula articular (Figura B7.34A). Essa lesão é comum em atletas que torcem os joelhos fletidos durante a corrida (p. ex., no basquetebol, nas várias formas de futebol e no voleibol). O LCA, que serve como eixo para movimentos giratórios do joelho e é tensionado durante a flexão, também pode se romper depois da ruptura do LCT, criando uma "tríade infeliz" de lesões do joelho.

A hiperextensão e a grande força anterior contra o fêmur com o joelho semifletido (p. ex., um bloqueio cruzado no futebol americano) podem romper o LCA. A *ruptura do LCA* também é uma lesão comum do joelho em acidentes com esqui. Essa lesão causa o deslizamento anterior da tíbia livre sob o fêmur fixado, conhecido como *sinal da gaveta anterior* (Figura B7.34B), avaliado clinicamente pelo *teste de Lachman*. O LCA pode ser arrancado do fêmur ou da tíbia; entretanto, as rupturas costumam ocorrer na parte média do ligamento.

Embora forte, o *LCP pode se romper* quando um jogador cai sobre a tuberosidade da tíbia com o joelho fletido (p. ex., ao cair de joelhos no chão em um jogo de basquetebol). As rupturas do LCP geralmente estão associadas a rupturas do ligamento tibial ou fibular. Essas lesões também podem ocorrer em colisões frontais quando a pessoa não usa cinto de segurança e a extremidade proximal da tíbia se choca contra o painel. As rupturas do LCP permitem que a tíbia livre deslize posteriormente sob o fêmur fixado, conhecido como *sinal da gaveta posterior* (Figura B7.34C).

As *rupturas do menisco* costumam acometer o menisco medial. O menisco lateral geralmente não se rompe graças à sua mobilidade. A *dor causada pela rotação lateral da tíbia* sobre o fêmur indica lesão do menisco lateral (Figura B7.35A), enquanto a *dor à rotação medial da tíbia* sobre o fêmur indica lesão do menisco medial (Figura B7.35B). A maioria das rupturas do menisco ocorre em conjunto com as rupturas do LCT ou LCA. As rupturas periféricas do menisco costumam ser reparadas ou podem cicatrizar sozinhas em razão da generosa vascularização dessa área. Se as rupturas do menisco não cicatrizarem ou não puderem ser reparadas, o menisco é retirado (p. ex., por cirurgia artroscópica). As articulações do joelho que tiveram um menisco removido não apresentam perda da mobilidade; entretanto, o joelho pode ser menos estável e os platôs tibiais costumam sofrer reações inflamatórias (Figura B7.33D).

Artroscopia do joelho

A *artroscopia* é um exame endoscópico que permite visualização do interior da cavidade articular do joelho e provoca ruptura tecidual mínima (Figura B7.36). O artroscópio e uma (ou mais) cânula(s) adicionais são inseridos através de incisões bem pequenas, conhecidas como *acessos*. A segunda cânula destina-se à introdução de instrumentos especializados (p. ex., sondas ou pinças de manipulação) ou equipamento para aparar, moldar ou remover tecido danificado. Essa técnica permite a retirada de meniscos lacerados, corpos livres na articulação (como fragmentos ósseos) e *desbridamento* (a excisão de material

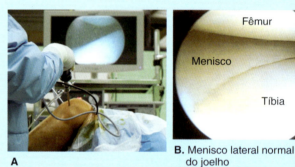

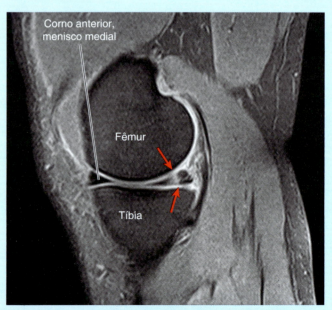

C. RM sagital do joelho, ruptura do corno posterior do menisco medial (*setas*)

Figura B7.35 Localização de uma lesão do menisco.

Figura B7.36 Artroscopia da articulação do joelho.

cartilaginoso articular desvitalizado) em determinados casos avançados de artrite. O reparo ou a substituição de ligamentos também podem ser feitos por artroscopia. Embora a anestesia geral seja preferível na maioria das vezes, a artroscopia do joelho também pode ser feita sob anestesia local ou regional. Durante a artroscopia, deve-se tratar a cavidade articular do joelho basicamente como duas articulações femorotibiais diferentes (medial e lateral) em razão da imposição da prega sinovial ao redor dos ligamentos cruzados.

Aspiração (drenagem) do joelho

As fraturas da extremidade distal do fêmur ou as lacerações do compartimento anterior da coxa podem incluir a bolsa suprapatelar e acarretar infecção da articulação do joelho. A infecção e a inflamação da articulação do joelho podem causar aumento da quantidade de líquido sinovial. Os *derrames articulares*, a saída de líquido dos vasos sanguíneos ou linfáticos, aumentam o volume de líquido na cavidade articular. Como a bolsa suprapatelar comunica-se livremente com a cavidade sinovial da articulação do joelho, a distensão da coxa na região da bolsa suprapatelar pode indicar aumento do líquido sinovial. Essa bolsa pode ser aspirada para retirar o líquido para exame. A *aspiração direta da articulação do joelho* geralmente é feita com o paciente sentado sobre uma mesa e com o joelho fletido. O acesso à articulação é feito lateralmente, usando-se três pontos ósseos como pontos de referência para introdução da agulha: o tubérculo anterolateral do côndilo lateral da tíbia (tubérculo de Gerdy), o epicôndilo lateral do fêmur e o ápice da patela. Além de ser a via para aspiração de líquido seroso e sanguíneo, essa área triangular também serve para injeção de medicamentos no tratamento de doenças da articulação do joelho.

Bursite na região do joelho

A *bursite pré-patelar* é causada por atrito excessivo e repetido entre a pele e a patela, por exemplo, em ocupações profissionais que exigem ajoelhamento. Entretanto, a bolsa também pode ser lesionada por forças compressivas resultantes de um impacto direto ou por queda sobre o joelho fletido (Figura B7.37). Se a inflamação for crônica, a bolsa é distendida por líquido e surge um edema anterior ao joelho.

A *bursite subcutânea infrapatelar* é causada por atrito excessivo entre a pele e a tuberosidade da tíbia; o edema ocorre sobre a extremidade proximal da tíbia. O distúrbio era chamado de "joelho de padre" devido à frequente *genuflexão*; entretanto, é mais comum em telhadores e ladrilheiros que não usam protetores no joelho. A *bursite infrapatelar profunda* provoca edema entre o ligamento da patela e a tíbia, superior à tuberosidade da tíbia. A inflamação geralmente é causada por uso excessivo e subsequente atrito entre o tendão da patela e as estruturas posteriores a ele, o corpo adiposo infrapatelar e a tíbia (Anderson & Parr, 2011). O aumento da bolsa infrapatelar profunda oblitera as depressões que normalmente ocorrem de cada lado do ligamento da patela quando a perna é estendida (ver Figura 7.108A).

Abrasões ou feridas penetrantes podem ocasionar *bursite suprapatelar*, uma infecção causada por bactérias que penetram na bolsa suprapatelar através da solução de continuidade na pele (ver Figura 7.98A). A infecção pode disseminar-se para a cavidade da articulação do joelho, causando eritema localizado e aumento dos linfonodos poplíteos e inguinais.

Cistos poplíteos

Os *cistos poplíteos* (cistos de Baker) são sacos anormais, cheios de líquido, da membrana sinovial na região da fossa poplítea. Um cisto poplíteo é quase sempre uma complicação do derrame articular crônico do joelho. O cisto pode ser uma herniação da bolsa dos músculos gastrocnêmio ou semimembranáceo através da membrana fibrosa da cápsula articular para a fossa poplítea, comunicando-se com a cavidade sinovial da articulação do joelho por um estreito pedículo (Figura B7.38). O líquido sinovial também pode escapar da articulação do joelho (*derrame sinovial*) ou de uma bolsa ao redor do joelho e acumular-se na fossa poplítea. Aí forma um novo saco revestido por sinóvia, ou cisto poplíteo. Os cistos poplíteos são comuns em crianças, mas raramente causam sintomas. Em adultos, os cistos poplíteos podem ser grandes, estendendo-se até a região média da panturrilha, e podem interferir com os movimentos do joelho.

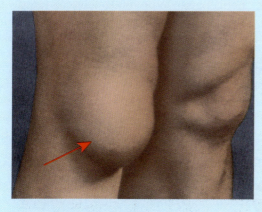

Figura B7.37 Bursite pré-patelar.

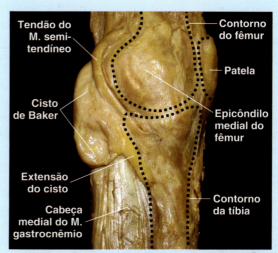

Vista medial de dissecção do joelho esquerdo

Figura B7.38 Cisto poplíteo (de Baker).

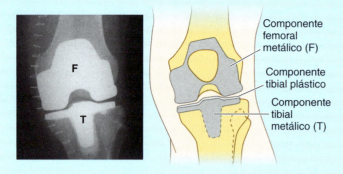

Figura B7.39 Substituição do joelho.

Substituição do joelho

 Um joelho com alterações significativas, com osteoartrite, por exemplo, pode ser substituído por uma prótese (*artroplastia total do joelho*) (Figura B7.39). A articulação artificial do joelho consiste em componentes plásticos e metálicos cimentados às extremidades ósseas femoral e tibial após a remoção das áreas defeituosas. A associação de metal e plástico imita o deslizamento da cartilagem sobre cartilagem e produz bons resultados em pessoas com "baixa demanda" que tenham um estilo de vida relativamente sedentário. Em pessoas de "alta demanda", praticantes de esportes, as junções entre osso e cimento podem se romper, e os componentes artificiais do joelho podem se soltar; mas aperfeiçoamentos da bioengenharia e da técnica cirúrgica têm garantido melhores resultados.

Lesões do tornozelo

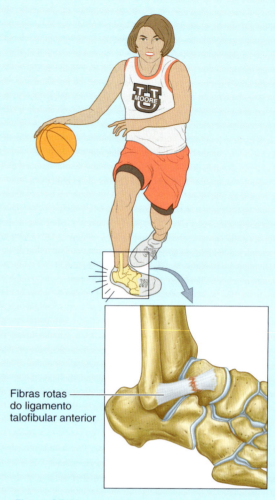

Figura B7.40 Lesão do ligamento talofibular anterior.

O tornozelo é a grande articulação do corpo lesionada com maior frequência. As *entorses do tornozelo* (ruptura de fibras dos ligamentos) são mais comuns. A entorse do tornozelo é quase sempre uma *lesão por inversão*, que inclui a rotação do pé em flexão plantar e sustentando peso. A pessoa pisa em uma superfície irregular e o pé é invertido à força ou a pessoa aterrissa de um salto vertical com o pé invertido. As *entorses do ligamento colateral lateral* ocorrem em esportes de corrida e salto, sobretudo no basquete (70 a 80% dos jogadores já sofreram no mínimo uma entorse do tornozelo). O ligamento colateral lateral é lesionado porque é muito mais fraco do que o ligamento colateral medial e é o ligamento que resiste à inversão na articulação talocrural. O *ligamento talofibular anterior* – parte do ligamento colateral lateral – é mais vulnerável e se rompe, parcial ou completamente, com maior frequência durante entorses do tornozelo, resultando em instabilidade dessa articulação (Figura B7.40). O *ligamento calcaneofibular* também pode se romper. Em entorses graves, pode também haver fratura do maléolo lateral da fíbula. As *lesões por cisalhamento fraturam o maléolo lateral* na articulação talocrural ou superiormente a ela. As *fraturas por avulsão* rompem o maléolo inferiormente à articulação talocrural; um fragmento de osso é arrancado pelo(s) ligamento(s) inserido(s).

A *fratura–luxação do tornozelo de Pott* ocorre quando o pé é evertido à força (Figura B7.41). Essa ação traciona o ligamento colateral medial, que é extremamente forte, e muitas vezes causa avulsão do maléolo medial. O tálus então se desloca lateralmente, arrancando o maléolo lateral ou, na maioria das vezes, fraturando a fíbula superiormente à sindesmose tibiofibular. Se a tíbia for deslocada anteriormente, a margem posterior da sua extremidade distal também é arrancada pelo tálus, produzindo uma "fratura trimaleolar". Ao aplicar esse termo à lesão desse tipo, toda a extremidade distal da tíbia é erroneamente considerada um "maléolo".

Compressão do nervo tibial

O nervo tibial deixa o compartimento posterior da perna passando profundamente ao retináculo dos músculos flexores no espaço entre o maléolo medial e o calcâneo (ver Figuras 7.65B e 7.75A). O aprisionamento e a compressão do nervo tibial (*síndrome do túnel do tarso*) ocorrem quando há edema e constrição no tornozelo envolvendo as bainhas sinoviais dos tendões dos músculos no compartimento posterior da perna. A área acometida vai do maléolo medial até o calcâneo, e a dor no calcanhar resulta da compressão do nervo tibial pelo retináculo dos músculos flexores.

Hálux valgo

 O *hálux valgo* é uma deformidade do pé causada por pressão do calçado e doença articular degenerativa; é caracterizado por desvio lateral do hálux

Capítulo 7 ■ Membro Inferior   835

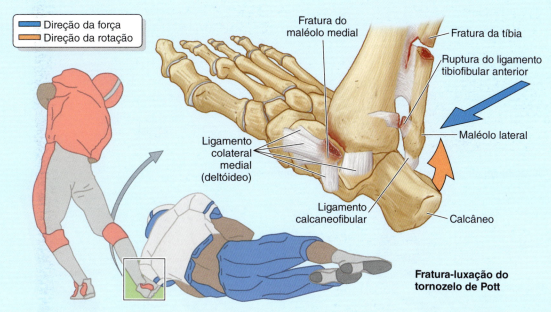

Figura B7.41 Lesões do tornozelo.

(Figura B7.42). O *L* na palavra va**l**go indica *desvio lateral*. Em algumas pessoas, o desvio doloroso é tão grande que o hálux superpõe-se ao 2º dedo (Figura B7.42A), e há diminuição do arco longitudinal medial. Esse desvio ocorre principalmente em mulheres, e sua frequência aumenta com a idade. Essas pessoas não conseguem afastar o hálux do 2º dedo porque, em geral, há deslocamento dos ossos sesamoides situados sob a cabeça do metatarsal I para o espaço entre as cabeças dos metatarsais I e II (Figura B7.42B). O metatarsal I sofre desvio medial e os sesamoides, lateral. Muitas vezes, há edema dos tecidos adjacentes e a pressão e o atrito resultantes contra o sapato causam a formação de uma bolsa subcutânea; quando dolorosa e inflamada, a bolsa é denominada *joanete* (Figura B7.42A). Com frequência, também se formam *calosidades* duras (áreas inflamadas de pele espessa) sobre as articulações interfalângicas proximais, sobretudo do dedo mínimo.

Dedos em martelo

O *dedo em martelo* é uma deformidade do pé na qual a falange proximal encontra-se em dorsiflexão permanente e acentuada (hiperextensão) na articulação metatarsofalângica e a falange média apresenta-se em flexão plantar forte na articulação interfalângica proximal. Também é frequente a hiperextensão da falange distal do dedo. Isso confere ao dedo (geralmente o 2º) um aspecto semelhante a um martelo (Figura B7.43A). Essa deformidade de um ou mais dedos do pé pode ser causada pela fraqueza dos músculos lumbricais e interósseos, que fletem as articulações metatarsofalângicas e estendem as articulações interfalângicas. Muitas vezes forma-se uma *calosidade ou calo*, espessamento rígido da camada de queratina da pele, no local onde a face dorsal do dedo sofre atrito contínuo do calçado.

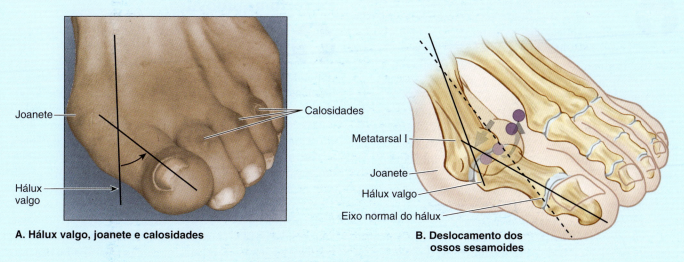

Figura B7.42 Hálux valgo e calosidades.

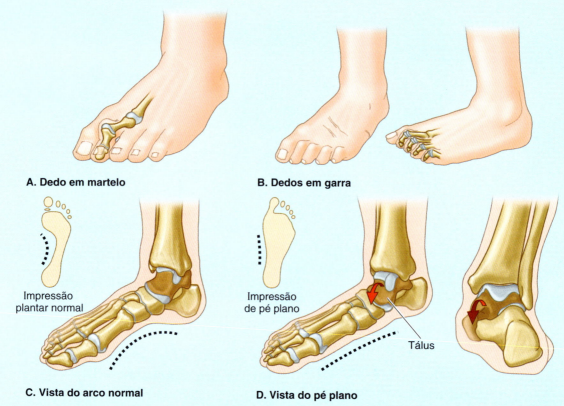

Figura B7.43 Condições patológicas do pé.

Dedos em garra

Os *dedos em garra* são caracterizados por hiperextensão das articulações metatarsofalângicas e flexão das articulações interfalângicas distais (Figura B7.43B). Em geral, há participação dos quatro dedos laterais. Calosidades ou cornos se formam nas faces dorsais dos dedos dos pés por causa da pressão do sapato. Também podem se formar calosidades nas faces plantares das cabeças dos metatarsais e nas pontas dos dedos porque sustentam peso adicional no caso de dedos em garra.

Pé plano

A aparência plana da planta do pé antes dos 3 anos é normal e é causada pela espessa camada de gordura subcutânea na planta do pé. À medida que as crianças crescem, há perda da gordura, e pode-se ver um arco longitudinal medial normal (Figura B7.43C). Os pés planos podem ser *flexíveis* (planos, sem arco medial, ao sustentar peso, mas têm aparência normal quando não estão sustentando peso [Figura B7.43D]) ou *rígidos* (planos mesmo quando não estão sustentando peso). Os *pés planos flexíveis*, mais comuns, são causados por frouxidão ou degeneração dos ligamentos intrínsecos (sustentação passiva inadequada do arco). O pé plano flexível é comum na infância, mas costuma desaparecer com a idade à medida que os ligamentos se desenvolvem e amadurecem. Às vezes o distúrbio persiste na vida adulta e pode ou não ser sintomático.

Os *pés planos rígidos* desde a infância são, provavelmente, causados por deformidade óssea (como a fusão de ossos tarsais adjacentes). Os *pés planos adquiridos* provavelmente são secundários à disfunção do músculo tibial posterior (suporte dinâmico do arco) decorrente de traumatismo, degeneração com a idade ou denervação. Na ausência de suporte passivo ou dinâmico normal, o ligamento calcaneonavicular plantar não sustenta a cabeça do tálus. Assim, há deslocamento inferomedial da cabeça do tálus, que se torna proeminente (Figura B7.43D, *setas vermelhas*). A consequência é o achatamento parcial da parte medial do arco longitudinal, juntamente com desvio lateral da parte anterior do pé. Os pés planos são comuns em pessoas idosas, sobretudo se ficarem de pé por muito tempo sem que estejam acostumadas ou se ganharem peso rapidamente, aumentando o estresse sobre os músculos e a tensão sobre os ligamentos que sustentam os arcos.

Pé torto equinovaro

O *pé torto equinovaro* é a torção anormal do pé. Dos vários tipos, todos são *congênitos* (presentes ao nascimento). O *pé torto equinovaro*, o tipo mais comum (2 por 1.000 neonatos), acomete a articulação talocalcânea; os meninos são afetados com frequência duas vezes maior do que as meninas. Há inversão do pé, flexão plantar do tornozelo e adução da parte anterior do pé (voltada em direção à linha mediana de forma anormal) (Figura B7.44A). O pé adota a posição de um casco de cavalo, daí o prefixo "equino". Na metade das pessoas afetadas, há malformação dos dois pés. Uma pessoa com pé torto não corrigido não consegue colocar o calcanhar e a planta do pé planos e sustenta o peso com a face lateral da parte anterior do pé. Por isso, a marcha é dolorosa. As principais anormalidades são o encurtamento e a contração dos músculos, tendões, ligamentos e cápsulas articulares na face medial e na face posterior do pé e do tornozelo (Figura B7.44B).

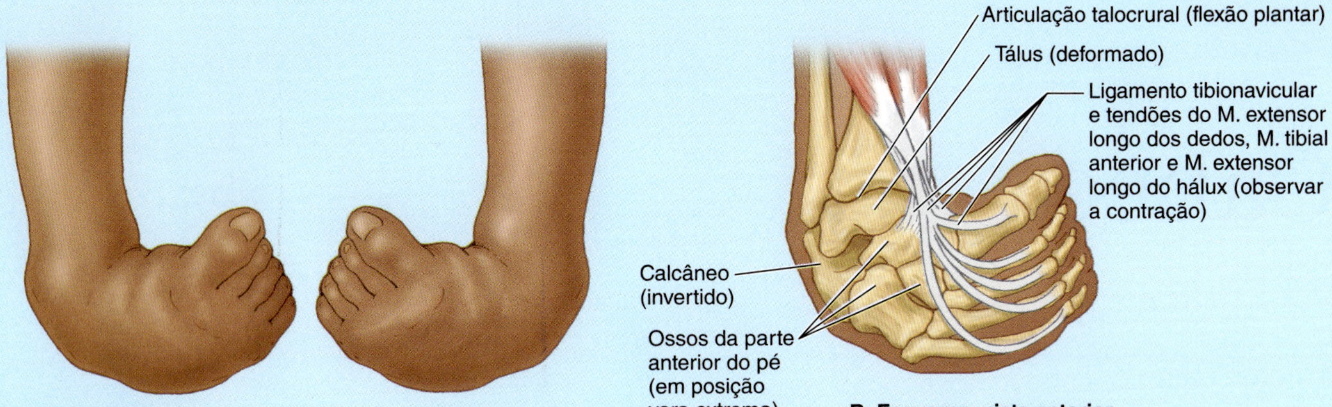

A. Vista anterior

Articulação talocrural (flexão plantar)
Tálus (deformado)
Ligamento tibionavicular e tendões do M. extensor longo dos dedos, M. tibial anterior e M. extensor longo do hálux (observar a contração)
Calcâneo (invertido)
Ossos da parte anterior do pé (em posição vara extrema)

B. Esquema, vista anterior

Figura B7.44 Pé equinovaro.

Pontos-chave: Articulações do membro inferior

Articulação do quadril: A articulação do quadril é a articulação mais forte e mais estável. ■ Essa estabilidade resulta (1) da força mecânica de sua arquitetura em esfera e cavidade (profunda), que permite extenso contato da face articular; (2) da sua forte cápsula articular; e (3) dos seus muitos músculos adjacentes. ■ Mas ainda é vulnerável, sobretudo na idade avançada, por causa do ângulo do colo do fêmur (inclinação) e da íntima associação entre a vascularização da cabeça do fêmur e o colo. Desse modo, algumas fraturas resultam em necrose avascular da cabeça do fêmur. ■ Os principais movimentos são flexão e extensão, possíveis em uma grande amplitude; rotação medial e lateral com abdução fazem parte de cada passo da marcha bípede normal.

Articulação do joelho: O joelho é uma articulação do tipo gínglimo com uma grande amplitude de movimento (basicamente flexão e extensão, e ainda rotação, principalmente associada à flexão). ■ É a articulação mais vulnerável em razão das faces articulares incongruentes e da desvantagem mecânica acarretada pela sustentação de peso mais impulso, ao mesmo tempo que serve como fulcro entre duas longas alavancas. ■ A compensação é tentada de várias maneiras, inclusive (1) fortes ligamentos intrínsecos, extracapsulares e intracapsulares; (2) imobilização por muitos tendões adjacentes (inclusive o trato iliotibial); e (3) meniscos que ocupam o espaço vazio, propiciando mobilidade das faces articulares. ■ As estruturas que têm maior importância clínica são (1) os ligamentos colaterais, que são tensionados durante (e limitam) a extensão e relaxados durante a flexão, permitindo a rotação, durante a qual atuam como ligamentos de contenção; (2) os ligamentos cruzados que mantêm a articulação durante a flexão, garantindo o eixo para rotação; e (3) o menisco medial que está fixado ao ligamento colateral tibial e é lesionado com frequência por causa dessa inserção.

Articulações tibiofibulares: As articulações tibiofibulares incluem uma articulação sinovial proximal, uma membrana interóssea e uma sindesmose tibiofibular distal, que consiste nos ligamentos tibiofibulares anterior, interósseo e posterior. ■ Juntas, essas articulações constituem um sistema compensatório que permite um pequeno movimento superior da fíbula em razão da expansão transversal forçada do encaixe maleolar durante a dorsiflexão máxima do tornozelo. ■ Todas as conexões tibiofibulares fibrosas descem da tíbia para a fíbula, permitindo esse pequeno movimento para cima enquanto resistem fortemente à tração descendente aplicada à fíbula pela contração de oito dos nove músculos fixados a ela.

Articulação talocrural: A articulação talocrural é composta de um encaixe superior, formado pela face inferior com sustentação de peso da tíbia e os dois maléolos, que recebem a tróclea do tálus. ■ A articulação é mantida medialmente por um ligamento colateral medial (deltóideo) forte e um ligamento colateral lateral, muito mais fraco. ■ O ligamento colateral lateral (especificamente seu componente talofibular anterior) é o ligamento do corpo lesionado com maior frequência. ■ A lesão ocorre principalmente por inversão inadvertida do pé que sustenta o peso, em flexão plantar. ■ É possível realizar cerca de 70° de dorsiflexão e flexão plantar na articulação, além dos quais pode haver pequenos graus de balanço na posição de flexão plantar menos estável.

Articulações do pé: Do ponto de vista funcional, o pé tem três articulações compostas: (1) a articulação talocalcânea clínica, entre o tálus e o calcâneo, onde ocorrem inversão e eversão em torno de um eixo oblíquo; (2) a articulação transversa do tarso, onde o mediopé e o antepé giram como uma unidade sobre o retropé ao redor de um eixo longitudinal, aumentando a inversão e a eversão; e (3) as demais articulações do pé, que permitem que o pé forme os arcos longitudinal e transversos dinâmicos. ■ Os arcos garantem a resiliência necessária para marcha, corrida e salto, e são mantidos por quatro camadas de suporte passivo fibroso mais o suporte dinâmico propiciado pelos músculos intrínsecos do pé e os tendões dos músculos fibular longo, tibial e flexores.

Questões de múltipla escolha e estudos de caso

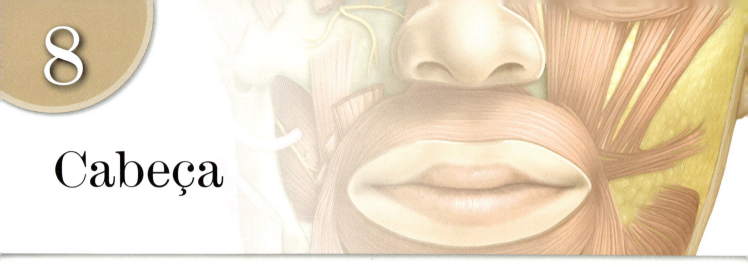

8
Cabeça

CONSIDERAÇÕES GERAIS SOBRE A CABEÇA, 839
CRÂNIO, 839
Vista frontal do crânio, 844
   QUADRO 8.1 Pontos craniométricos, 845
Vista lateral do crânio, 846
Vista occipital do crânio, 846
Vista superior (vertical) do crânio, 847
Vista inferior da base do crânio, 847
Vista superior da base do crânio, 850
   QUADRO 8.2 Forames e outras aberturas das fossas e conteúdo do crânio, 851
Paredes da cavidade do crânio, 853
Regiões da cabeça, 854
   ANATOMIA CLÍNICA: Crânio, 854
FACE E COURO CABELUDO, 860
Face, 860
Couro cabeludo, 860
Músculos da face e do couro cabeludo, 861
   QUADRO 8.3 Músculos do couro cabeludo e da face, 862
Nervos da face e do couro cabeludo, 866
   QUADRO 8.4 Nervos cutâneos da face e do couro cabeludo, 868
Vascularização superficial da face e do couro cabeludo, 872
   QUADRO 8.5 Artérias superficiais da face e do couro cabeludo, 873
   QUADRO 8.6 Veias da face e do couro cabeludo, 874
Anatomia de superfície da face, 875

ANATOMIA CLÍNICA: Face e couro cabeludo, 877
MENINGES CRANIANAS, 882
Dura-máter, 882
Aracnoide-máter e pia-máter, 889
Espaços meníngeos, 889
   ANATOMIA CLÍNICA: Meninges cranianas, 891
ENCÉFALO, 895
Partes do encéfalo, 895
Sistema ventricular do encéfalo, 895
Irrigação arterial do encéfalo, 899
Drenagem venosa do encéfalo, 900
   QUADRO 8.7 Irrigação arterial dos hemisférios cerebrais, 902
   ANATOMIA CLÍNICA: Encéfalo, 902
ÓRBITAS, BULBO DO OLHO E ESTRUTURAS VISUAIS ACESSÓRIAS, 906
Órbitas, 906
Estruturas visuais acessórias anteriores, 908
Bulbo do olho, 911
Músculos extrínsecos do bulbo do olho, 915
   QUADRO 8.8 Músculos extrínsecos do bulbo do olho, 918
Nervos da órbita, 921
Vascularização da órbita, 922
   QUADRO 8.9 Artérias da órbita, 924
Anatomia de superfície do olho e do aparelho lacrimal, 924
   ANATOMIA CLÍNICA: Órbitas, bulbo do olho e estruturas visuais acessórias, 926

SIGNIFICADO DOS ÍCONES

 Variações anatômicas

 Procedimentos diagnósticos

 Ciclo de vida

 Procedimentos cirúrgicos

 Traumatismo

 Patologia

REGIÕES PAROTIDEOMASSETÉRICA E TEMPORAL, FOSSA INFRATEMPORAL E ARTICULAÇÃO TEMPOROMANDIBULAR, 931

Região parotideomassetérica, 931

Região temporal, 933

Fossa infratemporal, 933

QUADRO 8.10 Movimentos da articulação temporomandibular, 937

QUADRO 8.11 Músculos que atuam na mandíbula para produzir movimentos na articulação temporomandibular, 940

QUADRO 8.12 Partes e ramos da artéria maxilar, 941

ANATOMIA CLÍNICA: Regiões parotideomassetérica e temporal, fossa infratemporal e articulação temporomandibular, 943

REGIÃO ORAL, 945

Cavidade oral, 945

Lábios, bochechas e gengivas, 945

Dentes, 947

QUADRO 8.13A Dentes decíduos, 950

QUADRO 8.13B Dentes permanentes, 950

Palato, 951

QUADRO 8.14 Músculos do palato mole, 955

Língua, 955

QUADRO 8.15 Músculos da língua, 959

Glândulas salivares, 960

ANATOMIA CLÍNICA: Região oral, 963

FOSSA PTERIGOPALATINA, 968

Parte pterigopalatina da artéria maxilar, 968

Nervo maxilar, 968

ANATOMIA CLÍNICA: Fossa pterigopalatina, 971

NARIZ, 972

Parte externa do nariz, 972

Cavidades nasais, 973

Vascularização e inervação do nariz, 976

Seios paranasais, 977

ANATOMIA CLÍNICA: Nariz, 980

ORELHA, 983

Orelha externa, 983

Orelha média, 984

Orelha interna, 990

ANATOMIA CLÍNICA: Orelha, 995

CONSIDERAÇÕES GERAIS SOBRE A CABEÇA

A **cabeça** é a parte superior do corpo que está fixada ao tronco pelo pescoço. É o centro de controle e comunicação, bem como a "plataforma de carga" do corpo. A cabeça abriga o encéfalo e é, portanto, o local de nossa consciência: ideias, criatividade, imaginação, respostas, tomada de decisões e memória. Contém também receptores sensitivos especiais (olhos, orelhas, boca e nariz), dispositivos para transmissão da voz e expressão, além de portais para a entrada de nutrientes, água e oxigênio e a saída de dióxido de carbono.

A cabeça é formada pelo *encéfalo* e por seus revestimentos protetores, as *orelhas* e a *face*. A face tem aberturas e passagens, com glândulas lubrificantes e válvulas para fechar algumas delas, os dispositivos mastigatórios e as órbitas que abrigam o aparelho visual. A face também assegura nossa identidade individual. Doenças, malformações ou traumatismos de estruturas na cabeça são a essência de muitas especialidades, incluindo odontologia, cirurgia bucomaxilofacial, neurologia, neurorradiologia, neurocirurgia, oftalmologia, cirurgia da boca, otorrinolaringologia e psiquiatria.

CRÂNIO

O **crânio**[1] é o esqueleto da cabeça (Figura 8.1A). É constituído por 22 ossos. Dois conjuntos de ossos formam suas duas partes: neurocrânio e viscerocrânio (Figura 8.1B). O **neurocrânio** é a caixa óssea do encéfalo e das membranas que o revestem, as meninges cranianas. Também contém as partes proximais dos nervos cranianos e a vascularização do encéfalo. O neurocrânio em adultos é formado por oito ossos: quatro ossos ímpares centralizados na linha mediana (*frontal*, *etmoide*, *esfenoide* e *occipital*) e dois pares de ossos bilaterais (*temporal* e *parietal*) (Figuras 8.1A, 8.2A e 8.3).

O *neurocrânio* tem um teto abobadado, a **calvária**, e um **assoalho** ou **base do crânio**. Os ossos que formam a *calvária* são basicamente planos (frontal, temporal e parietal; ver Figura 8.8A) e formados por ossificação intramembranácea do mesênquima da cabeça a partir da crista

---

[1]Há confusão sobre o significado exato do termo crânio. Algumas vezes compreende a mandíbula, outras não. A confusão também se deve ao fato de que algumas pessoas usam o termo crânio para designar apenas o neurocrânio. A Federative International Committee on Anatomical Terminology (Comissão Federativa Internacional da Terminologia Anatômica [FICAT]) optou pelo termo *crânio* para designar o esqueleto da cabeça.

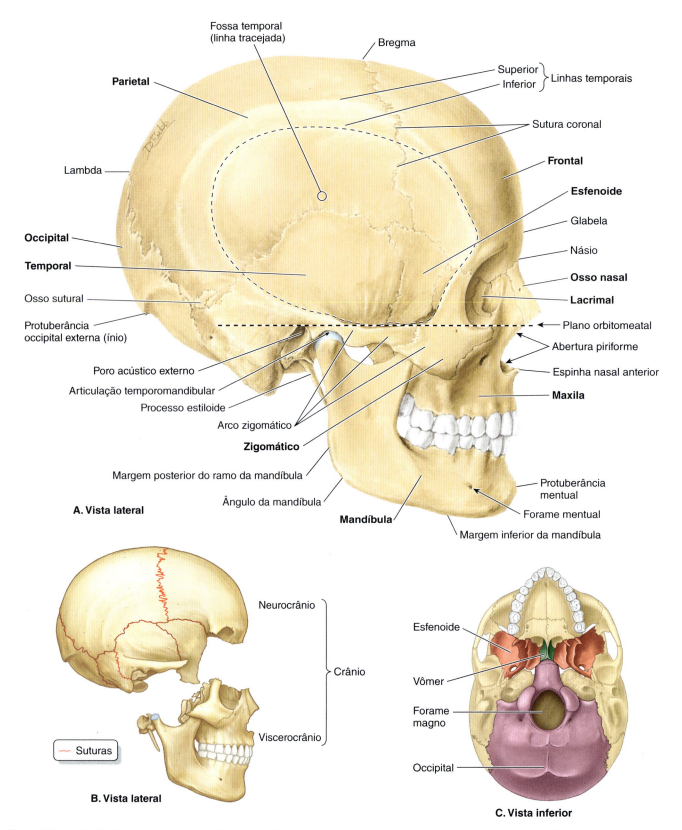

Figura 8.1 Crânio de adulto I: faces lateral e inferior. A. Acidentes ósseos. Na posição anatômica, a margem inferior da órbita e a margem superior do meato acústico externo estão no mesmo plano orbitomeatal horizontal (horizontal de Frankfort). **B.** O neurocrânio e o viscerocrânio. A partir da vista lateral, nota-se que o neurocrânio, que abriga o encéfalo, tem aproximadamente o dobro do volume do viscerocrânio. **C.** Localização do esfenoide e do occipital na base do crânio. A medula espinal é contínua com o encéfalo através do forame magno, a grande abertura na parte basal do occipital.

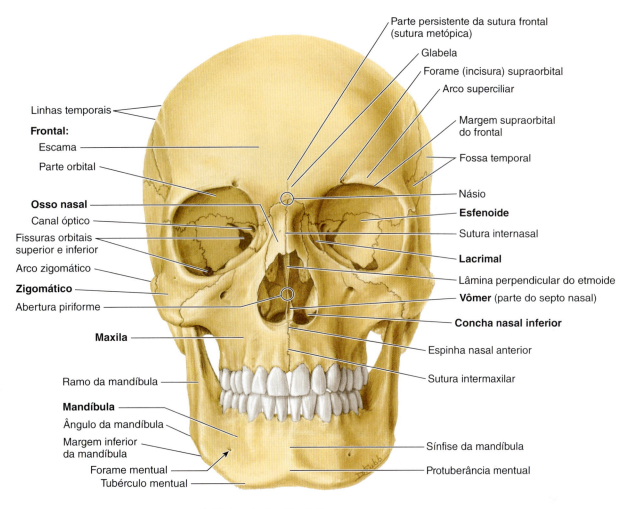
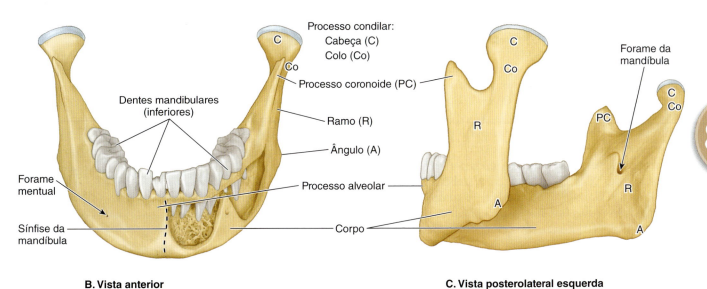

Figura 8.2 Crânio de adulto II: face (vista anterior) e mandíbula. A. Acidentes ósseos. O viscerocrânio, que abriga o aparelho óptico, a cavidade nasal, os seios paranasais e a cavidade oral, domina a vista frontal do crânio. **B.** Face anterior da mandíbula. **C.** Face posterolateral da mandíbula. A mandíbula é um importante componente do viscerocrânio e se articula com o restante do crânio por intermédio da articulação temporomandibular. O largo ramo e o processo coronoide são locais de inserção de músculos fortes da mastigação.

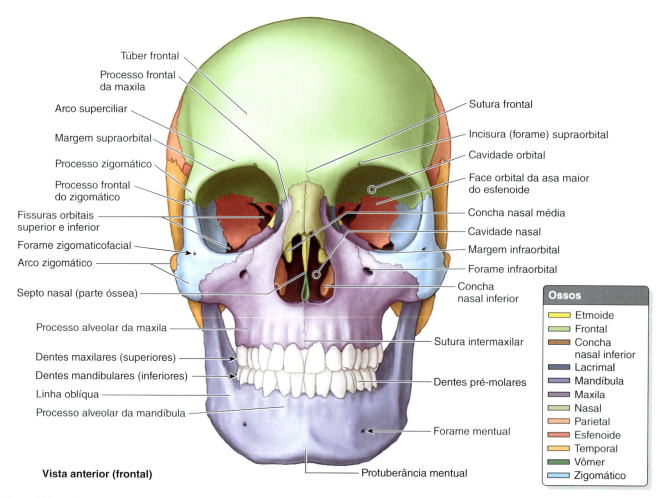

Figura 8.3 Crânio de adulto III: ossos da face (vista anterior). Os ossos estão codificados em cores. A incisura supraorbital, o forame infraorbital e o forame mentual, que dão passagem aos principais nervos sensitivos da face, formam uma linha quase vertical.

neural. Esses "ossos planos" e as partes planas dos ossos que formam o neurocrânio são na verdade curvos, com faces externas convexas e internas côncavas. Os ossos da *base do crânio* são basicamente irregulares e têm grandes partes planas (esfenoide e temporal) formadas por ossificação endocondral da cartilagem (*condrocrânio*) ou por mais de um tipo de ossificação. O *etmoide* é um osso irregular que forma uma parte mediana pequena do neurocrânio (ver Figura 8.12A), mas faz parte principalmente do viscerocrânio (Figuras 8.2A e 8.3).

A maioria dos ossos da calvária é unida por **suturas** entrelaçadas fibrosas (Figura 8.1A e B, ver também Capítulo 1, *Visão Geral e Conceitos Básicos*); entretanto, durante a infância, alguns ossos (esfenoide e occipital) são unidos por cartilagem hialina (*sincondroses* – articulações cartilagíneas). A medula espinal mantém a continuidade com o encéfalo através do *forame magno*, uma grande abertura na base do crânio (Figura 8.1C).

O **viscerocrânio** (*esqueleto facial*) compreende os ossos da face que se desenvolvem principalmente no mesênquima dos arcos faríngeos embrionários (Moore et al., 2020). O viscerocrânio forma a parte anterior do crânio e consiste nos ossos que circundam boca (maxila e mandíbula), nariz/cavidade nasal, e a maior parte das *órbitas* (cavidades orbitais) (Figuras 8.2 e 8.3).

O *viscerocrânio* é formado por 15 ossos irregulares: três ossos ímpares centralizados ou situados na linha mediana (*mandíbula, etmoide e vômer*) e seis ossos pares bilaterais (*maxilas; conchas nasais inferiores;* e *zigomáticos, palatinos, ossos nasais* e *lacrimais*) (Figuras 8.1A e 8.4A). A maxila e a mandíbula abrigam os dentes – isto é, propiciam as cavidades e o osso de sustentação para os dentes maxilares e mandibulares. As *maxilas* representam a maior parte do esqueleto facial superior, formando o esqueleto do arco dental maxilar (superior), que está fixada à base do crânio. A *mandíbula* forma o esqueleto do arco dental mandibular (inferior), que é móvel porque se articula com a base do crânio nas *articulações temporomandibulares* (Figuras 8.1A e 8.2).

Vários ossos do crânio (frontal, temporal, esfenoide, etmoide e maxila) são **ossos pneumáticos**, contendo **espaços aéreos** (*células aéreas* ou *seios* grandes), provavelmente para reduzir seu peso (Figura 8.5). O volume total dos espaços aéreos nesses ossos aumenta com a idade.

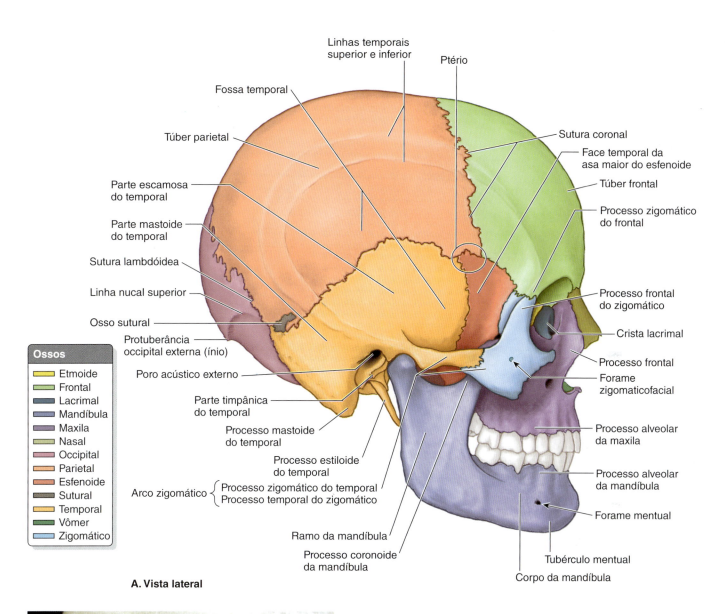

A. Vista lateral

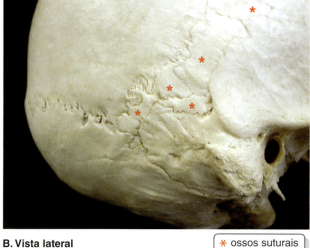

B. Vista lateral   * ossos suturais

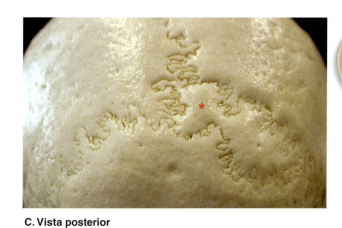

C. Vista posterior

Figura 8.4 Crânio de adulto IV: ossos da face lateral e ossos suturais. A. Acidentes ósseos. Cada osso do crânio está identificado por uma cor. Na fossa temporal, o ptério é um ponto craniométrico na junção da asa maior do esfenoide, parte escamosa do temporal, frontal e parietal. **B** e **C.** Ossos suturais ao longo das suturas temporoparietal (**B**) e lambdóidea (**C**).

844 Moore Anatomia Orientada para a Clínica

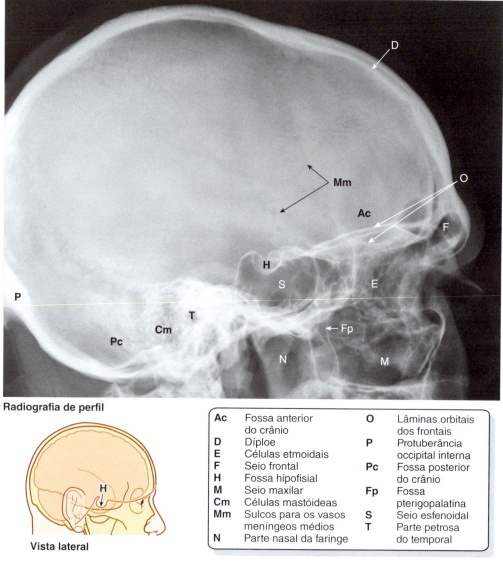

Figura 8.5 Radiografia de perfil (lateral) do crânio. Ossos pneumatizados (preenchidos por ar) contêm seios ou células radiotransparentes (áreas escuras) e têm o nome do osso ocupado. As partes orbitais direita e esquerda do frontal não são superpostas; assim, o assoalho da fossa anterior do crânio é visto como duas linhas (P).

Ac	Fossa anterior do crânio	O	Lâminas orbitais dos frontais
D	Díploe	P	Protuberância occipital interna
E	Células etmoidais		
F	Seio frontal	Pc	Fossa posterior do crânio
H	Fossa hipofisial		
M	Seio maxilar	Fp	Fossa pterigopalatina
Cm	Células mastóideas		
Mm	Sulcos para os vasos meníngeos médios	S	Seio esfenoidal
		T	Parte petrosa do temporal
N	Parte nasal da faringe		

Na *posição anatômica*, o crânio está orientado de modo que a margem inferior da órbita e a margem superior do poro acústico externo do meato acústico externo de ambos os lados estão no mesmo plano horizontal (Figura 8.1A). Essa referência craniométrica padrão é o **plano orbitomeatal** (plano horizontal de Frankfort).

Vista frontal do crânio

A vista **frontal** (**facial**) ou anterior **do crânio** é formada pelos ossos frontal e zigomático, órbitas, região nasal, maxila e mandíbula (Figuras 8.2 e 8.3).

O **frontal**, especificamente sua **escama** (parte plana), forma o esqueleto da fronte, articulando-se na parte inferior com o osso nasal e o zigomático. Em alguns adultos observa-se uma *sutura frontal* persistente; esse resquício é denominado **sutura metópica**. Essa sutura parte do meio da **glabela**, a área lisa e discretamente deprimida situada entre os arcos superciliares. A **sutura frontal** divide os ossos frontais do crânio fetal (ver "Desenvolvimento do crânio" no boxe Anatomia clínica, mais adiante).

A interseção dos ossos frontal e nasal é o **násio** que, na maioria das pessoas, está relacionada a uma área visivelmente deprimida (ponte do nariz) (Figuras 8.1A e 8.2A). O násio é um dos muitos *pontos craniométricos* radiográficos usados pela medicina (ou identificados em crânios secos pela antropologia física) para medir, comparar e descrever a topografia do crânio, além de documentar variações anormais (Figura 8.6; Quadro 8.1). O frontal também se articula com o lacrimal, o etmoide e o esfenoide; uma parte horizontal do osso (*parte orbital*) forma o teto da órbita e uma porção do assoalho da parte anterior da cavidade do crânio (Figura 8.3).

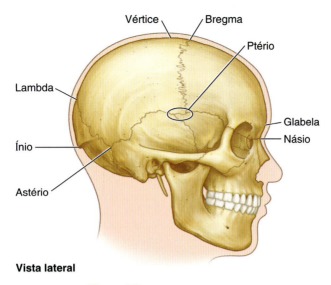

Figura 8.6 Pontos craniométricos.

Quadro 8.1 Pontos craniométricos.

Ponto de referência	Forma e localização
Ptério	Junção da asa maior do esfenoide, parte escamosa do temporal, frontal e parietal; no trajeto da divisão anterior da artéria meníngea média
Lambda	Ponto na calvária na junção das suturas lambdóidea e sagital
Bregma	Ponto na calvária na junção das suturas coronal e sagital
Vértice	Ponto superior do neurocrânio, no meio, com o crânio orientado no plano anatômico (orbitomeatal ou de Frankfort)
Astério	Tem formato de estrela; localizado na junção de três suturas: parietomastóidea, occipitomastóidea e lambdóidea
Glabela	Proeminência lisa; mais acentuada em homens; nos frontais superiormente à raiz do nariz; parte com projeção mais anterior da fronte
Ínio	Ponto mais proeminente da protuberância occipital externa
Násio	Ponto de encontro das suturas frontonasal e internasal do crânio

Em alguns crânios, a **margem supraorbital** do frontal, o limite angular entre a escama e a parte orbital, tem um **forame** ou **incisura supraorbital** que dá passagem ao nervo e aos vasos supraorbitais. Logo acima da margem supraorbital existe uma crista, o **arco superciliar**, que se estende lateralmente a partir da glabela. Em geral, essa crista, situada profundamente aos supercílios, é mais proeminente nos homens (Figuras 8.2A e 8.3).

Os **zigomáticos** (anteriormente chamados ossos malares), que formam as proeminências das bochechas, situam-se nas paredes inferior e lateral das órbitas, apoiados sobre as maxilas. As margens anterolaterais, as paredes, o assoalho e grande parte das margens infraorbitais das órbitas são formados por esses ossos quadriláteros. Um pequeno **forame zigomaticofacial** perfura a face lateral de cada osso (Figuras 8.3 e 8.4A). Os zigomáticos articulam-se com o frontal, o esfenoide, o temporal e a maxila.

Inferiormente aos ossos nasais está a **abertura piriforme**, a abertura nasal anterior no crânio (Figuras 8.1A e 8.2A). O **septo nasal ósseo** pode ser observado através dessa abertura, dividindo a cavidade nasal em partes direita e esquerda. Na parede lateral de cada cavidade nasal há lâminas ósseas curvas, as **conchas nasais** (Figuras 8.2A e 8.3).

As **maxilas** formam o esqueleto do arco dental superior. Seus **processos alveolares** incluem as cavidades (alvéolos) dos dentes e constituem o osso que sustenta os **dentes maxilares**. As duas maxilas são unidas pela **sutura intermaxilar** no plano mediano (Figura 8.2A). As maxilas circundam a maior parte da abertura piriforme e formam as margens infraorbitais medialmente. Elas têm uma ampla conexão com os zigomáticos lateralmente e um **forame infraorbital**, inferior a cada órbita, que dá passagem ao nervo e aos vasos infraorbitais (Figura 8.3).

A **mandíbula** é um osso em formato de U que tem uma parte alveolar que sustenta os **dentes mandibulares**. Consiste em uma parte horizontal, o **corpo**, e uma parte vertical, o **ramo** (Figura 8.2B e C). Inferiormente aos segundos dentes pré-molares estão os **forames mentuais** para os nervos e vasos mentuais (Figuras 8.1A, 8.2A e B e 8.3). A **protuberância mentual**, que forma a proeminência do mento, é uma elevação óssea triangular situada em posição inferior à **sínfise da mandíbula**, a união óssea onde se fundem as metades da mandíbula do lactente (Figura 8.2A e B; ver Figura B8.6A).

Vista lateral do crânio

A **vista lateral do crânio** é formada pelo neurocrânio e viscerocrânio (Figuras 8.1A e B e 8.4A). Os principais constituintes do neurocrânio são a *fossa temporal*, o *poro acústico externo* e o *processo mastoide do temporal*. Os principais constituintes do viscerocrânio são a *fossa infratemporal*, o *arco zigomático* e as faces laterais da maxila e mandíbula.

Os limites superior e posterior da **fossa temporal** são as **linhas temporais superior e inferior**; o limite anterior é representado pelo frontal e pelo zigomático; e o limite inferior é o arco zigomático (Figuras 8.1A e 8.4A). A margem superior desse arco corresponde ao limite inferior do hemisfério cerebral. O **arco zigomático** é formado pela união do **processo temporal do zigomático** com o **processo zigomático do temporal**.

Na parte anterior da fossa temporal, 3 a 4 cm acima do ponto médio do arco zigomático, há uma área clinicamente importante de junções ósseas: o **ptério** (Figuras 8.4A e 8.6; Quadro 8.1). Em geral, ele é indicado por suturas que formam um H e unem o frontal, o parietal, o esfenoide (asa maior) e o temporal. Menos comum é a articulação de frontal e temporal. Às vezes há um ponto de encontro dos quatro ossos.

O **poro acústico externo** é a entrada do *meato acústico externo*, que leva à membrana timpânica (tímpano) (Figura 8.4A). O **processo mastoide** do temporal situa-se posteroinferiormente ao poro acústico externo. Anteromedialmente ao processo mastoide se encontra o *processo estiloide do temporal*, uma projeção fina, pontiaguda, semelhante a uma agulha. A *fossa infratemporal* é um espaço irregular situado inferior e profundamente ao arco zigomático e à mandíbula e posteriormente à maxila (ver Figura 8.69B).

Vista occipital do crânio

A **vista occipital ou posterior do crânio** é formada pelo **occipício** (a protuberância posterior convexa da escama occipital, também chamada occipúcio), por partes dos parietais e partes mastóideas dos temporais (Figura 8.7A).

Em geral, a **protuberância occipital externa** é palpada com facilidade no plano mediano. No entanto, às vezes (sobretudo nas mulheres), é imperceptível. Um ponto

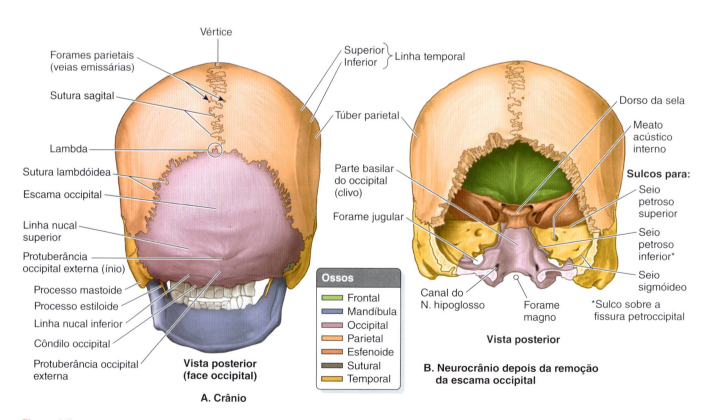

Figura 8.7 Crânio de adulto V: face occipital (posterior). A. Acidentes ósseos e ossos. O occipício é formado por partes dos parietais, o occipital e as partes mastóideas dos temporais. As suturas sagital e lambdóidea encontram-se no lambda, que frequentemente pode ser palpado como uma depressão nas pessoas vivas. **B.** Parte anterior da fossa posterior do crânio. A escama do occipital foi removida.

craniométrico definido pela extremidade da protuberância externa é o **ínio** (Figuras 8.1A, 8.4A e 8.6; Quadro 8.1). A **crista occipital externa** desce da protuberância em direção ao *forame magno*, a grande abertura na parte basilar do occipital (Figuras 8.1C, 8.7A e 8.9).

A **linha nucal superior**, que forma o limite superior do pescoço, estende-se lateralmente a partir de cada lado da protuberância occipital externa. A **linha nucal inferior** é menos evidente. No centro do occipício, o **lambda** indica a junção das suturas sagital e lambdóidea (Figuras 8.1A, 8.6 e 8.7A; Quadro 8.1). Às vezes o lambda é palpado como uma depressão. Pode haver um ou mais **ossos suturais** (ossos acessórios) no lambda ou perto do processo mastoide (Figura 8.4B e C).

Vista superior (vertical) do crânio

A **vista superior** (**vertical**) **do crânio**, em geral um pouco ovalada, alarga-se em sentido posterolateral nos **túberes** (eminências) **parietais** (Figura 8.8A). Em algumas pessoas os **túberes** (eminências) **frontais** também são visíveis, conferindo à calvária uma aparência quase quadrada.

A **sutura coronal** separa o frontal e os parietais (Figura 8.8A e B), a **sutura sagital** separa os parietais e a **sutura lambdóidea** separa os parietais e temporais do occipital (Figura 8.8A e C). O **bregma** é o ponto de referência craniométrico formado pela interseção das suturas sagital e coronal (Figuras 8.6 e 8.8A; Quadro 8.1). O **vértice**, o ponto mais alto da calvária, está perto do ponto médio da sutura sagital (Figuras 8.6 e 8.7A).

O **forame parietal** é uma abertura pequena e inconstante localizada na região posterior do parietal, perto da sutura sagital (Figura 8.8A e C). Às vezes, existem forames parietais pareados. A maioria dos forames irregulares e muito variáveis encontrados no neurocrânio consiste em *forames emissários* que dão passagem às *veias emissárias*, responsáveis pela conexão entre as veias do couro cabeludo e os seios venosos da dura-máter (ver "Couro cabeludo" neste capítulo).

Vista inferior da base do crânio

A *base do crânio* é a parte inferior do neurocrânio (assoalho da cavidade do crânio) e viscerocrânio menos a mandíbula (Figura 8.9). A **vista inferior da base do crânio** é constituída pelo **arco alveolar da maxila** (a margem livre dos processos alveolares que circundam e sustentam os dentes maxilares); pelos processos palatinos das maxilas; e pelo palatino, esfenoide, vômer, temporal e occipital.

A parte anterior do **palato duro** (palato ósseo) é formada pelos **processos palatinos da maxila** e a parte posterior, pelas **lâminas horizontais dos palatinos**. A margem posterior livre do palato duro projeta-se posteriormente no plano mediano como a **espinha nasal posterior**. Posteriormente aos dentes incisivos centrais está a **fossa incisiva**, uma depressão na linha mediana do palato duro na qual se abrem os canais incisivos.

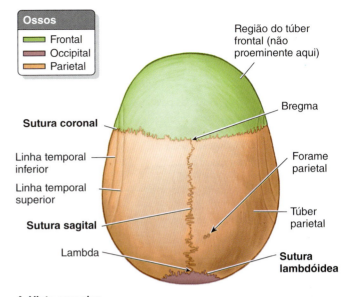

A. Vista superior

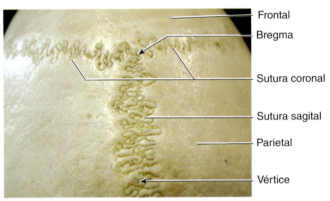

B. Vista vertical (superior)

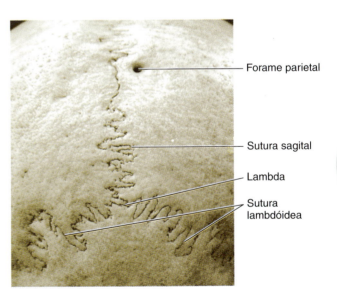

C. Vista posterossuperior

Figura 8.8 **Crânio de adulto VI: face superior. A.** Calvária. As escamas do frontal e do occipital e os dois parietais formam a calvária. **B.** Bregma. O vértice é o ponto superior (mais alto) do crânio. **C.** Lambda. Observe o forame parietal unilateral proeminente. Embora os forames emissários sejam frequentes nesse local, há grande variação.

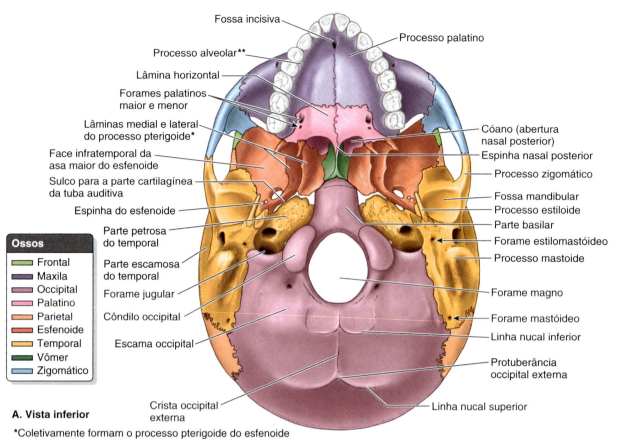

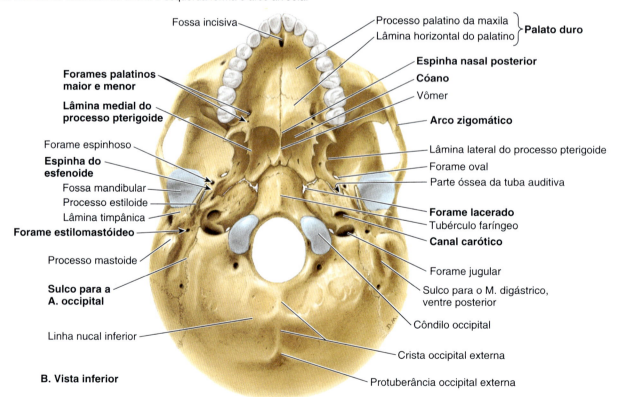

Figura 8.9 Crânio de adulto VII: base externa do crânio. A. Ossos e estruturas codificadas em cores. Os ossos constituintes são identificados por cores. **B.** Estruturas. O forame magno está localizado no ponto médio entre os processos mastoides e no mesmo nível deles. O palato duro forma uma parte do teto da boca e o assoalho da cavidade nasal. Os grandes cóanos de cada lado do vômer constituem a entrada posterior das cavidades nasais.

Os nervos nasopalatinos direito e esquerdo partem do nariz através de um número variável de canais incisivos e forames (podem ser bilaterais ou fundidos em uma única estrutura). Na região posterolateral estão situados os **forames palatinos maior** e **menor**. Superiormente à margem posterior do palato há duas grandes aberturas: os **cóanos** (aberturas nasais posteriores), separados pelo **vômer**, um osso plano ímpar trapezoide que constitui uma grande parte do septo nasal ósseo (Figura 8.9B).

Encaixado entre o frontal, o temporal e o occipital está o **esfenoide**, um osso ímpar irregular formado por um corpo e três pares de processos: asas maiores, asas menores e processos pterigoides (Figura 8.10). As **asas maiores** e **menores do esfenoide** estendem-se lateralmente a partir das faces laterais do **corpo do esfenoide**. As asas maiores têm faces orbital, temporal e infratemporal observadas nas vistas facial, lateral e inferior do exterior do crânio (Figuras 8.3, 8.4A e 8.9A). Suas faces

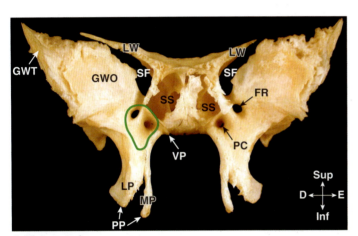

A. Vista anterior

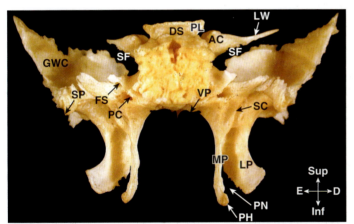

B. Vista posterior

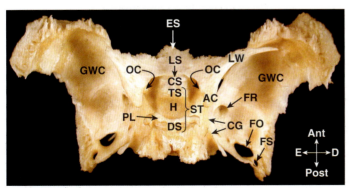

C. Vista superior

Formações do osso esfenoide	
AC	Processo clinoide anterior
CG	Sulco carótico
CS	Sulco pré-quiasmático
DS	Dorso da sela
ES	Espinha etmoidal
FO	Forame oval
FR	Forame redondo
FS	Forame espinhoso
GWC	Asa maior (face cerebral)
GWO	Asa maior (face orbital)
GWT	Asa maior (face temporal)
H	Fossa hipofisial
LP	Lâmina lateral do processo pterigoide
LS	Limbo esfenoidal
LW	Asa menor
MP	Lâmina medial do processo pterigoide
OC	Canal óptico
PC	Canal pterigóideo
PF	Fossa pterigóidea
PH	Hâmulo pterigóideo
PL	Processo clinoide posterior
PN	Incisura pterigóidea
PP	Processo pterigoide
SC	Fossa escafóidea
SF	Fissura orbital superior
SP	Espinha do esfenoide
SS	Seio esfenoidal (no corpo do esfenoide)
ST	Sela turca
TI	Asa maior do esfenoide (face infratemporal)
TS	Tubérculo da sela
VP	Processo vaginal
—	Parede posterior da fossa pterigopalatina

Figura 8.10 Esfenoide. O esfenoide é um osso irregular, ímpar e pneumático. **A.** Vista anterior. Partes da parede anterior fina do corpo do esfenoide foram retiradas e mostram o interior do seio esfenoidal, que normalmente é dividido em cavidades direita e esquerda desiguais. **B.** Vista posterior. A fissura orbital superior é uma fenda entre as asas menor e maior do esfenoide. As lâminas medial e lateral do processo pterigoide são componentes dos processos pterigoides. **C.** Vista superior. Detalhes da sela turca, a formação mediana que circunda a fossa hipofisial.

cerebrais são observadas nas vistas internas da base do crânio (Figura 8.11). Os **processos pterigoides**, formados pelas **lâminas lateral** e **medial**, estendem-se em sentido inferior, de cada lado do esfenoide, a partir da junção do corpo e das asas maiores (Figuras 8.9A e 8.10A e B).

O **sulco para a parte cartilagínea da tuba auditiva** situa-se medialmente à **espinha do esfenoide**, abaixo da junção da asa maior do esfenoide com a **parte petrosa do temporal** (Figura 8.9B). As depressões na **parte escamosa do temporal**, denominadas **fossas mandibulares**, acomodam os côndilos mandibulares quando a boca está fechada.

A parte posterior da base do crânio é formada pelo **occipital**, que se articula com o esfenoide anteriormente. As quatro partes do occipital estão dispostas ao redor do *forame magno*, o elemento mais visível da base do crânio. As principais estruturas que atravessam esse grande forame são a *medula espinal* (onde se torna contínua com o bulbo do encéfalo); as *meninges* do encéfalo e da medula espinal; as *artérias vertebrais*; as *artérias espinais* anteriores e posteriores; e a *raiz espinal do nervo acessório* (NC XI). Nas partes laterais do occipital há duas grandes protuberâncias, os **côndilos occipitais**, por intermédio dos quais o crânio articula-se com a coluna vertebral.

A grande abertura entre o occipital e a parte petrosa do temporal é o **forame jugular**, por onde emergem do crânio a veia jugular interna (VJI) e vários nervos cranianos (NC IX ao NC XI) (Figuras 8.9A e 8.11; Quadro 8.2). A entrada da artéria carótida interna no *canal carótico* situa-se imediatamente anterior ao forame jugular (Figura 8.9B). Os *processos mastoides* são locais de inserção muscular. O **forame estilomastóideo**, que dá passagem ao nervo facial (NC VII) e à artéria estilomastóidea, situa-se posteriormente à base do processo estiloide.

Vista superior da base do crânio

A **face superior da base do crânio** tem três grandes depressões situadas em diferentes níveis: as *fossas anterior*, *média* e *posterior do crânio*, que formam o assoalho côncavo da **cavidade do crânio** (Figura 8.12). A fossa anterior do crânio está situada no nível mais alto, e a fossa posterior está no nível mais baixo.

FOSSA ANTERIOR DO CRÂNIO

As partes inferior e anterior dos lobos frontais do encéfalo ocupam a **fossa anterior do crânio**, a mais superficial (superior) das três fossas do crânio (Figura 8.12B). Essa fossa é formada pelo frontal anteriormente, o etmoide no meio, e o corpo e as asas menores do esfenoide posteriormente. A parte maior da fossa é formada pelas **partes orbitais do frontal**, que sustentam os lobos frontais do encéfalo e formam os tetos das órbitas. Essa superfície tem impressões sinuosas (*impressões encefálicas*) dos giros (cristas) orbitais dos lobos frontais (Figura 8.11).

A **crista frontal** é uma extensão óssea mediana do frontal (Figura 8.12A). Em sua base está o **forame cego** do frontal, que acomoda um divertículo da dura-máter durante o desenvolvimento fetal e conduz uma pequena veia em algumas pessoas, mas geralmente é insignificante após o nascimento. A **crista etmoidal** é uma crista óssea mediana e espessa, situada posteriormente ao forame cego, que se projeta superiormente a partir do etmoide. De cada lado dessa crista está a lâmina cribriforme do etmoide. Seus muitos forames pequenos dão passagem aos nervos olfatórios (NC I), que seguem das áreas olfatórias das cavidades nasais até os bulbos olfatórios do encéfalo, situados sobre essa lâmina (Figura 8.12A; Quadro 8.2).

FOSSA MÉDIA DO CRÂNIO

A **fossa média do crânio**, em forma de borboleta, tem uma parte central formada pela *sela turca* no corpo do esfenoide e grandes *partes laterais* deprimidas de cada lado (Figura 8.12). A fossa média do crânio situa-se posteroinferiormente à fossa anterior do crânio, separada dela pelas *cristas esfenoidais* salientes lateralmente e o *limbo esfenoidal* no centro. Uma crista com proeminência variável, o **limbo esfenoidal**, é o limite anterior do **sulco pré-quiasmático** transversal, que se estende entre os *canais ópticos* direito e esquerdo. As **cristas esfenoidais** são formadas principalmente pelas margens posteriores salientes das *asas menores dos esfenoides*, que se projetam sobre as partes laterais das fossas anteriormente. Os limites mediais das cristas esfenoidais são os *processos clinoides anteriores*, duas projeções ósseas pontiagudas.

Os ossos que formam as partes laterais da fossa são as asas maiores do esfenoide e as partes escamosas dos temporais lateralmente, e as partes petrosas dos temporais posteriormente. As partes laterais da fossa média do crânio sustentam os lobos temporais do encéfalo. O limite entre as fossas média e posterior do crânio é a **margem superior da parte petrosa do temporal** lateralmente, e uma lâmina plana de osso, o *dorso da sela do esfenoide*, medialmente.

A **sela turca** é a formação óssea em formato de sela situada sobre a face superior do corpo do esfenoide, que é circundada pelos **processos clinoides anteriores e posteriores** (Figuras 8.10C e 8.12A). *Clinoide* significa "pé de cama", e os quatro processos (dois anteriores e dois posteriores) circundam a fossa hipofisial, o "leito" da hipófise, como os quatro pés de uma cama. A sela turca tem três partes:

1. O **tubérculo da sela**: uma elevação mediana, que varia de pequena a proeminente e forma o limite posterior do *sulco pré-quiasmático* e o limite anterior da fossa hipofisial
2. A **fossa hipofisial**: uma depressão mediana no corpo do esfenoide que acomoda a *hipófise*
3. O **dorso da sela**: uma lâmina quadrada de osso que se projeta superiormente a partir do *corpo do esfenoide*.

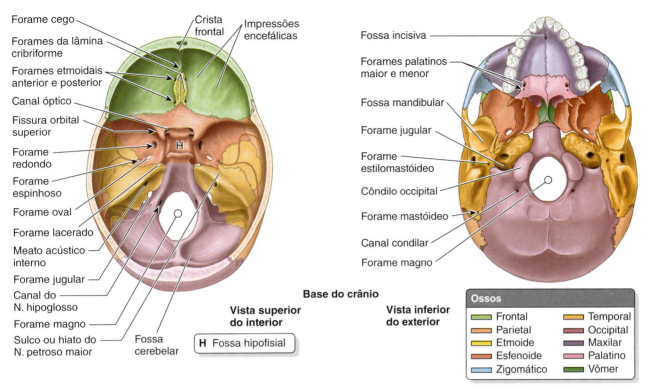

Figura 8.11 Crânio de adulto VIII: forames do crânio.

Quadro 8.2 Forames e outras aberturas das fossas e conteúdo do crânio.

Forames/Aberturas	Conteúdo
Fossa anterior do crânio	
Forame cego	V. emissária nasal em uma pequena porcentagem da população pós-parto
Forames na lâmina cribriforme	Axônios de células olfatórias no epitélio olfatório que formam nervos olfatórios
Forames etmoidais anterior e posterior	Vasos e nervos com os mesmos nomes
Fossa média do crânio	
Canais ópticos	Nn. ópticos (NC II) e Aa. oftálmicas
Fissura orbital superior	Vv. oftálmicas; N. oftálmico (NC V_1); NC III, IV e VI; e fibras simpáticas
Forame redondo	N. maxilar (NC V_2)
Forame oval	N. mandibular (NC V_3) e A. meníngea acessória
Forame espinhoso	A. e V. meníngeas médias e ramo meníngeo do NC V_3
Forame lacerado[a]	N. petroso profundo e alguns ramos arteriais meníngeos e pequenas veias
Sulco ou hiato do N. petroso maior	N. petroso maior e ramo petroso da A. meníngea média
Fossa posterior do crânio	
Forame magno	Bulbo e meninges, Aa. vertebrais, NC XI, Vv. durais, Aa. espinais anterior e posterior
Forame jugular	NC IX, X e XI; bulbo superior da V. jugular interna; seios petroso inferior e sigmóideo; e ramos meníngeos das Aa. faríngea ascendente e occipital
Canal do N. hipoglosso	N. hipoglosso (NC XII)
Canal condilar	V. emissária que segue do seio sigmóideo até Vv. vertebrais no pescoço
Forame mastóideo	V. emissária mastóidea do seio sigmóideo e ramo meníngeo da A. occipital

[a]Na verdade, a A. carótida interna e os plexos simpático e venoso acompanhantes seguem horizontalmente (e não verticalmente) *através* da área do forame lacerado, um artefato de crânios secos, que é fechado por cartilagem em vida.

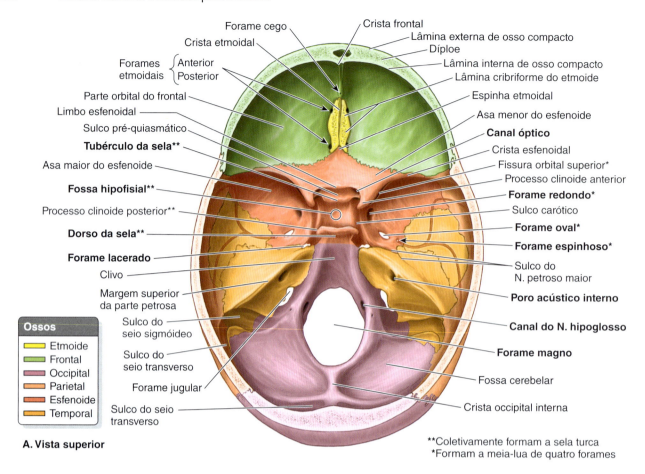

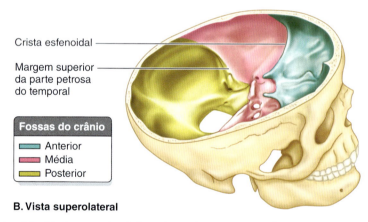

Figura 8.12 Crânio de adulto IX: vista superior da base do crânio. A. Ossos e acidentes ósseos. **B.** Fossas anterior, média e posterior do crânio.

Forma o limite posterior da sela turca, e seus ângulos superolaterais proeminentes formam os *processos clinoides posteriores*.

De cada lado do corpo do esfenoide, *quatro forames*, que formam uma meia-lua, perfuram as raízes das faces cerebrais das asas maiores dos esfenoides (Figuras 8.10C, 8.11 e 8.12A); o Quadro 8.2 lista as estruturas que atravessam os forames:

1. **Fissura orbital superior**: situada entre as asas maior e menor, abre-se anteriormente para o interior da órbita (Figura 8.2A)
2. **Forame redondo**: situado posteriormente à extremidade medial da fissura orbital superior, segue um trajeto horizontal até uma abertura na face anterior da raiz da asa maior do esfenoide (Figuras 8.10A e 8.12A) para a *fossa pterigopalatina*, uma estrutura óssea entre os ossos esfenoide, maxila e palatinos

3. **Forame oval**: um grande forame posterolateral ao forame redondo; abre-se inferiormente na fossa infratemporal (Figura 8.9B)
4. **Forame espinhoso**: situado posterolateralmente ao forame oval e se abre na fossa infratemporal perto da *espinha do esfenoide* (Figura 8.11).

O **forame lacerado** não faz parte da meia-lua de forames. Esse forame irregular situa-se posterolateralmente à fossa hipofisial e é um artefato de um crânio seco (Figura 8.12A). Em vida, é fechado por uma lâmina de cartilagem. Apenas alguns ramos arteriais meníngeos e pequenas veias atravessam verticalmente a cartilagem, transpondo este forame. A artéria carótida interna e seus plexos simpático e venoso acompanhantes atravessam a face superior da cartilagem (*i. e.*, passam sobre o forame), e alguns nervos atravessam-na horizontalmente, seguindo até um forame em seu limite inferior.

Na face anterossuperior da parte petrosa do temporal há um estreito **sulco do nervo petroso maior**, que se estende posterior e lateralmente a partir do forame lacerado. Também há um pequeno **sulco do nervo petroso menor**.

FOSSA POSTERIOR DO CRÂNIO

A **fossa posterior do crânio**, a maior e mais profunda (inferior) das três, aloja o cerebelo, a ponte e o bulbo (Figura 8.12B). É formada principalmente pelo occipital, mas o *dorso da sela do esfenoide* marca seu limite anterior central (Figura 8.12A), e as partes petrosa e mastóidea dos temporais formam as "paredes" anterolaterais.

A partir do dorso da sela há uma inclinação acentuada, o **clivo**, no centro da parte anterior da fossa que leva ao *forame magno*. Posteriormente a essa grande abertura, a fossa posterior do crânio é parcialmente dividida pela **crista occipital interna** em grandes impressões côncavas bilaterais, as **fossas cerebelares**. A crista occipital interna termina na **protuberância occipital interna** formada em relação à *confluência dos seios*, uma fusão dos seios venosos durais.

Sulcos largos mostram o trajeto horizontal do *seio transverso* e do *seio sigmóideo* em formato de S. Na base da crista petrosa do temporal está o *forame jugular*, que dá passagem a vários nervos cranianos além do seio sigmóideo que sai do crânio como a veia jugular interna (VJI) (Figura 8.11; Quadro 8.2). Anterossuperiormente ao forame jugular está o *meato acústico interno* para os nervos facial (NC VII) e vestibulococlear (NC VIII) e a artéria do labirinto. O **canal do nervo hipoglosso** (NC XII) situa-se superiormente à margem anterolateral do forame magno.

Paredes da cavidade do crânio

A espessura das paredes da cavidade do crânio varia nas diferentes regiões. Em geral, são mais finas nas mulheres do que nos homens, bem como nas crianças e nos idosos. Os ossos tendem a ser mais finos em áreas bem cobertas por músculos, como a parte escamosa do temporal (Figura 8.11). As áreas finas de osso podem ser vistas em radiografias (Figura 8.5) ou segurando-se um crânio seco contra uma luz forte.

A maioria dos ossos da calvária é formada por **lâminas interna** e **externa de osso compacto**, separadas por díploe (Figuras 8.5 e 8.11). A **díploe** consiste em osso esponjoso, que contém medula óssea vermelha durante a vida, e através dela passam canais formados por veias diploicas. A díploe em uma calvária seca não é vermelha porque a proteína é removida durante o preparo do crânio. A lâmina interna do osso é mais fina do que a externa, e algumas áreas têm apenas uma fina lâmina de osso compacto sem díploe.

A substância óssea do crânio é distribuída de modo desigual. Ossos planos e relativamente finos (mas curvos em sua maioria) proporcionam a resistência necessária para manter as cavidades e proteger seu conteúdo. Entretanto, além de abrigar o encéfalo, os ossos do neurocrânio (e os processos que partem dele) são locais de inserção proximal dos fortes músculos da mastigação que se fixam distalmente na mandíbula. Logo, grandes forças compressivas atravessam a cavidade nasal e as órbitas, situadas entre eles. Assim, partes espessas dos ossos cranianos formam pilares mais fortes ou *reforços* que conduzem as forças, passando ao largo das órbitas e da cavidade nasal (Figura 8.13). Os principais são o **reforço frontonasal**, que se estende da região dos dentes caninos entre as cavidades nasal e orbital até a parte central do frontal, e o **reforço arco zigomático–margem orbital lateral**, que vai da região dos molares até a parte lateral do frontal e o temporal. Do mesmo modo, **reforços occipitais** conduzem ao forame magno as forças recebidas lateralmente e provenientes da coluna vertebral. Talvez para compensar o osso mais denso necessário nesses reforços, algumas áreas do crânio que não sofrem tanto estresse mecânico são pneumatizadas.

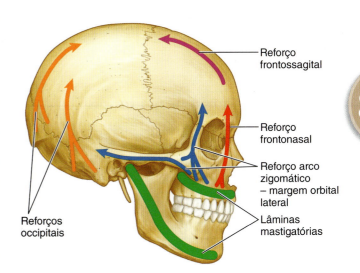

Vista lateral

Figura 8.13 Reforços do crânio. Os reforços são partes mais espessas dos ossos do crânio que transmitem forças nas regiões mais fracas do crânio.

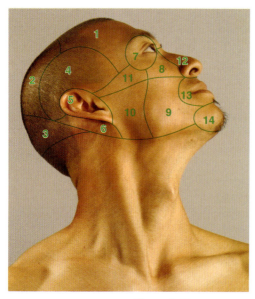

Figura 8.14 Regiões da cabeça.

Regiões da cabeça

A cabeça é dividida em regiões para permitir a comunicação exata acerca da localização das estruturas, lesões ou afecções (Figura 8.14). O grande número de regiões em que é dividida a área relativamente pequena da face (oito) reflete sua complexidade funcional e sua importância pessoal, assim como os gastos anuais com cirurgia plástica eletiva. Com exceção da região auricular, que compreende a orelha externa, os nomes das *regiões neurocranianas da cabeça* correspondem aos ossos ou acidentes ósseos subjacentes: regiões frontal, parietal, occipital, temporal e mastóidea.

A *parte viscerocraniana* inclui a região facial, que é dividida em cinco regiões bilaterais e três medianas associadas aos elementos superficiais (regiões oral e da bochecha), passando por estruturas de tecidos moles mais profundas (região parotideomassetérica), até as estruturas ósseas (regiões orbital, infraorbital, nasal, zigomática e mentual). O restante deste capítulo analisa em detalhes várias dessas regiões e também algumas regiões profundas que não têm representação na superfície (p. ex., a região infratemporal e a fossa pterigopalatina). Durante a descrição de cada região é discutida a respectiva anatomia de superfície.

ANATOMIA CLÍNICA

CRÂNIO

Traumatismo cranioencefálico

O TCE é uma importante causa de morte e incapacidade. Suas complicações incluem hemorragia, infecção e lesão do encéfalo (p. ex., concussão) e dos nervos cranianos. O comprometimento do nível de consciência é a manifestação mais comum. É responsável por quase 10% das mortes nos EUA, e cerca de metade das mortes por traumatismo se acompanham de lesão do encéfalo (Louis et al., 2022). Os TCE são mais frequentes em jovens, entre 15 e 24 anos. As causas de TCE variam, mas destacam-se os acidentes com automóveis e motocicletas. A alta energia transmitida durante esses acidentes pode fazer com que os tratos de fibras e os axônios dentro do encéfalo se dilacerem, causando um padrão chamado "lesão axonal difusa", para o qual não há tratamento adequado.

Cefaleia e dor na face

Poucas queixas são mais comuns do que a *cefaleia* e a *dor na face*. Embora geralmente sejam benignas e muitas vezes estejam associadas a tensão, fadiga ou febre baixa, as cefaleias podem indicar um problema intracraniano grave, como tumor encefálico, hemorragia subaracnóidea ou meningite. A *neuralgia* é caracterizada por dor intensa, pulsátil ou em caráter de punhalada no trajeto de um nervo, provocada por lesão desmielinizante. É uma causa comum de dor facial. Expressões como *neuralgia facial* descrevem sensações dolorosas difusas. A dor em locais específicos tem nomes como *dor de ouvido* (otalgia) e *dor de dente* (odontalgia). O conhecimento da anatomia clínica da cabeça ajuda a compreender as causas de cefaleia e dor facial.

Lesão dos arcos superciliares

Os arcos superciliares são cristas ósseas relativamente salientes (ver Figura 8.3). Logo, um golpe neles (p. ex., durante uma luta de boxe) pode romper a pele e causar sangramento. A contusão da pele ao redor da órbita causa acúmulo de líquido tecidual e sangue no tecido conjuntivo adjacente, que se deposita, em geral unilateralmente, na pálpebra superior e ao redor do olho ("olho roxo"; ver Figura B8.12).

Rubor malar

O zigomático já foi denominado osso malar; por conta disso, usa-se o termo clínico *rubor malar*. Esse eritema cutâneo que recobre o processo zigomático (eminência malar) está associado à elevação da temperatura que ocorre em algumas doenças, como a *tuberculose*. Uma "erupção cutânea em asas de borboleta" característica é observada sobre a eminência zigomática em alguns casos de lúpus eritematoso sistêmico, uma doença autoimune.

Fraturas da maxila e dos ossos associados

O Dr. Léon-Clement Le Fort (um cirurgião e ginecologista parisiense, 1829–1893) classificou três tipos comuns de fraturas da maxila (Figura B8.1):

- **Fratura Le Fort I**: uma grande variedade de fraturas horizontais da maxila, que seguem superiormente ao processo alveolar maxilar (*i. e.*, às raízes dos dentes), cruza o septo nasal ósseo e, possivelmente, as lâminas do processo pterigoide do esfenoide
- **Fratura Le Fort II**: segue das partes posterolaterais dos seios maxilares (cavidades nas maxilas) em sentido superomedial através dos forames infraorbitais, lacrimais ou etmoides até a ponte do nariz. Assim, toda a parte central da face, inclusive o palato duro e os processos alveolares, é separada do restante do crânio
- **Fratura Le Fort III**: fratura horizontal que atravessa as fissuras orbitais superiores, o etmoide e os ossos nasais, e segue em direção lateral através das asas maiores do esfenoide e das suturas frontozigomáticas. A fratura concomitante dos arcos zigomáticos separa a maxila e os zigomáticos do restante do crânio.

Fraturas da mandíbula

Em geral, a fratura da mandíbula é dupla, e frequentemente em lados opostos. Portanto, se for observada uma fratura, deve ser feito um exame cuidadoso à procura de outra fratura (p. ex., muitas vezes um golpe forte na mandíbula causa a fratura do colo e do corpo da mandíbula na região do dente canino oposto).

As *fraturas do processo coronoide da mandíbula* são incomuns e, de modo geral, únicas (Figura B8.2). As *fraturas do colo da mandíbula* costumam ser transversais e podem estar associadas à luxação da articulação temporomandibular (ATM) ipsilateral. As *fraturas do ângulo da mandíbula* geralmente são oblíquas e podem acometer a cavidade óssea ou o alvéolo do 3º dente molar (Figura B8.2, linha C). As *fraturas do corpo da mandíbula* com frequência atravessam o alvéolo de um dente canino (Figura B8.2, linha D).

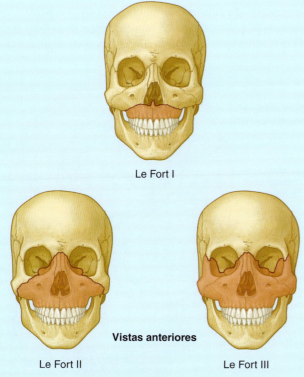

Figura B8.1 Fraturas Le Fort.

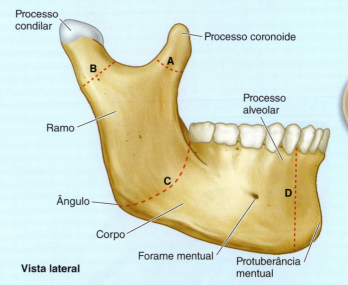

Figura B8.2 Fraturas da mandíbula. *Linha A*, fratura do processo coronoide; *linha B*, fratura do colo da mandíbula; *linha C*, fratura do ângulo da mandíbula; *linha D*, fratura do corpo da mandíbula.

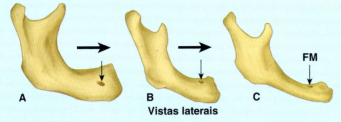

Figura B8.3 Estágios de reabsorção (A a C) de processo alveolar edêntulo.

Reabsorção de osso alveolar

A extração de dentes causa reabsorção óssea alveolar na região ou regiões afetadas (Figura B8.3). Após a perda completa ou extração dos dentes maxilares, as cavidades dos dentes começam a ser preenchidas por osso e tem início a reabsorção do processo alveolar. Do mesmo modo, a extração de dentes mandibulares causa reabsorção óssea alveolar. Aos poucos, o forame mentual aproxima-se da margem superior do corpo da mandíbula (Figura B8.3A a C). Em alguns casos, os forames mentuais desaparecem, expondo os nervos mentuais à lesão. A *pressão exercida por uma prótese dentária* (p. ex., uma dentadura apoiada sobre um nervo mentual exposto) pode causar dor durante a alimentação. A perda de todos os dentes acarreta a diminuição da dimensão vertical da face e *prognatismo mandibular* (sobreoclusão). Também surgem na pele da face pregas profundas que seguem em sentido posterior a partir dos ângulos da boca.

Fraturas da calvária

A convexidade da calvária distribui e, desse modo, geralmente minimiza os efeitos de um golpe sobre a cabeça. Entretanto, golpes fortes em áreas finas da calvária tendem a produzir *fraturas com afundamento*, nas quais há depressão de um fragmento ósseo que comprime e/ou lesiona o encéfalo (Figura B8.4). As *fraturas lineares da calvária*, o tipo mais frequente, geralmente ocorrem no ponto de impacto; mas muitas vezes as linhas de fratura se irradiam a partir dele em duas direções ou mais. Nas *fraturas cominutivas*, o osso é partido em vários pedaços. Se a área da calvária for espessa no local de impacto, o osso pode "afundar" sem fratura. Entretanto, pode haver fratura a alguma distância do local de traumatismo direto, onde a calvária é mais fina. Em uma *fratura por contragolpe*, a fratura não ocorre no ponto de impacto, mas no lado oposto do crânio.

Acesso cirúrgico à cavidade do crânio: retalhos ósseos

Os cirurgiões têm acesso à cavidade do crânio e ao encéfalo por meio de uma *craniotomia*, na qual se levanta ou retira uma parte do neurocrânio, chamada de retalho ósseo (Figura B8.5). Como a capacidade osteogênica (formadora de osso) do pericrânio do adulto é baixa, a regeneração após a perda óssea é pequena (p. ex., quando fragmentos de osso são removidos durante o reparo de uma fratura cominutiva do crânio). Os retalhos ósseos obtidos cirurgicamente são recolocados e fixados com fio a outras partes da calvária ou mantidos temporariamente no lugar com placas metálicas. A reintegração é mais bem-sucedida quando o osso é rebatido junto com o músculo e a pele

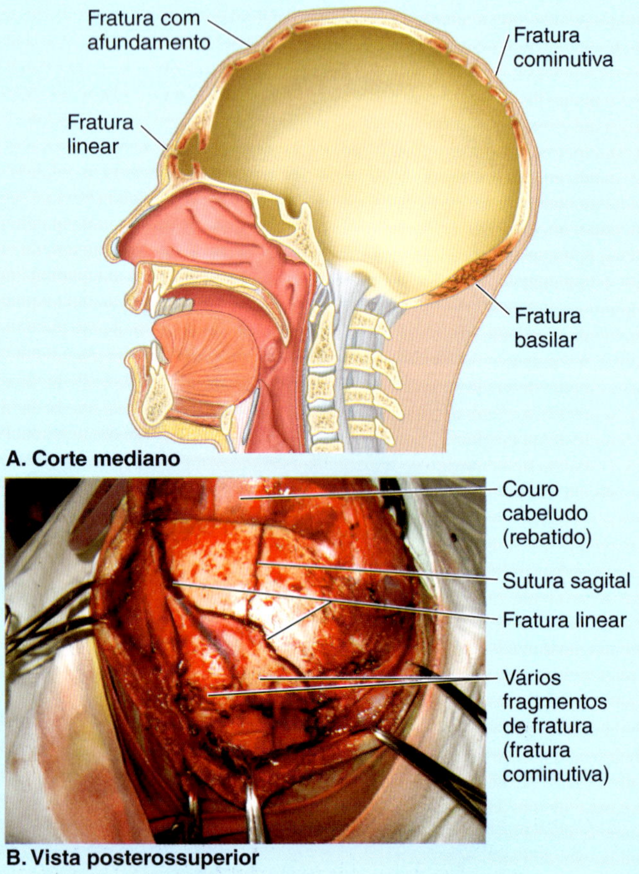

Figura B8.4 Fraturas da calvária.

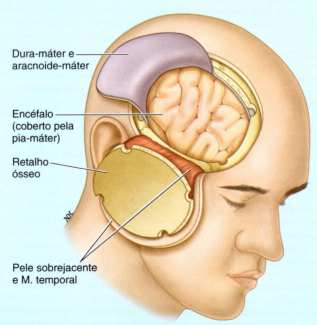

Figura B8.5 Craniotomia.

sobrejacente, de modo a preservar a vascularização durante o procedimento e depois do reposicionamento. Se o retalho ósseo não for recolocado (*i. e.*, se for substituído por uma placa de plástico ou metal permanente), o procedimento é chamado de *craniectomia*.

Desenvolvimento do crânio

Os ossos da calvária e algumas partes da base do crânio desenvolvem-se por *ossificação intramembranosa*. A maior parte da base do crânio se desenvolve por *ossificação endocondral*. Por ocasião do nascimento, os ossos da calvária são lisos e unilaminares; não há díploe. Os túberes frontal e parietal são bastante proeminentes (Figura B8.6). O crânio de um recém-nascido é desproporcionalmente grande em comparação com as outras partes do esqueleto; mas a face é pequena em comparação com a *calvária*, e corresponde a cerca de um oitavo do crânio. No adulto, o esqueleto da face representa um terço do crânio. O grande tamanho da calvária em recém-nascidos/lactentes resulta do crescimento e do desenvolvimento precoces do encéfalo e dos olhos.

O desenvolvimento rudimentar da face faz com que as órbitas pareçam relativamente grandes (Figura B8.6A). A face pequena resulta do desenvolvimento rudimentar da maxila, da mandíbula e dos seios paranasais (cavidades ósseas preenchidas por ar); da ausência de dentes irrompidos e das pequenas dimensões das cavidades nasais.

As metades do frontal no recém-nascido são separadas pela *sutura frontal*, o frontal e os parietais são separados pela *sutura coronal* e as maxilas e mandíbulas são separadas pela *sutura intermaxilar* e *sínfise mandibular* (articulação cartilagínea secundária), respectivamente. Os processos mastoide e estiloide estão ausentes (Figura B8.6A e B). Como não há processos mastoides ao nascimento, ao emergirem dos forames estilomastóideos os nervos faciais estão próximos da superfície. Assim, podem ser lesionados por fórceps durante um parto difícil ou mais tarde por uma incisão posterior à orelha (p. ex., no tratamento cirúrgico da mastoidite ou de problemas da orelha média). A formação dos processos mastoides é gradual durante o primeiro ano à medida que os músculos esternocleidomastóideos completam seu desenvolvimento e tracionam as partes petromastóideas dos temporais.

Os ossos da calvária de um recém-nascido são separados por **fontículos** (tecido fibroso de consistência mais elástica à palpação; também conhecidos como fontanelas ou "moleiras"). Os maiores fontículos estão situados entre os ângulos dos ossos planos (Figura B8.6A e B). Eles incluem os *fontículos anterior* e *posterior* e *fontículos anterolaterais* e *posterolaterais*. A palpação dos fontículos durante o primeiro ano de vida, sobretudo do anterior e do posterior, permite ao médico determinar:

- O progresso do crescimento do frontal e dos parietais
- O grau de hidratação de um recém-nascido/lactente (a depressão do fontículo indica desidratação)
- O nível de pressão intracraniana (a projeção do fontículo indica aumento da pressão intracraniana).

O **fontículo anterior**, o maior de todos, tem formato de losango ou estrela. Os limites anteriores são as metades do

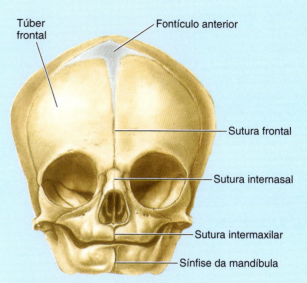

A. Vista anterior

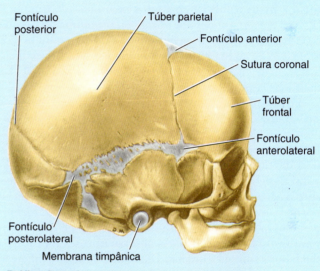

B. Vista lateral

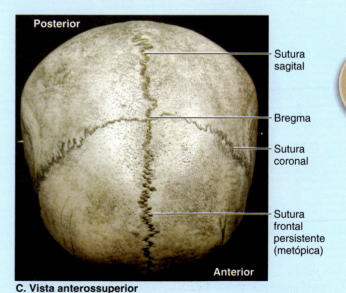

C. Vista anterossuperior

Figura B8.6 Desenvolvimento do crânio.

frontal e os limites posteriores, os parietais (Figura B8.6). Assim, está localizado na junção das suturas sagital, coronal e frontal, o local do futuro *bregma* (Figura 8.6; Quadro 8.1). Até os 18 meses, os ossos adjacentes já terão se fundido e o fontículo anterior não será mais palpável ao exame clínico.

Ao nascimento, o frontal está dividido ao meio. Sua união começa no 2º ano. Na maioria dos casos, a *sutura frontal* se fecha até os 8 anos. Entretanto, cerca de 8% das pessoas têm um remanescente da sutura frontal, a **sutura metópica** (ver Figuras 8.2A e 8.3). Em um número muito menor de casos, há persistência de toda a sutura (Figura B8.6C). É crucial que a sutura persistente não seja confundida com uma fratura em radiografias ou outra técnica de imagem (p. ex., TC).

O **fontículo posterior** é triangular e limitado pelos parietais anteriormente e pelo occipital posteriormente. Está localizado na junção das suturas lambdóidea e sagital, o local do futuro *lambda* (Figuras 8.7A e 8.8C). O fontículo posterior começa a se fechar durante os primeiros meses depois do nascimento; e, ao fim do 1º ano de vida, é pequeno e impalpável ao exame clínico. Os **fontículos anterolateral** e **posterolateral**, cobertos pelo músculo temporal (Figura 8.16A), fundem-se durante o primeiro ano de vida e são menos importantes clinicamente do que os fontículos medianos. As metades da mandíbula fundem-se no início do 2º ano de vida (Figura B8.6). Em geral, não há fusão das duas maxilas e dos ossos nasais.

A consistência amolecida dos ossos cranianos nos fetos e suas frouxas conexões nas suturas e nos fontículos possibilitam a moldagem do crânio durante o parto (Figura B8.7). Durante a passagem do feto através do canal do parto, as metades do frontal tornam-se planas, o occipital é alongado e um parietal cavalga discretamente o outro. Alguns dias após o parto o formato do crânio do recém-nascido volta ao normal. A resiliência dos ossos cranianos dos recém-nascidos/lactentes permite que resistam a forças que causariam fraturas em adultos. As suturas fibrosas da calvária também permitem o aumento do crânio durante a infância. O aumento do tamanho da calvária é mais acentuado durante os primeiros 2 anos de vida, o período de desenvolvimento mais rápido do encéfalo. A capacidade da calvária normalmente aumenta durante 15 a 16 anos. Depois disso, geralmente o tamanho aumenta um pouco ao longo de 3 a 4 anos em virtude do espessamento ósseo.

Alterações da face relacionadas com a idade

A mandíbula é o osso mais dinâmico do corpo; seu tamanho e formato e o número normal de dentes variam muito com a idade. No recém-nascido, a mandíbula tem duas metades unidas no plano mediano por uma articulação cartilagínea, a *sínfise da mandíbula*. A união entre as metades da mandíbula é feita por fibrocartilagem. Essa união começa durante o 1º ano e as metades estão fundidas até o fim do 2º ano de vida. O corpo da mandíbula em recém-nascidos é uma simples armação sem parte alveolar, e cada metade contém cinco dentes decíduos. Em geral, esses dentes começam a irromper por volta dos 6 meses. O corpo da mandíbula se alonga, sobretudo posteriormente ao forame mentual (Figura B8.2), para acomodar seu desenvolvimento. Mais tarde, oito dentes permanentes começam a irromper durante o 6º ano de vida (Figura B8.8). A erupção dos dentes permanentes só se completa no início da vida adulta.

O rápido crescimento da face durante os primeiros anos de vida coincide com a erupção de dentes decíduos. O crescimento vertical da parte superior da face resulta principalmente do desenvolvimento dentoalveolar do osso alveolar. Essas alterações são mais acentuadas após a erupção dos dentes permanentes. O aumento concomitante das regiões frontal e facial está associado ao aumento do tamanho dos *seios paranasais*, extensões cheias de ar das cavidades nasais em alguns ossos do crânio (Figura B8.9). A maioria dos seios paranasais é rudimentar ou está ausente por ocasião do nascimento. O crescimento dos seios paranasais é importante para modificar o formato da face e para dar ressonância à voz.

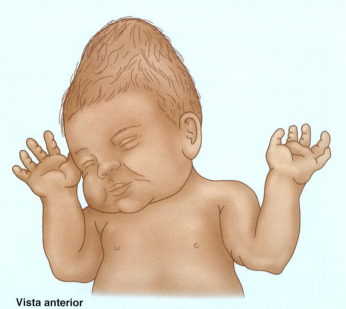

Vista anterior

Figura B8.7 Moldagem da calvária.

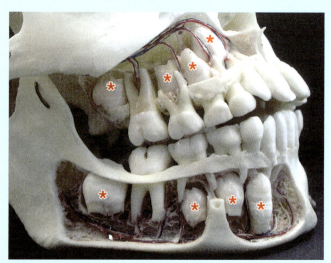

Vista anterolateral

Figura B8.8 Dentição mostrando dentes permanentes não irrompidos. Estes são indicados com *asteriscos vermelhos*.

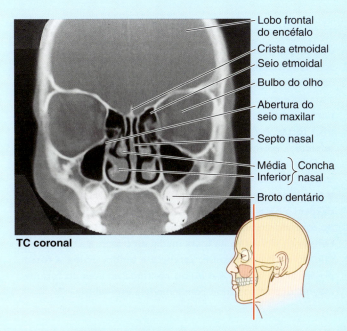

Figura B8.9 Seios paranasais no crânio de uma criança.

Fusão das suturas cranianas

 Em geral, a fusão das suturas entre os ossos da calvária começa entre 30 e 40 anos na face interna. Cerca de 10 anos depois as suturas na face externa estão fundidas (Figura B8.10; comparar com a Figura 8.8B). Em geral, a fusão das suturas começa no bregma e prossegue, de modo sequencial, nas suturas sagital, coronal e lambdóidea. O tempo de fechamento varia consideravelmente.

Alterações do crânio relacionadas com a idade

À medida que as pessoas envelhecem, os ossos do crânio normalmente tornam-se cada vez mais finos e leves, e a díploe é, aos poucos, preenchida por um material gelatinoso cinzento. Nessas pessoas, a medula óssea perde as células sanguíneas e a gordura, adquirindo aparência gelatinosa.

Craniossinostose e malformações cranianas

O fechamento prematuro das suturas cranianas (*craniossinostose primária*) acarreta várias malformações cranianas (Figura B8.11). A incidência aproximada de craniossinostose primária é de 1 por 2.000 nascidos (Kliegman et al., 2020). Não se conhece a causa, mas os fatores genéticos parecem ser importantes. A hipótese prevalente é de que o desenvolvimento anormal da base do crânio gera forças exageradas sobre a *dura-máter* (membrana de revestimento mais externa do encéfalo), que compromete o desenvolvimento normal das suturas cranianas. Essas malformações são mais comuns nos homens e muitas vezes estão associadas a outras anomalias ósseas. O tipo de malformação varia de acordo com as suturas que se fecham prematuramente.

O *fechamento prematuro da sutura sagital*, no qual o fontículo anterior é pequeno ou está ausente, resulta em um crânio longo, estreito e cuneiforme, distúrbio denominado *escafocefalia* (Figura B8.11A). Quando o *fechamento prematuro da sutura coronal ou lambdóidea* é unilateral, há torção e assimetria do crânio, uma condição denominada *plagiocefalia* (Figura B8.11B). O *fechamento prematuro da sutura coronal* resulta em um crânio alto, semelhante a uma torre, conhecido como *oxicefalia* ou *turricefalia* (Figura B8.11C). Este último tipo de malformação craniana é mais comum nas mulheres. Em geral, o fechamento prematuro das suturas não afeta o desenvolvimento encefálico.

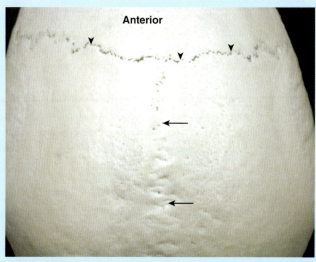

Figura B8.10 Obliteração (sinostose) das suturas cranianas. *Setas*, sagital; *pontas de seta*, coronal.

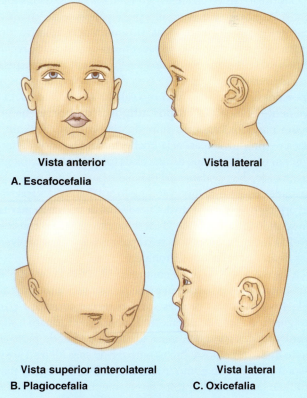

Figura B8.11 Malformações cranianas.

Pontos-chave: Crânio

O crânio é o esqueleto da cabeça, um amálgama de componentes funcionais unidos para formar uma única estrutura óssea. ■ Os elementos funcionais básicos são o *neurocrânio*, que contém o encéfalo e as orelhas internas, e o *viscerocrânio*, que tem duas órbitas, cavidades nasais e lâminas que abrigam os dentes (processos alveolares) na cavidade oral. ■ Embora certo grau de mobilidade entre os ossos do crânio seja vantajoso durante o nascimento, eles são fixados por articulações praticamente imóveis (suturas), e só a mandíbula tem movimento independente. ■ Muitas fissuras e forames facilitam a comunicação e a passagem de estruturas neurovasculares entre os componentes funcionais. ■ A substância óssea do crânio é distribuída de modo desigual. Ossos planos relativamente finos (mas curvos em sua maioria) asseguram a resistência necessária para manter as cavidades e proteger seu conteúdo. ■ Entretanto, os ossos e processos do neurocrânio também são locais de inserção proximal dos fortes músculos da mastigação, que se fixam distalmente na mandíbula. ■ As grandes forças compressivas geradas através da cavidade nasal e das órbitas, situadas entre as inserções musculares, são sustentadas pelas partes espessas dos ossos que formam pilares ou reforços mais fortes. ■ A face externa do crânio apresenta pontos de referência visíveis e palpáveis.

Os acidentes ósseos internos da base do crânio refletem as principais formações do encéfalo, que repousam sobre ela. ■ As cristas ósseas que se irradiam a partir da sela turca central dividem a base nas três fossas do crânio. ■ Os lobos frontais do encéfalo situam-se na fossa anterior do crânio. ■ Os lobos temporais situam-se na fossa média do crânio. ■ O metencéfalo, formado por ponte, cerebelo e bulbo, ocupa a fossa posterior do crânio, e o bulbo continua através do forame magno, onde é contínuo com a medula espinal.

FACE E COURO CABELUDO

Face

A **face** é a superfície anterior da cabeça, da fronte ao mento e de uma orelha à outra. A face é responsável por nossa identidade como seres humanos. Portanto, defeitos congênitos, fibrose ou outras alterações resultantes de patologia ou traumatismo têm repercussões acentuadas além de seus efeitos físicos.

O formato básico da face é determinado pelos ossos subjacentes. A individualidade resulta principalmente de variações anatômicas no formato e na proeminência relativa dos acidentes ósseos do crânio subjacente; na deposição de tecido adiposo; da cor e dos efeitos do envelhecimento sobre a pele; e da abundância, da natureza e da distribuição dos pelos na face e dos fios de cabelo no couro cabeludo. O tamanho relativamente grande dos **corpos adiposos da bochecha** em recém-nascidos/lactentes impede seu colapso durante a sucção e produz a aparência bochechuda. Os ossos da face crescem por mais tempo do que os da calvária. O crescimento do etmoide, das cavidades orbitais e das partes superiores das cavidades nasais está quase completo aos 7 anos. A expansão das órbitas e o crescimento do septo nasal deslocam as maxilas em sentido inferoanterior. O crescimento da face é considerável na infância, quando os seios paranasais se desenvolvem e os dentes permanentes irrompem.

A face é importante na comunicação. Nossas interações com outras pessoas ocorrem principalmente por intermédio dela (inclusive das orelhas); daí o termo *interface* para designar uma área de interação. Embora seu formato e suas peculiaridades garantam nossa identidade, grande parte do efeito que exercemos sobre os outros e de suas ideias a nosso respeito resulta de como usamos os músculos faciais para produzir pequenas alterações nos elementos que constituem a expressão facial.

Couro cabeludo

O **couro cabeludo** é formado por pele (normalmente com pelos) e tecido subcutâneo, que cobrem o neurocrânio desde as linhas nucais superiores no occipital até as margens supraorbitais do frontal (Figuras 8.3 e 8.4A). Lateralmente, o couro cabeludo estende-se sobre a fáscia temporal até os arcos zigomáticos.

O couro cabeludo tem cinco camadas, sendo que as três primeiras são muito próximas e se movem como uma só (p. ex., ao enrugar a fronte e movimentar o couro cabeludo). As cinco camadas são (Figura 8.15A):

1. Pele: fina, exceto na região occipital; contém muitas glândulas sudoríferas e sebáceas, além de folículos pilosos. A irrigação arterial é abundante e há boa drenagem venosa e linfática
2. Tecido conjuntivo: forma a tela subcutânea espessa, densa e ricamente vascularizada, bem suprida por nervos cutâneos
3. Aponeurose (**aponeurose epicrânica**): a lâmina tendínea larga e forte que cobre a calvária e é o local de inserção dos ventres musculares que convergem da fronte e do occipício (o **músculo occipitofrontal**) (Figura 8.15B) e dos temporais de cada lado (os **músculos temporoparietal** e **auricular superior** e **anterior**). Juntas, essas estruturas constituem o **epicrânio** musculoaponeurótico. O *ventre frontal do músculo occipitofrontal* traciona o couro cabeludo anteriormente, enruga a fronte e eleva os supercílios. O *ventre occipital do músculo occipitofrontal* traciona o couro cabeludo posteriormente, esticando a pele da fronte. O músculo auricular superior (uma parte posterior especializada do músculo temporoparietal) eleva a orelha. Todas as partes do epicrânio (músculo e aponeurose) são inervadas pelo nervo facial

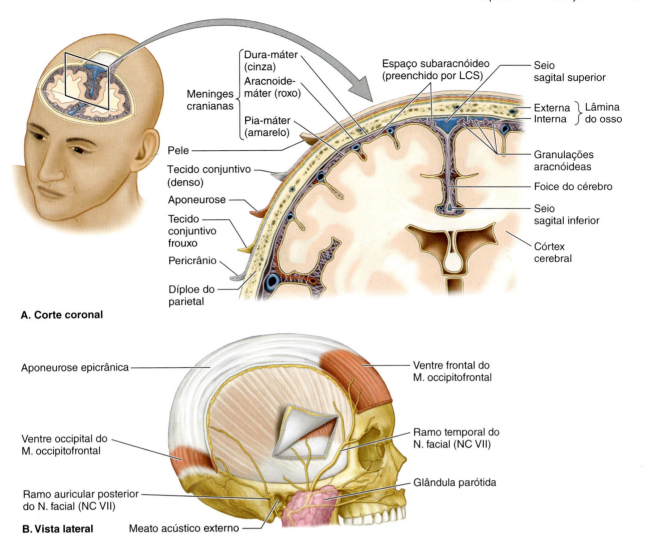

Figura 8.15 Camadas do couro cabeludo, crânio e meninges. A. Visão geral. A pele está firmemente unida à aponeurose epicrânica, que se movimenta livremente sobre o pericrânio e o crânio por causa do tecido conjuntivo frouxo interposto. A *aponeurose* refere-se à aponeurose epicrânica, o tendão intermediário plano do músculo occipitofrontal. As meninges cranianas e o espaço subaracnóideo (leptomeníngeo) são mostrados. *LCS*, líquido cerebrospinal. **B.** O músculo occipitofrontal. A inervação dos dois ventres pelos ramos auricular posterior e temporal do nervo facial é mostrada.

4. Tecido conjuntivo frouxo: uma camada esponjosa contendo espaços virtuais, que podem ser distendidos por líquido em caso de lesão ou infecção. Essa camada permite o livre movimento do **couro cabeludo propriamente dito** (as três primeiras camadas – pele, tecido conjuntivo e aponeurose epicrânica) sobre a calvária
5. Pericrânio: uma camada densa de tecido conjuntivo que forma o periósteo externo do neurocrânio. Está firmemente inserido, mas pode ser arrancado do crânio de pessoas vivas, exceto nos locais onde é contínuo com o tecido fibroso nas suturas do crânio.

Músculos da face e do couro cabeludo

Os músculos da face (músculos da expressão facial) estão na tela subcutânea das partes anterior e posterior do couro cabeludo, na face e no pescoço. Eles movimentam a pele e modificam as expressões faciais para exprimir humor. A maioria dos músculos se insere ao osso ou fáscia e atua mediante tração da pele. A Figura 8.16 ilustra os músculos do couro cabeludo e da face e o Quadro 8.3 apresenta suas inserções e ações. Alguns músculos e/ou grupos musculares serão analisados com mais detalhes.

Todos os músculos da expressão facial desenvolvem-se a partir do mesoderma nos segundos arcos faríngeos. Durante o desenvolvimento embrionário há formação de uma lâmina muscular subcutânea que se estende sobre o pescoço e a face, levando consigo ramos do nervo do arco (o nervo facial, NC VII) para suprir todos os músculos formados a partir do arco (Moore et al., 2020). A lâmina muscular diferencia-se em músculos que circundam os orifícios da face (boca, olhos e nariz), atuando como mecanismos esfincterianos e dilatadores que também criam diversas expressões faciais (Figura 8.17). Em vista de sua origem embriológica comum, muitas vezes há fusão do platisma e dos músculos da face, com entrelaçamento de suas fibras.

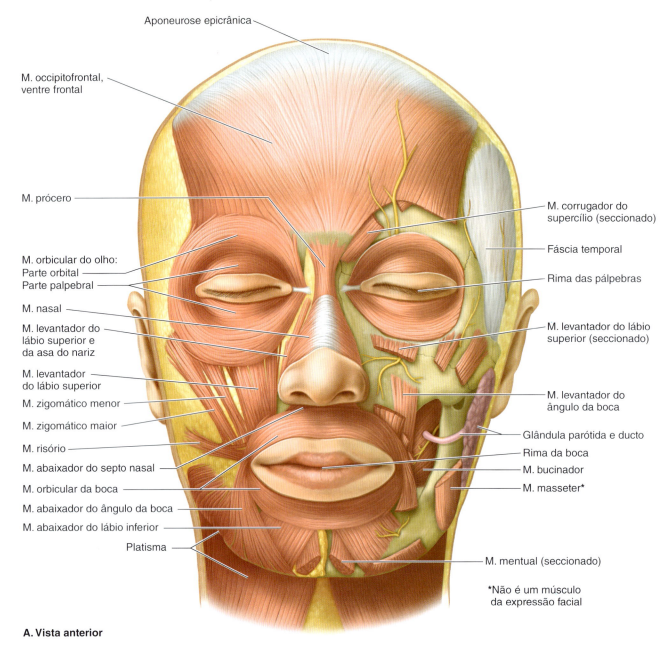

Figura 8.16 Músculos do couro cabeludo e da face. (*continua*)

Quadro 8.3 Músculos do couro cabeludo e da face.

Músculo[a]	Origem	Inserção	Principal(is) ação(ões)
M. occipitofrontal			
Ventre frontal[2]	Aponeurose epicrânica	Pele e tela subcutânea dos supercílios e da fronte	Eleva os supercílios e enruga a pele da fronte; protrai o couro cabeludo (indicando surpresa ou curiosidade)
Ventre occipital[1]	Dois terços laterais da linha nucal superior	Aponeurose epicrânica	Retrai o couro cabeludo; aumenta a eficácia do ventre frontal
M. orbicular do olho (esfíncter orbital)[2,3]	Margem orbital medial; ligamento palpebral medial; lacrimal	Pele ao redor da margem da órbita; lâminas tarsais superior e inferior	Fecha as pálpebras: a parte palpebral o faz com suavidade; a parte orbital, com firmeza (piscar)
M. corrugador do supercílio[2]	Extremidade medial do arco superciliar	Pele superior ao meio da margem supraorbital e arco superciliar	Leva o supercílio medial e inferiormente, criando rugas verticais acima do nariz (que exprimem interesse ou preocupação)

Quadro 8.3 Músculos do couro cabeludo e da face. *(Continuação)*

Músculo[a]	Origem	Inserção	Principal(is) ação(ões)
M. prócero mais **parte transversa do M. nasal**[4]	Fáscia aponeurótica que cobre o osso nasal e a cartilagem nasal lateral	Pele da fronte inferior, entre os supercílios	Abaixa a extremidade medial do supercílio; enruga a pele sobre o dorso do nariz (exprimindo desdém ou aversão)
Parte da asa do nariz mais **M. levantador do lábio superior e asa do nariz**[4]	Processo frontal da maxila (margem inferomedial da órbita)	Cartilagem alar maior; parte lateral da pele do lábio superior	Abaixa a asa lateralmente, dilatando a abertura nasal anterior (i. e., "alargando as narinas", como durante a raiva ou o esforço); ajuda a elevar o lábio superior
M. orbicular da boca (esfíncter oral)[4]	Parte medial da maxila e mandíbula; face profunda da pele perioral; ângulo da boca (modíolo)	Túnica mucosa dos lábios	O tônus fecha a rima da boca; a contração fásica comprime e protrai os lábios (ao beijar) ou resiste à distensão (ao soprar)
M. levantador do lábio superior[4]	Margem infraorbital (maxila)	Pele do lábio superior	Parte dos Mm. dilatadores da boca; retraem (elevam) e/ou evertem o lábio superior; aprofundam o sulco nasolabial (exprimindo tristeza)
M. zigomático menor[4]	Face anterior, zigomático		
M. bucinador (músculo da bochecha)[4]	Mandíbula, processos alveolares da maxila e parte alveolar da mandíbula, rafe pterigomandibular	Ângulo da boca (modíolo); M. orbicular da boca	Pressiona a bochecha contra os dentes molares; atua com a língua para manter o alimento entre as faces oclusais e fora do vestíbulo da boca; resiste à distensão (ao soprar)
M. zigomático maior[4]	Face lateral do zigomático	Ângulo da boca (modíolo)	Parte dos Mm. dilatadores da boca; elevam a comissura labial – bilateralmente para sorrir (felicidade); unilateralmente para zombar (desdém)
M. levantador do ângulo da boca[4]	Maxila infraorbital (fossa canina)		Parte dos Mm. dilatadores da boca; alarga a rima da boca, como ao sorrir com os dentes à mostra ou fazer careta
M. risório[4]	Fáscia parotídea e pele da boca (muito variável)		Parte dos Mm. dilatadores da boca; abaixa a comissura labial bilateralmente para exprimir reprovação (tristeza)
M. abaixador do ângulo da boca[5]	Base anterolateral da mandíbula		
M. abaixador do lábio inferior[5]	Platisma e parte anterolateral do corpo da mandíbula	Pele do lábio inferior	Parte dos Mm. dilatadores da boca; retrai (abaixa) e/ou everte o lábio inferior ("fazer beicinho", tristeza)
M. mentual[5]	Corpo da mandíbula (anterior às raízes dos incisivos inferiores)	Pele do mento (sulco mentolabial)	Eleva e protrai o lábio inferior; eleva a pele do mento (exprimindo dúvida)
Platisma[6]	Tecido subcutâneo das regiões infraclavicular e supraclavicular	Base da mandíbula; pele da bochecha e do lábio inferior; ângulo da boca (modíolo); orbicular da boca	Abaixa a mandíbula (contra resistência); tensiona a pele da região inferior da face e do pescoço (exprimindo tensão e estresse)

[a]Todos os músculos faciais são inervados pelo nervo facial (NC VII) via ramo auricular posterior (1) ou ramos temporal (2), zigomático (3), bucal (4), marginal da mandíbula (5) ou cervical (6) do plexo parotídeo.

MÚSCULOS DO COURO CABELUDO, DA FRONTE E DOS SUPERCÍLIOS

O **músculo occipitofrontal** é digástrico e plano, e seus **ventres occipital** e **frontal** têm um tendão comum, a **aponeurose epicrânica** (Figuras 8.15 e 8.16A e B; Quadro 8.3). Como a aponeurose é uma camada do couro cabeludo, a contração independente do ventre occipital retrai o couro cabeludo e a contração do ventre frontal o protrai. Agindo simultaneamente, o ventre occipital, com inserções ósseas, e o ventre frontal, que não tem inserções ósseas, são sinérgicos; eles elevam os supercílios e produzem rugas transversais na fronte. Assim, criam uma aparência de surpresa.

MÚSCULOS DA BOCA, DOS LÁBIOS E DAS BOCHECHAS

Os lábios e o formato e grau de abertura da boca são importantes para a clareza da voz. Além disso, a comunicação vocal é enfatizada pelas expressões faciais. Vários músculos alteram o formato da boca e dos lábios durante a fala e também durante atividades como cantar, assobiar e fazer mímica. O formato da boca e dos lábios é controlado por um grupo tridimensional complexo de alças musculares, que incluem (Figura 8.16B e C; Quadro 8.3):

- Músculos elevadores, retratores e eversores do lábio superior
- Músculos depressores, retratores e eversores do lábio inferior
- Músculo orbicular da boca, o esfíncter ao redor da boca
- Músculo bucinador na bochecha.

Em repouso, os lábios ficam em suave contato e os dentes estão próximos.

O **músculo orbicular da boca**, o primeiro da série de esfíncteres associados ao sistema digestório, circunda a boca nos lábios, controlando a entrada e a saída através da **rima da boca**. O músculo orbicular da boca é importante durante a articulação (fala).

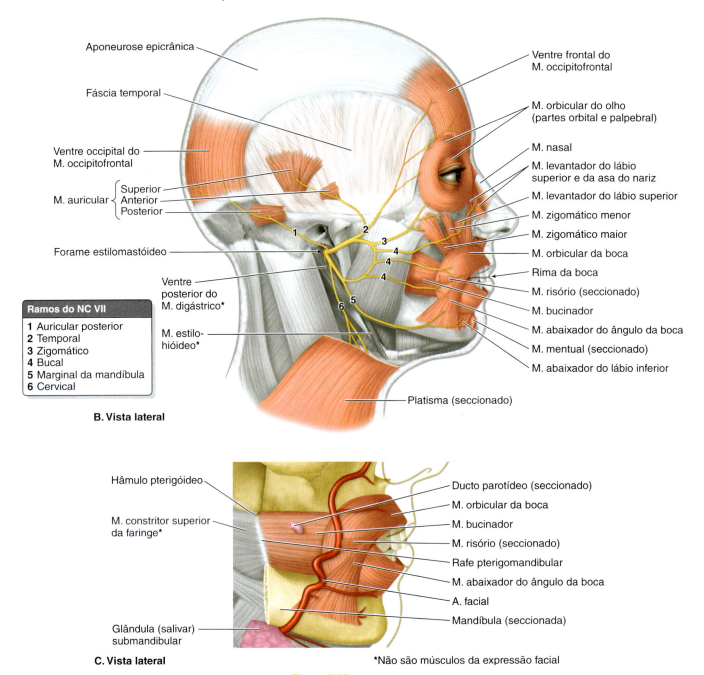

Figura 8.16 (*Continuação*)

O músculo **bucinador** é retangular, plano e fino, e se insere lateralmente no processo alveolar da maxila e na parte alveolar da mandíbula, em oposição aos dentes molares. Está inserido também na **rafe pterigomandibular**, um espessamento tendíneo da fáscia bucofaríngea que separa e dá origem ao músculo constritor superior da faringe posteriormente. O músculo bucinador ocupa um plano mais profundo e medial do que os outros músculos da face; passa profundamente à mandíbula, de modo que está mais próximo da túnica mucosa da boca do que da pele da face. O músculo bucinador, ativo ao sorrir, também mantém as bochechas tensas, evitando seu pregueamento e lesão durante a mastigação.

Na parte anterior, as fibras do músculo bucinador misturam-se medialmente àquelas do músculo orbicular da boca, e o tônus dos dois músculos comprime as bochechas e os lábios contra os dentes e gengivas. A contração tônica do músculo bucinador e principalmente do músculo orbicular da boca oferece resistência suave, porém contínua, à tendência de inclinação externa dos dentes. Na presença de um lábio superior curto, ou de afastadores que anulem essa força, os dentes tornam-se tortos ou protrusos.

Os músculos orbicular da boca (na face labial) e bucinador (na face bucal) atuam juntamente com a língua (na face lingual) para manter o alimento entre as faces oclusais dos dentes durante a mastigação e evitar o acúmulo de alimento no vestíbulo da boca. O músculo bucinador também ajuda as

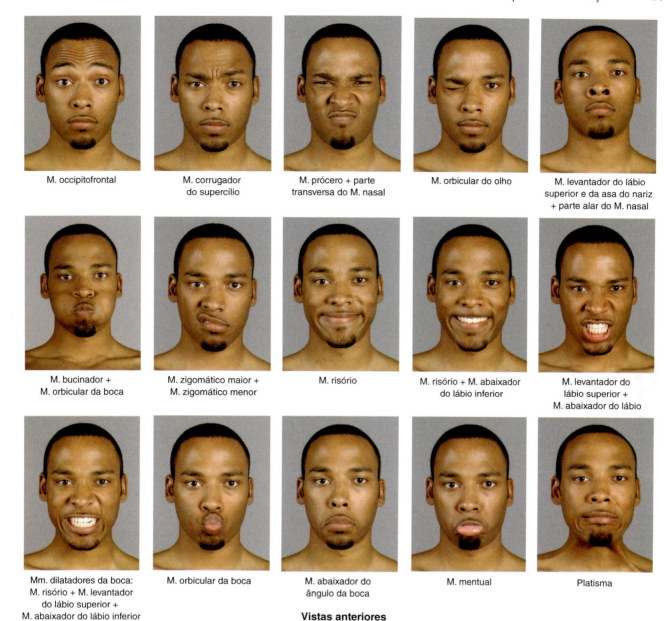

Figura 8.17 Músculos da expressão facial em ação. Esses músculos são esfíncteres e dilatadores superficiais dos orifícios da cabeça. Os músculos faciais, supridos pelo nervo facial (NC VII), estão fixados à pele da face, a qual movimentam, produzindo muitas expressões faciais.

bochechas a resistirem às forças geradas pelo assobio e sucção. O músculo recebeu esse nome porque comprime as bochechas ao soprar (p. ex., quando um músico toca um instrumento de sopro). A distensão dos músculos bucinadores e de outros músculos da bochecha em alguns trompetistas (como o memorável e falecido Dizzy Gillespie) é tamanha que suas bochechas se projetam para fora quando eles sopram os instrumentos com força.

Vários músculos dilatadores irradiam-se dos lábios e ângulos da boca, como os raios de uma roda, retraindo as várias margens da *rima da boca* em conjunto, em grupos ou de modo individual. Lateralmente aos ângulos da boca ou **comissuras labiais** (as junções dos lábios superiores e inferiores), fibras de até nove músculos da face se entrelaçam ou se fundem em uma formação muito variável e multiplanar denominada **modíolo**, que é a principal responsável pelas covinhas observadas em muitas pessoas.

O **platisma** é uma lâmina larga e fina de músculo na tela subcutânea do pescoço (Figura 8.16A e B; Quadro 8.3). As margens anteriores dos dois músculos cruzam-se sobre o mento e se fundem aos músculos da face. Agindo a partir de sua inserção superior, o platisma tensiona a pele, produz sulcos cutâneos verticais, conduz grande tensão e libera a pressão sobre as veias superficiais. Atuando a partir de sua inserção inferior, o platisma ajuda a abaixar a mandíbula e abaixa os ângulos da boca, como ao fazer uma careta.

MÚSCULOS DA ABERTURA DA ÓRBITA

A função das pálpebras é proteger os bulbos do olho contra lesões e luz excessiva. As pálpebras também distribuem as lágrimas e mantêm a córnea úmida.

O **músculo orbicular do olho** fecha as pálpebras e enruga a fronte verticalmente (Figuras 8.16A e B e 8.18; Quadro 8.3). Suas fibras formam círculos concêntricos em

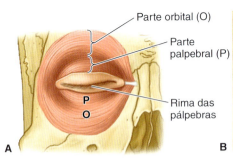
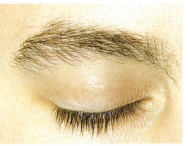
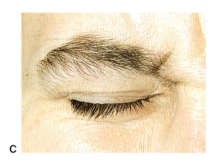

Vistas anteriores

Figura 8.18 Disposição e ações do músculo orbicular do olho. **A.** Partes do músculo orbicular do olho. **B.** Parte palpebral. A parte palpebral fecha suavemente as pálpebras. **C.** Parte orbital. A parte orbital fecha as pálpebras com firmeza.

torno da margem orbital e das pálpebras. A contração dessas fibras estreita a **rima das pálpebras** e auxilia o fluxo de líquido lacrimal por meio do início da união das pálpebras na parte lateral, fechando a rima das pálpebras na direção lateromedial. O músculo orbicular do olho tem três partes:

1. *Parte palpebral*: originada no **ligamento palpebral medial** (Figura 8.21) e localizada principalmente nas pálpebras, as quais fecha suavemente (como ao piscar ou dormir) para evitar o ressecamento da córnea
2. *Parte profunda*: passa posteriormente ao *saco lacrimal* e movimenta as pálpebras medialmente, auxiliando a drenagem das lágrimas
3. *Parte orbital*: sobrejacente à margem orbital e fixada ao frontal e à maxila medialmente, fecha as pálpebras com firmeza (como ao piscar com força ou semicerrar os olhos) para proteger os bulbos dos olhos contra a luz e a poeira.

A contração das três partes do músculo orbicular do olho fecha os olhos com firmeza (Figuras 8.17 e 8.18C).

MÚSCULOS DO NARIZ E DAS ORELHAS

Como mostrado em "Dilatação das narinas", no boxe Anatomia clínica, mais adiante, os músculos do nariz sinalizam comportamentos respiratórios. De resto, embora sejam importantes do ponto de vista funcional em alguns mamíferos (elefantes, tapires, coelhos e alguns mamíferos aquáticos), esses músculos têm importância relativamente pequena nos seres humanos, exceto em termos de expressão facial e no campo especializado da cirurgia plástica estética. Os músculos das orelhas, importantes nos animais capazes de levantar ou apontar as orelhas em direção à origem dos sons, são ainda menos importantes nos seres humanos.

Nervos da face e do couro cabeludo

O *nervo trigêmeo* (NC V) é o principal responsável pela inervação cutânea (sensitiva) da face e da parte anterossuperior do couro cabeludo; e o *nervo facial* (NC VII) é o responsável pela inervação motora dos músculos faciais.

NERVOS CUTÂNEOS DA FACE E DO COURO CABELUDO

O **nervo trigêmeo** (NC V) origina-se na face lateral da ponte do mesencéfalo por meio de duas raízes: motora e sensitiva. Essas raízes são comparáveis às raízes motoras (anteriores) e sensitivas (posteriores) dos nervos espinais. A raiz sensitiva do NC V consiste em prolongamentos centrais de neurônios pseudounipolares localizados em um gânglio sensitivo (**gânglio trigeminal**) na extremidade distal da raiz, que é contornado pelos axônios neuronais multipolares que formam a raiz motora. O NC V é o nervo sensitivo da face e o nervo motor dos músculos da mastigação e de vários pequenos músculos (Figura 8.19).

Os prolongamentos periféricos dos neurônios do gânglio trigeminal constituem as três divisões do nervo: o *nervo oftálmico* (NC V_1), o *nervo maxilar* (NC V_2) e o componente sensitivo do *nervo mandibular* (NC V_3). Esses nervos são nomeados de acordo com as principais áreas onde terminam: olho, maxila e mandíbula, respectivamente. As duas primeiras divisões (nervos oftálmico e maxilar) são apenas sensitivas. O nervo mandibular é principalmente sensitivo, mas também recebe as fibras motoras (axônios) da raiz motora do NC V, que supre principalmente os músculos da mastigação. A Figura 8.20 ilustra os nervos cutâneos derivados de cada divisão do NC V, e o Quadro 8.4 lista e descreve a origem, o trajeto e a distribuição de cada nervo.

Os nervos cutâneos do pescoço superpõem-se aos da face. Os ramos cutâneos de nervos cervicais oriundos do *plexo cervical* estendem-se sobre a face posterior do pescoço e do couro cabeludo. O **nervo auricular magno** supre a face inferior da orelha externa e grande parte da região parotideomassetérica da face (a área sobre o ângulo da mandíbula).

NERVO OFTÁLMICO

O **nervo oftálmico** (NC V_1), a divisão superior do nervo trigêmeo, é a menor das três divisões do NC V. Origina-se do gânglio trigeminal como um nervo completamente sensitivo e supre a área de pele derivada da *proeminência frontonasal embrionária* (Moore et al., 2020). Ao entrar na órbita através da *fissura orbital superior*, o NC V_1 trifurca-se em nervos frontal, nasociliar e lacrimal (Figura 8.19). Com exceção do nervo nasal externo, os ramos cutâneos do NC V_1 chegam à pele da face através da abertura da órbita (Figura 8.21).

O **nervo frontal**, o maior ramo produzido pela trifurcação do NC V_1, segue ao longo do teto da órbita em direção à abertura da órbita, bifurcando-se aproximadamente no meio do caminho para formar os **nervos cutâneos supraorbital** e **supratroclear**, distribuídos para a fronte e o couro cabeludo (Figuras 8.21 e 8.22).

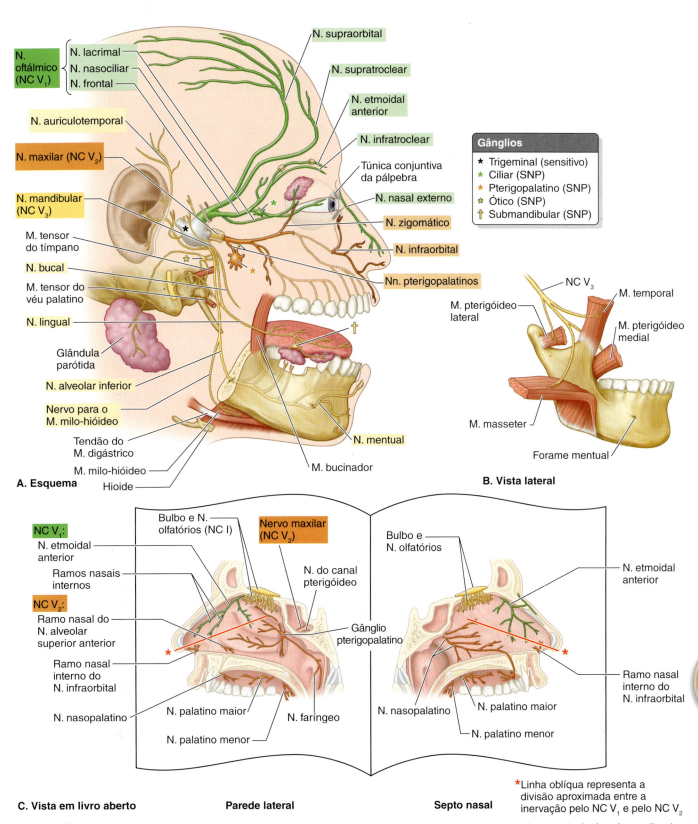

Figura 8.19 Distribuição do nervo trigêmeo (NC V). A. Visão geral. As três divisões do NC V originam-se do gânglio trigeminal. Além do gânglio trigeminal, um gânglio sensitivo (semelhante aos gânglios espinais dos nervos espinais) e quatro gânglios parassimpáticos (três deles mostrados aqui) estão associados a ramos do nervo trigêmeo. **B.** Ramos do nervo mandibular (NC V₃) que suprem os músculos da mastigação. **C.** Distribuição superficial e profunda do NC V₁ e NC V₂ na parede lateral e no septo da cavidade nasal direita.

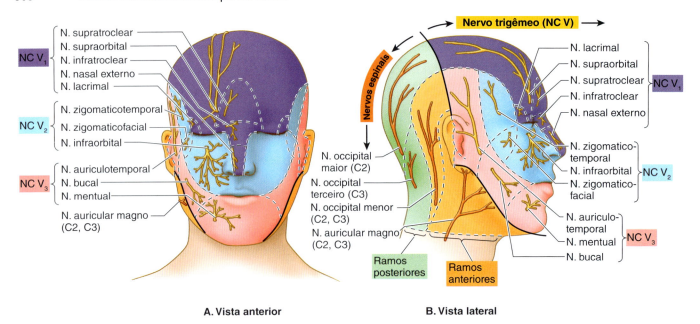

Figura 8.20 Nervos cutâneos da face e do couro cabeludo.

Quadro 8.4 Nervos cutâneos da face e do couro cabeludo.

Nervo	Origem	Trajeto	Distribuição
Nervos cutâneos derivados do nervo oftálmico (NC V₁)			
N. supraorbital	Maior ramo da bifurcação do N. frontal, aproximadamente no meio do teto da órbita	Continua anteriormente ao longo do teto da órbita, emergindo através da incisura ou forame supraorbital; ascende na fronte, dividindo-se em ramos	Túnica mucosa do *seio frontal*; pele e túnica conjuntiva do meio da *pálpebra superior*; pele e pericrânio da *região anterolateral da fronte* e *couro cabeludo* até o vértice (linha interauricular)
N. supratroclear	Menor ramo da bifurcação do N. frontal, aproximadamente no meio do teto da órbita	Continua em sentido anteromedial ao longo do teto da órbita, seguindo lateralmente à tróclea e ascendendo na fronte	Pele e túnica conjuntiva da face medial da *pálpebra superior*; pele e pericrânio da *região anteromedial da fronte*
N. lacrimal	Menor ramo da trifurcação do *NC V₁*, proximal à fissura orbital superior	Segue em sentido superolateral através da órbita, recebendo fibras secretomotoras através de um ramo comunicante do nervo zigomaticotemporal	*Glândula lacrimal* (fibras secretomotoras); pequena área de pele e túnica conjuntiva da *parte lateral da pálpebra superior*
N. infratroclear	Ramo terminal (com o N. etmoidal anterior) do *N. nasociliar*	Acompanha a parede medial da órbita, passando inferiormente à tróclea	Pele lateral à *raiz do nariz*; pele e túnica conjuntiva das *pálpebras adjacentes ao canto medial, saco lacrimal* e *carúncula lacrimal*
N. nasal externo	Ramo terminal do *N. etmoidal anterior* do N. nasociliar	Emerge da cavidade nasal passando entre o osso nasal e a cartilagem nasal lateral	Pele da *asa* do nariz, *vestíbulo e dorso do nariz*, inclusive o *ápice*
Nervos cutâneos derivados do nervo maxilar (NC V₂)			
N. infraorbital	Continuação do *NC V₂* distal à sua entrada na órbita através da fissura orbital inferior	Atravessa o sulco infraorbital e o canal no assoalho da órbita, dando origem a ramos alveolares superiores; depois emerge através do forame infraorbital, dividindo-se imediatamente em ramos palpebral inferior, nasais interno e externo, e labial superior	Túnica mucosa do *seio maxilar*; *dentes pré-molares, caninos e incisivos maxilares*; pele e túnica conjuntiva da *pálpebra inferior*; pele da *bochecha, região lateral do nariz* e região anteroinferior do *septo nasal*; pele e túnica mucosa oral do *lábio superior*
N. zigomaticofacial	Ramo terminal menor (com o N. zigomaticotemporal) do *N. zigomático*	Atravessa o canal zigomaticofacial no zigomático no ângulo inferolateral da órbita	Pele na proeminência da *bochecha*
N. zigomaticotemporal	Ramo terminal maior (com o N. zigomaticofacial) do *N. zigomático*	Envia o ramo comunicante para o N. lacrimal na órbita; depois segue até a fossa temporal através do canal zigomaticotemporal no zigomático	Pele sem pelos na *parte anterior da fossa temporal*

Quadro 8.4 Nervos cutâneos da face e do couro cabeludo. (*Continuação*)

Nervo	Origem	Trajeto	Distribuição
Nervos cutâneos derivados do nervo mandibular (NC V₃)			
N. auriculotemporal	Na fossa infratemporal através de duas raízes do *tronco posterior do NC V₃* que circundam a artéria meníngea média	Segue em direção posterior, profundamente ao ramo da mandíbula e à parte profunda superior da glândula parótida, emergindo posteriormente à articulação temporomandibular	Pele anterior à orelha e dois terços posteriores da *região temporal*; pele do trago e hélice adjacente da *orelha*; pele do teto do *meato acústico externo*; e pele da *membrana timpânica* superior
N. bucal	Na fossa infratemporal como ramo sensitivo do *tronco anterior do NC V₃*	Passa entre duas partes do M. pterigóideo lateral, emergindo anteriormente do revestimento do ramo da mandíbula e M. masseter, unindo-se aos ramos bucais do N. facial	Pele e túnica mucosa oral da *bochecha* (sobrejacente e profundamente à parte anterior do M. bucinador); *gengiva bucal* adjacente aos segundo e terceiro molares
N. mentual	Ramo terminal do *N. alveolar inferior* (NC V₃)	Emerge do canal mandibular através do forame mentual na face anterolateral do corpo da mandíbula	Pele do *mento* e pele; túnica mucosa oral do *lábio inferior*
Nervos cutâneos derivados dos ramos anteriores dos nervos espinais cervicais			
N. auricular magno	Nn. espinais C2 e C3 através do plexo cervical	Ascende verticalmente através do M. esternocleido-mastóideo, posteriormente à veia jugular externa	Pele sobre o ângulo da mandíbula e lobo inferior da orelha; bainha parotídea
N. occipital menor		Segue a margem posterior do M. esternocleidomastóideo; depois ascende posteriormente à orelha	Couro cabeludo posterior à orelha
Nervos cutâneos derivados dos ramos posteriores dos nervos espinais cervicais			
N. occipital maior	Como ramo medial do ramo posterior do N. espinal C2	Emerge entre o áxis e o M. oblíquo inferior da cabeça; depois perfura o M. trapézio	Couro cabeludo da região occipital
N. occipital terceiro	Como ramo lateral do ramo posterior do N. espinal C3	Perfura o M. trapézio	Couro cabeludo das regiões occipital inferior e suboccipital

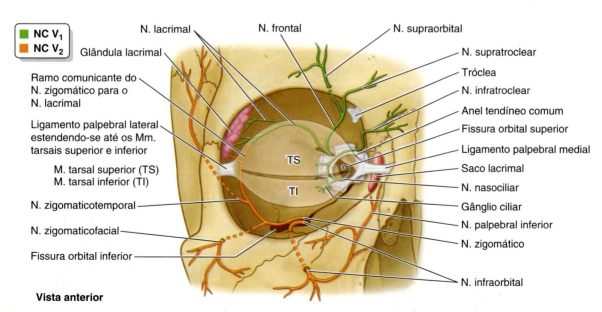

Vista anterior

Figura 8.21 Nervos cutâneos da região orbital/periorbital. Os nervos cutâneos são mostrados em relação às paredes e margem da órbita e do esqueleto fibroso das pálpebras. A pele da pálpebra superior é suprida por ramos do nervo oftálmico (NC V₁), enquanto a pálpebra inferior é suprida principalmente por ramos do nervo maxilar (NC V₂).

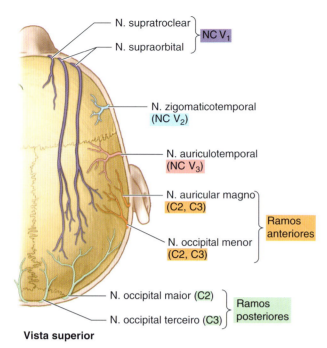

Figura 8.22 Nervos do couro cabeludo. Os nervos aparecem em sequência: NC V₁, NC V₂, NC V₃, ramos anteriores de C2 e C3 e ramos posteriores de C2 e C3.

O **nervo nasociliar**, o ramo intermediário da trifurcação do NC V₁, envia ramos para o bulbo do olho e divide-se na órbita em nervos etmoidal posterior, etmoidal anterior e infratroclear (Figura 8.19). Os *nervos etmoidais posterior* e *anterior* deixam a órbita, e este último segue um trajeto tortuoso através das cavidades do crânio e nasal. Seu ramo terminal, o **nervo nasal externo**, é um nervo cutâneo que supre a parte externa do nariz. O **nervo infratroclear** é um ramo terminal do nervo nasociliar e seu principal ramo cutâneo.

O **nervo lacrimal**, o menor ramo da trifurcação do NC V₁, é basicamente um ramo cutâneo, mas também tem algumas fibras secretomotoras, enviadas através de um ramo comunicante, de um gânglio associado ao nervo maxilar para inervação da glândula lacrimal (Figuras 8.19 a 8.21).

NERVO MAXILAR

O **nervo maxilar** (NC V₂), a divisão intermediária do nervo trigêmeo, também se origina como um nervo completamente sensitivo (Figura 8.19A). O NC V₂ segue anteriormente a partir do *gânglio trigeminal* e deixa o crânio através do *forame redondo* na base da asa maior do esfenoide. O nervo maxilar entra na *fossa pterigopalatina*, onde emite ramos para o *gânglio pterigopalatino* e continua anteriormente, entrando na órbita através da *fissura orbital inferior* (Figura 8.21). Dá origem ao nervo zigomático e segue anteriormente até o *sulco e o forame infraorbitais* como o nervo infraorbital.

O **nervo zigomático** segue até a parede lateral da órbita, dando origem a dois dos três ramos cutâneos do NC V₂, os **nervos zigomaticofacial** e **zigomaticotemporal**. O nervo zigomático então continua como um ramo comunicante que leva fibras secretomotoras para o nervo lacrimal. No trajeto até a face, o nervo **infraorbital** dá origem a ramos palatinos, ramos para a túnica mucosa do seio maxilar e ramos para os dentes superiores. Chega à pele da face através do *forame infraorbital* na face infraorbital da maxila. Os três ramos cutâneos do nervo maxilar suprem a área de pele derivada das *proeminências maxilares* embrionárias (Figura 8.20) (Moore et al., 2020).

NERVO MANDIBULAR

O **nervo mandibular** (NC V₃) é a divisão maior e inferior do nervo trigêmeo (Figura 8.19A). É formado pela união de fibras sensitivas do gânglio sensitivo com a raiz motora do NC V no *forame oval* na asa maior do esfenoide, através do qual o NC V₃ emerge do crânio. O NC V₃ tem três ramos sensitivos que suprem a área da pele derivada da *proeminência mandibular* embrionária. Também envia fibras motoras para os músculos da mastigação (Figura 8.19B). O NC V₃ é a única divisão do NC V que tem fibras motoras. Os principais ramos cutâneos do NC V₃ são os **nervos auriculotemporal**, **bucal** e **mentual**. No trajeto até a pele, o nervo auriculotemporal segue profundamente à glândula parótida, levando até ela fibras secretomotoras oriundas do gânglio ótico (Figura 8.19A).

NERVOS DO COURO CABELUDO

A inervação do couro cabeludo anterior às orelhas é feita por ramos de todas as três divisões do NC V, o *nervo trigêmeo* (Figuras 8.20B e 8.22; Quadro 8.4). Na região posterior às orelhas, a inervação provém dos nervos cutâneos espinais (C2 e C3).

NERVOS MOTORES DA FACE

Os nervos motores da face são o *nervo facial* para os músculos da expressão facial e a *raiz motora do nervo trigêmeo/nervo mandibular* para os músculos da mastigação (masseter, temporal e pterigóideos medial e lateral). Esses nervos também suprem alguns músculos mais profundos (descritos adiante neste capítulo em relação à boca, à orelha média e ao pescoço) (Figura 8.19A).

NERVO FACIAL

O NC VII, o **nervo facial**, tem uma raiz motora e uma raiz sensitiva/parassimpática (sendo esta última o *nervo intermédio*). A **raiz motora do NC VII** supre os músculos da expressão facial, inclusive o músculo superficial do pescoço (platisma), músculos auriculares, músculos do couro cabeludo e alguns outros músculos derivados do mesoderma no segundo arco faríngeo embrionário

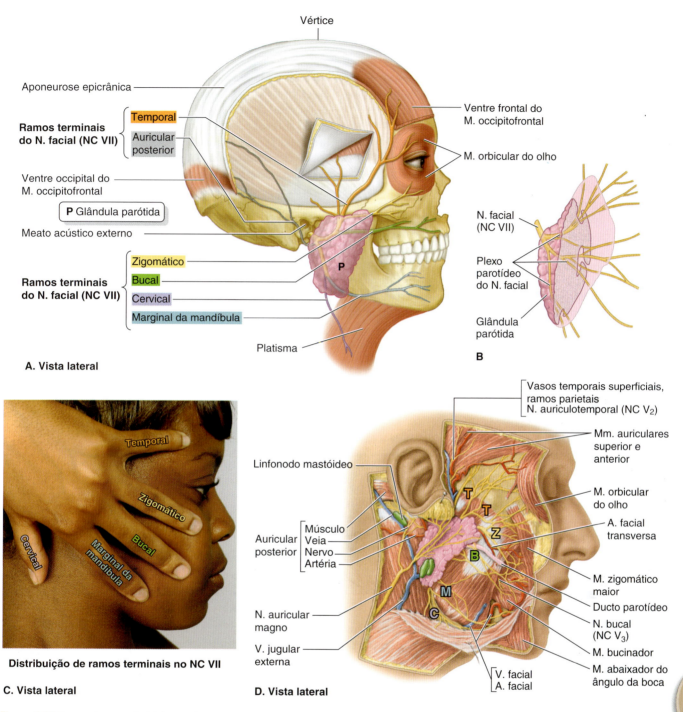

Figura 8.23 Ramos do nervo facial (NC VII). **A.** Visão geral. Os ramos terminais do NC VII originam-se do plexo intraparotídeo na glândula parótida. Eles emergem da glândula sob o revestimento de sua face lateral e geralmente irradiam-se em direção anterior através da face. Embora esteja intimamente relacionado com a glândula parótida (e muitas vezes entre em contato com a glândula submandibular através de um ou mais de seus ramos inferiores), o NC VII não envia fibras nervosas para a glândula parótida. Também são mostrados dois músculos que representam os extremos da distribuição do NC VII, o músculo occipitofrontal e o platisma. **B.** Plexo parotídeo do nervo facial inserido na glândula parótida. A glândula foi seccionada em plano coronal. **C.** Método para demonstração e curso geral dos ramos terminais do NC VII. **D.** Dissecção. O nervo auricular magno (C2 e C3), que supre a bainha da glândula parótida e a pele sobre o ângulo da mandíbula, e ramos terminais do nervo facial, que suprem os músculos da expressão facial: *B*, bucal; *C*, cervical; *M*, marginal da mandíbula; *T*, temporal; *Z*, zigomático.

(Figura 8.23). Seguindo um trajeto tortuoso através do temporal, o NC VII emerge do crânio através do *forame estilomastóideo* localizado entre os processos mastoide e estiloide (Figuras 8.9B e 8.11). Imediatamente dá origem ao **nervo auricular posterior**, que segue posterossuperiormente à orelha para suprir o músculo auricular posterior e o ventre occipital do músculo occipitofrontal (Figura 8.23A e C).

O tronco principal do NC VII segue anteriormente e é englobado pela glândula parótida, na qual forma o **plexo intraparotídeo**. Este plexo dá origem aos cinco ramos terminais do nervo facial: *temporal, zigomático, bucal, marginal da mandíbula* e *cervical*. Os nomes dos ramos referem-se às regiões que inervam. O Quadro 8.3 identifica os músculos específicos supridos por cada ramo.

O **ramo temporal do NC VII** emerge da margem superior da glândula parótida e cruza o arco zigomático para suprir os músculos auricular superior e auricular anterior; o ventre frontal do músculo occipitofrontal; e, mais importante, a parte superior do músculo orbicular do olho.

O **ramo zigomático do NC VII** segue através de dois ou três ramos superiormente e, em especial, inferiormente ao olho para suprir a parte inferior do músculo orbicular do olho e outros músculos faciais inferiores à órbita.

O **ramo bucal do NC VII** segue externamente ao músculo bucinador para suprir este músculo e os músculos do lábio superior (partes superiores do músculo orbicular da boca e fibras inferiores do músculo levantador do lábio superior).

O **ramo marginal da mandíbula do NC VII** supre o músculo risório, os músculos do lábio inferior e do mento. Emerge da margem inferior da glândula parótida e cruza a margem inferior da mandíbula profundamente ao platisma até chegar à face. Esse ramo segue inferiormente ao ângulo da mandíbula em cerca de 20% das pessoas.

O **ramo cervical do NC VII** segue inferiormente a partir da margem inferior da glândula parótida e posteriormente à mandíbula para suprir o platisma (Figura 8.23).

Ramos cutâneos oriundos do gânglio geniculado acompanham o ramo auricular do nervo vago até a pele dos dois lados da orelha externa, na região da concha. Embora não sejam evidentes anatomicamente, sua existência é mais evidente pelas manifestações clínicas induzidas por eles.

Vascularização superficial da face e do couro cabeludo

A face é ricamente irrigada e drenada por artérias superficiais e veias externas, como comprovam o rubor e a palidez (p. ex., por causa do frio). Os ramos terminais de artérias e veias anastomosam-se livremente, o que inclui anastomoses através da linha mediana com seus pares contralaterais.

ARTÉRIAS SUPERFICIAIS DA FACE

A maioria das artérias superficiais da face é ramo ou derivada de *ramos da artéria carótida externa*, como mostra a Figura 8.24. O Quadro 8.5 apresenta a origem, o trajeto e a distribuição dessas artérias. A **artéria facial** é a principal responsável pelo suprimento arterial da face. Origina-se da artéria carótida externa e espirala-se até a margem inferior da mandíbula, imediatamente anterior ao músculo masseter (Figuras 8.23C e 8.24B). Nesse local a artéria está em posição superficial, imediatamente profunda ao platisma. A artéria facial cruza a mandíbula, o músculo bucinador e a maxila enquanto segue sobre a face até o ângulo medial do olho, onde se encontram as pálpebras superior e inferior (Figura 8.24B). A artéria facial situa-se profundamente aos músculos zigomático maior e levantador do lábio superior. Perto do término de seu trajeto sinuoso através da face, a artéria facial segue cerca de um dedo lateral ao ângulo da boca. A artéria facial envia ramos para os lábios superior e inferior (as **artérias labiais superior** e **inferior**), ascende ao longo da lateral do nariz e se anastomosa com o ramo nasal dorsal da artéria oftálmica. Distalmente à **artéria nasal lateral** na região lateral do nariz, a parte terminal da artéria facial é denominada **artéria angular**.

A **artéria temporal superficial** é o menor ramo terminal da artéria carótida externa; o outro ramo é a *artéria maxilar*. A artéria temporal superficial emerge na face entre a articulação temporomandibular (ATM) e a orelha, entra na fossa temporal e termina no couro cabeludo dividindo-se em *ramos frontal* e *parietal*. Esses ramos arteriais acompanham ou seguem muito próximos dos ramos correspondentes do nervo auriculotemporal.

A **artéria facial transversa** origina-se da artéria temporal superficial na glândula parótida e cruza a face superficialmente ao músculo masseter (Figuras 8.23C e 8.24B), aproximadamente um dedo transverso abaixo do arco zigomático. Divide-se em muitos ramos que suprem a glândula parótida e seu ducto, o músculo masseter e a pele da face. Anastomosa-se com ramos da artéria facial.

Além das artérias temporais superficiais, várias outras artérias acompanham nervos cutâneos na face. As **artérias supraorbitais** e **supratrocleares**, ramos da artéria oftálmica, acompanham nervos do mesmo nome através dos supercílios e da fronte (Figura 8.24; Quadro 8.5). A artéria supraorbital continua e supre a parte anterior do couro cabeludo até o vértice. A **artéria mentual**, o único ramo superficial derivado da artéria maxilar, acompanha o nervo do mesmo nome no mento.

ARTÉRIAS DO COURO CABELUDO

O couro cabeludo tem uma rica vascularização (Figura 8.24A; Quadro 8.5). As artérias seguem na segunda camada do couro cabeludo, a camada de tecido conjuntivo subcutâneo entre a pele e a aponeurose epicrânica. As artérias anastomosam-se livremente com artérias adjacentes e, através da linha média, com a artéria contralateral. As paredes arteriais estão firmemente inseridas no tecido conjuntivo denso no qual as artérias estão integradas, o que limita sua capacidade de constrição quando seccionadas. Logo, as feridas do couro cabeludo estão associadas a hemorragia abundante.

A irrigação arterial provém das **artérias carótidas externas** por intermédio das *artérias occipital, auricular posterior* e *temporal superficial* e das *artérias carótidas internas* por intermédio das *artérias supratroclear* e *supraorbital*. As artérias do couro cabeludo levam pouco sangue para o neurocrânio, que é suprido basicamente pela artéria meníngea média.

VEIAS EXTERNAS DA FACE

A maioria das veias externas da face é drenada por veias que acompanham as artérias da face. Assim como na maioria das veias superficiais, há muitas variações; a Figura 8.25 mostra um padrão comum e o Quadro 8.6 apresenta detalhes.

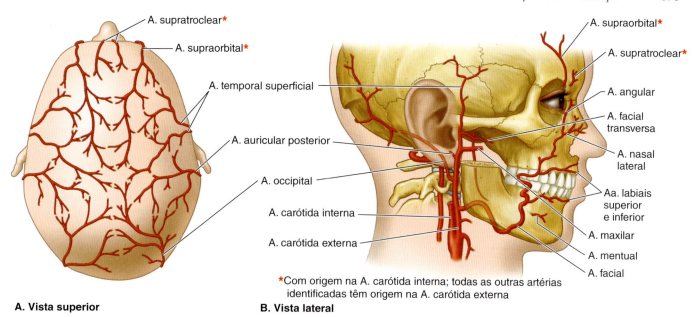

Figura 8.24 Artérias superficiais da face e do couro cabeludo.

Quadro 8.5 Artérias superficiais da face e do couro cabeludo.

Artéria	Origem	Trajeto	Distribuição
A. facial	A. carótida externa	Ascende profundamente à glândula submandibular; espirala-se ao redor da margem inferior da mandíbula e entra na face	Músculos da expressão facial e face
A. labial inferior	A. facial perto do ângulo da boca	Segue medialmente no lábio inferior	Lábio inferior
A. labial superior		Segue medialmente no lábio superior	Lábio superior e asa (lateral) do nariz e septo nasal
A. nasal lateral	A. facial quando ascende ao longo do nariz	Segue até a asa do nariz	Pele na asa e dorso do nariz
A. angular	Ramo terminal da A. facial	Segue até o ângulo medial do olho	Parte superior da bochecha e pálpebra inferior
A. occipital	A. carótida externa	Segue medial ao ventre posterior do M. digástrico e processo mastoide; acompanha o N. occipital na região occipital	Couro cabeludo do dorso da cabeça, até o vértice
A. auricular posterior	A. carótida externa	Segue posteriormente, profundamente à glândula parótida, ao longo do processo estiloide, entre o processo mastoide e a orelha	Orelha e couro cabeludo posterior à orelha
A. temporal superficial	Ramo terminal menor da A. carótida externa	Ascende anteriormente à orelha até a região temporal e termina no couro cabeludo	Músculos faciais e pele das regiões frontal e temporal
A. facial transversa	A. temporal superficial na glândula parótida	Atravessa a face superficialmente ao M. masseter e inferiormente ao arco zigomático	Glândula parótida e ducto parotídeo, músculos e pele da face
A. mentual	Ramo terminal da A. alveolar inferior	Emerge do forame mentual e segue até o mento	Músculos faciais e pele do mento
A. supraorbital[a]	Ramos terminais da A. oftálmica	Segue superiormente a partir do forame supraorbital	Músculos e pele de fronte e couro cabeludo e túnica conjuntiva superior
A. supratroclear[a]		Segue superiormente a partir da incisura supratroclear	

[a]A origem é a A. carótida interna.

874 Moore Anatomia Orientada para a Clínica

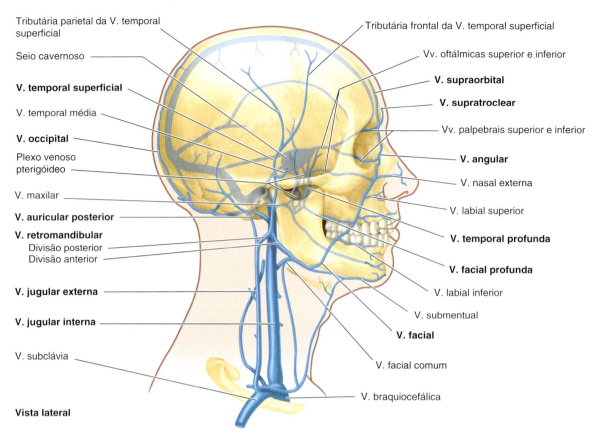

Figura 8.25 Veias da face e do couro cabeludo.

Quadro 8.6 Veias da face e do couro cabeludo.

Veia	Origem	Trajeto	Término	Área drenada
V. supratroclear	Começa no plexo venoso na fronte e no couro cabeludo, através do qual se comunica com o ramo frontal da V. temporal superficial, a veia contralateral e V. supraorbital	Desce perto da linha mediana da fronte até a raiz do nariz, onde se une à V. supraorbital	V. angular na raiz do nariz	Parte anterior do couro cabeludo e da fronte
V. supraorbital	Começa na fronte ao se anastomosar com a tributária frontal da V. temporal superficial	Segue medialmente superior à órbita; une-se à V. supratroclear; um ramo atravessa a incisura supraorbital e se une à V. oftálmica superior		
V. angular	Começa na raiz do nariz pela união das Vv. supratroclear e supraorbital	Desce obliquamente ao longo da raiz e face lateral do nariz até a margem orbital inferior	Torna-se a V. facial na margem inferior da órbita	Parte anterior do couro cabeludo e da fronte; pálpebras superior e inferior e túnica conjuntiva; pode receber a drenagem do seio cavernoso
V. facial	Continuação da V. angular além da margem inferior da órbita	Desce ao longo da margem lateral do nariz, recebendo as Vv. nasal externa e palpebral inferior; depois segue obliquamente através da face para cruzar a margem inferior da mandíbula; recebe comunicação da V. retromandibular (depois do que, às vezes, é denominada V. facial comum)	V. jugular interna oposta ou inferior ao nível do hioide	Parte anterior do couro cabeludo e da fronte; pálpebras; parte externa do nariz; região anterior da bochecha; lábios; mento; e glândula submandibular
V. facial profunda	Plexo venoso pterigóideo	Segue anteriormente sobre a maxila, superiormente ao M. bucinador e profundamente ao M. masseter, emergindo medialmente à margem anterior do M. masseter para a face	Entra na face posterior da V. facial	Fossa infratemporal (a maioria das áreas supridas pela A. maxilar)

Quadro 8.6 Veias da face e do couro cabeludo. (*Continuação*)

Veia	Origem	Trajeto	Término	Área drenada
V. temporal superficial	Começa a partir do amplo plexo venoso na lateral do couro cabeludo e ao longo do arco zigomático	As tributárias frontal e parietal se unem anteriormente à orelha; cruza a raiz temporal do arco zigomático para sair da região temporal e entrar no tecido da glândula parótida	Une-se à veia maxilar posteriormente ao colo da mandíbula para formar a V. retromandibular	Região lateral do couro cabeludo; face superficial do M. temporal; e orelha externa
V. retro-mandibular	Formada anteriormente à orelha pela união das Vv. temporal superficial e maxilar	Segue posterior e profundamente ao ramo da mandíbula através da substância da glândula parótida; comunica-se na extremidade inferior com a V. facial	Une-se à V. auricular posterior para formar a V. jugular externa	Glândula parótida e M. masseter

Assim como as veias em outras partes do corpo, fazem muitas anastomoses, que permitem a drenagem por vias alternativas durante períodos de compressão temporária. As vias alternativas incluem vias superficiais (por meio das veias facial e retromandibular/jugular externa) e drenagem profunda (por meio das anastomoses com o seio cavernoso, o plexo venoso pterigóideo e a veia jugular interna).

As **veias faciais**, que seguem com as artérias faciais ou paralelas a elas, são *veias avalvulares* responsáveis pela drenagem superficial primária da face. As tributárias da veia facial incluem a **veia facial profunda**, que drena o *plexo venoso pterigóideo* da fossa infratemporal. Inferiormente à margem da mandíbula, a veia facial se une ao ramo anterior (comunicante) da veia retromandibular. A veia facial drena direta ou indiretamente para a veia jugular interna (VJI). No ângulo medial do olho, a veia facial comunica-se com a *veia oftálmica superior*, que drena para o *seio cavernoso*.

A **veia retromandibular** é um vaso profundo da face formado pela união da veia temporal superficial com a veia maxilar, sendo que esta drena o plexo venoso pterigóideo. A veia retromandibular segue posteriormente ao ramo da mandíbula dentro do tecido da parótida, superficialmente à artéria carótida externa e profundamente ao nervo facial. Quando emerge do polo inferior da glândula parótida, a veia retromandibular divide-se em um ramo anterior, que se une à veia facial, e um ramo posterior, que se une à veia auricular posterior, inferiormente à glândula parótida, para formar a **veia jugular externa**. Essa veia segue inferior e superficialmente no pescoço e deságua na veia subclávia.

VEIAS DO COURO CABELUDO

A drenagem venosa das partes superficiais do couro cabeludo é feita pelas veias acompanhantes das artérias do couro cabeludo, as **veias supraorbitais** e **supratrocleares**. As **veias temporais superficiais** e **veias auriculares posteriores** drenam as áreas do couro cabeludo anteriores e posteriores às orelhas, respectivamente. Muitas vezes a veia auricular posterior recebe uma *veia emissária mastóidea* do seio sigmóideo, um seio venoso da dura-máter (ver Figura 8.33). As **veias occipitais** drenam a região occipital do couro cabeludo. A drenagem venosa de partes profundas do couro cabeludo na região temporal se faz por meio das **veias temporais profundas**, que são tributárias do plexo venoso pterigóideo.

DRENAGEM LINFÁTICA DA FACE E DO COURO CABELUDO

O couro cabeludo não tem linfonodos e, com exceção das regiões parotideomassetérica/oral, a face não tem linfonodos. A linfa do couro cabeludo, da face e do pescoço drena para o *anel superficial* de *linfonodos* – submentual, submandibular, parotídeo, mastóideo e occipital – localizado na junção da cabeça e pescoço (Figura 8.26A). Os vasos linfáticos da face acompanham outros vasos faciais. Os vasos linfáticos superficiais acompanham as veias, e os linfáticos profundos acompanham as artérias. Todos os vasos linfáticos da cabeça e do pescoço drenam direta ou indiretamente para os *linfonodos cervicais profundos* (Figura 8.26B), uma cadeia de linfonodos localizada ao longo da VJI no pescoço. A linfa desses linfonodos profundos segue até o **tronco linfático jugular**, que se une ao *ducto torácico* no lado esquerdo e à VJI ou **veia braquiocefálica** no lado direito. A seguir é apresentado um resumo da drenagem linfática da face:

- A linfa da parte lateral da face e do couro cabeludo, inclusive das pálpebras, drena para os **linfonodos parotídeos superficiais**
- A linfa dos linfonodos parotídeos profundos drena para os **linfonodos cervicais profundos**
- A linfa proveniente do lábio superior e das partes laterais do lábio inferior drena para os **linfonodos submandibulares**
- A linfa proveniente do mento e da parte central do lábio inferior drena para os **linfonodos submentuais**.

Anatomia de superfície da face

Apesar das variações aparentemente infinitas que permitem a identificação das pessoas como indivíduos, as características da face humana são constantes (Figura 8.27). Os **supercílios** (também denominados *sobrancelhas*) são áreas lineares de pelos sobre a **margem orbital superior**. A região sem pelos (glabra) entre os supercílios está sobre a *glabela*, e as cristas proeminentes que se estendem lateralmente de cada lado acima dos supercílios são os *arcos superciliares*.

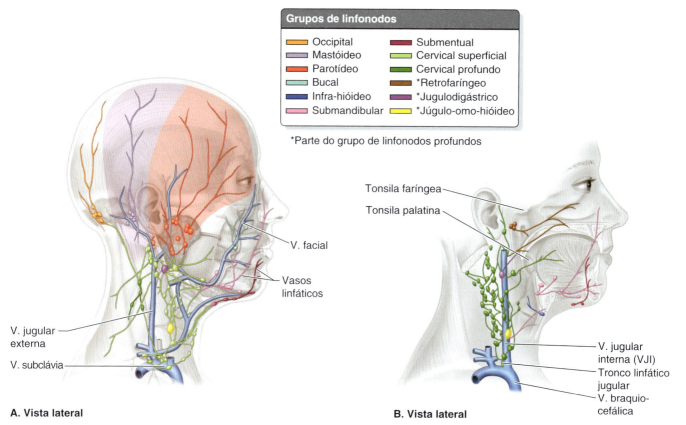

Figura 8.26 Drenagem linfática da face e do couro cabeludo. A. Drenagem superficial. Um "colarinho" pericervical de linfonodos superficiais é formado na junção de cabeça e pescoço pelos linfonodos submentuais, submandibulares, parotídeos, mastóideos e occipitais. Esses linfonodos inicialmente recebem a maior parte da drenagem linfática da face e do couro cabeludo. **B.** Drenagem profunda. Todos os vasos linfáticos da cabeça e do pescoço acabam por drenar para os linfonodos cervicais profundos, seja diretamente a partir dos tecidos ou indiretamente depois de atravessarem um grupo distante de linfonodos.

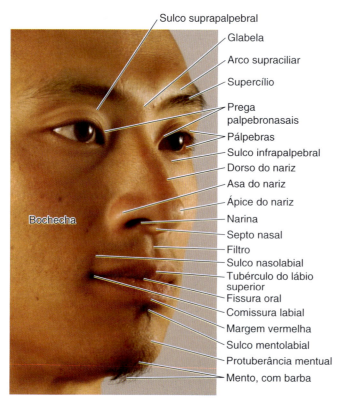

Figura 8.27 Anatomia de superfície da face.

As **pálpebras** são pregas musculofibrosas móveis situadas sobre o bulbo do olho. Unem-se nos **ângulos medial** e **lateral** do olho em cada extremidade da **rima das pálpebras** situada entre as pálpebras. A **prega epicântica*** (**epicanto**) é uma dobra cutânea que cobre o ângulo medial do olho em algumas pessoas, principalmente em asiáticos. As depressões superior e inferior às pálpebras são os sulcos **suprapalpebral** e **infrapalpebral**.

O formato do nariz varia consideravelmente. O nariz externo tem um *ápice* proeminente e é contínuo com a fronte na *raiz (ponte) do nariz*. A margem anterior arredondada entre a raiz e o ápice é o *dorso do nariz*. Inferiormente ao ápice, a cavidade nasal de cada lado abre-se anteriormente através de uma *narina*, limitada medialmente pelo *septo nasal* e lateralmente por uma *asa do nariz*.

Os lábios circundam a abertura da boca, a *rima da boca*. A **margem vermelha do lábio** marca o início da *zona de transição* (comumente denominada lábio) entre a pele e a túnica mucosa do lábio. A pele da **zona de transição** não tem pelos e é fina, o que aumenta sua sensibilidade e confere uma cor diferente (por causa dos leitos capilares subjacentes)

---

*N.R.T.: Os termos "epicanto" e "prega epicântrica" não são mencionados na T.A., mas são usados na prática clínica. O termo usado na T.A. é prega palpebronasal (ver Figura 8.27).

da cor da pele adjacente da face. A junção lateral dos lábios é a **comissura dos lábios**; o ângulo entre os lábios, medial à comissura, que aumenta quando a boca se abre e diminui quando a boca se fecha, é o **ângulo da boca**.

A parte mediana do lábio superior apresenta um **tubérculo**, superiormente ao qual há um sulco superficial, o **filtro**, que se estende até o septo nasal. As pregas musculofibrosas dos lábios continuam lateralmente como **bochechas**, que também contêm o músculo bucinador e o corpo adiposo da bochecha. A bochecha é separada dos lábios pelo **sulco nasolabial**, que segue obliquamente entre as asas do nariz e o ângulo da boca. É mais fácil observar esses sulcos quando a pessoa está sorrindo. O lábio inferior é separado da **protuberância mental** (mento ou queixo) pelo **sulco mentolabial**. Os lábios, as bochechas e o mento do homem maduro têm pelos como parte das características sexuais secundárias, a **barba**.

ANATOMIA CLÍNICA

FACE E COURO CABELUDO

Lacerações e incisões da face

Como a face não tem fáscia muscular distinta e o tecido subcutâneo entre as inserções cutâneas dos músculos da face é frouxo, as *lacerações na face* tendem a se abrir (afastar-se muito). Assim, a pele tem de ser suturada com cuidado para evitar cicatrizes. A frouxidão da tela subcutânea também possibilita o acúmulo de líquido e sangue no tecido conjuntivo frouxo após contusão.

Do mesmo modo, a inflamação da face causa edema considerável (p. ex., uma picada de abelha na ponte do nariz pode causar o fechamento dos dois olhos). À medida que a pessoa envelhece, a pele perde sua resiliência (elasticidade). Consequentemente, surgem sulcos e rugas perpendiculares à direção das fibras musculares da face. As incisões da pele ao longo dessas linhas de clivagem ou rugas (linhas de Langer) deixam cicatrizes mínimas (ver "Incisões e cicatrizes cutâneas" no boxe Anatomia clínica, no Capítulo 1, *Visão Geral e Conceitos Básicos*).

Lesões do couro cabeludo

Como se originam nas laterais da cabeça, as artérias do couro cabeludo são bem protegidas por tecido conjuntivo denso e se anastomosam livremente; consequentemente, um *couro cabeludo parcialmente descolado* pode ser reposicionado com chance razoável de cicatrização desde que um dos vasos permaneça intacto. Durante uma *craniotomia osteoplástica* (remoção cirúrgica de um segmento da calvária com um retalho de tecidos moles do couro cabeludo para expor a cavidade do crânio), as incisões geralmente são convexas e voltadas para cima, e a artéria temporal superficial é incluída no retalho de tecido.

Muitas vezes o *couro cabeludo propriamente dito*, as três primeiras camadas (ver Figura 8.15A), é considerado clinicamente como uma única camada porque estas permanecem juntas quando se faz um retalho do couro cabeludo durante a craniotomia e quando parte do couro cabeludo é arrancada (p. ex., em acidentes de trabalho). Os nervos e vasos do couro cabeludo entram na parte inferior e ascendem através da segunda camada até a pele. Logo, retalhos de couro cabeludo com pedículo cirúrgico são feitos de modo que permaneçam inseridos inferiormente para preservar os nervos e vasos, promovendo uma boa cicatrização.

As artérias do couro cabeludo levam pouco sangue para a calvária, que é irrigada basicamente pelas artérias meníngeas médias. Portanto, a perda do couro cabeludo não causa necrose dos ossos da calvária.

Feridas do couro cabeludo

A aponeurose epicrânica é clinicamente importante. Devido à resistência dessa aponeurose, *feridas superficiais no couro* cabeludo não se abrem, e as margens da ferida são mantidas juntas. Além disso, não são necessárias suturas profundas para feridas superficiais, porque a aponeurose epicrânica não permite grande afastamento da pele. As *feridas profundas do couro cabeludo* abrem-se muito quando a aponeurose epicrânica é lacerada no plano coronal por causa da tração dos ventres frontal e occipital do músculo occipitofrontal em direções opostas (anterior e posteriormente).

Infecções do couro cabeludo

A camada de tecido conjuntivo frouxo (quarta camada) é a *área de perigo do couro cabeludo*, porque aí há fácil disseminação de pus ou sangue. A infecção nessa camada também pode passar para a cavidade do crânio através de pequenas *veias emissárias*, que atravessam os forames parietais na calvária, e chegam a estruturas intracranianas como as meninges (ver Figura 8.8A e C). A infecção não consegue passar para o pescoço porque os ventres occipitais do músculo occipitofrontal se inserem no occipital e nas partes mastóideas dos temporais (ver Figura 8.16A). A infecção no couro cabeludo também não se dissemina lateralmente além dos arcos zigomáticos, porque a aponeurose epicrânica é contínua com a fáscia temporal que se se insere nesses arcos.

Uma infecção ou líquido (p. ex., pus ou sangue) de uma lesão no couro cabeludo e/ou na fronte (testa) consegue penetrar nas pálpebras e na raiz do nariz porque o músculo occipitofrontal se insere na pele e na tela subcutânea, e não se insere no osso (ver Figura 8.16B). Consequentemente, pode ocorrer equimose periorbital ("olhos roxos") (Figura B8.12). A pele da pálpebra é a mais fina do corpo e é delicada e sensível. Por causa da natureza frouxa da tela subcutânea nas pálpebras, até mesmo uma lesão relativamente pequena ou inflamação pode resultar em acúmulo de líquido, que causa edema palpebral. Golpes na região periorbital geralmente causam lesão dos tecidos moles porque os tecidos são esmagados contra a margem forte e relativamente saliente. A **equimose** decorre do extravasamento de sangue para a tela subcutânea e para a pele das pálpebras e regiões adjacentes.

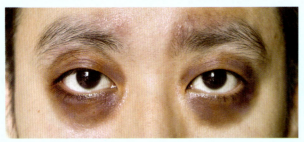

Vista anterior

Figura B8.12 Equimose (extravasamento de sangue sob a pele).

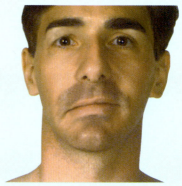

Vista anterior

Figura B8.13 Paralisia de Bell.

Cistos sebáceos

 Os ductos das glândulas sebáceas associadas aos folículos pilosos no couro cabeludo podem ser obstruídos, resultando na retenção de secreções e na formação de *cistos sebáceos* (cistos epidérmicos). Como estão localizados na pele, os cistos sebáceos movimentam-se com o couro cabeludo.

Céfalo-hematoma

Às vezes, depois de um parto difícil, há sangramento entre o pericrânio (quinta camada do couro cabeludo; ver Figura 8.15A) e a calvária do bebê, geralmente sobre um parietal. O sangue fica aprisionado nessa área, formando um *céfalo-hematoma*. Esse distúrbio benigno visto em recém-nascidos costuma resultar de traumatismo no parto, que rompe várias e pequenas artérias periosteais que nutrem os ossos da calvária.

Dilatação das narinas

 As ações dos músculos nasais (ver Figura 8.17; linha de cima, imagem do meio) costumam ser consideradas insignificantes. Entretanto, médicos observadores estudam sua ação por causa de seu valor diagnóstico (p. ex., *respiradores nasais* verdadeiros conseguem alargar visivelmente as narinas). A respiração habitual pela boca, causada por obstrução nasal crônica, por exemplo, diminui e às vezes elimina a capacidade de alargar as narinas. Crianças *respiradoras bucais crônicas* desenvolvem, com frequência, má oclusão dentária porque o alinhamento dos dentes é mantido principalmente por períodos normais de oclusão e fechamento labial. Foram desenvolvidos *dispositivos antirronco* que são fixados ao nariz para alargar as narinas e tornar as vias respiratórias mais pérvias.

Paralisia dos músculos faciais

A *lesão do nervo facial* (NC VII) ou de seus ramos causa paralisia de alguns ou de todos os músculos faciais no lado afetado (*paralisia de Bell*). Há flacidez da área afetada e distorção da expressão facial, que parece passiva ou triste (Figura B8.13). A perda do tônus do músculo orbicular do olho causa eversão da pálpebra inferior (afastamento da superfície do bulbo do olho). Assim, o líquido lacrimal não se espalha sobre a córnea, impedindo a lubrificação, a hidratação e a lavagem adequadas da superfície da córnea.

Isso torna a córnea vulnerável à ulceração. A consequente cicatriz na córnea pode comprometer a visão. Se a lesão causar enfraquecimento ou paralisia dos músculos bucinador e orbicular da boca, haverá acúmulo de alimento no vestíbulo da boca durante a mastigação, em geral exigindo a remoção contínua com um dedo. Quando os músculos esfíncteres ou dilatadores da boca são afetados, o deslocamento da boca (queda do ângulo) é causado pela contração sem oposição de músculos faciais contralaterais e pela gravidade, resultando em gotejamento de alimento e saliva pelo canto da boca. O enfraquecimento dos músculos labiais afeta a fala em virtude da redução da capacidade de produzir sons labiais (*B*, *M*, ou *P*). As pessoas afetadas não conseguem assobiar nem tocar um instrumento de sopro. Secam os olhos e a boca com frequência com um lenço para limpar o líquido (lágrimas e saliva), que escorre da pálpebra e da boca. O líquido e o ato de secar constantemente podem resultar em irritação cutânea localizada.

Bloqueio do nervo infraorbital

 O tratamento das feridas do lábio superior e da bochecha ou, com maior frequência, o reparo dos dentes incisivos maxilares emprega anestesia local da parte inferior da face por infiltração de um agente anestésico no nervo infraorbital. A injeção é administrada na região do forame infraorbital, elevando-se o lábio superior e introduzindo a agulha através da junção da mucosa oral e gengiva na face superior do vestíbulo da boca.

Para determinar o local onde emerge o nervo infraorbital, aplica-se pressão sobre a maxila na região do forame infraorbital. A compressão excessiva do nervo causa dor intensa. Como os vasos infraorbitais acompanhantes deixam o forame infraorbital com o nervo, a aspiração da seringa antes da injeção evita a injeção acidental de anestésico em um vaso sanguíneo. Como a órbita está localizada imediatamente acima do local de injeção, uma injeção sem cuidado poderia resultar na entrada de líquido anestésico na órbita, causando paralisia temporária dos músculos extrínsecos do bulbo do olho.

Bloqueios do nervo mentual

Às vezes é desejável anestesiar um lado da pele e mucosa do lábio inferior e a pele do mento (queixo) (p. ex., para suturar uma laceração grave do lábio ou mento). A injeção de um anestésico no forame mentual bloqueia o nervo mentual que supre a pele e a mucosa do lábio inferior desde o forame mentual até a linha mediana, inclusive a pele do mento.

Bloqueio do nervo bucal

Para anestesiar a pele e a mucosa da bochecha (p. ex., para suturar uma ferida produzida por uma faca), pode-se injetar um anestésico na mucosa que cobre a *fossa retromolar*, uma depressão triangular posteriormente ao 3º molar mandibular, entre a margem anterior do ramo e a crista temporal (no lado medial do processo coronoide da mandíbula).

Neuralgia do trigêmeo

A *neuralgia do trigêmeo* ou *tic douloureux* é um distúrbio sensitivo da raiz sensitiva do NC V, mais frequente em pessoas de meia-idade e idosas. É caracterizada por crises súbitas de golpes excruciantes, semelhantes a faíscas. Um *paroxismo* (dor súbita e aguda) pode durar 15 minutos ou mais. A dor pode ser tão intensa que a pessoa treme; daí o termo comum *tique* (espasmo). Em alguns casos, a dor é tão intensa que ocorrem alterações psicológicas, causando depressão e até mesmo tentativas de suicídio.

O NC V$_2$ é acometido com maior frequência, depois o NC V$_3$ e, com menor frequência, o NC V$_1$. Os paroxismos de dor súbita em caráter de punhalada costumam ser desencadeados ao tocar a face, escovar os dentes, fazer a barba, beber ou mastigar. Muitas vezes a dor é iniciada tocando-se uma *zona de gatilho* mais sensível, que frequentemente está localizada em torno da ponta do nariz ou na bochecha (Haines & Mihailoff, 2018). Na neuralgia do trigêmeo há desmielinização de axônios na raiz sensitiva. Na maioria dos casos isso é causado por pressão de uma pequena artéria aberrante (Kiernan, 2013). Com frequência, quando a artéria aberrante é afastada da raiz sensitiva do nervo V, os sintomas desaparecem. Outros pesquisadores acreditam que a condição seja causada por uma doença que afete os neurônios no gânglio trigeminal.

A dor é aliviada com tratamento clínico ou cirúrgico, ou ambos. Nos casos de acometimento do NC V$_2$, foram feitas tentativas para bloquear o nervo infraorbital no forame infraorbital com o uso de álcool. Em geral, esse tratamento causa alívio temporário da dor. O procedimento cirúrgico mais simples é a avulsão ou secção dos ramos do nervo no forame infraorbital.

Outros tratamentos empregaram ablação seletiva por *radiofrequência de partes do gânglio trigeminal* por um eletrodo de agulha que atravessa a bochecha e o forame oval. Em alguns casos, é necessário seccionar a raiz sensitiva para obter alívio da dor. Para evitar a regeneração de fibras nervosas, a raiz sensitiva do nervo trigêmeo pode ser parcialmente seccionada entre o gânglio e o tronco encefálico (*rizotomia*). Embora os axônios possam se regenerar, isso não ocorre no tronco encefálico. Os cirurgiões tentam distinguir e seccionar apenas as fibras sensitivas para a divisão do NC V envolvida.

O mesmo resultado pode ser obtido por secção do trato espinal do NC V (*tratotomia*). Depois dessa cirurgia, há perda da sensibilidade a dor, temperatura e tato simples (leve) na área de pele e mucosa suprida pelo componente afetado do NC V. Essa perda de sensibilidade perturba o paciente, que não reconhece a presença de alimento no lábio e na bochecha ou pode não senti-lo na boca no lado da secção do nervo. No entanto, essas incapacidades geralmente são preferíveis à dor excruciante.

Lesões do nervo trigêmeo

As lesões de todo o nervo trigêmeo causam anestesia difusa com acometimento da:

- Metade anterior correspondente do couro cabeludo
- Face (exceto uma área ao redor do ângulo da mandíbula) e a córnea e a conjuntiva
- Mucosa do nariz, boca e parte anterior da língua.

Também há paralisia dos músculos da mastigação.

Herpes-zóster do gânglio trigeminal

A *infecção pelo vírus herpes-zóster* pode lesionar os gânglios cranianos. O acometimento do gânglio trigeminal ocorre em cerca de 20% dos casos (Mukerji et al., 2020). A infecção é caracterizada pela erupção de grupos de vesículas que seguem o trajeto do nervo afetado (p. ex., *herpes-zóster oftálmico*). Qualquer divisão do NC V pode ser acometida, mas a divisão oftálmica é afetada com maior frequência. Em geral há acometimento da córnea, o que frequentemente resulta em *ulceração corneana* dolorosa e subsequente *fibrose da córnea*.

Avaliação da função sensitiva do NC V

A função sensitiva do nervo trigêmeo é avaliada instruindo-se a pessoa a fechar os olhos e responder quando sentir vários tipos de toque (p. ex., um pedaço de gaze seca é passado suavemente sobre a pele de um lado da face e depois na posição correspondente no outro lado). O teste então é repetido até que seja examinada a pele da fronte (NC V$_1$), da bochecha (NC V$_2$) e da mandíbula (NC V$_3$). Pergunta-se à pessoa se a sensação de um lado é igual ou diferente à do outro lado. O teste pode então ser repetido usando instrumentos aquecidos ou frios e o toque suave de um alfinete, mais uma vez alternando os lados. O teste específico para NC V₁ é realizado tocando a córnea com um fio de algodão para provocar uma piscada reflexiva.

Lesões do nervo facial

A lesão dos ramos do nervo facial causa paralisia dos músculos faciais (paralisia de Bell), associada ou não a perda do paladar nos dois terços anteriores da língua ou alteração da secreção das glândulas lacrimais e salivares (ver "Paralisia dos músculos faciais" neste boxe, anteriormente). As lesões perto da origem do NC VII na ponte do encéfalo ou proximais à origem do nervo petroso maior (na região do gânglio geniculado) resultam em perda das funções motora, gustatória e autônoma. As lesões distais ao gânglio geniculado, mas proximais à origem do nervo corda do tímpano, produzem a mesma disfunção, exceto pelo fato de não haver comprometimento da secreção lacrimal. As lesões perto do forame estilomastóideo causam apenas perda da função motora (*i. e.*, paralisia facial).

A *paralisia do nervo facial* tem muitas causas. A causa não traumática mais comum é a *inflamação do nervo facial* perto do forame estilomastóideo (ver Figura 8.9A), com frequência consequente a uma infecção viral. Isso causa edema e compressão do nervo no canal facial. A lesão do nervo facial pode ser ocasionada por *fratura do temporal*. A paralisia facial é evidente logo após a lesão. No caso de secção total do nervo, as chances de recuperação plena, ou mesmo parcial, são remotas. De modo geral, há melhora do movimento muscular quando a lesão do nervo é causada por traumatismo craniano contuso; mas a recuperação pode não ser completa (Higgins et al., 2022). A paralisia do nervo facial pode ser idiopática (sem causa conhecida). Porém, ocorre frequentemente após exposição ao frio, como ao andar de carro com a janela aberta.

A paralisia facial pode ser uma complicação cirúrgica; logo, é imprescindível identificar o nervo facial e seus ramos durante a cirurgia (p. ex., na *parotidectomia*, retirada de uma glândula parótida). O nervo facial é mais evidente quando emerge do forame estilomastóideo. Se necessário, pode ser usada estimulação elétrica para confirmação. A paralisia do nervo facial também pode estar associada a manipulação dentária, vacinação, gravidez, infecção pelo HIV, doença de Lyme (distúrbio inflamatório que causa cefaleia e rigidez de nuca) e infecções da orelha média (otite média). Como os ramos do nervo facial são superficiais, estão sujeitos a lesão por armas brancas e por projéteis de arma de fogo (PAF), cortes e tocotraumatismo (ver Figura 8.23):

- Uma *lesão do ramo zigomático* do NC VII causa paralisia, inclusive perda do tônus do músculo orbicular do olho na pálpebra inferior
- A *paralisia do ramo bucal* do NC VII causa paralisia do músculo bucinador e da parte superior dos músculos orbicular da boca e do lábio superior
- Pode haver *paralisia do ramo marginal da mandíbula* do NC VII quando é feita uma incisão ao longo da margem inferior da mandíbula. A lesão desse ramo (p. ex., durante uma cirurgia da glândula submandibular) causa paralisia da parte inferior dos músculos orbicular da boca e do lábio inferior.

As consequências dessas paralisias são discutidas neste boxe Anatomia clínica, "Paralisia dos músculos faciais", anteriormente.

Compressão da artéria facial

A artéria facial pode ser ocluída por pressão contra a mandíbula no local de cruzamento (ver Figuras 8.16C e 8.24B). Em face das numerosas anastomoses entre os ramos da artéria facial e outras artérias da face, a compressão da artéria facial de um lado não interrompe todo o sangramento no caso de laceração da artéria facial ou de um de seus ramos. Nas lacerações do lábio, deve-se aplicar pressão nos dois lados do corte para interromper o sangramento. Em geral, as feridas da face sangram livremente e cicatrizam rápido.

Pulsos das artérias da face e do couro cabeludo

As artérias temporal superficial e facial podem ser usadas para verificar o pulso arterial. Por exemplo, anestesiologistas na cabeceira da mesa de cirurgia costumam verificar o *pulso temporal*, no local onde a artéria temporal superficial cruza o processo zigomático imediatamente anterior à orelha (Figura B8.14A). Cerre os dentes e palpe o *pulso facial*, pois a artéria facial cruza a margem inferior da mandíbula imediatamente anterior ao músculo masseter (Figuras B8.14B e 8.70).

Estenose da artéria carótida interna

No ângulo medial do olho, há uma anastomose entre a artéria facial, um ramo da artéria carótida externa, e os ramos cutâneos da artéria carótida interna. Com o avanço da idade, a artéria carótida interna pode tornar-se estreita (estenótica) por causa do espessamento aterosclerótico da túnica íntima das artérias. Graças à anastomose arterial, estruturas intracranianas como o encéfalo conseguem receber sangue da conexão da artéria facial com o ramo dorsal do nariz da artéria oftálmica.

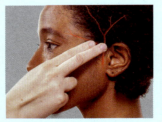 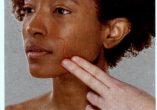

A. Vista lateral, pulso da artéria temporal superficial

B. Vista anterolateral, pulso da artéria facial

Figura B8.14 Pulsos da face e do couro cabeludo.

Lacerações do couro cabeludo

As *lacerações do couro cabeludo* são o tipo mais comum de lesão craniana que exige cuidados cirúrgicos. Essas feridas sangram muito porque as artérias que entram na periferia do couro cabeludo sangram pelas duas extremidades por causa das anastomoses abundantes. As artérias não se retraem quando laceradas porque são mantidas abertas pelo tecido conjuntivo denso presente na segunda camada do couro cabeludo. Espasmos do músculo occipitofrontal podem aumentar o afastamento das margens das feridas no couro cabeludo. O sangramento das lacerações do couro cabeludo pode ser fatal se não for controlado (p. ex., por suturas).

Carcinoma espinocelular do lábio

O carcinoma (câncer) espinocelular do lábio geralmente ocorre no lábio inferior (Figura B8.15). A exposição excessiva à luz solar durante muitos anos é um fator comum nesses casos. A irritação crônica causada pelo hábito de fumar cachimbo também contribui. As células cancerosas da parte central do lábio inferior, do assoalho da boca e do ápice da língua disseminam-se para os *linfonodos submentuais*, enquanto as células cancerosas de partes laterais do lábio inferior drenam para os *linfonodos submandibulares*.

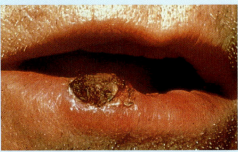

Vista anterior

Figura B8.15 Carcinoma do lábio.

Pontos-chave: Face e couro cabeludo

A face é responsável por nossa identidade como seres humanos. Assim, os defeitos congênitos ou adquiridos têm consequências que ultrapassam seus efeitos físicos. ■ A individualidade da face é garantida principalmente pela variação anatômica. ■ O modo como os músculos faciais modificam as características básicas é fundamental para a comunicação. ■ Os lábios e o formato e o grau de abertura da boca são componentes importantes da fala, mas a ênfase e as sutilezas do significado provêm das expressões faciais.

Estrutura do couro cabeludo: O couro cabeludo é o tecido mole, parcialmente móvel, que cobre a calvária. ■ O componente subcutâneo primário do couro cabeludo é o epicrânio musculoaponeurótico, ao qual a pele sobrejacente está firmemente fixada, mas é separado do periósteo externo (pericrânio) do crânio por tecido conjuntivo frouxo. ■ A camada conjuntiva possibilita a mobilidade do couro cabeludo sobre a calvária e permite a separação traumática do couro cabeludo do crânio. ■ A inserção da pele à aponeurose epicrânica mantém unidas as margens de feridas superficiais, mas uma ferida que também penetre na aponeurose epicrânica abre-se muito. ■ Depois de um traumatismo craniano, o sangue pode acumular-se no espaço conjuntivo abaixo da aponeurose.

Músculos da face e do couro cabeludo: Os músculos faciais têm papéis importantes como dilatadores e esfíncteres das aberturas dos sistemas digestório, respiratório e visual (rima da boca e das pálpebras, e narinas), controlando o que entra e parte do que sai de nossos corpos. ■ Outros músculos da face ajudam os músculos da mastigação mantendo o alimento entre os dentes. ■ As partes carnosas da face (pálpebras e bochechas) formam paredes dinâmicas de contenção das órbitas e da cavidade oral. ■ Todos os músculos faciais são derivados do segundo arco faríngeo e, portanto, são supridos pelo nervo desse arco, o nervo facial (NC VII). ■ Os músculos faciais são subcutâneos e a maioria tem uma origem óssea e uma inserção cutânea. ■ A face não tem a fáscia muscular encontrada em outras partes do corpo.

Inervação da face e do couro cabeludo: A face é extremamente sensível. Recebe inervação sensitiva das três divisões do nervo trigêmeo (NC V). ■ Os principais ramos terminais de cada divisão chegam à tela subcutânea de cada lado da face através de três forames alinhados verticalmente. ■ Cada divisão supre uma zona sensitiva distinta, semelhante a um dermátomo, mas sem a superposição de nervos adjacentes; portanto, as lesões resultam em áreas distintas e definidas de parestesia. ■ As divisões do NC V são responsáveis não só pela sensibilidade da pele da face, mas também das túnicas mucosas profundas dos sacos conjuntivais, córnea, cavidade nasal e seios paranasais, e da cavidade oral e vestíbulo da boca. ■ A pele que cobre o ângulo da mandíbula é suprida pelo nervo auricular magno, um ramo do plexo cervical. ■ Oito nervos são responsáveis pela sensibilidade do couro cabeludo através de ramos originados das três divisões do NC V anteriores à orelha e ramos dos nervos espinais cervicais posteriores à orelha. ■ O nervo facial (NC VII) é o nervo motor da face que supre todos os músculos da expressão facial, inclusive o platisma, o ventre occipital do músculo occipitofrontal e os músculos auriculares que não fazem parte da face propriamente dita. ■ Os músculos recebem inervação do NC VII basicamente por cinco ramos do plexo (nervoso) intraparotídeo.

Vascularização da face e do couro cabeludo: A face e o couro cabeludo são muito vascularizados. Os ramos terminais de artérias

Pontos-chave: (*continuação*)

e veias anastomosam-se livremente (inclusive com anastomoses através da linha mediana com seus equivalentes contralaterais). Assim, a hemorragia pode ser difusa nas lacerações faciais, com sangramento nas duas extremidades do vaso lacerado. ■ A maioria das artérias da face consiste em ramos ou derivados de ramos da artéria carótida externa; as artérias que se originam da artéria carótida interna que suprem a fronte são exceções. ■ A principal artéria da face é a artéria facial. ■ As artérias do couro cabeludo estão firmemente inseridas no tecido conjuntivo denso sobre a aponeurose epicrânica. Assim, quando se rompem, as artérias sangram pelas duas extremidades, como as artérias da face, mas têm menor capacidade de contração ou retração do que outros vasos superficiais; portanto, há sangramento abundante.

As veias da face e do couro cabeludo geralmente acompanham as artérias, formando uma drenagem venosa basicamente superficial. ■ Entretanto, também se anastomosam com o plexo venoso pterigóideo e com os seios venosos da dura-máter através de veias emissárias, o que produz uma via potencialmente perigosa para a disseminação de infecção. ■ A maioria dos nervos e vasos do couro cabeludo segue verticalmente em direção ao vértice; assim, uma laceração horizontal pode causar maior lesão neurovascular do que uma lesão vertical.

A drenagem linfática da maior parte da face segue a drenagem venosa para os linfonodos ao redor da base da parte anterior da cabeça (linfonodos submandibulares, parotídeos e cervicais superficiais). ■ Uma exceção a esse padrão é a drenagem linfática da parte central do lábio e do mento, que inicialmente vai para os linfonodos submentuais. Todos esses linfonodos, por sua vez, drenam para os linfonodos cervicais profundos.

MENINGES CRANIANAS

As **meninges cranianas** são revestimentos membranáceos do encéfalo imediatamente internas ao crânio (Figuras 8.15A e 8.28). As meninges cranianas:

- Protegem o encéfalo
- Compõem a estrutura de sustentação das artérias, veias e seios venosos
- Encerram uma cavidade preenchida por líquido, o espaço subaracnóideo, que é fundamental para a função normal do encéfalo.

As meninges são formadas por três camadas de tecido conjuntivo membranáceo (Figura 8.28A, B e D):

1. *Dura-máter*: camada fibrosa externa espessa e resistente
2. *Aracnoide-máter*: camada fina intermediária
3. *Pia-máter*: delicada camada interna vascularizada.

As camadas intermediária e interna (aracnoide-máter e pia-máter) são membranas contínuas que, juntas, formam a **leptomeninge** (Figura 8.28B). A aracnoide-máter é separada da pia-máter pelo **espaço subaracnóideo**, que contém **líquido cerebrospinal** (LCS). Esse espaço preenchido por líquido ajuda a manter o equilíbrio do líquido extracelular no encéfalo. O LCS é um líquido transparente que tem constituição semelhante à do sangue. Provê nutrientes, mas tem menos proteínas e a concentração iônica é diferente. O LCS é produzido pelos plexos corióideos dos quatro ventrículos do encéfalo (Figura 8.28A). Esse líquido deixa o sistema ventricular e entra no espaço subaracnóideo entre a aracnoide e a pia-máter, onde protege e nutre o encéfalo.

Dura-máter

A **dura-máter**, uma membrana bilaminar, densa e espessa também é denominada *paquimeninge* (Figura 8.28A). Está aderida à lâmina interna da calvária. As duas camadas da dura-máter craniana são uma *camada periosteal externa*, formada pelo periósteo que cobre a face interna da calvária, e uma *camada meníngea interna*, uma membrana fibrosa forte e contínua no forame magno com a parte espinal da dura-máter que reveste a medula espinal.

A camada periosteal externa da dura-máter adere à face interna do crânio. Sua inserção é resistente ao longo das linhas de sutura e na base do crânio (Haines & Mihailoff, 2018). A camada periosteal externa é contínua nos forames cranianos com o periósteo na face externa da calvária (Figura 8.28C). Essa camada externa não é contínua com a dura-máter da medula espinal, que tem apenas uma camada meníngea da dura-máter.

Exceto nos locais em que há seios durais e invaginações (Figura 8.28B), *a camada interna da meninge está intimamente*

Figura 8.28 Meninges e sua relação com a calvária, o encéfalo e a medula espinal. **A.** Visão geral. A dura-máter e o espaço subaracnóideo (*roxo*) circundam o encéfalo e são contínuos com as estruturas de mesmo nome que envolvem a medula espinal. **B.** Meninges. As duas camadas de dura-máter separam-se para formar seios venosos da dura-máter. As granulações aracnóideas protraem-se através da lâmina meníngea da dura-máter até os seios venosos da dura-máter e fazem a transferência de líquido cerebrospinal (LCS) para o sistema venoso. **C.** Espaço extradural craniano e espinal. O espaço extradural (epidural) espinal normal, preenchido por gordura e veias, não é contínuo com o espaço extradural craniano potencial ou patológico. A dura-máter craniana tem duas camadas, ao passo que a dura-máter espinal tem apenas uma camada. **D.** Dura-máter. No plano mediano, uma parte do teto espesso do seio sagital superior foi aberta e afastada; lateralmente, partes do teto fino de duas lacunas laterais (*L*) foram rebatidas para mostrar as abundantes granulações aracnóideas. À direita, um retalho angular de dura-máter foi girado anteriormente; as convoluções do córtex cerebral são visíveis através da aracnoide-máter. **E.** A face interna da calvária. Depressões (*círculos tracejados*, fovéolas granulares) no frontal e no parietal, que são produzidas por granulações aracnóideas aumentadas ou por grupos de granulações aracnóideas menores (como em **D**). Várias veias emissárias pequenas passam entre o seio sagital superior e as veias na díploe e no couro cabeludo através de pequenos forames emissários (*setas*) localizados de cada lado da sutura sagital. O sulco vascular sinuoso (*M*) na parede lateral é formado pelo ramo frontal da artéria meníngea média. A foice do cérebro fixa-se anteriormente à crista frontal (*FC*).

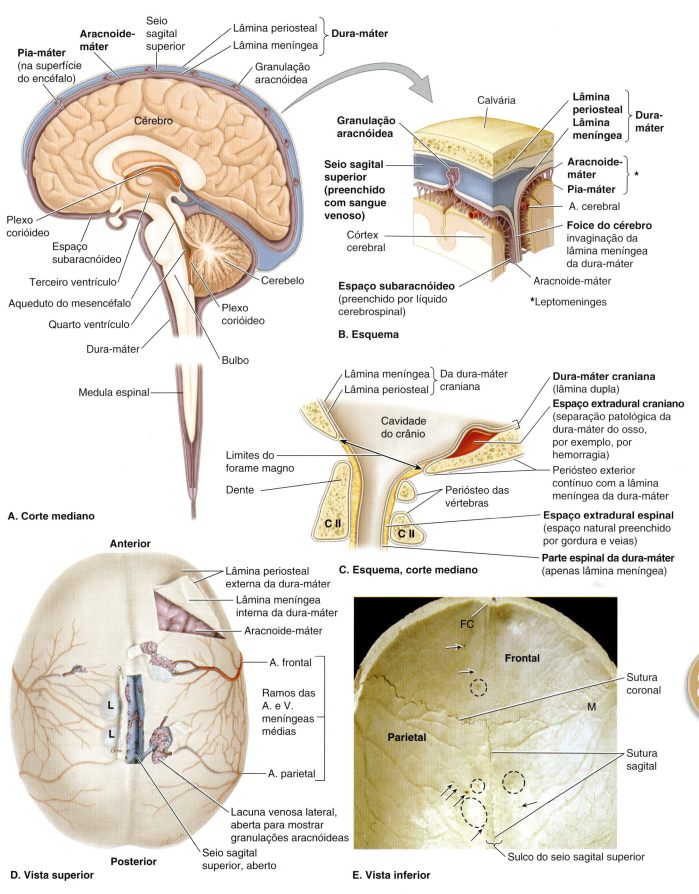

fundida à camada periosteal, sendo impossível a separação (Figura 8.28B e C). As camadas externa e interna fundidas da dura-máter sobre a calvária podem ser facilmente arrancadas dos ossos do crânio (p. ex., quando a calvária é removida durante a necropsia). Na base do crânio, as duas camadas da dura-máter estão firmemente inseridas e é difícil separá-las dos ossos. Em vida, essa separação na interface da dura-máter com o crânio só ocorre em caso de doença, criando um espaço extradural real (cheio de sangue ou líquido).

INVAGINAÇÕES OU REFLEXÕES DA DURA-MÁTER

A **camada meníngea interna da dura-máter** é uma camada de sustentação que se reflete a partir da camada periosteal externa da dura-máter para formar invaginações (reflexões) durais (Figuras 8.28B e 8.29). As invaginações de dura-máter dividem a cavidade do crânio em compartimentos, formando divisões parciais (septos durais) entre algumas partes do encéfalo e oferecendo suporte para outras partes. As invaginações da dura-máter incluem:

- *Foice do cérebro*
- *Tentório do cerebelo*
- *Foice do cerebelo*
- *Diafragma da sela*.

A **foice do cérebro**, a maior invaginação da dura-máter, está situada na **fissura longitudinal do cérebro** que separa os *hemisférios cerebrais* direito e esquerdo. A foice do cérebro está fixada no plano mediano à face interna da calvária, a partir da *crista frontal do frontal* e *crista etmoidal do etmoide* anteriormente até a *protuberância occipital interna* posteriormente (Figuras 8.29A e 8.30). Termina tornando-se contínua com o tentório do cerebelo.

O **tentório do cerebelo**, a segunda maior invaginação da dura-máter, é um septo largo, em formato de meia-lua, que separa os lobos occipitais dos hemisférios cerebrais do cerebelo (Figuras 8.29A e 8.31A e B). O tentório do cerebelo se insere rostralmente aos processos clinoides do esfenoide, na parte rostrolateral à parte petrosa do temporal, e na parte posterolateral à face interna do occipital e parte do parietal.

A foice do cérebro fixa-se ao tentório do cerebelo e o mantém elevado, conferindo aparência semelhante à de uma tenda. O tentório do cerebelo divide a cavidade do crânio em *compartimentos supratentorial* e *infratentorial*. O compartimento supratentorial é dividido em metades direita e esquerda pela foice do cérebro. A margem anteromedial côncava do tentório do cerebelo é livre, produzindo uma abertura denominada **incisura do tentório** através da qual o tronco encefálico (mesencéfalo, ponte e bulbo) estende-se da fossa posterior até a fossa média do crânio (Figura 8.31A e B; ver Figura B8.18).

A **foice do cerebelo** é uma invaginação vertical da dura-máter situada inferiormente ao tentório do cerebelo na parte posterior da fossa posterior do crânio (Figuras 8.29 e 8.30). Está inserida na crista occipital interna e separa parcialmente os hemisférios do cerebelo.

O **diafragma da sela**, a menor invaginação da dura-máter, é uma lâmina circular de dura, que fica suspensa entre os processos clinoides, formando um teto parcial sobre a fossa hipofisial no esfenoide (Figura 8.31B e C). O diafragma da sela cobre a hipófise nessa fossa e tem uma abertura para a passagem do infundíbulo e das veias hipofisiais.

SEIOS VENOSOS DA DURA-MÁTER

Os **seios venosos da dura-máter** são espaços revestidos por endotélio entre as lâminas periosteal e meníngea da dura. Formam-se nos locais onde os septos durais se inserem ao longo da margem livre da foice do cérebro e em relação às formações do assoalho do crânio (Figuras 8.29, 8.31 e 8.32). Grandes veias da superfície do encéfalo drenam para esses seios e a maior parte do sangue do encéfalo drena finalmente através deles para as veias jugulares internas (VJI). O **seio sagital superior** situa-se na margem fixada convexa da foice do cérebro (Figura 8.29). O seio começa na crista etmoidal e termina perto da protuberância occipital interna (Figura 8.30) na confluência dos seios, um local de reunião dos seios sagital superior, reto, occipital e transverso (Figura 8.32). O seio sagital superior recebe as veias cerebrais superiores e comunica-se de cada lado, através de aberturas semelhantes a fendas, com as **lacunas venosas laterais**, expansões laterais do seio sagital superior (Figura 8.28D).

As **granulações aracnóideas** (conjuntos de vilosidades aracnóideas) são prolongamentos em tufo da aracnoide-máter que se salientam através da lâmina meníngea da dura-máter para os seios venosos durais, principalmente as lacunas laterais, e possibilitam a transferência de LCS para o sistema venoso (Figuras 8.28B e D e 8.35). Granulações aracnóideas aumentadas (*corpos de Pacchioni*) podem causar erosão do osso, formando depressões chamadas de **fovéolas granulares** na calvária (Figura 8.28E). Geralmente são observadas na vizinhança do seio sagital superior, embora também possam ser encontradas nos seios transverso, petroso superior e reto da dura-máter. As granulações aracnóideas são adaptadas estruturalmente para o transporte de LCS do espaço subaracnóideo para o sistema venoso.

O **seio sagital inferior** da dura-máter é muito menor do que o seio sagital superior (Figura 8.29). Segue na margem livre côncava inferior da foice do cérebro e termina no seio reto. O **seio reto** é formado pela união do seio sagital inferior com a *veia cerebral magna*. Segue em sentido inferoposterior ao longo da linha de inserção da foice do cérebro até o tentório do cerebelo, onde se une à confluência dos seios.

Os **seios transversos** seguem lateralmente a partir da confluência dos seios, formando um sulco nos occipitais e nos ângulos posteroinferiores dos parietais (Figuras 8.30 a 8.32). Os seios transversos seguem ao longo das margens do tentório do cerebelo inseridas posterolateralmente e, depois, tornam-se os seios sigmóideos à medida que se aproximam da face posterior das partes petrosas dos temporais. O sangue recebido pela *confluência dos seios* é drenado pelos seios transversos, mas raramente de forma igual. Em geral, o seio esquerdo é dominante (maior).

Os **seios sigmóideos** da dura-máter seguem trajetos em forma de S na fossa posterior do crânio, formando sulcos profundos no temporal e no occipital. Cada seio sigmóideo

Capítulo 8 ■ Cabeça 885

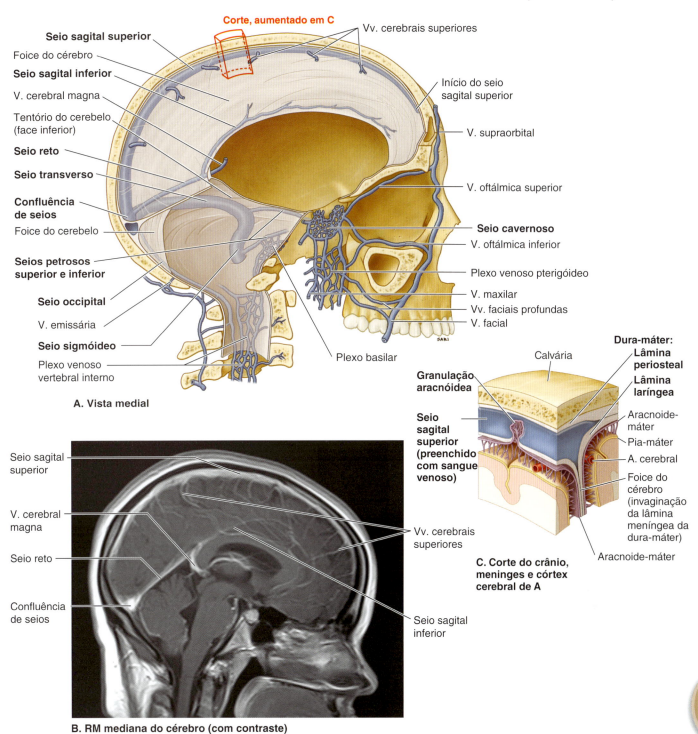

Figura 8.29 Invaginações da dura-máter e seios venosos da dura-máter. **A.** Visão geral. Duas pregas de dura-máter afoiçadas (septos), a foice do cérebro e a foice do cerebelo, situam-se verticalmente no plano mediano; duas pregas semelhantes a tetos, o tentório do cerebelo e o pequeno diafragma da sela (removido), são horizontais. **B.** RM mostrando os seios venosos *in situ*. **C.** Ampliação do corte de **A**. As lâminas periosteal e meníngea da dura-máter separam-se para formar seios meníngeos e invaginações internas.

segue anteriormente e depois continua inferiormente como a veia jugular interna (VJI) após atravessar o forame jugular. O **seio occipital** da dura-máter situa-se na margem fixada da foice do cerebelo e termina superiormente na confluência dos seios (Figura 8.29A e B). O seio occipital comunica-se inferiormente com o *plexo venoso vertebral interno* (Figuras 8.29A e 8.33).

O **seio cavernoso**, um grande plexo venoso, está localizado de cada lado da sela turca, sobre a face superior do corpo do esfenoide, que contém o seio esfenoidal (aéreo) (Figuras 8.29A e 8.31). O seio cavernoso consiste em um plexo venoso com paredes extremamente finas, que se estende anteriormente da fissura orbital superior até o ápice da parte petrosa do temporal posteriormente. O seio recebe sangue das veias oftálmicas

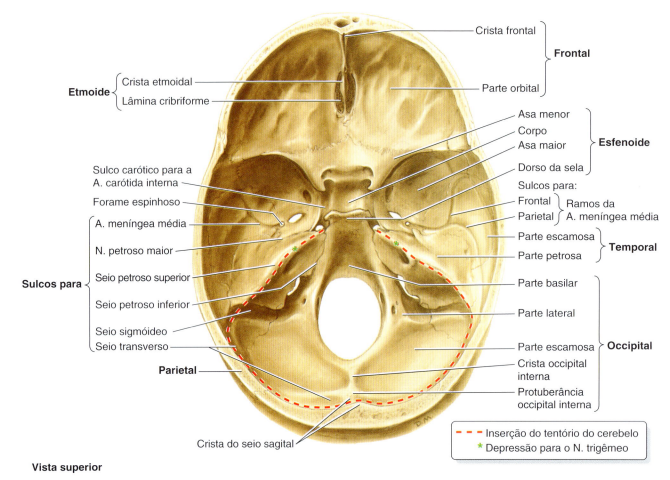

Figura 8.30 Interior da base do crânio. A protuberância occipital interna é formada em relação à confluência dos seios (ver Figura 8.31A) e os seios venosos da dura-máter formam sulcos na base do crânio (p. ex., o seio sigmóideo). O tentório do cerebelo está fixado ao longo das extensões dos seios petrosos transverso e superior (*linha tracejada*).

superior e inferior, veia cerebral média superficial e seio esfenoparietal. Os canais venosos nesses seios comunicam-se entre si através de canais venosos anteriores e posteriores ao pedículo da hipófise – os **seios intercavernosos** (Figura 8.31A e B) – e algumas vezes através de veias inferiores à hipófise. Os seios cavernosos drenam em sentido posteroinferior para os seios petrosos superior e inferior e as veias emissárias drenam para os *plexos basilar* e *pterigóideo* (Fig 8.29A).

Em cada seio cavernoso estão a **artéria carótida interna** com seus pequenos ramos, circundados pelo plexo carótico de nervo(s) simpático(s), e o nervo abducente (NC VI) (Figura 8.31C). Os nervos oculomotor (NC III) e troclear (NC IV), mais duas das três divisões do nervo trigêmeo (NC V), estão embutidos na parede lateral do seio. A artéria, que conduz o sangue aquecido proveniente do centro do corpo, atravessa o seio, que está cheio de sangue mais frio que retornou dos capilares da periferia do corpo, o que permite a troca de calor para conservar energia ou resfriar o sangue arterial. Isso não parece ser tão importante nos seres humanos quanto nos animais corredores (p. ex., cavalos e guepardos) nos quais a artéria carótida tem um trajeto mais longo e mais tortuoso através dos seios cavernosos, permitindo que o sangue seja resfriado antes de entrar no encéfalo. As pulsações da artéria no seio cavernoso promovem a propulsão de sangue venoso do seio, assim como a gravidade (Standring, 2021).

Os **seios petrosos superiores** iniciam-se nas extremidades posteriores das veias que formam o seio cavernoso e seguem até os seios transversos no local onde esses seios curvam-se inferiormente para formar os seios sigmóideos (Figura 8.32B). Cada seio petroso superior está situado na área de inserção anterolateral do tentório do cerebelo, que se insere na margem superior da parte petrosa do temporal (Figura 8.30).

Os **seios petrosos inferiores** também começam na extremidade posterior do seio cavernoso inferiormente (Figura 8.31A e B). Cada seio petroso inferior segue em um sulco entre a parte petrosa do temporal e a parte basilar do occipital (Figura 8.30). Os seios petrosos inferiores drenam o seio cavernoso diretamente para a transição do seio sigmóideo para a VJI no forame jugular (Figura 8.31B). O **plexo basilar** une os seios petrosos inferiores e comunica-se inferiormente com o *plexo venoso vertebral interno* (Figuras 8.29B e 8.33). As **veias emissárias** unem os seios venosos durais às veias fora do crânio. Embora não tenham válvulas e o sangue possa fluir nas duas direções, o fluxo geralmente se faz na direção oposta ao encéfalo. O tamanho

Capítulo 8 ■ Cabeça   887

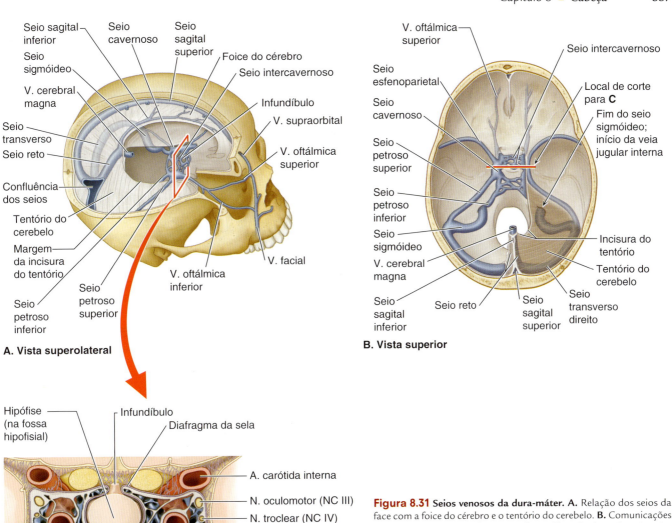

Figura 8.31 Seios venosos da dura-máter. A. Relação dos seios da face com a foice do cérebro e o tentório do cerebelo. **B.** Comunicações dos seios cavernosos e drenagem da confluência dos seios. As veias oftálmicas drenam para o seio cavernoso. **C.** Relação das estruturas neurovasculares com o seio cavernoso. O seio cavernoso está situado bilateralmente na face lateral da cavidade do corpo do esfenoide e da fossa hipofisial. As artérias carótidas internas, que fizeram uma curva aguda, foram seccionadas duas vezes. Inferiormente, as partes cavernosas das artérias são seccionadas enquanto seguem anteriormente ao longo do sulco carótico em direção à curvatura aguda da artéria (alguns radiologistas referem-se à curva como o "sifão carótico"). Superiormente, as partes cerebrais das artérias são seccionadas enquanto seguem posteriormente a partir da curva para se unirem ao círculo arterial do cérebro.

e o número de veias emissárias variam; muitas veias pequenas não têm nome. As crianças e alguns adultos têm uma **veia emissária frontal**. Atravessa o forame cego do crânio, unindo o seio sagital superior às veias do seio frontal e cavidades nasais. Uma **veia emissária parietal**, que pode ser bilateral, atravessa o *forame parietal* na calvária, unindo o seio sagital superiormente às veias externas a ele, sobretudo aquelas no couro cabeludo (Figura 8.8A e C). A **veia emissária mastóidea** atravessa o *forame mastóideo* e une cada seio sigmóideo à *veia occipital* ou *auricular posterior* (Figura 8.33). Também pode haver uma **veia emissária condilar posterior**, que atravessa o canal condilar, unindo o seio sigmóideo ao *plexo venoso suboccipital*.

VASCULARIZAÇÃO DA DURA-MÁTER

As **artérias da dura-máter** fornecem mais sangue para a calvária do que para a dura-máter. O maior desses vasos, a **artéria meníngea média**, é um ramo da artéria maxilar (Figura 8.28D). Entra no assoalho da fossa média do crânio através do *forame espinhoso* (Figura 8.30), segue lateralmente na fossa, e vira-se em sentido superoanterior sobre a asa maior do esfenoide, onde se divide em ramos anterior e posterior (Figura 8.28D). O **ramo frontal da artéria meníngea média** segue superiormente até o ptério e depois se curva posteriormente para ascender em direção ao vértice do crânio. O **ramo parietal da artéria meníngea média** segue em sentido posterossuperior e ramifica-se

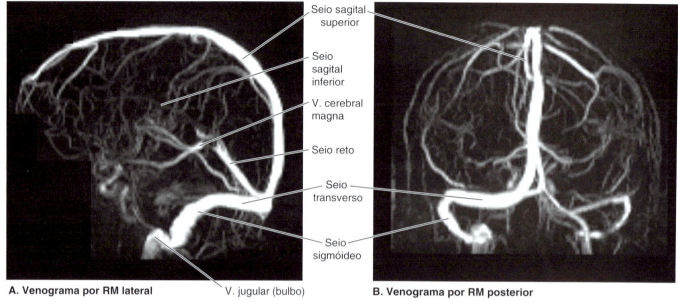

Figura 8.32 Projeção de intensidade máxima (PIM) de venogramas por RM dos seios venosos da dura-máter e das veias cerebrais. Quando existe suspeita de trombose venosa intracraniana, os seios venosos da dura-máter e as veias cerebrais podem ser visualizados por meio de técnicas de RM que não exigem a injeção de contraste. O sinal (*branco*) brilhante é produzido pelo sangue venoso nos seios e nas veias.

(divide-se em ramos de distribuição) sobre a face posterior do crânio. Pequenas áreas de dura-máter são supridas por outras artérias: ramos meníngeos das artérias oftálmicas, ramos das artérias occipitais e pequenos ramos das artérias vertebrais.

As **veias da dura-máter** acompanham as artérias meníngeas, com frequência em pares. As **veias meníngeas médias** acompanham a artéria meníngea média, deixam a cavidade do crânio através do forame espinhoso ou forame oval e drenam para o *plexo venoso pterigóideo* (Figura 8.29B).

INERVAÇÃO DA DURA-MÁTER

A dura-máter dos assoalhos das fossas anterior e média do crânio e do teto da fossa posterior do crânio é inervada por ramos meníngeos que se originam direta ou indiretamente do nervo trigêmeo (NC V) (Figura 8.34). Existem três divisões do NC V (NC V$_1$, NC V$_2$ e NC V$_3$), e cada uma delas contribui com um ramo ou ramos meníngeos. Os **ramos meníngeos anteriores dos nervos etmoidais** (NC V$_1$) e os **ramos meníngeos dos nervos maxilar** (NC V$_2$) e **mandibular** (NC V$_3$) suprem a dura-máter da fossa anterior do crânio. Os dois últimos nervos também suprem a dura-máter da fossa média do crânio (Figura 8.34B). Os ramos meníngeos do NC V$_2$ e NC V$_3$ são distribuídos como plexos periarteriais que acompanham os ramos da artéria meníngea média (Figura 8.34A, *detalhe*).

A dura-máter que forma o teto da fossa posterior do crânio (tentório do cerebelo) e a parte posterior da foice do cérebro é suprida pelo **nervo tentorial** (um ramo do nervo oftálmico), enquanto a parte anterior da foice do cérebro é inervada por ramos ascendentes dos ramos meníngeos anteriores (Figura 8.34A). A dura-máter do assoalho da fossa posterior do crânio recebe fibras sensitivas dos gânglios espinais de C2 e C3 conduzidas por aqueles nervos espinais ou por fibras

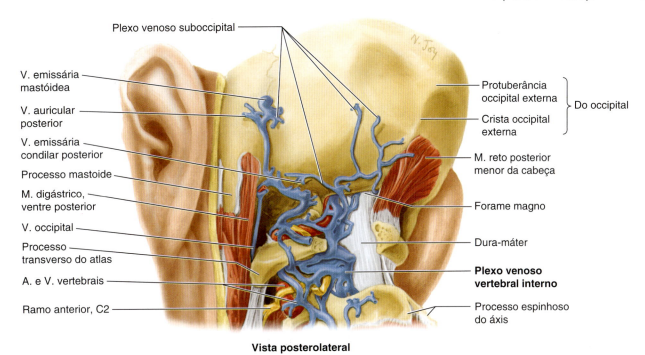

Figura 8.33 Dissecção profunda da região suboccipital. O sistema venoso vertebral externo tem muitas intercomunicações e conexões, algumas das quais são mostradas aqui. Superiormente, o sistema comunica-se com as veias do couro cabeludo e os seios venosos intracranianos através do forame magno, os forames mastóideos e os canais condilares. Na região anteromedial, passa entre as lâminas e através dos forames intervertebrais para se comunicar com o plexo venoso vertebral interno e com as veias ao redor da artéria vertebral.

que são transferidas para os nervos vago (NC X) e hipoglosso (NC XII) e seguem em direção central com eles. As terminações sensitivas são mais numerosas na dura-máter ao longo de cada lado do seio sagital superior e no tentório do cerebelo do que no assoalho do crânio.

As fibras de dor são mais numerosas nos locais onde artérias e veias seguem na dura-máter. A dor originada na dura-máter geralmente é referida, percebida como cefaleia originada nas regiões cutânea ou mucosa supridas pelo nervo cervical ou pela divisão do nervo trigêmeo envolvido.

Aracnoide-máter e pia-máter

A *aracnoide-máter* e a *pia-máter* (leptomeninges) desenvolvem-se a partir de uma única camada de mesênquima que circunda o encéfalo embrionário e forma as partes parietal (aracnoide-máter) e visceral (pia-máter) da *leptomeninge* (Figura 8.35). A derivação da aracnoide–pia de uma única camada embrionária é indicada no adulto pelas numerosas *trabéculas aracnóideas*, semelhantes a teias, que passam entre a aracnoide-máter e a pia-máter e que conferem à aracnoide seu nome. As trabéculas são formadas por fibroblastos achatados, de formato irregular, que formam pontes no espaço subaracnóideo (Haines & Mihailoff, 2018). A aracnoide-máter e a pia-máter são contínuas na parte imediatamente proximal à saída de cada nervo craniano da dura-máter. A **aracnoide-máter craniana** contém fibroblastos, fibras de colágeno e algumas fibras elásticas. Embora fina, a espessura da aracnoide-máter é suficiente para que seja manipulada com pinça.

A aracnoide-máter avascular, embora esteja intimamente aplicada à lâmina meníngea da dura-máter, não está inserida na dura-máter. É mantida contra a face interna da dura-máter pela pressão do LCS no espaço subaracnóideo.

A **pia-máter craniana** é uma membrana ainda mais fina do que a aracnoide-máter. É muito vascularizada por uma rede de finos vasos sanguíneos. É difícil ver a pia-máter, mas ela confere uma aparência brilhante à superfície do encéfalo. *A pia-máter adere à superfície do encéfalo e segue todos os seus contornos.* Quando as artérias cerebrais penetram no córtex cerebral, a pia-máter as segue por uma curta distância, formando um **revestimento pial** e um **espaço periarterial** (Figura 8.35).

Espaços meníngeos

Dos três "espaços" meníngeos comumente citados em relação às meninges cranianas, apenas um existe como espaço na ausência de doença:

- A **interface dura-máter–crânio** ("espaço" extradural, epidural ou peridural) não é um espaço natural entre o crânio e a lâmina periosteal externa da dura-máter porque a dura-máter está inserida nos ossos. Só se torna um **espaço extradural** em caso de afecção (p. ex., quando o sangue proveniente da ruptura de vasos meníngeos afasta o periósteo do crânio (Figura 8.28C). O espaço extradural cranial potencial ou patológico não é contínuo com o **espaço extradural espinal** (um espaço natural ocupado por gordura peridural e um plexo venoso),

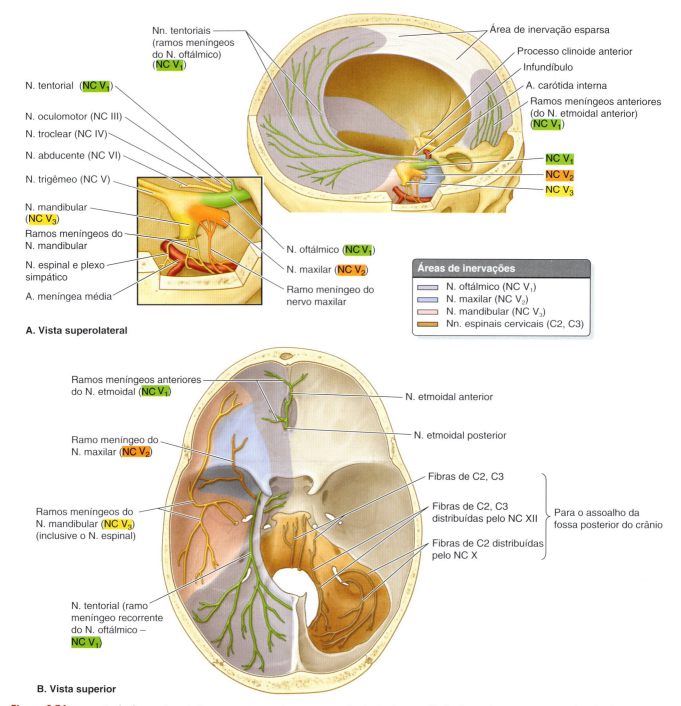

Figura 8.34 Inervação da dura-máter. **A.** Ramos meníngeos dos nervos maxilar (NC V₂) e mandibular (NC V₃). Esses ramos são distribuídos para a dura da parte lateral das fossas anterior e média do crânio como plexos periarteriais que acompanham os ramos da artéria meníngea média juntamente com fibras nervosas simpáticas vasomotoras do gânglio cervical superior (*detalhe*). **B.** Ramos do nervo trigêmeo e fibras sensitivas dos nervos espinais cervicais (C2, C3).

porque o primeiro situa-se entre o periósteo e o crânio, enquanto o último se situa entre o periósteo que cobre as vértebras e a dura-máter espinal (Figura B8.19A; ver Figura 2.31 no Capítulo 2, *Dorso*).
- Do mesmo modo, a *interface ou junção da dura-máter com a aracnoide-máter* ("espaço subdural") não é um espaço natural entre a dura-máter e a aracnoide-máter. Um espaço pode surgir na camada de células da margem dural em virtude de traumatismo, como um golpe forte na cabeça (Haines et al., 1993; Haines & Mihailoff, 2018)
- O *espaço subaracnóideo*, entre a aracnoide-máter e a pia-máter, é um espaço real que contém LCS, células trabeculares, artérias e veias.

Embora muitas vezes se afirme que o encéfalo "flutue" no LCS, ele fica suspenso no espaço subaracnóideo cheio de LCS pelas trabéculas aracnóideas.

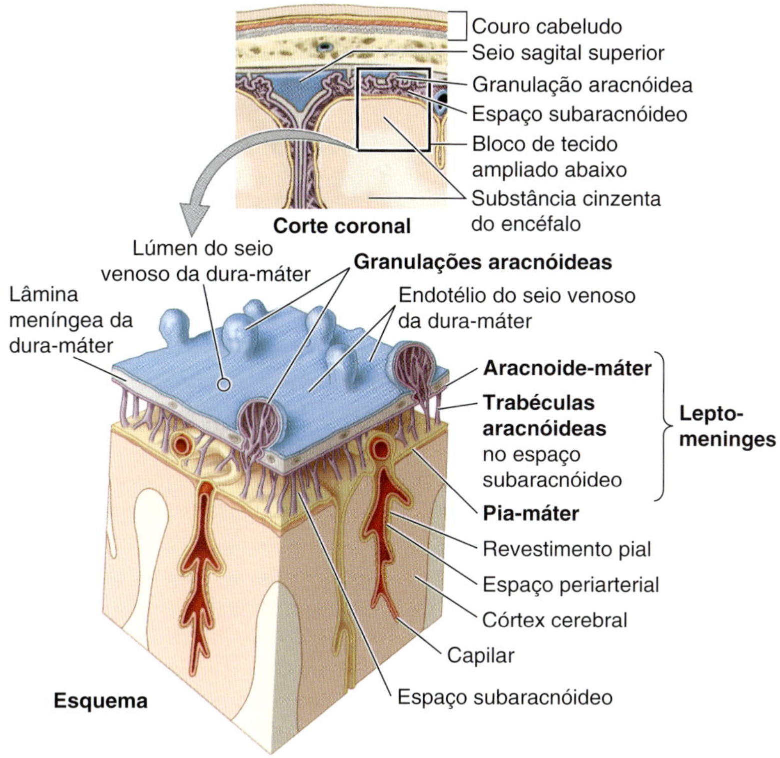

Figura 8.35 Leptomeninges. O corte coronal (*acima*) indica o local do bloco de tecido (*abaixo*). O espaço subaracnóideo separa as duas camadas da leptomeninge, a aracnoide e a pia. A pressão no LCS mantém a aracnoide-máter aposta à camada meníngea de dura-máter, e na região do seio sagital superior e lacunas venosas adjacentes (ver Figura 8.28D) as granulações aracnóideas projetam-se através da dura-máter para o seio venoso da dura-máter cheio de sangue.

ANATOMIA CLÍNICA

MENINGES CRANIANAS

Fratura do ptério

A *fratura do ptério* pode ser fatal porque ele está sobre os ramos frontais dos vasos meníngeos médios, situados em sulcos na face interna da parede lateral da calvária (ver Figura 8.30). O ptério está situado dois dedos acima do arco zigomático e um polegar posterior ao processo frontal do zigomático (Figura B8.16A). Um golpe forte na região lateral da cabeça (p. ex., durante uma luta de boxe) pode causar fratura dos ossos finos que formam o ptério (ver Figura 8.4A), produzindo ruptura do ramo frontal da artéria ou veia meníngea média que cruza o ptério (Figura B8.16B). O hematoma resultante exerce pressão sobre o córtex

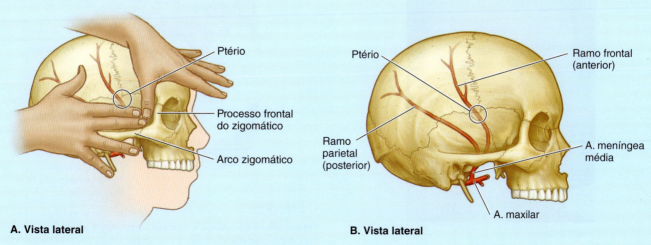

Figura B8.16 Localização e relações do ptério.

cerebral subjacente (ver Figura 8.19A). A *hemorragia do vaso meníngeo médio* não tratada pode causar morte em algumas horas.

Tromboflebite da veia facial

A veia facial faz conexões clinicamente importantes com o seio cavernoso através da veia oftálmica superior, e o plexo venoso pterigóideo através das veias oftálmica inferior e facial profunda (ver Figuras 8.25 e 8.29A; Quadro 8.6). Em razão dessas conexões, a infecção da face pode propagar-se para o seio cavernoso e o plexo venoso pterigóideo.

Em geral, o sangue do ângulo medial do olho, nariz e lábios drena inferiormente pela veia facial, sobretudo quando a pessoa está em posição ortostática. Como a veia facial não tem válvulas, o sangue pode atravessá-la na direção oposta. Consequentemente, o sangue venoso da face pode entrar no seio cavernoso. Em indivíduos com *tromboflebite da veia facial* – inflamação da veia facial com formação secundária de trombos –, fragmentos de um coágulo infectado podem estender-se para o sistema venoso intracraniano e causar *tromboflebite do seio cavernoso*. A infecção das veias faciais que se disseminam para os seios venosos da dura-máter pode ser provocada por lacerações do nariz ou pela expressão de pústulas (espinhas) na lateral do nariz e no lábio superior. Consequentemente, a área triangular do lábio superior até a ponte do nariz é considerada o *triângulo perigoso da face* (Figura B8.17).

Traumatismo cranioencefálico não penetrante

Um forte golpe na cabeça pode descolar a camada periosteal da dura-máter da calvária sem fratura dos ossos do crânio. Na base do crânio, as duas camadas da dura-máter estão firmemente inseridas e é difícil separá-las dos ossos. Assim, uma fratura da base do crânio geralmente rompe a dura-máter e causa extravasamento de LCS. A parte mais interna da dura-máter, a *camada celular da margem dural*, é formada por fibroblastos achatados que são separados por grandes espaços extracelulares. Essa camada constitui um plano de fraqueza estrutural na junção da dura-máter com a aracnoide-máter (Haines & Mihailoff, 2018).

Herniação transtentorial

A incisura do tentório é a abertura no tentório do cerebelo para o tronco encefálico e é pouco maior do que o necessário para acomodar o mesencéfalo (Figura B8.18). Portanto, *lesões expansivas*, como tumores no compartimento supratentorial, elevam a pressão intracraniana e podem provocar herniação de parte do lobo temporal do encéfalo adjacente através da incisura do tentório. Durante a *herniação transtentorial*, o lobo temporal pode ser lacerado pelo tentório do cerebelo, rijo, e o nervo oculomotor (NC III) pode sofrer distensão, compressão ou ambas. As *lesões oculomotoras* podem causar paralisia dos músculos extrínsecos do bulbo do olho supridos pelo NC III. Da mesma forma, às vezes a base do crânio não se desenvolve normalmente (malformação de Chiari), e o tecido cerebral é deslocado para baixo no canal espinal, resultando em pressão sobre esses tecidos.

Abaulamento do diafragma da sela

Os *tumores hipofisários* podem estender-se superiormente através da abertura no diafragma da sela ou causar seu abaulamento (Figura B8.18). Muitas vezes esses tumores expandem o diafragma da sela, o que

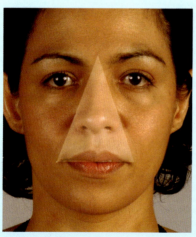

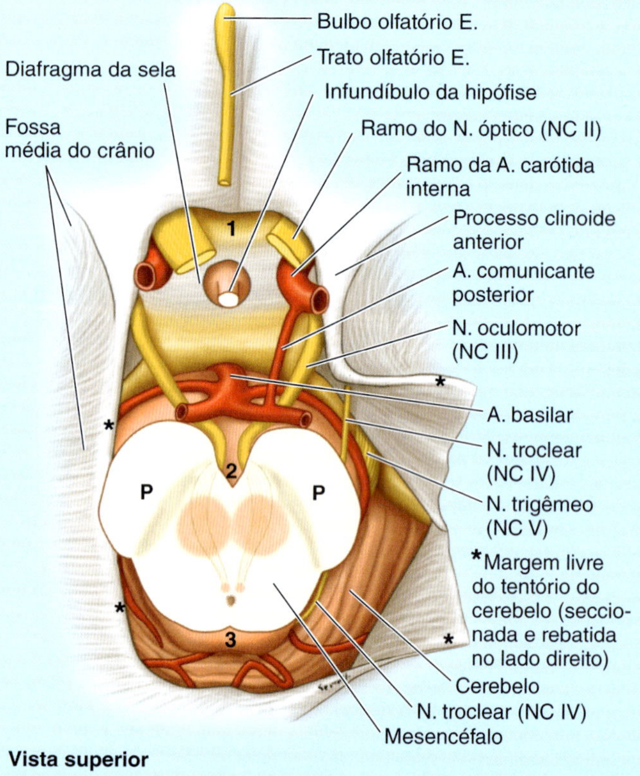

Vista anterior

Figura B8.17 Triângulo perigoso da face.

Vista superior

Figura B8.18 Estruturas e relações adjacentes à incisura do tentório. *1*, cisterna quiasmática; *2*, cisterna interpeduncular; *3*, cisterna genicular; *P*, pedúnculo cerebral.

provoca distúrbios da função endócrina cedo ou tarde (*i. e.*, antes ou depois do aumento do diafragma da sela). A extensão superior de um tumor pode ocasionar sintomas visuais em razão da pressão sobre o quiasma óptico, o local de cruzamento das fibras nervosas ópticas (ver Figuras 8.37B e 8.42).

Oclusão das veias cerebrais e dos seios venosos da dura-máter

A *oclusão das veias cerebrais e dos seios venosos da dura-máter* pode ser causada por trombos, tromboflebite (inflamação venosa) ou tumores (p. ex., meningiomas). Os seios venosos da dura-máter que sofrem trombose com maior frequência são os seios transverso, cavernoso e sagital superior (Frontera & Organek, 2022).

As veias faciais fazem conexões clinicamente importantes com o seio cavernoso através das veias oftálmicas superiores (ver Figura 8.29A). A *trombose do seio cavernoso* geralmente é causada por infecções na órbita, seios nasais e parte superior da face (o triângulo perigoso; Figura B8.17). Em pessoas com *tromboflebite da veia facial*, fragmentos de um trombo infectado podem entrar no seio cavernoso, causando *tromboflebite do seio cavernoso*. Em geral, a infecção inicial acomete apenas um seio, mas pode disseminar-se para o lado oposto através dos seios intercavernosos. A tromboflebite do seio cavernoso pode afetar o nervo abducente enquanto este atravessa o seio (ver Capítulo 10, *Resumo dos Nervos Cranianos*) e também pode afetar os nervos inseridos na parede lateral do seio (ver Figura 8.31C). Muitas vezes a trombose séptica do seio cavernoso resulta no desenvolvimento de *meningite aguda*.

Metástase de células tumorais para os seios venosos da dura-máter

O plexo basilar e o seio occipital comunicam-se com os plexos venosos vertebrais internos através do forame magno (ver Figuras 8.29A e 8.33). Como esses canais venosos não têm válvulas, a compressão de tórax, abdome ou pelve, como ocorre ao tossir forte e no esforço, pode forçar a passagem do sangue venoso dessas regiões para o sistema venoso vertebral interno, e dele para os seios venosos da dura-máter. Logo, o pus presente nos abscessos e as células tumorais nessas regiões podem disseminar-se para as vértebras e o encéfalo.

Fraturas da base do crânio

As fraturas da base do crânio podem causar ruptura da artéria carótida interna, com consequente *fístula arteriovenosa* no seio cavernoso. O sangue arterial flui para o seio cavernoso, aumentando-o e forçando o fluxo sanguíneo retrógrado para suas tributárias venosas, principalmente as veias oftálmicas. Assim, há protrusão do bulbo do olho (*exoftalmia*) e ingurgitamento da conjuntiva (*quemose*). O bulbo do olho protruso pulsa em sincronia com o pulso radial, um fenômeno conhecido como *exoftalmia pulsátil*. Como o NC III, o NC IV, o NC V$_1$, o NC V$_2$ e o NC VI situam-se na parede lateral do seio cavernoso ou próximo a ela, eles também podem ser afetados quando há lesão do seio (ver Figuras 8.31C e 10.3 no Capítulo 10, *Resumo dos Nervos Cranianos*).

Origem dural das cefaleias

A dura-máter craniana é sensível à dor, sobretudo no local onde está relacionada com os seios venosos da dura-máter e as artérias meníngeas (ver Figuras 8.31A e 8.34). Consequentemente, a tração das artérias na base do crânio, ou das veias perto do vértice onde perfuram a dura-máter, causa dor. A dura-máter, grandes vasos intracranianos e os terminais periféricos dos nervos trigêmeos que inervam essas estruturas são considerados estruturas-chave envolvidas na cefaleia primária (Lipton, 2022). As cefaleias que parecem ter origem na dura-máter incluem a cefaleia que ocorre após uma punção lombar para retirada de LCS (ver Capítulo 2, *Dorso*). Quando o LCS é removido, o encéfalo "afunda" um pouco, tracionando a dura-máter; isso também pode causar cefaleia. Por esse motivo, os pacientes são instruídos a manter as cabeças abaixadas após uma punção lombar a fim de minimizar a tração da dura-máter e reduzir as chances de cefaleia.

Leptomeningite

A *leptomeningite* é uma inflamação das leptomeninges (aracnoide-máter e pia-máter) causada por microrganismos patogênicos. A infecção e a inflamação geralmente são limitadas ao espaço subaracnóideo e à aracnoide-máter e pia-máter (Roos, 2022). As bactérias podem entrar no espaço subaracnóideo através do sangue (*septicemia*) ou se disseminar a partir de uma infecção do coração, dos pulmões ou de outras vísceras. Os microrganismos também podem entrar no espaço subaracnóideo a partir de uma fratura exposta do crânio ou de uma fratura dos seios paranasais. A *meningite purulenta aguda* pode ser causada por praticamente qualquer bactéria patogênica (p. ex., *meningite meningocócica*).

Traumatismos cranianos e hemorragia intracraniana

A *hemorragia extradural (epidural)* tem origem arterial. O sangue dos ramos rotos de uma artéria meníngea média acumula-se entre a camada periosteal externa da dura-máter e a calvária. O sangue extravasado separa a dura-máter do crânio. Em geral, isso se deve a um golpe forte na cabeça com formação de um *hematoma extradural (epidural)* (Figura B8.19A e B). Geralmente, há *concussão* (perda da consciência) breve, seguida por um intervalo de algumas horas de lucidez. Mais tarde, há sonolência e coma. A compressão do encéfalo ocorre quando a massa de sangue aumenta, exigindo drenagem do sangue e oclusão do(s) vaso(s) hemorrágico(s).

Um *hematoma abaixo da dura-máter* é comumente denominado *hematoma subdural* (Figura B8.19B). Entretanto, esse nome é errado porque não há espaço subdural na junção da dura-máter com a aracnoide-máter. Os *hematomas* nessa

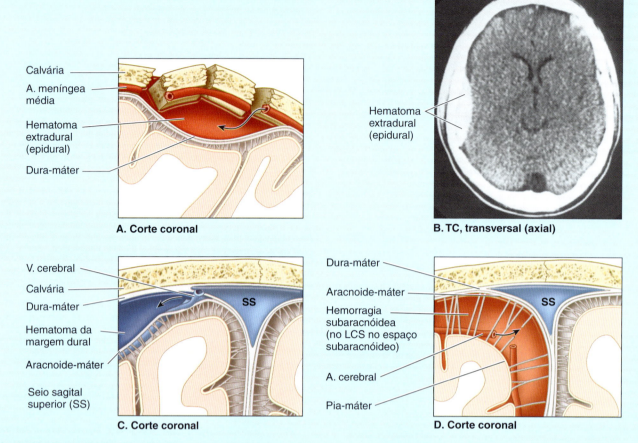

Figura B8.19 Hemorragia intracraniana. **A** e **B.** Hemorragia extradural (epidural). **C.** Hematoma da margem dural (subdural). **D.** Hemorragia subaracnóidea.

junção geralmente são causados por sangue extravasado que separa a lâmina de células da margem dural (Haines & Mihailoff, 2018). O sangue não se acumula em um espaço preexistente, mas cria um espaço na junção da dura-máter com a aracnoide-máter. A *hemorragia da margem dural* geralmente acontece após um forte golpe na cabeça que desloca o encéfalo dentro do crânio e o lesiona (p. ex., bater com a cabeça no painel do carro ou no para-brisa). Às vezes, o traumatismo precipitante é trivial ou esquecido. A hemorragia da margem dural tem origem tipicamente venosa e costuma resultar da ruptura de uma veia cerebral superior quando entra no seio sagital superior (ver Figura 8.29A e B) (Haines & Mihailoff, 2018).

A *hemorragia subaracnóidea* é um extravasamento de sangue, geralmente arterial, para o espaço subaracnóideo (Figura B8.19D). A maioria dessas hemorragias resulta da *ruptura de um aneurisma sacular* (dilatação saciforme da parede de uma artéria), como um aneurisma da artéria carótida interna (ver "Acidentes vasculares encefálicos" no boxe Anatomia clínica, mais adiante).

Algumas hemorragias subaracnóideas estão associadas a traumatismo craniano que causa fraturas do crânio e lacerações cerebrais. A hemorragia para o espaço subaracnóideo resulta em irritação meníngea, cefaleia intensa, rigidez cervical e, muitas vezes, perda da consciência.

Pontos-chave: Meninges cranianas

As meninges consistem em três lâminas intracranianas: uma lâmina externa bilaminar fibrosa significativa – a dura-máter – e duas lâminas internas membranáceas delicadas e contínuas – a aracnoide-máter e a pia-máter.

Dura-máter: A lâmina externa (periosteal) da dura-máter é contínua com o periósteo externo do crânio e está intimamente aposta à face interna da cavidade do crânio. ■ A lâmina interna (meníngea) é uma lâmina de sustentação que reflete com maior precisão os contornos do encéfalo. ■ Essa lâmina interna separa-se da lâmina externa em alguns locais para formar pregas ou reflexões durais que penetram nas grandes fissuras entre partes do encéfalo, subdividindo parcialmente a cavidade do crânio em compartimentos menores que evitam o movimento inercial do encéfalo. ■ Quando a lâmina periosteal se separa, são criados espaços intralaminares que acomodam os seios venosos durais, que recebem a drenagem venosa do encéfalo, e, por sua vez, drenam principalmente para a veia jugular interna.

> **Pontos-chave:** (*continuação*)
>
> **Leptomeninge:** A aracnoide-máter e a pia-máter são, respectivamente, as lâminas parietal e visceral contínuas da leptomeninge, que circundam o espaço subaracnóideo preenchido por LCS. ■ A aracnoide-máter e a pia-máter são unidas por trabéculas finas que atravessam o espaço subaracnóideo. ■ O espaço subaracnóideo da cavidade do crânio é contínuo com o mesmo espaço no canal vertebral. ■ A aracnoide-máter normalmente está aposta à face interna da dura-máter por pressão do LCS. ■ A pia-máter reveste o tecido neural e sua vascularização superficial, seguindo profundamente ao longo dos vasos que entram ou saem do sistema nervoso central.
>
> **Vasos e nervos das meninges:** As meninges cranianas recebem sangue principalmente dos ramos meníngeos médios das artérias maxilares. ■ A dura-máter recebe inervação sensitiva dos ramos meníngeos das três divisões do nervo trigêmeo e fibras do gânglio sensitivo espinal C2.

ENCÉFALO

O encéfalo controla e coordena quase todas as funções do corpo. É o órgão que tornou a espécie humana diferente dos outros animais. Trata-se de uma estrutura delicada envolta por um crânio rígido; contudo, o encéfalo pode ser lesionado por um traumatismo craniano, pode ser comprimido por um tumor ou privado de oxigênio por uma ruptura ou um coágulo em uma das artérias cerebrais.

Como o encéfalo geralmente é estudado em detalhes em um curso separado de neuroanatomia, faremos apenas um estudo superficial de sua anatomia, com a atenção voltada basicamente para a relação entre o encéfalo e seu ambiente – isto é, os revestimentos meníngeos, o espaço subaracnóideo preenchido por LCS e as características internas de seu revestimento ósseo (neurocrânio).

Em vista de seu papel na produção de LCS (líquido cerebrospinal), também são abordados os ventrículos do encéfalo e os plexos corióideos produtores de LCS. Além disso, 11 dos 12 nervos cranianos originam-se do encéfalo (ver Capítulo 10, *Resumo dos Nervos Cranianos*).

Partes do encéfalo

O **encéfalo** (envolto pelo neurocrânio) é formado pelo telencéfalo (cérebro) e diencéfalo, cerebelo e tronco encefálico (Figura 8.36). Depois da remoção da calvária e da dura-máter, são vistos **giros**, **sulcos** e **fissuras** do córtex cerebral através das delicadas lâminas aracnoide-máter e pia-máter. Enquanto os giros e sulcos exibem muita variação, as outras características do encéfalo, inclusive as suas dimensões gerais, são bastante uniformes entre os indivíduos.

- O **telencéfalo** ou **cérebro** inclui os hemisférios cerebrais e os núcleos da base. Os **hemisférios cerebrais**, separados pela foice do cérebro na **fissura longitudinal do cérebro**, são os elementos dominantes do encéfalo (Figura 8.36A a D). Para fins descritivos, cada hemisfério cerebral é dividido em quatro lobos; cada um deles está relacionado com os ossos sobrejacentes de mesmo nome, mas seus limites não correspondem a esses ossos. De uma vista superior, o cérebro é praticamente dividido em quartos pela fissura longitudinal do cérebro, em posição mediana, e pelo **sulco central**, coronal (Figura 8.36B). O sulco central separa os **lobos frontais** (anteriormente) dos **lobos parietais** (posteriormente). Em vista lateral, esses lobos situam-se superiormente ao **sulco lateral** transverso e ao lobo temporal inferior a ele (Figura 8.36A e C). Os **lobos occipitais** posicionados posteriormente são separados dos lobos parietal e temporal pelo plano do **sulco parietoccipital**, visível na face medial do cérebro em uma hemissecção do encéfalo (Figura 8.36D). Os pontos mais anteriores dos lobos frontal e temporal, projetados anteriormente, são os **polos frontal** e **temporal**. O ponto posterior extremo do lobo occipital, que se projeta posteriormente, é o **polo occipital**. Os hemisférios ocupam toda a parte supratentorial da cavidade do crânio (Figuras 8.31A e B e 8.34). Os lobos frontais ocupam as fossas anteriores do crânio, os lobos temporais ocupam as partes laterais das fossas médias do crânio e os lobos occipitais estendem-se posteriormente sobre o tentório do cerebelo
- O **diencéfalo** é formado pelo epitálamo, pelo tálamo e pelo hipotálamo e forma o núcleo central do encéfalo (Figura 8.36E)
- O **mesencéfalo**, a parte anterior do tronco encefálico, situa-se na junção das fossas média e posterior do crânio. Os NC III e IV estão associados ao mesencéfalo
- A **ponte** é a parte do tronco encefálico situada entre o mesencéfalo rostralmente e o bulbo caudalmente. Situa-se na parte anterior da fossa posterior do crânio. O NC V está associado à ponte (Figura 8.36A, D e E)
- O **bulbo (medula oblonga)** é a subdivisão mais caudal do tronco encefálico, contínua com a medula espinal. Situa-se na fossa posterior do crânio. Os NC IX, X e XII estão associados ao bulbo, ao passo que os NC VI a VIII estão associados à junção da ponte e do bulbo
- O **cerebelo** é a grande massa encefálica situada posteriormente à ponte e ao bulbo e inferiormente à parte posterior do cérebro (Figura 8.36A, D e E). Situa-se sob o tentório do cerebelo na fossa posterior do crânio. Consiste em dois hemisférios laterais unidos por uma parte intermediária estreita, o **verme do cerebelo**.

Sistema ventricular do encéfalo

O sistema ventricular do encéfalo consiste em dois ventrículos laterais e os terceiro e quarto ventrículos medianos unidos pelo aqueduto do mesencéfalo (cerebral) (Figuras 8.37 e 8.38). O LCS, secretado principalmente pelos plexos

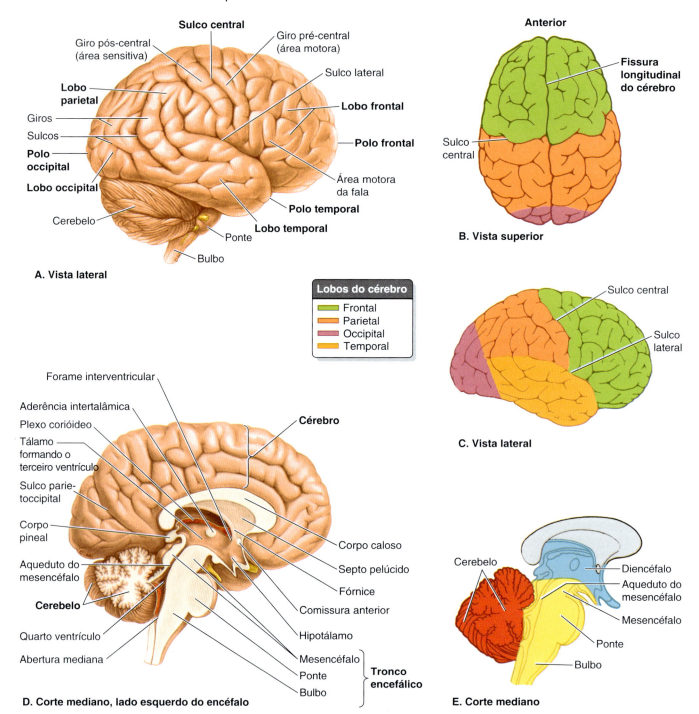

Figura 8.36 Estrutura do encéfalo. **A.** Estruturas e face lateral do encéfalo. **B** e **C.** Lobos do cérebro. Sulcos central e lateral distintos demarcam o lobo frontal e os limites anteriores dos lobos parietal e temporal do cérebro, a demarcação dos limites posteriores entre o último e o lobo occipital é menos distinta externamente. **D.** Estruturas da face medial do encéfalo. A face medial do cérebro e as partes mais profundas do encéfalo (diencéfalo e tronco encefálico) mostradas após a bissecção do encéfalo. O sulco parietoccipital que demarca os lobos parietal e occipital pode ser visto na face medial do cérebro. **E.** Partes do tronco encefálico.

corióideos dos ventrículos, preenche essas cavidades encefálicas e o espaço subaracnóideo do encéfalo e da medula espinal.

VENTRÍCULOS DO ENCÉFALO

Os **ventrículos laterais**, o primeiro e o segundo ventrículos, são as maiores cavidades do sistema ventricular e ocupam grandes áreas dos hemisférios cerebrais. Cada ventrículo lateral abre-se, através de um **forame interventricular**, para o **terceiro ventrículo**. O terceiro ventrículo, uma cavidade em forma de fenda entre as metades direita e esquerda do diencéfalo (Figura 8.36E), é contínuo em sentido posteroinferior com o **aqueduto do mesencéfalo**, que une os terceiro e quarto ventrículos (Figuras 8.36D e 8.37A e B).

O **quarto ventrículo**, piramidal, na parte posterior da ponte e do bulbo, estende-se em sentido inferoposterior. Inferiormente, afila-se até formar um canal estreito que continua até a parte cervical da medula espinal como o canal central (Figura 8.37A). O LCS drena do quarto ventrículo para o espaço subaracnóideo através de uma **abertura mediana** única e um par de **aberturas laterais**. Essas aberturas são os únicos meios pelos quais o LCS entra no espaço subaracnóideo. Em caso de obstrução, o LCS se acumula e os ventrículos se distendem, comprimindo os hemisférios cerebrais.

CISTERNAS SUBARACNÓIDEAS

Embora não seja exato dizer que o encéfalo "flutua" no LCS, na verdade, a inserção do encéfalo ao neurocrânio é mínima. Em algumas áreas na base do encéfalo, a aracnoide-máter e a pia-máter estão bem separadas pelas cisternas subaracnóideas (Figura 8.37B), que contêm LCS, e estruturas dos tecidos moles que "ancoram" o encéfalo, como as trabéculas aracnóideas, a rede vascular e, em alguns casos, as raízes dos nervos cranianos. As cisternas geralmente são nomeadas de acordo com as estruturas relacionadas com elas.

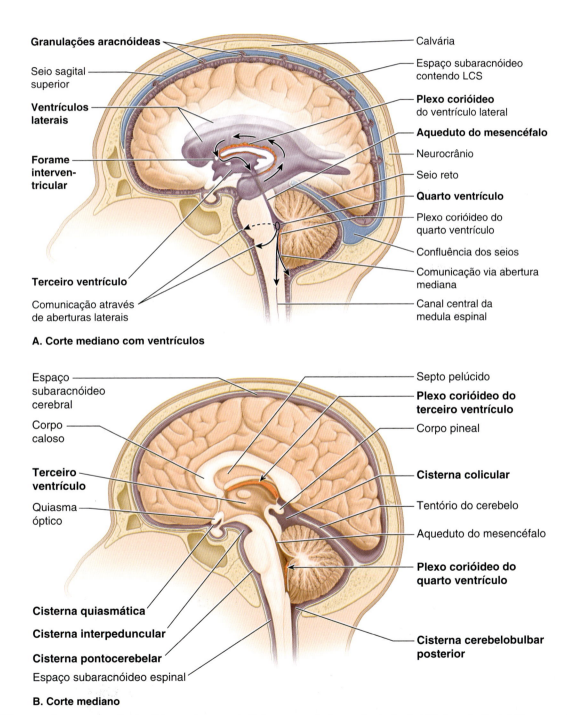

Figura 8.37 Ventrículos, espaços subaracnóideos e cisternas. **A.** O sistema ventricular e a circulação do LCS. A produção de LCS ocorre principalmente nos plexos corióideos dos ventrículos laterais e dos terceiro e quarto ventrículos. Os plexos dos ventrículos laterais são os maiores e mais importantes. **B.** Cisternas subaracnóideas. Estas são regiões expandidas do espaço subaracnóideo que contêm maiores volumes de LCS.

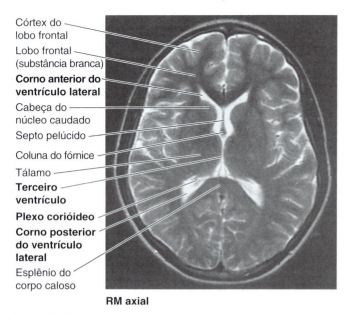

Figura 8.38 Características do hemisfério cerebral na RM axial. O LCS que circunda o encéfalo, estendendo-se até os sulcos e fissuras, ocupando os ventrículos, mostra-se branco brilhante.

As principais cisternas subaracnóideas intracranianas são:

- **Cisterna cerebelobulbar**: a maior das cisternas subaracnóideas, localizada entre o cerebelo e o bulbo; recebe LCS das aberturas do quarto ventrículo. É dividida em **cisterna cerebelobulbar posterior** e **cisterna cerebelobulbar lateral**
- **Cisterna pontocerebelar**: um amplo espaço ventral à ponte, contínuo inferiormente com o espaço subaracnóideo espinal
- **Cisterna interpeduncular**: localizada na fossa interpeduncular entre os pedúnculos cerebrais do mesencéfalo (ver Figura B8.18)
- **Cisterna quiasmática**: inferior e anterior ao *quiasma óptico*, o ponto de cruzamento ou decussação das fibras dos nervos ópticos
- **Cisterna colicular**:* localizada entre a parte posterior do corpo caloso e a face superior do cerebelo; contém partes da veia cerebral magna (ver Figuras 8.29 e 8.31A e B)
- **Cisterna circundante (não ilustrada)**: localizada na face lateral do mesencéfalo e contínua posteriormente com a cisterna colicular.

SECREÇÃO DE LÍQUIDO CEREBROSPINAL

O líquido cerebrospinal (LCS) é secretado (400 a 500 mℓ/dia) principalmente por células epiteliais coroidais (células ependimárias modificadas) dos **plexos corióideos** nos ventrículos laterais e nos terceiro e quarto ventrículos (Figuras 8.36D, 8.37 e 8.38). Os plexos corióideos consistem em franjas vasculares de pia-máter (tela corióidea) cobertas por células epiteliais cúbicas. Invaginam-se para os tetos dos terceiro e quarto ventrículos e nos assoalhos dos corpos e cornos inferiores dos ventrículos laterais.

CIRCULAÇÃO DE LÍQUIDO CEREBROSPINAL

O LCS deixa os ventrículos laterais através dos *forames interventriculares* e entra no terceiro ventrículo (Figura 8.37A). A partir daí, o LCS atravessa o *aqueduto do mesencéfalo* (cerebral) para o quarto ventrículo. Parte do LCS deixa esse ventrículo através de suas *aberturas mediana e lateral* e entra no *espaço subaracnóideo*, que é contínuo ao redor da medula espinal e na região posterossuperior sobre o cerebelo. Entretanto, a maior parte do LCS flui para as cisternas interpeduncular e colicular. O LCS das várias cisternas subaracnóideas flui superiormente pelos sulcos e fissuras nas faces medial e superolateral dos hemisférios cerebrais. O LCS também penetra nas extensões do espaço subaracnóideo ao redor dos nervos cranianos, sendo as mais importantes aquelas que circundam os nervos ópticos (NC II).

ABSORÇÃO DE LÍQUIDO CEREBROSPINAL

Os principais locais de absorção de LCS para o sistema venoso são as **granulações aracnóideas** (Figuras 8.35 e 8.37A), principalmente aquelas que se projetam para o seio sagital superior e suas lacunas laterais (Figuras 8.28D e 8.37A). O espaço subaracnóideo contendo LCS estende-se para os centros das granulações aracnóideas. O LCS entra no sistema venoso por duas vias: (1) a maior parte do LCS entra no sistema venoso por transporte através das células das granulações aracnóideas para os seios venosos da dura-máter; (2) parte do LCS desloca-se entre as células que formam as granulações aracnóideas (Corbett & Haines, 2018).

FUNÇÕES DO LÍQUIDO CEREBROSPINAL

Juntamente com as meninges e a calvária, o LCS protege o encéfalo, proporcionando um amortecimento contra golpes na cabeça. O LCS no espaço subaracnóideo permite que o encéfalo flutue, o que impede que seu peso comprima as raízes dos nervos cranianos e os vasos sanguíneos contra a face interna do crânio. Como o encéfalo é um pouco mais pesado do que o LCS, os giros na face basal do encéfalo (ver Figura 8.42) ficam em contato com as fossas do crânio no assoalho da cavidade do crânio na posição ereta. Em muitos locais na base do encéfalo, apenas as meninges cranianas são interpostas entre o encéfalo e os ossos do crânio. Na posição ortostática, o LCS está nas cisternas subaracnóideas e sulcos nas partes superior e lateral do encéfalo; portanto, o LCS e a dura-máter normalmente separam a parte superior do encéfalo da calvária (Figura 8.37A).

Os batimentos cardíacos causam alterações pequenas e rapidamente recorrentes da **pressão intracraniana**; as alterações recorrentes lentas resultam de causas desconhecidas. A tosse, o esforço e as mudanças de posição (ortostática *versus* decúbito) causam grandes alterações momentâneas da pressão. Qualquer modificação do volume do conteúdo intracraniano, por exemplo, um tumor encefálico, acúmulo de líquido ventricular causado por bloqueio do aqueduto do mesencéfalo (ver Figura B8.20B), ou sangue de um aneurisma (dilatação

---

*N.R.T.: O termo "Cisterna colicular" foi traduzido equivocadamente na T.A. O termo mais adequado seria "Cisterna quadrigeminal".

patológica de uma artéria) roto (ver Figura B8.21) será refletida por alteração da pressão intracraniana. Essa regra é denominada **doutrina de Monro-Kellie**, que afirma que o volume do crânio é uma caixa fechada rígida e que o volume de sangue intracraniano só pode ser modificado se houver deslocamento ou substituição do LCS.

Irrigação arterial do encéfalo

Embora represente apenas cerca de 2,5% do peso do corpo, o encéfalo recebe aproximadamente um sexto do débito cardíaco e um quinto do oxigênio consumido pelo corpo em repouso. A *vascularização encefálica* provém das artérias carótida interna e vertebral (Figura 8.39), cujos ramos terminais estão situados no espaço subaracnóideo. A *drenagem venosa encefálica* é feita pelas veias cerebrais e cerebelares que drenam para os seios venosos durais adjacentes (Figura 8.29A e B). Ver também o item "Drenagem venosa do encéfalo", adiante neste capítulo.

ARTÉRIAS CARÓTIDAS INTERNAS

As **artérias carótidas internas** originam-se no pescoço a partir das artérias carótidas comuns (Figura 8.39). A parte cervical de cada artéria ascende verticalmente através do pescoço, sem ramificações, até a base do crânio. Cada artéria carótida interna entra na cavidade do crânio através do **canal carótico** na parte petrosa do temporal. A Figura 8.40 ilustra e descreve o trajeto intracraniano da artéria carótida interna e a Figura 8.41 mostra a imagem radiológica. Além das artérias carótidas, os canais carótidos contêm plexos venosos e os *plexos carótidos de nervos simpáticos* (Figura 8.40). As artérias carótidas internas seguem anteriormente através dos *seios cavernosos*, com os nervos abducentes (NC VI) e muito próximas dos nervos oculomotor (NC III) e troclear (NC IV). As artérias passam no sulco carótico localizado na lateral do corpo do esfenoide (Figuras 8.31C e 8.40). Os ramos terminais das artérias carótidas internas são as **artérias cerebrais anterior** e **média** (Figuras 8.41 e 8.42).

Clinicamente, as artérias carótidas internas e seus ramos são referidos como *circulação anterior do encéfalo*. As artérias cerebrais anteriores são unidas pela **artéria comunicante anterior**. Perto de seu término, as artérias carótidas internas são unidas às **artérias cerebrais posteriores** pelas artérias comunicantes posteriores, completando o *círculo arterial do cérebro* ao redor da *fossa interpeduncular*, a depressão profunda na face inferior do mesencéfalo entre os pedúnculos cerebrais (Figuras 8.42 e 8.43).

ARTÉRIAS VERTEBRAIS

As **artérias vertebrais** originam-se na raiz do pescoço (as partes pré-vertebrais das artérias vertebrais) como os primeiros ramos da primeira parte das artérias subclávias (Figura 8.39). As duas artérias vertebrais geralmente têm tamanhos diferentes, sendo a esquerda maior do que a direita. As **partes transversárias (cervicais) das artérias vertebrais** ascendem através dos *forames transversários* das seis primeiras vértebras cervicais. As **partes atlânticas das artérias vertebrais** (partes relacionadas com o atlas, vértebra C I) perfuram a dura-máter e a aracnoide-máter e atravessam o forame magno. As **partes intracranianas das artérias vertebrais** unem-se na margem caudal da ponte para formar a *artéria basilar* (Figuras 8.39, 8.42 e 8.43C). O sistema arterial vertebrobasilar e seus ramos muitas vezes são referidos clinicamente como *circulação posterior do encéfalo*.

A **artéria basilar**, assim denominada em face de sua íntima relação com a *base do crânio*, ascende até o *clivo*, a face inclinada do dorso da sela até o forame magno, através da cisterna pontocerebelar até a margem superior da ponte. Termina dividindo-se em duas **artérias cerebrais posteriores**.

ARTÉRIAS CEREBRAIS

Além de enviar ramos para as partes mais profundas do encéfalo, os ramos corticais de cada artéria cerebral irrigam uma face e um polo do cérebro (Figuras 8.41 e 8.43A e B; Quadro 8.7). Os ramos corticais da:

- **Artéria cerebral anterior** irrigam a maior parte das faces medial e superior do encéfalo e o *polo frontal*
- **Artéria cerebral média** irrigam a face lateral do encéfalo e o *polo temporal*
- **Artéria cerebral posterior** irrigam a face inferior do encéfalo e o *polo occipital*.

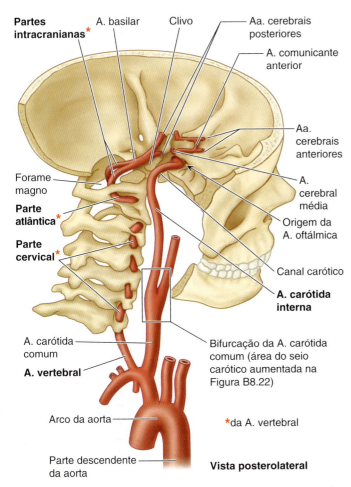

Figura 8.39 Irrigação arterial do encéfalo. Os pares de artérias carótidas internas e vertebrais bilaterais transportam um suprimento abundante de sangue rico em oxigênio.

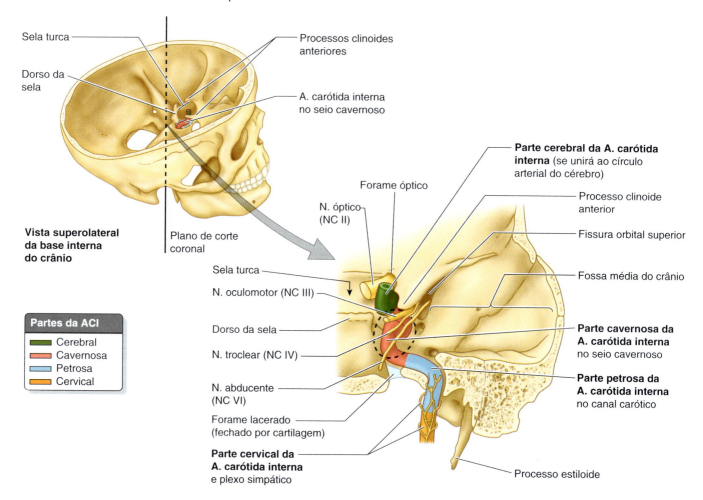

Figura 8.40 Trajeto da artéria carótida interna. O desenho de orientação (*esquerda*) indica o plano do corte coronal que corta o canal carótico (*direita*). A parte cervical da artéria carótida interna ascende verticalmente no pescoço até a entrada do canal carótico na parte petrosa do temporal. A parte petrosa da artéria faz uma curva em direção horizontal e medial no canal carótico, em direção ao ápice da parte petrosa do temporal. Emerge do canal superior para o forame lacerado, fechado em vida por cartilagem, e entra na cavidade do crânio. A artéria segue anteriormente através da cartilagem; depois, a parte cavernosa da artéria segue ao longo dos sulcos carótidos sobre a face lateral do corpo do esfenoide, atravessando o seio cavernoso. Inferiormente ao processo clinoide anterior, a artéria faz uma volta de 180°, com sua parte cerebral seguindo em sentido posterior para se unir ao círculo arterial do cérebro.

CÍRCULO ARTERIAL DO CÉREBRO

O **círculo arterial do cérebro** (de Willis) é um arranjo quase pentagonal de vasos na face anterior do encéfalo. É uma anastomose importante na base do encéfalo entre as quatro artérias (duas artérias vertebrais e duas artérias carótidas internas) que irrigam o encéfalo (Figuras 8.42 e 8.43C; Quadro 8.7). O círculo arterial é formado sequencialmente no sentido anteroposterior pela(s) pelas seguintes artérias:

- Artéria comunicante anterior
- Artérias cerebrais anteriores
- Artérias carótidas internas
- Artérias comunicantes posteriores
- Artérias cerebrais posteriores.

Os vários componentes do círculo arterial do cérebro dão origem a muitos ramos pequenos para o encéfalo.

Drenagem venosa do encéfalo

As veias de paredes finas e sem válvulas que drenam o encéfalo perfuram a aracnoide-máter e as lâminas meníngeas da dura-máter e terminam nos seios venosos da dura-máter mais próximos (Figuras 8.28A e 8.29B a 8.32), que drenam, em sua maior parte, para as veias jugulares internas. As **veias cerebrais superiores** na face superolateral do encéfalo drenam para o seio sagital superior; as **veias cerebrais inferiores** e a **veia cerebral superficial média**, oriundas das faces inferior, posteroinferior e profunda dos hemisférios cerebrais, drenam para os seios reto, transverso e petroso superior. A **veia cerebral magna** (de Galeno) é uma veia única, na linha mediana, que se forma no encéfalo pela união de duas veias cerebrais internas. Ela termina fundindo-se ao seio sagital inferior para formar o seio reto (ver Figura 8.29A e B). O cerebelo é drenado pelas **veias cerebelares superiores** e **inferiores**, que drenam a respectiva face do cerebelo para os seios transverso e sigmóideo da dura-máter (ver Figura 8.32).

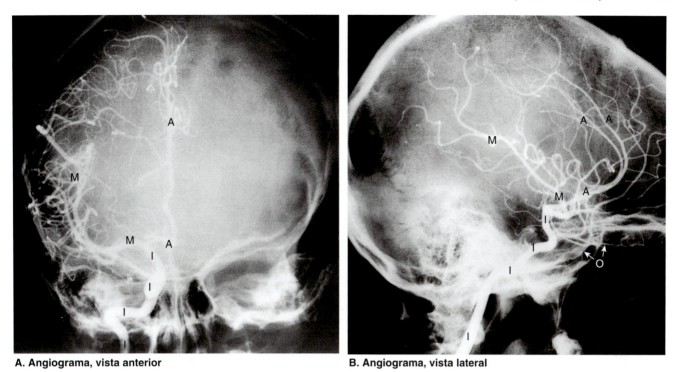

A. Angiograma, vista anterior

B. Angiograma, vista lateral

Figura 8.41 Arteriografias de carótida. A e **B.** O contraste radiopaco injetado no sistema arterial carótico mostra distribuição unilateral da artéria carótida interna para o encéfalo. *A*, artéria cerebral anterior e seus ramos; *I*, as quatro partes da artéria carótida interna; *M*, artéria cerebral média e seus ramos; *O*, artéria oftálmica.

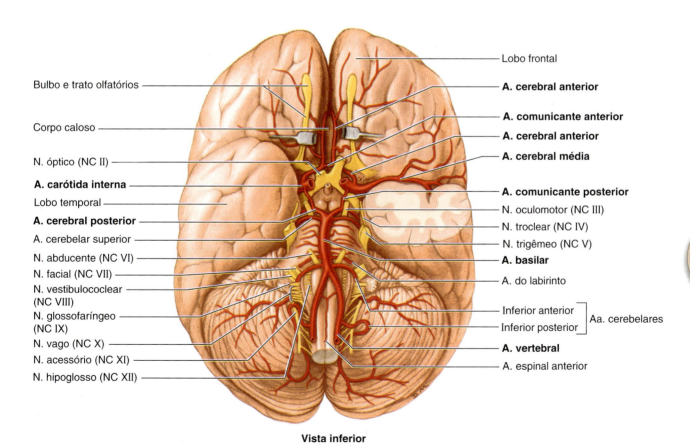

Vista inferior

Figura 8.42 Base do encéfalo com círculo arterial do cérebro. As artérias carótida interna e basilar convergem, dividem-se e anastomosam-se para formar o círculo arterial do cérebro (de Willis). O polo temporal esquerdo foi removido para mostrar a artéria cerebral média no sulco lateral do encéfalo. Os lobos frontais estão separados para expor as artérias cerebrais anteriores.

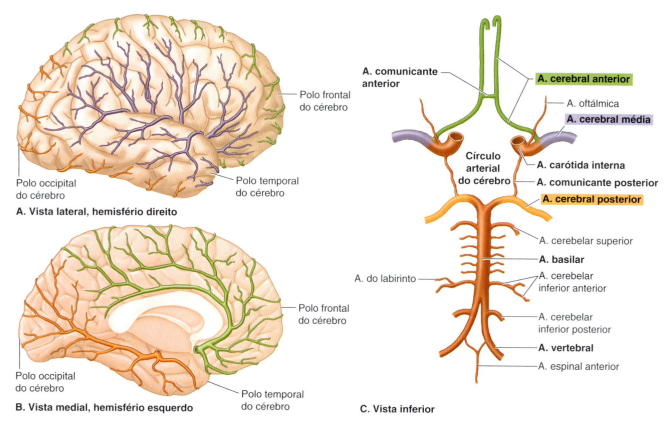

Figura 8.43 Irrigação arterial do cérebro.

Quadro 8.7 Irrigação arterial dos hemisférios cerebrais.

Artéria	Origem	Distribuição
A. carótida interna	A. carótida comum na margem superior da cartilagem tireóidea	Emite ramos para as paredes do seio cavernoso, hipófise e gânglio trigeminal; responsável pela vascularização primária do encéfalo
A. cerebral anterior	A. carótida interna	Hemisférios cerebrais, exceto para os lobos occipitais
A. comunicante anterior	A. cerebral anterior	Círculo arterial do cérebro (de Willis)
A. cerebral média	Continuação da A. carótida interna distal à artéria cerebral anterior	Maior parte da face lateral dos hemisférios cerebrais
A. vertebral	A. subclávia	Meninges cranianas e cerebelo
A. basilar	Formada pela união de Aa. vertebrais	Tronco encefálico, cerebelo e cérebro
A. cerebral posterior	Ramo terminal da A. basilar	Face inferior do hemisfério cerebral e lobo occipital
A. comunicante posterior	A. cerebral posterior	Trato óptico, pedúnculo cerebral, cápsula interna e tálamo

ANATOMIA CLÍNICA

ENCÉFALO

Lesões cerebrais

Concussão cerebral é a perda da consciência súbita e de curta duração que ocorre logo depois de um traumatismo craniano significativo. A perda da consciência pode durar 10 segundos, como ocorre na maioria dos nocautes em uma luta de boxe. Em uma lesão mais grave, como em um acidente automobilístico, pode durar horas e até mesmo dias. Se a consciência for recuperada em 6 horas, o desfecho a longo prazo é excelente (Louis et al., 2022). Se o coma durar mais de 6 horas, geralmente há lesão do tecido encefálico.

Nos pugilistas profissionais é bem maior o risco de *encefalopatia traumática crônica*, ou *"demência pugilística"*, uma lesão encefálica caracterizada por fraqueza nos membros inferiores, marcha instável, lentidão dos movimentos musculares, tremores das mãos, hesitação da fala e raciocínio lento. As lesões encefálicas resultam da aceleração e desaceleração da cabeça, que causam ruptura ou distensão dos axônios (*lesão axonal difusa*). A súbita interrupção do movimento da cabeça provoca a colisão do encéfalo com o crânio subitamente imóvel. Às vezes há concussão sem perda de consciência. Isso não significa que a situação seja menos grave. Mais de 90% dos traumatismos cranianos são lesões encefálicas traumáticas leves.

A *contusão cerebral* resulta de traumatismo no qual a piamáter é arrancada da superfície lesionada do encéfalo e pode se romper, permitindo a entrada de sangue no espaço subaracnóideo. O hematoma é causado pelo impacto do encéfalo ainda em movimento contra o crânio que para subitamente, ou pelo impacto do crânio, que se movimenta abruptamente, contra o encéfalo ainda imóvel. A contusão cerebral pode ocasionar a perda prolongada da consciência, mas se não houver lesão axonal difusa, edema encefálico ou hemorragia secundária, a recuperação da contusão pode ser excelente (Louis et al., 2022).

As *lacerações cerebrais* estão frequentemente associadas a fraturas do crânio com afundamento (ver Figura B8.4) ou a feridas por projéteis de armas de fogo. Há ruptura dos vasos sanguíneos e hemorragia no encéfalo e no espaço subaracnóideo, o que aumenta a pressão intracraniana e resulta em compressão cerebral.

A *compressão cerebral* pode ser causada por:

- Coleções de sangue intracranianas
- Obstrução da circulação ou absorção do LCS
- Tumores ou abscessos intracranianos
- *Edema cerebral*, ou seja, aumento do volume encefálico decorrente de aumento do conteúdo de água e sódio (Mayer, 2022).

Punção da cisterna

O LCS pode ser retirado da cisterna cerebelobulbar posterior, por meio de *punção da cisterna*, para fins diagnósticos ou terapêuticos. A cisterna cerebelobulbar é o local de escolha em lactentes e crianças pequenas, ao passo que a cisterna lombar é mais usada em adultos (ver Capítulo 2, *Dorso*, Figura B2.25). A agulha é introduzida com cuidado na cisterna cerebelobulbar através da membrana atlantoccipital posterior. Também se pode penetrar no espaço subaracnóideo ou no sistema ventricular para medir ou monitorar a pressão do LCS, injetar antibióticos ou administrar contraste para obtenção de imagens.

Hidrocefalia

A produção excessiva de LCS, a obstrução ao fluxo do LCS ou a interferência com a absorção de LCS resultam em excesso de líquido nos ventrículos cerebrais e aumento das dimensões da cabeça, um distúrbio denominado *hidrocefalia obstrutiva*. O excesso de LCS dilata os ventrículos, adelgaça o córtex cerebral e separa os ossos da calvária em recém-nascidos/lactentes. Embora possa ocorrer em qualquer lugar, a obstrução geralmente se dá no aqueduto do mesencéfalo (Figura B8.20) ou em um forame interventricular. A *estenose do aqueduto* pode ser causada por um tumor adjacente no mesencéfalo ou por resíduos celulares após hemorragia intraventricular ou infecções bacterianas e fúngicas do sistema nervoso central (Corbett & Haines, 2018).

A obstrução à circulação de LCS ocasiona dilatação dos ventrículos acima do ponto de obstrução e compressão dos hemisférios cerebrais. O encéfalo é comprimido entre o líquido ventricular e os ossos da calvária. Em recém-nascidos/lactentes, a pressão interna resulta em expansão do encéfalo e da calvária porque as suturas e os fontículos ainda estão abertos. É possível produzir um sistema de drenagem artificial para contornar o bloqueio e permitir a saída de LCS, assim reduzindo os danos encefálicos.

Na *hidrocefalia comunicante*, não há comprometimento do fluxo de LCS através dos ventrículos e para o espaço subaracnóideo. Entretanto, há obstrução parcial ou completa ao deslocamento de LCS desse espaço para o sistema venoso. O bloqueio pode ser causado pela ausência congênita de granulações aracnóideas, ou pode haver obstrução das granulações por hemácias em virtude de hemorragia subaracnóidea (Corbett & Haines, 2018).

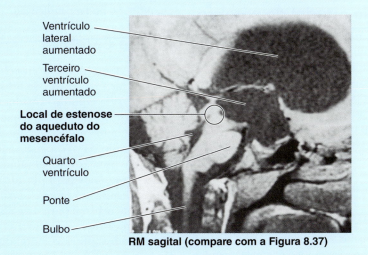

Figura B8.20 Estenose do aqueduto do mensencéfalo.

Extravasamento de líquido cerebrospinal

 As fraturas no assoalho da fossa média do crânio podem resultar em extravasamento de LCS pelo meato acústico externo (*otorreia liquórica*) se houver laceração das meninges acima da orelha média e ruptura da membrana timpânica. As fraturas no assoalho da fossa anterior do crânio podem acometer a lâmina cribriforme do etmoide (ver Figura 8.12A), resultando em perda de LCS através do nariz (*rinorreia liquórica*). O LCS pode ser distinguido do muco pela dosagem do nível de glicose. O nível de glicose do LCS reflete o nível sanguíneo. Otorreia e rinorreia liquóricas podem ser os sinais primários de uma fratura da base do crânio e aumentam o risco de meningite porque poderia haver disseminação da infecção da orelha ou do nariz para as meninges (Louis et al., 2022).

Irrigação reduzida para o tronco encefálico

 O curso sinuoso das artérias vertebrais pelos forames transversais dos processos transversos das vértebras cervicais e pelos trígonos suboccipitais torna-se clinicamente significativo quando o fluxo sanguíneo por essas artérias é reduzido, como ocorre na arterosclerose (aumento da resistência das artérias). Nessas condições, virar a cabeça por muito tempo, como ocorre ao dar ré em um veículo motorizado, pode causar tontura, vertigem e outros sintomas decorrentes da interferência no suprimento sanguíneo para o tronco encefálico.

Anastomoses das artérias cerebrais e embolia cerebral

Os ramos das três artérias cerebrais anastomosam-se na superfície do encéfalo; entretanto, se uma artéria cerebral for obstruída por *embolia cerebral* (p. ex., um coágulo sanguíneo), essas anastomoses microscópicas não conseguem prover sangue suficiente para a área do córtex cerebral implicada. Consequentemente, há *isquemia* e *infarto cerebrais* e surge uma área de necrose (tecido morto). Grandes êmbolos cerebrais que ocluem os principais vasos cerebrais podem causar graves problemas neurológicos e morte.

Variações do círculo arterial do cérebro

É comum haver variações no tamanho dos vasos que formam o círculo arterial do cérebro. Algumas pessoas não têm artérias comunicantes posteriores, enquanto outras têm duas artérias comunicantes anteriores. Em cerca de um terço das pessoas, uma artéria cerebral posterior é um ramo importante da artéria carótida interna. Muitas vezes uma das artérias cerebrais anteriores é pequena na parte proximal de seu trajeto; a artéria comunicante anterior é maior do que o habitual nesses indivíduos. Essas variações se tornam importantes do ponto de vista clínico se houver embolia ou doença arterial.

Acidentes vasculares encefálicos

 Um acidente vascular encefálico (AVE) é uma ruptura aguda do fluxo sanguíneo normal (hipoperfusão) para o encéfalo que resulta em morte das células encefálicas e disfunção enefálica. O AVE é o distúrbio neurológico mais frequente em adultos nos EUA. Em todo o planeta o AVE é responsável por aproximadamente 10% de todas as mortes (Elkind, 2022). O AVE é, mais frequentemente, incapacitante em vez de fatal. A principal característica de um AVE é o início súbito de sintomas neurológicos. Existem dois tipos principais de AVE: *isquêmico*, consequente ao comprometimento do fluxo sanguíneo cerebral, e *hemorrágico*, consequente a sangramento.

A maioria dos AVEs é do tipo *isquêmico*. No AVE isquêmico os déficits neurológicos focais são consequentes a *doença aterosclerótica* (ver "Infarto cerebral" adiante) ou *tromboembolia* em uma artéria cerebral. Um *trombo* é um coágulo que surge em um vaso sanguíneo e um *êmbolo* é um coágulo formado em outro local do corpo que se desloca e obstrui um vaso sanguíneo.

O círculo arterial do cérebro é um importante recurso para a circulação colateral no caso de obstrução gradual de uma das principais artérias que formam o círculo. A oclusão súbita, mesmo que apenas parcial, acarreta déficits neurológicos. Em pessoas idosas, muitas vezes as anastomoses do círculo arterial são inadequadas quando há oclusão de uma grande artéria (p. ex., a artéria carótida interna), mesmo que a oclusão seja gradual (nesse caso há algum comprometimento funcional).

O *AVE hemorrágico* sucede o extravasamento ou ruptura de uma artéria intracerebral ou de um *aneurisma sacular* (dilatação saciforme de uma parte fraca da parede) de uma artéria subaracnóidea (Figura B8.21A). O tipo mais comum de aneurisma sacular (*em cereja*) ocorre no círculo arterial do cérebro ou próximo a ele e nas artérias médias na base do encéfalo (Figura B8.21). Os aneurismas também ocorrem na bifurcação da artéria basilar em artérias cerebrais posteriores.

Com o tempo, principalmente em indivíduos com *hipertensão arterial*, há expansão da parte fraca da parede do aneurisma, que pode se romper (Figura B8.21), possibilitando a penetração de sangue no espaço subaracnóideo. A súbita *ruptura de um aneurisma* geralmente causa cefaleia intensa, quase insuportável, e rigidez de nuca. Essas manifestações clínicas resultam do sangramento vultoso para o espaço subaracnóideo.

A prevenção ou a recuperação de um AVE inclui mudanças no estilo de vida, tais como controle da pressão arterial, abstinência de tabagismo, reeducação alimentar, controle do peso corporal e do diabetes melito e prescrição de agentes anticoagulantes, se houver indicação.

Infarto cerebral

 Uma *placa aterosclerótica* no ângulo de uma artéria (p. ex., na bifurcação de uma artéria carótida comum) resulta em estreitamento progressivo (*estenose*) da artéria, o que causa déficits neurológicos cada vez mais intensos (Figura B8.22). Um êmbolo pode ser separado da placa e ser conduzido pelo sangue até se alojar em uma artéria, geralmente um ramo intracraniano pequeno demais para permitir sua passagem. Isso geralmente resulta em *infarto cortical agudo*, a escassez súbita de sangue arterial para o encéfalo (p. ex., dos lobos parietais esquerdos). A interrupção da vascularização por 30 segundos altera o metabolismo encefálico da pessoa. Depois de 1 a 2 minutos, ocorre perda da função neural; depois de 5 minutos, a ausência de oxigênio (*anoxia*) pode

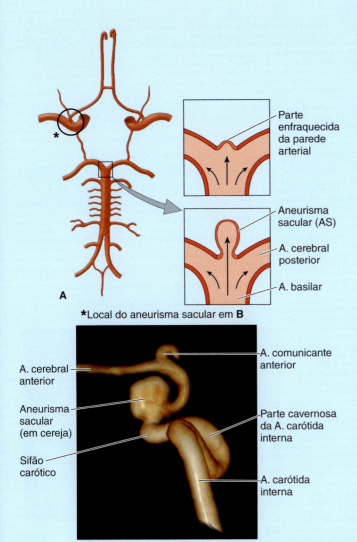

Figura B8.21 Aneurisma sacular.

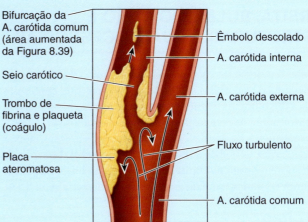

Figura B8.22 Placa aterosclerótica.

acarretar infarto cerebral. A rápida restauração de oxigênio para a vascularização pode reverter a lesão encefálica (Esenwa & Mayer, 2022).

Ataques isquêmicos transitórios

Os *ataques isquêmicos transitórios (AITs)* são manifestações neurológicas temporárias causadas por isquemia que duram menos de 24 horas. A maioria dos AITs dura apenas alguns minutos até uma hora. Quando ocorre *estenose* (estreitamento do lúmen arterial) importante das *artérias carótidas* ou das *artérias vertebrais*, o AIT tende a ser mais prolongado como resultado de oclusão temporária das artérias intracranianas distais antes da dissolução espontânea do êmbolo. Os sinais e sintomas de AIT podem ser ambíguos: marcha cambaleante, tontura, sensação de desmaio, síncope e *parestesias*. As pessoas que sofrem um AIT correm risco aumentado de AVE isquêmico e infarto do miocárdio (Omran & Gutierrez, 2022).

Pontos-chave: Encéfalo

Partes do encéfalo: Os dois hemisférios do córtex cerebral, separados pela foice do cérebro, são os elementos dominantes do encéfalo humano. ■ Embora o padrão de giros e sulcos varie muito, as outras características do encéfalo, inclusive seu tamanho geral, são bastante regulares de um indivíduo para outro. ■ Para fins descritivos, cada hemisfério cerebral é dividido em quatro lobos que estão relacionados com os ossos sobrejacentes de mesmo nome, mas cujos limites não correspondem a esses ossos. ■ O diencéfalo forma o núcleo central do encéfalo, com o mesencéfalo, a ponte e o bulbo formando o tronco encefálico; o bulbo é contínuo com a medula espinal. ■ O cerebelo é a massa encefálica subtentorial que ocupa a fossa posterior do crânio.

Ventrículos do encéfalo: Cada hemisfério cerebral tem um ventrículo lateral em seu centro; fora isso, o sistema ventricular do encéfalo é uma formação ímpar, mediana, que se comunica com o espaço subaracnóideo que circunda o encéfalo e a medula espinal. ■ Os plexos corióideos secretam LCS para os ventrículos, que flui deles para o espaço subaracnóideo. ■ O LCS é absorvido pelo sistema venoso, normalmente na mesma velocidade com que é produzido, pelas granulações aracnóideas relacionadas com o seio sagital superior.

Irrigação arterial e drenagem venosa do encéfalo: Um suprimento contínuo de oxigênio e nutrientes é essencial para a função encefálica. ■ O encéfalo recebe dupla vascularização dos ramos cerebrais do par bilateral de artérias carótidas internas e vertebrais. ■ As anastomoses entre essas artérias formam o círculo arterial do cérebro. ■ Também há anastomoses entre os ramos das três artérias cerebrais na superfície do encéfalo. ■ Em adultos, se houver obstrução de uma das quatro artérias que levam sangue para o encéfalo, as outras três geralmente não conseguem proporcionar circulação colateral adequada; desse modo, há comprometimento do fluxo sanguíneo (isquemia) e um AVE isquêmico. ■ A drenagem venosa do encéfalo é feita pelos seios venosos durais e pelas veias jugulares internas.

ÓRBITA, BULBO DO OLHO E ESTRUTURAS VISUAIS ACESSÓRIAS

O olho é o órgão da visão, formado pelo bulbo do olho e pelo nervo óptico. As órbitas são formações ósseas que contêm os bulbos dos olhos. As estruturas acessórias para a visão situam-se anteriormente às órbitas para proteger os bulbos dos olhos e posteriormente dentro das órbitas para mover, sustentar, inervar e vascularizar os bulbos dos olhos. A **região orbital** é a área da face sobre a órbita e o bulbo do olho que inclui as pálpebras superior e inferior, além do aparelho lacrimal (ver Figura 8.14).

Órbitas

As **órbitas** são cavidades ósseas no esqueleto da face que se assemelham a pirâmides quadrangulares ocas, cujas bases estão voltadas na direção anterolateral e os ápices, na direção posteromedial (Figura 8.44A). As paredes mediais das duas órbitas, separadas pelos seios etmoidais e pelas partes superiores da cavidade nasal, são quase paralelas, enquanto as paredes laterais formam um ângulo quase reto (90°).

Assim, os eixos das órbitas (*eixos orbitais*) divergem em cerca de 45°. No entanto, os **eixos ópticos** (eixos do olhar, a direção ou linha de visão) dos dois bulbos dos olhos são paralelos, e na posição anatômica estão voltados para frente. Essa posição dos bulbos dos olhos é denominada **posição primária**. As órbitas e a região da órbita anterior a elas contêm e protegem os **bulbos dos olhos** e as **estruturas acessórias da visão** (Figura 8.45), que são:

- *Pálpebras*, que limitam as órbitas anteriormente e controlam a exposição da região anterior do bulbo do olho
- *Músculos extrínsecos do bulbo do olho*, que posicionam os bulbos dos olhos e levantam as pálpebras superiores

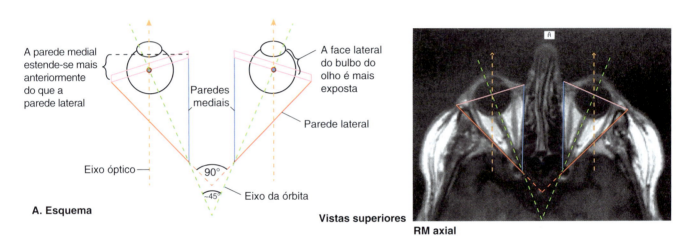

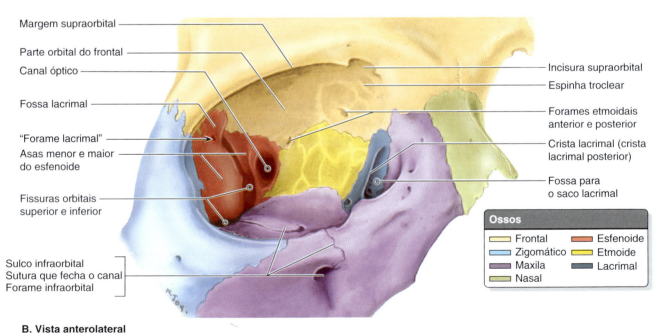

Figura 8.44 Órbitas e posição dos bulbos dos olhos em seu interior. A. Os eixos ópticos (linha do olhar) não coincidem com os eixos orbitais. Isso é significativo na compreensão dos movimentos dos músculos extrínsecos do bulbo do olho. As órbitas são separadas por células etmoidais e pela cavidade nasal superior e pelo septo. **B.** Paredes ósseas das órbitas. Esta vista anterolateral permite uma visão das paredes da órbita e do ápice, que não são bem observados em vista anterior, pois o ápice e a parede medial estão em um plano sagital nas órbitas.

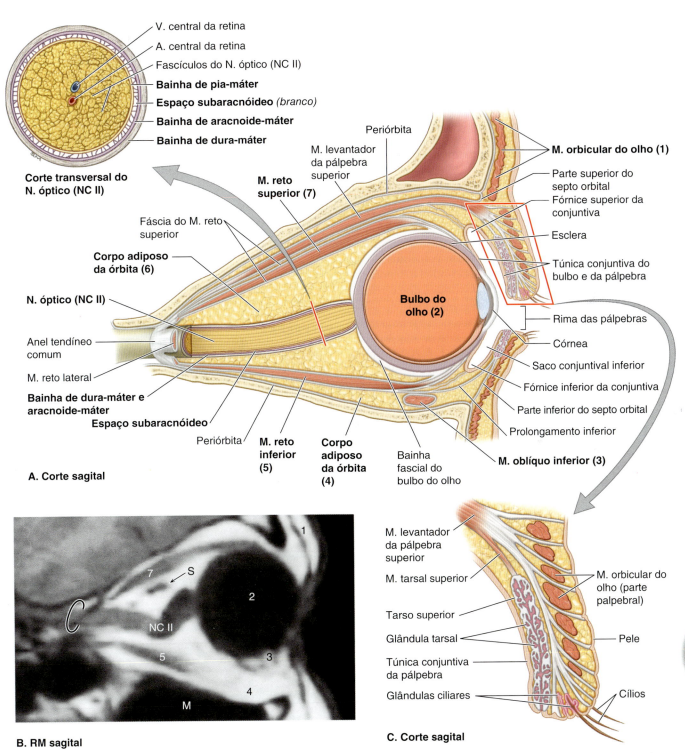

Figura 8.45 Órbita, bulbo do olho e pálpebras. A. Visão geral. *Detalhe.* Corte transversal do nervo óptico (NC II). O espaço subaracnóideo ao redor do nervo óptico é contínuo com o espaço entre a aracnoide-máter e a pia-máter que revestem o encéfalo. Os *números* referem-se às estruturas identificadas na parte **B**. **B.** RM mostrando um corte sagital semelhante a **A**. *M*, seio maxilar; *S*, veia oftálmica superior; *arco*, canal óptico. **C.** Detalhe da pálpebra superior. O tarso forma o esqueleto da pálpebra e contém glândulas tarsais.

- *Nervos e vasos* no trajeto para os bulbos dos olhos e músculos
- *Fáscia orbital* circundando os bulbos dos olhos e os músculos
- *Túnica mucosa (conjuntiva)* que reveste as pálpebras e a face anterior dos bulbos dos olhos e a maior parte do *aparelho lacrimal*, que a lubrifica.

Todo espaço dentro das órbitas não ocupado por essas estruturas é preenchido pelo corpo adiposo da órbita; assim, forma a matriz na qual estão inseridas as estruturas da órbita.

A **órbita** piramidal quadrangular tem uma base, quatro paredes e um ápice (Figura 8.44B):

- A **base da órbita** é delimitada pela **margem orbital** que circunda o **ádito orbital**. O osso que forma a margem orbital é reforçado para proporcionar proteção ao conteúdo da órbita e oferece inserção no *septo orbital*, uma membrana fibrosa que se estende até as pálpebras
- A **parede superior** (teto) é quase horizontal e é formada principalmente pela *parte orbital do frontal*, que separa a cavidade orbital da fossa anterior do crânio. Perto do ápice da órbita, a parede superior é formada pela *asa menor do esfenoide*. Na parte anterolateral, uma depressão superficial na parte orbital do frontal, denominada **fossa da glândula lacrimal** (fossa lacrimal), acomoda a glândula lacrimal
- As **paredes mediais** das órbitas contralaterais são quase paralelas e são formadas principalmente pela **lâmina orbital do etmoide**, juntamente com contribuições do *processo frontal da maxila, lacrimal e esfenoide*. Anteriormente, a parede medial é entalhada pelo **sulco lacrimal** e pela **fossa do saco lacrimal**; a *tróclea* para o tendão de um dos músculos extrínsecos do bulbo do olho está localizada superiormente. Grande parte do osso que forma a parede medial é papirácea. O etmoide é muito pneumatizado com células etmoidais, frequentemente visíveis através do osso no crânio desidratado
- A **parede inferior** (assoalho da órbita) é formada principalmente pela *maxila* e, em parte, pelo zigomático e o palatino. A parede inferior fina é compartilhada pela órbita e pelo seio maxilar. Inclina-se inferiormente desde o ápice até a margem orbital inferior. A parede inferior é demarcada da parede lateral da órbita pela fissura orbital inferior, um espaço entre as faces orbitais da maxila e do esfenoide
- A **parede lateral** é formada pelo **processo frontal do zigomático** e pela *asa maior do esfenoide*. Esta é a mais forte e mais espessa das quatro paredes, o que é importante porque é mais exposta e vulnerável ao traumatismo direto. A parte posterior separa a órbita do temporal e da fossa média do crânio. As paredes laterais das órbitas contralaterais são quase perpendiculares entre si
- O **ápice da órbita** situa-se no **canal óptico** na *asa menor do esfenoide* imediatamente medial à *fissura orbital superior*.

A parte mais larga da órbita corresponde ao equador do bulbo do olho (Figura 8.45A), uma linha imaginária que circunda o bulbo do olho equidistante de seus polos anterior e posterior. Os ossos que formam a órbita são revestidos pela **periórbita**, o periósteo da órbita. A periórbita é contínua:

- No canal óptico e na fissura orbital superior com a lâmina periosteal da dura-máter
- Sobre as margens orbitais e através da fissura orbital inferior, com o periósteo cobrindo a face externa do crânio (pericrânio)
- Com os septos orbitais nas margens orbitais
- Com a fáscia dos músculos extrínsecos do bulbo do olho
- Com a fáscia da órbita que forma a *bainha fascial do bulbo do olho*.

Estruturas visuais acessórias anteriores

As pálpebras e o líquido lacrimal, secretado pelas glândulas lacrimais, protegem a córnea e o bulbo do olho contra lesão e irritação (p. ex., de poeira e pequenas partículas).

PÁLPEBRAS

Quando fechadas, as **pálpebras** cobrem o bulbo do olho anteriormente, protegendo-o contra lesão e contra a luz excessiva. Também mantêm a córnea úmida por espalhamento do líquido lacrimal (Figura 8.46A). As pálpebras são pregas móveis cobertas externamente por pele fina e internamente por túnica mucosa transparente, a **túnica conjuntiva da pálpebra** (Figuras 8.45A e C e 8.46B). A túnica conjuntiva da pálpebra é refletida sobre o bulbo do olho, onde é contínua com a túnica conjuntiva do bulbo. A **túnica conjuntiva do bulbo** é delgada, transparente e frouxamente inserida na face anterior (esclera) do bulbo do olho onde contém pequenos vasos sanguíneos visíveis. É aderente à periferia da córnea (Figuras 8.46B, 8.47 e 8.50). As linhas de reflexão da túnica conjuntiva da pálpebra sobre o bulbo do olho formam recessos profundos, os **fórnices superior** e **inferior da conjuntiva** (Figuras 8.45A e 8.46).

O **saco da conjuntiva** é o espaço limitado pelas túnicas conjuntivas da pálpebra e do bulbo. É um espaço fechado quando as pálpebras estão fechadas, mas se abre através de uma abertura anterior, a *rima das pálpebras*, quando o olho é "aberto" (as pálpebras são afastadas) (Figura 8.45A). O saco da conjuntiva é uma forma especializada de "bolsa" mucosa que permite a livre movimentação das pálpebras sobre a superfície do bulbo do olho enquanto se abrem e se fecham.

As pálpebras superior e inferior são fortalecidas por densas faixas de tecido conjuntivo, os **tarsos superior** e **inferior**, que formam o "esqueleto" das pálpebras (Figuras 8.45C e 8.47A). As fibras da parte palpebral do *músculo orbicular do olho* (o esfíncter da rima das pálpebras) estão no tecido conjuntivo superficiais aos tarsos e profundamente à pele das pálpebras (Figura 8.45C). Nos tarsos estão integradas as **glândulas tarsais**, que produzem uma secreção lipídica que

Capítulo 8 ▪ **Cabeça** 909

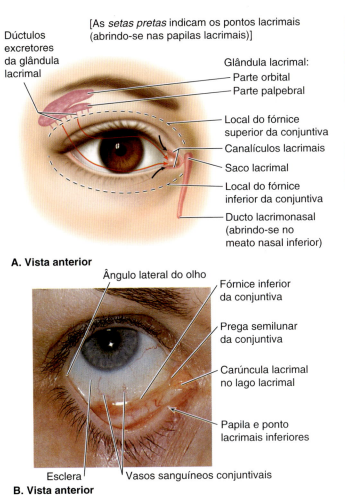

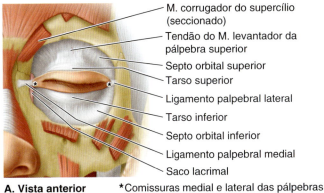

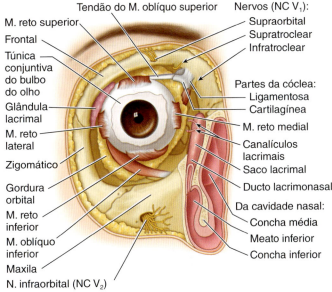

Figura 8.46 Aparelho lacrimal e parte anterior do bulbo do olho. **A.** Componentes do aparelho lacrimal. As lágrimas fluem da face superolateral do saco conjuntival (*linhas tracejadas*) até a cavidade nasal. **B.** Anatomia da superfície. A túnica fibrosa externa do bulbo do olho inclui a esclera branca e resistente e a córnea transparente central, através da qual se pode ver a íris pigmentada com sua abertura, a pupila. A pálpebra inferior foi evertida para mostrar a reflexão da conjuntiva palpebral que reveste a superfície interna da pálpebra até a conjuntiva bulbar que cobre a superfície anterior do bulbo do olho. A prega semilunar é uma prega vertical de conjuntiva perto do ângulo medial, na carúncula lacrimal.

Figura 8.47 Esqueleto das pálpebras e acesso anterior à órbita. **A.** Tarsos superior e inferior. As margens ciliares são livres, contudo, estão inseridas na periferia ao septo orbital (fáscia palpebral). **B.** Dissecção de órbita, pálpebras, septo orbital e músculo levantador da pálpebra superior. Parte da gordura foi removida. Parte da glândula lacrimal é vista entre a parede orbital óssea lateralmente e o bulbo do olho e o músculo reto lateral medialmente. Na parte medial são observadas as estruturas que recebem drenagem lacrimal do saco conjuntival.

lubrifica as margens das pálpebras e impede sua aderência quando se fecham. A secreção lipídica também forma uma barreira que o líquido lacrimal não cruza quando produzido em volume normal. Quando a produção é excessiva, o líquido ultrapassa a barreira e desce sobre as bochechas como lágrimas.

Os **cílios** estão nas margens das pálpebras. As grandes glândulas sebáceas associadas aos cílios são as **glândulas ciliares**. As junções das pálpebras superior e inferior formam as **comissuras medial** e **lateral das pálpebras**, que definem os **ângulos medial** e **lateral do olho** (Figuras 8.46B e 8.47A).

Entre o nariz e o ângulo medial do olho está o **ligamento palpebral medial**, que une os tarsos à margem medial da órbita (Figura 8.47A). O músculo orbicular do olho se origina e se insere nesse ligamento. Um **ligamento palpebral lateral** semelhante fixa o tarso à margem lateral da órbita, mas não garante inserção muscular direta.

O **septo orbital** é uma membrana fibrosa que se estende dos tarsos até as margens da órbita, onde se torna contínuo com o periósteo (Figuras 8.45A e 8.47A). Contém o corpo adiposo da órbita e, por causa de sua continuidade com a periórbita, consegue limitar a disseminação de infecção para a órbita e desta para outros locais. O septo constitui em grande parte a fáscia posterior do músculo orbicular do olho.

APARELHO LACRIMAL

O aparelho lacrimal (Figuras 8.46A e 8.47B) consiste em:

- **Glândula lacrimal**: secreta **líquido lacrimal**, uma solução salina fisiológica aquosa que contém a enzima bactericida lisozima. O líquido umidifica e lubrifica as superfícies da conjuntiva e córnea e fornece à córnea alguns nutrientes e oxigênio dissolvido. Quando produzido em excesso, o líquido forma lágrimas

- **Dúctulos excretores da glândula lacrimal**: conduzem líquido lacrimal das glândulas lacrimais para o saco da conjuntiva (Figura 8.46A)
- **Canalículos lacrimais**: começam em um **ponto lacrimal** na **papila lacrimal** perto do ângulo medial do olho e drenam líquido lacrimal do **lago lacrimal** (L. *lacus lacrimalis*; um espaço triangular no ângulo medial do olho, onde se acumulam as lágrimas) para o **saco lacrimal** (a parte superior dilatada do ducto lacrimonasal) (Figuras 8.46A e 8.47B)
- **Ducto lacrimonasal**: conduz o líquido lacrimal para o *meato nasal inferior* (o espaço abaixo da concha nasal inferior que, por sua vez, é uma crista com curvatura para baixo em posição mais inferior na parede lateral da cavidade nasal).

A *glândula lacrimal*, amendoada e com cerca de 2 cm de comprimento, situa-se na *fossa da glândula lacrimal* na parte superolateral de cada órbita (Figuras 8.44B, 8.46A e 8.47B). A glândula é dividida em **partes superior orbital** e **inferior palpebral** pela expansão lateral do tendão do *músculo levantador da pálpebra superior* (Figura 8.46A). Também pode haver **glândulas lacrimais acessórias**, às vezes na parte média da pálpebra ou ao longo dos fórnices superior ou inferior da conjuntiva. São mais numerosas na pálpebra superior do que na pálpebra inferior.

A produção de líquido lacrimal é estimulada por impulsos parassimpáticos do NC VII. É secretado através de 8 a 12 *dúctulos excretores* que se abrem na parte lateral do *fórnice superior da conjuntiva* do saco conjuntival. O líquido flui inferiormente no saco sob a influência da gravidade. Quando a córnea fica ressecada, o olho pisca. As pálpebras aproximam-se em sequência lateral a medial, deslocando uma película de líquido medialmente sobre a córnea, de modo semelhante ao movimento de limpadores de para-brisas. Dessa forma, o líquido lacrimal contendo material estranho como poeira é deslocado em direção ao ângulo medial do olho, acumulando-se no lago lacrimal. A ação capilar drena líquido para os canalículos lacrimais através dos pontos lacrimais. A ação do músculo orbicular dos olhos, inserido em parte no saco lacrimal, auxilia o deslocamento de líquido para o saco lacrimal (Figuras 8.46A e B e 8.47B; Fernandez-Valencia & Gomez Pellico, 1990).

A partir desse saco, o líquido drena para o meato nasal inferior da cavidade nasal através do ducto lacrimonasal. Flui posteriormente através do assoalho da cavidade nasal para a parte nasal da faringe e é, por fim, engolido, com a eliminação das partículas e irritantes retirados do saco conjuntival.

A **inervação da glândula lacrimal** é simpática e parassimpática (Figura 8.48). As *fibras secretomotoras parassimpáticas pré-ganglionares* são conduzidas do nervo facial pelo *nervo petroso maior* e depois pelo *nervo do canal pterigóideo* até o *gânglio pterigopalatino*, onde fazem sinapse com o corpo celular da fibra pós-ganglionar. Fibras simpáticas pós-ganglionares vasoconstritoras, trazidas do *gânglio cervical superior* pelo *plexo carótico interno* e nervo petroso profundo, unem-se às fibras parassimpáticas para formar o nervo do canal

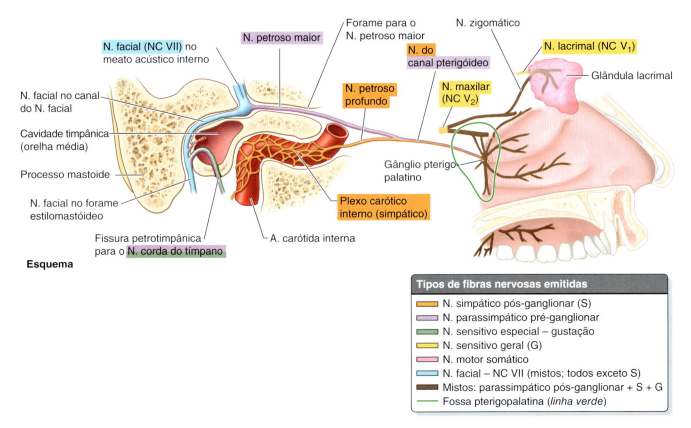

Figura 8.48 Inervação da glândula lacrimal. O nervo facial (NC VII), o nervo petroso maior e o nervo do canal pterigóideo conduzem fibras parassimpáticas pré-ganglionares até o gânglio pterigopalatino. Aqui ocorre a sinapse entre fibras pré-ganglionares e pós-ganglionares. Os nervos maxilar, infraorbital, zigomático e lacrimal levam as fibras pós-ganglionares até a glândula.

pterigóideo e atravessar o gânglio pterigopalatino. O ramo comunicante terminal do nervo zigomático (oriundo do NC V₂) leva os dois tipos de fibras para o ramo lacrimal do nervo oftálmico, a fusão dos ramos ocorrendo imediatamente antes ou logo após a penetração na glândula (ver Capítulo 10, *Resumo dos Nervos Cranianos*).

Bulbo do olho

O bulbo do olho contém o aparelho óptico do sistema visual (Figura 8.45A). Ocupa a maior parte da porção anterior da órbita, suspenso por seis músculos extrínsecos que controlam seu movimento e por um *aparelho suspensor* da fáscia. Tem diâmetro aproximado de 25 mm. Todas as estruturas anatômicas no bulbo do olho têm disposição circular ou esférica. O *bulbo do olho propriamente dito* tem três túnicas; entretanto, há outra camada de tecido conjuntivo frouxo que circunda o bulbo do olho, sustentando-o dentro da órbita. A camada de tecido conjuntivo é composta posteriormente pela **bainha do bulbo do olho** (cápsula de Tenon), que forma a verdadeira cavidade para o bulbo do olho, e anteriormente pela túnica conjuntiva do bulbo. A bainha do bulbo do olho é a parte mais substancial do aparelho suspensor. Uma lâmina de tecido conjuntivo muito frouxo, o **espaço episcleral** (um espaço virtual) situa-se entre a bainha do bulbo do olho e a túnica externa do bulbo do olho, facilitando os movimentos do bulbo do olho na bainha.

As *três túnicas do bulbo do olho* são (Figura 8.49):

1. *Túnica fibrosa* (camada externa), formada por *esclera* e *córnea*
2. *Túnica vascular* (camada intermédia), formada por *corioide*, *corpo ciliar* e *íris*
3. *Túnica interna* (camada interna), formada por *retina*, que tem *partes óptica* e *não visual*.

TÚNICA FIBROSA DO BULBO DO OLHO

A **túnica fibrosa do bulbo do olho** é o esqueleto fibroso externo, que garante a forma e a resistência. A esclera é a parte opaca resistente da túnica fibrosa do bulbo do olho que cobre os cinco sextos posteriores do bulbo do olho (Figuras 8.49A e 8.50). É o local de inserção dos músculos extrínsecos (extraoculares) e intrínsecos do bulbo do olho. A parte anterior da esclera é visível através da túnica conjuntiva do bulbo transparente como "a parte branca do olho" (Figura 8.46B). A **córnea** é a parte transparente da túnica fibrosa que cobre a sexta parte anterior do bulbo do olho (Figuras 8.49A e 8.50). A convexidade da córnea é maior do que a da esclera e, portanto, ela parece protrair-se do bulbo do olho quando vista lateralmente.

As duas camadas diferem principalmente em termos da regularidade da organização das fibras colágenas que as compõem e do grau de hidratação de cada uma. Enquanto a esclera é relativamente avascular, a córnea é totalmente avascular e nutrida por leitos capilares periféricos e líquidos existentes sobre suas faces externa e interna (*líquido lacrimal* e *humor aquoso*, respectivamente). O líquido lacrimal também prové oxigênio absorvido do ar. O ressecamento da superfície da córnea pode causar úlcera.

A córnea é muito sensível ao toque; sua inervação é realizada pelo nervo oftálmico (NC V₁). Mesmo corpos estranhos muito pequenos (p. ex., partículas de poeira) levam a pessoa a piscar, ao fluxo de lágrimas e, às vezes, à dor intensa.

O **limbo da córnea** é o ângulo formado pela interseção das curvaturas da esclera e da córnea na **junção corneoescleral**. A junção é um círculo translúcido, cinza, com 1 mm de largura que inclui várias alças capilares que participam da nutrição da córnea avascular.

TÚNICA VASCULAR DO BULBO DO OLHO

A **túnica vascular do bulbo do olho** (também denominada úvea ou trato uveal) é formada pela corioide, pelo corpo ciliar e pela íris (Figura 8.49B). A **corioide**, uma camada marrom-avermelhada escura, está situada entre a esclera e a retina. Forma a maior parte da túnica vascular do bulbo do olho e reveste a maior parte da esclera (Figura 8.50A). Nesse leito

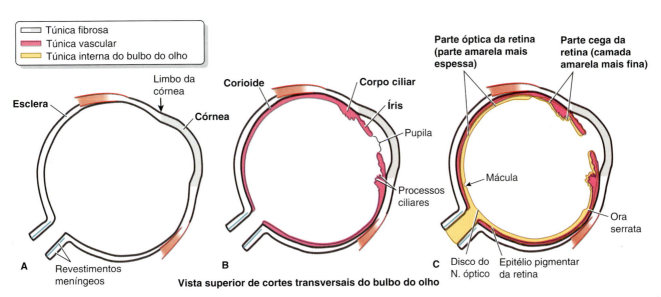

Figura 8.49 **Túnicas do bulbo do olho.** As três túnicas são sequenciais. **A.** Túnica fibrosa externa. **B.** Túnica vascular média. **C.** Túnica interna (retina).

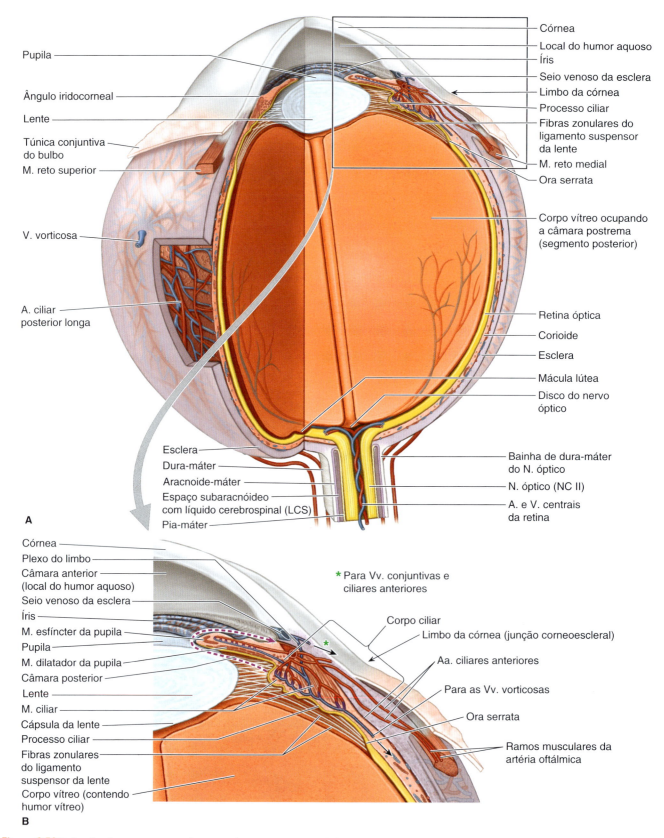

Figura 8.50 Bulbo do olho com remoção de um quadrante. A. Estrutura do bulbo do olho. A face interna da parte óptica da retina é suprida pela artéria central da retina, enquanto a face externa, fotossensível, é nutrida pela lâmina capilar da corioide (ver Figura 8.64B). A artéria central da retina atravessa o nervo óptico e divide-se no disco do nervo óptico em ramos superior e inferior. Os ramos da artéria central da retina são artérias terminais que não se anastomosam entre si nem com qualquer outro vaso. **B.** Estruturas da região ciliar. Detalhes estruturais da região ciliar. O corpo ciliar é muscular e vascular, assim como a íris. Esta inclui dois músculos: esfíncter da pupila e dilatador da pupila. O sangue venoso dessa região e o humor aquoso na câmara anterior drenam para o seio venoso da esclera.

vascular pigmentado e denso, os vasos maiores estão localizados externamente (perto da esclera). Os vasos mais finos (a **lâmina capilar da corioide** ou *corioideocapilar*, um leito capilar extenso) são mais internos, adjacentes à camada fotossensível avascular da retina, que supre com oxigênio e nutrientes. A corioide é ingurgitada com sangue nos seres vivos (tem a maior taxa de perfusão por grama de tecido de todos os leitos vasculares do corpo). Consequentemente, essa camada é responsável pelos "olhos com reflexo vermelho" observados em fotografias com *flash*. A corioide insere-se firmemente no estrato pigmentoso da retina, mas pode ser arrancada da esclera com facilidade. A corioide é contínua anteriormente com o corpo ciliar.

O **corpo ciliar** é um espessamento anular da camada posterior ao limbo da córnea, que é muscular e vascular (Figuras 8.49B e 8.50). Une a corioide à circunferência da íris. O corpo ciliar é o local de inserção da lente. A contração e o relaxamento do músculo liso circular do corpo ciliar controlam a espessura e, portanto, o foco da lente. Pregas na face interna do corpo ciliar, os **processos ciliares**, secretam *humor aquoso*. O humor aquoso, um líquido aquoso transparente, ocupa o **segmento anterior do bulbo do olho**, o interior do bulbo anterior à lente, ao ligamento suspensor e ao corpo ciliar (Figura 8.50B).

A **íris**, que literalmente está sobre a face anterior da lente, é um diafragma contrátil fino com uma abertura central, a **pupila**, para dar passagem à luz (Figuras 8.49B, 8.50 e 8.51A). Quando uma pessoa está acordada, o tamanho da pupila varia continuamente para controlar a luz que entra no olho (Figura 8.51B). Dois músculos involuntários controlam o tamanho da pupila: o **músculo esfíncter da pupila** circular, estimulado pelo sistema parassimpático, diminui seu diâmetro (*miose pupilar*), e o **músculo dilatador da pupila**, radial e estimulado pelo sistema simpático, aumenta seu diâmetro (dilata a pupila). A natureza das respostas pupilares é paradoxal: as respostas simpáticas geralmente são imediatas, porém a dilatação da pupila em resposta à baixa iluminação, como em um cinema escuro, pode levar até 20 minutos. As respostas parassimpáticas costumam ser mais lentas do que as respostas simpáticas, porém a constrição pupilar estimulada pelo sistema parassimpático normalmente é imediata. A dilatação pupilar contínua anormal (*midríase*) ocorre em algumas doenças ou em consequência de traumatismo ou uso de alguns fármacos/drogas.

TÚNICA INTERNA DO BULBO DO OLHO

A túnica interna do bulbo do olho é a **retina** (Figuras 8.49C e 8.50). É a camada neural sensitiva do bulbo do olho. Macroscopicamente, a retina é formada por duas partes funcionais com localizações distintas: uma parte óptica e uma parte cega. A **parte óptica da retina** é sensível aos raios luminosos visuais e tem dois estratos: um estrato nervoso e um estrato pigmentoso. O **estrato nervoso** é sensível à luz. O **estrato pigmentoso** é formado por uma única camada de células, que reforça a propriedade de absorção da luz pela corioide para reduzir a dispersão da luz no bulbo do olho. A **parte cega da retina** é uma continuação anterior do estrato

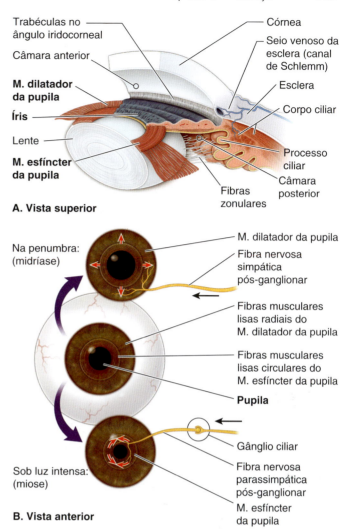

Figura 8.51 Estrutura e função da íris. **A.** Íris dissecada *in situ*. A íris separa as câmaras anterior e posterior do segmento anterior do bulbo do olho, pois adere à pupila. **B.** Dilatação e constrição da pupila. Em situação de baixa luminosidade, as fibras simpáticas estimulam a dilatação da pupila. Em situação de alta luminosidade, as fibras parassimpáticas estimulam a constrição da pupila.

pigmentoso e uma camada de células de sustentação. A parte cega da retina estende-se sobre o corpo ciliar (**parte ciliar da retina**) e a face posterior da íris (**parte irídica da retina**) até a margem pupilar.

Clinicamente, a face interna da parte posterior do bulbo do olho, onde é focalizada a luz que entra no bulbo do olho, é denominada **fundo do olho**. A retina do fundo inclui uma área circular bem definida chamada **disco do nervo óptico** (papila óptica), onde as fibras sensitivas e os vasos conduzidos pelo nervo óptico (NC II) entram no bulbo do olho (Figuras 8.49C, 8.50A e 8.52A e B). Como não contém fotorreceptores, o disco do nervo óptico é insensível à luz. Consequentemente, essa parte da retina costuma ser chamada de *ponto cego*.

Imediatamente lateral ao disco do nervo óptico está a **mácula lútea**. A cor amarela da mácula só é visível quando a retina é examinada com luz sem vermelho. A mácula é uma pequena área oval da retina com cones fotorreceptores especiais que é especializada para acuidade visual. Não é

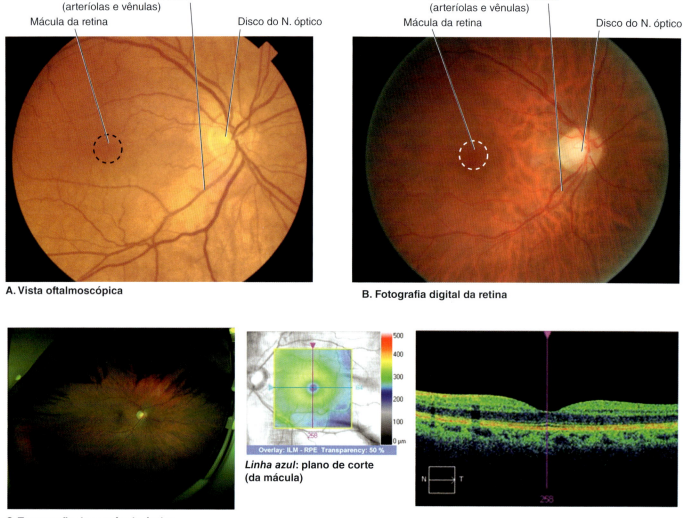

Figura 8.52 Fundo do bulbo do olho direito. **A** e **B**. Vênulas (mais largas) e arteríolas (mais estreitas) da retina irradiam-se do centro do disco do nervo óptico oval. A área escura lateral ao disco é a mácula. Ramos dos vasos retinianos estendem-se em direção a essa área, mas não alcançam seu centro, a fóvea central mostrada em **C**. **C**. A tomografia de coerência óptica mede a espessura macular, especialmente importante na fovéola avascular da fóvea central – a área de visão mais aguda. A técnica produz a imagem seccional correta da mácula.

normalmente observada com um *oftalmoscópio* (um aparelho para ver o interior do bulbo do olho através da pupila). No centro da mácula há uma depressão, a **fóvea central**, a área de maior acuidade visual (Figura 8.52C). A fóvea tem diâmetro aproximado de 1,5 mm; seu centro, a **fovéola**, não tem a rede capilar visível em outra parte profundamente à retina.

A parte óptica funcional da retina termina anteriormente ao longo da **ora serrata**, a margem posterior irregular do corpo ciliar (Figuras 8.49C e 8.50A). Com exceção dos cones e bastonetes do estrato nervoso, a retina é suprida pela *artéria central da retina*, um ramo da artéria oftálmica. Os cones e bastonetes do estrato nervoso externo recebem nutrientes da *lâmina capilar da corioide* (discutida em "Vascularização da órbita" neste capítulo). Tem os vasos mais finos da face interna da corioide, contra os quais a retina é comprimida. Um sistema correspondente de veias retinianas une-se para formar a *veia central da retina*.

MEIOS REFRATIVOS E COMPARTIMENTOS DO BULBO DO OLHO

No seu trajeto até a retina, as ondas luminosas atravessam os meios refrativos do bulbo do olho: córnea, humor aquoso, lente e humor vítreo (Figura 8.50A). A *córnea* é o meio refrativo primário do bulbo do olho – isto é, desvia a luz no máximo grau, focalizando uma imagem invertida sobre a retina fotossensível do *fundo do bulbo do olho*.

O **humor aquoso** ocupa o *segmento anterior do bulbo do olho* (Figuras 8.50B e 8.51A). O segmento anterior é subdividido pela íris e pupila. A **câmara anterior do bulbo do olho** é o espaço entre a córnea anteriormente e a íris/pupila posteriormente. A **câmara posterior do bulbo do olho** está situada entre a íris/pupila anteriormente e a lente e o corpo ciliar posteriormente. O humor aquoso é produzido na câmara posterior pelos *processos ciliares* do corpo ciliar. Essa solução aquosa transparente fornece nutrientes para a córnea avascular e a lente. Após atravessar a pupila e chegar à câmara anterior, o humor aquoso drena através de uma rede trabecular no **ângulo iridocorneal** para o **seio venoso da esclera** (canal de Schlemm) (Figura 8.51A). O humor é retirado pelo **plexo do limbo**, uma rede de veias esclerais próximas do limbo, que drenam para tributárias das *veias vorticosas* e *ciliares anteriores* (Figura 8.50B). A pressão intraocular (PIO) é um equilíbrio entre a produção e a drenagem de humor aquoso.

A **lente** situa-se posteriormente à íris e anteriormente ao humor vítreo do *corpo vítreo* (Figuras 8.50 e 8.51A). É uma estrutura biconvexa e transparente encerrada em uma cápsula. A **cápsula da lente**, extremamente elástica, é fixada pelas **fibras zonulares** (que juntas formam o **ligamento suspensor da lente**) aos processos ciliares circundantes. Embora a maior parte da refração seja produzida pela córnea, a convexidade da lente, sobretudo de sua face anterior, varia constantemente para a focalização fina de objetos próximos ou distantes na retina (Figura 8.53). A lente não fixada isolada torna-se quase esférica. Em outras palavras, na ausência de inserção externa e distensão, torna-se quase redonda. O **músculo ciliar** do corpo ciliar modifica o formato da lente. Na ausência de estimulação nervosa, o diâmetro do anel muscular relaxado é maior. A lente suspensa no anel está sob tensão, pois sua periferia é distendida, tornando-a mais fina (menos convexa). A lente menos convexa coloca objetos mais distantes em foco (visão para longe). A estimulação parassimpática através do nervo oculomotor (NC III) causa contração do músculo ciliar, semelhante a um esfíncter. O anel torna-se menor e a tensão sobre a lente diminui. A lente relaxada torna-se mais espessa (mais convexa), focalizando objetos próximos (visão para perto). O processo ativo de modificação do formato da lente para visão de perto é chamado de **acomodação**. A espessura da lente aumenta com a idade, de modo que a capacidade de acomodação costuma ser limitada depois dos 40 anos.

O **humor vítreo** é um líquido aquoso contido na malha de fibrina do **corpo vítreo**, uma substância gelatinosa transparente nos quatro quintos posteriores do bulbo do olho, posterior à lente (**segmento posterior do bulbo do olho**, também chamado de *câmara postrema* ou *vítrea*) (Figura 8.50A). Além de dar passagem à luz, o humor vítreo mantém a retina no lugar e sustenta a lente.

Músculos extrínsecos do bulbo do olho

Os **músculos extrínsecos do bulbo do olho** são o *levantador da pálpebra superior*, quatro *retos* (*superior*, *inferior*, *medial* e *lateral*) e dois *oblíquos* (*superior* e *inferior*). Esses músculos atuam juntos para para elevar a pálpebra superior e mover os bulbos dos olhos em três eixos (Figura 8.54). Eles são mostrados nas Figuras 8.55 a 8.57 (ver Figuras 8.45 e 8.47). As inserções e a inervação dos músculos estão descritas no Quadro 8.8, e as principais ações dos músculos orbitais, começando na *posição primária do bulbo do olho* (olhar direcionado anteriormente), estão descritas no Quadro 8.8 e mostradas na Figura 8.58.

MÚSCULO LEVANTADOR DA PÁLPEBRA SUPERIOR

O **músculo levantador da pálpebra superior** expande-se e forma uma aponeurose bilaminar larga à medida que se aproxima de suas inserções distais. A lâmina superficial se fixa à pele da pálpebra superior e a lâmina profunda, ao tarso superior (ver Figuras 8.45 e 8.47A). Esse músculo sofre a oposição da gravidade na maior parte do tempo e é o antagonista da metade superior do músculo orbicular do olho, o esfíncter da rima das pálpebras. A lâmina profunda da parte distal (palpebral) do músculo contém fibras musculares lisas, o **músculo tarsal superior**, responsável pelo alargamento adicional da rima das pálpebras, sobretudo durante uma resposta simpática (p. ex., medo). No entanto, elas parecem funcionar continuamente (na ausência de resposta simpática) porque uma interrupção dos estímulos simpáticos provoca *ptose* – queda da pálpebra superior – permanente (ver "Síndrome de Horner" no boxe Anatomia clínica).

MOVIMENTOS DO BULBO DO OLHO

Os movimentos do bulbo do olho são rotações em torno de três *eixos – vertical, transversal* e *anteroposterior* (Figura 8.54) – e são descritos de acordo com a direção do movimento da pupila a partir da posição primária ou do polo superior do bulbo do olho a partir da posição neutra. A rotação do bulbo do olho em torno do eixo vertical move a pupila em sentido medial (em direção à linha mediana, **adução**) ou lateral (em direção oposta à linha mediana, **abdução**). A rotação em torno do eixo

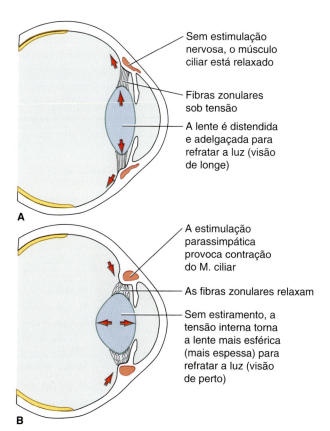

Figura 8.53 Mudança do formato da lente (acomodação). **A.** Visão de longe. **B.** Visão de perto.

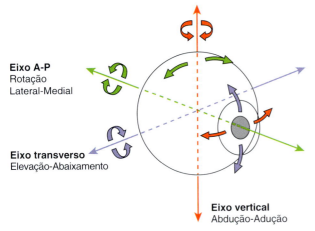

Figura 8.54 Músculos extrínsecos do bulbo do olho e seus movimentos. Eixos em torno dos quais ocorrem os movimentos do bulbo do olho.

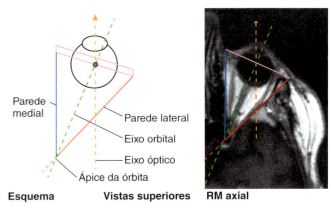

Figura 8.56 Eixo orbital *versus* óptico. Como o ápice está localizado tanto medial quanto posteriormente ao bulbo do olho, os dois eixos não coincidem, resultando em movimentos secundários produzidos pelos músculos oblíquo e retos superior e inferior.

transversal move a pupila em sentido superior (**elevação**) ou inferior (**abaixamento**). Os movimentos em torno do eixo anteroposterior (AP) (correspondente ao eixo do olhar na posição primária) movem o polo superior do bulbo do olho em sentido medial (**rotação medial** ou torção interna) ou lateral (**rotação lateral** ou torção externa) (Figura 8.57C). Esses movimentos de rotação acomodam alterações na inclinação da cabeça. A ausência desses movimentos em razão de lesões nervosas contribui para a visão dupla. Os movimentos podem ocorrer ao redor dos três eixos simultaneamente, o que exige o uso de três termos para descrever a direção do movimento a partir da posição primária (p. ex., a pupila está elevada, aduzida e rodada medialmente).

MÚSCULOS RETOS E OBLÍQUOS

Os quatro **músculos retos** seguem em sentido anterior até o bulbo do olho e originam-se de uma bainha fibrosa, o **anel tendíneo comum**, que circunda o canal óptico e parte da fissura orbital superior (Figuras 8.55 a 8.57A e B). As estruturas que entram na órbita através desse canal e a parte adjacente da fissura situam-se inicialmente no cone dos retos. Os quatro músculos retos são nomeados de acordo com suas posições individuais em relação ao bulbo do olho. Como eles seguem principalmente em sentido anterior para se fixarem às faces superior, inferior, medial e lateral do bulbo do olho, anteriormente ao seu equador, as ações primárias dos quatro retos na produção de elevação, abaixamento, adução e abdução são relativamente intuitivas (Figura 8.58; Quadro 8.8).

Diversos fatores dificultam a compreensão das ações dos músculos oblíquos e das ações secundárias dos músculos retos superiores e inferiores. O *ápice da órbita* ocupa posição medial em relação à órbita, de modo que o *eixo da órbita* não coincide com o *eixo óptico* (Figura 8.56). Portanto, *quando o olho está em posição primária*, os **músculos reto superior (RS)** e **reto inferior (RI)** também chegam ao bulbo do olho pela face medial e sua linha de tração passa medialmente ao eixo vertical (Figura 8.57, *lado direito*). Isso confere aos dois músculos uma ação secundária de *adução*. Os músculos RS e RI também passam superior e inferiormente ao eixo AP, respectivamente, o que proporciona ao músculo RS uma ação secundária de *rotação medial* (torção interna – o polo superior é trazido em direção ao nariz), e ao músculo RI uma ação

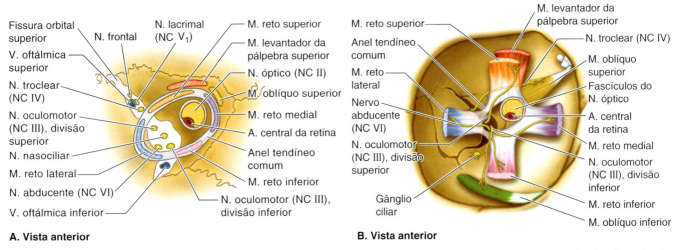

A. Vista anterior **B. Vista anterior**

Figura 8.55 Relação no ápice da órbita. **A.** O anel tendíneo comum é formado pela origem dos quatro músculos retos e circunda a bainha óptica do NC II, as divisões superior e inferior do NC III, o nervo nasociliar (NC V₁) e o NC VI. Os nervos que suprem os músculos extrínsecos do bulbo do olho entram na órbita através da fissura orbital superior: oculomotor (NC III), troclear (NC IV) e abducente (NC VI). **B.** Músculos e nervos motores. A gordura e a fáscia também foram removidas.

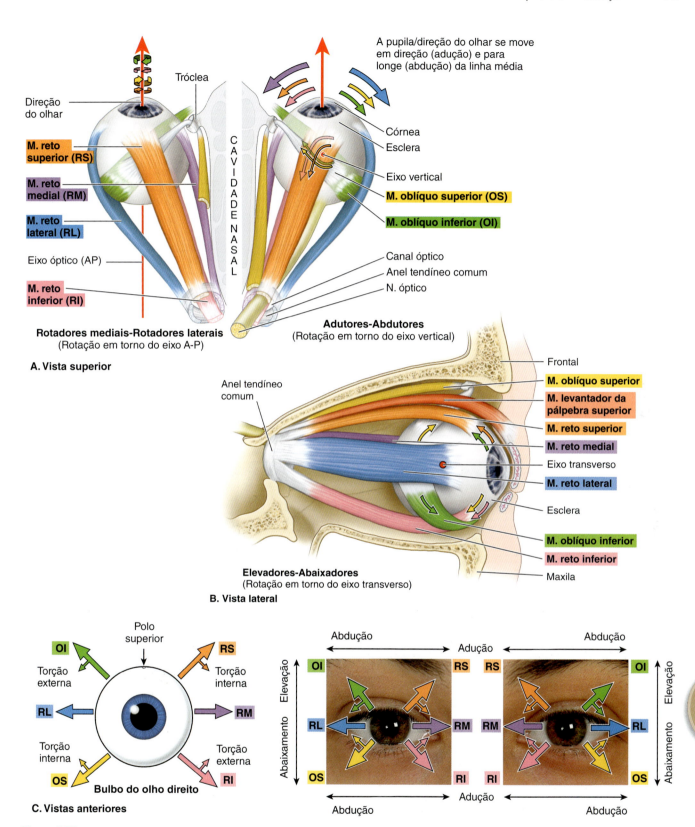

Figura 8.57 Movimentos do bulbo do olho e dos músculos que os produzem. A. Posição dos músculos nas órbitas direita e esquerda. *Setas à esquerda*, movimentos do bulbo do olho em torno do eixo AP; *setas à direita*, movimentos do bulbo do olho em torno do eixo vertical. Para compreender as ações musculares a partir da posição primária, é necessário observar a posição e a linha de tração do músculo em relação aos eixos dos movimentos. **B.** Posição dos músculos na órbita direita. *Setas*, movimentos do bulbo do olho em torno do eixo transversal. **C.** Demonstração uni e bilateral de ações dos músculos extrínsecos do bulbo do olho a partir da posição primária. Nos movimentos em uma das seis direções principais (*setas grandes*), o músculo indicado é o agonista primário. Os movimentos nas direções entre as *grandes setas* exigem ações sinérgicas dos músculos adjacentes. Por exemplo, a elevação direta exige as ações sinérgicas dos músculos OI e RS; a depressão direta exige ação sinérgica dos músculos OS e RI. *Setas pequenas*, músculos que produzem movimentos giratórios em torno do eixo AP. Para direcionar o olhar é necessária a ação coordenada dos músculos conjugados contralaterais. Por exemplo, ao dirigir o olhar para a direita, os músculos RL direito e RM esquerdo atuam como músculos conjugados.

Quadro 8.8 Músculos extrínsecos do bulbo do olho.

Músculo	Origem	Inserção	Inervação	Principal ação[a]
M. levantador da pálpebra superior	Asa menor do esfenoide, superior e anterior ao canal óptico	Tarso superior e pele da pálpebra superior	N. oculomotor (NC III); a camada profunda (M. tarsal superior) é suprida por fibras simpáticas	Eleva a pálpebra superior
M. oblíquo superior (OS)	Corpo do esfenoide	Seu tendão atravessa um anel fibroso ou tróclea, muda sua direção e se insere na esclera profundamente ao M. reto superior	N. troclear (NC IV)	Abduz, abaixa e gira medialmente o bulbo do olho
M. oblíquo inferior (OI)	Parte anterior do assoalho da órbita	Esclera profundamente ao M. reto lateral	N. oculomotor (NC III)	Abduz, eleva e gira lateralmente o bulbo do olho
M. reto superior (RS)	Anel tendíneo comum	Esclera imediatamente posterior ao limbo da córnea	N. oculomotor (NC III)	Eleva, aduz e gira medialmente o bulbo do olho
M. reto inferior (RI)				Abaixa, aduz e gira lateralmente o bulbo do olho
M. reto medial (RM)				Aduz o bulbo do olho
M. reto lateral (RL)			N. abducente (NC VI)	Abduz o bulbo do olho

[a]As ações descritas referem-se à ação individual dos músculos, a partir da posição primária (olhar voltado para a frente). Na verdade, os músculos raramente têm ação independente e quase sempre atuam juntos em grupos sinérgicos e antagonistas. A avaliação clínica exige manobras para isolar as ações musculares. Somente as ações dos músculos retos medial e lateral são avaliadas, a partir da posição primária (Figura 8.59E).

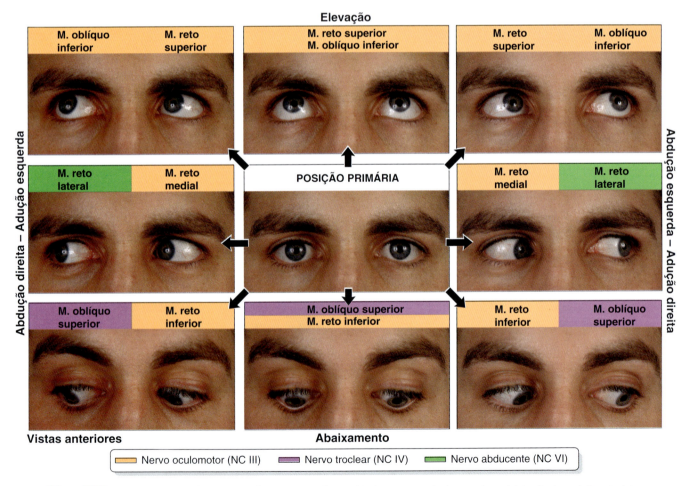

Figura 8.58 Movimentos binoculares e músculos que os produzem. Movimentos anatômicos, todos se iniciando da posição primária.

secundária de *rotação lateral* (torção externa – o polo superior se afasta do nariz) (Figura 8.57A, *lado esquerdo*, C).

Se o olhar for direcionado lateralmente primeiro (abduzido pelos **músculos retos laterais [RL]**), de modo que a linha do olhar coincida com o plano dos músculos RI e RS, *o músculo RS produz apenas elevação* (e é o único responsável pelo movimento) (Figuras 8.59A e 8.60), *e o RI produz apenas abaixamento* (e também é o único responsável) (Figura 8.56B). *Durante o exame físico, o médico orienta o paciente a acompanhar o movimento lateral de seu dedo (testando o músculo RL e o nervo abducente [NC VI]), depois os movimentos superior e inferior para isolar e testar a função dos músculos RS e RI e a integridade do nervo oculomotor (NC III), que supre ambos* (Figuras 8.59A e 8.60).

O **músculo oblíquo inferior (OI)** é o único a se originar da parte anterior da órbita (imediatamente lateral à fossa para o saco lacrimal) (Figuras 8.47B e 8.55B). O **músculo oblíquo superior (OS)** origina-se da região do ápice, como os músculos retos (mas imediatamente superior ao anel tendíneo comum) (Figura 8.55A). Entretanto, o tendão atravessa a *tróclea* logo no interior da margem orbital superomedial, redirecionando a linha de tração (Figuras 8.55B e 8.57B e C). Assim, os tendões de inserção dos músculos oblíquos estão no mesmo plano vertical oblíquo. A vista anterior (ver Figura 8.47B) ou superior (Figura 8.57A) dos tendões de inserção com o bulbo do olho na posição primária permite ver que os tendões dos músculos oblíquos seguem principalmente em sentido lateral para se inserirem na metade lateral do bulbo do olho, posteriormente ao seu equador. Como eles seguem, respectivamente, em posição inferior e superior ao eixo AP em sentido lateral, o OI é o principal rotador lateral e o músculo OS é o principal rotador medial do bulbo do olho. Entretanto, na posição primária os músculos oblíquos também seguem em sentido posterior através do eixo transversal (Figura 8.57B) e posteriormente ao eixo vertical (Figura 8.54C), conferindo ao músculo OS a função secundária de depressor, ao músculo OI a função secundária de elevador, e aos dois músculos a função secundária de abdutores (Figura 8.57B e C).

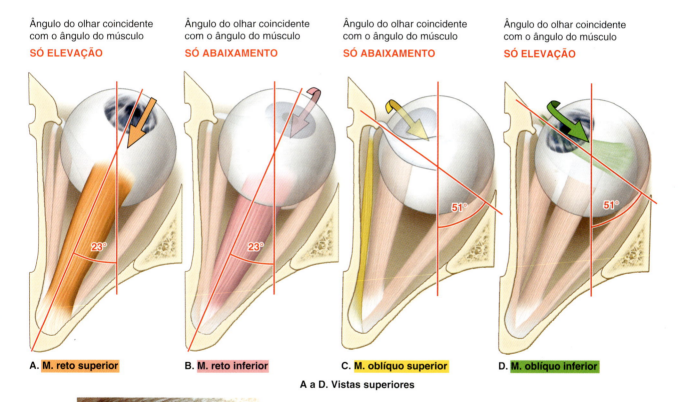

A a D. Vistas superiores

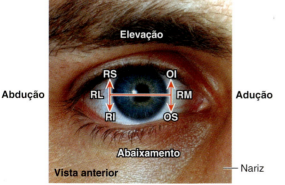

Figura 8.59 Exame clínico dos músculos extrínsecos do bulbo do olho. **A** e **B**. Olho direito. Quando o olho é inicialmente abduzido pelo músculo RL, só os músculos retos podem produzir elevação e abaixamento. **C** e **D**. Quando o olho é inicialmente aduzido pelo músculo RM, só os músculos oblíquos podem produzir elevação e abaixamento. **E**. Acompanhando os movimentos do dedo do examinador, a pupila se move traçando um "H" para isolar e testar cada músculo extrínseco do bulbo do olho e avaliar a integridade de seus nervos.

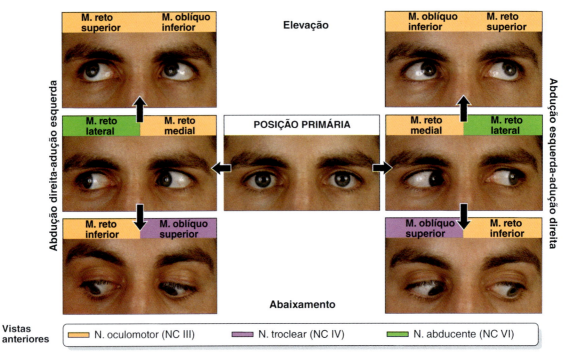

Figura 8.60 Sequências de dois movimentos para testes clínicos: elevação ou abaixamento com o movimento do olhar para a esquerda ou direita. Após os movimentos do dedo do examinador, a pupila é movida em um padrão de H estendido para isolar e testar individualmente os músculos extrínsecos do bulbo do olho e a integridade dos seus nervos.

Se o olhar for primeiramente direcionado medialmente (aduzido pelo **músculo reto medial [RM]**), de modo que a linha do olhar coincida com o plano dos tendões de inserção dos músculos OS e OI, *o músculo OS faz apenas o movimento de abaixamento* (e é o único responsável pelo movimento) (Figura 8.59C), e *o músculo OI causa apenas elevação* (e também é o único responsável) (Figura 8.59D). *Durante o exame físico, o médico orienta o paciente a acompanhar o movimento medial de seu dedo (testando o músculo RM e o nervo oculomotor), depois os movimentos inferior e superior para isolar e testar as funções dos músculos OS e OI e a integridade do nervo troclear (NC IV), que supre o músculo OS e a divisão inferior do NC III, que supre o músculo OI* (Figuras 8.59E e 8.60). Na prática:

- A principal ação do músculo oblíquo superior é o abaixamento da pupila na posição aduzida (p. ex., direcionamento do olhar para o pé da página quando os dois olhos estão voltados medialmente [*convergentes*] para a leitura)
- A principal ação do músculo oblíquo inferior é a elevação da pupila na posição aduzida (p. ex., direcionamento do olhar para o topo da página durante a **convergência** para a leitura).

Embora as ações produzidas pelos músculos extrínsecos do bulbo do olho tenham sido analisadas individualmente, todos os movimentos exigem a ação de diversos músculos no mesmo olho, que se auxiliam, como sinergistas, ou se opõem, como antagonistas. Músculos que são sinérgicos para uma ação podem ser antagonistas para outra. Por exemplo, nenhum músculo isolado pode elevar a pupila diretamente a partir da posição primária (Figura 8.57C). Os dois elevadores (músculos RS e OI) atuam de modo sinérgico para fazer isso.

No entanto, esses músculos são antagonistas na rotação e neutralizam-se mutuamente, de modo que não há rotação quando eles atuam juntos para elevar a pupila. Do mesmo modo, nenhum músculo isolado consegue abaixar a pupila diretamente a partir da posição primária. Agindo sozinhos, os dois abaixadores, músculos OS e RI, produzem abaixamento e também têm ações opostas em termos de adução–abdução e rotação medial–lateral. Mas, quando há ação simultânea dos músculos OS e RI, seu sinergismo abaixa a pupila, porque as ações antagonistas neutralizam-se; portanto, há apenas abaixamento.

Para direcionar o olhar, a coordenação de ambos os olhos tem de ser realizada pela ação combinada de **músculos conjugados** contralaterais (Figura 8.57C, *lado direito*). Por exemplo, ao dirigir o olhar para a direita, os músculos reto lateral direito e reto medial esquerdo atuam como músculos conjugados (Figura 8.59).

APARELHO DE SUSTENTAÇÃO DO BULBO DO OLHO

A *bainha do bulbo* envolve o bulbo do olho, estende-se posteriormente desde os fórnices da conjuntiva até o nervo óptico e forma a cavidade para o bulbo do olho (Figuras 8.45A e 8.61C). A bainha caliciforme é perfurada pelos tendões dos músculos extrínsecos do bulbo do olho e é refletida sobre cada um deles como uma *fáscia muscular* tubular. As fáscias dos músculos levantador e reto superior são fundidas (ver Figura 8.45A). Assim, quando o olhar é direcionado para cima, a pálpebra superior é elevada ainda mais para ficar fora da linha de visão. As expansões triangulares das fáscias dos músculos retos medial e lateral, denominadas **prolongamentos dos músculos retos medial** e **lateral**, estão fixadas ao lacrimal e ao zigomático, respectivamente (Figura 8.61C). Esses

Capítulo 8 ■ Cabeça 921

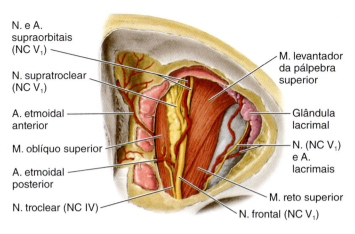

A. Vista superior

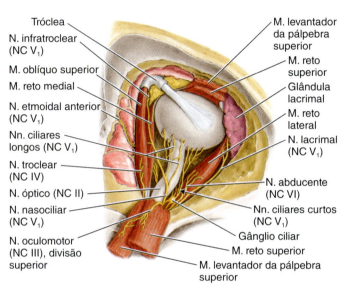

B. Vista superior

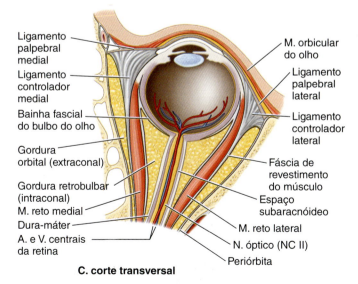

C. corte transversal

Figura 8.61 Dissecção da órbita direita. **A.** Dissecção superficial da órbita. **B.** Dissecção profunda da órbita. **C.** Demonstração da bainha fascial do bulbo do olho e ligamentos controladores.

prolongamentos limitam a abdução e a adução. A fusão entre os ligamentos controladores e a fáscia dos músculos reto inferior e oblíquo inferior forma uma alça semelhante a uma rede, o **ligamento suspensor do bulbo do olho**. Um **prolongamento inferior** semelhante da fáscia do músculo reto inferior retrai a pálpebra inferior quando o olhar é voltado para baixo (ver Figura 8.45A). Juntos, os prolongamentos atuam com os músculos oblíquos e a gordura retrobulbar para resistir à tração posterior do bulbo do olho pelos músculos retos. Nas doenças ou na inanição, que reduzem a **gordura retrobulbar**, o bulbo do olho é retraído para o interior da órbita (*enoftalmia*).

Nervos da órbita

Os grandes nervos ópticos conduzem nervos puramente sensitivos, que transmitem impulsos gerados por estímulos ópticos (Figuras 8.45A e 8.50A). Eles são nervos cranianos (NC II) por convenção, mas desenvolvem-se como extensões anteriores pares do prosencéfalo e são, portanto, tratos de fibras do sistema nervoso central (SNC) formados por neurônios de segunda ordem. Os nervos ópticos começam na **lâmina cribriforme da esclera**, onde as fibras nervosas amielínicas perfuram a esclera e tornam-se mielínicas, posteriormente ao *disco do nervo óptico*. Eles saem das órbitas através dos canais ópticos. Em todo o trajeto na órbita, os nervos ópticos são circundados por extensões das *meninges cranianas* e pelo *espaço subaracnóideo*, sendo este último ocupado por uma fina camada de *LCS* (Figuras 8.45A, 8.50A e 8.61C). As extensões intraorbitais da dura-máter e aracnoide-máter cranianas constituem a **bainha do nervo óptico**, que se torna contínua anteriormente com a bainha do bulbo e a esclera. Uma lâmina de pia-máter cobre a superfície do nervo óptico dentro da bainha.

Além do nervo óptico (NC II), os nervos da órbita incluem aqueles que atravessam a *fissura orbital superior* e suprem os músculos oculares: nervos **oculomotor** (NC III); **troclear** (NC IV) e **abducente** (NC VI) (Figuras 8.55 e 8.62). Há um mnemônico, semelhante a uma fórmula química, usado para memorizar a inervação dos músculos extrínsecos que movimentam o bulbo do olho: $RL_6OS_4TO_3$ (reto lateral, NC **VI**; oblíquo superior, NC **IV**; todos os outros, NC **III**). Os nervos troclear e abducente seguem diretamente até o único músculo suprido por cada nervo. O nervo oculomotor forma as divisões superior e inferior. A divisão superior inerva os músculos reto superior e levantador da pálpebra superior. A divisão inferior inerva os músculos retos medial e inferior e o músculo oblíquo inferior, além de conduzir fibras parassimpáticas pré-ganglionares até o gânglio ciliar (Figura 8.63). Os movimentos são estimulados pelos nervos oculomotor, troclear e abducente, a partir da posição primária nas órbitas direita e esquerda, produzindo a visão binocular mostrada nas Figuras 8.57C e 8.58 e resumida no Quadro 8.8.

Os três ramos terminais do *nervo oftálmico*, NC V_1 (os nervos frontal, nasociliar e lacrimal – Figura 8.61A), atravessam a fissura orbital superior e suprem estruturas relacionadas com a parte anterior da órbita (p. ex., glândula lacrimal e pálpebras), face e couro cabeludo. Os ramos cutâneos do NC V_1 (nervos lacrimal, frontal e infratroclear) são descritos em "Nervos cutâneos da face e do couro cabeludo" e no Quadro 8.4.

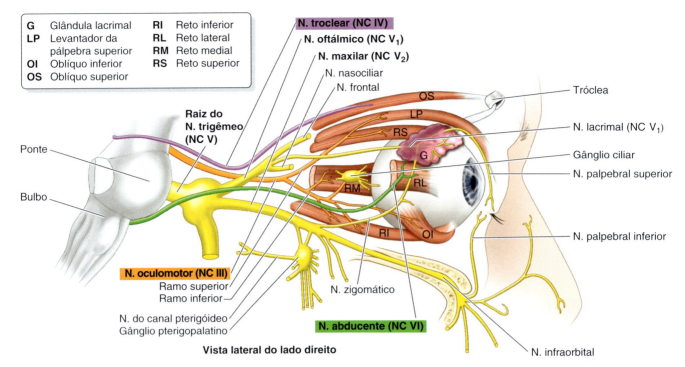

Figura 8.62 Nervos da órbita. Três nervos cranianos (NC III, IV e VI) suprem os sete músculos voluntários extrínsecos do bulbo do olho. O NC IV supre o músculo oblíquo superior; o NC VI, o músculo reto lateral; e o NC III, os outros cinco músculos. O NC III também leva fibras parassimpáticas pré-ganglionares para o gânglio ciliar. O nervo trigêmeo (NC V) envia fibras sensitivas para a órbita, a região orbital e o bulbo do olho.

O **gânglio ciliar** é um pequeno grupo de corpos de células nervosas parassimpáticas pós-ganglionares associadas ao NC V_1. Está localizado entre o nervo óptico e o músculo reto lateral em direção ao limite posterior da órbita (Figura 8.61B). O gânglio ciliar recebe fibras nervosas de três origens (Figura 8.63):

1. Fibras sensitivas do NC V_1 pela **raiz sensitiva** ou **nasociliar do gânglio ciliar**
2. Fibras parassimpáticas pré-ganglionares do NC III pela **raiz parassimpática** ou **oculomotora do gânglio ciliar**
3. Fibras simpáticas pós-ganglionares do *plexo carótico interno* pela **raiz simpática do gânglio ciliar**.

Os **nervos ciliares curtos** originam-se do gânglio ciliar e são considerados ramos do NC V_1 (Figuras 8.61B e 8.63). Conduzem fibras parassimpáticas e simpáticas para o corpo ciliar e para a íris. Os nervos ciliares curtos consistem em fibras parassimpáticas pós-ganglionares originadas no gânglio ciliar, fibras aferentes do nervo nasociliar que atravessam o gânglio, e fibras simpáticas pós-ganglionares que também o atravessam. Os **nervos ciliares longos**, ramos do nervo nasociliar (NC V_1) que seguem até o bulbo do olho, desviando-se do gânglio ciliar, conduzem fibras simpáticas pós-ganglionares para o músculo dilatador da pupila e fibras aferentes da íris e da córnea.

Os *nervos etmoidais posterior* e *anterior*, ramos do nervo nasociliar que se origina na órbita, saem através de aberturas na parede medial da órbita para suprir a túnica mucosa dos seios esfenoidal e etmoidal e as cavidades nasais, bem como a dura-máter da fossa anterior do crânio.

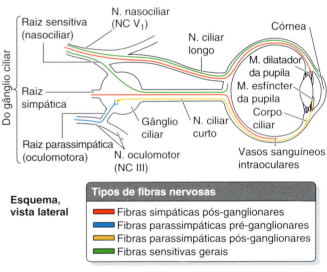

Figura 8.63 Distribuição das fibras nervosas para o gânglio ciliar e o bulbo do olho. O gânglio ciliar recebe três tipos de fibras nervosas de três origens diferentes. Toda a inervação parassimpática, mas só parte da inervação sensitiva e simpática do bulbo do olho, atravessa o gânglio. As fibras simpáticas e sensitivas no nervo ciliar longo passam ao largo do gânglio.

Vascularização da órbita

ARTÉRIAS DA ÓRBITA

A vascularização da órbita provém principalmente da **artéria oftálmica**, um ramo da artéria carótida interna (Figura 8.64A; Quadro 8.9); a **artéria infraorbital**, ramo da artéria carótida externa, também leva sangue para

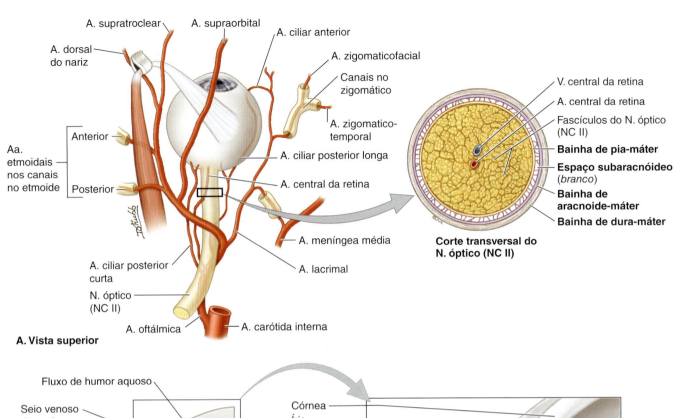

A. Vista superior

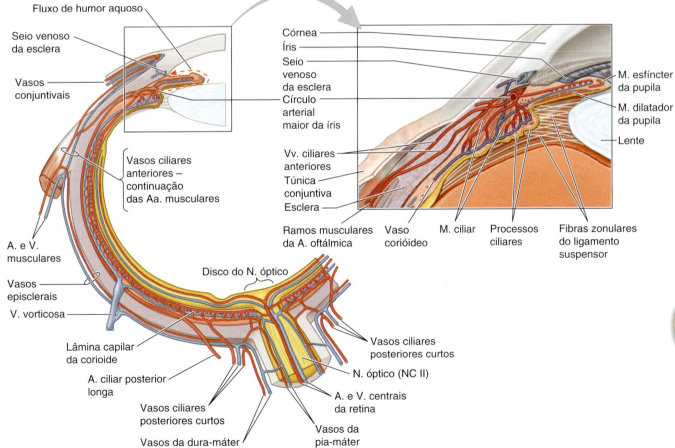

B. Corte horizontal parcial do bulbo do olho direito

Figura 8.64 Corte horizontal parcial do bulbo do olho direito. A. Ramos da artéria oftálmica. *Detalhe*, corte transversal do N. óptico (NC II). **B.** Vasos do bulbo do olho. A artéria que supre a parte interna da retina (artéria central da retina) e a corioide, que, por sua vez, nutre a camada avascular da retina, são mostradas. A corioide é organizada de modo que os vasos que a suprem e os vasos corióideos maiores são externos, e os vasos menores (a lâmina capilar) são mais internos, adjacentes à camada avascular da retina. A veia vorticosa (uma de quatro a cinco) drena sangue venoso da corioide para as veias ciliar posterior e oftálmica. O seio venoso da esclera reconduz o humor aquoso, secretado na câmara anterior pelos processos ciliares, para a circulação venosa.

Quadro 8.9 Artérias da órbita.

Artéria	Origem	Trajeto e distribuição
A. oftálmica	A. carótida interna	Atravessa o forame óptico para chegar à cavidade da órbita
A. central da retina	A. oftálmica	Perfura a bainha dural do nervo óptico e segue até o bulbo do olho; ramifica-se a partir do centro do disco do N. óptico; supre a retina óptica (exceto cones e bastonetes)
A. supraorbital		Segue em sentido superior e posterior a partir do forame supraorbital para suprir a fronte e o couro cabeludo
A. supratroclear		Segue da margem supraorbital até a fronte e o couro cabeludo
A. lacrimal		Segue ao longo da margem superior do M. reto lateral para suprir a glândula lacrimal, a túnica conjuntiva e as pálpebras
A. dorsal do nariz		Segue ao longo da face dorsal do nariz e irriga sua superfície
Aa. ciliares posteriores curtas		Perfuram a esclera na periferia do N. óptico para irrigar a corioide que, por sua vez, irriga cones e bastonetes da retina óptica
Aa. ciliares posteriores longas		Perfuram a esclera para irrigar o corpo ciliar e a íris
A. etmoidal posterior		Atravessa o forame etmoidal posterior até as células etmoidais posteriores
A. etmoidal anterior		Atravessa o forame etmoidal anterior até a fossa anterior do crânio; irriga as células etmoidais anterior e média, o seio frontal, a cavidade nasal e a pele no dorso do nariz
A. ciliar anterior	Ramos musculares (reto) das Aa. oftálmica e infraorbital	Perfura a esclera nas inserções dos músculos retos e forma redes na íris e no corpo ciliar
A. infraorbital	Terceira parte da A. maxilar	Segue ao longo do sulco e do forame infraorbital até a face

estruturas relacionadas com o assoalho da órbita. A **artéria central da retina**, um ramo da artéria oftálmica que se origina inferiormente ao nervo óptico, perfura a bainha do nervo óptico e segue dentro do nervo até o bulbo do olho, emergindo no disco do nervo óptico. Seus ramos distribuem-se sobre a face interna da retina (Figuras 8.52 e 8.64B). Os ramos terminais são *artérias terminais (arteríolas)*, únicas responsáveis pela vascularização da face interna da retina.

A face externa da retina também é suprida pela *lâmina corioideocapilar*. Das cerca de oito *artérias ciliares posteriores* (também ramos da artéria oftálmica), seis **artérias ciliares posteriores curtas** suprem diretamente a corioide, que nutre a lâmina avascular externa da retina. Duas **artérias ciliares posteriores longas**, uma de cada lado do bulbo do olho, seguem entre a esclera e a corioide para se anastomosarem com as **artérias ciliares anteriores** (continuações dos **ramos musculares da artéria oftálmica** para os músculos retos) e suprir o plexo ciliar.

VEIAS DA ÓRBITA

A drenagem venosa da órbita se faz através das **veias oftálmicas superior** e **inferior**, que atravessam a fissura orbital superior e entram no seio cavernoso (Figura 8.65). Em geral, a **veia central da retina** (Figura 8.64A, *detalhe*, e B) entra diretamente no seio cavernoso, mas pode se unir a uma das veias oftálmicas. O vórtice, ou **veias vorticosas**, da túnica vascular do bulbo do olho drena para a veia oftálmica inferior. O **seio venoso da esclera** é uma estrutura vascular que circunda a câmara anterior do bulbo do olho e através da qual o humor aquoso retorna à circulação sanguínea.

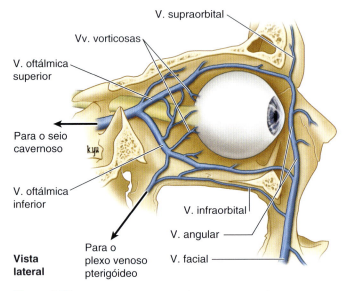

Figura 8.65 Veias oftálmicas. A veia oftálmica superior drena para o seio cavernoso, e a veia oftálmica inferior drena para o plexo venoso pterigóideo. Elas se comunicam com as veias facial e supraorbital anteriormente e entre si posteriormente. A veia oftálmica superior acompanha a artéria oftálmica e seus ramos.

Anatomia de superfície do olho e do aparelho lacrimal

Veja a descrição da anatomia de superfície das pálpebras sob o título "Anatomia de superfície da face". A parte anterior da esclera é coberta pela *túnica conjuntiva* transparente do bulbo, que contém vasos sanguíneos conjuntivais muito pequenos, mas visíveis (Figura 8.66B). Quando irritados, os vasos dilatam bastante, e a túnica conjuntiva do bulbo pode assumir uma aparência bem rosada quando inflamada. Muitas vezes, a esclera opaca e resistente normal parece um pouco

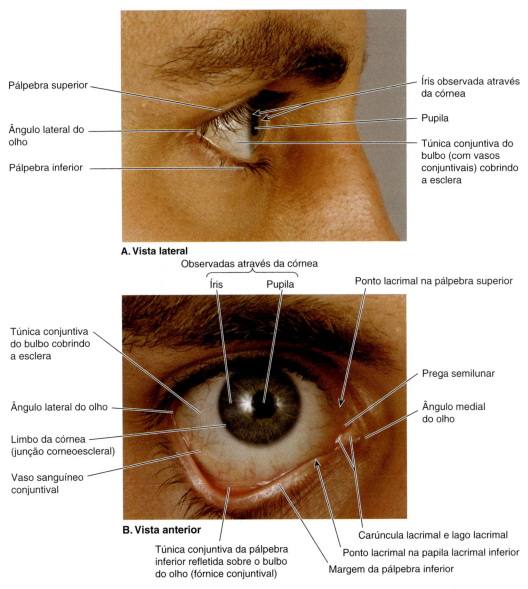

Figura 8.66 Anatomia de superfície do olho. A. Características. **B.** Aparelho lacrimal.

azulada em lactentes e crianças, e a tonalidade amarela é comum em muitas pessoas idosas.

A parte transparente anterior do olho é a *córnea*, que é contínua com a esclera em suas margens. Em uma vista lateral (Figura 8.66A), a maior parte da região visível do bulbo do olho protrai-se ligeiramente através da *rima das pálpebras*. É visível que a córnea tem uma curvatura (convexidade) maior do que o restante do bulbo do olho (a parte coberta por esclera); assim, há um ângulo raso no *limbo da córnea*, ou *junção esclerocorneal* (Figura 8.66B). A proeminência da córnea também torna perceptíveis os movimentos do bulbo do olho quando as pálpebras estão fechadas.

A abertura circular escura através da qual a luz entra no bulbo do olho, a *pupila*, é circundada pela *íris*, um diafragma circular pigmentado. Os tamanhos relativos da pupila e da íris variam com a intensidade da luz que entra; entretanto, os tamanhos das pupilas e íris contralaterais devem ser uniformes.

Normalmente, quando os olhos estão abertos e o olhar está voltado para diante, a parte superior da córnea e da íris é coberta pela margem da *pálpebra superior*, e a parte inferior da córnea e íris é completamente exposta acima da *pálpebra inferior*, geralmente mostrando uma margem estreita de esclera. Até mesmo pequenas variações na posição dos bulbos dos olhos são perceptíveis, causando mudança da expressão facial para um olhar surpreso quando a pálpebra superior está elevada (como ocorre na *exoftalmia*, ou protrusão dos bulbos dos olhos, causada por hipertireoidismo), ou uma aparência sonolenta (como ocorre quando há queda da pálpebra superior, *ptose*, em razão da ausência de inervação simpática na síndrome de Horner).

A *túnica conjuntiva do bulbo* é refletida da esclera sobre a face profunda da pálpebra. A *túnica conjuntiva da pálpebra* normalmente é vermelha e vascularizada. Com a experiência, seu exame pode permitir avaliar os níveis de hemoglobina. É examinada com frequência em casos de suspeita de *anemia*, um distúrbio do sangue que costuma se manifestar por palidez das mucosas. A eversão da pálpebra superior ("virada" de modo que a túnica conjuntiva da pálpebra fique superficial) permite avaliar o tamanho e a extensão do *tarso superior* nela contido, e muitas vezes é possível distinguir as *glândulas* tarsais através da túnica conjuntiva da pálpebra como estrias verticais levemente amarelas. Ao exame cuidadoso, podem ser vistas as aberturas dessas glândulas (cerca de 20 por pálpebra) nas margens das pálpebras, posteriormente às duas ou três fileiras de *cílios*. Como a túnica conjuntiva do bulbo é contínua com o epitélio anterior da córnea e a túnica conjuntiva da pálpebra, acaba formando o *saco conjuntival*. A rima das pálpebras é a abertura anterior do saco conjuntival.

No *ângulo medial do olho*, pode-se ver um reservatório superficial avermelhado de lágrimas, o *lago lacrimal*. No lago está a *carúncula lacrimal*, uma pequena elevação de pele modificada úmida. Lateralmente à carúncula está a *prega conjuntival semilunar*, que se superpõe ligeiramente ao bulbo do olho. Quando as margens das pálpebras são evertidas, pode-se ver uma pequena depressão, o *ponto lacrimal*, em sua extremidade medial no pico de uma pequena elevação, a *papila lacrimal*.

ANATOMIA CLÍNICA

ÓRBITAS, BULBO DO OLHO E ESTRUTURAS VISUAIS ACESSÓRIAS

Fraturas da órbita

A margem orbital é forte para proteger o conteúdo da órbita. Entretanto, quando os golpes são fortes o bastante e há impacto direto na margem óssea, as fraturas resultantes geralmente ocorrem nas três suturas entre os ossos que formam a margem orbital. Em face da pequena espessura das paredes medial e inferior da órbita, um golpe no olho pode causar fratura das paredes orbitais enquanto a margem permanece intacta (Figura B8.23). A lesão traumática indireta que desloca as paredes orbitais é denominada *fratura "em explosão"*. As fraturas da parede medial podem acometer os seios etmoidal e esfenoidal, enquanto as fraturas da parede inferior (assoalho da órbita) podem acometer o seio maxilar.

Embora a parede superior seja mais forte do que as paredes medial e inferior, é fina o suficiente para ser translúcida e pode ser facilmente perfurada. Assim, um objeto cortante pode atravessá-la e penetrar no lobo frontal do cérebro.[2]

Muitas vezes as **fraturas da órbita** resultam em hemorragia intraorbital, que exerce pressão sobre o bulbo do olho, causando *exoftalmia* (protrusão do bulbo do olho). Qualquer traumatismo do olho pode afetar estruturas adjacentes – por exemplo, sangramento para o seio maxilar, deslocamento dos dentes maxilares e fratura dos ossos nasais resultando em hemorragia, obstrução das vias respiratórias e infecção que pode se disseminar para o seio cavernoso através da veia oftálmica.

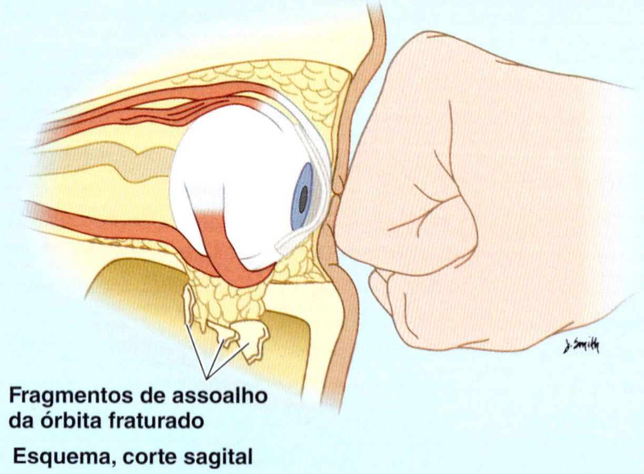

Tumores da órbita

Em face da proximidade entre o nervo óptico e o seio esfenoidal e as células etmoidais posteriores, um tumor maligno nesses seios pode causar erosão das finas paredes ósseas da órbita e comprimir o nervo óptico e o conteúdo da órbita. Os tumores na órbita provocam *exoftalmia* (protrusão do bulbo do olho). A via mais fácil de entrada de um tumor da fossa média do crânio na cavidade orbital é através da fissura orbital superior. Tumores na fossa temporal ou infratemporal têm acesso a essa cavidade através da fissura orbital inferior. Embora a parede lateral da órbita seja quase tão longa quanto a parede medial porque se estende em sentido lateral e anterior, não chega a uma posição tão anterior quanto a parede medial, que ocupa praticamente um plano sagital (ver Figura 8.44A). Quase 2,5 cm do bulbo do olho ficam expostos quando a pupila é voltada medialmente ao máximo possível. É por isso que a parede lateral garante um bom acesso para cirurgias do bulbo do olho.

Lesão dos nervos que suprem as pálpebras

Como o nervo oculomotor supre o músculo levantador da pálpebra superior, sua lesão causa paralisia desse músculo e queda da pálpebra superior (*ptose*). A lesão do nervo facial causa paralisia do músculo orbicular do olho, impedindo o fechamento completo das pálpebras. Também há perda do reflexo normal de piscar rápido que protege o olho.

A perda de tônus do músculo na pálpebra inferior causa queda (eversão) da pálpebra em relação à superfície do bulbo do olho, levando ao ressecamento da córnea. Isso deixa o bulbo do olho desprotegido contra a poeira e pequenas partículas. Assim, a irritação do bulbo do olho desprotegido resulta em lacrimejamento excessivo, porém ineficiente (formação de lágrimas). Também há acúmulo de *líquido lacrimal em excesso* quando o aparelho de drenagem lacrimal é obstruído, impedindo, assim, que o líquido chegue à parte inferior do bulbo do olho. Em geral, as pessoas esfregam os olhos constantemente para secar as lágrimas, o que agrava a irritação.

Fragmentos de assoalho da órbita fraturado
Esquema, corte sagital

Figura B8.23 Fratura "em explosão".

---

[2]Essa é a base anatômica do procedimento cirúrgico histórico, lobotomia pré-frontal transorbital, um episódio interessante e extremamente lamentável na história da medicina anterior ao aparecimento dos ansiolíticos. Visite https://www.britannica.com/topic/transorbital-lobotomy.

Inflamação das glândulas palpebrais

Qualquer uma das glândulas na pálpebra pode apresentar inflamação e edema causados por infecção ou obstrução de seus ductos. Em caso de obstrução dos ductos das glândulas ciliares, surge na pálpebra um edema supurativo (produtor de pus) vermelho e doloroso, um *hordéolo*. Também podem se formar *cistos das glândulas sebáceas* da pálpebra, denominados *calázios*. A obstrução de uma glândula tarsal causa inflamação, um *calázio do tarso*, que se projeta em direção ao bulbo do olho, havendo atrito contra ele quando as pálpebras se fecham.

Hiperemia da conjuntiva

A conjuntiva é incolor, exceto quando há dilatação e congestão dos vasos. A hiperemia da conjuntiva é causada por irritação local (p. ex., por poeira, cloro ou fumaça). A inflamação da conjuntiva, *conjuntivite*, é uma infecção contagiosa comum do olho.

Hemorragias subconjuntivais

As hemorragias subconjuntivais são comuns e apresentam-se como manchas de cor vermelho-vivo ou vermelho-escura situadas profundamente à túnica conjuntiva do bulbo e no seu interior. As hemorragias podem ser causadas por lesão ou inflamação. Um golpe no olho, assoar o nariz com força excessiva e paroxismos de tosse ou espirros violentos podem causar hemorragias em razão da ruptura de pequenos capilares subconjuntivais.

Desenvolvimento da retina

A retina e o nervo óptico desenvolvem-se a partir do **cálice óptico**, uma depressão caliciforme oriunda do prosencéfalo embrionário, a **vesícula óptica** (Figura B8.24A). Quando evagina do prosencéfalo (Figura B8.24B), a vesícula óptica leva consigo as meninges em desenvolvimento. Portanto, o nervo óptico é revestido por meninges cranianas e uma extensão do espaço subaracnóideo (Figura B8.24C). Artéria e veia centrais da retina cruzam o espaço subaracnóideo e seguem na parte distal do nervo óptico. O estrato pigmentoso da retina desenvolve-se a partir da camada externa do cálice óptico, e o estrato nervoso desenvolve-se a partir da camada interna do cálice (Moore et al., 2020).

Descolamento da retina

As camadas da retina em desenvolvimento são separadas no embrião por um *espaço intrarretiniano* (Figura B8.24B). Durante o período fetal inicial, as camadas se fundem, fechando esse espaço. Embora o estrato pigmentoso se torne firmemente fixado à corioide, sua inserção no estrato nervoso não é firme. Logo, pode haver descolamento da retina após um golpe no olho (Figura B8.25). O descolamento da retina geralmente resulta da entrada de líquido entre os estratos nervoso e pigmentoso da retina, talvez dias ou até mesmo semanas após o traumatismo do olho. As pessoas com descolamento da retina podem se queixar de *flashes* luminosos ou pontos flutuando na frente do olho.

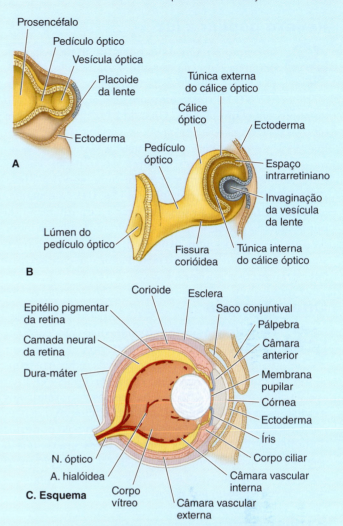

Figura B8.24 Desenvolvimento da retina.

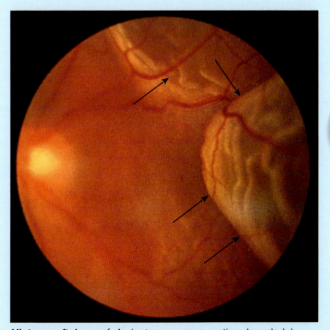

Vista ao oftalmoscópio (*setas*, pregas na retina descolada)

Figura B8.25 Descolamento da retina.

Reflexo pupilar à luz

O *reflexo pupilar à luz* é testado usando-se uma pequena lanterna durante o exame neurológico. O reflexo, do qual participam o NC II (ramo aferente) e o NC III (ramo eferente), é a rápida constrição da pupila em resposta à luz. Quando a luz penetra em um olho, as duas pupilas se contraem. As vias iniciais são semelhantes às descritas para a visão, mas as vias divergem no mesencéfalo. Os impulsos motores são transmitidos aos músculos do esfíncter da pupila de cada olho por fibras parassimpáticas do nervo oculomotor (NC III). Consequentemente, a interrupção dessas fibras causa dilatação da pupila devido à ação sem oposição do músculo dilatador da pupila inervado pelo sistema simpático. O primeiro sinal de *compressão do nervo oculomotor* é a lentidão ipsilateral da resposta pupilar à luz.

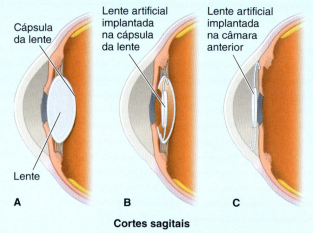

Figura B8.26 Implante de lente sintética.

Oftalmoscopia

Os médicos usam um *oftalmoscópio* (fundoscópio) para ver o fundo (parte posterior) do olho (ver Figura 8.52). As artérias e veias da retina irradiam-se sobre o fundo a partir do disco do nervo óptico. O disco oval e pálido aparece na face medial com os vasos retinianos irradiando-se de seu centro. Em geral, a pulsação das artérias da retina é visível. Na região central, no polo posterior do bulbo do olho, a mácula parece mais escura do que o tom avermelhado das áreas adjacentes da retina, porque o pigmento melanina negro na corioide e no estrato pigmentoso não é permeado por sangue capilar.

Papiledema

O aumento da pressão do LCS alentece o retorno venoso da retina, o que causa *edema* (acúmulo de líquido) *da retina*. Durante a oftalmoscopia é observada a tumefação do disco do nervo óptico, denominada *papiledema*. Normalmente, o disco do nervo óptico é plano e não forma uma papila. O papiledema resulta do aumento da pressão intracraniana e da pressão do LCS na extensão do espaço subaracnóideo ao redor do nervo óptico (ver Figura 8.50A).

Presbiopia e catarata

À medida que as pessoas envelhecem, as lentes enrijecem e tornam-se mais achatadas. Essas alterações reduzem gradualmente a capacidade de focalização das lentes, um distúrbio conhecido como *presbiopia*. Algumas pessoas também apresentam perda de transparência da lente por áreas de opacidade (*catarata*). A *extração da catarata* associada a um *implante de lente intraocular* tornou-se uma cirurgia comum. A extração de catarata extracapsular consiste na retirada da lente, preservando sua cápsula para receber uma lente intraocular sintética (Figura B8.26A e B). A extração da lente intracapsular consiste na retirada da lente e da cápsula, com implantação de uma lente intraocular sintética na câmara anterior (Figura B8.26C).

Coloboma da íris

A ausência de uma parte da íris pode ser consequência de um defeito congênito, no qual a fissura da corioide não se fecha adequadamente (Figura B8.24B), de lesões perfurantes ou não perfurantes do bulbo do olho, ou de uma iridectomia cirúrgica. Quando a íris é lesionada desse modo, a fissura da íris não cicatriza.

Glaucoma

A velocidade da saída de humor aquoso através do seio venoso da esclera para a circulação sanguínea deve ser igual à velocidade de produção do humor aquoso. Caso haja diminuição acentuada da drenagem em razão de obstrução da via de saída (Figura B8.27), a pressão aumenta nas câmaras anterior e posterior do olho, um distúrbio chamado de *glaucoma*. A compressão da túnica interna do bulbo do olho (retina) e das artérias da retina pode causar cegueira se a produção de humor aquoso não for reduzida para manter a pressão intraocular normal.

Hemorragia da câmara anterior

A hemorragia na câmara anterior do bulbo do olho (*hifema*) geralmente é causada por traumatismo não penetrante do bulbo do olho (p. ex., no jogo de *squash* ou raquetebol ou por um taco de hóquei) (Figura B8.28). Inicialmente, a câmara anterior é tingida de vermelho, mas logo há acúmulo de sangue nessa câmara. Em geral, a hemorragia inicial cessa em alguns dias e a recuperação é boa.

Prótese ocular

A bainha do bulbo forma uma cavidade para uma prótese ocular quando o bulbo do olho é removido (enucleação). Depois dessa operação, os músculos do bulbo do olho não conseguem se retrair muito porque as fáscias permanecem inseridas na bainha do bulbo. Assim, é possível realizar algum movimento coordenado com uma

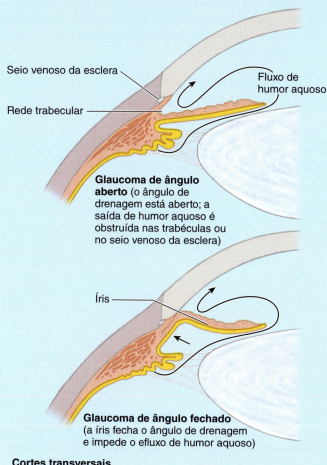

Figura B8.27 Glaucoma de ângulo aberto *versus* fechado.

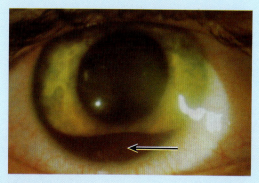

Vista anterior

Figura B8.28 Hifema. *Seta*, localização do hifema.

prótese bem adaptada. Como o ligamento suspensor sustenta o bulbo do olho (ver Figuras 8.45 e 8.61C), é preservado na remoção cirúrgica do assoalho ósseo da órbita (p. ex., durante a retirada de um tumor).

Reflexo corneano

No exame neurológico, o examinador toca a córnea com um fiapo de algodão. A resposta normal (positiva) é piscar. A ausência dessa resposta sugere uma lesão do NC V_1; uma lesão do NC VII (o nervo motor para o músculo orbicular do olho) também pode comprometer esse reflexo. O examinador tem de tocar a córnea (não apenas a esclera) para provocar o reflexo. A lente de contato reduz ou abole a capacidade de provocar esse reflexo.

Escoriações e lacerações da córnea

Objetos estranhos como areia ou limalha (partículas) de metal produzem *escoriações da córnea*, que causam dor súbita e intensa no bulbo do olho e lacrimejamento. A abertura e o fechamento das pálpebras também são dolorosos. As *lacerações da córnea* são causadas por objetos cortantes como galho de árvore, unhas ou o ângulo da página de um livro.

Úlceras e transplantes de córnea

O comprometimento da inervação sensitiva da córnea pelo NC V_1 deixa a córnea vulnerável à lesão por partículas estranhas. Pessoas com lesões na córnea (córneas fibróticas ou opacas) podem receber *transplantes de córneas* de doadores e implantes de córneas de material plástico não reativo.

Síndrome de Horner

A *síndrome de Horner* é causada pela interrupção de um tronco simpático cervical e se manifesta pela ausência de funções estimuladas pelo sistema simpático no mesmo lado da cabeça. A síndrome inclui os seguintes sinais: constrição da pupila (miose), queda da pálpebra superior (ptose), vermelhidão e aumento da temperatura da pele (vasodilatação) e ausência de sudorese (anidrose). A constrição da pupila ocorre porque não há oposição ao músculo esfíncter da pupila estimulado pelo sistema parassimpático. A ptose é uma consequência da paralisia das fibras musculares lisas interdigitadas com a aponeurose do músculo levantador da pálpebra superior, que coletivamente formam o músculo tarsal superior, suprido por fibras simpáticas.

Paralisia dos músculos extrínsecos do bulbo do olho/paralisias dos nervos orbitais

Um ou mais músculos extrínsecos do bulbo do olho podem ser paralisados por doença no tronco encefálico ou por traumatismo craniano, resultando em *diplopia* (visão dupla). A paralisia de um músculo é observada pela limitação de movimento do bulbo do olho no campo de ação do músculo e pela produção de imagem dupla quando se tenta usar o músculo.

PARALISIA DO NERVO OCULOMOTOR

A *paralisia completa do nervo oculomotor* afeta a maioria dos músculos extrínsecos do bulbo do olho, o músculo levantador da pálpebra superior e o músculo esfíncter da pupila. A pálpebra superior cai e não pode ser levantada voluntariamente em face da atividade sem oposição do músculo orbicular do olho (suprido pelo nervo facial) (Figura B8.29A). Também há dilatação completa e ausência de reação da pupila por causa da ação, sem oposição, do músculo dilatador da pupila. Há abdução completa e abaixamento da pupila ("para fora e para baixo") devido à atividade, sem oposição, dos músculos reto lateral e oblíquo superior, respectivamente.

PARALISIA DO NERVO ABDUCENTE

Quando o nervo abducente (NC VI), que supre apenas o músculo reto lateral, é paralisado, não é possível a abdução voluntária da pupila do lado acometido (paresia ou paralisia do nervo). A pupila está totalmente aduzida em decorrência da tração irrestrita do músculo reto medial (Figura B8.29B).

Obstrução da artéria central da retina

Como os ramos terminais da artéria central da retina são artérias terminais, a obstrução deles por um êmbolo resulta em cegueira imediata e total. Em geral, a obstrução da artéria é unilateral e ocorre em pessoas idosas.

Obstrução da veia central da retina

Como a veia central da retina entra no seio cavernoso, uma *tromboflebite* desse seio pode resultar na passagem de um trombo para a veia central da retina e obstrução das pequenas veias da retina. A oclusão de um ramo da veia central da retina geralmente acarreta perda lenta e indolor da visão.

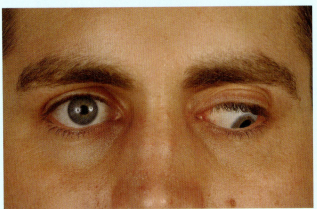

A. Paralisia do nervo oculomotor

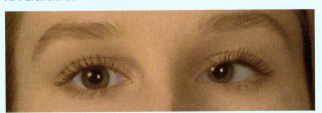

B. Paralisia do nervo abducente

Figura B8.29 Paralisias dos nervos orbitais.

Pontos-chave: Órbitas, bulbo do olho e estruturas visuais acessórias

Órbitas: As órbitas são cavidades piramidais, com as bases voltadas em sentido anterior e os ápices em sentido posterior, que abrigam os bulbos dos olhos e estruturas visuais acessórias. ■ As paredes mediais das órbitas contralaterais são paralelas, e as paredes laterais são perpendiculares entre si. ■ As margens e paredes laterais das órbitas, por estarem mais vulneráveis ao traumatismo direto, são fortes. ■ A parede superior (teto) e a parede inferior (assoalho) são compartilhadas com a fossa anterior do crânio e o seio maxilar, respectivamente, e grande parte da parede medial, que tem a espessura de um papel, é comum às células etmoidais. ■ Assim, a parede medial e o assoalho são vulneráveis à propagação de doenças dos seios paranasais e a fraturas explosivas quando se aplica força contundente ao conteúdo da órbita, aumentando subitamente a pressão intraorbital. ■ O canal óptico e a fissura orbital superior no ápice da órbita são os trajetos primários de entrada e saída de estruturas nas órbitas.

Estruturas acessórias da visão: As pálpebras e o aparelho lacrimal protegem o bulbo do olho. ■ O saco conjuntival é uma forma especial de bolsa mucosa, que permite o movimento das pálpebras sobre a superfície do bulbo do olho quando se abrem e se fecham, espalhando a película de líquido lacrimal umidificadora e lubrificante dentro do saco. ■ O líquido é secretado no fórnice superior lateral do saco e é espalhado na parte anterior do bulbo do olho pela gravidade e ao piscar, limpando e oferecendo à córnea os nutrientes e o oxigênio na medida em que ela se movimenta em direção ao ângulo medial do olho. ■ O líquido e os irritantes contidos acumulam-se no lago lacrimal. ■ São drenados a partir daí por ação capilar, através dos pontos lacrimais superior e inferior, para os canalículos lacrimais que seguem até o saco lacrimal. ■ O saco drena através do ducto lacrimonasal para a cavidade nasal, onde o líquido flui em direção posterior e acaba sendo engolido. ■ Embora o saco conjuntival se abra

Pontos-chave: (*continuação*)

anteriormente através da rima das pálpebras, o líquido lacrimal aquoso não atravessa a barreira lipídica secretada pelas glândulas tarsais sobre as margens da rima, exceto se for produzido em excesso, como no choro.

Bulbo do olho: O bulbo do olho contém o aparelho normal do sistema visual. ■ É trilaminar, com (1) uma túnica fibrosa externa de sustentação, formada pela esclera opaca e pela córnea anterior transparente; (2) uma túnica vascular intermédia, formada pela corioide (relacionada principalmente com a nutrição dos cones e bastonetes da retina), corpo ciliar (que produz o humor aquoso e ajusta a lente) e íris (que protege a retina); e (3) uma túnica interna, formada pelas partes óptica e cega da retina. ■ A córnea é o principal componente refrativo do bulbo do olho, e os ajustes de foco são feitos pela lente. ■ A estimulação parassimpática do corpo ciliar reduz a tensão sobre a lente, permitindo que se espesse na visão de perto. ■ O relaxamento do corpo ciliar na ausência de estimulação distende a lente, tornando-a mais fina para visão de longe. ■ A estimulação parassimpática também contrai o músculo esfíncter da pupila, que fecha a pupila em resposta à luz intensa. ■ A estimulação simpática do músculo dilatador da pupila abre a pupila para permitir a entrada de mais luz. ■ O segmento anterior do bulbo do olho é preenchido por humor aquoso, produzido pelos processos ciliares na câmara posterior. ■ O humor aquoso atravessa a pupila para a câmara anterior e é absorvido pela circulação venosa no seio venoso da esclera. ■ O segmento posterior ou câmara postrema é preenchido por humor vítreo, que mantém o formato do olho, transmite a luz e mantém a retina no lugar contra a corioide.

Músculos extrínsecos do bulbo do olho: Existem sete músculos extrínsecos: quatro retos, dois oblíquos e um levantador da pálpebra superior. ■ Seis músculos originam-se do ápice da órbita, e os quatro músculos retos originam-se de um anel tendíneo comum. ■ Só o músculo oblíquo inferior origina-se anteriormente na órbita. O músculo levantador da pálpebra superior eleva a pálpebra superior. ■ O músculo liso associado (músculo tarsal superior) alarga ainda mais a rima das pálpebras durante as respostas simpáticas; a ptose é consequência da ausência de inervação simpática na cabeça (síndrome de Horner). ■ Quando os olhos são aduzidos (convergidos) como para a leitura de perto, os músculos oblíquos superior e inferior produzem abaixamento e elevação, respectivamente, direcionando o olhar para baixo ou para cima na página. ■ A coordenação dos músculos extrínsecos do bulbo do olho contralaterais como músculos conjugados é necessária para direcionar o olhar em determinada direção.

Nervos da órbita: Todos os músculos da órbita são supridos pelo NC III, exceto músculos oblíquo superior e reto lateral, que são supridos pelos NC IV e VI, respectivamente. ■ Ajuda para memorizar: $RL_6OS_4TO_3$.

Vascularização da órbita: A circulação extraocular é propiciada principalmente pelas artérias oftálmica (artéria carótida interna) e infraorbital (artéria carótida externa), com esta última irrigando estruturas perto do assoalho da órbita. ■ As veias oftálmicas superior e inferior drenam em sentido anterior para a veia facial, posterior para o seio cavernoso e inferior para o plexo venoso pterigóideo. ■ A circulação intraocular provém exclusivamente da artéria oftálmica, e a artéria central da retina irriga toda a retina, com exceção da camada de cones e bastonetes, que é nutrida pela lâmina capilar da corioide. ■ As estruturas ciliares e da íris recebem sangue das artérias ciliares anteriores (dos ramos da artéria oftálmica para os músculos retos) e duas artérias ciliares posteriores longas. ■ Várias artérias ciliares posteriores curtas vascularizam a corioide. ■ As veias vorticosas superior e inferior drenam os bulbos dos olhos para as respectivas veias oftálmicas.

REGIÕES PAROTIDEOMASSETÉRICA E TEMPORAL, FOSSA INFRATEMPORAL E ARTICULAÇÃO TEMPOROMANDIBULAR

Região parotideomassetérica

A **região parotideomassetérica** é a parte posterolateral da região facial (ver Figura 8.23A), cujos limites são:

- Arco zigomático, superiormente
- Orelha externa e margem anterior do músculo esternocleidomastóideo, posteriormente
- Ramo da mandíbula, medialmente
- Margem anterior do músculo masseter, anteriormente
- Ângulo e margem inferior da mandíbula, inferiormente

A região parotideomassetérica inclui a glândula parótida e seu ducto, o plexo intraparotídeo do nervo facial (NC VII), a veia retromandibular, a artéria carótida externa e o músculo masseter.

GLÂNDULA PARÓTIDA

A **glândula parótida** é a maior de três pares de glândulas salivares. Do ponto de vista funcional, parece lógico discutir as três glândulas simultaneamente em associação à anatomia da boca. Entretanto, do ponto de vista anatômico, sobretudo nos cursos de dissecção, a glândula parótida geralmente é examinada durante ou logo após a dissecção da face para expor o nervo facial. Embora o plexo intraparotídeo do nervo facial (NC VII) esteja inserido na glândula parótida, os ramos que se estendem dela para inervar os músculos da expressão facial são encontrados durante a dissecção da face e foram analisados e ilustrados anteriormente. A dissecção da região parotideomassetérica deve ser concluída antes da dissecção da região infratemporal e músculos da mastigação ou do trígono carótico do pescoço. A *glândula submandibular* é encontrada principalmente durante a dissecção do trígono submandibular do pescoço, e as *glândulas sublinguais* ao dissecar o assoalho da boca.

A glândula parótida é revestida por uma cápsula fascial resistente e inflexível, a **fáscia (cápsula) parotídea**, derivada da *lâmina superficial da fáscia cervical* (Figuras 8.67, 9.4 e 9.16). A glândula parótida tem formato irregular porque a área ocupada pela glândula, o **leito parotídeo**, situa-se anteroinferiormente ao meato acústico externo, onde está inserida entre o ramo da mandíbula e o processo mastoide (Figuras 8.23A e D e 8.67). O tecido adiposo entre os lobos confere a flexibilidade que a glândula deve ter para permitir o movimento da mandíbula. O ápice da glândula parótida situa-se posteriormente ao ângulo da mandíbula, e sua base relaciona-se com o arco zigomático. A face lateral subcutânea da glândula parótida é quase plana.

O **ducto parotídeo** segue horizontalmente a partir da margem anterior da glândula (Figura 8.67). Na margem anterior do músculo masseter, o ducto volta-se medialmente, perfura o músculo bucinador e entra na cavidade oral através de uma pequena abertura em frente ao 2º dente molar maxilar. Inseridos na substância da glândula parótida, da região superficial para a profunda, estão o *plexo intraparotídeo do nervo facial* (NC VII) e seus ramos (Figuras 8.23A, B e D e 8.67), a *veia retromandibular* e a *artéria carótida externa*. Na fáscia parotídea e na glândula estão os *linfonodos parotídeos*.

INERVAÇÃO DA GLÂNDULA PARÓTIDA E ESTRUTURAS RELACIONADAS

Embora o plexo intraparotídeo do NC VII esteja inserido na glândula, ela não é inervada pelo NC VII. O *nervo auriculotemporal*, um ramo do NC V_3, está intimamente relacionado com a glândula parótida e segue superiormente a ela com os vasos temporais superficiais. O nervo auriculotemporal e o **nervo auricular magno**, um ramo do plexo cervical formado por fibras dos nervos espinais C2 e C3, inervam a fáscia parotídea (Figura 8.67) e a pele sobrejacente.

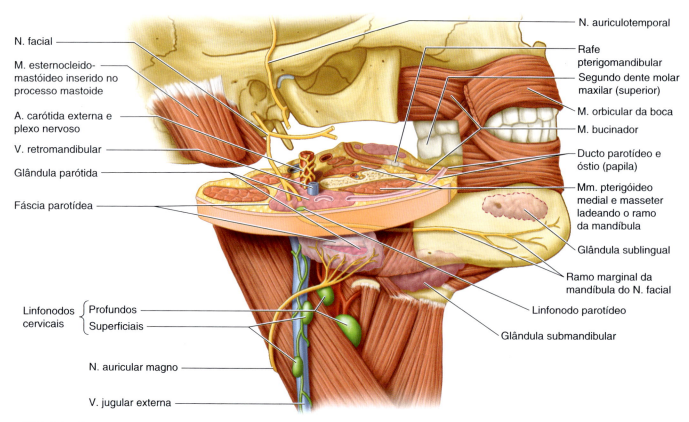

Vista lateral

Figura 8.67 Relações da glândula parótida. Uma fatia transversal do leito da glândula parótida mostra a relação entre a glândula e as estruturas adjacentes. A glândula segue profundamente entre o ramo da mandíbula, ladeada pelos músculos da mastigação, anteriormente, e o processo mastoide e o músculo esternocleidomastóideo, posteriormente. As dimensões do leito parotídeo mudam com os movimentos da mandíbula. A artéria carótida externa e o plexo periarterial, a veia retromandibular e o plexo parotídeo do nervo facial (NC VII) estão inseridos na própria glândula. O ducto parotídeo volta-se medialmente na margem anterior do músculo masseter e perfura o músculo bucinador.

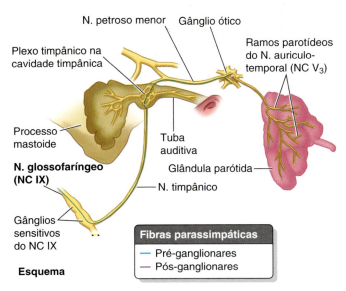

Figura 8.68 Inervação da glândula parótida.

O componente parassimpático do **nervo glossofaríngeo** (NC IX) envia fibras secretoras pré-ganglionares para o **gânglio ótico** (Figura 8.68). As fibras parassimpáticas pós-ganglionares são conduzidas do gânglio até a glândula parótida pelo nervo auriculotemporal. A estimulação das fibras parassimpáticas produz saliva fluida e aquosa. As fibras simpáticas são derivadas dos gânglios cervicais através do **plexo nervoso carotídeo externo** sobre a artéria carótida externa (Figura 8.67). A atividade vasomotora dessas fibras reduz a secreção da glândula. Fibras nervosas sensitivas seguem até a glândula através dos nervos auricular magno e auriculotemporal.

Região temporal

A **região temporal** da cabeça inclui a área lateral do couro cabeludo e os tecidos moles mais profundos sobre a fossa temporal do crânio, superior ao arco zigomático (Figuras 8.14 e 8.69A, *detalhe*). A **fossa temporal**, ocupada principalmente pela parte superior do *músculo temporal*, é limitada (Figuras 8.1A e 8.69A):

- Posterior e superiormente pelas linhas temporais
- Anteriormente pelos frontal e zigomático
- Lateralmente pelo arco zigomático
- Inferiormente pela crista infratemporal (Figura 8.69B).

O *assoalho da fossa temporal* é formado por partes dos quatro ossos que formam o *ptério*: frontal, parietal, temporal e asa maior do esfenoide. O *músculo temporal* em forma de leque origina-se do assoalho ósseo e da **fáscia temporal** sobrejacente (Figura 8.70), que forma o *teto da fossa temporal*. Essa fáscia resistente cobre o músculo temporal, fixando-se superiormente à *linha temporal superior*. Inferiormente, a fáscia divide-se em duas lâminas, que se fixam às faces lateral e medial do arco zigomático. A fáscia temporal também se fixa ao arco zigomático superiormente.

O forte músculo masseter está fixado à margem inferior do arco. Quando ele se contrai, exercendo forte tração descendente sobre o arco zigomático, a fáscia temporal oferece resistência.

Fossa infratemporal

A **fossa infratemporal** é um espaço irregular, situado profunda e inferiormente ao arco zigomático, profundamente ao ramo da mandíbula e posteriormente à maxila (Figura 8.69A e B). Comunica-se com a fossa temporal através do intervalo entre o arco zigomático e os ossos cranianos, profundamente ao primeiro e superficialmente aos últimos.

Os *limites da fossa infratemporal* são os seguintes (Figura 8.69):

- Lateral: o ramo da mandíbula
- Medial: a lâmina lateral do processo pterigoide
- Anterior: a face posterior da maxila
- Posterior: a lâmina timpânica e os processos mastoide e estiloide do temporal
- Superior: a face inferior (infratemporal) da asa maior do esfenoide
- Inferior: onde o músculo pterigóideo medial se fixa à mandíbula, perto de seu ângulo (ver Figura 8.74D).

A *fossa infratemporal contém* (Figuras 8.70 a 8.72):

- Parte inferior do músculo temporal
- Músculos pterigóideos lateral e medial
- Artéria maxilar
- Plexo venoso pterigóideo
- Nervos mandibular, alveolar inferior, lingual, bucal e corda do tímpano
- Gânglio ótico (ver Figura 8.77).

As regiões parotideomassetérica e temporal e a fossa infratemporal incluem a *articulação temporomandibular* e os *músculos da mastigação* que produzem seus movimentos.

ARTICULAÇÃO TEMPOROMANDIBULAR

A **articulação temporomandibular (ATM)** é sinovial do tipo gínglimo, que permite o deslizamento (translação) e um pequeno grau de rotação (giro), além dos movimentos de flexão (elevação) e extensão (abaixamento) típicos das articulações do tipo gínglimo. As faces articulares ósseas participantes são a *fossa mandibular* e o *tubérculo articular do temporal* superiormente, e a *cabeça da mandíbula* inferiormente (Figuras 8.9B e 8.71A a D). A frouxa *membrana fibrosa da cápsula articular* se insere nas margens da cartilagem articular no temporal e ao redor do colo da mandíbula (Figuras 8.71A e B e 8.72A e C). As duas faces articulares ósseas são totalmente separadas por fibrocartilagem interposta, o disco articular da ATM, fixado em sua periferia à face interna da cápsula articular. Isso cria **cavidades articulares**, ou compartimentos, **superior e inferior** separadas, revestidas por **membranas sinoviais superior** e **inferior** separadas (Figuras 8.71A e B e 8.72B e C).

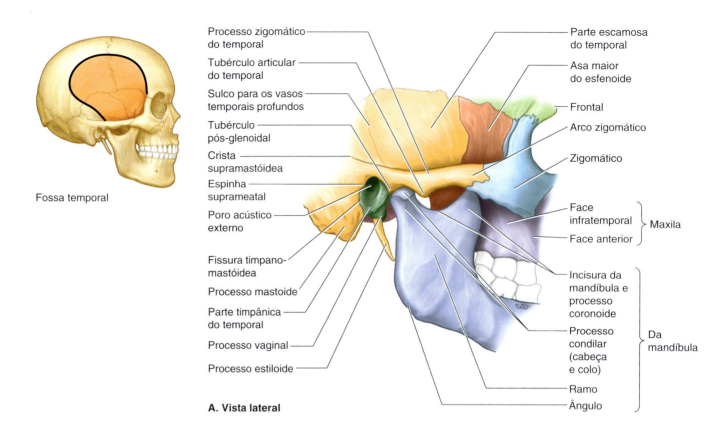

A. Vista lateral

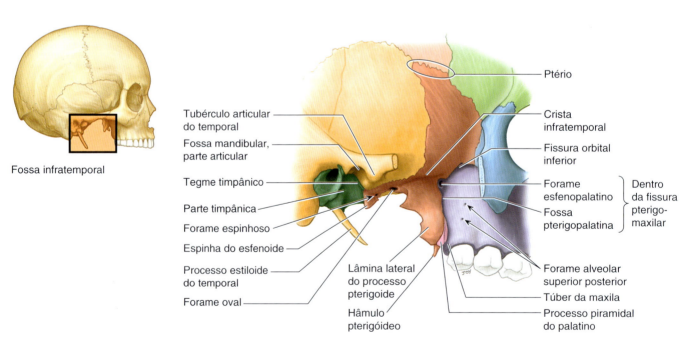

B. Vista lateral

Figura 8.69 Limites ósseos das fossas temporal e infratemporal. **A.** Fossa temporal. A parede lateral da fossa infratemporal é formada pelo ramo da mandíbula. O espaço situa-se profundamente ao arco zigomático e é atravessado pelo músculo temporal e pelos nervos e vasos temporais profundos. Através desse espaço, a fossa temporal comunica-se inferiormente com a fossa infratemporal. **B.** Fossa infratemporal. O teto e as três paredes da fossa infratemporal após a remoção do arco zigomático e do ramo da mandíbula. A fossa é um espaço de formato irregular, situado posteriormente à maxila (parede anterior). O teto da fossa é formado pela face infratemporal da asa maior do esfenoide. A parede medial é formada pela lâmina lateral do processo pterigoide. A parede posterior é formada pela parte timpânica, pelo processo estiloide e pelo processo mastoide do temporal. A fossa infratemporal comunica-se com a fossa pterigopalatina através da fissura pterigomaxilar.

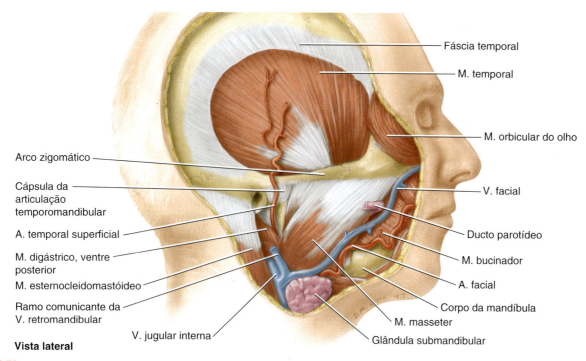

Figura 8.70 Dissecções das regiões temporal e infratemporal. Nesta dissecção superficial dos grandes músculos na lateral do crânio, foram retiradas a glândula parótida e a maior parte da fáscia temporal. Os músculos temporal e masseter são supridos pelo nervo trigêmeo (NC V) e ambos fecham a mandíbula. A artéria facial segue profundamente à glândula submandibular, ao passo que a veia facial segue superficialmente a ela.

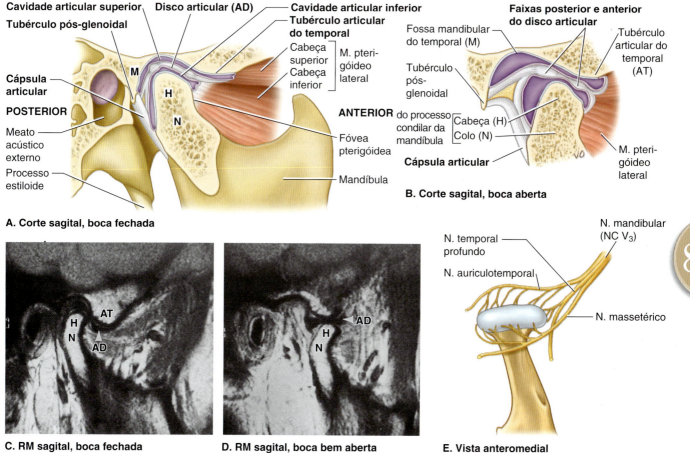

Figura 8.71 Articulação temporomandibular (ATM). A a **D.** Imagens anatômicas e de TC da ATM nas posições de boca fechada e aberta. **E.** Inervação da ATM. (*continua*)

936　Moore Anatomia Orientada para a Clínica

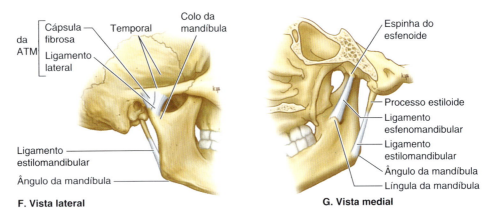

Figura 8.71 (*Continuação*) **F** e **G.** Ligamentos estilomandibular e esfenomandibular. O ligamento esfenomandibular sustenta passivamente o peso da mandíbula e é a "dobradiça oscilante" da mandíbula, permitindo protrusão e retrusão, além de elevação e abaixamento.

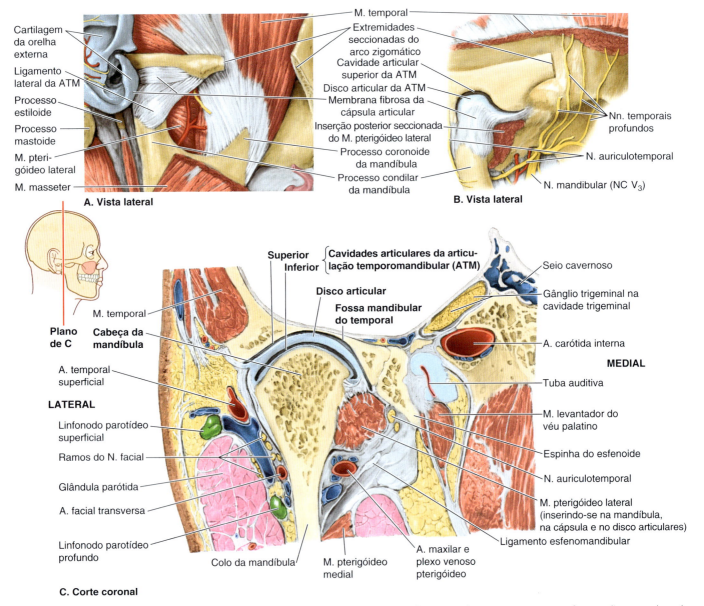

Figura 8.72 Dissecções e cortes coronais da ATM. **A.** Membrana fibrosa da cápsula articular. A cápsula torna-se espessa para formar o ligamento lateral que, com o tubérculo pós-glenoidal, impede o deslocamento posterior excessivo da cabeça da mandíbula. **B.** Disco articular. A parte superior da cápsula articular foi removida, mostrando o compartimento superior da ATM entre a fossa mandibular e o disco articular. O nervo auriculotemporal envia ramos para a articulação. **C.** Corte coronal da ATM direita. O disco articular divide a cavidade articular em compartimentos superior e inferior.

Os movimentos deslizantes de protrusão e retrusão (translação) ocorrem entre o temporal e o disco articular (cavidade superior) (Figura 8.73). Os movimentos de dobradiça de depressão e elevação e os movimentos de rotação ou giro ocorrem no compartimento inferior. Uma parte espessada da cápsula articular forma o intrínseco **ligamento lateral da ATM** (Figuras 8.71F e 8.72A), que reforça a articulação lateralmente e, com o **tubérculo pós-glenoidal*** (Figura 8.71A), evita a luxação posterior da articulação.

Dois ligamentos extrínsecos e o ligamento lateral unem a mandíbula ao crânio. O **ligamento estilomandibular** que, na verdade, é um espessamento da cápsula fibrosa da glândula parótida, segue do processo estiloide até o ângulo da mandíbula (Figura 8.71F e G). Não contribui significativamente para a força da articulação. O **ligamento esfenomandibular** segue da espinha do esfenoide até a língula da mandíbula (Figuras 8.71G e 8.72C). É o principal responsável pela sustentação passiva da mandíbula, embora o tônus dos músculos da mastigação geralmente sustente o peso da mandíbula. Entretanto, os ligamentos esfenomandibulares atuam como uma "dobradiça oscilante" para a mandíbula, servindo como fulcro e como ligamento controlador para os movimentos da mandíbula nas ATMs.

Os movimentos da mandíbula nas ATM são mostrados na Figura 8.73, e os músculos (ou forças) responsáveis pelos movimentos são resumidos no Quadro 8.10. Quando a boca está fechada e em repouso, as cabeças da mandíbula são mantidas na posição retraída nas fossas mandibulares, e o mento é elevado pelo tônus dos músculos retratores e elevadores da mandíbula (Figuras 8.71A e C, 8.72B e C e 8.73A). Ao dormir na posição de decúbito dorsal ou sentada (cabeça levantada), no início do estado de sono profundo a contração tônica relaxa e a gravidade causa a depressão da mandíbula (a boca se abre).

---
*N.R.T.: Esta estrutura não é contemplada na T.A.

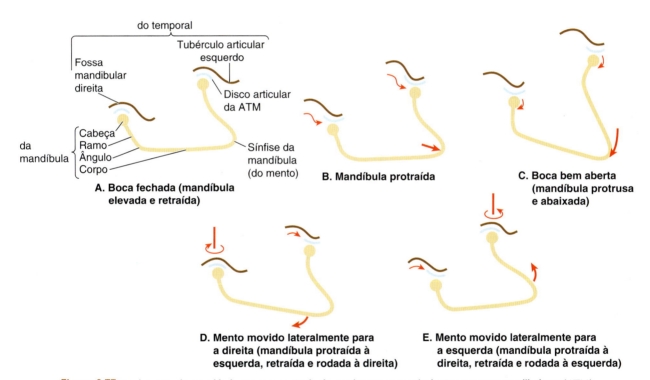

Figura 8.73 Movimentos da mandíbula em consequência do movimento nas articulações temporomandibulares (ATM).

Quadro 8.10 Movimentos da articulação temporomandibular.

Movimentos	Músculo(s)
Elevação (fecha a boca)	Mm. temporal, masseter e pterigóideo medial
Depressão (abre a boca)	Mm. pterigóideo lateral, supra-hióideos e infra-hióideos[a]
Protrusão (protrai o mento)	Mm. pterigóideo lateral, masseter e pterigóideo medial[b]
Retrusão (retrai o mento)	M. temporal (fibras oblíquas posteriores e quase horizontais)
Movimentos laterais (rangido dos dentes e mastigação)	Mm. temporal do mesmo lado, pterigóideos do lado oposto e masseter

[a] O agonista normalmente é a gravidade; esses músculos são ativos principalmente contra resistência.
[b] O músculo pterigóideo lateral é o agonista nesse caso; os músculos masseter e pterigóideo medial têm pequenos papéis secundários.

Para permitir mais do que um pequeno grau de depressão da mandíbula – isto é, para abrir mais a boca além de apenas separar os dentes superiores e inferiores – a cabeça da mandíbula e o disco articular devem movimentar-se anteriormente sobre a face articular até que a cabeça da mandíbula esteja situada inferiormente ao tubérculo articular (um movimento designado como "translação" pelos dentistas) (Figura 8.73B). Quando isso ocorre sem depressão, há protrusão do mento. Na maioria das vezes há depressão da mandíbula (a boca é aberta), pois a cabeça da mandíbula e o disco articular deslizam em direção ao tubérculo articular, e a depressão completa só é possível quando há protração completa das cabeças e dos discos (Figuras 8.71B e D e 8.73C). Se a protração da cabeça e do disco for unilateral, a cabeça contralateral gira (em torno de um eixo) sobre a face inferior do disco articular na posição retraída, permitindo movimentos simples de mastigação laterolateral ou movimento de rangido de pequena amplitude (Figura 8.73D e E). Durante a protrusão e a retração da mandíbula, a cabeça e o disco articular deslizam anterior e posteriormente sobre a face articular do temporal, com os dois lados movendo-se juntos (Figura 8.73A e B).

MÚSCULOS DA MASTIGAÇÃO

Os movimentos da ATM são produzidos principalmente pelos **músculos da mastigação**. Esses quatro músculos (**temporal**, **masseter** e **pterigóideos medial** e **lateral**) desenvolvem-se a partir do mesoderma do primeiro arco faríngeo embrionário. Consequentemente, são todos inervados pelo nervo daquele arco, (*raiz motora do*) *nervo mandibular* (NC V_3). Os músculos da mastigação são mostrados isoladamente na Figura 8.74 e *in situ* nas Figuras 8.70 e 8.76; suas inserções, detalhes acerca de sua inervação e suas principais ações são descritos no Quadro 8.11. Além dos movimentos relacionados, os estudos indicam que a cabeça superior do músculo pterigóideo lateral é ativa durante o movimento de retração produzido pelas fibras posteriores do músculo temporal. É aplicada tração ao disco articular, de modo que este não seja empurrado posteriormente à frente da mandíbula retraída.

Em geral a depressão da mandíbula é produzida pela gravidade. Os músculos *supra-hióideos* e *infra-hióideos* estão localizados de cada lado do pescoço (Figura 8.74E; Quadro 8.11). São usados basicamente para elevar e abaixar o hioide e a laringe, respectivamente – por exemplo, durante a deglutição (ver Capítulo 9, *Pescoço*). Indiretamente, também podem ajudar a abaixar a mandíbula, em especial ao abrir a boca subitamente, contra resistência ou quando invertidos (p. ex., de cabeça para baixo). O plastisma pode ser usado de modo semelhante.

VASCULARIZAÇÃO E INERVAÇÃO DA FOSSA INFRATEMPORAL

A **artéria maxilar** é o maior dos dois ramos terminais da artéria carótida externa. Origina-se posteriormente ao colo da mandíbula e é dividida em três partes com base em sua relação com o músculo pterigóideo lateral. As três partes da artéria maxilar e seus ramos são ilustrados sozinhos na Figura 8.75, e seus trajetos e distribuições são apresentados no Quadro 8.12. A Figura 8.76 mostra as relações entre a artéria maxilar e muitos de seus ramos.

O **plexo venoso pterigóideo** está parcialmente localizado entre os músculos temporal e pterigóideo (ver Figura 8.25). É o equivalente venoso da maior parte da artéria maxilar – isto é, a maioria das veias que acompanham os ramos da artéria maxilar drena para esse plexo. O plexo anastomosa-se anteriormente com a veia facial através da veia facial profunda e superiormente com o seio cavernoso através das veias emissárias. É difícil observar a natureza extensa e o volume do plexo venoso pterigóideo no cadáver, no qual geralmente não contém sangue.

O **nervo mandibular** origina-se do gânglio trigeminal na fossa média do crânio. Recebe imediatamente a raiz motora do nervo trigêmeo e desce através do forame oval até a fossa infratemporal (Figura 8.77). Os ramos do NC V_3 são os nervos auriculotemporal, alveolar inferior, lingual e bucal. Os ramos do NC V_3 também suprem os quatro músculos de mastigação, mas não o músculo bucinador, que é suprido pelo nervo facial.

O **nervo auriculotemporal** circunda a artéria meníngea média e divide-se em muitos ramos, sendo que o maior deles segue posteriormente, medial ao colo da mandíbula, e envia fibras sensitivas para a orelha e a região temporal. O nervo auriculotemporal também envia fibras articulares (sensitivas) para a ATM (Figura 8.71E). Conduz fibras secretomotoras parassimpáticas pós-ganglionares do *gânglio ótico* para a glândula parótida.

O **nervo alveolar inferior** entra no forame mandibular e atravessa o canal mandibular, formando o *plexo dental inferior*, que envia ramos para todos os dentes mandibulares do seu lado. Outro ramo do plexo, o *nervo mentual*, atravessa o forame mentual e supre a pele e a túnica mucosa do lábio inferior, a pele do mento e a gengiva vestibular dos dentes incisivos mandibulares.

O **nervo lingual** situa-se anteriormente ao nervo alveolar inferior (Figura 8.76). É sensitivo nos dois terços anteriores da língua, o assoalho da boca e a gengiva lingual. Entra na boca entre o músculo pterigóideo medial e o ramo da mandíbula, e segue anteriormente sob o revestimento da mucosa oral, logo inferior ao 3º dente molar. O **nervo corda do tímpano**, um ramo do NC VII que recebe fibras gustativas dos dois terços anteriores da língua, une-se ao nervo lingual na fossa infratemporal (Figura 8.76B). O nervo corda do tímpano também conduz fibras secretomotoras para as glândulas salivares submandibulares e sublinguais.

O **gânglio ótico** (parassimpático) está localizado na fossa infratemporal, logo abaixo do forame oval, medialmente ao NC V_3 e posteriormente ao músculo pterigóideo medial (Figura 8.77). As fibras parassimpáticas pré-ganglionares, derivadas principalmente do nervo glossofaríngeo, fazem sinapse no gânglio ótico (ver Figura 8.68). As fibras parassimpáticas pós-ganglionares, que são secretoras para a glândula parótida, seguem do gânglio ótico até essa glândula através do nervo auriculotemporal.

Capítulo 8 ■ Cabeça 939

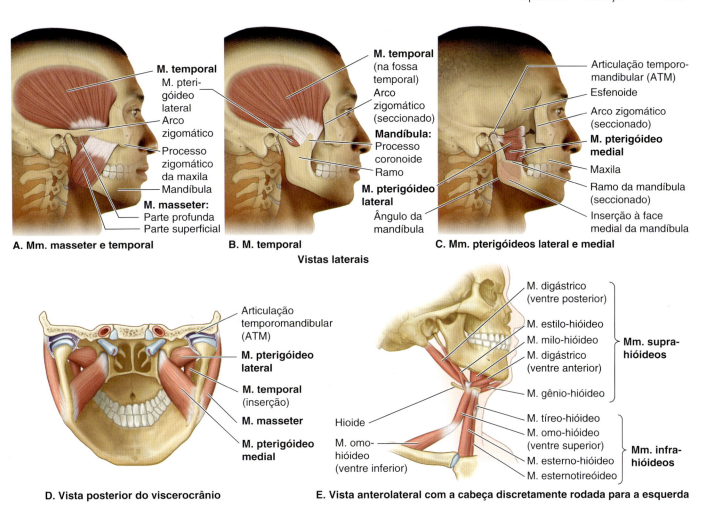

Figura 8.74 Músculos que atuam na mandíbula para produzir movimentos na articulação temporomandibular.

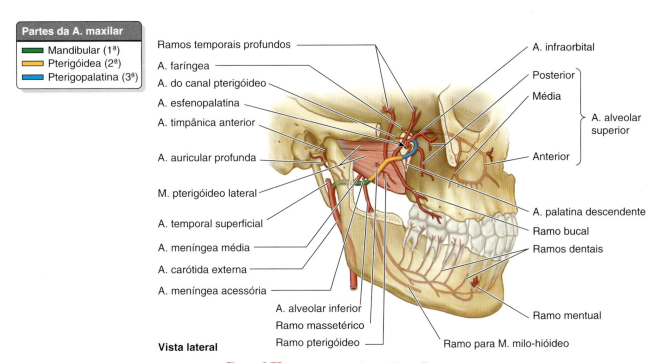

Figura 8.75 Partes e ramos da artéria maxilar.

Quadro 8.11 **Músculos que atuam na mandíbula para produzir movimentos na articulação temporomandibular.**

Músculo(s)	Inserção proximal	Inserção distal	Inervação		Ação sobre a mandíbula
Músculos da mastigação					
M. temporal	Músculo triangular com inserção larga ao assoalho da fossa temporal e à face profunda da fáscia temporal	Inserção estreita à extremidade e face medial do processo coronoide e margem anterior do ramo da mandíbula	Tronco anterior do N. mandibular (NC V_3)	Via ramos temporais profundos	Eleva a mandíbula, fechando a boca; fibras posteriores, mais horizontais, são os retratores primários da mandíbula
M. masseter	Músculo quadrado que se fixa à margem inferior e à face medial do processo maxilar do zigomático e ao arco zigomático	Ângulo e face lateral do ramo da mandíbula		Via N. massetérico	Eleva a mandíbula, fechando a boca; as fibras superficiais contribuem pouco para a protrusão da mandíbula
M. pterigóideo lateral	Músculo triangular com duas cabeças da (1) face infratemporal e crista da asa maior do esfenoide e (2) face lateral da lâmina lateral do processo pterigoide	A cabeça superior insere-se principalmente na cápsula articular e ao disco articular da ATM; a cabeça inferior fixa-se principalmente à fóvea pterigóidea na face anteromedial do colo do processo condilar da mandíbula		Via N. pterigóideo lateral	Agindo bilateralmente, projeta a mandíbula e abaixa o mento; agindo unilateralmente, move a mandíbula para o outro lado; a contração unilateral alternada produz maiores movimentos laterais de mastigação
M. pterigóideo medial	Músculo quadrangular com duas cabeças da (1) face medial da lâmina lateral do processo pterigoide e processo piramidal do palatino e (2) túber da maxila	Face medial do ramo da mandíbula, inferior ao forame mandibular; em essência, uma "imagem em espelho" do M. masseter ipsilateral, os dois músculos que ladeiam o ramo	Tronco principal do N. mandibular (NC V_3)	Via N. pterigóideo medial	Atua sinergicamente com o músculo masseter para elevar a mandíbula; contribui para a protrusão; a atividade unilateral alternada produz movimentos menores de rangido
Músculos supra-hióideos					
M. digástrico	Base do crânio	Hioide	Nn. facial e mandibular		Abaixa a mandíbula contra resistência quando os músculos infra-hióideos fixam ou deprimem o hioide
M. estilo-hióideo	Processo estiloide		N. facial (NC VII)		
M. milo-hióideo	Corpo medial da mandíbula		N. mandibular (NC V_3)		
M. gênio-hióideo	Parte anterior do corpo da mandíbula		N. para o M. gênio-hióideo (C1–C2)		
Músculos infra-hióideos					
M. omo-hióideo	Escápula	Hioide	Alça cervical do plexo cervical (C1–C3)		Fixa ou abaixa o hioide
M. esterno-hióideo	Manúbrio do esterno				
M. esterno-tireóideo		Cartilagem tireóidea			
M. tíreo-hióideo	Cartilagem tireóidea	Hioide	C1 (via N. hipoglosso – NC XII)		
Músculo da expressão facial					
Platisma	Inserção inferior: tecido subcutâneo das regiões infraclavicular e supraclavicular	Inserção superior: base da mandíbula, pele da bochecha e do lábio inferior, ângulo da boca (modíolo) e músculo orbicular da boca	Ramo cervical do N. facial (NC VII)		Abaixa a mandíbula contra resistência

Quadro 8.12 Partes e ramos da artéria maxilar.

Parte	Trajeto	Ramos	Distribuição
Primeira (mandibular)	Proximal (posterior) ao M. pterigóideo lateral; segue em trajeto horizontal, profundamente (medial) ao colo do processo condilar da mandíbula e lateral ao ligamento estilomandibular	A. auricular profunda	Supre o meato acústico externo, a membrana timpânica externa e a articulação temporomandibular
		A. timpânica anterior	Supre a face interna da membrana timpânica
		A. meníngea média	Entra na cavidade do crânio através do forame espinhoso para suprir periósteo, osso, medula óssea vermelha, dura-máter da parede lateral e calvária do neurocrânio, gânglio trigeminal, N. facial e gânglio geniculado, cavidade timpânica e M. tensor do tímpano
		A. meníngea acessória	Entra na cavidade do crânio através do forame oval; sua distribuição é principalmente extracraniana para músculos da fossa infratemporal, esfenoide, nervo mandibular e gânglio ótico
		A. alveolar inferior	Desce para entrar no canal da mandíbula através do forame da mandíbula; supre a mandíbula, os dentes inferiores, o mento, o M. milo-hióideo
Segunda (pterigóidea)	Adjacente (superficial ou profunda) ao M. pterigóideo lateral; ascende obliquamente em sentido anterossuperior, medial ao M. temporal	A. massetérica	Atravessa a incisura mandibular, suprindo a articulação temporomandibular e o M. masseter
		Aa. temporais profundas	Aa. anteriores e posteriores ascendem entre o M. temporal e o osso da fossa temporal, suprindo principalmente o músculo
		Ramos pterigóideos	Irregulares em número e origem; suprem o M. pterigóideo
		A. bucal	Segue em sentido anteroinferior com o N. bucal para suprir o corpo adiposo bucal, o M. bucinador e a túnica mucosa oral
Terceira (pterigopalatina)	Distal (anteromedial) ao M. pterigóideo lateral; passa entre as cabeças do M. pterigóideo lateral e através da fissura pterigomaxilar até a fossa pterigopalatina	A. alveolar superior posterior	Desce sobre a face infratemporal da maxila com ramos atravessando os canais alveolares para suprir os dentes molares e pré-molares maxilares, a gengiva adjacente e a túnica mucosa do seio maxilar
		A. infraorbital	Atravessa a fissura orbital inferior, o sulco, o canal e o forame infraorbitais; supre os Mm. oblíquo e reto inferiores, o saco lacrimal, os dentes caninos e incisivos maxilares, a túnica mucosa do seio maxilar e a pele da região infraorbital da face
		A. do canal pterigóideo	Segue posteriormente pelo canal pterigóideo; supre a túnica mucosa da parte superior da faringe, a tuba auditiva e a cavidade timpânica
		Ramo faríngeo	Atravessa o canal faríngeo para suprir a túnica mucosa do teto nasal, a parte nasal da faringe, o seio esfenoidal e a tuba auditiva
		A. palatina descendente	Desce pelo canal palatino, dividindo-se em Aa. palatinas maior e menor para a túnica mucosa e as glândulas dos palatos duro e mole
		A. esfenopalatina	Ramo terminal da A. maxilar, atravessa o forame esfenopalatino para suprir as paredes e o septo da cavidade nasal; os seios frontal, esfenoidal e maxilar e as células etmoidais; e a parte anterior do palato

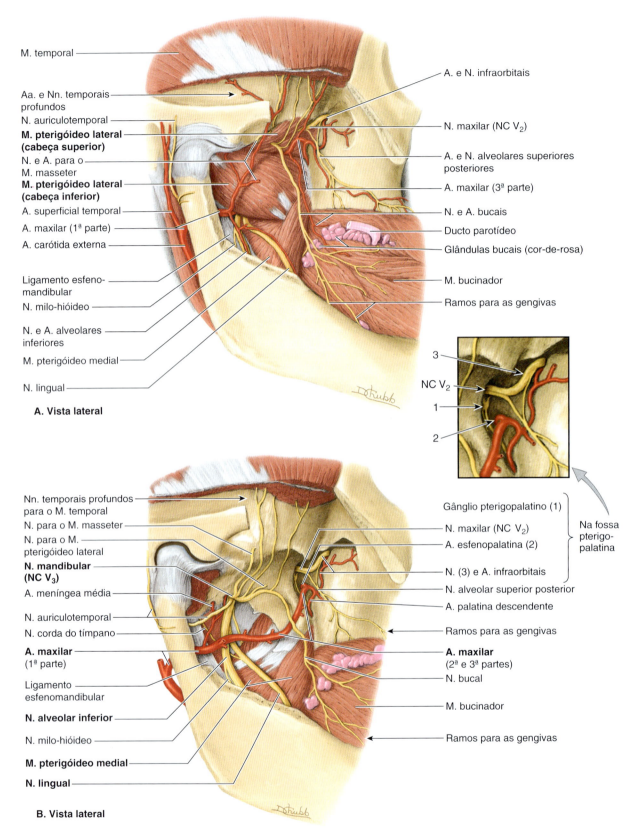

Figura 8.76 Dissecções da região infratemporal. A. Dissecção superficial. Removeram-se a maior parte do arco zigomático e do músculo masseter fixado a ele, o processo coronoide e partes adjacentes do ramo da mandíbula, e a metade inferior do músculo temporal. A primeira parte da artéria maxilar, o maior dos dois ramos terminais da carótida externa, segue em direção anterior, profundamente ao colo da mandíbula, e depois passa profundamente entre os músculos pterigóideos lateral e medial. **B.** Foram removidos mais uma parte do ramo da mandíbula, o músculo pterigóideo lateral e a maioria dos ramos da artéria maxilar. Ramos do nervo mandibular (NC V₃), entre eles o nervo auriculotemporal, e a primeira parte da artéria maxilar seguem entre o ligamento esfenomandibular e o colo da mandíbula.

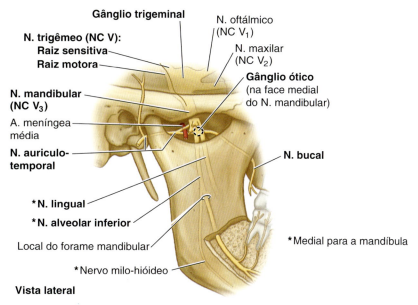

Figura 8.77 Vasos e nervos da fossa infratemporal.

ANATOMIA CLÍNICA

REGIÕES PAROTIDEOMASSETÉRICA E TEMPORAL, FOSSA INFRATEMPORAL E ARTICULAÇÃO TEMPOROMANDIBULAR

Parotidectomia

 A maioria dos tumores das glândulas parótidas é benigna. No entanto, grande parte (80%) dos cânceres das glândulas salivares ocorre nas glândulas parótidas. A excisão cirúrgica da glândula parótida (*parotidectomia*) frequentemente é realizada como parte do tratamento. Como o plexo intraparotídeo do NC VII está inserido na glândula parótida, o plexo e seus ramos correm risco durante a cirurgia (ver Figura 8.23A, B e D). Uma etapa importante na parotidectomia é a identificação, dissecção, isolamento e preservação do nervo facial. Uma parte superficial da glândula (com frequência denominada erroneamente como "lobo") é removida e depois o plexo intraparotídeo, que ocupa um plano distinto na glândula, pode ser retraído para permitir a dissecção da parte profunda da glândula. A glândula parótida contribui muito para o contorno posterolateral da face, sendo a extensão de sua contribuição especialmente evidente após a remoção cirúrgica. Ver em "Paralisia dos músculos faciais" no boxe Anatomia clínica, anteriormente, a discussão das consequências funcionais da lesão do nervo facial.

Infecção da glândula parótida

 A glândula parótida pode ser infectada por agentes levados pela corrente sanguínea, como ocorre na parotidite epidêmica (*caxumba*), uma doença viral aguda contagiosa que acomete principalmente as glândulas parótidas. A infecção da glândula causa inflamação (*parotidite*) e edema, visível como distensão marcada acentuada da bochecha. Há dor intensa porque a fáscia parotídea resiste ao edema. Muitas vezes a dor é mais intensa durante a mastigação, porque a glândula aumentada está situada ao redor da margem posterior do ramo da mandíbula e é comprimida contra o processo mastoide do temporal quando a boca é aberta. O vírus da parotidite epidêmica também pode causar *inflamação do ducto parotídeo*, provocando *eritema da papila parotídea*, a pequena projeção na abertura do ducto para a parte superior do vestíbulo da boca (ver Figura 8.67). Como a dor causada na parotidite epidêmica pode ser confundida com dor de dente, o eritema da papila frequentemente é um sinal precoce de que a doença acomete a glândula parótida e não um dente.

A *doença da glândula parótida* frequentemente causa dor na orelha e no meato acústico externo, na região temporal e na ATM porque o nervo auriculotemporal e os nervos auriculares magnos, dos quais a glândula parótida e a bainha recebem fibras sensitivas, também enviam fibras sensitivas para a pele sobre a fossa temporal e a orelha.

Abscesso na glândula parótida

 A infecção bacteriana localizada na glândula parótida geralmente causa abscesso. A infecção pode resultar de péssima higiene dentária ou se disseminar para a glândula pelos ductos parotídeos. Os médicos e dentistas precisam determinar se um edema da bochecha é causado por infecção da glândula parótida ou por um abscesso dentário.

Sialografia do ducto parotídeo

Um líquido radiopaco pode ser injetado no sistema ductal da glândula parótida por intermédio de uma cânula inserida através da abertura do ducto parotídeo na mucosa da bochecha. Essa técnica (*sialografia*) é seguida por radiografia da glândula. As *sialografias parotídeas* mostram partes do sistema ductal parotídeo que podem ser deslocadas ou dilatadas por doença.

Obstrução do ducto parotídeo

 O ducto parotídeo pode ser obstruído por um depósito calcificado, denominado *sialólito* ou *cálculo*. A consequente dor na parótida é agravada pela ingestão de alimento. A sucção de uma fatia de limão causa dor em face do acúmulo de saliva na parte proximal do ducto obstruído.

Glândula parótida acessória

 Às vezes há uma *glândula parótida acessória* adicional sobre o músculo masseter, entre o ducto parotídeo e o arco zigomático. Vários ductos se abrem dessa glândula acessória para o ducto parotídeo.

Bloqueio do nervo mandibular

 O bloqueio do nervo mandibular exige a injeção de um anestésico próximo a ele, no seu local de entrada na fossa infratemporal (Figura 8.69B). No acesso extraoral, a agulha atravessa a incisura mandibular do ramo da mandíbula até a fossa infratemporal. A injeção geralmente anestesia os ramos auriculotemporal, alveolar inferior, lingual e bucal do NC V_3.

Bloqueio do nervo alveolar inferior

O bloqueio do nervo alveolar inferior anestesia este nervo, um ramo do NC V_3. O anestésico é injetado ao redor do *forame mandibular*, a abertura para o canal mandibular na face medial do ramo da mandíbula (Figura 8.77). Este canal dá passagem a nervo, artéria e veia alveolares inferiores. Quando o bloqueio nervoso é bem-sucedido, todos os dentes mandibulares são anestesiados até o plano mediano. A pele e a mucosa do lábio inferior, a mucosa alveolar labial e a gengiva e a pele do mento também são anestesiadas porque são supridas pelo nervo mentual, um ramo do nervo alveolar inferior (ver Figura 8.81A). Alguns problemas possíveis associados ao bloqueio do nervo alveolar inferior são a injeção do anestésico na parótida ou no músculo pterigóideo medial. Isso comprometeria a capacidade de abrir a boca (*trismo pterigóideo*).

Luxação da articulação temporomandibular (ATM)

 Às vezes, durante o bocejo ou ao dar uma grande mordida, a contração excessiva dos músculos pterigóideos laterais causa a luxação anterior das

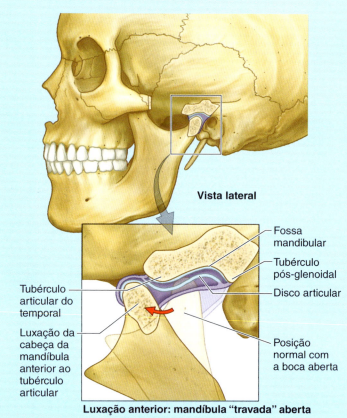

Figura B8.30 Luxação da ATM.

cabeças da mandíbula (passam anteriormente aos tubérculos articulares) (Figura B8.30). Nessa posição, a mandíbula permanece bem aberta e a pessoa não consegue fechar a boca. Mais comumente, um golpe lateral no mento com a boca aberta causa luxação da ATM no lado golpeado. A luxação da ATM também pode estar associada a fraturas da mandíbula. A luxação posterior é rara em face da resistência propiciada pelo tubérculo pós-glenoidal e pelo forte ligamento lateral. Em geral, nas quedas ou em golpes diretos no mento, o colo da mandíbula sofre fratura antes que ocorra luxação. Devido à proximidade entre os nervos facial e auriculotemporal e a ATM, é preciso ter cuidado durante procedimentos cirúrgicos para preservar os ramos do nervo facial sobre ela e os ramos articulares do nervo auriculotemporal que entram na parte posterior da articulação. A lesão dos ramos articulares do nervo auriculotemporal que suprem a ATM, associada a luxação traumática e ruptura da cápsula articular e do ligamento lateral, causa frouxidão e instabilidade da ATM.

Artrite da ATM

 A ATM pode ser inflamada por artrite degenerativa, por exemplo. A disfunção da ATM pode resultar em problemas estruturais como oclusão dentária e estalido (*crepitação*) articular. Acredita-se que o estalido seja causado por deslocamento anterior tardio do disco durante a depressão e a elevação da mandíbula.

Pontos-chave: Regiões parotideomassetérica e temporal, fossa infratemporal e articulação temporomandibular

Região parotideomassetérica: A maior das glândulas salivares, a glândula parótida contribui bastante para o contorno da face. ■ A glândula ocupa um espaço complexo anterior à orelha e cavalga a maior parte da face posterior do ramo da mandíbula. ■ O tecido adiposo na glândula confere flexibilidade para acomodar os movimentos da mandíbula. ■ O ducto parotídeo segue anteriormente através do músculo masseter, paralelo e cerca de um dedo inferior ao arco zigomático, e depois se volta medialmente para entrar na parte superior do vestíbulo da boca oposto ao 2º dente maxilar. ■ A fáscia parotídea, contínua com a lâmina superficial da fáscia cervical, reveste a glândula como uma bainha. ■ A bainha é suprida pelo nervo auricular magno, mas a glândula recebe inervação secretomotora parassimpática do nervo glossofaríngeo através de uma via complexa que inclui o gânglio ótico. ■ Medial e anterior à parótida, um dos músculos da mastigação – o masseter – situa-se lateralmente ao ramo da mandíbula e é inervado por ramos massetéricos do nervo mandibular e irrigado por ramos da artéria maxilar que atravessam a incisura da mandíbula.

Fossas temporal e infratemporal: A fossa temporal e sua continuação inferior profundamente ao arco zigomático e ao ramo da mandíbula, a fossa infratemporal, são ocupadas principalmente por derivados do primeiro arco faríngeo embrionário: três dos quatro músculos da mastigação (o músculo temporal e dois músculos pterigóideos) e o nervo que leva fibras motoras para eles, o nervo mandibular (NC V_3).

ATM e músculos da mastigação: A ATM é do tipo gínglimo, modificada pela existência de um disco articular interposto entre a cabeça da mandíbula e as faces articulares do temporal. ■ Os movimentos de deslizamento entre a fossa da mandíbula e a eminência articular ocorrem no compartimento superior e são produzidos pelo músculo pterigóideo lateral (protração) e pelas fibras posteriores do músculo temporal (retração). ■ A mandíbula deve ser protraída para que haja abertura completa da boca. ■ Os movimentos do tipo dobradiça e de rotação ocorrem no compartimento inferior e são produzidos pela gravidade (abaixamento) e por três dos quatro músculos da mastigação (elevação): masseter, pterigóideo medial e parte anterior do temporal.

Vasos e nervos da fossa infratemporal: Também estão contidos na fossa infratemporal a segunda parte da artéria maxilar e seu equivalente venoso, o plexo venoso pterigóideo. ■ Os compartimentos cranianos adjacentes comunicam-se com as fossas, e as estruturas neurovasculares entram e saem delas através de passagens ósseas, inclusive (1) o forame oval, através do qual entra o nervo mandibular, proveniente da fossa média do crânio; (2) o forame espinhoso, através do qual a artéria meníngea média entra e o ramo meníngeo do NC V_3 retorna para a fossa média do crânio; (3) a fissura pterigomaxilar, através da qual a artéria maxilar entra na fossa pterigopalatina para distribuição complementar; (4) a fissura orbital inferior, através da qual as veias oftálmicas inferiores drenam para o plexo venoso pterigóideo; e (5) o forame mandibular, através do qual o nervo alveolar inferior entra no canal mandibular para ser distribuído para a mandíbula e os dentes.

REGIÃO ORAL

A **região oral** compreende a cavidade oral, os dentes, a gengiva, a língua, o palato e a região das tonsilas palatinas. A cavidade oral é o local onde o alimento é ingerido e preparado para digestão no estômago e no intestino delgado. O alimento é mastigado pelos dentes, e a saliva proveniente das glândulas salivares facilita a formação de um *bolo alimentar* macio. A *deglutição* é iniciada voluntariamente na cavidade oral. A fase voluntária do processo empurra o bolo da cavidade oral para a faringe, a parte expandida do sistema digestório, onde ocorre a fase involuntária (automática) da deglutição.

Cavidade oral

A **cavidade oral** (boca) tem duas partes: o *vestíbulo da boca* e a *cavidade própria da boca* (Figura 8.78). É na cavidade oral que se sente o sabor dos alimentos e das bebidas e que o alimento é mastigado e manipulado pela língua. O **vestíbulo da boca** é o espaço semelhante a uma fenda entre os dentes e a gengiva e os lábios e as bochechas.

O vestíbulo comunica-se com o exterior através da **rima (abertura) da boca**. O tamanho da rima é controlado pelos músculos periorais, como o orbicular da boca (o esfíncter da rima da boca), o bucinador, o risório e os depressores e elevadores dos lábios (dilatadores da rima).

A **cavidade própria da boca** é o espaço entre os **arcos dentais** maxilar (superior) e mandibular (inferior) (arcos alveolares maxilar e mandibular e os dentes que sustentam). É limitada lateral e anteriormente pelos arcos dentais. O *teto da cavidade oral* é formado pelo palato. Posteriormente, a cavidade oral comunica-se com a parte oral da faringe (orofaringe). Quando a boca está fechada e em repouso, a cavidade oral é totalmente ocupada pela língua.

Lábios, bochechas e gengivas

LÁBIOS E BOCHECHAS

Os **lábios** são pregas musculofibrosas móveis que circundam a boca, estendendo-se dos *sulcos nasolabiais* e *narinas* lateral e superiormente até o *sulco mentolabial* inferiormente (Figura 8.79). Eles contêm o músculo orbicular da boca e

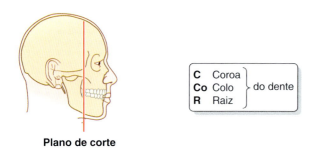

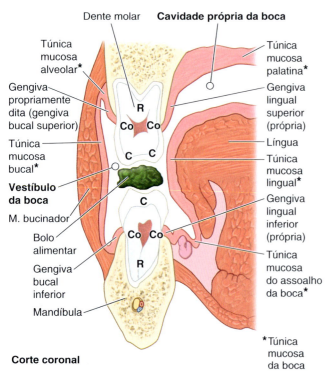

Figura 8.78 Corte coronal da região da boca. O desenho de orientação mostra o plano do corte. Durante a mastigação, a língua (centralmente), os músculos bucinador (lateralmente) e orbicular da boca (anteriormente) atuam juntos para manter o bolo alimentar entre as faces oclusais dos dentes molares.

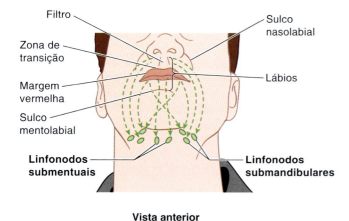

Figura 8.79 Drenagem linfática dos lábios. A linfa proveniente do lábio superior e das partes laterais do lábio inferior drena para os linfonodos submandibulares. A linfa proveniente da parte central do lábio inferior drena para os linfonodos submentuais.

músculos, vasos e nervos dos lábios superior e inferior (ver Figura 8.16). Os lábios são cobertos externamente por pele e internamente por túnica mucosa. Atuam como as válvulas da *rima da boca*, contendo o esfíncter (músculo orbicular da boca) que controla a entrada e a saída da boca e dos sistemas digestório superior e respiratório. Os lábios são usados para apreender o alimento, sugar líquidos, manter o alimento fora do vestíbulo da boca, produzir a fala e a osculação (beijo).

A *zona de transição dos lábios* (muitas vezes considerada como sendo o próprio lábio), que varia de marrom a vermelha, continua até a cavidade oral, onde é contínua com a túnica mucosa da boca. Essa membrana cobre a parte intraoral, vestibular dos lábios (Figura 8.80). Os **frênulos dos lábios** são pregas de margem livre da túnica mucosa na linha mediana, que se estendem da gengiva vestibular até a túnica mucosa dos lábios superior e inferior. O frênulo que se estende até o lábio superior é maior. Às vezes há outro frênulo menor situado lateralmente nas regiões vestibulares pré-molares.

As **artérias labiais superior** e **inferior**, ramos das artérias faciais, anastomosam-se entre si nos lábios para formar um anel arterial (ver Figura 8.24; Quadro 8.5). O pulso dessas artérias pode ser palpado segurando-se levemente o lábio superior ou inferior entre os dois primeiros dedos. O lábio superior é irrigado por ramos labiais superiores das *artérias facial* e *infraorbital*. O lábio inferior é vascularizado por ramos labiais inferiores das *artérias facial* e *mentual*.

A inervação sensitiva do lábio superior é realizada pelos ramos labiais superiores dos *nervos infraorbitais* (do NC V_2), e a do lábio inferior, pelos ramos labiais inferiores dos *nervos mentuais* (do NC V_3). A linfa do lábio superior e das partes laterais do lábio inferior segue principalmente para os *linfonodos submandibulares* (Figura 8.79), enquanto a linfa da parte medial do lábio inferior segue inicialmente para os *linfonodos submentuais*.

As **bochechas** têm estrutura quase igual à dos lábios, com os quais são contínuas. As bochechas são as paredes móveis da cavidade oral. Anatomicamente, a face externa das bochechas constitui a *região da bochecha*, limitada anteriormente pelas *regiões oral* e *mentual* (lábios e mento), superiormente pela *região zigomática*, posteriormente pela *região parotideomassetérica* e inferiormente pela margem inferior da *mandíbula* (ver Figura 8.14). A *proeminência da bochecha* ocorre na junção das regiões zigomática e da bochecha. O zigomático subjacente à proeminência e o arco zigomático, que continua posteriormente, formam o contorno da parte superolateral da face (ver Figura 8.3). Os leigos também consideram as regiões zigomática e parotideomassetérica como parte da bochecha.

Os principais músculos das bochechas são os bucinadores (Figura 8.79). Várias pequenas **glândulas bucais** situam-se entre a túnica mucosa e os músculos bucinadores (Figura 8.76A). Superficialmente aos músculos bucinadores há coleções encapsuladas de gordura. Esses *corpos adiposos da bochecha* são proporcionalmente muito maiores em recém-nascidos/ lactentes, provavelmente para reforçar as bochechas e evitar seu colapso durante a sucção. As bochechas são irrigadas por ramos bucais da artéria maxilar e recebem inervação sensitiva dos ramos bucais do nervo mandibular. O nervo facial fornece inervação motora ao bucinador.

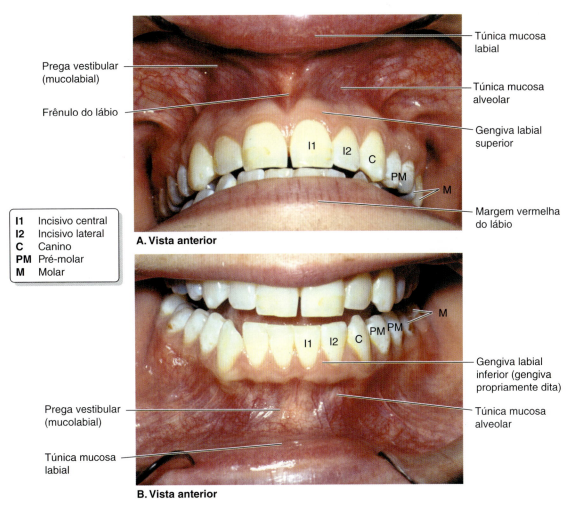

Figura 8.80 Vestíbulo da boca e gengiva. A. Vestíbulo e gengiva da maxila. **B.** Vestíbulo e gengiva da mandíbula. Quando a túnica mucosa alveolar aproxima-se dos colos dos dentes, muda de textura e cor e se torna a gengiva propriamente dita.

GENGIVA

As **gengivas** são formadas por tecido fibroso coberto por túnica mucosa. A **gengiva propriamente dita** está firmemente presa aos processos alveolares da mandíbula e da maxila e aos colos dos dentes (Figuras 8.78 e 8.80). As gengivas propriamente ditas adjacentes à língua são as gengivas linguais superior e inferior, e as gengivas adjacentes aos lábios e às bochechas são as **gengivas maxilar e mandibular, labial** ou **bucal**, respectivamente. A gengiva propriamente dita normal é rósea, pontilhada e queratinizada. A **túnica mucosa alveolar** é normalmente vermelho-brilhante e não queratinizada. Os nervos e vasos que suprem a gengiva, o osso alveolar subjacente e o *periodonto* (que circunda a raiz ou as raízes de um dente, fixando-o no alvéolo dental) são apresentados na Figura 8.81A e C.

Dentes

As *principais funções dos dentes* são:

- Cortar, reduzir e misturar o alimento à saliva durante a mastigação
- Ajudar sua própria sustentação nos alvéolos dentais, auxiliando o desenvolvimento e a proteção dos tecidos que os sustentam
- Participar da articulação (fala conectada distinta).

Os dentes estão inseridos nos *alvéolos dentais*, são usados na mastigação e ajudam a articulação. Um dente é identificado e descrito como **decíduo** (primário) ou **permanente** (secundário), o tipo de dente e sua proximidade da linha mediana ou da parte anterior da boca (p. ex., incisivos mediais e laterais; o 1º molar é anterior ao 2º).

As crianças têm 20 dentes decíduos; os adultos normalmente têm 32 dentes permanentes (Figura 8.82A e C). As idades habituais da erupção desses dentes são apresentadas na Figura 8.83 e listadas no Quadros 8.13A e 8.13B. Antes da erupção, os dentes em desenvolvimento situam-se nos arcos alveolares como **brotos dentais** (Figura 8.82B).

Os tipos de dentes são identificados por suas características: **incisivos**, margens cortantes finas; **caninos**, cones proeminentes únicos; **pré-molares** (bicúspides), duas cúspides; e **molares**, três ou mais cúspides (Figura 8.82A

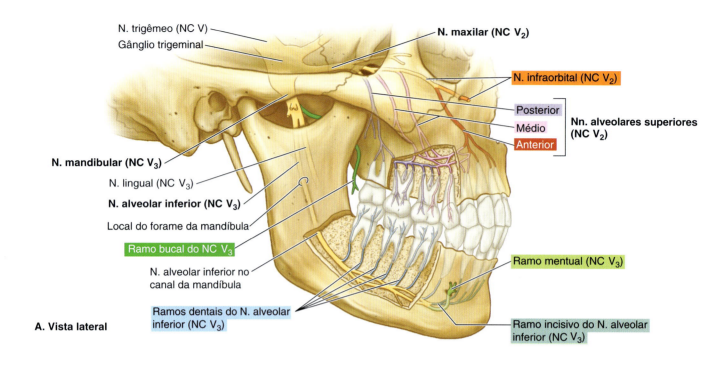
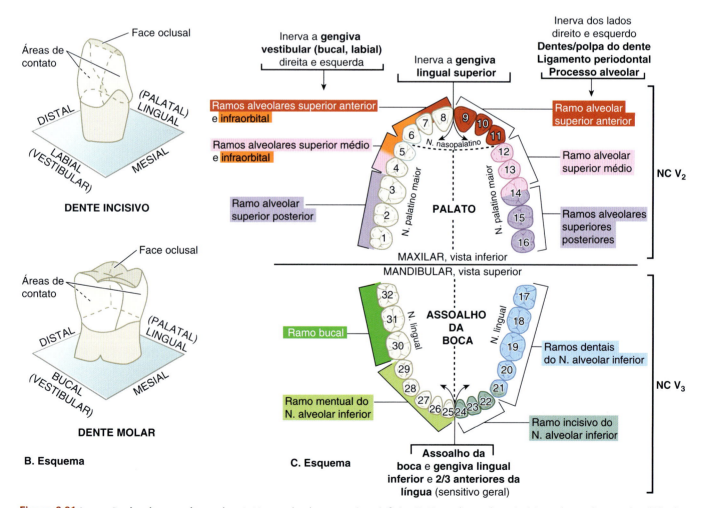

Figura 8.81 Inervação dos dentes e da gengiva. A. Nervos alveolares superior e inferior. **B.** Faces de um dente incisivo e de um dente molar. (Distal e mesial, como mostrado, aplicam-se aos dentes mandibulares direitos ou maxilares esquerdos.) **C.** Inervação da boca e dos dentes.

e C). A **face vestibular** (labial ou bucal) de cada dente apresenta-se voltada externamente, e a **face lingual** está voltada internamente (Figura 8.81B). Segundo o uso na prática clínica (odontológica), a **face mesial** de um dente está voltada em direção ao plano mediano anterior da parte facial do crânio. A **face distal** está voltada em direção oposta a esse plano. Tanto a face mesial quanto a face distal são *superfícies de contato* – isto é, superfícies que tocam dentes adjacentes. A superfície mastigatória é a **face oclusal**.

PARTES E ESTRUTURA DOS DENTES

Um dente tem coroa, colo e raiz (Figura 8.84). A **coroa** projeta-se da gengiva. O **colo** está situado entre a coroa e a raiz. A **raiz** está fixada no alvéolo dental pelo *periodonto* (tecido conjuntivo que circunda as raízes).

O número de raízes varia. A maior parte do dente é formada por **dentina**, que é coberta por **esmalte** sobre a coroa e por *cemento* sobre a raiz. A **cavidade pulpar** contém tecido conjuntivo, vasos sanguíneos e nervos. O **canal da raiz** (canal pulpar) dá passagem a nervos e vasos que entram e saem da cavidade pulpar através do **forame do ápice do dente**.

Os **alvéolos dentais** (Figuras 8.83B e 8.84B) estão nos *processos alveolares* da maxila e *parte alveolar* da mandíbula (Figura 8.82A); são os elementos ósseos que mais se modificam durante a vida (Figura 8.83B a E). Alvéolos adjacentes são separados por **septos interalveolares**. No alvéolo, as raízes dos dentes com mais de uma raiz são separadas por **septos inter-radiculares** (Figuras 8.83B e 8.84B). O osso do alvéolo tem um córtex fino separado dos córtices labial e lingual adjacentes por uma quantidade

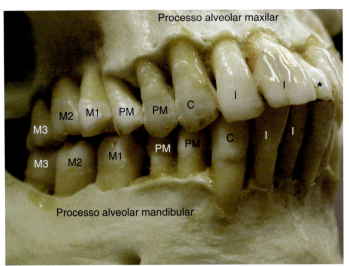

A. Vista anterolateral

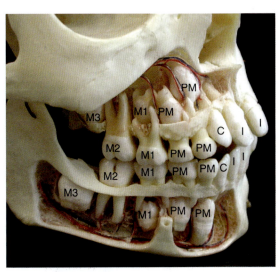

B. Vista anterolateral

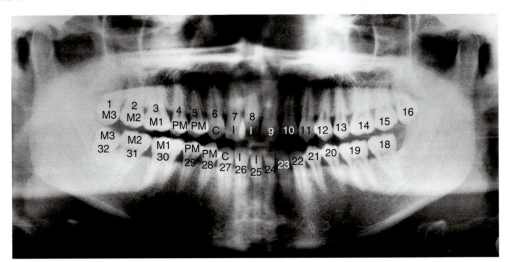

C. Radiografia panorâmica

Figura 8.82 Dentição secundária. A. Dentes em oclusão. Há um dente mediano supranumerário (mesiodente) nesta amostra (*asterisco*). **B.** Maxila e mandíbula de uma criança que está adquirindo dentição secundária. O processo alveolar da maxila e a parte alveolar da mandíbula foram escavados para mostrar as raízes dos dentes e os brotos dentários. **C.** Radiografia panorâmica da mandíbula e maxila de um adulto. O 3º molar inferior esquerdo não está presente. *I*, incisivo; *C*, canino; *PM*, pré-molar; *M1, M2* e *M3*, 1º, 2º e 3º molares.

Quadro 8.13A Dentes decíduos.

Dentes decíduos	Incisivo central	Incisivo lateral	Canino	1º molar	2º molar
Erupção (meses)[a]	6 a 8	8 a 10	16 a 20	12 a 16	20 a 24
Esfoliação ou queda (anos)	6 a 7	7 a 8	10 a 12	9 a 11	10 a 12

[a]Em alguns lactentes normais, os primeiros dentes (incisivos mediais) só irrompem aos 12 a 13 meses.

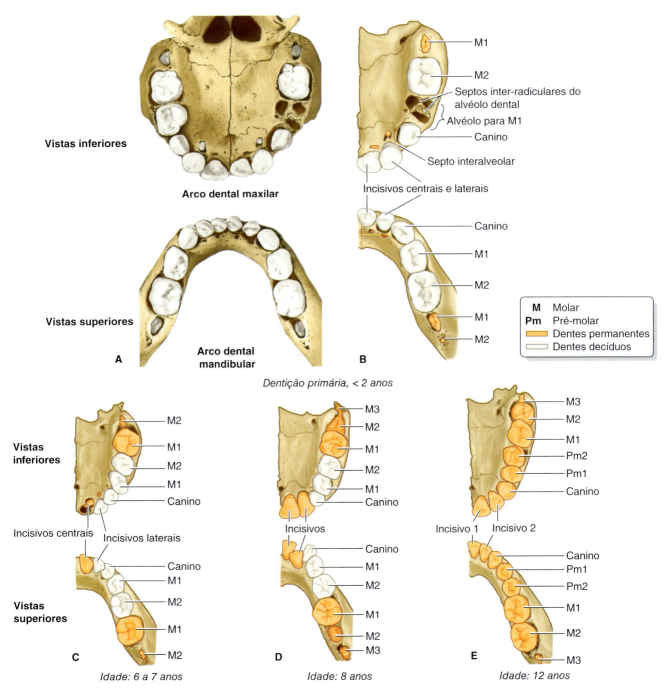

Figura 8.83 Dentição primária (dentes decíduos) e erupção dos dentes permanentes.

Quadro 8.13B Dentes permanentes.

Dentes permanentes	Incisivo central	Incisivo lateral	Canino	1º pré-molar	2º pré-molar	1º molar	2º molar	3º molar (serotino)
Erupção (anos)	7 a 8	8 a 9	10 a 12	10 a 11	11 a 12	6 a 7	12	13 a 25

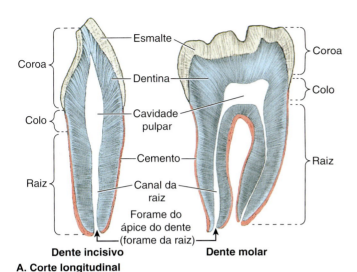

Figura 8.84 Cortes dos dentes. A. Um dente incisivo e um molar. Em pessoas vivas, a cavidade pulpar é um espaço oco dentro da coroa e do colo do dente contendo tecido conjuntivo, vasos sanguíneos e nervos. A cavidade estreita-se para baixo até o canal da raiz em um dente com apenas uma raiz ou até um canal por raiz em um dente com mais de uma raiz. Os vasos e nervos entram ou saem através do forame do ápice do dente. **B.** Radiografia interproximal (*bite-wing*) dos dentes pré-molares e molares maxilares.

variável de osso trabeculado. A parede labial do alvéolo é muito fina sobre os dentes incisivos. O inverso ocorre com os molares, nos quais a parede lingual é mais fina. Assim, é mais comum fraturar a face labial para extrair os incisivos e a face lingual, para extrair os molares.

As raízes dos dentes são unidas ao osso do alvéolo por uma suspensão maleável que forma um tipo especial de articulação fibrosa denominada **sindesmose dentoalveolar** ou **gonfose**. O **periodonto** (membrana periodontal) é formado por fibras colágenas que se estendem entre o cemento da raiz e o periósteo do alvéolo. Contém abundantes terminações nervosas táteis, pressorreceptoras, capilares linfáticos e vasos sanguíneos glomerulares que atuam como amortecimento hidráulico para controlar a pressão mastigatória axial. As *terminações nervosas pressorreceptoras* percebem alterações da pressão como estímulos.

VASCULARIZAÇÃO DOS DENTES

As **artérias alveolares superior** e **inferior**, ramos da artéria maxilar, suprem os dentes maxilares e mandibulares, respectivamente (Figuras 8.75 e 8.76A; Quadro 8.12). As **veias alveolares** com os mesmos nomes e distribuição acompanham as artérias. Os **vasos linfáticos** dos dentes e gengivas seguem principalmente para os *linfonodos submandibulares* (Figura 8.79).

INERVAÇÃO DOS DENTES

Os *nervos que suprem os dentes* são ilustrados na Figura 8.81A. Os ramos nomeados dos *nervos alveolares superior* (NC V_2) e *inferior* (NC V_3) dão origem aos **plexos dentais** que suprem os dentes maxilares e mandibulares.

Palato

O **palato** forma o teto curvo da boca e o assoalho das cavidades nasais (Figura 8.85). Separa a cavidade oral da cavidade nasal e da parte nasal da faringe, a parte da faringe superior ao palato mole. A face superior (nasal) do palato é coberta por túnica mucosa respiratória, e a face inferior (oral) é coberta por túnica mucosa oral, densamente povoada por glândulas. O palato tem duas regiões: o palato duro, anterior, e o palato mole, posterior.

PALATO DURO

O **palato duro** é abobadado (côncavo). Esse espaço é ocupado principalmente pela língua quando está em repouso. Os dois terços anteriores do palato têm um esqueleto ósseo formado pelos processos palatinos da maxila e as lâminas horizontais dos palatinos (Figura 8.86A). A **fossa incisiva** é uma depressão na linha mediana do palato ósseo posterior aos dentes incisivos centrais, na qual se abrem os canais incisivos. Os nervos nasopalatinos partem do nariz através de um número variável de canais e forames incisivos que se abrem na fossa incisiva (Figura 8.89B).

Medial ao 3º dente molar (dente serotino ou do siso), o *forame palatino maior* perfura a margem lateral do palato ósseo (Figura 8.86A). Os *vasos e o nervo palatinos maiores* emergem desse forame e seguem anteriormente sobre o palato. Os *forames palatinos menores*, situados posteriormente ao forame palatino maior, perfuram o processo piramidal do palatino. Esses forames dão passagem aos *nervos e vasos palatinos menores* até o palato mole e estruturas adjacentes (ver Figura 8.89).

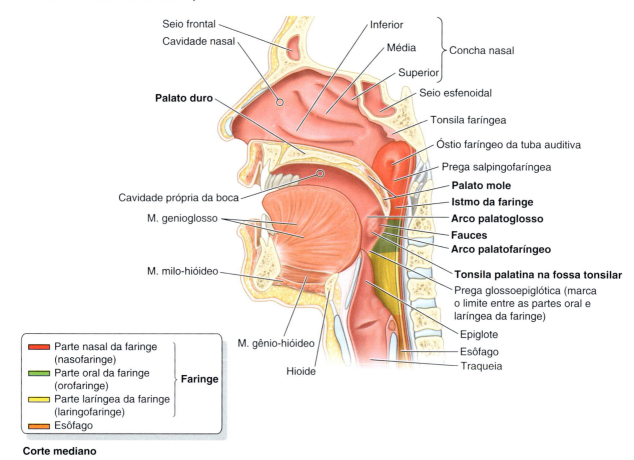

Figura 8.85 Partes da faringe. As vias respiratória e alimentar se cruzam na faringe. O palato mole atua como uma válvula, elevando-se para fechar o istmo faríngeo que une a cavidade nasal e a parte nasal da faringe à cavidade oral e à parte oral da faringe.

PALATO MOLE

O **palato mole** é o terço posterior móvel do palato e fica suspenso na margem posterior do palato duro (Figuras 8.85 e 8.86B). O palato mole não tem esqueleto ósseo; mas sua *parte aponeurótica* anterior é reforçada pela **aponeurose palatina**, que se fixa à margem posterior do palato duro. A aponeurose tem a parte anterior espessa e a parte posterior fina, na qual se funde a uma *parte muscular posterior do palato mole*. Na parte posteroinferior o palato mole tem margem livre curva da qual pende um processo cônico, a **úvula**.

Durante a deglutição, primeiro o palato mole é tensionado para permitir que a língua seja pressionada contra ele, levando o bolo alimentar (alimento mastigado) para a parte posterior da boca. Em seguida, o palato mole é elevado posterior e superiormente contra a parede da faringe, impedindo, assim, a entrada de alimento na cavidade nasal.

Na parte lateral, o palato mole é contínuo com a parede da faringe e é unido à língua e à faringe pelos **arcos palatoglosso** e **palatofaríngeo**, respectivamente (Figura 8.85). Há algumas papilas gustativas no epitélio que cobre a face oral do palato mole, a parede posterior da parte oral da faringe e a epiglote.

As **fauces** são o espaço entre a cavidade oral e a faringe. O limite superior é o palato mole, o inferior é a língua e o limite lateral são os **pilares das fauces**, os *arcos palatoglosso* e *palatofaríngeo*. O **istmo das fauces** é o espaço estreito e curto que faz a conexão entre a cavidade própria da boca e a parte oral da faringe. O limite anterior do istmo são os arcos palatoglossos e o limite posterior são or arcos palatofaríngeos. As **tonsilas palatinas**, frequentemente denominadas "as tonsilas", são massas de tecido linfoide, uma de cada lado da parte oral da faringe. Cada tonsila está localizada em uma **fossa (seio) tonsilar**, limitada pelos arcos palatoglosso e palatofaríngeo e pela língua.

ELEMENTOS SUPERFICIAIS DO PALATO

A túnica mucosa do palato duro está firmemente unida ao osso subjacente (Figura 8.87A). Logo, injeções submucosas nesse local são extremamente dolorosas. A *gengiva lingual superior*, a parte da gengiva que cobre a face lingual dos dentes e o processo alveolar, é contínua com a túnica mucosa do palato. Portanto, a injeção de um agente anestésico na gengiva de um dente anestesia a túnica mucosa palatina adjacente.

Profundamente à túnica mucosa do palato há **glândulas palatinas** secretoras de muco (Figura 8.87B). Os óstios dos ductos dessas glândulas conferem à túnica mucosa palatina uma aparência ondulada (em casca de laranja). Na linha mediana, posterior aos dentes incisivos maxilares,

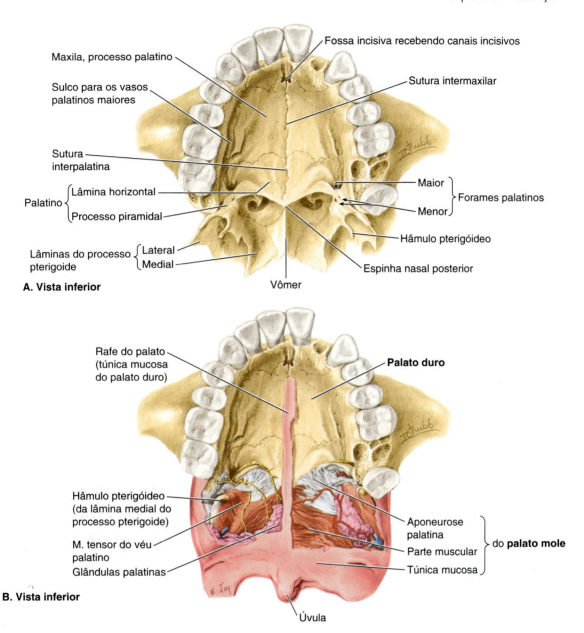

Figura 8.86 Palato duro e palato mole. **A.** Ossos e estruturas do palato duro. **B.** Palato mole. A túnica mucosa foi removida de cada lado da rafe do palato. A aponeurose palatina é formada pela fusão dos tendões achatados dos músculos tensores do véu palatino direito e esquerdo. Antes de se tornar achatado, cada tendão usa o hâmulo pterigóideo como tróclea ou polia, redirecionando a linha de tração em cerca de 90°.

está a **papila incisiva**. Essa elevação da túnica mucosa situa-se diretamente anterior à *fossa incisiva* subjacente (Figura 8.86A).

Irradiando-se lateralmente a partir da papila incisiva há várias **pregas palatinas transversas** paralelas (Figura 8.87A e B). Essas pregas ajudam na manipulação do alimento durante a mastigação. Seguindo posteriormente na linha mediana do palato, a partir da papila incisiva, há uma crista esbranquiçada e estreita, a **rafe do palato**. Pode apresentar-se como uma crista na parte anterior e um sulco na parte posterior. A rafe do palato indica o local de fusão dos processos palatinos embrionários (prateleiras palatinas) (Moore et al., 2020). Você pode sentir as pregas palatinas transversas e a rafe do palato com a língua.

MÚSCULOS DO PALATO MOLE

O palato mole pode ser elevado de modo a ficar em contato com a parede posterior da faringe. Isso fecha o *istmo faríngeo* e exige que a pessoa respire pela boca. O palato mole também pode ser levado para baixo, de modo a ficar em contato com a parte posterior da língua. Isso fecha o *istmo das fauces*, de modo que o ar expirado passa pelo nariz (mesmo quando a boca está aberta) e evita que substâncias na cavidade oral entrem na faringe. A tensão do palato mole se dá em nível intermediário, de maneira que a língua pode ser empurrada contra ele, comprimindo o alimento mastigado e impulsionando-o para a faringe, de onde é deglutido.

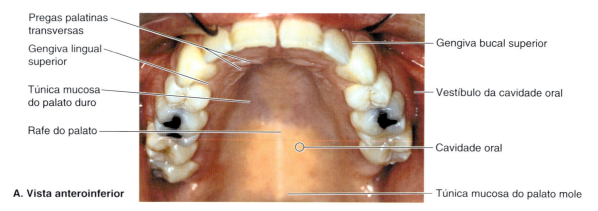

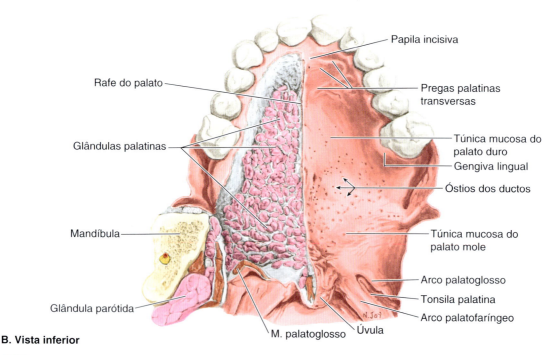

Figura 8.87 Dentes maxilares (superiores) e palato. A. Anatomia de superfície. Dentes maxilares e a túnica mucosa que cobre o palato duro em uma pessoa viva. **B.** A túnica mucosa e as glândulas do palato. Os óstios dos ductos das glândulas palatinas conferem à túnica mucosa uma aparência de casca de laranja. As glândulas palatinas formam uma camada espessa no palato mole e uma camada fina no palato duro; elas estão ausentes na região da fossa incisiva e na parte anterior da rafe do palato.

Os dois pares de músculos do palato mole originam-se na base do crânio e descem até o palato. Os músculos do palato mole são ilustrados na Figura 8.86 e suas inserções, inervação e ações são descritas no Quadro 8.14. Observe que a direção de tração do ventre do *músculo tensor do véu palatino* é modificada em aproximadamente 90° porque seu tendão usa o hâmulo pterigóideo como polia ou tróclea, permitindo a tração horizontal da aponeurose (Figuras 8.86B e 8.88).

VASCULARIZAÇÃO E INERVAÇÃO DO PALATO

O palato tem uma rica vascularização, sendo a principal responsável a **artéria palatina maior**, um ramo da artéria palatina descendente, de cada lado (Figura 8.89). A artéria palatina maior atravessa o forame palatino maior e segue em sentido anteromedial. A **artéria palatina menor**, um ramo menor da artéria palatina descendente, entra no palato através do forame palatino menor e se anastomosa com a **artéria palatina ascendente**, um ramo da artéria facial (Figura 8.89B). As **veias do palato** são tributárias do *plexo venoso pterigóideo*.

Os *nervos sensitivos do palato* são ramos do nervo maxilar (NC V_2) originários do *gânglio pterigopalatino* (Figura 8.89A). O **nervo palatino maior** supre a gengiva, a túnica mucosa e as glândulas da maior parte do palato duro. O **nervo nasopalatino** supre a túnica mucosa da parte anterior do palato duro (Figura 8.89B). Os **nervos palatinos menores** suprem o palato mole. Os nervos palatinos acompanham as artérias através dos forames palatinos maior e menor, respectivamente. Com exceção do músculo tensor do véu palatino suprido pelo NC V_3, todos os músculos do palato mole são supridos através do *plexo faríngeo de nervos* (ver Capítulo 9, *Pescoço*).

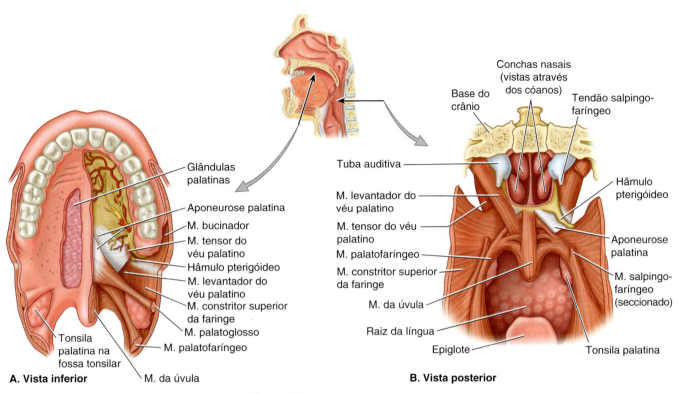

Figura 8.88 Músculos do palato mole.

Quadro 8.14 Músculos do palato mole.

Músculo	Inserção superior	Inserção inferior	Inervação	Principal ação
M. tensor do véu palatino	Fossa escafoide da lâmina medial do processo pterigoide, espinha do esfenoide e cartilagem da tuba auditiva	Aponeurose palatina	N. pterigóideo medial (um ramo do N. mandibular, NC V₃) via gânglio ótico	Tensiona o palato mole e abre o óstio da tuba auditiva durante a deglutição e o bocejo
M. levantador do véu palatino	Cartilagem da tuba auditiva e parte petrosa do temporal		Ramo faríngeo do N. vago (NC X) via plexo faríngeo	Eleva o palato mole durante a deglutição e o bocejo
M. palatoglosso	Aponeurose palatina	Lateral da língua		Eleva a parte posterior da língua e leva o palato mole sobre a língua
M. palatofaríngeo	Palato duro e aponeurose palatina	Parede lateral da faringe		Tensiona o palato mole e traciona as paredes da faringe em direção superior, anterior e medial durante a deglutição
M. da úvula	Espinha nasal posterior e aponeurose palatina	Túnica mucosa da úvula		Encurta a úvula e a traciona superiormente

Língua

A **língua** é um órgão muscular móvel recoberto por túnica mucosa. Pode assumir vários formatos e posições. Uma parte da língua está situada na cavidade oral e a outra na parte oral da faringe. As principais funções da língua são articulação (formar palavras durante a fala) e compressão do alimento para a parte oral da faringe como parte da deglutição. A língua também está associada à mastigação, ao paladar e à limpeza da boca.

PARTES E FACES DA LÍNGUA

A língua é dividida em raiz, corpo e ápice (Figura 8.90A). A **raiz da língua** é a parte posterior fixa que se estende entre a mandíbula, o hioide e a face posterior, quase vertical, da língua. O **corpo da língua** corresponde aproximadamente aos dois terços anteriores, entre a raiz e o ápice. O **ápice** (ponta) da língua é a extremidade anterior do corpo, que se apoia sobre os dentes incisivos. O corpo e o ápice da língua são muito móveis.

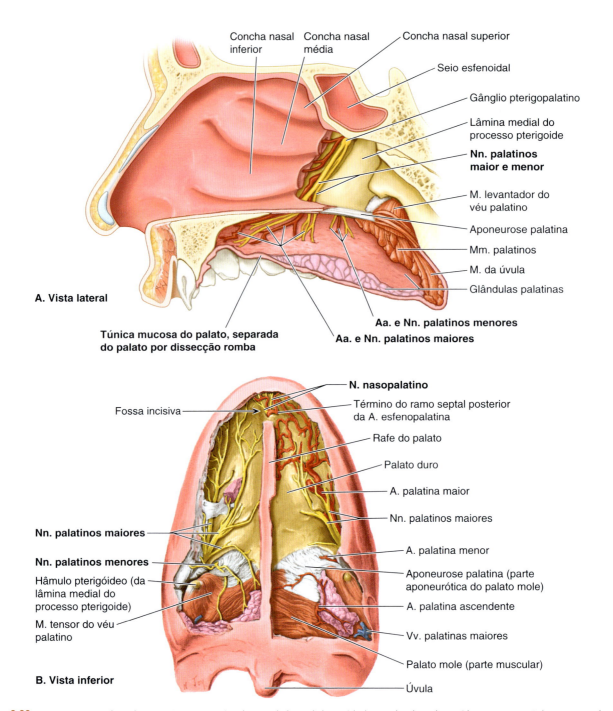

Figura 8.89 Nervos e vasos do palato. **A.** Parte posterior da parede lateral da cavidade nasal e do palato. Observe que a túnica mucosa do palato, contendo uma camada de glândulas mucosas, foi separada das regiões dura e mole do palato por dissecção romba. As extremidades posteriores das conchas nasais média e inferior são seccionadas; estas e o mucoperiósteo são afastados da parede lateral do nariz até a margem posterior da lâmina medial do processo pterigóideo. A lâmina perpendicular do palatino é rompida para expor os nervos e artérias palatinos que descem da fossa pterigopalatina no canal palatino. **B.** Nervos e vasos de um palato edêntulo. A túnica mucosa foi removida de cada lado da rafe do palato, mostrando um ramo do nervo palatino maior de cada lado e a artéria na região lateral. Existem quatro artérias palatinas, duas no palato duro (artéria palatina maior e ramo terminal da artéria septal nasal posterior/esfenopalatina) e duas no palato mole (artérias palatinas menor e ascendente).

A língua tem duas faces. A face mais extensa, superior e posterior, é o *dorso da língua*. A *face inferior da língua* geralmente descansa sobre o assoalho da boca. A margem da língua que separa as duas faces está relacionada de cada lado com a gengiva lingual e os dentes laterais (ver Figura 8.92C). O **dorso da língua** é caracterizado por um sulco em forma de V, o **sulco terminal da língua**, cujo ângulo aponta posteriormente para o *forame cego* (Figura 8.90B). Essa pequena depressão, muitas vezes ausente, é o remanescente inativo da parte proximal do

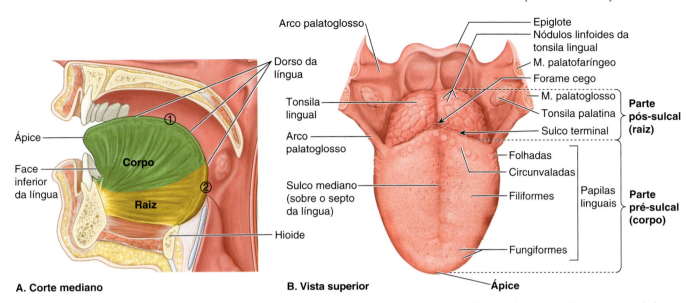

Figura 8.90 Partes e elementos da língua. A. Partes da língua. A parte livre anterior que representa a maior parte da massa da língua é o corpo da língua. A face superior do corpo da língua na cavidade oral (*1*) é o dorso. A parte inserida posteriormente com uma face orofaríngea (*2*) é a raiz da língua. **B.** Estruturas do dorso da língua. As partes anterior (dois terços) e posterior (terço) do dorso da língua são separadas pelo sulco terminal e pelo forame cego. As *chaves* indicam as partes do dorso da língua e não compreendem rótulos específicos.

ducto tireoglosso embrionário a partir do qual se desenvolveu a glândula tireoide. O sulco terminal divide o dorso da língua transversalmente em uma **parte pré-sulcal** na cavidade própria da boca e uma **parte pós-sulcal** na parte oral da faringe.

Um sulco mediano divide a parte anterior da língua em metades direita e esquerda. A *túnica mucosa da parte anterior* do dorso da língua é relativamente fina e está bem fixada ao músculo subjacente. Tem textura áspera por causa de numerosas pequenas **papilas linguais**:

- **Papilas circunvaladas**: grandes e com topo plano, situam-se diretamente anteriores ao sulco terminal e estão dispostas em uma fileira em formato de V. São circundadas por depressões circulares profundas, cujas paredes estão repletas de *calículos gustatórios*. Os ductos das glândulas serosas da língua abrem-se nas depressões
- **Papilas folhadas**: pequenas pregas laterais da túnica mucosa lingual. São pouco desenvolvidas nos seres humanos
- **Papilas filiformes**: longas e numerosas, contêm terminações nervosas aferentes sensíveis ao toque. Essas projeções cônicas e descamativas são rosa-acinzentadas e estão organizadas em fileiras com formato de V, paralelas ao sulco terminal, exceto no ápice, onde tendem a se organizar transversalmente
- **Papilas fungiformes**: pontos em formato de cogumelo, rosa ou vermelhos, dispersos entre as papilas filiformes, porém mais numerosos no ápice e nas margens da língua.

As papilas circunvaladas, folhadas e a maioria das papilas fungiformes contêm receptores gustativos nos calículos gustatórios.

A *túnica mucosa da parte posterior* da língua é espessa e livremente móvel. Não tem papilas linguais, mas os **nódulos linfoides** subjacentes conferem a essa parte da língua uma aparência irregular, em pedra de calçamento. Os nódulos linfoides são conhecidos coletivamente como **tonsila lingual**.

A parte faríngea da língua constitui a parede anterior da parte oral da faringe. Só pode ser examinada com um espelho ou pressionando-se a língua para baixo com um abaixador de língua.

A **face inferior da língua** é coberta por túnica mucosa fina e transparente (Figura 8.91). Essa superfície está unida ao assoalho da boca por uma prega mediana denominada **frênulo da língua**. O frênulo permite o movimento livre da parte anterior da língua. De cada lado do frênulo, há uma veia lingual profunda visível através da túnica mucosa fina. Há uma **carúncula (papila) sublingual** de cada lado da base do frênulo da língua, que inclui o *óstio do ducto submandibular* da glândula salivar submandibular.

MÚSCULOS DA LÍNGUA

A língua é, basicamente, uma massa de músculos coberta principalmente por túnica mucosa (Figura 8.92; Quadro 8.15). Assim como nos músculos da órbita, é tradicional apresentar descrições das ações dos músculos da língua (1) que atribuem uma ação única a um músculo específico ou (2) que indicam que determinado movimento é consequência da ação de um único músculo. Esse enfoque facilita o aprendizado, mas simplifica demais as ações da língua. Os músculos da língua não atuam isoladamente e alguns músculos realizam várias ações. Partes de um único músculo podem ter ações independentes e diferentes, até mesmo antagonistas. Em geral, os *músculos extrínsecos modificam a posição da língua* e os *músculos intrínsecos modificam seu formato*. Os quatro músculos intrínsecos e quatro músculos extrínsecos em cada metade da língua são separados por uma estrutura fibrosa mediana, o **septo da língua** (Figura 8.92C), que se funde posteriormente com a aponeurose lingual (uma lâmina resistente de tecido conjuntivo, a lâmina própria, localizada profundamente em relação à túnica mucosa da língua na qual se inserem os músculos linguais – Figura 8.92B).

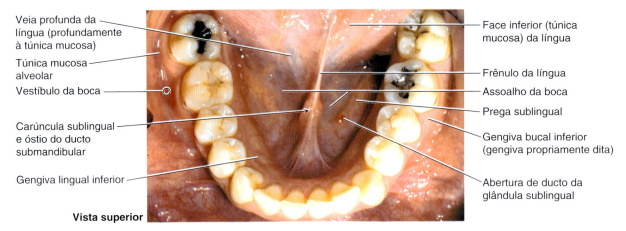

Figura 8.91 Assoalho e vestíbulo da boca. A língua foi elevada e retraída superiormente.

Músculos extrínsecos da língua. Os **músculos extrínsecos da língua** (genioglosso, hioglosso, estiloglosso e palatoglosso) originam-se fora da língua e se fixam a ela. Eles movimentam principalmente a língua, mas também alteram seu formato. A Figura 8.92 ilustra esses músculos e o Quadro 8.15 descreve seus formatos, posições, inserções e principais ações.

Músculos intrínsecos da língua. Os músculos longitudinais superior e inferior, transverso e vertical são limitados à língua. Eles têm suas inserções completamente na língua e não estão fixados a osso. A Figura 8.92 ilustra esses músculos e o Quadro 8.15 descreve seus formatos, posições, inserções e principais ações. Os **músculos longitudinais superior** e **inferior** atuam juntos para tornar a língua curta e grossa e para retrair a língua protrusa. Os **músculos transverso** e **vertical** atuam simultaneamente para tornar a língua longa e estreita, o que pode empurrar a língua contra os dentes incisivos ou protrair a língua com a boca aberta (principalmente ao agir com a parte posteroinferior do músculo genioglosso).

INERVAÇÃO DA LÍNGUA

Todos os músculos da língua, com exceção do *palatoglosso*, recebem inervação motora do NC XII, o **nervo hipoglosso** (Figura 8.93). O músculo palatoglosso é um músculo palatino inervado pelo *plexo faríngeo* (ver Figura 9.47A no Capítulo 9, *Pescoço*). Para sensibilidade geral (tato e temperatura), a túnica mucosa dos dois terços anteriores da língua é suprida pelo *nervo lingual*, um ramo do NC V$_3$ (Figuras 8.93, 8.97 e 8.98). Para sensibilidade especial (paladar), essa parte da língua, com exceção das papilas circunvaladas, é suprida pelo *corda do tímpano*, um ramo do NC VII. O corda do tímpano une-se ao nervo lingual na fossa infratemporal e segue anteriormente em sua bainha. A túnica mucosa do terço posterior da língua e as papilas circunvaladas são supridas pelo ramo lingual do *nervo glossofaríngeo* (NC IX) para sensibilidade geral e especial (Figura 8.93). Brotos do **nervo laríngeo interno**, um ramo do nervo vago (NC X), são responsáveis sobretudo pela sensibilidade geral, mas também por parte da sensibilidade especial, de uma pequena área da língua imediatamente anterior à epiglote. Esses nervos basicamente sensitivos também conduzem **fibras secretomotoras parassimpáticas** para as glândulas serosas na língua.

Existem *quatro sensações básicas de paladar: doce, salgado, ácido* e *amargo*. Um quinto sabor (*umami*, estimulado pelo glutamato monossódico) foi identificado mais recentemente. Já foi descrito que determinadas áreas da língua são mais sensíveis a sabores diferentes, mas as evidências indicam que todas as áreas conseguem detectar todos os sabores. Outros "sabores" descritos por *gourmets* são influenciados por sensação olfatória (odor e aroma).

VASCULARIZAÇÃO DA LÍNGUA

As *artérias da língua* são derivadas da **artéria lingual**, que se origina da *artéria carótida externa* (Figura 8.94). Ao penetrar na língua, a artéria lingual segue profundamente ao músculo hioglosso. As **artérias dorsais da língua** vascularizam a raiz; as **artérias profundas da língua** vascularizam o corpo da língua. As artérias profundas da língua comunicam-se entre si perto do ápice da língua. O *septo da língua* impede a comunicação entre as artérias dorsais da língua (Figura 8.92C).

As *veias da língua* são as **veias dorsais da língua**, que acompanham a artéria lingual. As **veias profundas da língua**, que começam no ápice da língua, seguem em sentido posterior além do frênulo da língua para se unirem à **veia sublingual** (Figura 8.95). Em pessoas idosas, as veias sublinguais costumam ser varicosas (dilatadas e tortuosas). Pode haver drenagem de parte dessas veias, ou de todas elas, para a VJI, ou isso pode ser feito indiretamente, unindo-se primeiro para formar uma **veia lingual** que acompanha a parte inicial da artéria lingual.

A **drenagem linfática da língua** é excepcional. A maior parte da drenagem linfática converge para a drenagem venosa e a acompanha; mas a linfa da extremidade da língua, do frênulo e da parte central do lábio inferior segue um trajeto independente (Figura 8.96). *A linfa de diferentes áreas da língua drena por quatro vias*:

1. A linfa da *raiz da língua* drena bilateralmente para os **linfonodos cervicais profundos superiores**

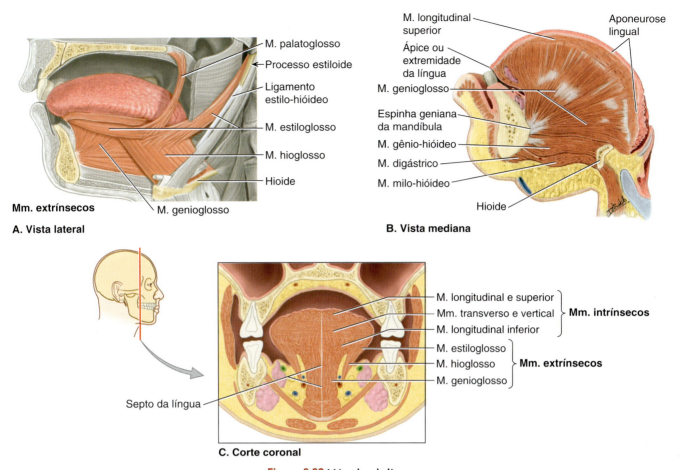

Figura 8.92 Músculos da língua.

Quadro 8.15 Músculos da língua.

Músculo	Formato e posição	Inserção proximal	Inserção distal	Principal(is) ação(ões)
Músculos extrínsecos da língua[a]					
M. genioglosso	Músculo em forma de leque; representa a maior parte da língua	Por um tendão curto na parte superior da espinha geniana da mandíbula	Todo o dorso da língua; as fibras inferiores e posteriores fixam-se ao corpo do hioide	A atividade bilateral abaixa a língua, em especial a parte central, criando um sulco longitudinal; a parte posterior puxa a língua anteriormente para protrusão; a parte anterior retrai o ápice da língua protrusa; a contração unilateral desvia a língua para o outro lado
M. hioglosso	Músculo fino, quadrilátero	Corpo e corno maior do hioide	Faces inferiores da parte lateral da língua	Abaixa a língua, em especial puxando suas laterais para baixo; ajuda a encurtar (retrair) a língua
M. estiloglosso	Músculo triangular pequeno e curto	Margem anterior do processo estiloide distal; ligamento estilo-hióideo	Laterais da língua posteriormente, interdigitando-se com o M. hioglosso	Retrai a língua e curva (eleva) suas laterais, atuando com o M. genioglosso para formar uma depressão central durante a deglutição
M. palatoglosso[b]	Músculo palatino estreito em formato de meia-lua; constitui a coluna posterior do istmo das fauces	Aponeurose palatina do palato mole	Entra na região posterolateral da língua transversalmente, fundindo-se aos músculos transversos intrínsecos	Capaz de elevar a parte posterior da língua ou abaixar o palato mole; mais comumente contrai o istmo das fauces

(*continua*)

Quadro 8.15 Músculos da língua. (*Continuação*)

Músculo	Formato e posição	Inserção proximal	Inserção distal	Principal(is) ação(ões)
Músculos intrínsecos da língua[a]				
M. longitudinal superior	Camada fina situada profundamente à túnica mucosa do dorso da língua	Tela fibrosa submucosa e septo fibroso mediano	Margens da língua e túnica mucosa	Curva a língua longitudinalmente para cima, elevando o ápice e as laterais da língua; encurta (retrai) a língua
M. longitudinal inferior	Faixa estreita próximo da face inferior	Raiz da língua e corpo do hioide	Ápice da língua	Curva a língua longitudinalmente para baixo, abaixando o ápice; encurta (retrai) a língua
M. transverso	Situado profundamente ao M. longitudinal superior	Septo fibroso mediano	Tecido fibroso nas margens laterais da língua	Estreita e alonga (projeta) a língua[c]
M. vertical	As fibras cruzam o M. transverso	Tela fibrosa submucosa do dorso da língua	Face inferior das margens da língua	Achata e alarga a língua[c]

[a]Com exceção do músculo palatoglosso, os músculos da língua são supridos pelo nervo hipoglosso (NC XII).
[b]Um músculo do palato, o músculo palatoglosso, é suprido pelo nervo vago (NC X).
[c]Atuam simultaneamente para projetar a língua para fora da boca.

2. A linfa da *parte medial do corpo* drena bilateral e diretamente para os **linfonodos cervicais profundos inferiores**
3. A linfa das *partes laterais direita e esquerda do corpo* drena para os **linfonodos submandibulares ipsilaterais**
4. O *ápice e o frênulo* drenam para os **linfonodos submentuais**, e a parte medial tem drenagem bilateral.

Toda a linfa da língua acaba drenando para os linfonodos cervicais profundos e chega, via troncos venosos jugulares, ao sistema venoso nos ângulos venosos direito e esquerdo.

Glândulas salivares

As **glândulas salivares** são as parótidas, as submandibulares e as sublinguais (Figura 8.97). O líquido viscoso transparente, insípido e inodoro – **saliva** – secretado por essas glândulas e pelas glândulas mucosas da cavidade oral:

- Mantém a túnica mucosa da boca úmida
- Lubrifica o alimento durante a mastigação
- Inicia a digestão de amidos
- Atua como "colutório" intrínseco
- É importante na prevenção das cáries dentais e no paladar.

Além das glândulas salivares principais, há pequenas **glândulas salivares acessórias** dispersas no palato, nos lábios, nas bochechas, nas tonsilas e na língua. As *glândulas parótidas*, as maiores dos três pares de glândulas salivares, foram discutidas anteriormente neste capítulo. As glândulas parótidas estão em posição lateral e posterior aos ramos da mandíbula e aos músculos masseteres, dentro de bainhas fibrosas inflexíveis. As glândulas parótidas drenam anteriormente através de ductos únicos que entram no vestíbulo da boca diante dos segundos molares maxilares (ver Figura 8.67).

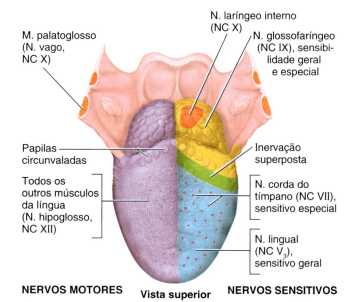

Figura 8.93 Inervação da língua.

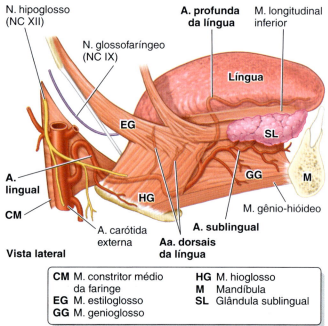

Figura 8.94 Vascularização da língua. A principal artéria da língua é a lingual, um ramo da artéria carótida externa. As artérias dorsais da língua são responsáveis pela vascularização da raiz da língua e enviam um ramo para a tonsila palatina. As artérias profundas da língua suprem o corpo da língua. As artérias sublinguais são responsáveis pela vascularização do assoalho da boca, inclusive das glândulas sublinguais.

Capítulo 8 ■ Cabeça 961

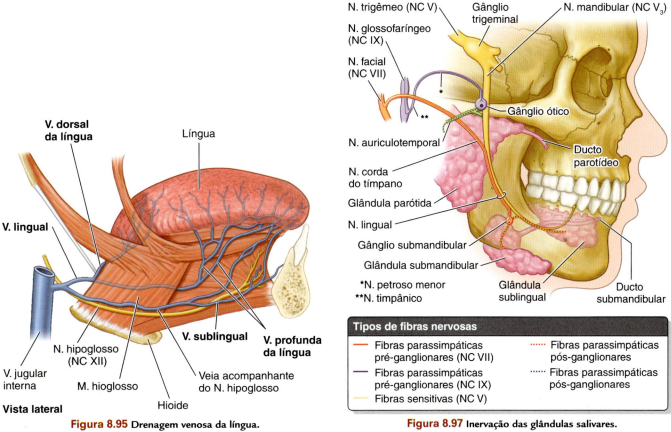

Figura 8.95 Drenagem venosa da língua.

Figura 8.97 Inervação das glândulas salivares.

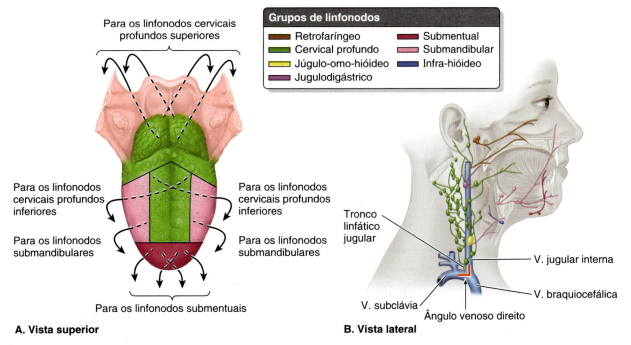

Figura 8.96 Drenagem linfática da língua. A. Dorso da língua. B. Visão geral. A linfa drena para os linfonodos submentuais, submandibulares e cervicais profundos superiores e inferiores, inclusive os linfonodos jugulodigástrico e júgulo-omo-hióideo. Há substanciais comunicações através da linha mediana da língua.

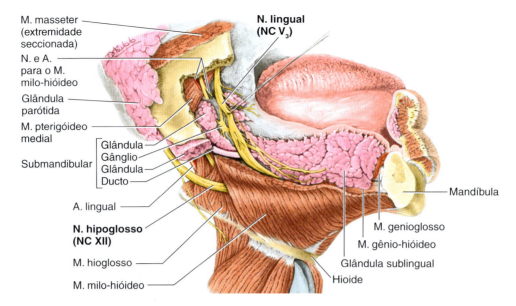

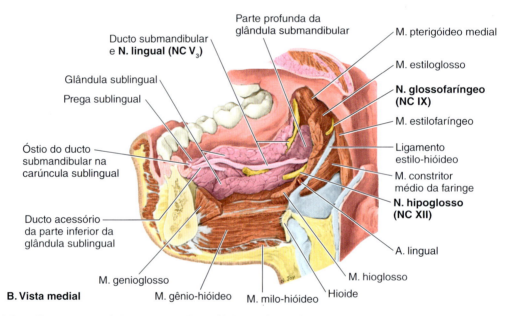

Figura 8.98 Glândulas salivares. A. Glândulas parótida, submandibular e sublingual. Removeram-se o corpo e as partes do ramo da mandíbula. A glândula parótida toca a parte profunda da glândula submandibular posteriormente. Ductos finos que se originam na margem superior da glândula sublingual abrem-se na prega sublingual. **B.** Glândulas sublingual e submandibular e assoalho da boca. A língua foi excisada. O óstio do ducto da glândula submandibular é visível na extremidade anterior da prega sublingual. O ducto submandibular adere à face medial da glândula sublingual. Aqui está recebendo, como ocorre algumas vezes, um grande ducto acessório proveniente da parte inferior da glândula sublingual. As carúnculas sublinguais são papilas bilaterais que flanqueiam o frênulo da língua, cada uma com a abertura do ducto submandibular ipsilateral.

GLÂNDULAS SUBMANDIBULARES

As **glândulas submandibulares** situam-se ao longo do corpo da mandíbula, parte superior e parte inferior à metade posterior da mandíbula, e parte superficial e parte profunda ao músculo milo-hióideo (Figura 8.98). O **ducto submandibular**, com cerca de 5 cm de comprimento, origina-se da parte da glândula situada entre os músculos milo-hióideo e hioglosso. Seguindo da região lateral para a região medial, o *nervo lingual* faz uma volta sob o ducto que segue anteriormente, abrindo-se por meio de um a três óstios em uma pequena papila sublingual ao lado da base do frênulo da língua (Figura 8.98B). Os óstios dos ductos submandibulares são visíveis, e pode-se ver o gotejamento da saliva (ou a pulverização durante o bocejo). A **irrigação arterial das glândulas submandibulares** provém das **artérias submentuais** (Figura 8.94). As **veias** acompanham as artérias. Os **vasos linfáticos** das glândulas terminam nos *linfonodos cervicais profundos*, sobretudo no *linfonodo júgulo-omo-hióideo* (Figura 8.96B).

As glândulas submandibulares são supridas por fibras secretomotoras parassimpáticas pré-ganglionares que são conduzidas, pelo corda do tímpano, do nervo facial para o nervo lingual, e fazem sinapse com neurônios pós-ganglionares no gânglio submandibular (Figura 8.97). As últimas fibras acompanham artérias para chegar à glândula, juntamente com fibras simpáticas pós-ganglionares vasoconstritoras do gânglio cervical superior.

GLÂNDULAS SUBLINGUAIS

As **glândulas sublinguais** são as menores e mais profundas glândulas salivares (Figura 8.98). Cada glândula amendoada situa-se no assoalho da boca entre a mandíbula e o músculo genioglosso. As glândulas de cada lado se unem para formar massa em formato de ferradura ao redor do centro de tecido conjuntivo do frênulo da língua. Muitos pequenos **ductos sublinguais** abrem-se no assoalho da boca ao longo das pregas sublinguais. A **irrigação arterial das glândulas sublinguais** é feita pelas *artérias sublinguais* e *submentuais*, ramos das artérias lingual e facial, respectivamente (Figura 8.94). Os **nervos das glândulas** acompanham os nervos da glândula submandibular. As fibras secretomotoras parassimpáticas pré-ganglionares são conduzidas pelos nervos facial, corda do tímpano e lingual e fazem sinapse no gânglio submandibular (Figura 8.97).

ANATOMIA CLÍNICA

REGIÃO ORAL

Fenda labial

A *fenda labial* é uma anomalia congênita (geralmente do lábio superior) que ocorre em 1 a cada 1.000 nascimentos; 60 a 80% dos recém-nascidos afetados são do sexo masculino. As fendas variam de um pequeno entalhe na zona de transição do lábio e na margem vermelha até uma incisura que atravessa o lábio e se estende até o nariz (Figura B8.31). Em casos graves, a fenda estende-se mais profundamente e é contínua com uma fenda no palato. A fenda labial pode ser uni ou bilateral (Moore et al., 2020).

Cianose labial

Os lábios, como os dedos das mãos, têm um fluxo sanguíneo abundante e relativamente superficial. Por causa disso, podem perder calor corporal de modo desproporcional quando expostos ao frio. Ambos têm anastomoses arteriovenosas inervadas pelo sistema simpático, capazes de redirecionar uma parte considerável do sangue de volta para o centro do corpo, reduzindo a perda de calor e, ao mesmo tempo, provocando a cianose dos lábios e dedos das mãos. A *cianose*, coloração azul-escura ou arroxeada dos lábios e mucosas, resulta da oxigenação deficiente do sangue capilar e é um sinal de muitas condições patológicas. A coloração azulada comum dos lábios causada pela exposição ao frio não indica patologia. Na verdade, resulta da diminuição do fluxo sanguíneo nos leitos capilares supridos pelas artérias labiais superior e inferior e do aumento da extração de oxigênio. O aquecimento simples restaura a coloração normal dos lábios.

Hipertrofia do frênulo labial

A hipertrofia do frênulo do lábio superior em crianças pode ocasionar o surgimento de um espaço entre os dentes incisivos centrais. A ressecção do frênulo e do tecido conjuntivo subjacente (*frenulectomia*) entre os incisivos permite a aproximação dos dentes, o que pode exigir o uso de um aparelho ortodôntico. A hipertrofia do frênulo do lábio inferior em adultos pode tracionar a gengiva labial e contribuir para a *retração gengival*, o que resulta em exposição anormal das raízes dos dentes.

Gengivite

A higiene oral imprópria leva ao surgimento de depósitos de alimentos e bactérias nas fendas dentais e gengivais, o que pode causar inflamação das gengivas (*gengivite*). A consequência é edema e vermelhidão das gengivas. Se não for tratada, a doença dissemina-se para outras estruturas de sustentação, inclusive o osso alveolar, causando *periodontite* (inflamação e destruição do osso e do periodonto). Os *abscessos dentoalveolares* (acúmulos de pus resultantes da morte de tecidos inflamados) podem drenar para a cavidade oral e os lábios.

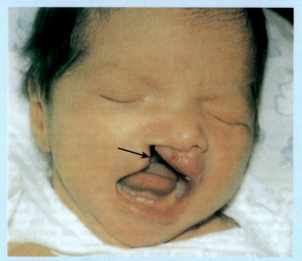

Vista anterior

Figura B8.31 Fenda labial unilateral.

Cáries dentais, pulpite e abscessos dentais

Ácido e/ou enzimas produzidos por bactérias da boca podem corroer os tecidos rígidos do dente. Isso causa a formação de *cáries dentais* (Figura B8.32A a C). Cáries dentais não tratadas acabam invadindo e inflamando os tecidos na cavidade pulpar (Figura B8.32B e C). A invasão da polpa por uma cárie profunda causa infecção e irritação dos tecidos (*pulpite*). Como a cavidade pulpar é um espaço não expansível, o edema dos tecidos causa dor intensa (*dor de dente*). Se não houver tratamento, a pressão exercida pelo tecido edemaciado pode causar a morte dos pequenos vasos no canal da raiz, e o material infectado pode atravessar o canal e o forame do ápice do dente, chegando aos tecidos periodontais (Figura B8.32C). Há um processo infeccioso que se dissemina através do canal da raiz para o osso alveolar, produzindo um *abscesso* (*doença periapical*). Se não for realizado tratamento, pode haver perda do dente com permanência do abscesso (Figura B8.32D). O tratamento consiste na remoção do tecido deteriorado e na restauração da anatomia do dente com um material dentário protético (comumente chamado de "obturação") (Figura B8.32E).

O pus do abscesso de um dente molar maxilar pode estender-se até a cavidade nasal ou o seio maxilar. As raízes dos dentes molares maxilares têm relação íntima com o assoalho desse seio. Assim, a infecção da cavidade pulpar também pode causar sinusite, ou a sinusite pode estimular nervos que entram nos dentes e simular uma dor de dente. As raízes dos dentes mandibulares estão muito próximas do canal da mandíbula (Figura B8.32E) e o abscesso pode comprimir o nervo e causar dor referida em dentes anteriores (percebida como oriunda desses dentes).

Dentes supranumerários (hiperdontia)

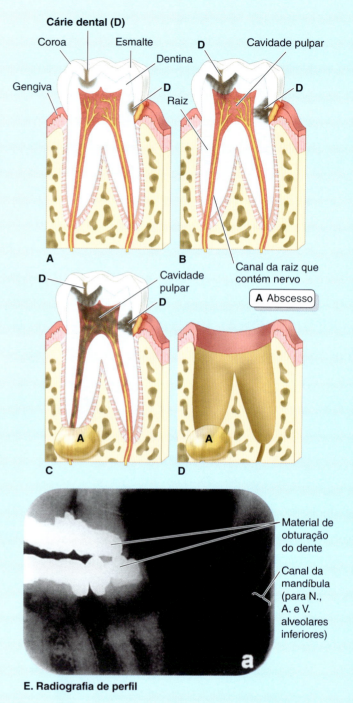

Figura B8.32 Cárie dental e doença periapical.

Os dentes supranumerários são dentes além do número normal. Podem ser únicos, múltiplos, uni ou bilaterais, irrompidos ou não, e estar situados em um ou nos dois arcos alveolares maxilar e mandibular (Figura B8.33). Podem ocorrer tanto na dentição decídua quanto na dentição permanente, porém são mais comuns nesta última. A presença de um só dente supranumerário (acessório) costuma ser observada na parte anterior da maxila. O dente supranumerário mais comum é o *mesiodente*, que é um dente malformado, semelhante a um pino, encontrado entre os dentes incisivos centrais maxilares (Figura B8.33A). O *dente supranumerário* é um dente que ultrapassa o número normal, mas tem tamanho, formato ou posição semelhantes aos dos dentes normais. O *dente acessório* não se assemelha ao dente normal em formato ou disposição (Figura B8.33B).

O achado de vários dentes supranumerários é raro em indivíduos sem outras doenças ou síndromes associadas, como fenda labial ou palatina, ou displasia (malformação) craniana. Os dentes supranumerários podem causar problemas para a erupção e o alinhamento da dentição normal e, em geral, são extraídos cirurgicamente.

Extração de dentes

Algumas vezes não é possível restaurar um dente em face de sua extrema destruição. A única opção é a extração. O dente pode perder a vascularização em razão de traumatismo. O golpe no dente rompe os vasos sanguíneos que entram e saem pelo forame do ápice. Nem sempre é possível salvar o dente. Os dentes supranumerários também são extraídos.

O *nervo lingual* está muito próximo à face medial dos 3os molares; portanto, deve-se ter cuidado para evitar a lesão desse nervo durante a extração. A lesão desse nervo resulta em alteração da sensibilidade ipsilateral na língua.

É comum o achado de *terceiro molar não irrompido*. Esses dentes são os últimos a irromper, geralmente no fim da adolescência ou no início da terceira década de vida. Muitas vezes não há espaço suficiente para a erupção desses molares, e eles ficam alojados (impactados) sob ou contra os 2os molares (Figura B8.34, *detalhes*). Se causarem dor, os terceiros molares impactados geralmente são removidos. Nesse procedimento, o dentista tem cuidado para não lesionar os nervos alveolares (Figuras 8.81A e B8.32E).

Implantes dentais

Depois da extração de um dente ou da fratura do colo de um dente, pode-se colocar uma coroa protética sobre pino metálico (chamado pelos dentistas de munhão) inserido em um implante metálico cirúrgico no processo alveolar (Figura B8.35). Antes do implante, pode ser necessário um procedimento para aumentar o processo alveolar com osso da fíbula ou de cadáver. Pode ser necessário um período de espera de alguns meses para permitir o crescimento ósseo ao redor do implante antes de colocar o munhão e a coroa.

Bloqueio do nervo nasopalatino

Os nervos nasopalatinos podem ser anestesiados por injeção de anestésico na fossa incisiva no palato duro. A agulha é introduzida imediatamente

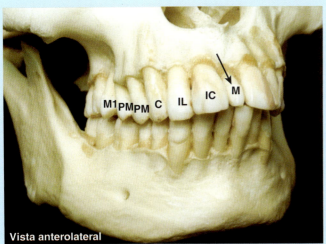

A. Dente supranumerário

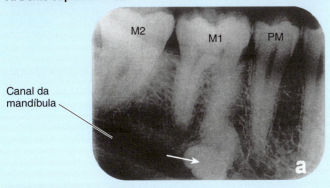

B. Radiografia de perfil

Figura B8.33 Dentes supranumerários. *C*, canino; *IC*, incisivo central; *IL*, incisivo lateral; *M*, mesiodente; *M1*, 1º molar; *M2*, 2º molar; *PM*, pré-molar; *seta*, dente supranumerário (acessório).

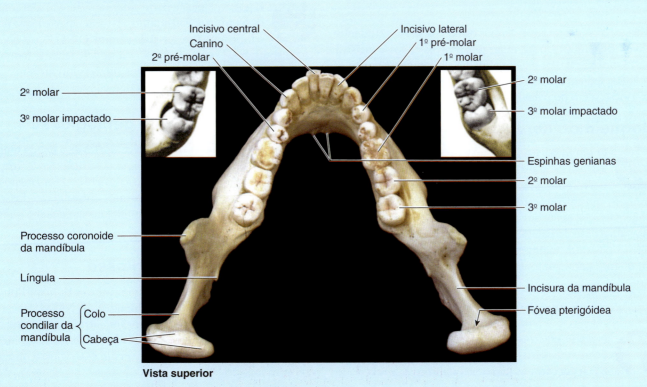

Figura B8.34 Mandíbula normal de adulto com dentição completa. *Detalhes*, 3os molares impactados.

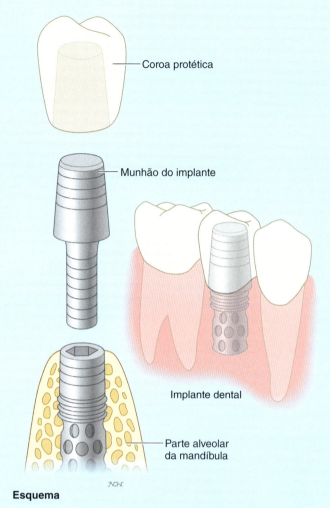

Figura B8.35 Implantes dentais.

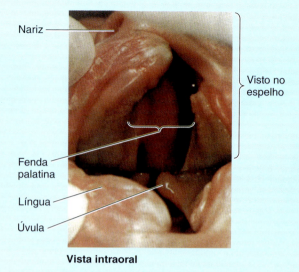

Figura B8.36 Fenda palatina bilateral.

posterior à papila incisiva. Ambos os nervos são anestesiados pela mesma injeção, onde emergem através da fossa incisiva (ver Figura 8.89B). Os tecidos afetados são a mucosa palatina, a gengiva lingual e o osso alveolar dos seis dentes maxilares anteriores, além do palato duro.

Bloqueio do nervo palatino maior

O nervo palatino maior pode ser anestesiado por injeção de anestésico no forame palatino maior. O nervo emerge entre o 2º e o 3º dente molar. Esse bloqueio nervoso anestesia toda a mucosa palatina e a gengiva lingual posterior aos dentes caninos maxilares e ao osso subjacente do palato. Devem ser evitados os ramos das artérias palatinas maiores. O anestésico deve ser injetado lentamente para evitar arrancar a túnica mucosa do palato duro.

Fenda palatina

A *fenda palatina*, associada ou não a fenda labial, ocorre em cerca de 1 em cada 2.500 recém-nascidos e é mais comum no sexo feminino. A fenda pode acometer apenas a úvula, conferindo-lhe uma aparência em rabo de peixe, ou pode estender-se através dos palatos mole e duro (Figura B8.36). Em casos graves associados à fenda labial, a fenda palatina estende-se através dos processos alveolares das maxilas e dos lábios nos dois lados. A origem embriológica da fenda palatina é a ausência de encontro e fusão das massas mesenquimais nos processos palatinos laterais entre si, com o septo nasal e/ou com a margem posterior do processo palatino mediano (Moore et al., 2020).

Reflexo faríngeo (do vômito)

É possível tocar a parte anterior da língua sem sentir desconforto. Entretanto, ao tocar a parte posterior, o indivíduo tem ânsia de vômito. O NC IX e o NC X são responsáveis pela contração muscular de cada lado da faringe. Os ramos glossofaríngeos são o ramo aferente do reflexo do vômito.

Paralisia do músculo genioglosso

Na paralisia do músculo genioglosso, a língua tende a cair posteriormente, com obstrução da via respiratória e risco de sufocação. Durante a anestesia geral há relaxamento total dos músculos genioglossos. Portanto, a pessoa anestesiada é intubada para evitar a queda da língua.

Lesão do nervo hipoglosso

Um traumatismo, como a fratura da mandíbula, pode lesionar o nervo hipoglosso (NC XII), resultando em paralisia e, por fim, atrofia unilateral da língua. A língua desvia-se para o lado paralisado durante a protrusão em razão da ação do músculo genioglosso íntegro no outro lado.

Absorção sublingual de fármacos

Para a rápida absorção de um fármaco como, por exemplo, o uso de nitroglicerina como vasodilatador na *angina de peito* (dor torácica causada por isquemia cardíaca), administra-se sob a língua o comprimido ou *spray*, que se dissolve e chega às veias profundas da língua em menos de 1 minuto (Figuras 8.91 e B8.37).

Carcinoma da língua

O *carcinoma da parte posterior da língua* metastatiza para os linfonodos cervicais profundos superiores nos dois lados. Todavia, um tumor na parte anterior geralmente só metastatiza para os linfonodos cervicais profundos inferiores na fase avançada da doença. Como esses linfonodos estão muito próximos da VJI, as metástases da língua podem ser distribuídas para as regiões submentual e submandibular e ao longo da VJI no pescoço (ver Figura 8.96).

Frenectomia

O frênulo lingual que se estende anteriormente em direção à ponta da língua ("língua presa") interfere nos movimentos da mesma e influencia a fala. Em casos incomuns, é necessário realizar uma *frenectomia* (secção do frênulo) em lactentes para liberar a língua para movimentos normais e fala.

Excisão de glândula submandibular e retirada de cálculo

Não é rara a excisão de uma glândula submandibular por causa de um cálculo no ducto submandibular ou de um tumor na glândula. A incisão cutânea é feita no mínimo 2,5 cm inferiormente ao ângulo da mandíbula para evitar lesão do ramo marginal da mandíbula do nervo facial (ver Figura 8.67). Também é preciso ter cuidado para não lesionar o nervo lingual durante a incisão do ducto. O ducto submandibular segue diretamente sobre o nervo inferior até o colo do 3º dente molar (ver Figura 8.98).

Sialografia dos ductos submandibulares

As glândulas salivares submandibulares podem ser examinadas radiologicamente após a injeção de um meio de contraste nos seus ductos. Esse tipo especial de radiografia (*sialografia*) mostra os ductos salivares e algumas unidades secretoras. Por causa do pequeno tamanho dos ductos das glândulas sublinguais e de sua multiplicidade, geralmente não é possível injetar meio de contraste nos ductos.

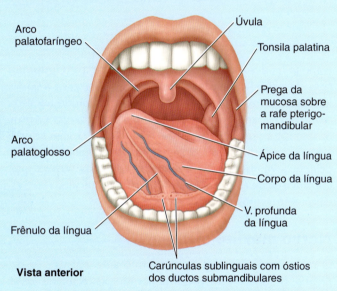

Figura B8.37 Assoalho da boca e face inferior da língua.

Pontos-chave: Região oral

Cavidade oral: A cavidade oral (boca) é a principal abertura do sistema digestório e uma abertura secundária do sistema respiratório, importante sobretudo para a fala no último caso. ■ A cavidade oral estende-se da rima da boca até o istmo das fauces. ■ A cavidade oral é dividida pela maxila e mandíbula e por seus arcos dentais em um vestíbulo da boca superficial (entre os lábios e as bochechas e a gengiva e os dentes) e uma cavidade própria da boca mais profunda (internamente à maxila e à mandíbula e aos arcos dentais). ■ A cavidade oral (e, especificamente, o vestíbulo da boca) é limitada pelos lábios e bochechas, que são pregas musculofibrosas dinâmicas flexíveis contendo músculos, rede neurovascular e glândulas mucosas, cobertas na superfície por pele e profundamente por túnica mucosa oral. ■ As bochechas também têm corpos adiposos.

Dentes: As fortes partes alveolares da maxila e da mandíbula contêm, em sequência, dois conjuntos de dentes (20 dentes decíduos e 32 permanentes). ■ As coroas dos dentes projetam-se da gengiva e as raízes estão fixadas nos alvéolos dentais pelo periodonto. ■ A maxila, seus dentes, as gengivas e o vestíbulo adjacente são supridos por ramos do nervo maxilar (NC V$_2$), artérias alveolares e veias acompanhantes. ■ As mesmas estruturas da mandíbula são supridas pelo nervo mandibular (NC V$_3$) e por vasos alveolares inferiores.

Palato: O teto da cavidade própria da boca é formado pelos palatos duro (dois terços anteriores) e mole (terço posterior), sendo o último um retalho controlado que permite ou limita a comunicação com a cavidade nasal. ■ A túnica mucosa do palato duro contém glândulas palatinas abundantes. ■ Ramos

Pontos-chave: (continuação)

das artérias maxilar (artérias palatinas maior e menor) e facial (artéria palatina ascendente) suprem o palato; o sangue venoso drena para o plexo pterigóideo. O palato recebe inervação sensitiva do nervo maxilar (NC V$_2$); os músculos do palato mole recebem inervação motora do plexo faríngeo (NC X) mais um ramo do nervo mandibular (NC V$_3$) para o músculo tensor do véu palatino.

Língua: A língua é uma massa de músculo estriado, inervada pelo NC XII e coberta por túnica mucosa especializada texturizada com papilas linguais. ■ Ocupa a maior parte da cavidade oral quando a boca está fechada. ■ Seus músculos extrínsecos controlam basicamente sua posição, enquanto os músculos intrínsecos controlam principalmente seu formato, para manipulação do alimento durante a mastigação, deglutição e fala. ■ É muito sensível, e quatro nervos cranianos enviam fibras sensitivas para ela. ■ O sulco terminal a divide em dois terços anteriores, que recebem sensibilidade geral do nervo lingual (NC V$_3$) e fibras gustativas do NC VII, e um terço posterior que recebe toda a inervação sensitiva do NC IX. ■ Na parte adjacente à epiglote, o NC X é responsável pela inervação sensitiva geral e especial.

Glândulas salivares: As glândulas salivares secretam saliva para iniciar a digestão, facilitando a mastigação e a deglutição. ■ A glândula parótida, a maior, recebe inervação parassimpática do NC IX através do gânglio ótico. ■ As glândulas submandibulares e sublinguais recebem inervação parassimpática do NC VII através do nervo corda do tímpano, nervo lingual e gânglio submandibular. Seus ductos abrem-se na cavidade oral sob a língua.

FOSSA PTERIGOPALATINA

A **fossa pterigopalatina** é um pequeno espaço piramidal inferior ao ápice da órbita e medial à fossa infratemporal (Figura 8.97). Situa-se entre o *processo pterigoide do esfenoide* posteriormente e a face posterior arredondada da maxila anteriormente. A frágil *lâmina perpendicular do palatino* forma sua parede medial. O teto incompleto da fossa pterigopalatina é formado pela continuação medial da *face infratemporal da asa maior do esfenoide*. O assoalho da fossa pterigopalatina é formado pelo *processo piramidal do palatino*. A extremidade maior e superior abre-se anterossuperiormente na *fissura orbital inferior*. Sua extremidade inferior estreita-se, continuando como os *canais palatinos maior e menor*. A fossa pterigopalatina comunica-se através de muitas passagens, distribuindo e recebendo nervos e vasos que entram e saem dos principais compartimentos do viscerocrânio (Figura 8.100A).

O **conteúdo da fossa pterigopalatina** (Figura 8.100B e C) é:

- Parte terminal (pterigopalatina ou terceira) da artéria maxilar, as partes iniciais de seus ramos e veias acompanhantes (tributárias do plexo venoso pterigóideo)
- Nervo maxilar (NC V$_2$), ao qual está associado o gânglio pterigopalatino. Ramos originados do gânglio na fossa são considerados ramos do nervo maxilar
- Bainhas neurovasculares dos vasos e nervos e uma matriz adiposa ocupam todo o espaço remanescente.

Parte pterigopalatina da artéria maxilar

A *artéria maxilar*, um ramo terminal da artéria carótida externa, segue anteriormente através da fossa infratemporal, como já foi descrito anteriormente. A **parte pterigopalatina da artéria maxilar**, sua terceira parte (i. e., a parte localizada anteriormente ao músculo pterigóideo lateral), segue medialmente através da *fissura pterigomaxilar* e entra na fossa pterigopalatina (Figuras 8.100B e 8.101A). A artéria situa-se anteriormente ao gânglio pterigopalatino e dá origem a ramos que acompanham todos os nervos que entram e saem da fossa, compartilhando os mesmos nomes com muitos (Quadro 8.12).

Nervo maxilar

O **nervo maxilar** segue em sentido anterior através do *forame redondo*, que entra na parede posterior da fossa (Figuras 8.100C, 8.101B e 8.102C). Na fossa pterigopalatina, o nervo maxilar dá origem ao *nervo zigomático*, que se divide em nervos zigomaticofacial e zigomaticotemporal (Figuras 8.101B e 8.102A). Esses nervos emergem do zigomático através dos forames cranianos de mesmo nome e são responsáveis pela sensibilidade geral na região lateral da bochecha e têmpora. O **nervo zigomaticotemporal** também dá origem a um ramo comunicante, que conduz fibras secretomotoras parassimpáticas pós-ganglionares até a glândula lacrimal através do nervo lacrimal, até aqui puramente sensitivo, que é ramo do NC V$_1$ (Figura 8.102A e B).

Enquanto está na fossa pterigopalatina, o nervo maxilar também dá origem aos dois *ramos para o gânglio pterigopalatino* (raízes sensitivas do gânglio pterigopalatino) que suspendem o **gânglio pterigopalatino** parassimpático na parte superior da fossa pterigopalatina (Figuras 8.100C e 8.102A). Os nervos pterigopalatinos conduzem fibras sensitivas gerais do nervo maxilar, que atravessam o gânglio pterigopalatino sem fazer sinapse e suprem o nariz, o palato e a faringe (Figura 8.102C). O nervo maxilar deixa a fossa pterigopalatina através da fissura orbital inferior,

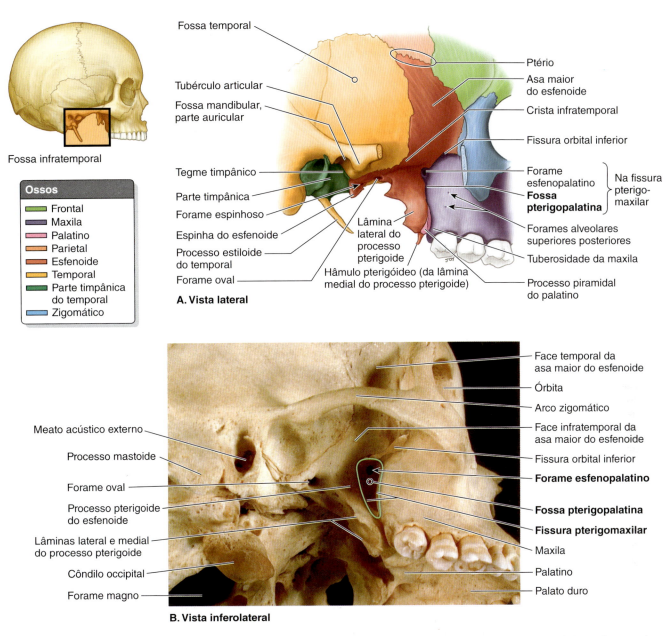

Figura 8.99 Fossas temporal, infratemporal e pterigopalatina. A. Ossos. O arco zigomático foi removido. **B.** Fossa pterigopalatina. A fossa pterigopalatina é observada medialmente à fossa infratemporal através da fissura pterigomaxilar entre o processo pterigoide e a maxila. O forame esfenopalatino é uma abertura na cavidade nasal no topo do palatino.

depois disso passa a ser conhecido como *nervo infraorbital* (Figuras 8.100C e 8.101B).

As **fibras parassimpáticas para o gânglio pterigopalatino** provêm do nervo facial através de seu primeiro ramo, o *nervo petroso maior* (Figuras 8.100C e 8.102A e B). Esse nervo une-se ao *nervo petroso profundo* enquanto atravessa o forame lacerado para formar o **nervo do canal pterigóideo**, que segue anteriormente através desse canal até a fossa pterigopalatina. As fibras parassimpáticas do nervo petroso maior fazem sinapse no gânglio pterigopalatino. O **nervo petroso profundo** é um nervo simpático que se origina do *plexo periarterial carótico interno* quando a artéria sai do canal carótico (Figuras 8.100C e 8.102A e C). Conduz fibras pós-ganglionares dos corpos das células nervosas no *gânglio simpático cervical superior* até o gânglio pterigopalatino por meio da união ao *nervo do canal pterigóideo*. As fibras não fazem sinapse no gânglio, mas seguem diretamente através dele até os ramos (do NC V₂) originados dele (Figura 8.102C). As fibras simpáticas pós-ganglionares seguem até as glândulas palatinas e as glândulas mucosas da cavidade nasal e parte superior da faringe.

970 Moore Anatomia Orientada para a Clínica

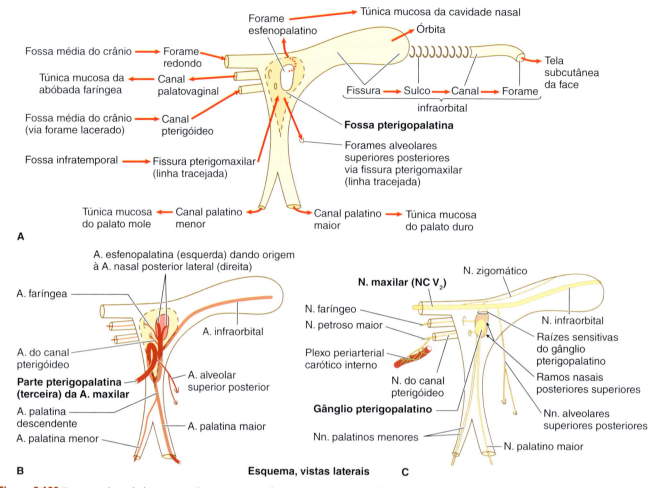

Figura 8.100 Fossa pterigopalatina – comunicações e conteúdo. **A.** Comunicações da fossa pterigopalatina e as vias de entrada e saída das estruturas nas fossas. **B.** Distribuição de ramos da parte pterigopalatina da artéria maxilar. **C.** Ramos do nervo maxilar e gânglio pterigopalatino entram e saem da fossa.

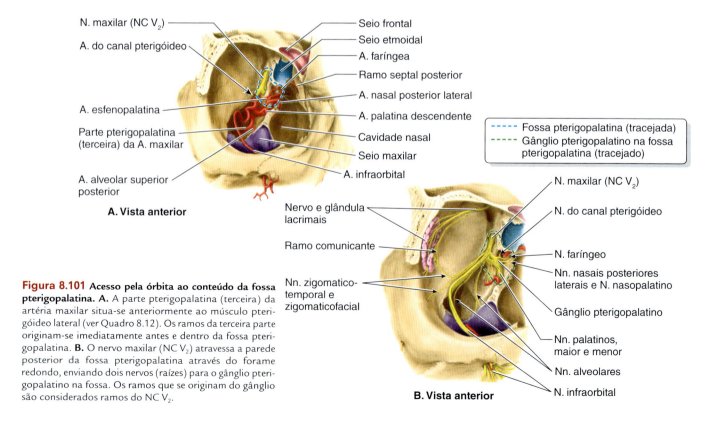

Figura 8.101 Acesso pela órbita ao conteúdo da fossa pterigopalatina. A. A parte pterigopalatina (terceira) da artéria maxilar situa-se anteriormente ao músculo pterigóideo lateral (ver Quadro 8.12). Os ramos da terceira parte originam-se imediatamente antes e dentro da fossa pterigopalatina. **B.** O nervo maxilar (NC V₂) atravessa a parede posterior da fossa pterigopalatina através do forame redondo, enviando dois nervos (raízes) para o gânglio pterigopalatino na fossa. Os ramos que se originam do gânglio são considerados ramos do NC V₂.

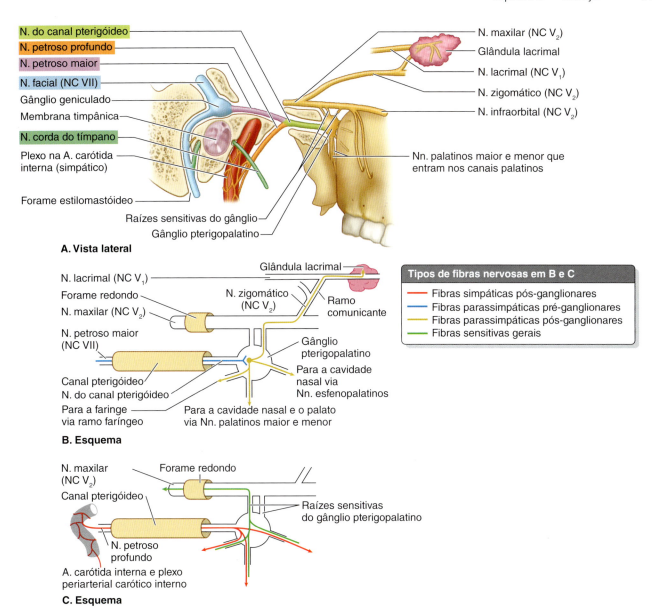

Figura 8.102 Nervos envolvidos no transporte de fibras nervosas de e para o gânglio pterigopalatino. **A.** Visão geral dos nervos regionais. **B.** Fibras parassimpáticas. **C.** Fibras sensitivas simpáticas e gerais. O nervo do canal pterigóideo conduz fibras parassimpáticas pré-ganglionares do nervo facial (via seu ramo, o nervo petroso maior) até o gânglio, onde fazem sinapse com fibras pós-ganglionares. O nervo do canal pterigóideo também leva fibras simpáticas pós-ganglionares do plexo carótico interno até o gânglio (via nervo petroso profundo). Fibras sensitivas passam do gânglio via ramos pterigopalatinos do nervo maxilar (NC V₂). As fibras parassimpáticas pós-ganglionares secretomotoras e as fibras simpáticas pós-ganglionares vasoconstritoras são distribuídas para as glândulas lacrimais, nasais, palatinas e faríngeas. Do mesmo modo, as fibras sensitivas são distribuídas para a túnica mucosa da cavidade nasal, palato e parte superior da faringe.

ANATOMIA CLÍNICA

FOSSA PTERIGOPALATINA

Acesso transantral à fossa pterigopalatina

 O acesso cirúrgico à fossa pterigopalatina profunda é obtido através do seio maxilar. Após elevar o lábio superior, atravessam-se a gengiva maxilar e a parede anterior do seio para entrar no seio. A parede posterior é, então, retirada aos poucos, conforme a necessidade para abrir a parede anterior da fossa pterigopalatina. No caso de *epistaxe* (sangramento nasal) crônica, a terceira parte da artéria maxilar pode ser ligada na fossa para controlar a hemorragia.

Pontos-chave: Fossa pterigopalatina

A fossa pterigopalatina é um importante centro de distribuição para ramos do nervo maxilar e a parte pterigopalatina (terceira) da artéria maxilar. ■ Está localizada entre a fossa infratemporal, a cavidade nasal, a órbita, a fossa média do crânio, a abóbada faríngea, o seio maxilar e a cavidade oral (palato), e tem comunicações com essas estruturas. ■ O conteúdo da fossa pterigopalatina é o nervo maxilar (NC V$_2$), o gânglio pterigopalatino parassimpático, a terceira parte da artéria maxilar e veias acompanhantes, e matriz adiposa adjacente.

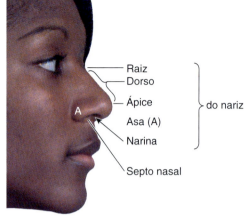

A. Vista lateral

NARIZ

O **nariz** é a parte do sistema respiratório situada acima do palato duro, contendo o órgão periférico do olfato. Inclui a parte externa do nariz e a cavidade nasal, que é dividida em direita e esquerda pelo *septo nasal* (Figura 8.103A). As funções do nariz são olfação, respiração, filtração de poeira, umidificação do ar inspirado, além de recepção e eliminação de secreções dos seios paranasais e ductos lacrimonasais.

Parte externa do nariz

A **parte externa do nariz** é a parte visível que se projeta da face. Seu esqueleto é principalmente cartilagíneo (Figura 8.103B). As dimensões e o formato dos narizes variam muito, principalmente por causa das diferenças nessas cartilagens. O **dorso do nariz** estende-se da **raiz** até o **ápice** (ponta) **do nariz**. A face inferior do nariz é perfurada por duas aberturas piriformes, as **narinas** (aberturas nasais anteriores), que são limitadas lateralmente pelas **asas do nariz**. A parte óssea superior do nariz, inclusive sua raiz, é coberta por pele fina.

A pele sobre a parte cartilagínea do nariz é coberta por pele mais espessa, que contém muitas glândulas sebáceas. A pele estende-se até o **vestíbulo do nariz** (Figura 8.105A), onde há um número variável de pelos rígidos (*vibrissas*). Como geralmente estão úmidos, esses pelos filtram partículas de poeira do ar que entra na cavidade nasal. A junção da pele e da túnica mucosa está além da área que tem pelos.

ESQUELETO DO NARIZ

O esqueleto de sustentação do nariz é formado por osso e cartilagem hialina. A **parte óssea do nariz** (Figuras 8.103B e 8.104) consiste em *ossos nasais, processos frontais das maxilas, parte nasal do frontal* e sua *espinha nasal*, e partes ósseas do septo nasal. A **parte cartilagínea do nariz** é formada por cinco cartilagens principais: duas cartilagens

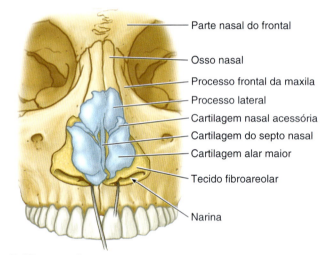

B. Vista anterior

Figura 8.103 Parte externa do nariz. **A.** Anatomia de superfície do nariz. O nariz está fixado à fronte por sua raiz. A margem arredondada entre o ápice e a raiz é o dorso do nariz. **B.** Cartilagens nasais. O septo foi retraído inferiormente. Os processos laterais da cartilagem do septo são fixados por suturas aos ossos nasais e são contínuos com a cartilagem do septo nasal.

laterais (processos laterais das cartilagens do septo), duas cartilagens alares e uma cartilagem do septo. As **cartilagens alares**, em forma de U, são livres e móveis. Elas dilatam ou estreitam as narinas quando há contração dos músculos que atuam sobre o nariz.

SEPTO NASAL

O *septo nasal* divide a cavidade nasal em duas *partes*. O septo tem uma parte óssea e uma parte cartilagínea móvel flexível. Os principais componentes do septo nasal são a **lâmina perpendicular do etmoide**, o vômer e a cartilagem do septo. A fina lâmina perpendicular do etmoide, que forma a parte superior do septo nasal, desce a partir da *lâmina cribriforme*. Superiormente a essa lâmina ela se estende como a *crista etmoidal*. O **vômer**, um osso fino e

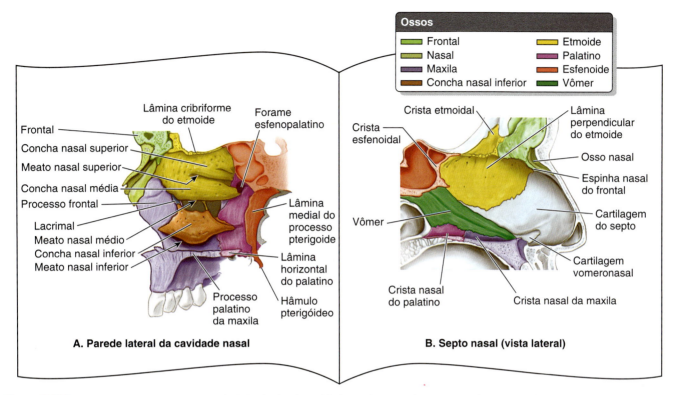

Figura 8.104 Paredes lateral e medial (septal) do lado direito da cavidade nasal. As paredes são separadas e mostradas como páginas adjacentes de um livro. A vista medial mostra a parede lateral direita da cavidade nasal, e a vista lateral mostra o septo nasal. O septo nasal tem uma parte rígida (óssea) profunda (posterior), onde é protegido, e uma parte mole ou móvel superficial (anterior), em especial na parte externa do nariz, mais vulnerável.

plano, forma a parte posteroinferior do septo nasal, com alguma contribuição das cristas nasais da maxila e do palatino. A **cartilagem do septo** tem uma articulação do tipo macho e fêmea com as margens do septo ósseo.

Cavidades nasais

O termo *cavidade nasal*, neste livro, refere-se a toda a cavidade ou à metade direita ou esquerda, dependendo do contexto. A entrada da cavidade nasal é anterior, através das narinas. Abre-se posteriormente na *parte nasal da faringe* através dos cóanos (ver Figura 8.9). É revestida por túnica mucosa, com exceção do *vestíbulo nasal*, que é revestido por pele (Figura 8.105A).

A **túnica mucosa do nariz** está firmemente unida ao periósteo e pericôndrio dos ossos e cartilagens que sustentam o nariz. A túnica mucosa é contínua com o revestimento de todas as câmaras com as quais as cavidades nasais se comunicam: a parte nasal da faringe na parte posterior, os seios paranasais nas partes superior e lateral, e o saco lacrimal e a túnica conjuntiva na parte superior. Os dois terços inferiores da túnica mucosa do nariz correspondem à área respiratória e o terço superior é a área olfatória (ver Figura 8.108B). O ar que passa sobre a **área respiratória** é aquecido e umedecido antes de atravessar o restante das vias respiratórias superiores até os pulmões. A **área olfatória** contém o órgão periférico do olfato; a aspiração leva ar até essa área.

LIMITES DAS CAVIDADES NASAIS

As cavidades nasais têm teto, assoalho e paredes medial e lateral:

- O *teto das cavidades nasais* é curvo e estreito, com exceção da extremidade posterior, onde o *corpo do esfenoide*, que é oco, forma o teto. É dividido em três partes (frontonasal, etmoidal e esfenoidal), nomeadas de acordo com os ossos que formam cada parte (Figura 8.104)
- O *assoalho das cavidades nasais* é mais largo do que o teto e é formado pelos *processos palatinos da maxila* e pelas *lâminas horizontais do palatino*
- A *parede medial das cavidades nasais* é formada pelo septo nasal
- As *paredes laterais das cavidades nasais* são irregulares por causa de três lâminas ósseas, as *conchas nasais*, que se projetam inferiormente, como persianas (Figuras 8.104A, 8.105 e 8.110).

CARACTERÍSTICAS DAS CAVIDADES NASAIS

As **conchas nasais** (superior, média e inferior) curvam-se em sentido inferomedial, pendendo da parede lateral como persianas ou cortinas curtas. As conchas ou turbinados de muitos mamíferos (sobretudo de mamíferos corredores e daqueles que vivem em ambientes hostis) são estruturas muito convolutas, semelhantes a rolos, que oferecem uma

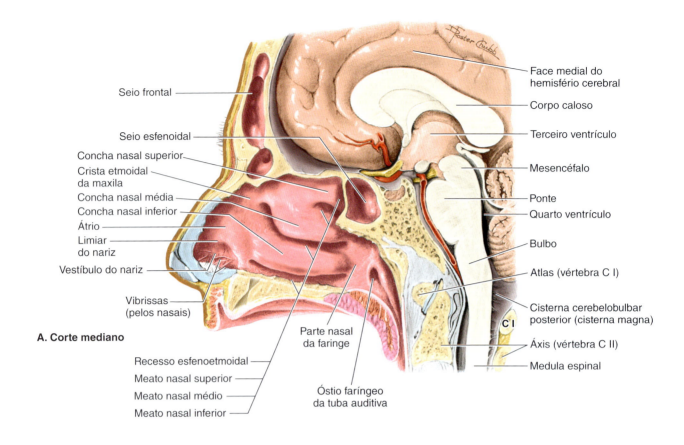
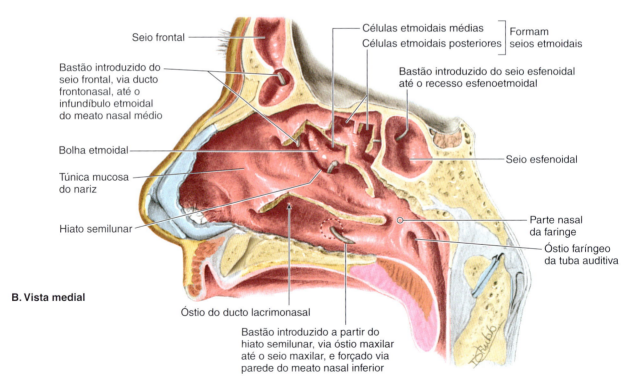

Figura 8.105 Parede lateral da cavidade nasal da metade direita da cabeça. **A.** Conchas. As conchas nasais inferior e média, que se curvam em sentido medial e inferior a partir da parede lateral, dividem a parede em três partes quase iguais e cobrem os meatos nasais inferior e médio, respectivamente. A concha nasal superior é pequena e anterior ao seio esfenoidal e a concha nasal média tem margem inferior angulada e termina abaixo do seio esfenoidal. A concha nasal inferior tem margem inferior ligeiramente curva e termina abaixo da concha nasal média, cerca de 1 cm anterior ao óstio da tuba auditiva. **B.** Comunicações através da parede nasal lateral. Partes das conchas nasais superior, média e inferior foram removidas. O seio esfenoidal ocupa o corpo do esfenoide. Seu óstio, superior à região média da parede anterior, abre-se no recesso esfenoetmoidal. Os óstios das células etmoidais posteriores, médias e anteriores abrem-se no meato superior, meato médio e hiato semilunar, respectivamente.

grande área de superfície para troca de calor. Tanto seres humanos com conchas nasais simples, semelhantes a lâminas, quanto animais com conchas complexas, têm um recesso ou **meato nasal** (passagem na cavidade nasal) sob cada formação óssea. Assim, a cavidade nasal é dividida em cinco passagens: um *recesso esfenoetmoidal* posterossuperior, três *meatos nasais* laterais (superior, médio e inferior) e um *meato nasal comum* medial, no qual se abrem as quatro passagens laterais. A **concha nasal inferior** é a mais longa e mais larga das conchas, sendo formada por um osso independente (de mesmo nome, concha nasal inferior) coberto por uma túnica mucosa que contém grandes espaços vasculares que aumentam, afetando o calibre da cavidade nasal. As **conchas nasais média** e **superior** são processos mediais do etmoide. A infecção ou irritação da túnica mucosa pode ocasionar o rápido surgimento de edema, com obstrução de uma ou mais vias nasais daquele lado.

O **recesso esfenoetmoidal**, situado posterossuperiormente à concha nasal superior, recebe a abertura do *seio esfenoidal*, uma cavidade cheia de ar no corpo do esfenoide. O **meato nasal superior** é uma passagem estreita entre as conchas nasais superior e média, no qual se abrem os seios etmoidais posteriores por meio de um ou mais orifícios (Figura 8.105A). O meato nasal médio é mais longo e mais profundo do que o superior. A parte anterossuperior dessa passagem leva a uma abertura afunilada, o **infundíbulo etmoidal**, através do qual se comunica com o seio frontal (Figura 8.106). A passagem que segue inferiormente de cada seio frontal até o infundíbulo é o *ducto*

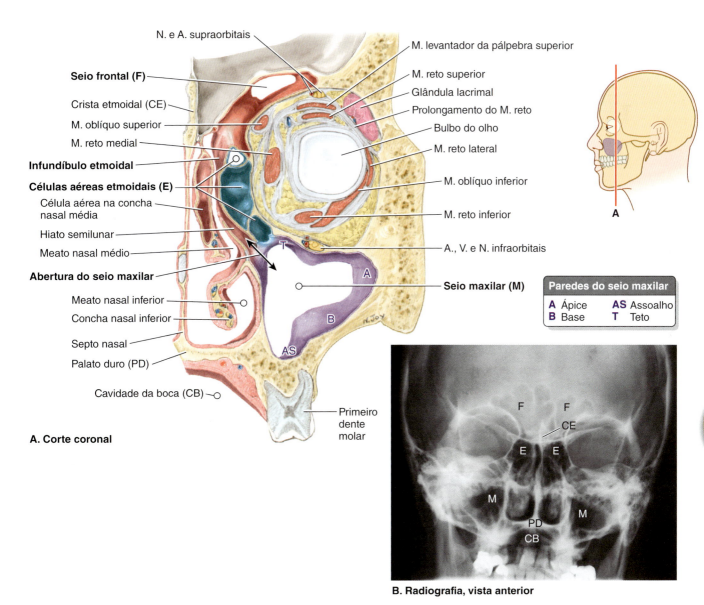

Figura 8.106 Cavidade nasal e seios paranasais. A. Corte coronal. O desenho de orientação ilustra o plano do corte. Observe a relação entre órbita, cavidade nasal e seios paranasais. O conteúdo da órbita, aí incluídos os quatro músculos retos e a fáscia que os une, forma um círculo (um cone quando visto em três dimensões) ao redor da face interna da parte posterior (fundo) do bulbo do olho. **B.** Radiografia do crânio mostrando a cavidade nasal e os seios paranasais. As *letras* referem-se às estruturas identificadas na parte **A**.

frontonasal (Figura 8.105B). O **hiato semilunar** é um sulco semicircular no qual se abre o seio frontal. A **bolha etmoidal**, uma elevação arredondada superior ao hiato, é visível quando a concha média é removida. A bolha é formada por células etmoidais médias que formam os *seios etmoidais*.

O **meato nasal inferior** é uma passagem horizontal situada em posição inferolateral à concha nasal inferior. O *ducto lacrimonasal*, que drena lágrimas do saco lacrimal, abre-se na parte anterior desse meato (ver Figura 8.46A). O **meato nasal comum** é a parte medial da cavidade nasal entre as conchas e o septo nasal, no qual se abrem os recessos laterais e o meato.

Vascularização e inervação do nariz

A *irrigação arterial das paredes medial e lateral da cavidade nasal* (Figura 8.107) tem cinco origens:

1. *Artéria etmoidal anterior* (da artéria oftálmica)
2. *Artéria etmoidal posterior* (da artéria oftálmica)
3. *Artéria esfenopalatina* (da artéria maxilar)
4. *Artéria palatina maior* (da artéria maxilar)
5. *Ramo septal da artéria labial superior* (da artéria facial).

As três primeiras artérias dividem-se em ramos lateral e medial (septal). A artéria palatina maior chega ao septo via canal incisivo através da região anterior do palato duro. A parte anterior do septo nasal é a sede de um plexo arterial anastomótico do qual participam todas as cinco artérias que vascularizam o septo (*área de Kiesselbach*). A parte externa do nariz também recebe sangue da primeira e quinta artérias citadas anteriormente, além de ramos nasais da artéria infraorbital e ramos nasais laterais da artéria facial.

Um rico **plexo venoso submucoso** situado profundamente à túnica mucosa do nariz proporciona *drenagem venosa do nariz por meio* das veias esfenopalatina, facial e oftálmica. O plexo venoso é uma parte importante do sistema termorregulador do corpo, trocando calor e aquecendo o ar antes de entrar nos pulmões. O sangue venoso do nariz drena principalmente para a veia facial através das veias angular e nasal lateral (ver Figura 8.25). Entretanto, lembre-se de que ele está localizado no "triângulo perigoso" da face em razão das comunicações com o *seio cavernoso* (*venoso da dura-máter*) (ver "Tromboflebite da veia facial" no boxe Anatomia clínica, anteriormente).

Em relação à *inervação do nariz*, a túnica mucosa do nariz pode ser dividida em partes posteroinferior e anterossuperior por uma linha oblíqua que atravessa aproximadamente a espinha nasal anterior e o recesso esfenoetmoidal (Figura 8.108). A inervação da região posteroinferior da túnica mucosa do nariz é feita principalmente pelo nervo maxilar, através do *nervo nasopalatino* para o septo nasal, e os ramos nasal lateral superior posterior e nasal lateral inferior do *nervo palatino maior* até a parede lateral. A inervação da parte anterossuperior provém do nervo oftálmico (NC V_1) através dos **nervos etmoidais anterior** e **posterior**, ramos do nervo nasociliar. A maior área da parte

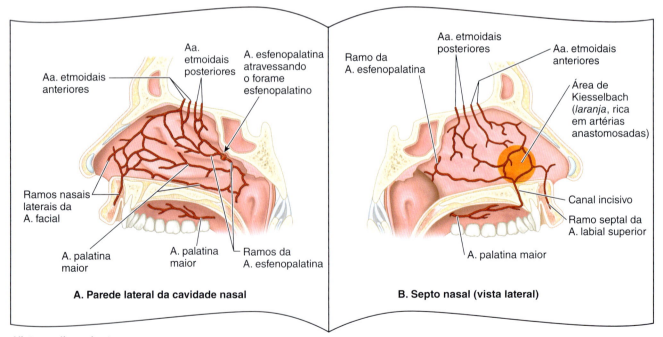

Figura 8.107 Irrigação arterial da cavidade nasal. Vista em livro aberto das paredes lateral e medial do lado direito da cavidade nasal. A "página" esquerda mostra a parede lateral da cavidade nasal. A artéria esfenopalatina (um ramo da artéria maxilar) e a artéria etmoidal anterior (um ramo da artéria oftálmica) são as artérias mais importantes da cavidade nasal. A "página" direita mostra o septo nasal. Há anastomose de quatro a cinco artérias nomeadas que irrigam o septo na parte anteroinferior do septo nasal (área de Kiesselbach, *laranja*), uma área comumente relacionada com a epistaxe crônica.

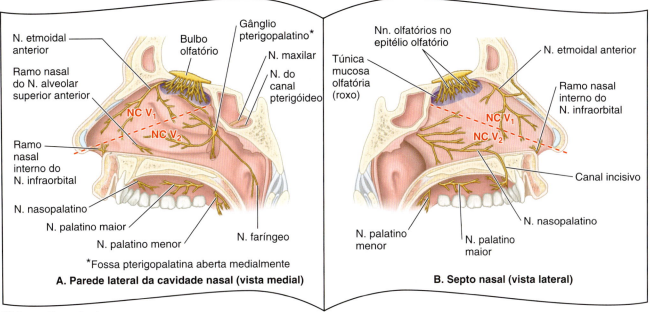

Figura 8.108 Inervação da cavidade nasal. Vista em livro aberto das paredes lateral e medial (septal) do lado direito da cavidade nasal. Uma *linha tracejada* extrapolada aproximadamente a partir do recesso esfenoetmoidal até o ápice do nariz demarca os territórios dos nervos oftálmico (NC V$_1$) e maxilar (NC V$_2$) para suprir a sensibilidade geral da parede lateral e do septo nasal. O nervo olfatório (NC I) é distribuído para a túnica mucosa olfatória superiormente no nível da concha nasal superior na parede lateral e no septo nasal.

externa do nariz (dorso e ápice) também é suprida pelo NC V$_1$ (via nervo infratroclear e ramo nasal externo do nervo etmoidal anterior). No entanto, as asas do nariz são supridas pelos ramos nasais do nervo infraorbital (NC V$_2$). Os **nervos olfatórios**, associados ao olfato, originam-se de células no **epitélio olfatório** na parte superior das paredes lateral e septal da cavidade nasal. Os processos centrais dessas células (que formam o nervo olfatório) atravessam a *lâmina cribriforme* e terminam no **bulbo olfatório**, a expansão rostral do **trato olfatório** (Figura 8.104A).

Seios paranasais

Os **seios paranasais** são extensões, cheias de ar, da parte respiratória da cavidade nasal para os seguintes ossos do crânio: frontal, etmoide, esfenoide e maxila. São nomeados de acordo com os ossos nos quais estão localizados. Os seios continuam a invadir o osso adjacente, e extensões acentuadas são comuns nos crânios de idosos.

SEIOS FRONTAIS

Os **seios frontais direito e esquerdo** estão entre as lâminas externa e interna do frontal, posteriormente aos arcos superciliares e à raiz do nariz (Figuras 8.105, 8.106 e 8.109). Em geral, os seios frontais não são detectáveis em crianças até os 7 anos. Cada seio drena através de um **ducto frontonasal** para o *infundíbulo etmoidal*, que se abre no *hiato semilunar* do meato nasal médio. Os seios frontais são inervados por ramos dos *nervos supraorbitais* (NC V$_1$).

Os seios frontais direito e esquerdo raramente têm tamanhos iguais e, em geral, o septo entre eles não está totalmente situado no plano mediano. Os seios frontais variam em tamanho de cerca de 5 mm a grandes espaços que se estendem lateralmente até as asas maiores do esfenoide. Muitas vezes um seio frontal tem duas partes: uma parte vertical na escama frontal e uma parte horizontal na parte orbital do frontal. Uma ou ambas as partes podem ser grandes ou pequenas. Quando a parte supraorbital é grande, seu teto forma o assoalho da fossa anterior do crânio e seu assoalho forma o teto da órbita.

CÉLULAS ETMOIDAIS

As **células etmoidais** são pequenas invaginações da túnica mucosa dos meatos nasais médio e superior para o etmoide entre a cavidade nasal e a órbita (Figuras 8.106, 8.109 e 8.110). Em geral, as células etmoidais não são visíveis em radiografias simples antes de 2 anos, mas são reconhecíveis nas imagens de TC. As **células etmoidais anteriores** drenam direta ou indiretamente para o meato nasal médio através do infundíbulo etmoidal. As **células etmoidais médias** abrem-se diretamente no meato médio e às vezes são denominadas "células bolhosas" porque formam a *bolha etmoidal*, uma saliência na margem superior do hiato semilunar (Figura 8.105B). As **células etmoidais posteriores** abrem-se diretamente no meato superior. As células etmoidais são supridas pelos ramos etmoidais anterior e posterior dos *nervos nasociliares* (NC V$_1$) (Figuras 8.19 e 8.108).

SEIOS ESFENOIDAIS

Os **seios esfenoidais** estão localizados no corpo do esfenoide, mas podem estender-se até as asas deste osso

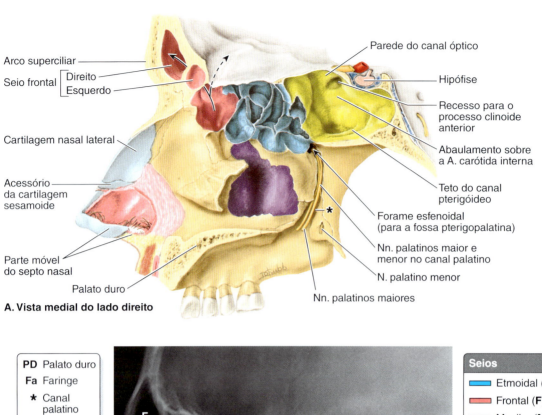

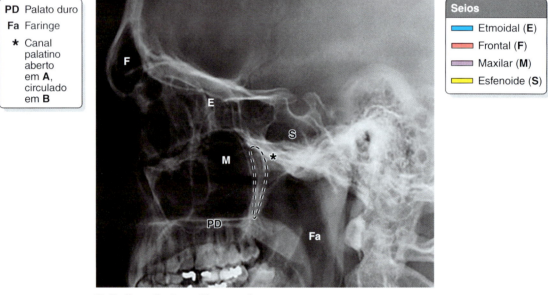

Figura 8.109 Seios paranasais I. **A.** Seios abertos. Os seios paranasais do lado direito foram abertos por via nasal e identificados por cores. Uma célula etmoidal anterior (*rosa*) está invadindo a díploe do frontal para se tornar um seio frontal. Um ramo (*seta tracejada*) invade a lâmina orbital do frontal. O seio esfenoidal nesta amostra é amplo, estendendo-se (1) posteriormente, inferiormente à hipófise, até o clivo; (2) lateralmente, abaixo do nervo óptico (NC II), até o processo clinoide anterior; e (3) inferiormente ao processo pterigoide, mas evitando o canal pterigóideo (que é observado elevando-se como uma crista sobre o assoalho do seio). O seio maxilar é piramidal. **B.** Radiografia do crânio. Densidades aéreas (áreas escuras) associadas aos seios paranasais, cavidade nasal, cavidade oral e faringe.

(Figuras 8.105 e 8.109). Esses seios estão divididos de modo desigual e são separados por um septo ósseo. Por causa dessa substancial pneumatização (formação de células aéreas), o corpo do esfenoide é frágil. Apenas lâminas finas de osso separam os seios de várias estruturas importantes: os nervos ópticos e o quiasma óptico, a hipófise, as artérias carótidas internas e os seios cavernosos. Os seios esfenoidais são derivados de uma célula etmoidal posterior que começa a invadir o esfenoide por volta dos 2 anos. Em algumas pessoas, algumas células etmoidais posteriores invadem o esfenoide, dando origem a vários seios esfenoidais que se abrem separadamente no *recesso esfenoetmoidal* (Figura 8.105A). As artérias etmoidais posteriores e os nervos etmoidais posteriores que acompanham as artérias suprem os seios esfenoidais (Figura 8.107).

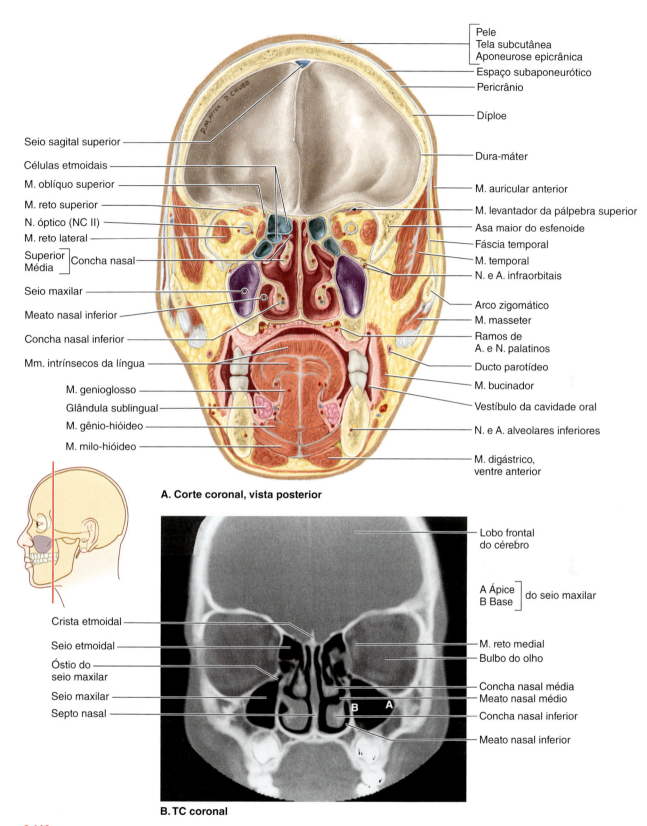

Figura 8.110 Seios paranasais II. O desenho de orientação mostra o plano do corte apresentado nas duas partes. **A.** Relações dos seios paranasais com a órbita e o nariz. O etmoide ocupa uma posição central, com seu componente horizontal formando a parte central da fossa anterior do crânio superiormente e o teto da cavidade nasal inferiormente. As células etmoidais permitem a inserção às conchas nasais superior e média e formam parte da parede medial da órbita. A lâmina perpendicular do etmoide forma parte do septo nasal. O seio maxilar forma a parte inferior da parede lateral do nariz e tem uma parede em comum com a órbita. A concha nasal média abriga o hiato semilunar no qual se abre o óstio maxilar. **B.** Tomografia computadorizada (TC) das cavidades paranasais cheias de ar.

SEIOS MAXILARES

Os **seios maxilares** são os maiores seios paranasais. Ocupam os corpos das maxilas e se comunicam com o meato nasal médio (Figuras 8.106, 8.109 e 8.110).

- O **ápice** do seio maxilar estende-se em direção ao zigomático e muitas vezes chega até ele
- A **base** do seio maxilar forma a parte inferior da parede lateral da cavidade nasal
- O **teto** do seio maxilar é formado pelo assoalho da órbita
- O **assoalho** do seio maxilar é formado pela parte alveolar da maxila. Muitas vezes as raízes dos dentes maxilares, sobretudo dos dois primeiros molares, produzem elevações cônicas no assoalho do seio.

Cada seio maxilar drena através de uma ou mais aberturas, o **óstio maxilar**, para o meato nasal médio da cavidade nasal por meio do hiato semilunar.

A **irrigação arterial do seio maxilar** provém principalmente de ramos alveolares superiores da **artéria maxilar** (Figura 8.75; Quadro 8.12). Entretanto, ramos das *artérias palatinas descendente* e *maior* irrigam o assoalho do seio (Figuras 8.100B). A **inervação do seio maxilar** é feita pelos **nervos alveolares superiores** anterior, médio e posterior, que são ramos do nervo maxilar (ver Figura 8.81A).

ANATOMIA CLÍNICA

NARIZ

Fraturas do nariz

Em face da proeminência do nariz, as fraturas dos ossos nasais são comuns em acidentes automobilísticos e esportes de contato (exceto se forem usados protetores faciais). As fraturas geralmente resultam em deformação do nariz, sobretudo quando uma força lateral é aplicada pelo cotovelo de uma pessoa, por exemplo; geralmente há *epistaxe* (sangramento nasal). Nas fraturas graves, a ruptura dos ossos e cartilagens resulta em deslocamento do nariz. Quando a lesão é causada por um golpe direto, também pode haver fratura da lâmina cribriforme do etmoide.

Desvio do septo nasal

É comum o desvio do septo nasal para um lado (Figura B8.38). Pode ser consequência de tocotraumatismo, porém, na maioria das vezes, o desvio ocorre durante a adolescência e a vida adulta por

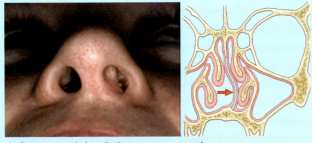

A. Septo nasal desviado para a esquerda

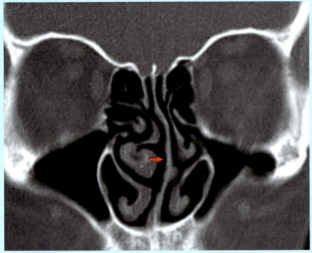

B. TC coronal

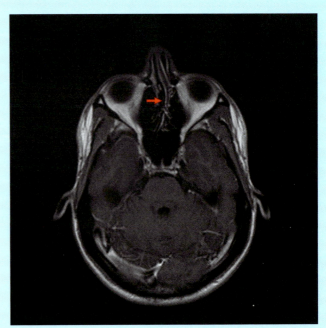

C. RM axial

Figura B8.38 Desvio do septo nasal.

traumatismo (p. ex., durante uma luta de soco). Às vezes o desvio é tão acentuado que o septo nasal toca a parede lateral da cavidade nasal e não raro causa obstrução respiratória ou exacerba o ronco. O desvio pode ser corrigido cirurgicamente.

Rinite

 Há edema e inflamação da mucosa nasal (*rinite*) durante infecções respiratórias altas graves e reações alérgicas (p. ex., rinite alérgica). O edema da mucosa é imediato em face de sua vascularização. As infecções das cavidades nasais podem se disseminar para:

- Fossa anterior do crânio através da lâmina cribriforme
- Parte nasal da faringe e tecidos moles retrofaríngeos
- Orelha média através da *tuba auditiva*, que une a cavidade timpânica à parte nasal da faringe
- Seios paranasais
- Aparelho lacrimal e conjuntiva.

Epistaxe

 A epistaxe é relativamente comum em razão da abundante vascularização da mucosa nasal. Na maioria dos casos de sangramento nasal, a causa é o traumatismo e a hemorragia provém de uma área no terço anterior do nariz (área de Kiesselbach; ver Figura 8.107B). A epistaxe também está associada a infecções e hipertensão arterial. A perda de sangue pelo nariz decorre da ruptura de artérias. A epistaxe leve também pode ser causada pela introdução de objetos no nariz, rompendo as veias no vestíbulo.

Sinusite

 Como os seios paranasais são contínuos com as cavidades nasais através de óstios que se abrem neles, a infecção pode disseminar-se das cavidades nasais, causando inflamação e edema da mucosa dos seios paranasais (*sinusite*) e dor local. Às vezes há inflamação de vários seios (*pansinusite*), e o edema da mucosa pode obstruir uma ou mais aberturas dos seios para as cavidades nasais.

Infecção das células etmoidais (sinusite etmoidal)

 Em caso de obstrução à drenagem nasal, as infecções das células etmoidais podem se propagar através da frágil parede medial da órbita. As infecções graves que têm essa origem podem causar cegueira, pois algumas células etmoidais posteriores situam-se próximo do canal óptico, que dá passagem ao nervo óptico e à artéria oftálmica. A disseminação de infecção dessas células também poderia afetar a bainha de dura-máter do nervo óptico, causando *neurite óptica*.

Infecção dos seios maxilares (sinusite maxilar)

 Os seios maxilares são os mais frequentemente infectados, provavelmente porque seus óstios costumam ser pequenos e estão situados em posição alta nas paredes superomediais (ver Figura 8.110). A congestão da mucosa do seio costuma causar obstrução dos óstios maxilares. Por causa da localização alta dos óstios, quando a cabeça está ereta a drenagem dos seios só é possível quando eles estão cheios. Como os óstios dos seios direito e esquerdo situam-se nas regiões mediais (*i. e.*, estão voltados um para o outro), quando a pessoa está em decúbito lateral só há drenagem do seio superior (p. ex., o seio direito na posição de decúbito lateral esquerdo). Um resfriado ou alergia de ambos os seios pode resultar em noites rolando de um lado para outro na tentativa de drenar os seios maxilares. Um seio maxilar pode ser canulado e drenado introduzindo-se uma cânula pelas narinas e através do óstio maxilar até o seio.

Relação entre os dentes e o seio maxilar

 A proximidade entre os três dentes molares maxilares e o assoalho do seio maxilar pode causar graves problemas. Durante a retirada de um dente molar, pode haver fratura de uma raiz do dente. Se não forem usados métodos apropriados de retirada, um fragmento da raiz pode ser levado para cima e penetrar no seio maxilar criando uma comunicação (fístula) entre a cavidade oral e o seio. Isso pode causar infecção do seio. Como os nervos alveolares superiores (ramos do nervo maxilar) suprem os dentes maxilares e a mucosa dos seios maxilares, a inflamação da túnica mucosa do seio é frequentemente acompanhada por sensação de dor de dente (dentes molares).

Transiluminação dos seios

 A *transiluminação dos seios maxilares* é realizada em uma sala escura. Um feixe de luz forte é concentrado na boca do paciente sobre um lado do palato duro ou firmemente contra a bochecha (Figura B8.39A). A luz atravessa o seio maxilar e apresenta-se como uma luminescência fosca, em forma de meia-lua, inferior à órbita. Se um seio contiver excesso de líquido, massa ou espessamento da mucosa, a luminescência diminui. Os seios frontais também podem ser transiluminados dirigindo-se a luz em sentido superior sob a face medial do supercílio, o que normalmente produz um brilho superior à órbita (Figura B8.39B). Por causa da grande variação no desenvolvimento dos seios, o padrão e a extensão da iluminação do seio diferem de uma pessoa para outra (Bickley, 2021).

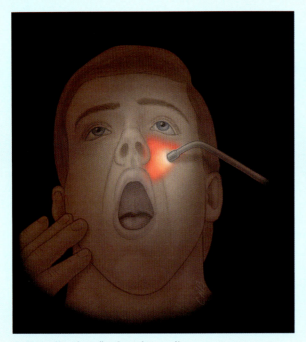
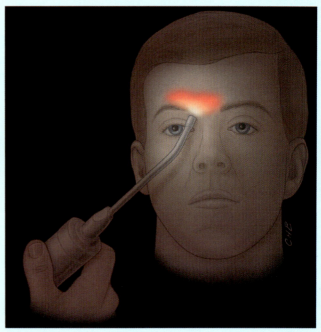

A. Transiluminação do seio maxilar   B. Transiluminação do seio frontal

Figura B8.39 Transiluminação dos seios paranasais.

Pontos-chave: Nariz

O nariz é o sistema de ventilação que atravessa a cabeça, permitindo o fluxo de ar entre o ambiente externo e o sistema respiratório inferior (pulmões). ■ À medida que atravessa o nariz, o ar tem sua composição química analisada (potencialização do olfato e do paladar), é aquecido, umidificado e filtrado para os pulmões. Ao sair, o calor e a umidade são liberados com ele. ■ O nariz também é uma via de drenagem para o muco e o líquido lacrimal.

Esqueleto do nariz: A cavidade nasal, que se abre anteriormente através das narinas, é subdividida por um septo nasal mediano. ■ A parte externa protrusa do nariz e o septo anterior são beneficiados pela flexibilidade proporcionada por um esqueleto cartilaginoso, reduzindo o risco de fraturas nasais. ■ Com exceção do septo e do assoalho, as paredes da cavidade nasal são altamente pneumatizadas pelos seios paranasais e suas paredes laterais têm conchas.

Cavidades nasais: Tanto os seios quanto as conchas nasais aumentam a área de superfície secretora para troca de umidade e calor. ■ Praticamente todas as superfícies são cobertas por mucosa secretora, vascularizada e espessa, cuja parte anterossuperior (inclusive a da maioria dos seios paranasais) é suprida por artéria e nervo oftálmicos (NC V_1), e a parte posteroinferior (inclusive a do seio maxilar) por artéria e nervo maxilares (NC V_2). ■ A mucosa do teto e as áreas adjacentes das paredes e do septo também recebem inervação sensitiva especial do nervo olfatório (NC I). ■ Posteriormente, a cavidade nasal é contínua com a parte nasal da faringe através dos cóanos; o palato mole atua como válvula ou portão que controla o acesso de entrada e saída das vias nasais. ■ O osso e a mucosa das paredes laterais dessa passagem são perfurados por aberturas dos ductos lacrimonasais, os seios paranasais e a tuba auditiva. ■ Apenas o osso é perfurado pelo forame pterigopalatino, dando passagem às estruturas neurovasculares para a túnica mucosa do nariz.

Seios paranasais: Os seios paranasais são nomeados de acordo com os ossos que ocupam. ■ O seio maxilar é o maior. ■ A maioria dos seios paranasais se abre no meato nasal médio, mas os seios esfenoidais entram no recesso esfenoetmoidal.

ORELHA

A **orelha** – o órgão da audição e do equilíbrio – é dividida em partes externa, média e interna (Figura 8.111). As partes externa e média estão relacionadas principalmente com a transferência de som para a orelha interna, que contém o órgão do equilíbrio e também da audição. A *membrana timpânica* separa a orelha externa da orelha média. A *tuba auditiva* conecta a orelha média à parte nasal da faringe.

Orelha externa

A **orelha externa** é formada pela *orelha (pavilhão)* semelhante a uma concha, que capta o som, e o *meato acústico externo*, que conduz o som até a membrana timpânica.

ORELHA

A **orelha** é formada por uma lâmina de cartilagem elástica com formato irregular, coberta por pele fina (Figura 8.112). A orelha tem várias depressões e elevações. A **concha** é a depressão mais profunda. A margem elevada da orelha é a **hélice**. As outras depressões e elevações são identificadas na Figura 8.112. O **lóbulo** não cartilagíneo consiste em tecido fibroso, gordura e vasos sanguíneos. É facilmente perfurado para colher pequenas amostras de sangue e introduzir brincos. O **trago** é uma projeção linguiforme superposta ao poro acústico externo. A **irrigação arterial** da orelha é derivada principalmente das *artérias auricular posterior* e *temporal superficial* (Figura 8.113A).

Os principais **nervos para a pele da orelha** são o auricular magno e o auriculotemporal. O **nervo auricular magno** supre a face cranial (medial) e a parte posterior (*hélice*, *antélice* e *lóbulo*) da face lateral. O *nervo auriculotemporal*, ramo do NC V$_3$, supre a pele da parte anterior da face lateral da orelha externa, inclusive a *margem da concha, o ramo da hélice* e o *trago* (Figuras 8.111 e 8.113A). A pele da concha da orelha é suprida principalmente pelo *ramo auricular do nervo vago* com contribuição mínima do nervo facial.

A **drenagem linfática** da orelha é a seguinte: a face lateral da metade superior da orelha drena para os *linfonodos parotídeos superficiais* (Figura 8.113B); a face cranial da metade superior da orelha drena para os **linfonodos mastóideos** e *linfonodos cervicais profundos*; e o restante da orelha, inclusive o lóbulo, drena para os **linfonodos cervicais superficiais**.

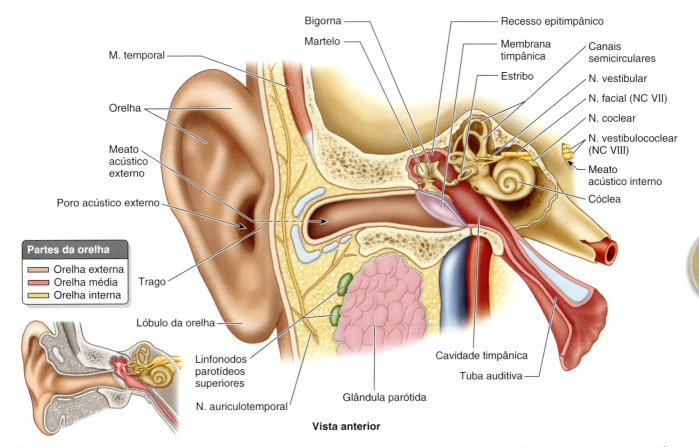

Figura 8.111 Partes da orelha. Corte coronal da orelha, com figura de orientação associada, mostra que a orelha tem três partes: externa, média e interna. A orelha externa é formada pela orelha e pelo meato acústico externo. A orelha média é um espaço aéreo no qual estão localizados os ossículos da audição. A orelha interna contém o labirinto membranáceo; suas principais divisões são o labirinto coclear e o labirinto vestibular.

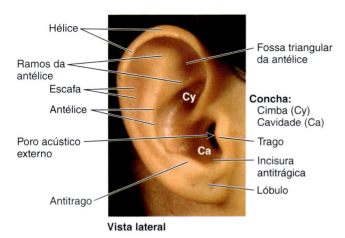

Figura 8.112 Orelha externa. As partes da orelha comumente usadas em descrições clínicas são identificadas. A orelha externa inclui a orelha e o meato acústico externo.

MEATO ACÚSTICO EXTERNO E MEMBRANA TIMPÂNICA

O **meato acústico externo** é um canal da orelha que segue internamente através da parte timpânica do temporal, da orelha até a membrana timpânica, uma distância de 2 a 3 cm em adultos (Figura 8.111). O terço lateral desse canal, que tem formato ligeiramente sigmoide, é cartilagíneo e revestido por pele contínua com a pele da orelha. Os dois terços mediais do meato são ósseos e revestidos por pele fina e contínua com a camada externa da membrana timpânica. As glândulas ceruminosas e sebáceas no tecido subcutâneo da parte cartilagínea do meato produzem *cerume* (cera de ouvido).

A **membrana timpânica**, que tem cerca de 1 cm de diâmetro, é uma membrana fina, oval e semitransparente na extremidade medial do meato acústico externo (Figuras 8.111 e 8.114). Essa membrana é uma divisória entre o meato acústico externo e a cavidade timpânica da orelha média. A membrana timpânica é coberta por pele fina externamente e a túnica mucosa da orelha média internamente. Vista através de um *otoscópio*, a membrana timpânica tem uma concavidade voltada para o meato acústico externo com uma depressão central cônica rasa, cujo pico é o **umbigo da membrana timpânica** (Figura 8.114A) (ver "Otoscopia" no boxe Anatomia clínica, mais adiante). O eixo central da membrana timpânica atravessa o umbigo perpendicularmente, como o cabo de um guarda-chuva, seguindo em sentido anteroinferior e lateral. Assim, a membrana timpânica é orientada como um minirradar ou antena parabólica posicionada para receber sinais provenientes do solo na frente e ao lado da cabeça.

Acima do processo lateral do *martelo* (um dos *ossículos da audição* da orelha média), a membrana é fina e denominada **parte flácida**. Não tem as fibras radiais e circulares existentes no restante da membrana, denominada **parte tensa**. A parte flácida forma a parede lateral do recesso superior da cavidade timpânica.

A membrana timpânica movimenta-se em resposta às vibrações do ar que atravessam o meato acústico externo e chegam até ela. Os movimentos da membrana são transmitidos pelos ossículos da audição através da orelha média até a orelha interna (Figura 8.111).

A pele das paredes superior e anterior do meato acústico externo e os dois terços superoanteriores da face externa da membrana timpânica são supridos principalmente pelo *nervo auriculotemporal* (Figura 8.113A), um ramo do NC V₃. A pele das paredes posterior e inferior do meato acústico e o terço posteroinferior da membrana timpânica são supridos pelo *ramo auricular do nervo vago* (NC X). A face interna da membrana timpânica é suprida pelo *nervo glossofaríngeo* (NC IX).

Orelha média

A **cavidade timpânica** ou **cavidade da orelha média** é a câmara estreita e cheia de ar na parte petrosa do temporal (Figuras 8.111 e 8.115). A cavidade tem duas partes: a **cavidade timpânica propriamente dita**, o espaço diretamente interno à membrana timpânica, e o **recesso epitimpânico**, o espaço superior à membrana. A cavidade timpânica está unida na parte anteromedial à parte nasal da faringe pela *tuba auditiva* e na parte posterossuperior às células mastóideas através do *antro mastóideo* (Figura 8.116). A cavidade timpânica é revestida por túnica mucosa que é contínua com o revestimento da tuba auditiva, células mastóideas e antro mastóideo.

O conteúdo da orelha média é composto por:

- Ossículos da audição (martelo, bigorna e estribo)
- Músculos estapédio e tensor do tímpano
- Nervo corda do tímpano, um ramo do NC VII (Figura 8.116)
- Plexo timpânico de nervos.

PAREDES DA CAVIDADE TIMPÂNICA

A orelha média tem formato semelhante ao de uma hemácia ou uma caixa estreita com paredes côncavas (Figura 8.116B). Tem seis paredes:

1. A **parede tegmental (teto)** é formada por uma lâmina fina de osso, o tegme timpânico, que separa a cavidade timpânica da dura-máter no assoalho da fossa média do crânio (Figura 8.116A)
2. A **parede jugular (assoalho)** é formada por uma lâmina de osso que separa a cavidade timpânica do bulbo superior da veia jugular interna (Figura 8.116A e B)
3. A **parede membranácea (parede lateral)** é formada quase totalmente pela convexidade em pico da *membrana timpânica*; superiormente, é formada pela parede óssea lateral do *recesso epitimpânico*. O cabo do martelo está fixado à membrana timpânica, e sua cabeça estende-se até o recesso epitimpânico
4. A **parede labiríntica (parede medial)** separa a cavidade timpânica da orelha interna. Também tem o *promontório da parede labiríntica*, formado pela parte inicial da cóclea, e as *janelas oval* e *redonda* que, em um crânio seco, comunicam-se com a orelha interna

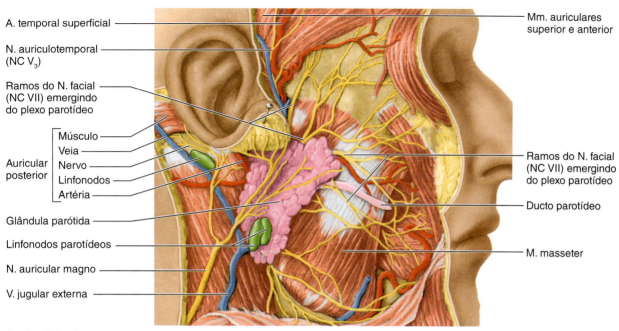

A. Vista lateral

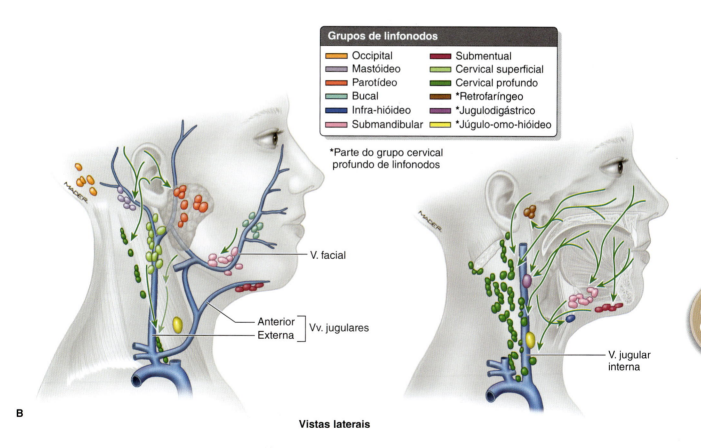

Vistas laterais

Figura 8.113 Drenagem linfática da face e da cabeça. A. Dissecção da face. As artérias e veias auriculares posteriores, a artéria temporal superficial e os nervos auricular magno e auriculotemporal são responsáveis pela circulação e inervação da orelha externa. **B.** A drenagem linfática segue para os linfonodos parotídeos e para os linfonodos mastóideos e cervicais superficiais, todos drenando para os linfonodos cervicais profundos.

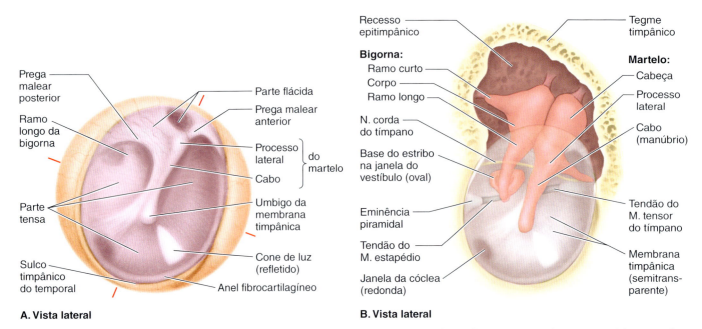

Figura 8.114 Membrana timpânica e acesso lateral à cavidade timpânica. A. Vista otoscópica da membrana timpânica direita. O *cone de luz* é um reflexo da luz do otoscópio. **B.** Ossículos da orelha vistos através da membrana timpânica. A membrana timpânica é representada semitransparente e a parede lateral do recesso epitimpânico foi removida para mostrar os ossículos da orelha média *in situ*.

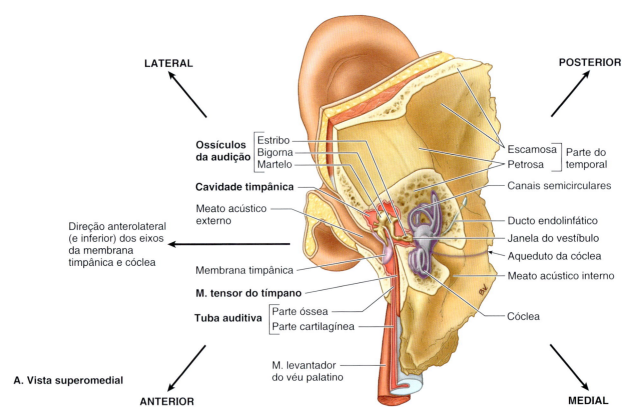

Figura 8.115 Esquema geral e orientação dos componentes da orelha. A. Visão geral. O meato acústico externo segue em sentido lateromedial. O eixo da membrana timpânica e o eixo em torno do qual a cóclea se espirala seguem em direção inferior e anterior enquanto prosseguem lateralmente. Os eixos longitudinais dos labirintos ósseo e membranáceo, da tuba auditiva e dos músculos tensor do tímpano e levantador do palato paralelos são perpendiculares aos eixos da membrana timpânica e da cóclea (*i. e.*, seguem inferior e anteriormente enquanto prosseguem medialmente). (*continua*).

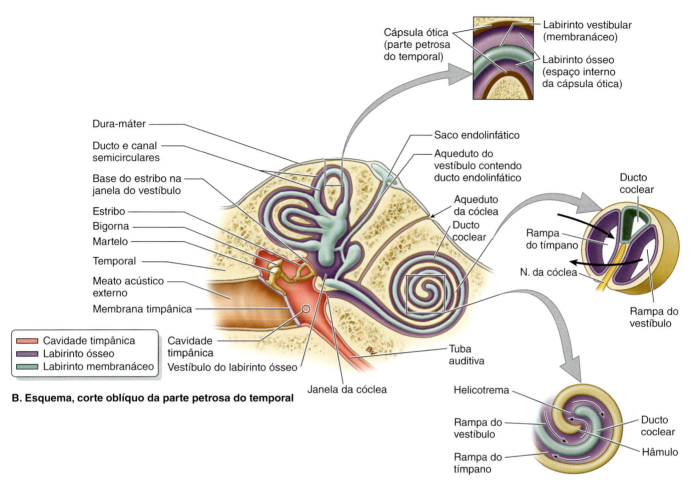

Figura 8.115 (*Continuação*) **B.** Partes média e interna da orelha. A orelha média situa-se entre a membrana timpânica e a orelha interna. Três ossículos da audição estendem-se da parede lateral até a parede medial da cavidade timpânica. A tuba auditiva é uma comunicação entre a parede anterior da cavidade timpânica e a parede lateral da parte nasal da faringe. A orelha interna é formada por um sistema fechado de tubos membranáceos e bulbos, o labirinto membranáceo, que é preenchido por um líquido denominado endolinfa (*azul*) e banhado por líquido adjacente denominado perilinfa (*roxo*).

5. A **parede mastóidea (parede posterior)** tem uma abertura em sua parte superior, o **ádito ao antro mastóideo**, que une a cavidade timpânica às células mastóideas. O canal para o nervo facial desce entre a parede posterior e o antro, medial ao ádito
6. A **parede carótica** anterior separa a cavidade timpânica do canal carótico; superiormente, tem a **abertura da tuba auditiva** e o **canal para o músculo tensor do tímpano**.
7. O **antro mastóideo** é uma cavidade no processo mastoide do temporal (Figura 8.116A). O antro, como a cavidade timpânica, é separado da fossa média do crânio por uma fina lâmina do temporal, denominada **tegme timpânico**. Essa estrutura forma a *parede tegmental* das cavidades da orelha e também faz parte do assoalho da parte lateral da fossa média do crânio. O antro mastóideo é a cavidade comum na qual se abrem as células mastóideas. O antro e as células mastóideas são revestidos por túnica mucosa contínua com o revestimento da orelha média. Na parte anteroinferior, o antro está relacionado com o canal para o nervo facial.

TUBA AUDITIVA

A **tuba auditiva** comunica a cavidade timpânica à parte nasal da faringe (parte superior da faringe ou nasofaringe), onde se abre posteriormente ao meato nasal inferior (Figura 8.115). O terço posterolateral da tuba é ósseo e o restante é cartilagíneo. A tuba auditiva é revestida por túnica mucosa, que é contínua posteriormente com a túnica mucosa da cavidade timpânica e anteriormente com a túnica mucosa da parte nasal da faringe.

A *função da tuba auditiva* é igualar a pressão na orelha média à pressão atmosférica, permitindo, assim, o livre movimento da membrana timpânica. Essa tuba permite a entrada e a saída de ar da cavidade timpânica, equilibrando a pressão nos dois lados da membrana. Como normalmente há aposição das paredes da parte cartilagínea da tuba, a tuba tem de ser ativamente aberta. Ela é aberta por uma combinação da expansão da circunferência do ventre do *músculo levantador do véu palatino* quando este se contrai longitudinalmente, empurrando uma parede enquanto o *músculo tensor do véu palatino* traciona a outra. Como esses são

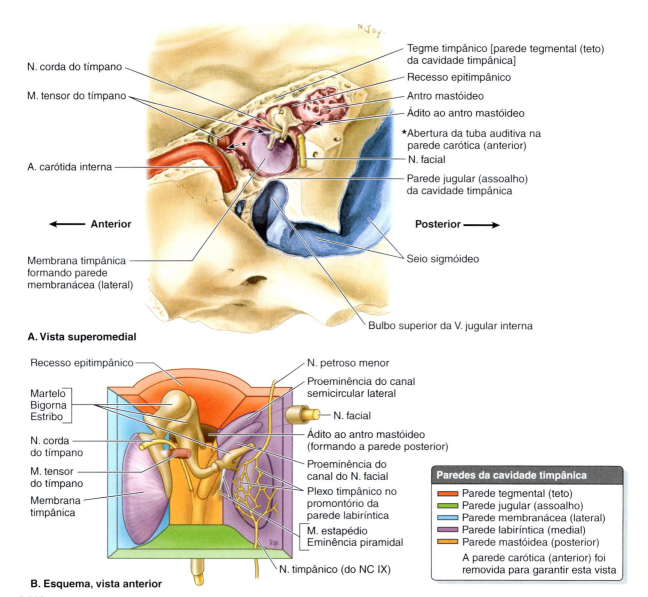

Figura 8.116 Paredes da cavidade timpânica. A. Dissecção da face medial. O *tegme timpânico*, que forma o teto da cavidade timpânica e o antro mastóideo, é bastante espesso nesta amostra; em geral é finíssimo. A artéria carótida interna é a principal relação da parede anterior, a veia jugular interna é a principal relação do assoalho, e o nervo facial (NC VII) é um importante elemento da parede posterior. O nervo corda do tímpano segue entre o martelo e a bigorna. **B.** Esquema. A parede carótica (anterior) da cavidade timpânica foi removida. A membrana timpânica forma a maior parte da parede membranácea (lateral); superiormente a ela está o recesso epitimpânico, no qual estão abrigadas as maiores partes do martelo e da bigorna. Ramos do plexo timpânico são responsáveis pela inervação da túnica mucosa da orelha média e tuba auditiva adjacente. No entanto, um ramo, o nervo petroso menor, está conduzindo fibras parassimpáticas pré-ganglionares até o gânglio ótico para inervação secretomotora da glândula parótida.

músculos do palato mole, a equalização da pressão ("estalido nos ouvidos") está comumente associada a atividades como bocejar e deglutir.

As *artérias da tuba auditiva* provêm da *artéria faríngea ascendente*, um ramo da artéria carótida externa, e da *artéria meníngea média* e *artéria do canal pterigóideo*, ramos da artéria maxilar (Figura 8.117; Quadro 8.12).

As *veias da tuba auditiva* drenam para o plexo venoso pterigóideo. A **drenagem linfática** da tuba auditiva se faz para os *linfonodos cervicais profundos* (Figura 8.113B).

Os **nervos da tuba auditiva** originam-se do *plexo timpânico* (Figura 8.116B), formado por fibras do nervo glossofaríngeo (NC IX). Anteriormente, a tuba também recebe fibras do *gânglio pterigopalatino* (Figura 8.108A).

OSSÍCULOS DA AUDIÇÃO

Os **ossículos da audição** formam uma *cadeia móvel de pequenos ossos* através da cavidade timpânica, desde a membrana timpânica até a **janela do vestíbulo** ("oval"), uma abertura oval na parede labiríntica da cavidade timpânica que conduz ao *vestíbulo do labirinto ósseo* (Figuras 8.115B e 8.118A). Os ossículos são os primeiros ossos a se ossificar por completo durante o desenvolvimento e estão

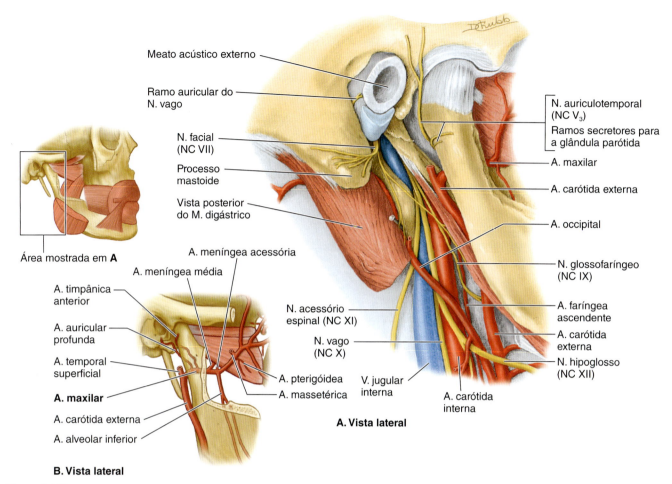

Figura 8.117 Estruturas neurovasculares adjacentes às orelhas externa e média. **A.** Dissecção de estruturas situadas profundamente ao leito da glândula parótida. O nervo facial (NC VII), o ventre posterior do músculo digástrico e o nervo que o supre foram rebatidos. A artéria faríngea ascendente posicionada profundamente é o único ramo medial da artéria carótida externa. Supre a faringe, a tonsila palatina, a tuba auditiva e a parede medial da cavidade timpânica antes de terminar enviando ramos meníngeos para a cavidade do crânio. **B.** Artéria maxilar e seus ramos. Os ramos da primeira parte (mandibular) suprem o meato acústico externo e a membrana timpânica. A artéria meníngea média envia ramos para a tuba auditiva antes de entrar no crânio através do forame espinhoso.

praticamente maduros ao nascimento. São formados de osso excepcionalmente denso. Os ossículos são cobertos pela túnica mucosa que reveste a cavidade timpânica; mas, ao contrário dos outros ossos, não têm uma camada adjacente de periósteo osteogênico.

Martelo. O **martelo** fixa-se à membrana timpânica. A **cabeça do martelo**, arredondada e superior, situa-se no recesso epitimpânico (Figura 8.118B). O **colo do martelo** situa-se contra a parte flácida da membrana timpânica, e o **cabo do martelo** está inserido na membrana timpânica, com sua extremidade no umbigo da membrana timpânica; assim, o martelo move-se com a membrana. A cabeça do martelo articula-se com a bigorna; o tendão do tensor do tímpano se insere no cabo perto do colo. O *corda do tímpano* atravessa a face medial do colo do martelo. O martelo atua como uma alavanca, com o mais longo de seus dois processos e seu cabo fixados à membrana timpânica.

Bigorna. A **bigorna** está localizada entre o martelo e o estribo e articula-se com eles. Tem um **corpo** e dois ramos.

O corpo grande situa-se no recesso epitimpânico (Figura 8.118A), onde se articula com a cabeça do martelo (Figura 8.118C). O **ramo longo** situa-se paralelo ao cabo do martelo, e sua extremidade interna articula-se com o estribo através do **processo lenticular**, uma projeção em direção medial. O **ramo curto** está unido por um ligamento à parede posterior da cavidade timpânica.

Estribo. O **estribo** é o menor ossículo. Tem uma cabeça, dois ramos e uma base (Figura 8.118D). A cabeça, voltada lateralmente, articula-se com a bigorna (Figura 8.118A). A **base** do estribo encaixa-se na *janela do vestíbulo* na parede medial da cavidade timpânica. A base oval está fixada às margens da janela do vestíbulo por um ligamento anular. A base é muito menor do que a membrana timpânica; consequentemente, a força vibratória do estribo é aumentada em cerca de 10 vezes em relação à da membrana timpânica. Assim, os ossículos da audição aumentam a força, mas diminuem a amplitude das vibrações transmitidas da membrana timpânica através dos ossículos para a orelha interna (ver Figura 8.122).

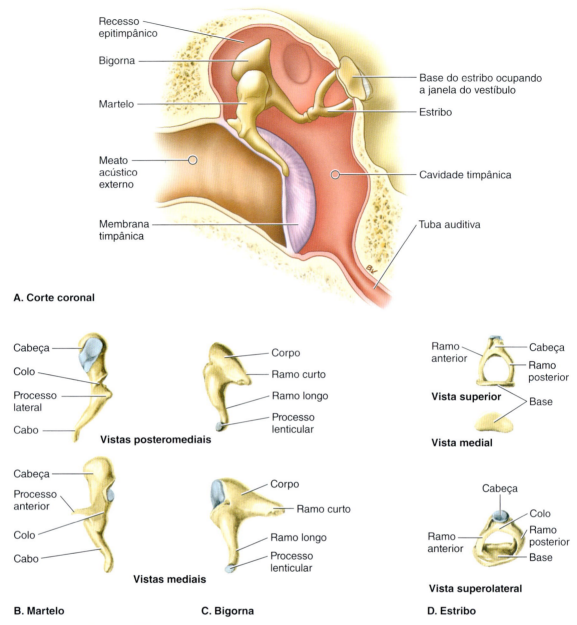

Figura 8.118 Ossículos da audição. A. Ossículos *in situ*. B a D. Ossículos separadamente.

Músculos associados aos ossículos da audição. Dois músculos amortecem ou resistem aos movimentos dos ossículos da audição; um também amortece os movimentos (vibração) da membrana timpânica. O **músculo tensor do tímpano** é curto e se origina da face superior da parte cartilagínea da tuba auditiva, da asa maior do esfenoide e da parte petrosa do temporal (Figuras 8.115A e 8.116). O músculo se insere no cabo do martelo e puxa o cabo medialmente, tensionando a membrana timpânica e reduzindo a amplitude de suas oscilações. Esta ação tende a evitar lesão da orelha interna quando é exposta a sons altos. O músculo tensor do tímpano é suprido pelo nervo mandibular (NC V$_3$).

O **músculo estapédio** é um pequeno músculo no interior da **eminência piramidal**, uma proeminência cônica oca na parede posterior da cavidade timpânica (Figuras 8.114B e 8.116B). Seu tendão entra na cavidade timpânica emergindo de um forame puntiforme no ápice da eminência e se insere no colo do estribo. O músculo estapédio traciona o estribo posteriormente e inclina sua base na *janela do vestíbulo*, tensionando, assim, o ligamento anular e reduzindo a amplitude oscilatória. Também impede o movimento excessivo do estribo. O nervo para o músculo estapédio origina-se do nervo facial (NC VII).

Orelha interna

A **orelha interna** contém o **órgão vestibulococlear** relacionado com a recepção do som e a manutenção do equilíbrio. Embutida na parte petrosa do temporal (Figuras 8.115 e 8.119A),

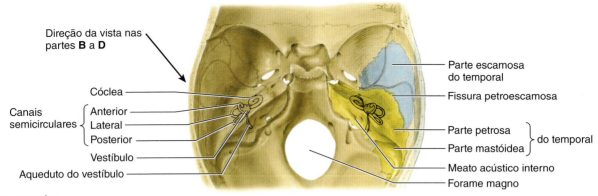

A. Vista superior

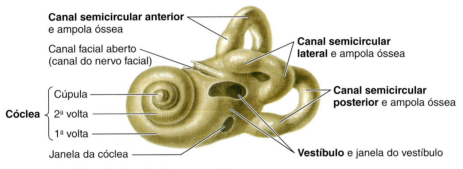

B. Vista anterolateral, cápsula ótica esquerda

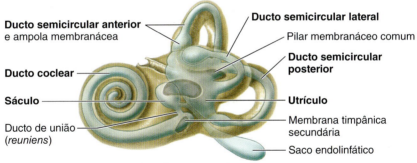

C. Vista anterolateral, labirinto membranáceo esquerdo (através da cápsula ótica transparente)

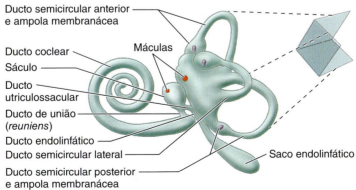

D. Vista anterolateral, labirinto membranáceo esquerdo

Figura 8.119 Labirintos ósseo e membranáceo da orelha interna. **A.** Interior da base do crânio mostrando o temporal e a localização do labirinto ósseo. **B.** Cápsula ótica. As paredes do labirinto ósseo foram separadas da parte petrosa do temporal. **C.** Labirinto membranáceo esquerdo através da cápsula de disco transparente. **D.** O labirinto membranáceo, mostrado após a retirada do labirinto ósseo, é um sistema fechado de ductos e câmaras preenchido por endolinfa e banhado por perilinfa. É dividido em três partes: o ducto coclear, que ocupa a cóclea; o sáculo e o utrículo, que ocupam o vestíbulo; e os três ductos semicirculares, que ocupam os canais semicirculares. O utrículo comunica-se com o sáculo através do ducto utriculossacular. O ducto semicircular lateral situa-se no plano horizontal e é mais horizontal do que mostra este desenho.

a orelha interna é formada por sacos e ductos do labirinto membranáceo. O *labirinto membranáceo*, contendo *endolinfa*, está suspenso no *labirinto ósseo* cheio de perilinfa, seja por delicados filamentos semelhantes aos filamentos de aracnoide-máter que atravessam o espaço subaracnóideo ou pelo grande ligamento espiral. Ele não flutua. Esses líquidos participam da estimulação dos órgãos de equilíbrio e audição, respectivamente.

LABIRINTO ÓSSEO

O **labirinto ósseo** é uma série de cavidades (cóclea, vestíbulo e canais semicirculares) contidas na **cápsula ótica** da parte petrosa do temporal (Figuras 8.115A e 8.119B). A cápsula ótica é formada por osso mais denso do que o restante da parte petrosa do temporal e pode ser isolada (entalhada) dele usando-se uma broca dentária. Muitas vezes a cápsula ótica é ilustrada de forma errada e identificada como sendo o labirinto ósseo. Entretanto, o *labirinto ósseo é o espaço cheio de líquido*, circundado pela cápsula ótica. É, portanto, representado com maior acurácia por um molde da cápsula ótica depois da retirada do osso adjacente.

Cóclea. A cóclea é a parte em forma de concha do labirinto ósseo que contém o **ducto coclear** (Figura 8.119C), a parte da orelha interna associada à audição. O **canal espiral da cóclea** começa no vestíbulo e faz duas voltas e meia ao redor de um centro ósseo, o **modíolo** (Figura 8.120), o centro cônico de osso esponjoso em torno do qual o canal espiral da cóclea faz a volta. O modíolo contém canais para os vasos sanguíneos e para distribuição dos ramos do nervo coclear. O ápice do modíolo cônico, como o eixo da membrana timpânica, está direcionado lateral, anterior e inferiormente. A grande volta basal da cóclea produz o *promontório da parede labiríntica* da cavidade timpânica (Figura 8.116B). Na volta basal, o labirinto ósseo comunica-se com o espaço subaracnóideo superior ao forame jugular através do **aqueduto da cóclea** (Figura 8.115B). Também apresenta a **janela da cóclea** ("redonda"), fechada pela **membrana timpânica secundária** (Figura 8.119B e C).

Vestíbulo do labirinto ósseo. O **vestíbulo do labirinto ósseo** é uma pequena câmara oval (cerca de 5 mm de comprimento) que contém o **utrículo** e o **sáculo** (Figura 8.119C) e partes do aparelho do equilíbrio (labirinto vestibular). O vestíbulo apresenta a *janela do vestíbulo* ("oval") em sua parede lateral, ocupada pela base do estribo. O vestíbulo é contínuo com a cóclea óssea anteriormente, os canais semicirculares posteriormente e a fossa posterior do crânio pelo **aqueduto do vestíbulo** (Figura 8.115B). O aqueduto estende-se até a face posterior da parte petrosa do temporal, onde se abre posterolateralmente ao *meato acústico interno* (Figura 8.119A). O aqueduto do vestíbulo dá passagem ao ducto endolinfático (Figuras 8.115B e 8.119D) e dois pequenos vasos sanguíneos.

Canais semicirculares. Os **canais semicirculares (anterior, posterior e lateral)** comunicam-se com o vestíbulo do labirinto ósseo (Figura 8.119B). Os canais situam-se posterossuperiormente ao vestíbulo, no qual se abrem; eles estão posicionados formando ângulos retos entre si. Os canais ocupam três planos no espaço. Cada canal semicircular forma cerca de dois terços de um círculo e tem cerca de 1,5 mm de diâmetro, exceto em uma extremidade onde há um alargamento, a **ampola óssea**. Os canais têm apenas cinco aberturas para o vestíbulo porque os canais anteriores e posteriores têm um pilar comum a ambos. Alojados nos canais estão os *ductos semicirculares* (Figura 8.119C e D).

LABIRINTO MEMBRANÁCEO

O **labirinto membranáceo** é formado por uma série de sacos e ductos comunicantes que estão suspensos no labirinto ósseo (Figura 8.119C). Contém **endolinfa**, um líquido aquoso cuja composição é semelhante à do líquido intracelular, assim diferindo em composição da **perilinfa** adjacente (que é semelhante ao líquido extracelular) que preenche o restante do labirinto ósseo. O labirinto membranáceo – constituído de duas divisões funcionais, (1) o *labirinto vestibular* e (2) o *labirinto coclear* – tem mais partes do que o labirinto ósseo:

1. **Labirinto vestibular**, relacionado ao equilíbrio, é composto:
   - Pelo utrículo e pelo sáculo, dois pequenos sacos comunicantes ocupando o vestíbulo do labirinto ósseo
   - Pelo ducto utriculossacular, que conecta o utrículo e o sáculo
   - Por três ductos semicirculares ocupando os canais semicirculares
   - Pelo ducto endolinfático, terminando no saco endolinfático.
2. O **labirinto coclear**, relacionado com a audição, é constituído pelo ducto coclear ocupando o canal espiral da cóclea.

As duas divisões do labirinto membranáceo são conectadas pelo ducto de união (***ductus reuniens***) que se estende entre o sáculo e o ducto coclear.

Os **ductos semicirculares** abrem-se para o utrículo através de cinco aberturas, refletindo a forma como os canais semicirculares adjacentes abrem-se no vestíbulo. O utrículo comunica-se com o sáculo através do **ducto utriculossacular**, do qual se origina o *ducto endolinfático* (Figura 8.119D).

O utrículo e o sáculo têm áreas especializadas de epitélio sensitivo denominadas **máculas**. A **mácula do utrículo** situa-se no assoalho do utrículo, paralela à base do crânio, enquanto a **mácula do sáculo** está posicionada verticalmente na parede medial do sáculo. As máculas são sensíveis à gravidade e à aceleração linear ou à desaceleração. As **células ciliadas na mácula** são inervadas por fibras da divisão vestibular do nervo vestibulococlear (NC VIII), o **nervo vestibular**. Os corpos de células dos neurônios sensitivos primários estão situados nos **gânglios vestibulares** (Figura 8.121), que estão no meato acústico interno.

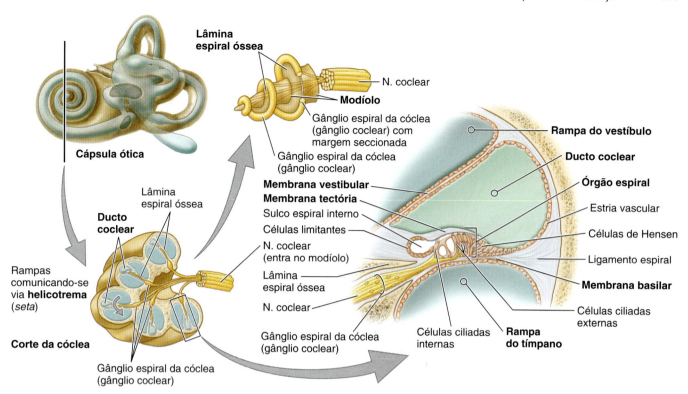

Figura 8.120 Estrutura da cóclea. A cóclea foi seccionada ao longo do eixo em torno do qual se espirala (ver *figura de orientação*). Um centro ósseo cônico isolado da cóclea, o modíolo, é mostrado após a remoção das voltas da cóclea, deixando apenas a lâmina espiral enrolando-se ao seu redor como a rosca de um parafuso. Também são mostrados os detalhes da área envolvida pelo retângulo.

O *ducto endolinfático* atravessa o *aqueduto do vestíbulo* (Figura 8.115B) e emerge através do osso da fossa posterior do crânio, onde se expande em uma bolsa cega, o **saco endolinfático** (Figuras 8.115B, 8.119C e 8.121). O saco endolinfático está localizado entre as duas camadas da dura-máter na face posterior da parte petrosa do temporal. O saco é um reservatório para o excesso de endolinfa formada pelos capilares sanguíneos no labirinto membranáceo.

O **ligamento espiral**, um espessamento espiral do revestimento periosteal do canal da cóclea, fixa o *ducto coclear* ao canal espiral da cóclea (Figura 8.120). O labirinto vestibular é suspenso por delicados filamentos que atravessam a perilinfa.

Ductos semicirculares. Cada ducto semicircular tem em uma extremidade uma **ampola** que contém uma área sensitiva, a **crista ampular** (Figura 8.121). As cristas são sensores de aceleração rotacional ou de desaceleração da cabeça, registrando os movimentos da endolinfa na ampola decorrentes da rotação da cabeça no plano do ducto. As **células ciliadas das cristas**, como aquelas das máculas, estimulam neurônios sensitivos primários do nervo vestibular,

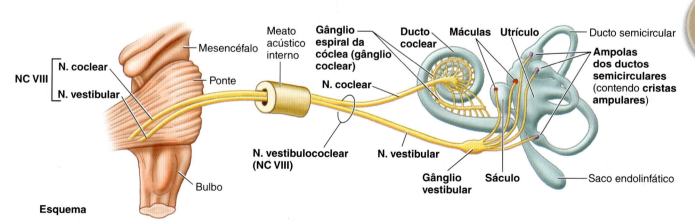

Figura 8.121 Nervo vestibulococlear. O NC VIII tem duas partes: o nervo coclear (o nervo da audição) e o nervo vestibular (o nervo do equilíbrio). Os corpos celulares das fibras sensitivas que formam as duas partes deste nervo constituem os gânglios espiral e vestibular.

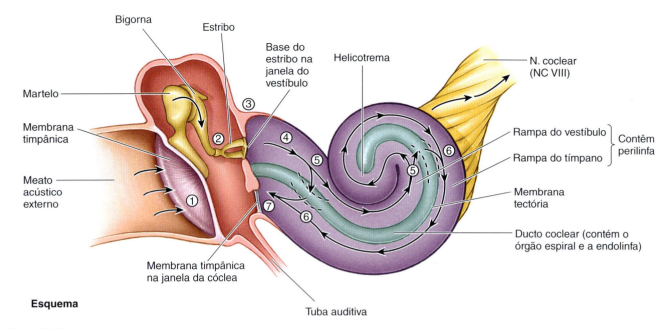

Figura 8.122 Transmissão do som através da orelha. A representação esquemática da cóclea mostra apenas uma espiral para demonstrar a transmissão dos estímulos sonoros através da orelha. *1*, Ondas sonoras que entram na orelha externa causam a vibração da membrana timpânica. *2*, As vibrações iniciadas na membrana timpânica são transmitidas através dos ossículos da orelha média e suas articulações. *3*, A base do estribo vibra com maior força e menor amplitude na janela do vestíbulo. *4*, Vibrações da base do estribo geram ondas de pressão na perilinfa da rampa do vestíbulo. *5*, Ondas de pressão na rampa do vestíbulo deslocam a lâmina basilar do ducto coclear. Ondas curtas (agudas) causam deslocamento perto da janela do vestíbulo. Ondas mais longas (graves) causam deslocamento mais distante, mais perto do helicotrema, no ápice da cóclea. O movimento da lâmina basilar curva as células pilosas do órgão espiral. Há liberação de neurotransmissor, estimulando potenciais de ação conduzidos pelo nervo coclear até o encéfalo. *6*, As vibrações são transferidas através do ducto coclear até a perilinfa da rampa do tímpano. *7*, As ondas de pressão na perilinfa são dissipadas (amortecidas) pela membrana timpânica secundária na janela da cóclea até o ar da cavidade timpânica.

cujos corpos celulares estão também situados nos gânglios vestibulares.

Ducto coclear. O **ducto coclear** é um tubo espiral, fechado em uma extremidade e triangular ao corte transversal. O ducto está firmemente suspenso através do canal coclear entre o *ligamento espiral* na parede externa do canal coclear (Figura 8.120) e a **lâmina espiral óssea** do modíolo. Atravessando o canal espiral dessa forma, o ducto coclear cheio de endolinfa divide o canal espiral cheio de perilinfa em dois canais contínuos no ápice da cóclea no **helicotrema**, uma comunicação semilunar no ápice da cóclea.

Ondas de pressão hidráulica geradas na perilinfa do vestíbulo pelas vibrações da base do estribo ascendem até o ápice da cóclea por um canal, a rampa do vestíbulo (Figura 8.122). As ondas de pressão então atravessam o helicotrema e voltam a descer até a volta basal da cóclea pelo outro canal, a **rampa do tímpano**. Aqui, mais uma vez as ondas de pressão tornam-se vibrações, dessa vez da *membrana timpânica secundária* na janela da cóclea, e a energia inicialmente recebida pela membrana timpânica (primária) acaba por se dissipar para o ar da cavidade timpânica.

O teto do ducto coclear é formado pela **membrana vestibular**. O assoalho do ducto também é formado por parte do ducto, a **lâmina basilar**, mais a margem externa da lâmina espiral óssea. O receptor dos estímulos auditivos é o **órgão espiral** (de Corti), situado sobre a lâmina basilar (Figura 8.120). É coberto pela **membrana tectória** gelatinosa.

O órgão espiral contém células pilosas, cujas extremidades estão inseridas na membrana tectória. O órgão é estimulado a responder por deformação do ducto coclear induzida pelas ondas de pressão hidráulica na perilinfa, que ascendem e descem nas rampas do vestíbulo e no tímpano adjacentes. As células ciliadas do órgão espiral são inervadas pela divisão coclear do nervo vestibulococlear (NC VIII), o **nervo coclear**. Os corpos celulares dos neurônios sensitivos primários se localizam no gânglio espiral da cóclea (gânglio coclear), localizado na raiz da lâmina espiral da cóclea.

MEATO ACÚSTICO INTERNO

O **meato acústico interno** é um canal estreito que segue lateralmente por cerca de 1 cm dentro da parte petrosa do temporal (Figura 8.119A). O **poro acústico interno do meato acústico interno** está situado na parte posteromedial deste osso, alinhado com o meato acústico externo. O meato acústico interno é fechado lateralmente por uma lâmina fina e perfurada de osso que o separa da orelha interna. Através desse plano seguem o nervo facial (NC VII), o nervo vestibulococlear (NC VIII) e suas divisões, além dos vasos sanguíneos. O nervo vestibulococlear divide-se perto da extremidade lateral do meato acústico interno em duas partes: um nervo coclear e um nervo vestibular (Figura 8.121).

ANATOMIA CLÍNICA

ORELHA

Lesão da orelha externa

A hemorragia na orelha externa resultante de traumatismo pode causar *hematoma auricular*. Há formação de uma coleção localizada de sangue entre o pericôndrio e a cartilagem auricular, modificando os contornos da orelha. À medida que o hematoma aumenta, compromete a vascularização da cartilagem. Se não for tratada (p. ex., por aspiração de sangue), há fibrose (formação de tecido fibroso) da pele sobrejacente, causando deformação da orelha (p. ex., a orelha em couve-flor ou do boxeador de alguns lutadores profissionais).

Otoscopia

O exame do meato acústico externo e da membrana timpânica começa pela retificação do meato. Em adultos, a hélice é apreendida e tracionada em sentido posterossuperior. Esses movimentos reduzem a curvatura do meato acústico externo, facilitando a inserção do *otoscópio* (Figura B8.40A). O meato é relativamente curto em lactentes; portanto, é preciso cuidado adicional para evitar lesão da membrana timpânica. Nos lactentes, o meato é retificado tracionando a orelha em sentido inferoposterior. O exame também permite identificar a dor à palpação, que pode indicar inflamação da orelha e/ou do meato.

A membrana timpânica normalmente é translúcida e cinza-perolada (Figura B8.40B). O cabo do martelo geralmente é visível perto do centro da membrana (o umbigo da membrana timpânica). Do umbigo da membrana timpânica na extremidade inferior do cabo do martelo reflete-se um *cone de luz brilhante* emitida pelo iluminador do otoscópio. Pode-se ver esse *reflexo luminoso* irradiando-se em sentido anteroinferior na orelha saudável.

Otite externa aguda

A *otite externa* é uma inflamação do meato acústico externo. A infecção é frequente em nadadores que não secam o meato acústico depois de nadar e/ou que aplicam localmente suspensões otológicas. A inflamação também pode ser consequência de uma infecção bacteriana da pele que reveste o meato acústico. O indivíduo afetado queixa-se de prurido e dor na orelha externa. A tração da orelha ou a compressão do trago exacerbam a dor.

Otite média

Otalgia associada a membrana timpânica vermelha e protrusa pode indicar a existência de pus ou líquido na orelha média, o que é um sinal de *otite média* (Figura B8.41A). Muitas vezes a infecção da orelha média é secundária a infecções respiratórias altas. A inflamação e o edema da túnica mucosa que reveste a cavidade timpânica podem causar obstrução parcial ou completa da tuba auditiva (ver Figura 8.111). A membrana timpânica torna-se vermelha e protrusa, e a pessoa pode queixar-se de "ouvir estalidos". Pode ser observada a saída de líquido cor de âmbar através da membrana timpânica. Se não for tratada, a otite média pode comprometer a audição em virtude de fibrose dos ossículos da audição, limitando a capacidade de movimentação em resposta ao som.

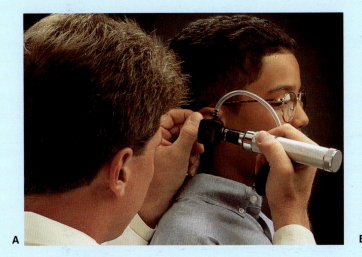
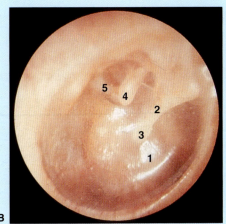

Vista otoscópica

Figura B8.40 Otoscopia. **A.** Técnica. **B.** Membrana timpânica normal. *1*, cone de luz; *2*, cabo do martelo; *3*, umbigo da membrana timpânica; *4*, ramo longo da bigorna; *5*, ramo posterior do estribo.

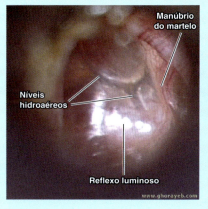
A. Otite média

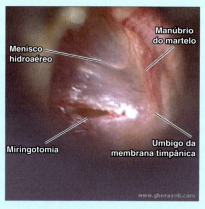
B. Incisão de miringotomia

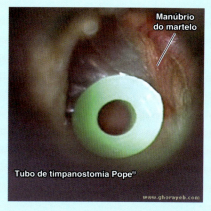
C. Inserção de tubo de timpanostomia

A a C. Vistas otoscópicas

Figura B8.41 Otite média e tratamento cirúrgico.

Perfuração da membrana timpânica

A perfuração da membrana timpânica ("ruptura do tímpano") pode ser causada por otite média e é uma das várias causas de surdez relacionadas à orelha média. A perfuração também pode ser causada por corpos estranhos no meato acústico externo, traumatismo ou pressão excessiva (p. ex., durante mergulho com reservatório de ar comprimido). A cicatrização de pequenas rupturas da membrana timpânica costuma ser espontânea. Rupturas grandes geralmente exigem reparo cirúrgico. Como a metade superior da membrana timpânica é muito mais vascularizada do que a metade inferior, as incisões para liberar pus de um abscesso da orelha média (*miringotomia*), por exemplo, são feitas na parte anteroinferior da membrana (Figura B8.41B). Essa incisão também evita lesão do nervo corda do tímpano e dos ossículos da audição. Nas pessoas com infecções crônicas da orelha média, a miringotomia pode ser seguida pela inserção de *tubos de timpanostomia ou tubos de equalização da pressão* (EP) na incisão para permitir a drenagem do derrame e a equalização da pressão (Figura B8.41C).

Mastoidite

As infecções do antro mastóideo e das células mastóideas (*mastoidite*) resultam de uma infecção da orelha média que causa inflamação do processo mastoide (Figura B8.42). As infecções podem disseminar-se superiormente para a fossa média do crânio através da fissura petroescamosa em crianças e causar *osteomielite* (infecção óssea) do tegme timpânico. Desde o advento dos antibióticos, a mastoidite é rara. Durante o tratamento cirúrgico da mastoidite, os cirurgiões precisam ficar atentos ao trajeto do nervo facial para evitar sua lesão. Um ponto de acesso à cavidade timpânica é o antro mastóideo. Em crianças, apenas uma fina lâmina de osso precisa ser removida da parede lateral do antro para expor a cavidade timpânica. Em adultos, é necessário perfurar o osso por 15 mm ou mais. Atualmente, a maioria das mastoidectomias é endaural (i. e., realizada através da parede posterior do meato acústico externo).

Obstrução da tuba auditiva

A tuba auditiva forma um trajeto que possibilita que uma infecção passe da parte nasal da faringe para a cavidade timpânica. Essa tuba é facilmente obstruída por edema da mucosa, até mesmo em infecções leves (p. ex., um resfriado), porque as paredes de sua parte cartilagínea normalmente já estão apostas. Quando a tuba auditiva é obstruída, o ar residual na cavidade timpânica geralmente é absorvido pelos vasos sanguíneos da mucosa, resultando em menor pressão na cavidade timpânica, retração da membrana timpânica e interferência com seu movimento livre. Por fim, a audição é afetada.

Paralisia do músculo estapédio

Os músculos timpânicos têm ação protetora porque reduzem as grandes vibrações da membrana timpânica causadas por ruídos altos. A paralisia do músculo estapédio (p. ex., decorrente de lesão do nervo facial) está associada à acuidade auditiva excessiva denominada *hiperacusia*. Esse distúrbio é causado por movimentos não inibidos do estribo.

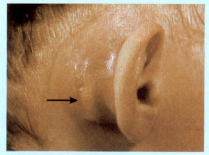

Vista posterolateral

Figura B8.42 Mastoidite (ruptura de abscesso retroauricular).

Cinetose

As máculas do labirinto membranáceo são órgãos basicamente estáticos, que têm pequenas partículas densas (*estatocônios* ou *otólitos*) inseridas entre células ciliadas. Sob a influência da gravidade, os estatocônios provocam a curvatura das células ciliadas, que estimulam o nervo vestibular e permitem conhecer a posição da cabeça no espaço; os cílios também respondem a movimentos de inclinação rápidos e a aceleração e desaceleração lineares. A *cinetose* é provocada pela discordância entre estimulação vestibular e visual.

Tontura e perda auditiva

As lesões do sistema auditivo periférico causam três sintomas principais: *perda auditiva* (geralmente surdez de condução), *vertigem* (tontura) quando há acometimento dos ductos semicirculares e *tinido* (zumbido ou campainha) quando a lesão está localizada no ducto coclear. O tinido e a perda auditiva podem resultar de lesões em qualquer parte das vias auditivas periféricas ou centrais. Os dois tipos de perda auditiva são:

- *Perda auditiva de condução*: causada por qualquer problema na orelha externa ou média que interfira com a condução do som ou com o movimento das janelas do vestíbulo ou da cóclea. As pessoas que têm esse tipo de perda auditiva costumam falar com voz suave porque, para elas, suas próprias vozes soam mais alto do que os sons de fundo. Esse tipo de perda auditiva pode ser tratado cirurgicamente ou com aparelho de amplificação sonora
- *Perda auditiva neurossensorial*: causada por defeitos na via da cóclea até o encéfalo: defeitos da cóclea, do nervo coclear, do tronco encefálico ou das conexões corticais. *Implantes cocleares* são empregados para restaurar a percepção do som quando há lesão das células ciliadas do órgão espiral (Figura B8.43). O som recebido por um pequeno microfone externo é transmitido para um receptor implantado que envia impulsos elétricos para a cóclea, estimulando o nervo coclear. A audição é relativamente rudimentar, mas permite a percepção do ritmo e da intensidade dos sons.

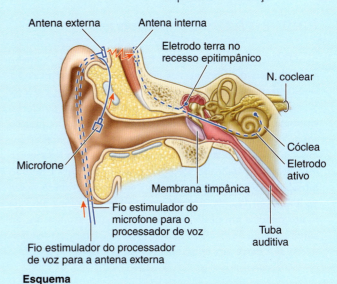

Figura B8.43 Implante coclear.

Síndrome de Ménière

A *síndrome de Ménière* está relacionada com produção excessiva de endolinfa ou *obstrução do aqueduto da cóclea* (ver Figura 8.115B) e é caracterizada por crises recorrentes de tinido, perda auditiva e vertigem. Esses sintomas são acompanhados por sensação de pressão na orelha, distorção de sons e sensibilidade a ruídos (Storper, 2022). Um sinal característico é o abaulamento do ducto coclear, do utrículo e do sáculo causado pelo aumento do volume endolinfático.

Surdez para tons altos

A exposição persistente a ruídos excessivamente altos causa alterações degenerativas no órgão espiral, com consequente surdez para tons altos. Esse tipo de perda auditiva é comum em trabalhadores expostos a ruídos altos e que não usam protetores auriculares (p. ex., indivíduos que trabalham por longos períodos perto de motores de avião).

Barotrauma ótico

A lesão da orelha causada por desequilíbrio da pressão entre o ar ambiente (circundante) e o ar na orelha média é denominada *barotrauma ótico*. Esse tipo de lesão ocorre geralmente em aviadores e mergulhadores.

Pontos-chave: Orelha

A orelha é dividida em partes externa, média e interna. ■ As três partes estão relacionadas com o sentido da audição, mas a orelha interna também tem função vestibular. ■ A orelha externa é um conduto afunilado para que as ondas sonoras transmitidas pelo ar cheguem à orelha média. ■ A orelha protrusa e a parte lateral do meato acústico externo têm um esqueleto cartilagíneo elástico que confere flexibilidade. ■ A inervação sensitiva primária da orelha externa é garantida pelo NC V, o grande nervo auricular, com algumas contribuições do NC VII e do NC X. ■ A membrana timpânica responde às ondas sonoras transmitidas pelo ar, convertendo-as em vibrações transmitidas pelo meio sólido dos ossículos da orelha média. ■ Como toda a sua

Pontos-chave: (*continuação*)

parede lateral é formada por uma membrana fina, a orelha média (cavidade timpânica) é um espaço sensível à pressão, ventilado graças à tuba auditiva. ■ A túnica mucosa que reveste a cavidade e a tuba é inervada pelo NC IX. ■ Na janela do vestíbulo, entre as orelhas média e interna, as vibrações do meio sólido dos ossículos são convertidas em ondas sonares transmitidas por líquido. ■ A orelha interna consiste em um labirinto membranáceo delicado e complexo preenchido por líquido intracelular (endolinfa), suspenso em uma cavidade óssea ocupada por líquido extracelular (perilinfa). ■ Embora seja muito maior e um pouco menos complexa, a arquitetura do labirinto ósseo é um reflexo da arquitetura do labirinto membranáceo. ■ A parte posterior tem a forma de três canais e ductos semicirculares; a ampola de cada um dos ductos contém uma crista ampular sensível ao movimento da cabeça. ■ O vestíbulo ósseo central contém um utrículo e um sáculo membranáceos, e cada um tem uma mácula para monitorar a posição da cabeça em relação à linha de tração da gravidade. ■ As cristas neuro-epiteliais e a mácula são inervadas pela parte vestibular do NC VIII. ■ A parte anterior da orelha interna contém um ducto coclear membranáceo suspenso entre os dois pilares da via contínua para as ondas conduzidas pela perilinfa; o ducto e os canais perilinfáticos espiralam-se através das 2,5 voltas da cóclea óssea. ■ A deformação do órgão espiral no ducto coclear pelas ondas estimula impulsos conduzidos pela parte coclear do NC VIII para o sentido da audição.

Questões de múltipla escolha e estudos de caso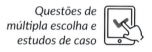

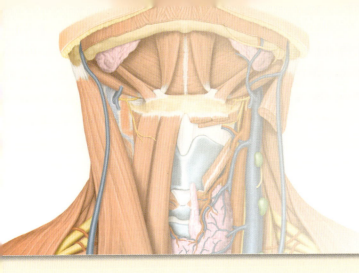

Pescoço

9

CONSIDERAÇÕES GERAIS, 1000

OSSOS DO PESCOÇO, 1000

Vértebras cervicais, 1000

Hioide, 1002

    ANATOMIA CLÍNICA: Ossos do pescoço, 1003

FÁSCIA DO PESCOÇO, 1003

Tela subcutânea cervical e platisma, 1003

Fáscia cervical, 1005

    ANATOMIA CLÍNICA: Fáscia cervical, 1006

ESTRUTURAS SUPERFICIAIS DO PESCOÇO: REGIÕES CERVICAIS, 1007

Região esternocleidomastóidea, 1007

    QUADRO 9.1 Regiões/trígonos cervicais e conteúdo, 1008

    QUADRO 9.2 Músculos cutâneos e superficiais do pescoço, 1009

Região cervical posterior, 1010

Região cervical lateral, 1010

Região cervical anterior, 1017

    QUADRO 9.3 Músculos da região cervical anterior (músculos extrínsecos da laringe), 1020

Anatomia de superfície de regiões e trígonos cervicais, 1023

    ANATOMIA CLÍNICA: Estruturas superficiais do pescoço: regiões cervicais, 1025

ESTRUTURAS PROFUNDAS DO PESCOÇO, 1030

Músculos pré-vertebrais, 1030

Raiz do pescoço, 1030

    QUADRO 9.4 Músculos pré-vertebrais, 1030

    ANATOMIA CLÍNICA: Estruturas profundas do pescoço, 1035

VÍSCERAS DO PESCOÇO, 1036

Camada endócrina de vísceras cervicais, 1036

Camada respiratória de vísceras cervicais, 1039

    QUADRO 9.5 Músculos da laringe, 1046

Camada alimentar de vísceras cervicais, 1050

    QUADRO 9.6 Músculos da faringe, 1055

Anatomia de superfície das camadas endócrina e respiratória de vísceras cervicais, 1057

VASOS LINFÁTICOS DO PESCOÇO, 1058

    ANATOMIA CLÍNICA: Vísceras e vasos linfáticos do pescoço, 1059

SIGNIFICADO DOS ÍCONES

 Variações anatômicas

 Procedimentos diagnósticos

 Ciclo de vida

 Procedimentos cirúrgicos

 Traumatismo

 Patologia

CONSIDERAÇÕES GERAIS

O **pescoço** é a área de transição entre a base do crânio superiormente e as clavículas inferiormente. Une a cabeça ao tronco e aos membros, atuando como importante conduto entre eles, por onde passam diversas estruturas. Além disso, aqui estão localizados vários órgãos importantes com funções específicas: a laringe e as glândulas tireoide e paratireoides, por exemplo.

O pescoço é relativamente delgado a fim de permitir a flexibilidade necessária para posicionar a cabeça e maximizar a eficiência de seus órgãos sensitivos (sobretudo os olhos, mas também as orelhas, a boca e o nariz). Assim, muitas estruturas importantes estão aglomeradas no pescoço, como músculos, glândulas, artérias, veias, nervos, vasos linfáticos, traqueia, esôfago e vértebras. O pescoço é, portanto, uma região bem conhecida de vulnerabilidade. Além disso, várias estruturas vitais, entre elas a traqueia, o esôfago e a glândula tireoide, não têm a proteção óssea existente em outras partes dos sistemas aos quais elas pertencem.

O principal fluxo sanguíneo arterial para a cabeça e o pescoço (as *artérias carótidas*) e a principal drenagem venosa (as *veias jugulares*) ocupam posição anterolateral no pescoço (Figura 9.1). Os vasos sanguíneos carotídeos/jugulares são as principais estruturas lesionadas em feridas do pescoço por instrumentos penetrantes. Os *plexos braquiais de nervos* originam-se no pescoço, seguem em sentido inferolateral, entram nas axilas e continuam até os membros superiores, os quais suprem.

No meio da face anterior do pescoço está a *cartilagem tireóidea*, a maior cartilagem da laringe, e a traqueia. A linfa proveniente de estruturas na cabeça e no pescoço drena para linfonodos cervicais.

OSSOS DO PESCOÇO

O esqueleto do pescoço é formado pelas vértebras cervicais, pelo hioide, pelo manúbrio do esterno e pelas clavículas (Figuras 9.2 e 9.3). Esses ossos são partes do esqueleto axial, com exceção das clavículas, que são parte do esqueleto apendicular superior.

Vértebras cervicais

Sete *vértebras cervicais* formam a região cervical da coluna vertebral, que encerra a medula espinal e as meninges. Os corpos vertebrais empilhados e posicionados centralmente sustentam a cabeça, e as articulações intervertebrais (IV) – sobretudo as articulações craniovertebrais em sua extremidade superior – proporcionam a flexibilidade necessária para permitir o posicionamento da cabeça.

As vértebras cervicais, as articulações IV cervicais e o movimento da região cervical da coluna vertebral foram descritos

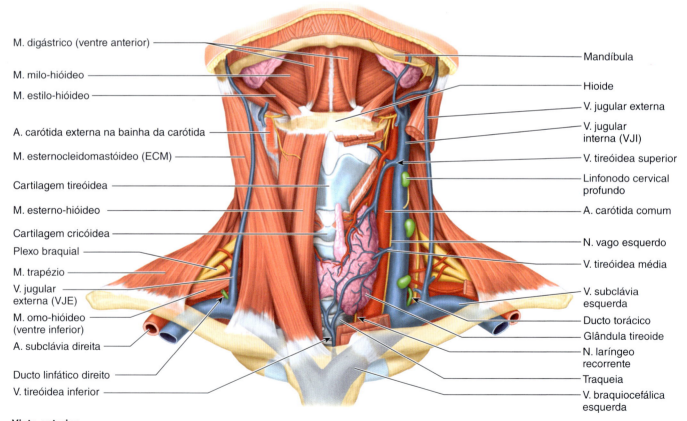

Vista anterior

Figura 9.1 Dissecção da região cervical anterior. A fáscia foi removida e os músculos do lado esquerdo foram rebatidos para mostrar o hioide, a glândula tireoide e as estruturas relacionadas com a bainha carótica; a artéria carótida, a veia jugular interna (VJI), o nervo vago (NC X) e os linfonodos cervicais profundos.

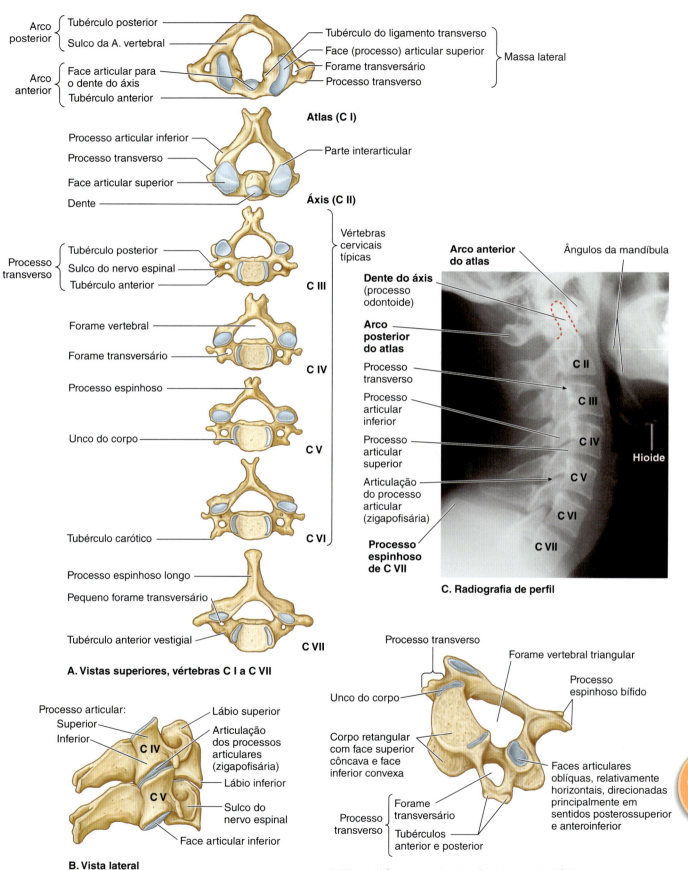

Figura 9.2 Vértebras cervicais. **A.** Típica e atípica. As vértebras cervicais III a VI são "típicas"; enquanto as vértebras I, II e VII são "atípicas". **B.** Vértebras cervicais típicas articuladas. **C.** Radiografia da região cervical da coluna vertebral. **D.** Vértebra cervical típica. Uma vértebra típica tem um corpo retangular, com uncos articulares nas faces laterais, um forame vertebral triangular, um processo espinhoso bífido e forames transversários.

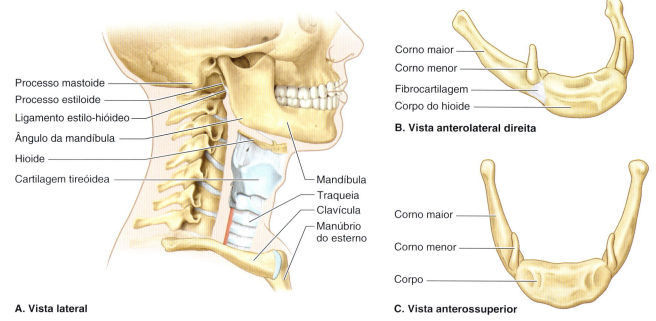

Figura 9.3 Ossos e cartilagem do pescoço. A. Visão geral. Os pontos de referência ósseos e cartilagíneos do pescoço são as vértebras, os processos mastoides e estiloides, os ângulos da mandíbula, o hioide, a cartilagem tireóidea, a clavícula e o manúbrio do esterno. **B** e **C.** Elementos do hioide.

junto com o dorso (Capítulo 2, *Dorso*). Portanto, a seguir é feita apenas uma rápida revisão.

As quatro *vértebras cervicais típicas (III a VI)* têm as seguintes características (Figura 9.2A e D):

- O corpo vertebral é pequeno e mais longo no sentido laterolateral do que no sentido anteroposterior; a face superior é côncava e a face inferior é convexa
- O forame vertebral é grande e triangular
- Os processos transversos de todas as vértebras cervicais (típicas ou atípicas) incluem **forames transversários** para os vasos vertebrais (as veias vertebrais e, com exceção de C VII, as artérias vertebrais)
- As faces superiores dos processos articulares estão voltadas em sentido superoanterior, e as faces inferiores estão voltadas em sentido inferoposterior
- Os processos espinhosos são curtos e, em indivíduos de ascendência europeia, bífidos.

Existem *três vértebras cervicais atípicas (C I, C II e C VII)* (Figura 9.2A):

1. A *vértebra C I ou atlas*: um osso anular e reniforme que não tem processo espinhoso nem corpo e consiste em duas massas laterais unidas por arcos anterior e posterior. Suas faces articulares superiores côncavas recebem os côndilos occipitais
2. A *vértebra C II ou áxis*: um *dente*, semelhante a um pino, projeta-se de seu corpo para cima
3. A *vértebra proeminente (C VII)*: assim denominada por causa do processo espinhoso longo, que não é bífido. Os processos transversos são grandes, mas os forames transversários são pequenos.

Hioide

O **hioide** é um osso móvel situado na parte anterior do pescoço, no nível das vértebras C III–C IV, no ângulo entre a mandíbula e a cartilagem tireóidea (Figura 9.3). É suspenso por músculos que o unem à mandíbula, aos processos estiloides, à cartilagem tireóidea, ao manúbrio do esterno e às escápulas.

É um osso singular em razão de sua separação do restante do esqueleto. O nome do hioide, que tem formato de U, é derivado da palavra grega *hyoeidés*, que significa "com formato semelhante ao da letra ípsilon", a 20ª letra do alfabeto grego. O hioide não se articula com nenhum outro osso. É suspenso dos processos estiloides dos temporais pelos *ligamentos estilo-hióideos* (Figura 9.3A) e está firmemente unido à cartilagem tireóidea. O hioide tem um corpo e cornos maior e menor. Do ponto de vista funcional, o hioide é um local de inserção para os músculos anteriores do pescoço e atua como suporte para manter a via respiratória aberta.

O **corpo do hioide**, sua parte média, está voltado anteriormente e tem cerca de 2,5 cm de largura e 1 cm de espessura (Figura 9.3B e C). A face convexa anterior projeta-se em sentido anterossuperior; a face côncava posterior projeta-se em sentido posteroinferior. Cada extremidade do corpo está unida a um **corno maior** que se projeta em sentido posterossuperior e lateral a partir do corpo. Em pessoas jovens, os cornos maiores são unidos ao corpo por fibrocartilagem. Em idosos, os cornos geralmente são unidos por osso. Cada **corno menor** é uma pequena projeção óssea da parte superior do corpo do hioide perto de sua união com o corno maior. Está unido ao corpo do hioide por tecido fibroso e, às vezes, ao corno maior por uma articulação sinovial. O corno menor projeta-se em sentido superoposterior em direção ao processo estiloide; pode ser parcial ou completamente cartilagíneo em alguns adultos.

ANATOMIA CLÍNICA

OSSOS DO PESCOÇO

Cervicalgia

A *cervicalgia* (dor no pescoço) tem várias causas, inclusive inflamação de linfonodos, distensão muscular e protrusão dos discos intervertebrais. A linfadenopatia cervical pode indicar um tumor maligno no couro cabeludo ou nos tecidos moles da cabeça e do pescoço; entretanto, o câncer primário pode estar localizado no tórax ou abdome (p. ex., câncer de pulmão ou câncer de mama) porque o pescoço une a cabeça ao tronco (p. ex., o câncer de pulmão pode enviar metástases através do pescoço para o crânio). A maioria dos casos de cervicalgia crônica é causada por anormalidades ósseas (p. ex., *osteoartrite cervical*) ou traumatismo. A cervicalgia geralmente é afetada pelo movimento da cabeça e do pescoço e pode ser agravada pela tosse ou pelo espirro, por exemplo.

Lesões da coluna vertebral cervical

As *fraturas e luxações das vértebras cervicais* podem causar lesão da medula espinal e/ou das artérias vertebrais e plexos simpáticos que atravessam os forames transversários. Ver "Luxação de vértebras cervicais", "Fratura e luxação do atlas" e "Fratura e luxação do áxis" no boxe Anatomia clínica no Capítulo 2, *Dorso*.

Fratura do hioide

A *fratura do hioide* (ou dos processos estiloides do temporal; ver Capítulo 8, *Cabeça*) ocorre em pessoas estranguladas com as mãos por compressão da parte oral da faringe. Isso resulta em afundamento do corpo do hioide sobre a cartilagem tireóidea. A incapacidade de elevar o hioide e de movimentá-lo anteriormente sob a língua dificulta a deglutição e a manutenção da separação dos sistemas digestório e respiratório, o que pode resultar em *pneumonia por aspiração*.

FÁSCIA DO PESCOÇO

As estruturas no pescoço são circundadas por uma camada de tela subcutânea (hipoderme) e são divididas em compartimentos por camadas de fáscia cervical. Os planos fasciais determinam a possível direção de disseminação de uma infecção do pescoço.

Tela subcutânea cervical e platisma

A **tela subcutânea cervical** é uma camada de tecido conjuntivo adiposo situada entre a derme da pele e a lâmina superficial da fáscia cervical (Figura 9.4A). Em geral, a tela subcutânea cervical é mais fina do que em outras regiões, sobretudo na parte anterior. Contém nervos cutâneos, vasos sanguíneos e linfáticos, linfonodos superficiais e quantidades variáveis de gordura. A parte anterolateral contém o platisma (Figura 9.4B).

PLATISMA

O **platisma** é uma lâmina larga e fina de músculo na tela subcutânea do pescoço (Figuras 9.4B e 9.5). Como outros músculos da face e do couro cabeludo, o platisma desenvolve-se a partir de uma lâmina contínua de musculatura derivada do mesênquima no 2º arco faríngeo do embrião e é suprido por ramos do nervo facial, NC VII. A veia jugular externa (VJE), que desce do ângulo da mandíbula até o meio da clavícula (Figura 9.1), e os principais nervos cutâneos do pescoço situam-se profundamente ao platisma.

O platisma cobre a face anterolateral do pescoço. Suas fibras originam-se na fáscia muscular que cobre as partes superiores dos músculos deltoide e peitoral maior e seguem em sentido superomedial sobre a clavícula até a margem inferior da mandíbula. As margens anteriores dos dois músculos cruzam-se sobre o mento (queixo) e se fundem aos músculos da face. Na parte inferior, as fibras divergem, deixando uma abertura anterior à laringe e à traqueia (Figura 9.5). A continuidade dessa lâmina muscular, que muitas vezes se apresenta na forma de tiras isoladas, sofre grande variação. O platisma é suprido pelo ramo cervical do NC VII.

Pontos-chave: Ossos do pescoço

Vértebras cervicais: O pescoço é uma estrutura de união móvel com um esqueleto axial segmentado. ■ Os corpos vertebrais empilhados e posicionados centralmente sustentam a cabeça. ■ As articulações intervertebrais – sobretudo as articulações craniovertebrais em sua extremidade superior – garantem a flexibilidade necessária para permitir o posicionamento da cabeça de modo a maximizar o uso de seus órgãos sensitivos. ■ Vários processos das vértebras proporcionam as fixações e a alavanca necessária para movimentar a cabeça e mantê-la nessas posições. ■ Os forames das vértebras cervicais asseguram a passagem protegida da medula espinal e das artérias vertebrais que nutrem os ossos e são um importante componente da vascularização do encéfalo. ■ As vértebras protegem pouco as outras estruturas do pescoço.

Hioide: Único em termos de seu isolamento do restante do esqueleto, o hioide, que tem formato de U, está suspenso entre o corpo da mandíbula superiormente e o manúbrio do esterno inferiormente. ■ O hioide garante uma base móvel para a língua e inserção para a parte média da faringe. ■ O hioide também mantém a permeabilidade da faringe, necessária para a deglutição e a respiração.

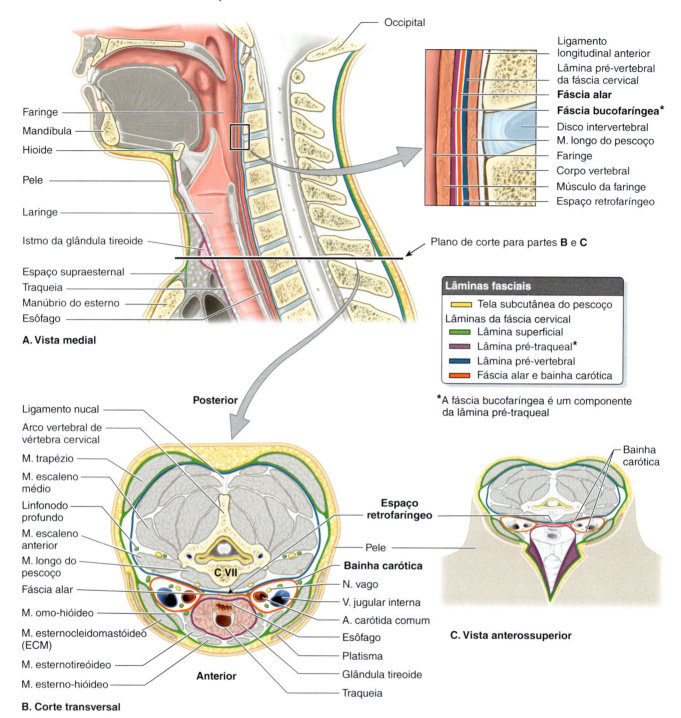

Figura 9.4 Cortes da cabeça e do pescoço mostrando a fáscia cervical. **A.** Fáscia cervical da amostra seccionada no plano mediano. O *detalhe* ilustra a fáscia na região retrofaríngea. **B.** Corte transversal do istmo da glândula tireoide (nível da vértebra C VII), como indicado em **A**. A lâmina externa da fáscia cervical, a lâmina superficial, divide-se e envolve os músculos trapézio e esternocleidomastóideo (ECM) nos quatro ângulos do pescoço. A lâmina superficial e os músculos envolvidos circundam duas principais colunas fasciais. A lâmina pré-traqueal (visceral) reveste músculos e vísceras na parte anterior do pescoço; a lâmina pré-vertebral (musculoesquelética) envolve a coluna vertebral e os músculos associados. As bainhas carótidas são condutos neurovasculares relacionados com as colunas fasciais. **C.** Compartimentos fasciais do pescoço. Um acesso na linha mediana anterior à glândula tireoide. Embora a laringe, a traqueia e a glândula tireoide sejam quase subcutâneas na linha mediana, é necessária a incisão de duas lâminas de fáscia cervical (superficial e pré-traqueal) para alcançá-las.

Agindo a partir de sua inserção superior à mandíbula, o *platisma tensiona a pele*, produzindo sulcos cutâneos verticais e liberando a pressão sobre as veias superficiais (ver Quadro 9.2). Os homens costumam usar ações do platisma ao barbearem o pescoço e ao afrouxarem colarinhos apertados. Atuando a partir de sua inserção inferior, o platisma ajuda a abaixar a mandíbula e os ângulos da boca, como ao fazer uma careta. Como músculo da expressão facial, o platisma exprime tensão ou estresse.

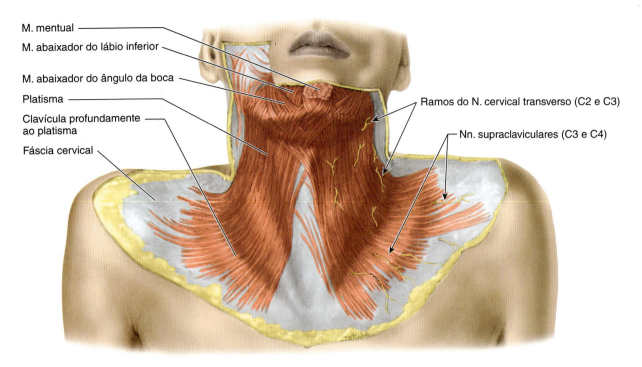

Figura 9.5 Platisma. O platisma fino estende-se na tela subcutânea como uma lâmina, passa sobre as clavículas e é perfurado por nervos cutâneos. A continuidade e a extensão dessa lâmina muscular variam muito.

Fáscia cervical

A **fáscia cervical** é formada por três lâminas (bainhas) fasciais: *superficial, pré-traqueal* e *pré-vertebral* (Figura 9.4A e B). Essas lâminas sustentam as vísceras cervicais (p. ex., glândula tireoide), os músculos, os vasos e os linfonodos profundos. A fáscia cervical também se condensa ao redor das artérias carótidas comuns, das veias jugulares internas (VJI) e dos nervos vagos para formar a *bainha carótica* (Figura 9.4B e C).

Essas três lâminas de fáscia formam planos de clivagem naturais através dos quais os tecidos podem ser separados durante a cirurgia, e limitam a disseminação de abscessos resultantes de infecções. As lâminas fasciais cervicais também garantem o deslizamento de estruturas no pescoço para que se movimentem e passem umas sobre as outras sem dificuldade, por exemplo, ao deglutir e virar a cabeça e o pescoço.

LÂMINA SUPERFICIAL DA FÁSCIA CERVICAL

A **lâmina superficial da fáscia cervical** circunda todo o pescoço profundamente à pele e à tela subcutânea. Nos "quatro ângulos" do pescoço, divide-se em partes superficial e profunda para envolver (revestir) os *músculos trapézio e esternocleidomastóideo (ECM)* (Figura 9.4B e C). Esses músculos são derivados da mesma lâmina embrionária de músculo e são inervados pelo mesmo nervo (NC XI). Eles têm fixações praticamente contínuas à base do crânio superiormente e à espinha escapular, ao acrômio e à clavícula inferiormente.

Na parte superior, os locais de inserção da lâmina superficial da fáscia cervical são:

- Linhas nucais superiores do occipital
- Processos mastoides dos temporais
- Arcos zigomáticos
- Margem inferior da mandíbula
- Hioide
- Processos espinhosos das vértebras cervicais.

Imediatamente abaixo da sua inserção na mandíbula, a lâmina superficial também se divide para envolver a glândula submandibular; posteriormente à mandíbula, divide-se para formar a cápsula fibrosa da glândula parótida. O *ligamento estilomandibular* é uma modificação mais espessa dessa lâmina (ver Figura 8.71F e G).

Na parte inferior, a lâmina superficial de fáscia cervical fixa-se ao manúbrio do esterno, às clavículas, aos acrômios e às espinhas das escápulas. A lâmina superficial da fáscia cervical é contínua posteriormente com o periósteo que cobre o processo espinhoso de C VII, e com o *ligamento nucal*, uma membrana triangular que forma um septo fibroso mediano entre os músculos dos dois lados do pescoço (Figura 9.4B).

Na parte inferior, entre as cabeças esternais dos músculos ECM e imediatamente superior ao manúbrio, a lâmina superficial da fáscia cervical permanece dividida em duas camadas para envolver o músculo ECM; uma lâmina fixa-se à face anterior e outra à face posterior do manúbrio. Há um **espaço supraesternal** entre essas lâminas (Figura 9.4A). Ele envolve as extremidades inferiores das veias jugulares anteriores, o *arco venoso jugular*, gordura e alguns linfonodos profundos.

LÂMINA PRÉ-TRAQUEAL DA FÁSCIA CERVICAL

A fina **lâmina pré-traqueal da fáscia cervical** é limitada à parte anterior do pescoço (Figura 9.4). Estende-se inferiormente do hioide até o tórax, onde se funde ao pericárdio fibroso que reveste o coração. A lâmina pré-traqueal de fáscia inclui uma *parte muscular* fina, que reveste os músculos infra-hióideos, e uma *parte visceral*, que reveste a glândula tireoide, a traqueia e o esôfago e é contínua nas partes posterior e superior com a **fáscia bucofaríngea** da faringe. A lâmina pré-traqueal funde-se lateralmente com as bainhas caróticas. Superiormente ao hioide, um espessamento da lâmina pré-traqueal forma uma polia ou tróclea, através da qual passa o *tendão intermédio do músculo digástrico*, suspendendo o hioide. Passando ao redor da margem lateral do tendão intermédio do músculo omo-hióideo, a lâmina pré-traqueal também aprisiona o *músculo omo-hióideo* com dois ventres, redirecionando o trajeto do músculo entre os ventres.

LÂMINA PRÉ-VERTEBRAL DA FÁSCIA CERVICAL

A **lâmina pré-vertebral da fáscia cervical** forma uma bainha tubular para a coluna vertebral e os músculos associados a ela, como o *longo do pescoço* e o *longo da cabeça* anteriormente, os escalenos lateralmente, e os *músculos profundos do pescoço* posteriormente (Figura 9.4A e B).

A lâmina pré-vertebral de fáscia está fixada à base do crânio superiormente. Na parte inferior, funde-se à *fáscia endotorácica* na região periférica e ao *ligamento longitudinal anterior* na região central, aproximadamente na vértebra T III (ver Capítulo 2, *Dorso*) (Figura 9.4A). A lâmina pré-vertebral estende-se lateralmente como a *bainha axilar* (Capítulo 3, *Membro Superior*), que circunda os vasos axilares e o plexo braquial. As partes cervicais dos troncos simpáticos estão incrustadas na lâmina pré-vertebral da fáscia cervical.

Bainha carótica. A **bainha carótica** é um revestimento fascial tubular que se estende da base do crânio até a raiz do pescoço. Essa bainha funde-se, na parte anterior, às lâminas superficial e pré-traqueal da fáscia e, na parte posterior, à lâmina pré-vertebral da fáscia (Figuras 9.4B e C e 9.6). A bainha carótica contém as seguintes estruturas:

- Artérias carótidas comum e interna
- Veia jugular interna
- Nervo vago (NC X)
- Linfonodos cervicais profundos
- Nervo do seio carótico
- Fibras nervosas simpáticas (plexos periarteriais caróticos).

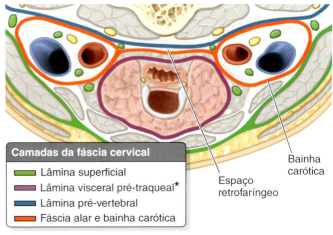

*A fáscia bucofaríngea faz parte da lâmina pré-traqueal

Figura 9.6 Bainha carótica.

A bainha carótica se comunica com o mediastino do tórax inferiormente e se estende para a base do crânio (basioccipúcio) superiormente. Essas comunicações representam possíveis vias para a disseminação de infecção e do sangue extravasado.

Espaço retrofaríngeo. O **espaço retrofaríngeo** é o maior e mais importante espaço interfascial no pescoço (Figura 9.6). É um espaço virtual que consiste em tecido conjuntivo frouxo entre a parte superior da lâmina pré-vertebral da fáscia cervical e a fáscia bucofaríngea que circunda a faringe superficialmente. Na parte inferior, a fáscia bucofaríngea é contínua com a lâmina pré-traqueal de fáscia cervical.

A **fáscia alar** forma outra subdivisão do espaço retrofaríngeo. Essa lâmina fina está fixada ao longo da linha mediana da fáscia bucofaríngea, desde o crânio até o nível da vértebra C VII. A partir desta inserção, estende-se em sentido lateral e termina na bainha carótica. O espaço retrofaríngeo permite o movimento de faringe, esôfago, laringe e traqueia em relação à coluna vertebral durante a deglutição. A parte superior desse espaço é fechada pela base do crânio e a cada lado, pela bainha carótica. A parte inferior se abre no mediastino superior (ver Capítulo 4, *Tórax*).

ANATOMIA CLÍNICA

FÁSCIA CERVICAL

Paralisia do platisma

 A *paralisia do platisma*, resultante da lesão do ramo cervical do nervo facial (ver Figura 8.16B), causa o surgimento de pregas frouxas na pele do pescoço. Consequentemente, durante dissecções cirúrgicas do pescoço, é necessário cuidado extra para preservar o ramo cervical do nervo facial. Durante o fechamento de feridas no pescoço, os cirurgiões suturam com cuidado a pele e as margens do platisma. Se isso não for feito, as bordas da ferida cutânea serão afastadas (tracionadas em direções diferentes) pela contração das fibras musculares do platisma, o que pode ocasionar uma cicatriz desfigurante.

Disseminação de infecções no pescoço

 A lâmina superficial da fáscia cervical ajuda a evitar a *disseminação de abscessos* causados por destruição tecidual. A infecção entre a lâmina superficial da fáscia cervical e a parte muscular da fáscia pré-traqueal que envolve os músculos infra-hióideos geralmente não se dissemina além da margem superior do manúbrio do esterno. No entanto, a infecção entre a lâmina superficial e a parte visceral da fáscia pré-traqueal pode disseminar-se para a cavidade torácica anteriormente ao pericárdio.

O pus de um abscesso posterior à lâmina pré-vertebral da fáscia cervical pode estender-se lateralmente no pescoço e formar uma protuberância posterior ao músculo ECM. O pus pode perfurar a lâmina pré-vertebral da fáscia cervical e entrar no espaço retrofaríngeo, criando uma protrusão na faringe (*abscesso retrofaríngeo*). Esse abscesso pode dificultar a deglutição (*disfagia*) e a fala (*disartria*).

Infecções na cabeça também podem disseminar-se em sentido inferior, posteriormente ao esôfago, e penetrar no mediastino posterior, ou podem disseminar-se anteriormente à traqueia e entrar no mediastino anterior. As infecções no espaço retrofaríngeo também podem estender-se em sentido inferior para o mediastino superior. Do mesmo modo, o ar proveniente de uma ruptura da traqueia, brônquio ou esôfago (*pneumomediastino*) pode seguir em sentido superior no pescoço.

Pontos-chave: Fáscia cervical

Tela subcutânea e platisma: Em geral, a tela subcutânea é mais fina no pescoço do que em outras regiões, em especial na parte anterior. ■ Contém o platisma, um músculo da expressão facial.

Fáscia cervical: Como a fáscia de outras regiões, a função da fáscia cervical é (1) conter músculos e vísceras nos compartimentos com graus variáveis de rigidez, (2) possibilitar que as estruturas deslizem umas sobre as outras, e (3) servir como conduto para a passagem de estruturas neurovasculares. ■ Dois importantes compartimentos fasciais do pescoço são separados pelo espaço retrofaríngeo. ■ Anteriormente, a lâmina pré-traqueal envolve as vísceras cervicais e a musculatura extrínseca associada a ela (músculos supra-hióideos e infra-hióideos). ■ Posteriormente, a lâmina pré-vertebral circunda os elementos musculoesqueléticos do pescoço associados às vértebras cervicais, incluindo-as. ■ Esses dois compartimentos fasciais são contidos pela terceira, e mais superficial, lâmina da fáscia cervical, a lâmina superficial, que inclui os músculos superficiais (trapézio e ECM). ■ O local de inserção superior da lâmina superficial é o crânio, e o local de inserção inferior é o cíngulo do membro superior. ■ Na parte anterolateral nas junções comuns dessas três lâminas estão os principais condutos neurovasculares, as bainhas caróticas. ■ Os limites superior e inferior e as continuidades dessas lâminas fasciais, compartimentos e espaços interfasciais estabelecem vias para a disseminação de infecção, líquido, gás ou tumores.

ESTRUTURAS SUPERFICIAIS DO PESCOÇO: REGIÕES CERVICAIS

O pescoço é dividido em regiões para possibilitar a comunicação exata acerca da localização das estruturas, lesões ou afecções (Figura 9.7; Quadro 9.1). Entre o crânio (mandíbula anteriormente e occipital posteriormente) e as clavículas, o pescoço é dividido em quatro regiões principais com base nas margens geralmente visíveis e/ou palpáveis dos músculos ECM e trapézio, grandes e relativamente superficiais, contidos pela lâmina superficial de fáscia cervical.

Região esternocleidomastóidea

O **músculo esternocleidomastóideo (ECM)** é um ponto de referência muscular estratégico no pescoço e forma a **região esternocleidomastóidea**. O músculo ECM divide, de modo visível, cada lado do pescoço em *regiões cervical anterior* e *lateral* (trígonos cervicais anterior e posterior).

O músculo ECM é largo, semelhante a uma alça, e tem duas cabeças: o tendão arredondado da **cabeça esternal** fixa-se ao manúbrio, e a **cabeça clavicular** carnosa e espessa fixa-se à face superior do terço medial da clavícula (Figuras 9.7 e 9.8; Quadro 9.2).

Na parte inferior, as duas cabeças do músculo ECM são separadas por um espaço, visível na superfície como uma pequena depressão triangular, a **fossa supraclavicular menor** (Figura 9.7B). Na parte superior, as cabeças se unem enquanto seguem com trajeto oblíquo em direção ao crânio. A inserção superior do músculo ECM é o processo mastoide do temporal e a linha nucal superior do occipital. A lâmina superficial da fáscia cervical divide-se para formar uma bainha para o músculo ECM (Figura 9.4B).

Os músculos ECM produzem movimento nas articulações craniovertebrais, nas articulações intervertebrais cervicais, ou em ambas (Figura 9.8; Quadro 9.2). As fixações cranianas dos músculos ECM situam-se posteriormente ao eixo das articulações atlantoccipitais (AO). A partir da posição anatômica, com a contração tônica mantendo a posição da coluna vertebral cervical, a contração bilateral dos músculos ECM

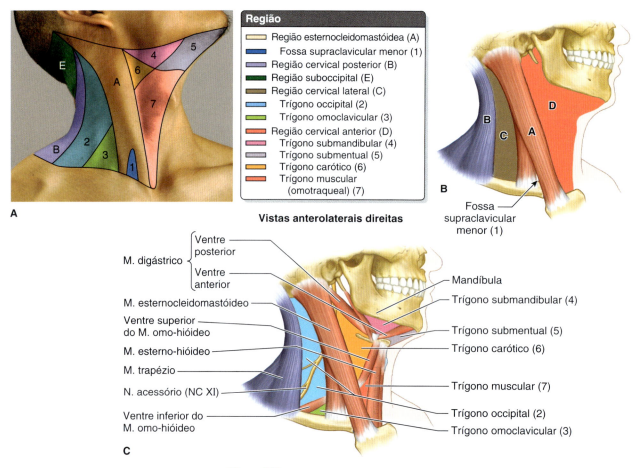

Figura 9.7 Regiões e trígonos cervicais.

Quadro 9.1 Regiões/trígonos cervicais e conteúdo.

Região[a]	Principal conteúdo e estruturas subjacentes
Região esternocleidomastóidea (A)	M. esternocleidomastóideo; parte superior da V. jugular externa; N. auricular magno; N. cervical transverso
Fossa supraclavicular menor (1)	Parte inferior da V. jugular interna
Região cervical posterior (B)	M. trapézio; ramos cutâneos dos ramos posteriores dos Nn. espinais cervicais; a região ou trígono suboccipital (E) situa-se profundamente à parte superior dessa região
Região cervical lateral (trígono cervical posterior) (C)	
Região occipital (2)	Parte da V. jugular externa; ramos posteriores do plexo cervical de nervos; N. acessório (NC XI);[b] A. cervical transversa; linfonodo cervical
Trígono omoclavicular (3)	A. subclávia (terceira parte); troncos do plexo braquial; parte da veia subclávia (algumas vezes); A. supraescapular; linfonodos supraclaviculares
Região cervical anterior (trígono cervical anterior) (D)	
Trígono submandibular (4)	A glândula submandibular ocupa quase todo o trígono; linfonodos submandibulares; N. hipoglosso (NC XII); N. milo-hióideo; partes de A. e V. faciais
Trígono submentual (5)	Linfonodos submentuais e pequenas veias que se unem para formar a V. jugular anterior
Trígono carótico (6)	Bainha carótica contendo a A. carótida comum e seus ramos; V. jugular interna e suas tributárias; N. vago; A. carótida externa e alguns de seus ramos; N. hipoglosso (NC XII) e raiz superior da alça cervical; N. acessório (NC XI);[b] glândula tireoide, laringe e faringe; linfonodos cervicais profundos; ramos do plexo cervical
Trígono muscular (7)	Mm. esternotireóideo e esterno-hióideo; glândulas tireoide e paratireoides

[a]As letras e os números entre parênteses referem-se à Figura 9.7A e B.
[b]O nervo acessório (NC XI) refere-se à tradicional "raiz espinal do NC XI". A tradicional "raiz craniana" agora é considerada parte do nervo vago (NC X) (Lachman et al., 2002).

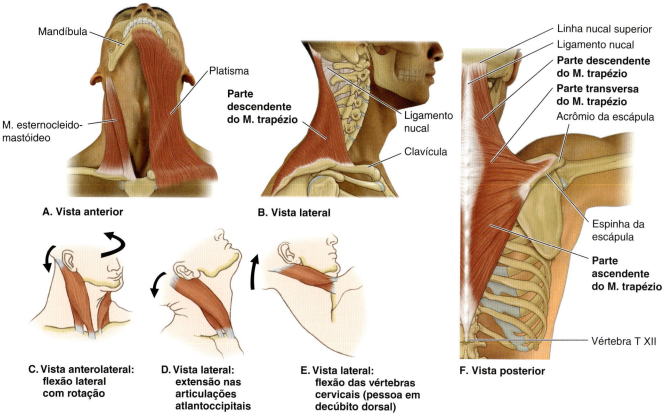

Figura 9.8 Músculos do pescoço.

Quadro 9.2 Músculos cutâneos e superficiais do pescoço.

Músculo	Inserção superior/medial	Inserção inferior/lateral	Inervação	Principal(is) ação(ões)
Platisma	Margem inferior da mandíbula, pele e tela subcutânea da parte inferior da face	Fáscia que reveste as partes superiores dos Mm. peitoral maior e deltoide	Ramo cervical do N. facial (NC VII)	Abaixa os ângulos da boca e alarga-a como em expressões de tristeza e medo; levanta a pele do pescoço quando os dentes são "cerrados"
M. esternocleidomastóideo (ECM)	Face lateral do processo mastoide do temporal e metade lateral da linha nucal superior	*Cabeça esternal*: face anterior do manúbrio do esterno *Cabeça clavicular*: face superior do terço médio da clavícula	N. acessório (NC XI, motor); nervos C3 e C4 (dor e propriocepção)	*Contração unilateral*: inclina a cabeça para o mesmo lado (i. e., flete lateralmente o pescoço) e a gira de modo a voltar a face para cima em direção ao lado oposto (Figura 9.8C) *Contração bilateral*: (1) estende o pescoço nas articulações atlantoccipitais (Figura 9.8D), (2) flete as vértebras cervicais de modo que o mento se aproxime do manúbrio (Figura 9.8E), ou (3) estende as vértebras cervicais superiores enquanto flete as vértebras inferiores, de modo que o mento seja levado para a frente com a cabeça mantida no mesmo nível Com as vértebras cervicais fixas, eleva o manúbrio e as extremidades mediais das clavículas, auxiliando a ação de alavanca de bomba da respiração profunda (ver Capítulo 4, *Tórax*)
M. trapézio	Terço medial da linha nucal superior, protuberância occipital externa, ligamento nucal, processos espinhosos das vértebras C VII a T XII	Terço lateral da clavícula, acrômio e espinha da escápula	N. acessório (NC XI; motor); nervos C3 e C4 (dor e propriocepção)	Eleva, retrai e gira a escápula superiormente *Fibras descendentes (superiores)*: elevam o cíngulo do membro superior, mantêm o nível dos ombros contra a gravidade ou a resistência *Fibras transversas (médias)*: retraem a escápula *Fibras ascendentes (inferiores)*: abaixam os ombros *Fibras descendentes e ascendentes juntas*: giram a espinha da escápula superiormente Com os ombros fixos, a *contração bilateral* estende o pescoço; a *contração unilateral* produz flexão lateral para o mesmo lado

(principalmente de suas fibras posteriores) causa a extensão da cabeça nas articulações AO, elevando o mento (Figura 9.8D).

A *ação bilateral* dos músculos ECM também flete o pescoço. Isso é feito de duas maneiras diferentes:

1. Se primeiro houver flexão anterior da cabeça nas articulações AO pelos músculos pré-vertebrais (e/ou os músculos supra-hióideos e infra-hióideos) contra resistência, os músculos ECM (sobretudo as fibras anteriores) fletem toda a coluna vertebral cervical de modo a aproximar o mento do manúbrio (Figura 9.8E). Entretanto, em geral a gravidade é o agonista desse movimento na posição ereta
2. A contração bilateral dos músculos ECM, em ação antagonista com os músculos extensores do pescoço (*i. e.*, os músculos cervicais profundos), flete a parte inferior do pescoço e, ao mesmo tempo, produz extensão limitada na articulação AO e parte superior do pescoço, protraindo o mento enquanto mantém o nível da cabeça. Esses movimentos de flexão também ocorrem ao levantar a cabeça do solo a partir do decúbito dorsal (com a gravidade oferecendo resistência no lugar dos músculos cervicais profundos).

É provável que na maioria das vezes haja participação de músculos sinérgicos menores e/ou de contração excêntrica (relaxamento controlado do músculo, cedendo gradualmente à gravidade) no início da flexão ou extensão, com os músculos ECM proporcionando a força e a amplitude ao movimento já iniciado.

O músculo ECM, em *ação unilateral*, flete lateralmente o pescoço (curva o pescoço para o lado) e gira a cabeça de modo a aproximar a orelha do ombro ipsilateral enquanto eleva e gira o mento para o lado oposto. Se a cabeça e o pescoço estiverem fixos, a *contração bilateral* dos músculos ECM eleva as clavículas e o manúbrio e, portanto, as costelas anteriores. Desse modo, os músculos ECM atuam como músculos acessórios da respiração, auxiliando o movimento em alavanca de bomba da parede torácica.

Para avaliar o músculo ECM, a cabeça é girada para o lado oposto contra resistência (mão contra o mento). Pode-se ver e palpar o músculo ECM quando sua ação for normal.

Região cervical posterior

A região posterior às margens anteriores (*i. e.*, correspondentes à sua área) do músculo trapézio é a **região cervical posterior** (Figura 9.7; Quadro 9.1). A *região suboccipital* situa-se profundamente à parte superior dessa região (ver Figura 9.8). O **músculo trapézio** é grande, triangular e plano, recobrindo a face posterolateral do pescoço e do tórax (Figura 9.8F). O músculo trapézio é um:

- Músculo superficial do dorso (ver Capítulo 2, *Dorso*)
- Músculo toracoapendicular posterior, que atua no cíngulo do membro superior (ver Capítulo 3, *Membro Superior*)
- Músculo cervical, que pode movimentar o crânio.

O músculo trapézio fixa o cíngulo do membro superior ao crânio e à coluna vertebral e ajuda na sua suspensão. O Quadro 9.2 descreve suas fixações, inervação e principais ações. A pele da região cervical posterior é inervada em um padrão segmentar pelos ramos posteriores dos nervos espinais cervicais que perfuram, mas não inervam, o músculo trapézio (ver Figura 2.33).

Para avaliar o músculo trapézio, o ombro é retraído contra resistência. É possível ver e palpar a margem superior do músculo se sua ação for normal. A paralisia do músculo trapézio causa a queda do ombro; entretanto, as ações associadas do músculo levantador da escápula e das fibras superiores do músculo serrátil anterior ajudam a sustentar o ombro e compensam parcialmente a paralisia (ver Capítulo 3, *Membro Superior*).

Região cervical lateral

A **região cervical lateral** (trígono cervical lateral) é limitada (Figuras 9.7 e 9.9):

- Anteriormente pela margem posterior do músculo ECM
- Posteriormente pela margem anterior do músculo trapézio
- Inferiormente pelo terço médio da clavícula, entre os músculos trapézio e ECM
- Por um *ápice*, onde os músculos ECM e trapézio encontram-se na linha nucal superior do occipital
- Por um *teto*, formado pela lâmina superficial da fáscia cervical
- Por um *assoalho*, formado por músculos cobertos pela lâmina pré-vertebral da fáscia cervical.

A região cervical lateral circunda a face lateral do pescoço como uma espiral. A região é coberta por pele e tela subcutânea contendo o platisma.

MÚSCULOS NA REGIÃO CERVICAL LATERAL

O assoalho da região cervical lateral geralmente é formado pela lâmina pré-vertebral, que cobre quatro músculos (Figuras 9.9 e 9.10): esplênio da cabeça, levantador da escápula, *escaleno médio* e *escaleno posterior*. Às vezes a parte inferior do músculo escaleno anterior aparece no ângulo inferomedial da região cervical lateral, onde geralmente é ocultada pelo músculo ECM. Um derivado ocasional do músculo escaleno anterior, o *músculo escaleno mínimo*, segue posteriormente à artéria subclávia até se fixar na costela I (Agur & Dalley, 2021).

Para uma localização mais precisa das estruturas, a região cervical lateral é dividida em um grande trígono occipital superiormente e um pequeno trígono omoclavicular inferiormente, delimitados pelo *ventre inferior do músculo omo-hióideo* (Figura 9.7; Quadro 9.1).

- O **trígono occipital** é assim denominado porque a *artéria occipital* aparece em seu ápice (Figuras 9.9 e 9.10; ver Figura 9.13). O nervo mais importante a cruzar o trígono occipital é o *nervo acessório* (NC XI)
- O **trígono omoclavicular** é indicado na superfície do pescoço pela *fossa supraclavicular*. A parte inferior da VJE cruza a superfície desse trígono; a *artéria subclávia* situa-se na parte profunda dele (Figura 9.11; ver Figura 9.13).

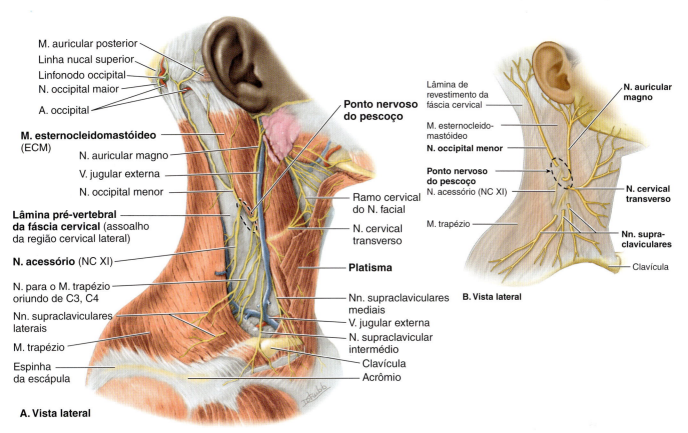

Figura 9.9 Dissecção superficial da região cervical lateral. A tela subcutânea e a lâmina superficial da fáscia cervical foram removidas, preservando a maior parte do platisma e os nervos cutâneos. Entre os músculos trapézio (na região cervical posterior) e ECM, a lâmina pré-vertebral da fáscia cervical forma o assoalho da região cervical lateral. O nervo acessório (NC XI) é o único nervo motor superficial a essa fáscia.

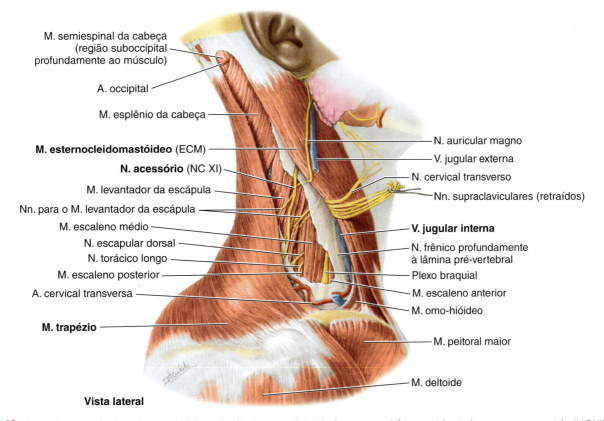

Figura 9.10 Dissecção profunda da região cervical lateral. A lâmina superficial da fáscia cervical foi removida. Embora o nervo acessório (NC XI) seja superficial a ela, o plexo braquial e os nervos motores do plexo cervical seguem profundamente à lâmina pré-vertebral da fáscia cervical que cobre o assoalho do trígono.

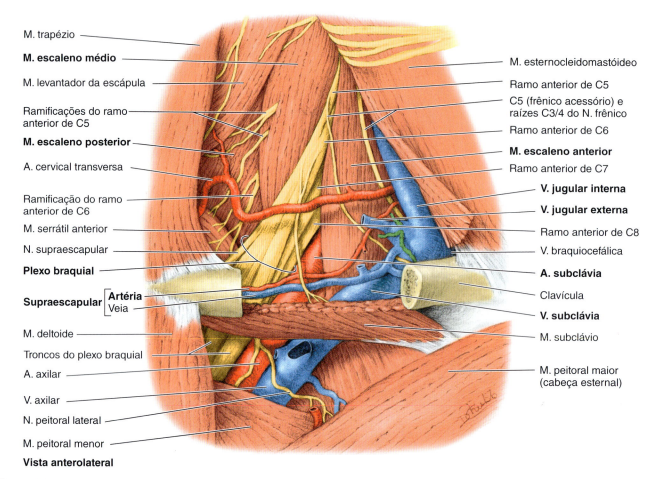

Figura 9.11 Dissecção profunda da parte inferior da região cervical lateral. Toda a fáscia, o músculo omo-hióideo e a cabeça clavicular do músculo peitoral maior foram removidos para mostrar a veia subclávia e a terceira parte da artéria subclávia. A veia jugular interna, situada profundamente ao músculo ECM, não está na região cervical lateral, mas próximo a ela. O plexo braquial de nervos e os vasos subclávios seguem até o membro superior, e o nome dos vasos muda para *axilar* inferiormente à clavícula, na margem lateral da costela I.

Esses vasos são separados pela lâmina superficial da fáscia cervical. Como a terceira parte da artéria subclávia está localizada nessa região, muitas vezes o trígono omoclavicular é denominado trígono subclávio, embora isso não conste na Terminologia Anatômica (Figura 9.7).

ARTÉRIAS NA REGIÃO CERVICAL LATERAL

As artérias na região cervical lateral incluem os ramos laterais do tronco tireocervical, a terceira parte da artéria subclávia e parte da artéria occipital (Figuras 9.10 a 9.12). Na maioria das vezes o *tronco tireocervical*, um ramo da primeira parte da artéria subclávia, dá origem direta ou indiretamente às artérias supraescapular, dorsal da escápula e cervical superficial. Os ramos terminais do tronco tireocervical são as artérias cervical ascendente e tireóidea inferior.

A **artéria supraescapular** segue em sentido inferolateral através do músculo escaleno anterior e nervo frênico (Figura 9.11). Em seguida, atravessa a terceira parte da artéria subclávia e os fascículos do plexo braquial e passa posteriormente à clavícula para suprir músculos na face posterior da escápula. A artéria supraescapular também pode originar-se diretamente da terceira parte da artéria subclávia.

As *artérias cervical superficial* e *dorsal da escápula* podem originar-se diretamente do tronco tireocervical ou da terceira parte da artéria subclávia, ou através de um tronco comum do tronco ou da artéria subclávia. Quando elas se originam de um tronco comum, chamam-se artéria cervical transversa. As artérias cervical superficial e dorsal da escápula seguem em direção superficial e lateral através do nervo frênico e músculo escaleno anterior, 2 a 3 cm acima da clavícula. A seguir, cruzam ou atravessam os *troncos do plexo braquial*, enviando ramos para os vasos dos nervos (*vasa nervorum*). O **ramo superficial** passa profundamente (anteriormente) ao músculo trapézio, acompanhando o nervo acessório (NC XI). Quando a artéria dorsal da escápula se origina da artéria subclávia, ela segue lateralmente através dos troncos do plexo braquial, anteriormente ao músculo escaleno médio. Qualquer que seja a origem, a artéria dorsal da escápula segue profundamente aos músculos levantador da escápula e romboide, suprindo ambos e participando das anastomoses arteriais ao redor da escápula (Capítulo 3, *Membro Superior*). A *artéria occipital*, um ramo da artéria carótida externa, entra na região cervical lateral em seu ápice e ascende sobre a cabeça para suprir a metade posterior do couro cabeludo (Figura 9.10).

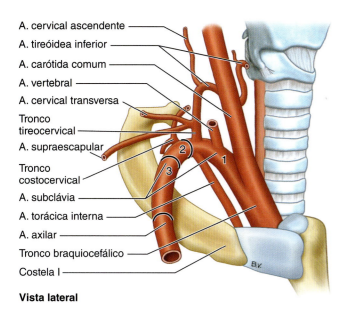

Figura 9.12 Artéria subclávia: partes e ramos. A artéria subclávia tem três partes: medial (1), posterior (2) e lateral (3) ao músculo escaleno anterior. Às vezes, as artérias cervical transversa e supraescapular originam-se diretamente (ou por intermédio de um tronco comum) da segunda ou terceira partes da artéria subclávia, e não diretamente do tronco tireocervical por um tronco comum como é mostrado aqui, ou de modo independente.

A **artéria subclávia** envia sangue para o membro superior. A terceira parte começa cerca de um dedo transverso acima da clavícula, oposta à margem lateral do músculo escaleno anterior. Está oculta na parte inferior da região cervical lateral, posterossuperior à veia subclávia. A terceira parte da artéria é a parte mais longa e mais superficial. Situa-se sobre a costela I e suas pulsações podem ser palpadas por compressão profunda no trígono omoclavicular. A artéria toca a costela I quando passa posteriormente ao músculo escaleno anterior; assim, a compressão da artéria subclávia contra essa costela pode controlar um sangramento no membro superior. O tronco inferior do plexo braquial situa-se diretamente posterior à terceira parte da artéria. Os ramos que às vezes se originam da terceira parte são formas aberrantes de padrões mais típicos nos quais se originam direta ou indiretamente (do tronco tireocervical).

VEIAS NA REGIÃO CERVICAL LATERAL

A **veia jugular externa** (**EJV**) começa perto do ângulo da mandíbula (imediatamente inferior à orelha) pela união da divisão posterior da *veia retromandibular* com a *veia auricular posterior* (Figura 9.13). A VJE cruza o músculo ECM em direção oblíqua, profundamente ao platisma, e entra na parte anteroinferior da região cervical lateral (Figura 9.8). Em seguida, perfura a lâmina superficial da fáscia cervical, que forma o teto dessa região, na margem posterior do músculo ECM. A VJE desce até a parte inferior da região cervical lateral e termina na veia subclávia (Figuras 9.11 e 9.13). Drena a maior parte do couro cabeludo e a região lateral da face.

A **veia subclávia**, o principal canal venoso que drena o membro superior, curva-se através da parte inferior da região cervical lateral. Passa anteriormente ao músculo escaleno anterior e ao nervo frênico e une-se, na margem medial do músculo, com a VJI para formar a **veia braquiocefálica**, posteriormente à extremidade medial da clavícula. Imediatamente acima da clavícula, a VJE recebe as *veias cervicodorsais*, *supraescapular* e *jugular anterior*.

NERVOS NA REGIÃO CERVICAL LATERAL

O **nervo acessório** (**NC XI**) passa profundamente ao músculo ECM, suprindo-o antes de penetrar na região cervical lateral, na junção dos terços superior e médio da margem posterior do músculo ECM, ou abaixo da junção

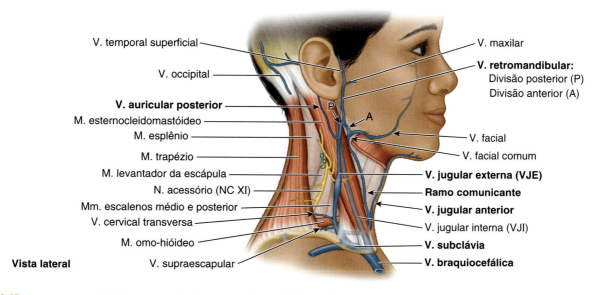

Figura 9.13 Estruturas superficiais do pescoço. As veias temporais superficiais e maxilares unem-se, formando a veia retromandibular, cuja divisão posterior une-se à veia auricular posterior para formar a VJE. A veia facial recebe a divisão anterior da veia retromandibular antes de drenar para a veia jugular interna, profundamente ao músculo ECM. As veias jugulares anteriores podem ocupar posição superficial ou profunda em relação à lâmina superficial da fáscia cervical.

(Figuras 9.9 e 9.10). O nervo segue em sentido posteroinferior, dentro da ou profundamente à lâmina superficial da fáscia cervical, seguindo sobre o músculo levantador da escápula, do qual é separado pela lâmina pré-vertebral da fáscia. O NC XI então desaparece profundamente à margem anterior do músculo trapézio na junção de seus dois terços superiores com seu terço inferior.

As **raízes do plexo braquial** (ramos anteriores de C5–C8 e T1) aparecem entre os músculos escalenos anterior e médio (Figura 9.11). Os cinco ramos se unem para formar os *três troncos do plexo braquial*, que descem em sentido inferolateral através da região cervical lateral. Em seguida, o plexo passa entre a costela I, a clavícula e a margem superior da escápula (o *canal cervicoaxilar*) até entrar na axila, inervando a maior parte do membro superior (ver Capítulo 3, *Membro Superior*).

O **nervo supraescapular**, que se origina do tronco superior do *plexo braquial* (não do plexo cervical), segue em sentido lateral através da região cervical lateral para suprir os músculos supraespinal e infraespinal na face posterior da escápula. Também envia ramos articulares para a articulação do ombro.

Os *ramos anteriores de C1 a C4* formam as **raízes do plexo cervical** (Figura 9.14). O **plexo cervical** consiste em uma série irregular de alças nervosas (primárias) e nos ramos que se originam das alças. Cada ramo participante, com exceção do primeiro, divide-se em ramos ascendente e descendente que se unem aos ramos do nervo espinal adjacente para formar as alças. O plexo cervical situa-se anteromedialmente aos músculos levantador da escápula e escaleno médio e profundamente ao músculo ECM. Os ramos superficiais do plexo que inicialmente seguem em sentido posterior são ramos cutâneos (sensitivos) (Figura 9.14A, C e D). Os ramos profundos que seguem em sentido anteromedial são ramos motores, inclusive as *raízes do nervo frênico* (para o diafragma) e a *alça cervical* (Figura 9.14A e B).

A **raiz superior da alça cervical**, que conduz fibras dos nervos espinais C1 e C2, une-se momentaneamente e depois se separa do nervo hipoglosso (NC XII) enquanto atravessa a região cervical lateral (Figura 9.14A e B). A **raiz inferior da alça cervical** origina-se de uma alça entre os nervos espinais C2 e C3. As raízes superior e inferior unem-se, formando uma alça secundária, a **alça cervical**, formada por fibras dos nervos espinais C1–C3, que se ramificam a partir da alça para suprir os músculos infra-hióideos, *omohióideo*, *esternotireóideo* e *esterno-hióideo* (Figuras 9.14A, 9.15A e 9.16). O quarto músculo infra-hióideo, o *tireohióideo*, recebe fibras de C1, que descem separadas do nervo hipoglosso, distalmente à raiz superior da alça cervical (**nervo para o músculo tíreo-hióideo**) (Figuras 9.14A e B e 9.15B).

Os **ramos cutâneos do plexo cervical** emergem ao redor do meio da margem posterior do músculo ECM, muitas vezes denominado **ponto nervoso do pescoço** (Figura 9.9), e suprem a pele do pescoço, parte superolateral da parede torácica e o couro cabeludo entre a orelha e a protuberância occipital externa (Figura 9.14A, C e D). Perto de sua origem, as raízes do plexo cervical recebem ramos comunicantes cinzentos, a maioria dos quais desce do grande *gânglio cervical superior* na parte superior do pescoço.

Os **ramos do plexo cervical** que se originam da alça nervosa entre os ramos anteriores de C2 e C3 são:

- **Nervo occipital menor** (C2): supre a pele do pescoço e o couro cabeludo posterossuperior à orelha
- **Nervo auricular magno** (C2 e C3): ascende verticalmente através do músculo ECM oblíquo até o polo inferior da glândula parótida, onde se divide para suprir a pele sobrejacente – e a bainha que circunda a glândula –, o processo mastoide, as duas faces da orelha e uma área de pele que se estende do ângulo da mandíbula até o processo mastoide
- **Nervo cervical transverso** (C2 e C3): supre a pele que cobre a região cervical anterior. Curva-se ao redor do meio da margem posterior do músculo ECM inferiormente ao nervo auricular magno e segue em sentido anterior e horizontal através dele profundamente à VJE e ao platisma, dividindo-se em ramos superior e inferior.

Os ramos do plexo cervical que se originam da alça nervosa formada entre os ramos anteriores de C3–C4 são:

- **Nervos supraclaviculares** (C3 e C4): emergem como um tronco comum sob a cobertura do músculo ECM, enviando pequenos ramos para a pele do pescoço que cruzam a clavícula e suprem a pele sobre o ombro.

Além da alça cervical e dos nervos frênicos que se originam das alças do plexo, **ramos motores profundos do plexo cervical** incluem ramos que se originam das raízes que suprem os músculos romboides (nervo escapular dorsal; C4 e C5), serrátil anterior (nervo torácico longo; C5–C7) e músculos pré-vertebrais próximos.

Os **nervos frênicos** originam-se principalmente do nervo C4, mas recebem contribuições dos nervos C3 e C5 (Figuras 9.11 e 9.14A e B). Os nervos frênicos contêm fibras nervosas motoras, sensitivas e simpáticas. Esses nervos proporcionam o único suprimento motor para o diafragma e o suprimento sensitivo de sua parte central. No tórax, cada nervo frênico supre a parte mediastinal da pleura parietal e o pericárdio (ver Capítulo 4, *Tórax*). Recebendo fibras comunicantes variáveis no pescoço provenientes dos gânglios simpáticos cervicais ou de seus ramos, cada nervo frênico forma-se na parte superior da margem lateral do músculo escaleno anterior no nível da margem superior da cartilagem tireóidea. O nervo frênico, no início profundamente à lâmina pré-vertebral da fáscia cervical, desce obliquamente com a VJI através do músculo escaleno anterior e depois segue profundamente ao tronco cervicodorsal e às artérias supraescapulares.

No lado esquerdo, o nervo frênico cruza anteriormente à primeira parte da artéria subclávia; *no lado direito*, situa-se sobre o músculo escaleno anterior e cruza anteriormente à segunda parte da artéria subclávia. Nos dois lados, o nervo frênico segue posteriormente à veia subclávia e anteriormente à artéria torácica interna quando entra no tórax.

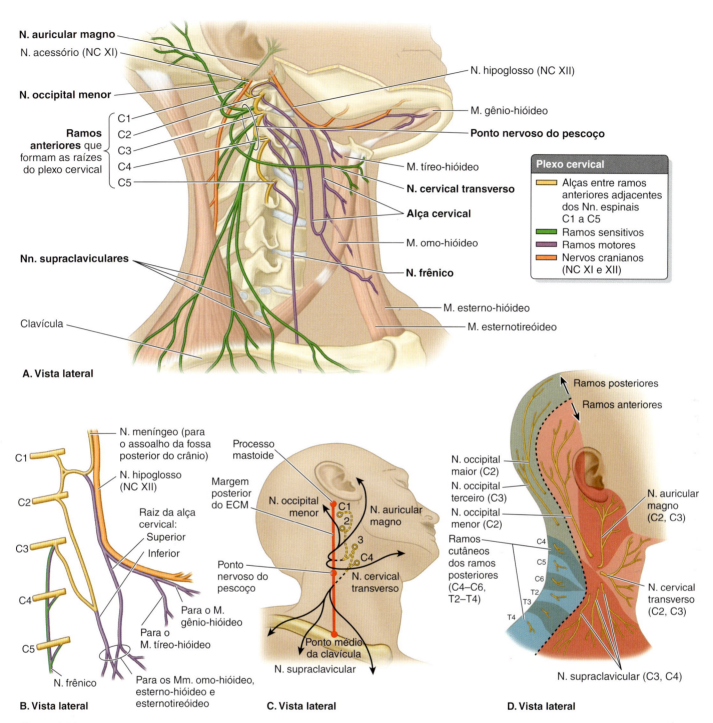

Figura 9.14 Plexo cervical de nervos. **A.** Visão geral. **B.** Nervos motores do plexo cervical. **C.** Nervos sensitivos do plexo cervical. **D.** Distribuição dos nervos sensitivos. Áreas de pele supridas pelos nervos sensitivos (cutâneos) do plexo cervical (derivado de ramos anteriores) e pelos ramos posteriores dos nervos espinais cervicais.

A contribuição do nervo C5 para o nervo frênico pode ser derivada de um **nervo frênico acessório** (Figura 9.11). Muitas vezes, é um ramo do nervo para o músculo subclávio. Se presente, o nervo frênico acessório situa-se lateralmente ao nervo principal e desce posteriormente e, às vezes, anteriormente à veia subclávia. O nervo frênico acessório une-se ao nervo frênico na raiz do pescoço ou no tórax.

LINFONODOS NA REGIÃO CERVICAL LATERAL

A linfa dos tecidos superficiais na região cervical lateral entra nos **linfonodos cervicais superficiais** situados ao longo da VJE, superficialmente ao músculo ECM. Os vasos eferentes desses linfonodos drenam para os **linfonodos cervicais profundos**, que formam uma cadeia ao longo do trajeto da VJI revestida pela fáscia da bainha carótica (Figuras 9.4B e 9.15A).

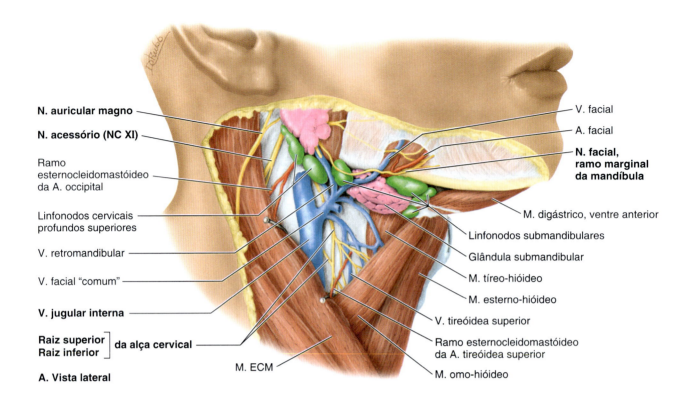

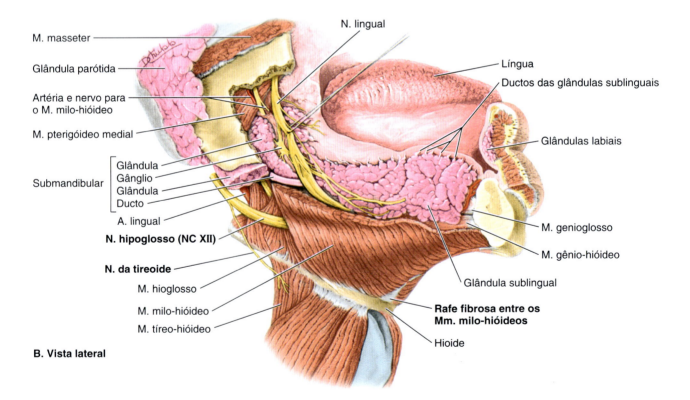

Figura 9.15 Dissecções das regiões cervical anterior e supra-hióidea. A. Região cervical anterior. Esta dissecção superficial do pescoço exibe a glândula e os linfonodos submandibulares. **B.** Região supra-hióidea. A metade direita da mandíbula e a parte superior do músculo milo-hióideo foram removidas. A face seccionada do músculo milo-hióideo torna-se cada vez mais fina em sentido anterior.

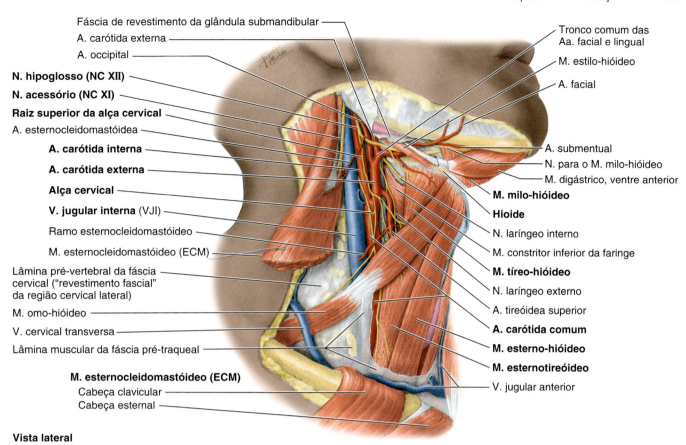

Vista lateral

Figura 9.16 Dissecção profunda da região cervical anterior. A veia facial comum e suas tributárias foram removidas, revelando artérias e nervos, inclusive a alça cervical e seus ramos para os músculos infra-hióideos. Nesta pessoa, as artérias facial e lingual originam-se de um tronco comum que passa profundamente aos músculos estilo-hióideo e digástrico e entra no trígono submandibular.

Região cervical anterior

A **região cervical anterior** (trígono cervical anterior) (Quadro 9.1) tem:

- Um *limite anterior* formado pela linha mediana do pescoço
- Um *limite posterior* formado pela margem anterior do músculo ECM
- Um *limite superior* formado pela margem inferior da mandíbula
- Um *ápice* localizado na incisura jugular no manúbrio do esterno
- Um *teto* formado por tela subcutânea que contém o platisma
- Um *assoalho* formado por faringe, laringe e glândula tireoide.

Para permitir a localização mais precisa das estruturas, a região cervical anterior é subdividida em quatro trígonos menores pelos músculos digástrico e omo-hióideo: o trígono submental ímpar e três pares de trígonos pequenos – submandibular, carótico e muscular.

O **trígono submental**, situado inferiormente ao mento, é uma área supra-hióidea, que tem como limite inferior o corpo do hioide e como limite lateral os ventres anteriores direito e esquerdo dos músculos digástricos. O assoalho do trígono submental é formado pelos dois músculos milo-hióideos, que se encontram em uma **rafe fibrosa** mediana

(Figura 9.15B). O ápice do trígono submental está na *sínfise da mandíbula*, o local de união das metades da mandíbula durante o primeiro ano de vida. A base do trígono submental é formada pelo hioide (Figura 9.17). Esse trígono contém vários pequenos **linfonodos submentuais** e pequenas veias que se unem para formar a *veia jugular anterior* (Figura 9.17).

O **trígono submandibular** é uma área glandular entre a margem inferior da mandíbula e os ventres anterior e posterior do músculo digástrico (Figuras 9.7A e C e 9.12). O assoalho do trígono submandibular é formado pelos músculos milo-hióideo e hioglosso e pelo músculo constritor médio da faringe. A **glândula submandibular** quase preenche todo esse trígono (Figura 9.15A). (Em face de sua associação funcional à boca e também de sua associação anatômica ao assoalho da boca, a glândula é analisada no Capítulo 8, *Cabeça*.)

Os **linfonodos submandibulares** situam-se de cada lado da glândula submandibular e ao longo da margem inferior da mandíbula (Figura 9.15A). O *nervo hipoglosso* (NC XII) é responsável pela inervação motora dos músculos intrínsecos e extrínsecos da língua. Segue até o trígono submandibular, assim como o *nervo para o músculo milo-hióideo* (um ramo do NC V₃, que também supre o ventre anterior do músculo digástrico), partes de *artéria* e veia *faciais* e a *artéria submental* (um ramo da artéria facial) (Figuras 9.15 e 9.16).

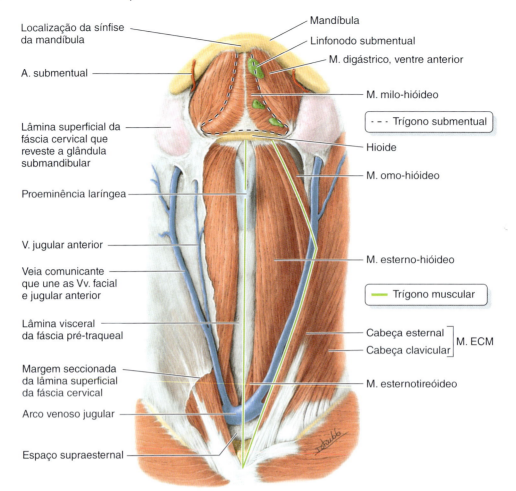

Figura 9.17 Dissecção superficial da região cervical anterior. O limite inferior do trígono submental é o corpo do hioide e os limites laterais são os ventres anteriores direito e esquerdo dos músculos digástricos. O assoalho do trígono submental é formado pelos dois músculos milo-hióideos e pela rafe situada entre eles (não é visível aqui; ver Figura 9.15B). O trígono muscular é flanqueado pelo ventre superior do músculo omo-hióideo, pela margem anterior do músculo ECM e a linha mediana.

O **trígono carótico** é uma área vascular limitada pelo ventre superior do músculo omo-hióideo, o ventre posterior do músculo digástrico e a margem anterior do músculo ECM (Figuras 9.7, 9.15A e 9.16). Esse trígono é importante porque a *artéria carótida comum* ascende até seu interior. Seu pulso pode ser auscultado ou palpado comprimindo-o levemente contra os processos transversos das vértebras cervicais. No nível da margem superior da cartilagem tireóidea, a artéria carótida comum divide-se nas *artérias carótidas interna* e *externa* (Figuras 9.16 e 9.18; ver Figura 9.20). No trígono carótico estão localizados:

- **Seio carótico**: uma dilatação da parte proximal da artéria carótida interna (Figura 9.18), que pode incluir a artéria carótida comum. Inervado principalmente pelo nervo glossofaríngeo (NC IX) através do **nervo do seio carótico**, e também pelo nervo vago (NC X), ele é um *barorreceptor* (pressorreceptor) que reage a alterações da pressão arterial
- **Glomo carótico**: uma pequena massa de tecido ovoide marrom-avermelhada em vida, situada na face medial (profunda) da bifurcação da artéria carótida comum em íntima relação com o seio carótico. Suprido principalmente

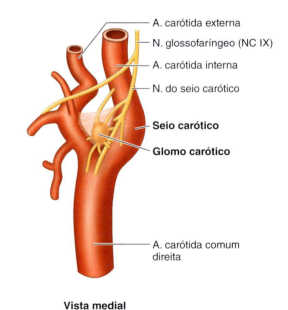

Vista medial

Figura 9.18 Glomo carótico e seio carótico. Esse pequeno corpo epitelioide situa-se na bifurcação da artéria carótida comum. Também são mostrados o seio carótico e a rede associada de fibras sensitivas do nervo glossofaríngeo (NC IX).

pelo nervo do seio carótico (NC IX) e pelo NC X, é um *quimiorreceptor* que monitora o nível de oxigênio no sangue. É estimulado por baixos níveis de oxigênio e inicia um reflexo que aumenta a frequência e a profundidade da respiração, a frequência cardíaca e a pressão arterial.

As estruturas neurovasculares do trígono carótico são circundadas pela *bainha carótica*: as artérias carótidas medialmente, a *VJI* lateralmente, e o *nervo vago* posteriormente (ver Figura 9.4B e C). Na parte superior, a artéria carótida comum é substituída pela artéria carótida interna. A *alça cervical* geralmente está situada sobre a face anterolateral da bainha (ou inserida nela) (Figura 9.16). Muitos *linfonodos cervicais profundos* situam-se ao longo da bainha carótica e da VJI.

O **trígono muscular** é limitado pelo ventre superior do músculo omo-hióideo, a margem anterior do músculo ECM e o plano mediano do pescoço (Figuras 9.7 e 9.17). Esse trígono contém os *músculos infra-hióideos* e as vísceras (p. ex., as glândulas tireoide e paratireoides).

MÚSCULOS NA REGIÃO CERVICAL ANTERIOR

Na parte anterolateral do pescoço, fixam-se no *hioide* os músculos supra-hióideos superiores a ele e os músculos infra-hióideos inferiores a ele. Esses **músculos hióideos** estabilizam ou movimentam o hioide e a laringe (Figuras 9.16, 9.17 e 9.19). Para fins descritivos, são divididos em músculos supra-hióideos e infra-hióideos, cujas fixações, inervação e principais ações são apresentadas no Quadro 9.3.

Os **músculos supra-hióideos** são superiores ao hioide e o conectam ao crânio (Figuras 9.15A, 9.16, 9.17 e 9.19; Quadro 9.3). O grupo supra-hióideo de músculos inclui os *músculos milo-hióideo, gênio-hióideo, estilo-hióideo e digástrico*. Esse grupo de músculos constitui a substância do assoalho da boca, sustenta o hioide para formar uma base de ação da língua e eleva o hioide e a laringe para a deglutição e a entonação. Cada **músculo digástrico** tem dois ventres, unidos por um **tendão intermédio** que desce em direção ao hioide. Uma **alça fibrosa** derivada da lâmina pré-traqueal da fáscia cervical permite que o tendão deslize em sentido anterior e posterior, enquanto une esse tendão ao corpo e ao corno maior do hioide.

A diferença na inervação entre os ventres anterior e posterior dos músculos digástricos resulta de sua diferente origem embriológica dos 1º e 2º arcos faríngeos, respectivamente. O NC V supre derivados do 1º arco, e o NC VII supre os derivados do 2º arco.

Os **músculos infra-hióideos** têm aparência semelhante a uma fita e situam-se em posição inferior ao hioide (Figuras 9.16 e 9.19; Quadro 9.3). Esses quatro músculos fixam o hioide, o esterno, a clavícula e a escápula e deprimem o hioide e a laringe durante a deglutição e a fala. Também atuam com os músculos supra-hióideos para estabilizar o hioide, garantindo uma base firme para a língua. O grupo infra-hióideo de músculos está organizado em dois planos: um *plano superficial*, formado pelos músculos esterno-hióideo e omo-hióideo, e um *plano profundo*, composto pelos músculos esternotireóideo e tíreo-hióideo.

Como o músculo digástrico, o músculo omo-hióideo tem dois ventres (superior e inferior) unidos por um *tendão intermédio*. A alça de fáscia para o tendão intermédio une-se à clavícula.

O **músculo esternotireóideo** é mais largo do que o **músculo esterno-hióideo**, sob o qual está localizado. O músculo esternotireóideo cobre o lobo lateral da glândula tireoide. Sua inserção à *linha oblíqua* da lâmina da cartilagem tireóidea imediatamente superior à glândula limita a extensão superior de uma glândula tireoide aumentada (ver "Aumento da glândula tireoide" no boxe Anatomia clínica, mais adiante). O **músculo tíreo-hióideo** parece ser a continuação do músculo esternotireóideo e segue em sentido superior da linha oblíqua da cartilagem tireóidea até o hioide.

ARTÉRIAS NA REGIÃO CERVICAL ANTERIOR

A região cervical anterior contém o **sistema carótico de artérias**, formado pela artéria carótida comum e seus ramos terminais, as artérias carótidas interna e externa. Também contém a VJI e suas tributárias e as veias jugulares anteriores (Figuras 9.20 e 9.21). A artéria carótida comum e um de seus ramos terminais, a *artéria carótida externa*, são os principais vasos arteriais no trígono carótico. Os ramos da artéria carótida externa (p. ex., a artéria tireóidea superior) também se originam no trígono carótico. Cada *artéria carótida comum* ascende na *bainha carótica* com a VJI e o nervo vago até o nível da margem superior da cartilagem tireóidea. Aí cada artéria carótida comum termina dividindo-se nas artérias carótidas interna e externa. A *artéria carótida interna* não emite ramos no pescoço; a artéria carótida externa emite vários.

A **artéria carótida comum direita** começa na bifurcação do *tronco braquiocefálico*. A artéria subclávia direita é o outro ramo desse tronco. A partir do arco da aorta, a **artéria carótida comum esquerda** ascende até o pescoço. Assim, a artéria carótida comum esquerda tem um trajeto de cerca de 2 cm no mediastino superior antes de entrar no pescoço.

As **artérias carótidas internas** são continuações diretas das artérias carótidas comuns superiores à origem da artéria carótida externa, no nível da margem superior da cartilagem tireóidea. A parte proximal de cada artéria carótida interna é o local do *seio carótico* (Figuras 9.18 e 9.20). O *glomo carótico* está localizado na fenda entre as artérias carótidas interna e externa. As artérias carótidas internas entram no crânio através dos *canais caróticos* nas partes petrosas dos temporais e tornam-se as principais artérias do encéfalo e das estruturas contidas nas órbitas (ver Capítulo 8, *Cabeça*). Nenhum ramo nomeado origina-se das artérias carótidas internas no pescoço.

As **artérias carótidas externas** suprem a maioria das estruturas externas ao crânio; a órbita e a parte da fronte e do couro cabeludo supridas pela artéria supraorbital são as principais exceções. Também há alguma distribuição profunda (p. ex., via artéria meníngea média). Cada artéria segue em sentido posterossuperior até a região entre o colo da mandíbula e o lóbulo da orelha, onde está inserida na glândula parótida e termina dividindo-se em dois ramos, a *artéria*

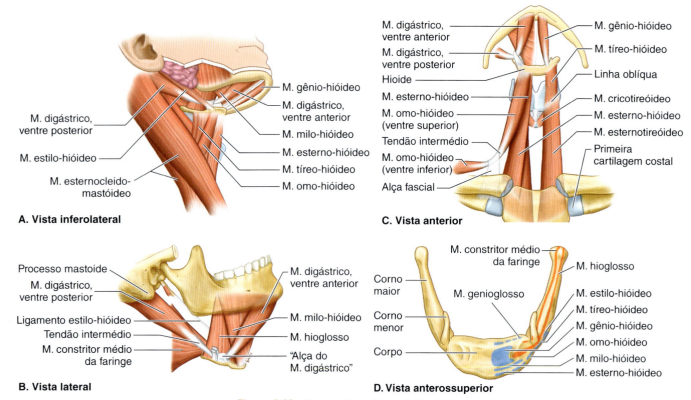

Figura 9.19 Músculos da região cervical anterior.

Quadro 9.3 Músculos da região cervical anterior (músculos extrínsecos da laringe).

Músculo	Origem	Inserção	Inervação	Principal(is) ação(ões)
Músculos supra-hióideos				
M. milo-hióideo	Linha milo-hióidea da mandíbula	Rafe milo-hióidea e corpo do hioide	N. para o M. milo-hióideo, um ramo do N. alveolar inferior (do N. mandibular, NC V_3)	Eleva o hioide, o assoalho da boca e a língua durante a deglutição e a fala
M. gênio-hióideo	Espinha geniana inferior da mandíbula	Corpo do hioide	C1 via N. hipoglosso (NC XII) e N. para o M. gênio-hióideo	Puxa o hioide em sentido anterossuperior; encurta o assoalho da boca; alarga a faringe
M. estilo-hióideo	Processo estiloide do temporal		Ramo estilo-hióideo (pré-parotídeo) do N. facial (NC VII)	Eleva e retrai o hioide, alongando, assim, o assoalho da boca
M. digástrico	*Ventre anterior*: fossa digástrica da mandíbula	Tendão intermédio para o corpo e o corno maior do hioide	N. para o M. milo-hióideo, um ramo do N. alveolar inferior	Atuando com músculos infra-hióideos, abaixa a mandíbula contra resistência; eleva e estabiliza o hioide durante a deglutição e a fala
	Ventre posterior: incisura mastóidea do temporal		Ramo digástrico (pré-parotídeo) do N. facial (NC VII)	
Músculos infra-hióideos				
M. esterno-hióideo	Manúbrio do esterno e extremidade medial da clavícula	Corpo do hioide	C1–C3 por um ramo da alça cervical	Abaixa o hioide após elevação durante a deglutição
M. omo-hióideo	Margem superior da escápula perto da incisura supraescapular	Margem inferior do hioide		Abaixa, retrai e estabiliza o hioide
M. esternotireóideo	Face posterior do manúbrio do esterno	Linha oblíqua da cartilagem tireóidea	C2 e C3 por um ramo da alça cervical	Abaixa o hioide e a laringe
M. tíreo-hióideo	Linha oblíqua da cartilagem tireóidea	Margem inferior do corpo e corno maior do hioide	C1 via N. hipoglosso (NC XII) e N. para o M. tíreo-hióideo	Abaixa o hioide e eleva a laringe

Capítulo 9 ■ Pescoço   1021

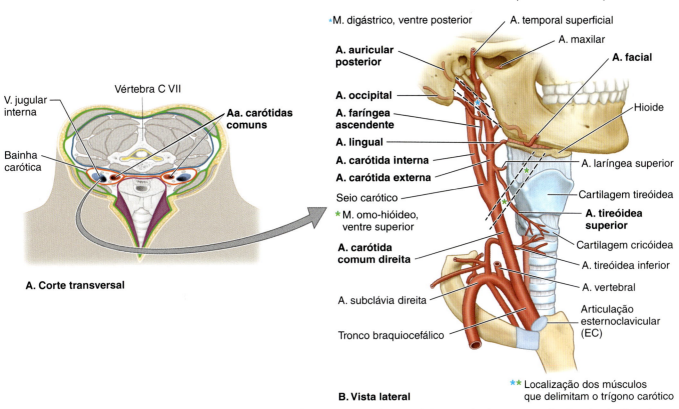

Figura 9.20 Artérias subclávia e carótidas e seus ramos. A. Bainhas caróticas. **B.** Visão geral. Os músculos (ventres posterior do músculo digástrico e superior do músculo omo-hióideo) indicam os limites superior e inferior do trígono carótico.

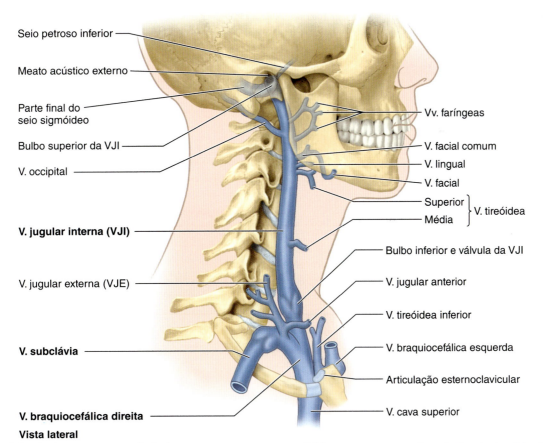

Figura 9.21 Veia jugular interna. A VJI é a principal estrutura venosa no pescoço. Origina-se como uma continuação do seio sigmóideo (seio venoso da dura-máter) em forma de S. Está contida na bainha carótica durante seu trajeto de descida no pescoço. Termina no nível da vértebra T I, superiormente à articulação esternoclavicular, unindo-se à veia subclávia para formar a veia braquiocefálica. Uma grande válvula perto de sua extremidade evita o refluxo de sangue para a veia.

maxilar e a *artéria temporal superficial* (Figura 9.20). Antes desses ramos terminais, seis artérias originam-se da artéria carótida externa:

1. **Artéria faríngea ascendente**: é o primeiro ou o segundo ramo da artéria carótida externa e seu único ramo medial. Ascende sobre a faringe profundamente (medial) à artéria carótida interna e envia ramos para a faringe, músculos pré-vertebrais, orelha média e meninges cranianas
2. **Artéria occipital**: origina-se da face posterior da artéria carótida externa, superiormente à origem da artéria facial. Segue em sentido posterior, imediatamente medial e paralela à inserção do ventre posterior do músculo digástrico no **sulco occipital** do temporal, e termina dividindo-se em vários ramos na parte posterior do couro cabeludo. Durante seu trajeto, segue superficialmente à artéria carótida interna e aos NC IX–XI
3. **Artéria auricular posterior**: é um pequeno ramo posterior da artéria carótida externa, que geralmente é o último ramo pré-terminal. Ascende em sentido posterior entre o meato acústico externo e o processo mastoide para suprir os músculos adjacentes; glândula parótida; nervo facial; e estruturas no temporal, orelha e couro cabeludo
4. **Artéria tireóidea superior**: o ramo inferior dos três ramos anteriores da artéria carótida externa segue em sentido anteroinferior profundamente aos músculos infra-hióideos até chegar à glândula tireoide. Além de suprir esta glândula, emite ramos para os músculos infra-hióideos e ECM e dá origem à *artéria laríngea superior*, que supre a laringe
5. **Artéria lingual**: origina-se da face anterior da artéria carótida externa, onde se situa sobre o músculo constritor médio da faringe. Curva-se em sentido superoanterior e segue profundamente ao nervo hipoglosso (NC XII), o músculo estilo-hióideo e o ventre posterior do músculo digástrico. Desaparece profundamente ao músculo hioglosso, emitindo ramos para a parte posterior da língua. A seguir, volta-se em sentido superior na margem anterior desse músculo, bifurcando-se nas artérias lingual profunda e sublingual
6. **Artéria facial**: ramo anterior da artéria carótida externa, origina-se em comum com a artéria lingual ou logo superiormente a ela (Figuras 9.16 e 9.20). Depois de dar origem à *artéria palatina ascendente* e a uma *artéria tonsilar*, a artéria facial segue em sentido superior sob os músculos digástrico e estilo-hióideo e o ângulo da mandíbula. Faz uma curva anterior e entra em um sulco profundo na glândula submandibular para supri-la. Em seguida, dá origem à *artéria submental* para o assoalho da boca, faz uma volta ao redor do meio da margem inferior da mandíbula e entra na face.

Recurso para memorizar os seis ramos da artéria carótida: 1, 2 e 3 – um ramo medial (artéria faríngea ascendente), dois ramos posteriores (artérias occipital e auricular posterior) e três ramos anteriores (artérias tireóidea superior, lingual e facial).

VEIAS NA REGIÃO CERVICAL ANTERIOR

A maioria das veias na região cervical anterior consiste em tributárias da VJI, em geral a maior veia no pescoço (Figuras 9.16 e 9.21). A VJI drena sangue do encéfalo, da região anterior da face, das vísceras cervicais e dos músculos profundos do pescoço. Origina-se no *forame jugular* na fossa posterior do crânio como a continuação direta do seio sigmóideo (ver Capítulo 8, *Cabeça*).

A partir de uma dilatação em sua origem, o **bulbo superior da VJI**, a veia desce, com o nervo vago, na *bainha carótica* (Figura 9.20A), acompanhando a artéria carótida interna (ascendente) superiormente à bifurcação da carótida e a artéria carótida comum inferiormente (ver Figura 9.26). Na bainha carótica, a veia situa-se lateralmente à artéria e o nervo, posteriormente.

O *tronco simpático cervical* situa-se posterior à bainha carótica. Embora haja relação íntima, o tronco não está dentro da bainha; em vez disso está dentro da lâmina pré-vertebral da fáscia cervical. A VJI deixa a região cervical anterior passando profundamente ao músculo ECM. A extremidade inferior da veia segue profundamente ao espaço entre as cabeças esternal e clavicular desse músculo. Posteriormente à extremidade esternal da clavícula, a VJI une-se à veia subclávia para formar a *veia braquiocefálica* (Figura 9.21). A extremidade inferior da VJI dilata-se para formar o **bulbo inferior da VJI**. Este bulbo tem um par de válvulas que permitem o fluxo sanguíneo em direção ao coração e impedem o refluxo para a veia, como poderia ocorrer no caso de uma inversão (p. ex., quando a pessoa fica de cabeça para baixo ou há aumento da pressão intratorácica).

As tributárias da VJI são o seio petroso inferior e as veias facial e lingual (muitas vezes por intermédio de um tronco comum), além das veias faríngea e tireóideas superior e média. A **veia occipital** geralmente drena para o *plexo venoso suboccipital*, drenado pela veia cervical profunda e a veia vertebral, mas pode drenar para a VJI.

O **seio petroso inferior** deixa o crânio através do forame jugular e entra no bulbo superior da VJI. A *veia facial* drena para a VJI oposta ou logo abaixo do nível do hioide. A veia facial pode receber as veias tireóidea superior, lingual ou sublingual. As *veias linguais* formam uma única veia a partir da língua, que drena para a VJI no nível de origem da artéria lingual. As *veias faríngeas* originam-se do plexo venoso na parede faríngea e drenam para a VJI aproximadamente no nível do ângulo da mandíbula. As veias tireóideas superior e média deixam a glândula tireoide e drenam para a VJI.

NERVOS NA REGIÃO CERVICAL ANTERIOR

Vários nervos, entre eles ramos dos nervos cranianos, estão localizados na região cervical anterior:

- **Nervo cervical transverso** (C2 e C3): supre a pele que cobre a região cervical anterior. Este nervo já foi analisado juntamente com o plexo cervical neste capítulo (ver Figuras 9.9 e 9.14A, C e D)

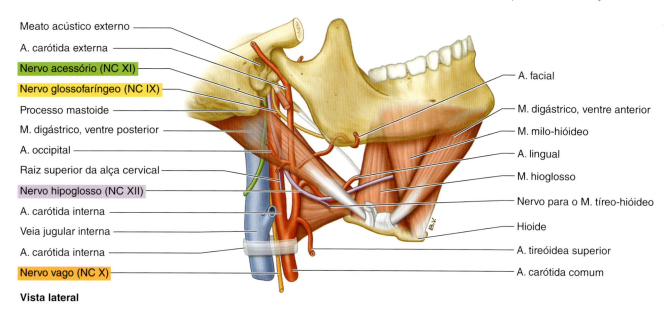

Figura 9.22 Relações entre os nervos e vasos e os músculos supra-hióideos na região cervical anterior. O ventre posterior do músculo digástrico, que segue do processo mastoide até o hioide, tem uma posição superficial e estratégica no pescoço.

- **Nervo hipoglosso** (NC XII): é o nervo motor da língua, entra no trígono submandibular profundamente ao ventre posterior do músculo digástrico para suprir os músculos intrínsecos e quatro dos cinco músculos extrínsecos da língua (Figuras 9.14A, 9.16 e 9.22). O nervo passa entre a artéria carótida externa e a veia jugular e dá origem à raiz superior da alça cervical e, depois, a um ramo para o músculo gênio-hióideo (Figura 9.14). Em ambos os casos, o ramo conduz apenas fibras do nervo espinal C1, que se uniram à sua parte proximal; esses ramos não conduzem fibras do hipoglosso (ver mais detalhes no Capítulo 10, *Resumo dos Nervos Cranianos*)
- Ramos dos **nervos glossofaríngeo** (NC IX) e **vago** (NC X): nos trígonos submandibular e carótico (Figuras 9.18 e 9.22). O NC IX está relacionado principalmente com a língua e com a faringe. No pescoço, o NC X dá origem aos ramos faríngeo, laríngeo e cardíaco.

Anatomia de superfície de regiões trígonos e cervicais

A pele do pescoço é fina e flexível. A tela subcutânea contém o *platisma*, uma fina lâmina de músculo estriado que ascende até a face (Figuras 9.5 e 9.23A). As fibras podem ser vistas, sobretudo em pessoas magras, quando se contraem os platismas (p. ex., ao fingir que se afrouxa um colarinho apertado).

O *músculo ECM* é o principal ponto de referência muscular do pescoço. Delimita a *região esternocleidomastóidea* e divide o pescoço em regiões cervicais anterior e lateral (Figura 9.23B). É fácil observar e palpar este músculo saliente e largo em todo o seu trajeto superolateral a partir do *esterno* e da *clavícula*. A inserção superior ao *processo mastoide* é palpável posteriormente ao lóbulo da orelha. O músculo ECM é ressaltado instruindo-se a pessoa a girar a face para o lado oposto e a elevar o mento. Durante essa contração, as margens anterior e posterior do músculo são bem definidas.

A *incisura jugular* do manúbrio do esterno forma o limite inferior da fossa entre as cabeças esternais dos músculos ECM (Figura 9.23C e D). O *espaço supraesternal* e o *arco venoso jugular* estão em posição superior a essa incisura (Figuras 9.4A e 9.17). A *fossa supraclavicular menor*, entre as cabeças esternal e clavicular do músculo ECM, está sobre a extremidade inferior da VJI (Figura 9.23B e D). É possível inserir uma agulha ou um cateter nesse local (ver "Punção da veia jugular interna" no boxe Anatomia clínica, mais adiante).

A *VJE* segue verticalmente através do músculo ECM em direção ao *ângulo da mandíbula* (Figura 9.23D). Pode ser proeminente, sobretudo se distendida pela inspiração profunda seguida por interrupção da respiração e expiração contra resistência (*manobra de Valsalva*), ou leve compressão da parte inferior da veia. Essas medidas impedem o retorno venoso para o lado direito do coração. A VJE é menos visível em crianças e mulheres de meia-idade que tendem a ter uma tela subcutânea mais espessa do que os homens.

O nervo auricular magno acompanha a veia, cerca de um dedo transverso posteriormente a ela. Profundamente à metade superior do músculo ECM está o plexo cervical, e profundamente à metade inferior do músculo ECM estão a VJI, a artéria carótida comum e o nervo vago na bainha carótica.

O *músculo trapézio*, que define a *região cervical posterior*, pode ser observado e palpado instruindo-se a pessoa a retrair os ombros contra resistência (Figura 9.23B a D). Na parte superior, onde se fixa à *protuberância occipital externa*, o músculo está sobre a *região suboccipital* (ver Figura 2.42).

O ventre inferior do *músculo omo-hióideo* pode ser visto e palpado com dificuldade em seu trajeto superomedial através da parte inferior da *região cervical lateral*.

1024 Moore Anatomia Orientada para a Clínica

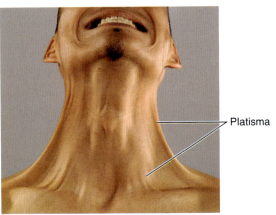

A. Vista anterior, cabeça estendida

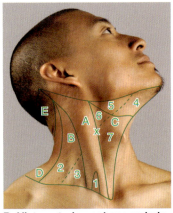

B. Vista anterior, cabeça rodada para a esquerda e estendida

Legenda de B	
A	Região esternocleidomastóidea
B	Região cervical lateral
C	Região cervical anterior
D	Região cervical posterior
E	Região suboccipital
1	Fossa supraclavicular menor
2	Trígono occipital
3	Trígono omoclavicular
4	Trígono submentual
5	Trígono submandibular
6	Trígono carótico
7	Trígono muscular
X	Bifurcação da A. carótida (palpar o pulso inferiormente a este ponto)

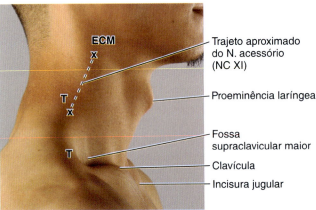

C. Vista lateral

D. Vista anterolateral

Legenda para C e D	
T	M. trapézio (margem anterior)
ECM	M. esternocleidomastóideo
Cl	Cabeça clavicular
S	Cabeça esternal

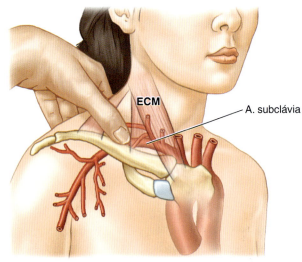

E. Vista anterolateral

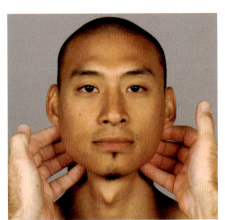

F. Vista anterior

Figura 9.23 Anatomia de superfície do pescoço. **A.** Contração do platisma. **B.** Regiões (*A* a *E*) e trígonos (*2* a *7*) do pescoço. **C.** Trajeto do nervo acessório (NC XI). **D.** Pontos de referência da região cervical anterolateral. **E.** Pulso da artéria subclávia. **F.** Palpação dos linfonodos submandibulares.

Muitas vezes é possível ver a contração do músculo omo-hióideo, mais fácil de observar em pessoas magras, durante a fala.

Logo abaixo do ventre inferior do músculo omo-hióideo está a *fossa supraclavicular maior*, a depressão sobre o *trígono omoclavicular* (subclávio) (Figura 9.23C e D). A terceira parte da artéria subclávia atravessa esse trígono antes de passar posteriormente à clavícula e cruzar a costela I. A fossa supraclavicular maior é clinicamente importante porque aí é possível palpar as **pulsações da artéria subclávia** na maioria das pessoas. O trajeto da *artéria subclávia* no pescoço é representado por uma linha curva que vai da *articulação esternoclavicular (EC)* até o ponto médio da clavícula. As pulsações subclávias podem ser palpadas mediante pressão inferoposterior (para baixo e para trás) logo atrás da junção dos terços medial e intermédio da clavícula (Figura 9.23E). Este é o ponto de compressão da artéria subclávia; a pressão mais firme, comprimindo a artéria contra a costela I, pode ocluir a artéria quando há hemorragia distal no membro superior.

O principal conteúdo do *trígono occipital* maior, superior ao músculo omo-hióideo, é o nervo acessório (NC XI); os ramos cutâneos dos nervos cervicais C2, C3 e C4; e os linfonodos cervicais. Em face da vulnerabilidade e da frequência de lesão iatrogênica do nervo acessório, é importante ser capaz de estimar a localização do NC XI na região cervical lateral. O trajeto aproximado é determinado por uma linha que cruza a junção dos terços superior e médio da margem posterior do ECM e a junção dos terços médio e inferior da margem anterior do músculo trapézio (Figura 9.23C).

O acesso cirúrgico às vísceras cervicais e às artérias carótidas e seus ramos é feito através da *região cervical anterior*, entre a margem anterior do músculo ECM e a linha mediana (Figura 9.23B). Dos quatro trígonos menores nos quais a região é subdividida, os trígonos submandibular e carótico são os mais importantes na prática clínica.

A *glândula submandibular* ocupa quase todo o *trígono submandibular*. É palpável como massa mole inferior ao corpo da mandíbula, sobretudo quando o ápice da língua é forçado contra os dentes incisivos maxilares. Os *linfonodos submandibulares* situam-se superficialmente à glândula (Figura 9.15A). Esses linfonodos recebem linfa da face inferior ao olho e da boca. Se estiverem aumentados, esses linfonodos podem ser palpados movendo-se as pontas dos dedos a partir do ângulo da mandíbula ao longo de sua margem inferior (Figura 9.23D e F). Continuando até os dedos se encontrarem sob o mento, podem ser palpados *linfonodos submentuais* aumentados no *trígono submentual* (Figura 9.23B).

O sistema arterial carótico está localizado no *trígono carótico*. Essa área é importante para abordagens cirúrgicas da bainha carótica, que contém a artéria carótida comum, a VJI e o nervo vago (Figuras 9.16 e 9.22). O trígono carótico também contém o nervo hipoglosso (NC XII) e o tronco simpático cervical. A *bainha carótica* pode ser delimitada por uma linha que une a articulação EC a um ponto médio entre o processo mastoide e o ângulo da mandíbula. O **pulso carotídeo** pode ser palpado colocando-se os 2º e 3º dedos da mão sobre a cartilagem tireóidea e apontando-os em sentido posterolateral entre a traqueia e o músculo ECM. O pulso é palpável imediatamente medial ao músculo ECM. A palpação é feita na região baixa do pescoço para evitar pressão sobre o *seio carótico*, o que poderia causar a queda reflexa da pressão arterial e da frequência cardíaca (Figuras 9.18 e 9.23B).

ANATOMIA CLÍNICA

ESTRUTURAS SUPERFICIAIS DO PESCOÇO: REGIÕES CERVICAIS

Torcicolo congênito

O *torcicolo* é a contração ou o encurtamento dos músculos cervicais que produz torção do pescoço e inclinação da cabeça. O tipo mais comum de torcicolo é causado por um *tumor de tecido fibroso* que se desenvolve no músculo ECM antes ou logo depois do nascimento. A lesão, como uma contração unilateral normal do músculo ECM, causa a inclinação da cabeça em direção ao lado afetado e da face em direção oposta (Figura B9.1). Quando o torcicolo ocorre no período pré-natal, a posição da cabeça do feto geralmente exige um parto com apresentação pélvica.

Às vezes, o músculo ECM é lesionado quando há tração excessiva da cabeça do feto durante um parto difícil, rompendo

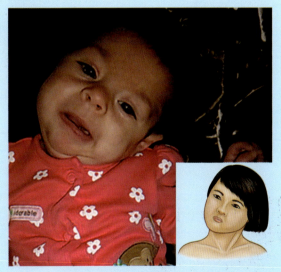

Figura B9.1 Torcicolo congênito.

suas fibras (*torcicolo muscular*) (Kliegman et al., 2020). Há surgimento de um *hematoma* (coleção de sangue extravasado), que pode se transformar em massa fibrótica e aprisionar um ramo do nervo acessório (NC XI), desnervando, assim, parte do músculo ECM. A rigidez e a torção do pescoço resultam da fibrose e do encurtamento do músculo ECM. Pode ser necessária a liberação cirúrgica do músculo ECM de suas fixações inferiores ao manúbrio e à clavícula abaixo do nível do NC XI para permitir que a pessoa sustente e gire a cabeça normalmente.

Torcicolo espasmódico

A *distonia cervical* (tonicidade anormal dos músculos do pescoço), conhecida como *torcicolo espasmódico*, geralmente começa na vida adulta. Pode incluir qualquer associação bilateral de músculos laterais do pescoço, principalmente os músculos ECM e trapézio. As características desse distúrbio são rotação, inclinação, flexão ou extensão contínuas do pescoço. O desvio lateral ou anterior da cabeça pode ocorrer involuntariamente (Jinnah, 2022). Em geral, há elevação e deslocamento anterior do ombro no lado para o qual o queixo se volta.

Punção da veia subclávia

Com frequência a veia subclávia direita ou esquerda é o ponto de entrada no sistema venoso para a *colocação de acessos centrais*, tais como cateter de artéria pulmonar (CAP, também conhecido como cateter de Swan-Ganz ou de coração direito). Os acessos centrais são instituídos para administrar soluções parenterais e medicamentos e também para aferir a pressão venosa central. Em um acesso infraclavicular da veia subclávia, o profissional da saúde coloca o polegar de uma das mãos na parte média da clavícula e o dedo indicador na incisura jugular no manúbrio (Figura B9.2). A agulha punciona a pele inferiormente ao polegar (meio da clavícula) e é empurrada medialmente em direção à ponta do dedo indicador (incisura jugular) até que a extremidade entre no ângulo venoso direito, posteriormente à articulação esternoclavicular. Nesse local, as veias jugular interna e subclávia unem-se para formar a veia braquiocefálica. Se a agulha não for introduzida com cuidado, pode perfurar a pleura e o pulmão, com consequente *pneumotórax*. Além disso, se o local de inserção da agulha for muito posterior, ela pode entrar na artéria subclávia. Quando a agulha é introduzida corretamente, um cateter macio e flexível é introduzido na veia subclávia, usando-se a agulha como guia.

Cateterismo cardíaco direito

No *cateterismo cardíaco direito* (para aferir a pressão nas câmaras direitas do coração), pode-se usar a punção da VJI para introduzir um cateter através da veia braquiocefálica direita até a veia cava superior (VCS) e o lado direito do coração. Embora a via preferida seja a VJI ou a veia subclávia, pode ser necessário puncionar a VJE em alguns pacientes. Esta veia não é ideal para cateterização porque seu ângulo de junção com a veia subclávia dificulta a passagem do cateter.

Dilatação da veia jugular externa (turgência jugular)

A VJE pode servir como "barômetro interno". Quando a pressão venosa está na faixa normal, geralmente apenas um pequeno segmento da VJE é visível acima da clavícula. Entretanto, quando a pressão venosa aumenta (p. ex., como na insuficiência cardíaca), a veia é proeminente em todo o trajeto ao longo da face lateral do pescoço. Logo, a observação rotineira das VJE durante o exame físico oferece sinais diagnósticos de insuficiência cardíaca, obstrução da VCS, linfadenopatia supraclavicular ou aumento de pressão intratorácica.

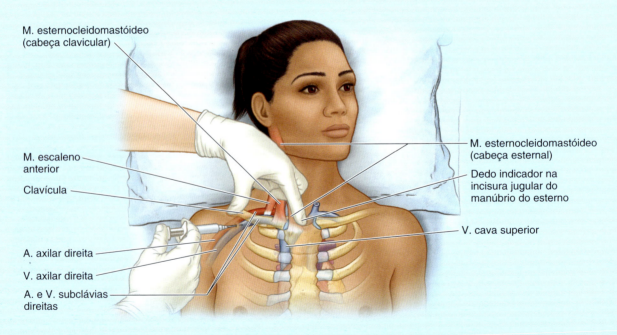

Figura B9.2 Punção da veia subclávia.

Secção da veia jugular externa

Se a *VJE for seccionada* ao longo da margem posterior do músculo ECM, onde perfura o teto da região cervical lateral (p. ex., em uma agressão por faca), seu lúmen é mantido aberto pela lâmina superficial resistente da fáscia cervical, e a pressão aérea intratorácica negativa aspira o ar para o interior da veia. Esta ação produz um ruído semelhante ao de uma batedeira no tórax e cianose (coloração azulada da pele e das mucosas resultante da concentração excessiva de hemoglobina reduzida no sangue). A *embolia gasosa venosa* produzida desse modo enche o lado direito do coração com espuma, o que quase interrompe o fluxo sanguíneo através dele, resultando em dispneia. A aplicação de pressão firme à veia jugular seccionada até que possa ser suturada interrompe a hemorragia e a entrada de ar no sangue.

Lesões do nervo acessório (NC XI)

As *lesões do nervo acessório* (NC XI) são raras. Esse nervo pode ser lesionado por:

- Traumatismo penetrante, como ferida por arma branca ou por projétil de arma de fogo (PAF)
- Procedimentos cirúrgicos na região cervical lateral
- Tumores na base do crânio ou linfonodos cervicais cancerosos
- Fraturas do forame jugular onde o NC XI sai do crânio.

Embora a contração de um músculo ECM vire a cabeça para um lado, a lesão unilateral do NC XI geralmente não causa posição anormal da cabeça. Entretanto, as pessoas com lesão do NC XI costumam apresentar fraqueza para girar a cabeça para o lado oposto contra resistência. As lesões do NC XI causam fraqueza e atrofia do músculo trapézio, comprometendo os movimentos do pescoço.

A *paralisia unilateral do músculo trapézio* é evidente pela incapacidade de o paciente elevar e retrair o ombro e pela dificuldade em elevar o membro superior acima do nível horizontal. A proeminência normal no pescoço produzida pelo músculo trapézio também é reduzida. A *queda do ombro* é um sinal evidente de lesão do NC XI. Durante dissecções cirúrgicas extensas na região cervical lateral – por exemplo, durante a retirada de linfonodos cancerosos – o cirurgião isola o NC XI para preservá-lo, se possível. A consciência da localização superficial desse nervo durante procedimentos superficiais na região cervical lateral é importante, porque a lesão do NC XI é a lesão nervosa iatrogênica mais comum.

Secção, bloqueio e esmagamento do nervo frênico

A *secção de um nervo frênico* resulta em paralisia da metade correspondente do diafragma (ver "Paralisia do diafragma" no boxe Anatomia clínica, no Capítulo 4, *Tórax*). O *bloqueio do nervo frênico* provoca um curto período de paralisia unilateral do diafragma (p. ex., para uma cirurgia do pulmão). O anestésico é injetado ao redor do nervo onde se situa na face anterior do terço médio do músculo escaleno anterior. O *esmagamento cirúrgico do nervo frênico* (p. ex., compressão e lesão do nervo com pinça) provoca um período mais longo de paralisia (às vezes durante semanas após o reparo cirúrgico de uma hérnia diafragmática). Se houver um nervo frênico acessório, também deve ser esmagado para produzir paralisia completa do hemidiafragma.

Bloqueios nervosos na região cervical lateral

Na anestesia regional antes da cirurgia do pescoço, o *bloqueio do plexo cervical* inibe a condução de impulsos nervosos. O agente anestésico é injetado em vários pontos ao longo da margem posterior do músculo ECM, principalmente na junção de seus terços superior e médio, o *ponto nervoso do pescoço* (ver Figuras 9.9 e 9.14A). De modo geral, metade do diafragma é paralisada por um bloqueio de plexo cervical por causa da inclusão do nervo frênico no bloqueio. Por isso, esse procedimento não é empregado em pessoas com doença pulmonar ou cardíaca. Na anestesia do membro superior, o agente anestésico é injetado ao redor da parte supraclavicular do plexo braquial no *bloqueio do plexo braquial supraclavicular*. O principal local de injeção é acima do ponto médio da clavícula.

Lesão do nervo supraescapular

O nervo supraescapular é vulnerável à lesão em fraturas do terço médio da clavícula. A *lesão do nervo supraescapular* resulta em perda da rotação lateral do úmero na articulação do ombro. Assim, há rotação medial do membro relaxado, que assume a *posição da mão de gorjeta do garçom* (ver Figura B3.13B, no Capítulo 3, *Membro Superior*). A capacidade de iniciar a abdução do membro também é afetada.

Ligadura da artéria carótida externa

Às vezes é necessário *ligar uma artéria carótida externa* para controlar a hemorragia de um de seus ramos relativamente inacessíveis. Esse procedimento reduz o fluxo sanguíneo pela artéria e por seus ramos, mas não o elimina. O sangue flui em sentido retrógrado da artéria carótida externa para a artéria no outro lado por intermédio de comunicações entre seus ramos (p. ex., na face e no couro cabeludo) e através da linha mediana. Quando as artérias carótida externa ou subclávia são ligadas, o ramo descendente da artéria occipital é o principal responsável pela circulação colateral, estabelecendo anastomose com as artérias vertebral e cervical profunda.

Dissecção cirúrgica do trígono carótico

O trígono carótico é um importante acesso cirúrgico ao sistema carótico de artérias. Também garante o acesso à VJI, aos nervos vago e hipoglosso, e ao tronco simpático cervical. A lesão ou compressão dos nervos vago e/ou laríngeo recorrente durante a *dissecção cirúrgica do trígono carótico* pode alterar a voz, porque esses nervos suprem os músculos laríngeos.

Oclusão da artéria carótida e endarterectomia

O *espessamento aterosclerótico da túnica íntima da artéria carótida interna* pode obstruir o fluxo sanguíneo. Os sinais e sintomas resultantes dessa obstrução dependem do grau de obstrução e da quantidade de fluxo sanguíneo colateral para o encéfalo e estruturas na órbita proveniente de outras artérias. A oclusão parcial da artéria carótida interna pode causar *ataque isquêmico transitório* (AIT), perda focal súbita da função neurológica (p. ex., tontura e desorientação) que desaparece em 24 horas. A oclusão arterial também pode causar um *pequeno acidente vascular encefálico*, perda da função neurológica como fraqueza ou perda da sensibilidade de um lado do corpo por mais de 24 horas, mas que desaparece em 3 semanas.

A obstrução do fluxo sanguíneo pode ser observada em um *estudo com Doppler colorido* (Figura B9.3A). O Doppler é um dispositivo que emite um feixe de ultrassom e detecta sua reflexão pelo líquido (sangue) em movimento de uma forma que distingue entre o líquido e o tecido adjacente estático, fornecendo informações sobre sua pressão, velocidade e turbulência. A *obstrução da artéria carótida*, que causa estenose (estreitamento) em pessoas saudáveis (Figura B9.3B), pode ser aliviada pela abertura da artéria em sua origem e retirada da placa aterosclerótica com a túnica íntima. O procedimento é denominado *endarterectomia carotídea*. Após a cirurgia, administram-se fármacos que inibem a formação de coágulo até que o endotélio tenha voltado a crescer. Em razão das relações da artéria carótida interna, há risco de lesão de nervo craniano durante o procedimento associado a um ou mais destes nervos: NC IX, NC X (ou seu ramo, o nervo laríngeo superior), NC XI ou NC XII (Figura 9.22).

Pulso carotídeo

O *pulso carotídeo* é facilmente percebido por meio da palpação da artéria carótida comum na face lateral do pescoço, onde está situada em um sulco entre a traqueia e os músculos infra-hióideos (ver Figura 9.16). Em geral, é facilmente palpado profundamente à margem anterior do músculo ECM, no nível da margem superior da cartilagem tireóidea. É avaliado rotineiramente durante a *reanimação cardiopulmonar* (RCP). A ausência de pulso carotídeo indica parada cardíaca.

Hipersensibilidade do seio carótico

Nas pessoas com *hipersensibilidade do seio carótico* (sensibilidade excessiva dos seios carótidos em vários tipos de doença vascular), a compressão externa da artéria carótida pode causar redução da frequência cardíaca, queda da pressão arterial e isquemia cardíaca, com consequente desmaio (*síncope*). Em todas as formas de síncope, os sinais e sintomas resultam da diminuição súbita e crítica da perfusão cerebral (Shih, 2022). Logo, esse método de verificação do pulso não é recomendado para pessoas com doença cardíaca ou vascular. Outros locais, como a artéria radial no punho, devem ser usados para avaliar a frequência de pulso em pessoas com hipersensibilidade do seio carótico.

Função dos glomos caróticos

Os *glomos caróticos* ocupam posição ideal para monitorar o conteúdo de oxigênio do sangue antes de chegar ao encéfalo (Figura 9.18). A diminuição da pressão parcial de oxigênio (P_{O_2}), como ocorre em grandes altitudes ou na doença pulmonar, ativa os quimiorreceptores aórtico e carótico, aumentando a ventilação alveolar. Os glomos caróticos também respondem ao aumento da tensão de dióxido de carbono (CO_2) ou de íons hidrogênio livres no sangue. O nervo glossofaríngeo (NC IX, talvez com a participação do nervo vago) conduz a informação centralmente, resultando na estimulação reflexa dos centros respiratórios encefálicos que aumentam a profundidade e a frequência respiratórias. A frequência de pulso e a pressão arterial também aumentam. Com o aumento da ventilação e da circulação, aumenta a absorção de oxigênio e, consequentemente, cai a concentração de CO_2.

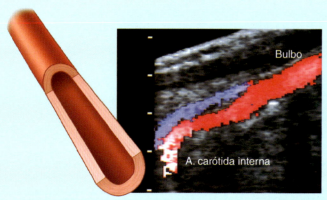

A. Avaliação do fluxo de artéria carótida interna normal com Doppler colorido

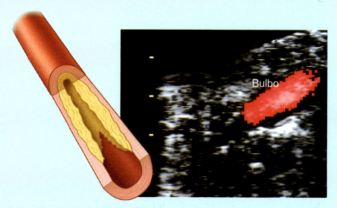

B. Avaliação de oclusão da artéria carótida com Doppler colorido

Figura B9.3 Ultrassonografia com Doppler do fluxo sanguíneo carotídeo.

Pulso da veia jugular interna

 Embora as pulsações estejam mais associadas às artérias, as *pulsações da veia jugular interna (VJI)* podem fornecer informações sobre a atividade cardíaca correspondente aos registros do eletrocardiograma (ECG) e da pressão atrial direita. O pulso da VJI não é palpável do mesmo modo que os pulsos arteriais; entretanto, as pulsações venosas são transmitidas através do tecido adjacente e podem ser observadas sob o músculo ECM superiormente à extremidade medial da clavícula.

Como não existem válvulas na veia braquiocefálica ou na veia cava superior, uma onda de contração ascende por esses vasos até o bulbo inferior da VJI. As pulsações são visíveis principalmente quando a cabeça da pessoa está mais baixa do que os membros inferiores (a *posição de Trendelenburg*). O pulso jugular interno aumenta bastante em situações como doença da valva atrioventricular esquerda (mitral) (ver Capítulo 4, *Tórax*), o que eleva a pressão na circulação pulmonar e no lado direito do coração. O trajeto da VJI direita em direção ao átrio direito é mais reto e mais direto do que o da VJI esquerda; assim, é ela que é examinada (Bickley, 2021).

Punção da veia jugular interna

 A introdução de agulha e cateter na VJI pode ter fins diagnósticos ou terapêuticos. A VJI direita é preferida porque geralmente é maior e mais reta. Durante o procedimento, o médico palpa a artéria carótida comum e introduz a agulha na VJI imediatamente lateral a ela em um ângulo de 30°, visando ao ápice do trígono entre as cabeças esternal e clavicular do músculo ECM, a fossa supraclavicular menor (Figura B9.4). Em seguida, a agulha é apontada em direção inferolateral, voltada para o mamilo ipsilateral.

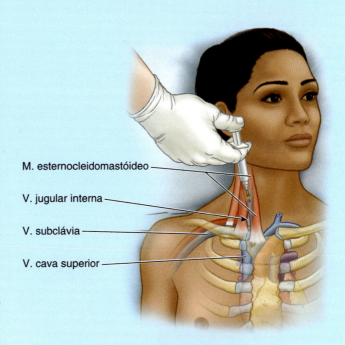

Figura B9.4 Punção da veia jugular interna.

Pontos-chave: Estruturas superficiais do pescoço: regiões cervicais

Músculos esternocleidomastóideo (ECM) e trapézio: Os músculos ECM e trapézio têm em comum a origem embriológica, a inervação pelo nervo acessório (NC XI), o revestimento pela lâmina superficial da fáscia cervical, uma inserção superior linear à base do crânio e uma inserção inferior ao cíngulo do membro superior. ■ Suas massas superficiais e margens palpáveis são a base para descrever as regiões cervicais. ■ O músculo ECM produz vários movimentos da cabeça e do pescoço. ■ O músculo trapézio faz múltiplos movimentos da escápula, consoante à ação uni ou bilateral dos músculos e independente ou em conjunto com a contração concêntrica ou excêntrica de outros músculos.

Região cervical lateral: A região cervical lateral é limitada pelos músculos ECM e trapézio e terço médio da clavícula, com um assoalho muscular formado pelos músculos cervicais profundos laterais. ■ É subdividida pelo ventre inferior diagonal do músculo omo-hióideo. ■ A metade inferior da veia jugular externa é mais visível no trígono occipital superior. ■ O nervo acessório (NC XI), que ocupa posição superficial, é o mais importante do ponto de vista clínico. ■ No trígono omoclavicular inferior, muito menor, o plexo braquial emerge entre os músculos escalenos médio e anterior, este último cruzado anteriormente pelo nervo frênico. ■ Superiormente ao plexo braquial, e no mesmo plano, mas profundamente ao músculo ECM, está o plexo cervical. ■ Os ramos cutâneos desse plexo emergem do ponto médio da margem posterior do músculo ECM e se irradiam em direção ao couro cabeludo, orelha, região cervical anterior e ombro.

Região cervical anterior: A região cervical anterior situa-se inferiormente ao corpo da mandíbula, estendendo-se anteriormente do músculo ECM até a linha mediana. ■ Os ventres do músculo digástrico, o ventre anterior do músculo omo-hióideo e o hioide subdividem a região em trígonos menores. ■ O trígono submentual situa-se superficialmente ao assoalho da boca. ■ O trígono submandibular, superior aos ventres do músculo digástrico, é ocupado pela glândula salivar submandibular e pelos linfonodos submandibulares. ■ A artéria facial, que segue dentro desse trígono, é palpável quando emerge dele e cruza o corpo da mandíbula. ■ O trígono carótico, entre o ventre posterior do músculo digástrico, o ventre inferior do músculo omo-hióideo e o músculo ECM, inclui grande parte da bainha carótica e estruturas relacionadas, entre elas a bifurcação da artéria carótida comum, seio e glomo caróticos, além dos primeiros ramos da artéria carótida externa. ■ O trígono muscular é formado e ocupado pelos músculos infra-hióideos.

ESTRUTURAS PROFUNDAS DO PESCOÇO

As **estruturas profundas do pescoço** são os músculos pré-vertebrais, que ocupam posição posterior às vísceras cervicais e anterolateral à coluna vertebral cervical, e as vísceras que se estendem até a abertura superior do tórax, na *parte mais inferior, ou a raiz do pescoço*.

Músculos pré-vertebrais

Os **músculos** vertebrais anteriores e laterais ou **pré-vertebrais** situam-se profundamente à lâmina pré-vertebral da fáscia cervical. Os **músculos vertebrais anteriores**, que consistem nos músculos longos do pescoço e da cabeça, reto anterior da cabeça e escaleno anterior (Figuras 9.24A e 9.25B), ocupam posição diretamente posterior ao *espaço retrofaríngeo* (ver Figura 9.4A e B) e medial ao plano neurovascular dos plexos cervical e braquial e à artéria subclávia. Os **músculos vertebrais laterais**, representados pelos músculos reto lateral da cabeça, esplênio da cabeça, levantador da escápula e escalenos médio e posterior, situam-se em posição posterior a esse plano neurovascular e (com exceção do músculo reto lateral da cabeça em posição alta) formam o assoalho da região cervical lateral. Esses músculos são ilustrados nas Figuras 9.24 e 9.25; suas fixações, inervações e principais ações são apresentadas no Quadro 9.4.

Raiz do pescoço

A **raiz do pescoço*** é a área da junção entre o tórax e o pescoço (Figura 9.25A). É localizada na face cervical da *abertura superior do tórax*, através da qual passam todas as estruturas que seguem do tórax para a cabeça ou membro superior e vice-versa (Figura 9.25A; ver também Figura 4.7A e B).

---

*N.R.T.: A Terminologia Anatômica não menciona a raiz do pescoço.

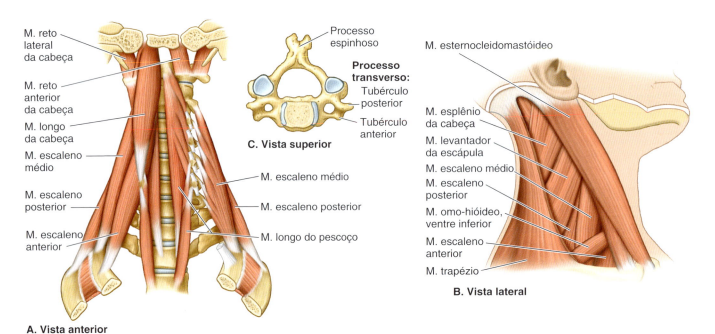

Figura 9.24 Músculos pré-vertebrais.

Quadro 9.4 Músculos pré-vertebrais.

Músculo	Inserção superior	Inserção inferior	Inervação	Principal(is) ação(ões)
Músculos vertebrais anteriores				
M. longo do pescoço	Tubérculo anterior da vértebra C I (atlas); corpos de C I a C III e processos transversos das vértebras C III a C VI	Corpos das vértebras C V a T III; processos transversos das vértebras C III a C V	Ramos anteriores dos Nn. espinais C2 a C6	Flete o pescoço com rotação (torção) para o lado oposto se estiver agindo unilateralmente[a]
M. longo da cabeça	Parte basilar do occipital	Tubérculos anteriores dos processos transversos de C III a C VI	Ramos anteriores dos Nn. espinais C1 a C3	Flete a cabeça[b]
M. reto anterior da cabeça	Base do crânio, imediatamente anterior ao côndilo occipital	Face anterior da massa lateral do atlas (vértebra C I)	Ramos da alça entre os Nn. espinais C1 e C2	
M. escaleno anterior	Processos transversos das vértebras C III a C VI	Costela I	Nn. espinais cervicais C4 a C6	

Quadro 9.4 Músculos pré-vertebrais. (*Continuação*)

Músculo	Inserção superior	Inserção inferior	Inervação	Principal(is) ação(ões)
Músculos vertebrais laterais				
M. reto lateral da cabeça	Processo jugular do occipital	Processo transverso do atlas (vértebra C I)	Ramos da alça entre os Nn. espinais C1 e C2	Flete a cabeça e ajuda a estabilizá-la[b]
M. esplênio da cabeça	Metade inferior do ligamento nucal e processos espinhosos das seis vértebras torácicas superiores	Face lateral do processo mastoide e terço lateral da linha nucal superior	Ramos posteriores dos Nn. espinais cervicais intermédios	Flete lateralmente e gira a cabeça e o pescoço para o mesmo lado; agindo bilateralmente, estende a cabeça e o pescoço[c]
M. levantador da escápula	Tubérculos posteriores dos processos transversos das vértebras C II a C VI	Parte superior da margem medial da escápula	N. dorsal da escápula C5 e Nn. espinais cervicais C3 e C4	Rotação da escápula para baixo e inclinação da cavidade glenoidal inferiormente por meio de rotação da escápula
M. escaleno médio	Tubérculos posteriores dos processos transversos das vértebras C V a C VII	Face superior da costela I; posterior ao sulco da A. subclávia	Ramos anteriores dos Nn. espinais cervicais	Flete o pescoço lateralmente; eleva a costela I durante a inspiração forçada[a]
M. escaleno posterior		Margem externa da costela II	Ramos anteriores dos Nn. espinais cervicais C7 e C8	Flete o pescoço lateralmente; eleva a costela II durante a inspiração forçada[a]

[a]Flexão do pescoço = flexão anterior (ou lateral) das vértebras cervicais C II a C VII.
[b]Flexão da cabeça = flexão anterior (ou lateral) da cabeça em relação à coluna vertebral nas articulações atlantoccipitais.
[c]A rotação da cabeça ocorre nas articulações atlantoaxiais.

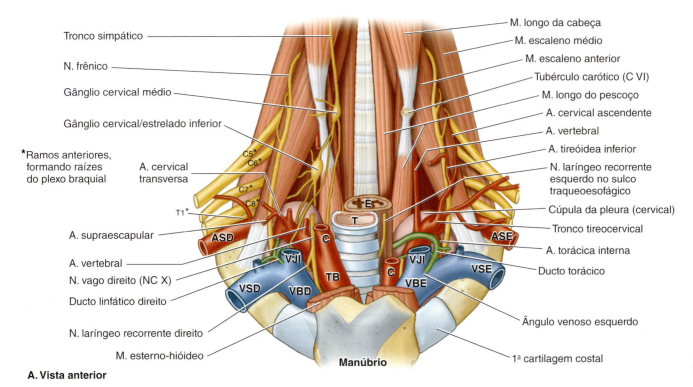

A. Vista anterior

Figura 9.25 Raiz do pescoço e região pré-vertebral. **A.** Dissecção da raiz do pescoço. O plexo braquial e a terceira parte da artéria subclávia emergem entre os músculos escalenos anterior e médio. As veias braquiocefálicas, as primeiras partes das artérias subclávias e as artérias torácicas internas que se originam das artérias subclávias mantêm íntima relação com a cúpula da pleura (cervical). O ducto torácico termina na raiz do pescoço, quando entra no ângulo venoso esquerdo. *ASD*, artéria subclávia direita; *ASE*, artéria subclávia esquerda; *C*, artéria carótida comum; *E*, esôfago; *T*, traqueia; *TB*, tronco braquiocefálico; *VBD*, veia braquiocefálica direita; *VBE*, veia braquiocefálica esquerda; *VJI*, veia jugular interna; *VSD*, veia subclávia direita; *VSE*, veia subclávia esquerda. (*continua*)

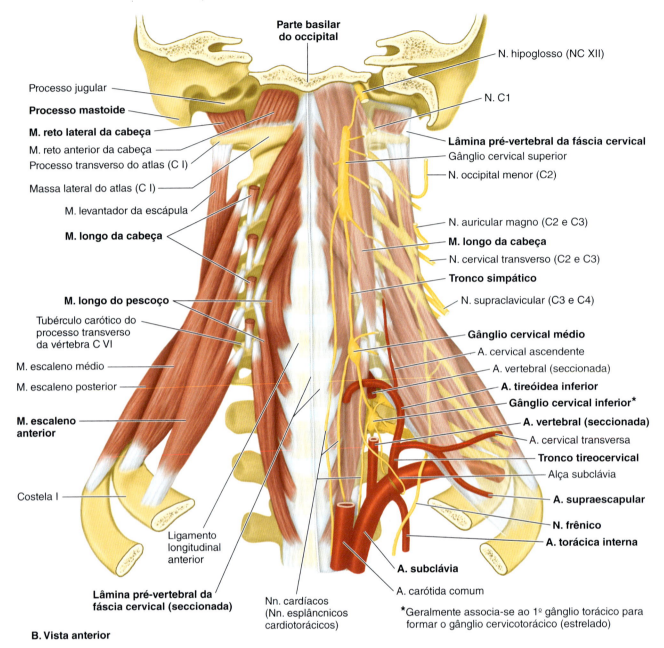

Figura 9.25 (*Continuação*) **B.** Dissecção da região pré-vertebral e raiz do pescoço. A lâmina pré-vertebral de fáscia cervical, as artérias e os nervos foram removidos no lado direito; o músculo longo da cabeça foi excisado no lado direito. O plexo nervoso cervical, que se origina nos ramos anteriores de C1-C4; o plexo nervoso braquial, originado nos ramos anteriores de C5-C8 e T1; e ramos da artéria subclávia são visíveis no lado esquerdo.

O limite inferior da raiz do pescoço é a *abertura superior do tórax*, formada lateralmente pelo 1º par de costelas e suas cartilagens costais, anteriormente pelo manúbrio do esterno e posteriormente pelo corpo da vértebra T I. As estruturas viscerais na raiz do pescoço são descritas em "Vísceras do pescoço", neste capítulo. Aqui são descritos apenas os elementos neurovasculares da raiz do pescoço.

ARTÉRIAS NA RAIZ DO PESCOÇO

O *tronco braquiocefálico* é coberto anteriormente pelos músculos esterno-hióideo e esternotireóideo direitos; é o maior ramo do arco da aorta (Figura 9.25A e 9.26C). Origina-se na linha mediana, no início do arco da aorta, posteriormente ao manúbrio do esterno. Segue em sentido superolateral à direita, onde se divide em artérias carótida comum e subclávia direitas posteriormente à articulação esternoclavicular (EC). O tronco braquiocefálico geralmente não tem ramos pré-terminais.

As **artérias subclávias** suprem os membros superiores; também enviam ramos para o pescoço e o encéfalo (Figuras 9.20B, 9.25 e 9.26). A **artéria subclávia direita** origina-se do tronco braquiocefálico. A **artéria subclávia esquerda** origina-se do arco da aorta, cerca de 1 cm distal à artéria carótida comum esquerda. O **nervo vago esquerdo** segue paralelamente à primeira parte da artéria (Figura 9.25A). Embora as artérias subclávias dos dois lados tenham diferentes origens, seus trajetos no pescoço começam posteriormente às respectivas articulações EC enquanto ascendem através da abertura superior do tórax e entram na raiz do pescoço.

As artérias subclávias fazem uma curva superolateral, atingindo um ápice quando passam posteriormente aos *músculos escalenos anteriores*. Quando começam a descer, situam-se posteriormente à parte média das clavículas. Ao cruzarem a margem externa das primeiras costelas, o nome das artérias subclávias muda; elas se tornam as artérias axilares. Três partes de cada artéria subclávia são descritas em relação ao músculo escaleno anterior: a primeira parte é medial ao músculo, a segunda parte é posterior a ele, e a terceira parte é lateral a ele (Figuras 9.12, 9.25 e 9.26B). As cúpulas da pleura (pleuras cervicais), os ápices do pulmão e os troncos simpáticos situam-se posteriormente à primeira parte das artérias. A terceira parte da artéria subclávia já foi discutida neste capítulo.

Os ramos das artérias subclávias são:

- Da 1ª parte: *artéria vertebral, artéria torácica interna e tronco tireocervical*
- Da 2ª parte: *tronco costocervical*
- Da 3ª parte: *artérias supraescapular aberrante, dorsal da escápula e superficial da escápula, ou as duas últimas através de um tronco comum, uma artéria cervical transversa aberrante.*

A **parte pré-vertebral da artéria vertebral** origina-se da primeira parte da artéria subclávia e ascende no espaço piramidal formado entre o músculo escaleno e os músculos longos do pescoço e da cabeça (Figura 9.25). No ápice desse espaço, a artéria segue profundamente e atravessa os forames dos processos transversários das vértebras C I a C VI (Figura 9.26C). Essa é a **parte transversária (cervical) da artéria vertebral**. Às vezes, a artéria vertebral entra em um forame superior ao da vértebra C VI. Em cerca de 5% das pessoas, a artéria vertebral esquerda origina-se do arco da aorta.

A **parte atlântica (suboccipital) da artéria vertebral** segue em um sulco no arco posterior do atlas e entra na cavidade craniana através do forame magno. A **parte intracraniana da artéria vertebral** envia ramos para o bulbo e a medula espinal, partes do cerebelo e a dura-máter da fossa posterior do crânio. Na margem inferior da ponte do tronco encefálico, as artérias vertebrais unem-se para formar a *artéria basilar*, que participa na formação do círculo arterial do cérebro (ver Capítulo 8, *Cabeça*).

A **artéria torácica interna** origina-se da face anteroinferior da artéria subclávia e segue em sentido inferomedial até o tórax. A parte cervical da artéria torácica interna não tem ramos; sua distribuição torácica é descrita no Capítulo 4, *Tórax* (ver Figuras 4.14 e 4.15A).

O **tronco tireocervical** origina-se da face anterossuperior da primeira parte da artéria subclávia, perto da margem medial do músculo escaleno anterior (Figuras 9.25 e 9.26). Ele apresenta muitas variações no seu padrão de ramificação, o que pode fazer com que os ramos que se originam diretamente dele tenham nomes diferentes, dependendo do padrão (Figura 9.26D a G). Ele tem três a quatro ramos, sendo a **artéria tireóidea inferior** o maior e o mais importante deles, a artéria visceral primária do pescoço, que supre a laringe, a traqueia, o esôfago, as glândulas tireoide e paratireoides, bem como os músculos adjacentes (Figuras 9.26B e C e 9.27B). Os outros ramos do tronco tireocervical são as artérias supraescapular, dorsal da escápula, cervical superficial e cervical ascendente, discutidas anteriormente, com a região cervical lateral. As artérias supraescapular, dorsal da escápula e cervical superficial frequentemente se originam do tronco tireocervical via troncos comuns, cujo nome varia dependendo de sua origem e suas ramificações (Weiglein et al., 1995) (Figura 9.26D a G). Os ramos terminais do tronco tireocervical são as artérias tireóidea inferior e cervical ascendente. Esta última é uma pequena artéria que envia ramos musculares para os músculos laterais da parte superior do pescoço e ramos espinais para os forames intervertebrais.

O **tronco costocervical** origina-se da face posterior da segunda parte da artéria subclávia (posterior ao músculo escaleno anterior no lado direito [Figura 9.12] e, em geral, logo medial a este músculo no lado esquerdo). O tronco segue em sentido posterossuperior e divide-se em artérias intercostal suprema e cervical profunda, que suprem os dois primeiros espaços intercostais e os músculos cervicais profundos posteriores, respectivamente.

VEIAS NA RAIZ DO PESCOÇO

Duas grandes veias que terminam na raiz do pescoço são a VJE, que drena sangue recebido principalmente do couro cabeludo e da face, e a **veia jugular anterior** (**VJA**) variável, geralmente a menor das veias jugulares (ver Figuras 9.16 e 9.21). A VJA normalmente origina-se perto do hioide a partir da confluência das veias submandibulares superficiais. A VJA desce na tela subcutânea ou profundamente à lâmina superficial da fáscia cervical entre a linha mediana anterior e a margem anterior do músculo ECM. Na raiz do pescoço, a VJA vira-se lateralmente, posterior ao músculo ECM, e abre-se no término da VJE ou na veia subclávia. Superiormente ao manúbrio do esterno as VJAs direita e esquerda costumam se unir através da linha mediana para formar o **arco venoso jugular** no espaço supraesternal (ver Figura 9.17).

A **veia subclávia**, a continuação da veia axilar, começa na margem lateral da costela I e termina quando se une à VJI (Figura 9.25A). A veia subclávia segue sobre a costela I anteriormente ao tubérculo do músculo escaleno paralelamente à artéria subclávia, mas é separada dela pelo músculo escaleno anterior. Em geral, tem apenas uma tributária nomeada, a VJE (Figura 9.21).

A VJI termina posteriormente à extremidade medial da clavícula unindo-se à veia subclávia para formar a veia braquiocefálica. Essa união é denominada **ângulo venoso** e é o local onde o *ducto torácico* (lado esquerdo) e o *tronco linfático direito* (lado direito) drenam a linfa recolhida em todo o corpo para a circulação venosa (ver Figura 9.51). Em todo o trajeto, a VJI é revestida pela *bainha carótica* (Figura 9.22).

NERVOS NA RAIZ DO PESCOÇO

Existem três pares de grandes nervos na raiz do pescoço: (1) nervos vagos, (2) nervos frênicos e (3) troncos simpáticos.

Nervos vagos (NC X). Depois de sua saída do forame jugular, cada nervo vago segue em sentido inferior no pescoço, dentro da parte posterior da bainha carótica, no ângulo entre

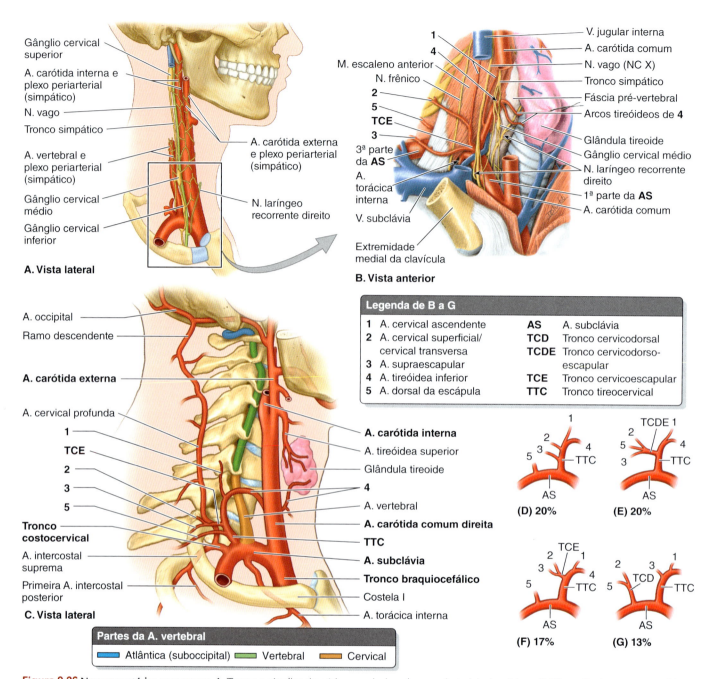

Figura 9.26 Nervos e artérias no pescoço. A. Tronco e gânglios simpáticos cervicais e plexos periarteriais simpáticos. **B.** Dissecção dos nervos e artérias. Nesta vista da raiz do pescoço, a clavícula foi removida e foram feitos cortes da artéria carótida comum e da VJI. O lobo direito da glândula tireoide foi afastado para mostrar o nervo laríngeo recorrente e o gânglio cervical médio (simpático). **C.** Artérias do pescoço. As partes da artéria vertebral são codificadas por cores e as partes da artéria subclávia são numeradas. **D a G.** Variação no padrão de ramificação do tronco tireocervical e origens aberrantes das artérias oriundas da artéria subclávia.

a VJI e a artéria carótida comum (Figuras 9.22 e 9.26A e B). O **nervo vago direito** segue anteriormente à primeira parte da artéria subclávia e posteriormente à veia braquiocefálica e à articulação EC para entrar no tórax. O **nervo vago esquerdo** desce entre as artérias carótida comum esquerda e subclávia esquerda, e posteriormente à articulação EC para entrar no tórax.

Os **nervos laríngeos recorrentes** originam-se dos nervos vagos; entretanto, formam uma alça ao redor de diferentes estruturas e em diferentes níveis nos dois lados. O **nervo laríngeo recorrente direito** faz uma curva inferiormente à artéria subclávia direita, no nível aproximado das vértebras T I e T II. O **nervo laríngeo recorrente esquerdo** faz uma curva inferiormente ao arco da aorta, no nível aproximado das vértebras T IV e T V (ver Figura 4.63). Depois de fazer uma alça, os nervos laríngeos recorrentes ascendem superiormente até a face posteromedial da glândula tireoide (ver Figuras 9.25, 9.26B, 9.27B e 9.28), onde ascendem no *sulco traqueoesofágico*, suprindo a traqueia e o esôfago e todos os músculos intrínsecos da laringe, com exceção do músculo cricotireóideo. Como o nervo laríngeo recorrente esquerdo se origina em um nível inferior, ele supre um pouco mais a traqueia e o esôfago ao longo do seu trajeto até a laringe.

Os **ramos cardíacos do NC X** originam-se no pescoço (ver Figura 4.63) e no tórax e conduzem fibras parassimpáticas pré-ganglionares e aferentes viscerais para o plexo cardíaco de nervos (ver Capítulo 4, *Tórax*, e Figura 4.68C).

Nervos frênicos. Os nervos frênicos formam-se nas margens laterais dos músculos escalenos anteriores (Figuras 9.25A e 9.26B), principalmente do nervo C4 com contribuições de C3 e C5. Os nervos frênicos descem anteriormente aos músculos escalenos anteriores sob a cobertura das VJIs e dos músculos ECMs. Eles passam sob a lâmina pré-vertebral da fáscia cervical e, então, saem dela para passar entre as artérias e veias subclávias, e prosseguem até o tórax para suprir o diafragma. Os nervos frênicos são importantes porque, além de sua distribuição sensitiva, são os únicos responsáveis pelo suprimento motor da sua própria metade do diafragma (ver detalhes no Capítulo 4, *Tórax*).

Troncos simpáticos. A **parte cervical dos troncos simpáticos** situa-se anterolateralmente à coluna vertebral, estendendo-se superiormente até o nível da vértebra C I ou base do crânio (Figuras 9.25B e 9.26). Os troncos simpáticos não recebem ramos comunicantes brancos no pescoço (lembrar que ramos brancos são associados somente aos nervos espinais T1 a L2 ou L3). A parte cervical dos troncos tem três **gânglios simpáticos cervicais:** superior, médio e inferior. Esses gânglios recebem fibras pré-ganglionares conduzidas até o tronco pelos nervos espinais torácicos superiores e seus ramos comunicantes brancos associados, que então ascendem através do tronco simpático até os gânglios. Depois de fazerem sinapse com o neurônio pós-ganglionar nos gânglios simpáticos cervicais, os neurônios pós-ganglionares enviam fibras para as seguintes estruturas:

1. Nervos espinais cervicais via *ramos comunicantes cinzentos*
2. Vísceras torácicas via *nervos esplâncnicos cardiopulmonares*
3. Cabeça e vísceras do pescoço via *ramos arteriais cefálicos*.

As últimas fibras acompanham artérias como *plexos nervosos periarteriais simpáticos*, sobretudo as artérias vertebrais e carótidas internas e externas (Figura 9.26).

Em cerca de 80% das pessoas, o **gânglio cervical inferior** funde-se ao primeiro gânglio torácico para formar o grande **gânglio cervicotorácico** (**gânglio estrelado**). Este gânglio em formato de *estrela* situa-se anteriormente ao processo transverso da vértebra C VII, logo acima do colo da costela I de cada lado e atrás da origem da artéria vertebral (Figura 9.25B). Algumas fibras pós-ganglionares do gânglio seguem através dos ramos comunicantes cinzentos até os ramos anteriores dos nervos espinais C7 e C8 (raízes do plexo braquial), e outras seguem até o coração através do *nervo cardíaco cervical inferior* (um nervo esplâncnico cardiopulmonar), que continua ao longo da traqueia até o *plexo cardíaco* profundo. Outras fibras seguem pelos ramos arteriais e contribuem para o plexo nervoso periarterial simpático ao redor da artéria vertebral que segue para a cavidade craniana (Figura 9.26A).

Às vezes, o **gânglio cervical médio**, o menor dos três gânglios, não existe. Quando presente, ele se situa sobre a face anterior da artéria tireóidea inferior no nível da cartilagem cricóidea e do processo transverso da vértebra C VI, logo anterior à artéria vertebral (Figuras 9.26 e 9.28). As fibras pós-ganglionares seguem do gânglio pelos ramos comunicantes cinzentos até os ramos anteriores dos nervos espinais C5 e C6, através de um nervo cardíaco cervical médio (esplâncnico cardiopulmonar) até o coração e por ramos arteriais para formar os plexos periarteriais da glândula tireoide.

O **gânglio cervical superior** está situado no nível das vértebras C I e C II (Figuras 9.25B e 9.26A). Por ser grande é um bom ponto de referência para a localização do tronco simpático, mas pode ser necessário distingui-lo de um gânglio sensitivo (nodoso) grande do nervo vago (NC X), quando presente. As fibras pós-ganglionares partem dele por meio de ramos arteriais cefálicos para formar o plexo simpático carótico interno e entrar na cavidade craniana (Figura 9.26). Esse gânglio também envia ramos arteriais para a artéria carótida externa e ramos cinzentos para os ramos anteriores dos quatro nervos espinais cervicais superiores. Outras fibras pós-ganglionares partem dele para o plexo cardíaco de nervos por um **nervo cardíaco cervical superior** (nervo esplâncnico cardiopulmonar) (ver Capítulo 4, *Tórax*).

ANATOMIA CLÍNICA

ESTRUTURAS PROFUNDAS DO PESCOÇO

Bloqueio do gânglio cervicotorácico

O anestésico injetado ao redor do grande gânglio cervicotorácico bloqueia a transmissão de estímulos através dos gânglios cervical e torácico superior. Esse *bloqueio ganglionar* alivia espasmos vasculares no encéfalo e no membro superior. Também é útil ao decidir se uma ressecção cirúrgica do gânglio seria benéfica para uma pessoa com vasoconstrição excessiva no membro ipsilateral ou hiperidrose da palma da mão (Singh & Ramsaroop, 2007).

Lesão do tronco simpático cervical

A *lesão de um tronco simpático* no pescoço provoca um distúrbio simpático denominado *síndrome de Horner* e caracterizado por:

- Contração da pupila (*miose*), resultante de paralisia do músculo dilatador da pupila (ver Capítulo 8, *Cabeça*)
- Queda da pálpebra superior (*ptose*), resultante de paralisia do músculo liso (tarsal) mesclado ao músculo estriado do levantador da pálpebra superior
- Retração do bulbo do olho em relação à órbita (*enoftalmia*), possivelmente causada por paralisia do músculo liso (orbital) rudimentar no assoalho da órbita
- Vasodilatação e ausência de sudorese na face e no pescoço (*anidrose*), causada por ausência de inervação simpática (vasoconstritora) dos vasos sanguíneos e glândulas sudoríferas.

> **Pontos-chave: Estruturas profundas do pescoço**
>
> **Músculos pré-vertebrais:** Os músculos pré-vertebrais, situados profundamente à lâmina pré-vertebral da fáscia cervical, são divididos em músculos vertebrais anteriores e laterais pelo plano neurovascular dos plexos cervical e braquial e pela artéria subclávia. ■ Os músculos vertebrais anteriores fletem a cabeça e o pescoço; entretanto, esse movimento normalmente é produzido pela gravidade em conjunto com a contração excêntrica dos músculos extensores do pescoço. ■ Assim, os músculos vertebrais anteriores atuam principalmente quando esse movimento é realizado contra resistência, provavelmente iniciando-o, enquanto a força do movimento é produzida pelo músculo ECM. ■ Os músculos vertebrais laterais fletem lateralmente o pescoço, participam na rotação do pescoço e fixam ou elevam as costelas superiores durante a inspiração forçada.
>
> **Raiz do pescoço:** Os ramos do arco da aorta bifurcam-se e/ou atravessam a raiz do pescoço, com os ramos da artéria subclávia originando-se aqui também. ■ As veias jugular interna e subclávia convergem na raiz do pescoço para formar as veias braquiocefálicas. ■ Os principais troncos linfáticos (ducto linfático direito e ducto torácico) entram nos ângulos venosos formados pela convergência dessas veias. ■ Os nervos frênico e vago entram no tórax passando anteriormente às artérias subclávias e posteriormente às veias braquiocefálicas. ■ Os troncos simpáticos e os nervos laríngeos recorrentes atravessam a raiz do pescoço posteriormente às artérias, assim como as estruturas viscerais (traqueia e esôfago). ■ A parte cervical dos troncos simpáticos inclui três gânglios simpáticos cervicais (inferior, médio e superior), nos quais fibras pré-ganglionares da parte torácica superior da medula espinal fazem sinapse com neurônios pós-ganglionares. ■ Esses neurônios enviam fibras para os nervos espinais cervicais, através de ramos comunicantes cinzentos; para a cabeça e as vísceras do pescoço, via ramos arteriais cefálicos e plexos periarteriais; e para as vísceras torácicas, via nervos cardíacos (nervos esplâncnicos cardiopulmonares).

VÍSCERAS DO PESCOÇO

As vísceras do pescoço estão dispostas em três camadas, nomeadas de acordo com sua função primária (Figura 9.27). Da região superficial para a profunda, elas são:

1. *Camada endócrina*: glândulas tireoide e paratireoides
2. *Camada respiratória*: laringe e traqueia
3. *Camada alimentar*: faringe e esôfago.

Camada endócrina de vísceras cervicais

As vísceras da **camada endócrina** fazem parte do sistema endócrino (glândulas secretoras de hormônio, sem ductos). A *glândula tireoide* é a maior glândula endócrina do corpo. Produz *hormônio tireoidiano*, que controla a velocidade do metabolismo, e *calcitonina*, um hormônio que controla o metabolismo do cálcio. A *glândula tireoide* influencia todas as áreas do corpo, com exceção dela própria e do baço, testículos e útero. O hormônio produzido pelas *glândulas paratireoides, o paratormônio* (PTH), controla o metabolismo do fósforo e do cálcio no sangue. As glândulas paratireoides atuam no esqueleto, nos rins e no intestino.

GLÂNDULA TIREOIDE

A **glândula tireoide** situa-se profundamente aos músculos esternotireóideo e esterno-hióideo, na parte anterior do pescoço, no nível das vértebras C V a T I (Figura 9.27). É formada principalmente pelos **lobos** direito e esquerdo, situados em posição anterolateral em relação à laringe e à traqueia. Um **istmo** relativamente fino une os lobos sobre a traqueia, em geral anteriormente ao segundo e terceiro anéis traqueais. A glândula tireoide é circundada por uma **cápsula fibrosa** fina, que envia septos profundos para o interior da glândula. Tecido conjuntivo denso fixa a cápsula à cartilagem cricóidea e aos anéis traqueais superiores. Externamente à cápsula há uma bainha frouxa formada pela parte visceral da lâmina pré-traqueal da fáscia cervical.

Artérias da glândula tireoide. A glândula tireoide, bastante vascularizada, é suprida pelas *artérias tireóideas* superiores e inferiores (Figuras 9.27B e 9.28). Esses vasos situam-se entre a cápsula fibrosa e a bainha fascial frouxa. Em geral, os primeiros ramos das artérias carótidas externas, as **artérias tireóideas superiores**, descem até os polos superiores da glândula, perfuram a lâmina pré-traqueal da fáscia cervical e dividem-se em ramos anterior e posterior que suprem principalmente a face anterossuperior da glândula.

As **artérias tireóideas inferiores**, os maiores ramos dos troncos tireocervicais que se originam das artérias subclávias, seguem em sentido superomedial posteriormente às bainhas caróticas até chegarem à face posterior da *glândula tireoide*. Elas se dividem em vários ramos que perfuram a lâmina pré-traqueal da fáscia cervical e suprem a face posteroinferior, inclusive os **polos inferiores da glândula**. As artérias tireóideas superiores e inferiores direita e esquerda fazem extensas anastomoses dentro da glândula, assegurando sua vascularização enquanto proporcionam potencial circulação colateral entre as artérias subclávia e carótida externa.

Em cerca de 10% das pessoas, uma pequena **artéria tireóidea ima** ímpar origina-se do tronco braquiocefálico (ver "Artéria tireóidea ima" no boxe Anatomia clínica, mais adiante); entretanto, pode originar-se do arco da aorta ou das artérias carótida comum direita, subclávia ou torácica interna. Quando existente, essa pequena artéria ascende na face anterior da traqueia, emitindo pequenos ramos para ela. A artéria continua até o istmo da glândula tireoide, onde se divide para irrigá-la.

Capítulo 9 ■ Pescoço 1037

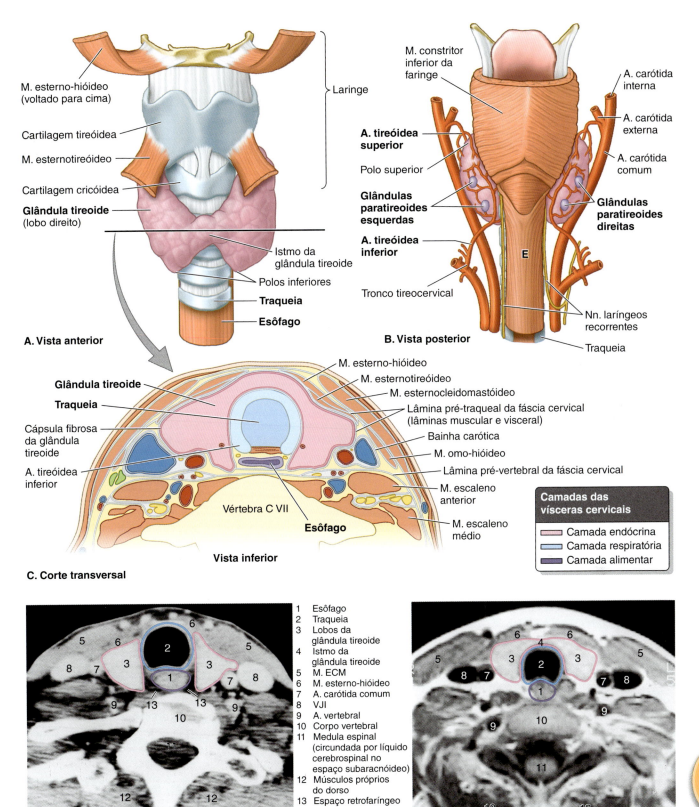

Figura 9.27 Relações da glândula tireoide. A. Lobos da glândula tireoide. Os músculos esternotireóideos foram seccionados para expor os lobos da glândula tireoide normal. O istmo situa-se anteriormente aos segundo e terceiro anéis traqueais. **B.** Glândulas paratireoides. Estas geralmente estão inseridas na cápsula fibrosa na face posterior da glândula tireoide. **C.** Corte transversal do istmo da glândula tireoide. **D.** TC dos lobos da glândula tireoide. **E.** RM do istmo da glândula tireoide.

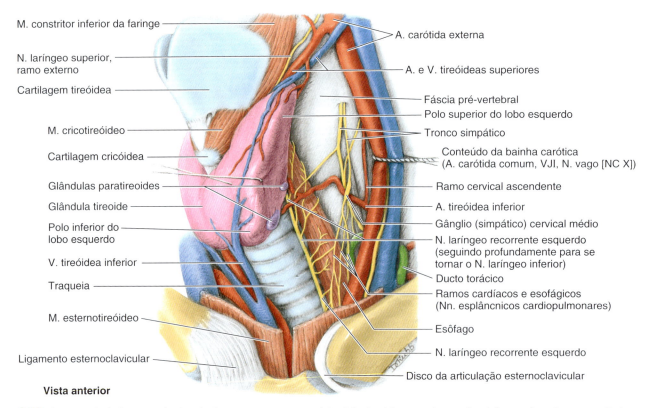

Figura 9.28 Dissecção do lado esquerdo da raiz do pescoço. As vísceras (glândula tireoide, traqueia e esôfago) foram afastadas para a direita, e o conteúdo da bainha carótica esquerda foi afastado para a esquerda. A veia tireóidea média, seccionada para permitir esse afastamento, não é visível. As glândulas paratireoides esquerdas na face posterior do lobo esquerdo da glândula tireoide estão expostas. O nervo laríngeo recorrente ascende ao lado da traqueia, no ângulo entre a traqueia e o esôfago. O ducto torácico segue lateralmente, posterior ao conteúdo da bainha carótica, enquanto o tronco tireocervical segue medialmente.

Veias da glândula tireoide. Três pares de veias tireóideas geralmente formam um **plexo venoso tireóideo** na face anterior da glândula tireoide e anterior à traqueia (Figuras 9.28 e 9.29). As **veias tireóideas superiores** acompanham as artérias tireóideas superiores; elas drenam os **polos superiores** da glândula tireoide; as **veias tireóideas médias** não acompanham, mas seguem trajetos praticamente paralelos às artérias tireóideas inferiores; drenam a região intermédia dos lobos. As **veias tireóideas inferiores** geralmente independentes drenam os polos inferiores. As veias tireóideas superior e média drenam para as VJI; as veias tireóideas inferiores drenam para as veias braquiocefálicas posteriormente ao manúbrio do esterno.

Drenagem linfática da glândula tireoide. Os vasos linfáticos da glândula tireoide seguem no tecido conjuntivo interlobular, geralmente perto das artérias; eles se comunicam com uma rede capsular dos vasos linfáticos. A partir daí, os vasos seguem primeiro para os **linfonodos pré-laríngeos**, **pré-traqueais** e **paratraqueais**. Por sua vez, os linfonodos pré-laríngeos drenam para os linfonodos cervicais superiores, e os linfonodos pré-traqueais e paratraqueais drenam para os linfonodos cervicais profundos inferiores (Figura 9.30). Lateralmente, os vasos linfáticos situados ao longo das veias tireóideas superiores seguem diretamente para os linfonodos cervicais profundos inferiores. Alguns vasos linfáticos podem drenar para os *linfonodos braquiocefálicos* ou para o *ducto torácico* (Figura 9.28).

Nervos da glândula tireoide. Os nervos da glândula tireoide são derivados dos *gânglios* (simpáticos) *cervicais superiores, médios* e inferiores (Figuras 9.26 e 9.28). Eles chegam à glândula através dos *plexos cardíaco* e *periarteriais tireóideos superior* e *inferior* que acompanham as artérias tireóideas. Essas fibras são vasomotoras, não secretomotoras. Causam constrição dos vasos sanguíneos. A secreção endócrina da glândula tireoide é controlada por hormônios pela hipófise.

GLÂNDULAS PARATIREOIDES

Em geral, as pequenas **glândulas paratireoides** ovais e achatadas situam-se externamente à cápsula tireóidea na metade medial da face posterior de cada lobo da glândula tireoide, dentro de sua bainha (Figuras 9.27B, 9.28 e 9.31A). As **glândulas paratireoides superiores** costumam situar-se um pouco mais de 1 cm acima do ponto de entrada das artérias tireóideas inferiores na glândula tireoide. As **glândulas paratireoides inferiores** geralmente situam-se mais de 1 cm abaixo do ponto de entrada arterial (Skandalakis, 2021). A maioria das pessoas tem quatro glândulas paratireoides. Cerca de 5% das pessoas têm mais; algumas têm apenas duas glândulas. As glândulas paratireoides superiores, com posição mais constante do que as inferiores, geralmente estão situadas no nível da margem inferior da cartilagem cricóidea. A posição habitual das glândulas paratireoides inferiores é perto dos polos inferiores da glândula tireoide, mas elas podem ocupar várias posições (Figura 9.31B). As glândulas paratireoides inferiores podem estar localizadas tão inferiormente no mediastino quanto o pericárdio (Bobanga & McHenry, 2022).

Vasos das glândulas paratireoides. Como as *artérias tireóideas inferiores* são responsáveis pela vascularização primária da face posterior da glândula tireoide, onde estão localizadas as

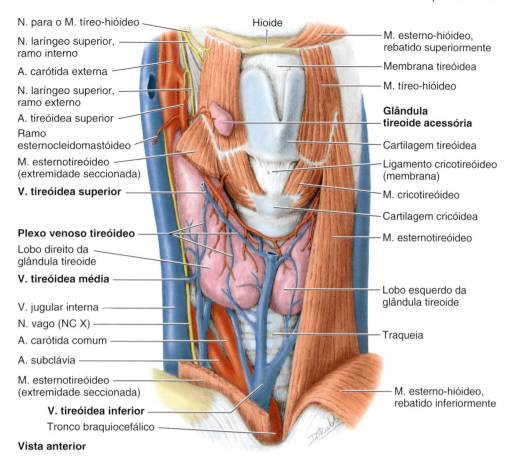

Figura 9.29 Glândula tireoide. Dissecção da face anterior do pescoço. Nesta amostra, há uma pequena glândula tireoide acessória à direita, situada sobre o músculo tíreo-hióideo, lateral à cartilagem tireóidea. A artéria tireóidea superior é distribuída primariamente para a parte anterossuperior da glândula.

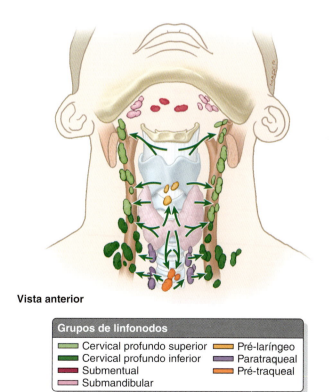

Figura 9.30 Drenagem linfática da glândula tireoide, da laringe e da traqueia. *Setas*, sentido do fluxo linfático.

glândulas paratireoides, ramos dessas artérias geralmente suprem essas glândulas (Figuras 9.27B e 9.31A). Entretanto, elas também podem ser supridas por ramos das artérias tireóideas superiores; a artéria tireóidea ima; ou as artérias laríngeas, traqueais e esofágicas. As **veias paratireóideas** drenam para o *plexo venoso tireóideo* da glândula tireoide e da traqueia (Figura 9.29). Os *vasos linfáticos* das glândulas paratireoides drenam com os vasos da glândula tireoide para os linfonodos cervicais profundos e linfonodos paratraqueais (Figura 9.30).

Nervos das glândulas paratireoides. A inervação das glândulas paratireoides é abundante; é derivada de ramos tireóideos dos gânglios (simpáticos) cervicais (Figura 9.26). Assim como os nervos para a glândula tireoide, são vasomotores em vez de secretomotores, porque as secreções endócrinas dessas glândulas são controladas por hormônios.

Camada respiratória de vísceras cervicais

As vísceras da **camada respiratória**, a *laringe* e a *traqueia*, contribuem para as funções respiratórias do corpo. As principais funções das vísceras respiratórias cervicais são:

- Direcionamento de ar e alimento para o sistema respiratório e o esôfago, respectivamente
- Garantia de uma via respiratória pérvia e de um meio para fechá-la temporariamente (uma "válvula")
- Produção da voz.

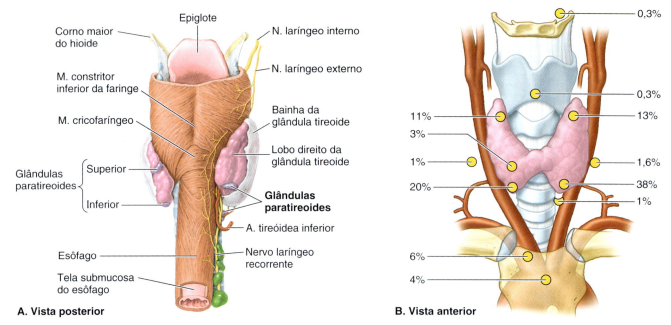

Figura 9.31 Glândulas tireoide e paratireoides. A. Dissecção. A bainha da glândula tireoide foi dissecada da sua face posterior para mostrar as três glândulas paratireoides integradas. As duas glândulas paratireoides no lado direito são bastante baixas, e a glândula inferior está situada inferiormente à glândula tireoide. **B.** Locais e frequências de tecido glandular paratireóideo ectópico.

LARINGE

A **laringe**, o complexo órgão de produção da voz, é formada por nove cartilagens unidas por membranas e ligamentos e contém as *pregas ("cordas") vocais*. A laringe está situada na região cervical anterior no nível dos corpos das vértebras C III a C VI (Figura 9.32). Une a parte inferior da faringe (parte laríngea da faringe) à traqueia. Embora seja conhecida mais frequentemente por seu papel como o mecanismo fonador para produção de voz, sua função mais importante é proteger as vias respiratórias, sobretudo durante a deglutição, quando serve como "esfíncter" ou "válvula" do sistema respiratório inferior, mantendo, assim, a perviedade das vias respiratórias.

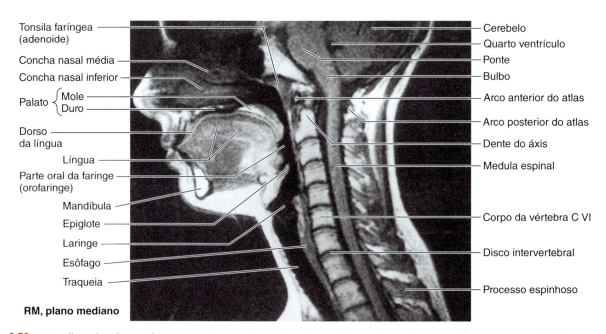

Figura 9.32 RM mediana da cabeça e do pescoço. Como as vias respiratórias e o sistema digestório compartilham a parte oral da faringe, é essencial que haja separação do alimento e do ar, que seguem pela traqueia (anterior) e pelo esôfago (posterior).

Esqueleto da laringe. O esqueleto da laringe *é formado por nove cartilagens*: três são ímpares (tireóidea, cricóidea e epiglótica) e três são pares (aritenóidea, corniculada e cuneiforme) (Figura 9.33A e B).

A **cartilagem tireóidea** é a maior das cartilagens; sua margem superior situa-se oposta à vértebra C IV. Os dois terços inferiores de suas duas **lâminas** fundem-se anteriormente no plano mediano para formar a **proeminência laríngea** (Figura 9.33A e D). Essa projeção ("pomo de Adão") é bem definida em homens, mas raramente é visível em mulheres. Acima dessa proeminência, as lâminas divergem para formar uma **incisura tireóidea superior** em forma de V. A **incisura tireóidea inferior**, bem menos definida, é um entalhe pouco profundo no meio da margem inferior da cartilagem.

A margem posterior de cada lâmina projeta-se em sentido superior, como o **corno superior**, e inferior, como o **corno inferior**. A margem superior e os cornos superiores fixam-se ao hioide pela **membrana tíreo-hióidea** (Figura 9.33A e B). A parte mediana espessa dessa membrana é o **ligamento tíreo-hióideo mediano**; suas partes laterais são os **ligamentos tíreo-hióideos laterais**.

Os cornos inferiores articulam-se com as faces laterais da cartilagem cricóidea nas **articulações cricotireóideas** (Figura 9.33B). Os principais movimentos nessas articulações são rotação e deslizamento da cartilagem tireóidea, que modificam o comprimento das pregas vocais. A **cartilagem cricóidea** tem o formato de um anel de sinete com o aro voltado anteriormente. Essa abertura anular da cartilagem permite a passagem de um dedo médio. A parte posterior (sinete) da cartilagem cricóidea é a **lâmina**, e a parte anterior (anel) é o **arco** (Figura 9.33A). Embora seja muito menor do que a cartilagem tireóidea, a cartilagem cricóidea é mais espessa e mais forte, e é o único anel de cartilagem a circundar completamente uma parte da via respiratória. Fixa-se à margem inferior da cartilagem tireóidea pelo **ligamento cricotireóideo mediano** e ao primeiro anel traqueal pelo **ligamento cricotraqueal**. No local onde a laringe está mais próxima da pele e mais acessível, o ligamento cricotireóideo mediano pode ser percebido como um ponto mole durante a palpação inferior à cartilagem tireóidea.

As **cartilagens aritenóideas** são cartilagens piramidais pares, com três lados, que se articulam com as partes laterais da margem superior da lâmina da cartilagem cricóidea (Figura 9.33B). Cada cartilagem tem um ápice superior, um processo vocal anterior e um grande processo muscular que se projeta lateralmente a partir de sua base. O **ápice** tem a cartilagem corniculada e se fixa à prega ariepiglótica. O **processo vocal** permite a inserção posterior do ligamento vocal, e o processo muscular atua como alavanca à qual estão fixados os músculos cricoaritenóideos posterior e lateral. As **articulações cricoaritenóideas**, localizadas entre as bases das cartilagens aritenóideas e as faces superolaterais da lâmina da cartilagem cricóidea (Figura 9.33B e E), permitem que as cartilagens aritenóideas deslizem, aproximando-se ou afastando-se umas das outras, inclinem-se anterior e posteriormente, e girem. Esses movimentos são importantes na aproximação, tensionamento e relaxamento das pregas vocais.

Os **ligamentos vocais** elásticos estendem-se da junção das lâminas da cartilagem tireóidea anteriormente até o processo vocal da cartilagem aritenóidea posteriormente (Figura 9.33E). Os ligamentos vocais formam o esqueleto submucoso das pregas vocais. Esses ligamentos são a margem superior livre espessada do **cone elástico** ou **membrana cricovocal**. As partes da membrana que se estendem lateralmente entre as pregas vocais e a margem superior da cartilagem cricóidea são os **ligamentos cricotireóideos laterais**. O cone elástico, fibroelástico, funde-se anteriormente com o *ligamento cricotireóideo mediano*. O cone elástico e a túnica mucosa sobrejacente fecham a abertura da traqueia, com exceção da **rima da glote** central (abertura entre as pregas vocais).

A **cartilagem epiglótica**, formada por cartilagem elástica, confere flexibilidade à **epiglote**, uma cartilagem em forma de coração coberta por túnica mucosa (Figuras 9.33B e E e 9.35). A cartilagem epiglótica, situada posteriormente à raiz da língua e ao hioide, e anteriormente ao **ádito da laringe**, forma a parte superior da parede anterior e a margem superior da entrada. Sua extremidade superior larga é livre. A extremidade inferior afilada, o **pecíolo epiglótico**, está fixada pelo **ligamento tireoepiglótico** ao ângulo formado pelas lâminas da cartilagem tireóidea (Figura 9.33E). O **ligamento hioepiglótico** fixa a face anterior da cartilagem epiglótica ao hioide (Figura 9.34). A **membrana quadrangular** (Figuras 9.33B e 9.35) é uma lâmina submucosa fina de tecido conjuntivo que se estende entre as faces laterais das cartilagens aritenóidea e epiglótica. A margem inferior livre constitui o **ligamento vestibular**, que é coberto frouxamente por túnica mucosa para formar a **prega vestibular** (Figura 9.35). Essa prega situa-se acima da prega vocal e estende-se da cartilagem tireóidea até a cartilagem aritenóidea. A margem superior livre da membrana quadrangular forma o **ligamento ariepiglótico**, que é coberto por túnica mucosa para formar a **prega ariepiglótica**. As **cartilagens corniculada** e **cuneiforme** apresentam-se como pequenos nódulos na parte posterior das pregas ariepiglóticas. As cartilagens corniculadas fixam-se aos ápices das cartilagens aritenóideas; as cartilagens cuneiformes não se fixam diretamente em outras cartilagens. A membrana quadrangular e o cone elástico são as partes superior e inferior da **membrana fibroelástica da laringe**, que está localizada na tela submucosa.

Interior da laringe. A **cavidade da laringe** estende-se do *ádito da laringe*, através do qual se comunica com a *parte laríngea da faringe*, até o nível da margem inferior da cartilagem cricóidea. Aqui a cavidade da laringe é contínua com a cavidade da traqueia (Figuras 9.35 e 9.36A e B). A cavidade da laringe inclui:

- **Vestíbulo da laringe**: entre o ádito da laringe e as pregas vestibulares
- **Parte média da cavidade da laringe**: a cavidade central (via respiratória) entre as pregas vestibulares e vocais
- **Ventrículo da laringe**: recessos que se estendem lateralmente da parte média da cavidade da laringe entre as pregas vestibulares e vocais. O **sáculo da laringe** é uma bolsa cega que se abre para cada ventrículo revestida por glândulas mucosas
- **Cavidade infraglótica**: a cavidade inferior da laringe entre as pregas vocais e a margem inferior da cartilagem cricóidea, onde é contínua com o lúmen da traqueia.

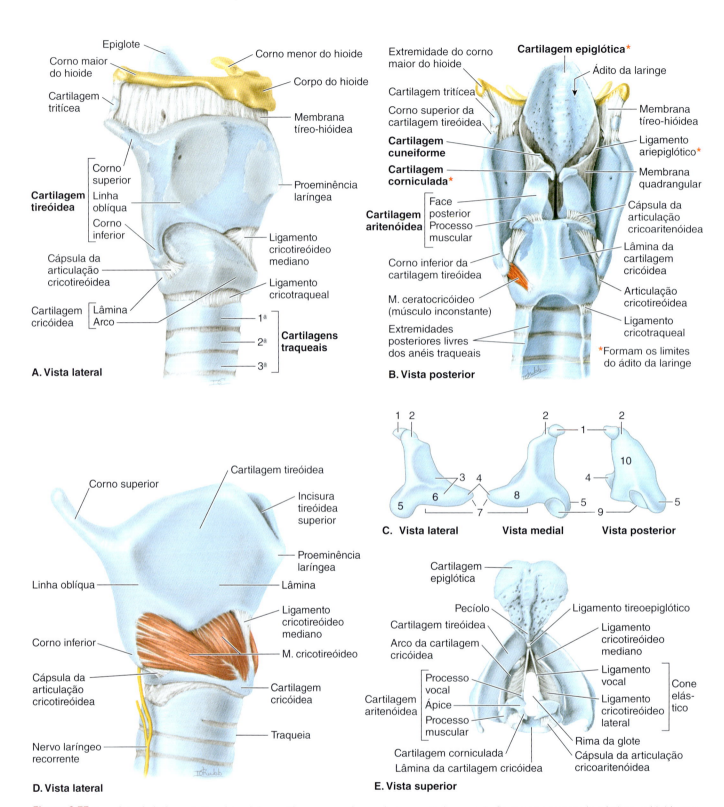

Figura 9.33 Esqueleto da laringe. A. Face lateral das cartilagens e membranas laríngeas. Embora esteja firmemente conectado à laringe, o hioide não faz parte dela. A laringe estende-se verticalmente da ponta da epiglote em forma de coração até a margem inferior da cartilagem cricóidea. **B.** Face posterior das cartilagens e membranas laríngeas. A cartilagem tireóidea protege as cartilagens menores da laringe, e o hioide protege a parte superior da cartilagem epiglótica. **C.** Cartilagem aritenóidea isolada. *1*, Cartilagem corniculada; *2*, ápice da cartilagem aritenóidea; *3*, face anterolateral; *4*, processo vocal (projeta-se anteriormente, é o local de inserção do ligamento vocal); *5*, processo muscular (projeta-se lateralmente, para inserção dos músculos cricoaritenóideos posterior e lateral); *6*, fóvea oblonga (para inserção do músculo tireoaritenóideo); *7*, base; *8*, face medial; *9*, face articular; *10*, face posterior. **D.** Cartilagens cricóidea e tireóidea e músculo cricotireóideo. Este músculo movimenta a articulação cricotireóidea, aumentando a tensão dos ligamentos vocais e, assim, o tom de voz. **E.** Ligamento vocal. A cartilagem epiglótica tem depressões para glândulas mucosas, e seu pecíolo está fixado pelo ligamento tireoepiglótico ao ângulo da cartilagem tireóidea superiormente aos ligamentos vocais. O ligamento vocal, que forma o esqueleto da prega vocal, estende-se do processo vocal da cartilagem aritenóidea até o "ângulo" da cartilagem tireóidea, e aí se une ao par contralateral inferiormente ao ligamento tireoepiglótico.

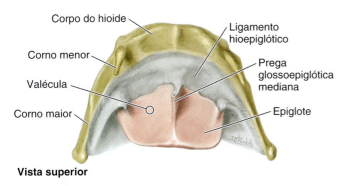

Figura 9.34 Epiglote e ligamento hioepiglótico. A epiglote é uma lâmina de fibrocartilagem elástica, em formato de folha, coberta por túnica mucosa (*rosa*) e fixada anteriormente ao hioide pelo ligamento hioepiglótico (*cinza*). A epiglote atua como uma válvula de desvio sobre a abertura superior da laringe durante a deglutição.

As **pregas vocais** controlam a produção do som (Figuras 9.36 e 9.37). O ápice de cada prega cuneiforme projeta-se medialmente para a cavidade da laringe. Cada prega vocal contém um:

- *Ligamento vocal*, formado por tecido elástico espessado que é a margem livre medial do cone elástico (Figuras 9.33E, 9.35 e 9.36A)
- *Músculo vocal*, formado por fibras musculares muito finas que ocupam posição imediatamente lateral aos ligamentos vocais e terminam irregularmente em relação ao comprimento desses ligamentos (Figura 9.36A).

As pregas vocais são pregas salientes de túnica mucosa que estão situadas sobre os ligamentos vocais e os músculos tireoaritenóideos e incorporam essas estruturas. Elas são a origem dos sons (tons) que provêm da laringe. Essas pregas produzem vibrações audíveis quando suas margens livres estão justapostas (mas não comprimidas) durante a fonação, e o ar é expirado intermitentemente com força (Figura 9.37C). As pregas vocais também são o principal esfíncter inspiratório da laringe quando estão fechadas com firmeza. A adução completa das pregas forma um esfíncter eficaz que impede a entrada de ar.

A **glote** (o aparelho vocal da laringe) é formada pelas pregas e processos vocais, juntamente com a **rima da glote**, a abertura entre as pregas vocais (Figura 9.36C). O formato da rima varia de acordo com a posição das pregas vocais (Figura 9.37). Durante a respiração comum, a rima é estreita e cuneiforme; durante a respiração forçada, é larga e trapezoide. A rima da glote é semelhante a uma fenda quando as pregas vocais estão bem aproximadas durante a fonação. A variação na tensão e no comprimento das pregas vocais, na largura da rima da glote e na intensidade do esforço expiratório produz alterações na altura da voz. A menor amplitude de altura da voz de homens pós-púberes resulta do maior comprimento das pregas vocais.

As *pregas vestibulares*, que se estendem entre a cartilagem tireóidea e as cartilagens aritenóideas (Figuras 9.35 e 9.36), desempenham pequeno ou nenhum papel na produção da

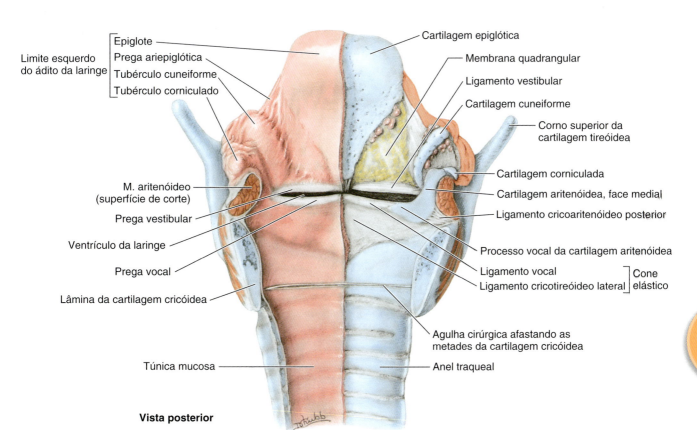

Figura 9.35 Interior da laringe. A parede posterior da laringe foi dividida no plano mediano, e as duas partes foram afastadas e mantidas no lugar por uma agulha cirúrgica. A túnica mucosa está intacta no lado esquerdo. No lado direito, a túnica mucosa e a tela submucosa foram removidas, e a túnica esquelética – formada por cartilagens, ligamentos e membrana fibroelástica – foi descoberta.

1044 Moore Anatomia Orientada para a Clínica

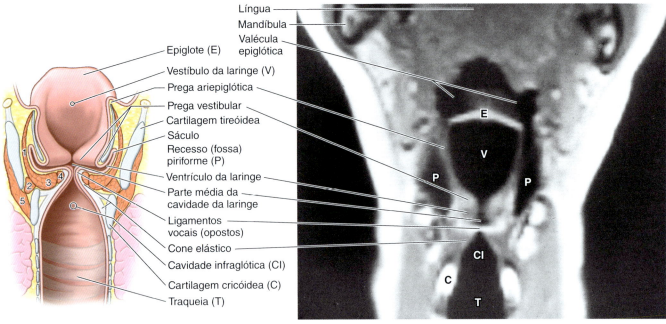

A. Corte coronal

B. RM coronal (plano indicado na Figura 9.42B)

Legenda de A
1. M. ariepiglótico
2. M. cricoaritenóideo lateral
3. M. tireoaritenóideo
4. M. vocal
5. M. cricotireóideo

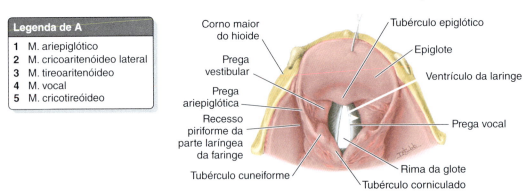

C. Vista posterossuperior

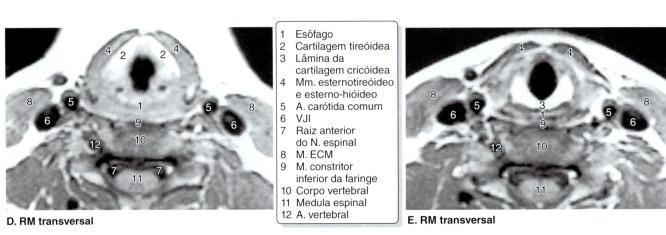

D. RM transversal

1. Esôfago
2. Cartilagem tireóidea
3. Lâmina da cartilagem cricóidea
4. Mm. esternotireóideo e esterno-hióideo
5. A. carótida comum
6. VJI
7. Raiz anterior do N. espinal
8. M. ECM
9. M. constritor inferior da faringe
10. Corpo vertebral
11. Medula espinal
12. A. vertebral

E. RM transversal

Figura 9.36 Pregas e compartimentos da laringe. **A.** Esquema, corte coronal. Os compartimentos da laringe: vestíbulo, compartimento médio com os ventrículos esquerdo e direito, e cavidade infraglótica. **B.** A valécula epiglótica da parte oral da faringe, os recessos piriformes da parte laríngea da faringe e as pregas vestibulares e vocais da laringe. **C.** Rima da glote e vestíbulo da laringe. A rima da glote (o espaço entre as pregas vocais) é visível através do ádito e do vestíbulo da laringe. O ádito da laringe é limitado (1) anteriormente pela margem curva livre da epiglote; (2) posteriormente pelas cartilagens aritenóideas, as cartilagens corniculadas que as recobrem, e a prega interaritenóidea que as une; e (3) de cada lado pela prega ariepiglótica que contém a extremidade superior da cartilagem cuneiforme. **D.** RM transversal superior à rima da glote. **E.** RM transversal inferior à rima da glote.

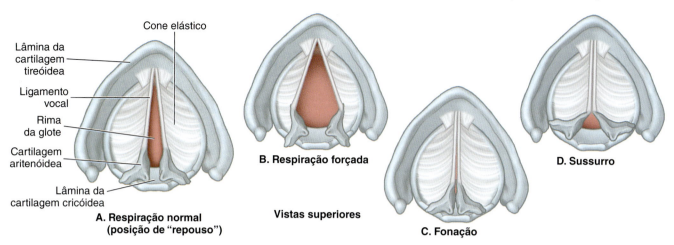

Figura 9.37 Variações no formato da rima da glote. A. O formato da rima da glote, a abertura entre as pregas vocais, varia de acordo com a posição das pregas vocais. Durante a respiração normal, os músculos laríngeos estão relaxados e a rima da glote assume posição estreita, semelhante a uma fenda. **B.** Durante a inalação profunda, os ligamentos vocais são abduzidos por contração dos músculos cricoaritenóideos posteriores, abrindo bem a rima da glote em formato de pipa invertida. **C.** Durante a fonação, os músculos aritenóideos aduzem as cartilagens aritenóideas ao mesmo tempo que os músculos cricoaritenóideos laterais aduzem-na moderadamente. A passagem forçada de ar entre os ligamentos vocais aduzidos produz o tom. A contração mais forte dos mesmos músculos fecha a rima da glote (manobra de Valsalva). **D.** Durante o sussurro, os ligamentos vocais são fortemente aduzidos pelos músculos cricoaritenóideos laterais, mas os músculos aritenóideos relaxados permitem a passagem de ar entre as cartilagens aritenóideas (parte intercartilagínea da rima da glote), tornando a fala atonal. Não há produção de tom.

voz; sua função é protetora. Consistem em duas pregas espessas de túnica mucosa que encerram os *ligamentos vestibulares*. O espaço entre esses ligamentos é a **rima do vestíbulo**. Os recessos laterais entre as pregas vocais e vestibulares são os *ventrículos da laringe*.

Músculos da laringe. Os músculos da laringe são divididos em extrínsecos e intrínsecos:

- Os **músculos extrínsecos da laringe** *movem a laringe como um todo* (Figura 9.19; Quadro 9.3). Os *músculos infra-hióideos* abaixam o hioide e a laringe, enquanto os *músculos supra-hióideos* (e o *estilofaríngeo*, um músculo da faringe, discutido adiante neste capítulo) são elevadores do hioide e da laringe
- Os **músculos intrínsecos da laringe** *movem os componentes da laringe*, alterando o comprimento e a tensão das pregas vocais e o tamanho e formato da rima da glote (Figura 9.37). Todos os músculos intrínsecos da laringe, com exceção de um, são supridos pelo *nervo laríngeo recorrente* (Figuras 9.38, 9.40 e 9.41), um ramo do NC X. O músculo cricotireóideo é suprido pelo nervo laríngeo externo, um dos dois ramos terminais do *nervo laríngeo superior*.

É mais fácil compreender as ações dos músculos intrínsecos da laringe quando estes são considerados como grupos funcionais: adutores e abdutores, esfíncteres, e tensores e relaxadores. Os músculos intrínsecos são ilustrados *in situ* nas Figuras 9.36A, 9.38 e 9.39; suas fixações, inervação e principais ações são resumidas no Quadro 9.5:

- *Adutores e abdutores*: esses músculos movimentam as pregas vocais para abrir e fechar a rima da glote. Os principais adutores são os **músculos cricoaritenóideos laterais**, que tracionam os processos musculares anteriormente, girando as cartilagens aritenóideas e causando a oscilação medial de seus processos vocais. Quando esta ação é associada à dos **músculos aritenóideos transverso** e **oblíquo**, que tracionam as cartilagens aritenóideas juntas, o ar empurrado através da rima da glote causa vibrações dos ligamentos vocais (fonação). Quando os ligamentos vocais são aduzidos, mas os músculos aritenóideos transversos não atuam, as cartilagens aritenóideas permanecem afastadas e

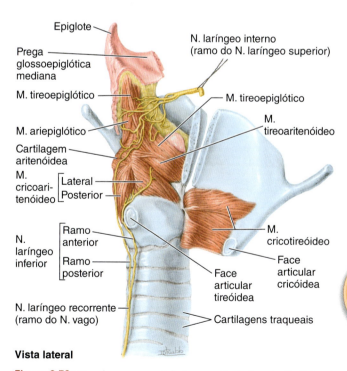

Figura 9.38 Músculos e nervos da laringe e articulação cricotireóidea. A cartilagem tireóidea foi seccionada à direita do plano mediano. A articulação cricotireóidea foi desarticulada e a lâmina direita da cartilagem tireóidea está voltada anteriormente (como ao abrir um livro), separando os músculos cricotireóideos do arco da cartilagem cricóidea.

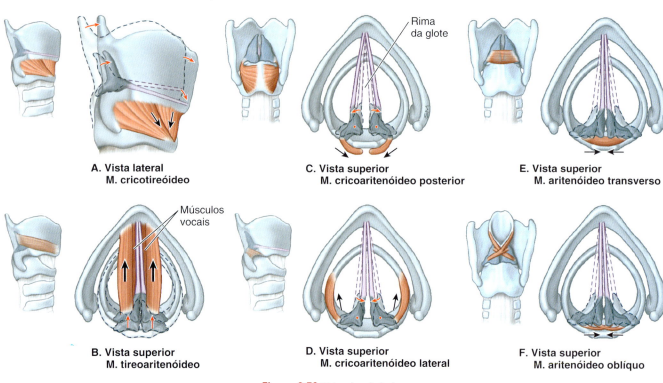

Figura 9.39 Músculos da laringe.

Quadro 9.5 Músculos da laringe.

Músculo	Origem	Inserção	Inervação	Principal(is) ação(ões)
M. cricotireóideo	Parte anterolateral da cartilagem cricóidea	Margem inferior e corno inferior da cartilagem tireóidea	N. laríngeo externo (do NC X)	Estende e tensiona o ligamento vocal
M. tireoaritenóideo[a]	Metade inferior da face posterior do ângulo da lâmina da cartilagem tireóidea e ligamento cricotireóideo	Face anterolateral da cartilagem aritenóidea	N. laríngeo inferior (parte terminal do N. laríngeo recorrente, do NC X – ver Figura 9.38)	Relaxa o ligamento vocal
M. cricoaritenóideo posterior	Face posterior da lâmina da cartilagem cricóidea	Processo muscular da cartilagem aritenóidea		Abduz as pregas vocais
M. cricoaritenóideo lateral	Arco da cartilagem cricóidea			Aduz as pregas vocais (parte interligamentar)
Mm. aritenóideos transverso e oblíquo[b]	Uma cartilagem aritenóidea	Cartilagem aritenóidea contralateral		Aduzem as cartilagens aritenóideas (aduzindo a parte intercartilagínea das pregas vocais, fechando a rima da glote posterior)
M. vocal[c]	Face lateral do processo vocal da cartilagem aritenóidea	Ligamento vocal ipsilateral		Relaxa o ligamento vocal posterior enquanto mantém (ou aumenta) a tensão da parte anterior

[a]As fibras superiores dos músculos tireoaritenóideos seguem para a prega ariepiglótica, e algumas delas chegam à cartilagem epiglótica. Essas fibras constituem o músculo tireoepiglótico, que alarga o ádito da laringe.
[b]Algumas fibras dos músculos aritenóideos oblíquos continuam como músculos ariepiglóticos (Figura 9.40).
[c]Essa alça muscular delgada situa-se medialmente ao músculo tireoaritenóideo e é formada por fibras mais finas do que as dele.

o ar passa ao largo dos ligamentos. Essa é a posição do sussurro, quando a respiração é transformada em voz na ausência de tom. Os únicos abdutores são os **músculos cricoaritenóideos posteriores**, que tracionam os processos musculares posteriormente, girando os processos vocais lateralmente e assim alargando a rima da glote

- *Esfíncteres*: as ações combinadas da maioria dos músculos do ádito da laringe resultam em ação esfincteriana que fecha o ádito da laringe como mecanismo de proteção durante a deglutição. A contração dos *músculos cricoaritenóideos laterais, aritenóideos transversos* e *oblíquos* e *ariepiglóticos* aproxima as pregas ariepiglóticas e

traciona as cartilagens aritenóideas em direção à epiglote. Esta ação é um reflexo ao líquido ou a partículas que se aproximam ou entram no vestíbulo da laringe. Talvez seja nosso reflexo mais forte, diminuindo só depois da perda de consciência, como no afogamento
- *Tensores*: os principais tensores são os **músculos cricotireóideos**, que inclinam ou tracionam a proeminência ou ângulo da cartilagem tireóidea anterior e inferiormente em direção ao arco da cartilagem cricóidea. Isso aumenta a distância entre a proeminência tireóidea e as cartilagens aritenóideas. Como as extremidades anteriores dos ligamentos vocais se fixam na face posterior da proeminência, os ligamentos vocais são alongados e tensionados, elevando a altura da voz
- *Relaxadores*: os principais músculos neste grupo são os **músculos tireoaritenóideos**, que tracionam as cartilagens aritenóideas anteriormente, em direção ao ângulo (proeminência) da cartilagem tireóidea, relaxando, assim, os ligamentos vocais para reduzir a altura da voz.

Os **músculos vocais** situam-se medialmente aos músculos tireoaritenóideos e lateralmente aos ligamentos vocais nas pregas vocais. Os músculos vocais fazem pequenos ajustes dos ligamentos vocais, mediante tensão e relaxamento seletivo das partes anterior e posterior, respectivamente, das pregas vocais durante a fala e o canto enérgicos.

Artérias da laringe. As artérias laríngeas, ramos das artérias tireóideas superior e inferior, irrigam a laringe (Figura 9.40). A **artéria laríngea superior** acompanha o ramo interno do nervo laríngeo superior através da membrana tíreo-hióidea e ramos para suprir a face interna da laringe. A **artéria cricotireóidea**, um pequeno ramo da artéria tireóidea superior, supre o músculo cricotireóideo. A **artéria laríngea inferior**, um ramo da artéria tireóidea inferior, acompanha o *nervo laríngeo inferior* (parte terminal do nervo laríngeo recorrente) e supre a túnica mucosa e os músculos na parte inferior da laringe.

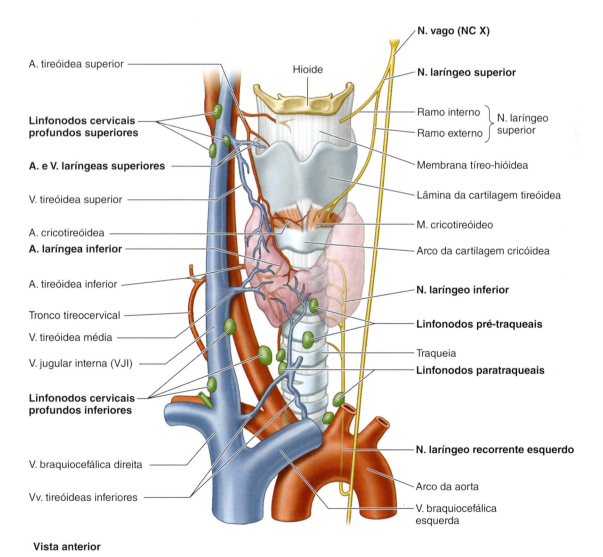

Figura 9.40 Vasos, nervos e linfonodos da laringe. As artérias tireóideas superior e inferior dão origem às artérias laríngeas superior e inferior, respectivamente; elas se anastomosam entre si. Os nervos laríngeos são derivados do nervo vago (NC X) através dos ramos interno e externo do nervo laríngeo superior, e o nervo laríngeo inferior é derivado do nervo laríngeo recorrente. O nervo laríngeo recorrente esquerdo segue inferiormente ao arco da aorta.

Veias da laringe. As veias laríngeas acompanham as artérias laríngeas. A **veia laríngea superior** geralmente se une à veia tireóidea superior e através dela drena para a VJI (Figura 9.40). A **veia laríngea inferior** une-se à veia tireóidea inferior ou ao plexo venoso sobre a face anterior da traqueia, que drena para a veia braquiocefálica esquerda.

Vasos linfáticos da laringe. Os vasos linfáticos da laringe superiores às pregas vocais acompanham a artéria laríngea superior através da membrana tíreo-hióidea e drenam para os **linfonodos cervicais profundos superiores**. Os vasos linfáticos inferiores às pregas vocais drenam para os *linfonodos pré-traqueais* ou *paratraqueais*, que drenam para os **linfonodos cervicais profundos inferiores** (Figura 9.40).

Nervos da laringe. Os nervos da laringe são os ramos laríngeos superior e inferior dos nervos vagos (NC X). O **nervo laríngeo superior** origina-se do **gânglio vagal inferior** na extremidade superior do trígono carótico (Figuras 9.40 e 9.41). O nervo divide-se em dois ramos terminais na bainha carótica: o nervo laríngeo interno (sensitivo e autônomo) e o nervo laríngeo externo (motor).

O **nervo laríngeo interno**, o maior dos ramos terminais do nervo laríngeo superior, perfura a membrana tíreo-hióidea com a artéria laríngea superior, enviando fibras sensitivas para a túnica mucosa laríngea do vestíbulo da laringe e cavidade média da laringe, inclusive a face superior das pregas vocais. O **nervo laríngeo externo**, o ramo terminal menor do nervo laríngeo superior, desce posteriormente ao músculo esternotireóideo em companhia da artéria tireóidea superior. Inicialmente, o nervo laríngeo externo está situado sobre o músculo constritor inferior da faringe; depois perfura o músculo, contribuindo para sua inervação (com o plexo faríngeo), e continua para suprir o músculo cricotireóideo.

O **nervo laríngeo inferior**, a continuação do nervo laríngeo recorrente (um ramo do nervo vago), entra na laringe passando profundamente à margem inferior do músculo constritor inferior da faringe e medialmente à lâmina da cartilagem tireóidea (Figuras 9.38, 9.40 e 9.41). Divide-se em ramos anterior e posterior, que acompanham a artéria laríngea inferior até a laringe. O ramo anterior supre os músculos cricotireóideo lateral, tireoaritenóideo, vocal, ariepiglótico e tireoepiglótico. O ramo posterior supre os músculos cricoaritenóideo posterior e aritenóideos transverso e oblíquo. Como supre todos os músculos intrínsecos, com exceção do cricotireóideo, o nervo laríngeo inferior é o nervo motor primário da laringe. Entretanto, também envia fibras sensitivas para a túnica mucosa da cavidade infraglótica.

TRAQUEIA

A **traqueia**, que se estende da laringe até o tórax, termina inferiormente dividindo-se em brônquios principais direito e esquerdo. Transporta o ar que entra e sai dos pulmões, e seu epitélio impulsiona o muco com resíduos em direção à faringe para expulsão pela boca. A traqueia é um tubo fibrocartilagíneo, sustentado por **cartilagens** (anéis) **traqueais** incompletas, que ocupa uma posição mediana no pescoço (Figura 9.38). As cartilagens traqueais mantêm a traqueia pérvia; são deficientes na parte posterior onde a traqueia é adjacente ao esôfago. A abertura posterior nos anéis traqueais é transposta pelo **músculo traqueal**, músculo liso involuntário que une as extremidades dos anéis (Figura 9.42). Portanto, a parede posterior da traqueia é plana.

Nos adultos, a traqueia tem cerca de 2,5 cm de diâmetro, enquanto nos lactentes tem o diâmetro de um lápis. A traqueia estende-se a partir da extremidade inferior da laringe no nível da vértebra C VI. Termina no nível do ângulo esternal ou do disco entre as vértebras T IV e T V, onde se divide nos brônquios principais direito e esquerdo (ver Capítulo 4, *Tórax*).

Lateralmente à traqueia estão as artérias carótidas comuns e os lobos da glândula tireoide (Figura 9.40). Inferiormente ao istmo da glândula tireoide estão o arco venoso jugular e as veias tireóideas inferiores (Figuras 9.17 e 9.29). O tronco braquiocefálico mantém relação com o lado direito da traqueia na raiz do pescoço. O desvio da traqueia da linha mediana, visível na superfície ou em radiografias, costuma indicar a presença de um processo patológico. Muitas vezes o traumatismo da traqueia afeta o esôfago, que está bem aderido a ela.

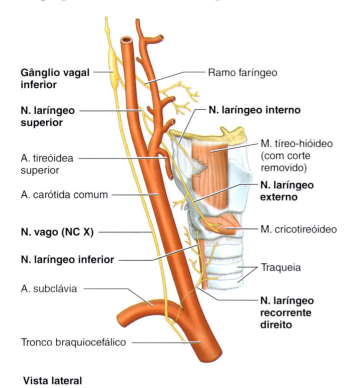

Figura 9.41 Ramos laríngeos do nervo vago direito (NC X). Os nervos da laringe são os ramos internos e externos do nervo laríngeo superior, e o nervo laríngeo inferior é o ramo do nervo laríngeo recorrente. O nervo laríngeo recorrente direito passa inferiormente à artéria subclávia direita.

Capítulo 9 ■ Pescoço   1049

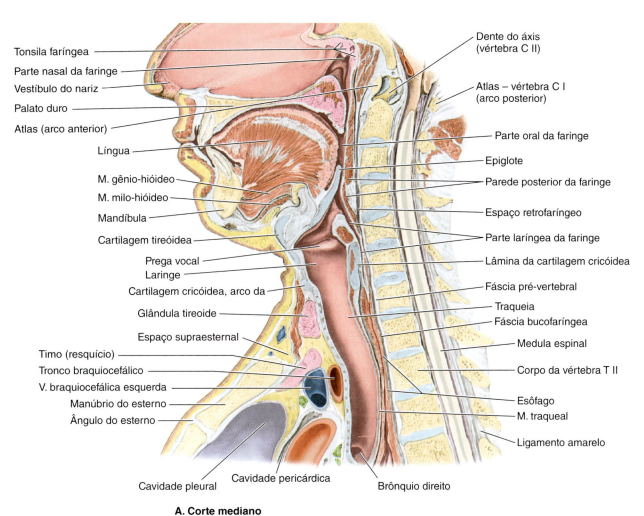

A. Corte mediano

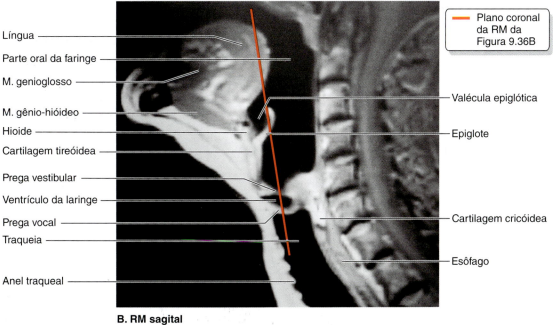

B. RM sagital

Figura 9.42 Corte mediano e corte sagital adjacente da cabeça e do pescoço. **A.** Corte mediano. A faringe se estende da base do crânio até o nível da cartilagem cricóidea (corpo da vértebra C VI ou disco intervertebral C VI–C VII, como mostrado aqui), onde é contínua com o esôfago. **B.** Corte sagital. O palato mole está elevado, fechando a parte nasal da faringe. O plano do corte passa pelas pregas vestibulares e vocais que delimitam o ventrículo da laringe.

Camada alimentar de vísceras cervicais

Na camada alimentar, as vísceras cervicais participam nas funções digestórias do corpo. Embora a faringe conduza o ar para a laringe, a traqueia e os pulmões, os músculos constritores da faringe direcionam (e a *epiglote* desvia) o alimento para o esôfago. O esôfago, que também participa na propulsão do alimento, é o início do *sistema digestório*.

FARINGE

A **faringe** é a parte expandida superior do sistema digestório, posterior às cavidades nasal e oral, que se estende inferiormente além da laringe (Figuras 9.42, 9.43 e 9.44A). A faringe estende-se da *base do crânio* até a margem inferior da cartilagem cricóidea anteriormente e a margem inferior da vértebra C VI posteriormente. A faringe é mais larga (cerca de 5 cm) defronte ao hioide e mais estreita (cerca de 1,5 cm) em sua extremidade inferior, onde é contínua com o esôfago. A parede posterior plana da faringe situa-se contra a lâmina pré-vertebral da fáscia cervical.

Cavidade da faringe. A faringe é dividida em três partes:

1. *Parte nasal da faringe (nasofaringe)*: posterior ao nariz e superior ao palato mole
2. *Parte oral da faringe (orofaringe)*: posterior à boca
3. *Parte laríngea da faringe (laringofaringe)*: posterior à laringe.

A **parte nasal da faringe** tem função respiratória; é a extensão posterior da cavidade nasal (Figuras 9.42 a 9.44). O nariz abre-se para a parte nasal da faringe através de dois **cóanos** (aberturas pares entre a cavidade nasal e a parte nasal da faringe). O teto e a parede posterior da parte nasal da faringe formam uma superfície contínua situada inferiormente ao corpo do esfenoide e à parte basilar do occipital (Figuras 9.43 e 9.44A).

O tecido linfoide abundante na faringe forma um *anel tonsilar* incompleto ao redor da parte superior da faringe

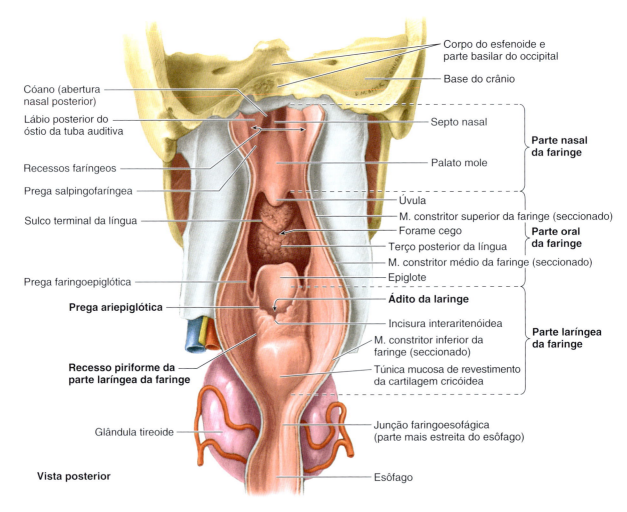

Figura 9.43 Parede anterior da faringe. Nesta dissecção, a parede posterior foi incisada ao longo da linha mediana e aberta. As aberturas na parede anterior comunicam-se com as cavidades nasal, oral e laríngea. A cada lado do ádito da laringe, separada dele pela prega ariepiglótica, a invaginação da laringe para a parede anterior da parte laríngea da faringe forma um recesso piriforme.

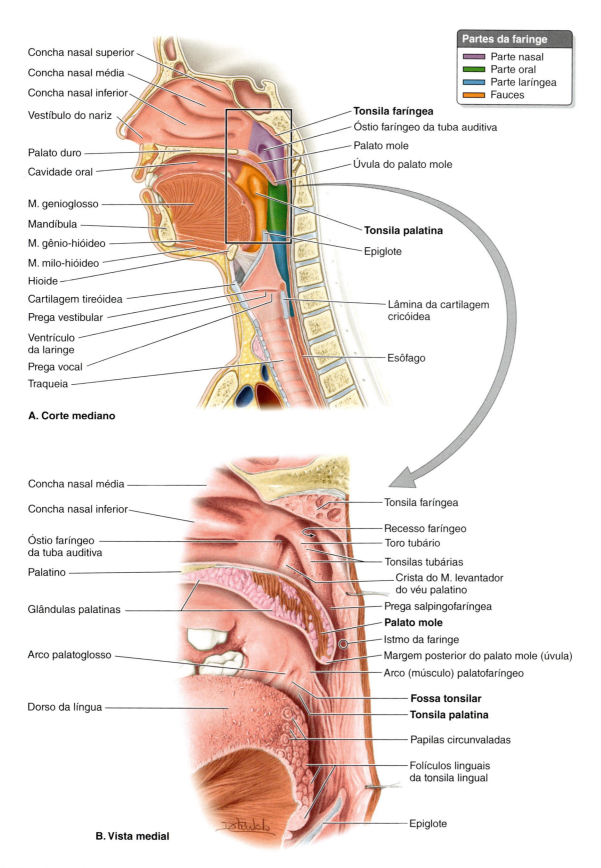

Figura 9.44 Face interna da parede lateral da faringe. A. Esquema. Corte mediano da cabeça e do pescoço. Vias respiratórias superiores e canal alimentar na metade direita de cabeça e pescoço divididos ao meio. O *retângulo* indica a localização do corte mostrado na parte **B**. **B.** Paredes laterais das partes nasal e oral da faringe. A margem posterior do palato mole forma a margem anterior do istmo da faringe através do qual os dois espaços se comunicam.

(ver Figura 9.49). O tecido linfoide é agregado em algumas regiões para formar massas denominadas tonsilas. A **tonsila faríngea** (comumente chamada de adenoide quando aumentada) está situada na túnica mucosa do teto e parede posterior da parte nasal da faringe (Figuras 9.42A e 9.44). Uma prega vertical de túnica mucosa, a **prega salpingofaríngea**, estende-se inferiormente a partir da extremidade medial da tuba auditiva (Figuras 9.43 e 9.44B). Ela cobre o músculo salpingofaríngeo, que abre o óstio faríngeo da tuba auditiva durante a deglutição. A coleção de tecido linfoide na tela submucosa da faringe perto do óstio faríngeo da tuba auditiva é a **tonsila tubária** (Figura 9.44B). Posteriormente ao **toro tubário** e à prega salpingofaríngea há uma projeção lateral da faringe, semelhante a uma fenda, o **recesso faríngeo**, que se estende lateral e posteriormente.

A **parte oral da faringe** tem função digestória. Os limites são: superior, palato mole; inferior, base da língua; laterais, arcos palatoglosso e palatofaríngeo (Figuras 9.44 e 9.45A). Estende-se do palato mole até a margem superior da epiglote.

A **deglutição** é o processo complexo que transfere um bolo de alimento da boca através da faringe e esôfago para o estômago. O alimento sólido é mastigado e misturado com a saliva para formar um bolo macio e mais fácil de engolir. A deglutição ocorre em três estágios:

- **Estágio 1**: voluntário; o bolo é comprimido contra o palato e empurrado da boca para a parte oral da faringe, principalmente por movimentos dos músculos da língua e do palato mole (Figura 9.46A e B)
- **Estágio 2**: involuntário e rápido; o palato mole é elevado, isolando a parte nasal da faringe das partes oral e laríngea (Figura 9.46C). A faringe alarga-se e encurta-se para receber o bolo alimentar enquanto os músculos suprahióideos e os músculos faríngeos longitudinais se contraem, elevando a laringe
- **Estágio 3**: involuntário; a contração sequencial dos três músculos constritores da faringe cria uma crista peristáltica que força a descida do bolo alimentar para o esôfago (Figura 9.46B a D).

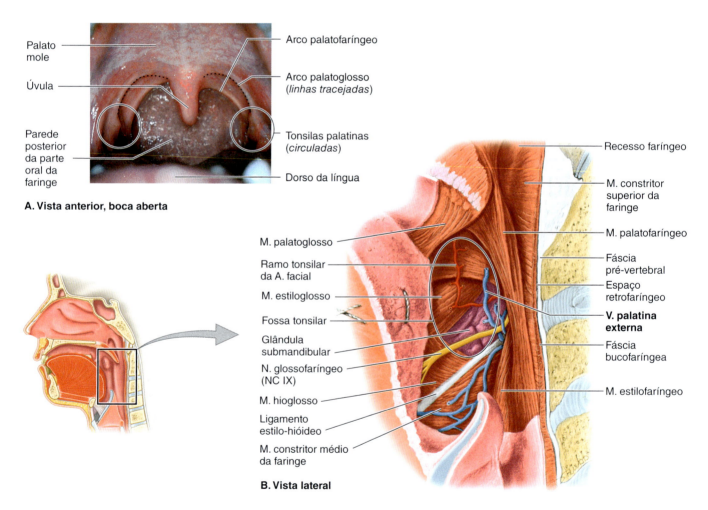

Figura 9.45 Cavidade oral e fossa tonsilar. **A.** Anatomia de superfície da cavidade oral e das tonsilas palatinas em uma criança pequena. A boca está bem aberta e a língua projetada o máximo possível para fora da boca. A úvula é uma projeção muscular da margem posterior do palato mole. **B.** Dissecção profunda da fossa tonsilar. A tonsila palatina foi removida. A língua foi tracionada anteriormente, e a inserção inferior (lingual) do músculo constritor superior da faringe foi seccionada.

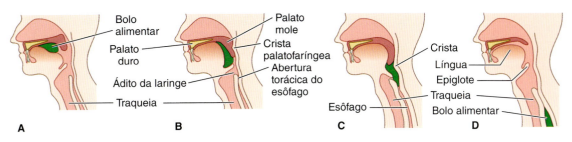

Vistas laterais esquemáticas

Figura 9.46 Deglutição. A. A língua é empurrada contra o palato e comprime o bolo de alimento na parte posterior da boca. **B.** A parte nasal da faringe é fechada e a laringe é elevada, ampliando a faringe para receber o alimento. **C.** Há contração sequencial dos esfíncteres da faringe, criando uma "crista peristáltica", comprimindo o alimento em direção ao esôfago. A epiglote desvia o bolo, mas não fecha o ádito da laringe e a traqueia. **D.** O bolo de alimento desce no esôfago impulsionado por contrações peristálticas.

As **tonsilas palatinas** são coleções de tecido linfoide de cada lado da parte oral da faringe no intervalo entre os arcos palatinos (Figuras 9.44 e 9.45A). A tonsila não ocupa toda a **fossa tonsilar** entre os arcos palatoglosso e palatofaríngeo em adultos. A fossa tonsilar, na qual está situada a tonsila palatina, situa-se entre esses arcos (Figura 9.45B). A fossa tonsilar é formada pelo músculo constritor superior da faringe e pela lâmina fibrosa e fina da **fáscia faringobasilar** (Figura 9.47A e B). Esta fáscia funde-se ao periósteo da base do crânio e define os limites da parede faríngea em sua parte superior.

A **parte laríngea da faringe** situa-se posteriormente à laringe (Figuras 9.42A e 9.44A), estendendo-se da margem superior da epiglote e das pregas faringoepiglóticas até a margem inferior da cartilagem cricóidea, onde se estreita e se torna contínua com o esôfago. Posteriormente, a parte laríngea da faringe mantém relação com os corpos das vértebras C IV a C VI. As paredes posterior e lateral são formadas

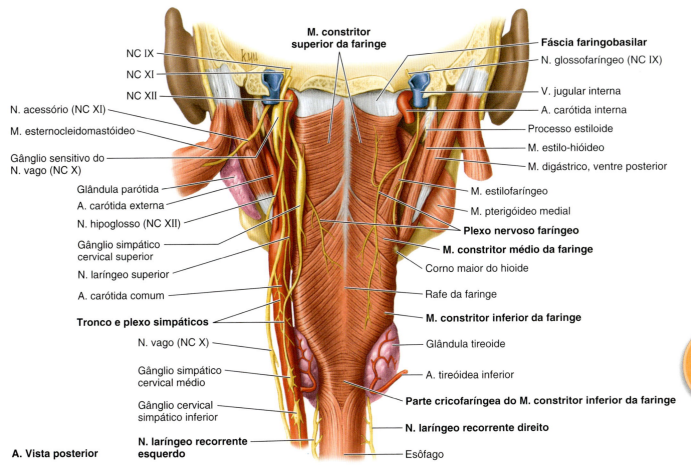

Figura 9.47 Faringe e nervos cranianos. A. Dissecção da face posterior da faringe e das estruturas associadas. A fáscia bucofaríngea foi removida. Dos três músculos constritores da faringe, o músculo inferior superpõe-se ao médio, e o médio superpõe-se ao superior. Os três músculos formam uma rafe da faringe mediana comum posteriormente. (*continua*)

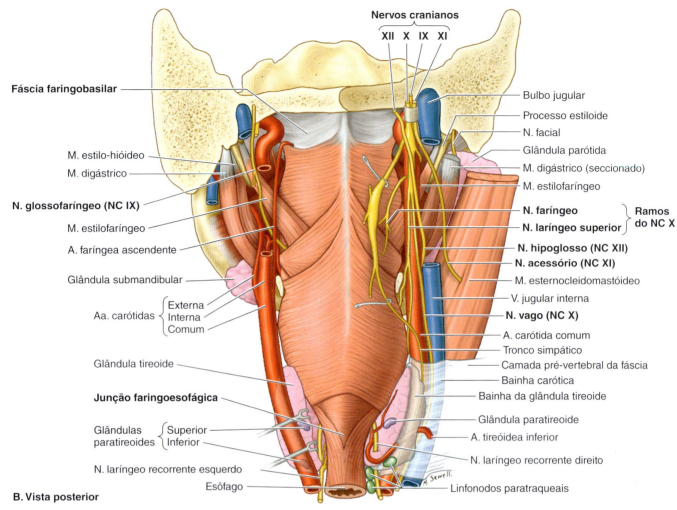

Figura 9.47 (*Continuação*) **B.** Relação dos músculos constritores da faringe e das estruturas neurovasculares. A parte mais estreita e menos distensível do sistema digestório é a junção faringoesofágica, onde termina a parte laríngea da faringe e começa o esôfago.

pelos *músculos constritores médio e inferior* da faringe (Figura 9.47A e B). Internamente a parede é formada pelos *músculos palatofaríngeo e estilofaríngeo*. A parte laríngea da faringe comunica-se com a laringe através do **ádito da laringe** em sua parede anterior (Figura 9.43).

O **recesso piriforme** é uma pequena depressão da parte laríngea da faringe de cada lado do ádito da laringe. Esse recesso revestido por túnica mucosa é separado do ádito da laringe pela **prega ariepiglótica**. Lateralmente, o recesso piriforme é limitado pelas faces mediais da cartilagem tireóidea e pela *membrana tíreo-hióidea* (Figura 9.40). Os ramos dos nervos laríngeo interno e laríngeo recorrente situam-se profundamente à túnica mucosa do recesso piriforme e são vulneráveis à lesão quando um corpo estranho se aloja no recesso.

Músculos da faringe. A parede da faringe é excepcional para o sistema digestório, tendo uma lâmina muscular formada apenas por *músculo voluntário* disposto em uma camada interna de músculo longitudinal e uma camada circular externa. A maior parte do sistema digestório é composta por músculo liso, com uma camada de músculo longitudinal externa e uma camada circular interna. A camada circular externa de músculos faríngeos consiste em três **constritores da faringe: superior, médio** e **inferior** (Figuras 9.45B, 9.47A e B e 9.48). Os músculos longitudinais internos são o **palatofaríngeo**, o **estilofaríngeo** e o **salpingofaríngeo**. Esses músculos elevam a laringe e encurtam a faringe durante a deglutição e a fala. Os músculos da faringe são ilustrados na Figura 9.48 e suas fixações, inervação e ações são descritas no Quadro 9.6.

Os músculos constritores da faringe têm um revestimento fascial interno forte, a *fáscia faringobasilar* (Figura 9.47B) e um revestimento fascial externo fino, a *fáscia bucofaríngea* (Figura 9.42A). Inferiormente, a fáscia bucofaríngea funde-se com a lâmina pré-traqueal de *fáscia cervical*. A contração dos músculos constritores da faringe é involuntária, de modo que a contração ocorre de modo sequencial da extremidade superior para a extremidade inferior da faringe, impulsionando o alimento para o esôfago. Os três músculos constritores são supridos pelo *plexo nervoso faríngeo* formado por ramos faríngeos dos nervos vago e glossofaríngeo e por ramos simpáticos do

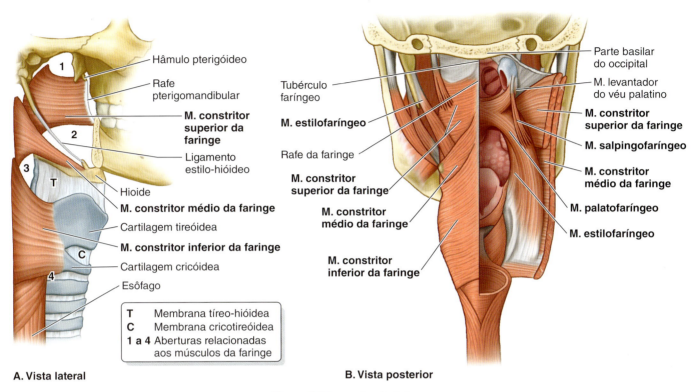

Figura 9.48 Músculos da faringe.

Quadro 9.6 Músculos da faringe.

Músculo	Origem	Inserção	Inervação	Principal(is) ação(ões)
Camada externa				
M. constritor superior da faringe	Hâmulo pterigóideo, rafe pterigomandibular; extremidade posterior da linha milo-hióidea da mandíbula e face lateral da língua	Tubérculo faríngeo na parte basilar do occipital	Ramo faríngeo do N. vago (NC X) e plexo faríngeo	Contrai as paredes da faringe durante a deglutição
M. constritor médio da faringe	Ligamento estilo-hióideo e cornos maior e menor do hioide	Rafe da faringe	Ramo faríngeo do N. vago (NC X) e plexo faríngeo, mais ramos dos Nn. laríngeos externo e recorrente do N. vago	
M. constritor inferior da faringe	Linha oblíqua da cartilagem tireóidea e lateral da cartilagem cricóidea	A parte cricofaríngea circunda a junção faringoesofágica sem formar uma rafe		
Camada interna				
M. palatofaríngeo	Palato duro e aponeurose palatina	Margem posterior da lâmina da cartilagem tireóidea e face lateral da faringe e esôfago	Ramo faríngeo do N. vago (NC X) e plexo faríngeo	Eleva (encurta e alarga) a faringe e a laringe durante a deglutição e a fala
M. salpingofaríngeo	Parte cartilagínea da tuba auditiva	Funde-se ao M. palatofaríngeo		
M. estilofaríngeo	Processo estiloide do temporal	Margens posterior e superior da cartilagem tireóidea com o M. palatofaríngeo	N. glossofaríngeo (NC IX)	

gânglio cervical superior (Figura 9.47A; Quadro 9.6). O plexo faríngeo situa-se na parede lateral da faringe, principalmente sobre o músculo constritor médio.

A superposição dos músculos constritores da faringe deixa quatro aberturas na musculatura para a entrada ou saída de estruturas da faringe (Figura 9.48A):

1. Superiormente ao músculo constritor superior da faringe, o músculo levantador do véu palatino, a tuba auditiva e a artéria palatina ascendente atravessam uma *abertura entre o músculo constritor superior e o crânio*. É aqui que a fáscia faringobasilar funde-se à fáscia bucofaríngea para formar, com a túnica mucosa, a parede fina do recesso faríngeo (ver Figura 9.43)
2. Uma *abertura entre os músculos constritores superior e médio da faringe* permite a passagem do músculo estilofaríngeo, nervo glossofaríngeo e ligamento estilo-hióideo até a face interna da parede da faringe (Figura 9.48)
3. Uma *abertura entre os músculos constritores médio e inferior da faringe* permite que o ramo interno do nervo laríngeo superior e a artéria e veia laríngeas superiores sigam até a laringe
4. Uma *abertura inferior ao músculo constritor inferior da faringe* permite que o nervo laríngeo recorrente e a artéria laríngea inferior sigam superiormente até a laringe.

Vasos da faringe. Um ramo da artéria facial, o **ramo tonsilar** (Figura 9.45B), atravessa o músculo constritor superior da faringe e entra no polo inferior da tonsila palatina. A tonsila também recebe ramos arteriais das artérias palatina ascendente, lingual, palatina descendente e faríngea ascendente. A grande **veia palatina externa** (veia paratonsilar) desce do palato mole e passa perto da face lateral da tonsila antes de entrar no plexo venoso faríngeo.

Os **vasos linfáticos tonsilares** seguem em sentido lateral e inferior até os linfonodos perto do ângulo da mandíbula e o **linfonodo jugulodigástrico**, denominado *linfonodo tonsilar* em razão de seu frequente aumento quando a tonsila está inflamada (*tonsilite*) (ver Figura 9.51). As tonsilas palatinas, linguais e faríngeas formam o **anel linfático** (tonsilar) **da faringe**, uma faixa circular incompleta de tecido linfoide ao redor da parte superior da faringe (Figura 9.49). A parte anteroinferior do anel é formada pela *tonsila lingual* na parte posterior da língua. As partes laterais do anel são formadas pelas tonsilas palatinas e tubárias, e as partes posterior e superior são formadas pela tonsila faríngea.

Nervos faríngeos. A inervação da faringe (motora e a maior parte da sensitiva) deriva do **plexo nervoso faríngeo** (ver Figura 9.47A). As fibras motoras no plexo são derivadas do nervo vago (NC X) através de seu ramo ou ramos faríngeos. Elas suprem todos os músculos da faringe e do palato mole, com exceção dos músculos estilofaríngeo (suprido pelo NC IX) e tensor do véu palatino (suprido pelo NC V$_3$). O músculo constritor inferior da faringe também recebe algumas fibras motoras dos ramos laríngeos externo e recorrente do nervo vago. As fibras

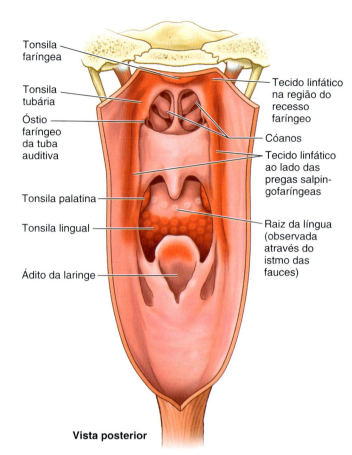

Figura 9.49 Tecido linfoide da língua e da faringe. O anel linfático da faringe (tonsilar) (*rosa*) ao redor da parte superior da faringe é formado pelas tonsilas faríngeas, tubárias, palatinas e linguais.

sensitivas no plexo faríngeo são derivadas do nervo glossofaríngeo. Elas são distribuídas para as três partes da faringe. Além disso, a túnica mucosa das regiões anterior e superior da parte nasal da faringe é suprida principalmente pelo nervo maxilar (NC V$_2$). Os **nervos tonsilares** são derivados do *plexo nervoso tonsilar* formado por ramos dos nervos glossofaríngeo e vago.

ESÔFAGO

O *esôfago* é um tubo fibromuscular que conecta a faringe ao estômago. Começa no pescoço, onde é contínuo com a parte laríngea da faringe na **junção faringoesofágica** (ver Figuras 9.43 e 9.47B). O esôfago consiste em músculo estriado (voluntário) em seu terço superior, músculo liso (involuntário) em seu terço inferior, e uma mistura de músculo estriado e liso na região intermediária.

A primeira parte, a **parte cervical**, pertence ao terço superior voluntário. Começa imediatamente posterior à margem inferior da cartilagem cricóidea e no mesmo nível dela, no plano mediano. Este é o nível da vértebra C VI.

Externamente, a junção faringoesofágica apresenta-se como uma constrição produzida pela **parte cricofaríngea do músculo constritor inferior da faringe** (o esfíncter esofágico superior) e é a parte mais estreita do esôfago. A parte cervical do esôfago inclina-se um pouco para a esquerda enquanto desce e entra no mediastino superior, através da abertura superior do tórax, onde se torna a parte torácica do esôfago.

Quando o esôfago está vazio, seu lúmen assemelha-se a uma fenda. Quando o bolo alimentar desce por ele, o lúmen se expande, produzindo peristalse reflexa nos dois terços inferiores do esôfago. A parte cervical do esôfago situa-se entre a traqueia e a coluna vertebral cervical (ver Figuras 9.42 e 9.44A). Está fixada à traqueia por tecido conjuntivo frouxo. Os *nervos laríngeos recorrentes* situam-se nos **sulcos traqueoesofágicos**, ou perto deles, entre a traqueia e o esôfago (ver Figura 9.47). À direita do esôfago estão o lobo direito da *glândula tireoide* e a *bainha carótica* direita e seu conteúdo.

O esôfago está em contato com a cúpula da pleura na raiz do pescoço. À esquerda está o lobo esquerdo da glândula tireoide e a bainha carótica esquerda. O ducto torácico adere ao lado esquerdo do esôfago e situa-se entre ele e a pleura. Ver detalhes sobre as partes torácica e abdominal do esôfago no Capítulo 4, *Tórax*, e no Capítulo 5, *Abdome*.

Vasos da parte cervical do esôfago. As artérias da parte cervical do esôfago são ramos das *artérias tireóideas inferiores*. Cada artéria dá origem a ramos ascendentes e descendentes que se anastomosam entre si e através da linha mediana. As veias da parte cervical do esôfago são tributárias das *veias tireóideas inferiores*. Os vasos linfáticos da parte cervical do esôfago drenam para os *linfonodos paratraqueais* e *linfonodos cervicais profundos inferiores* (ver Figura 9.51).

Nervos da parte cervical do esôfago. A inervação da parte cervical do esôfago é somática motora e sensitiva para a metade superior e parassimpática (vagal), simpática e sensitiva visceral para a metade inferior. A parte cervical do esôfago recebe fibras somáticas através de ramos dos *nervos laríngeos recorrentes* e fibras vasomotoras dos *troncos simpáticos cervicais* através do plexo ao redor da artéria tireóidea inferior (ver Figura 9.47).

Anatomia de superfície das camadas endócrina e respiratória de vísceras cervicais

O pescoço do lactente é curto; portanto, nele as vísceras cervicais ocupam posição mais alta do que nos adultos. As vísceras cervicais só alcançam seus níveis finais depois do 7º ano de vida. O alongamento do pescoço é acompanhado por alterações do crescimento na pele. Assim sendo, uma incisão mediana na parte inferior do pescoço de um recém-nascido/lactente deixará uma cicatriz que se localizará sobre a parte superior do esterno na criança futuramente.

O *hioide*, que tem formato de U, situa-se na parte anterior do pescoço no ângulo profundo entre a mandíbula e a cartilagem tireóidea no nível da vértebra C III (ver Figura 9.50). Ao deglutir, o hioide se desloca sob os dedos colocados no ângulo entre o mento e a parte anterior do pescoço. O corno maior de um lado do hioide só é palpável quando o corno maior do lado oposto é estabilizado.

A *proeminência laríngea* é produzida pelo encontro das lâminas da cartilagem tireóidea, que formam um ângulo agudo na linha mediana anterior. Esse *ângulo tireóideo*, mais agudo em homens pós-púberes, forma a proeminência laríngea ("pomo de Adão"), que é palpável e muitas vezes visível. Durante a palpação da proeminência, pode-se perceber que ela recua durante a deglutição. As pregas vocais estão no nível do meio da proeminência laríngea.

A *cartilagem cricóidea* pode ser palpada inferiormente à proeminência laríngea, no nível da vértebra C VI. Estenda o pescoço o máximo possível e passe o dedo sobre a proeminência laríngea. Deslizando o dedo da proeminência para baixo, palpe o *ligamento cricotireóideo*, o local usado na *cricotireotomia com agulha ou coniotomia* (ver "Aspiração de corpos estranhos e manobra de Heimlich" no boxe Anatomia clínica, mais adiante). Depois que o dedo passar sobre o arco da cartilagem cricóidea, note que a ponta do dedo afunda porque o arco da cartilagem projeta-se mais anteriormente do que os anéis da traqueia. A cartilagem cricóidea, um ponto de referência fundamental no pescoço, indica:

- O nível da vértebra C VI
- O local onde a artéria carótida pode ser comprimida contra o processo transverso da vértebra C VI
- A junção da laringe e traqueia
- A união de faringe e esôfago
- O ponto onde o nervo laríngeo recorrente entra na laringe
- O local cerca de 3 cm superior ao istmo da glândula tireoide.

A **primeira cartilagem traqueal** é mais larga do que as outras e é palpável (ver Figura 9.33A). As segunda, terceira e quarta cartilagens não são palpáveis, pois são recobertas pelo istmo da glândula tireoide que une os lobos direito e esquerdo da glândula tireoide.

A *glândula tireoide* pode ser palpada pela técnica anterior ou posterior (i. e., colocando-se à frente ou atrás da pessoa). Coloque as pontas dos dedos anteriormente (para palpar o istmo) ou lateralmente (para palpar os lobos) à traqueia e depois instrua a pessoa a engolir (ver detalhes em Bickley, 2021). Embora as duas técnicas para examinar a glândula tireoide sejam usadas, a palpação costuma ser melhor com a técnica posterior, mas a técnica anterior permite observação. Uma glândula tireoide perfeitamente normal pode não ser visível nem bem palpável em algumas mulheres, exceto durante a menstruação ou gravidez. A glândula normal tem consistência igual à do tecido muscular.

O *istmo da glândula tireoide* situa-se imediatamente inferior à cartilagem cricóidea; estende-se cerca de 1,25 cm de cada lado da linha mediana. Em geral, pode ser palpado colocando-se as pontas dos dedos de uma das mãos sobre a linha mediana abaixo do arco cricóideo e instruindo-se a pessoa a engolir em seguida. O istmo é palpado movendo-se para cima e para baixo. O ápice de cada *lobo da glândula tireoide* estende-se superiormente para o meio da lâmina da cartilagem tireóidea (Figura 9.50).

A anatomia de superfície da face posterior do pescoço é descrita no Capítulo 2, *Dorso*. Os pontos fundamentais são:

- Os *processos espinhosos das vértebras C VI e C VII* são palpáveis e visíveis, sobretudo quando o pescoço está fletido

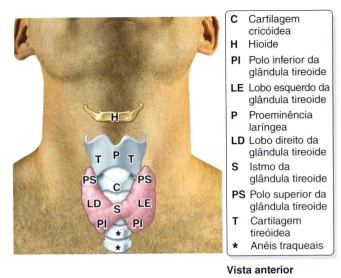

C	Cartilagem cricóidea
H	Hioide
PI	Polo inferior da glândula tireoide
LE	Lobo esquerdo da glândula tireoide
P	Proeminência laríngea
LD	Lobo direito da glândula tireoide
S	Istmo da glândula tireoide
PS	Polo superior da glândula tireoide
T	Cartilagem tireóidea
*	Anéis traqueais

Vista anterior

Figura 9.50 Projeção da superfície de estruturas das camadas endócrina e respiratória do pescoço.

- Os *processos transversos das vértebras C I, C VI e C VII* são palpáveis
- Os *tubérculos da vértebra C I* podem ser palpados por pressão profunda posteroinferior às extremidades dos processos mastoides.

VASOS LINFÁTICOS DO PESCOÇO

A maioria dos tecidos superficiais no pescoço é drenada por vasos linfáticos que entram nos **linfonodos cervicais superficiais**, situados ao longo do trajeto da VJE. A linfa desses linfonodos, como a linfa de toda a cabeça e pescoço, drena para os **linfonodos cervicais profundos inferiores** (Figuras 9.51 e 9.52). O grupo específico de linfonodos cervicais profundos inferiores desce através da região cervical lateral com o nervo acessório (NC XI).

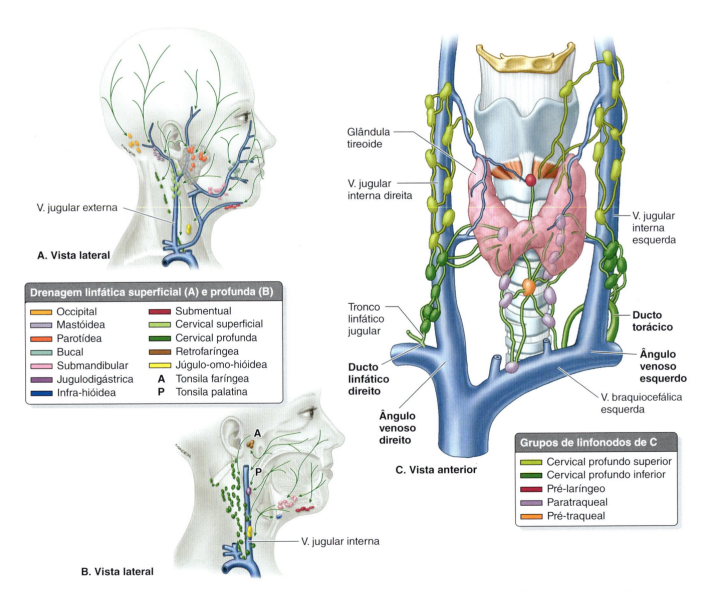

Figura 9.51 Drenagem linfática da cabeça e do pescoço. **A.** Drenagem linfática superficial. **B.** Drenagem linfática profunda. **C.** Linfonodos, troncos linfáticos e ducto torácico.

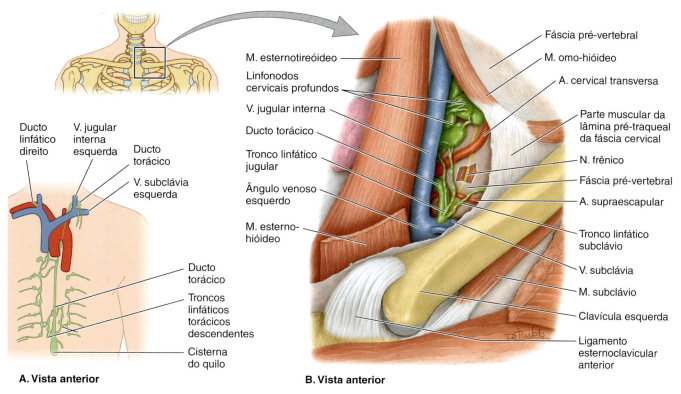

Figura 9.52 Vasos linfáticos na raiz do pescoço. A. Visão geral. O trajeto do ducto torácico e o local do término dos ductos torácico e linfático direito. **B.** Os linfonodos cervicais profundos e o término do ducto torácico na junção das veias subclávia e jugular interna (ângulo venoso esquerdo).

Em seguida, a maior parte da linfa dos seis a oito linfonodos drena para o *grupo supraclavicular de linfonodos*, que acompanham a artéria cervical transversa. O principal grupo de linfonodos cervicais profundos forma uma cadeia ao longo da VJI, principalmente sob o músculo ECM. Outros linfonodos cervicais profundos incluem os linfonodos pré-laríngeos, pré-traqueais, paratraqueais e retrofaríngeos. Os vasos linfáticos eferentes dos linfonodos cervicais profundos unem-se para formar os **troncos linfáticos jugulares**, que geralmente se unem ao ducto torácico no lado esquerdo e entram na junção das veias jugular interna e subclávia (ângulo venoso direito) diretamente ou através de um ducto linfático direito curto à direita.

O **ducto torácico** segue em sentido superior através da abertura superior do tórax, ao longo da margem esquerda do esôfago. Curva-se lateralmente na raiz do pescoço, posteriormente à bainha carótica e anteriormente ao tronco simpático e às artérias vertebral e subclávia (Figura 9.52B). O ducto torácico entra na veia braquiocefálica esquerda na junção da veia subclávia e VJI (*ângulo venoso esquerdo*). Quando os troncos linfáticos jugular direito, subclávio e broncomediastinal unem-se para formar um *ducto linfático* direito, ele entra no ângulo venoso direito, do mesmo modo que o ducto torácico no lado esquerdo (Figura 9.52A). Muitas vezes, porém, esses troncos linfáticos entram separados no sistema venoso, na região do ângulo venoso direito.

ANATOMIA CLÍNICA

VÍSCERAS E VASOS LINFÁTICOS DO PESCOÇO

Artéria tireóidea ima

Em cerca de 10% das pessoas, uma pequena *artéria tireóidea ima* ímpar origina-se do tronco braquiocefálico (Figura B9.5); entretanto, pode originar-se do arco da aorta ou das artérias carótida comum direita, subclávia ou torácica interna. Essa pequena artéria tireóidea ima ascende na face anterior da traqueia até o istmo da glândula tireoide e envia ramos para as duas estruturas. A possível existência dessa artéria tem de ser considerada ao se realizarem procedimentos na linha mediana do pescoço inferior ao istmo, em razão do risco de sangramento (ver "Traqueostomia" neste boxe, mais adiante).

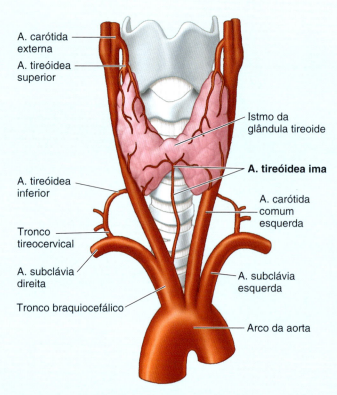

Figura B9.5 Artéria tireóidea ima.

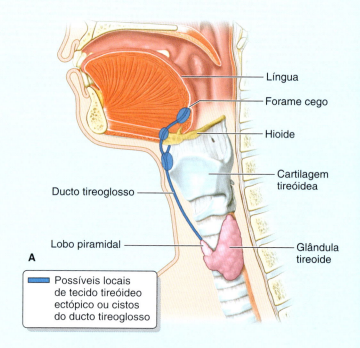

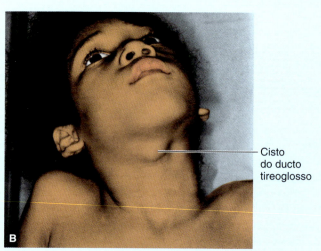

Figura B9.6 Vestígios do ducto tireoglosso. **A.** Localização do ducto tireoglosso vestigial e possíveis locais de desenvolvimento de cisto. **B.** Criança com cisto do ducto tireoglosso.

Cistos do ducto tireoglosso

O desenvolvimento da glândula tireoide começa no assoalho da faringe embrionária, no local indicado por uma pequena depressão, o *forame cego*, no dorso da língua depois do nascimento (ver Capítulo 8, *Cabeça*). Em seguida, a glândula em desenvolvimento migra da língua para o pescoço, passando anteriormente ao hioide e às cartilagens tireóideas até chegar à posição final anterolateral à parte superior da traqueia (Moore et al., 2020). Durante essa migração, a glândula tireoide está fixada ao forame cego pelo **ducto tireoglosso**. Este ducto normalmente desaparece, mas remanescentes de epitélio podem formar um *cisto do ducto tireoglosso* em qualquer ponto ao longo do trajeto de descida (Figura B9.6A). O cisto geralmente situa-se no pescoço, perto ou inferiormente ao hioide, e forma uma protrusão na parte anterior do pescoço. Pode ser necessária excisão cirúrgica do cisto. A maioria dos cistos do ducto tireoglosso está situada no pescoço, perto ou logo abaixo do corpo do hioide (Figura B9.6B).

Glândula tireoide ectópica

O *tecido glandular tireóideo ectópico* pode ser encontrado em qualquer lugar ao longo do trajeto do ducto tireoglosso embrionário. Embora seja incomum, o ducto tireoglosso contendo tecido formador de tireoide em sua extremidade distal pode não chegar a sua posição definitiva no pescoço. Pode haver tecido tireóideo ectópico na raiz da língua, logo posterior ao forame cego, resultando em uma **glândula tireoide lingual**, ou no pescoço, no nível do hioide ou logo abaixo. Os remanescentes císticos do ducto tireoglosso podem ser diferenciados de uma glândula tireoide ectópica por uma cintigrafia com radioisótopos. Em geral, uma glândula tireoide ectópica no plano mediano do pescoço é o único tecido tireóideo presente. Por vezes, o tecido glandular tireóideo está associado a um cisto do ducto tireoglosso. Portanto, é importante diferenciar entre uma glândula tireoide ectópica e um cisto do ducto tireoglosso ao ser realizada a excisão de um cisto. Se isso não for feito, pode resultar em uma *tireoidectomia total*, tornando a pessoa permanentemente dependente de medicação tireoidiana (Leung et al., 1995).

Glândula tireoide acessória

Partes do ducto tireoglosso podem persistir e formar tecido tireóideo. O *tecido glandular tireóideo acessório* pode aparecer em qualquer parte ao longo do trajeto embrionário do ducto tireoglosso (p. ex., no timo, inferiormente à glândula tireoide, ou no tórax). Uma *glândula tireóidea acessória* pode se desenvolver no pescoço, lateralmente à cartilagem tireóidea; em geral, situa-se no músculo tíreo-hióideo (ver Figura 9.29). Embora a glândula acessória possa ser ativa, muitas vezes seu tamanho é insuficiente para manter a função normal se a glândula tireoide for removida.

Lobo piramidal da glândula tireoide

Cerca de 50% das glândulas tireoides têm um *lobo piramidal*. Este lobo, que varia em tamanho, estende-se superiormente a partir do istmo da glândula tireoide, em geral à esquerda do plano mediano; o istmo pode ser incompleto ou ausente (Figura B9.7). Uma faixa de tecido conjuntivo, que muitas vezes contém tecido tireóideo acessório, pode continuar do ápice do lobo piramidal até o hioide. O lobo piramidal e a faixa de tecido conjuntivo se desenvolvem a partir de remanescentes do epitélio e do tecido conjuntivo do ducto tireoglosso.

Aumento da glândula tireoide

O *aumento* não neoplásico e não inflamatório *da glândula tireoide*, diferente do aumento variável que pode ocorrer durante a menstruação e a gravidez, é denominado bócio, que é causado pela carência de iodo. É comum em algumas partes do mundo, onde o solo e a água são pobres em iodo. A glândula aumentada causa uma saliência no pescoço e pode comprimir a traqueia, o esôfago e os nervos laríngeos recorrentes (Figura B9.8). O aumento da glândula pode ser anterior, posterior, inferior ou lateral. Ela não pode migrar em sentido superior em razão das fixações superiores dos músculos esternotireóideo e esterno-hióideo sobrepostos (ver Quadro 9.3). A extensão subesternal de um bócio também é comum.

Tireoidectomia

Às vezes a excisão de um tumor maligno da glândula tireoide, ou outro procedimento cirúrgico, exige a retirada parcial ou total da glândula (*hemitireoidectomia*

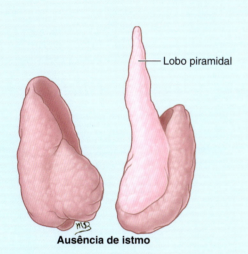

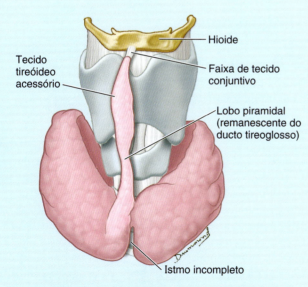

Figura B9.7 Lobo piramidal da glândula tireoide.

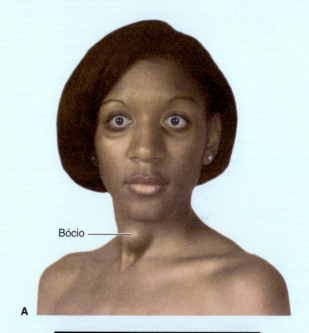

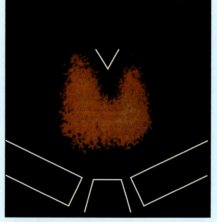

Figura B9.8 Glândula tireoide aumentada. **A.** Indivíduo com bócio. **B.** Cintigrafia mostrando uma glândula tireoide aumentada e difusa.

ou *tireoidectomia*). No tratamento cirúrgico do hipertireoidismo, geralmente é preservada a parte posterior de cada lobo da glândula tireoide aumentada, um procedimento denominado *tireoidectomia quase total*, para proteger os nervos laríngeos recorrente e superior e poupar as glândulas paratireoides. A hemorragia pós-operatória em cirurgia da glândula tireoide pode comprimir a traqueia, dificultando a respiração. O sangue acumula-se na cápsula fibrosa da glândula.

Lesão dos nervos laríngeos recorrentes

Sempre há risco de *lesão dos nervos laríngeos recorrentes* durante uma cirurgia do pescoço. Perto do polo inferior da glândula tireoide, o nervo laríngeo recorrente direito está muito próximo da artéria tireóidea inferior e de seus ramos (Figura B9.9). Esse nervo pode cruzar anterior ou posteriormente aos ramos da artéria, ou passar entre eles. Em face dessa proximidade, a artéria tireóidea inferior é ligada em local um pouco lateral à glândula tireoide, onde não está próxima do nervo. Embora o risco de lesão do nervo laríngeo recorrente esquerdo durante a cirurgia não seja tão grande em razão de sua ascensão mais vertical a partir do mediastino superior, também há íntima associação entre a artéria e o nervo perto do polo inferior da glândula tireoide (ver Figura 9.28). Rouquidão é o sinal habitual de lesão unilateral do nervo recorrente; entretanto, pode haver *afonia* temporária ou distúrbio da fonação e espasmo laríngeo. De modo geral, esses sinais resultam da lesão dos nervos laríngeos recorrentes durante cirurgia ou da pressão causada pelo acúmulo de sangue e exsudato seroso após a cirurgia.

Retirada acidental das glândulas paratireoides

A posição variável das glândulas paratireoides, sobretudo das inferiores, acarreta o risco de sua lesão ou retirada durante cirurgias no pescoço. As glândulas paratireoides superiores podem ocupar posição tão alta quanto a cartilagem tireóidea, e as glândulas inferiores podem estar em nível bem baixo, na altura do mediastino superior (ver Figura 9.31B). As localizações atípicas dessas glândulas são importantes ao se procurarem glândulas paratireoides anormais, o que pode ser necessário no tratamento do *adenoma da glândula paratireoide*, um tumor benigno comum de tecido epitelial associado ao *hiperparatireoidismo*.

A *atrofia ou remoção cirúrgica inadvertida de todas as glândulas paratireoides acarreta tetania*, uma síndrome neurológica grave caracterizada por espasmos musculares e cãibras. Os espasmos generalizados são causados por diminuição dos níveis séricos de cálcio. Em face do acometimento dos músculos laríngeos e respiratórios, a ausência de resposta imediata ao tratamento correto pode resultar em morte. Para proteger essas glândulas durante a tireoidectomia, os cirurgiões podem optar por preservar a parte posterior dos lobos da glândula tireoide ou, se for indicada uma lobectomia total da tireoide, tomar o cuidado extra necessário para preservar as glândulas paratireoides e os nervos.

Quando é necessário remover toda a glândula tireoide (p. ex., doença maligna), as glândulas paratireoides são cuidadosamente isoladas com seus vasos sanguíneos intactos antes da retirada da glândula tireoide. O tecido paratireóideo também pode ser transplantado, em geral para o braço, a fim de evitar a lesão por cirurgia ou radioterapia subsequente.

Fraturas do esqueleto da laringe

As *fraturas da laringe* podem ser decorrentes de golpes sofridos durante a prática de esportes, como *kickboxing* e hóquei, ou da compressão pelo cinto de segurança em um acidente automobilístico. Em virtude da frequência desse tipo de lesão, a máscara da maioria dos goleiros no hóquei no gelo e dos apanhadores no beisebol tem protetores de laringe. As fraturas da laringe produzem hemorragia e edema da tela submucosa, obstrução respiratória, rouquidão e, às vezes, incapacidade temporária de falar.

Laringoscopia

A laringoscopia é o procedimento usado para examinar o interior da laringe. O exame visual pode ser feito por *laringoscopia indireta* com uso de um espelho laríngeo (Figura B9.10A). A parte anterior da língua é delicadamente puxada da cavidade oral para minimizar a cobertura da epiglote e do ádito da laringe pela parte posterior da língua. Como a rima do vestíbulo é maior do que a rima da glote durante a respiração normal, as pregas vestibulares e pregas vocais são visíveis durante um exame laringoscópico (Figura B9.10B). A laringe também pode ser examinada por *laringoscopia direta*, usando-se um instrumento endoscópico tubular, um laringoscópio. O *laringoscópio* é um tubo ou endoscópio de fibra óptica flexível, equipado com iluminação elétrica, para examinar ou operar o interior da laringe através da boca. As pregas vestibulares normalmente são rosadas, ao passo que as pregas vocais são branco-peroladas.

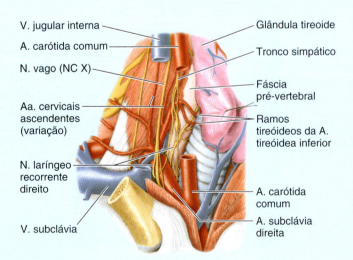

Figura B9.9 Anatomia do nervo laríngeo recorrente direito relevante para lesão nervosa.

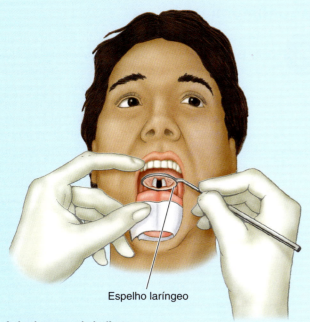

A. Laringoscopia indireta — Espelho laríngeo

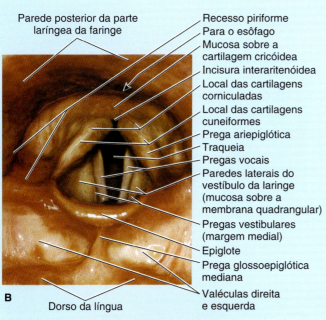

B — Parede posterior da parte laríngea da faringe; Recesso piriforme; Para o esôfago; Mucosa sobre a cartilagem cricóidea; Incisura interaritenóidea; Local das cartilagens corniculadas; Local das cartilagens cuneiformes; Prega ariepiglótica; Traqueia; Pregas vocais; Paredes laterais do vestíbulo da laringe (mucosa sobre a membrana quadrangular); Pregas vestibulares (margem medial); Epiglote; Prega glossoepiglótica mediana; Valéculas direita e esquerda; Dorso da língua

Figura B9.10 Laringoscopia.

Manobra de Valsalva

As ações esfincterianas das pregas vestibulares e vocais são importantes durante a *manobra de Valsalva*, o esforço expiratório contra a via respiratória fechada, como tosse, espirro ou esforço durante a defecação ou levantamento de peso. As pregas vestibulares e vocais são bem abduzidas durante a insuflação pulmonar na inspiração profunda. Na manobra de Valsalva, as pregas vestibulares e vocais são firmemente aduzidas ao fim da inspiração forçada. Em seguida, há forte contração dos músculos abdominais anterolaterais para aumentar as pressões intratorácica e intra-abdominal. O diafragma relaxado transmite passivamente a pressão abdominopélvica aumentada para a cavidade torácica. Como a elevada pressão intratorácica impede o retorno venoso para o átrio direito, usa-se a manobra de Valsalva para estudar os efeitos cardiovasculares do aumento da pressão venosa periférica e da diminuição do enchimento cardíaco e do débito cardíaco.

Aspiração de corpos estranhos e manobra de Heimlich

Um corpo estranho, como um pedaço de carne, pode ser *aspirado* acidentalmente através do ádito da laringe para o vestíbulo da laringe, onde fica aprisionado acima das pregas vestibulares. Quando um objeto estranho entra no vestíbulo da laringe, há espasmo dos músculos laríngeos e tensão das pregas vocais. A rima da glote se fecha e a entrada de ar na traqueia é bloqueada. A consequente obstrução pode fechar totalmente a laringe (*obstrução laríngea*) e sufocar a pessoa, impedindo-a de falar porque a laringe está bloqueada. Há *asfixia*, e a pessoa morre em cerca de 5 minutos por falta de oxigênio se a obstrução não for removida.

Uma pessoa que esteja sufocando tosse na tentativa de deslocar o objeto. As pregas vestibulares fazem parte do mecanismo protetor que fecha a laringe. A mucosa do vestíbulo é sensível a objetos estranhos como o alimento. Quando um objeto atravessa o ádito da laringe e toca o epitélio vestibular, há tosse violenta. Devem-se implementar medidas de emergência para desobstruir a via respiratória. O procedimento usado depende da condição da pessoa, dos recursos disponíveis e da experiência de quem está prestando os primeiros socorros.

Como os pulmões ainda contêm ar, a compressão súbita do abdome (*manobra de Heimlich*) eleva o diafragma e comprime os pulmões, expelindo o ar da traqueia para a laringe. Essa manobra geralmente expulsa o alimento ou outro objeto da laringe. Para realizar a manobra de Heimlich, a pessoa que presta os primeiros socorros usa compressões abdominais subdiafragmáticas para expelir o objeto estranho da laringe. Em primeiro lugar, o punho cerrado, com a base da palma voltada para dentro, é colocado sobre o abdome da vítima, entre o umbigo e o processo xifoide do esterno (Figura B9.11). A outra mão segura o punho e o empurra com força para dentro e para cima, forçando o deslocamento superior do diafragma. Essa ação força a saída de ar dos pulmões e provoca tosse artificial, que geralmente expele o objeto estranho. Podem ser necessárias várias compressões abdominais para eliminar a obstrução na laringe.

Cricotireotomia

Em casos de emergência extrema (p. ex., obstrução importante das vias respiratórias, traumatismo facial ou cervical substancial ou angioedema) quando não for possível realizar intubação, profissionais experientes (p. ex., médicos do setor de emergência) inserem uma agulha calibrosa através do ligamento cricotireóideo mediano (ver Figura 9.29) (*coniotomia*) para possibilitar a entrada rápida de ar. Mais tarde, pode ser realizada uma *cricotireotomia cirúrgica* (laringotomia inferior) que consiste em incisão da pele e do ligamento cricotireóideo mediano e inserção de um pequeno *tubo de traqueostomia* na traqueia (Figura B9.12). A cricotireotomia é um procedimento mais oportuno que a traqueostomia e, em geral, não é necessário manipulação da parte cervical da coluna vertebral. Se for prevista a intubação de longo prazo, a cricotireotomia pode ser substituída por uma traqueostomia formal para evitar a complicação da estenose cricoide.

Traqueostomia

A incisão transversal da pele do pescoço e da parede anterior da traqueia, *traqueostomia*, estabelece uma via respiratória em pacientes com obstrução das vias respiratórias superiores ou insuficiência respiratória (Figura B9.12). Os músculos infra-hióideos são retraídos lateralmente, e o istmo da glândula tireoide é dividido ou retraído superiormente. É feita uma abertura na traqueia, entre o primeiro e o segundo anéis traqueais ou através dos segundo, terceiro e quarto anéis. Em seguida, um *tubo de traqueostomia* é introduzido na traqueia e fixado. Para evitar complicações durante a traqueostomia, são importantes as seguintes relações anatômicas:

- As *veias tireóideas inferiores* originam-se de um plexo venoso na glândula tireoide e descem anteriormente à traqueia
- Uma pequena *artéria tireóidea ima* é encontrada em cerca de 10% das pessoas; ascende a partir do tronco braquiocefálico ou do arco da aorta até o istmo da glândula tireoide
- Pode-se encontrar a *veia braquiocefálica esquerda*, o arco venoso jugular e a pleura, sobretudo em lactentes e crianças
- O *timo* cobre a parte inferior da traqueia em lactentes e crianças
- A traqueia é pequena, móvel e mole em lactentes, o que facilita a secção da parede posterior e a lesão do esôfago.

Lesão dos nervos laríngeos

Vídeo

Como o nervo laríngeo inferior, a continuação do nervo laríngeo recorrente, inerva os músculos que movimentam a prega vocal, a *lesão dos nervos laríngeos* causa *paralisia da prega vocal*. Inicialmente a voz é insatisfatória, pois não há adução da prega vocal paralisada para encontrar a prega vocal normal. Em semanas, a prega

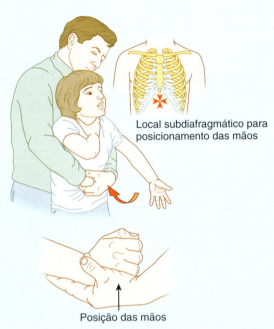

Figura B9.11 Manobra de Heimlich.

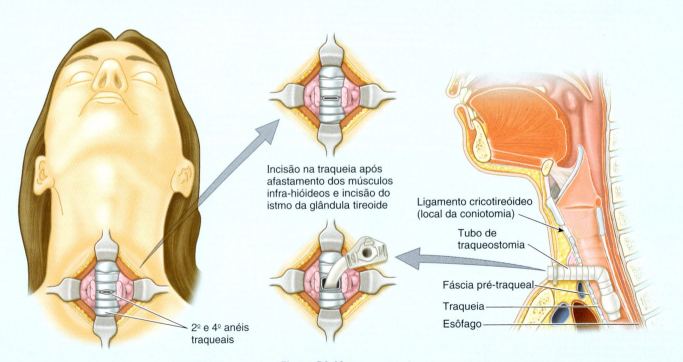

Figura B9.12 Traqueostomia.

contralateral cruza a linha mediana quando há compensação pela ação muscular. Na paralisia bilateral das pregas vocais a voz está quase ausente, pois as pregas vocais estão imóveis em uma posição um pouco mais estreita do que a posição respiratória geralmente neutra. Não podem ser aduzidas para fonação, nem podem ser abduzidas para aumentar a respiração, o que resulta em *estridor* (respiração ruidosa aguda), com frequência acompanhado por ansiedade semelhante à associada a um episódio de asma.

Nas lesões progressivas do nervo laríngeo recorrente, há perda da abdução dos ligamentos vocais antes da adução; por outro lado, durante a recuperação, a adução retorna antes da abdução. A rouquidão é o sinal comum de distúrbios graves da laringe, como o carcinoma das pregas vocais.

A *paralisia do nervo laríngeo superior* causa anestesia da mucosa laríngea superior. Logo, há inatividade do mecanismo protetor destinado a evitar a entrada de corpos estranhos na laringe, e corpos estranhos podem entrar na laringe com facilidade. A lesão do ramo externo do nervo laríngeo superior ocasiona voz monocórdica, porque o músculo cricotireóideo paralisado suprido por ele não consegue variar o comprimento e a tensão da prega vocal (ver Quadro 9.5). Essa lesão pode não ser notada nas pessoas que não costumam variar muito o tom da fala, mas é crucial para cantores ou pessoas que falam em público.

Para evitar lesão do ramo externo do nervo laríngeo superior (p. ex., durante tireoidectomia), a artéria tireóidea superior é ligada e seccionada em posição superior à glândula, onde não está tão próxima do nervo. Como o aumento da glândula tireoide (bócio) pode comprometer a inervação da laringe por compressão dos nervos laríngeos, as pregas vocais são examinadas por laringoscopia antes de uma cirurgia nessa área. Desse modo, a lesão da laringe ou de seus nervos em um acidente cirúrgico pode ser distinguida de uma lesão preexistente causada pela compressão do nervo.

Bloqueio do nervo laríngeo superior

Muitas vezes, o *bloqueio do nervo laríngeo superior* é feito com intubação endotraqueal no paciente consciente. Essa técnica é usada para endoscopia perioral, ecocardiografia transesofágica e procedimentos laríngeos e esofágicos. A agulha é introduzida no ponto médio entre a cartilagem tireóidea e o hioide, 1 a 5 cm anterior ao corno maior do hioide. A agulha atravessa a membrana tíreo-hióidea, e o anestésico banha o nervo laríngeo interno, o maior ramo terminal do nervo laríngeo superior. Há anestesia da mucosa laríngea superior às pregas vocais, o que inclui a face superior dessas pregas.

Câncer da laringe

A incidência de *câncer da laringe* é alta em indivíduos que fumam cigarros ou mascam tabaco. A maioria das pessoas tem rouquidão persistente, frequentemente associada a *otalgia* (dor de ouvido) e *disfagia* (dificuldade em engolir). O aumento de linfonodos pré-traqueais ou paratraqueais é um sinal de câncer.

A *laringectomia* (retirada parcial ou completa da laringe) pode ser realizada em casos graves de câncer da laringe. A reabilitação vocal pode ser feita por eletrolaringe, prótese traqueoesofágica, ou fala esofágica (regurgitação de ar ingerido). Se o câncer for detectado em um estágio inicial, podem ser realizados procedimentos cirúrgicos menos radicais – geralmente combinados com radioterapia

Alterações da laringe relacionadas com a idade

O crescimento da laringe é contínuo até cerca de 3 anos; depois disso, há pouco crescimento até cerca de 12 anos. Antes da puberdade, não existem grandes diferenças na laringe associadas ao sexo. Em virtude da testosterona em homens na puberdade, as paredes da laringe se reforçam e a sua cavidade cresce. Na maioria das meninas há apenas pequeno aumento no tamanho da laringe. Nos meninos, todas as cartilagens da laringe aumentam, e a proeminência laríngea torna-se visível na maioria dos homens. Nos homens, o diâmetro anteroposterior da rima da glote é quase duplicado em relação à medida pré-puberdade; as pregas vocais sofrem alongamento e espessamento proporcional e abrupto. O crescimento é responsável pelas alterações da voz que ocorrem em homens: o tom costuma tornar-se uma oitava mais baixo.

O tom de voz de *eunucos*, homens cujos testículos não se desenvolveram (*homens agonádicos*) ou foram retirados cirurgicamente, não se torna mais grave sem a administração de hormônios masculinos. As cartilagens tireóidea, cricóidea e a maioria das cartilagens aritenóideas costumam se ossificar com o avanço da idade, começando por volta dos 25 anos na cartilagem tireóidea. Aos 65 anos, as cartilagens geralmente são visíveis em radiografias.

Corpos estranhos na parte laríngea da faringe

Quando o alimento atravessa a parte laríngea da faringe durante a deglutição, parte dele entra nos recessos piriformes. *Corpos estranhos* (p. ex., um osso de galinha ou espinha de peixe) *que entram na faringe* podem alojar-se nesse recesso. Se o objeto for pontiagudo, pode perfurar a mucosa e lesionar o nervo laríngeo interno.

O nervo laríngeo superior e seu ramo laríngeo interno também são vulneráveis à lesão durante a retirada do objeto se o instrumento usado para remover o corpo estranho perfurar acidentalmente a mucosa. A lesão desses nervos pode resultar em anestesia da mucosa laríngea até as pregas vocais. As crianças pequenas engolem vários objetos, a maioria dos quais chega ao estômago e atravessa o sistema digestório sem dificuldade. Em alguns casos, o corpo estranho para na extremidade inferior da parte laríngea da faringe, sua parte mais estreita. Os exames de imagem, como radiografia ou TC, revelam um corpo estranho radiopaco. Muitas vezes, os corpos estranhos na faringe são removidos sob visualização direta através de um faringoscópio.

Tonsilectomia

A *tonsilectomia* (retirada das tonsilas) é realizada por dissecção da tonsila palatina da fossa tonsilar ou por uma cirurgia com guilhotina ou alça. Cada um desses procedimentos requer a retirada da tonsila e da lâmina fascial ao redor do tecido conjuntivo (Figura B9.13). Em vista da rica vascularização da tonsila, o sangramento muitas vezes provém da grande *veia palatina externa* (Figura 9.45B) ou, menos comumente, da artéria tonsilar ou de outros ramos arteriais. O nervo glossofaríngeo (NC IX) acompanha a artéria tonsilar na parede lateral da faringe. Como a parede é fina, o nervo é vulnerável à lesão. A artéria carótida interna é ainda mais vulnerável quando tortuosa e situada diretamente lateral à tonsila (ver Figura 9.47B).

Adenoidite (tonsilite faríngea)

A inflamação das tonsilas faríngeas (adenoides; ver Figura 9.44) é denominada *adenoidite*. Esse distúrbio pode obstruir a passagem de ar das cavidades nasais através dos cóanos para a parte nasal da faringe e exigir a respiração bucal. A infecção das tonsilas faríngeas aumentadas pode disseminar-se para as tonsilas tubárias, causando edema e fechamento das tubas auditivas. O comprometimento da audição pode resultar de obstrução nasal e da obstrução das tubas auditivas. A propagação da infecção da parte nasal da faringe para a orelha média causa *otite média* (infecção da orelha média), o que pode acarretar surdez temporária ou permanente. Por vezes as tonsilas palatinas e faríngeas são removidas na mesma cirurgia (*tonsilectomia e adenoidectomia*).

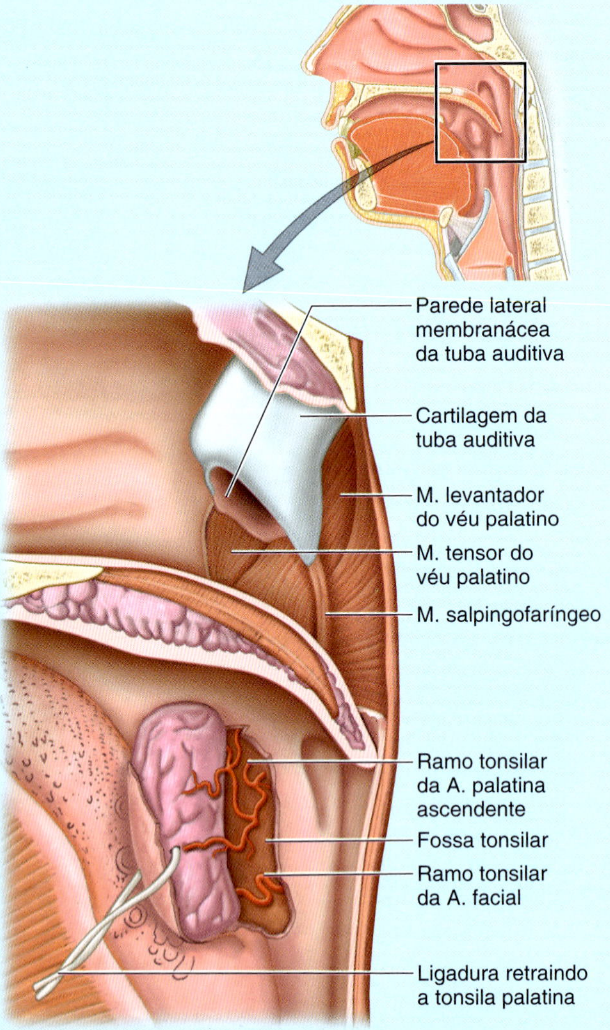

Fístula branquial

A *fístula branquial* é um canal anormal que se abre internamente na fossa tonsilar e externamente na lateral do pescoço (Figura B9.14A). A saliva pode escorrer através da fístula, que pode ser infectada. Esse canal cervical incomum é formado pela persistência de remanescentes da 2ª bolsa faríngea e 2º sulco faríngeo (Moore et al., 2020). A fístula ascende da abertura cervical, geralmente ao longo da margem anterior do músculo ECM no terço inferior do pescoço. Ela primeiro passa através de tela subcutânea, platisma e fáscia do pescoço, e entra na bainha carótica. Em seguida, passa entre as artérias carótidas interna e externa em seu trajeto até a abertura na fossa tonsilar. O trajeto pode ser demonstrado por radiografia (Figura B9.14B).

Seios e cistos branquiais

Quando o seio cervical embrionário não desaparece, pode preservar sua conexão com a face lateral do pescoço por meio de um *seio branquial*, um canal estreito. A abertura do seio pode ocorrer em qualquer lugar ao longo da margem anterior do músculo ECM (Figura B9.15). Se o remanescente do seio cervical não estiver conectado à superfície, pode formar um *cisto branquial* (cisto cervical lateral), geralmente situado logo inferior ao ângulo da mandíbula. Embora esses cistos possam ocorrer em lactentes e crianças, podem só aumentar e se tornar visíveis nos adultos jovens. Em geral, o seio e o cisto são excisados. O cisto situa-se próximo dos nervos hipoglosso, glossofaríngeo e acessório (ver Figura 9.47A). Portanto, é preciso ter cuidado para evitar lesão desses nervos durante a retirada do cisto.

Lesões do esôfago

As *lesões do esôfago* são os tipos mais raros de traumatismo perfurante do pescoço; entretanto, são fatais e causam a maioria das complicações após um procedimento cirúrgico ou outro tratamento. A maioria das lesões esofágicas é iatrogênica (50 a 75%), ocorrendo durante endoscopia, dilatação esofágica, procedimentos envolvendo estenoses causadas por irradiação ou tumor, e lesões das vias respiratórias. As vias respiratórias estão localizadas anteriormente ao esôfago e conferem alguma proteção ao mesmo. Com frequência, as lesões do esôfago são ocultas, o que dificulta sua detecção, sobretudo quando não há outras lesões.

Figura B9.13 Tonsilectomia.

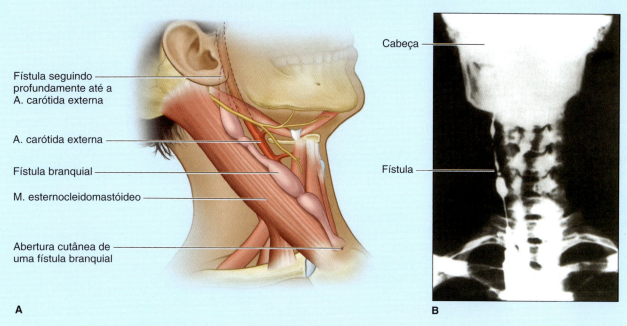

Figura B9.14 Fístula branquial.

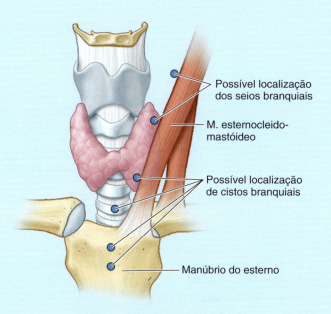

Figura B9.15 Seios branquiais.

A perfuração esofágica que não é reconhecida é fatal em quase todos os casos não cirúrgicos (p. ex., por causa de vômitos – síndrome de Boerhaave), em aproximadamente 20% das ocorrências iatrogênicas e em 7% das perfurações traumáticas (Ezenkwele & Long, 2016).

Fístula traqueoesofágica

A anomalia congênita mais comum do esôfago é a *fístula traqueoesofágica (FTE)*. Em geral, está associada a alguma forma de atresia esofágica. No tipo mais comum de FTE (cerca de 90% dos casos), a parte superior do esôfago termina em uma bolsa cega e a parte inferior comunica-se com a traqueia (Figura B9.16A). Nesses casos, a bolsa se enche de muco, que o recém-nascido/lactente aspira. Em alguns casos, a parte superior do esôfago comunica-se com a traqueia e a parte inferior une-se ao estômago (Figura B9.16C), mas às vezes isso não ocorre, ocasionando FTE com atresia esofágica (Figura B9.16B). As FTE resultam de anormalidades na divisão do esôfago e da traqueia (Moore et al., 2020).

Câncer do esôfago

A queixa inicial mais comum do *câncer do esôfago* é a *disfagia* (dificuldade para deglutir), que geralmente só é reconhecida quando há redução de 30 a 50% do lúmen. A *esofagoscopia* é o exame que costuma revelar esses cânceres. A dor à deglutição em alguns pacientes sugere extensão do tumor para os tecidos periesofágicos. O aumento dos linfonodos cervicais profundos inferiores também sugere *câncer de esôfago*. A compressão dos nervos laríngeos recorrentes por um tumor esofágico causa rouquidão.

Zonas de traumatismo penetrante do pescoço

Três zonas são usadas como orientações clínicas comuns sobre a gravidade do traumatismo do pescoço (Figura B9.17). Elas permitem que os médicos determinem as estruturas do pescoço sob risco no caso de lesões penetrantes:

- **Zona I**: inclui a raiz do pescoço e estende-se das clavículas e do manúbrio do esterno até o nível da margem inferior da cartilagem cricóidea. As estruturas sob risco são as cúpulas da pleura, os ápices dos pulmões, as glândulas

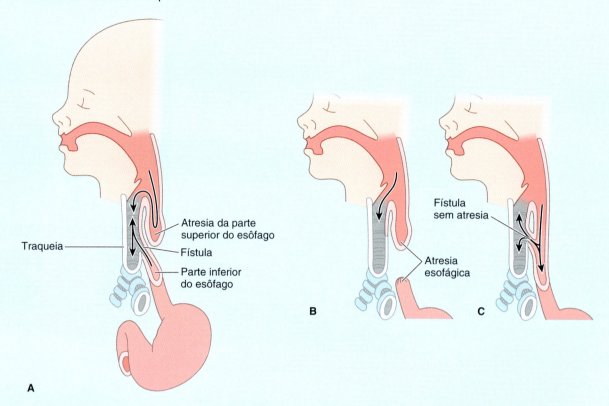

Figura B9.16 Fístulas traqueoesofágicas (FTE).

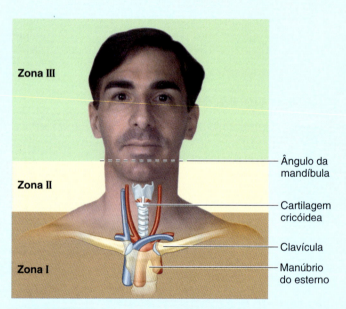

Figura B9.17 Zonas de risco estrutural de traumatismo penetrante no pescoço.

tireoide e paratireoides, a traqueia, o esôfago, as artérias carótidas comuns, as veias jugulares e a região cervical da coluna vertebral
- **Zona II**: estende-se da cartilagem cricóidea até o nível dos ângulos da mandíbula. As estruturas em risco são os polos superiores da glândula tireoide, as cartilagens tireóidea e cricóidea, a laringe, a parte laríngea da faringe, as artérias carótidas, as veias jugulares, o esôfago e a região cervical da coluna vertebral

- **Zona III**: corresponde aos ângulos das mandíbulas superiormente. As estruturas em risco são as glândulas salivares, as cavidades oral e nasal, as partes oral e nasal da faringe.

As lesões das zonas I e III obstruem a via respiratória e estão associadas a maior risco de **morbidade** (complicações após procedimentos cirúrgicos e outros tratamentos) e **mortalidade** (desfecho fatal), visto que é difícil visualizar e reparar as estruturas lesionadas e é difícil controlar a lesão vascular. As lesões na zona II são mais comuns; entretanto, a morbidade e a mortalidade são menores porque os médicos controlam a lesão vascular por compressão direta e os cirurgiões visualizam e tratam as estruturas lesionadas com mais facilidade do que nas outras zonas.

Dissecções radicais do pescoço

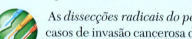

As *dissecções radicais do pescoço* são realizadas em casos de invasão cancerosa dos vasos linfáticos cervicais. Durante o procedimento, os linfonodos cervicais profundos e os tecidos ao seu redor são removidos do modo mais completo possível. As principais artérias, o plexo braquial, o NC X e o nervo frênico são preservados; mas a maioria dos ramos cutâneos do plexo cervical é removida. O objetivo da dissecção é remover em bloco todo o tecido que tenha linfonodos. Os linfonodos cervicais profundos, sobretudo aqueles localizados ao longo da artéria cervical transversa, podem participar na disseminação do câncer do tórax e abdome. Como seu aumento pode ser o primeiro indício de câncer nessas regiões, muitas vezes eles são chamados de *linfonodos sentinela cervicais*.

Pontos-chave: Vísceras do pescoço

Camada endócrina das vísceras cervicais: Apesar de diferentes origens embriológicas, as glândulas endócrinas tireoide e paratireoides mantêm íntima relação. ■ Em geral, a glândula tireoide tem o formato aproximado de uma letra H, com os lobos direito e esquerdo unidos por um istmo central fino. ■ A glândula tireoide passa ao redor das faces anterior e lateral da traqueia no nível do segundo ao quarto anéis; o istmo situa-se anteriormente ao segundo e terceiro anéis. ■ Normalmente há quatro glândulas paratireoides (duas superiores e duas inferiores) na cápsula da glândula tireoide ou na própria glândula. ■ Uma anastomose em quatro vias entre as artérias tireóideas superiores e inferiores direitas e esquerdas promove abundante vascularização para a glândula tireoide, essencial para sua função endócrina. Além disso, as artérias tireóideas inferiores costumam enviar ramos para as glândulas paratireoides. ■ As veias tireóideas superiores acompanham as artérias do mesmo nome e drenam a área suprida. ■ As veias tireóideas média e inferior desacompanhadas drenam a parte inferior da glândula tireoide: as veias tireóideas superior e média drenam para a VJI, enquanto a veia tireóidea inferior, geralmente independente, entra na veia braquiocefálica esquerda. ■ Os nervos vasomotores seguem ao longo das artérias, mas as glândulas são controladas por hormônios e não por fibras nervosas secretomotoras. ■ Os vasos linfáticos seguem diretamente para os linfonodos cervicais profundos ou através de linfonodos associados à laringe e à traqueia.

Camada respiratória das vísceras cervicais: A laringe é a extremidade superior do sistema respiratório inferior, modificada para controlar a entrada ou o fechamento do sistema respiratório inferior. ■ A laringe também modifica a saída de ar do sistema para produzir o tom para vocalização. ■ Com o diafragma, controla a pressão intra-abdominal por meio da retenção de ar e da força e subtaneidade com que o ar sai do sistema respiratório (p. ex., expiração *versus* tosse ou espirro). ■ A laringe consiste em um esqueleto articulado cartilagíneo unido por ligamentos, membranas e músculos, revestido por túnica mucosa. ■ Todos os músculos da laringe, com exceção de um (cricoaritenóideo posterior), participam do fechamento da rima da glote. ■ A abertura ativa da rima só é necessária durante a inspiração profunda. ■ Fora isso, o fluxo corrente de ar causa a abertura passiva, e os outros músculos controlam o grau e a natureza da resistência proporcionada na rima da glote para produzir o tom da voz e para controlar sua altura. ■ Além dos movimentos intrínsecos entre seus componentes, a musculatura extrínseca (os músculos hióideos) consegue movimentar toda a laringe para deglutição e modificar ainda mais a altura da voz. ■ O nervo laríngeo interno, um ramo do nervo laríngeo superior, é o nervo sensitivo da laringe. ■ O nervo laríngeo recorrente (através de seu ramo terminal, o nervo laríngeo inferior) é o nervo motor, que supre todos os músculos da laringe, com uma exceção. ■ O nervo laríngeo externo, um ramo menor do nervo laríngeo superior, supre o músculo cricotireóideo. ■ A traqueia é o tubo fibrocartilagíneo mediano que se estende entre a cartilagem cricóidea no nível da vértebra C VI e sua bifurcação em brônquios principais no nível do disco entre as vértebras T IV e T V (nível do ângulo esternal).

Camada alimentar das vísceras cervicais: Embora geralmente seja considerada parte do sistema digestório, a faringe é compartilhada com o sistema respiratório. ■ A parte nasal da faringe, superior e não colapsável, é exclusivamente respiratória, e as vias respiratória e alimentar cruzam-se nas partes oral e laríngea da faringe. ■ A parte contrátil da faringe é singular no sistema digestório, porque é formada de músculo voluntário com a túnica circular (constritores da faringe) externamente à túnica longitudinal, formada pelos músculos estilofaríngeo, palatofaríngeo e salpingofaríngeo. ■ A parede posterior plana, que toca a parte musculoesquelética do pescoço no espaço retrofaríngeo, não tem aberturas; entretanto, a parede anterior tem aberturas para o nariz, a boca e a laringe. Essas aberturas determinam os três segmentos da faringe. ■ O palato mole atua como válvula unidirecional que controla o acesso de entrada ou saída das partes nasal e oral da faringe, enquanto a laringe é a "válvula" que, por fim, separa o alimento e o ar antes de entrarem no esôfago e na traqueia, respectivamente. ■ As duas aberturas superiores da faringe, conectadas ao ambiente externo, são circundadas por um anel de tecido linfoide (tonsilar). ■ Aberturas na parede lateral submucosa, entre fixações dos músculos constritores da faringe, permitem a passagem de músculos longitudinais semelhantes a alças e de elementos neurovasculares. ■ A inervação da faringe provém do plexo nervoso faríngeo, o nervo vago contribui com fibras motoras e o glossofaríngeo contribui com fibras sensitivas. ■ No nível da cartilagem cricóidea (nível da vértebra C VI), há mudança relativamente abrupta para o padrão muscular mais típico do trato alimentar. ■ A parte cricofaríngea do músculo constritor inferior da faringe, a parte inferior da túnica circular externa, forma o esfíncter esofágico superior. ■ Logo abaixo, quando a túnica muscular externa torna-se longitudinal, começa o esôfago. ■ Também nesse ponto aproximado, a inervação sensitiva e motora é transferida para os nervos laríngeos recorrentes. ■ A parte cervical do esôfago é formada por músculo voluntário.

Questões de múltipla escolha e estudos de caso

10 Resumo dos Nervos Cranianos

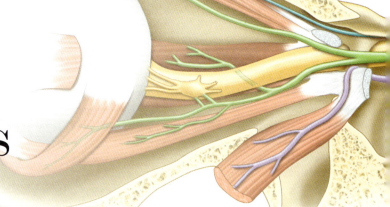

CONSIDERAÇÕES GERAIS, 1071
    QUADRO 10.1 Nervos cranianos: conexão com o sistema nervoso central, funções gerais e distribuição, 1072
    QUADRO 10.2 Resumo dos nervos cranianos, 1075
    QUADRO 10.3 Gânglios parassimpáticos cranianos: localização, raízes sensitivas, parassimpáticas e simpáticas, distribuição principal, 1077
NERVO OLFATÓRIO (NC I), 1078
NERVO ÓPTICO (NC II), 1079
NERVO OCULOMOTOR (NC III), 1081
NERVO TROCLEAR (NC IV), 1081
NERVO TRIGÊMEO (NC V), 1082
Nervo oftálmico (NC V$_1$), 1083
Nervo maxilar (NC V$_2$), 1083
Nervo mandibular (NC V$_3$), 1083
NERVO ABDUCENTE (NC VI), 1083
    QUADRO 10.4 Resumo das divisões do nervo trigêmeo (NC V), 1085
NERVO FACIAL (NC VII), 1086

Motor somático (branquial), 1086
Motor visceral (parassimpático), 1086
Sensitivo somático (geral), 1086
Sensitivo especial (paladar), 1086
NERVO VESTIBULOCOCLEAR (NC VIII), 1088
NERVO GLOSSOFARÍNGEO (NC IX), 1088
Motor somático (branquial), 1088
Motor visceral (parassimpático), 1088
Sensitivo somático (geral), 1089
Sensitivo especial (paladar), 1090
Sensitivo visceral, 1090
NERVO VAGO (NC X), 1091
NERVO ACESSÓRIO (NC XI), 1092
    QUADRO 10.5 Resumo do nervo vago (NC X), 1093
NERVO HIPOGLOSSO (NC XII), 1094
    ANATOMIA CLÍNICA: Nervos cranianos, 1095
    QUADRO 10.6 Resumo das lesões dos nervos cranianos, 1096

SIGNIFICADO DOS ÍCONES

 Variações anatômicas
 Procedimentos diagnósticos
 Ciclo de vida
 Procedimentos cirúrgicos
 Traumatismo
 Patologia

As características regionais dos nervos cranianos foram descritas nos capítulos anteriores, sobretudo os relativos à cabeça e ao pescoço. Este capítulo resume todos os nervos cranianos, principalmente em figuras e quadros. As Figuras 10.2 a 10.4 e os Quadros 10.1 e 10.2 resumem nervos cranianos específicos. A Figura 10.5 e o Quadro 10.3 resumem os gânglios parassimpáticos cranianos, sua localização, as raízes simpáticas e parassimpáticas, bem como sua distribuição principal.

CONSIDERAÇÕES GERAIS

Como os nervos espinais, os **nervos cranianos** são feixes de fibras sensitivas ou motoras que inervam músculos ou glândulas, conduzem impulsos de receptores sensitivos ou têm uma associação de fibras motoras e sensitivas. São denominados nervos cranianos porque emergem da cavidade craniana através de forames ou fissuras no crânio (Figura 10.1) e são cobertos por bainhas tubulares derivadas das meninges cranianas. Existem 12 pares de nervos cranianos, que são numerados de I a XII, no sentido rostrocaudal (Figuras 10.1 a 10.4). Seus nomes refletem sua distribuição geral ou função.

Os nervos cranianos conduzem um ou mais dos cinco principais componentes funcionais citados a seguir (Figuras 10.2 e 10.4; Quadros 10.1 e 10.2):

- Fibras motoras (eferentes)
  1. *Fibras motoras para o músculo voluntário* (estriado). Estas incluem os axônios motores somáticos (eferentes somáticos gerais). De acordo com a derivação embriológica/filogenética de determinados músculos da cabeça e do pescoço,[1] algumas fibras motoras conduzidas por nervos cranianos para o músculo estriado são tradicionalmente classificadas como "viscerais especiais". Quando apropriado, essas fibras são designadas motoras somáticas (branquiais), referindo-se ao tecido muscular derivado dos arcos faríngeos no embrião (p. ex., músculos da mastigação)
  2. *Fibras motoras que participam da inervação de músculos involuntários* (lisos) *ou glândulas*. Estas incluem axônios motores viscerais (eferentes viscerais gerais) que constituem o efluxo craniano da parte parassimpática da divisão autônoma do sistema nervoso (DASN). As fibras pré-sinápticas (pré-ganglionares) que emergem do encéfalo fazem sinapse fora do sistema nervoso central (SNC) no gânglio parassimpático (Figura 10.5; Quadro 10.3). As fibras pós-sinápticas (pós-ganglionares) continuam para inervar músculos lisos e glândulas (p. ex., o músculo esfíncter da pupila e a glândula lacrimal)
- Fibras sensitivas (aferentes)
  3. *Fibras que conduzem a sensibilidade geral* (p. ex., tato, pressão, calor, frio etc.) *da pele e túnicas mucosas*. Estas incluem fibras sensitivas gerais (aferentes somáticas gerais), conduzidas principalmente pelo NC V, mas também pelo NC VII, NC IX e NC X (Figura 10.4, Quadros 10.1 e 10.2)

---
[1]Antigamente, os Mm. esternocleidomastóideo e trapézio eram classificados como músculos branquioméricos. Os estudantes podem encontrá-los classificados desse modo em outras referências.

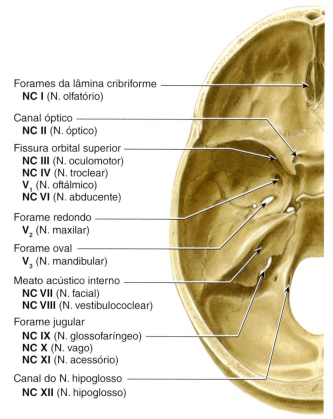

Figura 10.1 Base interna do crânio e aberturas que possibilitam a passagem dos nervos cranianos.

  4. *Fibras que conduzem a sensibilidade das vísceras*. Estas são fibras sensitivas viscerais (aferentes viscerais gerais) que conduzem informações de glomo e seio caróticos (ver Figura 9.18 no Capítulo 9, *Pescoço*), da faringe, da laringe, da traqueia, dos brônquios, dos pulmões, do coração e do sistema digestório
  5. *Fibras que conduzem sensações peculiares*. Estas incluem fibras sensitivas especiais que conduzem o paladar e o olfato (fibras aferentes viscerais especiais) e aquelas que servem aos sentidos especiais da visão, audição e equilíbrio (fibras aferentes somáticas especiais).

Alguns nervos cranianos são apenas sensitivos, outros são considerados "exclusivamente" motores, e vários são mistos. Os NC III, NC IV, NC VI, NC XI, NC XII e a raiz motora do NC V são considerados nervos motores "puros" que parecem ter evoluído a partir das raízes anteriores primordiais. No entanto, esses nervos também contêm um pequeno número de fibras sensitivas para propriocepção (percepção não visual de movimento e posição), cujos corpos celulares provavelmente estão localizados no núcleo mesencefálico do NC V. A raiz sensitiva do NC V é exclusivamente um nervo sensitivo somático (geral). Quatro nervos cranianos (NC III, NC VII, NC IX e NC X) contêm axônios parassimpáticos pré-ganglionares (motores viscerais) quando emergem do tronco encefálico (Figura 10.5, Quadro 10.3). Os NC V, NC VII, NC IX e NC X são nervos mistos com componentes motores somáticos (branquiais) e sensitivos somáticos (gerais). Cada um desses nervos supre derivados de um arco faríngeo diferente (Figura 10.4; Quadro 10.2).

1072 Moore Anatomia Orientada para a Clínica

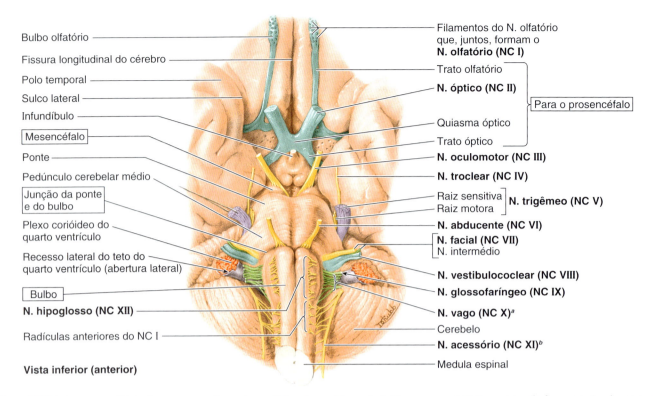

Figura 10.2 Origens superficiais dos nervos cranianos do encéfalo e da medula espinal. Observe que o NC IV se origina da face posterior do mesencéfalo. [a]A tradicional "raiz craniana do nervo acessório" é considerada aqui como parte do nervo vago. [b]O nervo acessório citado aqui refere-se apenas à tradicional "raiz espinal do nervo acessório".

Quadro 10.1 Nervos cranianos: conexão com o sistema nervoso central, funções gerais e distribuição.

Nervo craniano		Parte do sistema nervoso central onde o(s) nervo(s) entra(m) ou de onde emerge(m)		Tipos funcionais gerais de fibras[a]		Distribuição geral
Número	Nome					
NC I	N. olfatório	Prosencéfalo	Hemisférios cerebrais (telencéfalo)	Sensitivo especial		Túnica mucosa olfatória do nariz
N. v II	N. óptico		Diencéfalo			Retina do olho
N. v III	N. oculomotor	Mesencéfalo		Motor[b]		Músculos intrínsecos e quatro músculos extrínsecos do bulbo do olho
N. v IV	N. troclear	Mesencéfalo				Um músculo extrínseco do bulbo do olho (oblíquo superior)
N. v V	N. trigêmeo	Tronco encefálico	Ponte (metencéfalo)	Misto	Raiz motora	Derivados do processo frontonasal e 1º arco faríngeo
					Raiz sensitiva	
N. v VI	N. abducente		Junção entre a ponte e o bulbo	Motor[b]		Um músculo extrínseco do bulbo do olho (M. reto lateral)
N. v VII	N. facial			Misto	Raiz motora	Derivados do 2º arco faríngeo
					Raiz intermediária	
N. v VIII	N. vestibulococlear			Sensitivo especial[c]		Orelha interna
N. v IX	N. glossofaríngeo		Bulbo (mielencéfalo)	Misto		Derivados do 3º arco faríngeo
N. v X	N. vago					Derivados do 4º arco faríngeo
N. v XI	N. acessório	Parte superior da medula espinal		Motor[d]		Camada superficial do pescoço
N. v XII	N. hipoglosso	Tronco encefálico	Bulbo (mielencéfalo)	Motor[e]		Músculos da língua

[a]Observe que as cores nesta coluna são iguais às dos nervos na Figura 10.2.
[b]Há controvérsias quanto à existência e à função das fibras aferentes proprioceptivas para os músculos extrínsecos do bulbo do olho.
[c]A parte coclear do NC VIII, tradicionalmente considerada "apenas sensitiva", na verdade contém algumas fibras eferentes que parecem modular a sensibilidade auditiva.
[d]O nervo craniano XI é puramente motor quando sai do SNC, mas recebe fibras proprioceptivas e para dor do plexo cervical na região cervical lateral.
[e]O nervo craniano XII é puramente motor quando sai do SNC; não são conhecidas vias para propriocepção associadas à língua e essas vias podem envolver os nervos lingual e glossofaríngeo e os nervos cervicais espinais que se comunicam com NC XII.

Capítulo 10 ■ Resumo dos Nervos Cranianos 1073

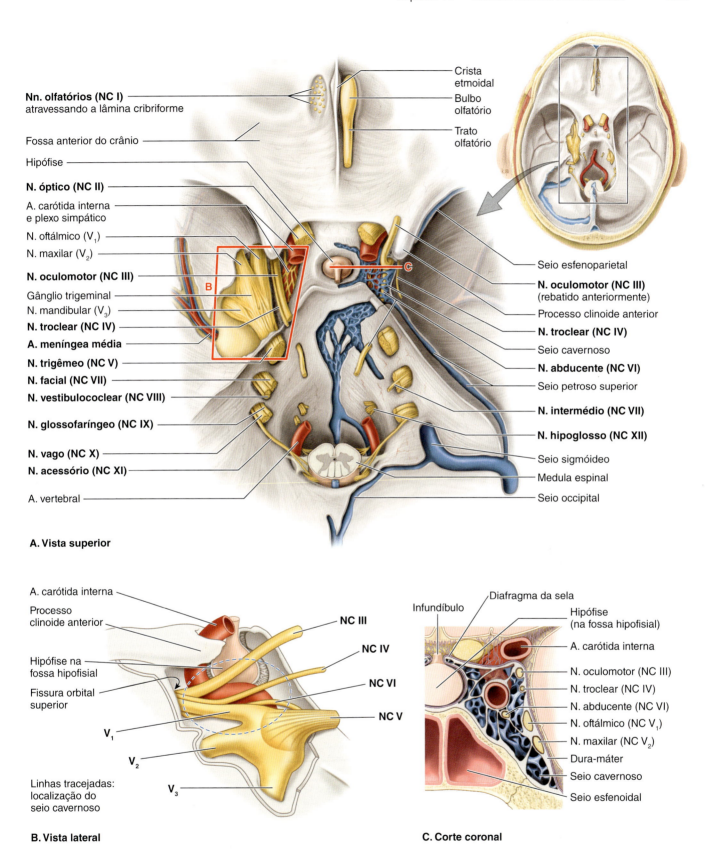

Figura 10.3 Nervos cranianos em relação à face interna da base do crânio e formações da dura-máter. A. Visão geral. O tentório do cerebelo foi removido e os seios venosos da dura-máter foram abertos do lado direito. O teto dural da cavidade trigeminal foi removido do lado esquerdo, e o V₁, o NC III e o NC IV foram dissecados da parede lateral do seio cavernoso. **B.** Estruturas relacionadas ao seio cavernoso. Vista lateral da área delimitada em *vermelho* em **A**. A dura-máter foi removida abrindo a cavidade trigeminal, o seio cavernoso e a fossa hipofisial, mostrando os nervos cranianos, a artéria carótida interna e a hipófise. **C.** Corte coronal do seio cavernoso no plano indicado pela *linha C* em **A**.

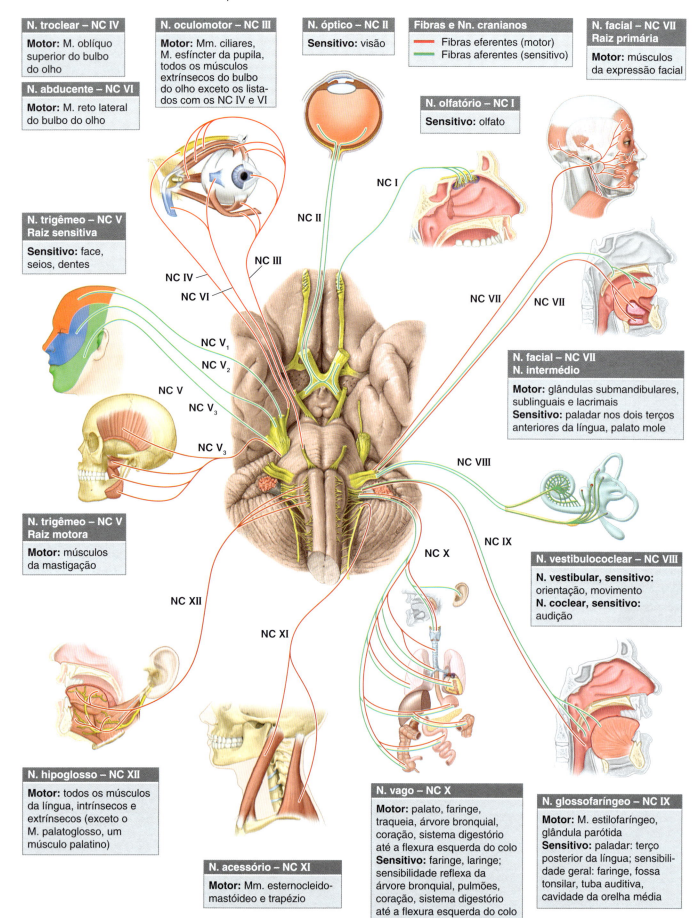

Figura 10.4 Resumo dos nervos cranianos.

Quadro 10.2 Resumo dos nervos cranianos.

Nervo	Componentes	Localização dos corpos dos neurônios (e local da sinapse)	Saída do crânio	Função
N. olfatório (NC I)	Sensitivo especial (olfato)	Epitélio olfatório (células olfatórias)	Forames na lâmina cribriforme do etmoide	Olfato da túnica mucosa nasal do teto de cada cavidade nasal e das partes laterais superiores do septo nasal e da concha nasal superior
N. óptico (NC II)	Sensitivo especial (visão)	Retina (células ganglionares)	Canal óptico	Visão a partir de imagem na retina
N. oculomotor (NC III)	Motor somático	Mesencéfalo (núcleo do nervo oculomotor)	Fissura orbital superior	Motor para os Mm. reto superior, reto inferior, reto medial, oblíquo inferior e levantador da pálpebra superior; eleva a pálpebra superior; gira o bulbo do olho superior, inferior e medialmente
	Motor visceral	*Pré-sináptico*: mesencéfalo (núcleo acessório do nervo oculomotor [núcleo de Edinger-Westphal]) *Pós-sináptico*: gânglio ciliar		Inervação parassimpática para os Mm. esfíncter da pupila e ciliar que contraem a pupila e acomodam a lente do olho
N. troclear (NC IV)	Motor somático	Mesencéfalo (núcleo do nervo troclear)		Motor para o M. oblíquo superior para ajudar a girar o olho inferolateralmente (ou inferiormente quando aduzido)
N. trigêmeo (NC V) Divisão oftálmica (NC V$_1$)	Sensitivo somático (geral)	Gânglio trigeminal Sinapse: núcleo sensitivo do nervo trigêmeo		Sensibilidade da córnea, pele da fronte, couro cabeludo, pálpebras, nariz e túnica mucosa da cavidade nasal, seios paranasais e dura craniana
Divisão maxilar (NC V$_2$)			Forame redondo	Sensibilidade da pele da face sobre a maxila, inclusive o lábio superior, dentes maxilares, túnica mucosa do nariz, seios maxilares, palato e dura craniana
Divisão mandibular (NC V$_3$)			Forame oval	Sensibilidade da pele sobre a mandíbula, incluindo lábio inferior, lado da cabeça, dentes mandibulares, articulação temporomandibular, túnica mucosa da boca e dois terços anteriores da língua e dura craniana
	Motor somático (branquial)	Ponte (núcleo motor do nervo trigêmeo)		Motor para os músculos da mastigação, milo-hióideo, ventre anterior do M. digástrico, M. tensor do véu palatino e M. tensor do tímpano
N. abducente (NC VI)	Motor somático	Ponte (núcleo do nervo abducente)	Fissura orbital superior	Motor para o M. reto lateral que vira o olho lateralmente
N. facial (NC VII)	Motor somático (branquial)	Ponte (núcleo motor do nervo facial)	Meato acústico interno; canal facial e forame estilomastóideo	Motor para os músculos da expressão facial e couro cabeludo; também supre o M. estapédio da orelha média, M. estilo-hióideo e ventre posterior do M. digástrico
	Sensitivo especial (paladar)	Gânglio geniculado Sinapse: núcleos do trato solitário		Paladar nos dois terços anteriores da língua e palato
	Sensitivo somático (geral)	Gânglio geniculado Sinapse: núcleo sensitivo do nervo trigêmeo		Sensibilidade geral da pele de ambas as faces da orelha externa
	Motor visceral	*Pré-sináptico*: ponte (núcleo salivatório superior) *Pós-sináptico*: gânglio pterigopalatino e gânglio submandibular		Inervação parassimpática para as glândulas salivares submandibular e sublingual, glândula lacrimal e glândulas do nariz e palato

(*continua*)

Quadro 10.2 Resumo dos nervos cranianos. (*Continuação*)

Nervo	Componentes	Localização dos corpos dos neurônios (e local da sinapse)	Saída do crânio	Função
Vestibulococlear (NC VIII) N. vestibular	Sensitivo especial (equilíbrio)	Gânglio vestibular Sinapse: núcleo vestibular	Meato acústico interno	Sensibilidade vestibular dos ductos semicirculares, utrículo e sáculo relacionada com a posição e o movimento da cabeça
N. coclear	Sensitivo especial (audição)	Gânglio espiral da cóclea Sinapse: núcleo coclear		Audição a partir do órgão espiral
N. glossofaríngeo (NC IX)	Motor somático (branquial)	Bulbo (núcleo ambíguo)	Forame jugular	Motor para o M. estilofaríngeo que ajuda na deglutição
	Motor visceral	*Pré-sináptico*: bulbo (núcleo salivatório inferior) *Pós-sináptico*: gânglio ótico		Inervação parassimpática da glândula parótida
	Sensitivo especial (paladar)	Gânglio sensitivo inferior (núcleo do trato solitário)		Paladar no terço posterior da língua e faringe
	Sensitivo somático (geral)	Gânglio sensitivo superior (núcleo sensitivo do NC V)		Terço posterior da língua, palato mole, partes oral e nasal da faringe e fauces
		Gânglio sensitivo inferior (núcleo sensitivo do NC V)		Membrana e cavidade timpânicas, tuba auditiva, células mastóideas
	Sensitivo visceral	Gânglio sensitivo inferior (núcleo do trato solitário)		Glomo carótico (quimiorreceptores) e seio carótico (barorreceptor)
N. vago (NC X)	Motor somático (branquial)	Bulbo (núcleo ambíguo)	Forame jugular	Motor para os músculos constritores da faringe, músculos intrínsecos da laringe, músculos do palato (exceto M. tensor do véu palatino) e músculo estriado nos dois terços superiores do esôfago
	Motor visceral	*Pré-sináptico*: bulbo *Pós-sináptico*: gânglios intrínsecos no interior das vísceras, sobre as vísceras ou próximo delas		Inervação parassimpática do músculo liso da traqueia, dos brônquios, do sistema digestório e do músculo cardíaco
	Sensitivo visceral	Gânglio inferior Sinapse: núcleos do trato solitário	Forame jugular	Sensibilidade visceral da base da língua, faringe, laringe, traqueia, brônquios, coração, esôfago, estômago e intestino
	Sensitivo especial (paladar)	Gânglio inferior Sinapse: núcleos do trato solitário		Paladar na epiglote e no palato
	Sensitivo somático (geral)	Gânglio superior Sinapse: núcleo sensitivo do nervo trigêmeo		Sensibilidade da parte posterior da orelha, trago e meato acústico externo
N. acessório (NC XI)	Motor somático	Parte cervical da medula espinal		Motor para os Mm. esternocleidomastóideo e trapézio
N. hipoglosso (NC XII)	Motor somático	Bulbo	Canal do N. hipoglosso	Motor para os músculos intrínsecos e extrínsecos da língua (exceto o M. palatoglosso)

Capítulo 10 ■ Resumo dos Nervos Cranianos 1077

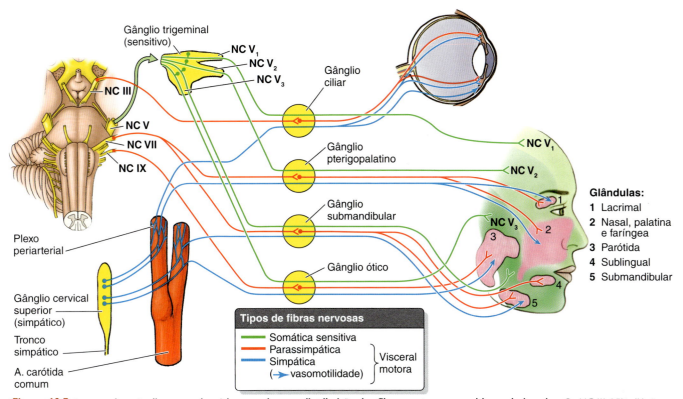

Figura 10.5 Resumo dos gânglios parassimpáticos cranianos e distribuição das fibras motoras e sensitivas relacionadas. Os NC III, VII e IX são os "nervos principais" que carreiam fibras parassimpáticas pré-sinápticas da parte central do sistema nervoso. O NC V não conduz fibras do sistema nervoso autônomo a partir da parte central do sistema nervoso. Todavia, todos os gânglios parassimpáticos cranianos estão associados a ramos do NC V e as fibras parassimpáticas pós-sinápticas são distribuídas via ramos do NC V.

Quadro 10.3 Gânglios parassimpáticos cranianos: localização, raízes sensitivas, parassimpáticas e simpáticas, distribuição principal.

Gânglio	Localização e raiz sensitiva	Raiz parassimpática	Raiz simpática	Distribuição principal
Ciliar	Entre o N. óptico e o M. reto lateral, preso ao N. nasociliar (NC V) por raízes sensitivas	Ramo inferior do N. oculomotor (NC III)	Ramos do plexo carótico interno no seio cavernoso	Fibras pós-ganglionares parassimpáticas do gânglio ciliar seguem até os Mm. ciliar e esfíncter da pupila na íris; fibras pós-ganglionares simpáticas do gânglio cervical superior seguem até o M. dilatador da pupila e os vasos sanguíneos do olho
Pterigopalatino	Na fossa pterigopalatina, onde está suspenso por ramos ganglionares do N. maxilar (NC V₂) por raízes sensitivas; imediatamente anterior à abertura do canal pterigóideo e inferior ao NC V₂	N. petroso maior do N. facial (NC VII) via N. do canal pterigóideo	N. petroso profundo, um ramo do plexo carótico interno que é uma continuação das fibras pós-ganglionares do tronco simpático cervical; as fibras do gânglio cervical superior atravessam o gânglio pterigopalatino e entram em ramos do NC V₂	Fibras pós-ganglionares parassimpáticas (secretomotoras) do gânglio pterigopalatino inervam a glândula lacrimal via ramo zigomático do NC V₂; fibras pós-ganglionares simpáticas do gânglio cervical superior acompanham ramos do N. pterigopalatino que são distribuídos para vasos sanguíneos da cavidade nasal, palato e partes superiores da faringe
Ótico	Na face medial do tronco do N. mandibular (NC V₃), ao qual está preso por uma raiz sensitiva; entre o tronco e o músculo tensor do véu palatino e inferior ao forame oval do esfenoide	N. timpânico do N. glossofaríngeo (NC IX); continua a partir do plexo timpânico como o N. petroso menor	Fibras do gânglio cervical superior provêm do plexo sobre a A. meníngea média	Fibras pós-ganglionares parassimpáticas do gânglio ótico são distribuídas para a glândula parótida via N. auriculotemporal (ramo do NC V₃); fibras pós-ganglionares simpáticas do gânglio cervical superior seguem até a glândula parótida e inervam seus vasos sanguíneos
Submandibular	Suspenso do N. lingual por dois ramos ganglionares ou raízes sensitivas; situa-se na superfície do M. hioglosso, inferiormente ao ducto submandibular	Fibras parassimpáticas unem-se ao N. facial (NC VII) e deixam-no em seu ramo corda do tímpano, que se une ao N. lingual	Fibras simpáticas do gânglio cervical superior via plexo sobre a A. facial	Fibras pós-ganglionares parassimpáticas (secretomotoras) do gânglio submandibular são distribuídas para as glândulas sublinguais e submandibulares; fibras simpáticas do gânglio cervical superior suprem as glândulas sublinguais e submandibulares

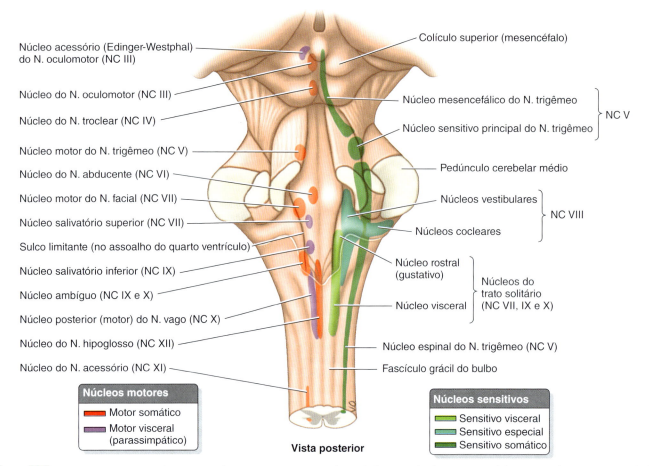

Figura 10.6 Núcleos dos nervos cranianos. Os núcleos motores são mostrados no lado esquerdo do tronco encefálico e os núcleos sensitivos no lado direito. Os núcleos sensitivos e motores estão pareados bilateralmente, ou seja, localizados nos lados direito e esquerdo do tronco encefálico.

As fibras dos nervos cranianos unem-se centralmente aos **núcleos dos nervos cranianos** – grupos de neurônios nos quais terminam as fibras sensitivas ou aferentes e dos quais se originam as fibras motoras ou eferentes (Figura 10.6). Com exceção do NC I e NC II, que incluem extensões do prosencéfalo, e do NC XI com núcleos nos segmentos C1–C3 da medula espinal, os núcleos dos nervos cranianos estão localizados no tronco encefálico ou adjacentes a ele. Os núcleos de componentes funcionais semelhantes (p. ex., motores somáticos ou viscerais, ou sensitivos somáticos ou viscerais) geralmente são alinhados em colunas funcionais no tronco encefálico.

NERVO OLFATÓRIO (NC I)

Funções: Sensitivo especial (aferente visceral especial) para o sentido especial do olfato. "*Olfato* é a percepção de odores que resulta da detecção de substâncias odoríferas aerossolizadas no ambiente" (Simpson, 2018).

Os corpos celulares dos neurônios receptores olfatórios estão localizados no **órgão olfatório** (a parte olfatória da túnica mucosa do nariz ou área olfatória), que está localizado no teto da cavidade nasal e ao longo do septo nasal e parede medial da concha nasal superior (Figura 10.7). Os **neurônios receptores olfatórios** são receptores e condutores. As faces apicais dos neurônios têm **cílios olfatórios** finos, banhados por uma película de muco aquoso secretado pelas **glândulas olfatórias** do epitélio. Os cílios olfatórios são estimulados por moléculas de um gás odorífero dissolvido no líquido.

As faces basais dos neurônios receptores olfatórios bipolares da cavidade nasal de um lado dão origem a prolongamentos centrais reunidos em aproximadamente 20 filamentos do **nervo olfatório**, constituindo o **nervo olfatório** direito ou esquerdo (**NC I**). Eles atravessam diminutos forames na *lâmina cribriforme do etmoide*, circundados por bainhas de dura-máter e aracnoide-máter, e entram no bulbo olfatório na fossa anterior do crânio (Figuras 10.1 a 10.3). O **bulbo olfatório** está em contato com a face inferior ou orbital do lobo frontal do hemisfério cerebral. As fibras do nervo olfatório fazem sinapse com **células mitrais** no bulbo olfatório. Os axônios desses neurônios secundários formam o **trato olfatório**. Os bulbos e tratos olfatórios são extensões anteriores do prosencéfalo.

Cada trato olfatório divide-se em **estrias olfatórias** lateral e medial (faixas de fibras distintas). A estria olfatória lateral termina no córtex piriforme da parte anterior do lobo temporal e a estria olfatória medial projeta-se através da comissura anterior até as estruturas olfatórias contralaterais. Os nervos olfatórios são os únicos nervos cranianos que penetram diretamente no cérebro.

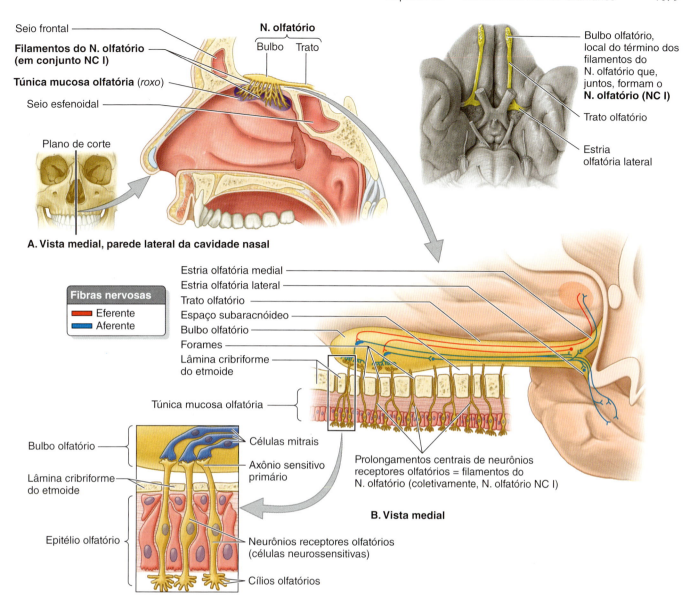

Figura 10.7 Sistema olfatório. **A.** Corte sagital da cavidade nasal. Observe a relação entre a túnica mucosa olfatória e o bulbo olfatório. **B.** Corte sagital esquemático da placa cribriforme do etmoide. Os corpos dos neurônios receptores olfatórios estão no epitélio olfatório. Esses feixes de axônios são coletivamente denominados nervo olfatório (NC I).

Pontos-chave: Nervo olfatório

- Os nervos olfatórios (NC I) têm fibras sensitivas relacionadas com o sentido especial do olfato. ■ Os neurônios receptores olfatórios estão no epitélio olfatório (túnica mucosa olfatória) no teto da cavidade nasal. ■ Os prolongamentos centrais dos neurônios receptores olfatórios ascendem através dos forames na lâmina cribriforme do etmoide para chegar aos bulbos olfatórios na fossa anterior do crânio. Esses nervos fazem sinapse em neurônios nos bulbos, e os prolongamentos desses neurônios acompanham os tratos olfatórios até as áreas primárias e associadas do córtex cerebral.

NERVO ÓPTICO (NC II)

Funções: Sensitivo especial (aferente somático especial) para o sentido especial da visão.

Embora sejam, por convenção, considerados oficialmente nervos, os **nervos ópticos** (NC II) desenvolvem-se de maneira completamente diferente dos outros nervos cranianos. As estruturas associadas à recepção e à transmissão de estímulos ópticos (as fibras ópticas e a retina neural, juntamente com o epitélio pigmentado do bulbo do olho) desenvolvem-se como evaginações do diencéfalo. Os nervos ópticos são extensões anteriores pares do prosencéfalo (diencéfalo) e, portanto, são, na verdade, tratos de fibras do SNC formados por axônios de **células ganglionares retinianas** (Moore et al., 2020). Em outras palavras, são neurônios de terceira ordem, cujos corpos celulares estão localizados na retina (Figura 10.8B).

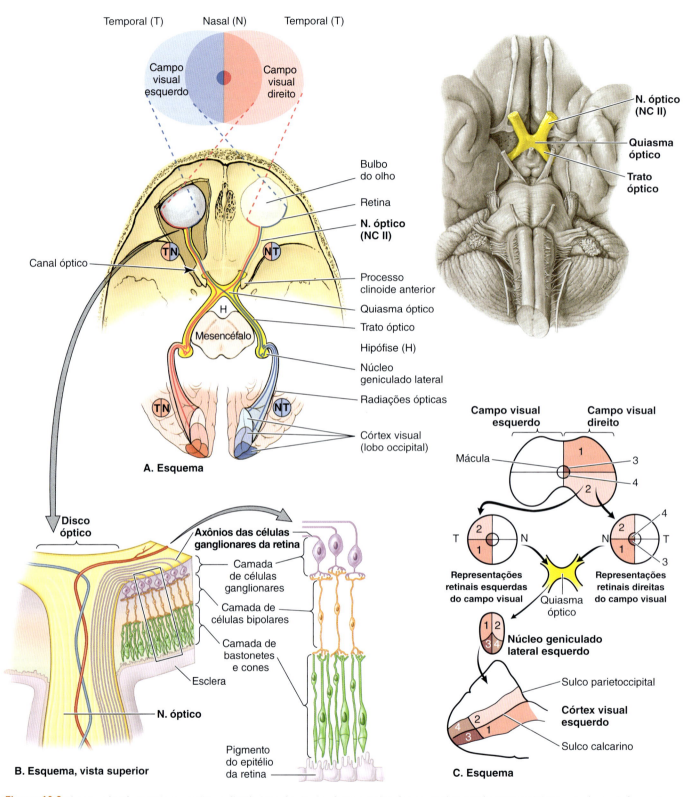

Figura 10.8 Sistema visual. A. Origem, trajeto e distribuição da via visual. Os axônios dos neurônios ganglionares retinianos conduzem informações visuais para o corpo geniculado lateral do diencéfalo (tálamo) através do nervo óptico (NC II) e trato óptico. As fibras do corpo geniculado lateral projetam-se para os córtices visuais dos lobos occipitais. Os axônios das células ganglionares das metades nasais das retinas cruzam-se no quiasma óptico; os axônios das metades temporais não se cruzam. **B.** Células fotorreceptoras (bastonetes e cones) na retina. As respostas dos fotorreceptores são transmitidas por células bipolares (neurônios que têm dois processos) para as células ganglionares na camada de células ganglionares da retina. Os prolongamentos centrais desse neurônio de terceira ordem são as fibras conduzidas pelos nervos ópticos. **C.** Representação do campo visual direito nas retinas, núcleo geniculado lateral esquerdo e córtex visual esquerdo.

Os nervos ópticos são circundados por extensões das meninges cranianas e pelo espaço subaracnóideo, que é preenchido por líquido cerebrospinal (LCS). As meninges estendem-se por todo o trajeto até o bulbo do olho. Artéria e veia centrais da retina atravessam as camadas meníngeas e seguem na parte anterior do nervo óptico. O NC II começa onde os axônios amielínicos das células ganglionares da retina perfuram a esclera (a parte opaca da túnica fibrosa externa do bulbo do olho) e tornam-se mielínicos, profundamente ao *disco óptico*.

O nervo segue posteromedialmente na órbita, saindo através do *canal óptico* para entrar na fossa média do crânio, onde forma o **quiasma óptico** (Figuras 10.2 e 10.8A). Aqui, as fibras da metade nasal (medial) de cada retina decussam no quiasma e se unem a fibras não cruzadas da metade temporal (lateral) da retina para formar o **trato óptico**.

O cruzamento parcial das fibras do nervo óptico no quiasma é um requisito para a visão binocular, permitindo percepção da profundidade do campo (visão tridimensional). Assim, as fibras das metades direitas de ambas as retinas formam o trato óptico esquerdo. A decussação das fibras nervosas no quiasma permite que o trato óptico direito conduza impulsos do campo visual esquerdo e vice-versa. O **campo visual** combinado é o que é percebido por uma pessoa que esteja com os dois olhos abertos e olhando para a frente. A maioria das fibras dos tratos ópticos termina nos **corpos geniculados laterais** do tálamo. A partir desses núcleos, os axônios são retransmitidos para os córtices visuais dos lobos occipitais do encéfalo.

O nervo oculomotor (NC III) tem as seguintes funções (Figura 10.9):

- Motor para o músculo estriado de quatro dos seis músculos extrínsecos do bulbo do olho (*músculos retos superior, medial e inferior e oblíquo inferior*) e *levantador da pálpebra superior*; daí o nome do nervo
- Inervação parassimpática através do gânglio ciliar para o músculo liso do esfíncter da pupila, responsável pela constrição da pupila, e o músculo ciliar, responsável pela *acomodação* (possibilitando que a lente se torne mais arredondada) para a visão de perto.

O NC III é o principal nervo motor para os músculos intrínsecos e extrínsecos do bulbo do olho. Emerge do mesencéfalo, perfura a dura-máter lateralmente ao diafragma da sela que serve como teto sobre a hipófise, depois atravessa o teto e a parede lateral do *seio cavernoso*. O NC III deixa a cavidade craniana e entra na órbita através da *fissura orbital superior*. Nessa fissura, o NC III se segmenta em uma **divisão superior** (que supre os músculos reto superior e levantador da pálpebra superior) e uma **divisão inferior** (que supre os músculos retos inferior e medial e oblíquo inferior). A divisão inferior também conduz fibras parassimpáticas pré-ganglionares (eferentes viscerais) para o *gânglio ciliar*, onde fazem sinapse (Figura 10.5; Quadro 10.3). As fibras pós-ganglionares desse gânglio seguem até o bulbo do olho nos *nervos ciliares curtos* para inervar o corpo ciliar e o músculo esfíncter da pupila (ver Figura 8.51 no Capítulo 8, *Cabeça*).

Pontos-chave: Nervo óptico

■ Os nervos ópticos (NC II) têm fibras sensitivas responsáveis pelo sentido especial da visão. ■ As fibras do nervo óptico originam-se de células ganglionares na retina. ■ As fibras nervosas saem da órbita através dos canais ópticos; as fibras da metade nasal da retina cruzam para o outro lado no quiasma óptico. ■ Depois, as fibras seguem através dos tratos ópticos até os corpos geniculados do tálamo, onde fazem sinapse em neurônios cujos processos formam as radiações ópticas para o córtex visual primário do lobo occipital.

Pontos-chave: Nervo oculomotor

■ Os nervos oculomotores (NC III) enviam fibras motoras somáticas para todos os músculos extrínsecos do bulbo do olho, exceto o oblíquo superior e o reto lateral. ■ Esses nervos também enviam fibras parassimpáticas pré-ganglionares para o gânglio ciliar para inervação do corpo ciliar e do músculo esfíncter da pupila. ■ Esses nervos originam-se do tronco encefálico superior (mesencéfalo) e seguem na parede lateral do seio cavernoso. ■ Esses nervos entram na órbita através das fissuras orbitais superiores e dividem-se em ramos superior e inferior.

NERVO OCULOMOTOR (NC III)

Funções: Motor somático (eferente somático geral) e motor visceral (parassimpático-eferente visceral geral).

Núcleos: Há dois núcleos oculomotores, cada um servindo a um dos componentes funcionais do nervo. O **núcleo motor somático do nervo oculomotor** está situado no mesencéfalo (Figura 10.6). O **núcleo** motor visceral (parassimpático) **acessório (Edinger-Westphal) do nervo oculomotor** situa-se posteriormente aos dois terços anteriores do núcleo motor somático (Haines & Mihailoff, 2018).

NERVO TROCLEAR (NC IV)

Funções: Motor somático (eferente somático geral) para um músculo extrínseco do bulbo do olho (oblíquo superior).

Núcleo: O **núcleo do nervo troclear** está situado no mesencéfalo, imediatamente abaixo do núcleo do nervo oculomotor (Figura 10.6).

O **nervo troclear** (NC IV) é o menor nervo craniano. Emerge da face posterior (dorsal) do mesencéfalo (é o único nervo craniano a fazer isso), seguindo anteriormente ao redor do tronco encefálico. Tem o *trajeto intracraniano*

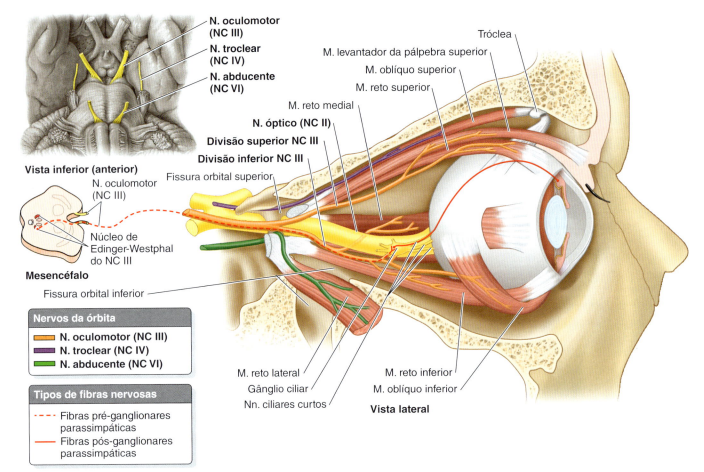

Figura 10.9 Distribuição dos nervos oculomotor (NC III), troclear (NC IV) e abducente (NC VI). O NC IV supre o músculo oblíquo superior, o NC VI supre o músculo reto lateral e o NC III supre os cinco músculos estriados extrínsecos do bulbo do olho (músculos levantador da pálpebra superior, reto superior, reto medial, reto inferior e oblíquo inferior) e dois músculos intrínsecos do bulbo do olho (músculos ciliar e esfíncter da pupila – não mostrados: ver Capítulo 8, *Cabeça*).

(*subaracnóideo*) mais longo dos nervos cranianos. O nervo troclear perfura a dura-máter na margem do tentório do cerebelo e segue anteriormente na parede lateral do seio cavernoso (Figura 10.3A a C). O NC IV atravessa a fissura orbital superior e entra na órbita, onde supre o músculo oblíquo superior – o único músculo extrínseco do bulbo do olho que usa uma roldana, ou tróclea, para redirecionar sua linha de ação (daí o nome do nervo) (Figura 10.9).

Pontos-chave: Nervo troclear

- Os nervos trocleares (NC IV) enviam fibras motoras somáticas para os músculos oblíquos superiores, que abduzem, deprimem e giram medialmente a pupila. ■ Os nervos trocleares emergem da face posterior do tronco encefálico. ■ Os nervos seguem um trajeto intracraniano longo, seguindo ao redor do tronco encefálico para atravessar a dura-máter na margem livre do tentório do cerebelo, perto do processo clinoide posterior. ■ Em seguida, os nervos passam na parede lateral do seio cavernoso, entrando na órbita através das fissuras orbitais superiores.

NERVO TRIGÊMEO (NC V)

Funções: Sensitivo somático (geral) e motor somático (branquial) para derivados do 1º arco faríngeo.

Núcleos: Existem quatro núcleos trigeminais (Figura 10.6) – um motor (**núcleo motor do nervo trigêmeo**) e três sensitivos (**núcleos mesencefálico, sensitivo principal e espinal do nervo trigêmeo**).

O **nervo trigêmeo** (NC V) é o maior nervo craniano (se for excluído o nervo óptico atípico). Emerge da face lateral da ponte do tronco encefálico por uma grande raiz sensitiva e uma pequena raiz motora (Figuras 10.2 a 10.4). As raízes do NC V são comparáveis às raízes posteriores e anteriores dos nervos espinais. O NC V é o principal nervo sensitivo somático (geral) para a cabeça (face, dentes, boca, cavidade nasal e dura-máter da cavidade craniana). A grande **raiz sensitiva do NC V** é formada principalmente pelos prolongamentos centrais dos neurônios pseudounipolares que formam o **gânglio trigeminal** (Figura 10.10). O gânglio é achatado, tem formato de crescente (daí seu nome não oficial, gânglio semilunar) e é abrigado em um recesso de dura-máter (**cavidade trigeminal**) lateral ao seio cavernoso.

Os prolongamentos periféricos dos neurônios ganglionares formam três nervos ou divisões: o *nervo oftálmico* (V$_1$), o *nervo maxilar* (V$_2$) e o componente sensitivo do *nervo mandibular* (V$_3$). Os mapas das zonas de inervação cutânea pelas três divisões assemelham-se aos mapas de dermátomos da inervação cutânea por nervos espinais (Figura 10.10A). Ao contrário dos dermátomos, porém, a superposição na inervação pelas divisões é pequena; as lesões de um único nervo resultam em áreas de parestesia bem demarcadas.

A **raiz motora do NC V** passa adjacente ao gânglio trigeminal, desviando-se dele e fundindo-se com a divisão mandibular do NC V imediatamente distal ao gânglio. As fibras motoras são distribuídas exclusivamente pelo nervo mandibular (V$_3$), fundindo-se com as fibras sensitivas à medida que o nervo atravessa o forame oval no crânio (Figuras 10.1, 10.3A a C e 10.4). Isso se assemelha ao modo como as raízes anteriores dos nervos espinais se desviam dos gânglios sensitivos dos nervos espinais, fundindo-se também com as fibras sensitivas dos nervos imediatamente distais ao gânglio, enquanto os nervos atravessam os forames intervertebrais, saindo da coluna vertebral (ver Figura 1.41 no Capítulo 1, *Visão Geral e Conceitos Básicos*). As fibras motoras do nervo mandibular são distribuídas para os músculos da mastigação, para o músculo milo-hióideo, para o ventre anterior do músculo digástrico, para o músculo tensor do véu palatino e para o músculo tensor do tímpano (ver Figura 8.76 no Capítulo 8, *Cabeça*), que são derivados do 1º arco faríngeo.

Embora o NC V não conduza fibras parassimpáticas pré-ganglionares do SNC, todos os quatro gânglios parassimpáticos estão associados a divisões do NC V. As fibras parassimpáticas pós-ganglionares dos gânglios unem-se aos ramos do NC V e são conduzidas até seus destinos juntamente com as fibras sensitivas e motoras deste nervo (Figura 10.5; Quadro 10.3).

Nervo oftálmico (V$_1$)

Ao contrário das outras duas divisões do NC V, V$_1$ não é um nervo branquial (*i. e.*, não supre derivados de arco faríngeo). Inerva estruturas derivadas do mesoderma paraxial do processo frontonasal embrionário. A associação do nervo oftálmico às outras divisões do NC V é secundária. As fibras sensitivas somáticas (gerais) do V$_1$ são distribuídas para a pele, túnicas mucosa e conjuntiva da parte anterior da cabeça e nariz (Figura 10.10).

Teste do V$_1$: A integridade dessa divisão é testada avaliando-se o reflexo corneano – o ato de tocar a córnea, que também é suprida pelo V$_1$, com um chumaço de algodão provoca um reflexo de piscar se o nervo estiver funcionando (Quadro 10.4).

Nervo maxilar (V$_2$)

V$_2$ supre derivados da proeminência maxilar do 1º arco faríngeo. Saindo da cavidade craniana através do forame redondo, suas fibras sensitivas somáticas (gerais) costumam ser distribuídas para a pele e as túnicas mucosas associadas à maxila (Figura 10.10; Quadro 10.4). O gânglio pterigopalatino (parassimpático) está associado a essa divisão do NC V, que participa da inervação das glândulas lacrimais, nasais e palatinas (Figura 10.5; Quadro 10.3).

Nervo mandibular (V$_3$)

V$_3$ supre derivados da proeminência mandibular do 1º arco faríngeo. V$_3$ é a única divisão do NC V a conduzir fibras motoras somáticas (branquiais), distribuídas para o músculo estriado derivado do mesoderma da proeminência mandibular, basicamente os músculos da mastigação. Dois gânglios parassimpáticos, o ótico e o submandibular, estão associados a essa divisão do NC V; ambos estão relacionados com a inervação das glândulas salivares.

Os Quadros 10.1 a 10.3 apresentam um resumo geral do NC V. O Quadro 10.4 resume os ramos das três divisões.

Pontos-chave: Nervo trigêmeo

- O NC V é o principal responsável pela inervação sensitiva geral da cabeça.
- Graças às suas três divisões, proporciona inervação sensitiva para a dura-máter das fossas anterior e média do crânio, pele da face, dentes, gengiva, túnica mucosa da cavidade nasal, seios paranasais e boca.
- O nervo trigêmeo (NC V) conduz fibras motoras para os músculos da mastigação, milo-hióideo, ventre anterior do músculo digástrico, tensor do tímpano e tensor do véu palatino.
- Também distribui fibras parassimpáticas pós-ganglionares da cabeça até seus destinos.
- O NC V origina-se na face lateral da ponte por duas raízes: motora e sensitiva.
- Essas raízes cruzam a parte medial da crista da parte petrosa do temporal e entram na cavidade trigeminal da dura-máter lateralmente ao corpo do esfenoide e ao seio cavernoso.
- A raiz sensitiva leva ao gânglio trigeminal; a raiz motora segue paralelamente à raiz sensitiva, depois passa ao largo do gânglio e torna-se parte do nervo mandibular (NC V$_3$).

NERVO ABDUCENTE (NC VI)

Funções: Motor somático (eferente somático geral) para um músculo extrínseco do bulbo do olho, o *reto lateral*.

Núcleo: O **núcleo abducente** está situado na ponte, perto do plano mediano (Figura 10.6).

O **nervo abducente** (NC VI) emerge do tronco encefálico entre a ponte e o bulbo e atravessa a cisterna pontocerebelar do espaço subaracnóideo, cavalgando a artéria basilar (Figura 10.3A e *detalhe*; ver também Figura 8.42 no Capítulo 8, *Cabeça*). A seguir, cada nervo abducente perfura a dura-máter e segue o *trajeto intradural mais longo* de todos os nervos cranianos dentro da cavidade craniana – isto é, seu ponto de entrada na dura-máter que reveste o clivo é o mais distante de sua saída do crânio através da fissura orbital superior. Durante seu trajeto intradural, faz uma curva aguda sobre a crista da parte petrosa do temporal e depois atravessa o seio cavernoso, circundado pelo sangue venoso, da mesma maneira que a

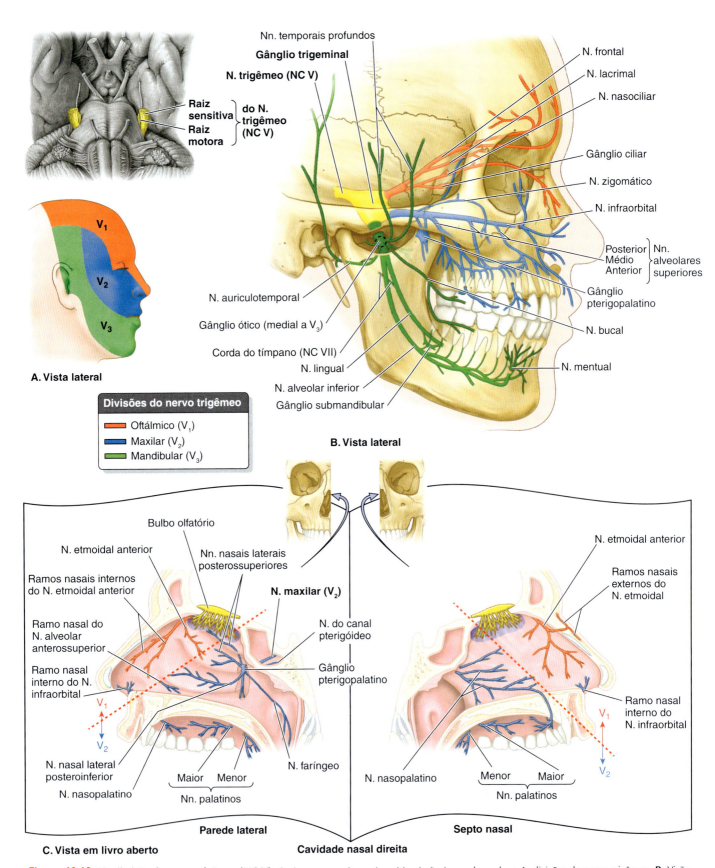

Figura 10.10 Distribuição do nervo trigêmeo (NC V). **A.** As zonas cutâneas (sensitivas) são inervadas pelas três divisões do nervo trigêmeo. **B.** Visão geral. Cada divisão do nervo craniano supre a pele e as túnicas mucosas e envia um ramo para a dura-máter das fossas anterior e média do crânio. Cada divisão está associada a um ou dois gânglios parassimpáticos e conduz as fibras parassimpáticas pós-ganglionares daquele gânglio: V₁, para o gânglio ciliar; V₂, para o gânglio pterigopalatino; e V₃, para os gânglios submandibular e ótico. **C.** Vista em livro aberto da inervação da parede lateral e do septo da cavidade nasal e palato. V₁ supre as partes anterossuperiores da cavidade, e V₂, as partes posteroinferiores e o palato.

Quadro 10.4 Resumo das divisões do nervo trigêmeo (NC V).

Divisões/Distribuições	Ramos

N. oftálmico (V₁)
Somente sensitivo
Atravessa a fissura orbital superior em direção da órbita
Supre córnea, túnica conjuntiva superior, túnica mucosa da cavidade nasal anterossuperior, seios esfenoidal e etmoidal, dura-máter anterior e supratentorial, pele do dorso do nariz, pálpebra superior, fronte e couro cabeludo
 	
Sensitivo somático V₁
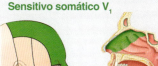
	N. tentorial (um ramo meníngeo)
	N. lacrimal
	   Ramo comunicante do N. zigomático
	N. frontal
	   N. supraorbital
	   N. supratroclear
	N. nasociliar
	   Raiz sensitiva do gânglio ciliar
	   Nn. ciliares curtos
	   Nn. ciliares longos
	   Nn. etmoidais anterior e posterior
	   Nn. infratrocleares

N. maxilar (V₂)
Somente sensitivo
Atravessa o forame redondo para a fossa pterigopalatina
Supre a dura-máter da parte anterior da fossa média do crânio; túnica conjuntiva da pálpebra inferior; túnica mucosa da cavidade nasal posteroinferior, seio maxilar, palato e parte anterior do vestíbulo da boca superior; dentes superiores; e pele da região lateral do nariz, pálpebra inferior, parte anterior da bochecha e lábio superior
 	
Sensitivo somático V₂
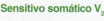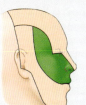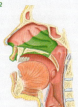
	Ramo meníngeo
	N. zigomático
	   Ramo zigomaticofacial
	   Ramo zigomaticotemporal
	   Ramo comunicante para o N. lacrimal
	Ramos ganglionares para (raiz sensitiva do) gânglio pterigopalatino
	Ramos alveolares superiores posteriores
	N. infraorbital
	   Ramos alveolares superiores anteriores e médios
	   Ramos labiais superiores
	   Ramos palpebrais inferiores
	   Ramos nasais externos
	Nn. palatinos maiores
	   Nn. nasais laterais posteroinferiores
	Nn. palatinos menores
	Ramos nasais laterais posterossuperiores
	N. nasopalatino
	N. faríngeo

N. mandibular (V₃)
Sensitivo e motor
Atravessa o forame oval para a fossa infratemporal
Responsável pela inervação sensitiva da túnica mucosa dos dois terços anteriores da língua, do assoalho da boca e das partes inferiores posterior e anterior do vestíbulo da boca; dentes inferiores e pele do lábio inferior, das regiões bucal, parotídea e temporal da face; e orelha externa (orelha, meato acústico externo superior e membrana timpânica)
Inervação motora para os quatro músculos da mastigação: M. milo-hióideo, ventre anterior do M. digástrico, M. tensor do véu palatino e M. tensor do tímpano
 	
Sensitivo somático V₃   Motor somático V₃
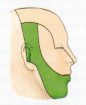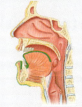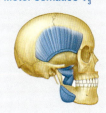
	Ramos sensitivos somáticos (gerais)
	   Ramo meníngeo
	   N. bucal
	   N. auriculotemporal
	   N. lingual
	   N. alveolar inferior
	      Plexo dental inferior
	      N. mentual
	Ramos somáticos (branquiomotores)
	   N. massetérico
	   Nn. temporais profundos
	   Nervos para os Mm. pterigóideos medial e lateral
	   Nervo para o M. milo-hióideo (e ventre anterior do M. digástrico)
	   Nervo para o M. tensor do véu palatino
	   Nervo para o M. tensor do tímpano

artéria carótida interna, a qual segue paralelamente no seio (Figura 10.3A a C). O NC VI atravessa o *anel tendíneo comum* quando entra na órbita (ver Figura 8.55 no Capítulo 8, *Cabeça*), seguindo sobre e penetrando a face medial do músculo reto lateral, que abduz a pupila (Figura 10.9).

> **Pontos-chave: Nervo abducente**
>
> ■ Os nervos abducentes (NC VI) conduzem fibras motoras somáticas para os músculos retos laterais dos bulbos dos olhos. ■ Os nervos originam-se da ponte, perfuram a dura-máter no clivo, atravessam o seio cavernoso e as fissuras orbitais superiores e entram nas órbitas.

NERVO FACIAL (NC VII)

Funções: *Sensitivo* – sensitivo especial (paladar) e sensitivo somático (geral). *Motor* – motor somático (branquial) e motor visceral (parassimpático). Também carreia fibras proprioceptivas dos músculos que supre, embora os músculos da expressão facial incluam relativamente poucos fusos musculares (mecanorreceptores para estiramento muscular), de modo que há menos fibras sensitivas proprioceptivas do que em outros nervos motores (Haines & Mihailoff, 2018).

Núcleos: O **núcleo motor do nervo facial** é um núcleo branquiomotor na parte anterolateral da ponte do tronco encefálico (Figura 10.6). Os corpos celulares dos neurônios sensitivos primários estão situados no gânglio geniculado (Figura 10.11). Os prolongamentos centrais dos neurônios associados ao paladar terminam nos núcleos do trato solitário no bulbo. Os prolongamentos daqueles relacionados com a sensibilidade geral (dor, tato e temperatura) da região ao redor da orelha externa terminam no *núcleo espinal do nervo trigêmeo* (Figura 10.5).

O **nervo facial** (NC VII) emerge da junção da ponte com o bulbo como duas divisões: a raiz motora e o nervo intermédio (Figura 10.2; Quadro 10.1). A **raiz motora**, maior (nervo facial propriamente dito), inerva os músculos da expressão facial, e o **nervo intermédio**, menor, conduz fibras sensitivas somáticas, parassimpáticas, pré-sinápticas e do paladar. Durante seu trajeto, NC VII atravessa a fossa posterior do crânio, o meato acústico interno, o canal facial, o forame estilomastóideo do temporal e a glândula parótida (Figura 10.11A e B). Após atravessar o meato acústico interno, o nervo prossegue por uma curta distância anteriormente no temporal e depois faz uma volta abrupta posteriormente para seguir ao longo da parede medial da cavidade timpânica. A curva aguda, o **joelho do nervo facial**, é o local do **gânglio geniculado**, gânglio sensitivo do NC VII. Ao atravessar o temporal dentro do canal facial (Figura 10.11A; ver Figura 8.116B no Capítulo 8, *Cabeça*), o NC VII dá origem ao/à:

- Nervo petroso maior
- Nervo para o músculo estapédio
- Corda do tímpano.

Em seguida, após percorrer o *mais longo trajeto intraósseo* de todos os nervos cranianos, o NC VII emerge do crânio através do *forame estilomastóideo* (ver Figura 8.16B no Capítulo 8, *Cabeça*); dá origem ao ramo auricular posterior; entra na *glândula parótida*; e forma o plexo intraparotídeo, que dá origem aos seguintes cinco ramos motores terminais: temporal, zigomático, bucal, marginal da mandíbula e cervical (ver Figura 8.16 no Capítulo 8, *Cabeça*).

Motor somático (branquial)

Como nervo do 2º arco faríngeo embrionário, o nervo facial supre músculos estriados derivados de seu mesoderma, principalmente os músculos da expressão facial e os músculos da orelha. Também supre os ventres posteriores dos músculos digástrico, estilo-hióideo e estapédio.

Motor visceral (parassimpático)

A Figura 10.11B a D mostra a distribuição motora visceral (parassimpática) do nervo facial. O NC VII envia fibras parassimpáticas pré-ganglionares para o *gânglio pterigopalatino*, para inervação das glândulas lacrimais, nasais, palatinas e faríngeas e para o *gânglio submandibular*, para inervação das glândulas salivares sublinguais e submandibulares. O gânglio pterigopalatino está associado ao nervo maxilar (NC V_2), que distribui suas fibras pós-ganglionares, enquanto o gânglio submandibular está associado ao nervo mandibular (NC V_3). A distribuição das fibras motoras e sensitivas viscerais para ou através dos gânglios parassimpáticos supridos pelo nervo facial e alguns outros nervos cranianos está resumida na Figura 10.5 e no Quadro 10.3. As fibras parassimpáticas fazem sinapse nesses gânglios, enquanto as fibras simpáticas e sensitivas os atravessam.

Sensitivo somático (geral)

Algumas fibras provenientes do gânglio geniculado acompanham o ramo auricular do nervo vago para suprir pequenas áreas de pele nas duas faces da orelha externa, na região da concha da orelha e na abertura do meato acústico interno.

Sensitivo especial (paladar)

Fibras periféricas de neurônios sensitivos do gânglio geniculado são carreadas pelo corda do tímpano. Elas se unem ao *nervo lingual* do NC V_3 na fossa infratemporal para suprir os cálculos gustatórios (também conhecidos como botões gustativos) dos dois terços anteriores da língua e do palato mole (Figura 10.11B). Fibras centrais dos neurônios passam para o tronco encefálico via nervo intermédio.

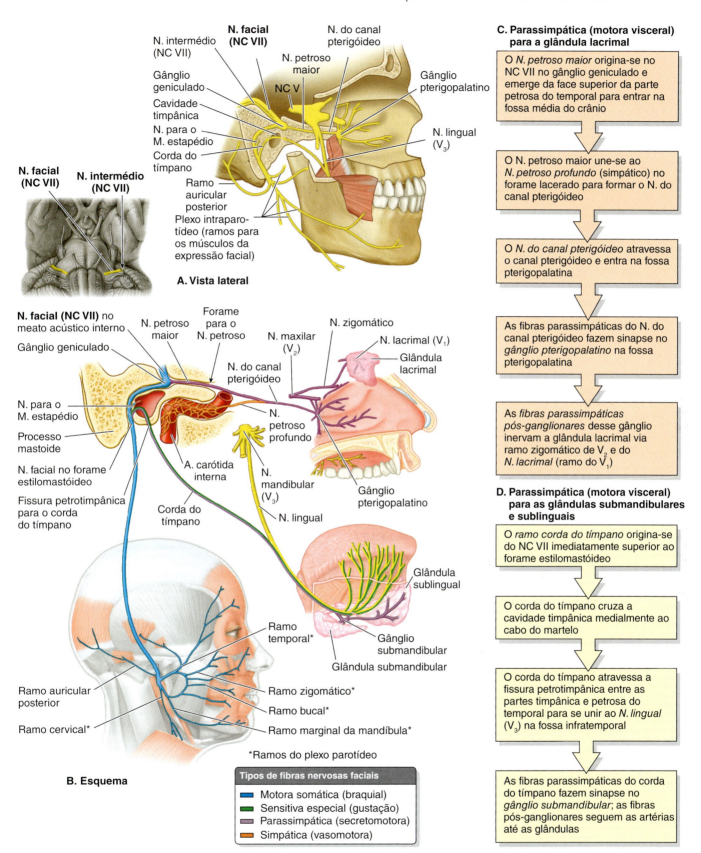

Figura 10.11 Distribuição do nervo facial (NC VII). **A.** Trajeto intraósseo e ramos do nervo facial. **B.** Distribuição das fibras do nervo facial. O NC VII supre (1) inervação motora somática (branquial) para derivados do 2º arco faríngeo (músculos da expressão facial, inclusive os músculos auricular e occipitofrontal, além do músculo estapédio e do ventre posterior dos músculos digástrico e estilo-hióideo); (2) fibras sensitivas especiais (paladar) e parassimpáticas pré-ganglionares (secretomotoras) para a região anterior da língua e o gânglio submandibular através do corda do tímpano; e (3) fibras parassimpáticas pré-ganglionares (secretomotoras) para o gânglio pterigopalatino via nervo petroso maior. **C.** Inervação parassimpática da glândula lacrimal. **D.** Inervação parassimpática das glândulas submandibular e sublingual.

> ### Pontos-chave: Nervo facial
>
> ■ Os nervos faciais (NC VII) enviam fibras motoras para os músculos estapédio, ventre posterior do músculo digástrico, estilo-hióideo, faciais e do couro cabeludo. ■ Também enviam fibras parassimpáticas pré-ganglionares através do nervo intermédio (raiz menor do NC VII) destinadas aos gânglios pterigopalatino e submandibular através dos nervos petroso maior e corda do tímpano, respectivamente. ■ O NC VII é sensitivo para parte da pele do meato acústico externo e, através do nervo intermédio, é sensitivo para o paladar dos dois terços anteriores da língua e o palato mole. ■ O NC VII origina-se da margem posterior da ponte e atravessa o meato acústico interno e o canal facial na parte petrosa do temporal. ■ O NC VII sai através do forame estilomastóideo; seu principal tronco forma o plexo nervoso intraparotídeo.

> ### Pontos-chave: Nervo vestibulococlear
>
> ■ Os nervos vestibulococleares (NC VIII) conduzem fibras relacionadas com os sentidos especiais da audição, do equilíbrio e do movimento. ■ Os nervos originam-se do sulco entre a ponte e o bulbo. ■ Atravessam o meato acústico interno e dividem-se nos nervos coclear e vestibular. ■ O nervo coclear é sensitivo para o órgão espiral (para o sentido da audição). ■ O nervo vestibular é sensitivo para as cristas ampulares dos ductos semicirculares e as máculas do sáculo e utrículo (para o sentido do equilíbrio e movimento).

NERVO VESTIBULOCOCLEAR (NC VIII)

Funções: Sensitivo especial (aferente somático especial) – isto é, para os sentidos especiais da audição, do equilíbrio e do movimento (aceleração/desaceleração).

Núcleos: Os **núcleos vestibulares** estão localizados na junção da ponte e do bulbo do tronco encefálico na parte lateral do assoalho do quarto ventrículo; os **núcleos cocleares** anterior e posterior estão no bulbo (Figura 10.6).

O **nervo vestibulococlear** (NC VIII) emerge da junção da ponte e do bulbo e entra no *meato acústico interno* (Figuras 10.2, 10.3A, 10.4 e 10.12). Aí divide-se nos nervos vestibular e coclear:

- O **nervo vestibular** é formado pelos prolongamentos centrais de neurônios bipolares no **gânglio vestibular**. Os prolongamentos periféricos dos neurônios estendem-se até as *máculas do utrículo e sáculo* (sensíveis à aceleração linear e à força da gravidade em relação à posição da cabeça) e até as cristas ampulares dos ductos semicirculares (sensíveis à aceleração rotacional)
- O **nervo coclear** é formado pelos prolongamentos centrais dos neurônios bipolares no **gânglio espiral** da cóclea; os prolongamentos periféricos dos neurônios estendem-se até o órgão espiral para prover o sentido da audição.

No meato acústico interno, as duas divisões do NC VIII são acompanhadas pela raiz motora e pelo nervo intermédio do NC VII e pela artéria do labirinto (Figura 10.3A; ver também Figuras 8.42 e 8.43 no Capítulo 8, *Cabeça*).

NERVO GLOSSOFARÍNGEO (NC IX)

Funções: *Sensitivo* – sensitivo somático (geral), sensitivo especial (paladar) e sensitivo visceral. *Motor* – motor somático (branquial) e motor visceral (parassimpático) para derivados do 3º arco faríngeo.

Núcleos: Quatro núcleos no bulbo enviam ou recebem fibras via NC IX: dois motores (*núcleo ambíguo* e **núcleo salivatório inferior**) e dois sensitivos (*núcleos principais do nervo trigêmeo* [NC V] e *núcleos do trato solitário*). Três desses núcleos (em itálico) são compartilhados com o NC X (Figura 10.6).

O **nervo glossofaríngeo** (NC IX) emerge da face lateral do bulbo, segue anterolateralmente e deixa o crânio através da face anterior do *forame jugular* (Figuras 10.13 e 10.14). Neste forame estão os **gânglios sensitivos superior** e **inferior do NC IX**, que contêm os corpos celulares pseudounipolares para os componentes aferentes do nervo. O NC IX segue o *músculo estilofaríngeo*, o único que o nervo supre, e passa entre os músculos constritores superior e médio da faringe para chegar à parte oral da faringe e à língua. Envia fibras sensitivas para o *plexo faríngeo de nervos*. O NC IX é aferente da língua e da faringe (daí seu nome) e eferente para o músculo estilofaríngeo e a glândula parótida.

Motor somático (branquial)

As fibras motoras seguem para o músculo estilofaríngeo, derivado do 3º arco faríngeo.

Motor visceral (parassimpático)

Seguindo um trajeto tortuoso que inicialmente inclui o nervo timpânico, fibras parassimpáticas pré-ganglionares são levadas ao *gânglio ótico* para inervação da glândula parótida (Figura 10.15). O gânglio ótico está associado ao nervo mandibular (V_3), cujos ramos conduzem fibras parassimpáticas pós-ganglionares para a glândula parótida.

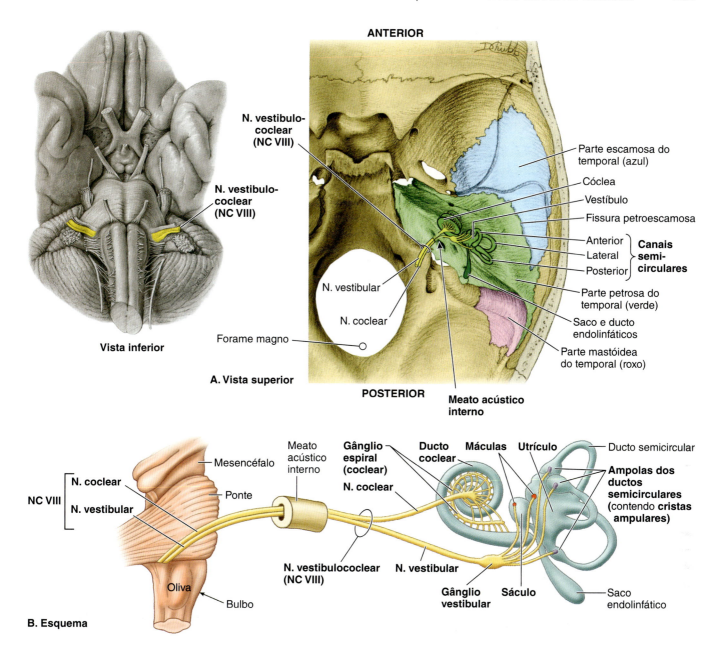

Figura 10.12 Nervo vestibulococlear (NC VIII). **A.** Localização do labirinto ósseo da orelha interna no temporal. **B.** Inervação da cóclea. O nervo coclear do NC VIII fornece inervação para o sentido da audição, e a inervação do aparelho vestibular é fornecida pelo nervo vestibular do NC VIII, para equilíbrio e movimento.

Sensitivo somático (geral)

Os ramos sensitivos gerais do NC IX são os seguintes (Figura 10.13):

- O *nervo timpânico* passa via canalículo timpânico entre o canal carótico e o forame jugular para formar o plexo timpânico na cavidade timpânica. O plexo fornece inervação sensitiva para a túnica mucosa da cavidade timpânica, do antro das células mastóideas e da parte posterolateral da tuba auditiva

- *Nervos faríngeo, tonsilar* e *lingual* para a túnica mucosa da parte oral da faringe e o istmo das fauces, inclusive a tonsila palatina, o palato mole e o terço posterior da língua. Além da sensibilidade geral (tato, dor, temperatura), os estímulos táteis (reais ou ameaças) considerados incomuns ou desagradáveis podem provocar **reflexo de vômito** ou até mesmo vômito. O reflexo faríngeo (reflexo do vômito) não ocorre em cerca de 37% dos indivíduos normais (Davies et al., 1995). O NC IX representa o ramo aferente (sensitivo) do reflexo faríngeo, enquanto o ramo eferente (motor) é via nervo vago (NC X).

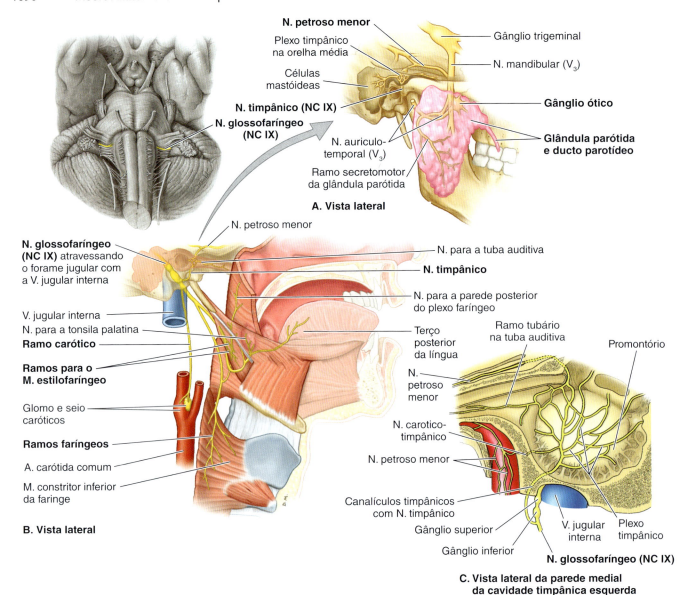

Figura 10.13 Distribuição do nervo glossofaríngeo (NC IX). **A.** Componente parassimpático do NC IX. O nervo fornece fibras secretoras pré-sinápticas ao gânglio ótico; as fibras pós-sinápticas passam para a glândula parótida através do nervo auriculotemporal (NC V₃). **B.** Faringe e estruturas parafaríngeas. O NC IX é motor para um músculo faríngeo, o estilofaríngeo. Ele também transporta fibras sensitivas do glomo carótico e do seio carótico, transmitindo informações sobre a pressão arterial e os níveis gasosos, bem como a sensação somática (geral) de orelha interna, faringe e fauces e paladar da parte posterior da língua. **C.** Orelha média (cavidade timpânica e tuba auditiva) e gânglio ótico.

Sensitivo especial (paladar)

Fibras gustativas são conduzidas do terço posterior da língua até os gânglios sensitivos inferiores do NC IX (Figura 10.14). A Figura 10.13 apresenta detalhes sobre a distribuição do NC IX.

Sensitivo visceral

O *ramo carótico* do NC IX supre o seio carótico, um barorreceptor (pressorreceptor) sensível a alterações da pressão arterial, e o *glomo carótico*, um quimiorreceptor sensível aos gases do sangue (níveis de oxigênio e dióxido de carbono).

Pontos-chave: Nervo glossofaríngeo

■ O nervo glossofaríngeo (NC IX) envia fibras motoras somáticas para o músculo estilofaríngeo e fibras motoras viscerais (parassimpáticas pré-ganglionares) para o gânglio ótico para inervação da glândula parótida. ■ Também envia fibras sensitivas para o terço posterior da língua (incluindo paladar), faringe, cavidade timpânica, tuba auditiva, glomo e seio caróticos. ■ Os nervos originam-se da extremidade rostral do bulbo e saem do crânio através dos forames jugulares. ■ Seguem entre os músculos constritores superior e médio da faringe até a fossa tonsilar e entram no terço posterior da língua.

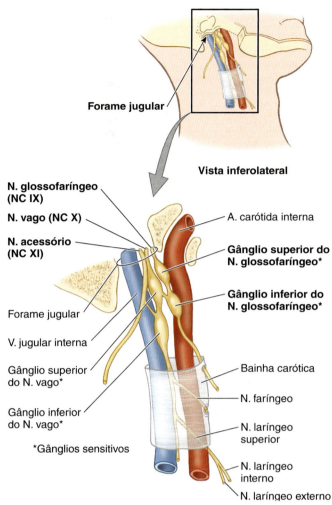

Figura 10.14 Relação das estruturas que atravessam o forame jugular. Os NC IX, NC X e NC XI estão, em ordem numérica, anteriores à veia jugular interna ao atravessarem o forame. Situam-se imediatamente posteriores à artéria carótida interna quando emergem do forame. Os gânglios sensitivos superior e inferior do NC IX e do NC X são espessamentos desses nervos imediatamente inferiores à sua saída do crânio.

NERVO VAGO (NC X)

Funções: *Sensitivo* – sensitivo somático (geral), sensitivo especial (paladar), sensitivo visceral. *Motor* – motor somático (branquial) e motor visceral (parassimpático).

- Sensitivo somático (geral) na parte inferior da faringe e na laringe. O nervo vago (NC X) representa o ramo aferente (sensitivo) do **reflexo da tosse** estimulado por irritantes estranhos, evitando aspiração e infecção
- Sensitivo visceral nos órgãos torácicos e abdominais
- Paladar e sensibilidade somática (geral) a partir da raiz da língua e dos calículos gustatórios na epiglote. Ramos do nervo laríngeo interno (um ramo do NC X) suprem uma pequena área, principalmente sensitivos somáticos (geral), mas também responsável por alguma sensibilidade especial (paladar)

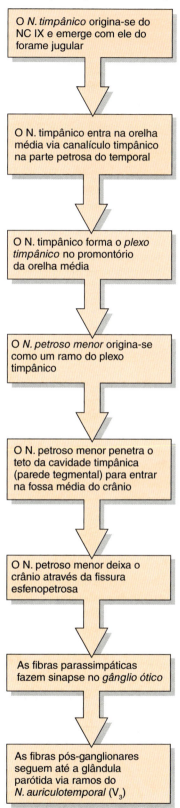

Figura 10.15 Inervação parassimpática pelo nervo glossofaríngeo (NC IX). O NC IX envia fibras parassimpáticas pré-ganglionares (secretomotoras) para o gânglio ótico por uma via contorcida; as fibras pós-ganglionares seguem do gânglio até a glândula parótida via nervo auriculotemporal (Figura 10.13B).

- Motor somático (branquial) para o palato mole; faringe; músculos intrínsecos da laringe (fonação); e um músculo extrínseco nominal da língua, o palatoglosso, que é, na verdade, um músculo palatino com base em sua derivação e inervação
- Proprioceptivo para os músculos citados anteriormente
- Motor visceral (parassimpático) para as vísceras torácicas e abdominais.

Núcleos: *Sensitivos* – núcleo principal do nervo trigêmeo (sensitivo somático) e núcleos do trato solitário (paladar e sensitivo visceral). *Motores* – núcleo ambíguo (motor somático [branquial]) e **núcleo posterior do nervo vago** (motor visceral [parassimpático]) (Figura 10.6).

O **nervo vago** (NC X) tem o trajeto mais longo e a distribuição mais extensa de todos os nervos cranianos, na sua maior parte fora da (inferiormente à) cabeça. O termo *vago* é derivado do latim *vagari*, que significa "errante". O NC X foi assim denominado devido à sua extensa distribuição desde a cabeça até o corpo (Quadro 10.5). Origina-se por uma série de radículas da face lateral do bulbo que se fundem e deixam o crânio através do *forame jugular* posicionado entre o NC IX e o NC XI (Figuras 10.14 e 10.16).

O que antigamente era denominado "raiz craniana do nervo acessório" é, na verdade, uma parte do NC X (Figura 10.17). O NC X tem um *gânglio superior* no forame jugular que está relacionado principalmente ao componente sensitivo geral do nervo. Inferiormente ao forame há um *gânglio inferior* (gânglio nodoso) associado aos componentes sensitivos especiais e viscerais do nervo (Figura 10.14). Na região do gânglio superior há conexões para o NC IX e para o gânglio cervical superior (simpático). O NC X continua inferiormente na *bainha carótica* até a raiz do pescoço (ver Capítulo 9, *Pescoço*), enviando ramos para o palato, a faringe e a laringe e ramos cardíacos para os plexos cardíaco e pulmonar (Figura 10.16; Quadro 10.5).

Os trajetos dos nervos vagos são assimétricos no tórax, uma consequência das transições dos grandes vasos e da rotação do intestino médio durante o desenvolvimento (ver Capítulo 4, *Tórax*, e Capítulo 5, *Abdome*). O NC X envia ramos para os plexos motores e sensitivos mistos que suprem o coração, os brônquios, os pulmões e o esôfago. Os **troncos vagais anterior** e **posterior** são continuações do *plexo esofágico* situado ao redor do esôfago, que também recebe ramos dos troncos simpáticos. Os troncos passam com o esôfago através do diafragma até o abdome, onde dividem-se em ramos que inervam o estômago e o sistema digestório até a flexura esquerda do colo.

Pontos-chave: Nervo vago

■ Os nervos vagos (NC X) enviam fibras motoras para os músculos voluntários da laringe e da parte superior do esôfago. ■ Eles também enviam fibras motoras viscerais (parassimpáticas pré-sinápticas) para os músculos involuntários e as glândulas (1) da árvore traqueobronquial e do esôfago via plexos pulmonar e esofágico, (2) para o coração via plexo cardíaco e (3) para o sistema digestório até a flexura esquerda do colo via troncos vagais. ■ Os nervos vagos também enviam fibras sensitivas para a faringe, laringe e vias aferentes reflexas dessas mesmas áreas. ■ Originam-se de 8 a 10 radículas nas faces laterais do bulbo do tronco encefálico. Entram no mediastino superior posteriormente às articulações esternoclavicular e veias braquiocefálicas. ■ Os nervos dão origem aos nervos recorrentes direito e esquerdo e, então, a partir do plexo esofágico, transformam-se nos troncos vagais anterior e posterior, que continuam até o abdome.

NERVO ACESSÓRIO (NC XI)

Funções: Motor somático para os músculos esternocleidomastóideo e trapézio.

Núcleos: O nervo acessório origina-se do **núcleo do nervo acessório**, uma coluna de neurônios motores do corno anterior nos cinco ou seis segmentos cervicais superiores da medula espinal (Figura 10.6).

A tradicional "raiz craniana" do NC XI é, na verdade, uma parte do NC X (Lachman et al., 2002). Pode apresentar-se unida por uma curta distância ao **nervo acessório** (NC XI) (Figura 10.17). O NC XI emerge como uma série de radículas dos cinco ou seis primeiros segmentos cervicais da medula espinal. O nervo acessório une-se ao NC X temporariamente durante a travessia do *forame jugular*, separando-se novamente depois que saem (Figura 10.14). O NC XI desce ao longo da artéria carótida interna, penetra o músculo esternocleidomastóideo e o inerva, e emerge do músculo perto do meio de sua margem posterior. A seguir, o NC XI cruza a região cervical posterior e passa profundamente à margem superior do músculo trapézio para descer sobre sua face profunda, enviando vários ramos para o músculo. Os ramos do plexo cervical que conduzem fibras sensitivas dos nervos espinais C2–C4 unem-se ao nervo acessório na região cervical posterior, dotando esses músculos de fibras álgicas e proprioceptivas.

Pontos-chave: Nervo acessório

■ Os nervos acessórios (NC XI) enviam fibras motoras somáticas para os músculos esternocleidomastóideo e trapézio. ■ Os nervos originam-se como radículas das laterais da medula espinal nos cinco ou seis segmentos cervicais superiores. ■ Ascendem até a cavidade craniana através do forame magno e saem através dos forames jugulares, cruzando a região cervical lateral, onde as fibras proprioceptivas e para dor do plexo cervical se juntam aos nervos.

Capítulo 10 ■ Resumo dos Nervos Cranianos   1093

Quadro 10.5 Resumo do nervo vago (NC X).

Divisões (partes)	Ramos
Craniana Os nervos vagos originam-se por uma série de radículas do bulbo (inclui a raiz craniana tradicional do NC XI)	Ramo meníngeo para a dura-máter (sensitivo; na verdade, fibras de neurônios do gânglio do nervo espinal C2 que seguem junto com o N. vago) Ramo auricular
Cervical Sai do crânio/entra no pescoço através do forame jugular; os Nn. vagos direito e esquerdo entram nas bainhas caróticas e continuam até a raiz do pescoço	Ramos faríngeos para o plexo faríngeo (motores) Ramos cardíacos cervicais (parassimpáticos, aferentes viscerais) N. laríngeo superior (misto), ramos internos (sensitivos) e externos (motores) N. laríngeo recorrente direito (misto)
Torácica Os nervos vagos entram no tórax através da abertura superior do tórax; o N. vago esquerdo contribui para o plexo esofágico anterior; o N. vago direito, para o plexo posterior; formam os troncos vagais anterior e posterior	N. laríngeo recorrente esquerdo (misto; todos os ramos distais conduzem fibras parassimpáticas e aferentes viscerais para estímulos reflexos) Ramos cardíacos torácicos Ramos pulmonares Plexo esofágico
Abdominal Os troncos vagais anterior e posterior entram no abdome através do hiato esofágico no diafragma; distribuem-se de modo assimétrico	Ramos esofágicos Ramos gástricos Ramos hepáticos Ramos celíacos (do tronco vagal posterior) Ramo pilórico (do tronco vagal anterior) Ramos renais Ramos intestinais (para a flexura esquerda do colo)

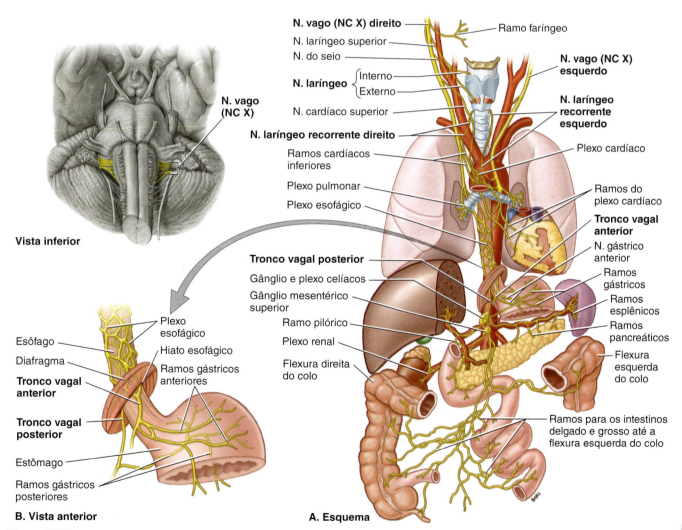

Figura 10.16 Distribuição do nervo vago (NC X). **A.** Visão geral. Após dar origem aos ramos palatino, faríngeo e laríngeo, o NC X desce até o tórax. Os nervos laríngeos recorrentes ascendem até a laringe, o esquerdo a partir de um nível inferior (torácico). No abdome, os troncos vagais anterior e posterior mostram assimetria ainda maior ao inervarem a parte terminal do esôfago, estômago e trato intestinal distalmente até a flexura esquerda do colo. **B.** Transição da parte inferior do plexo esofágico para os troncos vagais anterior e posterior.

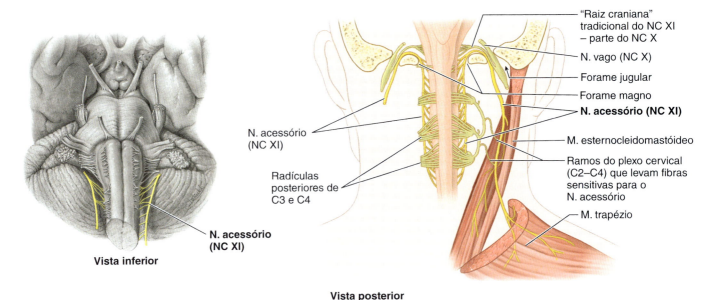

Figura 10.17 Distribuição do nervo acessório (NC XI).

NERVO HIPOGLOSSO (NC XII)

Funções: Motor somático para os músculos intrínsecos e extrínsecos da língua – estiloglosso, hioglosso e genioglosso.

O **nervo hipoglosso** (NC XII) origina-se do bulbo como um nervo exclusivamente motor por meio de várias radículas e deixa o crânio através do *canal do nervo hipoglosso* (Figuras 10.2 e 10.3). Após sair da cavidade craniana, o NC XII se une a um ramo ou ramos do plexo cervical que conduzem fibras motoras somáticas gerais dos nervos espinais C1 e C2 e fibras sensitivas somáticas (gerais) do gânglio sensitivo espinal de C2 (Figura 10.18). Essas fibras nervosas espinais "pegam carona" com o NC XII para chegar aos músculos hióideos, e algumas das fibras sensitivas seguem retrogradamente para chegar à dura-máter da fossa posterior do crânio (ver Figura 8.34B no Capítulo 8, *Cabeça*). O NC XII segue inferiormente, medialmente ao ângulo da mandíbula, e depois se curva anteriormente para entrar na língua (Figura 10.18).

O NC XII termina em muitos ramos que suprem todos os músculos extrínsecos da língua, exceto o palatoglosso (um músculo palatino). O NC XII tem os seguintes ramos:

- Um **ramo meníngeo**, que retorna ao crânio através do canal do nervo hipoglosso e inerva a dura-máter no assoalho e parede posterior da fossa posterior do crânio. As fibras nervosas conduzidas são do gânglio sensitivo do nervo espinal C2, não sendo, portanto, fibras do nervo hipoglosso
- A **raiz superior da alça cervical** ramifica-se do NC XII para suprir os músculos infra-hióideos (esterno-hióideo, esternotireóideo e omo-hióideo). Esse ramo conduz apenas fibras do plexo cervical (a alça entre os ramos anteriores de C1 e C2) que se uniram ao nervo fora da cavidade craniana, não às fibras do nervo hipoglosso (Figura 10.18). Algumas fibras continuam além da origem da raiz superior para chegar ao músculo tíreo-hióideo
- Os **ramos linguais** terminais suprem os músculos estiloglosso, hioglosso, genioglosso e intrínsecos da língua.

Pontos-chave: Nervo hipoglosso

■ Os nervos hipoglossos (NC XII) enviam fibras motoras somáticas para os músculos intrínsecos e extrínsecos da língua, com exceção do palatoglosso (na verdade, um músculo do palato). ■ Originam-se por várias radículas entre as pirâmides e as olivas do bulbo. ■ Atravessam os canais dos nervos hipoglossos e seguem inferior e anteriormente, passando medialmente aos ângulos da mandíbula e entre os músculos milo-hióideo e hipoglosso para chegar aos músculos da língua.

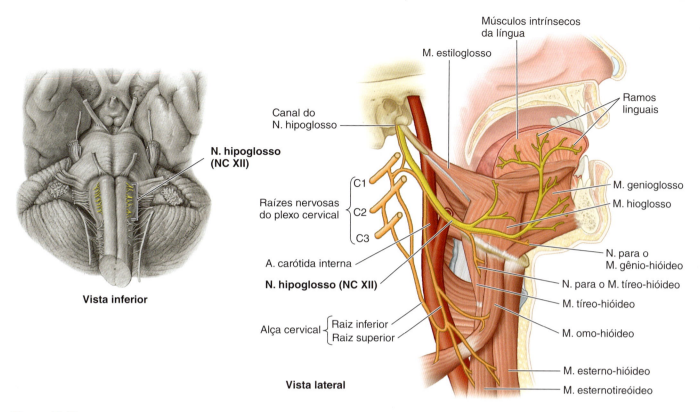

Figura 10.18 Distribuição do nervo hipoglosso (NC XII). O NC XII deixa o crânio através do canal do nervo hipoglosso e passa profundamente à mandíbula para entrar na língua, onde supre todos os músculos intrínsecos e extrínsecos da língua, exceto o palatoglosso. O NC XII recebe, imediatamente distal ao canal do nervo hipoglosso, um ramo que conduz fibras da alça de C1 e C2 do plexo cervical. Essas fibras seguem junto com o NC XII, deixando-o como a raiz superior da alça cervical e o nervo para o músculo tíreo-hióideo. Os nervos espinais cervicais, não o NC XII, suprem os músculos infra-hióideos.

ANATOMIA CLÍNICA

NERVOS CRANIANOS

Lesões dos nervos cranianos

 O Quadro 10.6 resume algumas lesões comuns dos nervos cranianos, indicando o tipo ou local de lesão e os achados anormais. A lesão dos nervos cranianos é uma complicação frequente da fratura na base do crânio. Além disso, o movimento excessivo do encéfalo no crânio pode causar ruptura ou contusão das fibras dos nervos cranianos, sobretudo do NC I. A paralisia causada por traumatismo pode não ser detectada por vários dias. Além disso, lesões de nervos cranianos também ocorrem comumente quando há lesão traumática da cabeça. Isso deve ser lembrado para não ocorrer demora no diagnóstico e na intervenção (Higgins et al., 2022). Além disso, os nervos cranianos podem ser lesionados quando a cirurgia é realizada em estruturas adjacentes.

Em vista de sua localização dentro da cavidade craniana fechada, das posições relativamente fixas e, às vezes, das relações próximas com estruturas ósseas ou vasculares, as partes intracranianas de alguns nervos cranianos também são suscetíveis à compressão por um tumor ou aneurisma. Nesses casos, o início dos sintomas geralmente é gradual, e os efeitos dependem do grau de pressão exercida. Por causa de sua proximidade com o seio cavernoso, NC III, NC IV, NC V_1 e principalmente NC VI são suscetíveis a compressão ou lesão relacionada a doenças (infecções, tromboflebites) do seio.

NERVO OLFATÓRIO (NC I)

Anosmia: perda do olfato

Muitas vezes a perda do olfato (anosmia) está associada a infecções respiratórias altas, doenças dos seios paranasais e traumatismo craniano. Há perda de fibras olfatórias com o envelhecimento. Consequentemente, não raro as pessoas idosas têm redução da acuidade olfatória, resultante da diminuição progressiva do número de neurônios receptores olfatórios no epitélio olfatório. A principal queixa da maioria das pessoas com anosmia é perda ou alteração do paladar; entretanto, estudos clínicos mostram que quase todas as pessoas têm disfunção do sistema olfatório (Simpson, 2018). A razão é que a maioria das pessoas confunde paladar com sabor. O comprometimento olfatório transitório é decorrente de inflamação da túnica mucosa nasal – *rinite alérgica* ou viral.

Quadro 10.6 Resumo das lesões dos nervos cranianos.

Nervo	Tipo(s) e/ou local(is) de lesão	Achado(s) anormal(is)
NC I	Fratura da lâmina cribriforme	Anosmia (perda do olfato); rinorreia liquórica
NC II	Traumatismo direto da órbita ou do bulbo do olho; fratura com acometimento do canal óptico	Perda da constrição pupilar
	Compressão da via óptica; laceração ou coágulo intracerebral nos lobos temporal, parietal ou occipital do cérebro	Defeitos do campo visual. Ver Figura B10.1
NC III	Compressão do nervo pelo unco herniado; fratura envolvendo o seio cavernoso; aneurismas	Pupila dilatada (midríase); ptose; o bulbo do olho gira "para baixo e para fora"; não há reflexo pupilar no lado da lesão. Ver Figura B8.29A no Capítulo 8, *Cabeça*
NC IV	Estiramento do nervo durante seu trajeto ao redor do tronco encefálico; fratura da órbita	Incapacidade de olhar para baixo quando o olho é aduzido
NC V	Lesão dos ramos terminais (sobretudo V_2) no teto do seio maxilar; processos patológicos que afetam o gânglio trigeminal	Perda das sensibilidades álgica e tátil; parestesia; os Mm. masseter e temporal não se contraem; desvio da mandíbula para o lado da lesão quando a boca é aberta
NC VI	Base do encéfalo ou fratura com acometimento do seio cavernoso ou da órbita	O olho não se move lateralmente; diplopia ao olhar lateralmente. Ver Figura B8.29B no Capítulo 8, *Cabeça*
NC VII	Laceração ou contusão na região parotídea	Paralisia dos músculos faciais; o olho permanece aberto; queda do ângulo da boca; a fronte não se enruga
	Fratura do temporal	Iguais aos citados acima, além do acometimento associado dos nervos coclear e corda do tímpano; ressecamento da córnea; perda do paladar nos dois terços anteriores da língua
	Hematoma intracraniano ("acidente vascular encefálico")	A fronte mantém a capacidade de enrugar devido à inervação bilateral do músculo frontal; há paralisia dos músculos inferiores faciais contralaterais
NC VIII	Tumor do nervo (neuroma do acústico)	Perda auditiva unilateral progressiva; tinido (sensação auditiva na ausência de som exterior)
NC IX	Lesão do tronco encefálico ou laceração profunda do pescoço	Perda do paladar no terço posterior da língua; perda da sensibilidade no lado afetado do palato mole
NC X	Lesão do tronco encefálico ou laceração profunda do pescoço	Flacidez do palato mole; desvio da úvula para o lado normal; rouquidão devido à paralisia da prega vocal
NC XI	Laceração do pescoço	Paralisia do M. esternocleidomastóideo e das fibras superiores do M. trapézio; queda do ombro
NC XII	Laceração do pescoço; fraturas da base do crânio	A língua, ao ser protraída, desvia-se para o lado afetado; disartria moderada (distúrbio da articulação). Ver Figura B10.2

Para avaliar o olfato, a pessoa é vendada e convidada a identificar odores comuns, como café recém-moído colocado perto das narinas. Uma narina é ocluída e os olhos são fechados. Como a anosmia costuma ser unilateral, cada narina é testada separadamente. A perda do olfato unilateral pode não ser percebida sem exame clínico.

A lesão da túnica mucosa nasal, das fibras nervosas olfatórias, dos bulbos olfatórios ou dos tratos olfatórios também pode comprometer o olfato. Nos traumatismos cranianos graves, pode haver separação dos bulbos olfatórios e nervos olfatórios, ou algumas fibras nervosas olfatórias podem se romper quando atravessam uma *lâmina cribriforme fraturada*. A ruptura de todos os feixes nervosos de um lado causa perda completa do olfato naquele lado; consequentemente, a anosmia pode ser um sinal de fratura da base do crânio e *rinorreia* liquórica (perda de líquido cerebrospinal através do nariz).

Um tumor e/ou abscesso no lobo frontal do encéfalo ou um tumor das meninges (*meningioma*) na fossa anterior do crânio também pode causar anosmia por compressão do bulbo e/ou trato olfatório (D'Amico & Sisti, 2022).

Alucinações olfatórias

Às vezes ocorrem *alucinações olfatórias* (falsas percepções do olfato) associadas a lesões no lobo temporal do hemisfério cerebral. Uma lesão que irrite a área olfatória lateral (profundamente ao unco) pode causar *epilepsia do lobo temporal* ou "convulsões do uncinado", que são caracterizadas por odores desagradáveis imaginários e movimentos involuntários dos lábios e da língua.

NERVO ÓPTICO (NC II)

Doenças desmielinizantes e nervo óptico

Como os nervos ópticos são, na verdade, tratos do SNC, a bainha de mielina que circunda as fibras sensitivas a partir do ponto no qual as fibras penetram a esclera é formada por oligodendrócitos (células gliais) e não por células de neurolema (Schwann), como em outros nervos cranianos ou espinais da parte periférica do sistema nervoso. Consequentemente, os nervos ópticos são suscetíveis aos efeitos das *doenças desmielinizantes* do SNC, como a *esclerose múltipla* (EM), que não costumam afetar outros nervos da parte parassimpática do sistema nervoso.

Neurite óptica

A *neurite óptica* refere-se a lesões do nervo óptico que causam diminuição da acuidade visual, com ou sem alterações dos campos visuais periféricos (Moss, 2022). A neurite óptica pode ser causada por distúrbios inflamatórios, degenerativos, desmielinizantes ou tóxicos. O disco óptico parece pálido e menor do que o habitual ao exame oftalmoscópico. Muitas substâncias tóxicas (p. ex., alcoóis metílico e etílico, tabaco, chumbo e mercúrio) também podem lesar o nervo óptico.

Defeitos do campo visual

Os *defeitos do campo visual* resultam de lesões que afetam diferentes partes da via visual. O tipo de defeito depende do local de interrupção da via (Figura B10.1):

- A secção completa de um nervo óptico resulta em cegueira nos campos visuais temporal (*T*) e nasal (*N*) do olho ipsilateral (representados em *preto*)
- A secção completa do quiasma óptico reduz a visão periférica e resulta em *hemianopsia bitemporal*, a perda da visão de metade do campo visual de ambos os olhos
- A secção transversa completa do trato óptico direito elimina a visão dos campos visuais temporal esquerdo e nasal direito. Uma lesão do trato óptico direito ou esquerdo causa hemianopsia homônima contralateral, indicando que a perda visual ocorre em campos semelhantes. Esse defeito é a forma mais comum de perda do campo visual e é observado com frequência em pacientes que sofreram acidentes vasculares encefálicos (Swartz, 2021).

Os defeitos visuais decorrentes da compressão da via óptica, que pode ser causada por tumores da hipófise ou aneurismas saculares das artérias carótidas internas (ver Capítulo 8, *Cabeça*), podem provocar apenas parte das perdas visuais descritas aqui. Os pacientes podem só perceber as alterações dos campos visuais em uma fase avançada da doença, porque as lesões que afetam a via visual costumam ser insidiosas.

NERVO OCULOMOTOR (NC III)

Lesão do nervo oculomotor

 A lesão do NC III resulta em *paralisia oculomotora ipsilateral*, na qual o olho se mostra abduzido e "afundado", com dilatação de pupila. Essa paralisia é resumida no Quadro 10.6 e discutida e ilustrada no item "paralisia dos músculos extrínsecos do bulbo do olho/Paralisias dos nervos orbitais" do boxe Anatomia clínica no Capítulo 8, *Cabeça*.

Compressão do nervo oculomotor

Muitas vezes o rápido aumento da pressão intracraniana (p. ex., resultante de um hematoma extradural) comprime o NC III contra a crista da parte petrosa do temporal. Por serem superficiais, as fibras autônomas do NC III são afetadas primeiro. Consequentemente, há dilatação progressiva da pupila no lado lesionado. Assim, o primeiro sinal de *compressão do NC III* é a lentidão ipsilateral da reação pupilar à luz.

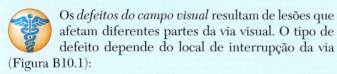
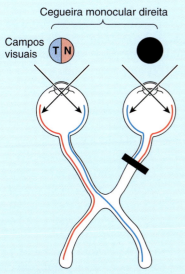
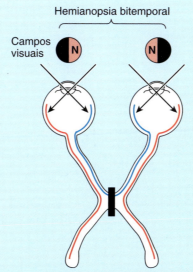

Figura B10.1 Defeitos do campo visual. *T*, temporal; *N*, nasal.

Aneurisma da artéria cerebral posterior ou da artéria cerebelar superior

Um aneurisma da artéria cerebral posterior ou da artéria cerebelar superior também pode comprimir o NC III quando este passa entre esses vasos. Os efeitos dessa compressão dependem de sua intensidade. Como o NC III está na parede lateral do seio cavernoso, as lesões ou infecções do seio também podem afetar esse nervo.

NERVO TROCLEAR (NC IV)

Raramente há paralisia apenas do NC IV. As *lesões do nervo troclear* ou de seu núcleo causam paralisia do músculo oblíquo superior e comprometem a rotação inferomedial do bulbo do olho afetado. NC IV pode se romper nas lesões cranianas graves em razão de seu longo trajeto intracraniano. O sinal característico da lesão do nervo troclear é a *diplopia* (visão dupla) ao olhar para baixo. A diplopia ocorre porque o músculo oblíquo superior normalmente auxilia o músculo reto inferior a abaixar a pupila (direcionando o olhar para baixo) e é o único músculo a fazê-lo quando a pupila é aduzida. Além disso, como o músculo oblíquo superior é o músculo primário que produz intorção do bulbo do olho, não há oposição ao músculo primário que produz a extorção (o músculo oblíquo inferior) em caso de paralisia do músculo oblíquo superior. Assim, a direção do olhar e a rotação do bulbo do olho em torno de seu eixo anteroposterior são diferentes para os dois olhos quando se faz uma tentativa de olhar para baixo e, sobretudo, ao olhar para baixo e medialmente. A pessoa pode compensar a diplopia inclinando a cabeça anterior e lateralmente em direção ao lado do olho normal.

NERVO TRIGÊMEO (NC V)

Lesão do nervo trigêmeo

NC V pode ser lesionado por traumatismo, tumores, aneurismas ou infecções meníngeas (Cioroiu & Brannagan, 2022). Às vezes é acometido na poliomielite ("pólio", uma doença viral da infância) e na polineuropatia generalizada, uma doença que afeta vários nervos periféricos. Os núcleos sensitivos e motores na ponte e no bulbo podem ser destruídos por tumores intrabulbares ou lesões vasculares. A esclerose múltipla (EM) também pode causar lesão isolada do trato trigeminal espinal. A *lesão do NC V* causa:

- Paralisia dos músculos da mastigação com desvio da mandíbula para o lado da lesão (Quadro 10.6)
- Perda da capacidade de perceber sensações suaves táteis, térmicas ou dolorosas na face
- Perda do reflexo corneano (piscar em resposta ao toque na córnea) e do reflexo de espirro (estimulado por irritantes para limpar as vias respiratórias).

As causas comuns de dormência facial são traumatismo dentário, *herpes-zóster oftálmico* (infecção causada por um herpes-vírus), traumatismo craniano, tumores da cabeça e pescoço, tumores intracranianos e neuropatia trigeminal idiopática (uma doença nervosa de causa desconhecida).

A *neuralgia do trigêmeo* (*tic douloureux*), a principal doença que afeta a raiz sensitiva do NC V, provoca dor episódica, excruciante que geralmente é restrita às áreas supridas pelas divisões maxilar e/ou mandibular desse nervo. (Ver "Neuralgia do trigêmeo" no boxe Anatomia clínica no Capítulo 8, *Cabeça*, para uma discussão mais detalhada.)

Anestesia dentária

Agentes anestésicos são administrados habitualmente por injeção para evitar a dor durante procedimentos dentários. NC V é muito importante na prática da odontologia porque é o nervo sensitivo da cabeça, servindo aos dentes e à mucosa da cavidade oral. Como os nervos alveolares superiores (ramos de V_2) não são acessíveis, os dentes maxilares são anestesiados localmente injetando-se o agente nos tecidos que circundam as raízes dos dentes e permitindo a infiltração da solução no tecido para chegar aos ramos nervosos terminais (dentários) que entram nas raízes. Em contrapartida, o acesso ao nervo alveolar inferior (V_3) é fácil e provavelmente esse nervo é anestesiado com maior frequência do que qualquer outro. O procedimento é descrito no item "Bloqueio do nervo alveolar inferior" do boxe Anatomia clínica no Capítulo 8, *Cabeça*.

NERVO ABDUCENTE (NC VI)

Como o NC VI tem um longo trajeto intradural, muitas vezes é distendido quando a pressão intracraniana aumenta, em parte devido à curva aguda que faz sobre a crista da parte petrosa do temporal após entrar na dura-máter. Uma lesão expansiva, como um tumor encefálico, pode comprimir o NC VI, causando paralisia do músculo reto lateral. A *paralisia completa do NC VI* causa desvio medial do olho afetado – isto é, adução pela ação sem oposição do músculo reto medial, deixando a pessoa incapaz de abduzir o olho, lateralmente à posição primária (na qual a pupila é direcionada anteriormente). Há *diplopia* (visão dupla) em todas as amplitudes de movimento do bulbo do olho, exceto ao olhar para o lado oposto ao da lesão. A paralisia do NC VI também pode resultar de:

- Um aneurisma do círculo arterial do cérebro (na base do encéfalo). (Ver "Acidentes vasculares encefálicos" no boxe Anatomia clínica no Capítulo 8, *Cabeça*, para uma discussão ilustrada sobre aneurismas saculares)
- Compressão pela artéria carótida interna aterosclerótica no seio cavernoso, onde há íntima relação entre o NC VI e essa artéria (Ver "Infarto cerebral" no boxe Anatomia clínica no Capítulo 8, *Cabeça*, para ilustração e explicação da placa aterosclerótica)
- Trombose séptica do seio cavernoso subsequente à infecção nas cavidades nasais e/ou seios paranasais. (Ver "Tromboflebite da veia facial" no boxe Anatomia clínica no Capítulo 8, *Cabeça*.)

NERVO FACIAL (NC VII)

Entre os nervos motores, NC VII é o nervo craniano que sofre paralisia com maior frequência. Dependendo da parte do nervo envolvida, a lesão do NC VII pode causar paralisia dos músculos faciais sem perda do paladar nos dois terços anteriores da língua, ou alteração da secreção das glândulas lacrimais e salivares.

A *lesão do NC VII perto de sua origem* ou perto do gânglio geniculado é acompanhada por perda das funções motoras, gustativas (paladar) e autônomas. A paralisia motora dos músculos faciais acomete as partes superior e inferior ipsilaterais da face.

A *lesão central do NC VII* (lesão do SNC) resulta em paralisia de músculos na região inferior contralateral da face. Consequentemente, não há comprometimento visível do enrugamento da fronte porque a inervação dessa região é bilateral. As lesões entre o gânglio geniculado e a origem do nervo corda do tímpano provocam os mesmos efeitos que a lesão perto do gânglio, exceto pelo fato de a secreção lacrimal não ser afetada. Como atravessa o canal facial no temporal, o NC VII é vulnerável à compressão quando uma infecção viral causa inflamação (neurite viral) e edema do nervo logo antes de emergir do forame estilomastóideo.

Como os ramos do NC VII são superficiais, estão sujeitos à lesão por armas brancas e projéteis de arma de fogo (PAF), cortes e tocotraumatismos (durante o parto). A lesão do NC VII é comum na fratura do temporal e em geral é detectável imediatamente após a lesão. O NC VII também pode ser afetado por tumores do encéfalo e do crânio, aneurismas, infecções meníngeas e herpes-vírus. Embora as lesões do NC VII causem paralisia dos músculos faciais, a perda de sensibilidade na pequena área de pele na face posteromedial da orelha e ao redor da abertura do meato acústico externo é rara. Do mesmo modo, a audição geralmente não é comprometida, mas a orelha pode tornar-se mais sensível a tons baixos quando o músculo estapédio (inervado pelo NC VII) é paralisado; esse músculo reduz a vibração do estribo (ver Capítulo 8, *Cabeça*).

A *paralisia de Bell* é uma paralisia facial unilateral de início súbito resultante de lesão do NC VII. Ver "Paralisia dos músculos faciais" no boxe Anatomia clínica no Capítulo 8, *Cabeça*, para uma discussão ilustrada e detalhada sobre essa síndrome.

NERVO VESTIBULOCOCLEAR (NC VIII)

Lesões do nervo vestibulococlear

Embora os nervos vestibular e coclear sejam praticamente independentes, muitas vezes as lesões periféricas provocam efeitos clínicos concomitantes devido à sua íntima relação anatômica. Portanto, as *lesões do NC VIII* podem causar *tinido*, *vertigem* e comprometimento ou perda da audição. As lesões centrais podem acometer a divisão coclear ou vestibular do NC VIII.

Surdez

Há dois tipos de perda auditiva: *surdez de condução*, que acomete as orelhas externa ou média (p. ex., otite média, inflamação da orelha média; ver "Otite média" no boxe Anatomia clínica no Capítulo 8, *Cabeça*, para uma discussão ilustrada e detalhada) e *surdez neurossensorial* (lesão das células ciliadas na orelha interna), resultante de doença na cóclea ou na via desde a cóclea até o encéfalo.

Neuroma do acústico

O *neuroma do acústico* (neurofibroma) é um tumor benigno de crescimento lento das células do neurolema (Schwann). O tumor surge no nervo vestibular enquanto está no meato acústico interno. O sintoma inicial do neuroma do acústico geralmente é a perda auditiva. Cerca de 70% dos pacientes apresentam desequilíbrio (comprometimento do equilíbrio e da percepção de movimento) e tinido (D'Amico & Sisti, 2022).

Traumatismo e vertigem

As pessoas que sofrem traumatismo craniano costumam apresentar cefaleia, tontura, vertigem e outras características de lesão pós-traumática. A *vertigem* é um distúrbio do movimento relacionado com a pessoa ou o ambiente (Roberts, 2022). Em geral, causa sensação de rotação, mas pode ser percebida como um balanço para frente e para trás ou queda. Essas manifestações, não raro acompanhadas por náuseas e vômito, geralmente estão relacionadas com lesão periférica do nervo vestibular.

NERVO GLOSSOFARÍNGEO (NC IX)

Lesões do nervo glossofaríngeo

Lesões isoladas do NC IX ou de seus núcleos são raras e não estão associadas a incapacidade perceptível (Higgins et al., 2022). Mais frequentemente o traumatismo do nervo é *iatrogênico* (causado por profissional da saúde, por exemplo, lesão inadvertida durante uma tonsilectomia). O paladar está ausente no terço posterior da língua, e o reflexo do vômito está ausente no lado da lesão. A fraqueza ipsilateral pode causar alteração perceptível à deglutição.

As lesões do NC IX resultantes de infecção ou tumores geralmente são acompanhadas por sinais de acometimento dos nervos adjacentes. Como o NC IX, o NC X e o NC XI atravessam o forame jugular, os tumores nessa região causam múltiplas paralisias dos nervos cranianos, denominadas *síndrome do forame jugular*, em que *disfagia* (dificuldade à deglutição) e *disartria* (dificuldade motora na produção de fonemas) são mais evidentes. O palato mole e a parede posterior da faringe se desviam para o lado oposto ao da lesão

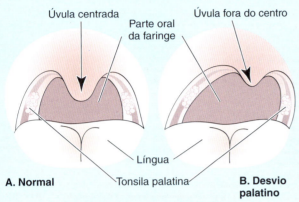

Figura B10.2 Reflexo faríngeo. **A.** Normal. **B.** Desvio palatino. Observe que o palato e a parede posterior da faringe se desviam para o lado esquerdo quando o reflexo faríngeo é provocado. Esse "sinal da cortina" é devido a uma lesão de NC IX/NC X direitos.

quando o reflexo faríngeo é iniciado (sinal da cortina) (Figura B10.2). A dor na distribuição do NC IX pode estar associada ao acometimento do nervo em um tumor no pescoço.

Neuralgia do glossofaríngeo

A *neuralgia do glossofaríngeo* (tique do glossofaríngeo) é rara e sua causa não é conhecida. A intensificação súbita da dor é do tipo queimação ou em punhalada. Muitas vezes essas *crises de dor* (espasmos ou crises súbitas) são iniciadas pela deglutição, protrusão da língua, fala ou pelo toque na tonsila palatina (Mathew & Bajwa, 2022). As crises de dor ocorrem durante a alimentação, quando são estimuladas áreas-gatilho.

NERVO VAGO (NC X)

Lesões isoladas *do NC X* são raras. A lesão dos ramos faríngeos do NC X causa *disfagia* (dificuldade à deglutição) moderada ou grave. As lesões do nervo laríngeo superior provocam anestesia da parte superior da laringe e paralisia do músculo cricotireóideo. (Ver "Lesão dos nervos laríngeos" no boxe Anatomia clínica no Capítulo 9, *Pescoço*.) A voz é fraca e cansa com facilidade. A lesão de um nervo laríngeo recorrente pode ser causada por aneurismas do arco da aorta e pode ocorrer durante cirurgias do pescoço. A lesão do nervo laríngeo recorrente causa rouquidão e *disfonia* (rouquidão ou fraqueza da voz) secundária à paralisia das pregas (cordas) vocais. A paralisia dos dois nervos laríngeos recorrentes causa *afonia* (perda da voz) e *estridor inspiratório* (ruído respiratório rude e agudo). A paralisia dos nervos laríngeos recorrentes geralmente é causada por câncer da laringe e tireoide e/ou por lesão durante cirurgia de tireoide, pescoço, esôfago, coração e pulmões. Em vista de seu trajeto mais longo, as lesões do nervo laríngeo recorrente esquerdo são mais comuns do que as do direito. As lesões proximais do NC X também afetam os nervos faríngeo e laríngeo superior, causando dificuldade para deglutir e falar.

NERVO ACESSÓRIO (NC XI)

Em decorrência de sua passagem quase subcutânea através da região cervical lateral (trígono cervical posterior), pode ocorrer *lesão iatrogênica do NC XI* durante procedimentos cirúrgicos como biopsia de linfonodos, canulação da veia jugular interna e endarterectomia carotídea (Higgins et al., 2022). Raras lesões altas do NC XI resultam em paralisia dos músculos esternocleidomastóideo ipsilateral, manifestada como comprometimento da rotação para o lado afetado (Figura B10.3A), e trapézio, manifestada como incapacidade unilateral de encolher o ombro (Figura B10.3B), ou escápula alada em repouso. Na lesão inferior mais comum, apenas o músculo trapézio é afetado. (Ver "Lesões do nervo acessório (NC XI)" no boxe Anatomia clínica no Capítulo 9, *Pescoço*.)

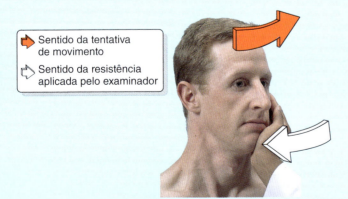
A. Teste da função do M. esternocleidomastóideo

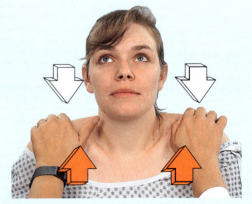
B. Teste da função do M. trapézio

Figura B10.3 Teste da função dos músculos esternocleidomastóideo e trapézio e do nervo acessório.

NERVO HIPOGLOSSO (NC XII)

  Traumatismo do NC XII também é mais frequentemente iatrogênico (p. ex., lesão durante procedimentos, inclusive endarterectomia carotídea, intubação endotraqueal ou uso e inserção de outro dispositivo para manter as vias respiratórias desobstruídas). A compressão do NC XII durante a rotação da cabeça pode resultar de um processo estiloide alongado ou direcionado medialmente, algumas vezes associado à ossificação do ligamento estilo-hióideo (síndrome de Eagle). A *lesão do NC XII* paralisa a metade ipsilateral da língua, causando *disartria*. Depois de algum tempo, ocorre atrofia da língua, fazendo-a parecer retraída e enrugada (Higgins et al., 2022). Ao protrair a língua, o ápice desvia-se em direção ao lado paralisado em consequência da ação sem correspondência do músculo genioglosso e dos músculos intrínsecos no lado paralisado da língua, que permanece sem extensão (Figura B10.4).

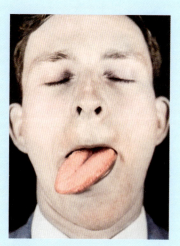

Figura B10.4 Paralisia do nervo hipoglosso.

Questões de múltipla escolha e estudos de caso

Índice Alfabético

A

Abaixamento, 916
Abaulamento do diafragma da sela, 892
Abdome, 409, 410
- agudo, 425, 488
- em aventral, 413
- no nível da bolsa omental, 444
Abdução, 8, 9, 249, 275, 915
- lateral, 9
- medial, 9
Abdutores, 1045
Abertura(s)
- da tuba auditiva, 987
- do diafragma, 539, 541
- do tórax, 302
- inferior
- - da pelve, 560, 570
- - do tórax, 303
- - laterais, 897, 898
- - mediana, 897
- para os vasos tibiais anteriores, 684
- piriforme, 845
- superior
- - da pelve, 411, 560, 570, 679
- - do tórax, 302, 389, 1032
Abreviações, 5
Abscesso(s)
- dentais, 964
- dentoalveolares, 963
- do músculo psoas, 550, 726
- isquioanais e perianais, 649
- na bolsa omental, 482
- na(s) glândula(s)
- - parótida, 943
- - seminais, 613
- pelvirretal, 650
- perianal, 650
- perinéfrico, 528
- poplíteos, 772
- retrofaríngeo, 1007
- subfrênicos, 512
Absorção
- de líquido cerebrospinal, 898
- e transporte da gordura dos alimentos, 44
- sublingual de fármacos, 967
Acesso
- cirúrgico
- - à cavidade do crânio, 856
- - intratorácico extrapleural, 320
- transantral à fossa pterigopalatina, 971
Acetábulo, 679, 794

Acetilcolina, 57
Acidente(s)
- ósseos, 20
- vascular
- - cerebral
- - - hemorrágico, 904
- - - isquêmico, 904
- - encefálico, 42, 382, 904, 1028
Ações
- do diafragma, 541
- do grupo de músculo adutores, 718
Acomodação, 915, 1081
Acrômio, 73, 144, 146, 273
- da escápula, 151
Actina, 33
Adenocarcinoma, 328
- do pâncreas, 551
- ductal, 512
Adenoidectomia, 1066
Adenoidite, 1066
Adenoma da glândula paratireoide, 1062
Aderência(s), 451
- peritoneais, 451
- pleural, 347, 351
Adesiólise, 451
Ádito
- ao antro mastóideo, 987
- da laringe, 1041, 1054
- orbital, 908
Adução, 8, 9, 249, 275, 915, 916
Adutores, 1045
Afonia, 1062, 1100
Agenesia, 184
Agonista, 33
Agulha de punção lombar, 139
Alargamento do mediastino, 359
Alça
- cervical, 1014, 1019
- fibrosa, 1019
- puborretal, 573
Alterações
- congênitas no mesoduodeno, 486
- da anatomia normal do útero com a idade, 626
- da cor da pele no diagnóstico clínico, 14
- da face relacionadas com a idade, 858
- da laringe relacionadas com a idade, 1065
- do crânio relacionadas com a idade, 859
- do timo relacionadas com a idade, 404
- nas mamas, 328
- nos tecidos mamários, 328
- ósseas, 23
Alucinações olfatórias, 1096

Alvéolo(s), 323
- dentais, 947, 949
- pulmonar, 341
Amastia, 330
Amiotrofia neurológica, 205
Amplitude de movimento do cíngulo do membro superior, 268
Amplo segmento da costela, 308
Ampola, 468, 616, 993
- do ducto deferente, 608, 609
- do duodeno, 68
- do reto, 597, 602
- hepatopancreática (de Oddi), 468, 494
Amputação cirúrgica do pé, 819
Analgesia
- caudal, 94
- regional, 630
Anastomose(s), 40
- arteriais
- - periarticulares, 27
- - - da região cubital, 211
- - periescapulares, 201, 202
- arteriolovenulares, 41
- cruzada, 698, 728
- das artérias cerebrais e embolia cerebral, 904
- genicular, 698
- interlinfáticas, 44
- linfaticovenosas, 44
- longitudinais, 605
- ou *shunt* esplenorrenal, 518
- portossistêmicas, 508, 509, 518
- tarsal, 698
- venosas, 41
Anatomia
- clínica, 4
- de superfície, 2
- - da articulação do joelho, talocrural e do pé, 825
- - da camada endócrina e respiratória de vísceras cervicais, 1057
- - da escápula e da região escapular, 182
- - da face, 875
- - - anterior do antebraço, 240
- - - palmar da mão, 263
- - - posterior do antebraço, 239
- - da mama feminina, 328
- - da mão, 261
- - da musculatura da parede torácica, 327
- - da parede
- - - anterolateral do abdome, 437
- - - torácica, 323
- - da perna, 771

- - da tíbia e da fíbula, 685
- - da(s) região(ões)
- - - carpal anterior, 261
- - - glútea e femoral posterior, 745, 748
- - - peitoral, escapular e deltóidea, 181, 182
- - - talocrural e do pé, 790
- - - trígono e cervicais, 1023
- - das pleuras e dos pulmões, 344
- - das vértebras
- - - cervicais, 81
- - - lombares, sacro e cóccix, 86
- - - torácicas, 81
- - do antebraço, 239
- - do braço e da fossa cubital, 214
- - do cíngulo do membro inferior e do fêmur, 681
- - do dorso da mão, 262
- - do olho e do aparelho lacrimal, 924
- - do osso
- - - do membro superior, 151, 152
- - - do pé, 688
- - - e formações ósseas na região cubital, 153
- - do(s) músculo(s)
- - - do dorso, 125
- - - toracoapendiculares posteriores e escapuloumerais, 183
- - dos compartimentos anterior e medial da coxa, 724
- do baço, 492
- do dorso, 72
- radiológica, 2
- regional, 2
- sistêmica, 3
- topográfica, 2
Andrologia, 3
Anel
- femoral, 722
- fibroso, 97, 98, 108, 363
- - do disco intervertebral, 97
- inguinal
- - profundo, 429, 430, 439, 579
- - superficial, 430, 439
- linfático da faringe, 1056
- superficial de linfonodos, 875
- tendíneo comum, 916
- tonsilar, 1050
- umbilical, 420
Anemia, 925
- esplênica, 510
Anestesia, 204, 265
- caudal, 94
- dentária, 1098
- do escroto, 441
- geral, 630
- no parto, 630
- peridural, 94, 139
- - caudal, 92
- - transacral, 94
- por bloqueio do nervo pudendo, 667
- regional, 630
- - do nervo
- - - fibular superficial, 793
- - - isquiático, 750
- transacral, 94
Aneurisma
- aórtico abdominal, 551
- da artéria
- - axilar, 203

- - cerebral posterior ou da artéria cerebelar superior, 1098
- da parte ascendente da aorta, 401
- do arco da aorta, 402, 403
- poplíteo, 772
- sacular, 904
Angina
- de peito, 385, 967
- *pectoris*, 385
Angiografia
- cardíaca
- - direita, 729
- - esquerda, 728
- coronariana, 383
- por ressonância magnética do abdome, 557
Angiograma por TC transversal, 382
Angiologia, 3
Angioplastia
- coronariana, 386
- transluminal percutânea, 386
Ângulo(s)
- da boca, 877
- da costela, 120, 298
- - II, 120
- - III a V, 118
- da mandíbula, 1023
- de declinação ou anteversão, 681
- de flexão, 617
- de inclinação, 679
- de torção, 681
- - do fêmur, 680
- de transporte da articulação do cotovelo, 278
- de Wiberg, 796, 827
- do acrômio, 151, 154, 181
- do esterno, 302, 326, 341
- inferior da escápula, 73, 151, 183
- infraesternal, 302, 326
- iridocorneal, 915
- lateral
- - da escápula, 147
- - do olho, 876, 909
- - medial do olho, 876, 909, 926
- - lombossacral, 74, 84, 105
- Q, 804, 829, 830
- subcostal, 302
- subpúbico, 560, 565
- superior da escápula, 151
- venoso, 343, 1033
- - direito, 44, 323
- - esquerdo, 44, 323, 549, 1059
Angústia respiratória aguda, 348
Anidrose, 1035
Anomalia(s)
- congênita(s), 11
- - dos rins e ureteres, 529
- - das vértebras, 96
- de posição do coração, 361
- do esterno, 309
- dos ramos aórticos e do arco da aorta, 401
Anormalidades
- da função sensitiva, 709
- da ossificação, 727
Anosmia, 1095
Anoxia, 904
Anquilose, 276
- da articulação esternoclavicular, 288
Antebraço, 142, 143, 220, 241
Antepé, 777
Anterior, 7, 8

Antro
- mastóideo, 984, 987
- pilórico, 459
- - do estômago, 68
Ânus, 608, 644
Aorta, 37, 52, 698
Aparelho
- de sustentação do bulbo do olho, 920
- lacrimal, 908, 909
- locomotor, 4
- suspensor da fáscia, 911
Aparência dos pulmões e inalação de partículas de carbono e irritantes, 348
Apêndice(s)
- omentais do colo, 473
- - sigmoide, 479
- retrocecal, 488
- vermiforme, 454, 473, 474
- vesicular, 624
Apendicectomia, 488
- laparoscópica, 489
Apendicite, 488
Ápice
- da axila, 188
- da bexiga, 597, 598
- da cabeça, 676, 684
- da fíbula, 685
- da língua, 955
- da órbita, 908, 916
- da patela, 683, 825
- da pelve renal, 522
- do cóccix, 85
- do coração, 365
- do fígado, 498
- do nariz, 876, 972
- do pulmão esquerdo, 336
- do sacro, 84
- do seio maxilar, 980
- do trígono femoral, 719
Apófises, 689
Apoio
- de cabeça, 111
- médio, 711
- terminal, 711, 712
Aponeurose, 30
- do músculo
- - bíceps braquial, 208, 214
- - transverso do abdome, 118
- epicrânica, 128, 860, 863
- palatina, 952
- palmar, 161, 246
- plantar, 778
- toracolombar, 31, 117, 118, 542
Aqueduto
- da cóclea, 992
- do mesencéfalo, 896, 898
- do vestíbulo, 992, 993
Aracnoide-máter, 46, 48, 94, 132, 133, 882, 889
- craniana, 889
Arco(s)
- alveolar da maxila, 847
- anterior, 78
- - do atlas, 80
- arteriais, 470
- coracoacromial, 273, 274
- costais, 19
- da aorta, 39, 392, 398
- - à direita, 401
- - duplo, 401

Índice Alfabético

- da veia ázigo, 392
- dentais maxilares, 945
- do canal inguinal, 433
- do pé, 823
- iliopectíneo, 713, 719
- justacólico, 477
- longitudinal
- - do pé, 686, 823
- - lateral, 823
- - medial, 823
- marginal do colo, 477
- neural, 85
- palatofaríngeo, 952
- palatoglosso, 952
- palmar
- - profundo, 39, 256, 257
- - superficial, 39, 162, 256, 262
- - venoso, 257
- plantar, 698, 699
- - profundo, 788
- - superficial, 788
- posterior, 78, 126
- - do atlas, 80
- púbico, 560, 565
- superciliar, 845, 875
- tendíneo
- - da fáscia da pelve, 577, 579, 596
- - do músculo
- - - levantador do ânus, 573, 579
- - - sóleo, 767
- transverso do pé, 823
- venoso
- - dorsal, 39, 699, 700, 788
- - jugular, 1005, 1023, 1033
- - palmar, 235
- - - profundo, 164
- - - superficial, 164
- - vertebral, 75, 76, 568
- - zigomático, 846
Área
- articular, 677
- de drenagem para o ducto
- - linfático, 43
- - torácico, 43
- de Kiesselbach, 976
- intercondilar
- - anterior, 684
- - da tíbia, 810
- - posterior, 684
- nua, 447
- - do fígado, 498
- - do pericárdio, 360
- olfatória, 973
- respiratória, 973
Aréola, 321, 323, 328
Arritmias, 388
Artelhos, 673
Artéria(s), 37-39
- alveolares superior e inferior, 951
- angular, 872, 873
- apendicular, 476, 479
- arqueada, 698, 788
- articulares, 27
- ascendentes, 37
- auricular posterior, 873, 1022
- axilar, 39, 161, 190
- basilar, 137, 899, 902, 1033

- braquial, 39, 162, 190, 211, 214
- - profunda, 192, 211
- bronquial, 342, 358, 398
- - direita, 342
- - esquerda, 342
- carótida, 82, 905, 1000
- - com plexo periarterial, 60
- - comum, 1018, 1019
- - - direita, 39, 1019
- - - esquerda, 39, 392, 1019
- - externa, 872, 932, 1018, 1019
- - interna, 886, 899, 902, 1018, 1019
- central da retina, 914, 924
- cerebelar
- - inferior
- - - anterior, 137
- - - posterior, 137
- - - posteroinferior, 136
- cerebral(is), 899
- - anterior, 899, 902
- - média, 899, 902
- - posterior(es), 899, 902
- cervical
- - ascendente, 137
- - profunda, 137
- - superficial e dorsal da escápula, 1012
- ciliar(es)
- - anterior, 924
- - posteriores
- - - curtas, 924
- - - longas, 924
- circunflexa
- - anterior do úmero, 192
- - da escápula, 192
- - do úmero, 192
- - femoral, 722
- - - lateral, 722, 723
- - - medial, 722, 723
- - fibular, 770
- - ilíaca
- - - profunda, 423, 547, 582
- - - superficial, 423
- - posterior do úmero, 190, 192
- cística, 452, 463, 506, 508
- colateral
- - média, 211
- - radial, 211, 235
- - ulnar
- - - inferior, 192, 211
- - - superior, 192, 211
- cólica
- - direita, 477, 479
- - esquerda, 479
- - média, 477, 479
- comunicante
- - anterior, 899, 902
- - posterior, 902
- coronária, 37, 358, 371, 372
- - direita, 373
- - esquerda, 373, 374
- cremastérica, 434, 436
- cricotireóidea, 1047
- da dura-máter, 887
- da glândula tireoide, 1036
- da laringe, 1047
- da mão, 254
- da medula espinal e das raízes nervosas, 136
- da órbita, 922, 924
- da parede

- - anterolateral do abdome, 423
- - torácica, 317, 318
- da pelve, 583
- da perna, 762
- da planta do pé, 788
- da região glútea, 743
- da tuba auditiva, 988
- de estômago, duodeno e baço, 463
- descendente, 37
- - do joelho, 755
- digitais
- - dorsais, 788
- - palmares
- - - comuns, 256
- - - próprias, 256
- - plantares, 788
- distribuidoras, 40
- do antebraço, 233, 234
- do bulbo
- - do pênis, 645, 655
- - do vestíbulo, 645
- do canal pterigóideo, 988
- do couro cabeludo, 872
- do ducto deferente, 434, 436, 582, 583, 609
- do duodeno, 469
- do íleo, 471
- do jejuno, 471
- do nó
- - AV, 377
- - sinoatrial, 376
- do pé, 787
- do punho, 234
- do segmento
- - anterior superior, 525
- - inferior, 525
- - posterior, 525
- - superior (apical), 525
- do sulco na fissura mediana anterior, 138
- dorsal
- - da língua, 958
- - do clitóris, 645
- - do nariz, 924
- - do pé, 39, 698, 758, 762, 787
- - do pênis, 645, 655
- - dos dedos, 698
- - dos sulcos, 136
- e veia(s)
- - ilíacas
- - - comuns, 608
- - - externas, 579, 608
- - - internas, 608
- - obturatórias anômalas, 582
- epifisial, 21, 22
- epigástrica
- - inferior, 422, 423, 547, 582
- - superficial, 423
- - superior, 422, 423
- escrotais
- - anteriores, 652
- - posteriores, 652
- - superiores, 645
- esofágica, 358, 396, 398
- espinal
- - anterior, 136-138
- - posterior, 136-138
- esplênica, 493
- - no hilo esplênico, 463
- - posterior ao estômago, 463
- etmoidal

- - anterior, 924
- - posterior, 924
- facial, 872, 873, 946, 1022
- - transversa, 872, 873
- faríngea ascendente, 988, 1022
- femoral, 39, 697-699, 722, 723, 725
- - comum, 728
- - profunda, 39, 582, 697, 698, 722, 723
- - superficial, 728
- fibular, 697, 698, 762, 770
- flexão, 124
- frênicas
- - inferiores, 539
- - superiores, 358, 396, 398, 539
- gástrica(s)
- - curtas, 461, 463
- - direita, 461, 464
- - esquerda, 461, 463
- - posterior, 461, 463
- gastroduodenal, 464, 469, 506
- gastromental
- - direita, 461, 464
- - esquerda, 461, 463
- glútea
- - inferior, 582, 584, 586, 743, 744
- - superior, 582, 584, 586, 743, 744
- gonadal, 583
- helicinas do pênis, 655, 656
- hepática(s), 37, 464, 503
- - aberrantes, 513
- - comum, 463, 503
- - direita, 463, 506
- - própria, 503
- ileais, 470, 479
- ileocólica, 476, 477, 479
- ilíaca
- - comum, 39, 525, 547, 581, 582, 697, 698
- - - direita, 547, 599
- - - esquerda, 547
- - externa, 39, 422, 579, 582, 697, 698
- - interna, 39, 137, 479, 581-583, 697, 743
- iliolombar, 582, 584, 586
- infraorbital, 922, 924, 946
- intercostal(is), 317
- - anteriores, 319
- - posteriores, 137, 317, 319, 323, 398, 423
- - suprema, 317
- interóssea
- - anterior, 234, 235, 282
- - comum, 234, 235
- - posterior, 234, 235, 282
- - recorrente, 234
- jejunais, 470, 479
- labial
- - inferior, 872, 873, 946
- - superior, 645, 872, 873, 946
- lacrimal, 924
- laríngea
- - inferior, 1047
- - superior, 1022, 1047
- lingual, 958, 1022
- lobares
- - secundárias, 341
- - superiores direitas, 341
- lombar(es), 137
- - imas, 547
- marginal de Drummond, 477, 481
- maxilar, 872, 938, 968, 980
- mediastinais, 397
- medulares
- - radiculares, 106
- - segmentares
- - - anteriores, 136-138
- - - posteriores, 136-138
- meníngea média, 887, 988
- mentual, 872, 873, 946
- mesentérica
- - inferior, 454, 479, 529, 582
- - superior, 454, 464, 470, 479
- metacarpais palmares, 256
- metatarsal(is)
- - dorsal, 787 788
- - plantares, 788
- musculares médias, 40
- musculofrênica, 358, 423
- na raiz do pescoço, 1032
- na região cervical
- - anterior, 1019
- - lateral, 1012
- nasal lateral, 872, 873
- no compartimento
- - anterior, 758
- - posterior, 770
- nutrícia, 21, 22
- - da fíbula, 770
- - da tíbia, 771
- - do úmero, 211
- obturatória, 582-584, 722, 723
- - aberrante, 584
- - substituta, 730
- occipital, 128, 873, 1010, 1012, 1022
- oftálmica, 922, 924
- ovárica, 525, 579, 583, 586, 616
- palatina
- - ascendente, 954, 1022
- - maior, 954
- - menor, 954
- pancreáticas, 496
- pancreaticoduodenal
- - inferior, 464, 469
- - superior, 464, 469
- - - posterior, 506
- para as glândulas seminais, 609
- para o nervo isquiático, 742
- pélvicas, 581
- perfurantes, 743, 744
- pericardicofrênica, 357
- perineal, 645
- plantar, 698
- - dos dedos, 698
- - lateral, 697, 770, 788
- - medial, 697, 770, 788
- - profunda, 698, 787
- poplítea, 697, 698, 754, 762, 770
- principal do polegar, 256
- profunda
- - da língua, 958
- - do clitóris, 645
- - do pênis, 645, 655
- pudenda
- - externa, 652
- - - ramos superficiais e profundos, 645
- - interna, 479, 582, 583, 586, 621, 645, 743, 744
- pulmonar, 37, 38, 338
- - direita, 341
- - esquerda, 39, 341
- radial, 39, 162, 232, 234, 235, 386
- - aberrante, 243
- - do indicador, 256
- - na mão, 256
- - radicular
- - anterior, 136-138
- - - de maior calibre, 136
- - posterior, 136-138
- - recorrente
- - radial, 234, 235
- - tibial anterior, 755
- - ulnar
- - - ramo anterior, 234, 235
- - - ramo posterior, 234, 235
- - renal, 37, 524
- - direita, 524, 525
- - esquerda, 525
- - retal
- - inferior, 479, 582, 603, 643
- - média, 479, 579, 582, 584, 586
- - superior, 479, 582, 583, 587, 603
- - retinaculares, 798
- - posteriores, 722
- - sacral
- - lateral, 137, 584, 586
- - - superior e inferior, 582
- - mediana, 137, 547, 582, 583, 587
- - segmentares, 341
- - terminais, 106
- - sigmóideas, 479
- - sistêmicas, 37, 38
- - subclávia, 190, 1010, 1013, 1032
- - direita, 39, 137, 1032
- - - retroesofágica, 402
- - esquerda, 39, 392, 1032
- - subcostal, 319, 423, 546
- - subescapular, 190, 192, 192
- - sublinguais, 963
- - submentuais, 962, 963, 1022
- - superficiais da face, 872
- - supraescapular, 192, 1012
- - supraorbital, 872, 873, 924
- - suprarrenais, 526
- - - inferiores, 526
- - - médias, 526
- - - superiores, 526
- - supratroclear, 872, 873, 924
- - tarsal lateral, 787
- - temporal superficial, 872, 873, 1022
- - terminais, 924
- - funcionais, 40, 375
- - testicular, 434, 436, 525, 582, 583, 608
- - tetal inferior, 645
- - tibial
- - anterior, 39, 697, 698, 758, 762, 787
- - posterior, 697, 698, 762, 770
- - tireóidea, 1036
- - ima, 401, 1036, 1059, 1064
- - inferior, 1033, 1036, 1038, 1057
- - superior, 1022, 1036
- - tonsilar, 1022
- - torácica
- - interna, 192, 319, 323, 422, 1033
- - lateral, 190 192, 323
- - superior, 190, 192
- - toracoacromial, 190, 192
- - toracodorsal, 192
- - ulnar, 39, 162, 233, 234
- - - na mão, 256
- - - superficial, 242

- umbilical(is), 582-584
- - pós-natais, 584
- - pré-natais, 584
- uterina, 579, 582, 583, 585, 595, 616, 620, 621
- vaginal, 579, 583, 586, 598, 621
- vertebral, 126, 137, 899, 902, 905
- vesical
- - inferior, 582, 583, 585, 595, 598, 608, 612
- - - no paracolpo, 579
- - superior, 579, 582, 583, 584

Arteriografia
- coronariana, 728
- ilíaca, 593
- mesentérica superior, 487
- poplítea, 763

Arteriograma(s)
- axilar anterior, 191
- por TC coronal, 370
- coronarianos, 383
- - convencionais, 384

Arteríolas, 38, 40, 43, 924
Arteriosclerose, 42
Articulação(ões), 24, 27
- acromioclavicular, 26, 143, 144, 151, 271
- atlantoaxial, 26, 101, 103
- - lateral, 79, 103
- - mediana, 103
- atlantoccipital, 101
- - esquerda, 101
- biaxiais, 27
- calcaneocubóidea, 819, 820, 825
- carpometacarpal, 26, 143, 286
- - do polegar, 285
- cartilagíneas, 26
- - primárias, 26
- - secundárias, 26, 97
- CMC do polegar, 286
- costocondral, 304
- costotransversárias, 303-305
- costovertebrais, 303, 304
- - de uma costela típica, 300
- craniovertebrais, 101
- cricotireóideas, 1041
- cuneonavicular, 820
- da cabeça da costela, 303, 304
- da coluna vertebral, 97
- da parede torácica, 303, 304
- do carpo, 283
- do cotovelo, 26, 143, 276
- do crânio do recém-nascido, 27
- do joelho, 25, 802
- do membro
- - inferior, 794, 827
- - superior, 268, 288
- do ombro, 143, 146, 271, 272, 274
- do pé, 817
- do pisiforme, 283
- do processo articular (zigapofisária), 75, 78
- do quadril, 26, 35, 794
- dos arcos vertebrais, 99
- dos corpos vertebrais, 97
- dos processos articulares, 84, 99, 100, 565
- e ligamentos do cíngulo do membro inferior, 563
- elipsóideas, 27
- escapulotorácica, 144
- esferóideas, 27
- esternoclavicular, 144, 269, 302, 304, 1025

- esternocostal, 304, 305
- facetárias, 99
- femorotibiais (lateral e medial), 802
- fibrosas, 25
- fisiológica escapulotorácica, 147
- intercarpais, 283
- intercondral, 304
- interfalângicas, 143, 287, 820
- intermetacarpais, 286
- intermetatarsal, 820
- interna do joelho, 805
- intervertebral, 303, 304, 565
- lombossacrais, 565
- manubriesternal, 304
- mediocarpal, 143, 283, 285
- metacarpofalângica, 26, 143, 287, 820
- - do hálux, 825
- multiaxiais, 27
- neurocentrais, 86
- patelofemoral, 802
- pélvicas, 568
- planas, 26
- radiocarpal, 143
- - do punho, 283
- radiulnar
- - distal, 143, 281
- - proximal, 143, 279
- sacrococcígea, 84, 566
- sacroilíaca, 74, 84, 560, 563, 675
- selares, 27
- sinovial, 24-26
- - esferóidea multiaxial, 794
- - tibiofibular, 811
- talocalcânea, 818, 820
- - anatômica, 818
- - clínica, 818
- talocalcaneonavicular, 820
- talocrural, 815, 825
- tarsometatarsal, 820
- temporomandibular, 842, 931, 933, 943
- tibiofibulares, 811, 813
- transversa do tarso, 819, 825
- trocóideas, 27
- uncovertebrais, 98
- uniaxiais, 27
- xifosternal, 302, 304

Artrite, 28
- da ATM, 944

Artrodese, 110, 157, 293
- da coluna, 110

Artrologia, 3

Artroplastia
- do quadril, 828
- total do joelho, 834

Artroscopia, 28, 285
- do joelho, 832

Artroscópio, 28
Árvore traqueobronquial, 338, 339, 345

Asa
- do nariz, 876, 972
- maior do esfenoide, 849, 908
- menor do esfenoide, 849, 908

Ascite, 450, 451
Asfixia, 1063

Aspiração
- de corpos estranhos, 350, 1063
- direta da articulação do joelho, 833
- do joelho, 833

Assoalho, 430, 431, 984
- da fossa cubital, 214
- da órbita, 908
- das cavidades nasais, 973
- do crânio, 839
- do seio maxilar, 980
- do trígono femoral, 719
- e parede da pelve, 572
- pélvico, 570, 571

Astério, 845
Astrócitos, 46
Astróglia, 536
Ataque isquêmico transitório, 905, 1028
Atelectasia, 345
- primária, 345
- secundária, 345
- - espontânea, 347
- segmentar, 351
Aterosclerose coronariana, 384
Atlas (C I), 77, 78, 100, 101, 1002
Átrio
- direito, 37, 362, 365
- esquerdo, 38, 362, 368
Atrito
- pericárdico, 360
- pleural, 347
Atrofia, 23, 35
- do músculo glúteo máximo, 746
Aumento
- da glândula tireoide, 1061
- da mobilidade articular na gravidez avançada, 567
- da pressão intra-abdominal, 433
Aurícula
- direita, 365
- esquerda, 369
Ausculta, 2
- dos pulmões, 348
- pulmonar, 347
Ausência
- congênita de uma parte do corpo, de um órgão ou de tecido, 184
- de flexão plantar, 775
- de tônus muscular, 35
Avaliação
- da função sensitiva do NC V, 879
- da idade óssea, 24
- do(s) músculo(s)
- - glúteo
- - - máximo, 734
- - - médio e mínimo, 734
- - mediais da coxa, 718
Avulsão, 204
- do epicôndilo medial, 291
- do processo estiloide da ulna, 156
- do tendão, 689
- do túber isquiático, 749
Axila, 188, 201
Axilar posterior, 188
Áxis (C II), 78, 80, 100, 101, 1002
Axônio(s), 45, 46, 48, 49
- de neurônios motores, 33

B

Baço, 61, 467, 492, 510
- acessório, 510
Bainha(s)
- axilar, 188, 190

- carótica, 1005, 1006, 1019, 1022, 1025, 1033, 1057, 1092
- comum dos tendão dos músculos flexores, 254
- de mielina, 46
- - formada por célula de Schwann, 49
- do bulbo, 920
- - do olho, 911
- do músculo
- - psoas, 542
- - reto do abdome, 414, 419
- do nervo
- - hipogástrico, 579
- - óptico, 921
- do tendão do músculo
- - abdutor longo e extensor curto do polegar, 232
- - extensor
- - - do dedo mínimo, 231
- - - longo do polegar, 232
- - - ulnar do carpo, 231
- - - radiais do carpo, 229
- - flexor
- - - longo do polegar, 225
- - - radial do carpo, 224
- dural da raiz, 48, 133, 138
- fascial do bulbo do olho, 908
- femoral, 720
- - no trígono femoral, 721
- fibrosas dos dedos, 31, 254, 778
- - da mão, 248
- hipogástrica, 577, 592
- neurovascular, 17
- pleural, 338
- prostática, 610
- sinovial
- - comum, 760
- - do tendão e bolsas, 17, 18
- - dos dedos, 254
- tendíneas
- - na mão, 254
- - sinoviais, 227
- vascular, 41
Balanço
- inicial, 712
- médio, 712
- terminal, 712
Banda moderadora, 367
Barba, 877
Barorreceptor, 1018
Barotrauma ótico, 997
Barra costotransversária, 88
Bartolinite, 666
Báscula cecal, 489
Base(s)
- da axila, 188
- da falange, 688
- da órbita, 908
- da patela, 683
- do canal femoral, 722
- do coração, 365
- do crânio, 79, 839, 847, 1050
- do estribo, 989
- do pulmão, 338
- do sacro, 84
- do seio maxilar, 980
- do trígono femoral, 719
- dos metacarpais, 151
Batimento
- apical, 365

- do ápice, 378
Bexiga urinária, 61, 579, 582, 596, 597, 599, 608
Bifurcação da aorta, 59
Bigorna, 989
Bile, 496
Biopsia
- de linfonodo sentinela, 203
- do esterno, 309
- do mediastino, 359
- esplênica por agulha, 511
- hepática, 515
- por agulha da medula óssea, 309
Bipedalismo, 827
Bloqueio(s)
- atrioventricular, 386
- de ramo, 386
- do gânglio cervicotorácico, 1035
- do plexo
- - braquial, 205
- - cervical, 1027
- do(s) nervo(s)
- - alveolar inferior, 944
- - bucal, 879
- - frênico, 1027
- - ilioinguinal, 667
- - infraorbital, 878
- - intercostal, 321
- - laríngeo superior, 1065
- - mandibular, 944
- - mentual, 879
- - na região cervical lateral, 1027
- - nasopalatino, 965
- - palatino maior, 966
- - pudendo, 631, 667
- - regionais dos membros inferiores, 709
- peridural, 630
Bochechas, 877, 945, 946
Bolha etmoidal, 976, 977
Bolo alimentar, 945
Bolsa(s), 17
- anserina, 814
- ao redor da articulação
- - do cotovelo, 279
- - do joelho, 810
- - do ombro, 276
- bicipitorradial, 279
- da região glútea, 734
- de Morison, 497
- do músculo
- - gastrocnêmio, 814
- - poplíteo, 769, 814
- - semimembranáceo, 814
- do olécrano, 214
- do prepúcio, 659
- gluteofemoral, 734
- infrapatelar profunda, 814
- intratendínea do olécrano, 279
- isquiática, 734
- - do músculo obturador interno, 737
- omental, 448, 450, 462
- subacromial, 274, 276
- subcutânea, 17
- - calcânea, 766
- - do olécrano, 279
- - infrapatelar, 810, 814
- - pré-patelar, 810, 814
- subdeltóidea, 276
- subescapular, 272
- subfasciais, 17

- subtendínea(s), 17
- - do músculo subescapular, 276
- - do músculo tríceps braquial, 279
- suprapatelar, 716, 810, 814
- tendínea calcânea, 766
- trocantérica, 734
Bomba
- arteriovenosa, 41
- musculovenosa, 32, 40, 41, 701, 788
- - da panturrilha, 776
- venosa, 41
Botão periosteal, 21
Braço, 142, 143, 206, 216
Bregma, 845, 847
Broncoscopia, 350
Bronquiectasia, 351
Brônquio(s), 61
- lobares, 340
- principal, 338, 339
- - direito, 339
- - esquerdo, 339
- segmentares, 340
Bronquíolos, 341
- condutores, 341
- respiratórios, 341
- terminais, 341
Bronquite, 351
Broto(s)
- dentais, 947
- do membro inferior, 673
- periosteal, 21
- uretérico, 529
Bulbo, 129, 895
- do olho, 61, 911, 926
- do pênis, 608
- do vestíbulo, 664
- dos olhos, 906
- inferior da VJI, 1022
- olfatório, 977, 1078
- superior da VJI, 1022
Bursite
- bicipitorradial, 291
- do calcâneo, 775
- do cotovelo, 290
- escapuloumeral calcificada, 289
- infrapatelar profunda, 833
- isquiática, 749
- na região do joelho, 833
- por atrito, 749
- pré-patelar, 833
- subcutânea
- - do olécrano por atrito, 290
- - infrapatelar, 833
- subtendínea do olécrano, 291
- suprapatelar, 833
- trocantérica, 749

C

Cabeça, 21, 838
- alargada da escápula, 147
- clavicular, 1007
- curta, 210
- - do músculo bíceps femoral, 740
- da costela, 298
- da falange, 688
- da fíbula, 684, 685, 686, 772
- da mandíbula, 933
- da ulna, 148, 154, 240

Índice Alfabético

- de Medusa, 517
- do epidídimo, 437, 597
- do fêmur, 676, 679, 683, 725, 794
- do martelo, 989
- do metatarsal I, 689
- do músculo gastrocnêmio, 772
- do pâncreas, 493
- do rádio, 149, 154, 240, 276
- do tálus, 686, 688
- do úmero, 20, 147, 152, 214, 271
- dos metacarpais, 151
- dos metatarsais, 688
- esternal, 1007
- longa, 210
- - do músculo bíceps femoral, 740
- medial, 210
- radial, 223
- ulnar, 223
- umeral, 223
- umeroulnar, 223
Cabo do martelo, 989
Cãibra muscular, 726
Caixa torácica, 296, 411
Calázio, 927
- do tarso, 927
Calcâneo, 676, 686, 710
Calcanhar, 778
Cálculo, 944
- biliar, 511, 515, 516
- - no duodeno, 517
- renal, 530
- ureteral, 530, 605
Cálice(s)
- maiores, 522
- menores, 522
- óptico, 927
Calículos gustatórios, 957
Calo ósseo, 23
Calosidades, 689, 835
Calvária, 839, 857
- do crânio, 20
Camada
- alimentar de vísceras cervicais, 1050
- basal da epiderme, 13
- celular da margem dural, 892
- da parede anterior do abdome, 435
- endócrina de vísceras cervicais, 1036
- intermediária, 119
- membranácea da tela subcutânea do períneo, 436
- meníngea interna, 882
- periosteal externa, 882
- profunda, 119
- respiratória de vísceras cervicais, 1039
- subendotelial, 38
- superficial, 119
Câmara
- anterior do bulbo do olho, 914
- posterior do bulbo do olho, 914
- postrema ou vítrea, 915
Caminhada, 710
Campo visual, 1081
Canal(is)
- anal, 454, 481, 579, 597, 644
- carótico, 899, 1019
- cervicoaxilar, 188, 194, 196, 1014
- condilar, 851
- da raiz, 949
- de Alcock, 643

- de Nuck, 439
- de parto, 617
- de Schlemm, 915
- do colo do útero, 579, 617
- do nervo hipoglosso, 851, 853
- do pudendo, 643
- dos adutores, 719, 724
- espiral da cóclea, 992
- femoral, 722
- gástrico, 459
- inguinal, 430-433, 439
- nutrício, 211
- obturatório, 679
- óptico, 851, 908, 1081
- palatinos maior e menor, 968
- para a veia basivertebral, 75
- para o músculo tensor do tímpano, 987
- pélvico, 567
- pericardioperitoneais, 332
- pilórico, 459
- sacral, 84, 94
- semicirculares, 992
- vertebral, 75, 76, 78, 108, 129, 130, 301
Canalículos
- biliares, 506
- lacrimais, 910
Câncer
- colorretal, 489
- da laringe, 1065
- de mama
- - em homens, 330
- - subareolar, 329
- de nervo do mediastino, 348
- de pâncreas, 512
- de pulmão, 348, 351, 352
- do ápice pulmonar, 348
- do escroto, 442
- do esôfago, 1067
- do testículo, 442
- pulmonar, 351
Canulação
- da artéria femoral, 728
- da veia femoral, 729
Capilares, 37, 41
- linfáticos, 42, 43
- periosteais, 21
Capitato, 151
Capítulo, 20, 148
- do úmero, 276
Cápsula
- adiposa, 520
- articular, 24, 99
- - da articulação do processo articular, 75, 97, 100
- - do joelho, 802
- da articulação
- - acromioclavicular, 271
- - atlantoaxial lateral direita, 101
- - atlantoccipital, 101
- - carpometacarpal, 286
- - do carpo, 285
- - do cotovelo, 276
- - do ombro, 271
- - do quadril, 798
- - esternoclavicular, 269
- - interfalângica, 287
- - intermetacarpal, 286
- - metacarpofalângica, 287
- - radiocarpal, 283

- - radiulnar
- - - distal, 282
- - - proximal, 279
- - talocrural, 815
- da lente, 915
- de Glisson, 503
- de Tenon, 911
- fibrosa, 1036
- - da próstata, 610
- - do fígado subperitoneal, 503
- - - esplênica, 493
- ótica, 992
Capsulite adesiva da articulação do ombro, 290
Características
- da região anal, 641
- das cavidades nasais, 973
- regionais das vértebra, 77
Carcinoma, 44
- broncogênico, 351
- da língua, 967
- da mama, 328, 329
- do estômago, 484
- espinocelular do lábio, 881
- metastático, 514
Cárdia, 458
Cardiologia, 3
Cardiopatia isquêmica, 42, 384
Cáries dentais, 964
Carpo, 19, 143, 149
Cartilagem(ns), 19
- alares, 972
- aritenóideas, 1041
- articular(es), 19, 22
- corniculada e cuneiforme, 1041
- costal(is), 19, 298
- cricóidea, 1041
- do septo, 973
- epiglótica, 1041
- tireóidea, 1000, 1041
- traqueal, 1048, 1057
- trirradiada, 559, 676
Carúncula(s)
- himenais, 664
- lacrimal, 926
- sublingual, 957
Catarata, 928
Cateterismo cardíaco, 380
- direito, 1026
Cateterização
- da veia umbilical, 438
- uretral, 658
Cauda
- de Spence, 322
- do epidídimo, 437
- do pâncreas, 494
- equina, 84, 131, 137
- - na cisterna lombar, 132, 133
Caudal, 6
Cavidade(s)
- abdominopélvica, 411, 570
- articular(es), 24, 933
- corporal, 50
- da faringe, 1050
- da laringe, 1041
- da orelha média, 984
- do crânio, 850
- do pericárdio, 356
- do útero, 579, 617
- glenoidal, 147, 271

- infraglótica, 1041
- medular, 19, 20
- nasais, 973
- oral, 945
- pélvica, 411, 559, 570, 580
- peritoneal, 444-446, 448, 450, 597
- - da pelve, 575
- pleural, 332
- própria da boca, 945
- pulmonar, 331, 332
- pulpar, 949
- timpânica, 984
- torácica, 296, 331
- trigeminal, 1082
Caxumba, 943
Ceco, 454, 473
- sub-hepático, 489
Cecopexia, 489
Cefaleia, 854
Céfalo-hematoma, 878
Celoma intraembrionário, 445
Célula(s)
- aéreas, 842
- ciliadas
- - das cristas, 993
- - na mácula, 992
- cromafins, 524
- da crista neural, 524
- da medula da glândula suprarrenal, 62
- de Schwann, 46, 536
- do neurolema, 46
- dos tecidos, 43
- ependimárias, 46
- etmoidais, 977
- - anteriores, 977
- - médias, 977
- - posteriores, 977
- ganglionares
- - parassimpáticas, 343
- - retinianas, 1079
- - simpáticas, 343
- gliais, 46
- mitrais, 1078
- osteogênicas, 21
Célula-satélite, 46
Centro
- de ossificação
- - primário, 21, 85
- - secundário, 21, 22, 86
- tendíneo, 538
Cerebelo, 895
Cérebro, 895
Cerume, 984
Cervicalgia, 1003
Choque
- elétrico, 388
- medular, 140
Cianose labial, 963
Ciclo
- cardíaco, 362, 363
- da marcha, 710, 711
Cifoescoliose, 116
Cifose
- sacral, 104, 105
- torácica, 104, 105
Cílios, 909, 926
- olfatórios, 1078
Cinerradiografia, 380
Cinetose, 997

Cíngulo do membro
- inferior, 19, 82, 143, 559, 566, 672, 673, 675
- superior, 19, 142, 143
Cintigrafia planar, 70
Circuitos vasculares, 37
Circulação
- anterior do encéfalo, 899
- colateral, 40, 201
- - coronariana, 375
- - na pelve, 593
- - pelas veias cardíacas mínimas, 386
- de líquido cerebrospinal, 898
- pulmonar, 37, 38, 341
- sistêmica, 37, 38
Círculo arterial do cérebro, 899, 900
Circuncisão feminina, 666
Circundução, 10, 11, 27, 270
- na articulação do ombro, 274
Cirrose
- alcoólica, 481, 515
- hepática, 514, 650
Cirurgia
- bariátrica, 482
- conservadora da mama, 330
- de revascularização do miocárdio, 308, 360, 385
- de varizes, 729
- minimamente invasiva, 426
- torácica a céu aberto, 346
Cisterna
- cerebelobulbar, 898
- - lateral, 898
- - posterior, 898
- circundante, 898
- colicular, 898
- do quilo, 43, 44, 399, 503, 549
- interpeduncular, 898
- lombar, 130, 136, 745
- - do espaço subaracnóideo, 94
- - do LCS, 131
- pontocerebelar, 898
- quiasmática, 898
- subaracnóidea, 897
Cistocele, 605, 647
Cisto(s)
- branquiais, 1066
- da(s) glândula(s)
- - de Bartholin, 666
- - sebáceas, 927
- de Baker, 833
- do ducto
- - de Gartner, 624
- - tireoglosso, 1060
- do epidídimo, 442
- do ovário, 630
- do processo vaginal, 439
- poplíteos, 833
- renais, 528
- sebáceos, 878
- sinovial do punho, 241
Cistoscopia, 606
Cistotomia suprapúbica, 606
Classificação
- das articulações, 24
- dos ossos, 20
Claudicação
- do músculo glúteo médio, 749
- intermitente, 776

Clavícula, 19, 143, 144, 151, 181, 323, 1023
- direita, 146
Clitóris, 61, 579, 663
Clivo, 853, 899
Cóanos, 849, 1050
Coarctação
- da aorta, 403
- pós-ductal, 403
Coccigodinia, 94
Cóccix, 19, 74, 84-86, 133, 608
Cóclea, 992
Colangiopancreatografia, 511
- por ressonância magnética, 511, 516
- retrógrada endoscópica, 511
Colapso pulmonar, 345
Colecistectomia, 452, 515, 517
- laparoscópica, 517
Colecistite, 516
Colecistocinina, 508
Colectomia, 489
Colelitíase, 516
Cólica, 605
- biliar, 516
- ureteral, 530
Colículo seminal, 600
Colite, 489
Colo, 21, 476
- anatômico do úmero, 147
- ascendente, 476, 477
- - móvel, 489
- cirúrgico do úmero, 147
- da bexiga, 597, 598
- da costela, 121, 298
- da escápula, 147
- da fíbula, 685, 686
- da glande, 653
- descendente, 479
- do dente, 949
- do fêmur, 679
- do martelo, 989
- do pâncreas, 493
- do rádio, 149
- do útero, 579, 597, 617
- sigmoide, 479, 597
- transverso, 477
Colocação de acessos centrais, 1026
Colonoscopia, 489
Colostomia, 489
Colostro, 328
Coluna(s)
- anais, 644
- celulares intermédias, 58, 60
- dorsal, 50
- intermédias, 57
- ventral, 50
- vertebral, 19, 72, 97, 107
- - e suas cinco regiões, 74
Comissura
- anterior, 662
- dos lábios, 865, 877
- medial e lateral das pálpebras, 909
- posterior, 662
Compartimento(s)
- adutor, 248
- anterior
- - da coxa, 712, 726
- - da perna, 755
- - do antebraço, 220
- central, 248

- - da planta, 778
- da palma, 246
- do antebraço, 220
- do bulbo do olho, 914
- do períneo, 635
- dorsal do pé, 778
- dorsiflexor, 755
- extensor-supinador do antebraço direito, 228
- fascial(is), 16
- - anterior, 159
- - comum, 34
- - posterior, 159
- hipotenar, 248
- infracólico, 448
- infraespinais, 159
- interósseo do pé, 778
- lateral
- - da perna, 760
- - da planta, 778
- medial
- - da coxa, 712, 726
- - da planta, 778
- muscular do espaço retroinguinal, 719
- posterior
- - da perna, 764
- - do antebraço, 227
- subescapulares, 159
- supracólico, 448
- supraespinais, 159
- tenar, 248
- vascular do espaço retroinguinal, 719
Complexo estimulante do coração, 376, 386
Compressão
- cerebral, 903
- da artéria
- - axilar, 203
- - facial, 880
- - femoral, 728
- das raízes dos nervos espinais lombares, 138
- do nervo
- - fibular
- - - profundo, 774
- - - superficial, 774
- - oculomotor, 928, 1097
- - plantar medial, 793
- - tibial, 834
- - ulnar, 244
- - - no punho, 266
- dos fascículos do plexo braquial, 205
- dos vasos dos nervos (*vasa nervorum*), 57
- e canulação da artéria femoral, 728
Comprometimento iatrogênico da vascularização ureteral, 605
Comunicações
- entre os nervos mediano e ulnar, 244
- interatriais, 381
- interventriculares, 381
Concha(s), 983
- nasais, 845, 973
- - inferiores, 842, 975
- - média e superior, 975
Concussão, 893
- cerebral, 902
Côndilo(s), 20
- da tíbia, 685
- do fêmur, 683, 825
- do úmero, 148
- lateral, 681, 684
- - da tíbia, 695, 747

- - - via trato iliotibial, 734
- lateral do fêmur, 20, 676
- medial, 680, 681, 684
- - da tíbia, 676
- - do fêmur, 676
- occipitais, 79, 80, 850
Condroblastos, 21
Condrocrânio, 842
Condromalacia patelar, 726
Condução miogênica, 376
Cone
- arterial, 365
- de luz brilhante, 995
- elástico, 1041
- medular, 129, 132, 133
Conexões interganglionares, 59
Confluência dos seios, 853, 884
Congestão crônica, 348
Congruência das faces articulares do quadril, 827
Coniotomia, 1063
Conjuntivite, 927
Consolidação óssea após fratura, 23
Constrição
- broncoaórtica (torácica), 456
- cervical, 456
- diafragmática, 456
Constritores da faringe, 1054
Contenção, 12
- e disseminação de infecções nos compartimentos da perna, 773
Conteúdo
- da fossa pterigopalatina, 968
- do canal vertebral, 138
Contiguidade, 44
Contornos anormais, 329
Contração(ões)
- concêntrica, 33, 123
- - do músculo iliopsoas, 715
- dos músculos, 32
- espasmódica do piloro, 483
- excêntrica, 33, 35, 123
- fásica, 32
- isométricas, 32
- isotônicas, 32
- tônica, 32
Contralateral, 8
Contratura
- de Dupuytren da fáscia palmar, 263
- de Volkmann ou isquêmica, 218
Controle temporário de hemorragia da artéria cística, 452
Contusão
- cerebral, 903
- da coxa, 726
- do músculo extensor curto dos dedos, 792
- do quadril, 726
Convergência, 920
Cor pulmonale agudo, 348
Coração, 37, 61, 362, 378
Corda(s)
- do tímpano, 958, 989
- tendíneas, 366
Corioide, 911
Córnea, 911, 914, 925
Corno(s), 46
- anteriores de substância cinzenta, 49, 55
- cinzento

- - anterior, 48
- - posterior, 48
- coccígeos, 85
- do útero, 617
- laterais de substância cinzenta, 55
- maior, 1002
- posteriores de substância cinzenta, 49, 55
- sacral, 85, 94
- superior, 1041
- uterinos, 616
Coroa
- da glande, 653
- do dente, 949
Coronariopatia, 383
Corpo(s), 20
- adiposo, 798
- - da bochecha, 860, 946
- - da fossa isquioanal, 642
- - infrapatelar, 724, 804
- - pararrenal, 520
- anococcígeo, 574, 597, 642
- cavernoso, 608, 652
- celular, 45, 46, 48, 55
- - dos neurônios motores, 33
- ciliar, 64, 913
- da bexiga, 579, 598
- da clavícula, 144
- da costela, 298
- da escápula, 146
- da falange, 688
- da fíbula, 684, 685, 772
- da língua, 955
- da tíbia, 684, 690
- da ulna, 148
- de Pacchioni, 884
- do áxis (C II), 79
- do epidídimo, 437
- do esfenoide, 849, 973
- do esterno, 302, 326
- do fêmur, 679, 681, 682, 683
- do hioide, 1002
- do ílio, 677
- do ísquio, 560, 677
- do pâncreas, 493
- do pênis, 653
- do períneo, 597, 608, 638
- do púbis, 560, 676, 679
- do rádio, 149
- do tálus, 686
- do úmero, 147, 152
- do útero, 579, 617
- dos metatarsais e falanges, 689
- esponjoso do pênis, 608, 652
- estranhos
- - aspirados, 350
- - na parte laríngea da faringe, 1065
- gástrico, 458
- geniculados laterais, 1081
- vertebral, 75, 76, 78, 80, 81, 83, 97, 106, 130
- vítreo, 915
Corrida, 710
Cortes
- longitudinais, 5
- oblíquos, 5
- transversos, 5
Córtex
- da glândula suprarrenal, 62
- suprarrenal, 524

Costela(s), 18, 19, 298, 326
- atípicas, 298, 299
- cervicais, 89, 308
- falsas, 298
- flutuantes, 298
- I, 298
- II, 298
- inferiores, 306, 327
- lombares, 121, 308
- superiores, 306
- supranumerária, 89, 308
- típicas, 298, 299
- verdadeiras, 298
- VII, 73
- X, 118
- XII, 121
Couro cabeludo, 860, 877
- parcialmente descolado, 877
- propriamente dito, 861, 877
Coxa valga, 690
Coxa vara, 690
Cranial, 6
Craniectomia, 857
Crânio, 18, 19, 839, 854
- de adulto, 843
- do recém-nascido, 27
Craniossinostose, 859
- primária, 859
Craniotomia, 856
- osteoplástica, 877
Crepitação, 216, 944
Crescimento
- e regeneração do músculo esquelético, 35
- ósseo, 24
- - efeitos da doença, da alimentação e do traumatismo sobre o, 24
Cricotireotomia, 1063, 1064
Criptite, 649
Criptorquidia, 438
Crista(s), 21
- ampular, 993
- cutâneas, 263
- da cabeça da costela, 298
- da espinha da escápula, 151
- do músculo supinador, 148
- esfenoidais, 850
- etmoidal, 850, 884, 972
- frontal, 850, 884
- ilíaca, 20, 73, 86, 120, 438, 676, 677, 682
- intertrocantérica, 680, 681, 798
- mamária embrionária, 330
- neural, 50
- occipital
- - externa, 847
- - interna, 853
- púbica, 416, 438, 560, 676, 679, 682
- sacral(is)
- - laterais, 85
- - mediais, 85
- - mediana, 84, 85, 86
- supraepicondilares, 147, 220
- supraventricular, 366, 368
- terminal, 365, 380
- transversais, 302
- uretral, 600
Cruz do coração, 373
Cuboide, 676, 686, 689
Culdocentese, 629
Cuneiforme, 676

- intermédio, 686
- lateral, 686
- medial, 686, 689
Cúpula
- da pleura, 332
- direita e esquerda, 538
Curvatura(s)
- anormais da coluna vertebral, 114, 115
- da coluna vertebral, 104
- lateral anormal, 116
- maior, 68, 459
- menor, 459
- primárias, 104
- secundárias, 105

D

Decorticação pulmonar, 347
Decúbito dorsal, 359
Dedo, 142
- do jogador de beisebol, 241
- do pé, 673
- em garra, 836
- em gatilho, 265
- em martelo, 241, 835
- mínimo, 778
Defeito(s)
- do campo visual, 1097
- do tubo neural, 96
- dos septos, 381
- posterolateral do diafragma, 550
Deferentectomia, 613
Defesa, 425
Deformidade
- de Popeye, 217
- em dorso de garfo, 157
Degeneração
- anterógrada (walleriana), 57
- discal, 110
- neural, 57
Deglutição, 945, 1052
Demência pugilística, 902
Dendritos, 45, 46, 48
Denervação das articulações dos processos articulares lombares, 110
Dente(s), 80, 947
- acessório, 964
- decíduos, 947, 950
- do áxis (C II), 79, 88, 101
- incisivos, 947
- mandibulares, 846
- maxilares, 845
- molares, 947
- permanente, 947, 950
- pré-molares, 947
- supranumerários, 964, 965
Dentina, 949
Depósito de gordura, 12
Depressão(ões), 10, 11, 177, 937
- cutâneas, 85
- indicando as espinhas ilíacas posterossuperiores, 125
- sobrejacente à espinha ilíaca posterossuperior, 73
Dermatoglifia, 267
Dermatologia, 3
Dermatomiótomo, 50, 51
Dermátomo, 51, 53, 110, 702
- da parede anterolateral do abdome, 420

- do membro
- - inferior, 704
- - superior, 166
Derme, 12, 13, 50
Derrame(s)
- articulares, 833
- pericárdico, 360
- pleural, 346
- sinovial, 833
Desbridamento, 832
Descolamento da retina, 927
Desenvolvimento
- da retina, 927
- das meninges, 138
- do canal inguinal, 432
- do crânio, 857
- do espaço subaracnóideo, 138
- do membro inferior, 673, 674
- e crescimento de um osso longo, 21
- ósseo, 21
Desequilíbrio de músculo quadríceps femoral, 726
Desfibrilação cardíaca, 388
Deslocamento
- caudal, 88
- cranial, 88
- das articulações intercondrais, 309
- do estômago, 482
- e separação das epífises, 24
Desvio
- do mediastino, 346
- do septo nasal, 980
- lateral, 835
Detecção de câncer de mama, 329
Dextrocardia isolada, 361
Diabetes melito, 511
Diáfise, 20, 22
Diafragma, 54, 61, 411, 497, 538, 549
- da pelve, 411, 561, 570, 571, 574
- da sela, 884
- urogenital, 640
Diálise peritoneal, 451
Diâmetro(s)
- diagonal, 566
- pélvicos, 566
- transverso do tórax, 305
- verdadeiro, 566
Diástole, 363, 371
Diencéfalo, 895
Diferenças
- entre as uretras masculina e feminina, 606
- sexuais do cíngulo do membro inferior, 563
Dificuldade respiratória, 320
Digitações do músculo serrátil anterior, 327
Dilatação
- da veia jugular externa, 1026
- das narinas, 878
- intrabulbar, 651
Díploe, 853
Diplopia, 1098, 1099
Disartria, 1101, 1007
Disco(s)
- articular, 269, 281
- do nervo óptico, 913, 921
- interpúbico, 565
- intervertebral, 25, 26, 74, 76, 97, 100, 106, 107, 109, 303, 565
- L IV/L V, 86
- óptico, 1081

Disfagia, 1007, 1065, 1067, 1099, 1100
Disfonia, 1100
Disfunção
- e paralisia musculares, 35
- erétil, 660
- patelofemoral, 830
Dispneia, 320
Disposição dos ossos do membro inferior, 675
Dispositivos antirronco, 878
Dissecção, 3
- cirúrgica do trígono carótico, 1027, 1028
- da veia safena, 708
- do pé, 757
- dos linfonodos axilares, 203
- radicais do pescoço, 1068
Disseminação
- de infecções no pescoço, 1007
- de líquidos patológicos, 452
- do câncer, 44
- hematogênica, 44, 45, 550
- linfogênica, 44
Distal, 7, 8
Distância interespinal, 567
Distensão
- da vagina, 628
- da virilha, 727
- do dorso, 128
- do escroto, 659
- do músculo
- - adutor longo, 727
- - gastrocnêmio, 775
- - isquiotibial, 749
- dos ligamentos, 830
- muscular, 35
Distonia cervical, 1026
Distribuição
- do nervo trigêmeo, 867
- dos nervos espinais, 52
- parietal, 61
- por nervo periférico, 53
- segmentar, 53
- visceral, 61
Distúrbio de refluxo gastresofágico, 481
Disúria, 613
Diverticulite, 489
Divertículo
- do colo, 489
- ileal, 488
Diverticulose, 489
Divisão
- alta da artéria braquial, 242
- anterior
- - da artéria ilíaca interna, 584
- - dos troncos, 196
- autônoma do sistema nervoso, 45, 57, 64
- posterior
- - da artéria ilíaca interna, 583, 584, 586
- - dos troncos, 196
- somática do sistema nervoso, 45, 57
Doença(s)
- arterial
- - obstrutiva, 139
- - periférica oclusiva, 776
- articular degenerativa, 28
- - do punho, 157, 293
- aterosclerótica, 904
- coronariana lentamente progressiva, 384
- da artéria coronária, 383
- da glândula parótida, 943

- de Crohn, 489, 726
- de Osgood-Schlatter, 692
- de Raynaud, 265
- degenerativa de disco, 107, 110
- desmielinizantes, 1096, 1097
- hemolítica do recém-nascido, 438
- periapical, 964
- renal policística, 528
Dor
- à rotação medial da tíbia, 832
- abdominal posterior, 550
- aguda, 109
- anginosa, 388
- causada pela rotação lateral da tíbia, 832
- crônica, 109
- de dente, 854, 964
- de ouvido, 854
- lombar, 107
- muscular, 35, 108
- na articulação dos processos articulares, 108
- na costas, 107
- na face, 854
- na região pararrenal, 529
- orgânica, 485
- pleural, 352
- referida, 108
- - cardíaca, 388
- - diafragmática, 549
- - visceral, 388
- - torácica, 307
- visceral referida, 485
Dorsal, 5
Dorsalgia, 107
- localizada, 109
Dorsiflexão, 10
- na articulação talocrural, 816
Dorso, 8, 71, 72
- da língua, 956
- da mão, 142
- da sela, 850
- do nariz, 876, 972
- do pé, 777
Doutrina de Monro-Kellie, 899
Drenagem linfática, 988
- da glândula tireoide, 1038
- da língua, 958
- da mama, 195, 323, 325
- da orelha, 983
- das regiões glútea e femoral, 745
- das vísceras pélvicas, 632
- - femininas, 635
- - masculinas, 635
- do ceco e do apêndice vermiforme, 476
- do colo descendente e do colo sigmoide, 481
- do coração, 375
- do estômago, 461
- do membro
- - inferior, 701
- - superior, 195, 164
- do pé, 788
- do períneo
- - feminino, 666
- - masculino, 656
- do reto, 633
- do sistema urinário, 633
- dos pulmões, 343
- e aderências pleurais, 351

- e inervação do fígado, 503, 505
Drenagem venosa, 595
- da coluna vertebral, 106
- da mama, 323
- do baço, 493
- do colo ascendente, 477
- do coração, 375
- do encéfalo, 900
- do membro
- - inferior, 697
- - superior, 163
- do pé, 788
- do pênis, 655
- do pericárdio, 358
- e linfática
- - da parte distal da uretra masculina, 651
- - do canal anal, 646
- - do escroto, 652
- encefálica, 899
- profunda, 788
- superficial, 788
Ducto(s)
- alveolares, 341
- biliares, 506, 512
- - interlobulares, 506
- cístico, 506, 508
- coclear, 992, 993, 994
- colédoco, 468, 506
- das glândulas
- - bulbouretrais, 612, 651
- - uretrais, 664
- deferente, 432, 434, 577, 582, 595, 608, 609
- do epidídimo, 437, 609, 624
- ejaculatório, 600, 608, 609
- endolinfático, 992, 993
- frontonasal, 977
- hepático(s)
- - acessórios, 515
- - comum, 506
- - direito e esquerdo, 506
- lacrimonasal, 910, 976
- lactíferos, 322
- linfático, 1059
- - direito, 43, 44, 194, 343
- - - curto, 323
- longitudinal do epoóforo, 624
- mesonéfrico (de Wolff), 442
- pancreático, 494
- - acessório, 496
- - principal, 468
- paramesonéfrico (de Müller), 442
- parotídeo, 932
- semicirculares, 992, 993
- sublinguais, 963
- submandibular, 962
- tireoglosso, 1060
- torácico, 43, 44, 194, 343, 395, 397, 399, 549, 1033, 1038, 1059
- utriculossacular, 992
- venoso fetal, 499
Dúctulos
- eferentes, 437
- excretores, 910
- prostáticos, 600, 612
Ductus reuniens, 992
Duodeno, 68, 454, 466, 467
Dura-máter, 48, 94, 107, 121, 859, 882
- da medula espinal, 46
- do encéfalo, 46

E

Ecocardiografia, 380, 383
- com Doppler, 383
Ectoderma, 50
Ectopia cordis, 309
Edema, 42, 778
- cerebral, 903
- cutâneo, 329
- da retina, 928
Efeito(s)
- da osteoporose sobre a coluna vertebral, 89
- do envelhecimento nas vértebras, 95
- Doppler, 68
Eixo(s), 21
- da órbita, 916
- da pelve, 570
- ópticos, 906
Ejaculação, 656, 658
- retrógrada, 598
Elementos
- costais, 86
- superficiais do palato, 952
- transversos, 88
Eletrocardiografia, 386, 387
Eletrocardiograma, 386
Eletromiografia, 34
Elevação, 10, 11, 177, 916, 937
Embolia
- cerebral, 904
- gasosa venosa, 1027
- pulmonar, 348, 351
Êmbolo(s), 383
- celulares, 45
- gasosos, 203
- pulmonares, 728
Embriologia
- da cavidade peritoneal, 445
- do átrio direito, 380
Eminência(s)
- hipotenar, 246
- iliopúbica, 676, 719
- intercondilar, 676, 684
- labioescrotais, 435, 436
- piramidal, 990
- tenar, 154, 246, 262
Emissão, 656, 658
Encaixe maleolar, 814
Encéfalo, 47, 839, 895, 902
Encefalopatia traumática crônica, 902
Endarterectomia, 1028
Endocárdio, 363
Endocrinologia, 3
Endoderma, 50
Endolinfa, 992
Endométrio, 618
Endomísio, 33
Endoneuro, 48, 49
Endoprótese (*stent*) intravascular, 386
Endoscopia, 623
Endotélio, 38
- vascular, 38
Enoftalmia, 921, 1035
Enterocele, 647
Entorse(s)
- crônicas do tornozelo, 774
- do dorso, 128
- do ligamento colateral lateral, 834
- do tornozelo, 834

- grave do punho, 157
Envelhecimento dos discos intervertebrais, 107
Enxertos
- de veia safena, 708
- ósseos, 692
Epicanto, 876
Epicárdio, 356, 363
Epicondilite lateral, 241
Epicôndilo, 21
- adutor medial, 676
- lateral, 147, 153, 214, 676, 681
- - do fêmur, 682
- - do úmero, 20, 154
- medial, 147, 152, 214, 220, 680
- - do fêmur, 682
Epicrânio, 860
Epiderme, 12, 13
- avascular, 12
Epidídimo, 437, 608
Epífise, 21, 22
- anular, 76, 86, 98
Epiglote, 1041
Epilepsia do lobo temporal, 1096
Epimísio, 16, 33
Epineuro, 48, 49, 133
Episiotomia, 648
- mediana, 648
Epistaxe, 971, 980, 981
Epitélio
- celômico, 332
- germinativo, 575
- olfatório, 977
- superficial, 614
Epoóforo, 624
Equimose, 877
Ereção, 656, 658
Eritema da papila parotídea, 943
Eritroblastose fetal, 438
Erosão da artéria
- esplênica, 484
- gastroduodenal, 485
Escafocefalia, 859
Escafoide, 150, 157
Escápula, 19, 72, 143, 144
- alada, 184
- direita, 146
Escavação
- retouterina, 575, 579, 597, 602, 603, 617, 620
- retovesical, 577, 582, 597, 602, 608
- vesicouterina, 579, 597, 619
Esclerose múltipla, 1097
Esclerótomo, 50, 51
Escoliose, 115, 116
- estrutural, 116
- funcional, 116
- miopática, 116
- postural, 116
Escoriações da córnea, 929
Escroto, 433, 435, 439, 608, 651, 659
Esfenoide, 849
Esfíncter, 1046
- bulboesponjoso, 620
- esofágico inferior, 457
- externo da uretra, 620
- pubovaginal, 620
- superior do esôfago, 456
- uretrovaginal, 620
Esmagamento do nervo frênico, 1027
Esmalte, 949

Esmegma, 659
Esôfago, 395, 397, 456, 481, 1056
Esofagoscopia, 1067
Espaço(s)
- aéreos, 842
- da região urogenital, 638
- de Bogros, 424
- de Parona, 264
- episcleral, 911
- extradural, 46, 94, 133, 134, 889
- - espinal, 889
- infracólicos direito e esquerdo, 448
- intercostais, 298, 314, 326
- intervertebral, 109
- intrarretiniano, 927
- meníngeos, 889
- palmar médio, 248
- para o disco intervertebral, 80
- pelvirretal, 580
- periarterial, 889
- perissinusoidais, 503
- pós-anal profundo, 642, 649
- profundo do períneo, 579, 640, 641
- quadrangular, 188, 192
- retovaginal, 579
- retrofaríngeo, 1006
- retroinguinal, 719
- retromamário, 322, 329
- retropúbico, 577, 579, 596, 597, 608
- retrorretal, 577, 579 580
- subaracnóideo, 94, 130, 133, 134, 135, 882, 890, 898, 921
- subcostal, 298
- subinguinal, 429
- superficial do períneo, 640
- supraesternal, 1005, 1023
- tenar, 248
- vesicocervical, 579
Espasmo(s), 129
- do dorso, 128
- do iliopsoas, 551
- do músculo
- - esfíncter da ampola hepatopancreática, 511
- - piriforme, 750
Espéculo vaginal, 626
Espermatocele, 442
Espermatogênese, 434
Espículas, 20
Espinha(s), 21
- bífida
- - cística, 96
- - oculta, 96
- da escápula, 20, 73, 183
- do esfenoide, 850
- ilíaca
- - anteroinferior, 676, 677, 714
- - anterossuperior, 438, 676, 677
- - posteroinferior, 677
- - posterossuperior, 85, 86, 120, 121, 677, 682, 745
- isquiática, 560, 677, 731
- nasal posterior, 847
Esplenectomia, 510
- subtotal (parcial), 510
- total, 510
Esplenomegalia, 424, 510
Esplenoportografia, 511
Esplenose, 510
Espondilólise, 112, 568

- de L V, 112, 568
- traumática de C II, 90
Espondilolistese, 112, 568, 569
Espondilose, 96
- lombar, 140
Esporão do calcâneo, 792
Esqueleto
- apendicular, 19
- - inferior, 144, 563
- - superior, 144
- axial, 18, 72, 143, 144, 563
- da laringe, 1041
- da parede torácica, 298
- do nariz, 972
- do pé, 777
- facial, 842
- fibroso do coração, 363, 366
- torácico, 297
Estágio da metástase, 44
Estenose, 382, 904, 905
- aórtica, 383
- da artéria
- - axilar, 201
- - carótida interna, 880
- do aqueduto, 903
- do canal vertebral lombar, 93
- infundibular pulmonar, 383
- pilórica hipertrófica congênita, 483
- pulmonar, 383
- uretral, 659
- vertebral lombar, 92
Esterilização
- feminina, 623
- histeroscópica, 623
- masculina, 613
Esterno, 18, 19, 301, 323, 1023
Esternotomia mediana, 308
Estilete, 139
Estimativa da área da superfície corporal, 16
Estimulação
- adrenérgica, 378
- parassimpática, 378
Estômago, 61, 457, 481
Estrangulamento de uma hérnia femoral, 729
Estrato membranáceo, 638
- da tela subcutânea
- - do abdome, 413, 435
- - do períneo, 640
Estrato
- nervoso, 913
- pigmentoso, 913
Estrias
- cutâneas, 15
- olfatórias, 1078
Estribo, 989
Estridor, 1065
- inspiratório, 1100
Estrutura(s)
- acessórias da visão, 906
- dos termos, 4
- e função
- - das vértebras, 75
- - dos discos intervertebrais, 98
- neurovasculares
- - do diafragma, 540
- - e relações na fossa poplítea, 753
- - relações no compartimento anteromedial da coxa, 719
- - e relações no pé, 782

- profundas do pescoço, 1030, 1035
- superficiais do pescoço, 1007, 1025
- visuais acessórias, 926
- - anteriores, 908
Estudo com Doppler colorido, 1028
Etmoide, 842
Eversão, 10, 11
Eversores do pé, 763
Exame(s)
- da medula óssea, 23
- da próstata, 614
- do intestino grosso, 490
- do músculo, 34
- - deltoide, 180
- laparoscópico das vísceras pélvicas, 630
- manual do útero, 626
- pélvico digital, 628
- retal, 606
Excisão
- de costela, 307
- de glândula submandibular e retirada de cálculo, 967
Exercícios
- de Kegel, 667
- para fortalecimento dos músculos perineais femininos, 667
Exoftalmia, 893, 925, 926
- pulsátil, 893
Expansões
- dos músculos extensores, 31
- extensoras, 229
Expiração, 305
- forçada, 306
Exposição das veias cavas, 360
Extensão, 8, 9, 124, 248, 275, 811
- do pescoço, 123
- lateral, 103
Externo, 8
Extração
- da catarata, 928
- de dentes, 964
Extravasamento
- de líquido cerebrospinal, 904
- de urina e sangue, 648
Extremidade
- acromial, 144
- distal do úmero direito, 147
- da costela XII, 73
- do cóccix, 86, 560
- do processo transverso, 121
- do terceiro dedo, 154
- esternal, 144
- inferior do saco dural espinal, 135

F

Fabela no músculo gastrocnêmio, 774
Face(s), 860, 877
- anterior do calcâneo, 825
- anteromedial da tíbia, 685
- articulares, 19, 76, 77
- - da articulação
- - - acromioclavicular, 271
- - - carpometacarpal, 286
- - - do cotovelo, 276
- - - do ombro, 271
- - - do quadril, 794
- - - esternoclavicular, 269
- - - interfalângica, 287

- - - intermetacarpal, 286
- - - metacarpofalângica, 287
- - - radiocarpal, 283
- - - radiulnar
- - - - distal, 281
- - - - proximal, 279
- - - talocrural, 815
- - da patela, 683
- - e ligamento, 814
- - fibular, 684
- - inferior, 76, 684
- - superior, 76, 79, 80, 684
- auricular, 84, 560
- costal, 146
- - do pulmão, 338
- diafragmática, 365
- - do baço, 493
- - do fígado, 497
- - do pulmão, 338
- distal, 949
- dorsal, 8
- esternocostal, 365
- inferior
- - da clavícula, 144
- - da língua, 956, 957
- infratemporal da asa maior do esfenoide, 968
- interna da parede anterolateral do abdome, 428
- lateral, 676, 684
- - do corpo, 680
- - do sacro, 85
- lingual, 949
- medial, 676, 684
- - da tíbia, 684
- - do corpo, 680
- - - da tíbia, 772
- mediastinal do pulmão, 338
- mesial, 949
- oclusal, 949
- palmar, 8
- patelar, 680, 681
- pélvica do sacro, 85
- plantar, 8
- poplítea, 680
- - do fêmur, 752
- posterior, 144
- - da margem epifisial, 75
- - da parede do tórax, 316
- - do corpo, 680
- pulmonar
- - direita, 365
- - esquerda, 365
- sacropélvica do ílio, 560
- semilunar do acetábulo, 679, 795
- sinfisial, 679
- - do púbis, 679
- superior
- - da base do crânio, 850
- - da clavícula, 144
- vestibular, 949
- visceral do fígado, 499
Faixa miocárdica ventricular, 363
Falange(s), 19, 143, 246, 673, 688
- distal, 676
- proximal, 676
Falha na migração do testículo, 438
Faringe, 1050
Fáscia(s), 16, 18
- alar, 1006

- bucofaríngea, 1006, 1054
- cervical, 1005, 1006, 1054
- clavipeitoral, 159, 315
- cremastérica, 434
- cribriforme, 697
- da axila, 159
- da fossa poplítea, 752
- da parede
  - - anterolateral do abdome, 413
  - - posterior do abdome, 542
  - - torácica, 312
- da pelve, 577
- de Buck, 652
- de Colles, 436, 638
- de fusão, 446, 486
- de Gallaudet, 640
- de revestimento, 16
  - - do músculo, 17
  - - do períneo, 640
  - - poplítea, 752
- de Scarpa, 413, 435
- de Sibson, 334
- de Toldt, 446
- deltóidea, 159
- do antebraço, 159, 160
- do braço, 159
- do membro
  - - inferior, 695
  - - superior, 159
- do músculo
  - - poplíteo, 768
  - - psoas, 542, 579, 582
  - - quadrado do lombo, 542
- do pé, 778
- do pênis, 652
- do períneo, 638
- do pescoço, 1003
- e músculo da parede anterolateral do abdome, 424
- endoabdominal, 17
- endopélvica, 17, 577
  - - subperitoneal, 577
- endotorácica, 17, 315, 332
- espermática, 432
  - - externa, 434
  - - interna, 433
- extraperitoneais, 17
- faringobasilar, 1053, 1054
- frenicopleural, 332
- hipotenar, 246
- ilíaca, 550, 579
- inferior do diafragma da pelve, 641
- infraespinal, 159
- lata, 424, 695
- membranácea da pelve, 577
- muscular, 13, 14, 16, 17, 118, 159, 308
  - - da perna, 697, 752
  - - do membro
    - - - inferior, 695
    - - - superior, 160
  - - do pé, 778
  - - fundida ao periósteo, 17
  - - tubular, 920
- obturatória, 570, 579
- orbital, 908
- palmar, 160, 246
- parietal
  - - da pelve, 577
  - - do abdome, 17, 413, 424

- parotídea, 932
- peitoral, 159, 315, 322
- periureteral, 520
- plantar, 778
  - - lateral, 778
  - - medial, 778
- poplítea, 752, 753
- pré-sacral, 579
- profunda, 695
- retossacral, 579
- retovesical (de Denonvillier), 608
- subserosa, 17, 18
- superior do músculo levantador do ânus, 579
- supraespinal, 159
- temporal, 933
- tenar, 246
- transversal, 414
- vesical, 579
- visceral da pelve, 577, 610
Fascículo, 33, 49
- AV, 376
- lateral, 196
- longitudinal, 103
  - - inferior, 101
  - - superior, 101
- medial, 196
- posterior, 196
Fasciite plantar, 792
Fasciotomia, 708, 773
Fase
- de apoio, 710
- de balanço, 710, 712
Fauces, 952
Fecálito (coprólito), 488
Fechamento prematuro da sutura
- coronal, 859
- lambdóidea, 859
- sagital, 859
Fêmur, 19, 35, 672, 675, 676, 679
Fenda(s)
- de Luschka, 98
- esternal completa, 309
- interglútea, 85, 86, 125, 672, 730, 745
- labial, 963
  - - unilateral, 963
- palatina, 966
  - - bilateral, 966
Feridas
- da base do pescoço, 345
- do couro cabeludo, 877
- hemorrágicas da planta do pé, 793
Fibra(s)
- aferentes
  - - nociceptivas, 344
  - - sensitivas, 49
  - - somáticas, 53
  - - viscerais, 55, 65, 344, 537
    - - - gerais, 55
    - - - reflexas, 344
- colágenas e elásticas, 12, 13
- de Purkinje, 376
- eferentes, 49
  - - somáticas gerais, 55
  - - viscerais gerais, 55
- intercrurais, 430
- motoras
  - - branquiais, 56
  - - para o músculo voluntário, 1071
  - - somáticas, 55, 599

  - - viscerais, 55
- musculares, 28, 33
  - - recobertas por endomísio, 33
- nervosa(s), 48, 49
  - - parassimpáticas, 476
  - - periférica, 49
  - - simpáticas, 434, 476
- parassimpática(s), 343, 599
  - - para o gânglio pterigopalatino, 969
  - - pós-ganglionar, 599
  - - pré-ganglionares, 613
- secretomotoras parassimpáticas, 958
  - - pré-ganglionares, 910
- sensitivas, 600, 1071
  - - especiais, 56
  - - gerais, 53
  - - somáticas, 599
  - - viscerais, 55
- simpática(s)
  - - dos plexos pulmonares, 343
  - - pós-ganglionar, 599
  - - pós-sinápticas, 59
  - - pré-ganglionar, 599, 613
  - - pré-sinápticas, 58
- zonulares, 915
Fibrilação
- atrial, 388
- cardíaca, 388
- ventricular, 388
Fibrose da córnea, 879
Fíbula, 17, 19, 673, 676, 683, 685, 755
Fígado, 37, 61, 454, 496, 497, 512
Filamento terminal, 131
Filariose, 659
Filtro, 877
Fímbria, 616
- da tuba uterina, 579
- ovárica, 616
Fimose, 659
Fissura(s)
- anal, 649
- do ligamento
  - - redondo, 499
  - - venoso, 499
- horizontal do pulmão, 345
- longitudinal do cérebro, 884, 895
- oblíqua, 338
  - - dos pulmões, 345
  - - e horizontal direitas, 338
- orbital
  - - inferior, 870, 968
  - - superior, 851, 852, 908, 1081
- portal principal, 503
- sagital direita, 499, 503
- umbilical, 499
Fístula(s)
- anal, 650
- arteriovenosa, 773, 893
- branquial, 1066, 1067
- broncopleural, 346
- colecistoentérica, 517
- enterovaginal, 629
- retovaginal, 629
- traqueoesofágica, 1067
- ureterovaginal, 629
- uretrovaginal, 629
- vaginais, 628
- vesicovaginal, 629
Fixador, 34

Flexão, 8, 9, 248, 275, 811
- da coluna vertebral, 104
- do pescoço, 123
- dorsal, 8
- lateral, 8, 10, 103
- plantar, 8, 10, 764
- - na articulação talocrural, 816
Flexura(s)
- anorretal do canal anal, 602
- direita do colo, 476
- duodenojejunal, 466
- esquerda do colo, 477, 492
- hepática, 476
- laterais do reto, 602
- sacral do reto, 602
Fluoroscópio, 387
Fluxo
- de líquido ascítico e pus, 452
- linfático, 43
- sanguíneo, 43
Foice
- do cerebelo, 884
- do cérebro, 884
- inguinal, 430
Folheto da válvula, 38
Folículo, 43
- piloso, 12, 13
Fontículo, 27, 857
- anterior, 27, 857
- anterolateral, 858
- posterior, 858
- posterolateral, 858
Forame(s), 21
- cego, 850, 851, 956, 1060
- da veia cava, 538, 539, 548
- de Bochdalek, 550
- do ápice do dente, 949
- emissários, 847
- espinhoso, 851, 853
- esternal, 309
- estilomastóideo, 850, 871
- etmoidais anterior e posterior, 851
- infraorbital, 845, 870
- interventricular, 896, 898
- intervertebral, 75, 76, 80, 84, 97
- isquiático
- - maior, 565, 586, 571, 731
- - menor, 565, 570, 586, 731
- jugular, 850, 851, 853, 1022, 1092
- lacerado, 851, 853
- magno, 79, 842, 851
- mandibular, 944
- mastóideo, 851, 887
- mentuais, 846
- na lâmina cribriforme, 851
- nutrício, 22, 680, 685
- obturado, 20, 560, 676, 679
- omental, 448, 450
- oval, 365, 851, 853, 870
- palatino
- - maior, 849, 951
- - menor, 849, 951
- parietal, 847
- - na calvária, 887
- redondo, 851, 852, 870
- sacral, 84, 94
- - anterior, 84
- - posterior, 84
- supraorbital, 845

- transversário, 79, 88, 899, 1002
- - oval, 77
- vertebral, 76, 78-81, 83
- - com estenose, 93
- - normal, 93
- zigomaticofacial, 845
Formação(ões)
- de abscesso, 452
- do plexo, 54
- - braquial, 196
- ósseas, 20
- peritoneais, 446, 447
Fórnice
- da vagina, 579, 617, 620
- inferior da conjuntiva, 908
- superior da conjuntiva, 908, 910
Fortes músculos eretores, 119
Fossa(s), 21
- anterior do crânio, 850, 851
- axilar, 152, 159, 188
- cerebelares, 853
- coronóidea, 148
- cubital, 214, 216, 219, 240
- - triangular, 214
- da glândula lacrimal, 908, 910
- da vesícula biliar, 499
- do acetábulo, 679, 795
- do músculo supinador, 148
- do olécrano, 148
- do saco lacrimal, 908
- epigástrica, 308, 326
- hipofisial, 850
- ilíaca, 676, 677
- iliacossubfascial, 550
- incisiva, 847, 951, 953
- infraclavicular, 181
- infraespinal, 146
- - da escápula, 20
- infratemporal, 846, 931, 933, 943
- inguinais
- - laterais, 429
- - mediais, 429
- intercondilar, 681, 684, 804
- interpeduncular, 899
- isquioanal, 586, 641
- mandibular, 850, 933
- média do crânio, 850, 851
- navicular, 651
- - da uretra, 597
- oval, 365
- pararretais, 575, 602
- peritoneal, 429, 448
- poplítea, 673, 747, 751, 772
- posterior do crânio, 851, 853
- pterigopalatina, 852, 870, 968, 971
- radial, 148
- retromolar, 879
- subescapular, 146
- supraclavicular, 344, 1010, 1023
- - maior, 1025
- - menor, 1007, 1008
- supraespinal, 146
- supravesical, 429, 575, 597
- temporal, 846, 933
- tonsilar, 952, 1053
- trocantérica, 680, 681
- - do fêmur, 737
Fóvea(s), 21
- central, 914

- costais, 80
- - bilaterais, 301
- - dos processos transversos, 301
- - superiores e inferiores, 301
- da cabeça do fêmur, 679, 794, 798
- do dente, 79
- para o ligamento da cabeça, 680
Fovéola(s), 914
- granulares, 884
Fratura(s)
- com afundamento, 856
- cominutiva, 308, 693, 856
- da base do crânio, 893
- da calvária, 856
- da clavícula, 154
- da escápula, 155
- da extremidade distal do rádio, 156
- da falange distal, 158
- da fíbula, 691, 692
- da mandíbula, 855
- da maxila e dos ossos associados, 855
- da órbita, 926
- da parte distal ou inferior do fêmur, 690
- da patela, 726
- da região média do úmero, 218
- da tíbia, 690
- das costelas, 307
- das falanges, 158
- - proximal e média, 158
- das lâminas epifisiais, 692
- de Colles, 156, 157, 293
- de Jefferson ou explosiva, 90
- de marcha, 691
- diagonal, 691
- - com encurtamento, 691
- do anel pélvico ósseo, 567
- do ângulo da mandíbula, 855
- do arco vertebral do áxis, 90
- do boxeador, 158
- do calcâneo, 693
- do cíngulo do membro inferior, 648
- do colo
- - cirúrgico, 155
- - da mandíbula, 855
- - do fêmur, 827
- - do tálus, 693
- do corpo
- - da mandíbula, 855
- - do fêmur, 690
- do dançarino, 693
- do dente do áxis, 90, 113
- do enforcado, 90
- - e deslocamento do áxis, 92
- do esqueleto da laringe, 1062
- do esterno, 308
- do fêmur, 690
- do hioide, 1003
- do nariz, 980
- do olécrano, 241
- do(s) osso(s)
- - escafoide, 157, 293
- - hamato, 158
- - metacarpais, 158
- - metatarsais, 693
- - sesamoides, 694
- do polegar, 293
- do processo coronoide da mandíbula, 855
- do ptério, 891

- do quadril, 689
- do rádio e da ulna, 156
- do temporal, 880
- do trocanter maior, 690, 750
- do úmero, 155, 156
- dos maléolos lateral e medial, 692
- dos ramos do púbis, 567
- e luxação
-- das vértebras, 111
--- cervicais, 1003
-- do atlas, 90
-- do áxis, 90
-- do punho, 293
- em explosão, 926
- em galho verde, 23, 155
- espiral, 691
-- com cavalgamento de fragmentos fraturados, 691
-- do corpo do fêmur, 690
-- ou oblíqua do corpo do úmero, 155
- exposta, 690
- impactada, 155
- intercondilar do úmero, 155
- intertrocantérica, 691
- intracapsulares, 690
- Le Fort
-- I, 855
-- II, 855
-- III, 855
- lineares da calvária, 856
- múltiplas das costelas, 307
- oblíquas de um osso metacarpal, 158
- pélvicas, 567, 568, 689
- por avulsão, 726, 834
-- da tuberosidade do metatarsal V, 694
-- do osso do quadril, 689
-- do tubérculo maior do úmero, 155
- por contragolpe, 856
- por fadiga dos ossos, 693
- supraepicondilar, 218
- transcervical do colo do fêmur, 691
- transversa
-- baixa, 691
-- da patela, 726
- transversal do corpo do úmero, 155
- transversal por marcha (estresse), 691
Fratura-luxação
- da articulação
-- do quadril, 829
-- talocrural, 692
- da epífise proximal do úmero, 187
- do tornozelo de Pott, 834
Fratura-separação da epífise distal do rádio, 293
Frenectomia, 967
Frenulectomia, 963
Frênulo
- da língua, 957
- do clitóris, 663
- do óstio ileal, 473
- do prepúcio, 654
- dos lábios, 946
-- do pudendo, 663
Frontal, 844
Função
- da tuba auditiva, 987
- do líquido cerebrospinal, 898
- do omento maior, 451
- dos músculos, 34

- protetora e envelhecimento das cartilagens costais, 308
Fundo
- da bexiga, 597, 598
- de saco de Douglas, 597
- do bulbo do olho, 914
- do olho, 913
- do útero, 579, 597, 617
- gástrico, 68, 458
Funículo espermático, 431, 433, 439, 608
Fusão
- anormal das vértebras, 94
- das suturas cranianas, 859
- espinal, 110
- precoce das epífises, 24
Fusos musculares, 125

G

Gânglio(s), 49
- aorticorrenal, 59, 61, 532
- celíacos, 58, 59, 61, 473, 532
-- direito e esquerdo, 535
- cervical, 59
-- inferior, 1035
-- médio, 1035
-- superior, 58-60, 910, 1014, 1035
- cervicotorácico, 1035
- ciliar, 922, 1077
- da raiz posterior, 49
- do nervo espinal, 49
- entéricos, 62
- espiral da cóclea, 1088
- estrelado, 1035
- geniculado, 1086
- ímpar, 58, 59, 592
- intrínseco, 55, 62, 535
- lombares, 59
- mesentérico
-- inferior, 59, 61, 532, 535, 599
-- superior, 59, 61, 532
- ótico, 933, 938, 1077, 1088
- parassimpático com fibra pós-ganglionar intrínseca, 599
- paravertebral, 58, 59, 62
- pré-vertebral, 58-60, 62
- pterigopalatino, 870, 910, 954, 968, 988, 1077
- sacrais, 59
- sensitivo de nervo
-- craniano, 47, 55
-- espinal, 47, 55, 56, 59, 84, 126, 132, 138
-- glossofaríngeo, 1088
- simpático, 55, 107
-- cervical, 1035
--- superior, 969
-- com fibra pós-ganglionar, 599
-- paravertebral, 599
--- dos troncos simpáticos, 343
- submandibular, 1077
- torácicos, 59
- trigeminal, 866, 870, 1082
- vagal inferior, 1048
- vestibular, 992, 1088
Gasometria arterial, 728
Gastrectomia, 484
- parcial, 484
- total, 484
Gastrenterologia, 3
Gastroscópio, 484

Gênero, 4
Gengiva, 945, 947
- lingual, 952
- propriamente dita, 947
Gengivite, 963
Genuflexão, 833
Gestação ectópica, 624
Ginecologia, 3
Ginecomastia, 331
Gínglimos, 27
Glabela, 844, 845, 875
Glande do pênis, 597, 608, 653
Glândula(s), 56
- areolares, 328
- bucais, 946
- bulbouretral, 608, 612, 651
- ciliares, 909
- de Bartholin, 664
- de Cowper, 612
- direita piramidal, 524
- esquerda em formato de crescente, 524
- lacrimal, 64, 909, 910
-- acessória, 910
- mamárias, 321
- olfatórias, 1078
- palatinas, 952
- paratireoides, 1036, 1038
-- inferiores, 1038
-- superiores, 1038
- parótida, 931, 960
-- acessória, 944
- salivares, 64, 960
-- acessórias, 960
- sebáceas, 12, 13, 323
- seminal, 608, 609
- sublinguais, 932, 963
- submandibular, 932, 962, 1017, 1025
- sudoríferas, 12, 13, 64
- suprarrenal, 61, 520, 528
- tarsais, 908, 926
- tireoide, 1036, 1057
-- acessória, 1060, 1061
-- ectópica, 1060
-- lingual, 1060
- uretrais, 600, 651
- vestibulares, 664
-- menores, 664
Glaucoma, 928
Glia, 46
Glomo carótico, 1018, 1019, 1028
Glote, 1043
Gônada, 61
Gonfose, 25, 951
Gordura, 13
- axilar, 188
- extradural, 133
- extraperitoneal, 414
- retrobulbar, 921
Grande(s)
- artérias elásticas, 39
- compartimento anterior da coxa, 713
- vasos, 389, 392, 393
- veias, 40
Granulações aracnóideas, 884, 898
Gravidez
- ectópica tubária, 624
- tubária rota, 624
Grupo(s)
- adutor, 716

- de músculo(s)
- - profundos no compartimento posterior, 768
- - superficiais no compartimento posterior, 764
- - transversoespinais, 119
- extensor–supinador, 240
- flexor–pronador de músculos, 240
- lateral de músculos extensores do antebraço, 215
- supraclavicular de linfonodo, 1059

Gubernáculo
- feminino, 432
- masculino, 432
- ovárico, 618

H

Hálux, 673, 778
- valgo, 834
Hamato, 151
Hâmulo do osso hamato, 151, 154
Hélice, 983
Helicobacter pylori, 484
Helicotrema, 994
Hematocele
- do testículo, 440
- escrotal, 440
Hematoma, 440, 726, 749, 792, 1026
- abaixo da dura-máter, 893
- auricular, 995
- extradural (epidural), 893
- subdural, 134, 893
Hemianopsia bitemporal, 1097
Hemifóveas, 301
Hemisférios cerebrais, 884, 895
Hemissacralização, 94
Hemitireoidectomia, 1061
Hemivértebra, 116
Hemopericárdio, 360
Hemoperitônio, 485
Hemopneumotórax, 346
Hemoptise, 351
Hemorragia(s)
- da câmara anterior, 928
- da margem dural, 894
- do vaso meníngeo médio, 892
- intraperitoneal, 510
- poplíteo, 772
- subaracnóidea, 894
- subconjuntivais, 927
Hemorroidas, 650
- externas, 650
- internas, 650
Hemostasia, 217, 593
Hemotórax, 346
- na cavidade pleural direita, 346
Hepatócitos, 503, 506
Hepatomegalia, 513
Hérnia(s)
- abdominais, 424
- de disco(s)
- - intervertebral, 108, 109
- - lombares, 109
- de hiato, 482, 550
- - paraesofágica, 482
- - por deslizamento, 482
- de Spigel, 424
- diafragmática, 307
- - congênita, 550
- do núcleo pulposo, 108

- do processo vaginal, 439
- epigástrica, 424
- femoral(is), 729
- - estrangulada, 730
- incisional, 426
- inguinal, 439
- - direta, 440
- - indireta, 429, 439, 440
- interna através do forame omental, 452
- paraduodenais, 486
- traumática do diafragma, 550
- umbilicais, 424
- - adquiridas, 424
Herniação
- das vísceras, 549
- transtentorial, 892
Herpes-zóster
- do gânglio
- - espinal, 320
- - trigeminal, 879
- oftálmico, 879, 1098
Hiato(s)
- aórtico, 396, 538, 541, 547
- do nervo petroso maior, 851
- dos adutores, 718, 724
- esofágico, 395, 457, 538, 540
- - do diafragma, 456
- no músculo adutor magno, 698
- sacral, 85, 86
- safeno, 697, 725
- semilunar, 976, 977
- urogenital, 573
Hidrocefalia, 903
- comunicante, 903
- obstrutiva, 903
Hidrocele
- do funículo espermático, 439
- do testículo, 439
Hidrotórax, 346
Hifema, 928
Hilo
- do pulmão, 332, 338
- esplênico, 492
- renal, 522
Hímen, 664
Hioide, 18, 19, 1002, 1019, 1057
Hiperacusia, 996
Hipercifose, 115
- torácica, 114
Hiperdontia, 964
Hiperemia da conjuntiva, 927
Hiperextensão, 8
- da cabeça sobre o pescoço, 90
- do pescoço, 111
- grave do pescoço, 111
Hiperflexão crônica da região cervical, 109
Hiperlordose lombar, 114, 115
Hiperplasia, 36
- prostática benigna, 613
Hipersensibilidade do seio carótico, 1028
Hipertensão, 40
- arterial, 904
- porta, 481, 515, 517, 650
Hipertrofia, 23
- da próstata, 613
- do átrio e do ventrículo direitos, 381
- do coração, 359
- do frênulo labial, 963
- do miocárdio, 36

- e hiperplasia do músculo liso, 36
- ventricular esquerda, 383
Hipoestesia, 265
Hipoplasia pulmonar, 550
Hipospadia(s), 659
- escrotais, 659
- glandular, 659
- penianas, 659
- penoescrotais, 659
Hipótese de Starling, 41, 42
Histerectomia, 575, 593, 627, 623
Histerossalpingografia, 623
Homens agonádicos, 1065
Hordéolo, 927
Humor
- aquoso, 911, 913, 914
- vítreo, 915

I

Icterícia, 512, 517
Idade óssea, 24
Identidade de gênero, 4
Íleo, 454, 470
- biliar, 517
Ileostomia, 489
Ilíaca comum esquerda, 599
Ílio, 559, 560, 677
Imagens
- de mamografia, 330
- médicas seccionais do abdome, 554
- radiológicas e seccionais, 2
- seccionais da pelve e do períneo, 667
Impactação, 690
- da vesícula biliar, 517
Implante(s)
- cocleares, 997
- de lente intraocular, 928
- dentais, 965
Impressão(ões)
- digitais, 263
- do ligamento costoclavicular, 144
Inalação de partículas de carbono e irritantes, 348
Inanição e prolapso retal, 649
Incidência
- AP, 67, 353
- PA, 67
Incisões
- cirúrgicas
- - abdominais, 425
- - e tratamento cirúrgico da patologia da mama, 330
- da face, 877
- da pele para expor os retináculos da pele, 14
- de alto risco, 426
- de McBurney, 426
- e cicatrizes cutâneas, 15
- estreladas (divulsão muscular), 426
- laparoscópicas, 450
- longitudinais, 425
- medianas, 425
- no espaço intercostal, 307
- oblíquas e transversas, 426
- paramedianas, 426
- pararretais, 426
- subcostais, 426
- suprapúbicas, 426
- transversas, 426

Incisura(s), 21
- angular, 459
- cardíaca, 338
- - do pulmão esquerdo, 336
- cárdica, 458
- claviculares, 302
- costais, 302
- da escápula, 147
- do acetábulo, 679, 795
- do tentório, 884
- fibular, 685
- - da tíbia ocupada pela fíbula, 684
- isquiática
- - maior, 20, 560, 677
- - menor, 560 677
- jugular, 151, 302, 1023
- radial, 148
- supraesternal, 302
- supraorbital, 845
- tireóidea
- - inferior, 1041
- - superior, 1041
- troclear, 148
- - da ulna, 276
- ulnar, 149
- vertebral, 76
- - inferior, 76
- - superior, 76, 97
Incompetência da valva pulmonar, 383
Incontinência
- anorretal, 650
- por estresse urodinâmico, 606
- urinária, 605
- - de esforço, 580
Inervação
- aferente visceral, 623
- - na pelve, 592
- cutânea
- - do membro
- - - inferior, 702
- - - superior, 165
- - segmentar, 51
- da(s) articulação(ões), 27
- - acromioclavicular, 271
- - carpometacarpal, 287
- - do carpo, 286
- - do cotovelo, 279
- - do joelho, 810
- - do ombro, 276
- - do quadril, 800
- - esternoclavicular, 271
- - interfalângica, 288
- - intermetacarpal, 287
- - metacarpofalângica, 288
- - radiocarpal, 283
- - radiulnar
- - - distal, 282
- - - proximal, 281
- - talocrural, 817
- da bexiga urinária, 599
- da dura-máter, 133, 888
- da fossa infratemporal, 938
- da glândula
- - lacrimal, 910
- - parótida, 932
- da língua, 958
- da parede anterolateral do abdome, 420, 425
- da parte
- - distal da uretra masculina, 651
- - proximal da uretra masculina, 600
- da uretra feminina, 600
- da vagina e do útero, 621
- das vísceras abdominais, 532
- do canal anal, 646
- do ceco e do apêndice vermiforme, 476
- do coração, 377
- do escroto, 652
- do nariz, 976
- do palato, 954
- do pênis, 655
- do pericárdio, 358
- do pudendo, 664
- do reto, 603
- do seio maxilar, 980
- dos dentes, 951
- dos músculos, 34
- dos órgãos genitais internos da pelve masculina, 613
- dos ossos, 22
- dos ureteres, 595, 596
- motora do membro
- - inferior, 702
- - superior, 165
- parassimpática, 378, 481, 532, 623
- - do estômago, 461
- por nervo periférico, 53
- segmentar, 53
- sensitiva visceral, 537
- simpática, 377, 532, 623
- - do estômago, 461
- - dos colos descendente e sigmoide, 481
- - somática do pericárdio pelos nervos frênicos, 358
Infarto, 42
- agudo do miocárdio, 307, 383
- cerebral, 904
- cortical agudo, 904
- do miocárdio, 36, 360, 384
- pulmonar, 348
Infecção(ões)
- da(s) glândula(s)
- - parótida, 943
- - vestibulares maiores, 666
- da mão, 264
- das bainhas sinoviais dos dedos, 264
- das células etmoidais, 981
- do pé, 792
- do sistema genital feminino, 623
- dos linfonodos axilares, 203
- dos seios maxilares, 981
- pelo vírus herpes-zóster, 879
- piogênica, 726
Inferior, 6, 7
Inferomedial, 8
Inflamação
- da bolsa tendínea calcânea, 775
- da vesícula biliar, 517
- das glândulas palpebrais, 927
- do ducto parotídeo, 943
- do nervo facial, 880
Infundíbulo, 616
- etmoidal, 975, 977
Infusão intraóssea, 693
Ínio, 845, 847
Injeções intraglúteas, 750
Inserção
- comum dos flexores, 220
- de tubo (dreno) torácico, 347

- distal do músculo deltoide, 214
Inspiração, 305
- forçada, 306
Insuficiência, 382
- aórtica, 383
- cardíaca, 381
- - congestiva, 359, 360
- mitral, 382
- renal, 451
Interface
- dura-máter e aracnoide-máter, 133
- dura-máter–crânio, 889
Interior do estômago, 459
Intermediário, 7
Intermédio, 8
Interno, 8
Internó mielínico, 48
Interrupção do fluxo sanguíneo na artéria braquial, 217
Intersecções tendíneas, 30, 419
- do músculo reto do abdome, 438
Intervalo na bainha de mielina, 49
Intestino
- anterior primitivo, 454
- delgado, 61, 454, 466, 485
- grosso, 61, 454, 473, 466, 485
- médio, 454
- posterior, 454
Intumescência
- cervical, 130, 131
- - da medula espinal, 47, 77
- lombossacral, 130, 131, 132
- - da medula espinal, 47
Invaginações ou reflexões da dura-máter, 882
Inversão, 10, 11
- do fluxo venoso, 426
Ipsilateral, 8
Íris, 913
Irradiação da dor referida, 109
Irrigação
- arterial
- - da orelha, 983
- - da parede
- - - anterolateral do abdome, 422
- - - torácica, 319
- - da parte distal da uretra masculina, 651
- - das glândulas
- - - sublinguais, 963
- - - submandibulares, 962
- - do canal anal, 646
- - do ceco, 476
- - do colo
- - - descendente e do colo sigmoide, 479
- - - transverso, 477
- - do coração, 371, 373
- - do encéfalo, 899
- - do escroto, 652
- - do intestino, 479
- - do pênis, 655
- - do pericárdio, 357
- - do seio maxilar, 980
- - do timo, 390
- - dos hemisférios cerebrais, 902
- - e drenagem venosa
- - - da bexiga urinária, 598
- - - da parte proximal da uretra masculina, 600
- - - da próstata, 612
- - - da uretra feminina, 600
- - - da vagina, 621

- - - das glândulas seminais, 609
- - - das partes pélvicas dos ureteres, 595
- - - do ducto deferente, 609
- - - do pudendo, 664
- - - do reto, 603
- - - do útero, 620
- - - dos ductos ejaculatórios, 609
- - - dos ovários e das tubas uterinas, 616
- - - dos ureteres, 525
- das articulações
- - interfalângicas, 288
- - metacarpofalângicas, 288
- reduzida para o tronco encefálico, 904
- sanguínea dos músculos, 34
Isquemia, 42, 108, 109, 490
- cerebral, 904
- da medula espinal, 139
- do cotovelo e antebraço, 218
- do intestino, 486
- dos dedos, 264
- dos nervos, 57
- miocárdica, 384
Ísquio, 559, 677
Istmo, 616, 1036
- da glândula tireoide, 1057
- da próstata, 608, 611, 641
- das fauces, 952, 953
- do útero, 579, 617
- faríngeo, 953

J

Janela
- da cóclea, 992
- do vestíbulo, 988, 989, 990, 992
Jejuno, 68, 454, 470
Joanete, 835
Joelho, 673
- do nervo facial, 1086
- valgo, 829
- varo, 829
Junção
- anorretal, 644
- corneoescleral, 911
- esclerocorneal, 925
- esofagogástrica, 457
- faringoesofágica, 456, 1056
- ileocecal, 470
- retossigmoide, 479, 600

L

Lábio, 945
- do acetábulo, 795, 796
- glenoidal, 271
- ileocecal, 473
- ileocólico, 473
- lateral da linha áspera, 680
- maior do pudendo, 432, 579, 597, 662
- medial
- - da linha áspera, 680
- - e lateral, 681
- menor do pudendo, 579, 662
- - circundando o vestíbulo da vagina, 597
Labirinto
- coclear, 992
- membranáceo, 992
- ósseo, 992
- vestibular, 992

Laceração(ões), 15
- cerebrais, 903
- da artéria femoral, 728
- da córnea, 929
- da face, 877
- do couro cabeludo, 881
- do ducto torácico, 403
- dos arcos palmares, 264
- obstétricas, 580
Lacunas venosas laterais, 884
Lago lacrimal, 910, 926
Lambda, 845, 847
Lâmina(s), 75, 76, 79
- anterior da artéria toracolombar, 121, 542
- basilar, 994
- capilar da corioide, 913, 914
- cribriforme, 972, 977
- - da esclera, 921
- - do etmoide, 1078
- - fraturada, 1096
- epifisial, 21, 22, 24, 25, 689
- - de crescimento, 86
- - deslocada, 24
- espiral óssea, 994
- horizontais do palatino, 847, 973
- interna e externa de osso compacto, 853
- lateral e medial, 850
- orbital do etmoide, 908
- parietal, 17
- - da túnica vaginal, 436
- - do pericárdio seroso, 354
- - externa, 18
- perpendicular, 968
- - do etmoide, 972
- posterior da artéria toracolombar, 121
- pré-traqueal da fáscia cervical, 1005
- pré-vertebral da fáscia cervical, 1006
- superficial da fáscia cervical, 932, 1005
- visceral, 17
- - da túnica vaginal, 436
- - do pericárdio seroso, 354, 356
- - interna, 18
Laminectomia, 89, 110
Laparoscopia, 630
Laparoscópio, 426
Laqueadura
- da artéria ilíaca interna, 593
- das tubas uterinas, 623
- - abdominal a céu aberto, 623
- - laparoscópica, 623
Laringe, 61, 1039, 1040
Laringoscopia, 1062
- direta, 1062
- indireta, 1062
Laringoscópio, 1062
Lateral, 7, 8
Lei de Hilton, 27, 800
Leite materno, 322
Leito(s)
- capilares, 38, 41, 43
- - sistêmicos, 37
- - superficiais, 12
- - vasculares e linfáticos na derme superficial, 13
- da bexiga, 598
- do estômago, 460, 462
- parotídeo, 932
Lenta oclusão da artéria axilar, 201
Lente, 915
Leptomeninges, 138, 882

Leptomeningite, 893
Lesão(ões)
- axonal difusa, 903
- cerebrais, 902
- da articulação do joelho, 830
- da coluna vertebral cervical, 1003
- da cúpula da pleura e do ápice do pulmão, 345
- da lâmina epifisial, 157
- da medula espinal, 140
- da orelha externa, 995
- da veia axilar, 203
- das partes
- - inferiores do plexo braquial, 205
- - superiores do plexo braquial, 204
- de outras partes das pleuras, 345
- de um tronco simpático, 1035
- do arco superciliar, 855
- do assoalho pélvico, 580
- do cóccix, 94
- do couro cabeludo, 877
- do esôfago, 1066
- do manguito rotador, 187, 289
- do membro inferior, 689
- do(s) músculo(s)
- - adutor longo, 727
- - isquiotibiais, 749
- do(s) nervo(s)
- - acessório, 185, 1027, 1100
- - axilar, 185, 186
- - cranianos, 1095
- - da parede anterolateral do abdome, 425
- - dorsal da escápula, 185
- - facial, 878, 880, 1099
- - fibular comum, 773
- - glossofaríngeo, 1099
- - glúteo superior, 749
- - hipoglosso, 966, 1101
- - isquiático, 750
- - laríngeos, 1064
- - - recorrentes, 403, 1062
- - mediano, 243, 265
- - musculocutâneo, 218
- - na fratura do corpo (diáfise) do úmero, 218
- - oculomotor, 1097
- - pélvicos, 593
- - pudendo, 650
- - que suprem as pálpebras, 926
- - radial no
- - - antebraço, 245
- - - braço, 218
- - - - e incapacidade da mão, 267
- - safeno, 708
- - supraescapular, 1027
- - tibial, 773
- - torácico longo, 184
- - toracodorsal, 185
- - trigêmeo, 879, 1098
- - troclear, 1098
- - ulnar
- - - no cotovelo e no antebraço, 244
- - - por tração, 291
- - vago, 1100
- - vestibulococlear, 1099
- do osso do quadril, 689
- do plexo braquial, 204
- do ramo zigomático do NC VII, 880
- do SNC, 56
- do tornozelo, 834
- do tronco simpático cervical, 1035

Índice Alfabético 1121

- durante a laqueadura da artéria
- - ovárica, 593
- - uterina, 593
- e doença das articulações dos processos articulares, 110
- e feridas cutâneas, 15
- e incisões cirúrgicas na palma da mão, 267
- em chicote, 90
- expansivas, 892
- graves por esmagamento da mão, 158
- iatrogênica dos ureteres, 593
- oculomotoras, 892
- por cisalhamento, 834
- por esmagamento do nervo, 57
- por extensão da vértebras cervical, 111
- por flexão de vértebras cervicais, 109
- por hiperextensão do pescoço, 111
- por inversão, 834
- por secção do nervo, 57
- superiores do plexo braquial, 204, 205
Levantador da escápula, 54
Liberação do túnel do carpo, 265
Ligadura cirúrgica da artéria axilar, 202
Ligadura da artéria carótida externa, 1027
Ligamento(s)
- acessórios, 26
- - das articulações intervertebrais, 100
- acromioclavicular, 271
- alar, 101, 103
- amarelo, 75, 97, 100
- anococcígeo, 85
- anterior e posterior da cabeça da fíbula, 813
- anular do rádio, 277
- ariepiglótico, 1041
- arqueado
- - lateral, 538, 542
- - medial, 538, 542
- - mediano, 538
- arterial, 392
- calcaneocubóideo plantar, 823
- calcaneofibular, 816, 834
- calcaneonavicular plantar, 819
- carpal
- - palmar, 160, 220
- - transverso, 160
- colateral, 287
- - do joelho, 804
- - fibular, 804, 825
- - lateral, 815, 816
- - medial, 815, 816
- - radial, 277
- - - do carpo, 283
- - tibial, 804
- - ulnar, 277
- - - do carpo, 283
- conoide, 144, 271
- coracoacromial, 274
- coracoclavicular, 144, 271
- coracoumeral, 273
- coronário, 498, 810
- costoclavicular, 269
- costotransversário, 303
- - lateral, 100, 121, 303
- - superior, 121, 303
- cricotireóideo(s)
- - laterais, 1041
- - mediano, 1041
- cricotraqueal, 1041
- cruciforme, 101

- - do atlas, 103
- cruzado, 807
- - anterior, 808
- - posterior, 809
- cutâneos, 161, 778
- da articulação
- - acromioclavicular, 271
- - carpometacarpal, 287
- - do carpo, 285
- - do cotovelo, 277
- - do ombro, 273
- - do quadril, 798
- - esternoclavicular, 269
- - interfalângica, 287
- - intermetacarpal, 287
- - metacarpofalângica, 287
- - radiocarpal, 283
- - radiulnar
- - - distal, 282
- - - proximal, 279
- - talocrural, 816
- da cabeça do fêmur, 798
- da patela, 685, 714, 715, 724, 772, 804, 825
- da região glútea, 731
- de Poupart, 416
- deltóideo, 816
- denticulado, 48, 49, 132, 135
- do pé, 819
- do útero, 618
- esfenomandibular, 937
- espiral, 993, 994
- esplenorrenal, 493
- esternoclaviculares anteriores e posteriores, 269
- esternocostais radiados, 305
- esternopericárdicos, 355, 400
- estilo-hióideos, 1002
- estilomandibular, 937, 1005
- extracapsulares da articulação do joelho, 804
- falciforme, 429, 446, 453, 497
- fasciais pélvicos, 579
- frenicoesofágico, 457
- frenocólico, 477
- fundiforme do pênis, 597, 654
- gastrocólico, 446
- gastroesplênico, 446, 493
- gastrofrênico, 446
- glenoumerais, 273
- hepatoduodenal, 446, 468, 499
- hepatogástrico, 446
- hioepiglótico, 1041
- iliofemoral, 798
- iliolombares, 542, 564, 566
- inguinal, 416, 429, 430, 672, 698, 705, 719
- interclavicular, 269
- interespinal, 100, 101
- interespinhoso, 75
- interósseo, 815
- intertransversário, 100, 101
- intra-articular
- - da cabeça da costela, 303
- - do joelho, 804
- isquiofemoral, 798
- lacunar, 430
- largo, 614
- - do útero, 575, 618
- lateral
- - da ATM, 937
- - do reto, 578, 580

- - vesical, 577, 579, 596
- lombossacral, 121
- longitudinal
- - anterior, 75, 99, 100, 107
- - posterior, 75, 97, 99-101, 107, 108, 121
- metacarpais
- - interósseos, 287
- - transversos, 287
- - - profundos, 287
- metatarsal transverso superficial, 778
- nucal, 100, 101, 118-120, 1005
- palmar, 231, 287
- palpebral
- - lateral, 909
- - medial, 866, 909
- pectíneo (de Cooper), 430
- pericardicofrênico, 355
- peritoneal, 446
- plantar longo, 823
- poplíteo
- - arqueado, 804
- - oblíquo, 740, 804
- púbico
- - inferior, 565
- - superior, 565
- pubofemoral, 798
- puboprostático, 577, 596, 597, 608, 611
- pubovesical, 577, 579, 596, 597
- pulmonar, 338
- radiado da cabeça da costela, 303
- radiocarpais
- - dorsais, 283
- - palmares, 283
- redondo
- - do fígado, 429, 438, 499
- - do útero, 432, 579, 597, 618
- reflexo, 430
- retinacular, 231
- sacrococcígeos anterior e posterior, 566
- sacroespinal, 565, 731
- sacrogenitais, 577
- sacroilíacos, 563
- - anteriores, 564
- - interósseos, 564
- - posteriores, 564, 731
- sacrotuberal, 560, 564, 635, 731
- supraespinal, 82, 100, 101
- supraespinhoso, 75
- suspensor
- - da axila, 159
- - da lente, 915
- - da mama, 322
- - do bulbo do olho, 921
- - do ovário, 579, 597, 615, 618
- - do pênis, 597, 654
- talocalcâneo interósseo, 818
- talofibular
- - anterior, 814, 816, 834
- - posterior, 814, 816
- tibiofibular interósseo, 814
- tíreo-hióideo
- - lateral, 1041
- - mediano, 1041
- tireoepiglótico, 1041
- transverso
- - do acetábulo, 795
- - do atlas, 79, 80, 101, 103
- - do colo, 578, 579, 618
- - do joelho, 810

- - do úmero, 206, 273
- - inferior, 814
- - superficial do metacarpo, 161
- trapezoide, 144, 271
- triangular, 281
- - direito, 498
- umbilical
- - medial, 579, 584
- - mediano, 579, 597
- útero-ovárico, 432, 615, 618
- uterossacro, 579
- venoso, 499
- vestibular, 1041
- vocal, 1041, 1043
Limbo
- da córnea, 911, 925
- da fossa oval, 380
- do acetábulo, 795, 796
- esfenoidal, 850
Limites
- das cavidades nasais, 973
- do canal inguinal, 431
Linfa, 44
Linfadenite, 45
Linfadenopatia, 793
- inguinal, 709, 793
- poplítea, 793
Linfangite, 45, 203
Linfedema, 45, 203, 328
Linfócitos, 44
Linfoma maligno, 359
Linfonodo(s), 44
- anteriores ou peitorais, 323
- apicais, 194
- axilares, 188, 193, 195, 323, 329, 422
- - anteriores, 43
- - apicais, 165
- - centrais, 43, 165
- - peitorais, 165
- - posteriores, 43
- - umerais, 164, 165
- braquiocefálicos, 1038
- broncopulmonares, 342
- cancerosos, 45
- celíacos, 457, 461, 470, 484, 503
- centrais, 194
- - superiores, 470
- cervicais
- - profundos, 43, 875, 983, 988, 1015, 1019
- - - inferiores, 960, 1048, 1057, 1058
- - - superiores, 958, 1048
- - superficiais, 43, 983, 1015, 1058
- císticos, 506
- claviculares, 194, 323
- cólicos
- - direitos, 477
- - médios, 477, 481
- cubitais, 43, 164, 165
- da pelve, 587
- deltopeitorais, 165
- do forame omental, 506
- epicólicos e paracólicos, 477
- frênicos, 503
- - inferiores, 323, 539
- - posteriores, 539
- gástricos, 461
- - esquerdos, 505
- gastromentais, 461, 484
- glúteos superiores e inferiores, 745

- hepáticos, 503
- ileocólicos, 470, 476
- ilíacos, 43, 527, 633, 790
- - comuns, 527, 548, 549, 587, 700
- - externos, 587, 635, 635, 700, 701
- - internos, 587, 633, 635, 651, 656
- - inguinais, 442, 633
- - profundos, 43, 651, 656, 700-702, 755
- - superficiais, 43, 422, 635, 652, 656, 700, 701, 745
- jugulodigástrico, 1056
- justaintestinais, 470
- laterais lombares, 745
- lombares, 43, 527, 548, 635
- - direito e esquerdo, 527, 549
- mastóideos, 983
- mediastinais posteriores, 43, 399, 505
- mesentéricos, 470, 473
- - inferiores, 481, 633
- - superiores, 470, 476, 481
- na fossa poplítea, 755
- na região cervical lateral, 1015
- pancreaticoduodenais, 461, 469
- pancreaticoesplênicos, 461, 493
- paraesternais, 323, 422, 505
- pararretais, 587, 633
- paratraqueais, 1038, 1048, 1057
- parotídeos, 932
- - superficiais, 875, 983
- peitorais, 193
- pilóricos, 461, 469, 484, 700, 701
- poplíteos
- - profundos, 43, 755
- - superficiais, 43, 755
- pré-aórticos, 656
- pré-laríngeos, 1038
- pré-traqueais, 1038, 1048
- pulmonares, 342
- sacrais, 587, 635
- sentinela(s), 351
- - cervicais, 1068
- subescapulares, 165
- - posteriores, 194
- submandibulares, 875, 881, 946, 951, 1017
- - ipsilaterais, 960
- submentuais, 875, 881, 946, 960, 1017, 1025
- supraclaviculares, 351
- tonsilar, 1056
- traqueobronquiais
- - inferiores, 342, 376
- - superiores, 342
- umerais (laterais), 194
Língua, 955, 957
Língula, 338
Linha(s), 21
- alba, 414, 420, 438, 597
- arqueada, 420, 560
- áspera, 681
- axial, 702
- axilar
- - anterior, 327
- - média, 315, 327
- - posterior, 72, 327
- costais de reflexão pleural, 335
- de Cantlie, 503
- de clivagem, 12
- de dor pélvica, 592, 599, 600, 623, 630, 647
- de interrupção do crescimento, 24
- de Nélaton, 747

- de reflexão pleurais, 334
- de tensão da pele, 13
- do músculo sóleo, 685
- epifisial, 21, 22
- escapular, 72, 327
- espinoumbilical, 414, 426
- espiral, 680, 681
- esternal(is) de reflexão pleural
- - no lado direito, 335
- - no lado esquerdo, 335
- glúteas, 677
- intertrocantérica, 676, 680, 681, 798
- mediana, 414
- - anterior, 327
- - posterior, 72, 327
- medioclavicular, 327, 414
- nigra, 438
- nucal
- - inferior, 126, 128, 847
- - superior, 128, 847
- para o músculo sóleo da tíbia, 20
- paravertebral, 72
- pectinada, 646, 647, 649
- pectínea, 681
- - do corpo do fêmur, 680
- - do púbis, 430, 560, 679
- semilunares, 438
- supracondilar, 681
- - lateral, 680
- - medial, 680
- tarsometatarsal, 686
- temporais superior e inferior, 846
- terminais direita e esquerda, 560
- trapezóidea, 144
- vertebrais de reflexão pleural, 335
- verticais da parede torácica, 327
- Z, 457
Lipoaspiração, 424
Líquido(s)
- ascítico, 451, 452
- cerebrospinal, 46, 131, 882
- extracelular, 41
- intersticial, 43
- lacrimal, 909, 911
- - em excesso, 926
- na bolsa omental, 452
- peritoneal, 444
- pleural seroso, 332
- sinovial, 25, 276
Litotripsia, 531, 605
Lobectomia, 351, 512
Lobo(s)
- anatômicos do fígado, 499
- ázigo, 348
- caudado, 499, 502
- da glândula
- - mamária, 322
- - tireoide, 1057
- direito e esquerdo da próstata, 611
- embrionário médio, 611
- frontais, 895
- hepático
- - direito, 499, 502
- - esquerdo, 499, 502
- occipitais, 895
- parietais, 895
- piramidal da glândula tireoide, 1061
- quadrado, 499
Lóbulo(s), 983

- inferolateral, 611
- inferoposterior, 611
- médio, 611
- superomedial, 611
Localização da veia femoral, 729
Locomoção, 72, 672
Lombalgia, 108
Lombarização da vértebra S I, 95
Lombociatalgia, 109
Lordose, 114
- cervical, 104, 105
- excessiva, 424
- lombar, 104, 105
Lúmen, 36, 38
- da vagina, 597
Lúnula, 371
Luxação(ões)
- adquirida da articulação do quadril, 828
- anterior
- - da articulação
- - - do ombro, 290
- - - do quadril, 829
- - do osso semilunar, 293
- da articulação
- - acromioclavicular, 288
- - do cotovelo, 292
- - do ombro (glenoumeral), 289
- - do quadril, 750, 828
- - esternoclavicular, 288
- - esternocostal, 309
- - manubriesternal, 308
- - temporomandibular, 944
- da epífise da cabeça do fêmur, 690
- da junção costocondral, 309
- da patela, 830
- das costelas, 309
- de vértebras cervicais, 90, 92, 93
- do ombro, 183
- do tendão da cabeça longa do músculo bíceps braquial, 216
- inferior da articulação do ombro, 290
- posterior da articulação
- - do joelho, 773
- - do quadril, 828

M

Má rotação do intestino, 489
- médio, 486
Mácula
- do sáculo, 992, 1088
- do utrículo, 992, 1088
- lútea, 913
Maléolo, 21, 673
- lateral, 676, 684, 685, 686, 772, 825
- - da fíbula, 20
- medial, 676, 684-686, 699, 700, 772, 825
Malformações cranianas, 859
Mamas, 321, 327, 328
- femininas, 322
Mandíbula, 842, 846
Manobra
- de Heimlich, 1063
- de Pringle, 452
- de Valsalva, 40, 1023, 1063
Manúbrio, 302
- do esterno, 142, 144, 326
Mão, 142, 246, 263
- em garra, 205

- simiesca, 266
Marca-passo cardíaco, 387
- artificial, 387
Marcha, 710
- cambaleante, 773
- com balanço lateral, 750, 773
- escarvante, 750, 774
- glútea, 749, 750
Margem
- anterior, 676, 684
- - da tíbia, 684, 772
- - do pulmão, 338
- - e superior do baço, 493
- axilar, 147
- costal, 298, 326, 327, 438
- da patela, 683
- da pelve, 560
- de secção da fáscia umbilical pré-vesical, 579
- direita, 365
- do coração, 365
- epifisial, 76, 86, 98
- esquerda, 365
- falciforme, 697
- inferior, 365
- - do pulmão, 336, 338
- interóssea, 684
- - aguda do rádio ou da ulna, 149
- - da tíbia, 685
- lateral
- - da escápula, 147
- - do acrômio, 181
- medial, 147
- - da escápula, 151, 183
- orbital, 908
- - superior, 875
- posterior
- - da ulna, 154, 240
- - do pulmão, 338
- - livre do músculo oblíquo externo, 117
- superior, 365
- - da escápula, 147
- - da parte petrosa do temporal, 850
- supraorbital, 845
- vermelha do lábio, 876
- vertebral, 147
Martelo, 984, 989
Massa lateral do atlas (C I), 78-80
Mastectomia, 330
- radical, 330
- simples, 330
Mastoidite, 996
Matriz óssea, 22
Maxilas, 842, 845
Meato
- acústico
- - externo, 846, 984
- - interno, 853, 992, 994
- nasal, 975
- - comum, 975, 976
- - inferior, 910, 976
- - superior, 975
Mecanismo de defesa do corpo, 44
Medial, 7, 8
Mediastino, 354, 358
- anterior, 400
- central, 332
- do testículo, 436
- inferior, 354
- médio, 354

- posterior, 395
- superior, 338, 354, 389
Mediastinoscopia, 359
Mediastinotomia, 403
Medicina
- forense, 566
- nuclear, 70
Medida da frequência de pulso, 242
Mediopé, 777
Medula
- espinal, 33, 47, 48, 52, 61, 129, 130, 132, 133
- - *in situ*, 132
- oblonga, 129, 895
- óssea amarela ou vermelha, 20
- suprarrenal, 524
Meios refrativos, 914
Membrana(s)
- atlantoccipital
- - anterior, 102
- - posterior, 100, 102, 126
- celular, 33
- costocoracoide, 159
- cricovocal, 1041
- das articulações craniovertebrais, 103
- do períneo, 597, 637, 641
- elástica
- - externa, 38
- - interna, 38
- fibroelástica da laringe, 1041
- fibrosa, 802, 804
- - da cápsula articular, 269, 276, 283, 285, 933
- - frouxa da cápsula articular, 271
- intercostais
- - externas, 312
- - internas, 312
- interóssea, 17, 25, 160, 220, 684, 685
- - do antebraço, 149
- obturadora, 570, 679
- pleural, 332
- pleuropericárdica, 358
- quadrangular, 1041
- sinoviais superior e inferior, 933
- sinovial, 24, 269, 272, 277, 279, 283, 285, 802
- - da articulação do quadril, 798
- - da cápsula, 804
- suprapleural, 334
- tectória, 101, 103, 994
- timpânica, 984, 995
- - secundária, 992, 994
- tíreo-hióidea, 1041, 1054
- vestibular, 994
Membro
- inferior, 671, 672
- - via ramos dos nervos espinais, 60
- superior, 141, 142
Meninges, 46, 48
- cranianas, 882, 891, 921
- espinais, 131, 133
Meningioma, 1096
Meningite
- meningocócica, 893
- purulenta aguda, 893
Meningocele, 96
Meningomielocele, 96
Menisco
- lateral, 810
- medial, 810
Meniscos da articulação do joelho, 810
Menopausa, 626

Índice Alfabético

Mesencéfalo, 895
Mesênquima, 21
Mesentério, 445, 446, 470
- do intestino delgado, 446, 448
Mesiodente, 964
Mesoapêndice, 446, 474
Mesocolo
- sigmoide, 446, 479
- transverso, 446, 448, 477
Mesoderma, 445
- intermediário, 50
Mesoesôfago, 446
Mesogástrio, 446
Mesométrio, 618
Mesonefro, 624
Mesossalpinge, 616, 618
Mesotélio ovariano, 614
Mesovário, 614, 618
Metacarpo, 143, 151
Metáfise, 21, 22
Metástase(s), 44
- de células tumorais para os seios venosos da dura-máter, 893
- do câncer de útero para o lábio maior do pudendo, 438
- hematogênicas, 351
- linfogênica, 329
Metatarsal
- I, 676, 686
- II, 686
Metatarso, 673, 686
Micróglia, 46
Midríase, 913
Mielina, 45, 48
Mielografia, 138
Migração
- dos testículos, 432
- e fusão do mesocolo descendente, 445
Miocárdio, 36, 363
Miofibrila, 33
Miologia, 3
Miométrio, 618
Miose, 1035
- pupilar, 913
Miosina, 33
Miótomos, 51, 110, 165, 704
- cervicais, 50
- coccígeos, 50
- lombares, 50
- occipitais, 50
- sacrais, 50
- torácicos, 50
Miringotomia, 996
Modelo cartilaginoso do osso, 21
Modíolo, 865, 992
Monte do púbis, 661
Morbidade, 1068
Mortalidade, 1068
Motor
- somático (branquial), 1086, 1088
- - do nervo oculomotor, 1081
- visceral (parassimpático), 1086, 1088
Movimento(s)
- da coluna vertebral, 103, 104
- da escápula, 177
- da parede torácica, 305, 306
- da(s) articulação(ões)
- - acromioclavicular, 271
- - carpometacarpal, 287

- - do antepé, 821
- - do carpo, 285
- - do cotovelo, 278
- - do joelho, 810, 811
- - do ombro, 168, 274, 275
- - do quadril, 798
- - esternoclavicular, 270
- - interfalângicas, 168, 287
- - intermetacarpal, 287
- - metacarpofalângicas, 168, 287
- - radiocarpal, 168, 283
- - radiulnar, 168
- - - distal, 282
- - - proximal, 279
- - talocrural, 816
- - temporomandibular, 937
- de pêndulo, 305
- do bulbo do olho, 915
- do cíngulo do membro superior, 268
- do polegar, 249
- do punho, 285
- dos meniscos, 810
- em alavanca de bomba, 305
- em alça de balde, 305
- laterais, 937
Músculo(s), 779, 1046
- abaixador
- - do ângulo da boca, 863
- - do lábio inferior, 863
- abdutor
- - curto do polegar, 251, 252
- - do dedo mínimo, 253, 707, 780
- - do hálux, 707, 780, 788
- - longo do polegar, 227, 232
- adutor
- - curto, 705, 716, 717
- - do hálux, 707, 779, 781
- - do polegar, 248, 252
- - longo, 31, 705, 716, 717
- - magno, 705, 717, 718, 800
- agonista, 34
- ancôneo, 210
- antagonista, 34
- anteriores da coxa, 713
- aritenóideo(s)
- - oblíquos, 1045, 1046
- - transverso, 1045, 1046
- articular do joelho, 705, 714, 716
- associados aos ossículos da audição, 990
- auricular superior e anterior, 860
- bíceps, 32
- - braquial, 30, 31, 54, 206, 209, 214
- - femoral, 31, 706, 738, 740
- braquial, 54, 208, 209
- braquiorradial, 31, 54, 214, 226, 227
- bucinador, 863, 864
- bulboesponjoso, 608, 656, 657
- cardíaco modificado, 56
- ciliar, 915
- circulares, 32
- conjugados, 920
- constritor
- - inferior da faringe, 1055
- - médio da faringe, 1055
- - superior da faringe, 1055
- coracobraquial, 208, 209
- corrugador do supercílio, 862
- cremaster, 434

- cricoaritenóideo
- - lateral, 1045, 1046
- - posterior, 1046
- cricotireóideo, 1046, 1047
- curtos da mão, 253
- cutâneos e superficiais do pescoço, 1009
- da abertura da órbita, 865
- da boca, dos lábios e das bochechas, 863
- da expressão facial, 861, 865, 940
- da face, 861
- da faringe, 1054, 1055
- da fronte, 863
- da laringe, 1045
- da língua, 957, 959
- da mão, 248
- da mastigação, 938, 940
- da(s) parede(s)
- - anterolateral do abdome, 414, 415, 420
- - do corpo, 50
- - e do assoalho pélvico, 573
- - posterior do abdome, 544
- - torácica, 310, 311, 320
- da região glútea, 731, 732
- da úvula, 955
- dartos, 434, 435
- de impulsão, 34
- deltoide, 5, 30-32, 54, 151, 178, 179, 183, 214
- derme, 50
- detrusor, 598
- digástrico, 128, 940, 1019, 1020
- dilatador da pupila, 913
- do antebraço, 220
- do braço, 206, 209
- do compartimento anterior da perna, 756
- do couro cabeludo, 861, 862
- do dorso, 116, 117, 128
- - eretores da espinha, 122
- do manguito rotador, 180, 181
- do nariz e das orelhas, 866
- do palato mole, 953, 955
- do pé, 778, 779
- - 1ª e 2ª camadas da planta, 780
- - 3ª e 4ª camadas da planta, 781
- - dorso do pé, 782
- do períneo
- - feminino, 666
- - masculino, 656
- dorsiflexores da articulação talocrural, 756
- dos supercílios, 863
- ECM, 1023
- epaxiais, 50
- eretor
- - da espinha, 120, 124, 125
- - do pelo, 12, 13, 36, 64
- escaleno, 123
- - anterior, 1030, 1033
- - médio, 1031
- - mínimo, 1010
- - posterior, 1031
- escapuloumerais, 174, 178, 179
- esfíncter
- - da pupila, 913
- - do ducto
- - - colédoco, 494, 506, 508
- - - pancreático, 494
- - externo
- - - da uretra, 597, 599, 608, 640, 641, 658
- - - do ânus, 597, 608, 644, 657
- - interno

- - - da uretra, 598, 599
- - - do ânus, 61, 597, 608, 644
- esfincterianos, 32
- espinal, 119, 120
- - do pescoço, 120, 122
- - do tórax, 118, 120, 122
- esplênio, 119, 126
- - da cabeça, 118, 119, 1031
- - do pescoço, 118, 119
- esquelético, 13, 30, 33, 34, 56
- - superficial, 31
- estapédio, 990
- esterno-hióideo, 940
- esternocleidomastóideo, 31, 118, 123, 126, 1007, 1009
- esterno-hióideo, 1020
- esternotireóideo, 940, 1020
- estilo-hióideo, 940, 1020
- estilofaríngeo, 1054, 1055
- estiloglosso, 959
- estriado
- - cardíaco, 30, 36
- - esquelético, 29
- eversores compartimento lateral, 17
- extensor(es), 227
- - curto
- - - do hálux, 706, 782, 782
- - - do polegar, 227, 232
- - - dos dedos, 706, 782, 792
- - do antebraço, 31, 220, 225
- - do(s) dedo(s), 226, 229
- - - mínimo, 226, 231
- - do indicador, 226, 232
- - do membro, 50
- - e supinadores do antebraço, 220
- - longo
- - - dos dedos, 30, 31, 706, 758, 759
- - - do hálux, 31, 706, 758, 759
- - - do polegar, 227, 232
- - profundos do antebraço, 232
- - radial
- - - curto do carpo, 226, 229
- - - longo do carpo, 226, 227
- - superficiais, 227
- - ulnar do carpo, 226, 231
- extrínsecos, 122
- - da laringe, 1045
- - da língua, 958, 959
- - do bulbo do olho, 906, 915, 918
- - do dorso, 116, 117
- - intermediários do dorso, 117
- - superficiais do dorso, 117
- fibular
- - curto, 706, 759, 764, 772
- - e evolução do pé humano, 773
- - longo, 31, 706, 759, 763, 772
- - terceiro, 706, 758, 759
- fixador, 34
- flexor(es)
- - curto
- - - do dedo mínimo, 252, 253, 707, 781
- - - do hálux, 707, 781
- - - do polegar, 251, 252
- - - dos dedos, 707, 780
- - do antebraço, 31, 220
- - do membro, 50
- - dorsais, 17
- - - e pronadores do antebraço, 220
- - longo

- - - do hálux, 707, 766, 769
- - - do pé e do tornozelo, 17
- - - do polegar, 224, 225
- - - dos dedos, 224, 707, 766 769
- - plantares, 17
- - profundo dos dedos, 224, 225
- - radial do carpo, 223, 224
- - superficial dos dedos, 223, 225
- - ulnar do carpo, 223, 225
- fusiformes, 32
- gastrocnêmio, 31, 706, 765, 766
- gêmeos, 737
- - superior e inferior, 732
- gênio-hióideo, 940, 1020
- genioglosso, 959
- glúteo, 730
- - máximo, 31, 118, 121, 732, 733, 746, 800
- - médio, 118, 732, 734, 746, 800
- - mínimo, 732, 734, 800
- - grácil, 31, 705, 717, 718
- hioglosso, 959
- hióideos, 1019
- hipaxiais, 50
- hipoaxiais, 50
- hipotenares, 31, 248, 253
- ilíaco, 31, 544, 705, 713, 714
- iliococcígeo, 574
- iliocostal, 118, 119, 120
- - do pescoço, 118, 120
- iliopsoas, 544, 713, 714, 800
- infra-hióideos, 31, 940, 1019, 1020
- infraespinal, 31, 54, 179, 180, 181
- intercostal(is), 312
- - externo, 132, 311, 312
- - interno, 311, 312
- - íntimo, 132, 311, 312
- - interespinais, 121, 122, 126, 128
- - do lombo, 122
- - do pescoço, 122
- interósseos, 248, 254
- - dorsais, 252, 254, 781
- - palmares, 252, 254
- - plantares, 781
- - intertransversários, 121, 122
- - do lombo, 122
- - do pescoço, 122
- intrínsecos
- - da laringe, 1045
- - da língua, 958, 960
- involuntário, 36
- isquiocavernosos, 656, 658
- isquiococcígeos, 571, 573
- isquiotibiais, 737, 739, 740, 747
- latíssimo do dorso, 31, 117, 120, 125, 175, 176, 178
- levantador
- - da asa do nariz, 863
- - da costela, 121, 122, 311, 312
- - da escápula, 117, 118, 175, 176, 178, 1031
- - da pálpebra superior, 910, 915, 918
- - do ângulo da boca, 863
- - do ânus, 571, 573, 575, 608
- - do lábio superior, 863
- - do véu palatino, 955, 987
- liso, 30, 36, 38, 56
- - da túnica média, 38
- longitudinal

- - inferior, 958, 960
- - superior, 958, 960
- longo
- - da cabeça, 1030
- - do pescoço, 123, 1030
- longuíssimo, 118, 119, 120
- - da cabeça, 120, 126, 128
- - do tórax, 118, 120
- lumbrical(is), 248, 252, 254, 780
- - laterais, 707
- - medial, 707
- masseter, 940
- mediais da coxa, 716
- mentual, 863
- milo-hióideo, 940, 1020
- multífido, 120-122, 124
- na região cervical
- - anterior, 1019
- - lateral, 1010
- no compartimento lateral da perna, 760
- oblíquo, 916
- - externo, 117, 121, 312
- - - do abdome, 30, 31, 327, 414, 415
- - inferior, 127, 918, 919
- - - da cabeça, 126, 128
- - interno, 117, 312
- - - do abdome, 415, 418
- - superior, 918, 919
- - - da cabeça, 126, 128
- obturador
- - externo, 705, 717, 718, 737
- - interno, 570, 573, 732, 737
- occipital, 128
- occipitofrontal, 860, 862, 863
- omo-hióideo, 30, 940, 1006, 1020, 1023
- oponente
- - do dedo mínimo, 252, 253
- - do polegar, 251, 252
- orbicular
- - da boca, 31, 863, 864
- - do olho, 30, 31, 862, 865, 908
- palatofaríngeo, 955, 1054, 1055
- palatoglosso, 955, 959
- palmar
- - curto, 253
- - longo, 223, 224
- papilar, 366, 370
- - anterior, 366
- - posterior, 367
- - septal, 367
- pectíneo, 31, 705, 713, 714, 800
- peitoral, 172
- - maior, 30, 31, 54, 172, 173, 327
- - menor, 172, 173
- peniformes, 32
- piramidal, 414, 419
- piriforme, 571, 573, 731, 732, 737, 747
- planos, 30
- - com aponeurose, 30
- plantar, 706, 707, 765, 768
- poplíteo, 707, 766, 768
- posteriores da coxa, 737, 738
- pré-vertebrais, 1030
- prócero, 863
- profundos do dorso, 54
- pronador
- - quadrado, 224, 225
- - redondo, 214, 223, 224
- - próprios do dorso, 116-118, 122

- psoas, 579, 705
- - maior, 31, 117, 124, 132, 544, 579, 713, 714
- - menor, 713
- pterigóideo
- - lateral, 940
- - medial, 940
- pubococcígeo, 574
- puborretal, 573
- quadrado, 32
- - do lombo, 117, 121, 544
- - femoral, 732, 737
- - plantar, 707, 780
- quadríceps femoral, 714, 715, 802
- que movimentam a articulação
- - do cotovelo, 278
- - do ombro, 276
- - intervertebral, 121
- - radiocarpal, 283
- - radiulnar
- - - distal, 282
- - - proximal, 281
- que têm múltiplas cabeças ou múltiplos ventres, 32
- redondo
- - maior, 31, 54, 179, 180, 183
- - menor, 31, 54, 179, 181
- reto, 916
- - anterior da cabeça, 1030
- - do abdome, 30, 31, 124, 414, 415, 418, 579
- - femoral, 30, 31, 705, 714, 715, 724
- - inferior, 916, 918
- - lateral, 918, 919
- - - da cabeça, 1031
- - medial, 918, 920
- - posterior
- - - maior da cabeça, 126, 128
- - - menor da cabeça, 126, 128
- - superior, 916, 918
- risório, 863
- romboide, 54, 125, 176, 178, 183
- - e redondo maior, 125
- - maior, 117, 175, 176
- - menor, 117, 175, 176
- rotadores, 120, 122
- - curto e longo, 121, 122
- salientes
- - da camada profunda, 227
- - do polegar, 232
- salpingofaríngeo, 1054, 1055
- sartório, 30, 31, 705, 713, 715
- semiespinal, 120, 122
- - da cabeça, 118, 120, 122, 126, 128
- - do pescoço, 120, 126, 128
- - do tórax, 120, 124
- semimembranáceo, 31, 706, 738, 740
- semitendíneo, 31, 706, 738, 740
- serrátil, 117
- - anterior, 31, 54, 172, 173, 174, 181, 438
- - posterior
- - - inferior, 120, 311
- - - superior, 117, 311
- sinergista, 34
- sóleo, 31, 706, 707, 765, 767, 772
- - acessório, 776
- subclávio, 54, 172, 173
- subcostal, 311, 312
- subescapular, 54, 179, 181
- suboccipitais, 126
- - e profundos do pescoço, 125

- superficial(is)
- - do períneo, 656, 666
- - e intermediários, 116
- - trapézio, 125
- supinador, 54, 226, 231
- supra-hióideos, 938, 940, 1019, 1020
- supraespinal, 54, 179, 180
- suspensor do duodeno, 469
- tarsal superior, 915
- temporal, 933, 940
- temporoparietal, 860
- tenares, 31, 248
- tensor
- - da fáscia lata, 732, 734
- - do tímpano, 990
- - do véu palatino, 954, 955, 987
- tibial
- - anterior, 31, 706, 758, 759, 772
- - posterior, 707, 766, 769
- tíreo-hióideo, 940, 1020
- tireoaritenóideos, 1046, 1047
- toracoapendiculares, 144, 174, 310
- - anteriores, 172, 173
- - posteriores, 174, 175
- - - profundos, 174, 175, 176
- - - superficiais, 174, 175
- transverso, 960
- - do abdome, 117, 132, 312, 415, 418
- - do tórax, 311, 312
- - e vertical, 958
- - profundo do períneo, 608, 658
- - superficial do períneo, 656, 658, 666
- transversoespinais, 120, 122
- trapézio, 31, 117, 120, 123, 125, 126, 175, 176, 181, 183, 1009, 1010, 1023
- traqueal, 1048
- triangulares, 32
- tríceps, 32
- - braquial, 31, 210
- - sural, 764, 765, 772
- - vasto, 716
- - intermédio, 705, 714, 716
- - lateral, 31, 705, 714 716
- - medial, 31, 705, 714, 716, 724
- vertebrais
- - anteriores, 1030
- - laterais, 1030, 1031
- - vertical, 960
- - vocal, 1043, 1046, 1047
- - voluntário, 1054
- zigomático
- - maior, 31, 863
- - menor, 863
Mutilação genital feminina, 666

N

Nádegas, 672, 730
Narina, 876, 972
Nariz, 972, 980
Násio, 844, 845
Navicular, 676, 686
Necrose, 729
- avascular, 24
- - do fragmento proximal do osso escafoide, 157
- - do osso semilunar, 293
- - pós-traumática da cabeça do fêmur, 828
- - da cabeça do fêmur em crianças, 828

- vascular asséptica, 828
Nefroscópio, 531
Nervo(s), 48, 49
- abducente, 921, 1072, 1075, 1083, 1098
- acessório, 117, 132, 1010, 1013, 1072, 1076, 1092, 1100
- alveolar
- - inferior, 938
- - superior, 980
- anal inferior, 643, 647, 665
- anococcígeos, 591
- auricular
- - magno, 52, 866, 869, 932, 983, 1014
- - posterior, 871
- auriculotemporal, 869, 932, 938, 983
- autônomos pélvicos, 591
- axilar, 54, 169, 186, 198
- bucal, 869, 870
- calcâneos, 703
- cardíaco cervical
- - inferior, 1035
- - superior, 1035
- cavernosos, 613
- cervical, 47
- - transverso, 52, 1014, 1022
- ciliares
- - curtos, 922
- - longos, 922
- clúnios
- - inferiores, 665, 701, 703, 740
- - médios, 701, 703, 740
- - superiores, 701, 703, 740, 741
- coccígeo, 47, 591
- coclear, 994, 1076, 1088
- corda do tímpano, 938
- cranianos, 49, 53, 1071, 1095
- cutâneo(s), 12, 13, 17
- - da face e do couro cabeludo, 866, 868
- - derivados do(s)
- - - nervo mandibular, 869
- - - nervo maxilar, 868
- - - nervo oftálmico, 868
- - - ramos anteriores dos nervos espinais cervicais, 869
- - - ramos posteriores dos nervos espinais cervicais, 869
- - do membro superior, 167
- - dorsal
- - - lateral do pé, 701
- - - medial e intermediário, 785
- - femoral
- - - anterior, 705
- - - lateral, 52, 701, 702
- - - da coxa, 546
- - - posterior, 52, 590, 701, 702, 741, 742
- - lateral
- - - do antebraço, 52, 168, 212, 238, 239
- - - inferior do braço, 52, 167
- - - superior do braço, 52, 167, 186
- - medial
- - - do antebraço, 52, 168, 198, 238, 239
- - - do braço, 52, 168, 198, 317
- - perfurante, 590
- - posterior do antebraço, 52, 167, 236, 238, 239
- - posterior do braço, 52, 167
- - supraorbital, 866
- - supratroclear, 866

- - sural
- - - lateral, 52, 701, 706
- - - medial, 52, 701, 706, 754, 770, 787
- da coluna vertebral, 106
- da face e do couro cabeludo, 866
- da glândula tireoide, 1038
- da laringe, 1048
- da mama, 323
- da mão, 257, 260
- da órbita, 921
- da parede
- - anterolateral do abdome, 420, 421
- - posterior do abdome, 545
- - torácica, 315
- da parte cervical do esôfago, 1057
- da pleura parietal, 344
- da tuba auditiva, 988
- das glândulas, 963
- - paratireoides, 1039
- - suprarrenais, 527
- das pleuras, 343
- das vértebras, 131
- digitais
- - dorsal comum, 785
- - plantares, 785
- - - comuns, 785
- do antebraço, 236, 237
- do braço, 212
- do canal pterigóideo, 910, 969
- do compartimento anterior da perna, 758
- do couro cabeludo, 870
- do duodeno, 470
- do estômago, 461
- do fígado, 505
- do mediastino posterior, 400
- do pé, 782, 786
- do períneo, 665
- do plexo sacral, 571
- do seio carótico, 1018
- dorsal
- - da escápula, 54, 197
- - do pênis ou clitóris, 644
- - próprio, 785
- - dos pulmões, 343
- - dos rins, 527
- - dos ureteres, 527
- escrotais
- - anteriores, 436, 652, 665
- - posteriores, 436, 652
- espinal, 49, 52, 54, 107, 131-133, 138
- - C5, 54
- - cervical, 132
- - lombar, 132, 545
- - misto, 55
- - S1, 94
- - S5, 94
- - sacrais e coccígeos, 588
- - segmentares, 49
- - torácicos inferiores, 425
- esplâncnico(s), 59, 534
- - abdominopélvico, 60-62, 532
- - cardiopulmonar, 59-61, 377
- - imo, 532
- - lombares, 532, 623
- - maior, 461, 470, 532
- - menor, 470, 532
- - pélvicos, 481, 535, 582, 590, 592, 599, 651
- - torácicos
- - - abdominopélvicos, 473

- - - inferiores, 400, 532
- esplênicos, 493
- etmoidais
- - anterior, 870, 922, 976
- - posterior, 870, 922, 976
- facial, 870, 1072, 1075, 1086, 1099
- faríngeos, 1056, 1089
- femoral, 52, 545, 702, 705, 719
- fibular
- - comum, 703, 706, 747, 754, 761, 772, 773
- - profundo, 52, 703, 706, 758, 761, 782, 785, 786
- - superficial, 52, 703, 706, 761, 764, 782, 785, 786
- - - formando os nervos digitais dorsais, 701
- frênico, 199, 309, 344, 358, 394, 401, 1014, 1035
- - acessório, 1015
- - direito, 394, 508
- - esquerdo, 394
- frontal, 866
- genitofemoral, 546, 701, 702
- glossofaríngeo, 933, 958 1023, 1072, 1076, 1088, 1099
- glúteo(s)
- - inferior, 590, 591, 742
- - profundos, 740
- - superior, 590, 591, 741, 742
- hipogástrico, 535
- - direito, 592, 599
- - esquerdo, 592, 599
- hipoglosso, 958, 1017, 1023, 1072, 1076, 1094, 1101
- ílio-hipogástrico, 421, 425, 546, 702
- ilioinguinal, 421, 425, 439, 546, 701, 702
- infraorbital, 868, 870, 946
- infratroclear, 868, 870
- intercostal(is), 52, 132, 317, 315, 344, 401
- - 7º a 11º, 317
- - atípicos, 317
- - típicos, 315
- intercostobraquial, 168, 317
- intermédio, 870, 1086
- interósseo
- - anterior do antebraço, 236, 237
- - posterior do antebraço, 238
- isquiático, 590, 591, 599, 703, 706, 733, 742, 747, 770, 829
- labiais
- - anteriores, 664, 665
- - posteriores, 664
- lacrimal, 868, 870
- laríngeo
- - externo, 1048
- - inferior, 1048
- - interno, 958, 1048
- - recorrente, 348, 401, 1034, 1057
- - - direito, 392, 1034
- - - esquerdo, 394, 1034
- - superior, 1048
- lingual, 938, 958, 962, 965
- lombares, 47
- mandibular, 866, 870, 938, 1083, 1085
- maxilar, 866, 870, 968, 1083, 1085
- mediano, 52, 169, 170, 198, 220, 237, 260
- - na mão, 260
- - no antebraço, 236
- - no braço, 213
- mentual, 869, 870, 938

- motores, 34
- - da face, 870
- musculocutâneo, 54, 169, 198, 212
- na fossa poplítea, 753
- na raiz do pescoço, 1033
- na região cervical
- - anterior, 1022
- - lateral, 1013
- nasal externo, 868, 870
- nasociliar, 870, 977
- nasopalatino, 954, 976
- no compartimento
- - lateral da perna, 764
- - posterior, 770
- no mediastino superior, 392
- obturatório, 52, 545, 582, 589, 593, 703, 705
- - acessório, 546
- occipital
- - maior, 126, 128, 869
- - menor, 52, 128, 869, 1014
- - terceiro, 128, 869
- oculomotor, 921, 1072, 1075, 1081, 1097
- oftálmico, 866, 921, 1083, 1085
- olfatório, 977, 1072, 1075, 1078, 1095
- óptico, 1072, 1075, 1079, 1096
- palatino
- - maior, 954, 976
- - menor, 954
- para a pele da orelha, 983
- para a vesícula biliar e para o ducto cístico, 508
- para o músculo
- - escaleno, 54
- - isquiococcígeo, 590
- - levantador do ânus, 590
- - obturador interno, 590, 742, 743
- - piriforme, 590
- - quadrado femoral, 590, 742
- - subclávio, 54
- - tíreo-hióideo, 1014
- peitoral
- - lateral, 54, 198
- - medial, 198
- pélvicos, 588
- periférico(s), 54
- - do membro inferior, 702
- - do membro superior, 169
- - multissegmentares, 53
- perineal, 644, 665
- - profundo, 621, 665
- periosteais, 22
- petroso
- - maior, 910, 969
- - profundo, 969
- plantar
- - lateral, 701, 703, 707, 785, 786
- - medial, 701, 703, 707, 785, 786, 793
- pudendo, 436, 590, 591, 599, 621, 651, 665, 742
- radial, 52, 54, 147, 171, 198, 212, 220, 238
- - na mão, 261
- - no antebraço, 236
- - ramo superficial, 260
- sacrais, 47
- safeno, 52, 699, 701, 703, 719, 761, 782, 786
- sensitivos do palato, 954
- somáticos, 59
- - da pelve, 590
- subclávio, 197

- subcostal, 315, 401, 421, 421, 702
- subescapular, 54
- - inferior, 198
- - superior, 198
- suboccipital, 126, 128
- supraclaviculares, 52, 167, 1014
- supraescapular, 54, 181, 197, 1014
- supraorbital, 868, 977
- supratroclear, 868
- sural, 52, 699, 701, 703, 706, 754, 761, 786, 787
- - comum, 703
- - lateral, 52, 703
- - medial, 703
- - superficial, 770
- tentorial, 888
- tibial, 703, 706, 707, 747, 753, 761, 770
- timpânico, 1089
- tonsilares, 1056, 1089
- torácico, 47, 401
- - longo, 54, 197
- toracoabdominais, 317, 420, 421
- toracodorsal, 198
- trigêmeo, 52, 866, 1072, 1075, 1082, 1098
- troclear, 921, 1072, 1075, 1081, 1098
- ulnar, 52, 154, 170, 198, 220, 237, 260
- - na mão, 261
- - no antebraço, 236
- - no braço, 214
- vago, 55, 358, 401, 470, 508, 1019, 1033, 1072, 1076, 1091-1093, 1100
- - direito, 392, 1034
- - esquerdo, 394, 1032, 1034
- vasomotores, 22
- vestibular, 992, 1076, 1088
- vestibulococlear, 1072, 1076, 1088, 1099
- zigomático, 870, 968
- zigomaticofacial, 868, 870
- zigomaticotemporal, 868, 870, 968
Neuralgia, 854
- do glossofaríngeo, 1100
- do trigêmeo, 879, 1098
- facial, 854
Neurite
- aguda do plexo braquial, 205
- braquial, 205
- óptica, 981, 1097
Neurocrânio, 839
Neuróglia, 45, 46
Neurolema, 48
Neurologia, 3
Neuroma do acústico, 1099
Neurônio(s), 45
- motor, 33, 50
- - multipolar, 45, 46
- - - autônomo, 56
- - - somático, 56
- - pós-sináptico, 46, 56
- - - pós-ganglionar, 57
- - pré-sináptico, 56
- - - pré-ganglionar, 57
- - receptores olfatórios, 1078
- sensitivo
- - pseudounipolar, 45, 46, 56
- - somático, 50
Neuropatia
- do guidão, 267
- do plexo braquial, 205
- sensitiva, 320

Nitroglicerina sublingual, 385
Nível
- da vértebra
- - S I, 94
- - S II, 94
- das vísceras em relação às divisões do mediastino, 358
- hidroaéreo, 346
Nó
- atrioventricular, 376
- da bainha de mielina, 46
- sinotrial, 376
Noctúria, 613
Nódulo(s), 371
- de Ranvier, 49
- linfoides, 957
Norepinefrina, 57
Notocorda, 50
Núcleo(s), 46, 48
- abducente, 1083
- acessório (Edinger-Westphal) do nervo oculomotor, 1081
- cocleares, 1088
- da célula de Schwann, 46, 48
- do(s) nervo(s)
- - acessório, 1092
- - cranianos, 1078
- - troclear, 1081
- espinal do nervo trigêmeo, 1082
- mesencefálico, 1082
- motor do nervo
- - facial, 1086
- - trigêmeo, 1082
- posterior do nervo vago, 1092
- pulposo, 97, 98, 108
- salivatório inferior, 1088
- sensitivo principal, 1082
- vestibulares, 1088

O

Obesidade, 116
- mórbida, 413
Observação, 2
Obstipação, 490
Obstrução
- da ampola hepatopancreática e pancreatite, 511
- da artéria
- - carótida, 1028
- - central da retina, 930
- da(s) tuba(s)
- - auditiva, 996
- - uterinas, 450
- da VCI, 403
- da VCS, 403
- da veia central da retina, 930
- do aqueduto da cóclea, 997
- do ducto parotídeo, 944
- do esôfago, 403
- laríngea, 1063
Occipício, 846
Occipital, 128l, 850
Oclusão
- coronariana, 386
- da artéria carótida, 1028
- das veias cerebrais e dos seios venosos da dura-máter, 893
- dos vasos retos, 486

- lenta de uma artéria coronária, 384
- súbita, 202
- - da artéria coronária, 385
Oftalmologia, 3
Oftalmoscopia, 928
Oftalmoscópio, 914, 928
Olécrano, 148, 214
- da ulna, 153
Oligodendróglia, 46
Ombro, 142
Omento, 426, 446
- maior, 446, 454
- menor, 446, 499
Onda peristáltica, 68
Oócitos, 614
Ooforectomia, 593
Oposição, 11, 249
Ora serrata, 914
Órbitas, 906, 908, 926
Orelha, 983, 995
- externa, 983
- interna, 990
- média, 984
Organização
- básica do sistema nervoso, 47
- somatotópica, 58
Organomegalia, 424
Órgão(s)
- do sistema urinário e reto, 605
- efetor, 46, 56
- erétil bulboclitoriano, 664
- espiral (de Corti), 994
- extraperitoneais, 444
- genitais
- - femininos
- - - externos, 661
- - - internos, 614, 622, 623
- - masculinos
- - - externos, 651
- - - internos, 608, 613
- intraperitoneais, 444
- linfoides, 44
- olfatório, 1078
- receptor, 46
- retroperitoneais, 444
- subperitoneais, 444
- urinários, 594
- vestibulococlear, 990
Orientação
- do cíngulo do membro inferior, 563
- do tórax do paciente durante radiografia, 67
- no intestino delgado, 486
Orifício miopectíneo, 430
Origem
- aberrante da artéria coronária direita, 382
- aponeurótica do músculo eretor da espinha, 121
- dural das cefaleias, 893
Orquite, 659
Ortopedia, 4
Oscilação
- lateral, 710
- para a frente, 710
Ossículos da audição, 988
Ossificação
- anormal da patela, 727
- da clavícula, 155
- das vértebras, 85, 87
- do processo xifoide, 308

- dos ossos
- - curtos, 22
- - da mão, 151
- endocondral, 21, 155, 857
- intramembranácea, 155
- intramembranosa, 21, 857
Osso(s), 19
- acessórios (supranumerários), 22
- carpais, 19, 149, 246
- compacto, 19, 20, 75
- curtos, 20
- da cabeça, 18
- da mão, 149
- - direita, 150
- da perna, 755
- da região cubital direita, 148
- do antebraço, 148
- do membro
- - inferior, 673, 676, 689
- - superior, 144, 145, 154
- do pé, 686
- do pescoço, 1000, 1003
- do quadril, 19, 35, 559, 676, 682
- - direito de um adulto, 678
- escafoide, 232, 261
- esponjoso, 19, 20, 75
- heterotópicos, 23
- intrassuturais, 23
- irregulares, 20
- lacrimais, 842
- longos, 20
- metacarpais, 19, 151, 154, 246
- metatarsais, 19
- nasais, 842
- pisiforme, 154
- planos, 20
- pneumáticos, 842
- púbicos, 682
- sesamoides, 20, 688
- - medial e lateral, 688
- suturais, 847
- tarsais, 19
- trabecular, 75
- trapézio, 232
- trígono, 694
Osteoartrite, 28, 110, 829
- cervical, 1003
- da articulação
- - do quadril, 828
- - dos processos articulares, 140
- do compartimento patelofemoral, 830
Osteoartrose, 96
Osteocondrose, 24, 689
Osteófitos, 95, 109, 138
Osteologia, 3
Osteomielite, 996
Osteoporose, 23, 89, 155, 156, 690
- do corpo vertebral, 89
Óstio
- abdominal, 616
- anatômico interno, 617
- AV direito, 366
- cárdico, 458
- - do estômago, 457
- da aorta, 370
- da vagina, 597, 620, 664
- do ducto submandibular, 957
- do seio coronário, 365
- do ureter, 579, 597, 598

- do útero, 579, 617
- externo da uretra, 579, 597, 599, 608, 654, 664
- - feminina, 600
- - masculina, 651
- ileal, 473
- interno da uretra, 579, 597, 598, 608
- maxilar, 980
- pilórico, 459
Otalgia, 1065
Otite
- externa aguda, 995
- média, 995, 1066
Otologia, 3
Otorreia liquórica, 904
Otoscopia, 995
Otoscópio, 995
Ovários, 432, 579, 597, 614
Oxicefalia, 859

P

Palatinos, 842
Palato, 951
- duro, 847, 951
- mole, 952
Palma, 142
Palpação, 2
- bimanual, 626
- da artéria
- - dorsal do pé, 793
- - femoral, 728
- da parede anterolateral do abdome, 425
- das vísceras abdominais, 425
- do fígado, 512
- do processo coracoide da escápula, 153
- dos rins, 528
- dos testículos, 659
Pálpebra, 876, 906, 908
- inferior, 925
- superior, 925
Pâncreas, 61, 454, 467, 493, 510
Pancreatectomia
- distal, 512
- parcial, 512
- subtotal, 512
Pancreatite, 482, 511
Pancreatoduodenectomia, 512
Panículo adiposo, 638
- da tela subcutânea do períneo, 640
- do abdome, 413
Pansinusite, 981
Papila(s)
- circunvaladas, 957
- filiformes, 957
- folhadas, 957
- fungiformes, 957
- ileal, 474
- incisiva, 953
- lacrimal, 910, 926
- linguais, 957
- maior do duodeno, 468, 494
- mamária, 321, 323, 328
- renal, 522
Papiledema, 928
Paquimeninge, 882
Paracentese abdominal, 451
Paracolpo, 577, 596
Parada cardíaca, 388
Parafimose, 659

Paralisia(s)
- completa, 204
- - do nervo abducente, 1098
- da prega vocal, 1064
- de Bell, 878, 1099
- de Erb-Duchenne, 204
- de Klumpke, 205
- de um hemidiafragma, 549
- do diafragma, 309
- do platisma, 1006
- do ramo
- - bucal do NC VII, 880
- - marginal da mandíbula, 880
- do(s) músculo(s)
- - bíceps braquial, 218
- - braquial, 218
- - coracobraquial, 218
- - estapédio, 996
- - extensores do antebraço, 267
- - extrínsecos do bulbo do olho, 929
- - faciais, 878
- - genioglosso, 966
- - glúteo máximo, 734
- - latíssimo do dorso, 185
- - quadríceps femoral, 726
- - serrátil anterior, 184
- do(s) nervo(s)
- - abducente, 930
- - acessório, 185
- - facial, 880
- - laríngeo superior, 1065
- - orbitais, 929
- - oculomotor, 929
- incompleta, 204
- musculares, 35
- unilateral do músculo trapézio, 1027
Paraplegia, 139, 140
- iatrogênica, 140
Paratormônio, 1036
Parede(s)
- anterior, 430, 431
- - da axila, 160, 188, 193
- anteroinferior da pelve, 570
- anterolateral do abdome, 413, 414, 416, 417, 428
- carótica, 987
- da cavidade
- - do crânio, 853
- - timpânica, 984
- do abdome, 411, 413
- e assoalho da cavidade pélvica, 570
- inferior, 908
- - do abdome, 418
- jugular, 984
- labiríntica, 984
- lateral, 908, 984
- - da axila, 188
- - da pelve, 570
- - das cavidades nasais, 973
- mastóidea, 987
- medial, 908, 984
- - da axila, 188
- - das cavidades nasais, 973
- membranácea, 984
- posterior, 430, 431, 571, 987
- - da axila, 188
- - da vagina, 597
- - do abdome, 542, 550
- superior, 908

Índice Alfabético

- tegmental, 984, 987
- torácica, 296, 307
Parênquima da glândula mamária, 322
Parestesia, 57, 242, 244, 265, 905
- transitória, 57
Parotidectomia, 880, 943
Parotidite, 943
Paroxismo, 879
Parte(s)
- abdominal
- - da aorta, 37, 59, 436, 479, 546, 599
- - do esôfago, 457, 460
- - do estômago, 460
- alveolar da mandíbula, 949
- ascendente
- - da aorta, 392, 398
- - do duodeno, 469
- - do músculo trapézio, 117
- atlântica da artéria vertebral, 899, 1033
- cardiovascular do sistema circulatório, 3
- cartilagínea do nariz, 972
- cega da retina, 913
- central do sistema nervoso, 46
- cervical, 1056
- - dos troncos simpáticos, 1035
- ciliar da retina, 913
- costal, 538
- - da pleura parietal, 332
- costotransversárias, 303
- cricofaríngea do músculo constritor inferior da faringe, 1056
- da asa do nariz, 863
- da uretra masculina, 601
- descendente
- - da aorta, 39, 137, 392, 398
- - do duodeno, 468
- - do músculo trapézio, 117
- diafragmática da pleura parietal, 332
- distal da uretra masculina, 651
- do encéfalo, 895
- dural do filamento terminal, 131
- e estrutura dos dentes, 949
- e face da língua, 955
- e osso do membro superior, 143
- encefálica da dura-máter, 132
- escamosa do temporal, 850
- espinal
- - da aracnoide-máter, 133
- - da dura-máter, 133, 138
- - da pia-máter, 134
- esponjosa da uretra, 597, 600, 608, 651, 652
- esternal, 538
- esternocostal do músculo peitoral maior, 181
- externa do nariz, 972
- flácida, 984
- inferior do duodeno, 468
- interarticular, 79
- intracraniana da artéria vertebral, 899, 1033
- intramural da uretra, 600, 597
- irídica da retina, 913
- laríngea da faringe, 1053
- lombar, 538
- - do músculo iliocostal do lombo, 118, 120
- média da cavidade da laringe, 1041
- mediastinal da pleura parietal, 332
- membranácea da uretra, 600, 651
- nasal da faringe, 973, 1050
- ocluídas das artérias umbilicais, 429
- óptica da retina, 913
- oral da faringe, 1052
- orbital do frontal, 850, 908
- óssea do nariz, 972
- parassimpática
- - craniana, 62
- - pélvica, 62
- periférica do sistema nervoso, 48
- petrosa do temporal, 850
- pial do filamento terminal, 131, 133
- pilórica, 459
- pós-sulcal, 957
- posterior do fórnice da vagina, 597, 620
- pré-sulcal, 957
- pré-vertebral da artéria vertebral, 1033
- proeminente da planta do pé, 778
- prostática da uretra, 597, 600, 608, 610
- proximal
- - da uretra masculina, 600
- - do membro inferior, 712
- pterigopalatina da artéria maxilar, 968
- sistêmica do sistema circulatório, 39
- superior do duodeno, 468
- superior orbital e inferior palpebral, 910
- supraclavicular e infraclavicular, 199
- talocalcânea da articulação talocalcaneonavicular, 818
- talonavicular da articulação talocalcaneonavicular, 819
- tensa, 984
- tibiocalcânea, 816
- tibionavicular, 816
- tibiotalares anterior e posterior, 816
- torácica
- - da aorta, 395
- - do músculo iliocostal do lombo, 118, 120
- transversa do músculo trapézio, 117
- transversária da artéria vertebral, 899, 1033
Pata de ganso, 718
Patela, 19, 676, 682, 683, 699, 715
- bipartida ou tripartida, 727
Pé(s), 673, 777, 792
- em gota, 750, 773
- plano(s), 836
- - adquiridos, 836
- - flexíveis, 836
- - rígidos, 836
- torto equinovaro, 836
Peças anatômicas, 3
Pecíolo epiglótico, 1041
Pectus
- *carinatum*, 309
- *excavatum*, 309
Pedículo, 75, 76, 100
- da vértebra, 132
Pele, 12, 778
- livre no dorso da mão, 14
Pelve, 558, 559
- acentuadamente android, 566
- e membros inferiores, 37
- ginecoide, 566
- maior, 411, 559, 560
- menor, 559, 561
- platipeloide, 566
- renal, 522
- - e ureter bífidos, 529
Pênis, 61, 652
Pequenas
- aberturas no diafragma, 541
- artérias, 40
Percussão
- do coração, 378
- do tórax, 348
Perda auditiva, 997
- de condução, 997
- neurossensorial, 997
Perda do olfato, 1095
Perfuração da membrana timpânica, 996
Pericárdio, 18, 354, 358
- fibroso, 354
- seroso, 355
Pericardiocentese, 335, 360
Pericardite, 360
Pericôndrio, 19
Perilinfa, 992
Perimétrio, 618
Perimísio, 33
Períneo, 558, 559, 635, 647
Perineuro, 48, 49
Periodontite, 963
Periodonto, 947, 951
Periórbita, 908
Periósteo, 19, 21
Peristalse, 454
- gástrica, 459
Peritônio, 17, 444, 450, 575, 582, 597
- parietal, 414, 444, 445, 579
- visceral, 444, 445
Peritonite, 450, 485, 488, 623
- generalizada, 451
- primária, 451
Perna, 673, 751, 772
Perviedade
- das tubas uterinas, 450, 623
- pós-natal da veia umbilical, 438
Pescoço, 18, 999, 1000
Pia-máter, 46, 48, 94, 138, 882, 889
- craniana, 889
Pilar
- das fauces, 952
- direito, 538
- do diafragma, 524, 538
- esquerdo, 538
- lateral, 430
- medial, 430
- muscular direito do diafragma, 457
Piloereção, 59
Piloro, 411, 459
- do estômago, 68, 493
Piloromiotomia, 484
Pilorospasmo, 483
Pinçamento, 246, 247
Piossalpinge, 624
Piramidal, 150
Pirâmide renal, 522
Pirose, 481
Pisiforme, 150
Placa(s)
- ateromatosa, 42
- aterosclerótica, 904
- lateral do mesoderma, 50
- motoras, 33
- terminal vertebral
- - anterior, 75, 76
- - superior, 75, 76
Plagiocefalia, 859
Plano(s)
- anatômicos, 5, 6
- de referência abdominais, 412
- fasciais e cirurgia, 18

- frontais, 5, 6
- interespinal, 413
- internervoso, 695
- intertubercular, 411
- mediano, 5, 6
- - da mão, 6
- - do pé, 6
- neurovascular, 418
- - da parede anterolateral do abdome, 418
- orbitomeatal, 844
- sagital, 5, 6
- - mediano, 5
- subcostal, 411
- supracristal, 139, 547
- transpilórico, 411, 459, 522
- transverso, 5, 6
- - do tórax, 354, 358
Platisma, 863, 865, 940, 1003, 1004, 1009, 1023
Pleura, 332, 345
- parietal, 132, 332
- pulmonar, 332
- visceral, 332
Pleurectomia, 347
Pleurisia, 347
Pleurite, 347, 348
Pleurodese, 347
Plexo(s)
- aórtico torácico, 396
- arterial periarticular, 22
- autônomos abdominais extrínsecos, 535
- basilar, 886
- braquial, 131, 165, 194, 1000, 1014
- - pós-fixado, 203
- - prefixado, 203
- cardíaco, 377, 394, 401, 1035
- carótico
- - de nervos simpáticos, 899
- - interno, 910, 922
- carotídeo externo, 933
- celíaco, 461, 493, 508, 528, 535
- cervical, 165, 199, 866, 1014
- coccígeo, 591
- corióideos, 898
- de Auerbach, 535
- de Meissner, 535
- dental, 951
- - inferior, 938
- do limbo, 915
- esofágico, 394, 401, 457, 1092
- faríngeo, 954, 958, 1054, 1056
- ganglionares intrínsecos, 535
- hepático, 505
- hipogástrico, 592
- - inferior, 535, 592, 599
- - superior, 535, 599
- intermesentérico, 535
- intraparotídeo, 872
- - do nervo facial, 932
- linfático, 42, 164
- - da palma, 165
- - profundo, 342
- - pulmonar, 342
- - subareolar, 323
- - subepicárdico, 375
- - superficial/subpleural, 342
- lombar, 434, 545, 702
- mesentérico
- - inferior, 535
- - superior, 470, 476, 496, 535

- mioentérico, 62, 473, 535
- pélvicos, 592
- periarterial, 59, 470, 592
- - carótico, 61
- - - interno, 969
- - simpático, 1035
- prostático, 600, 656
- pulmonar, 343, 401
- - direito, 392
- - esquerdo, 394
- sacral, 589, 591, 608, 702, 742
- somáticos, 53
- submucoso, 64, 535
- timpânico, 988
- tonsilar, 1056
- uterovaginal, 621
- vesical, 599
- venoso(s), 40
- - pampiniforme, 434, 436, 442, 608, 616
- - pélvicos, 587
- - peridural, 551
- - prostático, 612
- - pterigóideo, 875, 938
- - retal, 603
- - - externo, 650
- - - - subcutâneo, 603
- - - interno, 603, 650
- - submucoso, 976
- - suboccipital, 887, 1022
- - tireóideo, 1038, 1039
- - uterino, 616, 620, 621
- - vaginais, 621
- - vertebral(is), 138
- - - externo(s), 106
- - - - anterior, 106
- - - - posterior, 106
- - - internos, 106, 136, 587, 612, 885, 886
- - vesical, 595, 599, 612
Pneumectomia, 308, 351
Pneumologia, 3
Pneumomediastino, 1007
Pneumonia, 351
- por aspiração, 1003
Pneumopericárdio, 360
Pneumotórax, 345, 346, 360, 1026
Podologia, 777
Polegar do esquiador, 293
Polimastia, 330
Politelia, 330
Polo(s)
- frontal, 895, 899
- inferiores da glândula tireoide, 1036
- occipital, 895, 899
- superiores da glândula tireoide, 1038
- temporal, 895, 899
Polpa esplênica, 493
Ponte, 895
Ponto(s)
- cego, 913
- central do períneo, 638
- craniométricos, 845
- de McBurney, 426
- - na linha espinoumbilical, 488
- lacrimal, 910, 926
- medioinguinais, 411
- nervoso do pescoço, 1014, 1027
Porção
- supravaginal, 617
- - do colo, 579

- vaginal, 617
- - do colo, 579
Poro acústico
- externo, 846
- interno, 994
Porta do fígado, 499
Posição
- anatômica, 5, 6, 7
- - do osso do quadril, 679
- da mão de gorjeta do garçom, 1027
- de repouso, 246, 247
- de Trendelenburg, 542, 1029
- do apêndice vermiforme, 488
- do útero, 624
- ortostática
- - ou sentado com as costas retas, 359
- - relaxada, 710
- primária, 906
Postectomia, 659, 660
Posterior, 7, 8
Postura, 710
Pré-balanço, 711
Preensão
- com manuseio de precisão, 246, 247
- de precisão, 247
- em gancho, 246, 247
- firme, 247
- frouxa, 247
- palmar, 246, 247
Prega(s), 68
- alares laterais e mediais, 804
- ariepiglótica, 1041, 1054
- axilar
- - anterior, 172, 181, 188, 327
- - posterior, 181
- cecais, 473
- conjuntival semilunar, 926
- digital
- - distal, 263
- - média, 263
- - proximal, 263
- do punho, 262
- epicântica, 876
- espiral, 508
- gástricas, 459
- glútea, 682
- interuretérica, 577
- longitudinal radial, 262
- palatinas transversas, 953
- palmadas, 579
- palmar, 262
- - distal, 263
- - proximal, 262
- peritoneal, 447
- retouterinas, 575, 597
- salpingofaríngea, 1052
- sinovial infrapatelar, 804
- transversa do reto, 597, 602, 607
- umbilical
- - lateral, 429, 597
- - medial, 429, 597
- - mediana, 428, 582, 584
- urogenitais, 659
- vestibular, 1041, 1043
- vocais, 1040, 1043
Prepúcio
- do clitóris, 663
- do pênis, 597
Presbiopia, 928

Pressão
- exercida por uma prótese dentária, 856
- intra-abdominal, 305
- intracraniana, 898
- intratorácica, 305
Primeira
- parte da artéria axilar, 190
- vértebra coccígea (Co I), 85
Procedimento
- de Whipple, 512
- TIPS (*shunt* portossistêmico intra-hepático transjugular), 518
Processo(s), 21
- acessório, 82
- alveolares, 845
- - da maxila, 949
- articular(es), 74-76, 78, 81, 83
- - inferior, 76, 78, 79, 97, 301
- - superior, 76, 78, 97, 301
- aterosclerótico, 384
- axilar, 322
- caudado, 499
- ciliares, 913, 914
- clinoides
- - anteriores, 850
- - posteriores, 850, 852
- coracoide, 147, 271
- - da escápula, 152, 181
- coronoide, 148
- costiforme, 88
- esfenoide, 908
- espinhoso(s), 20, 73, 75, 76, 78, 81, 83, 106, 301
- - bífido da vértebra C VI, 82
- - da(s) vértebra(s), 128
- - - torácicas superiores, 82
- - de C II, 82
- - de C VII, 78, 82, 100, 119, 1057
- - de L II, 120
- - de L IV, 121
- - de S II, 85, 86
- - de T I, 120
- - de T IV, 119
- - de T VI, 119
- - de T XI, 121
- - do áxis, 128
- - lombares, 86
- - torácicos, 82
- estiloide, 148, 151
- - da ulna, 154, 240
- - do metacarpal terceiro, 154
- - do rádio, 149, 154, 232, 240
- - do temporal, 846
- frontal
- - da maxila, 908
- - do zigomático, 908
- inferior articular, 78
- lacrimal, 908
- lenticular, 989
- mamilares, 82, 88
- mastoide, 82, 119, 120, 846, 1023
- - do temporal, 846
- palatinos da maxila, 847, 973
- papilar, 499
- piramidal do palatino, 968
- pterigoide, 850
- - do esfenoide, 968
- temporal do zigomático, 846
- transverso(s), 75-79, 81-83, 100, 120, 121, 126
- - das vértebras cervicais, 77

- - de C I, 82, 119, 1058
- - de C IV, 120
- - de C VI, 1058
- - de C VII, 1058
- uncinado, 493
- vaginal, 432
- vocal, 1041
- xifoide, 302, 326 438
- - parcialmente ossificado, 308
- zigomático do temporal, 846
Proctoscópio, 607
Proeminência(s)
- da bochecha, 946
- laríngea, 1041
- mandibular, 870
- maxilares, 870
Profundo, 7, 8
Prognatismo mandibular, 856
Projeção
- anterolateral, 684
- de superfície e ausculta das valvas cardíacas, 378
Prolapso
- da valva mitral, 382
- de órgão pélvico, 647
- uterovaginal, 647
Prolongamento
- central, 46
- dos músculos retos medial e lateral, 920
- inferior, 921
Promontório, 579
- da base do sacro, 84, 563
- da parede labiríntica, 984, 992
- e asa do sacro, 560
Pronação, 9, 11, 279, 281
Propriocepção, 27
Propulsão, 712
Próstata, 582, 597, 608, 610
- e plexo nervoso prostático, 599
Prostatectomia radical, 614
Proteção, 12
- da medula espinal, 75
Prótese ocular, 928
Protração, 11, 177
- e retração da escápula, 10
Protrusão, 11, 937
- abdominal, 424
- e retrusão da mandíbula, 10
- sinovial, 798
Protuberância(s), 21
- do abdome, 424
- mentual, 846, 877
- occipital
- - externa, 20, 82, 100, 119, 128, 846, 1023
- - interna, 853, 884
Proximal, 7, 8
Pseudocisto pancreático, 452, 482
Ptério, 845, 846
Ptose, 915, 926, 1035
- renal, 528
Puberdade, 626
Púbis, 559, 560, 679
Pudendo, 661
Pulmão, 37, 61, 336, 345
- colapsado, 333
- direito, 338
- esquerdo, 338
- inflado, 333

Índice Alfabético 1133

Pulpite, 964
Pulsações
- da aorta, 551
- da artéria
- - radial, 240
- - subclávia, 1025
Pulso(s)
- axilar na axila, 162
- braquial no sulco bicipital, 162
- carotídeo, 1025, 1028
- colapsante, 383
- da artéria
- - da face e do couro cabeludo, 880
- - dorsal do pé, 793
- - radial, 261
- da veia jugular interna, 1029
- dorsal do pé, 698
- facial, 880
- femoral, 698, 728
- poplíteo, 698, 772
- radial
- - na tabaqueira anatômica, 162
- - no punho, 162
- temporal, 880
- tibial posterior, 698, 776, 790
- ulnar no punho, 162
Punção
- da cisterna, 903
- da veia
- - femoral, 729
- - jugular interna, 1029
- - subclávia, 1026
- do esterno, 23
- lombar, 139
- - espinal, 745
- venosa na fossa cubital, 219
Punho, 142, 246
Pupila, 64, 913, 925
Pus, 452
- do abscesso, 964

Q

Quadrante(s)
- abdominais, 412
- inferior
- - direito (QID), 412, 470
- - esquerdo (QIE), 412
- mamários, 328
- superior
- - direito (QSD), 412
- - esquerdo (QSE), 412, 470
Quarto ventrículo, 897
Queda
- do ombro, 1027
- do punho, 218, 245, 267
Queimadura, 15
- de 4º grau, 16
- de espessura
- - parcial, 15
- - total, 16
- superficial, 15
Quemose, 893
Quiasma
- óptico, 898, 1081
- tendíneo, 254
Quilotórax, 403
Quimiorreceptor, 1019
Quimo, 458, 459

R

Radículas, 49
- anteriores, 48, 49
- posteriores, 132, 49

Rádio, 19, 143, 149, 220

Radiofrequência de parte do gânglio trigeminal, 879

Radiografia(s)
- anterior do tórax, 352
- - em PA, 66
- de perfil do crânio, 844
- de tórax, 352, 353
- do estômago, do intestino delgado e da vesícula biliar, 68
- do mediastino, 404
- laterais (em perfil), 353
- simples, 66

Rafe(s), 414
- do escroto, 435, 652
- do palato, 953
- do pênis, 652
- do períneo, 652
- fibrosa, 1017
- pterigomandibular, 864

Raiz(ízes)
- anterior, 49, 59
- - do nervo espinal, 56
- da espinha da escápula, 183
- da língua, 955
- do dente, 949
- do mesentério, 470
- do mesocolo
- - sigmoide, 479
- - transverso, 477
- do nariz, 876, 972
- do pênis, 653
- do pescoço, 1030
- do plexo braquial, 194, 1014
- do pulmão, 332, 336
- inferior
- - da alça cervical, 1014
- - do nervo frênico, 54
- - motora, 1086
- - do nervo
- - - mandibular, 870
- - - trigêmeo, 870, 1083
- nervosas, 131
- - da cauda equina, 84
- parassimpática ou oculomotora do gânglio ciliar, 922
- posterior, 49, 59
- sensitiva
- - do núcleo sistêmico, 1082
- - ou nasociliar do gânglio ciliar, 922
- simpática do gânglio ciliar, 922
- superior da alça cervical, 1014, 1094

Ramo(s)
- acetabular da artéria obturatória, 800
- anterior, 48, 49, 52, 59
- - de C1 a C4, 1014
- - do nervo espinal, 52, 55
- - - sacral, 84
- - e posterior do canal vertebral, 105
- arterial cefálico, 59, 60, 61
- ascendente maior, 585
- bucal do NC VII, 872
- calcâneos, 786
- - dos nervos sural e tibial, 52
- - mediais do nervo tibial, 701
- cardíacos do NC X, 1035
- carpal
- - dorsal, 234
- - palmar, 234
- cervical do NC VII, 872
- circunflexo, 373
- colateral, 46, 317
- comunicante, 52, 59, 132, 317
- - branco, 55, 58, 60
- - cinzento, 55, 59, 60, 599
- - ramo meníngeo, 107
- - sural do nervo fibular comum, 787
- curto, 989
- cutâneo(s)
- - anterior, 317, 702
- - - do abdome dos nervos toracoabdominais, 422
- - - do nervo femoral, 701
- - do nervo obturatório, 701, 702
- - do plexo cervical, 1014
- - dorsal do nervo ulnar, 237, 261
- - dos ramos posteriores, 117
- - dos ramos posteriores de L1 a L3, 117
- - lateral(is), 317, 421
- - - 7º a 9º ramos cutâneos laterais, 421
- - - do nervo
- - - - ílio-hipogástrico, 117, 701
- - - - subcostal, 701
- - palmar, 261
- - - do nervo mediano, 236, 237, 260
- - - do nervo ulnar, 237, 260
- - peitoral anterior, 52
- - tronco simpático peitoral lateral, 52
- da artéria carótida externa, 872
- da parte
- - abdominal da aorta, 547
- - infraclavicular do plexo, 199
- - supraclavicular do plexo, 199
- direito do fascículo AV, 367
- do ísquio, 560, 677
- do nervo
- - facial, 871
- - safeno, 701
- do nó
- - atrioventricular, 373
- - sinoatrial, 373, 374
- do pênis, 652
- do plexo cervical, 1014
- do púbis, 679
- dorsal, 137
- - do nervo ulnar, 260
- e bulbo do pênis, 653
- espinal, 137
- fibular comunicante do nervo fibular comum, 701, 754, 770
- frontal, 872
- - da artéria meníngea média, 887
- geniculares da artéria poplítea, 755
- genital do nervo genitofemoral, 434, 436, 665
- infraclaviculares, 198
- infrapatelar do nervo safeno, 701
- interventricular
- - anterior, 373
- - posterior, 373
- - septal, 373
- isquiopúbicos, 560, 635, 677
- IV anterior, 374
- lateral, 374
- - do nervo mediano, 260
- linguais, 1094
- longo, 989
- mamários mediais de ramos perfurantes, 323
- marginal
- - da mandíbula do NC VII, 872
- - direito, 373
- - esquerdo, 373, 374
- medial do nervo mediano, 260
- meníngeo(s), 1094
- - anteriores dos nervos etmoidais, 888
- - dos nervos maxilar e mandibular, 888
- - recorrentes, 133
- motores profundos do plexo cervical, 1014
- musculares, 199, 317
- - da artéria
- - - oftálmica, 924
- - - radial, 235
- - - ulnar, 235
- ovárico, 585, 586, 616
- parietal, 872
- - da artéria meníngea média, 887
- - ímpar, 547
- perfurantes, 788
- - da artéria
- - - fibular, 764
- - - tibial anterior, 764
- pericárdicos, 397
- perineal
- - do nervo cutâneo femoral posterior, 665
- - profundo, 644
- - superficial, 644
- periosteais e equatoriais, 105
- posterior(es), 48, 49, 52, 54, 59, 121, 132
- - de um nervo torácico, 121
- - do nervo espinal, 52, 55
- - - sacral, 84
- - dos nervos cutâneos laterais, 117
- primário
- - anterior, 50
- - posterior, 50
- profundo do nervo
- - plantar lateral, 785
- - radial, 213, 238
- - ulnar, 260, 261
- prostáticos, 583
- púbico, 584
- recorrentes
- - do nervo mediano, 260
- - meníngeos dos nervos espinais, 106
- sacrais laterais, 547
- subendocárdicos, 376
- superficial, 1012
- - do nervo radial, 213, 236, 238 261
- - do nervo ulnar, 260, 261
- - e profundos das artérias pudendas externas, 655
- superior do púbis, 430, 676
- supraclaviculares, 197
- temporal do NC VII, 872
- terminal da artéria mesentérica superior, 479
- tonsilar, 1056
- tubário, 585, 586, 616
- vaginal, 585
- zigomático do NC VII, 872

Rampa do tímpano, 994

Raquianestesia, 139, 630

Raquitismo, 681

Rastreamento de câncer do colo do útero, 626

Índice Alfabético

Reabsorção de osso alveolar, 856
Reanimação
- cardíaca, 388
- cardiopulmonar, 1028
Receptores
- muscarínicos, 378
- sensitivos, 56
Recesso(s)
- anteriores das fossas isquioanais, 642
- costodiafragmático, 335, 492
- - da pleura, 338
- epitimpânico, 984
- esfenoetmoidal, 975, 978
- - posterossuperior, 975
- faríngeo, 1052
- hepatorrenal, 497, 522
- peritoneal, 448
- piriforme, 1054
- poplíteo, 766, 813
- saciforme da articulação
- - do cotovelo, 279
- - radiulnar distal, 282
- subfrênicos, 497
Reconstrução do ligamento colateral ulnar, 291
Rede(s)
- articular do joelho, 755, 810
- carpal
- - dorsal, 256
- - palmar, 234
- do testículo, 436
- venosa
- - dorsal, 257, 262, 788
- - plantar, 699, 788
Redução da fratura, 23
Reflexo(s)
- abdominal superficial, 425
- aquileu, 775
- corneano, 929
- cremastérico, 439
- da tosse, 351, 1091
- de ejeção do leite, 322
- de Hering-Breuer, 344
- de vômito, 1089
- do tendão do calcâneo, 775
- faríngeo, 1089
- - do vômito, 966
- luminoso, 995
- miotático bicipital, 216
- patelar, 727
- plantar, 793
- pupilar à luz, 928
- tendíneos profundos, 704
Refluxo ejaculatório, 598
Reforço(s)
- arco zigomático–margem orbital lateral, 853
- frontonasal, 853
- occipitais, 853
Região(ões)
- abdominais, 412
- amielínica, 48
- anal, 635
- antebraquiais anterior e posterior, 142
- bilaterais, 72
- braquiais anterior e posterior, 142
- calcânea, 778
- central, 76
- cervical(is), 1007, 1025
- - anterior, 1008, 1017
- - lateral, 1008, 1010, 1023

- - posterior, 126, 1008, 1010, 1023
- crural, 673
- da bochecha, 946
- da cabeça, 854
- deltóidea, 72, 142, 184
- do joelho, 672
- do membro
- - inferior, 2
- - superior, 143
- do pé, 673
- do quadril, 672, 730
- dorsal do pé, 778
- dos membros superiores ou inferiores, 72
- epigástrica, 486
- escapular, 72, 142, 172, 184
- esternocleidomastóidea, 1007, 1008, 1023
- femoral, 672
- - posterior, 737, 749
- genicular posterior, 672, 751
- glútea, 72, 672, 730, 749
- hipogástrica, 486
- infraescapular, 72
- inguinal, 418, 429, 672
- interescapular, 72
- lombar, 72
- mentual, 946
- occipital, 126, 1008
- oral, 945, 946, 963
- orbital, 906
- parotideomassetérica, 931, 943, 946
- peitoral, 142, 184, 296
- - lateral, 72
- - masculina, 315
- perineal, 635
- periumbilical, 486
- plantar, 777
- sacral, 72, 85
- suboccipital, 125, 126, 1023
- supraescapular, 72
- talocrural, 673, 675, 777
- temporal, 931, 933, 943
- urogenital, 637
- - feminina, 661, 666
- - masculina, 651, 658
- vertebral, 72
- zigomática, 946
Regulação do calor, 12
Regurgitação, 382
Relações
- da parte abdominal da aorta, 547
- do estômago, 459
- do útero, 619
- entre os dentes e o seio maxilar, 981
- peritoneais e viscerais do fígado, 498
Relaxamento dos ligamentos pélvicos, 567
Relaxina, 568
Remanescentes
- aponeuróticos do músculo eretor da espinha, 121
- dos ductos embrionários, 624
Remissão, 656, 658
Reposição, 11
Resistência ao deslocamento inferior, 276
Respiração forçada, 312
Respiradoras bucais crônicas, 878
Respiradores nasais, 878
Resposta à carga, 711, 712
Resquícios dos ductos genitais embrionários, 442

Ressecção(ões)
- de linfonodos, 484
- do reto, 607
- pulmonares, 351
- transuretral
- - da próstata, 614
- - de um tumor, 606
Ressonância(s) magnética(s), 68, 330, 667
- da cabeça, 70
- da pelve
- - feminina, 669
- - masculina, 668
- do abdome, 556, 557
- do mediastino, 404
- do períneo masculino e feminino, 670
- sagitais da face lateral da região talocrural, 763
Restrição de movimento, 75
Retalhos ósseos, 856
Retina, 913
Retináculo(s), 17, 416, 429, 755, 796
- da pele, 13, 14
- dos músculos
- - extensores, 31, 160, 227, 697
- - fibulares, 31
- - flexores, 31, 160, 220, 764
- inferior dos músculos
- - extensores, 755
- - fibulares, 764
- medial e lateral da patela, 715
- superior dos músculos
- - extensores, 755
- - fibulares, 760
Retirada acidental das glândulas paratireoides, 1062
Reto, 61, 454, 481, 579, 582, 600, 608
Retocele, 647
Retorno venoso da perna, 775
Retossigmoidoscopia, 489
Retossigmosdoscópio, 607
Retração, 11, 177
- e desvio da papila, 329
- gengival, 963
Retropé, 777
Retrusão, 11, 937
Reversão da vasectomia, 613
Revestimento
- do funículo espermático, 433
- pial, 889
Rigidez abdominal, 488
Rim, 37, 61, 520, 521, 528
- ectópico, 528
- - pélvico, 530
- em ferradura, 529
- supranumerário, 529
Rima
- da boca, 863, 865, 876, 945, 946
- da glote, 1041, 1043
- das pálpebras, 866, 876, 908, 925
- do pudendo, 662
- do vestíbulo, 1045
Rinite, 981
- alérgica, 1095
Rinorreia, 1096
- liquórica, 904
Ritmo
- abdominotorácico paradoxal, 451
- escapuloumeral, 269
Rizólise percutânea, 110
Rizotomia, 56, 879

Rostral, 8
Rotação, 11
- da cabeça e do pescoço, 10, 104
- da parte superior do tronco, 104
- embriológica do intestino médio, 486
- lateral, 10, 11, 275, 811, 916
- medial, 10, 11, 275, 811, 916
- para baixo, 177
- para cima, 177
Rubor malar, 855
Rugas vaginais, 579
Ruído anormal do coração, 383
Ruptura(s)
- aguda de um aneurisma aórtico abdominal, 551
- da bexiga urinária, 606
- da parte membranácea da uretra, 648
- da uretra em homens e extravasamento de urina, 648
- das fibras dos músculos isquiotibiais, 749
- de um aneurisma, 904
- - sacular, 894
- do apêndice vermiforme, 488
- do baço, 510
- do corpo do períneo, 647
- do diafragma, 549
- do fígado, 513
- do lábio glenoidal, 290
- do LCA, 832
- do ligamento
- - coracoclavicular, 289
- - transverso, 90
- - - do atlas, 113, 114
- do menisco, 832
- do pâncreas, 511
- do tendão
- - da cabeça longa do músculo bíceps braquial, 217
- - do calcâneo, 775
- dos ligamentos alares, 114

S

Saco(s)
- alveolar, 341
- conjuntival, 926
- da conjuntiva, 908
- dural, 94, 133, 745
- - espinal, 133
- endolinfático, 993
- lacrimal, 910
- pericárdico, 17, 538
- pleural, 332
Sacralização da vértebra L V, 95
Sacro, 18, 19, 74, 82, 133, 559, 579, 582
Saculações, 473
Sáculo, 992
- da laringe, 1041
Saliva, 960
Salpingite, 623
Sangue luminal, 386
Sarcolema, 33
Sarcomas, 45
Sarcômero, 33
Secção
- completa do nervo isquiático, 750
- da veia jugular externa, 1027
- do nervo
- - fibular comum, 773

- - frênico, 549, 1027
- - tibial, 773
- incompleta do nervo isquiático, 750
Secreção de líquido cerebrospinal, 898
Segmentação hepática, 501
Segmentectomia(s), 351
- hepáticas, 512, 513
Segmento(s)
- anterior
- - do bulbo do olho, 913, 914
- - inferior, 525
- broncopulmonares, 339, 340
- da medula espinal, 131
- hepáticos, 503
- posterior do bulbo do olho, 915
- renal, 525
- vasculares do baço, 493
Segunda parte da artéria axilar, 190
Seio(s)
- anais, 644
- branquial, 1066
- carótico, 1018, 1019, 1025
- cavernoso, 875, 885, 899, 976, 1081
- coronário, 375
- da aorta e do tronco pulmonar, 371
- das valvas da aorta e do tronco pulmonar, 381
- das veias cavas, 365
- direito da aorta, 371
- do epidídimo, 436
- esfenoidal, 975, 977
- esquerdo da aorta, 371
- etmoidais, 976
- frontais direito e esquerdo, 977
- intercavernosos, 886
- lactífero, 322
- maxilares, 980
- oblíquo do pericárdio, 356
- occipital, 885
- paranasais, 858, 977
- petrosos
- - inferiores, 886, 1022
- - superiores, 886
- posterior da aorta, 371
- prostáticos, 600, 612
- renal, 520, 522
- reto, 884
- sagital
- - inferior, 884
- - superior, 884
- sigmóideos, 853, 884
- transverso, 853, 884
- - do pericárdio, 356, 360
- valvulares, 40, 697
- venoso, 380
- - da dura-máter, 884
- - da esclera, 915, 924
Sela turca, 850
Semeadura direta, 44
Sêmen, 612
Semilunar, 150
Sensações
- proprioceptivas, 53
- reflexas, 55
Sensibilidade, 12
- visceral, 65
Sensitivo
- especial (paladar), 1086, 1090
- somático (geral), 1086, 1089
- visceral, 1090

Sentido de condução, 46
Separação
- das costelas, 309
- de uma epífise, 24
Septicemia, 28, 45, 893
Septo(s)
- da língua, 957, 958
- do escroto, 435, 652
- do pênis, 653
- femoral, 722
- fibroso
- - lateral, 248
- - medial, 248
- inter-radiculares, 949
- interalveolares, 949
- interatrial, 365
- intermuscular(es), 16, 17
- - anteriores e posteriores, 697
- - medial e lateral, 159, 695
- - transverso, 697
- interventricular, 367
- nasal, 876, 972
- - ósseo, 845
- orbital, 909
- retovesical, 578, 597, 608, 611
Sexo, 4
Shunt
- arteriovenoso, 41, 728
- portossistêmico ou portocava, 515, 518
Sialografia(s)
- do(s) ducto(s)
- - parotídeo, 943
- - submandibulares, 967
- parotídeas, 944
Sialólito, 944
Sigmoidostomia, 489
Silhueta(s)
- cardiovascular, 404
- mediastinais, 404
Simpatectomia pré-ganglionar cervicodorsal, 265
Sinal(is)
- da gaveta
- - anterior, 832
- - posterior, 832
- de Babinski, 793
- de Hegar, 626
- de retração, 329
- de Trendelenburg, 828
- do terrier escocês, 112
Sinapse
- de neurônios motores multipolares, 46
- no gânglio autônomo, 56
Sincondrose(s), 26, 842
- da primeira costela, 302, 305
- esternais, 302
Síncope, 1028
Sindesmose, 25
- dentoalveolar, 25, 951
- tibiofibular, 685, 811, 813
Síndrome(s)
- compartimental isquêmica, 218
- de compartimento, 708, 755
- de compressão da veia renal, 529
- de Down, 113
- de Eagle, 1101
- de estresse tibial medial, 773
- de hiperabdução, 205
- de Horner, 915, 925, 929, 1035

Índice Alfabético 1137

- de Klinefelter, 331
- de Ménière, 997
- de Poland, 184
- do arco doloroso, 289
- do desfiladeiro torácico, 89, 309
- do forame jugular, 1099
- do nervo interósseo anterior, 243
- do piriforme, 750
- do pronador, 243
- do sábado à noite, 57
- do túnel
- - cubital, 244
- - do carpo, 242, 265, 266, 293
- - do tarso, 834
- - ulnar, 266, 267
- patelofemoral, 830
Sínfise, 26, 97
- da mandíbula, 27, 846, 857, 858, 1017
- manubriesternal, 302
- púbica, 19, 438, 559, 563, 565, 579, 582, 597, 635, 676, 682
- xifosternal, 326
Sinostose, 302
Sinóvia, 25
Síntese e armazenamento de vitamina D, 12
Sinusite, 981
- etmoidal, 981
- maxilar, 981
Sinusoides, 506
Sistema(s)
- articular, 3
- carótico de artérias, 1019
- catabólico, 64
- circulatório, 3, 37, 42
- de condução cardíaco, 376, 387
- digestório, 3, 37, 453, 454
- endócrino, 3
- esquelético, 3, 18, 19
- genital, 3
- haversianos, 22
- hipogástrico/pélvico de plexos, 592
- homeostático ou anabólico, 64
- linfático, 3, 42, 43
- locomotor, 4
- muscular, 3, 28
- nervoso, 3, 45
- - central, 45, 46, 56
- - entérico, 62, 535, 536
- - periférico, 45, 48, 56
- porta do fígado, 37, 41
- respiratório, 3
- urinário, 3
- venoso
- - ázigo, 358, 399, 551
- - - hemiázigo, 320, 329
- - porta, 41, 456, 548
- - sistêmico, 457
- ventricular do encéfalo, 895
Sístole, 363
Situs inversus, 361
Soluços, 549
Somito, 50, 51
Sondas uretrais, 658
Sons cardíacos, 363
Subdivisão
- da cavidade peritoneal, 448
- funcional do fígado, 500
Subluxação e luxação da cabeça do rádio, 292
Substância

- branca, 46, 48
- cinzenta, 46
- radiopaca, 66
- radiotransparente, 66
Substituição
- do disco intervertebral, 110
- do joelho, 834
Suco gástrico, 458
Sudorese, 59
Sulco(s), 21
- bicipital, 214
- - medial, 211
- central, 895
- coronário, 363
- da artéria vertebral, 79, 80
- da costela, 298
- da veia cava, 499
- deltopeitoral, 172
- do músculo subclávio, 144
- do nervo
- - espinal, 77
- - petroso
- - - maior, 851, 853
- - - menor, 853
- - radial, 147
- - - do úmero, 20
- do tendão do músculo fibular longo, 686
- infraglúteo, 672, 682, 730, 746
- inframamário, 330
- infrapalpebral, 876
- inguinal, 438
- intermamário, 326
- intertubercular, 147, 152
- - no úmero, 188
- interventriculares anterior e posterior, 363
- lacrimal, 908
- lateral, 895
- longitudinal mediano, 82
- mediano posterior, 125
- mentolabial, 877, 945
- nasolabial(is), 877, 945
- nucal, 82, 125
- - no pescoço, 125
- occipital, 1022
- para a parte cartilagínea da tuba auditiva, 850
- para fixação dos ligamentos alares, 79
- para o tendão do músculo flexor longo do hálux, 686
- paracólico, 448, 452, 479
- - direito, 477
- parietoccipital, 895
- pré-quiasmático, 850
- suprapalpebral, 876
- terminal, 365, 380
- - da língua, 956
- traqueoesofágicos, 1057
Supercílios, 875
Superficial, 7, 8
Superfície
- do rádio, 240
- interna da parede anterolateral do abdome e região inguinal, 438
Superior, 6, 7
Superolateral, 8
Supinação, 9, 11, 279, 281
Suprimento arterial do membro
- inferior, 697
- superior, 161

Supuração, 773
Surdez, 1099
- de condução, 1099
- neurossensorial, 1099
- para tons altos, 997
Sustentação
- dinâmica do útero, 618
- do peso corporal, 75
- passiva do útero, 618
- do tálus, 686, 688, 825
Sutura(s), 842
- coronal, 847, 857
- do crânio, 25
- frontal, 27, 844, 857
- intermandibular, 27
- intermaxilar, 27, 845, 857
- internasal, 27
- lambdóidea, 847
- metópica, 844, 858
- sagital, 847

T

Tabaqueira anatômica, 154, 232
Tálus, 675, 676, 686
Tamponamento cardíaco, 360
Tarso, 673, 686
- inferior, 908
- superior, 908, 925
Tecido
- conjuntivo frouxo, 12
- glandular tireóideo
- - acessório, 1060
- - ectópico, 1060
- muscular, 28, 29
- pancreático acessório, 511
Técnicas
- de imagem, 2, 66
- endoscópicas, 3
Tegme timpânico, 987
Tegumento comum, 3, 12, 14
Tela subcutânea, 12-14, 17, 159, 695, 752, 778
- cervical, 1003
- do períneo, 638
Telencéfalo, 895
Tendão(ões), 33, 715
- comum
- - dos flexores, 220
- - dos extensores, 227
- do calcâneo, 31, 764, 765, 772, 825
- do(s) músculo(s)
- - ALP e ECP, 261
- - bíceps
- - - braquial, 214, 217
- - - - distal, 206
- - - femoral, 747, 772, 825
- - ECH, 772
- - ELD, 772
- - ELH, 772
- - ELP, 261
- - extensor(es)
- - - dos dedos, 262
- - - longo(s), 31
- - - - do hálux, 792
- - - - dos dedos, 792
- - FC, 772
- - fibular, 792
- - - terceiro, 792
- - flexores longos, 31, 254

- - - dos dedos, 825
- - FRC e palmar longo, 261
- - FSD, 261
- - FT, 772
- - FUC, 261
- - isquiotibiais, 35, 747
- - palmar longo, 161
- - poplíteo, 810
- - reto femoral, 714
- - semimembranáceo, 748
- - semitendíneo, 748
- - tibial
- - - - anterior, 772, 792
- - - - posterior, 790
- - tríceps, 214
- intermédio, 1019
- - do músculo digástrico, 1006
Tendinite, 775
- bicipital, 216
- calcificada do ombro, 289
- degenerativa do manguito rotador, 187, 289
- do calcâneo, 774, 775
- do cotovelo, 241
Tendinose bicipital, 216
Tênia
- do colo, 473
- livre, 473
- mesocólica, 473
- omental, 473
Tenossinovite, 264
- estenosante
- - de De Quervain, 264
- - dos dedos, 265
Tensores da cápsula articular, 276
Tentório do cerebelo, 884
Terceira parte da artéria axilar, 190
Terceiro
- molar não irrompido, 965
- ventrículo, 896
Terminações
- centrais dos axônios, 46
- nervosas aferentes, 13
- periféricas dos axônios, 46
Terminologia anatômica, 4
Termos
- de lateralidade, 8
- de movimento, 8, 9
- de relação e comparação, 6, 7
Teste(s)
- da perna estendida, 109
- de Lachman, 832
- de Trendelenburg positivo, 750
- do iliopsoas, 551
- do nervo radial, 245
- do quadríceps, 715
- dos músculos interósseos
- - dorsais, 254
- - palmares, 254
Testículo, 433, 436, 439, 597, 608
- não descido, 438
Tetania, 1062
Teto, 430, 431, 984
- da(s) cavidade(s)
- - nasais, 973
- - oral, 945
- da fossa cubital, 214
- do seio maxilar, 980
- do trígono femoral, 719
Tetraplegia, 90, 140

Tíbia, 17, 19, 673, 675, 676, 683, 684, 755
Tic douloureux, 879, 1098
Timo, 390, 1064
Tinido, 997
Tipos de músculos, 28, 29
Tique, 879
Tireoidectomia, 1061, 1062
- quase total, 1062
- total, 1060
Tomografia
- computadorizada, 67
- - de tórax
- - - plano transverso, 405
- - - planos coronal e sagital, 407
- - do mediastino, 404
- - transversal (axial) do abdome, 555
- por emissão de pósitrons, 70
Tonsila(s)
- faríngea, 1052
- lingual, 957
- palatinas, 952, 1053
- tubária, 1052
Tonsilectomia, 1066
Tonsilite, 1056
- faríngea, 1066
Tontura, 997
Tônus muscular, 32
Toque
- do calcâneo, 711
- retal, 613
Toracocentese, 346
- axilar média, 346
Toracoscopia, 347
Toracotomia, 307
- anterior, 307, 359
Tórax, 295, 296
- em funil, 309
- instável, 307
Torção
- do funículo espermático, 440
- e rotação do membro inferior, 673
Torcicolo
- congênito, 1025
- espasmódico, 1026
- muscular, 1026
Tornozelo, 673, 777, 834
Toro tubário, 1052
Tosse do fumante, 348
Trabécula(s), 43, 75, 493
- aracnóideas, 134, 889
- cárneas, 366
- do osso esponjoso, 20
- septomarginal, 367
Trago, 983
Transecção da medula espinal, 140
Transição de gênero, 647
Transiluminação, 439
- dos seios maxilares, 981
Transplante
- de córneas, 929
- do músculo grácil, 727
- renal, 528
Transposição das grandes artérias, 361
Trapézio, 150
Trapezoide, 151
Traqueia, 61, 338, 394, 1039, 1048
Traqueostomia, 1064
Trato(s), 46
- iliopúbico, 429, 430

- iliotibial, 695, 733, 747
- olfatório, 977, 1078
- óptico, 1081
- uveal, 911
Tratotomia, 879
Traumatismo, 23, 1099
- articular atlantoaxial mediano, 114
- cranioencefálico, 854
- - não penetrante, 892
- do nervo mediano, 265
- vulvar, 666
Tríade portal, 499
- interlobular, 506
- intralobular, 503
Triângulo
- de Calot, 508, 517
- de Hesselbach, 429
- perigoso da face, 892
Tríceps do quadril, 737
Trígono(s)
- carótico, 1008, 1018, 1025
- cisto-hepático, 508
- clavipeitoral, 152, 163, 172, 181, 188
- da ausculta, 117, 185
- da bexiga, 598
- esternocostal, 541
- femoral, 719, 721, 725
- fibroso, 363
- inguinais, 429
- lombocostal, 550
- muscular, 1008, 1019
- occipital, 1010l, 1025
- omoclavicular, 1008, 1010, 1025
- sacral, 86
- submandibular, 1008, 1017, 1025
- submentual, 1008, 1017, 1025
- suboccipital, 126
Trismo pterigóideo, 944
Trocanter, 21
- maior, 676, 679-683, 746
- - do fêmur, 20
- menor, 676, 680, 681, 683
- - do fêmur, 747
Tróclea, 21, 276, 908, 919
- do tálus, 686, 815
- fibular, 686, 688
- medial, 148
Trombo(s), 382, 904
Tromboembolia, 904
Tromboflebite, 708, 930
- da veia facial, 892, 893
- do seio cavernoso, 892, 893
Tromboquinase, 386
Trombose, 708
- do seio cavernoso, 893
- na artéria apendicular, 488
- venosa profunda, 708
Tronco(s), 37
- braquiocefálico, 39, 392, 1019, 1032
- broncomediastinais direito e esquerdo, 343
- celíaco, 58, 454, 463
- costocervical, 1033
- do plexo braquial, 1012, 1014
- inferior, 196
- linfático(s), 44, 397
- - broncomediastinais, 323
- - intestinais, 549
- - jugular, 323, 875, 1059

Índice Alfabético

- - lombares, 549, 702
- - subclávio, 165, 194, 323
- - torácicos descendentes, 549
- lombossacral, 546, 589, 590, 599
- médio, 196
- pulmonar, 39, 341, 365
- simpático(s), 58, 59, 61, 107, 132, 317, 358, 473, 599, 1035
- - cervical, 1022
- - com gânglios paravertebrais, 60
- - direito e esquerdo, 59
- - sacrais, 591, 592
- - torácicos, 400
- superior, 196
- tireocervical, 192, 1012, 1033
- vagal(is), 457
- - anterior, 461, 535, 1092
- - posteriores, 461, 473, 535, 1092

Truncus arteriosus, 381

Tuba
- auditiva, 984, 987
- uterina, 579, 597, 616

Túber isquiático, 20, 35, 560, 677, 682, 733, 746

Tubérculo(s), 21, 877
- anterior, 77, 79, 88, 686
- - vestigial, 78
- anterolateral da tíbia, 684, 825
- articular do temporal, 933
- carótico, 77, 82
- conoide, 144, 271
- da costela, 121, 298
- da crista ilíaca, 747
- da sela, 850
- da vértebra C I, 1058
- de Gerdy, 684, 695, 825, 833
- deltoide, 146
- do adutor, 676, 680-683, 725
- do músculo escaleno, 298
- dorsal do rádio, 149, 154
- dos ossos escafoide e trapézio, 154
- escafoide, 150
- ilíaco, 86, 676, 677, 682
- intercondilares da eminência intercondilar, 684
- lateral, 686
- maior, 147
- - do úmero, 20, 73, 152, 183
- medial, 686
- - do calcâneo, 688
- menor, 147
- - do úmero, 152
- pós-glenoidal, 937
- posterior, 77, 79, 88
- - do atlas, 128
- púbico, 416, 438, 676, 679, 682
- quadrado, 680, 681

Tuberculose, 351, 855

Túberes
- frontais, 847
- isquiáticos, 560, 635
- parietais, 847

Tuberosidade, 21
- da tíbia, 676, 684, 685, 771, 825
- da ulna, 148
- do calcâneo, 686, 765, 825
- do cuboide, 686
- do metatarsal V, 688, 689
- do músculo serrátil anterior, 298

- do navicular, 686, 689
- do rádio, 149
- glútea, 680, 681
- - do fêmur, 733
- ilíaca, 560, 677
- para o músculo deltoide, 147

Tubo
- de equalização da pressão, 996
- de timpanostomia, 996
- de traqueostomia, 1064
- neural, 50

Túbulos seminíferos retos, 436

Tumor(es)
- da órbita, 926
- de tecido fibroso, 1025
- hipofisários, 892
- poplíteo, 772

Túnel(eis)
- do carpo, 260
- osteofibrosos, 254
- ulnar, 236

Túnica
- adventícia, 38, 355
- albugínea, 436, 652
- - do ovário, 614
- conjuntiva, 924
- - da pálpebra, 908, 925
- - do bulbo, 908, 925
- dartos, 434, 435, 640
- fibrosa, 911
- - do bulbo do olho, 911
- interna, 911
- - do bulbo do olho, 913
- íntima, 38
- média, 36, 38
- mucosa, 579, 908
- - alveolar, 947
- - da parte anterior da língua, 957
- - da parte posterior da língua, 957
- - nariz, 973
- muscular, 579
- serosa, 17, 579
- vaginal, 432, 436
- vascular, 911
- - do bulbo do olho, 911

Turgência jugular, 1026
Turricefalia, 859

U

Úlcera(s)
- duodenais, 485
- gástrica(s), 484
- - posterior, 484
- pépticas, 484, 485

Ulceração corneana, 879, 929
Ulna, 19, 143, 148, 220
Ultrassonografia, 68
- com Doppler, 68
- do abdome, 554
Umbigo, 437
- da membrana timpânica, 984
Úmero, 19, 143, 147
Unco do corpo, 77
Unidade motora, 33
Ureter, 520, 522, 528, 579, 582, 595, 597, 608
- esquerdo, 479
- retrocaval, 529
Uretra, 597, 599

- feminina, 600
- masculina, 600
Uretrocele, 605, 647
Urgência, 613
Urologia, 3
Útero, 579, 616
- antefletido, 617, 618
- antevertido, 617, 618
- bicórneo, 624
- didelfo, 624
- grávido, 626
- não grávido, 626
Utrículo, 992
- prostático, 597, 600, 608
Úvea, 911
Úvula, 612, 952
- da bexiga, 598

V

Vagina, 579, 620
Vaginismo, 667
Vagotomia, 484
- gástrica proximal, 484
- proximal seletiva, 484
- troncular, 484
Valva(s)
- atrioventricular
- - direita, 366
- - esquerda, 370
- da aorta, 371, 378
- do tronco pulmonar, 371, 368
- mitral, 378
- pulmonar, 378
- tricúspide, 378
Valvopatia cardíaca, 382
Válvula(s), 37
- anais, 644
- da VCI, 380
- da veia, 699
- e seio das valvas da aorta e do tronco pulmonar, 381
- linfática, 43
- semilunares da valva
- - da aorta, 371
- - do tronco pulmonar, 371
- venosas, 40, 42, 697
Variações
- anatômicas, 11, 12
- das artérias coronárias, 374
- das grandes artérias, 401
- do círculo arterial do cérebro, 904
- do ducto torácico, 403
- do plexo braquial, 203
- e malformações congênitas clinicamente significativas, 12
- na origem da artéria radial, 243
- na ramificação do arco da aorta, 401, 402
- nas pelves masculina e feminina, 566
- nas relações das artérias hepáticas, 513
- nas vértebras, 88
- nos ductos cístico e hepático, 515
- nos lobos do pulmão, 347
Varicocele, 442
Variz(es), 42, 708
- esofágicas, 481, 482
- safena, 729
Vasa
- *nervorum*, 708, 1012

- *vasorum*, 384
Vascularização
- da articulação
- - acromioclavicular, 271
- - carpometacarpal, 287
- - do carpo, 286
- - do cotovelo, 278
- - do joelho, 810
- - do ombro, 276
- - do quadril, 800
- - esternoclavicular, 271
- - intermetacarpal, 287
- - radiocarpal, 283
- - radiulnar
- - - distal, 282
- - - proximal, 281
- - talocrural, 817
- da coluna vertebral, 105
- da dura-máter, 887
- da fossa infratemporal, 938
- da língua, 958
- da mama, 323, 324
- da medula espinal, 136
- da órbita, 922
- da parede
- - anterolateral do abdome, 420, 425
- - torácica, 317
- das articulações, 27
- das raízes dos nervos espinais, 136
- das vértebras, 106
- do coração, 371
- do nariz, 976
- do palato, 954
- do ureter, 596
- dos dentes, 951
- dos músculos, 34
- dos ossos, 22
- dos pulmões e das pleuras, 341
- encefálica, 899
- superficial da face e do couro cabeludo, 872
Vasectomia, 613
Vaso(s)
- bronquiais, 342
- circunflexos ilíacos superficiais e epigástricos superficiais, 422
- da faringe, 1056
- da parede
- - anterolateral do abdome, 422
- - posterior do abdome, 546
- da parte cervical do esôfago, 1057
- das glândulas paratireoides, 1038
- e nervo(s)
- - da pelve, 581, 593
- - do diafragma, 539
- - do estômago, 461
- - do membro
- - - inferior, 697, 708
- - - superior, 161
- - palatinos maiores, 951
- epigástricos
- - inferiores, 429, 579
- - superiores, 422
- intercostais posteriores, 422
- linfático(s), 13, 22, 38, 44, 595, 951, 962, 1039
- - aferente, 43
- - anteriores, 469
- - da laringe, 1048
- - da vagina, 635
- - do duodeno, 469

- - do pescoço, 1058
- - do timo, 390
- - dos dedos, 165
- - dos ovários, 635
- - dos rins, ureteres e glândulas suprarrenais, 527
- - e linfonodos da parede posterior do abdome, 548
- - esplênicos, 493
- - gástricos, 461
- - posteriores, 469
- - profundos, 43, 44, 165, 702
- - - do pé, 790
- - superficiais, 43, 44, 164, 422, 701
- - suprarrenais, 527
- - tonsilares, 1056
- obturatórios, 579
- renais acessórios, 529
- retos, 470
- sanguíneos, 38, 49
- - do fígado, 503
- - na fossa poplítea, 754
- - no compartimento lateral da perna, 764
- - periféricos, 64
- - superficiais, 13
- superficiais, 12
Vasomotricidade, 59
Veia(s), 37, 38, 40
- acompanhantes, 40, 41, 163, 164, 701, 764
- - das artérias ulnar e radial, 212
- alveolares, 951
- angular, 874
- anteriores
- - do ventrículo direito, 375
- - e posteriores do bulbo e veias radiculares, 136
- articulares, 27
- auricular posterior, 875, 887, 1013
- avalvulares, 875
- axilar, 39, 164, 165, 193, 212
- - na punção da veia subclávia, 203
- ázigo, 400, 457
- basílica, 39, 163, 164, 193, 212, 215, 257
- - do antebraço, 165
- - do braço, 165
- basivertebral, 106
- braquial, 39, 164, 165, 193, 212
- - profunda, 164
- braquiocefálica, 875, 1013, 1022
- - direita, 39, 164, 323, 392
- - esquerda, 39, 164, 320, 323, 392, 1064
- bronquiais, 342
- cardíaca
- - magna, 375
- - mínima, 375
- - parva, 375
- cava
- - inferior, 37, 39, 548, 587, 616
- - superior, 37, 39, 164, 326, 392
- cefálica, 39, 163, 164, 181, 212, 215
- - do antebraço, 165
- - do braço, 165
- - central, 506
- - da retina, 914, 924
- cerebral(is)
- - inferiores, 900
- - magna, 884, 900
- - superiores, 900
- cervical profunda, 128

- circunflexa
- - anterior do úmero, 164
- - femoral
- - - lateral, 699
- - - medial, 699
- - ilíaca
- - - profunda, 699
- - - superficial, 699
- - posterior do úmero, 164
- císticas, 508
- colaterais da articulação do cotovelo, 164
- cólica direita, 477
- cubital mediana, 165
- cutânea
- - antebraquial mediana, 165
- - anterior, 698
- - lateral, 699
- da dura-máter, 888
- da glândula tireoide, 1038
- da laringe, 1048
- da mão, 257
- da medula espinal, 136
- da órbita, 924
- da parede
- - posterior do abdome, 548
- - torácica, 319
- da perna e do pé, 789
- da tuba auditiva, 988
- das regiões glútea e femoral posterior, 745
- digital(is)
- - dorsal do polegar, 700
- - palmares, 164
- - - próprias, 164
- - plantares, 699, 788
- - do antebraço, 235
- - do braço, 211
- - do couro cabeludo, 875
- - do duodeno, 464, 469
- - do estômago, 464
- - do lobo médio, 342
- - do palato, 954
- - dorsal, 106, 699
- - - da escápula, 164
- - - da língua, 958
- - - profunda do pênis, 608, 655
- - - superficial, 655
- - emissária, 847, 886
- - - condilar posterior, 887
- - - frontal, 887
- - - mastóidea, 875, 887
- - - parietal, 887
- - epigástrica
- - - inferior, 422, 699
- - - superficial, 422, 699
- - - superior/torácica interna, 422
- - escrotais, 436, 652
- - esofágicas, 457
- - espinais, 106
- - - anteriores, 136, 138
- - - posteriores, 136, 138
- - esplênica, 493
- - externas da face, 872
- - facial, 874, 875, 1022
- - - profunda, 874, 875
- - faríngeas, 1022
- - femoral, 39, 699, 722, 725, 755
- - - profunda, 699, 722
- - fibular, 699
- - frênica inferior

Índice Alfabético

- - direita, 539
- - esquerda, 539
- gástricas
- - curtas, 461
- - direita e esquerda, 461
- gastromental
- - direita, 461
- - esquerda, 461
- genicular, 699
- - inferior
- - - lateral, 699
- - - medial, 699
- - superior
- - - lateral, 699
- - - medial, 699
- glútea, 745
- - inferior, 699, 745
- - superior, 587, 699, 745
- hemiázigo, 400
- - acessória, 320, 400
- hepática, 37
- - direita, intermédia e esquerda, 503
- ileocólica, 476
- ilíaca
- - comum, 39, 587, 699
- - externa, 39, 582
- - interna, 39, 587, 579, 612, 699
- iliolombares, 587
- intercostal, 319
- - anterior, 320
- - posterior, 319
- - superior, 320
- - - direita, 320
- - - esquerda, 320
- intermédia
- - basílica, 164, 219
- - cefálica, 164, 219
- - do antebraço, 163, 219
- - do cotovelo, 163, 215, 236
- - interóssea, 236
- - anterior, 164
- - interventricular anterior, 375
- - intervertebral, 106, 138, 320
- - posterior, 375
- jugular, 1000
- - anterior, 1017, 1033
- - externa, 164, 875, 1013
- - interna, 164
- - - direita, 39
- - - esquerda, 43
- laríngea
- - inferior, 1048
- - superior, 1048
- lingual, 958, 1022
- lombar, 106
- - ascendente, 106
- - do sistema cava inferior, 551
- marginal
- - lateral, 788
- - - do pé, 699
- - medial, 788
- médias, 40
- medulares segmentares, 138
- meníngeas médias, 888
- mesentérica superior, 456, 470
- metatarsais dorsais, 788
- musculofrênica, 539
- na fossa poplítea, 699
- na raiz do pescoço, 1033

- na região cervical
- - anterior, 1022
- - lateral, 1013
- oblíqua do átrio esquerdo, 375
- obturatória, 582, 699
- occipital, 875, 887, 1022
- oftálmica
- - inferior, 924
- - superior, 875, 924
- ovárica, 616
- palatina externa, 1056, 1066
- paratireóideas, 1039
- paraumbilicais, 422, 429, 499
- pélvicas, 587
- perfurantes, 41, 163, 165, 699, 700, 788
- pericardicofrênica, 358, 539
- plantares medial e lateral, 701
- poplítea, 699, 700, 755
- porta, 37, 456, 503
- - do fígado, 503, 508
- pré-pilórica, 461
- profundas, 41, 212, 235
- - da língua, 958
- - do membro
- - - inferior, 701
- - - superior, 164
- pudenda(s)
- - externa, 652
- - - superficial, 699
- - internas, 699, 745
- pulmonar, 37, 38, 39
- - inferior, 338, 342
- - superior, 338, 342
- radial, 39, 164, 236
- recorrente
- - radial, 164
- - ulnar, 164
- renal, 37, 522, 524
- - esquerda, 616
- retais superiores, médias e inferiores, 603
- retromandibular, 875, 932, 1013
- sacral(is)
- - laterais, 587
- - mediana, 587
- safena
- - acessória, 698, 699
- - magna, 39, 385, 697, 699, 725
- - parva, 39, 698-700, 755
- sistêmicas, 37, 38
- subclávia, 164, 193, 1013, 1033
- - direita, 39, 43
- - esquerda, 39, 43
- subcostal, 319
- subescapular, 164
- sublingual, 958
- superficiais, 17, 41, 235
- - do braço, 212
- - do membro
- - - inferior, 697
- - - superior, 163
- supraescapular, 164
- supraorbital, 874, 875
- suprarrenal, 526
- - direita, 527
- - esquerda, 527
- supratroclear, 874, 875
- temporal superficial, 875
- testicular, 582
- - direita, 437

- tibial
- - anterior, 39, 699, 701
- - posterior, 39, 699, 701, 755
- tireóideas
- - inferiores, 1038, 1057, 1064
- - médias, 1038
- - superiores, 1038
- torácica(s)
- - internas, 320
- - lateral, 164, 422
- toracoacromial, 164
- toracodorsal, 164
- toracoepigástrica, 193, 422
- ulnar, 39, 164, 236
- umbilical, 429, 499
- - obliterada, 422
- uterinas, 620
- vorticosas, 915, 924
Ventral, 5
Ventre
- frontal do músculo occipitofrontal, 31, 860, 863
- occipital do músculo occipitofrontal, 31, 860, 863
Ventrículo(s)
- da laringe, 1041, 1045
- direito, 37, 362, 365
- do encéfalo, 896
- esquerdo, 37, 362, 369
- laterais, 896
Vênulas, 38, 43, 40
Verme do cerebelo, 895
Vértebra(s), 18, 19, 74, 89
- C I, 77, 79, 1002
- C II, 79, 80, 1002
- C III, 79
- cervicais, 18, 77, 78, 137, 1000
- - atípicas, 1002
- - típicas, 1002
- geral, 75
- L V, 82
- lombares, 82, 83, 97, 137
- proeminente, 73, 77, 82, 125, 1002
- sacrais, 137
- torácicas, 80, 81, 137, 298, 300
Vértice, 6, 845, 847
Vertigem, 997, 1099
Vesícula
- biliar, 61, 68, 506, 512
- - móvel, 515
- óptica, 927
Vestíbulo
- da aorta, 370
- da boca, 945
- da laringe, 1041
- da vagina, 600, 620, 662, 664
- do labirinto ósseo, 988, 992
- do nariz, 972
- nasal, 973
Vestígio do processo vaginal, 435
Via(s)
- cerebelares superiores e inferiores, 900
- colaterais
- - das veias superficiais do abdome, 426, 427
- - para o sangue venoso abdominopélvico, 551
- de circulação colateral venosa para o coração, 403
- parassimpática visceral, 55

- plexo periarterial, 62
- simpática visceral, 55
Vilosidades intestinais, 470
Vínculos tendíneos, 254
Virilha, 672
Vísceras
- abdominais, 411, 453
- abdominopélvicas, 62
- da cavidade
- - abdominopélvica, 60
- - torácica, 60, 331
- do pescoço, 1036
- do tórax, 410
- e vasos linfáticos do pescoço, 1059
- geniturinárias, 595
- pélvicas, 594
Viscerocrânio, 842
Vista(s)
- anteroposterior, 67
- frontal do crânio, 844
- inferior da base do crânio, 847
- lateral do crânio, 846
- occipital do crânio, 846
- superior do crânio, 847
- - da base do crânio, 850
Visualização da estrutura e da patologia das mamas, 330
Vólvulo, 451
- cecal, 489
- do colo sigmoide, 490

Vômer, 842, 849, 972
Voxel, 67
Vulva, 661

Z

Zigomático, 842, 845, 855
Zona
- de entrada da raiz posterior, 48
- de gatilho, 879
- de transição, 876
- - dos lábios, 946
- de traumatismo penetrante do pescoço, 1067
- orbicular, 798